超声分子影像学

主　编　王志刚
副主编　冉海涛　郑元义

科 学 出 版 社
北　京

内 容 简 介

本书为国内首部专门针对超声分子显像与治疗及相关研究的专著，全书分为基础篇、诊断与治疗篇、相关仪器设备及相关研究篇。基础篇主要包括超声分子影像学概述、发展历程、基本原理和理论、超声分子探针及相关成像技术等内容；诊断与治疗篇主要探讨超声造影剂显像与治疗及监控、超声破坏微泡技术、临床超声造影应用等；相关仪器设备及相关研究篇主要涉及超声分子成像相关仪器设备及成像新技术等内容。全书共三篇十五章，内容涵盖了超声分子成像技术的基础理论、诊断、治疗、监控、相关仪器设备及多模态成像研究等方面的内容，介绍了国内外最新的研究成果及部分关键技术难点，也包括了一些相关的临床超声造影技术等内容。

本书主要适用于国内从事超声造影成像基础及临床研究的广大科技工作者、研究生等，有助于超声分子影像学研究的深入开展。

图书在版编目 (CIP) 数据

超声分子影像学 / 王志刚主编 .—北京：科学出版社，2016.9
ISBN 978-7-03-048323-2
Ⅰ. 超… Ⅱ. 王… Ⅲ. 超声波诊断 Ⅳ. R445.1
中国版本图书馆 CIP 数据核字（2016）第 109670 号

责任编辑：戚东桂 / 责任校对：邹慧卿　彭　涛
责任印制：赵　博 / 封面设计：陈　敬

科学出版社 出版
北京东黄城根北街 16 号
邮政编码：100717
http://www.sciencep.com
中国科学院印刷厂 印刷
科学出版社发行　各地新华书店经销
*
2016 年 9 月第　一　版　开本：787 × 1092　1/16
2016 年 9 月第 一 次 印 刷　印张：54 1/2
字数：1 246 000
定价：398.00 元
（如有印装质量问题，我社负责调换）

《超声分子影像学》编写人员

主　　编　王志刚

副 主 编　冉海涛　郑元义

主编助理　李　攀　任建丽

编 著 者　（按姓氏汉语拼音排序）

姓　名	职　称	单　位
宾建平	教　授	南方医科大学附属南方医院
常淑芳	教　授	重庆医科大学附属第二医院
陈　雨	副研究员	中国科学院上海硅酸盐研究所
陈航榕	研究员	中国科学院上海硅酸盐研究所
陈智毅	教　授	广州医科学大学附属第三医院
程　远	教　授	重庆医科大学附属第二医院
戴志飞	研究员	北京大学生物医学工程学院
邓又斌	教　授	华中科技大学同济医院
段云友	教　授	第四军医大学唐都医院
高云华	教　授	第三军医大学新桥医院
郭瑞强	教　授	武汉大学人民医院
郭燕丽	教　授	第三军医大学西南医院
郝　兰	副教授	重庆医科大学超声影像学研究所
胡　兵	教　授	上海交通大学附属第六人民医院
黄晓玲	教　授	重庆医科大学附属第一医院
李　攀	副研究员	重庆医科大学超声影像学研究所
李　锐	教　授	第三军医大学西南医院
李　陶	教　授	第三军医大学大坪医院
李颖嘉	教　授	南方医科大学附属南方医院
冉海涛	教　授	重庆医科大学附属第二医院
任建丽	副教授	重庆医科大学附属第二医院
宋　亮	研究员	中国科学院深圳先进技术研究院

姓名	职称	单位
孙江川	教授	重庆医科大学附属第二医院
谭开彬	副教授	第三军医大学新桥医院
唐红	教授	四川大学华西医院
唐毅	教授	重庆医科大学附属儿童医院
王冬	副教授	重庆医科大学附属儿童医院
王金锐	教授	北京大学第三医院
王志刚	教授	重庆医科大学超声影像学研究所
谢明星	教授	华中科技大学协和医院
谢晓燕	教授	中山大学附属第一医院
徐辉雄	教授	同济大学附属第十人民医院
严飞	副研究员	中国科学院深圳先进技术研究院
叶秩光	教授	台湾新竹清华大学
尹立雪	教授	四川省医学科学院·四川省人民医院
章东	教授	南京大学声学研究所
郑海荣	研究员	中国科学院深圳先进技术研究院
郑荣琴	教授	中山大学附属第三医院
郑元义	教授	重庆医科大学附属第二医院
周青	教授	武汉大学人民医院
周希瑗	教授	重庆医科大学附属第二医院
邹建中	教授	重庆医科大学生物医学工程学院

前　言

超声成像具有无创性、成本低、诊断范围广及操作简便等优点，已成为临床广泛应用的影像学方法。超声微泡造影剂的问世，带来了超声影像学领域的第三次技术革命。靶向超声造影剂的研究，使超声成像深入到了分子水平，催生了超声分子影像学。

超声分子影像学属于分子影像学的一个分支，以靶向超声造影剂为超声分子探针，能够在分子水平无创性显示炎症、血栓、肿瘤等，并可携带药物/基因行靶向治疗，是分子生物学、物理学、化学、药学、材料学、纳米技术等多学科技术与超声影像学相结合产生的一门新兴学科。与CT、MRI和光学分子成像技术相比，超声分子成像技术具有无创、无辐射、操作简便、可反复应用等优点。伴随多种新型超声分子探针的研制，以及各种新型超声造影技术的广泛研究，超声分子成像已成为当前医学影像学研究的热点。

超声分子影像学作为一门新兴的交叉学科，虽然发展不过10余年，但已在疾病的诊断、治疗、监控及相关仪器设备研究等方面取得了长足的进步，一些新的概念、理论、方法和应用研究的成果不断出现。当然，超声分子成像的相关基础理论、超声分子探针、成像系统和监控技术等的一些关键科学问题都还在探索之中。超声分子影像学与其紧密结合的交叉学科如分子生物学、材料学、工程学、药学、化学等的不断发展创新，将会进一步促进其深入发展，最终实现临床应用转化。

为使更多的学者了解、学习这门新兴学科，投入到超声分子成像技术的研究、应用中来，促进其发展，我们邀请了多位具有多学科背景的专家共同编写了本书，力求较为系统、全面地介绍超声分子影像学。本书为国内首部系统介绍超声分子影像学的专著，涵盖了超声分子显像的基础理论、诊断、治疗、监控、相关仪器设备及多模态成像研究等方面的内容，介绍了国内外最新的研究成果及部分关键技术难点，也介绍了一些相关的临床超声造影技术等。本书难免挂一漏万，意在“抛砖引玉”，恳请广大读者指正，以期再版时完善。

编　者

2016年5月

目　　录

第一篇　基　础　篇

第二篇　诊断与治疗篇

第三篇 相关仪器设备及相关研究篇

第一篇

基　础　篇

第一章　超声分子影像学概述

第一节　概念和应用范围

一、概　　念

近十年来，由传统医学影像技术和现代分子生物学相结合发展起来的分子影像学，获得了迅猛的发展。与传统影像学技术比较，分子影像学存在很多明显的优势，如分子影像技术可将基因表达、生物信号传递等复杂的过程变成直观的图像，使临床能更好地在分子水平了解疾病的发生机制及特征；能够发现疾病早期的分子变异及病理改变过程；可在活体上连续观察药物或基因治疗的机制和效果等。超声分子影像学是分子影像学的一个分支，是将分子生物学、物理、化学及材料学（包括纳米技术）等与超声医学相结合的一门新兴学科，它以靶向超声造影剂为探针，能够在分子水平无创性显示炎症、血栓、肿瘤的血管形成等，并且可以进行靶向治疗。随着多种新型超声分子探针不断被研制出来及各种新型超声造影技术的广泛应用，超声分子成像已成为当前医学影像学研究的热点之一。与传统的 CT、MRI 和光学分子成像技术相比，超声分子影像学具有一些独特的优势，主要包括：①无创、无毒、无放射污染；②能实时、动态、多次重复地对靶组织进行观察；③超声分子探针不仅可用于诊断，还可载基因或药物进行靶向治疗，实现影像介导下精准治疗，集诊断、治疗一体化；④可设计单靶点、多靶点和多模式的超声分子探针，并可实现“一种探针多模式分子成像”；⑤超声对解剖结构观察有明显优势，图像分辨力好，纵侧向探测深度较大，随着高频超声技术的发展，超声显微镜已能对细胞结构进行活组织观察，分辨率达到了与病理显微镜相媲美的水平；⑥通过敏感粒子声学定量（SPAQ）技术，能实现对肿瘤表达受体水平的在体、动态、实时定量；⑦敏感度高，随着超声探测技术的发展，已经可以探测到单个超声微泡的信号，微泡直径为 1 ～ 3μm，明显小于大多数细胞的尺寸，超高频超声可以探测到单个细胞甚至比单个细胞更微小结构的信号。随着分子生物学和现代超声医学的发展，超声分子影像学在疾病早期诊断和靶向治疗领域将极具发展潜力和应用前景。

靶向超声造影剂是超声分子影像学的核心与基础，超声分子成像技术是将特异性配体连接到小于红细胞的超声微泡造影剂或者纳米级微球造影剂表面，制备成靶向超声造影剂即超声分子探针，然后从静脉注入，使靶向超声造影剂通过血液循环特异性地积聚于病变部位，观察其超声显像情况，以此来反映病变组织在分子基础上的变化。随着对超声造影剂尤其是纳米造影剂研究的深入，超声分子影像学在疾病诊断、治疗中的作用越来越受到重视。

靶向超声造影剂，即超声分子探针，是指将特异性配体结合或连接到造影剂表面，这些造影剂可以通过血液循环积聚到特定的目标组织上，从而使目标组织在超声影像中得到的特异性“标记”增强。理想的靶向超声造影剂要求体内循环半衰期长，且在靶区停留时间长；与靶位的结合牢固及具有高度特异性，且结合到靶位上的造影剂应在超声检查过程中保持稳定；用量少，最好是毫克级或更少；毒性小；具有携带治疗药物或基因的潜力。

靶向超声造影剂与靶点的结合主要通过以下两种方式来实现：利用造影剂外壳本身的化学和电荷特性，使其滞留并结合于病变部位；在造影剂表面连接上特异性的抗体或配体，使造影剂能结合到病变部位细胞所表达的特异性抗原上，达到靶向目的。超声分子影像学的发展主要伴随各型分子探针的不断改进，根据其发展和应用情况，超声分子探针主要分为以下几种类型。

（一）靶向超声微泡造影剂

目前唯一被批准在临床应用的是超声微泡造影剂，因此研究最多的超声分子探针是靶向超声微泡，包括脂质微泡、白蛋白微泡和生物聚合物微泡等。自 Gramiak 等首先将超声造影技术应用于临床以来，超声造影剂经历了游离微气泡造影剂、包裹空气微气泡造影剂之后，产生了以脂质、白蛋白、表面活性剂或高分子多聚物为膜，内部注以弥散度低的氟碳气体的包膜微泡造影剂，稳定性和有效性大大提高（图 1-1-1）。它是一种优良的血池显像剂，是针对血管内皮细胞分子成像的有效工具。但微泡型超声分子探针也存在着几个严重缺陷：①微泡粒径较大，不能穿过血管内皮间隙，靶向能力受到严重制约；②微泡稳定性不够，体内循环时间短；③制备方法上存在缺陷，产率低或具抗原性；④微泡其作为药物或基因载体，有效负载量低。

当然，对于微泡造影剂微米级尺寸（1 ～ 5μm）的特性，既有不利的一面，也存在有利的一面。一方面，因其微米级的尺寸，普通的超声微泡只能停留在血管腔内，不能到达血管外部位，因而在血管外没有非特异性的蓄积，那么在进行超声分子显像时非特异性的背景噪声就非常低；另一方面，由于不能穿过血管壁，分子显像就只能针对血管内的靶点，其应用范围较为局限。其显像功能应用主要局限于能反映在血管内皮细胞上的疾病，如血管生成、炎症过程及血栓形成等。当然，血管内内皮上仍存在许多反应血管新生和炎症病变的靶点，可有助于超声分子显像技术在疾病诊断和治疗监控中的应用。

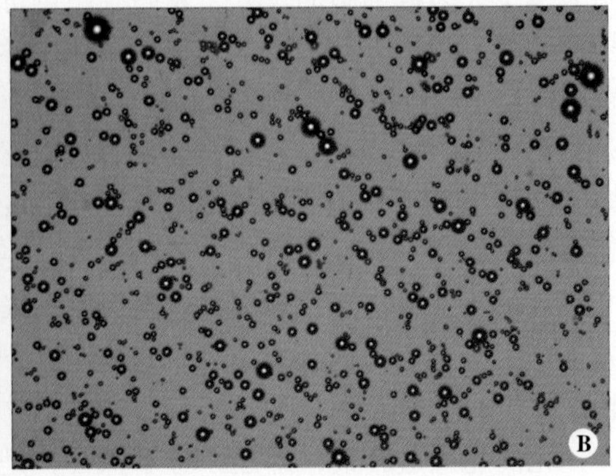

图 1-1-1　P- 选择素靶向超声微泡与荧光二抗连接后发出绿色荧光（×400）（B 为普通光镜图）

（二）超声纳泡或亚微米靶向超声分子探针

由于肿瘤血管壁不完整，具有相对较大内皮间隙，为 380 ～ 780nm，而且肿瘤组织存在淋巴引流障碍，因此肿瘤血管壁对药物和基因载体如脂质体、高分子微球 / 囊泡和一些生物大分子具有高通透性和滞留性，即高通透性和滞留性（enhanced permeability and retention，EPR）效应。有研究者尝试采用制备亚微米级（＜ 1μm）的靶向超声纳泡以期望穿过通透性增高的肿瘤血管内皮，进而达到与肿瘤细胞靶向结合的目的。Yin 等制备了一种直径在（436.8±5.7）nm 的超声纳泡，发现其不仅可以增强超声显像，还可以通过被动靶向作用穿过肿瘤血管内皮间隙，在肿瘤部位长时间积聚，而普通微米级的微泡超声则无法穿过肿瘤血管壁，并迅速被体内网状内皮系统清除。Fan 等在超声纳泡表面连接了靶向前列腺特异性膜抗原（PSMA）的单克隆抗体后，在前列腺癌裸鼠移植瘤模型可实现对肿瘤主动靶向显影，与非靶向超声纳泡相比，靶向超声纳泡在移植肿瘤部位超声显像的峰值时间和强度均明显增加。由于单克隆抗体分子质量较大，穿透力较弱，采用分子质量相对较小的纳米抗体与超声纳泡连接，可以进一步增强其靶向穿透力。Affibody 分子是一类新的由 58 个氨基酸残基组成、相对分子质量约为 6.5×10^3 的亲和性配体，其功能类似于抗体却又有着一些抗体所不具备的性质，如相对分子质量小、折叠速率快、选择性和亲和力高，以及结构稳定、可耐受化学修饰等，因此被称为“人工抗体”，靶向 HER2 的 Affibody 已被广泛应用于 HER2 阳性乳腺癌的靶向显像与治疗研究中。有研究将 HER2 靶向的 Affibody 连接到脂质纳泡制备成纳米级超声造影剂，在体内外实验中均显示了较好的穿透能力和靶向效果。小分子质量抗体和超声纳泡的应用为肿瘤血管外超声分子显像提供了一种新的方法。但与普通微泡相比，超声纳泡的背向散射信号明显减弱，其显影效果也将大大降低。

（三）液态氟碳纳米乳剂

为了克服超声微泡粒径较大、稳定性欠佳、不能穿过肿瘤血管内皮间隙等不足，国内外学者研制了另外一种新型的纳米级超声造影剂——液态氟碳纳米粒（图 1-1-2）。其核心是氟碳液体，外层为脂质包裹，最外可连接配体，直径可小于 100nm，其粒径小、安全稳定性好，在体内的循环半衰期长，其聚集时半衰期可延长至数天。不同于气体全反射成像的超声微泡造影剂，它们可以穿过血管内皮间隙，实现血管外显像；并且只有当聚集于组织细胞表面时，才具有较强的反射和背向散射性能，从而在清晰的背景环境下有效地探测到强化突出的靶区病灶，可大大提高诊断的准确性。另外，液态氟碳纳米乳剂不仅可作为一种超声造影剂，而且还具有增强 CT 和磁共振显像的属性。Lanza 等将这种纳米乳剂与抗组织因子抗体偶联，显像猪血管成形术后发生过度拉伸的颈动脉，发现靶向造影剂大量结合于受到过度牵拉的那段血管平滑肌（正是这部分平滑肌细胞高度表达组织因子），而使其影像显著增强；但对血管内皮的信号无明显影响。该结果有力佐证了液态氟烷纳米乳剂具有穿越血管内皮间隙的能力。但是，由于聚集显影与微泡类造影剂显影原理不同，氟碳纳米粒在声场中具有较弱的谐振性，因此其显影效果远不如微泡造影剂。

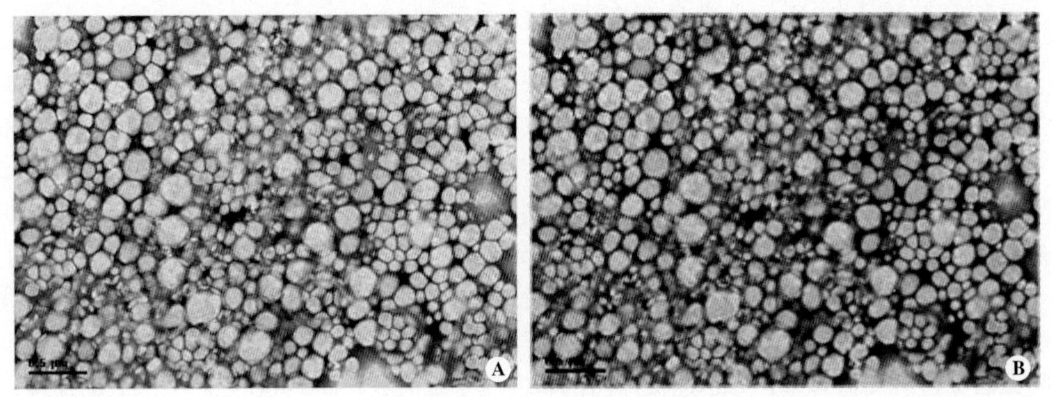

图 1-1-2 液态氟碳纳米粒光镜（A）及电镜（B）下观察

（四）相变型超声分子探针

为了解决超声分子探针显像与穿透力之间的矛盾，国内外学者近年又研制了一种极具潜力的新型超声分子探针——液-气相变型氟碳纳米粒，并将其应用于肿瘤血管外分子显像与治疗，目前已成为超声分子显像与治疗研究领域的一大热点。研究发现，部分种类液态氟碳在一定条件下可以发生相变，由液态转变为氟碳气体（PFC）。Rapoport 等以高分子材料为膜，全氟戊烷为核心制备的多功能纳米微球（泡），刚注入体内时温度尚低，全氟戊烷呈液态，使得拥有极小液体核心的纳米粒较易携带抗癌药物穿过肿瘤血管内皮间隙，进入肿瘤组织内部。然后，由于温度上升或在外力作用下全氟戊烷发生气化，以液体为核心的纳米微球转变成以气体为核心的纳米级微泡；并且微泡之间相互融合、扩大，进而转变成微米级微泡，从而在肿瘤组织内产生显著的超声增强显影，并可在超声辐照下破裂，释放出药物，从而靶向、有效地杀伤肿瘤细胞（图 1-1-3）。

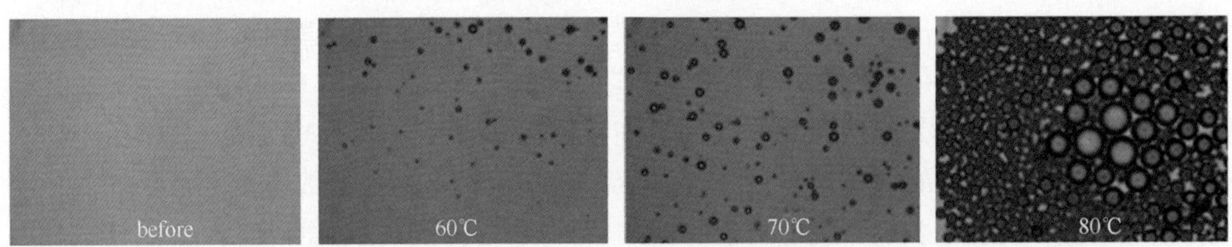

图 1-1-3 PLGA 包裹的相变型液态氟碳（PFH）纳米粒在体外随温度变化发生相变

相变型液态氟碳纳米粒较好地解决了微球（泡）粒径与增强超声显像之间的矛盾，成为一种理想的新型超声分子探针。一定能量的热、光、声均可促使液态氟碳产生相变，由于超声良好的穿透性和聚焦性能，声致相变（acoustic droplet evaporation，ADV）技术在研究中备受青睐。常用的几种液态氟碳 PFOB、PFH、PFP 和 PFCE 沸点分别为 142℃、56℃、29℃和 146℃。但 Rapoport 等的研究结果显示，产生相变的阈值还与微球的内（P_{inside}）、外（$P_{outside}$）表面张力（σ）差有关，他们在研究中发现由脂质或高聚物外壳表面张力所产生的外部压力使 PFP 微球显示了超乎正常的热稳定性，在生理温度范围内并未发生液气相的转变。这种球形乳剂特有的性质是因为物理学中拉普拉斯压力（ΔP）（式 1.1.1）的存在，不同粒径大小的 PFP 微球相变温度可以通过安托万方程［式（1.1.2）］进行估算：

$$\Delta P=P_{inside}-P_{outside}=\frac{2\delta}{r} \quad (1.1.1)$$

$$\log_{10}P=A-\left(\frac{B}{T+C}\right) \quad (1.1.2)$$

上述公式（1.1.1）中 P_{inside} 代表微球内部压力，$P_{outside}$ 代表微球外部压力，δ 代表表面张力，r 代表微球半径；方程 2 中 T 代表绝对温度，A、B 和 C 均为常量，通过上述方程可以估算出当 δ=30mN/m 和 δ=50mN/m 时，PFP 微球在生理温度下产生液气相变的半径阈值分别为 4μm（δ=30mN/m）和 6.4μm（δ=50mN/m），若微球半径小于此阈值就不能克服外界压力产生液气相转变。由脂质或高聚物包裹的 PFP 微球 δ 值均大于上述估算值，所以可以得出结论：当 PFP 纳米微球在没有超声辐照情况下，在机体正常生理温度范围内是不会发生液气相转变的。这对于相变纳米粒通过肿瘤组织特有的高通透性和滞留性（EPR）效应在肿瘤局部渗透、聚集是非常有利的，Rapoport 等通过乳腺癌、胰腺癌移植瘤模型的超声显影对此进行了检测与证实。

另外，根据公式不难发现，相变阈值跟微球的粒径呈负相关，微球粒径越小，其发生相变的温度要求越高；反之则越低。虽然 PFP 在常温下即可气化，但将其包入 PLGA 高分子微球后，其相变温度明显上升，而在制备包裹 PFOB 脂质微球时加入铁剂则可显著降低其相变温度（图 1-1-4）。在 ADV 研究中，超声频率、脉冲和强度也会影响相变的阈值，随超声频率及辐照时间增加，相变阈值降低，但相变形成微泡后，低频超声辐照能更好地产生治疗效应所需的空化效应（图 1-1-5）。另外，将几种不同的液态氟碳混合，其相变阈值也会发生变化。因此，通过各种条件的控制，可根据需要研制具有合适相变阈值的纳米粒，并可利用合适的超声条件实现对其相变的安全可控。而且，液态氟碳纳米粒具有很好的生物相容性，在体内最终通过肺部呼吸的方式清除。总之，相变型液态氟碳纳米粒最有潜力成为一种理想的新型超声分子探针。

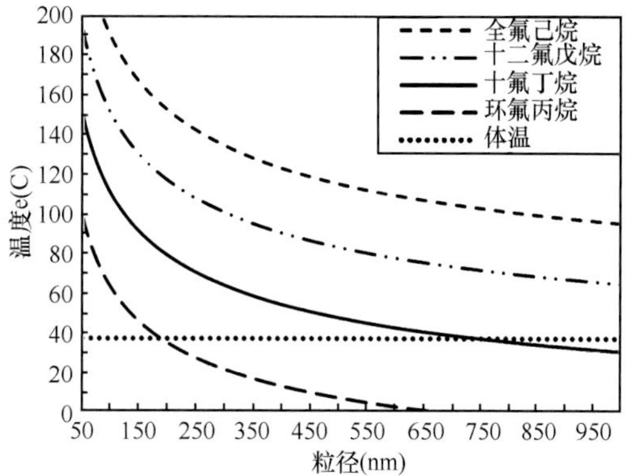

图 1-1-4　包裹不同类型液态氟碳的纳米粒随温度和粒径发生相变情况［引自 Theranostics. 2012; 2(12):1185-1198］

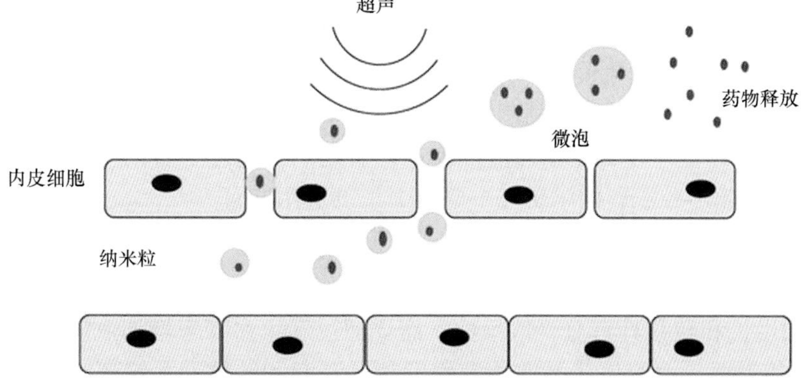

图 1-1-5　声致相变靶向递送药物示意图（引自 Journal of Therapeutic Ultrasound. 2015; 3:20）

（五）智能型超声分子探针

最近，国外学者 Matthew 等采用 DNA 适配子交联技术研制了一种智能型的超声微泡作为分子探针，用于急性血栓的超声检测及急性血栓与慢性血栓的鉴别。这种智能型微泡的外壳采用磷脂乙醇胺丙烯酸（DSPE-PAA）进行稳定，其末端再连接与凝血酶 DNA 序列对应互补的单链寡核苷酸（DNA 适配子），另外再加入聚乙二醇化磷脂乙醇胺（DSPE-PEG5000）以进一步增加其体内稳定性。这种携带凝血酶适配子交联链（TACS）的超声造影剂在与凝血酶 DNA 链发生交联前，微泡外壳呈刚性，不能自由振动，因此不产生谐波超声信号，但当其到达发生急性血栓部位时，造影剂携带的适配子单链会与急性血栓周围的凝血酶 DNA 链发生交联配对，DNA 单链立即从微泡外壳表面解离，微泡变得富有弹性，在声场中可以自由振动，产生谐波信号，从而增强超声显像。因此，这种表面连接适配子的智能型超声分子探针只对凝血酶敏感，它只有在凝血酶水平明显升高的急性血栓周围才产生谐波超声信号，这样就为深静脉血栓的早期诊断及急性血栓与慢性血栓的鉴别诊断提供了一种简便、无创和高效的技术手段（图 1-1-6）。

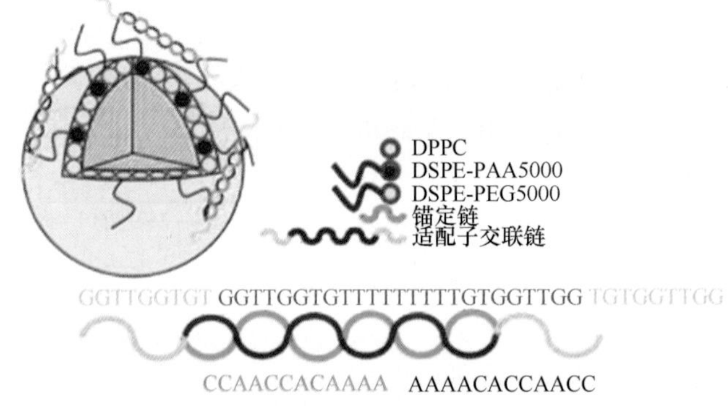

图 1-1-6 连接适配子的智能型血栓靶向超声分子探针示意图（引自 Biomaterials. 2013;34: 9559-9565）

二、应用范围

超声分子影像学是分子影像学的一门新兴分支学科，虽然目前仍处在起步阶段，但近些年来发展极为迅速。基于微泡的超声分子显像与治疗技术已在肿瘤、心血管和神经系统疾病成像和治疗研究中得到广泛应用，并显示出巨大的应用潜力。最近几年，随着各类新型超声分子探针不断被研制出来，这项技术还开始逐步向血管外延伸，尤其是直接针对肿瘤细胞的超声分子显像与治疗技术，引起了国内外学者的广泛兴趣。目前，基于微泡的血管内超声分子影像学研究主要集中于以下几方面。

（一）肿瘤血管生成超声分子显像

肿瘤的生长和转移具有血管依赖性，需要通过新生血管来增加血液供应，以满足肿瘤迅速生长的需要。血管生成是实体肿瘤发展、浸润和转移的关键环节。在血管生成过程中，肿瘤血管内皮细胞上一系列分子标志物会过度表达，其中血管内皮生长因子（VEGF）

受体信号转导通路和整合素 $\alpha_v\beta_3$ 细胞黏附分子在调节肿瘤新生血管生成方面扮演了最重要的角色，也是超声分子显像及治疗肿瘤研究中应用最广泛的靶向作用位点。在超声微泡表面连接相应的抗体、配体、短的肽类等，注射入体内后微泡即可靶向结合并长时间滞留于肿瘤部位，通过体外超声检测便可观察靶组织在分子水平的成像，从而反映肿瘤部位血管内皮分子标志物表达水平的变化。超声分子显像技术已广泛应用于研究脑胶质瘤、肝癌、卵巢癌、乳腺癌、前列腺癌等多种肿瘤。

Jürgen 等将 anti-VEGFR-2（vascular endothelial growth factor receptor type 2）连接到超声微泡表面，建立裸鼠血管肉瘤 SVR 细胞模型，推注靶向微泡后发现，超声造影显像明显增强，免疫组化分析结果显示 VEGFR-2 高表达于肿瘤血管内皮细胞。Lyshchik 等的研究表明，结合 anti-VEGFR-2 单克隆抗体的靶向造影剂背向散射引起的视频强度明显高于对照组，证实靶向造影增强超声检查法能够在体内肿瘤血管内皮进行 VEGFR-2 表达的分子成像。还有学者建立人前列腺癌裸鼠动物模型，推注携带 VEGF 抗体的靶向造影剂，行能量多普勒显像，可见前列腺癌组织能量多普勒信号显著增强。其免疫组化结果显示，荷人前列腺癌裸鼠肿瘤新生血管内皮细胞中 VEGFR-2 表达呈强阳性。在乳腺癌移植瘤模型中的研究结果也发现，肿瘤血管内皮 VEGFR-2 的表达水平与超声图像信号之间存在正相关关系。

Ellegala 等将 $\alpha_v\beta_3$ 抗体连接到微泡造影剂表面，利用抗原抗体特异性结合的性质实现了肿瘤靶向超声显像诊断的目的。他们在成功复制大鼠脑胶质瘤模型的基础上，注入靶向微泡造影剂，在体显微镜下发现该靶向造影剂更多地聚集在肿瘤微血管内，而非靶向微泡则无此现象。同时观察到靶向微泡信号更多地集中在整合素表达最多的肿瘤周边部位，并且其超声图像信号强弱与肿瘤血管内血流量呈正显著相关。Weller 等利用能与肿瘤新生血管内皮细胞高度结合的三肽精氨酸 - 精氨酸 - 亮氨酸（arginine-arginine-leucine，RRL）作为配体与微泡造影剂连接，显像小鼠 PC3 肿瘤，同样发现肿瘤新生血管区域相对正常组织血管区明显增强。

由于不同类型和不同时期的肿瘤，其血管内皮标志物表达水平也会有差别，在超声分子显像小鼠卵巢癌移植瘤模型中，采用 VEGFR-2 和 $\alpha_v\beta_3$ 双靶向微泡得到的超声图像信号明显强于单靶向微泡，因此双靶或多靶向微泡有助于提高肿瘤血管生成的检测效果。这对于应用超声分子显像技术早期发现肿瘤及判别肿瘤的不同进展时期具有重要意义。使用靶向超声微泡造影剂行肿瘤特异性显像，结合定量容积超声扫描技术，还可评价治疗肿瘤的疗效。Palmo-wski 等研究了超声分子显像多靶定量的能力及对抗血管生成治疗效果的评价，连接 VEGFR-2 和 $\alpha_v\beta_3$ 配体的靶向造影剂的积聚明显高于非靶向造影剂组。肿瘤生长时 VEGFR-2 和 $\alpha_v\beta_3$ 的表达明显增加，而在基质金属蛋白酶抑制剂治疗后，两种标志物的表达明显减少。证实了靶向超声对肿瘤血管生成分子成像和体内治疗效果评价的可行性。

总之，通过选择对肿瘤新生血管具有高度亲和力的特异性配体修饰微泡造影剂，可以从肿瘤新生血管功能性显像的角度，实现超声分子显像技术对肿瘤及转移灶的早期诊断及治疗效果的评价。

（二）缺血性疾病超声分子显像

普通的超声微泡造影剂是一种血池显像剂，基于微泡的普通超声造影技术可反映组织、器官的血流灌注情况。而基于靶向超声造影剂的分子显像技术可在早期无创、快速地检测缺血性疾病，并进行准确定位，实施精确定量评价，还能引导对缺血性疾病的介入治疗。靶向结合 P- 选择素和 E- 选择素的微泡造影剂已广泛应用于心脏及肾脏缺血再灌注损伤研究中。

在大鼠心肌缺血再灌注模型中，应用 P- 选择素靶向微泡可证实缺血再灌注区域为新近的缺血心肌，而非坏死心肌。同样，连接路易斯糖蛋白的靶向微泡也可黏附于缺血心肌的微血管内皮细胞以增强该区域超声显像。在小鼠心肌缺血模型中，Hyvelin 利用双靶向超声造影剂监测缺血心肌显像情况时，发现在对缺血心肌进行再灌注处理后，心肌组织中选择素的表达水平随时间延长发生变化。

临床上突发胸痛而怀疑为急性冠脉综合征（ACS）的患者，对其诊断和处理仍然是一个难题。尤其是既没有特征性临床表现，也没有心电图和血液生化指标改变的患者，准确诊断面临着很大的挑战。由于心肌缺血再灌注时，血管内皮上的选择素和黏附分子等分子标志物表达水平在超急性期即有改变，因而经这些靶向分子修饰的超声微泡便可在早期快速特异性结合并滞留于缺血区域，从而增强该区域超声显像。研究表明，靶向超声造影剂能在急性缺血性事件发生后的 24h 内滞留于缺血组织中，显著增强缺血心肌组织显影。因而与心电图、血浆肌钙蛋白水平、超声心动图等常规方法相比，基于靶向超声造影剂的分子成像技术能在更早期准确诊断急性心肌缺血。在将来的临床应用中，超声分子成像技术可用于检测不典型胸痛患者的心肌缺血情况，尤其是作为一种快速、直接的方法，在床旁检查中极具应用潜力。

（三）炎症显像

炎症活动是广泛存在于许多疾病中的一种病理生理过程。因此，应用无创的影像学方法在分子水平评估炎症活动非常有利于疾病的早期诊断和治疗监测。炎症的一个共同特征就是血液循环中白细胞激活和向血管外迁移。白细胞边集和迁移是通过白细胞上的黏附分子与表达于内皮细胞表面的各种受体相互作用来介导的。在炎症介质的刺激作用下，由炎症细胞产生大量炎性分子，参与白细胞的趋化聚集过程，主要包括 P- 选择素、E- 选择素、血管内皮细胞间黏附分子 1（VCAM-1）、细胞间黏附分子 1（ICAM-1）等。P- 选择素和 E- 选择素主要介导白细胞初步识别并促进其在血管内皮边集，黏附分子随后介导其与血管内皮细胞牢固结合，这也是白细胞能够穿过血管内皮进入组织间隙的一个重要前提条件。

在炎症刺激后，内皮细胞表面的受体会迅速发生变化，这些受体可以作为超声分子成像的有效靶点。炎症反应启动后产生一连串分子信号，导致白细胞向炎症灶趋化、聚集。针对血管内皮细胞和白细胞高表达的炎性分子，可以制备相应的靶向超声微泡，用以评估炎症过程。靶向超声微泡与血管内皮靶点的结合类似于白细胞滚动和附壁的过程。炎症黏附分子的配体，如 ICAM-1、VCAM-1 及选择素抗体都可连接于微泡外壳形成靶向超声分子探针，进入体内后即可与炎症血管内皮特异性结合并滞留于炎症部位。在体外实验中，同时连接 P- 选择素和 VCAM-1 抗体的双靶向微泡分子探针，其靶向效率明显较单靶向微泡更高。原因在于双靶向微泡更好地模拟了白细胞在体内边集和附壁的过程。微泡表面连接的 P- 选择素抗体首先能促使微泡被炎性血管内皮细胞捕获，微泡随之在内皮细胞面上滚动，然后 VCAM-1 进一步促使微泡与血管内皮牢固结合。

目前临床已有商品化的非靶向超声造影剂用于炎性疾病的诊断和监测。如在克罗恩病中，判断肠道狭窄是由急性炎症还是纤维化导致的十分重要，经注射超声微泡造影剂后，针对肠壁增强显影的强度分析，可以鉴别炎性病变导致的狭窄。靶向造影剂联合超声分子显像不仅能够准确地诊断炎症疾病，而且还能反映炎症过程中多种标志物的表达水平，从而判断炎症的活跃程度。连接 E- 选择素、P- 选择素及 ICAM 和 VCAM 的靶向微泡造影剂可用于定量评价不同组织器官的炎症活动，如肾脏、心脏和结肠，并已广泛应用于多种炎症疾病中，如克罗恩病、炎性肠病、动脉粥样硬化斑块等。连接 P- 选择素的靶向微泡，可应用于检测心肌的炎症过程如移植排斥反应和心肌炎、定量评价炎性肠病的炎症活动状态等。

Bachmann 等首次报道了靶向超声造影显像炎性疾病的研究。在实验中，他们应用靶向针对 VCAM-1 的微泡造影剂，诊断并监测肠道炎症。这个研究首次证实了超声分子影像学在诊断检测炎性肠病患者炎症活性方面具有潜在的价值。Lindner 等的研究发现，微泡造影剂与激活的中性粒细胞和单核细胞黏附后，被吞噬入细胞内，且保持其声学特性不变。因此，当血液循环中的自由微泡被清除后，细胞内的微泡同样可被超声探及，可以用来发现炎症发生的部位。国内外学者进一步将磷脂酰丝氨酸（phosphatidylserine，PS）与超声造影剂相结合，经外周血管注入动物体内，以研究炎症区造影剂所反映的微血管的生物学行为、无创评估炎症活动情况及严重程度。结果显示，结合 PS 的造影剂可靶向到达活性白细胞区，并使炎症区显影明显。Weller 等的研究表明，多靶向的超声造影剂与炎症血管内皮具有更强的结合力，可提高检测炎症疾病的敏感性。此外，靶向超声造影剂与炎症内皮细胞的黏附强度与炎性活动的程度相关，由此可能鉴别出炎症内皮功能障碍的不同程度，从而使超声分子影像学技术无创性评估炎症的存在及严重程度成为可能。Lindner 等探索了采用结合 P- 选择素抗体的靶向微泡造影剂来探测早期炎症的可行性。P- 选择素是炎症早期内皮细胞吸附分子家族的一员，通过聚乙烯乙二醇的桥梁作用将抗 P- 选择素的抗体结合到微泡造影剂的磷脂表面，流式细胞仪分析证实 > 30 000 个抗体分子可以结合到直径为 2 ～ 4μm 的微泡表面。在活体显微镜下观察这些微泡在小鼠炎性提睾肌中的微血管行为，发现与对照组相比，靶向性微泡的滞留量提高了 4 倍。

动脉粥样硬化病变实际上是一系列的炎症反应过程，将相应的单克隆抗体或其他配体共价结合于微泡表面，通过识别巨噬细胞表达的特异性抗原进行靶向结合，不仅可以提高动脉粥样硬化疾病诊断的准确性和敏感性，还可监测斑块的病变进程。针对黏附分子 VCAM-1 和 P- 选择素的靶向超声微泡造影剂，可在早期甚至是脂纹形成之前检测动脉粥样硬化样病变，因此超声分子显像技术在该疾病的预防和早期干预治疗中也具有潜在的应用价值。

宾建平等给予载脂蛋白 E 缺陷小鼠高胆固醇饮食制备小鼠动脉粥样硬化模型，向小鼠静脉内注射携精氨酸 - 甘氨酸 - 天冬氨酸肽脂质微泡造影剂，注射靶向造影剂后，对小鼠腹主动脉进行超声分子显像。结果显示，载脂蛋白 E 缺陷小鼠高胆固醇饮食组形成动脉粥样硬化斑块，斑块中糖蛋白（GP）Ⅱ b/ Ⅲ a 聚集明显高于正常对照组，GP Ⅱ b/ Ⅲ a 受体的表达与斑块脆弱指数和坏死核 / 纤维帽值相关，携精氨酸 - 甘氨酸 - 天冬氨酸肽脂质微泡造影剂的超声成像对比度与斑块表面 GP Ⅱ b/ Ⅲ a 受体的表达相关。Kaufmann 等在不同切应力条件下，评估 VCAM-1 靶向微泡的黏附能力，并建立不同程度动脉粥样硬化的动物模型。将携带有单克隆抗体 VCAM-1 的微泡造影剂注射到血管中，发现有大量微泡黏附在血管内膜表面；声像图显示，粥样斑块的显影增强。李馨等建立了动脉粥样硬化的兔模型，推注靶向超声造影剂行腹主动脉超声造影。结果显示，使用普通及靶向造影剂两组间的血管内膜、斑块峰值视频密度差异有显著统计学意义（$P < 0.01$）。微泡与动脉粥样硬化的结合力，取决于血管内皮的炎症病变程度及血管功能的异常。Weller 等发现，随着炎症程度的加重，黏附在病变部位的微泡数量也越多。Kaufmann 等的研究表明，将 VCAM-1 与微泡造影剂相结合的超声分子成像能够快速定量评价动脉粥样硬化不同阶段的血管炎症变化，这种方法对于炎症早期危险分级有潜在的应用价值。

血小板激活后与血管内皮相互作用促使炎症活动增加，并导致血栓形成前状态。采用环 RGD 肽（精氨酸 - 甘氨酸 - 天冬氨酸）修饰后的微泡造影剂，可靶向血小板炎性激活后所表达的糖蛋白Ⅱ b/ Ⅲ a 受体，联合超声分子显像技术便可在大动脉中检测炎性活动斑块和血栓，这为易损型动脉粥样硬化斑块的鉴别提供了一种无创的检测方法，从而可以避免严重的临床事件发生。

因此，基于靶向微泡的超声分子显像技术在动脉粥样硬化疾病中的应用，除了早期、快速检测斑块外，还能评估斑块的易损性，准确区分稳定型和易损型动脉粥样硬化斑块，这对于预防急性心血管事件发生和进行介入治疗具有十分重要的意义。目前评估动脉粥样硬化斑块的风险性大都依赖于对一些早期诱发因素的监测，如氧化应激、脂质堆积或参与炎症激化的 VCAM 的表达上调。由于动脉粥样硬化斑块表现为炎症反应，因此还可以通过靶向超声分子成像技术快速检测动脉粥样硬化在不同阶段发生的血管炎性改变。

（四）血栓超声分子显像

对于血栓形成，超声分子显像不仅在诊断方面具有巨大的潜力，还可协助制订治疗方案。而且，一定能量的超声联合微泡还可应用于溶栓治疗。尽管血栓超声分子显像研究才刚刚起步，但已经有一些动物实验证明了其可行性。研制可检测导致脑卒中、心肌梗死的栓子及深静脉血栓的靶向超声造影剂已成为重要的研究目标。

Schumann 等对小鼠提睾肌动静脉血栓显像的研究结果表明，在微泡外壳连接靶向血小板 GP Ⅱ b/ Ⅲ a 受体的肽类，微泡便可与血栓特异性结合。另有研究也同样显示，连接 GP Ⅱ b/ Ⅲ a 肽类的微泡可靶向显像犬股静脉血栓。含有 RGD 序列的六氨基多肽可以作为微泡结合血栓的靶向配体。急性血栓血小板上含有大量 GP Ⅱ b/ Ⅲ a 受体，该受体可选择性地与肽或含有 RGD 序列的仿肽类物质结合，为靶向超声造影剂吸附、聚集、增强其显像提供了客观条件。有学者建立犬双侧股静脉急性血栓模型，注射靶向微泡后，血栓回声明显增强，与管腔无回声背景分界清晰，图像质量明显改善。而且，在连接有肽类配体的脂质体氟烷微泡体外实验中发现，微泡不仅被血栓周边或表面摄取，而且渗入到团块的深面。国内有学者在连接有经荧光标记的肽类配体的白蛋白血栓靶向超声造影剂体外寻靶实验中，亦有相似的发现。并采用三氯化铁（$FeCl_3$）溶液，诱发兔腹主动脉非梗阻性新鲜血栓形成。经兔耳缘静脉注射白蛋白靶向造影剂后，血栓显影增强效果持续在 10min 以上，视频分析血栓灰阶值显著升高。荧光显微镜检测，血栓内可见散在分布的微泡，再次表明该靶向超声微泡造影剂已渗入血栓团块的深面。

靶向纤维蛋白或血小板的超声造影剂可明显提高超声检测心腔内血栓和血管血栓的诊断准确性。Takeuchi 等将 RGD 型肽段连接到氟碳气体微泡造影剂的磷脂表面，使用这种靶向造影剂来探测犬左心耳血栓。RGD 型肽段可以选择性地结合到血栓中激活的血小板表面的 GP Ⅱ b/ Ⅲ a 受体上，所以附有 RGD 型肽段的微泡可以靶向性地结合到血栓表面的血小板上，从而实现血栓特异性的造影增强。造影前血栓很难甚至不可能探测到，但是经过靶向性微泡造影后，血栓显示为明显的造影增强，从而易于检查到。考虑到临床探测左心耳血栓的困难性，这个实验结果令人兴奋。Alonso 等的研究表明结合阿昔单抗的靶向造影剂可提高急性动脉血栓栓塞体外、体内模型中血凝块的显影。Unger 等报道 MRX408 脂质微泡可结合特异性寡肽，与活化血小板的 GP Ⅱ b/ Ⅲ a 受体具有强的亲和力。显微镜下观察发现，该靶向造影剂可特异性地结合到血凝块上，并且这些微泡造影剂不仅被血栓周边或表面摄取，而且吸收到血栓块的深面。该作者认为，相对于陈旧性血栓，新鲜血栓有更多地表达 GP Ⅱ b/ Ⅲ a 受体的血小板，可黏附更多的微泡造影剂，因此，MRX408 可有助于新鲜与陈旧性血栓的鉴别。Schumann 等的研究表明，超声微泡造影剂的表面结合 GP Ⅱ b/ Ⅲ a 整合素凸出于微泡表面，可识别 GP Ⅱ b/ Ⅲ a 受体的结合位点并与之结合，证实了这种微泡可与小血管内的血栓结合。潜在的临床应用是广泛的，不仅仅局限于心内血栓、动脉血栓和静脉血栓的诊断，还延伸到治疗领域，邻近血栓的微泡破裂可作为血栓溶解的辅助疗法。

三、关键技术问题及应对策略

尽管超声分子成像在过去十年中取得了显著的进步，但要充分发挥其诊断潜能仍然面临着一些挑战。超声分子成像技术首先是确定成像靶组织分子靶点是否存在，如果存在要达到何种程度。然后要求靶向造影剂特异性黏附于与之相匹配的分子靶点并且保证结合数量足够大，从而超过非特异性滞留引起的信号增强。此外，超声成像系统应具有足够的灵敏度以检测存在于病理部位的靶向显像剂并能够评估全部病理过程。虽然超声分子成像技术中存在的局限性限制了它的发展进程，但随着近年来在超声靶向显像剂、超声技术及检测策略中取得的进展，明显提高了超声分子成像应用的可行性。

（一）与靶点结合的靶向造影剂数量

由于检测到的超声分子成像信号强度与结合于内皮靶点的造影剂数量相关，它直观反映结合于病变组织部位的靶向造影剂的情况，此信号应最大化，而非特异性滞留的造影剂产生的信号应最小化。对于小动物分子成像研究，注入的微气泡浓度通常是 $10^7 \sim 10^8$

个 / 千克。此前的研究评估靶向微泡的黏附能力只观察到少量的靶向造影剂留存在体内，大概每立方毫米仅有几个微泡，相应的靶向显像剂的视频信号强度在体内通常也只高于背景数倍。除了可以通过改进换能器和软件的设计提高微气泡检测能力外，最直接的方法是通过增强微泡与分子靶点的黏附力来提高超声分子成像效果。促进微泡与靶点的结合可以通过提高靶向配体对微泡表面的亲和力来实现，有研究还发现也可以通过一系列低频脉冲超声的机械作用将微泡推动至血管内皮细胞壁，借此增加与血管壁的接触，从而提高结合能力。辐射力由超声波产生并随频率降低而增强，但是频率过低又不利于图像分辨率。因此，有学者提出应用两种不同的超声频率，一个频率（通常是较低的一个）有助于产生辐射力（如 1 ～ 2MHz）推动微泡到达内皮表面，用来激发微泡；另外一个频率用来检测信号，获得高分辨率图像。最近的研究表明使用声辐射力可促进微泡黏附，同时又不会大幅度增加非靶向微泡黏附到血管内皮细胞。

（二）靶向结合的超声造影剂信号与非特异性滞留的微泡信号

循环系统中自由流动的造影剂产生的高背景信号使得观察少量黏附的靶向造影剂信号较为困难。注入大量造影剂后通常只有总量百分比非常小的部分滞留于目标微血管中，导致循环中非靶向显像剂的超声散射信号明显超过靶向显像剂。第一代超声系统分子成像采用了帧减法检测靶向微泡。首先运用基本的 B 模式成像，靶向微泡信号通过采用“破坏 / 再充盈”方法与自由循环的微泡信号分离。通过使用绝对差之和，确定微泡被破坏前后图像帧之间的最佳匹配并进行相减。相减后的信号以彩色编码后叠加在 B 模式图像上，即代表黏附于分子靶点的微泡的信号。

“充盈 - 击碎微泡 - 再充盈”的超声造影模式在超声分子显像定量研究中已得到较为广泛的运用（图 1-1-7）。国内研究者采用“充盈 - 击碎微泡 - 再充盈”的超声造影模式来量化分析特异性停留于荷瘤小鼠肿瘤血管的携带 anti-VEGFR-2 单抗的靶向微泡水平。其原理为：微泡造影剂经静脉进入血循环后，便同红细胞一起随血液流动。由于普通微泡对血管壁没有亲和力，因此几乎全部游离于血管腔中；而携带 anti-VEGFR-2 单抗的靶向微泡可主动识别新生血管表面的 VEGFR-2 并与之结合，从而使其中一部分特异性黏附、停留下来。因此，在小鼠造影第 4min 时，肿瘤的回声强度来源于肿瘤组织本身，以及游离于血管腔和黏附于血管内壁的微泡造影剂信号之和。而接下来所发射的高能量 CDFI 超声波，可击碎肿瘤区域内所有的微泡。待 CDFI 结束，转回 CPS 造影模式后，其他组织内的微泡又将随血液重新充填肿瘤组织，但在 15s 内新到的微泡还来不及与血管壁形成稳定的结合，故第二次测得的肿瘤回声强度仅为肿瘤组织本身与游离微泡的信号之和。而前后两次肿瘤视频强度之差（VId）便代表黏附于血管内皮的微泡的信号。国外 Lee DJ 等用自制的靶向 VEGFR-2 微泡造影剂与普通对照微泡在“充盈 - 击碎微泡 - 再充盈”模式下造影观察小鼠 67 NR 乳腺癌模型，发现这两种微泡造影的 mean VId 值具有明显差异，分别为（47.75±9.85）dB 和（18.50±5.46）dB，从而证明在体超声分子显像与定量乳腺癌 VEGFR-2 表达量是可行的。Willmann J.K. 等也在该模式下，对不同肿瘤模型分别进行了靶向 VEGFR-2 超声分子显像研究。他们观测到在裸鼠血管肉瘤模型上，靶向 VEGFR-2 微泡造影的 mean VId 高达（50.4±23.0）dB，普通微泡 mean VId 才为（1.2±0.5）dB；而在同时期的裸鼠恶性神经胶质瘤造影中，靶向微泡的 mean VId 为 (35.8±20.6) dB，普通微泡 mean VId 只有 (1.1±0.4) dB。

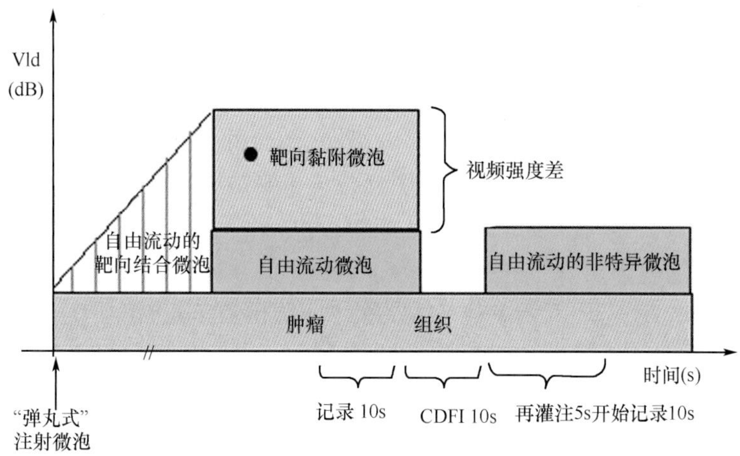

图 1-1-7　"充盈 - 击碎微泡 - 再充盈" 超声显像模式图

也有部分研究通过一个"等待期"来解决超声分子成像定量分析的难题。即弹丸式注射靶向造影剂后，在成像之前进行一个几分钟到几十分钟的"等待期"。在此期间，自由流动的非特异性滞留的微泡缓慢地被网状内皮系统从循环系统中清除。虽然采用"等待期"的方法在分子成像过程中没有很高的技术要求，但在此期间停留在靶点的微泡可能会与靶点分离和崩解，导致超声分子成像的灵敏度降低。

最近还提出了一种新的方法，采用高帧率的超快成像（500Hz）系统，该系统可以传送平面波和捕捉并行接收的声束。这项研究表明，随着时间推移，在微泡破裂以后及自由流动的微泡不同程度溶解后，对超声会产生不同的时相响应变化。通过使用超快成像，这些差异在溶解时间（20～30ms）可以被跟踪，并且用于区分靶向微泡与自由流动的微泡。由于靶向微泡在破坏后溶解非常迅速（10ms），所以破坏微泡之后在此时间之前出现的信号被认为是靶向信号可被显示在增强图像上。还有一些最近的研究已证实可采用信号处理算法来区分靶向黏附微泡及自由流动微泡。这些算法依赖于非线性检测微泡并将它们从组织中分离，然后使用多普勒处理以滤除移动的信号及黏附的微泡信号。使用此种方法不仅减少了所需的成像靶向微泡的时间（无需"等待期"），而且还可以对结合的微泡进行较长时间的观察，因为使用这种方法不需要破坏微泡。

（三）超声分子成像信号的定量分析

任何一种成像模式的理想目标是能够实现定量分析。非超声造影能够实现解剖诊断，超声造影在多数情况下仍为定性诊断，且定量分析主要基于相对的视频强度变化。组织中靶向微泡的数量及其分布与其产生的声学信号之间的确切关系仍不十分清楚。单个靶向微泡的散射信号是受微泡粒径、周围组织声阻抗及局部其他微泡等多个因素共同影响的结果。另外，超声信号的信号衰减既受组织深度也受组织类型的影响。除非有成像系统能够评估靶向结合于组织的微泡数量，否则超声成像技术对分子标志物表达水平的准确定量将面临巨大的挑战。

超声造影成像的信号强度与注入的微泡造影剂的浓度及数目是成比例的。前提是超声系统上未压缩的线性数据可以存储，或具有一个足够的动态范围来撤销图像压缩的校准线性化方案，可以在超声分子成像中对靶向微泡进行绝对或相对定量。对于绝对定量，目标是量化在靶部位累积的微泡的绝对数量。这需要超声系统被校准为检测到的超声信号的强度与一定数量的微泡相对应而设定一个特定组合的系统设置（如增益、动态范围、机械指数等）。检测到的超声信号也受组织衰减（主要是通过吸收引起的能量衰减；超声能量转换成其他形式，如转换成热量）及成像声束几何形状的影响（表现为不同深度的不完全一致性）。这些因素的影响在超声分子成像中必须加以考虑，并且在体内还存在其他不确定性。另外，还需要弄清楚微泡和血管内皮细胞之间的相互作用情况，了解每个细胞表面的微泡数量，以推断细胞分子表达的水平。最后，还需要明确靶向微泡与内皮细胞非特异性结合的情况。预设的系统参数可与超声衰减及声束形状的标准值一同存储在超声系统中用于绝对值的计算。这些校准方法已经应用在微泡血流灌注成像中，在超声分子成像中也具有应用潜力。当然，所有这些定量校准的方法，均要求细致的测量程序和实验技术。然而，迄今为止，应用超声成像在分子表达水平进行绝对定量分析的研究极为少见，尤其是在目前商用超声成像系统中，还没有发现广泛研究的报道。

相比较而言，相对定量方法更为实用，可以量化微泡附着量与分子标志物表达水平的趋势。比较图像两个区域之间检测到的分子信号（M）即可得到一个分子表达水平的相对值。例如，在某一个器官正常和病变组织并存的切面内存在两个信号区域 M1 和 M2，其中 M 是这个区域信号的根均方，RMS（Root-Mean-Square）可表示为：分子表达 = M1 / M2。如果感兴趣区在图像中包括一个类似的深度范围，那么衰减和超声波束几何形状的影响可以忽略不计，因为它们对 M1 和 M2 都会产生影响，在公式中会被消除。与分子表达水平的绝对定量不同，上述公式中简单地以线性比例关系反映了目标分子在区域 1 的表达水平相对于区域 2 表达水平的相对量，可表现为随时间增加或减少的百分比变化。用这种方法来量化比较直观，因此，目前大部分的微泡分子成像研究中都采用相对定量分析来推断目标分子表达水平的情况。

（四）视场限制

与其他成像模式如 CT、MRI、PET 和 SPECT 相比，超声成像的一个局限性是成像视场较小。直到最近，超声成像主要是二维形态，仅描述通过组织的一个切面的图像。在诊断成像中，实时成像能力弥补了这项缺点，因为可进行扫描感兴趣区组织来成像或评估靶组织特征。但在超声分子成像，目前大部分的方法需要保持探头固定在夹具上来观察同一切面组织。这样操作通常是有必要的，因为在一个破坏性脉冲之后对造影剂信号进行量化测量时涉及背景噪声消除，组织或探头的运动导致背景噪声消除时产生伪像。最新研制的换能器实现了矩阵型多方位快速扫描，允许实时三维超声成像（也称为四维，考虑时间维度）。三维超声分子成像在分子成像领域中占有极为重要的地位，因为它可以获取整个感兴趣区具有代表性的分子结构特征。例如，肿瘤的分子表达由于局部区域坏死或缺氧是不均匀的，二维成像方法局限的成像视场可能会引起大量抽样误差。三维超声对于临床仍然是相对较新的技术，首先应用主要是在产科和心脏。然而，由于需要复杂的脉冲序列以便区分微泡造影剂及周围组织，三维超声成像对矩阵探头仍具有挑战性。虽然有些超声仪器制造商目前拥有实时三维超声造影能力，但是矩阵探头的超声增强显像表现在分辨率及对比度检测能力上仍较二维成像探头差。因此，迄今为止，超声分子成像在很大程度上仍局限于单一切面组织成像。

（五）高频超声成像系统

高频超声成像（也称为微型超声）图像分辨率高，但是以减少了成像的深度为代价。它目前广泛应用于对成像空间分辨率要求高的小动物临床前实验研究。典型的高频超声频率范围为 20 ～ 70MHz（产生的轴向空间分辨率为 20 ～ 80μm），而目前临床使用的超声频率范围通常是 1 ～ 15MHz（轴向空间分辨率为 100 ～ 1500μm）。高频超声非常适合于应用于超声分子成像，因为高频超声的分辨率更高（更接近细胞水平），能够增加检测的特异性。然而，高频率阵列换能器的设计在技术上面临极大挑战，因为换能器元件的尺寸在 50 ～ 100μm，两个元件的间距要求切口尺寸大约在 10μm，而目前的切割设备无法实现这样尺寸的切口。因此，第一代小动物高频超声系统采用了具有一个活动元件的机械扫描换能器，虽然尝试了使用次谐波及二次谐波成像方法来检测来自微泡的非线性信号，但由于换能器固定的焦域限制了深场及对焦域以外造影剂的敏感性，导致非线性成像技术并没有取得很大成功。为了增加检测靶向微泡的敏感性，第一代微型超声系统进行分子成像时采用帧减法检测微泡。在基础 B 模式成像条件下，运用帧减法将靶向微泡与自由循环的微泡分离。

与此同时，高频线阵技术的持续发展提高了扫查深度并取消了机械扫描方式，促进了多脉冲序列发射技术在高频超声成像中的应用。近来，基于线阵探头的高频超声成像系统已经被开发出来，可提供检测非线性对比成像信号的频率范围为 18 ～ 24MHz。

（王志刚 李 攀）

第二节 发展简史

一、产生背景

由于超声成像具有无创性、成本低，诊断适用范围广和操作简便等优点，是临床使用最广泛的影像手段之一。它被用于各种不同的学科，包括心脏科、消化科、妇科、外科等，更多地作为疾病初步筛选、治疗评估、随访和引导治疗的工具。常规超声图像主要显示组织结构特征，通过能量和彩色多普勒功能可进一步显现血流量、血流速度和血管内腔情况，用于血管疾病诊断，还可评估肿瘤治疗前后和移植后器官的血流灌注。用于诊断的超声能量通常是比较小的，如果增加超声能量，超声与生物体之间产生的一些物理与化学效应，可以用于治疗人体的某些疾病。例如，近年来快速发展的高强度聚焦超声（high-intensity focused ultrasound，HIFU），采用聚焦装置，将体外高声强超声能量聚焦在生物组织结构的某一点上，此焦点的超声能量极高，产生瞬态高温，以此破坏肿瘤组织或病变，并且不损伤周围正常组织，从而达到可媲美手术的治疗效果。HIFU 作为一种微 / 无创治疗工具在泌尿系统结石碎石，消融子宫肌瘤及其他良性和恶性肿瘤治疗方面的价值越来越受到重视。

然而，超声成像的诊断和治疗潜力尚未得到充分开发并转化到临床上。超声造影剂的出现，显著提高了超声成像的能力。超声造影剂是内部由气体填充，外壳由脂质、蛋白质或聚合物稳定化后制成的微泡（microbubbles，MBs），历经几个阶段的发展，明显提高了超声诊断与鉴别诊断疾病的能力。但是目前的超声造影剂通常是非特异性的，对人类活体组织器官只能在解剖结构和宏观功能方面产生对比增强作用。因此一些重大疾病，如恶性肿瘤、心血管疾病及中枢神经系统疾病在被检测出来时往往已经是疾病的晚期。寻找一种安全、高效、具有组织特异性和靶向性的超声造影剂，对疾病的早期诊断具有重要的临床意义。

随着 20 世纪末分子生物学和细胞生物学领域的快速发展，在分子水平认识疾病取得了重大进步。在对一些疾病发病原因和疾病进展的诱导方面有了新的认识后，能够在分子水平评估疾病病理发展过程中所出现的异常基因表达，并且相应地在药物、基因治疗方面有了创新性的发展。超声辐照下携带药物或基因的靶向微泡破坏技术有望成为一种全新的靶向药物治疗和基因转染的手段。在这种情况下，郑元义等于 2004 年在国内首次提出“超声分子影像学的概念”，亦即针对某一特定疾病中的一种或多种分子靶点构建一种特殊的超声分子探针，以一种非侵入性的方法评估、表征和定量化监测基因和蛋白质的功能、蛋白质与蛋白质间相互作用，用于在细胞水平或体内可视化观察分子水平事件，并及时干预。这种分子水平可视化方法的发展，有望在无创条件下活体观察生物学进程，从而替代普遍采用的切取组织活检定性及开放性手术治疗方法，是当前临床诊断与治疗模式的一个重大突破。

二、发展历程与发展现状

（一）被动性靶向超声分子显像

最初的超声分子成像主要是利用生物体内吞噬细胞能够吞噬颗粒的固有防御机制，因此富含网状内皮系统的器官和炎性组织可以进行被动性靶向增强显影。例如，以脂质为外壳制备的超声造影剂经静脉注射后，可以被肝脏的库普弗（Kupffer）细胞所吞噬，使正常肝脏组织增强显影，而肝脏肿瘤或者肝细胞坏死性疾病时病变局部吞噬细胞减少，病灶组织回声不增强或低增强，利用此种差异可对肝脏病灶进行负性显像，从而实现诊断肝脏疾病的目的。但是，被动性靶向作用由于靶向结合能力低、缺乏特异性和敏感性等缺点，限制了其在超声分子成像技术中的应用。

（二）主动性靶向超声分子显像

1. 血管内超声分子显像 随后，学者尝试在超声微泡造影剂表面连接抗体、配体及一些多肽分子，与体内特定细胞所表达的抗原或受体进行结合制备靶向超声分子探针，通过分子探针特异性作用于病变区生物分子组成成分，来增强病变部位超声分子成像，从而提高超声诊断的准确性与敏感性，即主动靶向超声分子成像。超声微泡的粒径通常为 1 ～ 5μm，可以自由通过肺循环，但不能透过血管内皮间隙，仅在血管内循环。因此，这类微泡造影剂的靶点选择是以各种疾病过程中的血管内皮细胞表面表达的分子标志物为主，包括炎症、血栓和肿瘤的新生血管。

现在，越来越多的成熟的配体都可以在很宽的血流速度范围内，有效、迅速、牢固地与微泡结合作用于靶标，显示出其作为血管内示踪剂的良好潜能。但由于它们的微米级粒径，穿透性不强，不能穿过血管内皮间隙进入到组织间隙中，极大地限制了靶向超声微泡造影剂对血管外病变的检测能力。

2. 血管外超声分子显像　随着超声分子成像技术和生物纳米技术的快速发展，新型的纳米级超声分子探针正显示其独特的优势，如分子质量小、穿透力强、体内稳定性好、半衰期长，进一步推动了超声分子影像学的发展。目前研究较多的纳米级超声分子探针包括脂质体、氟碳乳剂纳米滴、纳米泡和纳米颗粒等。纳米级超声分子探针因其粒径处于纳米尺度，具有较强的穿透力，能穿透血管内皮间隙到达血管外，从而实现靶组织血管外显像，特别是在疾病状态中，如肿瘤的高通透性和滞留（enhanced permeability and retention，EPR）效应为粒径小于 700nm 的纳米级造影剂透过血管内皮间隙提供了理论基础。

全氟碳化合物（perfluorocarbon，PFC）是一类具有广泛的生物医学用途的大家族化合物，氟取代基赋予氟碳分子特殊的性质，如热学、化学和生物学惰性，射线不透过性，良好的扩散性，低表面张力，低黏度、高密度及高气体溶解度等，这些正是 PFC 创新应用的基础。长氟碳链的 PFC 常温下呈液态，无色透明，比重大于水，即为液态氟碳。新近研制的靶向液态氟碳纳米粒，不同于具有先天性反射和背向散射特征的超声微泡造影剂，只有聚集在组织细胞表面时才具有较强的反射和背向散射性能，可明显增强其对比信号。液态氟碳纳米粒直径可小于 100nm，可以穿过血管内皮细胞间隙，在体内的循环半衰期长，其聚集时半衰期可延长至数天。这种液态氟碳纳米乳剂由 Lanza 等最早研制，在此基础上，杨扬等不断优化制备配方，采用高压均质技术成功制备出液态氟碳纳米脂质微球，其性状稳定，形态规则，平均粒径 92nm。大鼠肝脏超声显像证实，该脂质微球具有聚集显影的特点：肝实质于造影后 10s 左右开始出现增强，3 ～ 4min 后肝实质回声强度达高峰，增强时间持续约 1h。造影后 10s 肝实质回声灰阶值（11.37 ± 0.33）dB，与造影前（3.12 ± 0.46）dB 相比差异有统计学意义（$P < 0.05$）；在 4min 时灰阶值（16.47 ± 0.81）dB，与造影前相比差异有统计学意义（$P < 0.05$），并且此差异持续到造影后 40min [（16.47 ± 0.81）dB]；在 1h 时灰阶值（6.39 ± 0.26）dB，与造影前相比差异无统计学意义（$P > 0.05$）。

液态氟碳同其他挥发性液体一样，在外界压力减小至气化压力阈值或温度升高至沸点以上时，能够发生液 - 气相转变，即液态氟碳纳米粒相变成纳 / 微泡进一步增强超声显像。因此，液态氟碳特殊的性质可用于制备成纳 / 微泡的前体，纳米级的粒径有利于其穿过血管内皮间隙并在肿瘤部位聚集。联合超声、激光能量，液态氟碳发生液 - 气相转变，从而产生纳 / 微泡，达到增强超声显影的功能。

（三）多靶点、多模态超声分子显像

随着分子显像技术的迅猛发展，单一功能与成像模式的造影剂已不能满足日益增长的医学多样化和人性化需求。目前，国内外采用的成像技术，包括超声成像、荧光成像、PET/SPECT成像、MRI及CT成像等，均有各自的优缺点。荧光成像具有安全、高灵敏度及成像系统费用低的优点，但有着组织穿透力及图像分辨力等固有局限性。PET/SPECT及CT成像虽然解剖定位准确、密度分辨力高，但由于这两者均具有放射性辐射，使用剂量受限，无法重复应用。MRI虽然无放射性辐射污染，但成像时间较长，非实时显像。因此，不同成像技术能提供人体相关脏器和组织的不同信息，互为补充。如果能够将不同的影像信息结合起来，将为临床医生诊断和治疗疾病提供更多的信息与资源。为了实现多种影像技术的融合、取长补短，医学影像融合研究已成为影像学研究的热点之一。

多模态医学图像融合是信息融合的一个极具特色的应用领域，其意义就在于从多源图像如超声、CT、MRI、SPECT、PET等的综合应用处理中获得新信息，将它们之间的互补信息综合在一起，作为一个整体来表达。如前所述，多模态造影剂可以在相同的时间点进行超声、CT、MRI等多种模式成像，借助于多模态图像融合技术，对各种成像模式的图像进行融合，并对融合后的图像进行分析研究，这将集合各种成像模式的优点，弥补各自的不足，从而获得既具备高质量的解剖结构定位图像，又具备极高敏感度的复合图像，不仅可以为医学诊断、人体功能和结构的研究提供更充分的信息，还可以减少患者的医疗费用。因此，多模态造影剂的研制开发，将给医学影像学带来新的革命，具有广阔的应用前景。

多模态超声分子成像以超声成像为主，一方面，综合其他一种或两种以上影像学技术对同一物体进行成像，在实现超声分子显像的同时，还可增强其他影像方式显像，如同时增强荧光分子显像、CT分子显像、磁共振分子显像等，为临床更加完整足够的提供生物信息。另一方面，一种疾病往往同时表达几种细胞标志物，制备一种能同时结合多种细胞标志物的多靶点超声分子探针，为提高靶向结合能力提供了新的思路。Ferrante等制备了靶向P-选择素和血管内皮细胞间黏附分子1（VCAM-1）的双靶点靶向超声造影剂，在不同的剪切力作用下通过流动的小室，结果发现双靶点微泡造影剂的黏附率是单靶点造影剂的2倍，并表明在生理剪切力的作用下，双靶点超声造影剂有更强的靶向结合能力，能更好地抵抗血流的冲击力，达到更好显示靶部位的目的。

1. 超声与CT成像联合 液态氟碳纳米粒是一种特殊的超声造影剂，是将氟碳液体与脂质，通过微液化技术而得到的一种安全的对压力、空气暴露、热和剪切应力等相对稳定的一种乳剂。粒径很小，具有较强的组织穿透能力。因其在体内具有稳定性，循环半衰期较长。液态氟碳纳米粒聚集在组织细胞表面时，有较强的反射和背向散射，可增强对比信号，提高信噪比，有利于超声显像。此种液态氟碳乳剂由Lanza等最早研制，国内研究人员在此基础上，优化制备配方，采用高压均质技术成功制备出液态氟碳纳米脂质微球（PFOB微球），其性状稳定、形态规则，平均粒径92nm。超声显像证实，该脂质微球具有聚集显影的特点，大鼠肝脏于造影后10s即开始出现增强，增强持续约1h。另外，

液态氟碳纳米粒不仅可作为一种超声造影剂，而且还具有增强 CT 显像的属性，能有效地增强大鼠肝、脾及脉管系统的 CT 显像。李奥等采用薄膜 - 超声法制备出液态氟碳纳米粒，并在兔 VX2 肝癌模型上探讨其作为 CT 对比剂显像肝癌的能力，发现液态氟碳纳米粒能使肝实质持续强化，而瘤灶无明显增强，两者影像密度比显著增加，对肿瘤检出率高，能检出平扫未发现的瘤灶。结合冷冻切片及免疫组化检测，推测肝实质因 Kupffer 细胞吞噬液态氟碳纳米粒而出现强化，瘤灶内因缺乏 Kupffer 细胞不出现强化。这种显像原理有望对少血供或发生坏死的肿瘤提供新的诊断手段。

2. 超声与磁共振成像联合　磁共振成像（magnetic resonance imaging，MRI）具有软组织分辨率高、成像参数多、图像信息量大、无电离损害等优点，已在临床广泛应用。MRI 造影剂能够进一步提高 MRI 诊断的敏感性和特异性，增强信号对比度和提高软组织的分辨率，目前临床 MRI 中，超过 30% 的 MRI 检查需要使用造影剂。诸多学者设想将 MRI 造影剂与超声造影剂联合，以期实现 MRI 和超声双模显影。

临床上，MRI 主要是应用于氢原子核（^{1}H）的成像，即 ^{1}H-MRI，此外还有应用于氟原子核（^{19}F）的成像，即 ^{19}F -MRI。正常体内含氟成分很少，测定时没有本底信号干扰。因此 ^{19}F -MRI 具有一定的优势。然而，^{19}F-MRI 存在着图像获取时间长、磁共振信号衰减明显、易产生化学位移伪影等问题，限制了其在体内的应用。全氟碳化合物（包括 PFOB 等），因含有高浓度的氟原子，可增加磁共振图像信噪比、缩短高清晰图像的获取时间，能够用于 ^{19}F-MRI。因此，作为超声造影剂的液态氟碳纳米粒，还可以用于 ^{19}F-MRI。Wickline 等制备包裹顺磁性物质 Gd-DTPA 的液态氟碳纳米乳剂，进行常规 ^{1}H-MRI 和 ^{19}F-MRI 研究，制备的纳米粒大小约 250nm，Gd-DTPA 包封率高，每个纳米粒所含 ^{19}F 浓度近 100M，足以获得较好的 ^{19}F-MRI 信号。同时，通过 ^{19}F 光谱分析可对靶区的液态氟碳纳米乳剂进行定量，从而可对靶点进行量化。Pisani 等也证实了壳为高分子聚合物乳酸 / 羟基乙酸共聚物（PLGA）的液态氟碳纳米粒，可以用作 ^{19}F-MRI 对比剂。Neubauer 等将液态氟碳纳米粒用于 ^{19}F 磁共振微血管造影，发现该对比剂能产生令人惊奇的高信号而没有周围组织信号干扰，为临床检测冠状动脉不稳定斑块提供了新的方法。

（1）包裹顺磁性材料的超声造影剂：钆喷酸葡胺（Gd-DTPA，Gd）是临床广泛应用的 MRI 造影剂。Gd 具有很强的顺磁作用，DTPA 是核医学中常用的配位基，与 Gd 螯合后可降低 Gd 的毒性。作为超声造影剂的液态氟碳纳米粒携带 Gd-DTPA 后便可用于增强磁共振显像。国外学者对连接 Gd-DTPA 的顺磁性液态氟烷纳米粒进行了较多研究。Winter 等制备了靶向整合素 $\alpha_v\beta_3$ 的顺磁性液态氟碳纳米粒、特异性显像肿瘤及早期动脉粥样硬化斑块的新生血管，能显著增强 MRI 信号。Lanza 等制备了载药靶向顺磁性液态氟碳纳米粒，进行了血管成形术后再狭窄的抗增殖治疗研究，显示包含阿霉素（多柔比星）的纳米粒能显著抑制血管平滑肌细胞增殖，并可破坏残存细胞 α- 平滑肌肌动蛋白骨架，为临床预防血管成形术后再狭窄提供了新的方法。敖梦等以 PLGA 为载体，通过双乳化法和冷冻干燥技术制备包裹 Gd-DTPA 和氟碳气体的 PLGA 超声造影剂（Gd-PLGA），光镜及电镜下观察其复溶后分散度好，形态规则、呈球形，大小均匀。Gd-PLGA 包封率较高，体内安全，达到了理想造影剂的要求。将质量浓度为 10% 的 Gd-PLGA 溶液，按 0.5ml/kg 剂量经兔耳缘静脉团注，分别对肝血管、肝实质进行超声及 MRI。发现 Gd-PLGA 在超声显像中能明显增强肝血管、肝实质的回声强度，而在 MRI 中肝实质信号强度亦较造影前增强，作用时间均持续约 30min。

(2) 包裹超顺磁性材料的超声造影剂：当磁性粒子直径达到其磁单畴尺寸时，粒子就可以在较弱的外磁场中产生巨大的磁性，而当外磁场撤销后，粒子的磁性也随之消失，这种磁学特性称之为超顺磁性。超顺磁性氧化铁（superparamagnetic iron oxides，SPIO），作为 MRI 造影剂，主要是以 Fe_3O_4 和 Fe_2O_3 为主，具有在人体内特异性分布、使用剂量少、安全、毒副作用小及用途广泛等优点，已成为目前研发的热点。它主要是通过缩短 T_2 来降低 MRI 信号，属于 MRI 阴性对比剂。而研究发现，SPIO 还可以通过改变声阻抗而增强超声回声信号。将 SPIO 注入荷瘤大鼠体内，SPIO 能显著增强肿瘤回声信号，并能清楚显示肿瘤边界。而且超声回声信号强度随着 SPIO 剂量的增加而增强。因此，将 SPIO 与超声对比剂相结合，有望成为一种新型的、能够同时用于 MRI 及超声显像的多模态造影剂。

常用的微泡超声造影剂荷载磁性物质后可同时增强磁共振显像。Liu 等研制了包裹超顺磁性氧化铁（USPIO）纳米粒的高分子微泡，在体内外均发现该微泡可同时作为超声和磁共振显像的对比剂。值得一提的是，与普通微泡相比，载 USPIO 微泡能产生更强的非线性信号，这种现象可能是因为载 USPIO 纳米粒的微泡抗压缩性增加，造成微泡非线性振动增强。Yang 等制备出包裹超顺磁性物质 Fe_3O_4 的微泡（Fe_3O_4/PLA/N2），平均粒径 760nm，通过体内外实验，证实其不仅可以增强磁共振显像，同时具有增强超声显像的能力，并证实此种微泡的声学特性可以通过调节微泡内 SPIO 的浓度来控制。Chow 和他的团队对包裹氧化铁纳米粒的超声微泡作为磁共振造影剂做了系列研究，证实在磁场强度为 7T 的磁域中此种微泡具有增加 T_2 加权成像的能力，使 MRI 引导微泡或纳米粒载药治疗成为可能除了厚壳的高分子微泡，脂质外壳的超声微泡同样也可荷载磁性纳米颗粒用于磁共振显像。Fan 等研制了一种超声 - 磁共振双模显像剂，使 SPIO 纳米颗粒与磷脂通过疏水作用结合共同组成微泡外壳，这种显像剂同时对超声和磁共振显示了很好的增强显像效果。在进一步对脑组织的研究中，他们还通过静电作用将磁性纳米颗粒和阿霉素包裹到微泡壳层，再联合聚焦超声处理，可明显增强开放血脑屏障（BBB）和穿过 BBB 递送药物的能力。

Feshitan 等采用了另外一种方法制备双模微泡造影剂，他们首先通过声振方法制备脂质微泡，然后在微泡外壳表面通过共价耦合作用连上 DOTA（1，4，7，10-tetraazacyclododecane-1，4，7，10-tetraacetic acid），加入的 Gd^{3+} 离子便可与 DOTA 在微泡表面形成复合物。每平方微米微泡外壳可荷载 7.5×10^5 个 Gd^{3+}。并且发现，只有在微泡被超声击碎成磷脂碎片后，才能增强 MRI 信号。

John 等以蛋白外壳包裹 SPIO 悬液制成微球，表面携带精氨酸 - 甘氨酸 - 天冬氨酸（arginine-glycine-aspartate，RGD）三肽配体与 $\alpha_v\beta_3$ 整合素受体特异性结合，形成一种特殊的靶向蛋白微球（RGD-NR-SPIO）。初步实验证实 RGD-NR-SPIO 能有效地增强 US、MR 及 MM-OCT 显像，借以实现肿瘤血管分子成像。多靶点、多模态超声分子探针为人们开发新型多功能造影剂和尝试更高效的特异性显像恶性肿瘤的方法提供了新的思路和手段。

3. 超声与荧光成像联合及光声成像　荧光成像在体外成像中已大量应用，具有灵敏度较高、时间分辨率高、快捷简便、费用低、相对高通量等优点，然而，荧光成像由于组织穿透力较弱，很难获得深部组织信息，且其图像分辨力较差，缺乏具体解剖结构作为定位参照。但是若与超声显像联合可以在图像分辨率、穿透力等多方面实现优势互补。国内外学者已对超声及荧光联合成像的多功能造影剂做了相关研究。柯亨特等通过静电吸附自组装技术将聚电解质 / 量子点包覆于超声微泡表面，得到复合成像剂，激光共聚焦及荧光光谱证实了量子点和微泡成功复合。这种复合物既能应用于超声成像，同时也可以通过所携带的量子点实现荧光成像。Xu 等成功制备了包裹得克萨斯红染料的靶向结肠癌 PLGA 高分子纳米级造影剂，证实了造影剂与癌细胞有高度亲和力，并能够同时增强荧光和超声显像，且增强强度与造影剂的浓度呈线性相关。载吲哚花青绿的高分子微泡也可以实现荧光和超声的同时显影。Chulhong 等研究表明能够进行超声及光学双重显影的包裹染料的 PLGA 高分子微泡，对术中评估肿瘤边界有重要价值。因此，超声微泡与荧光物质的结合可以相辅相成，实现超声及荧光的双重显影。

短脉冲激光被生物组织吸收后，组织会发生热弹性膨胀并发出宽频带的超声波（即光声信号），被超声换能器捕捉后可进行成像（即光声成像）。光声成像结合了纯光学成像高灵敏度和纯超声成像深穿透性的优点，可得到高分辨率和高对比度的图像。常用的光声造影剂如吲哚青绿、印度墨水、金纳米棒等可被包裹入高分子或磷脂材料微泡或纳米粒，制备成超声 - 光声双模态造影剂。液 - 气相变氟碳纳米粒是目前研究较多的超声 - 光声双模显像剂，并已成为超声分子影像学研究的一大热点。超声 - 光声技术的联合应用虽然刚起步，但已在临床前研究中对深静脉血栓分期、前哨淋巴结定位等显示了很好的应用潜力。

4. 超声与核素显像联合　放射性核素显像为一种功能性显像。因大多数疾病的早期，功能状态改变早于形态结构变化，因此放射性核素显像常常能比以显示形态结构为主的 X 线、CT、MRI、超声检查等较早地发现疾病。但它的空间分辨率较低，图像清晰度较差，因此有必要根据需要适当联合应用其他显像方法，如与超声显像的联合既可以实现功能显像又能实时显示解剖结构，有利于疾病的诊断。目前，超声和 PET 联合显像的造影剂鲜有报道。Willmann 等研究发现用放射性核素 N- 琥珀酰亚胺 -4-[^{18}F] 氟苯甲酸酯（N-succinimidyl-4-[^{18}F]fluorobenzoate，SFB）标记靶向 VEGFR-2 脂质微泡，能够通过动态微型 PET 观察放射性标记的靶向微泡在荷瘤裸鼠体内的分布。动态 PET 显示靶向微泡进入体内后，迅速从血循环中清除，被肝脾网状内皮系统吞噬。肿瘤组织对靶向微泡的摄取明显高于其周围的骨骼肌组织。

（四）显像与治疗一体化

普通声学造影剂在临床上已广泛应用于多种疾病的诊断。近些年来，随着载药物、基因或其他治疗物质的微泡或其他多功能声学粒子不断被研制出来，超声造影剂的应用逐步延伸到了治疗领域，尤其是在肿瘤、心血管疾病及炎症性疾病等靶向治疗方面有了较大的发展。超声造影剂可通过联合超声触发、影像引导与疗效评估、载药 / 基因等多种方式介入疾病治疗过程。

超声造影剂可直接用于影像引导下治疗或协同治疗。如有学者将靶向 GP Ⅱ b/ Ⅲ a 微泡联合诊断超声，用于促进急性冠状动脉血栓的血管重塑及微血管愈合。在溶栓方面，通过血栓靶向微泡的应用证实其不仅能溶栓，亦能用于评价溶栓治疗的效果。多功能超声造影剂还可通过改变局部组织声环境，增强 HIFU 治疗中的能量沉积，提高 HIFU 治疗效率，其增效机制包括放大空化效应及声孔效应。超声空化是 HIFU 治疗效应之一，也被认为是超声造影剂增效 HIFU 的主要机制。空化效应的发生与空化阈值及空化核浓度有关。液体产生空化所需的最低声压幅值称空化阈值。通常情况下，生物体液内空化核浓度很低。超声造影剂随血流进入靶组织后，包裹气体的微泡直接作为空化核，液态氟碳通过 HIFU 诱导的高温等效应发生相变形成空化核，增加了单位体积靶组织内空化核数量，降低了组织空化阈值，放大了 HIFU 治疗的空化效应及伴随产生的声孔效应，进而促进了热机制作用。

靶向超声微泡（球）造影剂不仅可用于分子成像诊断，还可载药物或基因用于治疗。基于超声造影剂的药物递送系统可安全、无创地向目标组织、器官递送药物，进行靶向治疗，减少系统毒副作用。氟碳微泡作为一种血池显像剂是应用最广泛、研究最多的超声靶向药物递送系统。载药 / 基因微泡注射入体内后，通过诊断超声可以监控微泡增强目标组织、器官超声显像情况，同时还可应用低强度治疗超声触发破坏微泡，定点释放药物或基因进行靶向治疗。而且，击碎微泡产生的空化效应可提高局部组织毛细血管壁及细胞膜的通透性，使细胞对药物或基因的摄取增加，或增加转染率。此外，携载靶向治疗性抗体或多肽的微泡不仅能够作为超声分子成像的分子探针，而且被破坏后可滞留于局部组织进行靶向治疗。

以微泡作为药物及基因载体，联合超声靶向微泡破坏（ultrasound targeted microbubble destruction，UTMD）技术进行靶向治疗已经在大量研究中得到了验证。治疗性的物质可包封于微泡内，或整合于微泡外壳，也可以黏附在微泡表面，也可将微泡和药物混合后注射入体内，再利用 UTMD 技术增强目标区域毛细血管壁和细胞膜通透性的特点，提高局部组织细胞对药物的摄取。将生物活性不稳定的物质载入微泡，可保护药物不被分解，增加其体内稳定性，并可减少由于系统给药产生的毒副作用。

靶向超声分子探针选择性聚集于靶组织和靶器官，不仅能增强超声显影效果，同时还可载药、载基因、载功能纳米颗粒进行靶向治疗。超声破坏微泡促药物或基因释放的技术是增强药物释放和基因转染的有效技术之一。超声分子探针不仅能作为药物或基因的载体，同时也能在体内传输过程中有效地保护药物或基因，UTMD 的机械效应和空化效应可使内皮细胞的间隙增宽和细胞膜的通透性增加，同时超声微泡破裂产生的冲击波、射流可视为一种驱动力，从而将自身所携带的基因或药物定向、定量释放，提高药物或基因的释放率，进而发挥治疗作用。除了超声触发，其他触发方式还包括光、磁触发机制。这种多功能超声分子探针有利于促进超声分子影像学向诊断和治疗一体化进程发展。戴志飞、王金锐等将高分子微胶囊和金纳米壳结合得到一种金纳米壳包覆的集诊断与治疗于一体的新型多功能造影剂。一方面，微胶囊通过增强超声成像确定肿瘤大小和位置，监控治疗过程及治疗后恢复情况；另一方面，金纳米壳在近红外区有较强的吸收性能，经近红外光激发后，可将吸收的光能转化成热能，有效杀死肿瘤细胞，对肿瘤进行光热治疗，为肿瘤诊断治疗技术提供了新的理念和方法。

三、面临挑战与前景展望

超声分子成像是一个新兴的研究领域，真正实现在无创条件下，对活体动物或人体内细胞和分子水平变化进行定量、可视化超声成像的方法。这将对现代和未来医学产生深远的影响。近年来，超声分子成像技术已经在早期诊断、疾病疗效监测、载药物、基因治疗等领域取得了一定的进展，但有关的理论、技术和成像系统中的一些关键问题，特别是超声分子探针和成像设备都没有解决。

（一）超声分子探针

分子靶点的选择是超声分子探针设计成败的关键，直接影响超声分子成像质量的优劣。研究分子成像首先要了解哪些分子靶点与待解决的疾病或生物学问题相关，而大量的具有特异性并与疾病进程相关的靶点是分子成像成功的关键。然而即使我们能够测算细胞内所有分子靶点的百分含量及其相关事件，但是如何选择靶点并进行活体成像及定量分析仍是一个难题。在现有技术下，同时针对多个靶点的高度复合靶向成像尚难实现。选择合适的分子靶点后，化学合成方法作为制备分子成像探针的重要手段，影响着超声分子成像的发展。小分子、肽链、寡聚体、纳米粒子都可以成为分子成像探针的重要组成部分。分子成像探针化学合成过程非常复杂耗时，而一个好的化学合成方法应该能够满足快速合成高纯度、无毒性的分子探针需求。如要同时具备诊断和治疗功能，化学合成过程中还需在分子成像探针的信号部分或连接部分与感兴趣分子靶点特异性结合的部分附加治疗成分，如药物、基因或纳米颗粒，实现诊断及治疗一体化。

（二）成像模型

利用体外培养的细胞可以测试分子探针的穿胞能力、在细胞内的含量和清除时间及可使背景信号增加的潜在非特异性结合。另外，可以利用分子生物学技术调节分子靶点水平，研究分子探针与分子靶点水平之间的相关关系。虽然体外细胞培养测试分子探针十分有效，但它仍不能解决分子成像中的一些关键问题，包括：①如何向活体组织器官内的感兴趣细胞引入足量的分子探针；②如何清除未与靶点结合的分子探针以减少背景信号；③分子探针运输和清除中的生物学分布和药代动力学问题。

小动物模型因其高产低耗、易于管理等原因成为解决上述问题的首选。鼠可以通过种植携带感兴趣靶点的细胞或利用先天或后天患有表达感兴趣细胞/分子靶点的疾病建立模型，如转基因/替换基因小鼠和基因敲除小鼠。人类的某些病理过程不能在小动物模型中得以体现，这时就要选用大动物模型。例如，在某些心血管疾病的研究中，猪相较于小型啮齿动物占有很大优势。而在神经学研究中，灵长类的大脑是最适合的实验材料。即使没有动物模型能完全反映人类的疾病病程，我们也需要在分子成像探针向临床转化前，利用动物模型为探针进行生物毒性检验。与体外细胞相比，活体成像的一个关键问题是在分子成像探针被注入活体后我们不能完全控制它的生物学行为。在体外研究中，我们在引入一种成像探针后可以很容易地去除多余的探针，而在活体研究中这是难以实现的。这其中涉及分子探针的化学特性、血液流动、渗透性、血-脑脊液屏障穿透能力、清除途径、新陈代谢对分子探针生物学运输和分布的影响及诸多其他因素。

（三）成像仪器

要实现高效超声分子成像，需要将超声分子探针、超声成像设备，包括超声分子成像监控及后处理技术有机结合，这是超声分子成像的关键性技术难点。目前国内外尚缺乏一种专门应用于超声分子显像及治疗的系统装置。现所用设备主要是利用目前的市售超声仪，虽然可实时监控微泡在病变部位的灌注情况，实现对微泡的靶向定位，但不能实现超声辐照微泡破裂的靶向释放。可见，超声分子成像设备的不完善一定程度上也成为超声分子影像学发展的制约因素之一。

超声分子成像作为一个新兴的交叉学科，它汇集了超声医学、材料学、分子生物学、化学、物理、计算机、工程学等学科，分子成像应用的迅速扩展显示出了广阔的发展前景。虽然整体的分子成像仍处于发展的初级阶段，但是通过加强学科间的合作，加强多学科联合攻关，分子成像技术将最终实现临床转化。

（四）临床应用的安全性

非靶向超声造影剂已经在临床上使用了许多年，在检测肝脏局灶性病变及其他腹部实性器官病变，评估与表征颅内、肾内及门静脉血管，确定心内膜的边界及心肌灌注的研究中发挥了重要作用。总之，微泡是非常安全的造影剂仅有非常低的不良反应率，约为0.13%，轻微的副作用包括头晕、红斑皮疹、瘙痒、恶心、呕吐等。据报道有2例患者注射后发生了较严重的不良反应，1例患者呼吸困难、支气管痉挛、轻微低血压和心动过缓，另一个患者出现意识模糊、腰背痛、严重低血压和皮肤皮疹。两名患者在注射糖皮质激素、抗组胺药和血管活性药物30min内恢复。目前没有报告肾毒性作用，所以在注射造影剂之前不需要进行肾功能检测，这相对于CT检查使用碘造影剂或磁共振检查使用钆之前检测肾功能是有明显的优势。

美国食品药物管理局在2007年对含有全氟丙烷的微泡造影剂提出了警告，因为有11例患者在静脉注入非靶向微泡后死亡。其中有4例在输注过程中或者输注后30min内出现心搏骤停。因此警告指出造影剂禁用于急性冠脉综合征、急性心肌梗死，以及恶化或临床不稳定的心脏衰竭、严重的肺气肿和肺栓子或存在其他引起肺动脉高压因素的患者中。2008年在美国大学放射学报发表了一篇回顾性研究——涉及18 671例连续性研究后对这项警告进行了修订。指出，注射造影剂与未注射造影剂成像相比死亡风险并没有增加趋势。目前，修订后的警告强调在注射过程中或注射后30min内仍然存在严重心肺反应的风险，并建议患者在注射微泡期间和注射后30min内需密切监测。

针对超声分子成像研究中所使用的造影剂成分或造影剂表面各种靶向配体成分可能触发免疫应答。迄今，临床的研究还没有报道分子靶向造影剂的免疫应答，临床前和临床使用非靶向显像剂的成像研究中仅有极少数几例存在高敏反应。然而，在临床前研究中，研究人员已经观察到与靶向微泡作为外壳功能成分相关的补体激活增强、循环时间减少及非特异性黏附。因此关于使用靶向微泡，该领域目前在临床前研究中仍受到限制。制备靶向造影剂的人型抗体非常昂贵并可能引起免疫反应。新型肽可识别多种分子标志物，为靶向造影剂的研制提供了一种新的选择，并且可以规避过敏反应等问题。总之，可应用于临床的新型靶向微泡目前正在积极开发研制中，有望推动超声分子影像技术从实验室向临床应用的转化。

（冉海涛　孙　阳）

第三节　基本成像原理

目前分子影像学技术主要有磁共振分子成像技术、核医学分子成像技术和超声分子成像技术等。它们共同的特点是应用磁性物质、放射性核素和超声造影剂等影像学成像物质，反应疾病发生、发展过程中分子的变化情况，为疾病的早期诊断、治疗方案的选择及疗效的评价提供全新的研究方向。分子成像可分为直接成像、间接成像和替代物成像三种基本成像原理。直接成像是利用靶特异性成像探针与相应的成像靶点直接反应对靶点进行成像，相对较简单。相比之下，间接成像更加复杂，且涉及因素较多，如利用PET成像获取报告基因表达水平的信息。此外，科学家也正在研究可以反映信号通路等的内源性分子或基因过程的下游结果的替代物成像，虽然目前其应用不多，但有上升的趋势。

一、直接成像

直接成像是把分子探针插入到细胞中，当分子探针遇到特定分子或特定基因产物时会发出信号，通过影像设备（如超声、PET或MRI等）记录信号并将信号转化为分子图像或代谢图像。探针位置、图像强度和亮度与探针、靶分子、抗原表位或酶等直接相关。

直接成像是建立在化学和放射化学的基础上。近年来，生物共轭化学发展十分迅速，其研究领域不断扩大。生物共轭化学可将特异结合基因和生物活性分子与造影剂（如超声微泡、顺磁性颗粒或放射性核素）相连接，它主要是研发和评估新型化合物，以对信号转导通路中特定靶点和激酶系统进行成像。

超声分子成像技术的主要原理就是直接成像，其是在靶向超声造影剂的介导下，应用超声成像技术对活体生物进行细胞和分子水平上的定性和定量研究。主要过程为：将靶向配体（抗体、肽类等）连接在超声造影剂表面，造影剂进入体内与靶点部位受体选择性结合并积聚，靶区与正常组织间的超声信号对比度升高，实现对靶区的选择性成像。靶向超声造影剂是实现组织、器官或某种疾病特异性显影最为关键的物质基础。超声分子成像的关键环节是进入人体后的靶向超声造影剂能稳定地与靶器官特异性地结合。这种靶向作用分为被动性和主动性两种。

被动性靶向作用主要是指吞噬作用，利用体内吞噬细胞具有吞噬颗粒的这种固有的防御机制可以对富含网状内皮系统的器官和炎性组织进行被动性靶向增强显影，如激活的中性粒细胞能够包裹和吞噬具有白蛋白和脂质外壳的造影剂，可用于炎性组织的增强显影。用脂质作为外壳的超声造影剂，可被肝脏的 Kupffer 细胞所吞噬，可使正常肝脏增强显影，由于肝脏肿瘤或者肝细胞坏死性疾病时肝脏局部吞噬细胞少，可进行负性显影，从而实现诊断肝脏疾病的目的。此外，被动性靶向作用亦包括利用静电吸附及淋巴回流的原理进行靶组织的显影。但是，被动性靶向作用由于结合能力低、缺乏特异性和靶向性低等缺点，限制了其在超声分子成像技术中的应用。

主动性靶向作用较被动性靶向的特异性和结合能力更为显著，根据靶向物质与造影剂结合方法的不同，目前主要分为两种：①共价结合，又称直接结合，配体为糖类、肽段、激素等小分子有机配体，可以通过离子键、偶联剂或桥连剂介导结合，如在微泡外壳中的蛋白质成分插入氨基酸配体，在微泡制备过程中引入功能性配体，使其暴露在造影剂的外壳上直接与目标组织或者细胞发生作用，如马来酰亚胺、吡啶硫代丙酸酯等充当偶联剂或桥连剂，也可将上述物质先与配体相连再连接到微泡表面。研究表明，为保证配体的完整性和最大程度上提高靶向微泡的活性，在微泡外壳与配体之间采用多聚物隔离臂，如聚乙二醇，可以使配体充分暴露在微泡表面，靶向性显著优于将配体直接连接到外壳的方式。但是与隐蔽的配体构建策略相比，此种构建可能会引起配体介导的补体激活。②非共价结合，又称间接结合，多采用生物素 - 亲和素复合体，特别适用于不能耐受微泡制备过程的单克隆抗体等大分子配体，是目前实验研究阶段最有效的靶向结合系统。该复合体可极大地提高信号的强度和检测的敏感性；同时，也能够很大程度地延缓单核 - 巨噬细胞系统对靶向超声造影剂的清除。然而，这种方法存在一些明显的缺点，如人体存在内源性生素位点；来源于鸡蛋清或细菌等的抗生素蛋白具有免疫原性，临床应用时可能产生排斥反应；作为一种大分子阳离子，易在高阴离子浓度的肾基膜形成免疫复合物，所以研究者现在致力于研究靶向特定受体（如雌激素或雄激素受体）的小分子质量超声造影剂。$\alpha_v\beta_3$ 整合素是与肿瘤转移和血管生成相关的重要细胞黏附受体，能与含精氨酸 - 甘氨酸 - 天冬氨酸（RGD）的细胞外间质分子特异性结合。用靶向于 $\alpha_v\beta_3$ 的超声造影剂可较好地实现肿瘤新生血管和肿瘤组织的显影。Ellegala 将能与 $\alpha_v\beta_3$ 发生特异性结合的物质连接到脂质超声微泡表面，在大鼠胶质瘤模型上观察到靶向超声微泡信号更多地集中在整合素表达最多的肿瘤内或肿瘤周边组织中。另外，还有学者用连接 RGD 序列的超声微泡对 $\alpha_v\beta_3$ 整合素成像及使用超声微泡标记的特异性配体对乳腺癌细胞表面的人类表皮生长因子受体 2（HER-2）进行成像，均获得了满意的效果。

直接成像是通过靶特异探针直接对靶点进行成像，方法简便。但直接成像常受到下列两个因素的限制：①成像靶点的数量，这个数量对直接成像至关重要。就当前成像探针水平而言，多数直接成像探针还不足以对特定的 DNA 和 RNA 进行成像，而仅局限于对蛋白质和酶系统（通过酶促级联反应可放大信号）的成像。②特定探针的研发，即针对不同分子靶标研发特定探针，然后在每个特定探针进入临床前，验证其敏感度、特异性和安全性。

二、间接成像

间接成像是通过报告探针与报告基因表达产物相互作用而间接实现对感兴趣目标进行的成像。报告基因成像已成为最常见的间接成像，广泛应用于放射性核素成像、MRI和光学成像等分子成像领域，主要用于监测内源性基因表达及基因治疗过程。

近年来，报告基因成像已取得了较大的进展，包括对内源性基因转录调控、翻译后修饰、蛋白 - 蛋白互相作用、蛋白降解、泛素 - 蛋白酶体通路活性和细胞凋亡等的研究。报告基因成像原理是通过基因转染或转导的方法将外源性报告基因引入靶组织，在转录控制元件（如启动子）作用下启动报告基因表达，然后通过报告探针与报告基因的表达产物相互作用产生可被成像设备检测的信号，从而间接得知内源性基因表达水平、特定信号转导途径的活性及特定生理或生化过程的信息。

报告基因成像应具备的条件是报告探针和报告基因。报告探针可以是既定或新的超声分子成像探针、放射性核素标记探针、磁共振分子成像探针等。报告基因编码的产物可以是酶、受体或转运体。酶（如荧光素酶）可通过催化底物产生发光物质或将探针转换成代谢产物，后者被选择性地捕获在转染细胞内。受体或转运体通过与探针发生特异性作用而使探针在转导细胞内蓄积。

HSV1-tk 报告基因是核医学最常用的报告基因，借助其有助于了解报告基因成像的原理。HSV1-tk 报告基因需要借助于载体转染至胞内，目前常用载体有反转录病毒、腺病毒、腺相关病毒、慢病毒和脂质体等。转染后，HSV1-tk 基因在特定的启动子 / 增强因子作用下，转录到 HSV1-tk mRNA 上，然后在核糖体上翻译成 HSV1-tk 蛋白酶。放射性报告探针 FIAU 或 9-[（4- 氟代 -3- 羟基甲基丁基）鸟嘌呤]（FHBG）进入靶细胞，HSV1-tk 将其磷酸化，磷酸化报告探针不能通过细胞膜，会被“困”在细胞内。因此，报告探针在转录细胞中的含量越来越高，其含量可反映 HSV1-tk 的酶活性和 HSV1-tk 基因的表达水平。

由于需要构建特定的报告基因并且要将其引入靶组织，间接成像在人体内的应用将受到更多的限制。但与直接成像比较，报告基因成像是一种更快捷、更低成本、更易于向临床转化的方法。因直接成像需要对每一个基因（如治疗基因）设计探针和成像方法并对其做验证，且许多治疗性基因的产物不容易甚至不可能被标记，因此，大多数治疗基因不适合直接用于对其产物成像。而报告基因成像只需构建几个经验证的报告基因和报告探针，然后通过每个报告基因和报告探针系统与不同的感兴趣目标基因进行组合而成像，因此，它更易于向临床转化。

三、替代物成像

替代物成像即生物标记成像，是指利用替代标志物探针来反映一个或多个内源性分子 - 遗传学过程的下游效应。替代物成像较直接成像和报告基因成像简单，是利用现有的示踪剂、造影剂和成像方法对信号通路等内源性分子或遗传学过程的下游生理或病理效应进行成像，而不是利用分子探针和靶点的特异性相互作用。替代物成像一般用于监测如癌症等疾病发生的特定内源性分子 - 遗传学过程。

替代物成像的发展得益于已开发并在人体研究过的放射性核素标记探针，因此与直接成像和间接成像相比，替代的物成像应用在患者身上更为容易，有望近期内向临床应用转化。例如，^{18}F-FDG 是一种针对糖代谢酶活性进行直接成像的 PET 示踪剂，也可作为替代物成像分子探针用于监测肿瘤基因治疗效果。^{18}F-FDG 对肿瘤进行成像是利用了恶性肿瘤高代谢的特点。细胞内葡萄糖的利用非常复杂，一般认为糖的摄取及己糖激酶活性除了受激素调节外，还受到细胞膜受体（如 cKIT）介导的胞外信号调节，cKIT 介导的胞外信号转导途径可促进葡萄糖摄取和提高葡萄糖的代谢率，因此通过 ^{18}F-FDG PET 反映葡萄糖利用率和己糖激酶活性可同时反映调节通路的变化。STI571（Gleevec）引起的胃肠道间质瘤（GIST）葡萄糖摄取量的改变，一般认为是由于 cKIT 受体的活性受到抑制，因此，采用 ^{18}F-FDG PET 成像可检测葡萄糖代谢水平的变化，监测 cKIT 受体介导的信号转导通路的活性，进而评价 Gleevec 对 GIST 的疗效。

替代物成像在监测治疗反应中的应用越来越受到重视，尤其是在特定生物途径的新药研发与检测中的应用。研究证明，mTOR 抑制剂具有一定的抗肿瘤特性，但其临床作用不甚明确。Thomas 等研究发现，VHL 基因（von Hippel-Lindau tumour suppressor gene）的丢失可使肾癌细胞对 mTOR 抑制剂 CCI-779 敏感，这与其抑制缺氧诱导因子（HIF-1α）mRNA 的翻译有关，VHL- 缺陷肿瘤摄取 ^{18}F-FDG 的程度与 mTOR 的含量密切相关。Hain 等在关于肾癌临床 PET 研究中表明只有 50% ～ 70% 肿瘤高摄取 FDG，与 VHL 丢失的预期频率一致。这些发现为 ^{18}F-FDG PET 作为肾癌 mTOR 抑制剂的生物标志物进行临床研究提供了依据，表明 ^{18}F-FDG PET 成像可作为监测药物治疗效果的有效手段。

然而，因替代物成像反映一个或多个生物剩净的下游效应，其特异性相对较低。目前仍需要进一步证明替代物成像中监测的标记是否能反映所感兴趣的特定分子 - 遗传途径的活性，因此限制了其应用。

（郑元义　敖　梦）

第四节　分子成像的常见类型

分子成像为我们提供了一种实时、无创、活体内的成像手段。目前，分子成像的常见类型分为蛋白质分子成像和基因表达成像两大类，其中蛋白质分子成像包括受体成像、免疫成像及其他蛋白质成像，基因表达成像包括反义成像和报告基因表达成像。借助不同类型的分子成像技术，我们将更为直观地显示生命体系内的某些特定分子生物学过程，如基因表达、蛋白质之间的相互作用、生命信号传递、细胞代谢及细胞示踪等，从而实现在疾病早期诊断、治疗与疗效监测、活体内药物筛选等方面的在体、无创、定量研究。

一、受体成像

（一）概述

受体（receptor）是一类存在于细胞膜或细胞内并能与细胞外专一信号分子结合，进而激活细胞内一系列的生物化学反应，使细胞对外界刺激产生相应效应的特殊蛋白质。受体可以特异性识别和结合由其他细胞分泌释放的细胞外的化学信号，也可以识别和结合位于与之相互作用的细胞表面的信号分子，与受体特异性结合的物质称为配体（ligand），如神经递质、激素、细胞调节因子等。受体识别配体并与之结合，将配体的信号转导入细胞内，通过细胞内信号途径传递信号，最终引起细胞内基因表达的变化、酶活性的变化和不同蛋白质的功能变化等，从而引起细胞的特定生物学效应。受体发挥其识别和信号转换作用时具有特异性、高亲和力、可饱和性和可逆性等生物学特性。

（二）成像原理

受体成像是利用配体 - 受体特异性结合的原理，将造影剂标记的特定配体引入活体内，靶组织受体识别配体并与之结合，在体外利用影像设备来显示受体的空间分布、密度和亲和力大小，在分子水平探讨受体功能及生物学作用，为诊断、治疗受体相关性疾病提供重要的分子影像学信息。受体成像最早用于人脑疾病的研究，随后肿瘤受体成像、心脏受体成像等相继出现。在肿瘤受体成像中靶向 $\alpha_v\beta_3$ 整合素受体成像较具有代表性。$\alpha_v\beta_3$ 整合素是一类异二聚体跨膜细胞表面受体，在肿瘤血管生成过程中高表达，整合素 $\alpha_v\beta_3$ 可识别并结合配体分子中的 RGD（精氨酸 - 甘氨酸 - 天冬氨酸，Arg-Gly-Asp）序列，人工合成的 RGD 类衍生物可作为靶向配体，学者们利用造影剂对其标记可用于肿瘤血管生成的分子成像研究，来反映肿瘤血管的生成情况，并可定量分析新生血管的结构和功能，从而为抗血管治疗和疗效监测提供重要信息。

（三）成像条件

进行受体成像前需完善相关研究，包括受体与配体两者之间结合力的测定、放射性衍生物常数值的测定、活性和非活性放射性衍生物受体异构体的用途、应用于动物的示踪剂在人体分布情况的测定等。其中，先决条件是所选择的配体和受体之间具有高度特异性及高度亲和力。因此，体外判断两者结合的特异性及亲和力非常重要，即测定受体 - 配体结合离解常数值。另外，还要充分注意造影剂的安全剂量、血管内的较好稳定性、配体药物代谢动力学特征的细节，如静脉内的稀释、通透性、生物分布、代谢性及内生性配体的竞争等。

二、免疫成像

（一）概述

抗原（antigen，Ag）是指能与 T 细胞抗原受体（TCR）/B 细胞抗原受体（BCR）或抗体结合，启动免疫应答的物质。抗原分子具备两种特性：一是免疫原性，即刺激机体产生免疫应答，诱导产生抗体及效应 T 细胞；二是抗原性，指与抗体或效应 T 细胞发生特异性结合的能力。

抗体（antibody，Ab）是指机体在抗原物质刺激下，由 B 细胞识别抗原后增殖分化为浆细胞所产生的一种能与相应抗原发生特异性结合的免疫球蛋白。

（二）成像原理

根据抗原与抗体特异性结合的原理，以抗体为载体，将分子探针导向靶组织内，利用影像仪器在体外直接探测体内抗原分子的分布情况，实现靶点的定向特异性显像。目前造影剂标记的抗体包括多克隆抗体、单克隆抗体、抗体片段等。然而，抗体存在分子质量大、血中清除速度慢及分子穿透力较差、不易到达靶组织等缺陷，并且免疫原性较强易产生超敏反应，限制了它在临床上的应用。基因工程抗体利用重组 DNA 和蛋白质工程技术，重新组装出人源化、小分子抗体，成为研究热点。Hamers-Casterman 等在骆驼血清中发现了一种大量存在的天然缺失轻链的抗体，即重链抗体（HCAb），该抗体的重链可变区（VHH）可单独形成完整的抗原结合位点，是目前已知的最小的完整的抗原结合单位，拥有广阔的应用前景。

三、其他蛋白质分子成像

以蛋白质作为靶点，利用特异蛋白质 - 蛋白质相互作用的分子识别，通过造影剂标记蛋白质来实现对靶分子（蛋白质）的体外探测。目前，蛋白质分子成像典型的应用涉及细胞凋亡成像、肿瘤血管生成成像等。下面以细胞凋亡成像为例，阐述蛋白质分子成像的原理。

凋亡是机体细胞在正常生理或病理状态下发生的一种自发的程序化死亡过程。在凋亡早期，原分布于细胞膜胞质面的磷脂酰丝氨酸（PS）外翻至细胞膜外。膜粘连蛋白V（Annexin V）是具有纳摩尔级亲和力的 PS 特异性结合蛋白质，用可被各种成像手段检测到的信号组件，如放射性核素、顺磁性纳米粒及荧光染料或超声微泡等对其进行标记，获得无创、定量、可视化的在体细胞凋亡信息。已有学者用放射性核素标记 Annexin V 合成了多种分子探针，其中 ^{99m}Tc-Hynic-Annexin V 凋亡成像已广泛应用于抗 Fas 抗体诱导的凋亡模型、急性移植免疫排斥反应、肿瘤治疗、缺血性脑损伤等多个领域。

基因表达成像是利用造影剂标记探针，同时应用 SPECT、PET、MRI、超声及光学等成像方法在 DNA、mRNA 或蛋白质水平上无创地显示基因及其表达产物的功能改变。通过基因表达成像，不仅可以早期诊断疾病并进行基因治疗，还可以在活体内监测基因治疗效果、评估预后。目前研究较多的有反义成像和报告基因表达成像。

1. 反义成像 反义技术是根据碱基互补的原理，利用人工合成小片段核苷酸 - 反义寡核苷酸（antisense oligonucleotide，ASON）与靶 mRNA 或 DNA 特异性互补结合，通过各种机制抑制或封闭靶基因的表达，从而实现对疾病的早期诊断和治疗。将反义技术与影像技术相结合，即用造影剂标记人工合成的 ASON 作为分子探针，与特定靶序列结合，通过影像设备实时显示目的基因的体内表达过程，从而探测疾病的早期异常分子。

反义成像具有免疫原性低、分子探针小、设计简便等优点，但也存在一定局限性，成功实现反义成像需要符合以下条件：①能被靶细胞内的 mRNA 特异性摄取并滞留；②非特异性结合率低，非靶点的 ASON 清除迅速；③具有较强的细胞通透性；④具有较高的体内稳定性；⑤易于标记且标记率高。

2. 报告基因表达成像

(1) 概述：报告基因成像系统包括报告基因和报告探针 (reporter probe) 两大要素。报告基因是一类能够编码易识别蛋白质的核苷酸序列，其编码产物可以是酶、受体或转运体。报告基因通过载体转导进入靶细胞内，在基因转录调控元件（如启动子、增强子）作用下表达，其表达产物与造影剂标记的报告探针发生反应或特异性结合，同时应用影像设备对报告基因的表达水平、分布及持续时间等进行活体监测，具有实时、无创、可反复进行等优势。

(2) 报告基因成像体系：根据报告基因的编码产物不同，报告基因表达成像方式包括酶介导的报告基因 / 报告探针表达成像体系、受体介导的报告基因 / 报告探针成像体系、转运体 (transporter) 介导的报告基因 / 报告探针成像体系。

1) 酶介导的报告基因 / 报告探针表达成像体系：报告基因表达的蛋白产物是一种酶，能将报告探针作为底物进行特异性催化，底物在催化作用下形成的标记代谢产物滞留于转染细胞内而被影像设备探测。酶 - 底物反应系统特有的级联生物学放大效应，可对低浓度的靶点进行有效检测。Weissleder 等构建了腺病毒人酪氨酸酶 (tyrosinase，TYE) 基因表达载体并转染非黑色素细胞，酪氨酸酶基因表达催化合成黑色素，与顺磁性的物质（如铁）螯合引起磁共振弛豫率的增加，其信号得到了有效放大，通过磁共振影像反应与 TYE 相连的目的基因的表达情况，达到体外无创评价基因表达的目的。

2) 受体介导的报告基因 / 报告探针成像体系：报告基因表达的蛋白产物是一种受体，报告探针是造影剂标记的这种受体的配体，受体与配体的特异性结合是其作用机制。在受体介导的报告基因成像研究中，目前研究最多的就是转铁蛋白受体 (transferrin receptor，TfR)，许多恶性肿瘤细胞表面 TfR 过度表达。以转铁蛋白 (transferrin，Tf) 修饰的葡聚糖包裹单晶体氧化铁 (MION) 作为 MRI 报告探针，通过与 TfR 特异性结合进入细胞内，探针的积聚浓度取决于报告基因表达产生的 TfR 的量。因此，根据 MRI 上的信号强度即可评估 TfR 基因的表达及调控情况。

3) 转运体 (transporter) 介导的报告基因 / 报告探针成像体系：报告基因表达的蛋白质是一种运输载体，报告探针是造影剂标记的这种转运体的配体，运输载体与配体的特异性结合和内化作用使探针在报告基因表达的细胞内浓聚。钠碘同向转运体 (natrium iodide symporter，NIS) 是存在于甲状腺、唾液腺及胃黏膜中负责碘摄取的蛋白，NIS 基因作为报告基因已被广泛应用于转染肿瘤细胞、免疫细胞及神经干细胞，在动物模型中，转染细胞中 NIS 基因表达，如果聚集足够量的放射性活度，即可通过 γ- 照相（如放射性核素 ^{123}I、^{131}I) 或 PET（如放射性核素 ^{124}I、^{18}F) 进行显像来获得 NIS 的基因表达信息。

(3) 报告基因成像的应用

1) 细胞示踪成像：理论上，报告基因标记可用于示踪体内任何细胞的生物行为，报告基因稳定转染细胞，使用不同的报告基因成像技术，如核医学成像、MRI 及光学成像技术等，通过对报告基因的检测无创性在体评估转染细胞的时空分布和内源性生物分子事件，如植入靶向性 T 细胞、干细胞 / 祖细胞在细胞治疗中的存活状况，无创性研究这些细胞在宿主体内的迁移、分布、定位及其时间动力学过程。

2）基因治疗成像：基因治疗的关键问题是如何监测基因治疗过程中基因的表达情况及疗效评价，以便对治疗方案做出及时调整。包括：①明确治疗基因转导或转染是否成功；②定位靶组织内的基因分布是否最佳；③评估靶细胞的基因表达强度及持续时间；④转基因表达的最佳时机及启动前体药物的最佳时机。报告基因成像用于基因治疗时可作为一种无创性的定量方法，通过分子成像手段实时监控基因表达的时间和空间特征、幅度等，及时评价基因治疗效果。报告基因可以是治疗基因本身或者需要与治疗基因偶联，实现报告基因和治疗基因的共同表达。偶联方法一般有：融合法、双顺反子法、启动子法、双向转录法。报告基因与治疗基因偶联在一起后，将有助于监测治疗基因的准确导入，通过评价报告基因的表达间接评价治疗基因的表达信息，这无疑将进一步促进人类基因治疗的发展。目前，1型单纯疱疹病毒胸腺嘧啶核苷酸激酶（herpes simplex virus type 1 thymidine kinase，HSV1-tk）基因是目前研究最成熟、应用最广泛的报告基因之一，其表达产物聚集在靶细胞内并将低毒性前体药物转化为毒性药物而被用于抗肿瘤治疗。Jacobs等利用PET对5例脑胶质瘤患者进行了活体HSV1-tk基因表达成像的Ⅰ、Ⅱ期临床实验，无创性监测患者体内外源性基因表达将加快基因治疗应用于临床的步伐。

3）转基因动物成像：转基因动物技术是生命科学研究的有效工具，已广泛应用于人类疾病动物模型和生物制药等研究中。它将外源性基因及目的基因整合入特定的载体细胞，如受精卵细胞或胚胎干细胞，使之发育成携带目的基因的个体。借助报告基因成像技术，可在体定量评估转基因动物体内的转基因表达或内源性基因的活性和功能。

4）揭示分子间相互作用的成像：报告基因成像为无创性研究分子间或蛋白质-蛋白质间的相互作用提供了新的研究手段。学者们将酵母双杂交系统做适当的修饰后通过活体检测荧光素酶的表达，分析MyoD和ID两种蛋白质的相互作用。Paulmurugan等还利用分离报告基因来显示蛋白质间的相互作用。

（任建丽　杨　扬）

参考文献

郭艳丽，范校周. 2014. 超声分子影像学：现状与将来. 第三军医大学学报，36(1)：6-10.

景香香，王志刚，李玲，等. 2006. 白细胞靶向超声造影显像无创评价犬心肌缺血再灌注损伤. 中国超声医学杂志，22(6)：401-403.

李奥，王志刚. 2008. 液态氟碳纳米粒——一种多功能影像学造影剂. 临床超声医学杂志，10(12)：830-832.

孙阳，王志刚. 2012. 多功能超声造影剂分子显像与治疗研究进展. 中国超声医学杂志，28(7)：84-86.

王志刚. 2004. 超声分子影像学研究进展. 中国医学影像技术，25(6)：965-966.

杨帆，杨莉，宾建平，等. 2009. 携P-选择素单抗靶向超声微泡评价小鼠下肢缺血再灌注损伤. 中国超声医学杂志，25(1)：12-15.

杨扬，王志刚，郑元义，等. 2009. 新型液态氟碳纳米脂质微球超声造影剂的制备及显像实验研究. 中华超声影像学杂志，18(2)：171-174.

余进洪，王志刚，李奥，等. 2011. 去唾液酸糖蛋白受体介导的肝靶向纳米脂质超声造影剂的制备及体外实验. 中华超声影像学杂志，20(2)：172-175.

郑元义，王志刚，冉海涛，等. 2004. 自制高分子材料超声造影剂及初步实验研究. 中国超声医学杂志，20(12)：887-890.

邹建中. 2001. HIFU高强度聚焦超声治疗肿瘤的超声定位、实时监控及疗效评价. 临床超声医学杂志，3(S1)：23-29.

Weissleder R, Ross BD, Rehemtulla A, et al. 2010. Molecular imaging principles and practice. 申宝忠译. 北京: 人民卫生出版社, 2-5.

Baker JA, Soo MS. 2000. The evolving role of sonography in evaluating solid breast masses. Semin Ultrasound CT MR, 21(4): 286-296.

Blankenberg FG, Kalinyak J, Liu L, et al.2006.99mTc-HYNIC-annexin V SPECT imaging of acute stroke and its response to neuroprotectiv therapy with anti-Fas ligand antibody . Eur J Nucl Med Mol Imaging, 33: 566-574.

Campan M, Lionetti V, Aquaro GD, et al. 2011.Ferritin as a reporter gene for in vivo tracking of stem cells by 1.5-T cardiac MRI in a rat model of myocardial infarction.Am J Physiol Heart Circ Physiol, 300(6): H2238-H2250.

Deshpande N, Pysz MA, Willmann JK. 2010. Molecular Ultrasound Assessment of Tumor Angiogenesis.Angiogenesis, 13(2): 175-188.

Deshpande N, Needles A, Willmann JK. 2010. Molecular ultrasound imaging: current status and future directions. Clin Radiol, 65(7): 567 -581.

Diaz-Lopez R, Tsapis N, Santin M, et al. 2010. The performance of PEGylated nanocapsules of perfluorooctyl bromide as an ultrasound contrast agent. Biomaterials, 31(7): 1723 -1731.

Dobrucki LW, Sinusas AJ.2005. Molecular imaging: A new approach to nuclear cardiology. Q J Nucl Med Mol Imaging, 49(1): 106-150.

Dobrucki LW, Sinusas AJ.2010. PET and SPECT in cardiovascular molecular imaging.Nat Rev Cardiol, 7(1): 38-47.

Dumoulin M, Last AM, Desmyter A, et al. 2003.A camelid antibody fragment inhibits the formation of amyloid fibrils by human lysozyme. Nature, 424(6950): 783-788.

Ellegala DB, Leong-Poi H, Carpenter JE, et al. 2003. Imaging tumor angiogenesis with contrast ultrasound and microbubbles targeted to alpha(v) beta3. Circulation, 108(3): 336 -341.

Fabian Kiessling, Stanley Fokong, Jessica Bzyl.2014.Recent Advances in Molecular, Multimodal and Theranostic Ultrasound Imaging. Adv Drug Deliv Rev, 15: 15-27.

Fan X, Wang L, Guo Y, et al. 2015. Ultrasonic Nanobubbles Carrying Anti-PSMA Nanobody: Construction and Application in Prostate Cancer-Targeted Imaging. PLoS One, 10(6): e0127419.

Ferrante EA, Pickard JE, Rychak J, et al. 2009. Dual-targeted contrast agent for US assessment of tumor angiogenesis in vivo. Radiology, 140(2): 100-107.

Gao Z, Kennedy AM, Christensen DA, et al. 2008. Drug-loaded nano/ microbubbles for combining ultrasonography and targeted chemotherapy. Ultrasonics, 48(4): 260 -270.

Geis NA, Katus HA, Bekeredjian R. 2012. Microbubbles as a vehicle for gene and drug delivery: current clinical implications and future perspectives. Curr Pharm Des, 18(15): 2166 -2183.

Guo S, Shen S, Wang J, et al. 2015. Detection of high-risk atherosclerotic plaques with ultrasound molecular imaging of glycoprotein Ⅱ b/ Ⅲ a receptor on activated platelets. Theranostics, 5(4): 418-430.

Haugland RP, Bhalgat MK. 2008. Preparation of avidin conjugates. Methods Mol Biol, 418: 1 -12.

Hyvelin JM, Tardy I, Bettinger T, et al. 2014. Ultrasound molecular imaging of transient acute myocardial ischemia with a clinically translatable P- and E-selectin targeted contrast agent: correlation with the expression of selectins. Invest Radiol, 49(4) 224-235.

Jacobs A, Voges J, Reszka R, et al.2001. Positron-emission tomography of vector-mediated gene expression in gene therapy for gliomas. Lancet, 358: 727 -729.

Jaffer RA, Weissleder R. 2005. Molecular imaging in the clinical arena.JAMA, 293(7): 855- 862.

Jing XX, Wang ZG, Ran HT, et al. 2008. Evaluation of renal ischemia reperfusion injury in rabbits using microbubbles targeted to activated neutrophils. Clin Imaging, 32(3): 178-182.

Jun HY, Park SH, Kim HS, et al. 2010. Long residence time of ultrasound microbubbles targeted to integrin in murine tumor model. Acad Radiol, 17(1): 54 -60.

Ke H, Wang J, Dai Z, et al. 2011. Gold-nanoshelled microcapsules: a theranostic agent for ultrasound contrast imaging and photothermal therapy. Anqew Chem Int Ed Enql, 50(13): 3017-3021.

Kim C, Qin R, Xu JS, et al. 2010. Multifunctional microbubbles and nanobubbles for photoacoustic and ultrasound imaging. J Biomed Opt, 15(1): 010510.

Klibanov AL. 2009. Preparation of targeted microbubbles: ultrasound contrast agents for molecular imaging. Med Biol Eng Comput, 47(8): 875 -882.

Klibanov AL. 2007.Ultrasound molecular imaging with targeted microbubble contrast agents. J Nucl Cardiol, 14(6): 876-884.

Leng X, Wang J, Carson A, et al. 2014. Ultrasound detection of myocardial ischemic memory using an E-selectin targeting peptide amenable to human application. Mol Imaging，13(4)：1-9.

Lanza GM，Wallace KD，Scott MJ，et al. 1996. A novel site-targeted ultrasonic contrast agent with broad biomedical application. Circulation，94(12)：3334-3340.

Lee HW，Yoon SY，Singh TD，et al.2015.Tracking of dendritic cell migration into lymph nodes using molecular imaging with sodium iodide symporter and enhanced firefly luciferase genes.Sci Rep，5：9865.

Lindner JR，Dayton PA，Coggins MP，et al.2000. Non-invasive imaging of inflammation by ultrasound detection of phagocytosed microbubbles. Circulation，102：531-538.

Lindner JR，Song J，Xu F，et al. 2000. Noninvasive ultrasound imaging of inflammation using microbubbles targeted to activated leukocytes. Circulation，102(22)：2745-2750.

Maeda H，Bharate GY，Daruwalla J，et al. 2009. Polymeric drugs for efficient tumor-targeted drug delivery based on EP R -effect. Eur J Pharm Biopharm，71(3)：409 -419.

Piedra M，Allroggen A，Lindner JR. 2009. Molecular Imaging with Targeted Contrast Ultrasound. Cerebrovasc Dis，27(suppl 2)：66-74.

Massoud TF，Gambhir SS. 2003. Molecular imaging in living subjects：seeing fundamental biological processes in a new light.Genes Dev，17(5)：545-580.

Nakatsuka MA，Mattrey RF，Esener SC，et al.2012. Aptamer-Crosslinked Microbubbles：Smart Contrast Agents for Thrombin-Activated Ultrasound Imaging. Adv Mater，24(45)：6010-6016.

Natalya Rapoport. 2012. Phase-shift，stimuli-responsive perfluorocarbon nanodroplets for drug delivery to cancer. WIREs Nanomed Nanobiotechnol，4：492-510.

Naumova AV，Reinecke H，Yamykh V，et al.2010.Ferritin over expression for noninvasive magnetic resonance imaging-based tracking of stem cells transplanted into the heart.Mol Imaging，9：201-210.

Niu G，Chen XY. 2010.Apoptosis imaging：beyond annexin V.J Nucl Med，51：1659-1662.

Palmowski M，Huppert J，Ladewig G，et al. 2008. Molecular profiling of angiogenes is with targeted ultrasound imaging：early assessmen t of antiangiogenic therapy effects. Mol Cancer Ther，7(1)：101-109.

Paulmurugan R，Massoud TF，HuangJ，et al.2004.Molecular imaging of drug-modulated protein-protein interactions in living subjects. Cancer Res，64(6)：2113-2119.

Piedra M，Allroggen A，Lindner JR. 2009. Molecular imaging with targeted contrast ultrasound. Cerebrovasc Dis，27(suppl 2)：66-74.

Pochon S，Tardy I，Bussat P，et al. 2010. BR 55：a lipopeptide-based VEGF R2-targeted ultrasound contrast agent for molecular imaging of angiogenesis. Invest R adiol，45(2)：89 -95.

Pouliot F，Sato M，Jiang ZK，et al. 2013. A molecular imaging system based on both transcriptional and genomic amplification to detect prostate cancer cells in vivo.Mol Ther，21(3)：554-560.

Pysz MA，Foygel K，R osenberg J，et al. 2010. Antiangiogenic cancer therapy：monitoring with molecular US and a clinically translatable contrast agent(BR 55). R adiology，256(2)：519 -527.

Rapoport NY，Efros AL，Christensen DA，et al. 2009. Microbubble generation in phase-shift nanoemulsions used as anticancer drug carriers. Bubble Sci Eng Tech，1：31–39.

Rapoport NY，Kennedy AM，Shea JE，et al. 2009. Controlled and targeted tumor chemotherapy by ultrasound-activated nanoemulsions/microbubbles. J Control Release，138：268-276.

Ray P，Tsien R，Gambhir SS.2007. Construction and validation of improved triple fusion reporter gene vectors for molecular imaging of living subjects.Cancer Res，67(7)：3085-3093.

Ray P，Pimenta H，Paulmurugan R，et al. 2002. Noninvasive quantitative imaging of proteinprotein interactions in living subjects. Proc Natl Acad Sci USA，99(5)：3105-3110.

Renu John，Freddy T. Kenneth J，et al. 2011. Targeted multifunctional multimodal protein-shell microspheres as cancer imaging and contrast agents. Mol Imaging Biol，14(1)：17-24.

Reshef A，Shirvan A，Akselrod-Ballin A，et al. 2010，Small molecule biomarkers for clinical PET imaging of apoptosis . J Nucl Med，51：837-840.

Rouet R，Dudgeon K，Christie M，et al. 2015，Fully Human VH Single Domains That Rival the Stability and Cleft Recognition of Camelid Antibodies. JBiolChem，290(19)：11905-11917.

Ryan Gessner and Paul A. 2010. Dayton.Advances in Molecular Imaging with Ultrasound. Mol Imaging，9(3)：117–127.

Schaper FL，Reutelingsperger CP. 2013.99mTc-HYNIC-Annexin A5 in Oncology：Evaluating Efficacy of Anti-Cancer Therapies.

Cancers（Basel），5(2)：550-568.

Sophie Hernot，Sunil Unnikrishnan，Zhongmin Du，et al. 2012. Nanobody-coupled microbubbles as novel molecular tracer. J Control Release，158(2)：346-353.

Vandsburger MH，Radoul M，Cohen B，et al.2013. .MRI reporter genes：applications for imaging of cell survival，proliferation，migration and differentiation.NMR Biomed，26(7)：872-884.

Vangestel C，Peeters M，Mees G，et al. 2011.In vivo imaging of apoptosis in oncology：an update . Mol Imaging，10：340-358.

von Reutern GM，Goertler MW，Bornstein NM，et al. 2012. Grading carotid stenosis using ultrasonic methods. Stroke，43(3)：916-921.

Wang K′，Wang K，Shen B，et al.2010. MR reporter gene imaging of endostatin express and therapy.Mol Imaging Biol，12：520-529.

Weissleder R，Mahmood U. 2001. Molecular imaging. Radiology，219：316- 333.

Weissleder R，Simonova M，Bogdanova A，et al.1997.MR imaging and scintigraphy of gene expression through melanin induction. Radiology，204：425-429.

Willmann JK，Lutz AM，Paulmurugan R，et al. 2008. Dual-targeted contrast agent for US assessment of tumor angiogenesis in vivo. R adiology，248(3)：936 -944.

Willmann JK，Paulmurugan R，Chen K，et al. 2008. US imaging of tumor angiogenesis with microbubbles targeted to vascular endothelial growth factor receptor type 2 in mice. Radiology，246(2)：508-518.

Wolfs E，Holvoet B，Gijsbers R，et al.2014.Optimization of multimodal imaging of mesenchymal stem cells using the human sodium iodide symporter for PET and Cerenkov luminescence imaging.PLoS One，9(4)：e94833.

Yan Y，Liao Y，Yang L，et al. 2011. Late-phase detection of recent myocardial ischaemia using ultrasound molecular imaging targeted to intercellular adhesion molecule-1. Cardiovasc Res，89(1)：175-183.

Yang H，Cai W，Xu L，et al. 2015. Nanobubble-Affibody：Novel ultrasound contrast agents for targeted molecular ultrasound imaging of tumor. Biomaterials，37：279-288.

Yin T，Wang P，Zheng R，et al. 2012. Nanobubbles for enhanced ultrasound imaging of tumors. International Journal of Nanomedicine，7：895–904.

Zeng W，Wang X，Xu P，et al.2015.Molecular imaging of apoptosis：from micro to macro.Theranostics，5(6)：559-582.

Zhong X，Shi C，Gong J，et al. 2015. Experimental study of nasopharyngeal carcinoma radionuclide imaging and therapy usingtra nsferred humansodium/iodide symporter gene.PLoS One，10(1)：e0117053.

第二章　超声分子成像相关基础知识

第一节　分子生物学基础

一、分子生物学概论

分子生物学（molecular biology）是从分子水平研究以生命本质为目的的一门新兴边缘学科，它以核酸和蛋白质等生物大分子的结构及其在遗传信息和细胞信息传递中的作用为研究对象，是当前生命科学中发展最快并正在与其他学科广泛交叉与渗透的重要前沿领域。分子生物学的发展为人类认识生命现象带来了前所未有的机会，也为人类利用和改造生物创造了极为广阔的前景。

所谓在分子水平上研究生命的本质主要是指对遗传、生殖、生长和发育等生命基本特征的分子机制的阐明，从而为利用和改造生物奠定理论基础和提供新的手段。这里的分子水平指的是那些携带遗传信息的核酸和在遗传信息传递及细胞内、细胞间通讯过程中发挥着重要作用的蛋白质等生物大分子。这些生物大分子均具有较大的分子质量，由简单的小分子核苷酸或氨基酸排列组合以蕴藏各种信息，并且具有复杂的空间结构以形成精确的相互作用系统，由此构成生物的多样化和生物个体精确的生长发育和代谢调节控制系统。阐明这些复杂的结构及结构与功能的关系是分子生物学的主要任务。

分子生物学的兴起是整个自然科学的一件大事，它使整个生命科学的研究上升到了一个全新的阶段。在实际应用方面，它是生物工程技术的重要理论基础，后者正在工农业生产和环境保护等方面发挥着日益显著的作用。医学作为生命科学的重要组成部分，所受分子生物学的渗透和影响尤其重大。

（一）分子生物学使整个医学科学研究提高到分子水平

经典的生物学只能从生物表型的变化描述和归纳生命活动的某些规律，所谓基因也还只是抽象的概念，表型的分子基础也未查明。之前的医学研究状况大体上也是如此。只有分子生物学的研究才使医学各科上升到基因水平、分子水平，从而出现了分子微生物学、分子免疫学、分子生理学、分子病理学、分子心脏病学、分子神经病学、分子内分泌学等全新的领域。不仅理论研究如此，在临床实践上，基因诊断和基因治疗也提上了日程，有些诊断方法正在付诸实施，有些则正在积极探索。

（二）癌症的研究即将出现重大的突破

癌基因的发现是分子生物学研究的重大成果。过去在癌病因学上众说不一的局面正在改善。由各种内外因素导致的癌基因激活或异常表达很可能就是癌症发生的根本原因。癌基因本来是正常的基因成分之一，它的生理功能是什么，它是如何被调控的，异常表达和激活的机制是什么，癌基因产物和生长因子的关系是怎样的，是否存在着反癌基因和生长的负调节因子等。这些问题都是当前研究的热点，正在取得日新月异的进展，与此有关的是艾滋病（AIDS），其研究受到世界范围的密切关注，这个问题从学术上讲，主要属于分子免疫学和分子病毒学的范畴，其发病的分子机制正在被逐步深入地阐明。如果分子生物学研究成果和社会性的预防措施能够很好地结合起来，这个疾病的流行将会较快得到制止。

（三）遗传病

随着医学分子生物学研究的日益深入，有关遗传病的一些概念正在发生变化。首先，这类疾病不再像过去认为的那么罕见。至今发现按照孟德尔方式遗传的遗传病已达 3000 余种。如果估计到疾病易感性和基因变异的关系，则遗传病范围会更加扩大，如易患心脏病、肺气肿、高胆固醇血症、糖尿病、变态反应和胃溃疡病等的基因正在得到分离。甚至对于癌症，有的学者认为也可归属于遗传病的范畴，其根本原因在于 DNA 的损伤。其次，基因探针技术正在逐步扩大产前诊断和遗传病诊断的范围。显然，检查出易感某病的基因对于个人保健是十分宝贵的信息，也是针对疾病危险因素采取预防措施的科学依据。在治疗上，过去一切对遗传病的疗法都只能是对症的，从理论上讲，只有基因疗法才是治疗遗传病的唯一根治方法。当然，要将这种方法付诸实践在当前尚有许多理论上和技术上的困难。

（四）药物和疫苗

随着基因工程的蓬勃兴起而首先受益的产业领域就是制药工业。现已有多肽或蛋白质药物，如人胰岛素、生长激素、干扰素等能够通过“工程菌”大量生产，更多的药物则正在开发之中。疫苗的研制正在极大地促进预防医学的发展，如乙型肝炎疫苗、非甲非乙肝炎疫苗、轮状病毒疫苗、疟疾疫苗等，有些已能付诸应用，有些尚在开发之中。通过蛋白质工程技术，采用定点突变的方法，还可望制造出新型的蛋白质。例如，白细胞介素 -2 和干扰素 β 是两种具有抗癌作用的蛋白质，在其多肽链中各有三个半胱氨酸残基，但只形成一对二硫键，由于分子中含有多余的一个半胱氨酸残基，所以两个分子容易缔结合成二聚体而失活，用定点突变法改变半胱氨酸的密码子为丝氨酸密码子，就可防止二聚体的形成，从而在不损害活性的情况下大大延长这两个蛋白质的半衰期，提高疗效。

二、分子生物学研究体系

分子生物学是从分子水平研究生物大分子的结构与功能，从而阐明生命现象本质的科学。其主要研究领域包括蛋白质体系、蛋白质 - 核酸体系（中心是分子遗传学）和蛋白质 - 脂质体系（即生物膜）。

（一）蛋白质体系

蛋白质的结构单位是 α- 氨基酸。常见的氨基酸共 20 种。它们以不同的顺序排列可以为生命世界提供天文数字的各种各样的蛋白质。根据侧链结构和理化性质，可将氨基酸分为 5 类：非极性脂肪族氨基酸、极性中性氨基酸、芳香族氨基酸、酸性氨基酸及碱性氨基酸。

肽键是蛋白质分子中的基本化学键，蛋白质由氨基酸组成，氨基酸之间通过肽键相连。

蛋白质分子结构的组织形式可分为 4 个主要的层次。一级结构，也称化学结构，是分子中氨基酸的排列顺序。首尾相连的氨基酸通过氨基与羧基的缩合形成链状结构，称为肽链。一级结构是空间结构的基础；肽链主链原子的局部空间排列为二级结构；二级结构在空间的各种盘绕和卷曲为三级结构。三级结构一旦破坏，蛋白质生物活性就消失。有些蛋白质分子是由相同的或不同的亚单位组装成的，亚单位间的相互关系称为四级结构。具有四级结构的蛋白质，单独的亚基一般没有生物活性，当它们形成具有完整结构的蛋白质时，才表现出生物活性。

蛋白质的特殊性质和生理功能与其分子的特定结构有着密切的关系，这是形形色色的蛋白质之所以能表现出丰富多彩的生命活动的分子基础。研究蛋白质的结构与功能的关系是分子生物学研究的一个重要内容。

随着结构分析技术的发展，1962 年已有几千个蛋白质的化学结构和几百个蛋白质的立体结构得到了阐明。20 世纪 70 年代末以来，采用测定互补 DNA 顺序反推蛋白质化学结构的方法，不仅提高了分析效率，而且使一些氨基酸序列分析条件不易得到满足的蛋白质化学结构分析得以实现。

发现和鉴定具有新功能的蛋白质，仍是蛋白质研究的内容。例如，与基因调控和高级神经活动有关的蛋白质的研究很受重视。

（二）蛋白质 - 核酸体系

生物体的遗传特征主要由核酸决定。核酸是以核苷酸为基本组成单位的生物信息大分子，具有复杂的结构和重要的生物功能。绝大多数生物的基因都由 DNA 构成。简单的病毒，如 λ 噬菌体的基因组是由 46 000 个核苷酸按一定顺序组成的一条双股 DNA（由于是双股 DNA，通常以碱基对计算其长度）。细菌，如大肠杆菌的基因组，含 4×10^6 个碱基对。人体细胞染色体上所含 DNA 为 3×10^9 个碱基对。

核酸有两类：脱氧核糖核酸（DNA）和核糖核酸（RNA）。DNA 存在于细胞核和线粒体中，携带遗传信息；RNA 是 DNA 的转录产物，存在于细胞质 / 细胞核和线粒体内，参与遗传信息的表达过程。遗传信息要在子代的生命活动中表现出来，需要通过复制、转录和转译。复制是以亲代 DNA 为模板合成子代 DNA 分子。转录是根据 DNA 的核苷酸序列决定一类 RNA 分子中的核苷酸序列；后者又进一步决定蛋白质分子中氨基酸的序列，也就是转译。因为这一类 RNA 起着信息传递作用，故称信使核糖核酸（mRNA）。由于构成 RNA 的核苷酸是 4 种，而蛋白质中却有 20 种氨基酸，它们的对应关系是由 mRNA 分子中以一定顺序相连的 3 个核苷酸来决定一种氨基酸，这就是三联体遗传密码。

基因在表达其性状的过程中贯串着核酸与核酸、核酸与蛋白质的相互作用。DNA 复制时，双股螺旋在解旋酶的作用下被拆开，然后 DNA 聚合酶以亲代 DNA 链为模板，复制出子代 DNA 链。转录是在 DNA 聚合酶的催化下完成的。转译的场所核糖核蛋白体是核酸和蛋白质的复合体，根据 mRNA 的编码，在酶的催化下，把氨基酸连接成完整的肽链。

基因表达的调节控制也是通过生物大分子的相互作用而实现的，如大肠杆菌乳糖操纵子上的操纵基因通过与阻遏蛋白的相互作用控制基因的开关。真核细胞染色质所含的非组蛋白在转录的调控中具有特殊作用，正常情况下，真核细胞中仅 2% ～ 15% 基因被表达。这种选择性的转录与转译是细胞分化的基础。

（三）蛋白质 - 脂质体系

生物体内普遍存在的膜结构，统称为生物膜。它包括细胞外周膜和细胞内具有各种特定功能的细胞器膜。从化学组成看，生物膜是由脂质和蛋白质通过非共价键构成的体系。很多膜还含少量糖类，以糖蛋白或糖脂形式存在。

1972 年提出的流动镶嵌模型概括了生物膜的基本特征：其基本骨架是脂双层结构。膜蛋白分为表在蛋白质和嵌入蛋白质。膜脂和膜蛋白均处于不停的运动状态。

生物膜在结构与功能上都具有两侧不对称性。以物质传送为例，某些物质能以很高的速度通过膜，另一些则不能，如海带能从海水中把碘浓缩 3 万倍。

生物膜的选择性通透使细胞内 pH 和离子组成相对稳定，保持了产生神经、肌肉兴奋所必需的离子梯度，保证了细胞浓缩营养物和排除废物的功能。

生物体的能量转换主要在膜上进行。生物体取得能量的方式，或是像植物那样利用太阳能在叶绿体膜上进行光合磷酸化反应；或是像动物那样利用食物在线粒体膜上进行氧化磷酸化反应。这两者能量来源虽不同，但基本过程非常相似，最后都合成 ATP。对于这两种能量转换的机制，P. Mitchell 提出的化学渗透学说被越来越多的证据证明了。生物体利用食物氧化所释放能量的效率可达 70% 左右，而从煤或石油的燃烧获取能量的效率通常为 20% ～ 40%，所以生物力能学的研究很受重视。对生物膜能量转换的深入了解和模拟将会对人类更有效地利用能量做出贡献。

生物膜的另一重要功能是细胞间或细胞膜内外的信息传递。在细胞表面，广泛地存在着一类称为受体的蛋白质。激素和药物的作用都需通过与受体分子的特异性结合而实现。癌变细胞表面受体物质的分布有明显变化。细胞膜的表面性质还对细胞分裂繁殖有重要的调节作用。

对细胞表面性质的研究带动了对糖类的研究。糖蛋白、蛋白聚糖和糖脂等生物大分子结构与功能的研究越来越受到重视。从发展趋势看，寡糖与蛋白质或脂质形成的体系将成为分子生物学研究的一个新的重要的领域。

（四）上述体系在超声分子成像中的应用

随着分子生物学的迅速发展及疾病分子机制的逐步阐明，医学影像学已深入到细胞甚至分子水平，并出现了分子影像学。分子影像学是指活体状态下在细胞和分子水平应用影像学方法对生物过程进行定性和定量研究的新兴学科。与传统影像学不同，分子影像学探查的是疾病过程中分子的异常改变，而非分子改变的终末效应，其更具特异性、准确性和权威性，更适用于肿瘤的早期定性、定位诊断。超声分子成像技术是医学分子影像学领域中的重要组成部分，是超声影像技术与现代分子生物学相互交叉、相互渗透而产生的一门新兴学科。

超声分子成像是通过将目的分子特异性抗体或配体连接到声学造影剂表面构筑靶向声学造影剂，使声学造影剂主动结合到靶区，进行特异性的超声分子成像，标志着超声影像学从非特异性物理显像向特异性靶分子成像的转变，体现了从大体形态学向微观形态学、生物代谢、基因成像等方面发展的重要动向，代表了超声影像技术的发展方向。超声造影剂是超声分子成像的基础，靶向超声造影剂通过特异性作用于病变区域生物分子组成成分来突出显示病变部位，从而提高超声诊断的准确性与敏感性，已成为目前的研究热点 。

目前超声分子成像不仅用于疾病的诊断，影像技术的进步已使疾病的诊断及治疗成为一体。因此，国内外学者在造影剂表面或内部载入基因或药物方面，使超声造影剂成为了一种安全、便捷的非病毒载体，靶向释放药物和基因，从而达到治疗疾病的目的。超声微泡造影剂粒径大小与红细胞相当，能随血液循环到达病变区域；其内的气体在超声下呈现强回声，能更清楚地显示病变区；其携带的基因和药物定向释放，在支持实时监控的同时还能显示病变治疗前后的疗效对比情况。靶向造影剂携带基因和药物，可以定向增加病灶区域的药物浓度，使药效得以提高，并能减少药物全身不良反应；在对于新药的临床研究中，能够验证新型药物的靶标，提高新药质量。微泡造影剂拥有特定的物理特性，如微共振、非线性振荡等，并在超声的触发下破裂释放；其空化效应能使血脑屏障短暂开放，表现出了综合诊断治疗的潜力。微泡的大小将其限定于血管腔内，应用于超声分子影像学中观察炎症、血栓及血管生成时，可明显增强图像对比度。

超声造影剂现有外膜材料可分为非离子表面活性剂类、蛋白质类、脂质类和高分子多聚体类等。超声微泡造影剂作为一种新型的药物和基因载体，经静脉注入体内，对靶组织进行适量的超声辐照，可明显增加靶组织的药物浓度和基因表达量。

三、基因与基因组学

（一）基因

1. 基因 (gene) 的概念　19 世纪 60 年代，遗传学家孟德尔就提出了生物的性状是由遗传因子控制的观点，但这仅仅是一种逻辑推理。20 世纪初期，遗传学家摩尔根通过果蝇的遗传实验，认识到基因存在于染色体上，并且在染色体上是呈线性排列，从而得出了染色体是基因载体的结论。1909 年丹麦遗传学家约翰逊（W. Johansen，1859 ～ 1927）在《精密遗传学原理》一书中正式提出“基因”的概念。

基因定义为能够编码蛋白质或 RNA 等具有特定功能产物的、负载遗传信息的基本单位,除了某些以RNA为基因组的RNA病毒外,通常是指染色体或基因组的一段DNA序列。

2. 基因的功能

（1）利用 4 种碱基的不同排列荷载遗传信息。

（2）通过复制将所有的遗传信息稳定、忠实地遗传给子代细胞。

（3）作为基因表达的模板，使其所携带的遗传信息通过各种 RNA 和蛋白质在细胞内的有序合成而表现出来。

3. 真核基因的基本结构

(1) 断裂基因：真核基因是不连续的断裂基因，即外显子和内含子间隔排列。每个基因的内含子数目比外显子少 1 个。

1) 内含子：在基因序列中，位于外显子之间，是与 mRNA 剪接过程中被删除部分相对应的间隔序列。

2) 外显子：在基因序列中，被转录后出现在成熟的 mRNA 分子上的序列。

编码序列：编码蛋白质或 RNA 的基因序列。由编码序列决定其编码产物——蛋白质或 RNA 的序列。

(2) 调控序列：顺式作用元件是 DNA 分子中的一些调控序列，能影响基因表达，但不编码 RNA 和蛋白质的 DNA 序列，包括启动子、上游调控元件、增强子、加尾信号和一些细胞信号反应元件等。

1) 启动子：提供转录起始信号，大部分位于基因转录点的上游，是 DNA 分子上能够介导 RNA 聚合酶结合并形成转录起始复合体的序列。真核生物主要有 3 类启动子，分别对应于细胞内存在的三种不同的 RNA 聚合酶和相关蛋白质。Ⅰ类启动子富含 GC 碱基对，主要编码 rRNA；Ⅱ类启动子具有 TATA 盒，主要是编码蛋白质的基因和一些小 RNA 基因；Ⅲ类启动子包括 A 盒、B 盒、C 盒，是转录 5S rRNA、tRNA、U6 snRNA 等分子的基因。

2) 增强子：是可增强真核基因启动子工作效率的顺式作用元件，是真核基因中最重要的调控序列，决定每一个基因在细胞内的表达水平。与反式作用因子结合，可增强转录活性，在基因任意位置都有效，无方向性。

3) 沉默子：是可抑制基因转录的特定 DNA 序列，当其结合一些反式作用因子时对基因的转录起阻遏作用，使基因沉默。

4) 反应元件：与被激活的信息分子受体结合，并能调控基因表达的特异 DNA 序列。

（二）基因组

1. 基因组 (genome) 的概念　基因组是一个生物体内所有遗传信息的总和。通常用细胞或生物体的一套完整的单倍体遗传物质的总和来衡量基因组的大小。

2. 真核基因组的结构特点

(1) 基因组测序的结果发现基因编码序列只占整个基因组序列的很小一部分。

(2) 高等真核生物基因组含有大量的重复序列，根据重复序列的重复频率，分为以下 3 种。

1) 高度重复序列：重复频率 10^6 次以上，按照其结构特点分为反向重复序列和卫星 DNA，功能是参与调控复制、基因表达及染色体配对。

2) 中度重复序列：重复数十至数千次。

3) 单拷贝序列或低度重复序列：只出现 1 次或数次。大多数编码蛋白质的基因属于此类。

3. 存在多基因家族和假基因

(1) 多基因家族：指某一祖先基因经过重复和变异所产生的一组结构上相似、功能相关的基因。

(2) 假基因：是基因组中存在的一段与正常基因非常相似但不能表达的 DNA 序列。

4. 大多基因具有可变剪接 其中 80%的可变剪接会使蛋白质的序列发生改变。

5. 真核基因组 DNA 与蛋白质结合形成染色体 储存于细胞核内，除配子细胞外，体细胞的基因组为二倍体。

（三）原核生物基因组特点

(1) 基因组较小，通常只有一个环形或线形的 DNA 分子。

(2) 通常只有一个 DNA 复制起点。

(3) 非编码区主要是调控序列。

(4) 存在可移动的 DNA 序列。

(5) 基因密度非常高，基因组中编码区大于非编码区。

(6) 结构基因没有内含子，多为单拷贝，结构基因无重叠现象。

(7) 重复序列很少，重复片段为 转座子。

(8) 有编码同工酶的等基因。

(9) 基因组的大部分序列是用来编码蛋白质的，基因之间的间隔序列很短。

(10) 功能相关的序列常串联在一起，由共同的调控元件调控，并转录成同一 mRNA 分子，可指导多种蛋白质的合成，这种结构称操纵子。

（四）人类基因组

在不同生物体中，人的基因组最大、最复杂，但基因数量并不是最多的。人的 DNA 分布于细胞核和线粒体。细胞核的 DNA 与蛋白质结合，以染色体或染色质的形式存在；线粒体 DNA 的结构呈环状双链。人类基因组包含细胞核染色体 DNA 和线粒体 DNA 所携带的所有遗传物质。

1. 人类染色体 DNA

(1) 包括 22 条常染色体及 2 条性染色体的 DNA，长约 3.0×10^{9}bp。

(2) 编码 20 000 ～ 25 000 个基因，编码序列（即外显子）仅占全基因组的 1%。

(3) 重复序列占全基因组的 50%以上。

(4) 存在 15 000 个基因家族。

(5) 大约有 20 000 个假基因。

(6) 大约 60%人的基因具有可变剪接，其中 80%的可变剪接会使蛋白质的序列发生改变。

(7) 基因在染色体上分布不均匀，基因密度最大的是 19 号染色体，密度最小的是 13 号 Y 染色体。

2. 人类线粒体 DNA(mtDNA)

(1) 分子结构呈环状双链。

(2) 基因的结构特点与原核生物相似。

(3) 基因组全长 16 569bp，共有 37 个基因：13 个编码呼吸链蛋白质（多肽）的基因、22 个编码线粒体 tRNA 的基因和 2 个编码线粒体 rRNA 的基因。

(4) 线粒体 DNA 可以独立编码线粒体中的一些蛋白质，所以线粒体 DNA 是核外遗传物质。

四、基因信息的传递

（一）DNA 的生物合成

生物合成 DNA 的过程主要有三种：第一种是 DNA 复制，即以亲代 DNA 为模板按照碱基配对原则合成与亲代相同的子代 DNA 的过程；第二种是细胞对自身 DNA 的损伤进行修复；第三种是反转录，即以 RNA 为模板合成 DNA 的过程。

（二）DNA 复制的特征

1. 半保留复制　DNA 复制时，亲代 DNA 双螺旋解开成为两条单链并各自作为模板，按照碱基配对规律合成一条与模板相互补的新链，形成两个子代 DNA 分子。每一个子代 DNA 分子中都保留有一条来自亲代的链。这种复制方式称为半保留复制。

2. 从起点开始进行双向复制　包括原核生物单个复制起点的双向复制及真核生物多个复制起点的双向复制。

3. 半不连续复制　DNA 双螺旋结构中两股单链反向互补平行，一股链的方向为 $5' \rightarrow 3'$，另一股链的方向为 $3' \rightarrow 5'$。复制时合成的互补链方向则对应为 $3' \rightarrow 5'$ 和 $5' \rightarrow 3'$，而生物体内 DNA 的合成方向只能是 $5' \rightarrow 3'$。复制时，顺着解链方向生成的一股子链，其合成方向与解链方向相同，合成能连续进行，称为前导链；而另一股子链的合成方向与解链方向相反，它必须等待模板链解开至一定长度后才能合成一段，然后又等待下一段模板暴露出来再合成，合成是不连续进行的，称为后随链，这种前导链连续复制而后随链不连续复制的方式称为半不连续复制。在复制中不连续合成的 DNA 片段称为冈崎片段。

4. 高保真性　复制的高保真性是保证生物遗传信息得以准确、稳定遗传的关键。生物体至少有 3 种机制实现保真性：严格遵守碱基配对规律，聚合酶在复制延长中对碱基的选择功能，复制出错时即时校对功能。

（三）真核生物 DNA 生物合成过程

真核生物染色体 DNA 在每个细胞周期中的 S 期复制 1 次，然后平均分配到两个子代细胞中。

1. 真核生物有多个复制起始点　复制有时序性，即复制子以分组方式激活而不是同步启动。复制起始点含有自主复制序列（ARS）。复制起始需要 DNA polα、polδ 参与，前者有引物酶活性，后者有解旋酶活性；还需要拓扑酶、复制因子、增殖细胞抗原（PCNA）等起作用。复制起始也是 DNA 解链酶，打开复制叉，形成引发体和合成 RNA 引物。细胞周期的调控影响复制的起始。

2. 真核生物复制的延长发生 DNA 聚合酶 α/δ 转换　复制叉形成后，DNA polα 参与生成引物，DNA polδ 通过 PCNA 的协同作用逐步取代 polα，在 RNA 引物基础上合成 DNA 子链。复制子复制完成后需要 RNA 酶水解引物，还需要核酸外切酶，即真核生物引物中除 RNA 外还有 DNA 片段。真核生物是以复制子为单位各组进行复制的。随从链的起始和延长过程是交错进行的。

组蛋白在 S 期大量合成，满足新的核小体重新装配。真核生物 DNA 合成酶的催化速率比原核生物慢，但是多复制子复制，总体速度不慢，与不同的器官组织、发育时期、生理状况相关。

3. 真核生物 DNA 合成后立即组装成核小体

4. 端粒酶参与解决染色体末端复制问题　真核生物 DNA 复制与核小体装配同时进行，复制完成即组合染色体 G_2 期过渡到 M 期。在正常生理情况下，染色体复制可以保持其应有长度，与端粒及端粒酶有关。

端粒是真核生物染色体线性 DNA 分子末端的结构。在维持染色体的稳定性和 DNA 复制的完整性方面有重要作用。端粒结构的共同特点是富含 T-G 短序列的多次重复。端粒酶由三部分组成：端粒酶 RNA（hTR）、端粒酶协同蛋白 1（hTP1）和端粒酶反转录酶（hTRT），兼有提供 RNA 模板和催化反转录的功能。复制终止时，端粒酶通过一种爬行模型的机制维持染色体的完整。老化与端粒酶的活性下降有关；基因突变、肿瘤形成时，端粒表现为缺失、融合、序列缩短等现象。

5. 真核生物染色体 DNA 在每个细胞周期中只能复制一次　真核染色体 DNA 的复制仅发生在细胞周期的 S 期，并且在每个细胞周期中只能复制一次。

（四）反转录

1. 概念　反转录是在反转录酶的催化下，以 RNA 为模板、dNTP 为底物合成 DNA 的过程。由于该过程的信息传递方向是从 RNA → DNA，与转录的方向相反，故称为反转录。反转录主要存在于反转录病毒的生命周期中。

2. 反转录的基本过程　反转录病毒的基因组是 RNA，进入宿主细胞后，首先利用反转录酶的反转录活性，以病毒基因组 RNA 为模板、tRNA 为引物合成单链 DNA，形成 RNA/DNA 杂化双链。然后，杂化双链中的 RNA 被反转录酶水解，剩下单链 DNA，这一步需要反转录酶的 RNaseH 活性，即能特异性水解 RNA/DNA 杂化双链的 RNA。最后，以单链 DNA 为模板，由反转录酶催化合成另一股互补 DNA 链，生成双链 DNA。此双链 DNA 可重组到宿主细胞基因中，随宿主基因进行复制和表达，这种重组方式称为整合。

（五）RNA 的生物合成

生物体合成 RNA 的主要方式是转录，即以 DNA 为模板合成 RNA；另一种是 RNA 复制，即以 RNA 为模板合成 RNA，此过程存在于一些 RNA 病毒的生命周期中。转录是酶促反应，RNA 聚合酶（RNA pol）是转录过程的主要酶，需要 DNA 作为模板；反应的底物是 4 种三磷酸核苷，即 ATP、GTP、CTP、UTP，简称 NTP；产物 RNA 由核苷酸之间通过磷酸二酯键共价连接而成，合成的方向是 5′ → 3′。

1. 真核生物 RNA 的生物合成　转录过程以 RNA 聚合酶Ⅱ催化的转录过程为例，具体如下。

(1) 转录起始：主要是通过转录因子和 RNA 聚合酶形成转录前起始复合物。

1) 闭合转录复合体（即转录前起始复合物）的装配：TF Ⅱ D 识别结合 TATA 盒，随后 TF Ⅱ B、TF Ⅱ A 也结合上来；再与由 RNA 聚合酶Ⅱ和 TF Ⅱ F 组成的复合体结合，TF Ⅱ F 的作用是通过和 RNA 聚合酶Ⅱ一起与 TF Ⅱ B 相互作用，来协助 RNA 聚合酶Ⅱ靶向结合启动子；TF Ⅱ E 和 TF Ⅱ H 加入，形成闭合复合体，装配完成。

2) 闭合转录复合体成为开放转录复合体，启动转录：TF Ⅱ H 具有解旋酶活性，能使转录起始点附近的 DNA 双螺旋解开，使闭合复合体成为开放转录复合体，启动转录。TF Ⅱ H 还具有激酶活性，能使 RNA 聚合酶Ⅱ的 CTD 磷酸化。CTD 磷酸化能使开放转录复合体的构象改变，启动转录。少数几个反应式作用因子之间相互作用，再与基本转录因子、RNA 聚合酶搭配而有针对性地结合、转录相应的基因。数百个转录因子的不同排列组合就可以启动数万种基因的转录。

(2) 转录延长：真核生物有核膜阻隔，转录在核内进行，翻译则在胞质进行，没有转录与翻译同步的现象。转录延长过程同原核生物，聚合 NTP 生成 RNA 链。延长过程中包含核小体的移位和解聚现象。

(3) 转录终止：在编码区的下游常有一组共同序列 AATAAA，再下游有许多 GT 序列，这些序列是 hnRNA 的转录终止相关信号，称为修饰点。当转录越过修饰点后，mRNA 在修饰点处被切断，随即加入 Poly(A) 尾。

2. 真核生物 RNA 的加工　转录的直接产物即初级转录物，通常需要经过加工才能成为有活性的成熟 RNA。加工主要在细胞核内进行。

(1) 前体 mRNA 的加工

1) 前体 mRNA 在 5′ 端加入“帽”结构：前体 mRNA 也称初级 mRNA 转录物，非均一核 RNA(hnRNA)。大多数真核 mRNA 的 5′ 端有 7- 甲基鸟嘌呤的“帽”结构，是在转录生成的 RNA 长度达 25 ～ 30 个核苷酸时合成的。“帽”结构可以使 mRNA 免遭核酸酶的攻击，也能与“帽”结合蛋白质复合体结合，并参与 mRNA 和核糖体的结合，启动蛋白质的生物合成。

2) 前体 mRNA 在 3′ 端特异位点断裂并加上 Poly(A) 尾结构：3′ 端多聚腺苷酸尾并非由 DNA 模板编码，而是于转录终止时进行尾部修饰。Poly(A) 尾的作用是维持 mRNA 作为翻译模板的活性及增加 mRNA 的稳定性。

3) 前体 mRNA 的剪接：真核基因是不连续的断裂基因，即外显子和内含子间隔排列。hnRNA 中被剪接去除的核酸序列即内含子序列，而最终出现在成熟 mRNA 分子中作为模板指导蛋白质翻译的序列即外显子序列。

去除初级转录物上的内含子，把外显子连接为成熟 RNA 的过程称为 mRNA 剪接。内含子区段弯曲，形成套索 RNA，使相邻的两个外显子互相靠近而利于剪接。多数内含子以 GU 为 5′ 端的起始，末端为 AG-OH-3′。5′GU……AG-OH-3′ 称为剪接接口。内含子在剪接接口处剪除。

剪接过程需 2 次转酯反应。

剪接体：是内含子剪接的场所，是由 5 种核小 nRNA(snRNA) 和大约 50 种蛋白质装配而成的超大分子复合体。每一种 snRNA 分别与多种蛋白质结合，形成 5 种核小核糖蛋白颗粒。

4）前体 mRNA 的剪切：剪切就是剪去某些内含子，然后在上游的外显子 3′ 端直接进行多聚腺苷酸化，不进行相邻外显子之间的连接反应；剪接是指剪切后又将相邻的外显子片段连接起来，然后进行多聚腺苷酸环化。

5）前体 mRNA 的可变剪接：有些前体 mRNA 分子经剪切和（或）剪接可加工成不同的 mRNA，称为可变剪接或选择性剪接。

6）mRNA 编辑：有些基因的蛋白质产物的氨基酸序列与基因初级转录物序列并不完全对应，mRNA 上的一些序列在转录后发生了改变，称为 RNA 编辑。这种加工过程使遗传信息在转录水平发生改变，由一个基因可产生多种不同功能的蛋白质。RNA 编辑说明基因的编码序列经过转录后加工可有多用途分化，也称为分化加工。

(2) 前体 rRNA 的加工：真核生物 rRNA 的初级转录产物是 45S rRNA，经过核糖和碱基的甲基化修饰后，剪切为成熟的 rRNA，即 18S rRNA、5.8S rRNA 和 28S rRNA。然后，成熟的 rRNA 与核糖体蛋白质一起组装成核糖体，从细胞核转移到细胞质。

(3) 前体 tRNA 的加工：包括剪切 5′ 端及 3′ 端序列、3′ 端添加 CCA、修饰碱基、剪接。tRNA 分子中一般含有 7 ～ 15 个稀有碱基，这些稀有碱基是前体 tRNA 中常规碱基通过化学修饰生成的，如尿嘧啶还原生成二氢尿嘧啶。

3. RNA 在细胞内的降解途径　RNA 在细胞内的降解有多条途径，并且正常转录物和异常转录物的降解途径有差异。其中，依赖于脱腺苷酸化的降解是正常 mRNA 降解的重要途径；无义介导的 mRNA 降解则在 mRNA 质量监控中起着重要作用。

（六）蛋白质的生物合成

翻译是指在多种因子辅助下，由 tRNA 携带并转运相应氨基酸，识别 mRNA 上的三联体密码子，在核糖体上合成具有特定序列多肽链的过程。

1. 蛋白质生物合成体系　蛋白质的生物合成需要氨基酸作原料、mRNA 为模板、tRNA 为氨基酸的搬运工具、核糖体为合成场所、酶及蛋白质因子、Mg^{2+} 等，并且有 ATP 和 GTP 功能。

(1) mRNA

1）模板功能：从 mRNA 的 5′ 端起始密码子 AUG 开始至 3′ 端终止密码子前的一段能编码并翻译出氨基酸序列（不含终止密码子），称为开放阅读框（open reading frame，ORF）。开放阅读框通常代表某个基因的编码序列。

2）密码子：在 mRNA 的开放阅读框区，每 3 个相邻的核苷酸代表一种氨基酸或肽链合成的起始 / 终止信息，称为三联体密码子。共 64 个密码子：包括 61 个编码氨基酸的密码子和 3 个终止密码子（UAA、UAG 和 UGA）。密码子 AUG 比较特殊，既是起始密码子，又是甲硫氨酸的密码子。

3）遗传密码的特点

A. 方向性：翻译时只能从 5′ → 3′ 方向逐一阅读。由密码子的排列顺序决定多肽链从 N 端到 C 端氨基酸的排列顺序。

B. 连续性：mRNA 的密码子之间没有间隔核苷酸。由于密码子的连续性，在开放阅读框中发生插入或缺失 1 个或 2 个碱基的基因突变，都会引起 mRNA 阅读框架发生移动，称为移码，使后续的氨基酸序列大部分被改变，其编码的蛋白质彻底丧失功能，称之为移码突变。

C. 简并性：有的氨基酸可由多个密码子编码。为同一种氨基酸编码的各密码子称为简并性密码子或同义密码子。密码子的特异性主要由前两位核苷酸决定。

D. 摆动性：密码子与反密码子的配对有时不严格遵循 Watson-Crick 碱基配对原则。摆动现象常发生在反密码子的第 1 位碱基与密码子的第 3 位碱基之间。

E. 通用性：几乎所有生物都用同一套遗传密码。但也有例外，如线粒体的一些密码子与通用密码不同。

（2）tRNA

1）转运氨基酸的功能：一种氨基酸通常可与 2 ～ 6 种对应的 tRNA 特异性结合；但是一种 tRNA 只能转运一种特定的氨基酸。

2）两个功能部位：①反密码环中的反密码子，与 mRNA 的密码子相互识别结合。② 3′CCA 末端的羟基，为特异氨基酸的结合位点。

（3）核糖体：是蛋白质的合成场所，具有三个功能部位。

A 位（氨基酰位）：氨基酰 -tRNA 的结合位点。

P 位（肽酰位）：肽酰 -tRNA 的结合位点。

E 位（出口位）：tRNA 排出位。

原核生物的核糖体上有 A 位、P 位和 E 位；真核生物的核糖体上没有 E 位，空载的 tRNA 直接从 P 位脱落。

（4）酶类及蛋白质因子

1）酶类：氨基酰 -tRNA 合成酶、转位酶、转肽酶等。

2）蛋白质因子：在蛋白质合成起始、延长、终止阶段发挥作用的蛋白质因子分别称为起始因子（IF）、延长因子（EF）、释放因子（RF，又称终止因子）。原核生物的蛋白质因子直接用 IF、EF、RF 表示，真核生物则用 eIF、eEF、eRF 表示。

2. 氨基酸与 tRNA 的连接

（1）氨基酸的活化：氨基酸 +tRNA+ATP →氨基酸 -tRNA+AMP+PPi。

在氨基酰 -tRNA 合成酶催化下，氨基酸与特异的 tRNA 结合形成氨基酰 -tRNA 的过程称为氨基酸的活化。本质是在氨基酸的 α- 羧基与 tRNA 的 3′-CCA 末端的腺苷酸核糖的羟基之间形成酯键。每个氨基酸活化消耗来自 ATP 的 2 个高能磷酸键。

（2）氨基酰 -tRNA 合成酶的特点

1）高度专一性：氨基酰 -tRNA 合成酶对氨基酸、tRNA 这两种底物高度特异，确保氨基酸与 tRNA 的正确结合。

2）校对活性：氨基酰 -tRNA 合成酶能将错误结合的氨基酸水解释放，再换上与密码子相对应的氨基酸。

（3）氨基酰 -tRNA 的表示方法：在 tRNA 前面加氨基酸符号表示所结合的氨基酸，在

tRNA 的右上角再加上氨基酸缩写来表示 tRNA 的特异性，如 Cys-$tRNA^{cys}$。

(4) 起始氨基酰 -tRNA：结合于起始密码子的是起始氨基酰 -tRNA。在原核生物，起始氨基酰 -tRNA 是 fMet-$tRNA^{fMet}$，其中的 Met 被甲酰化，成为 N- 甲酰甲硫氨酸（fMet）。在真核生物，具有起始功能的是 $tRNA^{iMet}$，它与 Met 结合后，可在 mRNA 的起始密码子 AUG 处就位，参与形成翻译起始复合体。Met-$tRNA^{iMet}$ 和 Met-$tRNA^{Met}$，可分别被起始或延长过程起催化作用的酶和蛋白质所识别。

3. 肽链的生物合成过程 分为起始、延长和终止三个阶段。

(1) 起始：mRNA、起始氨基酰 -tRNA 分别与核糖体结合形成翻译起始复合体，其形成过程如下。

1) 核糖体大小亚基分离。

2) Met-$tRNA^{iMet}$ 定位结合于小亚基 P 位。

3) mRNA 与核糖体小亚基定位结合：定位结合的机制包括密码子与反密码子的互补识别、eIF-4F 复合物、Kozak 序列等。真核生物的起始密码子常位于一段共有序列 CCRCCAUGC 中（R 为 A 或 G），该序列被称为 Kozak 共有序列，为 18S RNA 提供识别和结合位点。

4) 核糖体大亚基结合：形成 80S 起始复合物。

(2) 延长：在核糖体上重复进行进位、成肽、转位三步反应延长肽链。

核糖体沿 mRNA5′ → 3′ 方向移动，依据密码子顺序，从 N 端→ C 端合成多肽链。延长反应在核糖体上循环式进行，每一步包括进位、成肽、转位三步；每完成一次循环，肽链可延长一个氨基酸残基。需要延长因子、GTP 等参与。

1) 进位：是指一个氨基酰 -tRNA 按照 mRNA 模板的指令进入并结合到核糖体 A 位的过程。

2) 成肽：是指肽基转移酶催化形成肽键。

3) 转位：是核糖体向 mRNA 的 3′ 端移动一个密码子的距离。转位后，空载的 tRNA（真核生物）直接从核糖体脱落或者（原核生物）先进入 E 位再脱落；肽酰 -tRNA 位于核糖体的 P 位，A 位空留，以便开始下一个循环。

肽链合成过程中有能量消耗，每次循环的进位与转位各消耗 1 分子 GTP，成肽不消耗能量；氨基酸的活化合成氨基酰 -tRNA 时，已消耗了 2 个高能磷酸键。所以在蛋白质合成过程中，每延长一个氨基酸残基，平均消耗 4 个高能磷酸键。此外，在任何步骤出现不正常连接都需要消耗能量来水解清除，这些能量用于维持翻译过程的高保真性。

(3) 终止：终止密码子和释放因子导致肽链合成停止。

释放因子（RF）能识别终止密码而进入 A 位，这一识别过程需要 GTP 供能。RF 的结合可触发核糖体构象改变，将肽基转移酶活性转变为酯酶活性，水解肽链和 tRNA 之间的酯键，释放出肽链，促使 mRNA、tRNA 及 RF 从核糖体脱离。

(4) 多聚核糖体和核糖体循环

1) 多聚核糖体：由多个核糖体结合在 1 条 mRNA 链上同时进行肽链合成所形成的聚合物。多聚核糖体可以提高肽链生物合成的效率。

2) 核糖体循环：指从翻译起始复合体的形成至核糖体解聚翻译的全过程。肽链形成开始时，核糖体的大、小亚基解聚，小亚基与 mRNA、起始氨基酰 -tRNA 结合后，大亚基与之结合形成翻译起始复合体；再按照 mRNA 的密码子顺序经进位、成肽和转位合成肽链；之后核糖体大、小亚基解聚。

4. 肽链生物合成后的加工

(1) 肽链的有限水解加工

1) 肽链的末端被水解加工：新生肽链的第一个氨基酸总是甲硫氨酸或甲酰甲硫氨酸，但多数成熟蛋白质的 N 端并不是甲硫氨酸或甲酰甲硫氨酸。这是由于肽链合成过程中或肽链合成终止后去除了 N- 甲酰基或 N- 甲硫氨酸。C 端有时也被切除。

2) 肽链中肽键水解产生多种功能肽：某些无活性的蛋白质前体经蛋白酶水解，可生成具有活性的蛋白质或多肽。

(2) 氨基酸残基的化学修饰：有遗传密码、直接用合成蛋白质的氨基酸只有 20 种。这些氨基酸的侧链在肽链合成后可发生化学修饰，如羟基化、磷酸化、甲基化、乙酰化等化学修饰。

(3) 肽链折叠为功能构象

1) 分子伴侣：细胞中大多数天然蛋白质折叠都不是自发完成的，其折叠过程需要其他酶或蛋白质的辅助，这些辅助性蛋白质可以指导新生肽链按特定方式正确折叠，它们被称为分子伴侣。

2) 分子伴侣的作用机制：①封闭待折叠肽链暴露的疏水区段；②创建一个隔离的环境，可以使肽链的折叠互不干扰；③促进肽链折叠和去聚集；④遇到应急刺激，使已折叠的蛋白质去折叠。

3) 分子伴侣的分类：①核糖体结合性分子伴侣；②非核糖体结合性分子伴侣，包括热激蛋白、伴侣蛋白等。

A. 热激蛋白（热休克蛋白，HSP）：属于应激反应性蛋白，高温刺激可以诱导其合成。在蛋白质翻译后加工过程中，HSP 可促进需要折叠的肽链折叠为天然空间构象的蛋白质。

B. 伴侣蛋白：主要作用是为非自发性折叠肽链提供能折叠为天然空间构象的微环境。

(4) 亚基聚合：蛋白质四级结构的形成需要各个亚基之间通过非共价键相互聚合，有些还需与辅基聚合。这种聚合过程有一定顺序，所需要的信息蕴藏在肽链的氨基酸序列之中。

（七）蛋白质靶向输送

蛋白质合成后在细胞内被定向输送到其发挥作用部位的过程称为蛋白质靶向输送。蛋白质的亚细胞定位信息存在于其自身结构中，所有靶向输送的蛋白质一级结构中都存在分选信号，可引导蛋白质转移到细胞的适当靶部位。这类序列称为信号序列，是决定蛋白质靶向输送特性的最重要元件。这些序列在肽链的位置多样化；有的输送完成后切除，有的保留。转运方式分为翻译转运同步和翻译后转运。

1. 分泌型蛋白质在内质网加工转运

(1) 翻译转运同步。

(2) 信号序列：N 端信号肽（输送完成后被切除）。

(3) 转运机制

1) 在核糖体进行肽链合成时，由于信号肽位于N端，所以首先被合成。一旦合成即被细胞质中的信号识别颗粒（SRP）所捕捉，SRP随即结合到核糖体上，形成SRP-核糖体复合体。

2) SRP-核糖体复合体凭借内质网膜上SRP受体，被引导到内质网膜上。

3) 在内质网膜上，肽转位复合物形成跨内质网膜的蛋白质通道，正在合成的肽链穿过内质网膜孔进入内质网。

4) SRP脱离信号肽和核糖体，肽链继续延长直至完成。

5) 信号肽在内质网内被信号肽酶切除。

6) 肽链在内质网中折叠形成最终构象，随内质网膜“出芽”形成的囊泡转移至高尔基复合体，最后在高尔基复合体中被包装进分泌小泡，转运至细胞膜，再分泌到细胞外。

2. 内质网蛋白质C端含有滞留信号序列

(1) 翻译转运同步。

(2) 信号序列：C端含有滞留信号序列。

(3) 转运机制：与分泌型蛋白质一样，内质网蛋白质先经粗面内质网上的附着核糖体合成并进入内质网腔，然后随囊泡输送到高尔基复合体。由于内质网定位的蛋白质肽链的C端含有滞留信号序列，在高尔基复合体上的内质网蛋白质通过这一滞留信号序列与内质网上相应受体结合，随囊泡输送回内质网。

3. 线粒体蛋白质的靶向输送　绝大部分线粒体蛋白质是由细胞和基因组编码、在核糖体合成后向线粒体输送。线粒体蛋白质主要位于基质，线粒体基质蛋白质的靶向输送分为以下步骤。

(1) 翻译后转运。

(2) 信号序列：N端前导肽（输送完成后被切除）。

(3) 转运机制

1) 新合成的线粒体蛋白质与热激蛋白或线粒体输入刺激因子结合，以稳定的未折叠形式转运至线粒体外膜。

2) 通过信号序列识别，结合线粒体外膜的受体复合物。

3) 在热激蛋白水解ATP和跨内膜电化学梯度的动力共同作用下，蛋白质穿过由外膜转运体和内膜转运体共同构成的跨膜蛋白质通道，进入线粒体基质。

4) 蛋白质前体被蛋白酶切除信号序列，在分子伴侣作用下折叠成有功能构象的蛋白质。

4. 质膜蛋白质由囊泡靶向转运至细胞膜

(1) 翻译转运同步。

(2) 信号序列：N端信号肽（输送完成后被切除）。

(3) 转运机制：与分泌型蛋白质相似。不同之处：质膜蛋白质的肽链并不完全进入内质网腔，而是锚定在内质网膜上，通过内质网膜“出芽”而形成囊泡。随后，跨膜蛋白质随囊泡转移到高尔基复合体进行加工，再随囊泡转运至细胞膜，最终与细胞膜融合而构成新的质膜。

5. 细胞核蛋白质由核输入因子运载经核孔入核

(1) 翻译后转运。

(2) 信号序列：肽链内部的核定位序列（输送完成后不被切除）。

(3) 转运机制

1) 细胞质中合成的细胞核蛋白质与核输入因子结合形成复合物，并被导向核孔。

2) 通过耗能机制经核孔进入细胞核基质。

3) 核输入因子从上述复合物中解离，移出核孔而被再利用。

4) 细胞核蛋白质定位于细胞核内，核定位序列位于肽链内部，该过程中不被切除。

五、分子生物学技术

目前，现代分子生物学检测技术种类繁多，现将最常用的几种技术做一简单介绍。

1. DNA 克隆技术　是分子生物学的核心技术，这项技术的主要目的是获得某一基因或 DNA 片段的大量拷贝，有了这些与亲本分子完全相同的 DNA 克隆，就可以深入分析基因的结构和功能，并可达到人为改造细胞及物种个体的遗传性状的目的。

DNA 克隆又称基因克隆或分子克隆，其中的关键技术是重组 DNA 技术。重组 DNA（recombinant DNA）就是利用酶学方法，将不同来源的 DNA 分子在体外进行特异切割，重新连接，组装成一个新的 DNA 分子。在此基础上，将这个重组的 DNA 通过一定方式导入宿主细胞内，并且在宿主细胞内进行复制扩增，形成大量的与亲代分子相同的子代 DNA 分子，称为基因克隆（gene cloning）。由于基因克隆是在分子水平上进行的，所以又称为分子克隆（molecular cloning）。

DNA 克隆涉及一系列的分子生物学技术，其技术路线包括以下几个过程。

(1) 奋力制备待克隆的 DNA 片段。

(2) 将目的 DNA 与载体在体外进行连接。

(3) 重组 DNA 分子转入宿主细胞。

(4) 筛选、鉴定阳性重组 DNA。

(5) 重组 DNA 的扩增。

在克隆技术的研究过程中，用以切割、连接和修饰 DNA 或 RNA 的一类酶称为工具酶，分为 DNA 限制酶、DNA 连接酶、末端转移酶、反转录酶等，它们是克隆技术的基本工具。能携带目的基因进入宿主细胞进行扩增和表达的一类 DNA 分子称为载体，它们是克隆技术中外源 DNA 片段的重要运载工具，一般通过质粒、噬菌体和病毒构建。

2. 核酸分子杂交（molecular hybridization）技术　是分子生物学领域中最常用的基本技术方法之一。其基本原理是具有一定同源性的两条核酸单链在一定条件下按碱基互补原则形成双链，该过程具有高度特异性。杂交的双方是待检的核酸序列和探针。待检的核酸序列可以是克隆的基因片段，也可以是未克隆化的基因组 DNA 和细胞总 RNA。将核酸从细胞中分离纯化后可以在体外与探针杂交，也可以直接在细胞内进行。用于检测的已知核酸片段称为探针，为了便于追踪，探针必须用一定的手段加以标记，从而进行随后的检测。

核酸分子杂交技术中最主要及最常用的为印迹技术，是指将待测核酸分子结合到一定的固相支持物上，然后与液相中的探针分子进行杂交，因此选择良好的固相支持物与有效的转移方法是此项技术的关键。印迹的方法有很多种，主要包括：①斑点或狭缝印迹法；②虹吸法；③电转移法；④真空转移法。根据核酸种类的不同，印迹又可分为 Southern 印迹法和 Northern 印迹法。Southern 印迹法是指将电泳分离的 DNA 片段转移到一定的固相支持物上的过程；Northern 印迹法是指将 RNA 变性及电泳分离后，将其转移到固相支持物上的过程，从而用于杂交反应以鉴定其中特定 mRNA 分子的大小与含量。

一般意义的探针，是指能与特定的靶分子发生特异性相互作用的分子，并可被特殊方法探知，如抗原 - 抗体、生物素 - 亲和素、生长因子 - 受体等。核酸分子探针是指特定的已知核酸片段，能与互补核酸序列退火杂交，因此可用于待测核酸样品中特定基因序列的探测。要实现对核酸分子探针的有效探测，必须将探针分子用一定的标志物进行标记。标记的核酸分子探针是核酸分子杂交，DNA 序列测定的基础，已被广泛用于分子生物学领域中的克隆筛选、酶切图谱制作、DNA 序列测定 / 基因点突变分析及疾病的临床诊断等方面。

3. 聚合酶链反应 (polymerase chain reaction，PCR) 技术　是一种选择性体外扩增 DNA 或 RNA 片段的方法。此法操作简单，可在数小时内对仅有的几个拷贝基因放大百万倍。目前，PCR 技术已经渗透到分子生物学的各个领域，在基因克隆、DNA 序列测定、分析突变、基因重组与融合定量得到了广泛应用。PCR 技术用于扩增位于已知序列之间的 DNA 片段，实际上是在模板、引物和 4 种脱氧核苷酸存在的条件下依赖于 DNA 聚合酶的酶促反应，其特异性是由两个人工合成的引物序列决定的。所谓引物是与待扩增片段两翼互补的寡核苷酸，其特征是单链 DNA 片段。

PCR 的全过程是基于多次的循环组合而成，依次为：① DNA 模板热变性，通过加热使双链 DNA 的氢键断裂，解链成单链 DNA；②将反应混合液冷却到某一温度，在低温下与引物退火；③与模板分子结构相比，引物要复杂得多，而且反应体系中引物 DNA 要多于模板 DNA，使引物与其互补的模板在局部形成杂交链。引物与单链 DNA 互补配对；在适当温度下聚合酶催化引物延伸；以上三步称为一个循环。PCR 方法基于该循环重复进行。PCR 在进行片段扩增时，可根据研究对象和目的的不同采用不同的方法进行分析。例如，凝胶电泳可以判断扩增产物的大小，对产物进行鉴定；斑点杂交可以鉴定产物及其分型；Southern 杂交分析可以从非特异扩增产物中鉴定出特异产物的大小，以增加检测的特异性与敏感性。近年来，又发展出一系列新的精确分析方法，如 PCR-ELISA、PCR-EIA、PCR-DLA 等。

PCR 技术在医学中可用于遗传性疾病的基因诊断、传染病病原体的检测、病毒疾病的早期诊断、癌基因的检测及法医学中的个人识别、亲子鉴定。

4. 蛋白质分析　蛋白质是构成一切细胞和组织的重要成分、这些种类繁多、结构不同的蛋白质，具有不同的生物学功能，与生命活动密切相关；许多重要的生理活动都是通过蛋白质来完成的。蛋白质复杂多样的重要功能，有赖于其化学组成、结构和功能。研究者在分析分子生物学研究技术的过程中，越来越深刻地认识到研究核酸与蛋白质相互关系的重要性。目的基因是否能发挥特异表型效应，只能通过表达产物蛋白质是否能被合成，以及蛋白质的理化性质和生物力学功能来阐明。因此，在分子生物学技术中，蛋白质分析方法成了不可或缺的组成部分。

蛋白质具有高分子特性、两性电离性及免疫学特性。最基本及最常用的蛋白质分析方法包括：重组蛋白质的纯化、提取，蛋白质的定量，SDS- 聚丙烯酰胺凝胶电泳，Western 印迹及分子质量测定等。

蛋白质的分离纯化是研究蛋白质化学组成、结构和生物学功能的基础。遗传工程中，下游的处理和分析鉴定、基因工程产品的制备，大多数也需要蛋白质的分离、纯化分析。蛋白质的定量通常是指测定溶液中的蛋白质浓度，目前应用最为广泛的方法为双缩脲法、福林 - 酚法、紫外吸收法和考马斯亮蓝法，选用哪种方法主要考虑其准确性、操作简便及影响因素少。SDS- 聚丙烯酰胺凝胶电泳被广泛用于蛋白质分子质量的测定，在此电泳条件下蛋白质分子表面所带的负电荷与结合的 SDS 量有关，而结合的 SDS 量又与蛋白质大小相关。聚丙烯酰胺凝胶电泳后，凝胶中被分离出的蛋白质再用电泳的方法将其转移到高分子支持物上，然后做进一步分析，其中最常用的就是 Western 印迹法，该方法指用带分析的抗体与转移至膜上的蛋白质进行免疫反应，检出微量待测蛋白质的分析方法。确定了蛋白质的均一性后，蛋白质的定性及结构研究都需要测定蛋白质的分子质量，其方法有渗透压、黏度、光散射、超速离心、凝胶层析、SDS- 聚丙烯酰胺凝胶电泳等。

5. 生物芯片技术　是近年发展起来的新型实用技术，已成为高效的大规模获取相关生物信息的重要手段。基因芯片是一种最重要的生物芯片，是将无数预先设计好的寡核苷酸或 cDNA 固定于选定的基因上，做成高密度的探针序列，与样品中同源核酸分子杂交；分为表达谱基因芯片、诊断芯片和检测芯片，广泛用于基因表达分析、基因突变及多肽性分析、新基因的发现、疾病诊断、药物筛选及基因测序等。

基因芯片的特点在于高度并行性、多样性、微型化和自动化。高度并行性不仅可以提高实验进行，并且有利于基因芯片技术所展示图谱的快速对照和阅读；多样性是指在单个芯片中可以进行样品的多方面分析，从而提高分析的准确性，避免不同实验条件产生的误差；微型化是当前芯片制造中普遍的趋势，其好处是可以减少实际用量和减少反应液提及，从而提高样品浓度和反应速度；自动化则可以降低制备成本和保证芯片的制造质量。

所有的基因芯片技术都包括五个基本要点：生物学问题的提出和 DNA 方阵的构建、样品的制备、杂交反应、杂交图谱的检测、数据的处理和建模。在制备过程中，首先要选定目标，如特定基因单碱基多态性的检测、对基因点突变位点进行鉴别或寻找基因表达谱的差异等，从基因库中选择一组相应的基因序列。根据已确定的基因序列，设计一组特异性探针组合，确定每个探针及不同探针的空间排布。

基因芯片的制备方法大致可以分为点样法和在片合成法。在基因芯片的使用过程中常常需要同时对大量不同基因片段进行扩增和标记。因此，要求对 PCR 引物的选择、扩增条件及 PCR 产物的标记进行摸索。基因芯片杂交结果的检测有多种方法，目前主要为荧光标记法，即根据所获得的荧光图谱，进行数据分析，建立相应的数据库。

目前在生物医学检测领域，尚无技术成熟、质量稳定及价格适中的免疫生物芯片。

在芯片的制备过程中，应将生物大分子的固相化、亲和层析、过滤和浓缩等技术有机结合，把标本制备、抗原抗体分离、浓缩和检测技术融为一体，实现抗原抗体的分离、浓缩、混合、反应及免疫复合物与未反应的游离物和标志物的分离等操作的一体化，提高检测的灵敏性。

（汪朝霞　李　巧　余进洪）

第二节　细胞生物学基础

细胞生物学（cell biology）是从细胞整体水平、亚显微结构和分子水平三个层次来研究细胞结构、功能及生命活动规律的学科。它运用近代物理学和化学技术及分子生物学方法在细胞水平上研究生命活动，其核心问题是遗传与发育的问题。

超声分子影像学是在细胞生物学基础上发展起来的一门新型学科。本节将介绍细胞的基本结构及其功能，概述目前超声对细胞的生物学作用研究及相应的应用，以此为基础增加对细胞水平的超声分子影像学的理解。

一、细胞的基本特征

（一）细胞的概念

细胞（cell）是由膜包围的原生质团，具有一套完整的代谢和调节系统。从结构上看，每一个细胞，无论其结构简单或复杂，都具有独立的一套结构体系。从功能上看，细胞又呈现出一个独立的、有序的功能体系，通过质膜与周围环境进行物质和信息的交流。因此细胞是一切生物体进行生命活动的基本结构和功能单位。

（二）细胞的共性及特征

构成各种生命机体的细胞种类繁多，形态结构各异，但其作为生命活动的基本单位又有共同的基本点。例如，各种细胞具有相似的化学组成，基本构成元素都是碳、氢、氧、氮、磷等几种；所有的细胞都具有脂 - 蛋白体系的生物膜，以保持细胞相对稳定的内环境；细胞拥有一套独特的遗传密码，几乎所有的细胞都使用一套相同的遗传密码等。细胞区别于无机界最主要的特征有三个：第一，细胞在结构上具有自我装配的能力；第二，细胞在生理活动中具有自我调节的能力；第三，细胞在增殖上具有自我复制的能力。

（三）细胞的分类

根据细胞的进化地位和结构的复杂程度，可以将细胞分为原核细胞和真核细胞两大类（图 2-2-1）。

原核细胞是指一类无明显细胞核结构的单细胞生物，如细菌、蓝藻和支原体等。原核细胞无细胞核及核膜，取而代之的是类似核的区域，称为拟核。拟核为环状 DNA 分子的聚集地。另外，原核细胞膜内没有特定分化的复杂结构及内膜系统，且遗传信息量相对较小。

细胞核是真核细胞有别于原核细胞的最明显区别。此外，真核细胞拥有分化良好的细胞器与内膜系统、特异蛋白组装的细胞骨架系统及线粒体为代表的有氧代谢体系。

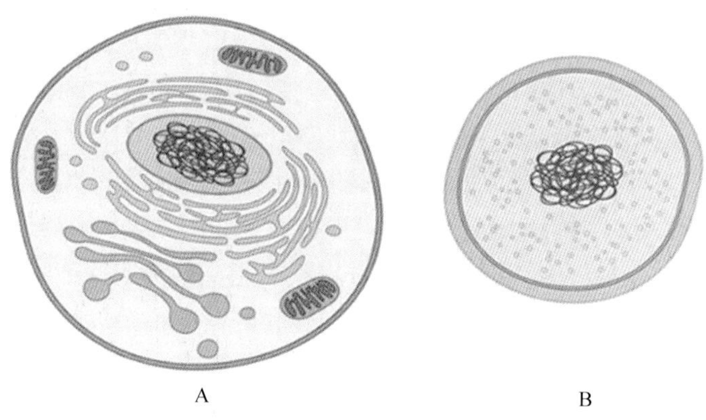

图 2-2-1 真核细胞与原核细胞

真核细胞（A）有膜包被的 DNA 形成的细胞核（居中），还有大小和形态各异的膜包被的细胞器；而原核细胞（B）则与此相反

二、真核细胞的基本结构和功能

光镜下的真核细胞基本结构由外向内大致可分为三部分：细胞膜（cell membrane）、细胞质（cytoplasm）和细胞核（nucleus）。作为一个多腔室实体，细胞是一个极其活跃的微观世界（图 2-2-2）。它不断产生和消耗能量，且各组成部分间不断进行相互作用和物质交流，执行着数以万计的生化活动。当细胞执行其自身功能和有机体的整体功能时，各组成部分也发生相应改变。下面将简要介绍细胞的各个组成部分和生物学功能及超声对细胞结构的生物学作用。

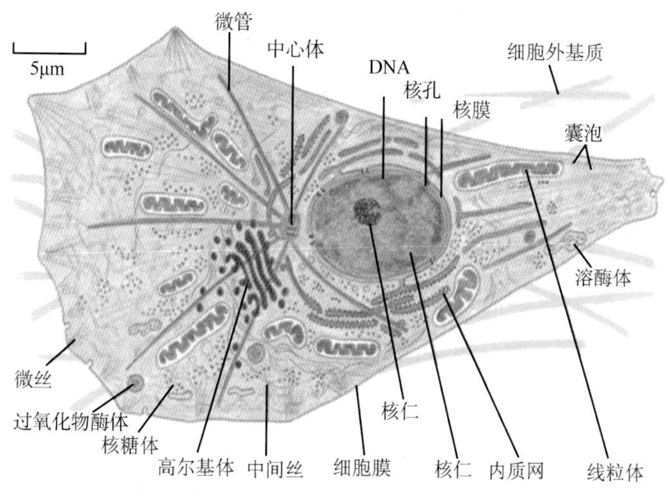

图 2-2-2 真核细胞的示意图

（一）细胞表面

1. 细胞膜

(1) 细胞膜的化学组成、结构和功能：细胞膜是包围在细胞质外表面的一层薄膜，又称为质膜 (plasma membrane)。细胞膜主要由脂类和蛋白质组成（图 2-2-3），此外，还有少量的糖类、水和无机盐。其中脂质约占 50%，蛋白质占 40%，糖类等占 10% 左右。构成细胞膜的脂质中有磷脂、糖脂和类固醇等，其中以磷脂为主要成分，磷脂主要由脂肪酸、磷酸、甘油组成，它是兼性分子，既有亲水的极性头部，又有疏水的非极性尾部。构成细胞膜的蛋白质种类很多，根据分布位置，膜蛋白可分为两大类：一类是与膜的表面相连，称为外周蛋白 (extrinsic protein)；另一类是嵌在膜的脂质内部或穿透膜的内外面，称为镶嵌蛋白或膜内在蛋白 (intrinsic protein)。构成细胞膜的糖类主要以糖脂和糖蛋白的形式存在，这些糖链多数裸露在膜外侧，有些可作为抗原决定簇，有些可作为膜受体的可识别部分，能与其他化学信号分子特异性结合。

1972 年，Nicolson 等提出了生物膜的液态镶嵌模型。该学说认为生物膜是嵌有球形蛋白质的脂类二维排列的液态体。其中的蛋白质是膜功能的主要体现者，它发挥着多种重要的功能，如协助小分子进出细胞（包括成像探针），或作为受体与配体（激素、生长因子、细胞因子等）结合，启动细胞的信号传导通路，从而调节细胞的各种生命活动。此外，细胞膜还可通过变形的方式协助大分子物质出入细胞，如将胞外物质运入胞内的吞饮过程：被吞饮的物质先接触并附着于细胞膜上，然后该处细胞膜连同该物质内凹形成内陷小窝，继而从细胞膜上分离下来，在胞质内形成有膜包绕的小泡（吞饮小泡），从而将物质转移进入胞内。细胞膜中还有一些执行细胞连接的特殊区域，如相邻细胞间的缝隙连接，通过这些区域小分子物质可直接从一个细胞进入相邻的另一个细胞；另外，一些特殊区如黏合带和桥粒，可使细胞与细胞相互连接以维持多细胞组织结构的完整性；在上皮顶端两相邻细胞间的紧密连接，则能限制物质穿过细胞间隙，具有屏障作用（具体详见细胞连接相关内容）。

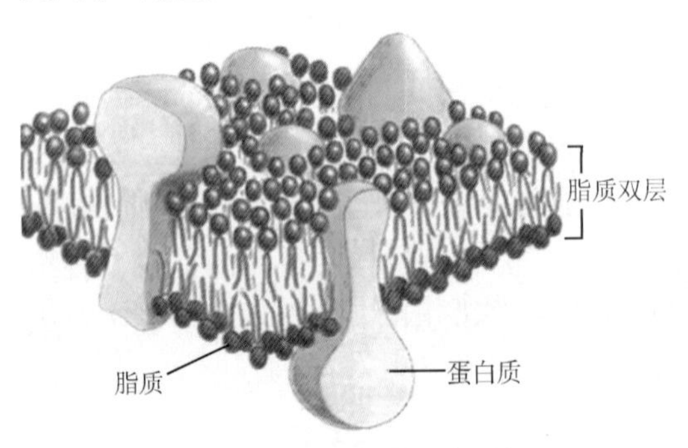

图 2-2-3　细胞膜示意图

细胞膜是细胞与细胞外环境间的半透膜屏障，其基本作用是保持细胞相对独立和稳定的内环境，进行细胞内外物质与信息交换，在细胞的生命活动中占有极其重要的位置。

真核细胞除细胞膜外，还有分隔各种细胞器的内膜系统，包括核膜、线粒体膜、内质网膜、溶酶体膜、高尔基体膜、叶绿体膜和过氧化酶体膜等；其功能主要为扩大膜的总面积，为酶提供附着的支架，将细胞内部划分为不同的功能区域，保证各种生化反应顺利进行。

(2) 超声及超声微泡对细胞膜的影响：细胞膜作为一种半透膜，对物质的通透具有选择性。细胞膜控制物质出入细胞的性质称为细胞膜的通透性。这种通透性对保持细胞内环境的相对稳定和维持细胞正常的生理活动具有重要作用。在某些病理情况（如过敏、创伤、烧伤、缺氧等）及某些外界因素影响下，生物半透膜的正常结构和功能遭到破坏，其通透性也随之丧失。细胞膜通透性是影响治疗药物、外源基因进入细胞的主要因素。

研究表明，超声造影剂（微泡）可通过声孔效应使细胞膜表面出现暂时、可逆的小孔（图 2-2-4），增加细胞膜的通透性，有助于促进胞外物质透过细胞膜进入细胞内。早在 1999 年，Tachibana 等通过扫描电镜观察到经超声靶向微泡破坏（ultrasound-targeted microbubble destruction，UTMD）处理后的细胞膜发生多孔样改变。最近，Zhong 等也报

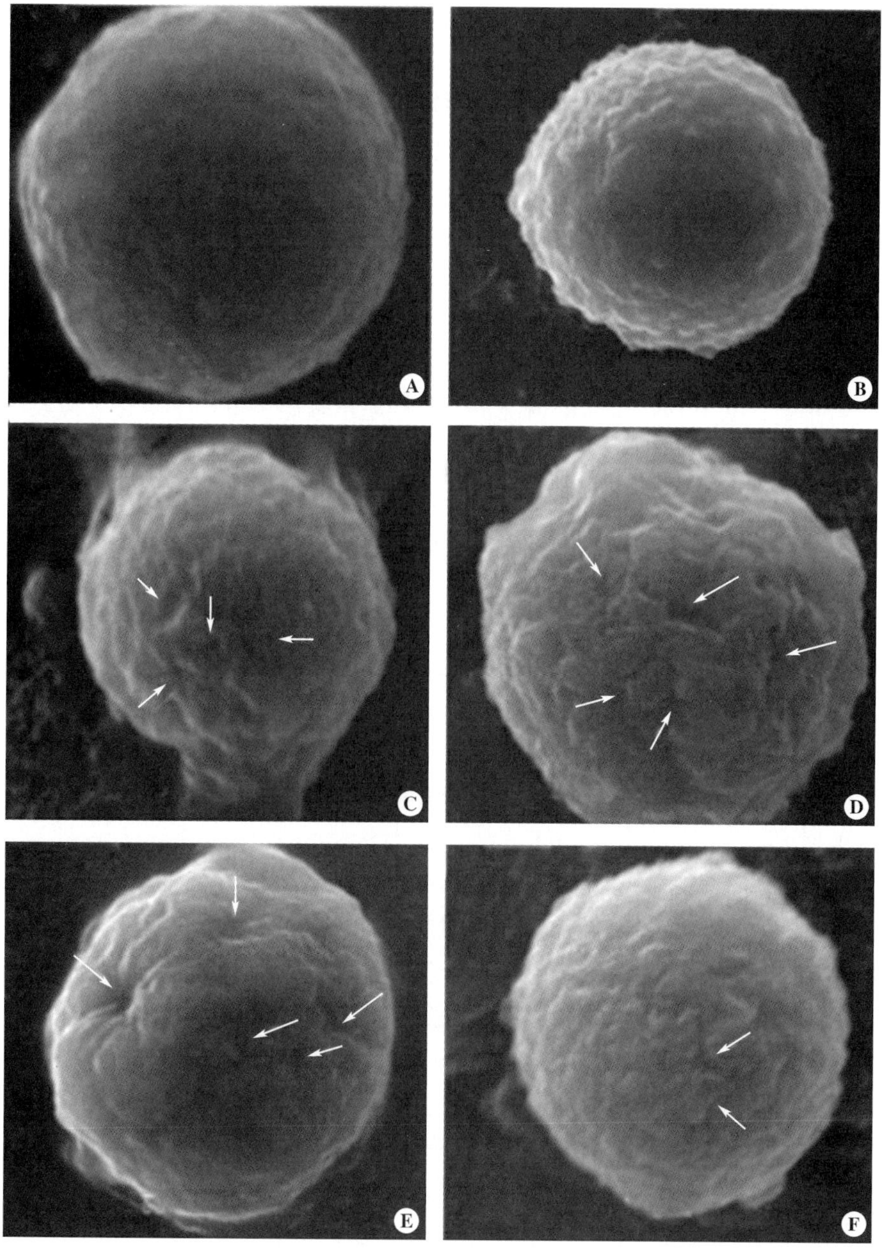

图 2-2-4　细胞表面形态学变化

图为细胞分别暴露于不同声压和时间的 1MHz 超声下的表面形态学变化。A. 未处理的细胞；B. 仅用 0.1MPa 超声处理 20s；C. 0.05MPa 超声联合微泡处理 20s；D. 0.2 MPa 超声联合微泡处理 20s；E. 0.3MPa 超声联合微泡处理 20s；F. 0.1MPa 超声联合微泡处理 20s。白色箭头指向一些由声孔效应产生的孔洞

道了通过 UTMD 产生的声孔效应可使细胞膜表面形成小孔，促使外源基因进入细胞。而 Daigeler 等发现声孔效应可增强牛磺罗定对 HT1080 纤维肉瘤细胞的凋亡效应。同时与化疗药物联合作用时，可观察到与细胞凋亡途径相关的基因表达发生改变。Lee 等研究发现，声孔效应可促进体外视网膜母细胞瘤 Y79 细胞对化疗药物的吸收，局部增强化疗药物的输送，并可减少剂量和相关的副作用。但在运用到临床前，仍需进行大量研究以确定最优的超声参数和化疗药物的剂量。

声孔效应是指超声微泡在超声作用下发生空化效应，即空化核在高强度超声的作用下急剧膨胀和收缩直至爆裂，此过程中空化核吸收了大量声能，并将能量集中释放在极小的区域。核内局部温度和压力急剧升高，随之产生强大冲击波、内切力、高速微射流及自由基等，使细胞膜表面产生多个微孔。细胞膜通透性由此得以增加，停止超声波作用后细胞膜的结构又恢复常态，孔状结构消失。随着超声能量的增加或频率降低，空化效应也随之增加。空化效应的强度取决于声压，尤其是峰值负压、辐照时间、脉冲持续时间、占空比及重复率等。空化效应的过程还受微泡的浓度、微泡 / 细胞的比例、微泡的物理性质（如粒径、泡膜材料、包裹气体、界面张力等）及微泡周围流体性质（黏滞度、温度）的影响。

据文献报道，在不存在微泡的情况下，单独超声辐照也可产生空化效应及微流，引起声孔效应。例如，Sundaram 等研究发现，未使用超声微泡的情况下，低频超声可促进 FITC- 右旋糖酐的吸收，表明空化作用的存在。在低频率、高强度声场中的空化核易于被激活，声束、剪切力的衰减及周围组织能量的吸收可产生能量和压力梯度，生成声流及细胞膜表面剪切力，但不如微泡存在时明显。

微泡与细胞的相互作用对声孔作用的形成至关重要。在 UTMD 中，微泡发生振动，通过“推”和“拉”、移动等向周围细胞的膜表面发出“信号”，对细胞膜造成一定的损伤。另外，瞬态空化时微泡遭到破坏，不对称的微泡形成漏斗状突出，引起细胞膜出现孔洞。如果微泡黏附于细胞膜表面，其产生的剪切应力足以将细胞膜破坏（图 2-2-5）。

Delalande 等通过高速照相机观察荧光标记的微泡进入细胞的全过程，验证了部分上述现象（图 2-2-6）。

如果基因或药物只能通过孔隙进入细胞，则 UTMD 介导靶向药物释放与基因转染的效率必然非常低下。空化作用不仅可以在细胞膜表面制造孔隙，还能引起细胞膜通透性的改变。Van 等研究发现，微泡在超声的作用下产生振动，增加细胞的渗透性，使变形的细胞对不渗透的细胞外小分子具有局部可渗透性，持续时间很短。

赵应征等根据实验研究，提出 UTMD 介导基因或药物治疗的另一个机制为纳米级含气颗粒与超声微泡之间的“连锁空化效应”。即超声微泡溶液中充满大量微泡和纳米级含气颗粒，微泡在谐振超声下发生振荡，在一定时间和强度的超声辐照作用下，微泡瞬时爆破而产生继发性冲击波、高强度声强和瞬时剪切压力等多重作用，为共存的纳米级含气颗粒发生谐振和爆破等各种声学效应提供了基本条件。含气微泡与周围纳米级含气颗粒之间进行的持续协同空化效应可促进细胞膜可逆性通道的形成，外源性基因或药物由此得以进入细胞内部。

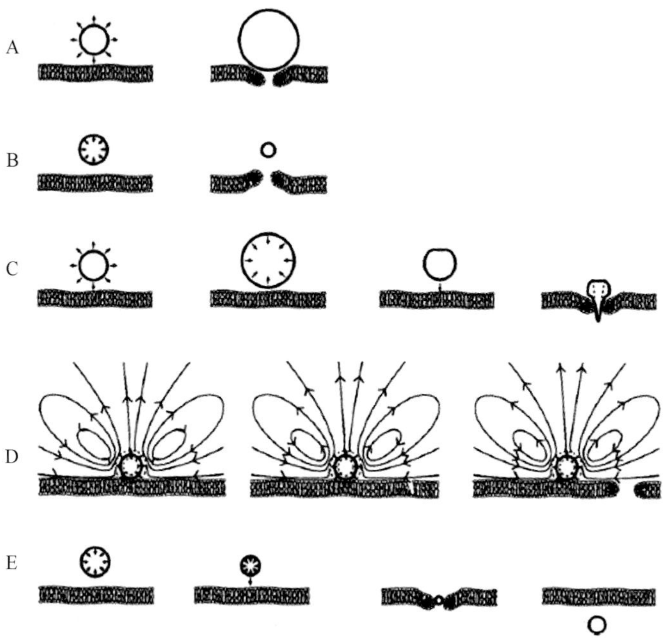

图 2-2-5　微泡与细胞的相互作用

A. 推：微泡扩张阶段，微泡表面可能接触细胞膜，对其有一个推的作用；B. 拉：微泡收缩阶段，微泡膜对细胞膜有一个拉的作用，从而扰乱细胞膜的正常功能；C. 射流：瞬态空化时，微泡破坏，不对称的微泡形成漏斗状突出，使细胞膜出现孔洞；D. 微流：如果微泡黏附于细胞膜表面，其产生的剪切力足以将细胞膜破坏；E. 转移：由于辐射力量的存在，部分脂质微泡可穿透细胞膜

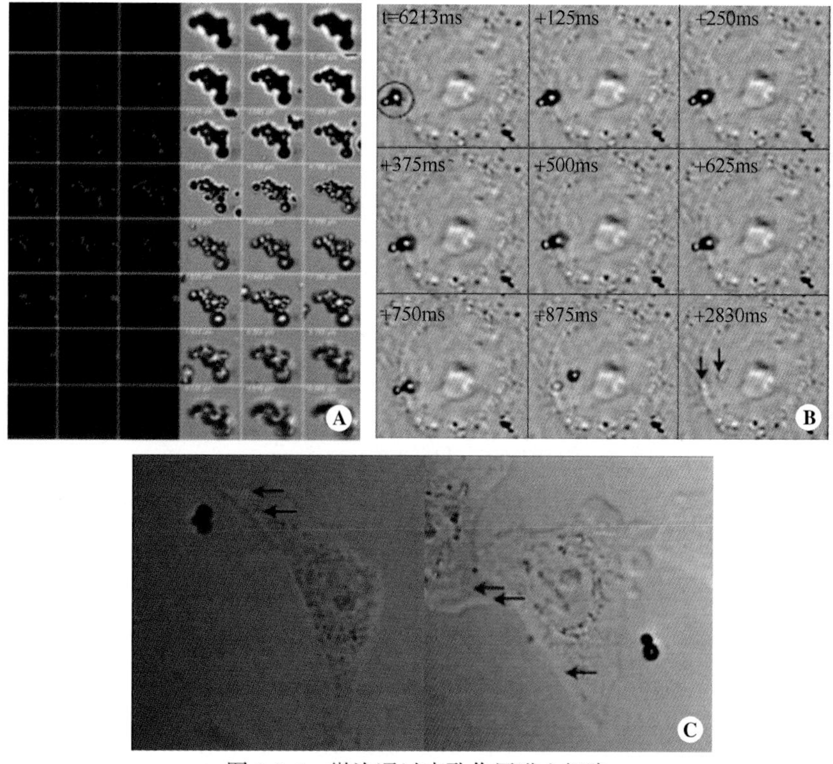

图 2-2-6　微泡通过声孔作用进入细胞

A. 在共聚焦显微镜下观察荧光标记的微泡；B. 微泡进入细胞的全过程，微泡与细胞间似乎存在一个“推”的作用；C. 声孔作用后，细胞内可检测到完整的微泡

为了了解超声微泡和细胞之间确切的相互作用机制，Tran 等运用 SonoVue（一种脂质微泡）和 1MHz 超声探头对乳腺癌细胞 MDA-231 进行 UTMD 处理，在超声辐照期间，用破裂 - 膜片钳细胞技术测量单个细胞膜的电位变化。研究结果发现，在负压高于 150kPa 时，细胞膜会产生明显的超极化，这说明有特定离子通道的激活，而细胞和微泡仍具有活性。只要微泡和细胞直接接触并接受超声辐照，超极化就会持续存在。超极化是可逆和可再现的，并与微振荡机械作用下细胞膜变形有关。在膜电位中观察到这些微泡和超声所致的变异，与那些作用于细胞的局部机械压力所致的变异相似。结果表明，微泡通过“细胞按摩”的形式对细胞膜产生强烈的机械振荡，开放离子通道，从而增加细胞膜通透性。然而，研究结果并没有说明膜超极化是导致细胞膜通透性增加的原因，但膜超极化也许有可能通过吸引带电分子（如 DNA）增加细胞的摄取能力，并可能是细胞摄取的催化因素，或是作为摄取机制的结果。

空化作用和声孔效应不仅可引起膜电位的变化，还可引起细胞内 Ca^{2+}浓度升高。Ca^{2+}是一种重要的第二信使，Ca^{2+}依赖性的钾通道被认为是调节细胞膜电位的主要离子通道。其可以分为三种主要类型：小电导（SKCa）通道、中电导（IKCa）通道及大电导（BKCa）通道。后一种钾通道通过 K^+ 外流来补偿正电荷内流。Juffermans 等首次利用活细胞荧光显微镜，证明超声破坏微泡对细胞膜电位产生影响，发生了局部超极化，这种超极化是通过 Ca^{2+}内流从而激活 BKCa 通道所引起。结果认为，超极化是仅发生于细胞与微泡在膜上接触点的一种特异局部现象。此外，该研究还认为，这种局部超极化是由 BKCa 通道激活所诱导，当特异性阻滞 BKCa 通道时，Ca^{2+}内流并不能激活 BKCa 通道，也就不能引起细胞膜去极化。他们认为，Ca^{2+}内流可激活 Ca^{2+}依赖性的钾通道，引起细胞膜局部超极化，还能增强细胞膜胞吞和胞饮作用，有利于大分子物质的摄取。Yang 等在研究磁性微泡对肿瘤的治疗作用时，也发现空化效应可导致细胞内 Ca^{2+}浓度升高，并对细胞膜的自我重新密封产生影响，达到破坏细胞膜的目的。过度的 Ca^{2+}积累破坏细胞内 Ca^{2+}循环，可能是导致 G_1 期细胞死亡的原因之一。通过一系列的研究发现，可见超声辐照联合微泡可促进 Ca^{2+}进入胞内，对细胞膜的完整性和通透性产生显著的影响。

目前普遍认为声孔效应是微泡破坏后实现靶向药物释放与基因转染的主要机制。这种膜通透性的增加可能与膜上出现暂时性开放小孔及细胞内发生的氧合反应类型有关，也与空化时产生的热量作用于细胞磷脂双分子层使其流动性改变有关。由此可见，UTMD 是一种具有良好应用前景的基因转移工具。此外，有研究者发现，UTMD 还可通过影响细胞的内吞活动而促进胞外物质的吸收（见泡膜运输部分）。

根据体外研究结果可知，超声对细胞存活率和转染率的影响因素，主要包括声压、传输频率、脉冲辐照时间等。目前普遍认为，当辐照的声波能量和时间在合理的范围时，超声辐照诱导细胞膜通透性的改变是短暂而迅速的，细胞将发生迅速的自动修复，而过度的超声能量和辐照时间会引起细胞膜产生不可逆性改变，导致细胞死亡。因此 UTMD 在临床应用前，需优化各种超声参数，使其促进胞外物质吸收的同时减小对细胞的损伤。

2. 细胞外被的分子识别与靶向超声造影剂 细胞膜中的多糖主要以糖蛋白和糖脂的形式存在。构成糖蛋白与糖脂外伸的糖链以多种多样的形式被覆于细胞膜的外表面，形成细胞外被（cell coat）。细胞外被为细胞活动和细胞间识别的重要功能基础。每种细胞寡糖链的单糖残基都有一定的排列顺序，构成细胞表面的密码，被视为细胞的“指纹”，为细胞的识别奠定了分子基础。其糖链可作为细胞的“化学天线”，参与细胞识别、免疫应答、物质运输和细胞间信号传递等活动。

分子识别是超声分子成像的重要理论基础。由于没有经过修饰的超声造影剂与靶组织结合缺乏高度特异性和靶向性，且黏附稳定性差，在血流速度快的血管中难以黏附和聚集于靶区，因而限制了其在超声分子成像中的广泛应用。为克服被动靶向超声造影剂的不足，人们开始着眼于研究主动靶向超声造影剂。主动靶向超声造影剂是将特异性配体（抗体、多肽等）连接到造影剂表面，使其主动结合靶组织或靶器官上相应的受体，从而进行特异性靶向显影。当前研发的靶向超声造影剂有很大一部分是将糖蛋白的配体连接至超声造影剂表面而形成的。这些造影剂通过配体与细胞表面受体特异性结合，大大提高了超声造影剂的寻靶能力，为特异性超声分子成像提供了条件（图 2-2-7）。经过特异性靶向修饰后的超声造影剂能够在分子水平上特异性识别和结合病灶，从而产生特异性显影，显著提高了超声对早期病变的诊断能力。

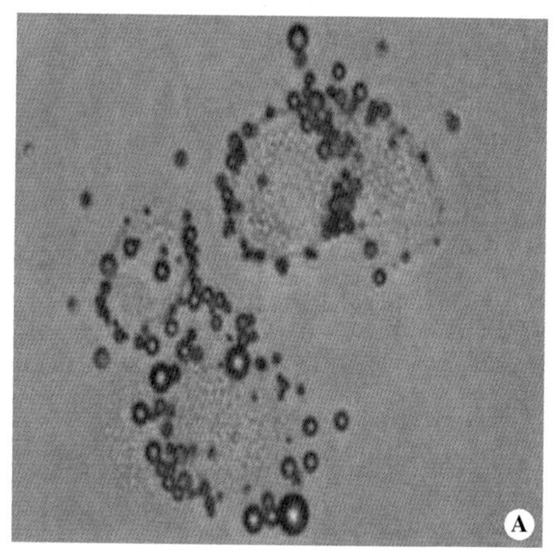

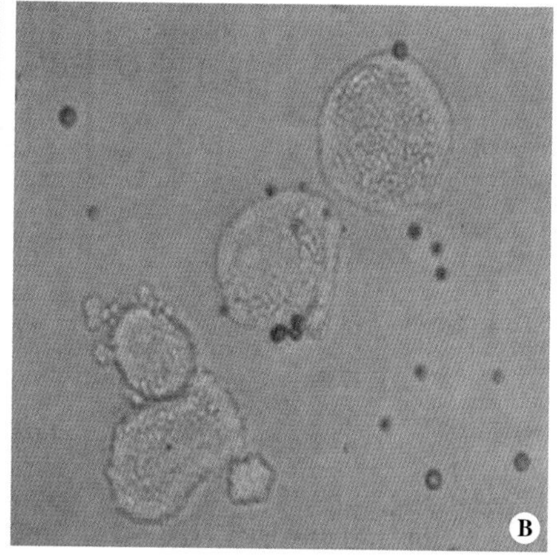

图 2-2-7 体外细胞寻靶现象

图为超声造影剂的光学显微镜下的体外细胞寻靶现象：A. 结合配体的靶向超声造影剂能特异性结合并紧密环绕在细胞周围，显示出良好的体外寻靶能力；B. 只有少量非靶向超声造影剂围绕在细胞周围

3. 细胞连接和细胞黏附

(1) 细胞连接：在多细胞生物体内，细胞与细胞之间通过细胞膜的特定区域相互联系，形成一个密切相关、彼此协调一致的统一体，称为细胞连接。细胞连接（即细胞间的连接机构）就是指相邻细胞间相互靠近的细胞膜上特化的区域，根据结构和功能可分为封闭连接、锚定连接和通讯连接（图 2-2-8）。

1）紧密连接是封闭连接的主要形式，将相邻细胞的质膜紧密联系在一起。主要功能是封闭相邻细胞间隙，防止一些大分子在细胞间隙任意穿行，迫使其通过细胞内部途径运行，细胞则对物质进行选择性吸收，从而保证了机体内环境的相对稳定性。

2）锚定连接通过细胞骨架系统将细胞与相邻细胞或细胞基质之间连接起来，其中锚定连接又分两种，一种是与肌动蛋白纤维相连的锚定连接（黏合连接），包括黏合带和黏合斑；另一种是与中间纤维相连的锚定连接，包括桥粒和半桥粒。

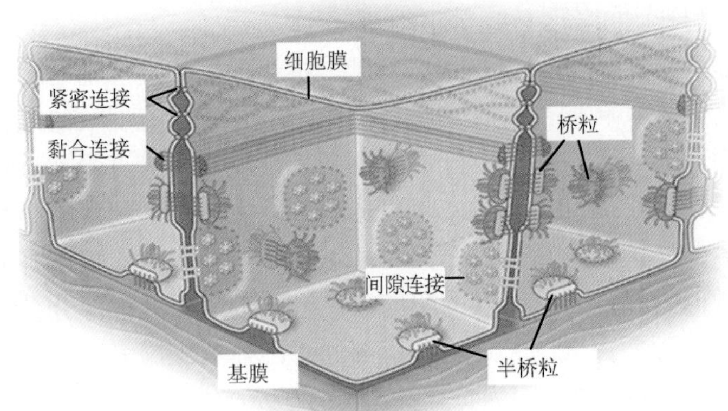

图 2-2-8　细胞连接

3）通讯连接是相邻细胞之间建立的直接通讯联系，又称缝隙连接或间隙连接（图 2-2-9），在细胞间信号传递方面具有重要意义。细胞侧面的特化结构是其重要基础，涉及细胞外基质蛋白、跨膜蛋白、胞质溶胶蛋白和细胞骨架蛋白等，是多细胞有机体中相邻细胞之间通过细胞膜相互联系、协同作用的重要组织方式。

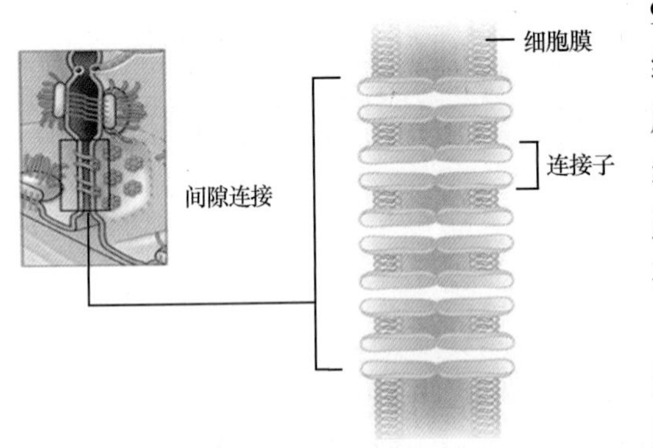

图 2-2-9　间隙连接

间隙连接是由相邻细胞膜的磷脂双层间的蛋白（即连接子）规则排列而成的片状结构，连接子中央有孔道，形成相邻细胞间的交通联系。间隙连接除了使细胞牢固连接外，还担负细胞间通讯的功能

(2) 细胞黏附分子基础与其在超声分子影像学的相关应用：相邻细胞间或细胞与细胞外基质间的黏附统称为细胞黏附。细胞表面参与识别与黏附的分子称为细胞黏附分子（cell adhesion molecules，CAM），包括钙黏素（cadherin）、选择素（selectin）、免疫球蛋白超家族（immunoglobulin superfamily，IgSF）、整合素（integrin）及透明质酸黏素（hyaladherin）。细胞黏附分子都是跨膜糖蛋白，分子结构由三部分组成：胞外区（肽链的 N 端部分，带有糖链，负责与配体的识别）、跨膜区（多为一次跨膜）和胞质区（肽链的 C 端部分，一般较小，或与质膜下的骨架成分直接相连，或与胞内的化学信号分子相连，以活化信号转导途径）。多数细胞黏附分子的作用依赖于如 Ca^{2+}等二价阳离子。细胞黏附分子的作用机制有三种模式：两相邻细胞表面的同种细胞黏附分子间的相互识别与结合（亲同性黏附）；两相邻细胞表面的不同种细胞黏附分子间的相互识别与结合（亲异性黏附）；两相邻细胞表面的相同细胞黏附分子借细胞外的连接分子相互识别与结合。细胞黏附通过配体 - 受体相互作用行使其功能，不仅参与细胞与细胞间、细胞与基质间或细胞 - 基质 - 细胞之间黏附，还与细胞的生长及分化、细胞的信号转导与活化、细胞的伸展和移动、炎症、血栓形成、肿瘤转移、创伤愈合等一系列重要的生理和病理过程息息相关。下面简要介绍一下各类细胞黏附分子的特

点及在超声分子影像学领域的相关应用。

1）钙黏素：属亲同性 CAM，其作用依赖于 Ca^{2+}的参与。至今已鉴定出 30 种以上钙黏素，分布于不同的组织。钙黏素通过不同的连接蛋白质与不同的细胞骨架成分相连，如 E-钙黏素通过 α-catenin、β-catenin、γ-catenin 及黏着斑蛋白（vinculin）等与肌动蛋白纤维相连。钙黏素的主要作用是介导细胞连接、参与细胞分化和抑制细胞迁移。例如，在成年脊椎动物中，E- 钙黏素是保持上皮细胞相互黏合的主要 CAM，是紧密连接（黏合带）的主要成分。另外，它对于胚胎细胞的早期分化及成体组织的构筑具有重要作用。在发育过程中，通过调控钙黏素表达的种类与数量可决定胚胎细胞间的相互作用，从而通过细胞的微环境，影响细胞的分化和参与器官形成过程。肿瘤细胞黏附能力的改变是肿瘤转移的环节之一。在肿瘤的侵袭转移中，肿瘤细胞与肿瘤细胞、血管内皮细胞及细胞外基质之间的黏附与解离起决定性作用。很多癌细胞表面的 E- 钙黏素减少或消失，以致癌细胞容易从瘤块脱落，成为侵袭与转移的前提条件。因而有人将 E- 钙黏素视为转移抑制分子。

2）选择素：选择素属异亲性细胞黏附（介导不同类型细胞黏附相互作用），主要参与白细胞与血管内皮细胞之间的识别与黏合。已知选择素有三种：L- 选择素、E- 选择素及 P- 选择素。

P- 选择素是一种分子质量约为 140kDa 的跨膜糖蛋白。在心肌出现轻微缺血或缺血数分钟内乃至数小时后，其上调至血管腔表面，达到物质合成表达水平。Lindner 等探索 P- 选择素能否成为利用超声分子影像技术探测验证反应的靶点，将抗 P- 选择素的单克隆抗体与脂质微泡膜连接，制备携 P- 选择素单抗的靶向微泡（MBp），与没有连接抗体的微泡（MBs）及连接同种型对照抗体的微泡（MB_{ISO}）进行比较。研究发现，在野生组小鼠缺血模型中，MBp 组 P- 选择素的靶向分子信号强度较 MB_{ISO}、MBs 组增加了两倍，在分子水平上证实了以 P- 选择素为靶点的靶向超声分子影像技术具备识别细胞近期经历缺血事件的能力。

尽管研究证实能够以 P- 选择素作为靶点识别缺血心肌，然而其表达量随着时间的推移而减少，导致了 P- 选择素成像的持续时间没有明确的具体范围。E- 选择素属于血管内皮细胞表达的选择素类分子，自血管内皮细胞活化开始，其表达时间能持续长达 24 小时。近年来，Davidson 等成功制备了可同时与 P- 选择素和 E- 选择素结合的双靶点微泡，并比较与携 P- 选择素单抗的微泡探测缺血心肌的时间窗长短。结果显示，两种微泡的增强效果相仿，而双靶点微泡探测病变的有效时间会更长。

3）免疫球蛋白超家族：是一组与免疫球蛋白结构相似的蛋白质，具有与免疫球蛋白同源的 V 区和 C 区，每个同源区有 90 ～ 100 个氨基酸碱基组成，主要表达在淋巴细胞、粒细胞及内皮细胞上。其包括：细胞间黏附分子（intercellular adhesion molecule，ICAM），血管细胞黏附分子 1（vascular cell adhesion molecule-1，VCAM-1）、血小板内皮细胞黏附分子 1（platelet endothelial cell adhesion molecule-1，PECAM-1）、神经细胞黏附分子（neural cell adhesion molecule，NCAM）及黏膜附着素等。免疫球蛋白超家族成员数目众多，在人类白细胞分化抗原中约占 1/3，其以受体与配体识别为基础，可作为抗原识别受体、细胞因子受体、免疫球蛋白 Fc 段受体、细胞间黏附分子及某些病毒受体等。

移植排斥反应的中枢环节为血管内皮细胞损伤，其中一种内皮细胞损伤的标志为白细胞黏附分子表达上调，这类分子能捕获血液中的白细胞，并使其穿过血管壁而浸润于组织。ICAM-1 是白细胞黏附分子的其中一种，研究表明，在普通超声微泡外膜连接抗 ICAM-1 抗体，可制备优先与炎性组织特异性结合的靶向微泡。例如，Weller 等首次采用超声分子影像技术探测心脏移植术后发生排斥反应的组织。体内初步研究证实，在接受心脏移植术 5 天后探测到排斥组心肌造影呈现持续增强，且携 ICAM-1 单抗脂质微泡的回声信号是对照组的 10 倍，与免疫组化染色结果一致。因此，携 ICAM-1 单抗微泡的主动靶向成像为诊断心脏移植术后的急性排斥反应提供了一种非侵入性方式。

在心肌缺血再灌注损伤的过程中，ICAM-1 在微血管内皮细胞的表达将于 2h 内上调，8h 后的表达增加到 3 倍，并于再灌注 24h 达到顶峰。因此，Yan 等尝试以 ICAM-1 作为靶点实现在缺血再灌注损伤“晚时间窗”（8 ～ 24h）识别缺血心肌的目的。其用携抗 ICAM-1 抗体的靶向微泡于缺血再灌注损伤的不同时间段（第 1、8、24h）对鼠模型进行超声分子成像。结果发现，再灌注 8h、24h，缺血区的声强度值高于非缺血区。

ICAM-1 和 VCAM-1 等还参与动脉粥样硬化病变发生发展过程中内皮细胞表面淋巴细胞等的滚动和捕获。Kaufmann 等给小鼠分别喂养正常或高胆固醇饮食以构建动物模型，注入 VCAM-1 靶向微泡后，观察到靶向微泡与动脉粥样硬化病变部位结合的能力较非靶向微泡强，且靶向微泡的信号强度与斑块的 VCAM-1 表达程度呈正相关，此研究认为以 VCAM-1 为靶点的超声分子影像可快速定量评估动脉粥样硬化病变不同阶段的炎症反应程度，有助于早期对疾病进行危险分层。

4）整合素：是一类细胞膜表面糖蛋白受体家族分子，为 α 和 β 两条多肽链以非共价键结合而形成的跨膜异二聚体。整合素主要介导细胞之间及细胞与细胞外基质之间的黏附，同时还可介导细胞内外的信号转导。整合素及其配体相结合可引起胞外信号内传，使细胞发生特异性反应从而发挥整合素的生理功能；而胞内信号外传可调节整合素与其配体结合的能力，并调节细胞表面整合素的表达。现发现的 18 种不同的 α 亚基和 8 种 β 亚基，可结合成至少 24 种整合素。α、β 两种亚基均由长的胞外段（氨基端）、跨膜段、短的胞内段（羧基端）三部分组成。α 亚基的胞外段识别细胞外基质的 RGD 序列（Arg-Gly-Asp，精氨酸 - 甘氨酸 - 天冬氨酸）介导细胞与细胞外基质之间的黏附，而 β 亚基的胞内段与细胞骨架相连。整合素参与构成的细胞外基质 - 整合素 - 细胞骨架跨膜复合体，既可诱导细胞骨架重排，加固细胞间的机械联系，又像座桥梁双向转导细胞内外的信号，广泛影响细胞的增殖、分化、侵袭和转移等生物学行为。据研究，整合素可使肿瘤细胞同质性黏附下降、肿瘤细胞异质性黏附增加，即增强肿瘤细胞的侵袭能力。此外，整合素还可与细胞外基质中的基质金属蛋白酶（MMPs）结合并正向调控其表达，MMPs 的高表达可直接破坏和降解作为肿瘤侵袭屏障的细胞外基质，促进肿瘤细胞突破屏障，实现远处转移。

整合素 $\alpha_v\beta_3$ 由 α_v 亚基和 β_3 亚基组成，在正常组织器官及成熟血管内皮细胞中不表达或低表达，在多种肿瘤细胞表面和新生血管内皮细胞中有高表达，在肿瘤的新生血管生成、侵袭和转移过程中起重要作用。

根据整合素 $\alpha_v\beta_3$ 在肿瘤细胞或新生血管内皮细胞中高表达的特点，利用特异性配体 RGD 与整合素 $\alpha_v\beta_3$ 结合，可实现对高表达整合素 $\alpha_v\beta_3$ 的肿瘤组织或新生血管显像。RGD 肽（Arg-Gly-Asp，RGD）是含有精氨酸 - 甘氨酸 - 天冬氨酸序列的多肽。RGD 为整合素 $\alpha_v\beta_3$ 特异性结合的天然内源性配体，合成的外源性 RGD 多肽也能与整合素 $\alpha_v\beta_3$ 特异性结合，并且可与体内含 RGD 序列的物质竞争结合。特异性标记的外源性 RGD 肽进入机体后可与内源性 RGD 肽竞争结合整合素 $\alpha_v\beta_3$ 位点。因此 RGD 肽可以作为一种指示剂到达靶组织，并通过超声分子影像学的方法得以显示。目前，RGD 肽已作为潜在的肿瘤细胞及新生血管的示踪剂而成为研究热点。

目前构建整合素靶向微泡往往通过连接整合素的抗体或与之具有高亲和力的含 RGD 肽两种策略实现。2003 年，Leong-Poi 等首次报道了超声造影技术成功应用于血管新生的分子成像研究。该研究组将 Echistain 多肽（含 RGD 基因序列）或抗整合素单克隆抗体连接到微泡，并用于经成纤维细胞生长因子 -2 处理后的鼠提睾肌细胞内的新生血管成像。体内外研究表明，较之非靶向微泡，携带整合素单抗或 Echistain 多肽的靶向微泡能有效地黏附于新生血管内皮细胞表面，且两种靶向微泡的声学造影效果相仿。

5）透明质酸黏素：包括可结合透明质酸糖链的一类分子，其具有相似的氨基酸序列和空间构象，可介导细胞与细胞间、细胞与细胞外基质间的相互作用，参与透明质酸的摄取与降解及细胞内信号转导等活动。CD44 族是其中的一个成员，分子质量范围为 85 ～ 250kDa，介导细胞与细胞间及细胞与细胞外基质间的相互作用，同样是由胞外、跨膜及胞质三个部分构成的糖蛋白，糖链为硫酸软骨素及硫酸乙酰肝素。CD44 肽链的 N 端可结合透明质酸，故 CD44 也被视为透明质酸的受体。CD44 可通过与透明质酸、纤粘连蛋白及胶原结合，介导细胞与细胞外基质之间的黏附，并参与细胞对透明质酸的摄取和降解、淋巴细胞归巢、T 细胞的活化及细胞迁移。CD44 在多种肿瘤细胞的表达比相应正常组织为高，其与肿瘤细胞的成瘤性、侵袭性及淋巴结转移性有关，因而成为近年来肿瘤分子靶向治疗中关注的一个靶点。

4. 细胞外基质 (extracellular matrix，ECM) 是指分布于细胞外空间，由细胞分泌的蛋白质和多糖所构成的网络结构。其负责细胞和组织框架的构建，为细胞的生存和活动提供适宜的场所，并通过信号转导系统影响细胞的形状、代谢、增殖、分化和凋亡等多个生命活动的重要环节。ECM 在生物组织中所占据的空间因组织而异。其组成成分及组装形式由所产生的细胞决定，并与组织的特殊功能需要相适应。ECM 主要由多糖和纤维蛋白构成，前者分为氨基聚糖与蛋白聚糖，构成细胞外高度亲水的凝胶，赋予组织良好的弹性和抗压性；后者分为形成框架结构的胶原和弹性蛋白与具有黏合作用的层粘连蛋白和纤粘连蛋白。

正常情况下，ECM 处于不断产生和不断降解的动态平衡中；病理情况下，ECM 产生增多和（或）ECM 降解减少，会导致 ECM 过度堆积。而基质金属蛋白酶（MMPs）对 ECM 有广泛的降解作用，是调节 ECM 动态平衡的最重要的一大酶系。研究表明。在正常机体内 MMPs 家族 /MMPs 抑制剂的含量保持一种动态平衡，在影响细胞间质胶原的含量和分布中起到重要作用。两者比例失调是引起心室重构和心功能损害的重要原因之一。

故在心血管超声分子影像学领域，Su 等将抗 MMPs 鼠单克隆抗体 sc-13595 连接到微泡（MBs）外壳表面，成功制备了 MMPs 靶向微泡（TMB2），并用于心肌缺血再灌注损伤（I/R）后的鼠心室重构模型，进行探测 MMPs 表达的体内外超声分子成像。进行体外实验时。在 I/R 鼠心肌组织内，可见大量 TMB2 黏附于 I/R 区，而较少黏附于正常心肌，极少观察到 MBs 黏附到 I/R 或正常心肌区。在正常鼠组织内，未见 MBs 或 TMB2 黏附到心肌组织。在体内进行心肌声学造影成像时，利用高能量低频率的触发造影条件产生空化效应，提高心肌微血管的通透性，有利于使 TMB2 穿过血管壁进入组织间隙，与组织间隙内表达的 MMPs 实现靶向黏附，观察可见 I/R 区有大量 TMB2 聚集，具有较非 I/R 区更高的声学强度。该结果提示超声分子成像技术联合新型靶向超声造影剂 TMB2 能为活体内识别 MMPs 存在及其部位、追踪 MMPs 介导的 I/R 后心肌重构提供一种新方法。

Tenascin-C（TN-C）是一种细胞外基质糖蛋白。研究表明，TN-C 在正常成熟组织中几乎不表达，而在许多肿瘤细胞呈高表达。而硫酸脑苷脂可与肿瘤细胞高表达的 TN-C 连接，且能向肿瘤细胞内聚集。因此李奥等利用硫酸脑苷脂与 TN-C 的相互作用，将一定比例的硫酸脑苷脂溶于成膜材料，制备出靶向液态氟碳纳米超声造影剂。在体外试验中，该靶向超声造影剂能与肝癌细胞高效结合并被其吞噬。

（二）细胞核与核被膜

细胞核（nucleus）是真核细胞中由双层单位膜围绕物质而形成的多态性结构。其作为细胞生命活动的调控中心，是储存遗传信息、进行 DNA 复制的 RNA 转录的场所，在细胞的代谢、生长、分化中起着重要作用。细胞核主要由核膜（nuclear membrane）、染色质（chromatin）、核仁（nucleolus）及核基质（nuclear matrix）组成。

核膜（nuclear membrane）又称核被膜，由内外两层平行但不连续的单位膜构成。这两层膜间形成核周间隙，把胞质成分与细胞核隔开，其作为细胞核与细胞质之间的界膜，将细胞分成细胞核与细胞质两大结构与功能区域。核膜上分布着许多有内外两层核膜融合形成的核孔（nuclear pore），是细胞核与细胞质之间物质交流的通路，其上有隔膜调节物质的出入。核孔的直径约 70nm，其数目随细胞的种类及生理状态不同而异。核孔非单纯的孔洞，而是一个复杂的盘状结构体系，称为核孔复合体。核膜把细胞质与细胞核分隔开来，使得多数大分子物质无法直接穿透核膜，如蛋白质需借助输入蛋白（importin）才能进入胞核，小分子物质需通过核膜表面的小孔（核孔复合体）自由进出。同样，外源性基因也难以穿过核膜进入细胞核。因此，如何穿越核膜将目的基因有效地输送至细胞核成为了基因治疗领域的技术难题。

2005 年，Duvshani-Eshet 等报道应用 1MHz、$2W/cm^2$、30%DC、持续时间为 30min 的超声辐照可促使基因进入细胞核，有效提高基因转染率（图 2-2-10）。

该研究经报道后引起了广泛的关注，随后大量研究者对相关机制进行了深入研究。Hassan 等研究推测，超声辐照增强基因表达的主要机制不是声孔作用或细胞膜通透性改变，而是胞外 Ca^{2+} 流入，使核孔开放，促使质粒经核孔进入细胞核。另外，Vaskovicova 等通过透射电镜观察到超声辐照后一些核孔发生瓦解，剩余的核孔孔径也增大。上述研究为超声在基因治疗研究中的应用提供了初步的实验依据和理论基础。

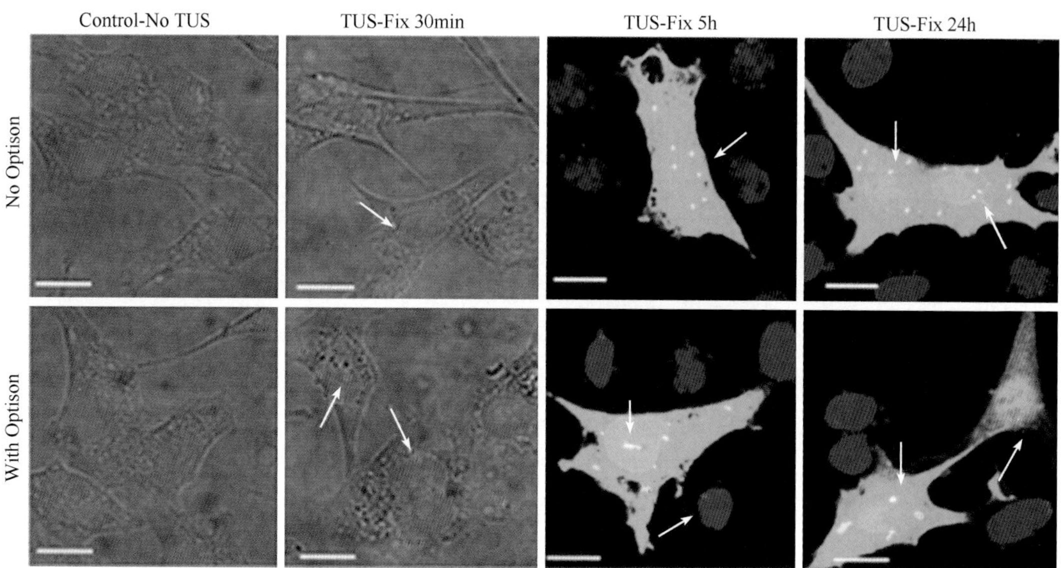

图 2-2-10 应用治疗超声促进质粒进入细胞核

细胞与 pGG 或 pGG-Optison 混合后分别暴露于 1MHz、2W/cm^2 治疗性超声 30min、5h、24h，通过激光共聚焦显微镜观察含编码绿色荧光蛋白的质粒 DNA 的分布与表达。Control 组为未经超声处理的对照组。白色箭头示质粒（点状）在细胞核内，成功表达绿色荧光蛋白的细胞呈绿色

（三）核糖体

核糖体是由 rRNA 和蛋白质组成的没有被膜包裹的核糖核蛋白颗粒结构，分为大、小亚基，是细胞内蛋白质合成的场所。其主要分布于细胞质基质中或附着在内质网膜上，在快速增殖、分泌功能旺盛的细胞中分布尤其多。

细胞质中的核糖体分为两种类型：附着核糖体和游离核糖体，前者附着在内质网的膜表面，后者不附着在膜上，呈游离状态。它们的结构和化学组成完全相同，但功能却不一样。附着核糖体主要合成细胞的膜蛋白质和分泌蛋白，游离核糖体则主要合成分泌蛋白质和膜蛋白质外的其余蛋白质。核糖体常分布在细胞内蛋白质合成旺盛的区域，其数量与蛋白质合成程度有关。

（四）中心体

中心体（centrosome）又称微管组织中心，每个中心体含有两个相互垂直的中心粒（centriole）。中心粒为中心体基质（又称中心粒外周物质）所包围。通常认为，中心体参与细胞分裂并与微管的聚合有关。在细胞分裂间期，位于核膜周边的中心体充当整个微管体系的核心，为细胞提供骨架。有丝分裂期间，中心体复制并从其周围发出微管形成星状体，然后向细胞两极移动，作为中心生成纺锤体，从而将复制的染色体分配至子细胞中。

（五）内膜系统

位于细胞质中的膜性结构将细胞内部区域化，形成执行不同功能的膜性细胞器（如内质网、高尔基复合体、溶酶体、过氧化物酶体及小泡和液泡等），统称为内膜系统（endomembrane system）。这些细胞器具有一定形态、结构和各自功能，在形态结构上相互通联，高度协调地进行细胞内代谢过程和生命活动。

1. 内质网（endoplasmic reticulum，ER） 广泛存在于哺乳动物的真核细胞中，可占细胞全部膜成分的一半以上。它是由一些形状、大小不同的小管、小囊和小泡结构形成的连续性网状膜系统。在电镜下，内质网可呈管状、泡状及扁平囊状。内质网由核外膜延伸至细胞膜，依据其膜表面有无核糖体附着而分为两种类型：即粗面内质网（rough endoplasmic reticulum，RER）和滑面内质网（smooth endoplasmic reticulum，SER）。RER的胞质面附着有核糖体颗粒；SER的表面光滑，没有核糖体附着，因此不参与蛋白质合成过程；但SER上有许多参与细胞内生物合成（如合成脂肪）的酶。

内质网是一个复杂的膜系统，它将细胞基质分隔成许多不同的小区域，有利于特定的代谢在特定的环境内进行。同时，它在细胞内有限的空间里建立起大量的膜表面，有利于酶的分布及各种反应的高效进行。内质网具有调节细胞内蛋白质分泌、折叠、加工的功能，参与调节细胞的应激反应及细胞钙水平，同时也是胆固醇、类固醇及许多脂质的合成场所。内质网也是合成所有细胞膜成分的场所，包括质膜和其他细胞器膜中的蛋白质和脂类。在内质网中合成的细胞器膜成分通过芽生方式产生运输小泡，再转运至其他膜上。内质网的数量常与细胞功能密切相关。通常，在合成分泌蛋白质的细胞中如浆细胞、胰腺外分泌细胞等，内质网可占整个细胞体积的3/4，其中大部分是RER。具有解毒功能的细胞常含有丰富的SER以合成更多参与解毒作用的酶。

多种生理或病理条件如蛋白质糖基化的抑制、Ca^{2+}的流失、突变蛋白的表达及氧化还原状态的改变等会引起未折叠蛋白质或错误折叠蛋白质在内质网聚集，导致内质网正常生理功能障碍，称为内质网应激（endoplasmic reticulum stress，ESR）。内质网应激早期时，内质网可通过激活未折叠蛋白质反应（unfolded protein response，UPR）来促进对蓄积在内质网的错误折叠或未折叠蛋白质的降解，以维持细胞正常功能并使之存活。但若损伤过于严重，内环境稳定无法及时得以恢复时，内质网可引起细胞凋亡。这一机制对维护机体的生理平衡和内环境的稳定起到重要作用。

2. 高尔基体（golgi complex） 是有一层单位膜包围而成的复杂囊泡系统，由小泡（vesicle）、扁平囊（saccule）和大泡或分泌泡（vacuole）三种基本形态组成。高尔基体为蛋白质加工、组装、分类和定位的场所。在内质网中合成的蛋白质，在输送至靶细胞器前，将由运输囊泡从内质网运送至高尔基体进行加工，载有蛋白质的运输囊泡从高尔基体顺面进入高尔基体，经过糖基化、磷酸化及硫酸盐化等修饰形成成熟蛋白，然后从高尔基体反面离开并运送至细胞膜、溶酶体等处。

3. 线粒体 存在于细胞质中，为两层单位膜套叠而成的封闭结构。其由线粒体外膜、膜间隙、内膜、嵴（线粒体内膜向内突出的皱襞）及基质等几部分组成。外膜通透性高，有排列整齐的小孔。内膜通透性低，向基质折叠突起形成嵴，上面有许多参与电子传递、合成 ATP 的酶类。线粒体是细胞内的能量转换器，其作为细胞氧化磷酸化和形成能量（ATP）的主要场所，又被称为细胞的“动力工厂”。细胞氧化可分为四个阶段：葡萄糖在细胞质经糖酵解转换成丙酮酸，后者穿过线粒体膜进入线粒体形成乙酰辅酶 A，在线粒体基质经过三磷酸循环（柠檬酸循环）生成 $FADH_2$ 和 NADH，随后进入呼吸链进行氧化磷酸化，最终生成 ATP 和水（图 2-2-11）。除了为细胞供能外，线粒体还参与调控细胞死亡、调控细胞周期和细胞分化及响应胞外调控信号等生命活动。

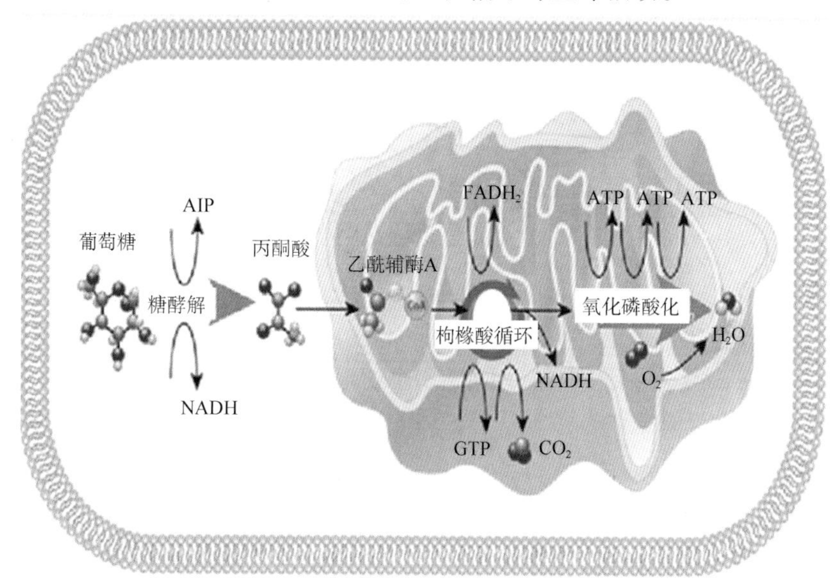

图 2-2-11 真核细胞的能量代谢途径

真核细胞的能量代谢途径主要包括：糖酵解；枸橼酸循环；氧化磷酸化途径。糖酵解主要在胞质内进行。枸橼酸循环发生在线粒体基质内，氧化磷酸化则在线粒体内膜中进行。

另外，线粒体在超声诱导细胞凋亡的过程中具有重要作用，承担着细胞凋亡主开关的角色。在凋亡信号的刺激下，线粒体通透性转变孔（mitochondrion permeability transition pore，MPTP）的开放，可让细胞色素 c、凋亡诱导因子等凋亡因子被释放到细胞质中，它们或激活凋亡蛋白，或破坏核染色质，或作用于其他 Ca^{2+} 依赖性蛋白，使得细胞的整体结构遭到破坏、功能发生紊乱，最终变成凋亡小体（详见细胞凋亡部分）。

4. 溶酶体 是由一层单位膜包围而成的囊泡状结构，含有大量水解酶，如脂酶、蛋白酶、核酸酶等。其主要功能是消化、分解大分子和衰老的细胞器，被称为细胞内的消化器官。水解酶在内质网中合成后输送至高尔基体进行加工、修饰，并由运输囊泡输送至溶酶体。胞内衰老、破损的细胞器主要是通过自体吞噬的方式输送至溶酶体，即被细胞自身的膜包裹形成自噬小体后，输送到溶酶体进行消化、分解；胞外物质则通过受体介导的内吞作用进入细胞后，转运至溶酶体进行消化；而细菌和一些其他胞外基质是通过细胞吞噬作用进入细胞到达至溶酶体被消化分解。

5. 过氧化物酶体 (peroxisome) 是由一层单位膜包围而成的圆形小体。其主要功能是清除细胞代谢过程中的毒性物质。过氧化物酶体的膜成分和溶酶体一样。且构成过氧化物酶体的蛋白质（酶类）也是在内质网合成后转运至高尔基体中进行修饰，最后才形成成熟的过氧化物酶体。过氧化物酶体中包含催化长链脂肪酸氧化的酶类和多种氧化酶。氧化酶能氧化多种底物产生过氧化氢，后者可在过氧化氢酶的作用下氧化其他物质。例如，过氧化物酶体能把乙醇能氧化为乙醛。这些反应对于肝肾细胞的解毒作用非常重要。过氧化物酶体是细胞内糖、脂和氮的重要代谢部位。有时，这些氧化酶在过氧化物酶体含量非常高，从而形成一种独特的晶体核结构，在电镜中可容易地分辨出来。过氧化物酶体具有多样性，在不同类型的细胞中，它所包含的酶也有所不同。

（六）细胞骨架系统

1. 细胞骨架的结构与功能 细胞骨架（cytoskeleton）是细胞内的复合蛋白纤维网架系统，是细胞的重要组成成分。真核细胞的细胞骨架包括微管（microfilament）、微丝（microtubule）和中间丝（intermediate filament）。

微管是由微管蛋白和微管相关蛋白装配形成的中空管状结构，分布在细胞质膜内侧，呈网状或束状分布；微管在细胞内有两种存在形式：稳定状态（如中心体、纤毛和鞭毛）及不稳定状态（如纺锤体）。不稳定状态的微管是指微管在需要时进行组装（assembly），当功能完成后去组装（disassembly）。细胞内大多数微管都是处于这种动态变化过程中。细胞内微管的动态不稳定状态具有明显的生物学意义，间期细胞中微管与微管蛋白亚单位库处于相对平衡状态，微管的组装相对稳定；有丝分裂中期，微管蛋白快速组装成有丝分裂纺锤体，对于染色体向两级分配具有重要作用；有丝分裂末期，有丝分裂纺锤体微管迅速解聚，有利于细胞进入新的周期。微管围绕细胞核向外呈放射状分布，且具有一定抗压和抗弯曲强度，维持细胞形态是其基本功能。此外，微管还参与细胞运动、胞内物质运输及细胞的有丝分裂和减数分裂。

微丝是由肌动蛋白组成的螺旋状纤维，又称肌动蛋白丝（actin filament），主要分布在细胞核周围并呈放射状向胞质四周扩散。在真核细胞中，肌动蛋白在肌动蛋白结合蛋白的协助下，形成独特的微丝骨架结构，与肌肉收缩、变形运动、胞质分裂等细胞重要功能活动息息相关。近年来有研究表明，微丝骨架网络与细胞信号传递也有着密切关系。

中间丝由不同高度螺旋的蛋白质组成，是空心纤维结构，因直径介于微管和微丝之间而得名。其结构与微管和微丝相比，极其稳定，分布于整个细胞中。

细胞骨架主要起支撑细胞的作用，决定了细胞的形状并赋予其强度，在维持细胞的形态及内部结构的有序性及细胞各项生理活动（如细胞运动、膜泡运输和细胞分裂等）方面起重要作用。

2. 超声对细胞骨架的影响 在外界因素作用下，如使用化学试剂、细胞生长抑制剂、超声、超声联合细胞毒类药物及应用激光和改变温度等，细胞骨架结构会发生不同形式的改变。有研究发现，经超声辐照（强度为 0.05 ～ 0.5W/cm^2、频率为 1MHz、时间为 5min 或 10min）后，微管、微丝网状结构被破坏，其破坏程度与超声强度和频率有关，与对照组细胞相比，处理后的细胞骨架网状结构变得稀疏，且分布不均匀。另外，微丝和微管在超声辐照下会被拉伸，造成细胞骨架的稳定性下降，从而导致其瓦解。Novy 等观察了在超声辐照的作用下，细胞骨架发生的变化。该研究发现，经超声处理后的细胞微管较前减少，细胞骨架的稳定性降低。Skorpíková 等对低强度超声及其与细胞抑制剂（环铂和甲氨蝶呤）联合应用对 Hela 细胞骨架的影响进行了研究，实验结果表明，由于低强度超声产生切应力对细胞结构产生了破坏，致使细胞部分微管和微丝分解。当超声联合细胞抑制剂时，Hela 细胞的骨架成分发生类似变化，说明两者具有一定协同作用，可降低细胞骨架的稳定性。

细胞迁移、形状和极性由细胞骨架、黏附分子和胞外基质之间的关系决定。Alter 等研究了治疗性超声对牛主动脉平滑肌细胞黏附、迁移和增殖功能的影响，他们利用扫描电镜可观察到平滑肌细胞的伪足减少、膜塌陷和空泡化，提示细胞基本结构发生改变，其黏附和迁移能力受到抑制。研究认为以上变化很有可能是由超声诱导细胞骨架改变所致。当内皮细胞暴露于声场时，细胞开始振动，使微管和应力纤维压缩和伸展，导致应力纤维或微管内部或其之间的连接发生断裂，从而降低了细胞骨架的稳定性。

超声处理可引起细胞骨架及黏着斑的部分，导致内皮组织形成暂时的孔洞。Raz 等研究证明，在治疗性超声作用下，内皮细胞增殖能力可有所增强且不引起明显的凋亡，而细胞骨架的综合分析显示，应力纤维、微管和黏着斑部分发生解离，但在 24h 后又可恢复正常。划痕实验则显示细胞的迁移能力有所增强。以上研究结果提示：治疗性超声可引起细胞骨架暂时发生改变，增强内皮细胞的增殖和迁移能力，进而促进组织重塑。

UTMD 技术对细胞骨架也会产生显著的影响。UTMD 引起的声孔效应能使细胞膜上形成暂时性的孔洞，在这一过程中，因为胞内微丝（肌动蛋白细胞骨架）与细胞膜相连，微丝也会受到影响。Chen 等采用单点微泡靶向破坏技术产生声孔效应，通过激光共聚焦显微镜直接观察到微丝的形态变化（图 2-2-12）。

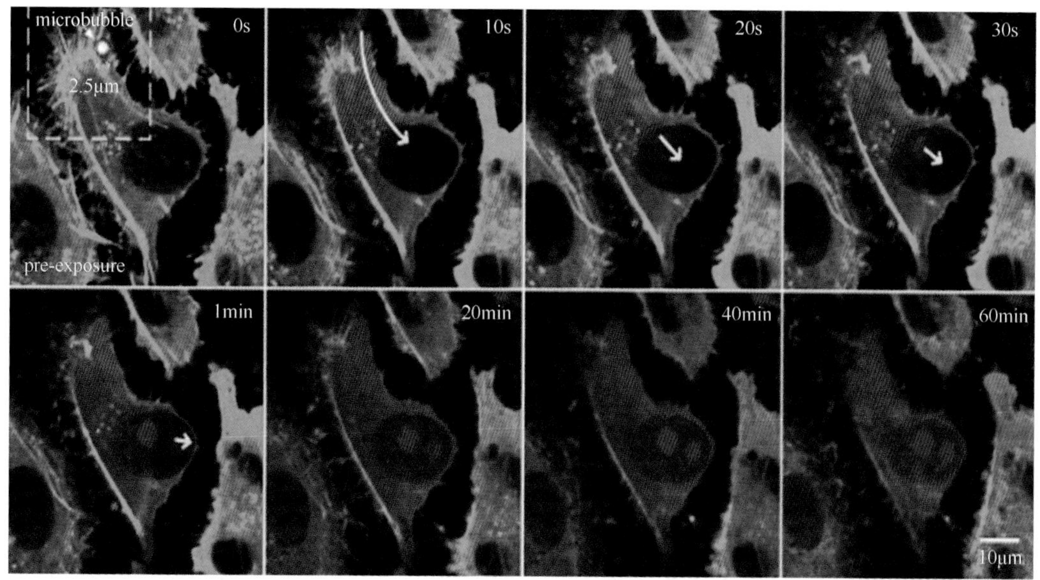

图 2-2-12 UTMD 对微丝（肌动蛋白丝）的影响

每一张图片显示微丝的共聚焦荧光图像（绿色—肌动蛋白丝；红色—声孔效应示踪剂 PI），声孔效应由超声作用下单个微泡（左上图中虚线框内白色小点）靶向破坏引起。黄色箭头代表 PI 在短时间内（10s、20s、30s、1min）快速流入胞质内。在 10 ～ 60min 的图像中，肌动蛋白的荧光逐渐减少，形态变得不规则

另外，UTMD 过程中产生的剪切力可通过细胞骨架而由管腔传递到细胞间连接，激活复杂的分子信号通路，从而调节内皮细胞的通透性和细胞间信号传递。Juffermans 等通过荧光显微镜观察，发现 UTMD 处理后的细胞应力纤维发生重排且数量明显增多，这在 UTMD 处理后细胞的修复中起重要作用。此外，由于细胞骨架与细胞核相连，机械力可通过细胞骨架传递至细胞核，这对 UTMD 介导基因转染非常重要。

三、细胞的物质运输

细胞膜是细胞和外界环境之间的屏障，外界物质首先需经过细胞膜才能进入细胞内。分子成像探针必须穿过细胞膜到达靶点才能实现成像，因而膜转运作用在分子成像过程中具有重要意义。超声作用产生的空化效应会影响细胞膜的通透性，最终影响分子探针经细胞膜转运至胞内的效果。而对于合成探针和设计分子成像仪器的研究者，不仅需要在分子水平上了解胞内探针到达靶点的生物学过程，包括药代动力学和药效学过程，如探针代谢、血液半衰期和清除途径等；还需要认识在临床前研究的动物模型和实验条件下所使用的胞内探针的局限性。因此，认识跨膜运输方式，将有助于研究者们对分子探针进行有效的设计和构建。

细胞的物质运输方式大体分为跨膜运输和泡膜运输两种，前者运输的是小分子和离子物质，后者运输的是大分子和颗粒物质。跨膜运输根据是否顺浓度梯度可分为被动运输和主动运输两类。前者根据是否需要载体介导又可分为自由扩散和协助扩散两类。

以下将对这几种运输方式进行简要的介绍。

（一）被动运输

1. 自由扩散 气体（如 O_2、CO_2）和一些不带电荷的小分子（如尿素、乙醇）可通过自由扩散的方式穿过细胞膜，通过这种方式进入细胞的分子一般由高浓度向低浓度扩散，属于被动运输的一种。该过程不需细胞提供能量和载体协助，只要求膜两侧物质保持一定的浓度差，即可发生物质运输。但大多数亲水性小分子（如成像探针）无法通过该机制穿过细胞膜。此外，一些需逆浓度由较低浓度区域向较高浓度区域扩散的分子也难以通过该机制穿过细胞膜。

2. 膜蛋白介导的跨膜转运 因为通过自由扩散进入细胞内部的分子远不能满足需求，这就需要协助扩散来提高穿过质膜分子的数量。协助扩散（facilitated diffusion）是在载体协助下进行的被动运输。膜蛋白介导的跨膜转运可分为被动转运和主动转运。许多研究者认为，大多数药物通过被动转运进入细胞，并受其跨膜扩散性能影响。表达克隆技术（表达克隆是利用 cDNA 使蛋白在细胞内表达，表达相应蛋白的细胞株由此被鉴定）问世以来，数百种转运蛋白被鉴定出来，而且发现多数药物可通过被动转运、主动转运、协同转运等方式进入细胞。许多分子成像探针的设计都是基于药物及其衍生物，因而可推测成像探针同样也能以这些跨膜运输方式进入细胞。

细胞膜上存在载体蛋白（carrier protein）和通道蛋白（channel protein）这两类主要的转运蛋白。载体蛋白又称作载体（carrier）、通透酶（permease）和转运器（transporter）。有的载体蛋白需要能量驱动，有的则不需要。运输一种物质跨膜的载体称为单转运体；转运两种溶质的载体称为共转运体（symporter）；向一个方向运输一种物质、向另一个方向运输另一种物质的载体称为反向转运体（antiporter）（图 2-2-13）。

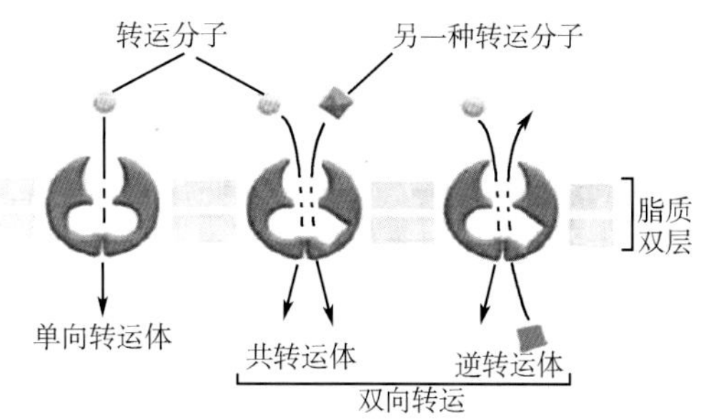

图 2-2-13　细胞物质转运方式示意图

（1）被动转运：也称易化扩散，是顺浓度梯度或电位梯度的跨膜转运，不需要消耗能量。易化扩散又可分为经通道易化扩散和经载体易化扩散。溶质通过易化扩散进入细胞的速率由膜转运体的数量、转运体性能及溶质在细胞内外的浓度差决定。涉及的载体有以下几种。

1）离子载体：是疏水性的小分子，可溶于脂双层，介导离子以被动运输的方式顺浓度化学梯度跨膜运输。离子载体多为细菌合成的抗生素，抗生素杀死一些微生物的基本作用机制就是通过提高靶细胞膜的通透性，使得靶细胞无法维持细胞内离子的正常浓度梯度而走向死亡。所以这种载体往往并非真正的膜运输蛋白，而是人工用来研究膜运输蛋白的一个概念。

2）载体蛋白：是生物膜上普遍存在的多次跨膜蛋白，分布广泛，既可介导被动运输，也可介导逆浓度或电化学梯度的主动运输。这种载体蛋白具有特异性，能与特定溶质分子结合，通过一系列构象改变介导溶质分子的跨膜转运，除此以外，它还具有专一性，只转运某一种或某一类结构非常相似的分子，如葡萄糖转运体 1（Glut-1）只转运葡萄糖和氟脱氧葡萄糖（FDG）。葡萄糖及其 PET 探针 FDG 是通过载体易化扩散进入细胞的。这个过程需要借助 Glut-1。Glut-1 是在质膜中形成通道的一种跨膜蛋白。由于其适当的大小、形状和电荷，通过该离子通道的葡萄糖无需渗入质膜的双层脂质就能够顺浓度梯度转运穿过细胞膜，因此协助扩散的速率远远大于简单扩散的速率。Glut-1 转运体在朝向细胞膜外侧处有一个葡萄糖结合位点。当与葡萄糖结合时，转运体会发生构象变化，使结合葡萄糖的位点朝内指向细胞质。结合位点上的葡萄糖分子一旦被释放进入细胞质，转运体就会发生构象改变，使结合位点朝向质膜腔面。协助扩散的方向完全由浓度决定，当胞内葡萄糖浓度高于细胞外时，葡萄糖就会向相反方向转运。葡萄糖转运可用酶促反应动力学原理加以描述，这一分析可应用于描述 PET 代谢率的房室模型，并且所有的易化扩散的单向转运体都具有这些特点。

3）通道蛋白：是跨膜的亲水性通道，允许适当大小的离子顺浓度梯度通过，故又称离子通道。离子通道在神经元与肌细胞的物质转运过程中起重要作用。它只能介导顺电化学梯度的被动运输。驱动跨膜转运的动力来自溶质的浓度梯度和跨膜电位差。离子通道具有选择性、饱和性和门控性 3 个特征。离子通道对被转运离子的大小与电荷都有高度的选择性，且转运速率远远大于任何一种载体蛋白。饱和性是指在离子通道开放后，随着离子浓度提高，转运速率不断增加，当运输的离子达到一定浓度后运输速度不再增加。离子通道的门控性，即由通道开或关两种构象来调节活性。

（2）主动转运：是离子泵利用分解 ATP 产生的能量，将离子逆浓度梯度进行跨膜转运的过程。与被动转运运输方式相反，主动转运是逆着浓度梯度进行的，所以主动转运需要消耗能量。离子和小分子逆浓度梯度的主动转运是在跨膜蛋白协助下，通过水解 ATP 产生的能量将离子等溶质逆浓度梯度泵出或泵入细胞膜。

1）钠钾泵：是最常见的离子泵，钠钾泵能维持细胞的渗透平衡，调节渗透压，维持细胞的正常体积。有些营养物质吸收所需要的能量是由钠离子浓度差提供的，即细胞利用钠离子的势能来运输营养物质；维持细胞内低钠高钾的环境为细胞正常代谢提供条件。同时它还能维持细胞的静息电位，在神经和肌肉细胞冲动传导方面起重要的作用。

2）钙泵：细胞内钙离子的浓度要低于细胞外，这有赖于钙泵能调节真核细胞内外钙离子浓度，从而维持真核细胞内较低的钙离子浓度。钙泵位于细胞膜和内质网膜，钙泵主要集中在肌质网（肌肉细胞中内质网的特化类型）。肌肉的收缩及许多的细胞反应中的细胞内信号都与钙离子有关，因此钙泵在细胞生理活动具有重要意义。

3）质子泵：有 3 种类型，分别是 P 型、V 型、F 型。不同类型的质子泵具有不同的作用。P 型质子泵利用 ATP 提供能量，通过磷酸化与去磷酸化发生构象的改变和质子转移。V 型质子泵存在于小泡膜上，水解 ATP 产生能量，但不发生自磷酸化，其功能是从细胞质基质中将质子泵入细胞器，有助于保持细胞质基质的中性 pH 环境和细胞内的酸性 pH 环境。F 型质子泵是由许多亚基构成的管状结构，质子顺浓度梯度运动，将所释放的能量与 ATP 的合成偶联起来，即利用质子动力势合成 ATP。

4）ABC 转运蛋白（ATP binding cassette transporter，ABC transporter）：又称 ATP 结合盒转运子，是 ATP 结合区域的单向底物外排泵，可转运离子、氨基酸、核苷酸、多糖、蛋白质及细胞代谢产物和药物等的转运蛋白超家族。因此 ABC 转运蛋白在细胞的生长发育过程中起重要作用。

同时，ABC 转运蛋白家族又存在多药抗性蛋白，与治愈肿瘤中出现的耐药现象有关。大约有 40% 癌症患者出现该种蛋白的过度表达，最终导致化疗的失败。多药耐药蛋白（MDR）的主要作用是将有毒物质从细胞中移除，迄今为止，尚未发现它能移除“自然”基质。然而，即使在细胞外的浓度较高的情况下，它也能够将细胞内许多化疗药物泵出细胞外。据研究，MDR 基因在肿瘤细胞中大量复制并过表达，因而随着能够杀死肿瘤细胞的化学药物被移除，肿瘤细胞得以“解毒”，这导致了肿瘤化疗的抗药性。目前已研发了多种用于对肿瘤 MDR 成像的放射性核素标记的 PET 和 SPECT 探针及镓标记的磁共振显像剂。另外，ABC 转运蛋白家族成员 ABCG2/BCRP 可转运 D- 荧光素，因而利用荧光素酶报告基因进行成像时应考虑此局限性。

（3）协同转运：又称偶联转运，是指一种物质的逆浓度梯度跨膜转运依赖于另一种溶质的顺浓度梯度的跨膜转运，两者协同进行，这种物质的主动转运称为次级主动转运。协同转运可分为同向转运和反向转运。两溶质的转运方向一致，浓度梯度相反的称为同向转运；而转运的方向不同，浓度梯度相同的是反向转运。钠 / 碘同向转运体是最典型的 PET 报告基因，常用于对基因疗法中的载体和细胞疗法的细胞进行无创性地示踪。然而，分子成像探针的跨膜转运相当复杂（这与药物转运类似），有报道称个别药物（核苷类似物阿昔洛韦和更昔洛韦）可通过多种转运体转运进入细胞，在 HSV1-tk 报告基因的 PET 和 SPECT 成像中，放射标记无环鸟苷探针也可通过多种膜转运体转运。

（二）泡膜运输

大分子与颗粒性物质的转运过程中会形成包围细胞外物质的囊泡，称为泡膜运输(transport by vesicle formation)。泡膜运输可分为两类，即胞吞和胞吐：细胞膜内陷包围细胞外物质，形成小泡后，脱离细胞膜进入细胞内的过程称为内吞作用(endocytosis)或胞吞；细胞质中的小泡与细胞膜融合，把所含的物质运送到细胞外的过程称为外排作用或胞吐。受体介导的内吞过程分为3步，第一步：大分子通过细胞表面受体形成配体 - 受体复合物；第二步：配体 - 受体复合物集中在衣被小窝处；第三步：受体与配体结合后启动内化作用，笼形蛋白开始组装。

（三）超声介导细胞对物质吸收的作用

由于超声微泡平均直径小于红细胞，能够自由通过毛细血管，因而可作为药物载体运用各种疾病的治疗。UTMD 的生物学效应可增加血管间隙和细胞膜通透性，增强靶向治疗的效果。有研究表明，一定强度的超声作用促进细胞对基因的吸收。陈超云等研究在超声作用下质粒 DNA 联合共聚嵌物普朗尼克 85 对细胞基因的转染效果，在 1MHz、3W/cm^2、占空比为 20% 的超声作用 1min 后，其转染效率有所提高。通过绿色荧光蛋白标记可以看到超声作用下基因的转染效果增强（图 2-2-14）。Teng 等研究不同超声参数条件下 mPET-PLGA-PLL 纳米粒结合 UTMD 技术在 siRNA 基因递送进入细胞的作用，结果表明在超声作用下，MCF-7/S 细胞对 siRNA 的吸收有所增强（图 2-2-15）。

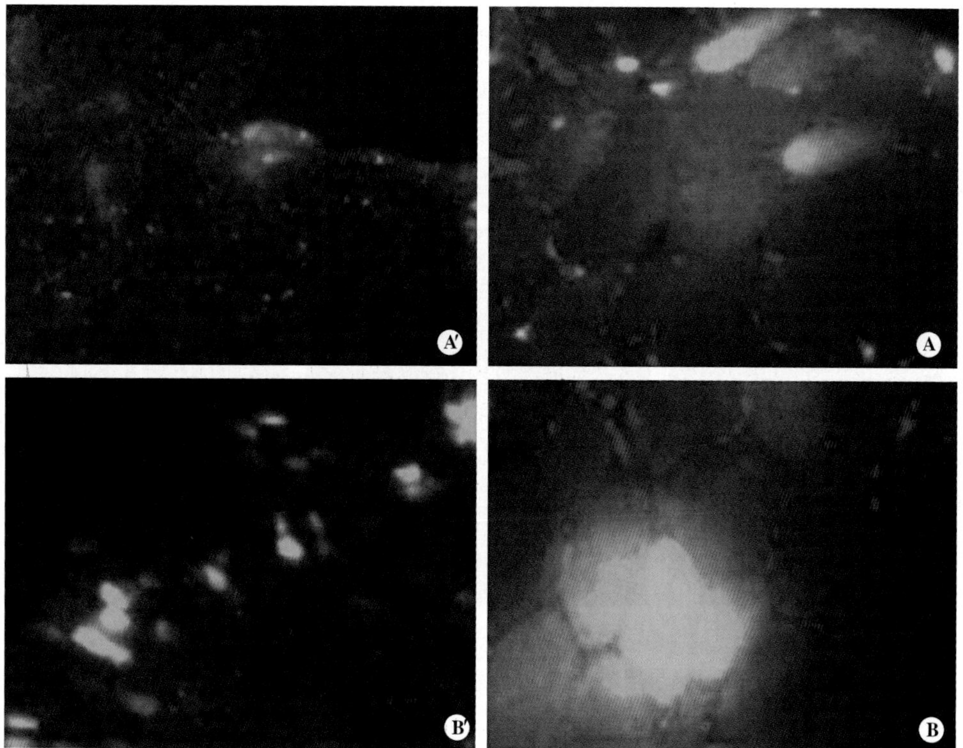

图 2-2-14　超声介导下细胞对载基因嵌段共聚物的吸收情况

在荧光显微镜下观察绿色荧光蛋白标记下基因的转染效果：A′ 和 A 是仅有基因作用下的 10 倍和 40 倍显微镜下观；B′ 和 B 是基因联合超声作用下分别在 10 倍和 40 倍镜下的转染情况

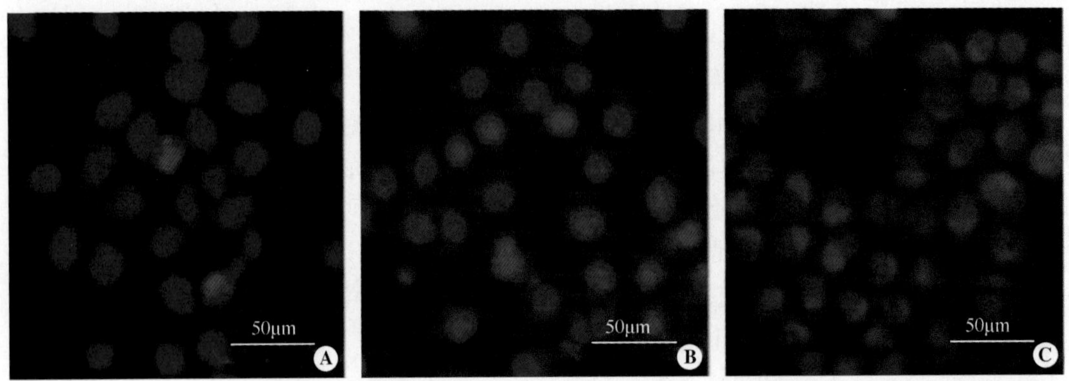

图 2-2-15 超声作用 4h 后各组细胞对 siRNA 的吸收情况

细胞核用 DAPI 染色（蓝色），siRNA 用 Cy5 染色（红色）。A. 单纯 siRNA；B 组为载有 siRNA 的 m-PEG-PLAG-PLL 纳米粒，C 组为 UTMD 结合载有 siRNA 的 m-PEG-PLAG-PLL 纳米粒

Ine De Cock 等研究表明超声联合超声微泡作用下细胞膜发生胞吞作用，通过实时监控可以观察到在细胞膜出现凹陷变形的现象（图 2-2-16）。

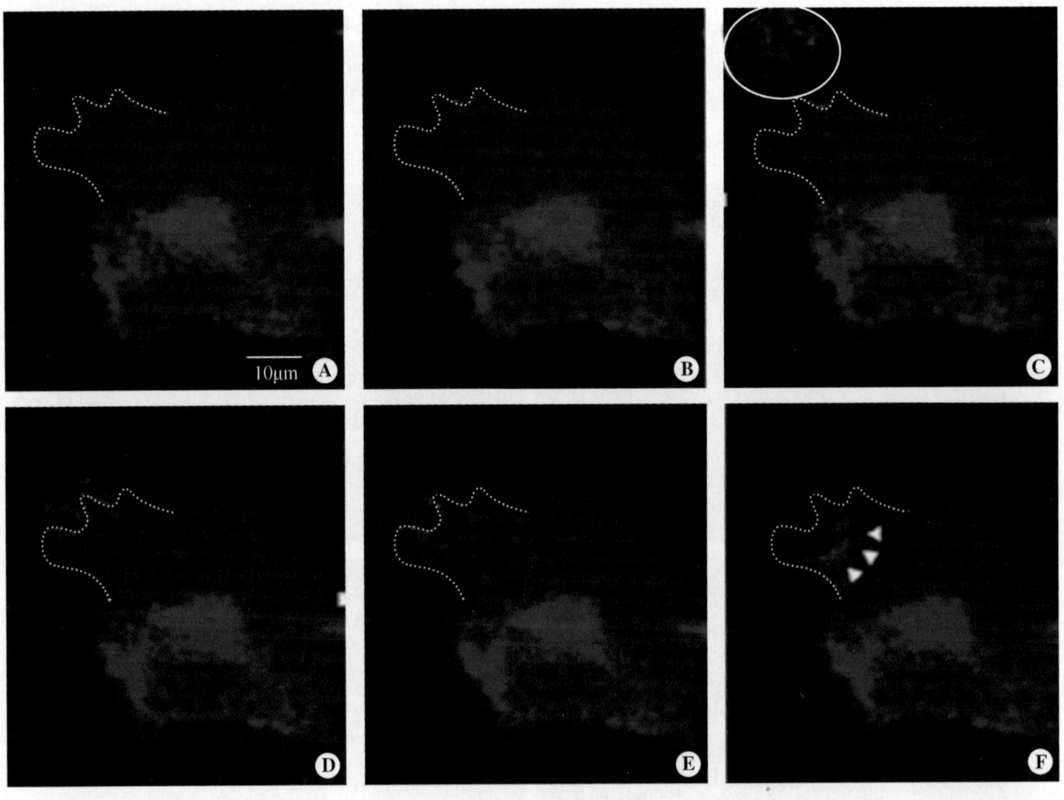

图 2-2-16 超声联合超声微泡作用下细胞膜变化情况

红色代表的是 A. 超声前；B. 超声 5s；C. 超声 8.5s；D. 超声 19s；E. 超声 23s；F. 超声结束后的细胞膜变化；细线表示细胞膜形态轮廓

在微泡存在的条件下，低强度超声可增强体外培养细胞的内吞作用，细胞内出现大量网格蛋白小窝和内吞囊泡，但细胞膜未出现明显损伤。UTMD 可以促进体外培养的细

胞吸收荧光标记的低分子质量和高分子质量葡萄糖（4kDa 和 400kDa），用网格蛋白和小窝蛋白抑制剂和 ATP 消耗剂抑制内吞作用后，低分子质量葡萄糖的吸收量减少，而高分子质量葡萄糖没有被吸收。在超声辐照（1MHz，0.22MPa，30s）条件下，细胞膜形成 4 ～ 500kDa 的瞬间空隙（图 2-2-17）。UTMD 增强细胞的内吞作用是超声介导基因或药物治疗的机制之一，微泡的稳态空化作用可促进细胞内吞吸收核酸，最大限度地降低对细胞和血管的损害。

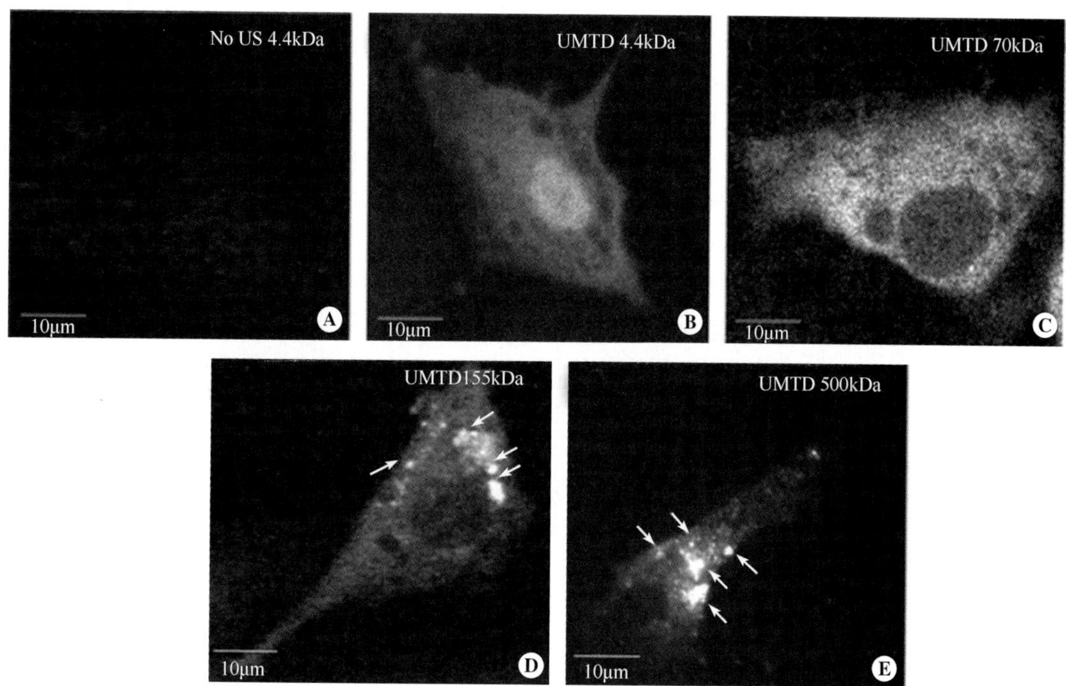

图 2-2-17 细胞内荧光标记的右旋糖酐分布情况

超声联合微泡促进细胞内吞作用 UTMD 处理后，细胞内荧光标记的右旋糖酐分布情况。A. 不采用超声辐照时，细胞物内吞作用；B. UTMD 处理后 4.4kDa 的右旋糖酐在细胞内均匀分布；C. 70kDa 的右旋糖酐在细胞质内均匀分布，细胞核内未见分布；D. 155kDa 的右旋糖酐在局部浓集；E. 500kDa 的右旋糖酐在局部浓集

内吞作用对 DNA 载体吸收影响不大。Lentacker 等使用新型载脂质复合物微泡以确定在微泡空化作用下是否能促进脂质复合物吸收，并探讨脂质复合物是通过主动作用还是被动作用进入细胞。使用抑制内吞作用的制剂后，对胞内脂质复合物吸收无明显的影响，表面内吞作用不是促进胞外物质进入细胞的主要机制。随后的实验中，他们将表达绿色荧光蛋白的腺病毒相关病毒（AAV）载体连接到微泡表面，在超声辐照后，发现细胞摄取了大量 AAV，但没有表达荧光。这是因为转染 AAV 需要主动内吞作用，而该实验主要是通过被动作用促进 AAV 进入细胞。值得注意的是，在这些实验中，所使用的超声参数主要是产生惯性空化作用，因此不能下结论说明脂质复合物或 AAV 在稳态空化作用下，其胞内摄取效果更好。应用低强度超声促进细胞内基因和药物吸收具有许多优势，但在运用到临床实践前，仍需要更多的研究来优化各种超声参数和介导基因转染或药物释放的各种条件，以提高其安全性和有效性。

四、细胞通讯与信号转导

多细胞生物是由各种细胞组成的细胞社会，有赖于细胞间的通讯与信号转导，以调控不同细胞的行为。细胞的生长、分化甚至死亡都离不开细胞间精密的通信网络的调控。细胞通讯（cell communication）是指一个细胞发出的信号通过介质（又称配体）传递到另一个靶细胞并与其相应的受体相互作用，然后通过细胞信号转导产生靶细胞内一系列生理生化变化，最终表现为靶细胞整体的生物学效应的过程。由此可见，细胞信号转导是实现细胞间通讯的关键过程。

细胞能对细胞外信号（如 pH、离子浓度、营养水平、温度、压力和辐射）做出反应。这些反应可分为两类，一是针对细胞外信号做出的反应，不改变基因表达，仅引起靶物质性质和功能的变化，如对预存蛋白质进行修饰、改变原有 mRNA 的稳定性；二是增强或降低基因转录，这类细胞反应需要使信号到达细胞核。

细胞信号转导是指胞外因子（细胞信号）通过与受体（膜受体或核受体）结合，引发细胞内一系列生物化学反应及蛋白分子间的相互作用，启动细胞内信号转导的级联反应，将胞外信号跨膜转导至胞内，最终使机体在整体上对外界环境变化产生最适宜的反应。细胞信号转导途径包括配体、受体和转导分子。信号转导配体主要为激素和生长因子等。单个配体可激活多条通路之间的相互作用，多个配体同时刺激也会使信号转导通路产生相互作用，所有这些相互作用最后产生了错综复杂的胞内变化。由于任何细胞信号传递途径出现错误，都会导致疾病的发生。因此，研究病变细胞的信号转导机制及其在疾病发生、发展中的作用，有助于阐明疾病发生和发展的机制，寻找恰当的成像和治疗靶点，这对疾病诊断和治疗具有重要意义。分子成像具有高灵敏性和高特异性的特点，可以以非侵袭性的方式检测因信号转导变化引起的生化和生理过程改变，并监控由于遗传物质改变引起的细胞病理学变化。

（一）细胞信号

细胞所接受的信号既可以是物理信号（光、热、电流），也可以是化学信号，但在细胞间的通讯中最广泛的信号是化学信号。化学信号分子也就是信号转导途径的配体，是细胞互相交流的媒介，包括激素、神经递质、细胞因子、生长因子等。其中激素分为两类：非蛋白质激素（如糖皮质激素、性激素、黄体酮、前列腺素）和蛋白质激素（如胰岛素、甲状旁腺素）。化学信使如激素、生长因子、细胞因子可通过血液循环作用于全身各处的靶细胞，产生一定的生物学效应，这种化学信使被称为内分泌信号。内分泌信号系统具有较高的敏感性，其靶细胞能够对低浓度化学信号产生反应。一般类固醇激素和其他小分子化学信使的有效浓度是 10^{-10} ～ 10^{-9}mol/L，而蛋白质激素、生长因子和细胞因子的有效浓度可低至 10^{-11} ～ 10^{-10}mol/L。还有一些化学信使不进入血液循环，而是通过扩散作用到达附近的靶细胞，被称为旁分泌信号。

化学信号分子具有以下共同特点：①特异性（只与特定的受体结合）；②高效性（几个分子即可发生明显的生物学效应，这有赖于细胞信号逐级放大系统）；③完成信息传递后可被灭活，保证信息传递的完整性和细胞免于疲劳。

化学信号分子根据性质特点可分为脂溶性和水溶性两大类。脂溶性信号分子，如甾类激素和甲状腺素，可直接穿过细胞膜进入靶细胞，与胞内受体结合形成激素 - 受体复合物，进而调节基因表达。水溶性信号分子，如神经递质、细胞因子和水溶性激素等，不能穿过靶细胞膜，只能与特定的膜受体结合，经信号转换机制，通过胞内信使（如 cAMP）或激活膜受体的激酶活性（如受体酪氨酸激酶），引起细胞应答反应，故这类细胞外信号分子又称为第一信使 (primary messenger)，而像 cAMP 等胞内信使被称为第二信使 (secondary messenger)。第二信使是指第一信使与受体作用后在胞内产生的非蛋白类小分子，通过其浓度变化（增加或减少）可调节细胞内酶和非酶蛋白的活性，利用胞内级联反应行使放大信号的功能，从而产生一系列细胞应答反应。目前公认的第二信使包括 cAMP、cGMP、三磷酸肌醇、二酰甘油等。

（二）受体

受体 (receptor) 是一种能够识别和选择性结合某种配体（信号分子）的大分子物质，多为糖蛋白。受体能接受外界的信号并将这一信号转化为细胞内的一系列生物化学反应，进而对细胞的生理结构或功能产生影响。受体所接受的外界信号统称为配体，受体与配体间的作用具有特异性、饱和性和高度的亲和力。

根据靶细胞上受体存在的部位，可将受体分为细胞内受体 (intracellular receptor) 和细胞表面受体 (cell surface receptor)（图 2-2-18）。细胞内受体（又称为核受体）介导脂溶性信号分子的信息传递，而细胞表面受体（又称为膜受体）则介导水溶性信号分子的信息传递。

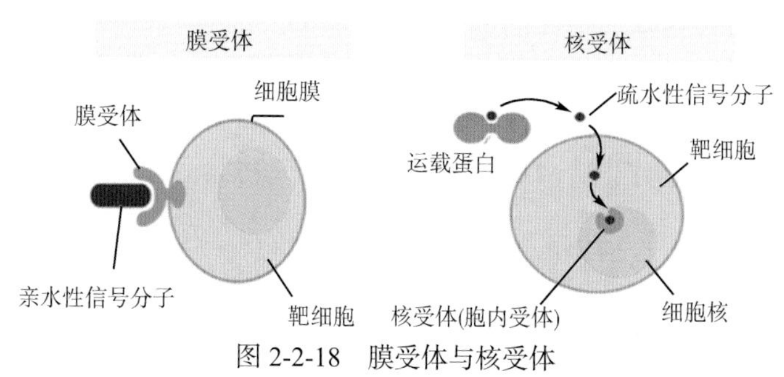

图 2-2-18　膜受体与核受体

1. 核受体　与细胞内受体（核受体）相互作用的信号分子一般为疏水性小分子，可通过与载体蛋白结合而在血液中运输，然后通过自由扩散或由转运体介导进入细胞。胞内受体（包括类固醇激素受体、甲状腺激素受体等）为单链蛋白，有 4 个结构区：高度可变区；DNA 结合区；激素结合区；铰链区。其多为配体依赖性转录因子，可增强或降低基因表达。配体与其各自的胞内受体（细胞质受体或细胞核受体）特异性结合后激活一系列反应，从而使受体 - 配体结合物转移至细胞核。

2. 膜受体　激素、生长因子、细胞因子、神经传导物质等化学信使都是亲水配体，不能穿越细胞膜脂质双分子层。对于这些配体，细胞中有嵌入细胞膜的膜受体，即识别配体的完整跨膜蛋白。

膜受体在不同细胞、不同生理病理状态下的含量和分布各有其特点，利用这一特点，可使用特异性配体类似物作为探针监测受体的含量及位置，从而达到特异性检测机体在细胞分子层面上的生理病理变化的目的。这是当前超声分子影像技术的主要应用之一。Korpanty 等通过生物素 - 亲和素法将内皮糖蛋白抗体连接至 PESDA 微泡，成功构建了靶向血管内皮细胞 CD105 受体的微泡，研究证实该微泡可与血管内皮细胞特异性结合，可以用于血管内皮细胞成像。作为一种无创、方便、快捷的成像技术，超声分子成像可为在体研究细胞生理病理变化及其相关机制提供新的方法，具有良好的临床应用前景。

膜受体大体可分为离子通道型受体、G 蛋白偶联型受体和酶联型受体三类。第一类存在于可兴奋细胞，后两者存在于大多数细胞，在信号转导的早期表现为激酶级联事件，即一系列蛋白质的逐级磷酸化，使得信号逐级放大和传送。

(1) 离子通道型受体：是一类自身为离子通道的受体，属于化学门控通道。其主要存在于神经、肌肉等可兴奋细胞，多为神经递质受体。神经递质通过与该类受体的结合引起突触后膜离子通道的快速开放和离子的跨膜流动，将胞外的化学信号转换为电信号，继而改变突触后细胞的兴奋性，导致突触后神经元或效应器细胞膜电位的改变，从而实现信号的快速跨膜转导。

(2) G 蛋白偶联受体：为 7 个跨膜的疏水 α- 螺旋结构组成的受体，受体胞外结构域识别胞外信号分子并与之结合，胞内结构域与 G 蛋白偶联。通过与 G 蛋白偶联，调节相关酶的活性，在细胞内产生第二信使，从而将胞外信号跨膜传递到胞内。G 蛋白偶联型受体包括多种神经递质、肽类激素和趋化因子的受体。

G 蛋白即鸟苷酸结合蛋白，位于质膜胞质侧，是由 G_α、G_β 和 G_γ 三个不同的亚基组成的异聚体，在膜受体与效应器之间起中介作用。G_α 亚基具有 GTP 酶活性，在胞内信号转导途径中起开关作用。G 蛋白与配体 - 受体复合物结合后会发生构象改变，导致 G_α 亚基与结合的二磷酸鸟苷（GDP）解离而与三磷酸鸟苷（GTP）结合。随后，G_α 亚基从配体 - 受体 -G 蛋白复合物中分离出来，与下游的靶酶结合并将其激活（图 2-2-19）。

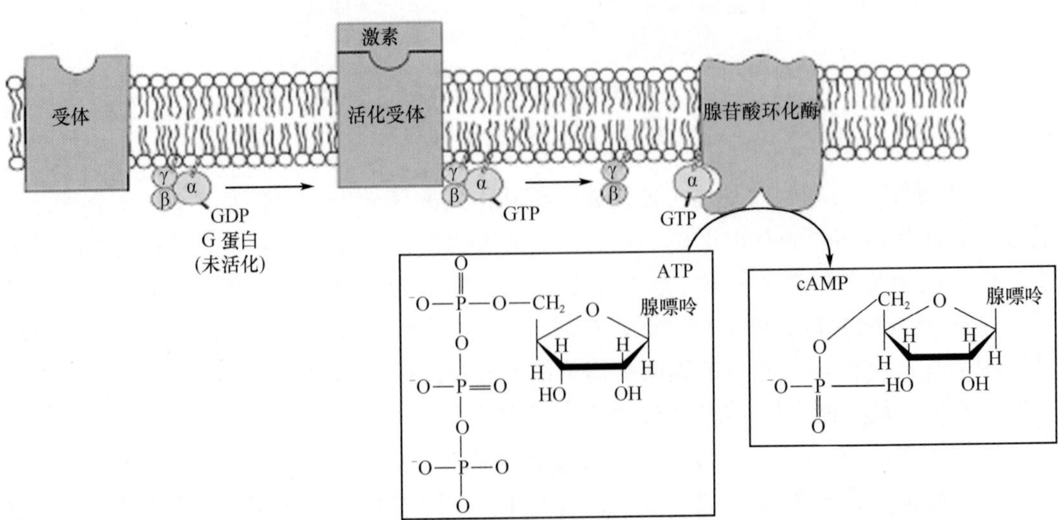

图 2-2-19　G 蛋白偶联受体的活化过程

当配体（激素）与受体结合后，引起活化的受体与未活化的G蛋白（结合GDP）之间的相互作用，这一作用引起G蛋白的活化。G蛋白会发生构象改变，导致G_{α}亚基与GDP解离而与GTP结合。随后，G_{α}亚基从配体-受体-G蛋白复合物中分离出来，它们可与下游的靶酶结合并使之激活。G_{α}亚基也是GTP酶。当G_{α}水解GTP，G_{α}亚基就会离开其下游效应器（靶酶），再次与其他两个亚基（G_{β}和G_{γ}）结合形成无活性的异源三聚体。

(3) 酶偶联型受体（enzyme linked receptor）：分为两类，一类是本身具有激酶活性，如酪氨酸激酶型受体，包括生长因子受体和胰岛素受体等；另一类是受体本身不具有酶活性，而是受体胞内段与酶相联系，如非酪氨酸激酶型受体，包括生长激素受体和干扰素受体等。不管是哪种类型的受体，通常为单次跨膜α-螺旋蛋白，一般至少有两个功能域，即结合配体的功能域与产生效应的功能域，分别具有结合特异性和效应特异性。酶偶联型受体结合特异性配体后发生二聚化而被激活，通过信号转导途径将胞外受体转换为胞内信号，启动其下游信号转导，引发细胞反应。目前已知的酶偶联型受体包括：受体酪氨酸激酶、酪氨酸激酶连接的受体、受体酪氨酸磷脂酶、受体丝氨酸/苏氨酸激酶、受体鸟苷酸环化酶及组氨酸激酶连接的受体。

（三）细胞信号转导通路

细胞内存在着多种信号转导途径，如核受体信号转导途径、G蛋白偶联受体转导途径、受体酪氨酸激酶转导途径、非受体酪氨酸激酶途径等。另外还可能通过间隙连接、膜结合配体进行信号转导。各种途径间又有多个层次的交叉调控，是一个十分复杂的网络系统。

1. 核受体信号转导途径　疏水信号分子（如类固醇激素、维生素D等）可与核受体或胞内受体特异性结合而启动信号转导。当与胞内受体结合后，将会激活一系列反应从而导致受体/配体结合物转移至细胞核，从而上调或下调基因的表达（图2-2-20）。

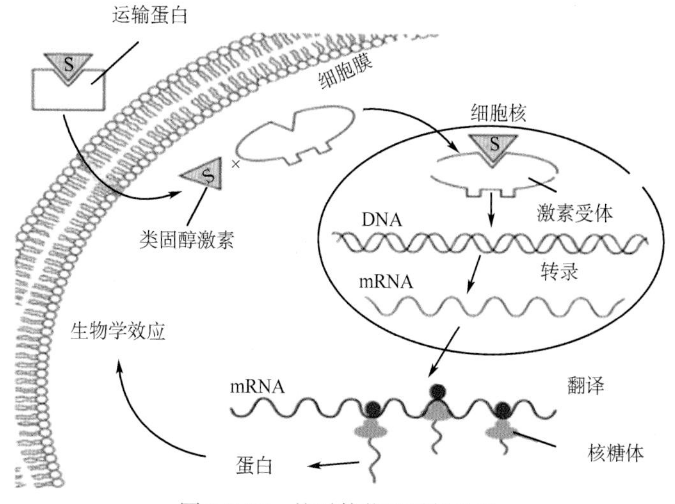

图2-2-20　核受体信号转导途径

类固醇激素是脂溶性信号分子，可穿过细胞膜，与胞质内相应的激素受体结合，类固醇激素-受体复合物可转移至细胞核，从而上调或下调特异性激素相关性基因的表达。激素-受体复合物与细胞核内特定区域结合，可启动基因转录，从而形成信使RNA（mRNA）。mRNA可转移到胞质，翻译成参与相应细胞应答的蛋白

2. G 蛋白偶联受体 (GPCRs) 转导途径 在 GPCRs 反应途径中，激活的受体首先与位于质膜内侧的 G 蛋白（由 α、β、γ 三个不同亚基组成）结合。与配体 - 受体复合物结合后，G 蛋白发生构象改变，GDP 从 α 亚基上解离下来，空出的位置结合上 GTP，G 蛋白由此被激活。于是，α 亚基与 β、γ 亚基分离，两者沿质膜内表面散开，分别与下游效应器结合，使下游效应器被激活。GPCRs 信号转导通路中，G 蛋白的下游效应器可以是腺苷酸环化酶 (adenylate cyclase，AC)、磷脂酶 C(phospholipase C，PLC) 或离子通道。效应器被激活后可作用于底物产生小分子物质，如环磷酸腺苷 (cyclic AMP，cAMP)、二酰甘油 (diacylglycerol，DAG)、三磷酸肌醇 (inositol triphosphate，IP_3) 或调整细胞内离子浓度 (Ca^{2+} 内流)。随后，这些小分子会引起一系列信号蛋白分子之间级联式的复杂反应，从而把信号转导至胞内以激活转录因子，刺激新的基因转录和蛋白产生。由 GPCRs 激活产生的小分子 (cAMP、DAG、IP_3) 被称为第二信使，它们能将信号传递到级联反应下游。信号转导通路是可逆的，当信号被消除或减弱时，细胞需要关闭相应的信号途径。G 蛋白的 α 亚基本身具有 GTP 酶的活性，可将结合的 GTP 水解生成 GDP，α 亚基就会离开其下游效应器 (AC、PLC)，再次与 β-γ 亚基结合形成异源三聚体，回到失活状态。在 GPCRs 没有结合配体的情况下，不再激活信号转导通路。由 GPCRs 所介导的细胞信号通路按效应器蛋白的不同，可区分为 3 类：激活离子通道的 GPCRs; cAMP 信号转导途径（激活或抑制 AC，以 cAMP 为第二信使）；磷脂酰肌醇信号通路（激活 PLC，以 IP_3 和 DAG 作为双信使的 GPCRs)。

(1) 激活离子通道的 GPCRs 所介导的信号通路：当受体与配体结合后，通过偶联 G 蛋白的分子开关作用，调控跨膜离子通道的开启与关闭，进而调节靶细胞的活性，如心肌细胞的 M 乙酰胆碱受体和视杆细胞的光敏感受体。

(2) cAMP 信号转导途径：在 cAMP 信号转导途径中，细胞外信号与相应受体结合，通过激活 G 蛋白不同亚型，调节（增加或机制）腺苷酸环化酶活性，使第二信使 cAMP 水平发生变化，将细胞外信号转变为细胞内信号。cAMP 可激活依赖 cAMP 的蛋白激酶 A(protein kinase A，PKA)，引起多种靶蛋白磷酸化，调节细胞功能。

(3) 磷脂酰肌醇信号通路：在磷脂酰肌醇信号通路中，胞外信号分子与细胞表面 GPCRs 结合，激活细胞膜上的 PLC，使得质膜上 4，5- 二磷酸肌醇 (PIP_2) 水解成 1，4，5- 三磷酸肌醇 (IP_3) 和二酰甘油 (DAG) 两个第二信使，将胞外信号转换为胞内信号。IP_3 与内质网上的 IP_3 配体门控通道结合，开启钙通道，使得胞内 Ca^{2+} 浓度升高，Ca^{2+} 可作为第二信使与钙调蛋白结合，激活 Ca^{2+}/ 钙调蛋白依赖性蛋白激酶或磷脂酶，产生多种生物学效应。DAG 与 Ca^{2+} 能协调活化与质膜结合的蛋白激酶 C(protein kinase C，PKC)，PKC 是丝氨酸 / 苏氨酸蛋白激酶，以非活性形式分布于细胞溶质中。细胞接受刺激，产生 IP_3，使 Ca^{2+} 浓度升高，PKC 便转位到质膜内表面，被 DAG 活化，PKC 可使蛋白质的丝氨酸 / 苏氨酸残基磷酸化，进而让不同细胞产生不同的反应，如细胞分泌、增殖和分化等（图 2-2-21)。

3. 受体酪氨酸激酶 (receptor tyrosine kinase，RTK) 信号转导途径 RTK 超家族的共同特征是受体本身具有酪氨酸激酶的活性，配体主要为生长因子（如表皮生长因子受体、血小板衍生生长因子）和激素（如胰岛素）。当 RTK 胞外结合域与配体结合后可引起 RTK 胞内酪氨酸激酶的活化，从而将胞内靶蛋白（包括 RTK）的酪氨酸磷酸化。这些被磷酸化的蛋白随后会引发信号转导的级联反应，其中常包括一系列连续的定向磷酸化反应，最后激活潜在的转录因子并调节基因表达。

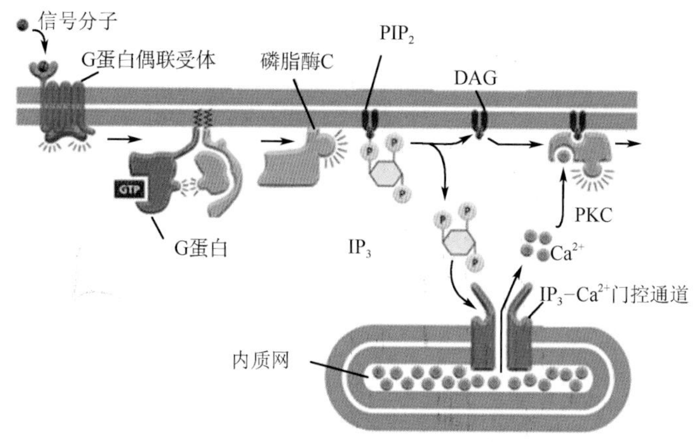

图 2-2-21　磷脂酰肌醇信号通路

结合 GTP 并有 GTP 酶活性的蛋白质（如 Ras 蛋白、Rho 蛋白、Ral 蛋白）在 RTK 信号转导通路中常常起到中介的作用，配体存在时 RTK 激活的级联反应，可刺激小 G 蛋白（如 Ras 蛋白）摄取 GTP，从而激活下游激酶。当配体含量降低时，在小 G 蛋白 GTP 酶活性作用下，GTP 被水解清除，通过磷酸酶水解 RTK 和活化蛋白激酶的磷酸或由内吞囊泡（或内体）将 RTK 配体复合物带入细胞，然后运送到溶酶体降解，均可保证信号通路可逆性。大量研究表明，这些内吞作用和降解作用能够下调信号通路的活性，如能给细胞提供配体片段和受体片段，可再次激活信号转导通路。

4. 其他途径　非受体酪氨酸激酶信号途径的特征是受体本身不具有酪氨酸激酶活性，配体主要是激素和细胞因子。当受体与配体结合即可在胞质侧结合并激活某种胞质内的酪氨酸激酶。后者又可使下游的信号蛋白磷酸化，从而实现信号转导而产生生物学效应，如 JAKs-STAT 信号途径。此信号途径调节机制差别很大，如配体与受体结合使受体二聚体化后，可通过 G 蛋白激活 PLC-β 或与胞质内磷酸化的酪氨酸激酶结合激活 PLC-γ，进而引发细胞信号转导级联反应。

除跨膜受体，细胞还通过细胞间接触对彼此发出信号。例如，小分子可通过细胞膜间的缝隙连接完成细胞间的转移。此外，细胞膜结合配体与相邻细胞的同类膜结合配体之间的相互作用可激活细胞内信号转导通路。这种细胞间相互作用通常体现了细胞的生长活动，并且可控制细胞的生命活动。

Delta-Notch 信号通路就是一种发生在细胞间的配体 - 受体相互作用，这种作用可激发细胞内信号，最终改变基因表达和生物性状。Notch 信号通路是一个调节哺乳动物细胞分化、血管形成及肿瘤生长的基本信号通路；是相邻细胞间通讯进而整合细胞信息决定细胞分化的复杂信号通路。目前已发现有 4 种 Notch 受体和 5 种 Notch 配体。当跨膜 Delta 配体和相邻细胞的 Notch 受体结合时，它们之间的相互作用会引起两步分裂反应，使 Notch 蛋白胞内部分释放出来。这些释放出来的产物随后转移到细胞核，在细胞核中充当转录因子，启动翻译过程，从而促进新的基因表达(图 2-2-22)。在这种“一次性”信号机制中，通过配体 - 受体相互作用使受体产生单一、有活性的转录因子，后者在细胞生长和分化过程中发挥了决定性作用。研究发现 Delta-Notch 信号通路在血管内皮细胞增殖、分化，迁移、血管生成、动静脉分化等多种生化反应中具有重要作用。目前，Delta-Notch 信号通路中的配体 Delta like ligand 4(Dll4)，被认为是调节肿瘤血管发生的另一个重要机制，它在完善肿瘤血管结构和功能中发挥重要的作用。有研究发现，阻断 Dll4-Notch 信号通路可导致肿瘤生成过多的无效新生血管，这种无效的新生血管不利于输送肿瘤所需的养分，反而可延缓和抑制肿瘤的生长，并且对 VEGF 抑制剂耐药的个体也同样有效。故 Dll4 已成为肿瘤靶向分子治疗的一个重要靶点。

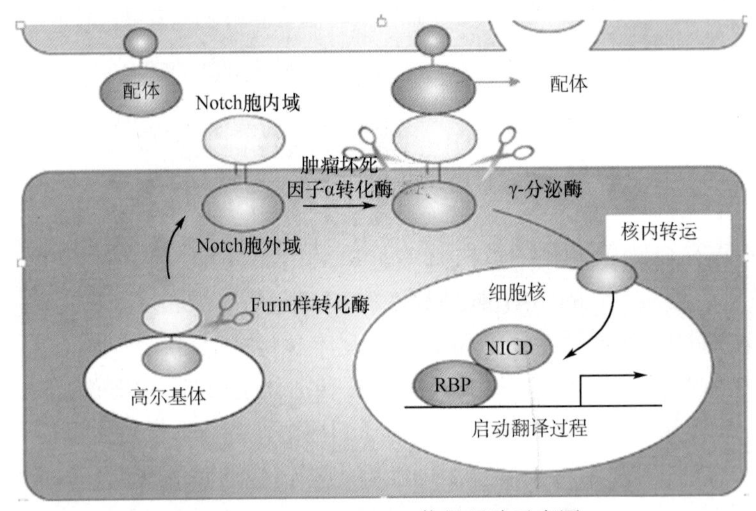

图 2-2-22 Notch-Delta 信号通路示意图

合成的 Notch 受体在高尔基体经过加工后，被 Furin 样转化酶切割成 2 个片段：Notch 胞内域（NICD）的大片段和 Notch 胞外域（NECD）与跨膜区的小片段。两者通过共价键结合为异源二聚体，然后被转运到细胞膜上，当相邻 Notch 受体 - 配体结合，受体发生蛋白水解引起构象变化。通过 TACE 和 γ- 分泌酶复合体的剪切作用，使 NICD 转运到细胞核，从而激活靶基因的翻译

在超声分子影像学领域，Ahmed El Kaffas 等采用 Dll4 单克隆抗体（即 Dll4 抑制剂）、超声微泡破坏技术与化疗三者联合作用于结肠癌移植瘤，研究结果显示三者联合作用能通过“封闭”肿瘤血管来有效延缓肿瘤的生长（图 2-2-23）。

随着分子生物学技术的发展，关于各种疾病的细胞信号转导研究取得了较大的进展，有关干预信号转导通路的靶向分子治疗也展现出良好的应用前景。目前研究较多的一个通路是 Akt/PKB 信号通路。Akt 又被称为蛋白激酶 B(protein kinase B，PKB)，是多条细胞信号转导通路的重要结合点，可调节生长因子、细胞因子及 ras 原癌基因的激活等，对细胞的增殖、分化和存活起到重要作用。Akt 是心血管基因治疗的重要靶点，其可在缺氧条件下被激活，调控细胞活性和血管生成。Akt 的过度表达可保护心肌细胞，增强心肌细胞旁分泌作用，上调 Survivin 表达，同时抑制 Bcl-2 相关死亡驱动蛋白表达，从而刺激缺血区域血管新生。在受损心肌中导入 Akt 基因可改善心肌功能、促进心肌修复和再生。在超声分子影像学领域，不少研究人员通过利用相关调控信号通路上的重要靶点，运用

UTMD 等相应的技术促进相关基因或药物的靶向释放，从而达到诊断治疗的目的。例如，Sun 等将 Akt 基因装载到阳离子脂质微泡中，利用 UTMD 将基因有效导入鼠缺血心肌。通过 TUNEL 检测技术、HE 染色等细胞检测技术发现，治疗后的缺血心肌范围较导入 Akt 基因前明显减少，心肌细胞凋亡率有所降低，心肌灌注和功能得到明显的改善。

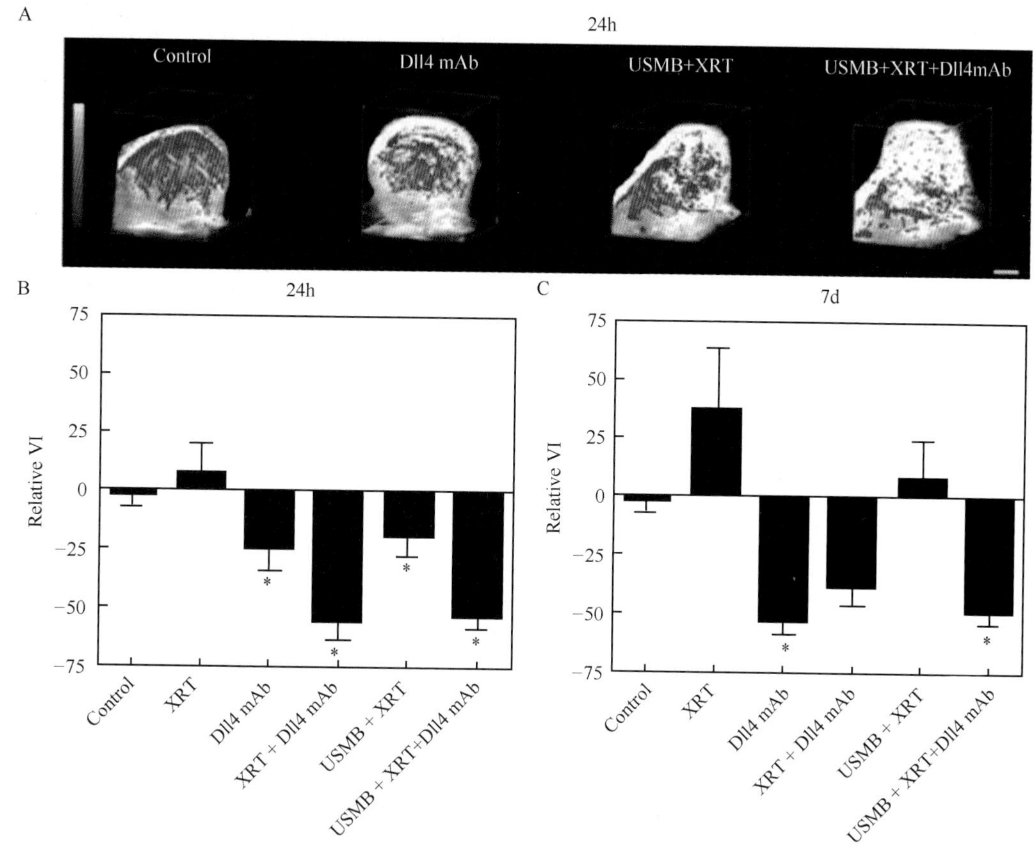

图 2-2-23 结肠癌移植瘤联合治疗的效果

A 代表 24h 治疗后三维能量多普勒信号的最大密度投影；B 和 C 分别代表治疗 24h 和 7d 后能量多普勒的定量分析结果。裸鼠在单独接受 Dll4 mAb（单克隆抗体）的治疗 24h 后血流信号有所减小；7d 后进一步减少。USMB+XRT（超声微泡联合化疗）可使得血流信号下降明显，可是 7d 后再次回到基线水平。使用 Dll4 mAb+XRT（单克隆抗体联合化疗）及 USMB、XRT、Dll4 mAb 三者联合治疗都可以使血流信号下降 60%，可是只有三者联合治疗才能达到 7 天后信号仍持续下降至 60%

五、细胞周期及其分子调控机制

细胞通过分裂使细胞数目增加，使子代细胞获得和母代细胞相同遗传特性的过程称为细胞增殖，它是生物体的重要生命特征，同时是生物体生长、发育、繁殖和遗传的基础。细胞增殖方式有三种，分别是无丝分裂、有丝分裂和减数分裂。有丝分裂是真核细胞增殖的主要方式，即将一个细胞分裂为两个细胞的过程，是在显微镜下最容易观测到的生物组织拆分的过程。它包括两个必要的步骤：复制 DNA 和将复制后的 DNA 平均分配到两个子细胞中。处于有丝分裂过程中的细胞呈圆形、有光泽且折射性强，这是因为构成细胞骨架的微管网络经重新组合形成纺锤体。有丝分裂过程从开始到结束通常持续30 ～ 60min。

（一）细胞周期

细胞周期是指连续分裂的细胞从上一次有丝分裂结束到下一次有丝分裂完成所经历的整个过程。细胞周期主要可分为两个时期，分别为间期和分裂期（又称为 M 期）。根据细胞形态和 DNA 数量、蛋白质等的变化，间期又可划分为 3 个时期，分别是 DNA 合成前期（称为 G_1 期）、DNA 合成期（称为 S 期）与 DNA 合成后期（称为 G_2 期）。在细胞有丝分裂的过程中，M 期还可分为前、中、后、末期，是由一个母代细胞分裂成为两个子代细胞连续变化过程。细胞在反复分裂达到一定次数之后，会进入一种停止分裂状态，这种状态被称为休眠状态（G_0 期）。在一定条件下，处于 G_0 期的细胞又可重新进入 G_1 期并进行细胞周期的运转（图 2-2-24）。在整个细胞周期中的各个时期细胞具有各自的特点。

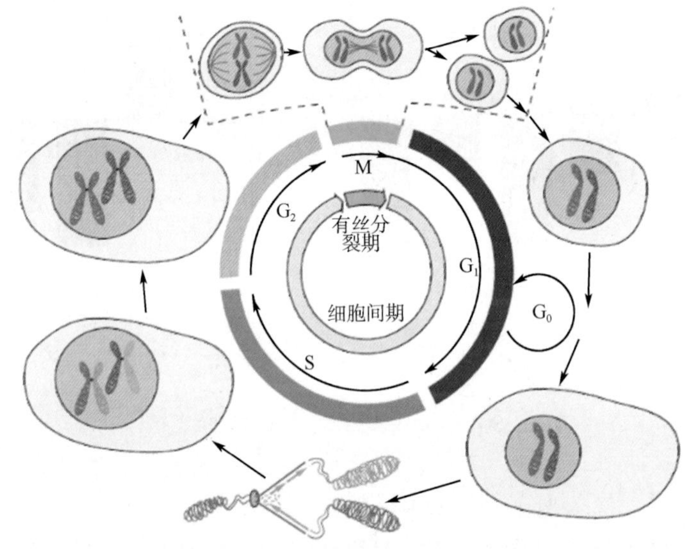

图 2-2-24 细胞周期示意图

细胞周期分为四个阶段，分别是 S 期、G_1 期、G_2 期、M 期，在一定条件下，细胞会停止增殖，处于休眠状态，进入 G_0 期。细胞在 S 期进行 DNA 复制，G_1 期、G_2 期合成蛋白质和 RNA，在 M 期时将染色质分配到两个子代细胞中

细胞周期中不同时期持续的时间各不相同，细胞周期所持续的时间一般为 12 ～ 32h，人的细胞周期约为 24h：M 期 30min，G_1 期 9h，S 期 10h，G_2 期 4.5h。另外，不同生物的细胞周期是不同的，一般来说，S 期、G_2 期、M 期加起来的时间相对固定。G_1 期的长短变化较大，因此整个细胞周期的长度取决于 G_1 期。在一个完整的细胞周期中要完成以下两件事：准确无误地复制基因组 DNA，以及将复制好的 DNA 平均分配到两个子细胞中。

除了不同时期持续的时间不同外，在细胞周期中细胞形态也发生着一系列变化。从光学显微镜下可看到 G_1 期细胞最小，细胞扁平而光滑，随着向 S 期然后向 G_2 期再到 M 期的发展细胞逐渐增大，从扁平变成球形。扫描电镜下可明显看到各时期内细胞表面形态的变化，如微绒毛逐渐增加，这些变化与细胞内各种生化和生理的周期性变化密切相关。

在细胞周期中的不同阶段其染色体、DNA 数量、蛋白质等物质各不相同，以下将具体介绍不同时期下细胞内物质的一些具体变化及其生物学意义。

1. G_1 期　称为合成前期，是指从有丝分裂完成到其 DNA 复制之前的一段时间。G_1 期的主要任务是进行生物合成，为 S 期 DNA 复制提供必要的物质基础，在此阶段染色质发生去凝集。在后期，DNA 合成酶的活性大大增加。某些专一性蛋白质有助于细胞通过 G_1 期的一个特殊限制点（restriction point），能否通过此点将决定细胞是继续增殖还是进入休眠状态、等待指令重新进入增殖周期。G_1 期是细胞周期中唯一一个可逆时相，其长短根据细胞类别的不同有很大差别，并受生长因子和营养因素的影响。在细胞周期由 G_1 期转向 S 期之前，首先必须由一些蛋白质和 DNA 复制起始点结合形成起始复制复合物（origin of replication complex，ORC）。利用 DNA 足迹技术（DNA footing），可发现 ORC 含有两类：前 RC（pre-RC）和后 RC（post-RC）。pre-RC 并不能启动 DNA 复制，只是给细胞内的分子机器指定一个特定的位置作为下一步 DNA 复制的起始点。pre-RC 必须在 G_1 期的后期转变成 post-RC 才能启动 DNA 复制，这个转变过程需要某些特殊因子（被称为 DNA 复制的特许因子）的参与，但具体的分子机制尚未完全清楚。在细胞进入 S 期之前，Cdc6 降解，代之以 Cdc45，随后 DNA 聚合酶、特异性单链 DNA 结合蛋白质等相继进入，启动 S 期的 DNA 和染色体的复制。

2. S 期　是细胞周期中的关键时期。S 期是指 DNA 复制的时期，S 期的主要任务是复制染色体 DNA，基因组的整套 DNA 必须绝对精确地一次性完成全部复制，不能有遗漏，更不能进行第二次复制。在 S 期中，细胞进行组蛋白 mRNA 和蛋白质合成，这一过程受到严格的控制，并且两者的合成是同时进行的。此外在该期细胞合成 DNA 复制相关的酶，同时开始合成微管蛋白为细胞分裂做准备。

3. G_2 期　在完成 DNA 复制之后，细胞进入 G_2 期，准备进行有丝分裂。G_2 期是 DNA 合成后期，也是有丝分裂的前期，该阶段的染色质发生凝聚或螺旋化。在 G_2 期细胞核（有丝分裂中尚未分配到子细胞）中的 DNA 含量比 G_1 期多一倍。同时细胞合成一定的蛋白质和 RNA，为细胞分裂做准备。微管蛋白的合成数量在此阶段达到高峰。

4. M 期　为细胞分裂期，是从细胞分裂开始到结束的阶段。该阶段的 RNA 合成停止，蛋白质合成减少，染色体发生凝集，并在纺锤体的作用下，两个姐妹染色单体被均等分配给两个子细胞。由 S 期形成的两套基因组必须均等地分配到两个子细胞中。在癌症发生过程中，染色体的异常（染色体丢失、额外染色体、染色体重排等）就有可能已经发生在 G_2 期。在 M 期，细胞内部将发生许多变化，如染色体浓缩、纺锤体形成、染色单体分离及核膜裂解等，这些都是在成熟促进因子（maturation promoting factor，MPF）作用下进行的。MPF 由周期蛋白 B 和 CDK1 组成。周期蛋白 B/CDK1 复合物的活性调节一方面取决于周期蛋白 B 的合成与分解；另一方面则取决于 CDK1 的磷酸化和去磷酸化。

（二）细胞周期的调控

细胞周期中每一事件都是有规律、精确地发生，并且在时间与空间上受到严格调控。

1. 细胞周期蛋白依赖性激酶 (Cyclin dependent kinases，CDKs) 与细胞周期蛋白

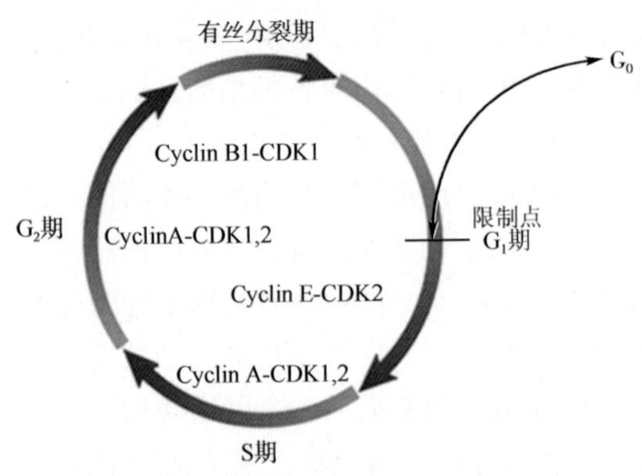

图 2-2-25 细胞周期及其分子调控示意图

G_1 期、S 期是 DNA 合成期，G_2 和有丝分裂期由 Cyclins 和 CRDs 调控，在动物细胞中 CDKs/Cyclins 复合物主要由 Cyclin A、Cyclin B 和 CyclinE 组成

(Cyclins) 与细胞周期调控有关的分子主要有三大类：细胞周期蛋白依赖性激酶、细胞周期蛋白、细胞周期蛋白依赖性激酶抑制剂(Cyclin-dependent kinase inhibitors，CDKIs 或 CKIs)，其中 CDKs 是调控网络的核心，Cyclins 对 CDKs 具有正调控作用，CDKIs 对 CDKs 具有负调控作用，三者共同组成了细胞周期调控的分子基础。

细胞周期进程的实现依赖于细胞周期的内源性调控，主要是通过以磷酸化为基础的 Cyclins/CDKs/CDKIs 途径实现，其核心机制是 CDKs 活性的调控。CDKs 为丝氨酸(Ser)/苏氨酸(Thr)激酶，在细胞周期内特定的时间激活，通过对相应底物的磷酸化使细胞完成细胞周期。CDKs 必须与 Cyclins 结合，才表现出蛋白激酶的活性，未结合的 Cyclins 和 CDKs 单体均无活性(图 2-2-25)。

Cyclins 的表达具有相对特异性。细胞内外各种信号传导途径通过激活转录因子的相互作用等诸多因素，影响其作用于相应的 CDKs，来对细胞周期进行调控。目前研究较多的为 Cyclin D 和 Cyclin E。Cyclin D 是细胞周期运行的起始因子，同时也是生长因子的感受器。Cyclin E 控制细胞进入 S 期，这种 G_1/S 期转换的决定和限速作用很可能在细胞周期中起中心调控作用，它与 Cyclin D 结合形成具有激酶活性的复合物，其作用晚于 Cyclin D。在 G_1/S 交界处，Cyclin E/CDK2 活性达最高值。Cyclins 含有一个包括 100 ~ 150 个氨基酸残基的同源序列，Cyclins 与 CDKs 结合形成有活性的复合物(Cyclins/CDKs)，可磷酸化底物蛋白的 Ser/Thr 残基，Cyclins 和 CDKs 分别作为此活性复合物的催化亚基和调节亚基，促使细胞周期的启动及各时相的转换。Cyclins 的表达还具有典型的周期性和时相特异性。每一种 Cyclins 在细胞周期中的某一特定时相表达，不同种类的 Cyclins 及 CDKs 适时的结合可引发细胞周期进程中特定事件的发生，促成 G_1 期向 S 期，G_2 期向 M 期，中期向后期等关键过程不可逆的转换，控制着整个细胞周期的转换。

虽然许多 Cyclins/CDKs 在细胞周期中都有调控作用，但关键的仅有几个。人类 G_1 期周期蛋白主要是 Cyclin D。其可将 CDK4 激活从而引起磷酸化，进而促使细胞进入 S 期，合成大量蛋白。而合成的 Cyclin E，可将 CDK2 激活，使细胞进入 S 期。另外，Cyclin A 由 CDK4 或 Cyclin D 的反应诱发而形成，它与 CDK2 共同组成一种复合物，使细胞分裂由 G_2 期向 M 期过渡。有丝分裂期的周期蛋白(如 Cyclin B)与 CDK1 一并促进细胞有丝分裂各个间期之间的转换(如染色体凝聚、纺锤体的形成)。

此外，调节细胞周期进程的蛋白激酶反应须迅速、精确、高效且双向。因此，为了提供一个更加精确的激活机制，CDKs/Cyclins 复合物中的 CDKs 活性还受另外两个调节机制控制：CDKIs 和磷酸化与去磷酸化的调节。CDKIs 是 CDKs 的抑制剂，可阻止细胞通过限制点，CDKIs 与 CDKs/Cyclins 复合物结合后，使其活性下降或消失。当 CDKIs 被去除或降解后，CDKs/Cyclins 可恢复活性而将其底物磷酸化从而调节细胞周期进程。此外，在特定的 CDKs 激酶和磷酸酶作用下，CDKs 复合物的催化亚基可发生磷酸化及去磷酸化作用而影响磷酸基团的数量，从而调节 CDKs/Cyclins 复合物中的 CDKs 活性大小。

无论是单细胞真核生物（如酵母菌）还是人类，在细胞周期中，都存在 Cyclins/CDKs 调控机制。与单细胞真核生物体内的 CDKs/Cyclins 系统相比，多细胞生物体的进化水平更高，其调控细胞周期转换和使静止期细胞进入特定细胞周期的 CDKs/Cyclins 系统是不同的。

2. 泛素化蛋白酶体途径在细胞周期中的调控作用　Cyclins、CDKIs 和其他细胞周期调控因子在适当的时候会被清除，这与泛素化 - 蛋白酶途径有关。研究发现，许多调节 CDKs 活性和细胞周期进程的因子是通过泛素化 - 蛋白酶体途径被降解的。泛素化蛋白酶体途径由泛素（ubiquitin，Ub）、泛素活化酶（ubiquitin-activating enzymes，E1）、泛素结合酶（ubiquitin-conjugating enzymes，E2）、泛素化蛋白连接酶（ubiquitin-conjugating enzymes，E3s）、26S 蛋白酶体和泛素解离酶（deubiquitinating enzymes，DUBs）等组成，这个降解过程是一种级联反应过程。其具体降解过程主要分为四步。第一步，泛素在 ATP 依赖性反应的作用下被 E1 催化而得以活化，形成 E1- 泛素中间体。第二步，E2 获得由 E1- 泛素结合的中间体转移的泛素，形成 E2- 泛素中间体。第三步，E3s 直接或间接与底物结合，促使泛素从与 E2 形成的硫酯中间产物转移到靶蛋白赖氨酸残基的 ε 氨基基团上，最终形成异肽键。在此过程中当第一个泛素分子连接到靶蛋白上后，另外一些泛素分子在 E3s 的催化下继续与和底物相连的泛素分子的第 48 位赖氨酸残基相连，形成一条多聚泛素链，作为底物被蛋白酶体识别和降解的靶向性信号。第四步，泛素化结构被展平进入 26S 蛋白酶体，在 20S 催化中心中被降解，最后被 DUBs 从底物上水解下来（图 2-2-26）。

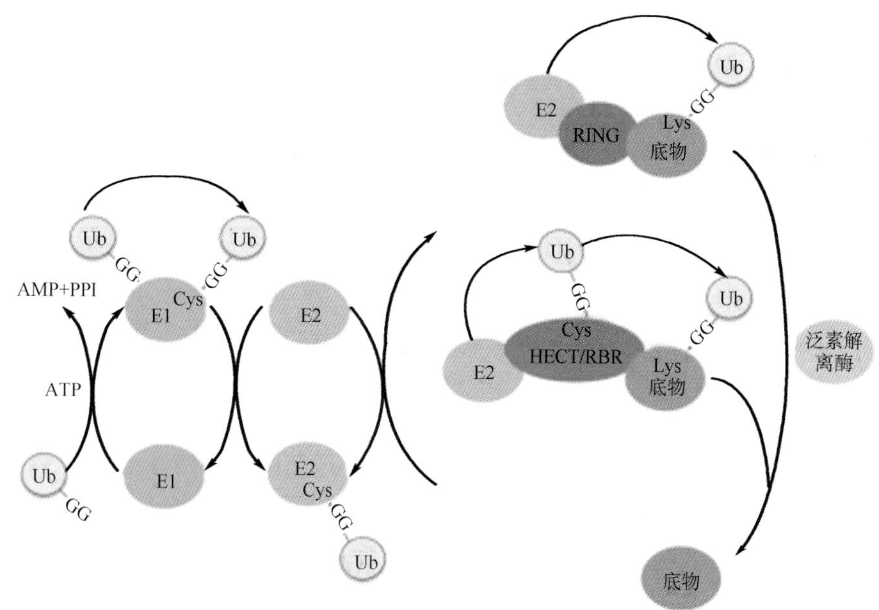

图 2-2-26　泛素化途径示意图

3. 细胞周期与肿瘤　细胞周期中一旦出现错误或突变就会对细胞和生物体产生严重的影响，其发生突变的遗传物质会遗传给下一代。肿瘤的形成与细胞周期有着密切的联系，其中细胞周期检查点和细胞生长因子出现异常与肿瘤细胞的发生息息相关，以下将介绍细胞周期的检查点和细胞生长因子对细胞周期的调控作用。

(1) 细胞周期检查点：为确保遗传信息准确传递，细胞在长期的进化过程中逐渐形成细胞周期监督机制即细胞周期检查点（check point）。通过这种机制，细胞可以在完成细胞周期之前就将错误改正或移除受损细胞。细胞基因组完整性的改变是肿瘤发生的物质基础。细胞周期是保证细胞基因组完整性的监控机制。一旦监控机制出现异常就可能导致基因缺失、扩增和移位，并将错误的基因遗传给下一代。这些变化常见于肿瘤细胞进化的过程中。

细胞周期检查点主要有四个，分别是 G_1/S 检验点、S 期检验点、G_2/M 检验点、中 - 后期检验点。以下将对各检查点进行简单的介绍。

1) G_1/S 检验点：在酵母中称 start 点，在哺乳动物中称 R 点（restriction point），即限制点，主要控制细胞由静止状态的 G_1 进入 DNA 合成期。在限制点的作用下，增殖细胞会评估其周围环境，包括营养、相邻细胞和其他调节源发出的信号，检查 DNA 是否损失、细胞外环境是否适宜、细胞体积是否足够大等，以决定是进入下一个细胞周期还是转入休眠状态，即 G_0 期。当这一检验点失效，本来不应分裂的细胞继续进入下一个细胞周期，就可能出现无节制增长。检验点失活是肿瘤细胞的重要标志之一。在肿瘤发生过程中，推动 G_1/S 转换的 Rb 和 Myc 信号通路是常见的破坏靶点，这两条通路中所涉及的许多基因本身就是原癌基因和抑癌基因，因此也是在肿瘤发生中容易被破坏的靶基因。例如，控制 G_1 检查点的基因（p53 基因）突变为无活性形式，将会导致细胞发生癌变。若一个基因组的基因突变影响不大，杂合细胞能毫无损伤幸存下来。但若两个基因组的基因均无活性，将导致 G_1 检查点失效，细胞增殖就会在细胞周期中该停止的时候还继续前进。

2) S 期检验点：DNA 损伤检查点位于 S 期。这是一个容易发生错误的时期。因为在 DNA 合成过程中，DNA 对遗传因子尤为敏感，容易发生 DNA 损伤，碱基的掺入也会出现偶然的错误，而且在正常的 DNA 复制过程中，会有一些固有的、暂时性的类似于 DNA 损伤的情况。如果间期内 DNA 的复制出现了错误（或休眠细胞的 DNA 复制出现了异常），DNA 的复制会被延迟或终止。待细胞修复损伤的 DNA 后，DNA 复制才能继续进行。如果修复失败，相关机制能诱导细胞凋亡。如 chk1 基因全程监控 DNA 复制后的完整性，该基因的变异会导致 DNA 的修复异常。S 期检验点对于维持基因组的稳定性具有重要的意义。

3) G_2/M 检验点：位于 G_2 期末，是阻止含 DNA 损伤的细胞进入有丝分裂期的最后一道防线。该检验点决定细胞发生的分裂，一分为二，并可检查 DNA 是否发生损伤或缺失、细胞体积是否足够大等。如果细胞对有丝分裂并没有做好准备，将不能通过这一检查点进入有丝分裂。此外，为保证 CDKs/Cyclins 复合物的活性，必须对 CDKs 催化亚基进行去磷酸化处理。激活该激酶的磷酸酯酶也是一个检查点，除非一系列的生化指标表明 G_2 期已经完成，否则磷酸酯酶不会对该激酶进行去磷酸化处理。如果两个基因组的

DNA 损伤和 G_2 损伤检查点都失效，细胞将会复制受损的 DNA，保留在基因组中并遗传给子代细胞。

4）有丝分裂纺锤体组装检验点：进入有丝分裂后还有一个检查点，即有丝分裂纺锤体组装检验点，也称为细胞分裂中期检查点，它主要检查所有的染色体是否都正确地排列在细胞分裂赤道面上。如果一切正常，Cyclin B 就会被泛素化，随后即在蛋白酶体中进行降解，使染色体得以分离而完成有丝分裂，并进入 G_1 期。该点可防止染色体分离过程中发生错误，限制细胞进入有丝分裂的后期，从而确保染色体准确无误地均等分离到每一个子代细胞中。

（2）生长因子：生长因子及其受体异常与许多癌基因蛋白有关。例如，人类恶性肿瘤普遍存在表皮生长因子受体（EGFR）蛋白过度表达，在许多恶性肿瘤和神经胶质瘤中都检测到 EGFR 蛋白，伴有或不伴有 EGFR 基因的扩增。生长因子是一大类与细胞增殖有关的信号物质，目前发现的生长因子多达几十种，因多数有促进细胞增殖的功能，故又称有丝分裂原（mitogen），如表皮生长因子（EGF）和神经生长因子（NGF），而少数具有抑制作用，如抑素（chalone）和肿瘤坏死因子（TNF），个别如转化生长因子 β（TGF-β）则具有双重调节作用，能促进一类细胞增殖的同时，抑制另一类细胞的增殖。生长因子并不由特定腺体产生，其主要通过旁分泌作用于邻近细胞。各种生长因子分子质量大小不同，如肝细胞生长因子（HGF）由 674 个氨基酸组成，分子质量达 80kDa，内皮素仅由 21 个氨基酸组成。大多数生长因子仅由一条肽链组成，如 EGF、TGF-α、FGF，而 PDGF、NGF、TGF-β、HGF 由两条肽组成。生长因子的信号通路主要有：ras 途径、cAMP 途径和磷脂酰肌醇途径。差不多所有的生长因子受体都具有酪氨酸激酶活性，生长因子作为细胞外的刺激信号，与受体型酪氨酸激酶结合后，触发受体形成同源或异源的二聚体，二聚化的受体酪氨酸激酶被激活，使得生长因子受体的某些酪氨酸残基磷酸化，继而对其蛋白底物进行磷酸化，引发级联酶促反应，质胞外信号导入胞质和胞核，调控基因转录。

（3）癌基因和抑癌基因：也是影响细胞周期调控的因素。癌基因在进化上高度保守，其表达产物范围广泛，包括生长因子和生长因子受体、蛋白质激酶、转录因子等，可参与细胞增殖和分化的调控。c-met 蛋白是一种位于染色体 7q31 区的 Ceses-Inet 原癌基因编码的蛋白产物，与多种癌基因产物和调节蛋白相关。其参与细胞信息传导、细胞骨架重排的调控，是影响肿瘤细胞增殖、分化和转移的重要因素。已有多项研究证实：Ceses-Inet 在肿瘤组织中的过表达与肿瘤的浸润、转移和不良预后密切相关。抑癌基因具有抑制癌细胞生长的作用。癌基因和抑癌基因之间相互配合协调，以调节细胞周期正常运转。这种调节一旦失控，就会导致细胞周期紊乱，致使细胞发生癌变或死亡。p16 基因是一种抑癌基因，如果该基因失活，将导致细胞增殖失去控制。p16 是一种 CDKIs，在这一“决定”中起主要作用，它可抑制 CDK4/Cyclin D 的活性最终阻止细胞进入 S 期。显然，对 p16 的表达和活性进行无创性监测，对肿瘤生物学研究意义重大。p53 是另外一种抑癌基因，通过调节 DNA 修复、调控细胞周期、抑制血管生成及诱导细胞凋亡等机制，参与机体组织细胞的生长、发育和分化过程。正常情况下细胞内 p53 表达水平很低，当细胞受到 DNA 损伤刺激时，p53 的表达水平就会增高。p53 可引起多种基因转录，如 p21。p53 通过转录诱导 p21 的表达，抑制与 Cyclin E、Cyclin A 相结合的 CDKs 的活性，并由此使细胞阻滞于 G_1/S 期监测点。因此如果 p53 和 p21 突变会引起基因组的不稳定。

不少细胞都处于 G_0 状态，等待适合的细胞信号刺激以再次进入细胞周期。当生长因子与合适的 RTK 结合时会开启信号转导通路，从而促进新的蛋白质合成，为从 G_1 期进入 S 期做好充分的物质准备。但是，假设 RTK 发生突变，其激酶活性能被组成性激活，也就是说，RTK 不再需要配体就能激活其蛋白激酶的活性。例如，在一些肺癌和脑癌中，突变的表皮生长因子受体（EGFR）有很强的不依赖配体组成性激酶活性，这种活性就是癌症产生的原因之一。或假设在生长调节通路中具有 GTP 酶活性的小 G 蛋白发生突变，导致其不能清除 GTP，使得 GTP 一直与其结合。结果，即使配体没有与上游受体结合，突变的 GTP 结合蛋白也会刺激下游激酶，使细胞进入细胞周期，如在几乎所有的胰腺癌中都有 ras 超家族的成员发生变异，抑制了 GTP 酶的活性，而突变的 EGFR 和 ras 基因等，往往是促进肿瘤细胞增殖的源头。

在上述介绍的内容中有很多都是通过细胞信号传递系统来实现调控的，因此细胞信号传递系统是影响细胞周期调控的因素之一。具体的内容已在前面有所涉及。

（三）超声处理对细胞周期的影响

随着超声技术的推广应用，越来越多的研究者开始关注超声对细胞周期的影响等相关生物学效应。Forýtková 等研究者在超声处理前，利用羟基脲处理细胞以区别 DNA 复制和非程序 DNA 的合成，研究发现强度为 0.5W/cm^2、1.0W/cm^2 的连续超声辐照可显著抑制 DNA 合成，在 5℃时对细胞进行超声辐照，DNA 合成抑制作用更为显著。当超声强度为 0.1W/cm^2 时，DNA 合成抑制现象不再出现，反而刺激 DNA 合成。超声处理后的 DNA 合成变化是瞬时的。因为细胞在 37℃条件下孵育 1h 后，超声对其 DNA 合成的刺激或抑制作用已丧失。此外，在实验过程中未观察到非程序 DNA 合成的显著变化。Doida 等对两种哺乳动物细胞系进行体外真 / 假超声辐照 20min，通过放射自显影分析非程序 DNA 合成率。研究结果显示：超声辐照未能显著增加非程序 DNA 合成率。

不同强度的超声作用将对细胞产生不同程度的损伤或破坏，对细胞周期的影响尤为明显。处于不同细胞周期的细胞，对超声辐照的敏感性不尽相同。Hrazdira 等探讨了超声辐照对细胞周期及细胞骨架的影响。研究团队在实验中先用一定参数的超声辐照细胞 5min 和 10min，之后通过间接免疫荧光法观察细胞骨架结构。该研究结果表明，处于 M 期和 S 期的细胞对超声辐照最敏感，超声辐照可导致微管和微丝出现明显的分解，而中间丝变化相对不明显，且这种细胞骨架的变化是可修复的。Zhong 等研究发现，经 0.3MPa 的超声联合微泡处理后，发生凋亡的细胞数量增多，处于 S 期的细胞减少。在 12h 后，处于 G_0/G_1 和 G_2/M 细胞的数量大致相同；当超声辐照强度增大至 0.5MPa 时，也可观察到类似结果。且通过蛋白印迹技术检测可发现：多聚腺苷酸二磷酸核糖聚合酶表达升高、Bax 蛋白升高而 Bcl-2 蛋白降低，这提示线粒体在细胞凋亡中起重要作用；G_2/M 的检查点 CDK1 升高、Cyclin B1 表达下降；G_1/S 的检查点 CDK2、Cyclin A/E 表达降低。研究不同参数和条件下的超声作用对细胞周期的影响具有一定的指导意义，有助于研究人员选择适宜的超声参数进行超声分子成像和相应的治疗手段，以避免超声辐照过强而影响细胞的活力。

六、细胞的分化与肿瘤形成

（一）细胞分化的概述

细胞分化（cell differentiation）是在个体发育中，由一种相同的细胞类型经细胞分裂后逐渐在形态、结构和功能上形成稳定性差异，产生不同细胞类群的过程。细胞分化是多细胞有机体发育的基础与核心，在个体正常发育过程中，通过有控制的细胞分裂而增加细胞数目，通过有序的细胞分化而增加细胞类型，进而由不同类型的细胞构成生物体的组织与器官，执行不同的功能。细胞分化是基因在特定因素的作用下选择性转录和表达的结果，即基因时空特异性表达的结果。

细胞分化具有以下几个特点：①稳定性（细胞分化一旦确立，分化状态稳定存在并能向子细胞遗传；②全能性（分化的细胞来自同一母细胞，即受精卵，且仍保留受精卵的全部信息，在一定条件下可表达这些信息）；③选择性（分化的细胞所含的基因具有选择性表达，可使不同类型的细胞表现不同的形状）；④条件可逆性（已分化的细胞在一定条件下，如改变体外培养条件，生长因子刺激和导入癌基因等，可重新获得分化潜能，回到未分化状态，这种现象称为去分化；⑤细胞分化具有时空上的变化（一个细胞在不同的发育阶段有不同的形态和功能变化）。

（二）干细胞与干细胞超声分子成像

干细胞（stem cell）是一类具有自我复制能力的多潜能细胞，在一定条件下，可分化成多种功能细胞，形成各种特异性组织器官。根据发育起源干细胞可分为：胚胎干细胞和成体干细胞。干细胞存在于各种组织的特定部位，具有定向分化的潜能，能自我维持增殖。

由于干细胞具有分化形成多种类型细胞的独特能力，因此干细胞在修复由疾病如心力衰竭等引起的组织损伤方面有广阔的发展前景。研究发现使用干细胞能有效治疗中枢神经性退行性疾病、外伤性脑损伤、免疫缺陷疾病等。目前，在干细胞治疗领域已取得了可喜的成果：研发了多种从成纤维细胞、肝细胞及其他已分化细胞中产生诱发型多能干细胞（induced pluripotent stem cells，iPS 细胞或 iPSCs）的技术。这项技术主要是将干细胞相关基因（如 Oct4 基因、Sox2 基因、原癌基因、Klf4 基因等）转移至鼠体或人体分化细胞中，使它们重返为多能干细胞。然而，利用胚胎干细胞和成体干细胞进行治疗是一个极具争议的研究热点。尽管使用胚胎干细胞是各种干细胞疗法的最佳方法，但仍存在不少阻碍其应用的因素：其一是存在伦理问题；其二是移植障碍，如异体移植细胞会出现排斥反应而引起严重的并发症。

此外，如何直观判断移植细胞在宿主体内的存活、增殖、移植、迁移和分布，也是一直困扰人们的问题。因为如果干细胞治疗试验在某些患者身上见效，却在其他患者身上不起反应或产生副作用，那么就要考虑这些干细胞的去向、存活率和存活时间。不同患者体内这些细胞所经历的生物过程不同，利用分子成像技术可在活体中无创、反复、定量地追踪注射进体内的干细胞的位置、数量及功能，包括增殖和分化等情况。这一点对干细胞疗法在临床前研究、临床试验性应用及标准治疗来说尤其重要，对干细胞疗法的应用和发展具有重要意义。

超声分子成像具有非侵入性、无电离辐射、可实时动态成像等优势，因而颇有干细胞示踪的应用前景。当前，干细胞超声分子成像主要通过以下两种途径实现。

1. 经基因转染干细胞途径　可通过基因转染干细胞使其表面表达独特的标志物，并使该标志物与微泡表面的特异性配体进行靶向黏附。只要将特异性标志物持续表达于干细胞表面，就可对干细胞移植进行重复性成像，并进行系列评估和纵向示踪。

Kuliszewski 等通过基因转染使骨髓内皮祖细胞（endothelial progenitor cells，EPCs）表面表达一种独特的蛋白 H-2Kk。继而，将抗 H-2Kk 抗体连接到微泡表面，制备与 EPCs 表面 H-2Kk 蛋白靶向结合的微泡。体外平行板流动腔检测结果显示，携抗 H-2Kk 抗体靶向微泡可选择性与转染的 EPCs 紧密结合。注入靶向微泡后，由经 H-2Kk 转染的 EPCs 填充的基质胶外周出现明显的靶向造影增强效果，而注入空白微泡未见增强。另外，在循环过程中，经静脉注入的靶向微泡与移植细胞表面的靶受体相结合，可以利用超声成像技术探测黏附于移植细胞表面的微泡信号。由于微泡只能停留于血管腔内，因此该途径目前仅适用于黏附于血管壁的移植干细胞靶向成像。

2. 超声造影剂与干细胞共同孵育途径　在进行干细胞移植之前，使干细胞将超声造影剂（微泡）完整吞噬进入细胞内。一旦移植成功，即采用超声分子成像技术检测存在于胞内的微泡信号，从而间接达到示踪干细胞的目的。

Toma 等将微泡与骨髓间充质干细胞共同孵育，使微泡被摄入细胞内。研究发现，摄取微泡的干细胞表达的信号明显高于未标记的干细胞，证实了超声分子成像技术能探测到摄入微泡的干细胞，因而有望用于示踪干细胞移植物。与 SPECT 和 MRI 类似，这种方法理论上具有追踪干细胞的优势，即不需考虑干细胞位于血管内或血管外，但不能排除成像过程中细胞内的微泡可能被破坏。这将有可能影响干细胞移植物的后续追踪与研究。因此，该技术在应用前需解决细胞内微泡爆破是否对细胞活性产生影响等问题。

另外，采用干细胞表面分子靶向结合的超声造影剂进行示踪时，由于存在血流高剪切力的作用，移植干细胞黏附到血管壁后不久，造影剂就会被破坏清除，因此能否延长造影剂示踪干细胞的时间及在低浓度的造影剂作用下进行有效成像，将会是今后研究中有待突破的难题。除此之外，在成像过程中，超声辐照和超声造影剂的存在不会对移植干细胞的活性产生致命性的影响。但是，当移植干细胞长时间暴露在超声和超声造影剂的作用下，可能因产生声孔效应而破坏细胞膜的完整性，影响细胞内外的理化因素。因此，在应用到临床之前，仍需要不断优化成像条件及规避相关影响因素，以确保在不影响移植干细胞活性的前提下，实现较为理想的干细胞成像效果。

超声微泡可在成像的同时作为一种新方法来诱导干细胞归巢。干细胞归巢是指自身或外源性干细胞在多种因素作用下，定向迁移至靶向组织并定植的过程。Ghanem 等用 UTMD 促进间充质干细胞在缺血和非缺血心肌组织的归巢，靶组织较非靶组织干细胞移植归巢数量高。研究发现，非缺血心肌组织的内皮细胞层迁移率为（41.2±2）%，明显低于缺血后心肌（53±5.7）%；而经 UTMD 处理后，干细胞内皮细胞层的迁移率分别提高至（50±6.1）% 和（64±8.9）%，且未观察到任何心肌损伤的迹象。Zhong 等研究发现，通过 UTMD 可使心肌内 VEGF、黏附因子、炎性细胞因子升高，改变局部缺血心肌的微环境。而心肌微环境的改变能明显促进骨髓间质干细胞归巢到犬心肌缺血部位。

此外，还可通过 UTMD 介导基因转染或药物递送来调节干细胞微环境，以提高干细胞归巢、植入和存活率。卞叶萍等研究发现一氧化氮（NO）微泡可用于干细胞移植，以促进干细胞归巢。超声联合 NO 微泡，较对照组、超声组、UTMD 组对干细胞迁徙和分布影响更为显著。此外，该研究团队在利用超声联合 NO 微泡介导治疗并观察间充质干细胞心肌梗死大鼠心功能变化的实验中发现，心肌缺血区域平均毛细血管密度、VEGF 相对表达量均显著增强，推测其机制可能与增强局部 VEGF 表达，从而促进梗死区血管新生有关。陈玲玲等利用超声联合微泡观察 5- 氮杂胞苷体外诱导间充质干细胞心肌样分化的研究。研究显示，适当条件的低强度脉冲超声辐射能够增强 5- 氮杂胞苷体外诱导间充质干细胞心肌分化的效果，在免疫组化中心肌特异肌钙蛋白 T 表达阳性，但始终未见肌管和自发搏动细胞出现。

尽管不少动物实验和临床研究认为干细胞治疗安全可行，但是干细胞治疗也存在许多问题：如产生移植物抗宿主病的慢性免疫反应、潜在的致瘤风险等。而且，目前在超声介导干细胞治疗机制上尚有许多不明的地方有待进一步探究。

（三）细胞分化与肿瘤细胞

细胞分化是在生物机体高度精密机制的调控下有条不紊地进行的。一旦细胞分化调控的稳定性和有序性丧失，机体细胞分裂和分化就会产生异常。肿瘤细胞就是正常细胞分化机制失控的细胞，具有异常的形态和代谢功能，在不同程度上失去了分化成熟的能力，即使去除致瘤因素仍能持续生长。一般认为，细胞癌变是细胞去分化的结果，即已经分化的细胞恢复到未分化的状态。因此，癌细胞和胚胎细胞具有许多相似之处，呈现低分化和高增殖的特征。

异常分化是肿瘤细胞的基本特征之一。肿瘤细胞分化是肿瘤组织的成熟程度，肿瘤细胞分化越接近正常细胞，则越成熟，通常称为高分化；反之，则为低分化或未分化。肿瘤细胞的异常分化程度是肿瘤良恶性鉴别的主要依据。一般而言，高分化肿瘤的恶性程度低，生长慢，转移率低，愈合较好；低分化或未分化肿瘤的恶性程度高，生长快，转移率高，愈合较差。高度恶性的肿瘤细胞，其形态结构显示迅速增殖细胞的特征，瘤细胞核大、核仁数目多、核膜和核仁轮廓清楚。胞质呈低分化状态，含有大量游离核糖体，内膜系统不发达，微丝排列不规律，细胞间连接减少。肿瘤组织常呈现不同程度的形态和功能上的异质性，主要表现为肿瘤细胞分化程度和方向的差异性。异质性可使肿瘤呈现多向分化，如髓母细胞可见神经元和各种胶质细胞分化成分。而一种类型的肿瘤组织中出现另一种肿瘤成分的现象称为肿瘤的化生。

肿瘤细胞是否可以逆转为正常细胞是医学上特别关注的一个问题。目前发现，有的肿瘤细胞在特殊环境下，增殖减慢，分化加强，走向正常的终末分化。例如，维甲酸对人急性早幼粒细胞白血病具有诱导分化作用。通过诱导肿瘤细胞分化来改变肿瘤细胞的恶性生物学行为的治疗方式，可避免放疗和化疗杀伤正常分裂细胞的副作用，这为肿瘤治疗揭示了一个新的方向。

当前癌症治疗中最令人苦恼的问题是放疗或化疗后出现频繁复发。许多专家发现，多数肿瘤经治疗后，会产生具有抗药性的肿瘤细胞亚群，然后扩增形成一个新的肿瘤。许多研究表明，肿瘤细胞中存在肿瘤的干细胞群。它们保留了干细胞的基本功能，即通过不对称分裂，生成一个具有自我更新能力的细胞，以及一个沿分化方向有限分裂的细胞。肿瘤干细胞是存在于肿瘤组织中的一小部分具有干细胞性质，可无限自我更新并能形成与原发灶相似的异质性肿瘤细胞，是形成不同分化程度肿瘤细胞和肿瘤不断生长扩展的源泉。目前认为肿瘤干细胞是肿瘤复发和转移的根源。肿瘤干细胞与正常干细胞都有无限增殖的潜能和自我更新的能力，有类似的细胞表面标志及细胞表型，但肿瘤干细胞缺乏自我稳定调控能力，可无限制生长，缺乏自我更新信号转导途径的负反馈调节机制，且具有累积复制错误的倾向。

肿瘤干细胞对许多传统疗法抵抗。这些传统疗法对大多数肿瘤细胞是有效的，但对少数具有自我更新能力的肿瘤干细胞不起作用。传统放化疗后，具有抵抗力的干细胞群可通过不对称分裂产生致瘤细胞使肿瘤再生。传统的治疗主要是针对增殖能力有限的瘤细胞，通过杀死这一部分肿瘤细胞而使瘤体减少，由于肿瘤组织中的肿瘤干细胞多处于慢周期状态，这种细胞对放化疗的抗性比普通肿瘤细胞更强，因此有学者提出，传统的放化疗并没有将肿瘤干细胞完全杀死，甚至认为常规放化疗后的残余瘤灶中可能存在较为丰富的肿瘤干细胞，并成为肿瘤日后复发的基础。由此提出靶向杀死肿瘤干细胞应当成为肿瘤治疗的根本目标。

关于肿瘤干细胞的来源，学术界仍存在大量争议。一种观点认为，肿瘤干细胞是由正常干细胞基因突变产生的；另一种观点则认为，肿瘤干细胞源于肿瘤细胞，这些肿瘤细胞除了像其他肿瘤细胞一样有细胞周期调节失控和增殖失控的特点，还经过额外的变异获得干细胞的自我更新特性。假定肿瘤干细胞理论是合理的，那么识别肿瘤干细胞、了解其生物学构造、识别其致瘤性变化、设计有效的治疗方案就成为彻底消灭肿瘤的关键。此外，鉴定组织或外周血中的肿瘤干细胞特异性标志物或异常表达的标志物，可检测体内残余的肿瘤干细胞，综合评价各种治疗方法对肿瘤的治疗作用。在临床上，如果能对肿瘤干细胞进行特定标记，并能以无创性的方式在众多肿瘤细胞中区分干细胞，那将可监测肿瘤恶化、复发的过程及根除干细胞治疗的疗效。这也是超声分子成像应用领域所关注的一个焦点。

七、细胞衰老与死亡

（一）细胞衰老

细胞的生命历程都要经过未分化、分化、生长、成熟、衰老和死亡几个阶段。细胞衰老（cell senescence）是指细胞在正常环境条件下，细胞形态发生变化，细胞生理功能和增殖能力减弱并趋向于死亡的现象，主要表现为对环境变化适应能力的降低和维持细胞内环境恒定能力的降低。细胞总体衰老反映了机体的衰老，而机体的衰老并不等于所有细胞的衰老。衰老死亡的细胞被机体的免疫系统清除，同时新生的细胞也不断地从相应的组织器官生成，以弥补衰老死亡的细胞。细胞衰老死亡与新生细胞生长的动态平衡是维持机体正常生命活动的基础。细胞的衰老与死亡是新陈代谢的自然现象。

（二）细胞死亡：细胞凋亡与细胞坏死的区别

细胞死亡（cell death）是生物界普遍存在的现象，是细胞生命现象不可逆的停止。细胞死亡不同于机体死亡，在正常人体组织中，每天都有千千万万的细胞死亡。根据死亡的特点，细胞死亡可分为细胞坏死（necrosis）和细胞凋亡（apoptosis）。

细胞坏死是细胞受到急性强力伤害时立即出现的早期反应，包括胞膜破坏、大量水进入细胞、线粒体外膜肿胀而密度增加、核染色质呈絮状、蛋白质合成缓慢，若伤害外因持续存在，则发生不可逆的变化，如细胞骨架破坏、溶酶体释放，最后细胞膜和细胞器破裂、DNA 降解、细胞内容物流出，引起周围组织炎症反应（图 2-2-27）。而细胞凋亡是由细胞内一系列相关分子所调控的，为调控机体发育、维护内环境稳定而出现的主动死亡的过程。

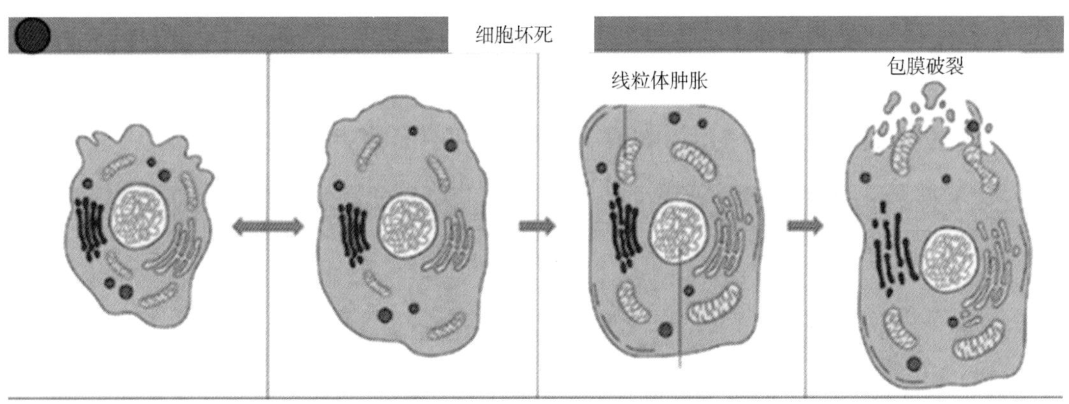

图 2-2-27　细胞坏死的形态学变化

细胞坏死和细胞凋亡在形态学和生物化学上有着明显的差别。细胞坏死是意外、被动性的死亡；而细胞凋亡则是在胚胎发育过程中程序控制的死亡，或者是由于凋亡受体活化、缺少血清、收到辐射或化学药物诱导的细胞主动发生的自杀行为，这个过程是需要消耗能量的。坏死是细胞受到强烈的理化或生物因素作用后引起无序变化的细胞死亡，表现为细胞肿胀、胞膜破裂、细胞内容物外溢、细胞核内反应较慢及 DNA 降解不充分，可引起局部严重的炎症反应。相比之下，凋亡是细胞对环境的生理性、病理性刺激信号、环境的变化及缓和性损伤产生的有序变化的细胞死亡，不会引起炎症反应。

近年来细胞凋亡和细胞程序性死亡（programmed cell death，PCD）常被作为同义词使用，但两者实质上是有差异的。PCD 是一个功能性概念，是指在一个多细胞生物体中，某些细胞的死亡是个体发育中一个已经设定并被受到严格控制的正常组成部分，说明基因调控细胞死亡的这一功能；而细胞凋亡是一个形态学概念，是指与细胞坏死不同的受到基因控制的细胞死亡形式，为多种途径引发的一系列特征性形态和生化变化的综合。PCD 的最终结果是细胞凋亡，但细胞凋亡并非都是程序化的。

PCD 仅存在于发育过程中的某些细胞，而细胞凋亡既可存在于发育过程中的细胞，也可存在于成体细胞。

（三）细胞凋亡的形态学变化和生物学意义

形态学能观察到的细胞凋亡变化是多阶段的，并且多个细胞的凋亡常是非同步的。而细胞凋亡往往涉及单个细胞，即便是一小部分细胞也是非同步发生的。细胞凋亡的过程大致可分为以下几个阶段：接受凋亡信号→凋亡调控分子间的相互作用→蛋白水解酶的活化→进入连续反应过程。凋亡的形态学特征是细胞容积收缩，以细胞核的形态改变最为突出。在荧光显微镜下观察凋亡细胞的形态学变化，首先出现的是细胞体积缩小，细胞间连接消失，与周围的细胞脱离，然后是细胞质密度增加、线粒体膜电位消失及通透性改变并释放细胞色素 c 到胞质，细胞质密度增加，核质浓缩、核仁破碎，DNA 降解为 180 ～ 200bp 或其倍数的片段（DNA 片段化）；胞膜崩解成小泡状，膜内侧磷脂酰丝氨酸外翻到膜表面。胞膜结构仍然完整，最终细胞被分割包裹成几个凋亡小体，但无细胞内容物外溢，因此不会引起周围炎症反应，凋亡小体可迅速被周围专职或非专职吞噬细胞吞噬。凋亡小体的出现是细胞凋亡的最明显特征（图 2-2-28）。Hamada 等曾用荧光显微镜观察凋亡细胞的形态学变化，并成功发现凋亡小体的产生（图 2-2-29）。

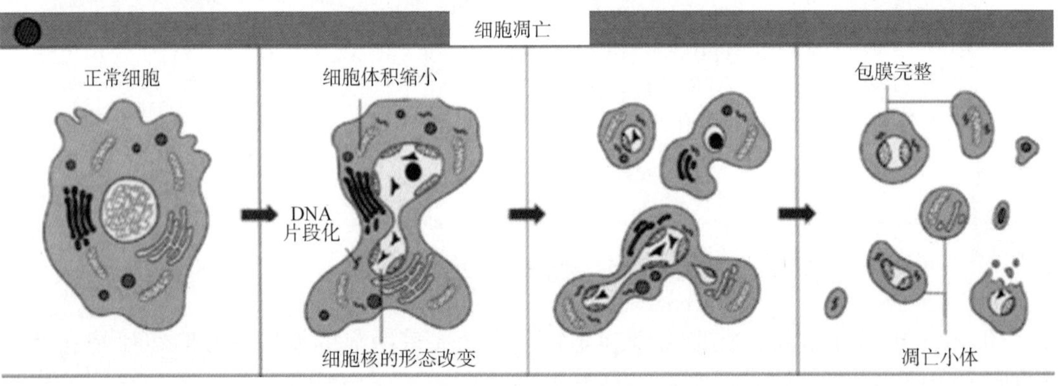

图 2-2-28　细胞凋亡的形态学变化

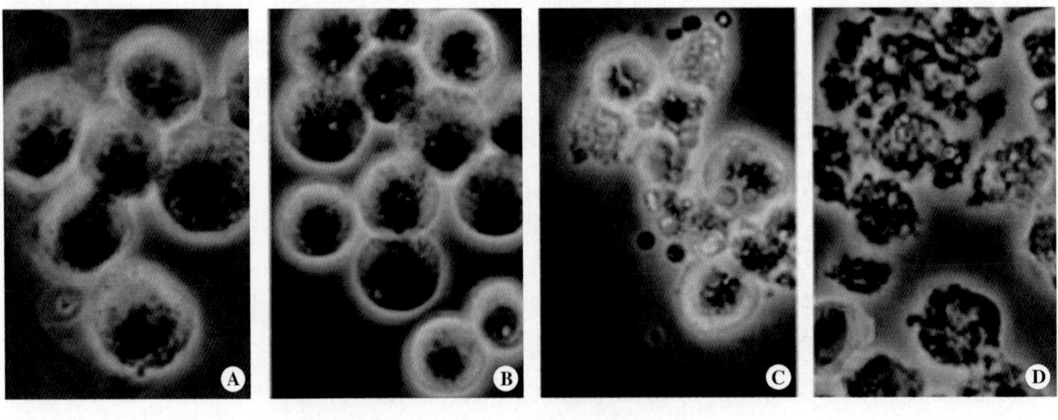

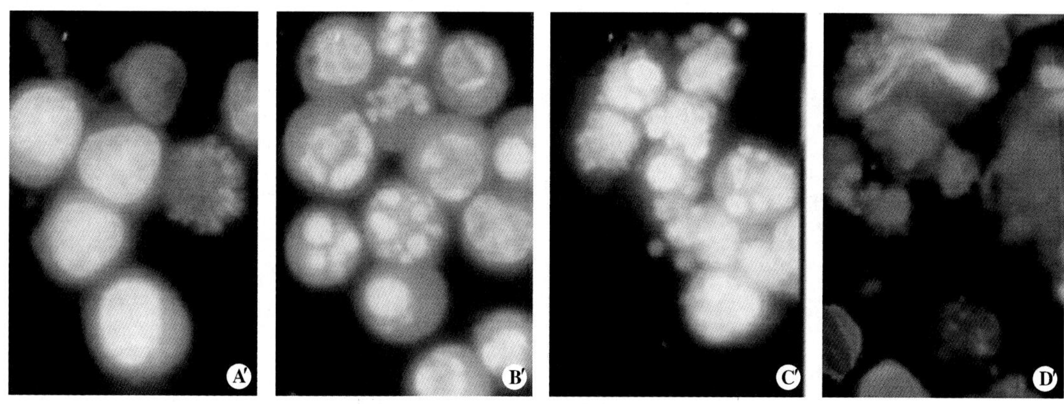

图 2-2-29　荧光显微镜下观察凋亡细胞的形态学变化

对分别在单独培养基（A，A′）、含 50μm FPy 培养基（B，B′）、含 125μm FOH 培养基（C，C′）和含 12.5μm LPy 培养基（D，D′）中孵育 6h 的 HL-60 细胞进行荧光显微镜观察（A′ ～ D′），可见凋亡小体的出现（B′，C′）

细胞凋亡是生物界普遍存在的，由基因控制细胞自主而有序的死亡。它是机体维持自身稳定的一种基本生理机制，具有重要的生物学意义。细胞凋亡不但参与清除胚胎发育过程中错位、迷途、多余的细胞，而且在动物组织器官形成及变态过程中起到重要作用。另外，细胞凋亡还是机体清除衰老和损伤细胞、抵御外界因素干扰、维持机体环境稳定的重要因素。研究表明在细胞 DNA 受到不可逆损伤时，机体可通过细胞凋亡来清除损伤细胞，若此时细胞凋亡受阻，可能诱发癌症等疾病。

（四）细胞凋亡的分子机制

细胞凋亡对生物体的正常发育和正常生理功能的维持具有重要的意义，并且在疾病的发病过程中占有重要地位。近年来，随着超声或超声联合微泡在诊断和治疗中的广泛应用，细胞凋亡的相关研究也越来越多。大量研究者对超声诱导细胞凋亡的机制及参数的优化进行了深入的研究，达到减少组织损伤的同时发挥最佳疗效的目的。

细胞凋亡的始动、发生、发展等一系列过程都会受到不同蛋白酶的控制，因此细胞凋亡可被看做是蛋白酶级联反应的连续过程。细胞凋亡机制就是死亡信号激活了细胞内与细胞凋亡有关的蛋白酶级联反应系统，从而将细胞外信号转变成细胞内的信号传递。诱导细胞凋亡的经典途径主要有两条：一条是死亡受体活化途径（外源性途径），即通过细胞表面的死亡受体如 Fas 和肿瘤坏死因子受体（tumour necrosis factor receptor，TNFR）家族激活细胞内的凋亡相关蛋白；另一条是线粒体途径（内源性途径），是通过线粒体释放相关因子激活半胱氨酸蛋白酶（caspase）。目前认为，在凋亡信号的诱导下，线粒体内外膜之间的通透性转运孔开放，线粒体膜通透性增加，使得线粒体的跨膜电位降低，由于线粒体膜通透性的改变，凋亡启动因子细胞色素 c 和凋亡诱导因子被释放，激活 caspase 级联反应，使得 DNA 断裂，产生凋亡小体，致使细胞凋亡。近年来还发现由内质网应激启动的凋亡途径。

目前研究发现，细胞凋亡的调控涉及多种基因及基因编码的产物，其中常见的有以下几种。

1. caspase 家族　caspase 属于半胱氨酸蛋白酶，是引起细胞凋亡的关键酶，一旦被信号途径激活，能将细胞内的蛋白质降解，使细胞不可逆地走向死亡。caspase 家族的共同特征是富含半胱氨酸，被激活后可特异地切割天冬氨酸残基后的肽键。正常情况下，caspase 以无活性的酶原形式存在，细胞受到凋亡信号刺激后，酶原在天冬氨酸残基特异性位点被切割，形成由 2 个小亚基和 2 个大亚基组成的有活性的 caspase 四聚体。少量活化的 caspase 可切割其他 caspase 酶原，使得凋亡信号在短时间内迅速放大并传递到整个细胞，从而引发凋亡效应。

2. Apaf-1 被称为凋亡酶激活因子 1（apoptotic protease activating factor-1），在线粒体参与的凋亡途径中具有重要作用。Apaf-1 具有激活 caspase-3 的作用，这一过程又需要细胞色素 c（Apaf-2）和 caspase-9（Apaf-3）参与。Apaf-1/ 细胞色素 c 复合体与 ATP/dATP 结合后，Apaf-1 就可以召集 caspase-9，形成凋亡体，激活 caspase-3，启动 caspase 级联反应。

3. Bcl-2 家族 Bcl-2 为凋亡抑制基因，因最初发现于人的 B 淋巴细胞瘤 2（B cell lymphoma/leukemia-2，Bcl-2）而得名。Bcl-2 蛋白对线粒体内的一些促凋亡因子的释放具有调控功能，能控制线粒体中细胞色素 c 等凋亡因子的释放。

Bcl-2 家族蛋白在结构上非常相似，都含有一个或多个 BH（Bcl-2 homology）结构域。根据其功能可以分为两大类：一类是抗凋亡蛋白，包括 Bcl-2、Bcl-xL、Bcl-w、Mcl-1 等，主要分布于线粒体膜和细胞质中。这类蛋白拥有 BH-4 结构域，能阻止线粒体外膜的通透化，保护细胞免于凋亡；另一类是促凋亡蛋白，包括 Bax、Bak、Noxa 等，主要分布于细胞质中。这类蛋白缺少 BH-4 结构域，能够促进线粒体外膜的通透化，促进细胞凋亡。Bcl-2 家族对细胞凋亡的调控取决于其各自成员间的相互作用，各成员通过组成同源或异源二聚体，从而形成相互制约、相互影响的细胞凋亡调控网络。

4. Fas 和 FasL Fas 又称为 APO-2/CD95，是一种凋亡信号受体，广泛存在于人和哺乳动物的正常细胞和肿瘤细胞膜的表面，属于肿瘤坏死因子受体及神经生长因子受体家族成员。Fas 基因编码产物是分子质量为 45 000Da 的跨膜蛋白，分布于胸腺细胞、激活的 T 细胞和 B 细胞、巨噬细胞及心、肝、脾、肺、脑、肠、睾丸和卵巢细胞等。Fas 是一种重要的诱导细胞凋亡的死亡受体，Fas 配体（FasL，Fas ligand）主要表达于活化的 T 细胞，是肿瘤坏死因子家族的细胞表面Ⅱ型受体。配体 FasL 与受体 Fas 结合后激活 caspase，可导致细胞凋亡。

5. 抑癌基因 p53 p53 因编码分子质量为 53kDa 的蛋白质而得名，是一种抑癌基因，其生物学功能是在 G_1 期监视 DNA 的完整性。如有损伤，则抑制细胞增殖，直到 DNA 修复完成。如果 DNA 不能被修复，则诱导其凋亡。抑癌基因 p53 与肿瘤的发生、发展密切相关。其表达产物 p53 蛋白是基因调节蛋白，又称基因卫士。当 DNA 受到损伤时，p53 蛋白含量急剧增加并活化，刺激编码 CDK 抑制蛋白 p21 基因的转录，将细胞阻止在 G_1 期，直到 DNA 损伤得到修复。如果 DNA 损伤不能被修复，p53 持续增高引起细胞凋亡，避免细胞演变成癌细胞。如果 p53 基因发生突变，p53 蛋白失活，DNA 受损细胞逃脱了 p53 的监控，细胞就在遗传物质变异的基础上不断增殖（即细胞分裂失去抑制）而发生癌变。人类肿瘤中约有一半是由于该基因发生突变而失活。因此，p53 是在 DNA 损伤到细胞凋亡途径上以“分子警察”的身份监视细胞 DNA 状态，而这种监控作用是细胞防止癌变的一种机制。

（五）超声与细胞凋亡及其相关机制研究

近年来，随着超声或超声联合微泡在诊断和治疗中的广泛应用，细胞凋亡的相关研究也越来越多。大量研究者对超声诱导细胞凋亡的机制及参数的优化进行了深入的研究，以求达到减少组织损伤的同时发挥最佳疗效的目的。

研究表明，超声在细胞凋亡中发挥着重要作用，超声能影响多种起始途径及信号传导系统从而诱导多种组织细胞凋亡，不同超声条件产生的细胞生物效应差异较大。超声的生物学效应主要包括机械作用、热效应和空化效应，在不同超声参数条件下可以通过不同的生物效应诱导细胞凋亡，这些生物效应可单独作用，也可产生协同作用。Lee 等利用阿霉素（Dox）诱导心肌病模型，研究发现，通过 UTMD 可成功将 Survivin 基因递送至心肌细胞，抑制心肌细胞凋亡和阻止心脏重塑，从而改善心功能（图 2-2-30）。Liu 等利用高强度超声作用于人肝癌 SMMC-7721 细胞，观察不同超声参数下细胞凋亡的情况，并通过利用流式细胞术、DNA 断裂、抗细胞凋亡蛋白的表达来判断细胞凋亡的情况，结果表明，超声能有效诱导 SMMC-7721 细胞凋亡（图 2-2-31）。

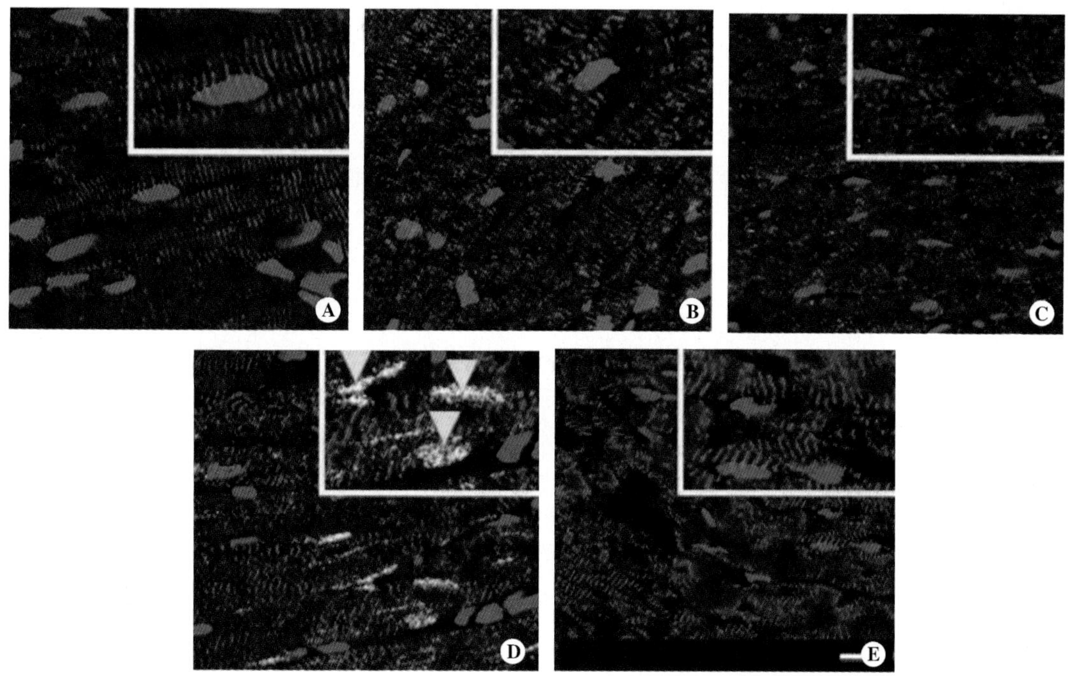

图 2-2-30　超声联合超声微泡介导 Survivin 基因转染心肌组织

UTMD 介导 Survivin 基因转染心肌组织 7 日后进行免疫组化学染色。箭头表示心肌细胞中的 Survivin 基因；心肌细胞用 α 横纹肌辅肌动蛋白染色（红色）；细胞核用 DAPI 染色（蓝色）；A. 空白组；B. 阿霉素组；C. 阿霉素 + 空白质粒；D. 阿霉素 +Survivin；E. 免疫蛋白空白组

许多研究者对超声诱导细胞凋亡的机制进行了深入研究，但具体机制目前仍未完全得以阐明。其中一种说法是非致命性的张力减退会增强细胞生物学效应，从而诱导细胞凋亡。Feril 等观察到参数为 0.5W/cm^3 和 1.0W/cm^3 的超声辐照诱导凋亡的作用显著增强，2.0W/cm^3 的超声辐照引起细胞裂解的现象尤为明显，这些现象都是由增加细胞膜的机械

损伤而导致的。在“声 - 机械”作用过程中，根据声场强度和辐射时间等条件不同，细胞存在可逆修复和不可逆修复两种结果。穿孔后成功修复的细胞可以存活下来，但部分存活的细胞可能再次发生凋亡或坏死，而成为不可逆修复细胞。Zhang 等采用 45kHz、1.0W/cm^2 的低频超声辐照平滑肌细胞，基因芯片分析发现 caspase-9 和 caspase-3 升高，RT-PCR 和蛋白印迹技术检测结果与基因芯片分析结果一致，提示了内在途径在超声诱导凋亡中发挥主要作用。

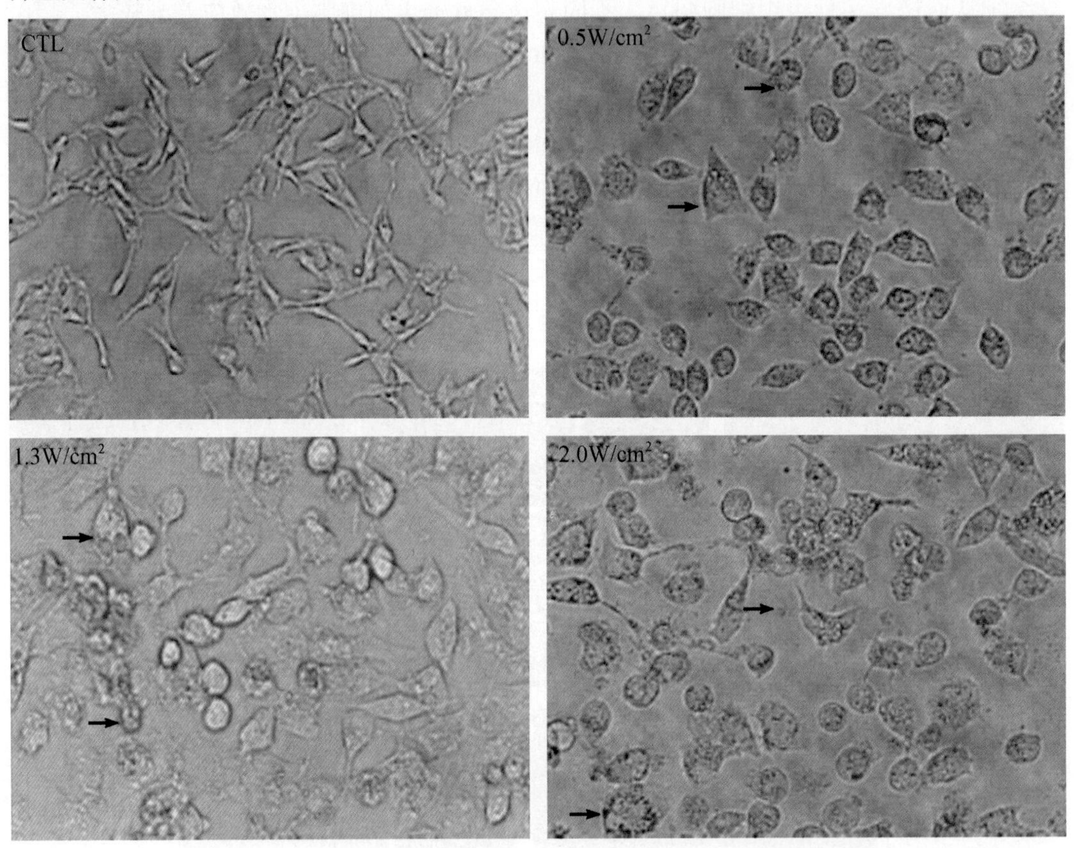

图 2-2-31　不同超声参数下细胞凋亡的情况

在低强度超声后 SMMC-7721 细胞形态学变化情况，箭头表示细胞形态变化情况，出现了细胞质浓缩、细胞裂解成碎片、核染色质凝聚、胞膜起泡现象

目前有研究者认为，超声微泡介导的细胞凋亡与线粒体功能失调有关，但具体机制仍未得到充分阐明。Zhao 等用低强度脉冲超声联合 SonoVue（一种脂质微泡）作用于 K562 慢性髓细胞性白血病细胞。该团队发现，与单纯超声辐照相比，微泡产生的声孔效应可以增加 K562 细胞凋亡数量、线粒体去极化及其细胞色素 c 的释放。而且，线粒体功能失调和凋亡能够被作为典型的线粒体渗透性转换孔抑制剂的环孢素 A 抑制。可是，Bax 抑制肽却不能抑制凋亡。这一发现提示，线粒体渗透性转换孔的开放参与了微泡介导的声孔效应导致的线粒体功能失调，细胞色素 c 的释放有赖于环孢素 A 诱导的线粒体渗透性转换孔开放。

Zhong 等观察到 UTMD 处理 HL-60 细胞后可产生声孔效应，并对内质网产生一种延迟性应激反应，然后将信号传递至线粒体，进而诱导凋亡。该研究团队通过流式细胞术观察到内质网大规模减少，线粒体去极化；通过蛋白印迹技术发现定位于内质网的蛋白质折叠酶（二硫键异构酶、氧化物蛋白等）、跨膜应激传感蛋白（PERK、IRE1 等）、促凋亡调节蛋白（CHOP、JNK）及 caspase-9 表达升高。此外，超声可通过介导特定的基因转染，从而促进细胞凋亡。林艳端等通过比较低频超声介导载有 p53 基因的微泡和空白组微泡的作用下人前列腺 DU145 癌细胞凋亡的情况。研究结果表明超声联合微泡能有效促进脂质体介导的野生型 p53 质粒转染人雄激素非依赖型前列腺癌 DU145 细胞，有助于提高癌细胞的早期细胞凋亡率，并且分析指出这种重新表达野生型 p53 蛋白的 DU145 细胞早期细胞凋亡率的提高可能与上调 p53 蛋白、下调 MDM2 蛋白的表达有关。

超声或超声靶向微泡破坏技术作为一种无创的诊断和治疗手段，随着不断地研究，其对细胞产生的相关生物学效应也引起了广大研究者的重视。目前，多项实验研究已证明，超声或超声联合微泡诱导细胞凋亡过程中涉及多个生物学效应和细胞内信号转导通路，然而其具体作用机制及如何有效安全地运用这一技术来诱导细胞凋亡来达到肿瘤靶向治疗等仍有待进一步探讨。

（陈智毅）

第三节　超声生物效应

超声波是一种能量形式，在生物体内传播时，超声波与生物组织发生相互作用，当超声波能量达到一定剂量时，会引起生物体的功能、结构或状态发生变化，这种作用称为超声生物效应。超声治疗就是利用超声效应来达到某种治疗、康复的目的。

超声波对生物组织的生物效应大体可以分为：热效应、机械效应、空化效应和声孔效应。

一、热　效　应

超声波在介质中传播时，部分能量会经过摩擦、热传导等过程转化为热能，使介质的温度升高。介质的温度升高与超声波的剂量有关。超声波开始时，温度逐渐升高，温度升高和照射时间基本上成正比，与介质的密度和比热成反比。当超声波照射的区域温度升高时，热量通过组织热传导和血流向周围组织扩散。温差越大则扩散越快，因此当温度升高到一定程度后，温度升高速率逐渐变慢。最后，超声波转化的热量和向周围组织的扩散量达到平衡，温度则不再升高。平衡温度与超声强度和介质性质有关，声强越大平衡温度越高。

通常认为，温度升高不超过 1℃是诊断超声的安全线。对于一般的超声诊断设备，其产生的温度升高不会超过 1℃，因此是安全的。不同组织的声吸收系数不同也影响温度升高情况，如血液、羊水、尿液等体液的声吸收系数很小。成人骨骼的声吸收系数最大，几乎能把所有入射的声能都转化为热能而吸收。当声束照射在骨骼上，就会产生很高的温升。软组织、皮肤和软骨的声吸收系数由小到大介于液体和骨骼之间。

超声波的频率对超声的温度升高也有影响。频率越高，声吸收越大，温度升高也越高。高频超声的穿透深度小，因此频率增高会使皮肤和浅层组织的温度升高增加。

二、机械效应

超声波是机械振动的传播过程，它使传播介质中的质点发生机械运动，不管超声强度大小均产生此种效应。当机械运动达到一定变化强度时，作为介质的生物大分子、细胞及组织结构、功能、生理过程都可能受到影响。

超声波在介质内传播过程中介质质点交替压缩与伸张形成交变声压，不仅可使介质质点受到交变压力及获得巨大加速度而剧烈运动、相互摩擦，而且能使组织细胞产生容积和运动的变化，可引起较强的细胞质运动，从而促进细胞内容物的移动、改变其中空间的相对位置，显示出超声波对组织内物质和微小的细胞结构的一种“微细按摩”的作用。可引起细胞质颗粒振荡、旋转、摩擦；可刺激细胞半透膜的弥散过程，引起扩散速度和膜渗透性改变；促进新陈代谢，加强血液和淋巴循环；改善组织营养，改变蛋白合成率，提高再生功能；降低神经组织的生物电活性，抑制反射传递，具有镇痛作用；可使致密、坚硬的结缔组织延伸、松软，用以治疗瘢痕疙瘩、硬皮症及挛缩等。这是超声波治疗所独有的特性。

三、空化效应

声波在液体或软组织等介质中传播时，介质中的声压不断起伏变化。当声压为负时，局部压力减小，液体汽化，产生气泡，这个现象称为空化现象，即空化效应。

空化按气泡的动力学行为可分为稳态空化和瞬态空化两种。

（一）稳态空化

当超声波声强比较小的时候，在交变声场作用下，适当大小的气泡随声压的起伏不断膨胀和缩小，进入振动（即脉动）状态。当声波频率接近气泡共振的特征频率时，气泡进入共振状态，振动幅度达到最大。这种气泡的动力学过程称为稳态空化。稳态空化并不剧烈，一般不产生破坏作用。

在共振体过程中，会伴随发生一系列现象。首先是辐射力作用，其次伴随气泡脉动而发生的微声流，它可使气泡表面存在很高的速度梯度和黏滞应力，足以导致该处的细胞和生物大分子产生生物效应。

一个演示单一振动气泡的微声流造成细胞破坏的实验，可按如下进行：在一个小容器中置有 0.2ml 红细胞悬浮液（悬浮液体为生理盐水），再把一个很细的金属管的一端插入悬浮液中，在压力的控制下使下管口处形成一个直径为 250μm 的半球形气泡，然后用频率为 20kMz 的超声波辐照悬浮液，使其中形成的半气泡进入振动状态，则伴有微声流的发生。当超声振动强度达到一定阈值时，微声流即可导致细胞溶解，并伴有血红蛋白释放出来。

（二）瞬态空化

较高强度的声场中气泡的动力学过程更为复杂而激烈。当超声波声压幅值超过空化阈时，在声场负压相存在于介质中的空化核迅速膨胀，达到其最大半径，随即在正压相突然收缩以至崩溃，该过程称为瞬态空化。在气泡体积缩至极小时，该情况可能仅持续零点几个纳秒（ns），温度可高达几千度。气泡中的水蒸气在高温下分解为 H · 与 OH · 自由基，它们又迅速与其他组分相互作用而发生化学反应。在水溶液中，气泡崩溃时，还常伴有发光、冲击波及高速微射流发生。因此，处于空化中心附近的细胞等生物体都会受到严重的损伤乃至破坏。

上述两类空化的产生，都必须存在气泡。当气泡大小合适时，可在低声强下产生稳态空化。而当气泡太小时，只能作为空化核，这时要求较高的声强以产生瞬态空化。

四、声孔效应

1987 年 Bao 等的研究表明，如果使用低声压（0.2MPa）超声波，对中华大田鼠卵巢细胞（chinese hamster ovary cells）的含微泡悬浮液（10%Albunex，气泡 / 细胞 =40）进行辐照，细胞膜就可以对大分子暂时开放，而后再封闭起来。在细胞膜暂时开放的时间里，细胞外面的大分子即可以进入细胞，被细胞捕获，称此现象为声孔效应（sonoporation）。1998 年 Greenleaf 指出，声孔效应可能在基因疗法中成为基因注入的新技术基础。

进一步研究表明，声孔效应的发生与空化效应有关，为此引入“造影剂”应该会影响声孔效应，2000 年 Junru Wu 等报道，使用淋巴细胞悬浮液，加入造影剂（option）且使其浓度可变，他们在试验中观察到两种声孔效应，即可修复性声孔效应和致死性声孔效应；并认为，这两种效应来自同一机制，是同一种机制作用程度不同的两种表现形式。在相同的声辐照条件下，造影剂浓度低，即气泡与细胞间距离大，表现为可修复性声孔效应；当辐照时间延长，或造影剂浓度增大使气泡与细胞间距离减少时，细胞膜发生的声孔无法修复，即转向致死性空化效应。文中详细研究这两种声孔效应与细胞浓度、气泡数量及声辐照参数之间的关系。国内冉海涛等的研究也观察到相同现象。

研究表明，声孔效应是由微泡的小振幅线性振荡伴生的微声流引起的。Gormley 和 Wu 在实验中采用包膜造影剂，在固体边界附近观察到微泡振荡引发的非常壮观的微声流现象。对于离体细胞悬液的研究表明，对超声波辐照剂量的控制特别重要，非线性的大幅振荡将会造成大量细胞死亡。通过荧光技术已经在实验上观察到声孔发生、大分子进入细胞及声孔闭合的整个动力学过程。

在上面我们把“致死性声孔”作为一种效应来讨论，但就生物效应的完整过程而言，它又构成了一种新的作用机制，甚至为超声治疗提供新的发展平台，对超声靶向药物传递和靶向基因疗法展示出广阔空间。

超声波是一种机械波，故机械效应是原发效应，热效应和空化效应则是超声波与传声媒质相互作用的结果，故属于次级效应。

实际上，在发生生物学效应的过程中，这几种作用效应常常是密切相关的。例如，发生瞬态空化时，肯定会伴发局部高温、高热、高压，从而引发热效应和机械效应。

但是，研究又发现，在产生某一具体生物效应过程中，又常常存在一种主要作用效应。例如，HIFU 治疗主要通过热效应治疗；外科手术刀切割病变组织主要是利用超声振动加速度（机械效应）进行治疗；而药物传递则主要是通过声流（产生于声空化）或声孔效应进行治疗。

一般认为，在低声强长时间辐照时，引起损伤的主要是热效应，而在高声强短时间辐照时，主要是瞬态空化，当声强处于 100 ～ 1500W/cm^2 的中间范围时，损伤主要来于机械效应。

五、安全性评价

医学超声的安全性问题，一直是超声诊断和治疗中最令人关注的问题之一。超声安全性和超声的声强或声压、作用时间、作用方式有关，而且还和相关的生物学效应对应。

1995 年国际上提出了用热指数和机械指数来估计热损伤和空化损伤风险。

热指数（thermal index，TI）指超声实际照射到某声学界面产生的温度升高和使界面温度升高 1℃的比值。通常，TI 在 1.0 以下认为是无致伤的，但对胎儿检查应调节至 0.4 以下，对眼球应调至 0.2 以下。

机械指数（mechanical index，MI）指超声在负压峰值（MPa 数）与探头中心频率（MHz 数）的平方根值的比值。通常。MI 在 1.0 以下认为是无害，但对于胎儿应调节至 0.3 以下；在使用超声造影剂或体内存在其他微泡或气体情况下，MI 应调至 0.1 或者更低。

目前积累的资料表明，合理使用超声诊断给患者带来的好处远远超过了任何可能存在的风险。在运用超声诊断的几十年中始终未发现过超声诊断设备对患者或医生产生任何有害作用的证据。从这个角度讲，诊断超声是安全的。

（邹建中　张　勇）

第四节　超声分子探针与成像靶点结合的基础

超声成像因无创性、无放射性、成本低及实时成像等优点，使其成为目前世界上应用最广的成像手段之一。特别是超声造影剂引入之后，超声成像的图像分辨率和灵敏度得到了大大提高，使超声成像在临床上得到了进一步应用。随着分子生物学和超声成像技术的不断发展，超声分子成像是近年来提出的新兴的医学超声显像方法，在肿瘤、心脑血管等疾病的早期检测和疗效评价方面有重大应用前景。随着超声分子探针技术的不断发展，超声影像学已从单纯的解剖成像进入到分子成像、功能成像及分子治疗的新时代。超声分子成像研究的重点和先决条件是超声分子探针的研制。

分子探针是指能与靶组织特异性结合的物质（如配体或抗体），并与能产生影像学信号的物质（如同位素、荧光素或光吸收子）以特定方式相结合而构成的一种复合物。借助分子探针对体内组织器官微观病变进行分子水平的探测与显像。目前，所常用的超声分子探针为靶向超声微泡（球）造影剂或具有声信号源作用的微米或纳米颗粒。超声分子探针是将目标分子的特异性抗体或配体连接到超声造影剂表面以构建靶向超声造影剂，这些超声造影剂通过血液循环结合到目标组织上，从而在分子和细胞水平观察靶组织的解剖和功能，以反映靶组织分子水平上的变化。

分子成像的目的在于阐明机体疾病的分子及细胞方面的情况，分子探针与成像靶点结合的基础是分子识别。超声分子探针与成像靶点结合的形式多种多样，本节就主要的分子识别方式做以简要介绍，主要包括受体与配体、抗原与抗体、酶与底物、特异蛋白之间、核苷酸链之间及蛋白质与核酸之间的分子识别。

一、受体与配体的分子识别

人体内很多生理机制都是受体与配体相互识别和相互作用的过程，受体可以识别并特异地与有生物活性的化学信号物质（配体）结合，从而激活或启动一系列生物化学反应，最后导致该信号物质特定的生物效应。很多疾病的发生和发展也往往反映在与配体结合的受体数量、密度和亲和力的变化上。了解受体的结构及其与配体相互作用的机制，我们就可以利用信号组件标记配体并在体外直接探测生理和病理状态下受体（靶分子）质与量的变化。相关的成像技术就是受体成像技术。

（一）概述

受体 (receptor) 是细胞表面或亚细胞组分中的一种生物分子，能与细胞外专一信号分子特异性结合并诱发细胞内一系列的生物化学反应，使细胞对外界刺激产生相应的效应。

绝大多数已经鉴定的受体都是蛋白质且多为糖蛋白，少数为糖脂，有的是糖蛋白和糖脂组成的复合物，能特异性地识别周围环境中某种微量化学物质并与之结合。能与受体特异性结合的物质称为配体 (ligand)。受体是一个“感受器”，对相应的配体有极高的识别能力。受体的功能是接受细胞外的特定信号，通过受体特定信号传递系统，引起细胞的特定反应，最终表现为神经信息的传递、腺体分泌的调节、细胞与细胞、细胞与其他分子的识别、病理生理反应及其他功能效应等。反应之所以如此灵敏主要是靠后续的信号转导系统，如细胞内第二信使 (second messenger) 的放大、分化及整合功能。

（二）受体的生物学特性

1. 特异性 (specificity)　一种受体只能与一定结构的配体结合，产生特定的生物学效应，这是由受体的结构域与配体的结合部位及受体与配体的构象决定的。

2. 亲和性 (affinity)　受体与配体结合的能力很高，即具有高亲和性。亲和力一般用解离常数 (K_d) 表示，K_d 表示占据一半数量受体所需配体的浓度，K_d 越小表明亲和力越高。

3. 饱和性 (saturability)　一个细胞上的受体的数量是有限的，一般上限在 10^3~10^5，因此受体的结合能力是有限的，具有饱和性，当配体数量达到一定值时，其最大结合值不再随配体数量增加而增高。

4. 可逆性 (reversibility) 配体和受体的结合为非共价键结合，是快速可逆的，其结合和解离受各种条件的制约。

5. 具有特定的细胞定位和体内分布 一种受体只能在一定细胞类型中表达。受体在生物体内的特异性分布是受体成像能够显示受体空间分布和数量的基础。

6. 生物效应的一致性 受体能够引起生理反应，而配体则不能，这是受体和其他蛋白质最根本的差异。

（三）受体成像的基本原理

受体成像是利用造影剂标记的配体能高度亲和力的与靶组织特异性受体结合的原理，受体与配体结合即发生分子构象变化，从而引起细胞反应，如介导细胞间信号转导、细胞间黏合、细胞胞吞等细胞过程。在活体上将造影剂标记的特定配体引入体内，在体外利用影像学仪器来显示受体的空间分布、密度、数量和亲和力的大小，是集配体 - 受体高度特异性和示踪技术高敏感性于一体的无创的体内分子成像方法。例如，在肿瘤的临床研究中，发现在一些肿瘤中生长激素抑制素受体水平升高，如小细胞肺癌、不同类型的胰腺癌、脑膜瘤、淋巴瘤等，进一步研究表明，一些肽 - 受体系统和人类癌症相关联，为肿瘤的肽 - 受体成像提供了可行性，肽 - 受体成像的优点还包括可直接进行治疗或对治疗进行监测。

（四）受体的分布

受体根据在靶细胞存在的部位分为细胞膜受体和细胞内受体。

细胞膜受体是一种贯穿细胞膜磷脂双分子层的蛋白质。信号分子与受体胞外部分结合而激活受体，将信号传递给细胞内的效应蛋白质。膜受体包括 G 蛋白偶联受体（七次螺旋跨膜受体）、酪氨酸激酶受体（单螺旋跨膜受体）、配体 - 门控离子通道和电压 - 门控离子通道。

细胞内受体依据其定位分为细胞质中受体和细胞核内受体两种，统称为核受体。细胞内受体的配体为脂类激素。脂类激素通过被动扩散和主动转运进入细胞质或细胞核，与受体结合参与靶基因的表达调控。细胞内受体的天然配体包括甾体激素、甲状腺素、维生素 D 和维生素 A。体内生成的脂类代谢产物如前列腺素、白三烯、脂肪酸、胆固醇衍生物也能作为配体与细胞内受体结合。

（五）靶向微泡的构建（微泡与配体的连接）

靶向微泡造影剂具有靶向性的关键在于将选择性配体连接于微泡外壳，其制备是一个相当复杂的过程。将配体连接于微泡，需注意：①这种连接不能削弱配体与靶点的结合能力；②必须选用可经静脉给药的配体；③微泡表面连接的配体密度要足够大。

目前制备靶向超声造影剂时，配体与微泡结合的方法大概有以下六种。

1. 直接连接法 即靶向配体或配体混合物直接连接到微泡壁上。例如，利用脂膜微泡外壳和抗体的两性电荷特性，通过静电吸附法达到整合目的；利用蛋白质外壳上具有氨基酸基团的特点，可以通过共价结合整合相应的配体。

2. 锚残基 (anchor residue) 连接法　靶向配体（targeting ligand）亦可以与造影剂微泡的外壳结合。一种方法是首先将配体与成壳物质的锚残基共价结合；另一种方法是首先将锚残基与微泡外壳结合，待微泡外壳蛋白质组合完成后，再将配体共价结合到外壳上。锚残基可以是脂质体、蛋白质或多聚体等能与微泡外壳共存的物质。连接方法的选择主要由配体的性质决定。例如，单克隆抗体不能耐受微泡的制备过程，但糖类配体、寡肽或仿肽类物质则能轻易耐受。亦可以在锚残基分子与配体之间插入一个长的柔软的垫臂，如聚乙二醇，此链绳结构有助于增强微泡上的配体分子与靶受体之间的黏附。这样，就有更多的"配体 - 受体"对形成，微泡和靶器官之间的结合更加紧密，微泡就不易被循环血液带走。

3. 共价链连接法　其核心是磷脂衍生物（或 PEG- 磷脂）的活化羧基与配体分子的氨基形成酰胺连接。优点是：①多数抗原的 IgG 单抗已商品化；② IgG 分子序列中赖氨酸较多，其氨基残基可随机黏附于微泡表面而不会降低抗体与抗原的结合力。缺点是：抗体消耗量大，因为酰胺化反应需要弱碱性环境，而多数活化磷脂在弱碱性条件下发生水解作用（副作用）无法与抗体结合，只有少数未水解的脂类可连接抗体，因此必须加入超量的抗体才能保证微泡表面连接的抗体密度足够大。

4. 化学修饰法　即首先引入某种必要的化学基团对锚残基进行结构修饰，形成功能基团，然后与配体结合。例如，先制备亲水端带有羧基的配体衍生物，然后与水相中其他的磷脂、表面活性剂混合，制成表面含羧基的微泡，再利用水溶性碳二亚胺激活微泡表面的羧基后就可以与配体结合。在生物医学领域，戊二醛被广泛地作为交联剂，用于生物修复、细胞固定等，戊二醛与蛋白和多糖交连后可用于控制药物释放。选择何种方式将配体与微泡整合取决于微泡和配体的化学性质。

5. 生物素 - 亲和素 (biotin-avidin) 连接法　适用于体外研究和动物实验。其优点有：①在研究的初期阶段可快速将各种新配体连接于微泡，且目前大量生物素化的靶向配体（如单抗）已商品化；②所需（生物素化）配体量少，节约费用，调控配体与微泡的比例可使绝大部分配体连接到微泡上。而限制其用于临床应用的两大缺点是：①链霉亲和素是一种异体蛋白，可引起人体免疫反应；②合成的多个步骤需反复多次的离心漂洗，较烦琐。

6. 硫醇 - 马来酰亚胺化学法　是最适用的配体 - 微泡连接方法。其优点是反应时间短，形成的靶向微泡连接稳定，抗体用量少。目前的研究倾向用小分子配体取代大分子抗体与微泡连接构建靶向微泡，已有研究报道精氨酸 - 精氨酸 - 亮氨酸（arginine-arginine-leucine，RRL）肽、精氨酸 - 甘氨酸 - 天冬氨酸（arginine-glycine-aspartate，RGD）肽、P- 选择素糖蛋白配体 1（P-selectin glycoprotein ligand-1，PSGL-1）蛋白的糖硫肽片段可构建靶向微泡。

（六）受体成像的应用

1. 血栓成像　血栓是由流动的血液在血管管腔凝固形成血凝块从而阻塞管腔而引起相应临床症状的疾病，可以导致许多急性突发危急重症，是致死和致残的主要原因之一。

根据世界卫生组织报告显示，血栓栓塞性疾病（主要是心肌梗死、脑卒中）导致的死亡人数正在逐年上升，已成为全球死亡的主要原因，这主要是因为不能早期发现血栓而延误治疗造成的。血栓性疾病包括动、静脉血栓性疾病，是临床常见的急危重症，具有高发性、高致残性和高致死性等特点，严重危害人类生命健康。目前血栓性疾病诊断主要依赖于临床表现和多普勒超声、螺旋 CT 血管造影、MR 血管造影等检查。由于早期新鲜血栓的超声回声与血液回声基本相似，多普勒超声对新鲜血栓的检出率受限；血管造影等非特异性成像检查只有在机体发生明显的病理或解剖结构改变时才能检出异常，对早期急性附壁血栓仍缺乏特异性和敏感性；加之患者早期症状较为隐匿，临床不易察觉，因而在血栓性疾病得到确诊时，受累器官或组织往往已发生不可逆的器质性损伤，进而错过最佳治疗时期。临床迫切需要一种无创、敏感且具有高特异性的技术检测手段对血栓性疾病进行早期、快速、准确、及时的诊断，从而能够早期、及时地对动静脉血栓性疾病进行治疗，以降低患者的死亡率及并发症的发生率。

近年来，出现了一门新兴的靶向超声分子成像技术：它通过对普通超声微泡表面进行特殊处理，将靶向于病变组织特定分子的特异配体（抗体、肽等）连接于普通超声微泡外壳，构建成靶向超声微泡，使靶向微泡经静脉注入后靶向黏附、聚集并较长时间滞留于靶组织或器官中，再结合对比超声检查，产生分子水平的特异性的“主动性靶向超声分子成像”。靶向超声分子成像可在机体未发生明显改变时从分子水平无创性早期评价各种组织和器官的病理改变，有高度的特异性和敏感性，有实现对早期血栓诊断与治疗的潜能。

新型的靶向糖蛋白受体Ⅱ b、Ⅲ a 的微泡造影剂已经出现，国外一些学者将氟碳脂质造影剂共价连接靶向配体，建立小鼠提睾肌微循环血栓模型，作用于体外培养皿中的血小板，研究血小板的活性，结果显示靶向微泡在流动相中连接到了血凝块部位，达到了靶向造影剂到达血栓部位并使其显影的目的。近年的研究已证实，超声造影剂不仅可明显增强治疗性超声对溶栓剂的助溶作用，且在不用溶栓剂、仅与超声联合应用的条件下，也有明显的溶栓效果，而不造成周围组织的损伤。国内学者的研究也表明，在治疗超声介导下，血栓靶向超声造影剂较非靶向超声造影剂具有更强的助溶效果，其原因同样是造影剂降低了超声的空化阈值。利用超声分子探针技术可早期监测微小血栓，并作为一种溶栓手段用于治疗血管栓塞性疾病，具有诱人的发展前景。

2. 肿瘤显像 恶性肿瘤是严重威胁人类生命健康的重大疾病。早期诊断与早期治疗恶性肿瘤对提高患者的生存率和生活质量具有至关重要的作用。以超声、CT、MRI 等为代表的传统医学影像技术能够直观地显示一定体积以上肿瘤的形态学表现。而面对早期或疑似的肿瘤性病变，几乎都依靠普通造影剂进行血池灌注显像来比较组织器官在生理和病理状态下的血流动力学差异，从而做出定性诊断。然而，由于普通造影剂对病变组织缺乏特异性亲和力，不能有效驻留于靶组织，只能在短暂的动脉相中对组织、器官产生一过性增强，因此对疾病诊断的特异性欠佳。如何及时、准确地观测到活体内肿瘤组织在分子及细胞水平的变异信息，一直是医学科研者们亟待攀登的高峰。随着对肿瘤血管生成分子机制认识的逐渐深入，以肿瘤血管异质性为基础的血管功能性分子标志物不断开发，使以肿瘤新生血管为靶点的肿瘤分子成像成为可能。

采用普通超声造影剂进行的超声造影可以区别正常组织与病变组织不同的血流灌注，但微泡本身对于病变组织没有亲和力，只能在短暂的动脉相中使靶器官血管显影，在多种情况下仍无法判断病变性质，属非特异性显影。随着造影剂的不断发展，人们开始着眼于研究特异性显影。在肿瘤组织中，有大量的促进供应肿瘤生长的滋养血管生成。由于新生血管内皮细胞高表达，大量血管生长因子受体和黏附分子家族受体成为超声分子显像及治疗肿瘤的靶向作用位点。超声分子影像学为非侵入性地对活体内参与生理和病理过程的分子进行定性或定量可视化提供了一种全新的科学观察方法与手段。其原理是：经静脉注入带有特定配体的靶向超声造影剂，在体内通过配体与受体结合的方式，使之特异性结合并较长时间停留于靶组织，从而在超声检测中观察到靶组织在分子水平的成像，以此来反映病变的分子病理基础。

实体肿瘤在生长与转移的过程中均依赖新生血管形成，血管系统在肿瘤发生、发展过程中具有至关重要的作用。研究表明，血管内皮生长因子受体 2（vascular endothelial growth factor receptor-2，VEGFR-2）在肿瘤新生血管内皮细胞表面高度表达，而在正常组织表达高度保守。VEGFR-2 介导了形成肿瘤新生血管必需的所有内皮细胞功能，其表达强度和表达率已被看做评估肿瘤预后与转移的指标之一。它本身亦成为抗肿瘤血管生成治疗的重要靶点。

进入 21 世纪以来，分子显像成为控制癌症的关键因素之一，血管内皮生长因子（vascular endothelial growth factor，VEGF）、VEGF 受体信号转导通路和整合素 $\alpha_V\beta_3$ 细胞黏附分子在调节肿瘤血管生成及新生血管方面扮演了关键性的角色。Willmann 等在小鼠体内建立肿瘤血管生成模型，将微泡连接于 VEGFR-2 及整合蛋白 $\alpha_V\beta_3$，制成双重靶向超声造影剂用于超声分子显像中，结果表明具有双重靶向性的超声微泡造影剂能使人卵巢癌移植瘤小鼠模型增强显影。

超声造影剂及相关成像技术的开发使超声在肝肿瘤诊断中的应用取得了很大进步。通过超声造影，不仅使肝内微小病灶的检出率大大提高，并能根据不同肝肿瘤病灶的血供及微循环不同通过观察造影剂在肝内的行踪及其分布情况，对其进行定性诊断。

肿瘤血管的生成是恶性肿瘤生长和侵袭的基础。在乳腺疾病的诊断中，超声造影对血液回声的增强，弥补了多普勒对不典型肿瘤及肿瘤中低速低流量血管显示的不足，可充分显示肿瘤新生血管网。研究表明超声造影诊断乳腺可疑病变的敏感性和特异性均明显高于彩色多普勒超声。

二、抗原 - 抗体特异性分子识别

人体组织器官会产生各种抗原物质，它们往往是疾病发生和发展的标志物。抗体分子可变区的抗原结合部与抗原分子表面的抗原决定簇可发生特异性的分子识别和结合。用信号组件标记抗体及其片段，通过抗体与抗原（如肿瘤组织）的特异性结合，将探针导向靶目标内，利用高灵敏的影像设备在体外直接探测体内抗原分子（靶分子）分布的情况，实现靶点的定向强化，这就是免疫成像。

（一）概述

抗原（antigen，Ag）通常是指能与 T 细胞抗原受体（TCR）和 B 细胞抗原受体（BCR）特异性结合、导致 T/B 细胞产生正免疫应答，即诱导抗体和（或）效应 T 细胞产生，并能与之特异性结合，产生免疫效应或反应的物质。

抗体（antibody）是指机体在抗原物质刺激下，由 B 细胞分化成浆细胞所产生的、可与相应抗原发生特异性结合反应的免疫球蛋白。

抗体分子种类很多，但所有的抗体分子都具有相同的基本结构：都是由两条重链和两条轻链构成。重链由 420 ～ 440 个氨基酸残基组成，轻链由 210 ～ 230 个氨基酸残基组成，重链和轻链、重链和重链之间由二硫键链接。

单克隆抗体（monoclonal antibody，mAb）由单一 B 细胞克隆产生的高度均一、仅针对某一特定抗原表位的抗体，称为单克隆抗体。通常采用杂交瘤技术来制备，杂交瘤（hybridoma）抗体技术是在细胞融合技术的基础上，将具有分泌特异性抗体能力的致敏 B 细胞和具有无限繁殖能力的骨髓瘤细胞融合为 B 细胞杂交瘤。用具备这种特性的单个杂交瘤细胞培养成细胞群，可制备针对一种抗原表位的特异性抗体即单克隆抗体。

1975 年分子生物学家 G. J. F. Kohler 和 C. Milstein 在自然杂交技术的基础上，创建杂交瘤技术，他们把可在体外培养和大量增殖的小鼠骨髓瘤细胞与经抗原免疫后的纯系小鼠 B 细胞融合，成为杂交细胞系，既具有瘤细胞易于在体外无限增殖的特性，又具有抗体形成细胞的合成和分泌特异性抗体的特点。将这种杂交瘤做单个细胞培养，可形成单细胞系，即单克隆。利用培养或小鼠腹腔接种的方法，便能得到大量的、高浓度的、非常均一的抗体，其结构、氨基酸顺序、特异性等都是一致的，而且在培养过程中，只要没有变异，不同时间所分泌的抗体都能保持同样的结构与功能。利用单克隆抗体与靶细胞特异性结合，将药物带至病灶部位。因此，单克隆抗体可直接用于人类疾病的诊断、预防、治疗及免疫机制的研究。

（二）免疫成像的基本原理

免疫成像的原理是以单克隆抗体或抗体片段为载体，通过抗体与抗原（如肿瘤组织）的特异性结合，将探针导向靶目标内，利用高灵敏度的影像设备再直接探测体内抗原分子（靶分子）分布的状况，实现靶点的定向强化，为疾病的诊断和治疗提供早期的、可靠的、活体的影像学资料，目前造影剂标记的抗体包括多克隆抗体、单克隆抗体、抗体片段等。但研究证实全抗体分子质量大，血中清除速度慢，对靶组织的渗透力弱，不易达到病变部位，并且容易产生超敏反应，因此多通过标记抗体片段来合成探针。抗体的小型化和制备人源抗体是本领域研究的两大核心课题。

（三）免疫成像的研究进展

1. 荧光成像 量子点（quantum dots，QDs）是在把导带电子、价带空穴及激子在三个空间方向上束缚住的半导体纳米结构。量子点、电子运动在三维空间都受到了限制，因此有时被称为“人造原子”、“超晶格”、“超原子”或“量子点原子”，是 20 世纪

90 年代提出来的一个新概念。粒径通常为 1~10nn，一般为由第二族和第六族元素（CdTe，Cdse），或第三族和第五族元素（InP，InAs）构成的化合物。作为一种新型荧光染料，具有诸多独特而优良的光学特性——连续而宽的激发光谱，且荧光谱峰位置可通过改变量子点的粒径进行调控，这样仅用一种波长的激发光源便可激发多种不同颜色荧光的量子点，进行多元荧光检测。

将量子点标记在抗体上制备免疫荧光探针，可特异性地识别细胞受体，进行细胞抗原的特异性检测。Goldman 等将抗生物素蛋白作为一种受体蛋白与量子点偶联，从而使量子点可以与生物素化的蛋白结合。这种受体蛋白为将抗体连接到量子点上提供了一种分子连接的桥梁，也使抗体与量子点的偶联能应用于荧光免疫分析。该小组还将此种方法用于检测毒素日，以 4 种不同颜色的量子点分别与四种毒素的抗体偶联，在同一个微孔板上进行了 4 种毒素的同时检测，很好地运用了量子点激发光谱宽、发射光谱窄，且 Stokes 位移大的特性，从而实现了一元激发多元成像的独特优势。Hu 等将量子点与抗 CEA 抗体偶联，对 CEA 阳性的人大肠癌细胞系 LS180 进行特异性免疫荧光成像，实现了对 CEA 的检测。因此，将量子点标记抗体，引入免疫荧光成像研究，大大提高了特异性检测的灵敏度，且适用于多色成像与实时监测，这对生物医学的研究，尤其是对高效进行肿瘤的早期检测具有重要的意义。

2. 动脉粥样斑块成像　动脉粥样硬化病变早期各种黏附分子（主要为 CD54）表达上调，白细胞在 CD54 的作用下与内皮细胞发生黏附，释放炎症介质及杀伤性细胞因子，致使内皮及内皮下组织受到损伤，随后单核细胞进入内皮下吞噬、消化脂质变成泡沫细胞。大量的泡沫细胞聚集后形成脂质条纹，最终导致粥样斑块形成。黏附分子在斑块形成早期促使血中的白细胞和巨噬细胞渗入内皮，在已形成的斑块组织中促使斑块的扩大。CD54 升高程度与斑块成分、数目有一定联系，随着病变加重其水平有上升趋势。因此，在动脉粥样硬化形成过程中均伴随着 CD54 水平的增高，并与病变的严重程度成正比。基于此发病机制，李馨等建立了动脉粥样硬化的兔模型，并随机分为 3 组，分别使用普通、靶向造影剂行腹主动脉超声造影，以及同时应用两种造影剂造影。视频密度法评价两种造影剂对动脉内膜、粥样斑块的造影增强效应，并用免疫组化检测白蛋白微泡在靶组织中的分布情况。结果显示：使用普通及靶向造影剂的两组间血管内膜、斑块峰值视频密度的差异有显著的统计学意义（$P<0.01$）。使用两种造影剂的内膜、斑块峰值视频与靶向造影剂组比较有统计学意义（$P<0.05$）；而且腹主动脉壁上携 CD54 单抗的微泡免疫组化染色呈强阳性，普通微泡为弱阳性。因此携 CD54 单抗造影剂对粥样硬化动脉内膜及斑块有靶向显影价值，可提高超声诊断的敏感性。

另外，国外有学者建立动脉粥样硬化的体外模型和动物模型后，将携带有单克隆抗体细胞间黏附分子 1（ICAM-1）的微泡造影剂注射到血管中，发现有大量的微泡黏附在血管内膜表面；超声检查显示粥样斑块的显影增强。

3. 炎性成像　炎症是采用靶向微泡造影剂观察的最佳病变区，因为其发生和发展的病理生理过程都在微循环中进行，而微泡亦存在于微循环内。微泡结合力取决于血管内皮的炎症病变程度及血管功能的异常。Weller 等发现随着炎症程度的加重，黏附在病变部位的微泡数量增加，给早期诊断带来了一定的难度。因此，将单克隆抗体或其他配体共价结合于微泡表面，通过识别巨噬细胞表达的特异性抗原，加强对两者黏附力方面的研究，可以提高疾病诊断的准确性和敏感性。

炎症反应有助于组织修复或缺血时血管的重塑，在研究中推测利用无创性分子成像能够评估血管生成和缺血所介导的炎症细胞聚集和血管内皮细胞活化。利用微泡造影剂进行超声灌注成像和分子成像可以靶向锁定具有活性的中性粒细胞或血管细胞黏附分子。在靶向显像中，局部血流的早期异常表现与信号增强同时出现。Behm 等的研究表明，即使当局部血流量非常低（<20%），靶向显像也能较早地显示来自中性粒细胞和血管细胞黏附分子的信号。因此，尽管炎症反应有血管重塑和形成等不同形式，利用靶向分子成像均能对其进行独立的评估。

血管内皮损伤 / 炎症普遍存在于冠心病、高血压和糖尿病等危害人类健康和生命的重要疾病之中，与它们的发生、发展及预后密切相关。血管内皮损伤 / 炎症时，血管内皮细胞 P- 选择素表达明显上调，介导血小板和中性粒细胞的募集、外渗，后者被激活并释放大量前炎症介质和趋化因子，在加重损伤和炎症反应方面起重要作用。因此，如能成功构建外壳携带有抗 P- 选择素单抗的靶向超声微泡，并行对比超声检查获得“P- 选择素”的靶向超声分子图像，则可望无创性地早期评价组织和器官的血管内皮损伤 / 炎症，这无疑将具有十分重要的临床意义。近几年，运用靶向超声分子显像技术评价微血管炎症或相关的血管内皮反应已日益成为国内外超声领域的研究热点，具有广阔的应用前景和重要的临床意义。

4. 新生血管成像和肿瘤成像 血管新生（angiogenesis）是指在机体生长发育过程中或创伤修复、缺血缺氧和炎症等情况下，原有微血管内皮细胞（endothelial cell，EC）经过生芽、迁移、增殖与基质重塑等形成新毛细血管的过程。在组织再生、发育和创伤修复过程中，血管形成是一个基本的生理过程，如各种创伤、溃疡、心肌梗死、慢性感染等愈合过程都需要血管形成的参与，但是在许多病理状态下也存在血管生成失调，如糖尿病视网膜病、动脉硬化和实体肿瘤等严重危害人类健康的疾病。因此，高敏感性、无创性、靶向性、早期定量评价血管新生对于心血管疾病（主要是缺血性心脏病和外周动脉闭塞性疾病）和肿瘤性疾病都具有重要的意义。对于心血管疾病来说，通过显示新生血管数量和空间分布来评估微血管对生长因子的早期反应，对指导向缺血局部组织输送促血管合成蛋白或基因是十分有用的。

对于肿瘤性疾病来说，及早显影新生血管则能早期发现肿瘤及微小转移灶，有利于患者的早期治疗；而动态性的监测新生血管则可以评估抗肿瘤治疗的效果。近几年来，运用靶向超声分子成像技术评价血管新生已日益成为国内外超声领域的研究热点，并已经实现了从分子水平对肿瘤性和缺血性血管新生的初步评价。整合素家族是一个内皮细胞膜蛋白家族，它是一种跨膜黏附受体，作为含有精氨酸 - 甘氨酸 - 天冬氨酸多肽的细胞外基质蛋白的黏附受体，能够控制肿瘤血管内皮细胞的增殖和存活。$\alpha_v\beta_3$ 受体是整合素家族中最重要的一种分子，它在静息细胞内几乎不表达，在平滑肌细胞上也是仅有少量的表达，而在肿瘤新生血管和肿瘤细胞均有高表达。因此，利用作用于 $\alpha_v\beta_3$ 的靶向微泡将可以实现肿瘤血管新生的显影。Ellegala 等构建携 Echistatin 的靶向微泡可以有效评价大鼠恶性神经胶质瘤模型的新生血管。Leong-Poi 等利用基质胶新生血管模型观察到携带抗

$\alpha_v\beta_3$ 单抗或者 Echistatin（一种与表达在新生血管内皮细胞特定分子结合的、由 68 个氨基酸结合的解离素）的超声微泡能有效地黏附于基质胶新生血管内皮上，而非靶向微泡则未见有效的黏附。

三、酶与底物的分子识别

生物体内的新陈代谢过程是通过有序的、连续不断的、有条不紊的、多种化学反应进行的。这些化学反应在生物体内温和的条件下高效特异地进行，这是因为生物体内存在着一种极为重要的生物催化剂——酶。人体的很多疾病都与酶的异常相关，具有酶活性的探针与底物特异性结合，达到病变部位显像的目的，这就是酶成像。

（一）概述

酶是由活细胞合成的对其特异性底物起高效催化作用的蛋白质。酶催化体内生物化学过程具有极高的效率，并具有高度特异性及反应的可调节性。

酶的活性中心或活性部位是酶分子与底物特异性结合并催化底物转化的具有特定三维结构的区域。酶分子中氨基酸残基的侧链由不同的化学基团组成，其中一些与酶活性密切相关的化学基团称作酶的必须基团。位于酶活性中心内的必须基团有结合基团和催化基团之分，前者的作用是识别并结合底物和辅酶，形成酶 - 底物过度复合物，后者的作用是催化化学反应进行。酶的活性中心具有三维结构，这是由酶的特定空间构象所维持的。酶活性中心外的必须基团虽然不直接参与催化作用，却是维持酶活性中心的空间构象和作为调节剂的结合部位所必需的。

（二）酶成像的原理

酶对其所催化的底物具有严格的特异性，即一种酶仅作用于一种或一类化合物，或一定的化学键。底物分子只有结合到酶活性中心的特异的结合部位才能发生作用，使酶的活性中心和底物构象发生改变，两者在结构上相互诱导、相互变形和相互适应，进而结合并形成酶 - 底物复合物，酶成像就是这个原理。从临床应用来看在肿瘤靶分子成像研究中，以酶成像研究进展最为迅速。酶成像是利用蛋白质 - 蛋白质相互作用的分子识别成像的一个特殊类型。

（三）酶成像的研究进展

1. 蛋白酶敏感型探针 在自然状态下处于淬灭状态，经过荧光共振能量转移（fluorescence resonance energy，FRET）等化学作用去淬灭反应，产生荧光信号。FRET 是一种自然现象，荧光基团可将能量转移到附近的一个分子上，从而使核外电子回到基态。

近年来，人们开发了多种可激活探针，又称智慧型探针，最典型的探针就是智慧敏感探针。1999 年 Weissleder 等首次提出智慧型探针，指出智慧型探针在于靶点结合时，与体内蛋白酶相互作用，从而发生构象改变而产生荧光。这类探针多以多聚赖氨酸为主链，以乙二醇为侧链。在自然状态下，探针不发生荧光，当酶切修饰后，便会产生强烈的荧光。抑制试验表明，检测这类蛋白质的光学探针主要被溶酶体半胱氨酸和丝氨酸蛋白酶激活。智慧型探针的特异性取决于连接物，连接荧光基团与载体的链通常由肽类组成，因此探针对不同的酶设计不同的多肽连接物就可以设计不同的荧光探针。

Law 研发了一种可与蛋白激酶 A（protein kinase A，PKA）特异性结合的小分子探针。这类探针以特异性肽段（LRRRRFAFC）为骨架，结合两种荧光基团（FAMS 和 TAMRA）。在 PKA 作用前，两种荧光基团疏水作用形成基态二聚体分子，这类二聚体具有荧光淬灭效应（淬灭率达 93% 以上）。当加入 PKA 后，探针与半胱氨酸 199 的硫氢基通过二硫化物交换机制发挥作用，导致 FAMS 释放并产生荧光信号。充当抑制子的残余的肽段则与酶发生共价结合。

在疾病的发生发展过程中，无论癌变还是炎症或是心血管疾病，蛋白酶的作用都是最为重要的环节。有关文献报道，在肿瘤发生、发展、转移过程中，组蛋白酶、基质金属蛋白酶等都是参与级联酶促过程，反应最终导致细胞外基质被不断消化溶解，为转移性肿瘤细胞浸润创造了条件。实际上，临床数据表明肿瘤蛋白酶含量与临床表现具有相关性。

2. 纳米探针　具有酶活性的纳米探针在癌症的早期筛查和诊断方面引起了人们广泛的兴趣。为了实现肿瘤检测的高精度和特异性，设计和制备的模拟酶活性的纳米探针，该探针具有很高的酶活性、肿瘤靶向和优秀发光属性。盛宗海等发展了一种新型的基于叶酸受体靶向的金团簇荧光模拟酶探针。这种纳米探针表现出优异的稳定性、低毒性、高荧光和酶活性。我们证明了这种纳米探针可以用于肿瘤组织的荧光 / 可视化检测。在同一个肿瘤组织切片上可以同时获得荧光模拟酶染色和荧光染色，并且两者相互补充。因此，荧光模拟酶探针可以提供一种分子共定位诊断方法，有效地避免假阳性和假阴性的结果，可以进一步改善癌症诊断的准确性和特异性。另外，该纳米探针还可以有效区分临床癌变细胞和正常细胞，说明该探针在临床癌症的诊断方面具有很大的潜力。

3. 荧光探针　有些底物并无荧光现象，但是与酶发生作用后，生成的产物具有荧光现象，从而获得影像。例如，单胺氧化酶（MAO）是一种膜结合线粒体酶，在多巴胺氧化代谢中起重要作用。根据其对底物或抑制剂结合的特异性、细胞分布、免疫特异性等特性分为 A 和 B 两种形式。它与人体的很多精神性疾病及健康有着密切的关系，如帕金森症、阿尔茨海默病、精神分裂症和攻击性行为及癌症等。因此，MAO 作为新药物的靶标越来越受到广泛的关注和研究。目前有多种方法检测 MAO 的活性：分光光度法、放射性法、高效液相法及荧光探针法等。分光光度法、放射性法、高效液相法等都不适合高通量的筛选；而荧光探针法具有很高的灵敏度和专一性，并且样品不需要复杂的提纯，因此荧光探针法被广泛应用于生物医学和生物学。陆优优等首先根据 MAO 的反应机制成功设计和合成了一个探针 :4- 甲基 -7-（3- 氨基丙基）- 香豆素。该探针并无荧光，但经与 MAO 作用，3- 氨基丙基转化为醛，接着发生消除反应后，生成了具有强烈荧光性能的 4- 甲基 -7- 羟基香豆素，是非常高效和灵敏的，同时它对 MAOA 和 MAOB 有选择性。Evanw 等设计合成了一种基于 MAO 活性的荧光探针，它不需要其他酶及促进反应的试剂，可以进入活体细胞进行直接检测。

四、特异蛋白之间的分子识别

在某些病理性情况下或报告基因表达后，会产生一些特异性或高表达的蛋白（如凋亡蛋白酶、整合素、血管内皮生长因子、荧光素酶等）。以这些蛋白质作为成像靶点，利用特异蛋白质 - 蛋白质相互作用的分子识别，通过信号组件标记蛋白质来实现对靶分子的体外探测。用酶特异性探针对特定的酶进行成像，酶成像就是利用蛋白质 - 蛋白质相互作用的分子识别成像的一个特殊类型。目前，以特异蛋白质之间的分子识别为基础的分子成像研究取得了很大进展，典型的应用涉及细胞凋亡成像、肿瘤新生血管成像等。

（一）细胞凋亡成像中的运用

1. 细胞凋亡 (apoptosis)　又称程序性细胞死亡，是指机体细胞在正常生理或病理状态下发生的一种自发的、程序化的死亡过程。细胞凋亡时会出现细胞体积变小、包膜气泡化、染色体浓缩、DNA 分解成有规律的片段，凋亡细胞的残体会被旁邻细胞（巨噬细胞、上皮细胞）吞噬，但其细胞的消失不伴有炎症反应。

2. 细胞凋亡活体成像　细胞凋亡是细胞死亡形式之一，由凋亡蛋白酶 (caspase) 调控细胞凋亡的异常激活是引起人体功能紊乱的一些疾病的主要根源。细胞凋亡的发生是一个复杂的由 caspase 家族引导的蛋白酶级联反应过程，尽管针对不同细胞或不同信号转导途径诱发的凋亡过程中参与的凋亡蛋白酶有所不同，但凋亡 caspase-3 是细胞凋亡主蛋白酶级联反应的必经之路，也是凋亡的关键酶和执行者。caspase 是细胞内巯基丙氨酸特异蛋白酶，在细胞凋亡的早期阶段起重要作用，是分子成像检测细胞凋亡的理想靶标。caspase 是目前用于细胞凋亡活体成像的主要标志物，此外还有磷脂酰丝氨酸 (PS) 和 p53。

caspase 是细胞凋亡的酶类之一，根据结构的同源性分为 3 个亚家族：caspase-1 亚家族、caspase-2 亚家族、caspase-3 亚家族。caspase-3 亚家族又包括 caspase-3、caspase-6、caspase-7、caspase-8、caspase-9、caspase-10。caspase 在死亡受体介导的细胞凋亡及线粒体相关的凋亡诱导途径中均发挥着重要的作用。在正常状态下，caspase 家族均以无活性的酶原形式表达，当细胞发生凋亡时，caspase 可以被蛋白酶裂解，大亚基和小亚基形成活化的 caspase。一些 caspase 活化后可以依次激活其他 caspase 形成 caspase 级联反应，促发细胞凋亡。在目前已知的 14 种 caspase 中，caspase-3、caspase-8 和 caspase-9 与凋亡的关系最为密切，在细胞凋亡中起执行凋亡的作用。因此 caspase 是活体成像技术检测细胞凋亡的理想靶标。

caspase 作为分子成像检测细胞凋亡的理想靶标，磷脂酰丝氨酸正常位于细胞膜的内侧，但在细胞凋亡的早期，紧跟着 caspase-3 的活化是大量的磷脂酰丝氨酸，可从细胞膜的内侧翻转到细胞膜的表面，暴露在细胞外环境中，吸引巨噬细胞来清除即将死亡的细胞。

在光学分子成像中，利用近红外线荧光的探测器可以对酶代谢途径进行活体成像，主要基础是酶的敏感性探针的应用，监测可在许多肿瘤中过度表达的蛋白水解酶（如基质金属蛋白酶）、组织蛋白酶的活性，在评价治疗性酶抑制剂的疗效中有重要作用。利用光学成像技术，在细胞体系中实时监测 caspase-3 的活性。利用萤火虫荧光素酶作为细胞内凋亡发生的报告基因，构建载体，转染细胞，药物诱导细胞凋亡，利用活体荧光成像和 Western 印迹检测 caspase-3 的活性。

光学分子影像学研究中广泛采用绿色荧光蛋白（GFP）、荧光素酶（firefly luciferase）。光学成像是以荧光的吸收、反射生物荧光为基础，应用在可见光谱内发射放射性荧光的探针成像。分子和基因成像中光学成像利用了两个不同的对比机制：①荧光成像，利用 470 ～ 490nm 的光源（激光、水银灯等），经适当的低通过滤，激发荧光分子（基因工程导入的报告基因、荧光蛋白基因等）发射约 510nm 的荧光而成像；②生物发光成像，基因标记的虫荧光素酶（见于萤火虫、发光蠕虫、水母等生物体内）经静脉和腹腔引入小动物体内，它可以氧化荧光素而发出 560nm 的荧光成像。

目前，已有多种探针应用于细胞凋亡光学分子成像研究。Scabini 等利用生物发光成像设计出一种以 caspase-3/7 为底物的新型探针 Z-DEVD-aminoluciferin，检测肿瘤药物治疗后的细胞凋亡。Dumont 等用荧光标记磷脂酰丝氨酸外翻（Annexin V）制成荧光探针，用高倍放大实时光学成像系统观察到受损发生凋亡的单个心肌细胞，证实可以应用光学分子成像技术在单细胞水平对凋亡细胞膜变化进行实时成像，并可评价 caspase 抑制剂调控细胞凋亡的作用。同样，Petrovsky 等将荧光基团 Cy5.5（fluorophore Cy5.5）与 Annexin V 共价偶联成具有活性的荧光探针 Cy-Annexin，应用近红外荧光成像技术在活体内成功地对细胞凋亡进行了成像。Shah 等则应用双报告基因（Rluc/Flue）生物发光成像评价 TRAIL 基因诱导胶质瘤细胞凋亡。Liu 等将荧光蛋白 Cy5.5 与 Annexin V 共价偶联，注入大脑中动脉短暂闭塞的小鼠（tMCAO）体内，发现脑缺血后在缺血核心周围可检测到早期细胞凋亡的荧光信号，表明活体的 Annexin V 的荧光信号对缺血性脑卒中早期细胞凋亡区域是敏感的，为监测和了解在体内的细胞凋亡过程提供了一个基本依据。Ntziachristos 等应用重组 Annexin V 构建磷脂酰丝氨酸敏感性荧光探针，应用荧光分子断层成像对化疗诱导的细胞凋亡成像。

（二）肿瘤新生血管成像中的运用

1. 血管新生、新生血管成像的“靶向目标”　血管新生是指在机体生长发育过程中或创伤修复、缺血缺氧和炎症等情况下，原有微血管内皮细胞经过生芽、迁移、增殖与基质重塑等形成新毛细血管的过程。在组织再生、发育和创伤修复过程中，血管形成是一个基本的生理过程，如各种创伤、溃疡、心肌梗死、慢性感染等愈合过程都需要血管形成的参与，但是在许多病理状态下也存在血管生成失调，如糖尿病视网膜病、动脉硬化和实体肿瘤等严重危害人类健康的疾病。因此，高敏感性、无创性、靶向性、早期定性或定量评价血管新生对于肿瘤性疾病具有重要的意义。对于肿瘤性疾病来说，及早显示新生血管则能早期发现肿瘤及微小转移灶，有利于肿瘤患者的治疗；而动态性地监测新生血管则可以评估抗肿瘤治疗的效果。

在超声分子成像中，其关键是寻找“靶向目标”，并成功制备出与“靶向目标”具有高效、特异结合能力的靶向超声微泡（球）。新生血管不同于正常组织的血管，它处于增殖状态，其内皮细胞表达大量的生长因子受体和黏附分子受体家族，正是这些与血管生成密切相关的受体可以成为靶向超声微泡（球）的结合位点。因此，超声微泡（球）

的靶向策略主要是针对血管新生时其内皮细胞表达的分子，如 $\alpha_v\beta_3$、血管内皮生长因子受体 2（VEGFR-2）、组织因子等，从而制备出新生血管内皮细胞的一类靶向造影剂，实现新生血管的靶向超声分子成像。

目前，靶向微泡（球）的构建主要有被动性靶向和主动性靶向两种方法。被动性靶向主要是利用微泡（球）外壳本身的带电荷性，使微泡（球）容易在炎症或损伤部位被炎症细胞吞噬而实现的，但是该机制缺乏高度的特异性和靶向性，结合能力低，限制了其在靶向超声分子成像技术中的应用。主动性靶向则是在微泡（球）表面连接特异性的抗体或配体，使微泡（球）能结合到病变部位细胞所表达的特异性抗原上。

2. 肿瘤新生血管的分子成像　在肿瘤组织中，有大量的促进供应肿瘤生长的滋养血管生成。肿瘤血管生成的分子调节包括整合素、血管内皮生长因子及其受体、酪氨酸激酶受体、基质金属蛋白酶等。

（1）整合素靶向微泡：整合素家族是一个内皮细胞膜蛋白家族，它是一种跨膜黏附受体，作为含有精氨酸 - 甘氨酸 - 天冬氨酸多肽的细胞外基质蛋白的黏附受体，能够控制肿瘤血管内皮细胞的增殖和存活。研究表明，整合素在新生血管内皮细胞和多种肿瘤细胞表面高表达，其在细胞黏附、增殖、分化、转移、凋亡等过程中起着重要的调控作用，同时也在血管新生和肿瘤的迁移浸润中发挥重要功能。在新生血管内皮细胞和肿瘤细胞表面，$\alpha_v\beta_3$ 是最为广泛高表达的整合素，而在静止的血管内皮细胞和正常细胞中 $\alpha_v\beta_3$ 极低表达。因此 $\alpha_v\beta_3$ 成为抗血管新生和抗肿瘤药物的作用靶点。

能够调节血管新生的信号分子包括整合素、内皮生长因子受体、酪氨酸激酶受体及 G 蛋白偶联受体，而整合素信号通路在肿瘤血管新生与肿瘤转移中发挥关键作用。整合素表达于血管内皮细胞表面，在血管新生期间调节细胞迁移与存活；而如果整合素表达于肿瘤细胞表面，将通过增强肿瘤细胞穿过血管壁的浸润和运动而促进肿瘤转移。有效的肿瘤浸润需要对浸润前沿处的细胞外基质进行部分降解，基质金属蛋白酶是此过程中起主要作用的酶。

$\alpha_v\beta_3$ 受体是整合素家族中最重要的一种分子，它在静息细胞内几乎不表达，在平滑肌细胞上也是仅有少量的表达，而在肿瘤新生血管和肿瘤细胞均有高表达。因此，利用作用于 $\alpha_v\beta_3$ 的靶向微泡将可以实现肿瘤新生血管的显像。Leong-Poi 等利用基质胶新生血管模型观察到携带抗 α_v 单抗或者 Echistatin（一种与表达在新生血管内皮细胞特定分子结合的、由 68 个氨基酸结合的解离素）的超声微泡能有效地黏附于基质胶新生血管内皮上，而非靶向微泡则未见有效的黏附。基于 $\alpha_v\beta_3$ 是肿瘤新生血管内皮上表达的特异性受体，Ellegala 等将抗 $\alpha_v\beta_3$ 单抗连接到脂质微泡表面，利用抗原抗体特异性结合的性质实现了肿瘤靶向超声显像的目的。他们在成功复制大鼠脑胶质瘤模型的基础上，注入靶向超声微泡，在体显微镜下发现靶向微泡更多地聚集在肿瘤微血管内，而非靶向微泡则无此现象，同时观察到靶向微泡信号更多地集中在整合素表达最多的肿瘤周边部位，并且其信号强弱与肿瘤血管内血流量呈正显著相关。

（2）血管内皮生长因子及其受体的靶向微泡：血管内皮生长因子（vascular endothelial growth factor，VEGF）是一种特异性作用于血管内皮细胞的生长因子，同时由于 VEGF 可以增强血管通透性，故又被称为血管通透因子。VEGF 具有以下特征：①是一种旁分泌性的，通过与内皮细胞受体 Flt-1（VEGFR-1）和 Flk-1/KDR（VEGFR-2）相互结合，直接作用于内皮细胞；② VEGF 由内皮细胞邻近的细胞产生，这表明了血管形成的一种旁分泌机制；③ VEGF 表达受缺氧高度调节，这样便提供了一种生理反馈机制，即通过促进血管的形成，调节不充足的组织氧合作用；④ VEGF 是一种作用很强的生长因子，它的过表达或表达不足能在很大程度上影响体内血管的形成。

VEGF 及其受体的靶向微泡 VEGF 的表达与血管形成程度之间有紧密的联系。通常情况下，单独的 VEGF 表达水平处于静息状态，只有当它与其受体（vascular endothelial growth factor receptor，VEGFR）结合后才能发挥作用。其中，VEGFR-2 是 VEGF 发挥功能的主要受体，它的活性与肿瘤的转移和保持血管的完整性有关。因此，利用靶向作用于 VEGFR-2 的靶向微泡也可以实现肿瘤新生血管的显像。Willmann 等将携带抗 VEGFR-2 单抗的脂质微泡用于评价肿瘤新生血管，在成功复制大鼠胶质瘤和小鼠血管肉瘤模型的基础上，注入靶向和非靶向超声微泡，观察到在两种不同的肿瘤模型中靶向微泡的信号均要明显强于非靶向微泡。Rychak 等也在这方面进行了有益的探索，研究发现携带抗 VEGFR-2 单抗的靶向微泡与人黑色素瘤新生血管内皮细胞的结合要明显高于非靶向微泡，靶向微泡的信号强度约为非靶向微泡的 2 倍，初步实现了肿瘤血管的靶向成像。

(3) 双靶向超声微泡：双靶向微泡的制备已经取得了成功并应用于肿瘤新生血管的评价。Willmann 等成功制备同时携带抗 VEGFR-2 单抗和抗 $\alpha_v\beta_3$ 单抗的双靶向微泡，并将其用于评价人卵巢癌模型。他们分别注入携带有抗 VEGFR-2 单抗和抗 $\alpha_v\beta_3$ 单抗的双靶向微泡、抗 VEGFR-2 单抗微泡和抗 $\alpha_v\beta_3$ 单抗微泡，结果发现双靶向微泡的信号强度要明显强于两种不同的单靶向微泡。双靶向微泡造影剂的出现大大地提高了靶向超声分子成像技术评价肿瘤新生血管的敏感性，更加有利于肿瘤的早期发现和疗效的动态监测。

五、核苷酸链之间的分子识别

核苷酸链之间的分子识别是基因表达成像中反义成像的基础，包括单链反义核糖核酸与细胞质内的 mRNA、反义脱氧核糖核酸与靶基因 DNA 链的互补链的结合等。

（一）反义成像

反义成像是应用放射性核素标记反义寡核苷酸（antisense oligonucleotide，ASON），经体内核酸杂交，对基因异常表达的组织进行成像。反义成像是根据反义互补的原理，人工合成与靶 DNA 或 RNA 特定序列互补的寡核苷酸链（反义寡核苷酸），通过体内杂交达到封闭或显示靶序列的目的。反义成像时，可利用特异性物质标记某一特定序列的反义寡核苷酸作为反义分子探针，在体内与相适应的 mRNA 片段特异性结合，通过成像设备以反映目标 DNA 的转录情况。 寡核苷酸通过 Waston-Crick 碱基配对与含互补序列的单链 DNA 或 mRNA 结合形成双螺旋结构，或以 Hoogsteen 氢键结合到具有特定序列的双链 DNA 的大沟处，形成三股螺旋结构，上述两种结合方式均具有序列特异性。原则上，如果致病基因的核酸序列已知，就可以根据碱基配对原则设计出反义寡核苷酸的序列，利用反义寡核苷酸与核酸序列的特异性识别，实现对基因表达的调控。经过研究试验，发现该成像技术对淋巴瘤组织、乳腺癌组织及黑色素瘤具有特异性和敏感性。

（二）反义寡核苷酸

反义寡核苷酸是反义核酸的一种，天然的反义寡核苷酸未经任何修饰，稳定性差，在细胞内的有效半衰期短，且容易被体内普遍存在的核酶快速降解，不易通过细胞膜。人们通过对反义寡核苷酸进行修饰（如对磷酸骨架的修饰、对糖的修饰、对碱基的修饰），提高 mRNA 的结合力，增加了对核酶的抗性，使其毒副作用减轻。Izant JG 和 Weintraub H 等利用重组 DNA 技术设计和制备出了反义单纯疱疹病毒胸苷激酶（HSV-tK）mRNA 的表达载体，开创了通过体外转录得到反义寡核苷酸的先河。

反义寡核苷酸的来源可分为两类：一类是生物体自身表达的反义载体，即利用基因重组技术在适宜的启动子和转录终止子之间反向插入一个靶基因，转录后产生的反义寡核苷酸可与靶 mRNA 特异结合；另一类是利用基因合成技术，人工合成一段反义寡核苷酸，与靶基因 mRNA 互补结合，干扰基因信息的转录、翻译和表达。

反义寡核苷酸在肿瘤的诊断和治疗方面起着关键作用，由于其是多聚阴离子物质，必须穿透细胞膜，与目标靶基因结合，才能发挥其反义作用。然而，其穿透细胞膜的效率有限。近年来，标记肽核酸（peptide nucleic acid，PNA）成像的研究颇为引人注意，虽然肽核酸结构稳定性好，杂交特异性高，不易被核酸酶和蛋白酶降解，但其不带电荷，细胞渗透性差，不易在肿瘤细胞的靶点聚集，很难透过细胞膜。因此，反义技术（包括反义成像）的关键是提高反义寡核苷酸的细胞转运效率。目前所采用的增加肿瘤细胞摄取反义寡核苷酸的方法主要有脂质体介导、穿膜肽介导、正电荷纳米颗粒、电穿孔法、载体（病毒载体、非病毒载体）介导、受体介导、多聚阳离子等。

肽核酸是由丹麦的生物化学家 Nielsen PE 等设计合成的一种新型的以多肽为骨架，类似核苷酸且不带电荷的物质，即反义寡核苷酸第三代衍生物。肽核酸是一种 DNA 模拟物，它与以往的核酸类似物不同，它是由中性的肽链酰胺 2- 氨基乙基甘氨酸骨架替代了 DNA 中 3′，5′ 磷酸二酯键骨架而构成的，其嘌呤和嘧啶碱基则通过亚甲基羰基连接在甘氨酸的氮原子上，它是继寡聚脱氧核苷酸（oligodeoxynucleotide，ODN）以来更为有效和稳定的反义和反基因制剂，能以高亲和性和高生物稳定性与 DNA 或 RNA 特异性杂交。由于肽核酸不带电荷，因此与其互补的带负电荷的 DNA 或 RNA 分子进行杂交时，没有电荷斥力，可以形成更加稳定的双链分子。反义肽核酸在体内稳定，不易被蛋白酶和核酸酶降解，使得肽核酸在血清和细胞提取物中的稳定性提高。它是一种优良的探针，在基因的诊断及治疗领域有着广阔的应用前景，可作为反义、反基因药物。

脱氧寡核糖核苷酸能够专一性地与双螺旋 DNA 序列结合形成三螺旋结构。这种三链 DNA 的形成具有高度的特异性，因此，通过能形成三链结构的寡核苷酸与靶基因的结合可通过干扰或阻断 RNA 聚合酶或转录因子与 DNA 的结合，影响转录的起始或延伸，进而阻止基因的转录。目前已对 Ki-ms、c-pim-l、HER、Ha-ras、c-myc 等原癌基因启动子内分子间三链 DNA 的形成进行了研究，其中又以对 c-myc 的研究最为深入。

六、蛋白质与核酸分子的分子识别

某些激素分子（如糖皮质激素、盐皮质激素、雌激素、孕激素、雄激素、甲状腺激素等）可进入细胞内，与细胞核内的受体结合，形成激素 - 受体复合物，进而导致受体构象变化而形成复合物二聚体。复合物二聚体通过特异的DNA序列 - 激素反应元件（hormone response elements，HREs）识别，结合基因调控序列，最终达成调控转录的目的。

（一）核受体与相应激素的识别

核受体是一类重要的转录因子，它通过与特异性的 DNA 序列（即激素反应元件，HREs）及与其他转录因子的相互作用，对特定基因的转录起调节作用，从而介导相应激素对靶细胞的发育、分化及功能的影响。

1. 核受体超家族的组成 激素核受体（简称核受体）是指能与脂溶性激素结合的，位于细胞核内或与相应激素结合后由胞质转向核内的一类受体。核受体蛋白是将甾体激素信号与其靶基因转录反应联系起来的介导因子。随着受体克隆增加，不仅发现各种甾体激素受体的序列同源性相当高，而且发现许多转录调控因子虽不属于甾体激素受体，但具有序列同源性。这些进化上同源的众多蛋白组成了后生动物最大的转录因子家族——核受体超家族。根据其配体种类的不同，将核受体超家族分为 I 类核受体（又称甾体激素受体家族）、Ⅱ类核受体（又称非甾体激素受体家族）及孤儿受体（其相应配体还未发现或不存在）。I 类核受体有糖皮质激素、盐皮质激素、雌激素、孕激素和雄激素的受体（GR、MR、ER、PR 和 AR）；Ⅱ类核受体有甲状腺激素、视黄酸类、维甲酸和维生素 D_3 的受体（TR、RAR、RXR 和 VDR）。

2. 核受体的功能组件 核受体超家族成员具有共同的组件结构特点，一个典型的核受体分子从 N 端至 C 端分为 A ～ F 功能区。A/B 区的可变性最大，其中部的非配体依赖性转录激活基序称为激活功能元件 1（TAF-1），该区特定位置的酪氨酸和丝 / 苏氨酸残基能受不同信号转导通路相关激酶作用而磷酸化，从而影响受体与配体的亲和力和转录活性。C 区最保守，含两个锌指结构，该区能识别靶基因的特异序列，介导受体与靶基因结合，称为 DNA 结合区（DBD）。D 区具有铰链连接功能，使得核受体蛋白分子有一定的挠性，而能形成核受体二聚体并与 DNA 结合。E 区为多功能区，它包括数个亚区和基序。除含有配体结合区（LBD）、核受体二聚体化区和配体依赖性转录激活基序，E 区还介导与热休克蛋白（HSP）的相互作用和含有核定位信号。其中配体依赖性转录激活基序又称激活功能元件 2（TAF-2），它由一个两亲性 α 螺旋构成。一些核受体还有 F 区，尚不知该区的功能。

3. 核受体的激活 核受体在不与相应激素结合时，通常处于一种非活性状态，以 8 ～ 10S（S 为沉降系数）寡聚复合物形式存在于胞质中或与 DNA 疏松结合。这种寡聚复合物含有一分子的核受体与二分子的 90kDa 热休克蛋白（HSP90）、一分子的 70kDa 热休克蛋白（HSP70）及其他一些热休克蛋白等分子伴侣，它们以非共价连接方式结合而成。其中热休克蛋白的功能主要是阻止核受体与 DNA 结合，并维持核受体处于特定构象，使其处于非活性状态。核受体在与相应激素结合后发生构象改变，并与热休克蛋白分离，由原来的 8 ～ 10S 的非活性型受体复合物转变成活性型的 4S 激素 - 受体复合物，同时由胞质转向核内或者与 DNA 的结合由疏松变为紧密。4S 激素 - 受体复合物具有结合 DNA，形成受体二聚体及激活基因转录功能。仅热休克蛋白与核受休分离并不足以使核受体激活，与热休克蛋白分离的纯化核受体不与相应激素结合时并不具有激活基因转录功能。而核受体与相应激素结合后所导致的构象改变则是核受体激活的中心环节。除糖皮质激素受体（GR）寡聚物主要存在于胞质中，绝大多数甾体激素受体寡聚物主要存在于胞核内，所有这些寡聚复合物均无活性。甾体激素分子进入靶细胞后，与相应受体结合而引起热休克蛋白等分子伴侣与受体解离，并诱导受体构象变化，使 DNA 结合区充分暴露。这种构象改变的受体发生同二聚体化，而能与靶基因特异序列及核内其他与转录有关的蛋白分子结合。

非甾体激素核受体活化与甾体激素受体有相似之处，但有明显的差异。非甾体激素核受体的配体在化学结构上多种多样，一些配体就产生于其受体所在的细胞内。有的孤儿受体不需要配体即有作用，可能是一类组成性转录调控因子，或者存在非配体依赖性激活途径（如通过受体磷酸化等）。在未受到配体作用时，一些非甾体激素核受体就与 DNA 特异序列结合，对相应基因的转录起抑制作用，即所谓的沉默作用。虽然有的非甾体激素核受体可以是同二聚体或单体，但大多数是异二聚体，后者都是由一种核受体与 9-顺式维甲酸受体（RXR）构成。根据非甾体激素核受体异二聚体与配体的相互作用状况，它们可分为三种类型：①配体未占领型，包括起沉默作用的异二聚体；②非容许型，包括 RXR/TR、RXR/VDR 或 RXR/RAR 等，它们的 RXR 不能与配体单独结合，只能由分子伴侣与配体结合而激活；③容许型，包括 PPAR/RXR、NGFI-B/RXR 等，这类异二聚体可由其中任一伴侣受体与相应配体结合而激活，两个伴侣可同时与各自的配体结合且有协同效应。配体也能调节非甾体激素核受体与 DNA 的结合，如在某些情况下，9- 顺式维甲酸能促进 RXR/RXR 与相应顺式调控元件的结合。

4. 核受体与靶基因的结合　靶基因上能与核受体结合的特异 DNA 序列称为激素反应元件（HREs）。HREs 一般位于靶基因 5′ 端，常较靠近核心启动子，但有的位于离转录起始点上游较远距离的增强子区，甚至有的可位于靶基因的外显子内。许多天然及合成 HREs 的研究显示，特异的 6bp 核苷酸顺序构成 HREs 的核心识别基序，如主要由甾体激素受体识别的共有基序 AGAACA，以及由非甾体激素核受体识别的共有基序 AGG/TTCA。一个 HREs 上可有一个 6bp 基序或两个相同的 6bp 基序，这两个 6bp 基序均称为半位点。在有的 HREs，两个半位点可直接相连；但绝大多数 HREs 上，两个半位点之间相隔 1 ～ 5bp。两个 6bp 基序排列方向的不同组合可形成回文（Pals）、反向回文（IPs）和同向重复（DRs）顺序。单个 6bp 基序为核心顺序的 HREs 与核受体单体结合，两个 6bp 基序为核心顺序的 HREs 与核受体二聚体结合。甾体激素受体几乎都是以同二聚体形式与含半位点间相隔 3bp 回文顺序的 HREs 结合。非甾体激素核受体主要以异二聚体形式与含同向重复顺序的 HREs 相互作用，如半位点间相隔 1bp 的 DR（DR1）与 RXR/PPAR、DR2 及 DR5 与 RXR/ RAR、DR3 与 RXR/VDR、DR4 与 RXR/VDR 结合。

核受体被激活后需与受调节基因的 5′ 端调节序列中的 HREs 结合才能起作用。HREs 可分为两大类：一类为孕激素 / 糖皮质激素反应元件（PRE/GRE），其核苷酸序列为 5′-GGTACTnnnTGTYCT-3′；另一类为雌激素反应元件（ERE），其核苷酸序列为 5′-AGGTCAnnnT-GACCT-3′（Y 为 T 或 C，n 为任意核苷酸），各由两个半位点组成。核受体以二聚体形式与相应 HREs 结合，二聚体中的两个受体分别与 HREs 中的两个半位点结合。核受体的二聚体形成依赖于核受体中的 C 区及 E 区。核受体的二聚体形成被认为是核受体与 HREs 高亲和力结合的必要条件。

（1）雌激素与核受体的识别：雌激素（E）通过与雌激素受体结合发挥作用，主要分为基因组作用和非基因组作用。

雌激素发挥效应主要是通过经典的雌激素核受体（ER）来完成。由核受体参与的基因组作用是一个复杂的动态过程。它通过激活细胞内核受体而影响靶基因的转录和翻译过程，因此又被称为激素的基因组作用。ER 包括 ERα 和 ERβ，它们均属于经典的依赖配体激活的核转录因子超家族成员。雌激素与其结合后，使得受体从其伴侣蛋白中分离并形成二聚体，进而形成雌激素 - 雌激素受体（E-ER）复合物。雌激素 - 雌激素受体一方面直接与 DNA 上的雌激素反应元件结合，并且与共激活蛋白和 RNA 聚合酶Ⅱ转录起始复合物相互作用；另一方面可以与 DNA 上其他一些转录因子如 AP-1、Sp-1、NF-κB、STAT-5 等结合，从而募集其他共激活因子，从而调节靶基因的转录和翻译。ERα 与 ERβ 两者均属于核转录因子受体家族成员，分别由位于人类 6 号、14 号染色体上的不同基因编码。两者结构上的差别主要是 ERβ 比 ERα 少一个与雌激素依赖性有关的功能性结构域 TAF-1，这种结构上的差异导致它们在细胞增殖过程中发挥的作用也不同。ERα 主要激活基因转录，而 ERβ 功能与它相反。

越来越多的研究发现激素还有生长因子样的非核效应，即雌激素与靶细胞膜上的相应受体结合，快速激活下游信号分子通路，该过程仅需数秒至数分钟，又被称为激素的非基因组作用。有研究表明在细胞膜上及附近也存在少量 ERα 和 ERβ，这些 ER 与配体结合后，也可快速激活下游信号分子通路。G 蛋白偶联受体 30（GPR30）是一种新型膜受体。研究证实它可与雌激素特异性地结合，与经典的 ERα、ERβ 模式均不同，且与两者没有同源性。近年来，雌激素的非基因组作用得到了广泛关注。在雌激素的非核效应中，雌激素能够与膜性受体（mERs）结合，快速激活多种信号通路，这一过程仅需数秒钟至数分钟。这种快速作用可能与以下机制有关：①细胞膜上及附近也存在少量 ERα 和 ERβ；② ERα 存在剪接变异体，ERα-46 和 ERα-36；③存在一种 G 蛋白偶联受体，即 GPR30。GPR30 是一种新型膜性受体，具有经典的 7 次跨膜疏水区域，主要定位于内质网而不是细胞膜上。研究表明 GPR30 与 E 有高度亲和力，能与雌激素直接结合。GPR30 与雌激素结合后，快速激活细胞内 EGFR-MAPK、ERK、PI_3K-AKT 等信号通路，参与乳腺癌细胞增殖、侵袭和转移等行为并且与乳腺癌耐药性的产生有关。

（2）糖皮质激素（G）与核受体的识别：糖皮质激素是一种类固醇激素，它可以通过细胞膜与胞质受体结合形成糖皮质激素 - 胞质受体复合物，然后进入细胞核内，与核内的受体结合，形成糖皮质激素 - 核受体复合物（G-GR），糖皮质激素 - 核受体复合物是以头对头相连的二聚体形式与糖皮质激素反应元件（GRE）相结合。一个单体与 TGTYCT 结合，另一单体与 ACA 结合，由于受体蛋白二聚体间的接触而使结合稳定，其中受体与 GRE 的鸟嘌呤接触最紧密，鸟嘌呤被修饰则妨碍与糖皮质激素 - 核受体复合物结合，糖皮质激

素 - 核受体复合物与相邻 GRE 结合能影响鸟嘌呤的反应活性。结合作用可增强附近基因启动子的转录效率，其效应来源于受体结合位点染色质局部结构的改变。

（二）核受体与基因转录

激素 - 受体复合物与 HREs 结合，最终功能是激活特定基因的转录。核受体中存在两个转录激活功能域：位于 N 端的 TAF-1 及位于 C 端的 TAF-2。依据核受体类型不同，这两个 TAF 域可以有不同的功能活性；而就同一核受体而言，TAF-1 和 TAF-2 的反式激活作用又具有细胞及启动子特异性，TAF-2 的功能还依赖于相应激素的结合。依据受调节基因启动子的复杂程度不同，ER 的 TAF-2 又具有不同的功能活性。TAF 的细胞特异性提示有一种蛋白质因子介导了核受体的转录激活作用，这种因子目前被称为转录媒介因子[TIF(s)]，TIF(s) 具有细胞特异性，但其本身并不与受调节基因启动子结合。

在真核基因，mRNA 前体转录的启动必须 RNA 多聚酶Ⅱ（RNAP Ⅱ）和多种因子在启动子上组装成转录起始复合物。识别 RNA 多聚酶Ⅱ的转录因子可分为两类，即通用转录因子（GTFs）和 DNA 序列特异转录因子，核受体属于后者。如同其他 DNA 特异性转录因子，核受体最终通过影响转录起始复合物的组装和活性而调控靶基因转录。这种调控需要多种辅调节因子参与，他们直接和间接地与核受体及包括 GTFs 在内的转录起始复合物组分相互作用，从而辅助核受体有效地诱导或阻遏基因转录。实际上，各种辅调节因子一般是多蛋白复合物的组分，一些辅调节因子在其中可起脚手架或接头分子的作用。

已发现的大量的核受体相互作用蛋白，其中多种蛋白被确定是核受体的辅调节因子。参与促进或抑制基因转录的辅调节因子分别称为辅激活因子或辅阻遏因子。已知有许多种核受体辅激活因子，其中研究最多的是甾体激素辅激活因子（SRC）家族的成员，如 SRC-1 能与 PR、GR、ER、TR、RXR、VDR 等核受体相互作用，增强这些受体介导转录激活的效应，并且其作用是配体和 TAF-2 依赖性的。SRC 中心区含三个共有基序 LXXLL 的受体相互作用结构域（RID），借 RID 而与已结合配体的核受体的 TAF-2 区连接。LXXLL 基序高度保守，许多辅激活因子和其他与已结合配体的核受体相互作用的辅调节因子有其单个或多个拷贝。对于核受体 - 辅调节因子复合物的配体依赖性组装，LXXLL 基序与核受体 TAF-2 区之间的相互作用可能是一种至关重要的机制。SRC 还具有保守的 C 端转录激活结构域，介导与 CBP/p300 或蛋白精氨酸甲基转移酶的相互作用。SRC 家族成员功能的实现，至少部分是因其募集 CBP 和（或）p300 复合物，将它们与活化的核受体连接起来。包括 SRC 家族成员在内的一些辅激活因子也能与几种核受体 N 端 TAF-1 区相互作用，这种相互作用不是 LXXLL 基序介导的，而是与辅激活因子的富含谷氨酰胺区有关。辅激活因子与 TAF-1 和 TAF-2 区的结合具有协作效应。

（王　冬　姚元志）

第五节　超声造影剂的声学基础

超声影像诊断技术的基本原理是基于不同的生物组织具有不同的声阻抗，从而引起不同强度的回声。然而当相邻人体组织的声阻抗比较接近时，人们就很难从显示的图像上把这两种组织区分开。为此，能增强组织和血液超声回波能力的超声造影剂受到了极大的关注。超声造影成像是将与人体组织的声学特性有较大差异的造影剂注入人体待查部位，人为增大待查部位与周围组织之间的差异，从而使获得的超声图像显得更为清晰，便于诊断。自 20 世纪 90 年代初，超声造影剂的制备、理论及应用研究工作取得了很大的进展。直径为几微米的包膜微气泡超声造影剂可通过肺循环，增强组织的回波能力，从而有效提高图像的对比度。造影增强的回声信号不仅包含共振频率（即基频），而且包含高阶谐波和次谐波及超谐波的能量成分。利用非线性特性可研究新的造影成像技术：二次谐波成像和次谐波成像等。此外，微气泡超声造影成像在超声分子成像及药物 / 基因传递等方面具有潜在的临床应用前景。

本章主要介绍微气泡的基本声学现象及物理解释，以更好地理解超声造影剂在临床诊断及治疗方面的应用。

一、包膜微气泡

考虑一个平衡状态下薄壳包裹的球形微泡。假设 p_s 是气泡内压与外周压的压力差。对任意通过球心的横截面区域 A，应满足以下压力平衡条件：

$$p_s A=\sigma S \tag{2.5.1}$$

其中 S 是沿着该区域的轨迹，σ 是表面张力。引入微泡半径 R，则有

$$p_s\left(\pi R^2\right)=\sigma\left(2\pi R\right) \tag{2.5.2}$$

由式 (2.5.2) 可得到：

$$p_s=\frac{2\sigma}{R} \tag{2.5.3}$$

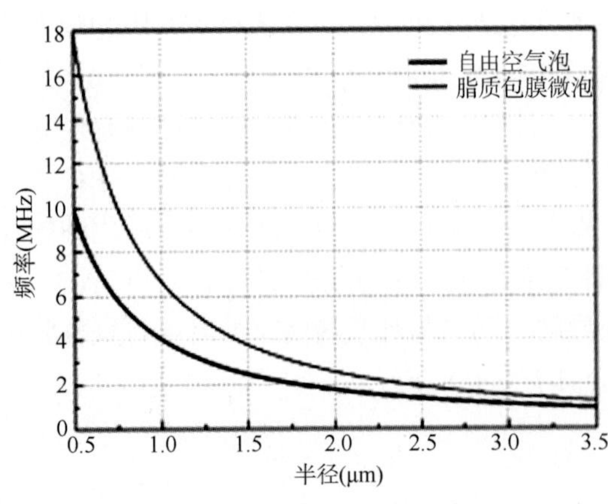

图 2-5-1　水中的空气微泡（粗线）和脂质包膜微泡（细线）的共振频率随其平衡半径的变化

式 (2.5.3) 表明气泡越小，气泡内压与外周压之差越大。因为流体从高压处流向低压处，故如果没有固体包膜，微气泡无法得到真正的平衡状态。

图 2-5-1 给出了自由空气微泡和包膜微泡的共振频率随其平衡半径的变化。尽管包膜微泡的共振频率比相同半径的空气微泡稍高，但也在临床超声频段范围内。

二、空化阈值

考虑一个无限流体中的多方气体气泡，其平衡关系可用如下公式表示：

$$p_g + p_v = p_0 + \frac{2\sigma}{R_0} \tag{2.5.4}$$

其中 p_g 是气体压力，p_v 是水汽压力，p_0 是周围环境压力，R_0 是气泡的准平衡半径。如果浮力和气体扩散与周围环境压力的变化相比很慢，则

$$p_g V^{\gamma} = const \tag{2.5.5}$$

其中 V 是气泡体积，γ 是该气体的比热比。对于空气来说，γ =14 是一个较精确的近似值。将式 (2.5.5) 代入式 (2.5.4)，可得

$$\left(p_0 - p_v + \frac{2\sigma}{R_0}\right)V_0^{\gamma} = p_n V_n^{\gamma} \tag{2.5.6}$$

其中 V_0 是准平衡气泡的体积。流体压力是瞬态变化，气泡壁上的流体压强为 P_L，有

$$\left(p_0 - p_v + \frac{2\sigma}{R_0}\right)V_0^{\gamma} = \left(p_L - p_v + \frac{2\sigma}{R}\right)V^{\gamma} \tag{2.5.7}$$

对于一个完全球形的气泡，

$$\left(p_0 - p_v + \frac{2\sigma}{R_0}\right)\left(\frac{4}{3}\pi R_0^3\right)^{\gamma} = \left(p_L - p_v + \frac{2\sigma}{R}\right)\left(\frac{4}{3}\pi R^3\right)^{\gamma} \tag{2.5.8}$$

上式可写作

$$p_L = \left(p_0 - p_v + \frac{2\sigma}{R_0}\right)\left(\frac{R_0}{R}\right)^{\gamma} + p_v - \frac{2\sigma}{R} \tag{2.5.9}$$

如果超声作用频率远低于气泡共振频率，流体压力的变化相比于微泡的尺度变化将非常缓慢。式 (2.5.9) 描述了气泡的半径 R 随流体准静态压力的变化。图 2-5-2 描述了式 (2.5.9) 右边表达式的值随 R_0 值的变化。

图 2-5-2 中每一条曲线上都存在一个最小值 (p_{cr}，R_{cr})，其中 R_{cr} 是临界半径，p_{cr} 是临界准静态压力。临界半径曲线右边的区域表示不稳定的平衡状态。如果流体压力降到 p_{cr} 以下，平衡半径将不存在，这将导致气泡体积急剧增大（比 R_0 大得多）。因此 p_{cr} 称为空化阈值。在超声压缩周期，周围环境压力最终会再一次增大，这将导致气泡猛烈的塌陷。

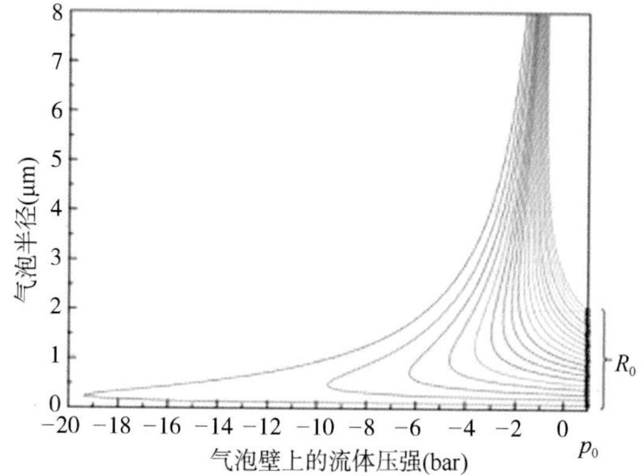

图 2-5-2　气泡壁上流体压强与平衡半径关系

（平衡半径范围 0.1 ≤ R_0 ≤ 2.0μm，p_0=1atm，γ =1.4，σ = 0.72kg/s²）

在计算临界半径过程中，已知在点 (R_{cr}，p_{cr}) 处，

$$\frac{\partial p_L}{\partial R}=0 \tag{2.5.10}$$

将式 (2.5.9) 带入式 (2.5.10)，可得

$$-3\gamma\left(p_0-p_v+\frac{2\sigma}{R_0}\right)\frac{R_0^{3\gamma}}{R_{cr}^{3\gamma+1}}+\frac{2\sigma}{R_{cr}^2}=0 \tag{2.5.11}$$

这相当于

$$R_{cr}=\left[\frac{3\gamma}{2\sigma}\left(p_0-p_v+\frac{2\sigma}{R_0}\right)R_0^{3\gamma}\right]^{\frac{1}{3\gamma-1}} \tag{2.5.12}$$

由此，临界准静态压力遵循

$$p_{cr}=-p_0+p_v-\frac{(6-2\gamma)\sigma}{3\gamma R_{cr}} \tag{2.5.13}$$

临界压力随 R_0 的变化，

$$p_{cr}=-p_0+p_v-\frac{(6-2\gamma)\sigma}{3\gamma}\left[\frac{2\sigma}{3\gamma\left(p_0-p_v+\dfrac{2\sigma}{R_0}\right)}\right]^{3\gamma-1} \tag{2.5.14}$$

如果在等温条件，且忽略蒸汽压力，对于气泡半径 $R_0\ll\dfrac{2\sigma}{p_0}$ 的情况，有

$$p_{cr}\approx-p_0-0.77\frac{\sigma}{R_0} \tag{2.5.15}$$

临界半径（也称为 Blake 半径）可近似为

$$R_{cr}\approx 2R_0 \tag{2.5.16}$$

在气泡塌陷开始时，其加速度 $\ddot{R}$ 是负值。当气泡中的气体开始压缩时其符号改变，这时气泡开始回弹。

三、气泡动力学的基本方程

考虑一个初始半径为 R_0 的空穴，该气泡将膨胀或收缩至半径 R。气泡边界处流体的压力与无穷远处流体的压力存在一个压力差：$p_L-p_0^{\infty}$。如果令 $p_0^{\infty}=p_0$，在时间 Δt 中，通过气泡外围的即时半径为 r 的流量与由气泡表面膨胀或收缩带来的流量变化相等，即有

$$4\pi r^2\rho\dot{r}\Delta t=4\pi R^2\rho\dot{R}\Delta t \tag{2.5.17}$$

因此，流体质点的速度可以用 r、R 和 $\dot{R}$ 来表示：

$$\dot{r}=\frac{R^2\dot{R}}{r^2} \tag{2.5.18}$$

气泡膨胀或收缩做的功应与周围流体的动能相等，有

$$\int_{R_0}^{R}(p_L-p_0)4\pi R^2dR=\frac{1}{2}\int_R^{\infty}\dot{r}^2\rho 4\pi r^2dr \tag{2.5.19}$$

将式 (2.5.18) 带入式 (2.5.19) 右边，则流体动能化简为

$$E_k=2\pi\rho\int_R^{\infty}\frac{R^4\dot{R}^2}{r^2}dr=2\pi\rho R^3\dot{R}^2 \tag{2.5.20}$$

注意到如下等式：

$$\frac{\partial}{\partial R}\left(\dot{R}^2\right)=\frac{1}{\dot{R}}\frac{\partial\dot{R}^2}{\partial t}=2\ddot{R} \tag{2.5.21}$$

因此，式 (2.5.19) 可化简为以下形式，即气泡动力学基本方程

$$\frac{p_L-p_0}{\rho}=R\ddot{R}+\frac{3}{2}\dot{R}^2 \tag{2.5.22}$$

如果气泡由函数 $P(t)$ 驱动，式 (2.5.22) 可写作

$$\frac{p_L-p_0-P(t)}{\rho}=R\ddot{R}+\frac{3}{2}\dot{R}^2 \tag{2.5.23}$$

对于多方气体气泡，p_L 应以式 (2.5.9) 式替代。可得

$$R\ddot{R}+\frac{3}{2}\dot{R}^2=\frac{1}{\rho}\left[\left(p_0-p_v+\frac{2\sigma}{R_0}\right)\left(\frac{R_0}{R}\right)^{3\gamma}+p_v-\frac{2\sigma}{R}-p_0-P(t)\right] \tag{2.5.24}$$

四 、气泡导致的压力辐射

为了计算流体中任意一点处由于气泡的振动导致的声辐射。考虑以下运动方程：

$$\frac{1}{\rho}\frac{\partial p}{\partial r}=-\frac{\partial\dot{r}}{\partial t}-\dot{r}\frac{\partial\dot{r}}{\partial r} \tag{2.5.25}$$

式 (2.5.25) 对 r 求积分，可得

$$\int_r^{\infty}\frac{1}{\rho}\frac{\partial p}{\partial r}dr=-\int_r^{\infty}\frac{\partial\dot{r}}{\partial t}dr-\int_r^{\infty}\dot{r}\frac{\partial\dot{r}}{\partial r}dr \tag{2.5.26}$$

将 $\dot{r}$ 以式 (2.5.18) 带入，上式可化简为

$$\frac{p(r,t)-p_0}{\rho}=-\frac{\partial}{\partial t}\left(\frac{R^2\dot{R}}{r}\right)-\frac{1}{2}\frac{R^4\dot{R}^2}{r^4} \tag{2.5.27}$$

这实际上是伯努克定理的一种表述，

$$\frac{p(r,t)-p_0^{\infty}}{\rho}=-\frac{\partial\Phi}{\partial t}-\frac{1}{2}v^2 \tag{2.5.28}$$

其中 v 是质点速度，Φ 是速度势，且有

$$\Phi=-\int_r^{\infty}\dot{r}dr \tag{2.5.29}$$

流体中的运动方程 (2.5.27) 可以继续简化为

$$\frac{p(r,t)-p_0}{\rho}=-\frac{2R\dot{R}^2+R^2\ddot{R}}{r}-\frac{1}{2}\frac{R^4\dot{R}^2}{r^4} \tag{2.5.30}$$

远场处，满足条件 $r \geqslant R$，故而上式化为

$$\frac{p(r,t)-p_0}{\rho}=-\frac{2R\dot{R}^2+R^2\ddot{R}}{r} \tag{2.5.31}$$

五、黏性流体

牛顿黏性流体的黏度系数 η 是压力和应变率 $\dot{\varepsilon}$ 的比值。应当注意的是，主应力对扩张的介质有积极作用，这不同于流体物理和声学中的定义。如果我们设流体静压力为 p，对于不可压缩流体，有

$$p_L=-p-2\eta\dot{\varepsilon}_r \tag{2.5.32}$$

其中 $\dot{\varepsilon}_r$ 是径向应变率。根据式（2.5.18），径向应变率可由 r 和 R 来表示：

$$\dot{\varepsilon}_r=\frac{\partial\dot{r}}{\partial r}=\frac{\partial}{\partial r}\left(\frac{R^2\dot{R}}{r^2}\right)=-\frac{2R^2\dot{R}}{r^3} \tag{2.5.33}$$

在气泡表面（$r=R$ 处）的径向应变率为

$$\dot{\varepsilon}_r\,|_{r=R}=-\frac{2\dot{R}}{R} \tag{2.5.34}$$

联立式（2.5.22）、式（2.5.32）和式（2.5.34）可得

$$\frac{1}{\rho}\left(p_L-p_0-\frac{4\eta\dot{R}}{R}\right)=R\ddot{R}+\frac{3}{2}\dot{R}^2 \tag{2.5.35}$$

引入驱动函数 $P(t)$，可以得到与式（2.5.24）相似的多方气体气泡的动力学方程：

$$R\ddot{R}+\frac{3}{2}\dot{R}^2=\frac{1}{\rho}\left[\left(p_0-p_v+\frac{2\sigma}{R_0}\right)\left(\frac{R_0}{R}\right)^{3\gamma}+p_v-\frac{2\sigma}{R}-p_0-P(t)\right] \tag{2.5.36}$$

这是 Rayleigh-Plesset（RP）方程。值得注意的是，RP 方程只对不可压缩流体和多方气体适用。

图 2-5-3 给出了两个不同半径的微泡（半径为 0.55μm 和 2.3μm 的微泡），分别在低幅值、中幅值和高幅值连续正弦声信号驱动下，半径随时间变化的 R-t 曲线。两个气泡在机械指数 MI=0.01 的情况下都是线性振动的。随着驱动声压的增加，径向偏移和膨胀时间的非对称性逐渐增加。这种现象对于 2.3μm 的微泡更加明显，因为平衡半径较大更接近共振尺寸。当机械指数 MI=0.8 时，两个气泡均增长到初始尺寸的数倍。较大的气泡则在机械指数 MI ⩾ 0.18 时出现破裂。

六、气泡振动

RP 方程描述了大幅度非线性的径向对称气泡振动。但当驱动声压幅值较低时，气泡振动是线性的。在低幅值情况下，气泡的振动就像一个具有负载的弹簧。将质量写为：

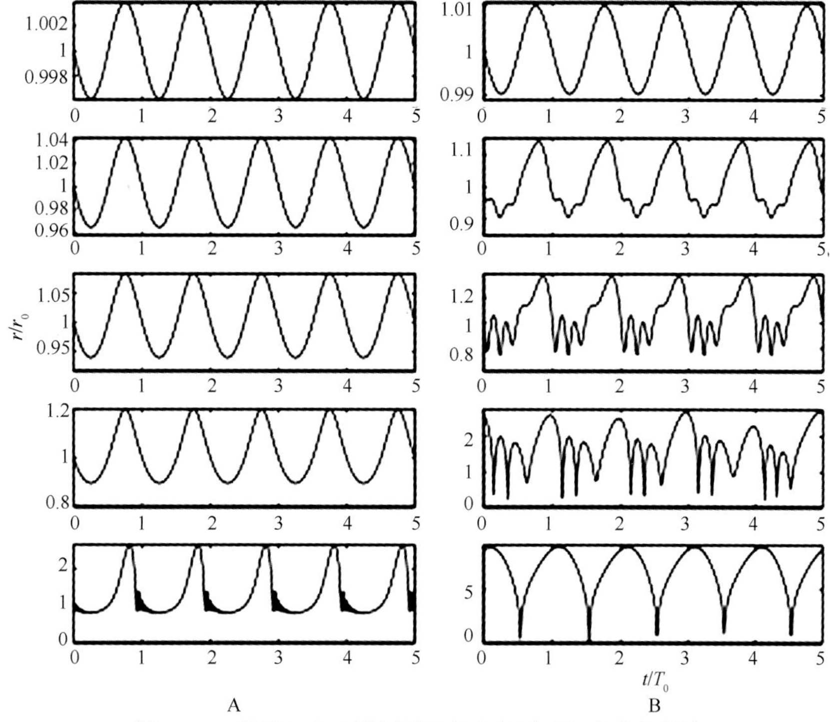

图 2-5-3　模拟超声造影剂微泡的半径随时间变化的曲线

A. 平衡半径为 0.55μm 的微泡；B. 平衡半径为 2.3μm 的微泡。其中，半径 R 对气泡的平衡半径 R_0 做归一化，时间 t 周期 T 做归一化。模拟中使用的驱动声信号是连续正弦波，其频率为 0.5MHz，其声压幅值的峰值分别对应机械指数 MI=0.01、0.10、0.18、0.35 和 0.80

$$m = 4\pi R_0^3 \rho \tag{2.5.37}$$

线性的共振角频率为

$$\omega_0 = \left(\frac{1}{R_0\sqrt{\rho}}\right)\sqrt{3\gamma\left(p_0 - p_v + \frac{2\sigma}{R_0}\right) + p_v - \frac{2\sigma}{R_0} - \frac{4\eta^2}{\rho R_0^2}} \tag{2.5.38}$$

黏性阻尼为

$$2\zeta = \frac{16\pi\eta R_0}{m\omega_0} = \frac{4\eta}{\rho\omega_0 R_0^2} \tag{2.5.39}$$

气泡振动的阻尼决定于声辐射、热传导和流体黏度。对于大于 1MHz（典型医疗超声的频率范围）超声作用下的微泡，黏性阻尼起主要作用。此外，对于包膜微泡，必须加入额外阻尼参数 ξ_s 以反映包膜存在的影响。由于受迫阻尼谐振振子的偏移与驱动信号有一个相位差 ϕ。图 2-5-4 给出了阻尼径向振动气泡与 2MHz 超声作用下之间的相位差（$\phi+\pi$）随气泡平衡半径 R_0 的变化。图中三条曲线分别对应自由气泡、SonoVue™ 造影剂微泡和 Albunex® 造影剂微泡三种不同微泡的情况。可以看出，随着包膜弹性的增加，气泡的共振尺寸增大。在共振条件下，气泡振动比驱动信号超前 $\frac{3}{2}\pi$ rad。对于比共振条件下大的气泡，相位差达到了 2π rad，因此气泡振动与声场为同相位。对于比共振条件小的气泡，相

位差仍然超过 π，且当 R_0 远小于共振条件下气泡的尺寸时，相位差接近$\frac{3}{2}\pi$。因为由流体黏性导致的阻尼 $\xi_v \propto R^{-2}$，对于 半径 $R_0 \ll 1\mu m$ 的自由气泡来说，相位差接近$\frac{3}{2}\pi$，并且对于造影剂微泡相位差更接近$\frac{3}{2}\pi$，因为 $\xi_v \propto R^{-3}$。当阻尼增大，共振处的相位转变变得较为平缓。

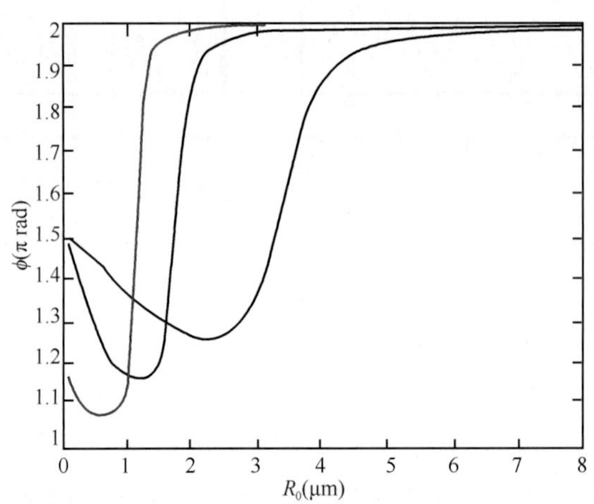

图 2-5-4　阻尼径向振动气泡与 2MHz 声场之间的相位差 ($\phi+\pi$) 随气泡平衡半径 R_0 的变化

最细的曲线、中等粗细的曲线和最粗的曲线分别对应自由气泡、SonoVue™ 造影剂微泡和 Albunex® 造影剂微泡

超声造影剂微泡的球形对称振动行为可以采用基于 RP 方程的模型描述，且必须对包膜的存在进行修正。一般认为，血液的存在对气泡动力学行为的影响较小。Qin 等对现存的大量动力学模型进行了总结，分为 16 种不同的气泡动力学模型。如此多的模型是因为大多数包膜气泡的物理参数不能实际测量，必须采用虚拟材料性质（如包膜弹性参数和包膜摩擦参数），来预测超声造影剂微泡的行为。

如果驱动声压足够高，非线性微泡振动响应会导致谐波失真。也就是说响应中不仅有频率为 ω 的整数倍的超谐波，还有频率低于 ω 且满足 $m\omega/n$ 形式的次谐波，其中 $\{m,n\} \in \mathbb{N}$。

七、气泡破裂

在低声压（机械指数 MI<0.1）的情况下，微泡进行线性振动。在高声压（机械指数 MI>0.6）的情况下，气泡的膨胀周期延长而后剧烈收缩。对于由薄的弹性膜包裹的造影剂微泡，在气泡收缩的过程中，当气泡的动能超过其表面的能量，气泡会碎裂成一些小气泡。碎裂现象是这种气泡的主要破裂（disruption）机制。

在气泡收缩的起始阶段，气泡表面的加速度 $\ddot{R}$ 的值为负。当气泡中的空气开始压缩，加速度 $\ddot{R}$ 的符号开始改变，且气泡开始回弹。倘若气泡表面的不稳定性增大到足够使其破裂时，可以预测微泡碎裂将在 $\ddot{R}=0$ 的时刻附近发生。高速摄影技术已证实这条结论，微泡碎裂现象的发生与惯性空化相关。

微泡碎裂成的碎片个数 N 与占主导地位的球面谐波振动模式 n 相关：

$$N \approx n^3 \text{。} \tag{2.5.40}$$

研究表明，脂质包膜微泡的模式为 2 的振动会导致一个微泡碎裂并重新形成 8 个微泡。

考虑一个球形对称的微泡，微泡的内半径为 R_i，外半径为 R，包膜密度为 ρ_s，可以忽略其转化，且存在于密度为 ρ 的无限流体场中。微泡的动能可以近似为

$$E_k \approx 2\pi\rho R^3 \dot{R}^2 + 2\pi\rho_s R_i^3 \dot{R}_i^2 \left(1 - \frac{R_i}{R}\right) \tag{2.5.41}$$

单层脂质膜包裹的微泡满足 $\frac{R_i}{R}<0.01$ 和 $\rho_s=1.15\times10^3\text{kg/m}^3$，且血液的密度 $\rho_s=1.15\times10^3\text{kg/m}^3$，式（2.5.41）可退化为式（2.5.20）。

一个包膜气泡的表面自由能 E_s 为

$$E_s = 4\pi R_i^2 \sigma_1 + 4\pi R^2 \sigma_2 \tag{2.5.42}$$

其中，σ_1 和 σ_2 表示分别为气泡内表面和外表面的表面张力系数。对于单层脂质膜微泡，可以考虑单层表面模型，使用有效表面张力 σ：

$$\sigma=\sigma_1+\sigma_2 \tag{2.5.43}$$

气泡碎裂而成的微泡碎片的表面自由能 $\sum_i E_{f,i}$ 比原本的单个气泡要多：

$$\sum_{i=1}^{N} E_{f,i} \approx \frac{4}{3}\pi R_{f,m}^2 \sigma N \approx \frac{4}{3}\pi R^2 \sigma N^{\frac{1}{3}} = N^{\frac{1}{3}} E_s \tag{2.5.44}$$

其中，$R_{f,\ m}$ 是平均碎片半径。忽略包膜的弹性能量和气核的内能，可以假设气泡碎裂只在满足以下条件的情况下发生：

$$E_k > \sum_{i=1}^{N} E_{f,i} - E_s \tag{2.5.45}$$

虽然已经发现存在非对称形状的气泡振动，但对于超声造影剂微泡的尺寸范围内的气泡来说，高于模式 2 的球形简谐模式可以忽略。

对于厚膜且较硬包膜包裹的半径为 R_0 的微泡，有 $\left[R(t)\right] \ll R_0$。已证明，在高强度超声脉冲下，厚包膜气泡会发生放气现象。气泡膨胀过程中内外压力差的增大导致包膜形变超过了临界形变阈值进而导致了气泡的机械破碎。由此释放出气泡的振荡幅值比相同尺寸的包膜气泡高出许多。

图 2-5-5 给出了超声导致的一个蛋白包膜气泡的放气行为（驱动信号的频率为 0.5MHz、峰值为 0.8MPa）。图像包含了整个超声循环周期（2μs）。超声声压在临床诊断的范围之内。第 3 幅分图中，在超声的稀疏区可以看到气体从 4.3μm 直径的厚壳微泡中脱离。而壳本身由于太硬无法膨胀。在第 8 幅分图中，释放的气体膨胀到 12.3μm 的直径，之后开始收缩。在第 11 幅分图中，自由空气泡受到动态模糊的影响，开始从包膜气泡中分离出来。在第 12 幅分图中，气体很难看见，这是由于超声处于密集区。

相反，有着很薄且高弹性单层脂质壳的微泡，像 SonoVue™，能够在超声稀疏区膨胀到初始表面积 10 倍的体积。它的外壳表现的像一个有弹性的薄膜，在相对小的应力下会破裂。因此，在膨胀到最大体积的过程中，外壳会破裂，产生新生的干净自由的界面。

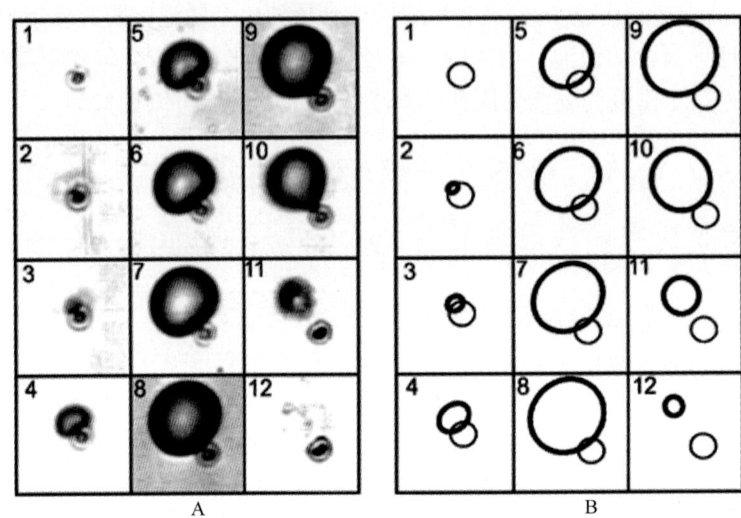

图 2-5-5　在一个超声脉冲里气体从厚膜微泡的左上角漏出

A. 高速相机图；B. 示意图。在稀疏区域（从分图 2 开始），气体不断溢出直到达到最大（分图 8）。在接下来收缩的过程中，自由空气泡从壳上分离出来（分图 11 和分图 12）。每幅图对应一个 19μm×19μm 的区域。相邻两幅图之间的时间间隔是 0.1μs

八、气泡扩散

在稳态流体中，气体扩散遵循 Fick 定律：

$$\frac{\partial C}{\partial t}=D\left(\frac{\partial^2 C}{\partial r^2}+\frac{2}{r}\frac{\partial C}{\partial r}\right) \tag{2.5.46}$$

式中 C 是溶解气体的质量浓度，D 是溶解常数。引入下式：

$$u(r,t)=r(C-C_s) \tag{2.5.47}$$

和边界条件：

$$u(r,0)=r(C_i-C_s) \tag{2.5.48}$$

C_i 是溶解气体的初始质量浓度，C_s 是水中气泡壁的饱和浓度。有

$$\frac{\partial u}{\partial t}=D\frac{\partial^2 u}{\partial r^2} \tag{2.5.49}$$

这个常微分方程式的解为

$$u(r,t)=u(r,0)\operatorname{erf}(z) \tag{2.5.50}$$

其中：

$$z=\frac{r}{2\sqrt{Dt}} \tag{2.5.51}$$

误差函数 erf(z) 定义为

$$\operatorname{erf}(z)=\frac{2}{\sqrt{\pi}}\int_0^z \mathrm{e}^{-\xi^2}d\xi \tag{2.5.52}$$

该式可被写作渐近级数：

$$\operatorname{erf}(z)=1-\frac{\mathrm{e}^{-z^2}}{\sqrt{\pi}}\sum_{n=0}^{\infty}\frac{(-1)^n(2n-1)!!}{2^n}z^{-(2n+1)}=1-\frac{\mathrm{e}^{-z^2}}{\sqrt{\pi}}\left(\mathrm{z}^{-1}-\frac{\mathrm{z}^{-3}}{3}+\cdots\right) \tag{2.5.53}$$

代入式 (2.5.50) 可得

$$u(r,t)=\frac{2r(C_i-C_s)}{\sqrt{\pi}}\int_0^{\frac{r}{2\sqrt{Dt}}}\mathrm{e}^{-\xi^2}d\xi \tag{2.5.54}$$

使用 erf(z) 的渐近级数形式和 e^z 的泰勒级数，在 r=R 处有

$$\left(\frac{\partial u}{\partial r}\right)_R=(C_i-C_s)\left(1+\frac{R}{\sqrt{\pi Dt}}\right) \tag{2.5.55}$$

由此得出：

$$\left(\frac{\partial C}{\partial r}\right)_R=(C_i-C_s)\left(\frac{1}{R}+\frac{1}{\sqrt{\pi Dt}}\right) \tag{2.5.56}$$

在气泡壁上，通过表面的质量流等于气泡的扩散

$$\mathrm{D}\left(\frac{\partial C}{\partial r}\right)_R=\frac{1}{4\pi R^2}\frac{dm}{dt}=\frac{1}{4\pi R^2}\frac{d}{dt}\left(\frac{4}{3}\pi R^3\rho_g\right) \tag{2.5.57}$$

或

$$4\pi R^2\dot{R}\rho_g=4\pi R^2 D\left(\frac{\partial C}{\partial r}\right)_R \tag{2.5.58}$$

其中 ρ_g 是气体的密度，代入式 (2.5.56) 可得到扩散过程中的气泡壁速度

$$\dot{R}=\frac{D(C_i-C_s)}{\rho_g}\left(\frac{1}{R}+\frac{1}{\sqrt{\pi Dt}}\right) \tag{2.5.59}$$

式中 ρ_g 是 R 的函数。结合式 (2.5.4)，可将气泡的理想气体定律改写为

$$p_0+\frac{2\sigma}{R}=\frac{\rho_g\Re\mathrm{T}}{M} \tag{2.5.60}$$

所以 ρ_g 可以用已知的参数表示：

$$\rho_g(R)=\frac{M}{\Re\mathrm{T}}(p_0-p_v)+\frac{2M\sigma}{\Re\mathrm{T}}\frac{1}{R}=\rho_g(\infty)+\frac{2M\sigma}{\Re\mathrm{T}}\frac{1}{R} \tag{2.5.61}$$

式中 $\rho_g(\infty)$ 是与零曲率气液表面相同压力和温度条件下气体的密度。将式 (2.5.61) 代入式 (2.5.57) 并计算质量扩散，将 (2.5.59) 改写成

$$\dot{R}=\frac{D(C_i-C_s)}{\rho_g(\infty)+\frac{4}{3}\frac{M\sigma}{\Re\mathrm{T}}\frac{1}{R}}\left(\frac{1}{R}+\frac{1}{\sqrt{\pi Dt}}\right) \tag{2.5.62}$$

或

$$\dot{R}=\frac{D\Re\mathrm{T}\left(C_i-C_s\right)}{M}\frac{1}{p_0-p_v+\frac{4}{3}\frac{\sigma}{R}}\left(\frac{1}{R}+\frac{1}{\sqrt{\pi Dt}}\right) \tag{2.5.63}$$

在气泡壁的气体浓度 C_s 可以通过下式与内部气压相关联：

$$C_s=k_g^{-1}p_g=k_g^{-1}\left(p_0-p_v+\frac{2\sigma}{R}\right) \tag{2.5.64}$$

这里的 k_g 是关于气体含量的 Henry 常量。气体的饱和含量定义为

$$C_0=k_g^{-1}p_0 \tag{2.5.65}$$

因此，气泡壁上的气体含量和液体中的饱和含量相关，关系可由下式得

$$C_s=C_0\left(1-\frac{p_v}{p_0}+\frac{2\sigma}{p_0R}\right) \tag{2.5.66}$$

式 (2.5.63) 可简化为

$$\dot{R}=\frac{D\Re\mathrm{T}C_0}{Mp_0}\left(\frac{\frac{C_i}{C_0}-1+\frac{p_v}{p_0}-\frac{2\sigma}{Rp_0}}{1-\frac{p_v}{p_0}+\frac{4}{3}\frac{\sigma}{Rp_0}}\right)\left(\frac{1}{R}+\frac{1}{\sqrt{\pi Dt}}\right) \tag{2.5.67}$$

进一步简化为

$$\dot{R}=DL\left(\frac{\frac{C_i}{C_0}-1+\frac{p_v}{p_0}-\frac{2\sigma}{Rp_0}}{1-\frac{p_v}{p_0}+\frac{4}{3}\frac{\sigma}{Rp_0}}\right)\left(\frac{1}{R}+\frac{1}{\sqrt{\pi Dt}}\right) \tag{2.5.68}$$

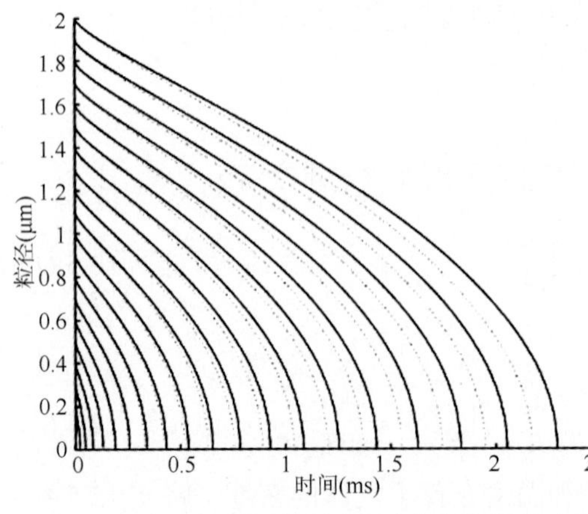

图 2-5-6　在两种不同静压力下含氮氧气体自由微泡的直径随时间的变化。粗线为大气压的情况，细线为 100mmHg 过压的情况

L 是 Ostwald 溶解性系数。如果引入一个流体力学中的过压 ΔP，扩散可以用类似的方式轻易地推出：

$$\dot{R}=DL\left(\frac{\frac{C_i}{C_0}-1+\frac{p_v}{p_0}-\frac{\Delta p}{p_0}-\frac{2\sigma}{Rp_0}}{1-\frac{p_v}{p_0}+\frac{\Delta p}{p_0}+\frac{4}{3}\frac{\sigma}{Rp_0}}\right)\left(\frac{1}{R}+\frac{1}{\sqrt{\pi Dt}}\right) \tag{2.5.69}$$

图 2-5-6　表示了在两种不同静压力下含氮氧气体自由微泡的直径随时间变化的曲线。一个 2μm 的微泡扩散过程小于 2.5ms。而适当增加静压力会稍稍减少扩散时间。

九、辐　射　力

（一）行波

通过一个体积为 V 的气泡的压力梯度为∇p，气泡受到的力为

$$F=-V\nabla p \tag{2.5.70}$$

在声场中，压力梯度是不断变化的，因此我们考虑作用在气泡上的平均力。根据 Leighton 的分析，平均力为

$$\langle F\rangle=-\langle V\nabla p\rangle \tag{2.5.71}$$

考虑一个沿 x 方向传播的单频平面波，其表达式为

$$p=P_A\cos(\omega t-kx) \tag{2.5.72}$$

且

$$\nabla p=-kP_A\sin(\omega t-kx) \tag{2.5.73}$$

其中 P_A 是驱动声压幅值，k 是波数，ω 是驱动角频率。在小振幅声压下，气泡进行线性振动：

$$R(t)=R_0-\xi\cos(\omega t-kx-\phi) \tag{2.5.74}$$

其中，ζ 是气泡振幅，ϕ 是声场与气泡振动的相位差。气泡的体积变化可近似为

$$\begin{aligned}V(t)&=\frac{4}{3}\pi\left[R_0-\xi\cos(\omega t-kx-\phi)\right]^3\\&=\frac{4}{3}\pi\begin{bmatrix}R_0^3-3R_0^2\xi\cos(\omega t-kx-\phi)+3R_0\xi^2\cos^2(\omega t-kx-\phi)\\-\xi^3\cos^3(\omega t-kx-\phi)\end{bmatrix}\\&\approx V_0\left[1-\frac{3\xi}{R_0}\cos(\omega t-kx-\phi)\right]\end{aligned} \tag{2.5.75}$$

因此，作用于气泡的平均力为

$$\langle F\rangle=-\left\langle V_0kP_A\left[1-\frac{3\xi}{R_0}\cos(\omega t-kx-\phi)\right]\sin(\omega t-kx)\right\rangle \tag{2.5.76}$$

使用关系式$\sin A\cos(A+B)=\frac{1}{2}\sin 2A\cos B-\sin^2 A\sin B$，上式可化为

$$\langle F\rangle=-V_0kP_A\begin{pmatrix}\langle\sin(\omega t-kx)\rangle+\frac{3\xi}{R_0}\langle\sin^2(\omega t-kx)\sin\phi\rangle\\+\langle\sin(\omega t-kx)\cos(\omega t-kx)\cos\phi\rangle\end{pmatrix} \tag{2.5.77}$$

奇函数做平均后都消去，而$\langle\sin^2 A\rangle=\frac{1}{2}$，因此

$$\left\langle F\right\rangle =\frac{3V_0kP_A}{2}\frac{\xi}{R_0}\sin\phi \tag{2.5.78}$$

将 ϕ 代入上式，且考虑到 $\sin\arctan x=\dfrac{x}{\sqrt{1+x^2}}$，可得

$$\left\langle F\right\rangle =\frac{3V_0kP_A}{2}\frac{\xi}{R_0}\frac{2\zeta\dfrac{\omega}{\omega_0}}{\sqrt{\left(1-\left(\dfrac{\omega}{\omega_0}\right)^2\right)^2+\left(2\zeta\dfrac{\omega}{\omega_0}\right)^2}} \tag{2.5.79}$$

这个作用在声场方向的力称之为主要辐射力（或第一辐射力）。

（二）驻波

考虑一个处于驻波场中的气泡。驻波场为

$$p=2P_A\cos\omega t\cos kx \tag{2.5.80}$$

且

$$\nabla p=-kP_A\sin\left(\omega t-kx\right) \tag{2.5.81}$$

在声压较小情况下，气泡做线性振动，半径的变化为

$$R\left(t\right)=R_0-\xi\cos kx\cos\left(\omega t-\phi\right) \tag{2.5.82}$$

与式 (2.5.75) 类似，气泡的体积变化可近似为

$$V\left(t\right)\approx V_0\left[1-\frac{3\xi}{R_0}\cos kx\cos\left(\omega t-\phi\right)\right] \tag{2.5.83}$$

因此，作用于气泡的平均力为

$$\left\langle F\right\rangle =-\left\langle 2V_0kP_A\left[1-\frac{3\xi}{R_0}\cos kx\cos\left(\omega t-\phi\right)\right]\sin kx\cos wt\right\rangle \tag{2.5.84}$$

奇函数做平均后消去，因此有

$$\left\langle F\right\rangle =\frac{3V_0kP_A}{2}\frac{\xi}{R_0}\sin 2kx\cos\phi \tag{2.5.85}$$

将 ϕ 代入式 (2.5.85)，且考虑到 $\cos\arctan x=\dfrac{1}{\sqrt{1+x^2}}$，可得

$$\left\langle F\right\rangle =\frac{3V_0kP_A\sin 2kx}{2}\frac{\xi}{R_0}\frac{1-\left(\dfrac{\omega}{\omega_0}\right)^2}{\sqrt{\left(1-\left(\dfrac{\omega}{\omega_0}\right)^2\right)^2+\left(2\zeta\dfrac{\omega}{\omega_0}\right)^2}} \tag{2.5.86}$$

这个作用于声场的波节和波腹方向的力称之为 Bjerknes 力。

（三）气泡间的辐射力

考虑一个位于声场中的物体，它使气泡所在位置的流体有加速度$\dot{v}$。设$\dot{u}$为气泡的加速度，则气泡相对于流体的净加速度为$\dot{u}-\dot{v}$。这个相对加速使得气泡受到一个拖拽力$-\frac{1}{2}\rho V\left(\dot{u}-\dot{v}\right)$，其中$\frac{1}{2}\rho V$是气泡的质量。根据 Leighton 的结论，气泡受到的净作用力为

$$F=\rho V\dot{v}-\frac{1}{2}\rho V\left(\dot{u}-\dot{v}\right)=\rho_g\left(t\right)V\dot{u} \tag{2.5.87}$$

由此可知$\dot{u}$可写作：

$$\dot{u}=\frac{3V\dot{v}}{V+2V\dfrac{\rho_g}{\rho}} \tag{2.5.88}$$

如果气泡中气体的质量是常数，则

$$\rho_g V=\rho_{0,g}V_0 \tag{2.5.89}$$

其中$\rho_{0,\,g}$是准平衡状态下气泡中气体的密度。假设气泡根据以下公式做线性振动：

$$V\left(t\right)=V_0-\Delta V\cos\omega t \tag{2.5.90}$$

其中$\Delta V=4\pi R^2\xi$。用此式代替式 (2.5.88) 中的 V，且用f代替式 (2.5.88) 中的$\frac{\rho_{0,g}}{\rho}$，可得

$$\frac{\dot{u}}{\dot{v}}=\frac{3\left(V_0-\Delta V\cos\omega t\right)}{\left(1+2f\right)V_0-\Delta V\cos\omega t} \tag{2.5.91}$$

使用关系式$\frac{1}{1-x}=1+x+x^2+x^3+\cdots$上式可简化为

$$\begin{aligned}\frac{\dot{u}}{\dot{v}}&=\frac{3}{1+2f}\left(1-\frac{\Delta V\cos\omega t}{V_0}\right)\left(1+\frac{\Delta V\cos\omega t}{\left(1+2f\right)V_0}\right)\\&\approx\frac{3}{1+2f}\left(1-\frac{2f}{1+2f}\frac{\Delta V}{V_0}\cos\omega t\right)\end{aligned} \tag{2.5.92}$$

假设使流体有个加速度$\dot{v}$目标为气泡 1 且与其相距 r 处有一个气泡 2。如果 V_1 和 V_2 分别为气泡 1 与气泡 2 的准平衡体积，ΔV_1 和 ΔV_2 分别为气泡 1 与气泡 2 的体积膨胀幅值，假设气泡进行小振幅振动，则气泡 1 的瞬时体积为 V_1-cos($\omega t+\phi$)，气泡 2 的瞬时体积为 V_2-cos ωt，其中 ϕ 为振动的相位差。若定义 ρ_1 和 ρ_2 分别为气泡 1 与气泡 2 中气体准平衡状态下的密度，与式 (2.5.87) 相似，气泡 2 受到的平均力为

$$\left\langle F\right\rangle=\left\langle\rho V\dot{u}\right\rangle=\rho_2V_2\left\langle\dot{u}\right\rangle=\frac{3}{1+2f}\left\langle\dot{v}\rho_2V_2-\frac{6f}{\left(1+f\right)^2}\dot{v}\rho_2\Delta V_2\cos\omega t\right\rangle \tag{2.5.93}$$

考虑到$V_1=\frac{4}{3}\pi R_1^3$与$V_1=4\pi R_1^2R_1$，式 (2.5.18) 可写作与 V_1 相关的形式

$$v=\frac{R_1^2\dot{R}_1}{r^2}=\frac{\dot{V}_1}{4\pi r^2}=\frac{\omega\Delta\sin(\omega t+\phi)}{4\pi r^2} \tag{2.5.94}$$

因此

$$\dot{v}=\frac{\omega^2\Delta V_1\cos(\omega t+\phi)}{4\pi r^2} \tag{2.5.95}$$

将上式带入式 (2.5.93)，可得

$$\begin{aligned}\langle F\rangle&=\frac{3}{1+2f}\frac{\rho_2\omega^2\Delta V_1V_2}{4\pi r^2}\langle\cos(\omega t+\phi)\rangle\\&-\frac{6f}{(1+f)^2}\frac{\rho_2\omega^2\Delta V_1\Delta V_2}{4\pi r^2}\langle\cos\omega t\cos(\omega t+\phi)\rangle\\&=-\frac{3f}{(1+2f)^2}\frac{\rho_2\omega^2\Delta V_1\Delta V_2}{4\pi r^2}\cos\phi\end{aligned} \tag{2.5.96}$$

该力称为次辐射力或次 Bjerknes 力。由式 (2.5.96) 可知，同相振动的气泡相互吸引，反相振动的气泡相互排斥。

十、气泡聚合

为了理解气泡的聚合，可先了解细胞表面分离时的排液。Reynolds 发现液体的黏性可以通过将两块平板按压在一起挤出液体并计算其排水速度来定义，并得出计算硬表面之间液体的排水速度的公式。关于液滴和气泡碰撞发生聚合的理论一般基于膜液排放。液滴聚合在燃料喷射和喷雾领域得到了应用和发展，而气泡聚合主要集中在薄膜物理和泡沫稳定的研究。本节主要讨论超声引起的微泡聚合。可控的聚合现象在临床领域有着很好的应用潜力。

气泡聚合通常基于非包膜气泡或液滴以恒定的速度相接近的碰撞。在膨胀过程中，微泡也相互接触，引起聚合或反弹。图 2-5-7 和图 2-5-8 表明：在聚合的过程中，分别有如下几个阶段。初始时，两个气泡在膨胀过程中开始接近碰撞（图 2-5-8A）。在接触之前，邻近气泡表面可能会有一个平坦区，使液体保留在气泡之间（图 2-5-7A，图 2-5-8B）。在分离达到一个临界的厚度时，这些保留的液体就会排出。一个不稳定的扰动可能会导致分离的气泡破裂（图 2-5-8D）和聚合气泡的形成（图 2-5-7C）。聚合的微泡将形成椭圆的形状（图 2-5-7D，图 2-5-8E）。由于气泡的表面张力，气泡将逐渐放松为一个球形。当接触时间比膜液排放时间短时，气泡将会相互反弹。定义气泡聚合的过程为两个甚至更多的气泡融合为一个的过程，该过程起始于两个气泡表面变平，结束于形成的气泡变为圆形。

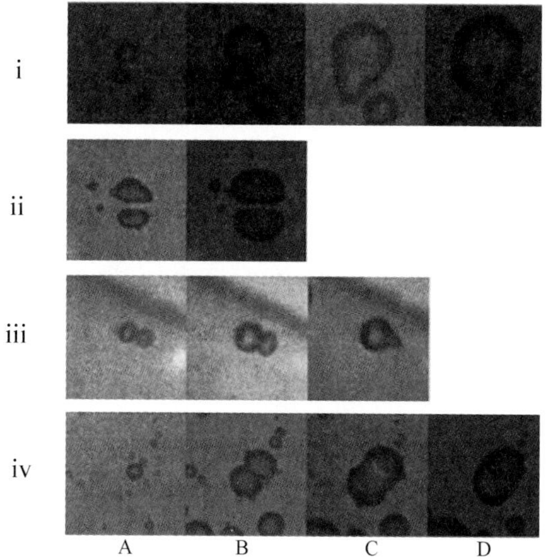

图 2-5-7　超声导致微泡聚合的各阶段的光学成像图片

A. 接触面变平 ;B. 泡间流体液膜排尽；C. 形成聚并的气泡；D. 形成一个椭圆的气泡。(i) 中的每一张图对应 21μm×21μm 的区域。(ii) ～ (iv) 中的每张图对应 30μm×30μm 的区域。相邻两张图片间的时间间隔为 0.33μs

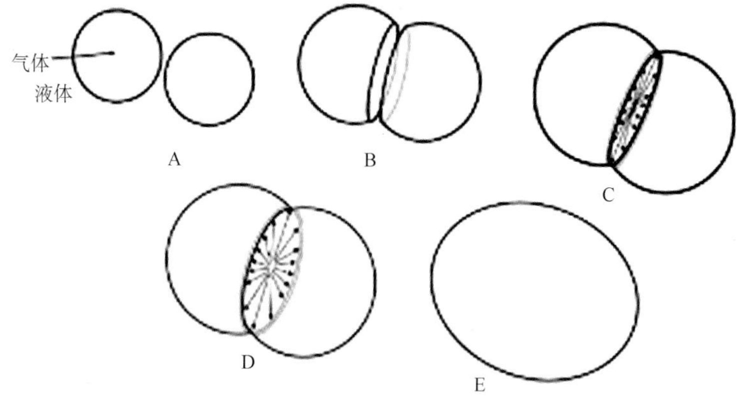

图 2-5-8　气泡在膨胀过程中聚合的示意图

A. 气泡碰撞；B. 气泡间的接触面变平；C. 气泡间液膜排尽，直到液膜厚度为临界厚度 (D)；E. 形成一个椭圆气泡

（一）气泡间接触面变平

对于碰撞的气泡，接触面扁平发生于当气泡系统有一个 Weber 数，即 We ≥ 0.5。对于两个半径分别为 R_1 和 R_2 的碰撞气泡的 Weber 数决定于惯性力与表面张力的比值：

$$W_e = \frac{\rho u^2}{\dfrac{\sigma}{R_m}} \tag{2.5.97}$$

其中 u 是气泡壁的相对靠近速度，ρ 是液体密度，σ 是表面张力，R_m 是气泡平均半径，

定义为

$$\frac{2}{R_m}=\frac{1}{R_1}+\frac{1}{R_2} \tag{2.5.98}$$

考虑到膨胀气泡的相互接近气泡壁的标准 Weber 数，对于中心距离恒定的两个泡，$u=\dot{R}_1+\dot{R}_2$。当 Weber 数较低时，通常会发生气泡聚合，并且在接触前没有出现邻近表面变平。在较高的 Weber 数区域，聚合通常由变平之后的液膜排液决定。

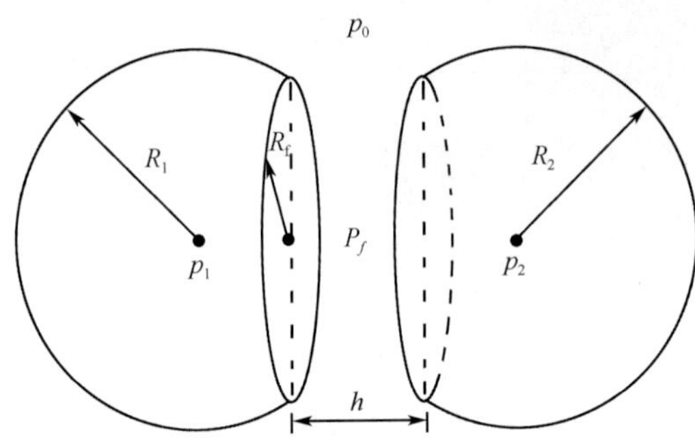

图 2-5-9　气泡间液膜排液所用变量示意图

（二）气泡间液膜排液

考虑两个气泡，半径分别为 R_1 和 R_2，内部压强相应的分别为 p_1 和 p_2。假设除了变平表面外其他地方全是球形，并通过一个厚度为 h 的液体膜将它们分开（图 2-5-9）。液体膜的排液速度取决于膜的压强 p_f 和静水压 p_0 的差别 $(p+\Pi)$。p 是水力压差，Π 是膜的撕裂压。因为平行的膜表面导致两个气泡有相同的压力差，可以基于 p_1 和 p_2 推测出膜压。

$$p+\Pi=p_f-p_0=\frac{1}{2}(p_1+p_2)-p_0=\sigma(\frac{1}{R_1}+\frac{1}{R_2})\equiv p_{LY} \tag{2.5.99}$$

P_{LY} 是 Laplace-Young 膜压。撕裂压在 h 下降到 0.1μm 后开始减缓膜的变薄，并且在当 h 变薄，大约为 10nm 时，变为主要压力项（通常归因于范德瓦耳斯力）。由于超声造影剂微泡的最终聚合通常相比于液膜排液的时间尺度要快很多，撕裂压可以忽略，液膜 p 等同于 Laplace-Young 压力。

选择一个 r-z 极坐标系，膜环绕着 z=0 平面和 r=0 轴对称，因而有 $z=\pm\frac{1}{2}h$ 和 $r=R_f$。Laplace-Young 压力梯度驱使着液体脱离膜。液体的径向速度被描述为一个活塞流（无阻力流）和一个由膜的表面阻碍引起的 Poiseuille 形式的层流的结合形式。液体膜的排液可以通过这两个贡献组成的函数参数化。接下来的部分将会分析无滑移表面气泡和自由表面气泡的两个极限情况。

（三）气泡间无滑移边界

如果气泡间边界上表面活性剂浓度足够高，可以认为这个边界是无滑移的。在边界无滑移的情况下，界面的切向速度为 0，因此活塞流的贡献为 0（图 2-5-10A）。

刚性径向表面（圆盘状）的液膜排液速度由 Reynolds 方程给出：

$$-\frac{\partial h}{\partial t}=\frac{2ph^3}{3\eta R_f^2} \tag{2.5.100}$$

排液过程中。液膜从初始液膜厚度 h_i 到临界液膜厚度 h_c 的排液时间 τ_d，可通过对式 (2.5.100) 积分来确定：

$$\int_{h_i}^{h_c}-\frac{dh}{h^3}=\int_0^{\tau_d}\frac{2p}{3\eta R_f^2}dt \tag{2.5.101}$$

当满足式（2.5.102）中条件时，变平现象发生：

$$\dot{R}_1 + \dot{R}_2 \geqslant \frac{\partial h}{\partial t} \tag{2.5.102}$$

当满足式（2.5.103）中条件时，液膜排干现象在下一个阶段发生：

$$\dot{R}_1 \approx \dot{R}_2 \approx 0 \tag{2.5.103}$$

因此，在排干过程中，设 p 和 R_f 是不随时间变化的常数，可得

$$\tau_d = \frac{3\eta R_f^2}{4ph_c^2}(1-\frac{h_c^2}{h_i^2}) \tag{2.5.104}$$

若 $h_c^2 \leqslant h_i^2$，排干时间可近似为

$$\tau_d \approx \frac{3\eta R_f^2}{4ph_c^2} \tag{2.5.105}$$

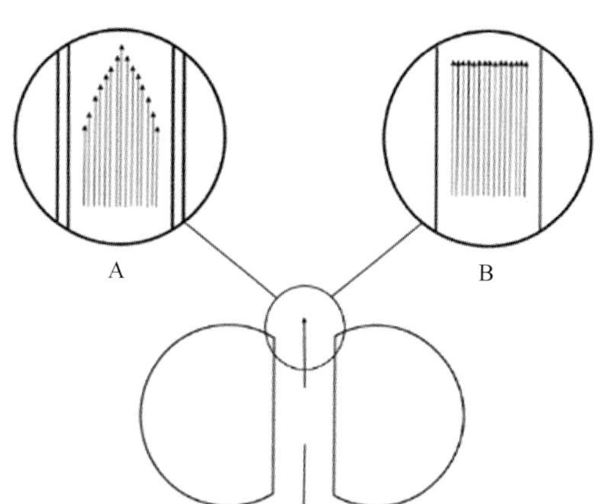

图 2-5-10　流量剖面示意图

A. 无滑移界面；B. 自由界面

（四）气泡间自由边界

如图 2-5-10（B）所示，在自由界面的情况下，Poiseuille 流对排液的贡献可忽略，且排液流是惯性的。自由径向表面的液膜排干速度由以下方程给出：

$$-\frac{\partial h}{\partial t} = \sqrt{\frac{8p}{\rho}}\frac{h}{R_f} \tag{2.5.106}$$

式中忽略了黏性项。与无滑移边界的情况类似，做同样的关于 p 和 R_f 的准静态假设，液膜排干时间可近似为

$$\tau_d \approx R_f\sqrt{\frac{\rho}{8p}}\log(\frac{h_i}{h_c}) \tag{2.5.107}$$

这个排干时间远小于无滑移情况下的排干时间，且只决定于初始液膜厚度和临界液膜厚度比值的对数。

（五）气泡间液膜破裂

撕裂压通过增大表面扰动导致液膜破裂，这种表面扰动开始是由热扰动或表面张力波引起。对于微米尺度的气泡的热扰动，初始扰动应近似为 $\sqrt{\frac{kT}{\sigma}}$，其中 k 为 Boltzmann 常数，T 为绝对温度（绝对温度近似值为 300K）。因此，初始热扰动低于 1nm。

液膜逐渐变薄至临界厚度，在临界厚度时，液膜不会因本身的不稳定性而破裂，而是会到达一个平衡厚度。临界厚度取决于表面活性剂浓度和液膜半径。液膜临界厚度：20nm $< h_c <$ 40nm，液膜半径：20μm $< R_f <$ 160μm。

对于超声造影剂微泡间的液膜半径（$R_f <$ 10μm），考虑到当液膜厚度低于 10nm 时，

范德瓦耳斯力变得非常大，继而液膜迅速破裂（因此两个气泡发生聚合）。尽管不知道 h_i 和 h_c 的精确值，但因为聚合时间对液膜厚度的依赖性较弱，式 (2.5.107) 中的聚合时间还是相当精确的。

十一、射　流

空化气泡的射流现象可描述为：考虑一个正在振动的气泡，定义气泡的右边为无限场；在声波作用下，当气泡膨胀到最大的时刻（图 2-5-11B1），气泡内的压力与外界环境压力相比小了许多，导致气泡的塌陷；放射状的水流被气泡边界阻挡；因此，气泡右边壁面处的压力低于整个塌陷过程中气泡右边界上的压力，且气泡垂直于右边界被拉长；压力梯度导致气泡的左壁与右壁加速度不同，并由此导致在坍塌的过程中，气泡的中心向边界移动；在坍塌过程中，气泡左侧的流体向右侧加速并聚集形成向右的射流；这个射流向右侧冲击气泡的右壁面，使气泡形状变成烟斗一样的突起状（图 2-5-11B2）且最终使边界破裂。

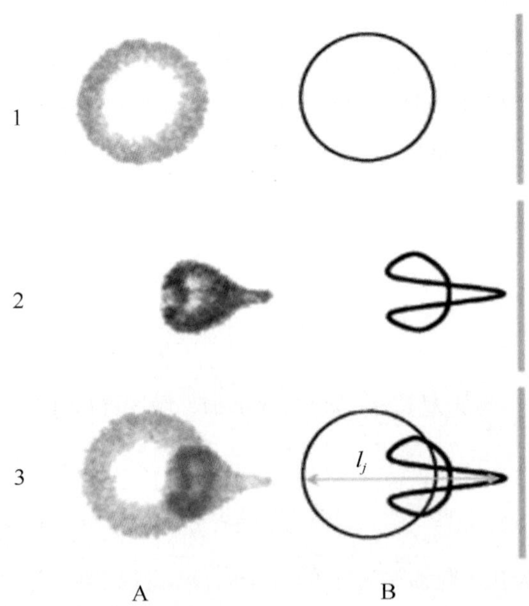

图 2-5-11　A1 和 A2 为两张由高速摄影技术拍摄的图片，A3 为将 A1 和 A2 重叠得到的微泡微射流图片；B 为此现象的原理图。当射流现象即将发生的状态下（图 1 中的细线所示），微泡的直径为 17μm。在射流的过程中（图 2 所示），流体从微泡的右边喷出，射流的长度为 l_j=26μm。粗线表示射流。两张图之间的时间间隔为 0.33μs

气泡半径、射流长度和射流顶部的压力之间存在着以下经验关系。射流的半径 R_j 与气泡邻近坍塌时的半径 R_c 有关：

$$\frac{R_j}{R_c} \approx 0.1 \tag{2.5.108}$$

射流的长度 l_j 定义为突出流体通过的全路径长度，它与 R_c 有关：

$$\frac{l_j}{R_c} \approx 3 \tag{2.5.109}$$

由以上两个公式可知，射流中的总流体体积 V_j 大约是

$$V_j \approx 0.1R_c^3 \tag{2.5.110}$$

射流对边界的撞击产生了一个高压区域，这个区域中的压力被称为水锤压力。对于完全塑性碰撞，一个空化射流的水锤压力可近似为

$$p_{wh} \approx \frac{1}{2}\rho c v_j \tag{2.5.111}$$

其中 p_{wh} 为水锤压力，v_j 是射流速度。

当微泡处于血流中，超声导致的微泡射流会对血管壁有作用。通过对超声造影剂微泡的微射流高速成像观察，可以计算出射流顶部的压力大小足够穿透细胞。因此，当微泡用于将药物传送到指定区域时微射流的作用相当于微泵注射器。

超声作用气泡会产生本章描述的声学现象，其影响因素如下几个。①超声参数：频率、声压幅值、脉冲宽度、脉冲重复频率和传播相位；②超声造影剂微泡：包膜成分、气泡尺寸、气泡尺寸分布和微泡中的气体种类；③媒质的物理性质：黏度、表面张力和饱和度。表 2-5-1 总结了超声造影剂微泡的不同非线性振动现象及其产生条件（包括微泡种类、包膜厚度、机械指数最小值）。

表 2-5-1　气泡的非线性现象及其产生条件

现象	示意图	膜厚度[a]	机械指数[b]
气泡转化		Ⅰ，Ⅱ，Ⅲ，Ⅳ	L，M，H
气泡破碎		Ⅰ，Ⅱ	L，M，H
气泡聚合		Ⅰ，Ⅱ	L，M，H
气泡射流		Ⅰ，Ⅱ	H
气泡团聚		Ⅱ，Ⅲ	L，M，H
气泡分裂		Ⅱ，Ⅲ，Ⅳ	L，M，H

a 微泡包膜分级：Ⅰ，自由气泡或逸出气体；Ⅱ，厚度＜ 10nm 的薄膜；Ⅲ，厚度＜ 500nm 的厚膜；Ⅳ，厚度＞ 500nm 的超厚膜。

b 机械指数范围：L，MI ＜ 0.3；M，0.3 ＜ MI ＜ 0.7；H，MI ＞ 0.7。

（章　东）

第六节 超声造影剂的体内动力学过程

超声造影剂是有效的超声能量反射体，可用于医学超声成像。超声造影剂需保持一定的大小，常小于红细胞，同时需在血液中具有足够稳定性，从而维持较长体内循环时间。超声造影剂是否存在包膜及内部气体溶解性对其稳定性有重要影响。表面无包膜包裹的空气微泡在血液中迅速溶解。将微泡包裹起来可降低微泡表面张力，有助于增强稳定性并通过肺循环。超声造影剂从其发展史大致可以分为：无包膜的游离微气泡造影剂第一代包裹空气的微泡造影剂、第二代包裹血液中弥散度极低的氟碳气体的微泡超声造影剂、第三代靶向超声造影剂。

一、超声造影剂体内的溶解速率

扩散是自然界普遍存在的现象，其动力来自于梯度差。超声造影剂在体内的溶解过程本质上也是一种扩散过程。如果扩散达到平衡状态，造影剂就能够保持稳定存在，否则就在扩散过程中完全溶解、消失。超声造影剂的溶解过程受多种因素的影响，如表面张力、气体核心的特征、包膜的特征、周围媒介的特征等。经过对这些因素的调整，可以达到延缓造影剂溶解速率、延长其寿命的目的。但是这些因素之间的相互作用很复杂，而且很难直接测量。目前多采用数学模型的方法来模拟造影剂在体内的动力学过程并探讨各种影响因素的作用，进而对造影剂升级换代的设计提供理论支持。

（一）无包膜微气泡的溶解速率模型

无包膜气泡为自由气体（主要是空气或氧气），无成膜物质，不稳定，不能经外周静脉注射，通过心导管插入主动脉或心腔内，属创伤性检查方法。微泡在血液循环中持续时间极为短暂，而且制剂成泡太大，不能通过肺循环，导致左心不能显影，只能使右心显影。这些都限制了第一代超声造影剂的临床应用。

理论上分析，一个未经修饰的微气泡气 - 液界面都普遍存在着表面张力，而且界面内侧面的压力比外侧面的压力大，根据 Laplace 方程可以得出其压差（ΔP）：

$$\Delta P = P_{\mathrm{b}} - P_{\mathrm{a}} = \frac{2\gamma}{R} \tag{2.6.1}$$

P_{b} 指的是微泡内的总压力，P_{a} 指的是环境的压力。根据 Henry 定律，压差增加气 - 液界面气体的局部可溶性，形成了化学电位梯度，从而促使气体弥散至周围环境中。联合扩散方程，Epstein 和 Plesset 于 1950 年以自由的空气微泡为对象建立了经典的溶解方程式：

$$-\frac{dR}{dt} = \frac{LD}{R}\left\{\frac{1 - f + \dfrac{2\gamma}{P_{\mathrm{a}}R}}{1 + \dfrac{4\gamma}{3P_{\mathrm{a}}R}}\right\} \tag{2.6.2}$$

公式中 L 代表 Ostwald 系数，即气体在液相和气相的分配比例；D 是指气体在水中的扩散系数，γ 是界面的表面张力，R 指的是微泡半径，f 是介质中气体浓度与饱和状态下气体浓度的比率（$f<1$，代表未饱和溶液；$f=1$，代表饱和溶液；$f>1$，代表过饱和溶液）。这个模型没有考虑边界浓度的形成过程，并且假设微气泡溶解于各向同性介质中时其形态是一个球形几何体。

Epstein-Plesset 方程描述的是自由空气微泡在水溶液中半径随时间的变化过程，半径为零时的时间就是微泡的溶解时间。它预测的空气微泡在饱和溶液中的溶解时间为毫秒数量级。同时也说明了影响气体微泡溶解时间的因素包括气体的 Ostwald 系数、气体在水中的扩散系数、表面张力、微泡的半径、溶解媒介的饱和度，这为造影剂的改造提供了理论支持。

（二）有包膜的第一代超声造影剂

1984 年，Feinstein 等发明了声振白蛋白形成的有包膜的空气型超声造影剂，使超声造影剂研究得以快速发展。这类超声造影剂是在空气气泡周围包裹白蛋白、脂类或多糖等作为膜稳定剂。以 Albunex 和利声显（Levovist）为代表的这类超声造影剂，直径明显减小（<8 μm），在血液中的持续时间延长，经外周静脉注射能够通过肺循环使左心腔及外周血管显影，同时增强了血液的多普勒信号，实现了超声造影由创伤性向非创伤性的发展，从而使这一技术进入了一个新的发展阶段，即第二代超声造影剂。

第二代超声造影剂采取的是降低表面张力来延长造影剂的溶解时间。Duncan 和 Needham 引进微量吸移管技术研究了不同表面张力的脂质包裹空气微泡在饱和溶液中的溶解过程。微量吸移管技术可以实现生成并显微操作单个半径为 5 ～ 50μm 的微泡，实时观察微泡在溶液中的整个溶解过程，同时更好地满足了 Epstein-Plesset 方程的适用条件。Duncan 和 Needham 利用不同的脂质成分使微泡的表面张力从气 - 液界面的 72mN/m 降低到了 25mN/m，发现溶解时间随表面张力的减小而增大，理论值比实验值低了 8.6%。他们认为 Epstein-Plesset 方程能够很好地预测微泡在溶液中的溶解过程，理论值与实验值的差异可能是由微泡界面的对流现象引起的。

关于包膜在维持微泡稳定性方面的作用，意见并不统一。Duncan 和 Needham 的理论认为包膜只是减小了表面张力，但是 Borden 等认为包膜对气体的扩散具有阻碍作用，通过改变脂质成分疏水碳链的长度，发现微泡的溶解时间随着碳链的长度增加而延长，进而建立了能量屏障模型。Kausik 等则综合了上述的观点，以单层脂质膜包裹空气形成的微泡为例，系统地探讨了包膜的通透性及其弹性对其稳定性的影响。

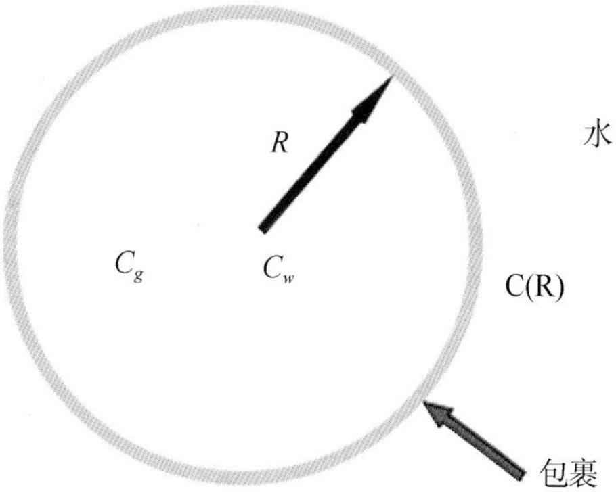

图 2-6-1 超声造影剂模式图

首先要了解造影剂的一些特点。典型的超声造影剂结构图如图 2-6-1。边界条件方程为

$$C(r)=\frac{R^2(C_w-C(\infty))}{r(\frac{k_g}{h_g}+R)}+C(\infty) \tag{2.6.3}$$

$C(r)$ 代表距离微泡 r 时溶液中气体的浓度，R 代表微泡半径，C_w 代表脂质膜内侧面气体的浓度，$C(\infty)$ 代表的是 $r\to\infty$ 时，溶液中气体的浓度，此时 $C(r)\to C(\infty)$，k_g 代表的是气体在溶液中的扩散系数，h_g 代表的是气体通过脂质膜的系数，$hg\approx k_g^e/\delta$，k_g^e是指气体通过包膜的扩散率，δ 指的是包膜的厚度。

假设包膜是含水的，包膜壁内侧面溶解的气体溶度 C_w 与包膜内的气体核心浓度 C_g 之间可以用 Ostwald 系数 L_g 表示为：C_w=L_gC_g。根据 Henry 定律，$C_w=H_D^{-1}p_g$(H_D 代表 Henry 常量)，描述了包膜壁气体浓度与气体分压之间的关系，可以得出 C_g 与 p_g 之间的正比关系。$L_g=H_D^{-1}R_GT$（T 代表温度，R_G 代表气体常量），可以得出微泡半径演变方程：

$$\frac{d(R^3C_g)}{dt}=3R^2k_g\frac{(C(\infty)-L_gC_g)}{(\frac{k_g}{h_g}+R)}\tag{2.6.4}$$

Kausik 等首先建立了包膜通透性对空气微泡稳定性影响的模拟方程：

$$\frac{dR}{dt}=-L_g\frac{1-f+\frac{2\gamma}{RP_{\text{atm}}}}{(1+\frac{4\gamma}{3RP_{\text{atm}}})(\frac{1}{h_g}+\frac{R}{k_g})}\tag{2.6.5}$$

P_{atm} 指的是外界大气压。如果把 $(1/h_g)$ 项换成 R_{shell}（包膜对气体的阻力）项，那么此方程就和 Borden、Longo 的能量屏障方程一样。尽管 Borden 和 Longo 与 Kausik 考虑包膜作用的角度不同，但是他们都认为包膜不只是减小表面张力。当 $h_g\to\infty$时，微泡就成为了自由气泡，式 (2.6.5) 就和式 (2.6.2) 很相似，而与 Duncan 和 Needham 建立的改良方程式是一样的，都说明在不考虑包膜的影响时，微泡溶解的驱动力主要是表面张力和周围介质的饱和度。为了方便计算，令 f=1 就可以得到溶解时间方程：

$$\tilde{t}_{\text{diss}}=\frac{t_{\text{diss}}}{R_0^2/k_g}=\frac{1}{L_g}\left[\frac{P_{\text{atm}}R_0}{\gamma}(\frac{1}{6}+\frac{k_g}{4h_gR_0})+\frac{2k_g}{3h_gR_0}+\frac{1}{3}\right]\tag{2.6.6}$$

$\frac{t_{\text{diss}}}{R_0^2/k_g}$是无量纲化的溶解时间，$\frac{\gamma}{P_{\text{atm}}R_0}$是无量钢化的 Laplace 压力，$\frac{h_gR_0}{k_g}$是 Sherwood Number 近似值，代表气体在通过溶液扩散和通过包膜扩散时阻力的比值。图 2-6-2 显示的是 2.5μm 脂质包裹空气微泡在饱和溶液中的溶解时间随气体对包膜通透性的增大而减小的规律图。参考通透性是 h^*=2.857×10^{-5}m/s，即空气在脂质膜中的渗透系数，其他参数值见表 2-6-1。可以看出溶解时间随 h_g 增大而减小，当 $h_g\to\infty$时，即相当于包膜对空气的通过无任何阻力或者相当于无包膜状态的自由气泡时，2.5μm 微泡的溶解时间为 53ms，这

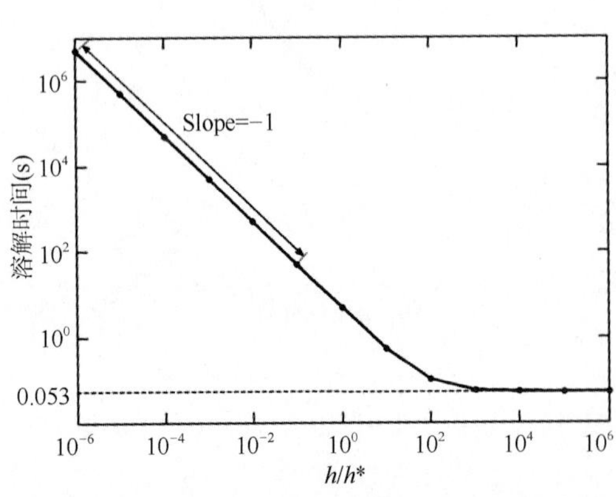

图 2-6-2 脂质包裹空气微泡在饱和溶液中的溶解时间随包膜通透性的变化

h^*=2.857×10^{-5}m/s

与 Epstein-Plesset 方程的预测结果是同一个数量级的。当 h_g=2.857×10^{-5}m/s 时，微泡的溶解时间为 5s。包膜的存在使溶解时间提高了两个数量级，足以表明包膜的对气体的渗透性阻力在维持微泡稳定性中的重要作用。

表 2-6-1　超声造影剂的物理特征值

原始半径（R_0）	1.25×10^{-6}m
大气压（P_{atm}）	101 325Pa
空气在水中的扩散系数（k_A）	2.05×10^{-9} m^2/s
SF_6 在水中的扩散系数	1.2×10^{-9} m^2/s
C_3F_8 在水中的扩散系数	7.45×10^{-10} m^2/s
C_4F_{10} 在水中的扩散系数	6.9×10^{-10} m^2/s
C_5F_{12} 在水中的扩散系数	6.3×$10^{-10}$$m^2/s$
C_6F_{14} 在水中的扩散系数	5.8×10^{-10} m^2/s
表面张力（γ）	0.025N/m
SF_6 的 Ostwald 系数	5.4×10^{-3}
C_3F_8 的 Ostwald 系数（L_{-F}）	5.2×10^{-4}
C_4F_{10} 的 Ostwald 系数	2.02×10^{-4}
C_5F_{12} 的 Ostwald 系数	1.17×10^{-4}
C_6F_{14} 的 Ostwald 系数	2.3×10^{-5}
空气的 Ostwald 系数（L_{-A}）	1.71×10^{-2}
包膜对空气的通透系数（h_{-A}）	2.857×10^{-5}m/s
包膜对 C_3F_8 的通透系数（h_{-F}）	1.2×10^{-6}m/s
包膜对 C_4F_{10} 的通透系数	2.57×10^{-7}m/s
包膜对 C_5F_{12} 的通透系数	9.04×10^{-8}m/s
包膜对 C_6F_{14} 的通透系数	4.44×10^{-8}m/s
包膜对 SF_6 的通透系数	8.7×10^{-6}m/s

除了渗透性之外，包膜还具有弹性，能够改变气泡表面的张力。Kausik 把表面张力 γ_0 和包膜弹力 $E^s=d\gamma/(dA/A_0)$ 作为两个独立的因素引入到有效表面张力方程中：

$$\gamma(R)=\begin{cases}\gamma_0+E^s\left[\left(\dfrac{R}{R_0}\right)^2\right]-1, & \gamma_0+E^s\left[\left(\dfrac{R}{R_0}\right)^2\right]-1>0\\ 0, & \gamma_0+E^s\left[\left(\dfrac{R}{R_0}\right)^2\right]-1\leqslant 0\end{cases} \tag{2.6.7}$$

这里限制条件是 $\gamma(R)\geqslant 0$。假设包膜无作用力状态时的原始半径为 R_0。$E^s\left[\left(\dfrac{R}{R_0}\right)^2-1\right]$表示的是弹性项，当 $R>R_0$ 时，它表现为拉伸力；当 $R<R_0$ 时，它表现为压缩

力。

经如下的无量纲化处理：

$$\hat{\gamma}_0=\frac{2\gamma_0}{P_{\text{atm}}R_0},\ \hat{E}^s=\frac{2E^s}{P_{\text{atm}}R_0},\ \hat{R}=\frac{R}{R_0},\alpha_A=\frac{k_A}{h_AR_0}$$
$$A=\hat{R}^3\frac{C_AR_GT}{P_{\text{atm}}},\tau=\frac{k_F}{R_0^2}t,\hat{\gamma}=\hat{\gamma}_0+\hat{E}^s(\hat{R}^2-1) \tag{2.6.8}$$

得到微泡半径演化的方程：

$$\frac{d\hat{R}}{d\tau}=\begin{cases}\dfrac{-3L_A\left[\hat{R}(1-f)+\hat{\gamma}_0+\hat{E}^s(\hat{R}^2-1)\right]}{(\alpha_A+\hat{R})(3\hat{R}^3+2\hat{\gamma}_0\hat{R}^2+2\hat{E}^s\hat{R}^4)} & \hat{\gamma}>0\\ \dfrac{-L_A(1-f)}{a_A+\hat{R}} & \hat{\gamma}=0\end{cases} \tag{2.6.9}$$

方程式中的（$1-f$）>0 和($\hat{\gamma}_0+\hat{E}^s(\hat{R}^2-1)$)>0会使 $d\hat{R}/d\tau$ 为负值，表示驱动微泡溶解，即溶液的不饱和程度与正的有效表面张力是微泡溶解的驱动力。反过来（$1-f$）<0 会引起气体进入微泡，导致其半径增大。令 $d\hat{R}/d\tau=0$，则此时方程的平衡解$\hat{R}_s$就代表微泡在溶液中的平衡半径。平衡解$\hat{R}_s$的情况可以分为以下几种情况。

（1）$\hat{E}^s=0$，$f=1$，$\hat{E}^s=0$，$\hat{\gamma}_0=0$ 时，此时微泡的半径与其在溶液中的稳定性无关，即中性平衡状态。

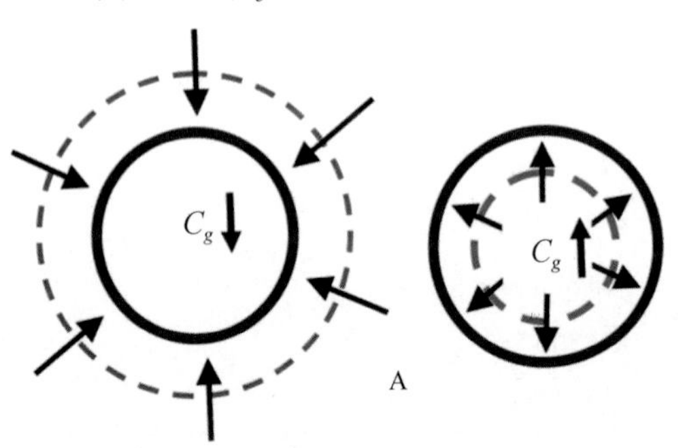

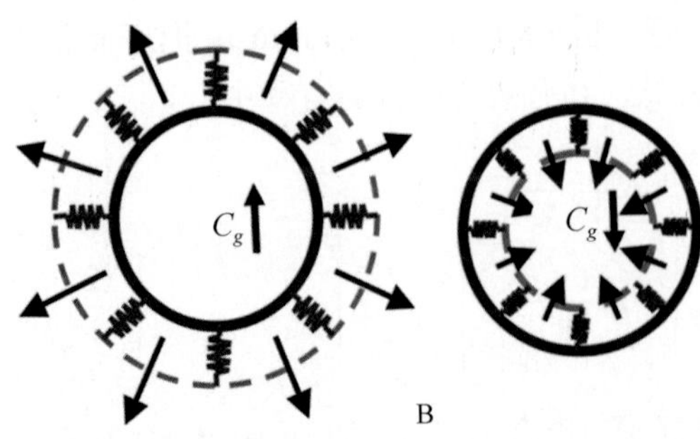

图 2-6-3　非弹性膜不稳定平衡的机制：从平衡半径位置（棕色实线）增加或者减小半径（绿色虚线）导致气体沿放射状箭头流动，相当于减小或者增大微泡内气体浓度引起气体流动（A）；弹性模稳定平衡机制：与（A）正好相反（B）

（2）$\hat{E}^s=0$，$f>1$，$\hat{\gamma}_0>0$ 时，$\hat{R}_s=\frac{\hat{\gamma}_0}{f-1}$，此时过饱和溶液的作用力抵消了表面张力的作用力而达到平衡。这是一种不稳定的平衡状态。当 $R<R_s$ 时，由方程（2.6.1）可知（$2\gamma_0/R$）会增大，导致更多的气体弥散出来，使半径进一步减小；当 $R>R_s$ 时，（$2\gamma_0/R$）会减小，导致更多的气体进入微泡，使半径进一步增大，见图 2-6-3A。

（3）消掉表面张力的膨胀作用，达到平衡状态。当 $R>R_s$ 时，由方程（2.6.1）可知［$2\gamma(R)/R$］会增大，微泡内的气体压力和浓度增大，导致更多的气体弥散出来，使半径减小，恢复到平衡半径；当 $R<R_s$ 时，［$2\gamma_0(R)/R$］会减小，微泡内的气体压力和浓度减小，导致更多的气体进入微泡，使半径增大，恢复到平衡半径，见图 2-6-3B，与（2）是不同的。

（4）$f>1$，$\hat{E}^s>\hat{\gamma}_0$ 时，此时 $f>1$ 和 $\hat{E}^s>\hat{\gamma}_0$ 都是稳定微泡的因素，所以是可行的。

（5）$f>1$，$\hat{E}^s<\hat{\gamma}_0$ 时，此时 $\gamma(R)>0$，

如果过饱和溶液的作用能够抵消掉有效表面张力的作用，就可以达到平衡；如果过饱和溶液的作用不能够抵消掉有效表面张力的作用，就无法达到平衡状态。

上述几种情况就是溶液饱和度 f、表面张力 γ_0 和包膜的弹性力 E^s 对微泡稳定性影响的理论分析。实验数据也验证了这些情况（图 2-6-4 ~ 图 2-6-6）。以 2.5μm 大小的脂质膜包裹空气的微泡为例，特征值见表 2-6-1。图 2-6-4 显示了 $f=1$，$E^s/\gamma_0 \leqslant 1$ 时，随着 E^s/γ_0 比值的增大，微泡溶解时间逐渐延长，但一直无法达到平衡半径；直到 $E^s/\gamma_0 > 1$ 时，微泡开始达到平衡半径，随着 E^s/γ_0 比值的增大，平衡半径逐渐接近 R_0，达到平衡半径的时间逐渐缩短。图 2-6-5，$f=0$，$E^s/\gamma_0 \leqslant 1$ 时，$\gamma(R) > 0$ 和 $f<1$ 共同加速微泡的溶解。当 $E^s/\gamma_0 > 1$，$R > R_s$ 时，$\gamma(R) > 0$ 和 $f<1$ 共同驱动微泡的溶解；$R \leqslant R_s$ 时，$\gamma(R)=0$，（图 2-6-4 显示 $f=1$、$E^s/\gamma_0=1.5$、$R_s/R_0=0.6$ 时，$\gamma(R)=0$，如图中箭头所示），此时只有 $f<1$ 驱动微泡的溶解。图 2-6-5 中相应的溶解时间要比图 2-6-4 中短。图 2-6-4 和图 2-6-5 中，当 $E^s/\gamma_0=0$ 时，即不考虑包膜的弹性时，微泡的溶解时间仍然有几秒钟的时间，也在一定程度上说明了包膜对气体的渗透阻力作用。图 2-6-6，$f=1.5$ 时，不同 E^s/γ_0 比值的微泡都达到了平衡半径 R_s。随着 E^s/γ_0 的增大，逐渐减小并趋近 R_0，达到平衡半径的时间逐渐缩短。此时 $R_s>R_0$，$\gamma(R) > 0$。图 2-6-4 中的值与理论值的 (3) 是相符的，图 2-6-6 中的值与理论值的 (4) 和 (5) 是相符的。

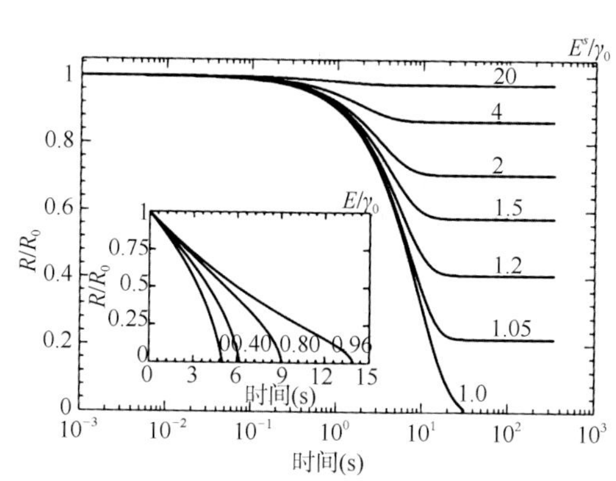

图 2-6-4　包膜弹性力对 2.5μm 大小的脂质膜包裹空气的微泡在饱和溶液（$f=1$）中稳定性的影响

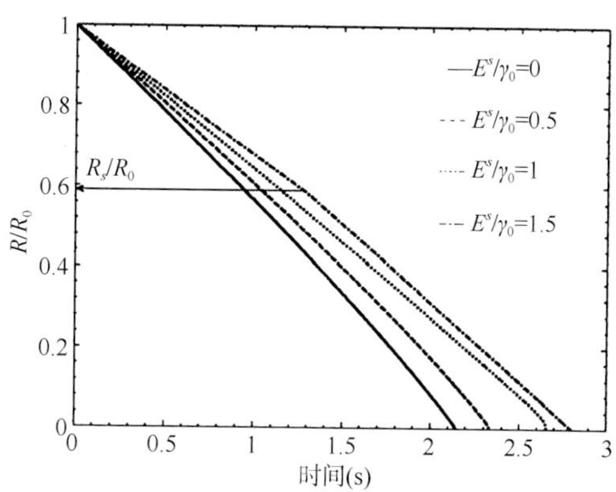

图 2-6-5　包膜弹性力对 2.5μm 大小的脂质膜包裹空气的微泡在脱气溶液（$f=0$）中稳定性的影响

（三）第二代超声造影剂

近年来，在有包膜的空气型超声造影剂基础上研制出新型超声造影剂：由氟碳类气体制备成的微球、乳剂、脂质体和微泡等超声造影剂，即第三代超声造影剂。

式 (2.6.2)、式 (2.6.4) 和式 (2.6.5)，说明除了表面张力 (γ) 和饱和度 (f) 是微泡溶解的驱动力外，还涉及一些特征值，如扩散系数 (k)、Ostwald 系数 (L)、包膜的通透系数 (h) 等。这些特征值用来描述物质之间相互作用的属性，它们的差异也会引起微泡在溶液中不同的稳定性。根据方程式推算，减小 h、L、k 值可以延长溶解时间。这就是第

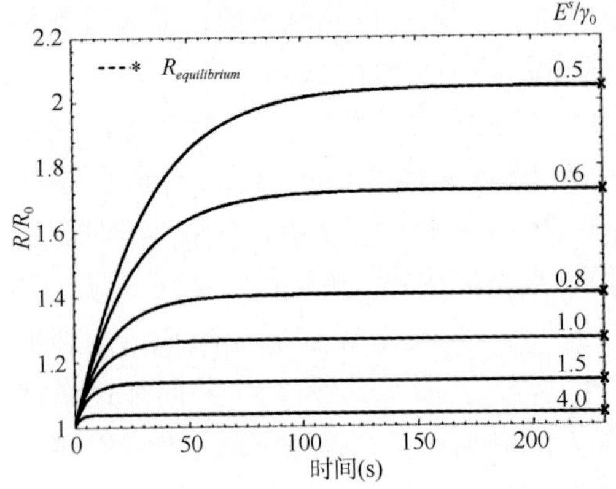

图 2-6-6 包膜弹性力对 2.5μm 大小的脂质膜包裹空气的微泡在过饱和溶液（f=1.5）中稳定性的影响

三代超声造影剂选择氟碳气体作为气体核心的理论依据。

当不考虑包膜的影响时，即根据式(2.6.2)，或者是式(2.6.4)中 $h_g\to\infty$ 时，代入氟碳气体的特征值，可以得到氟碳气体微泡在空气饱和溶液中的溶解时间也只是在秒的数量级，远远不能满足造影的需求。而 2.5um 大小脂质膜包裹全氟丙烷气体（C_3F_8）的 Definity 造影剂在体内可以稳定几分钟的时间。由此可见单纯降低自由气体的扩散系数（k）、Ostwald 系数（L）等是无法满足造影剂要求的，也说明包膜在微泡维持稳定性中的重要作用。下面就以 Definity 为例来讨论气体核心的特性在微泡稳定中的作用。

非空气填充气体一般被称为渗透剂。因为溶液中溶解有空气，所以空气在其动力学过程中也有作用。因此讨论包裹氟碳气体的造影剂在体内的溶解过程时，就要考虑两种气体成分的溶解：空气 A 和微溶的氟碳气体 F。假设 $C_A(\infty)\to 0$，氟碳气体只存在于微泡内，$C_A(\infty)$ 是由大气压决定的，即 $C_A(\infty)=fL_gP_{atm}/R_GT$。那么就可以得到两个方程：

$$\frac{d(R^3C_F)}{dt}=-3Rk_FL_F\frac{C_F}{\left(\frac{k_F}{h_FR}+1\right)} \tag{2.6.10}$$

$$\frac{d(R^3C_g)}{dt}=3Rk_AL_A\frac{\left(f\frac{P_{atm}}{R_GT}-C_A\right)}{\left(\frac{k_A}{h_AR}+1\right)} \tag{2.6.11}$$

空气和氟碳气体的分压形成微泡内压，可得

$$p_A+p_F=(C_A+C_F)R_GT=P_{atm}+\frac{2\gamma}{R} \tag{2.6.12}$$

假设时间 $t=0$ 时，$X_F=\frac{p_F}{p_A+p_F}$，即微泡内氟碳气体原始的摩尔比。

脂质膜包裹不同气体成分时，微泡半径变化的过程见图 2-6-7。表 2-6-2 给出了不同气体核心脂质微泡的溶解时间，$SF_6 < C_3F_8 < C_4F_{10} < C_5F_{12} < C_6F_{14}$。随着氟碳气体碳链长度的增加，扩散性、溶解性逐渐降低，微泡的溶解时间也随着逐渐延长。由式(2.6.2)、式(2.6.5)和式(2.6.6)可以看出微泡溶解时间与 Ostwald 系数成反比（图 2-6-8）。

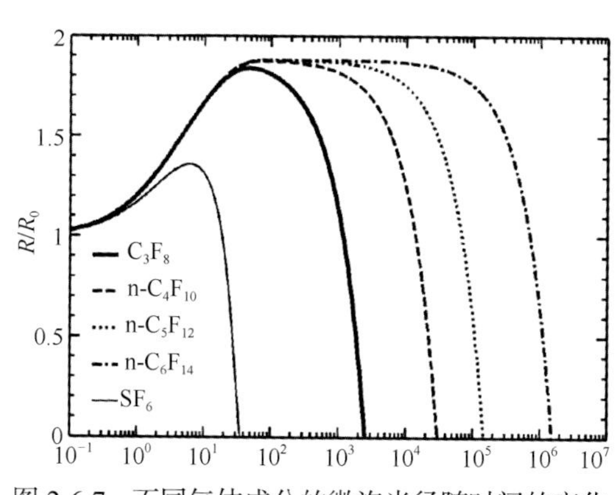

图 2-6-7　不同气体成分的微泡半径随时间的变化

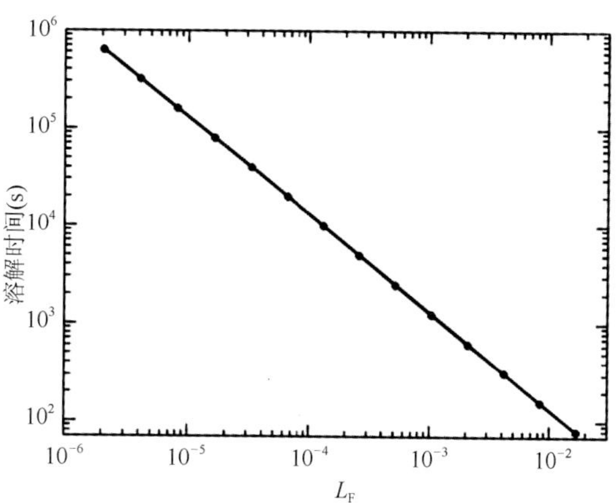

图 2-6-8　Ostwald 系数对溶解时间的影响

表 2-6-2　包裹不同气体的 2.5μm 微泡在空气饱和溶液中的溶解时间

气体成分	溶解时间
空气	5s
SF_6	35s
C_3F_8	42min
C_4F_{10}	83h
C_5F_{12}	17d
C_6F_{14}	17d14h

包裹 OFP 的 Definity 造影剂在空气饱和溶液中先逐渐增大，然后再缓慢地溶解、消失。在此过程中空气和氟碳气体分压的变化为：空气分压从零开始迅速增加，直到与外界大气压相等，此时使得式 (2.6.11) 右边为零；OFP 的分压因 OFP 的溶出和空气的溶入而减小，当空气达到平衡时后，OFP 在表面张力的作用下继续溶出微泡，使微泡半径减小，微泡内部压力增高，此时空气分压因大于大气压而溶出微泡。在最后阶段微泡半径缩小到零时，OFP 分压又爆发式地增大，原因可能是氟碳气体凝结成了液体（图 2-6-9），这跟气体的饱和蒸汽压有关。微泡达到最大半径时间是 50s，而完全溶解需要约 2500s。半径增大的原因是空气的扩散系数比 OFP 高，进入微泡的空气比溶出的 OFP 多。开始阶段，微泡的增大程度是受微泡中气体成分比例影响的。随着原始空气比例的增加，微泡内空气分压逐渐增大，微泡半径的增大程度是逐渐减小的；当 X_F=0.28 时，微泡内空气的分压大概等于大气压，此时微泡半径增大程度几乎为零；当 X_F 更小时，微泡内空气的分压大于大气压，微泡半径迅速的减小至微泡内的空气分压与外界大气压相等后才开始逐渐减小。溶解时间随 X_F 的增大而逐渐延长。说明微泡的溶解时间是由 OFP 决定的（图 2-6-10）。在溶解阶段包膜对气体的通透性决定着微泡的溶解速率（图 2-6-11）。假设空气和 OFP 与包膜成分的相互作用是相似的，可同时改变空气和 OFP 的通透性来进行研究。图 2-6-11（A）说明降低空气的通透性，可以延长微泡增大的时间，降低 OFP 的通透性，则延长了微泡溶解的过程。证明微泡增大阶段是空气进入微泡引起的，微泡的溶解阶段是由 OFP 的溶出引起的。图 2-6-11（B）显示，通透性很大时，OFP 微泡的极限溶解时间是 4.75s，而相应的空气微泡极限溶解时间仅有 0.53ms。内嵌图显示了微泡半径随通透性无量纲化时间的变化，不同通透性的气体溶解曲线重合成了一条，说明溶解时间是与 (1/h) 成正比的。

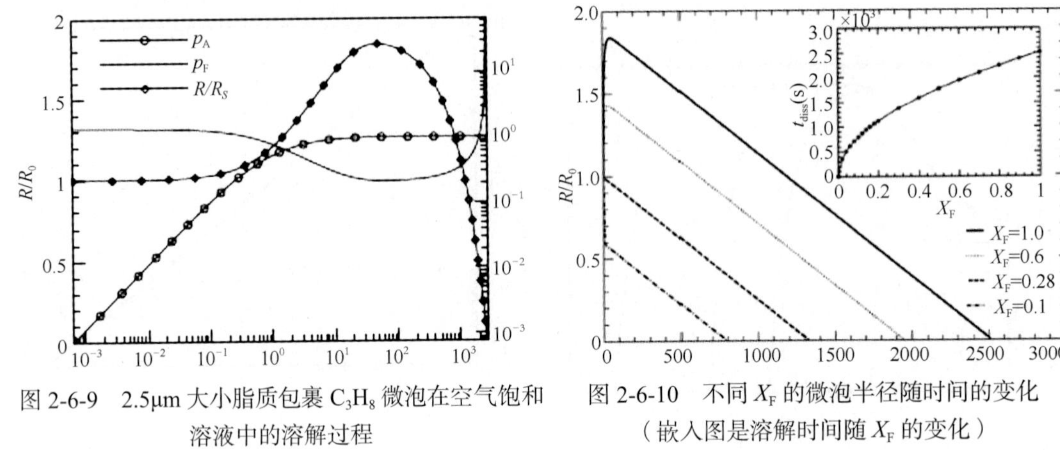

图 2-6-9　2.5μm 大小脂质包裹 C_3H_8 微泡在空气饱和溶液中的溶解过程

图 2-6-10　不同 X_F 的微泡半径随时间的变化（嵌入图是溶解时间随 X_F 的变化）

表面张力和溶液的不饱和度对脂质包裹氟碳气体微泡溶解时间的影响与对包裹空气微泡的溶解时间的影响是类似的。只是在溶液中不含氟碳气体，即相当于 f=0。图 2-6-12 显示了不同的表面张力对 OFP 微泡在饱和溶液中的动力学过程。非零表面张力会促使微泡溶解，直到微泡消失。而零表面张力时，OFP 溶出微泡，直到它的分压为零；因此空气同时溶进微泡，直到内部压力等于外部压力，此时可以达到非零的平衡半径，只是原来的氟碳气体核心变成了空气。内嵌图显示表面张力从空气 - 溶液界面的 0.072N/m 开始减小时，溶解时间相应延长。延长的程度开始比较缓慢，只有当 γ < 1mN/m 时，溶解时间才迅速增加至几个小时的时间。当改变溶液中氟碳气体的饱和度时，包裹氟碳气体脂质微泡的溶解过程见图 2-6-13。在零表面张力情况下，随着氟碳气体的饱和度增加，微泡内的氟碳气体溶出速率减慢，微泡内的空气分压要达到与大气压平衡就要溶进更多的空气，那么微泡半径就会更大。然后在不饱和度的驱动下，氟碳气体溶出微泡，直到消失。只有在（1-f）在 10^{-3} 以下时，我们才能得溶解时间超过一天的微泡。

液态氟碳纳米粒是最近发展起来的一种新型的第三代超声造影剂，其具有如下特点：①聚集显像，信噪比高；②粒径小，血管外显像；③稳定性好，半衰期长；④基因或药物的载体，辅助治疗。

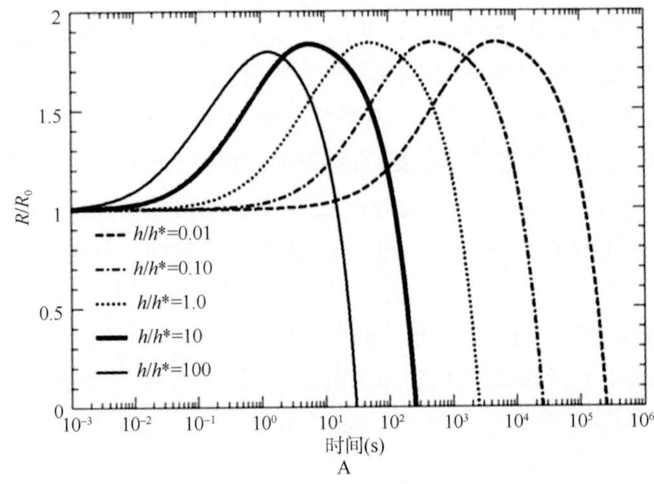

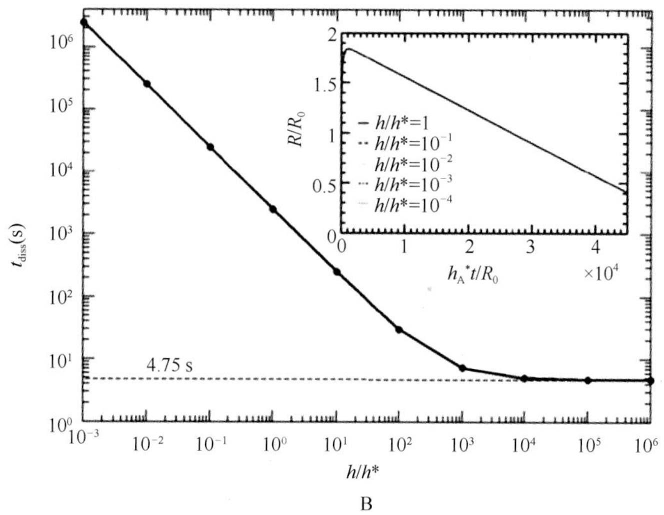

图 2-6-11 不同通透性的包裹 OFP 微泡半径随时间的变化，$h_A^*=2.8857\times10^{-5}$m/s，$h_F^*=1.6\times10^{-6}$m/s(A)；包裹 OFP 微泡溶解时间随通透性的变化 (B)；内嵌图：半径随无量纲化时间的变化图

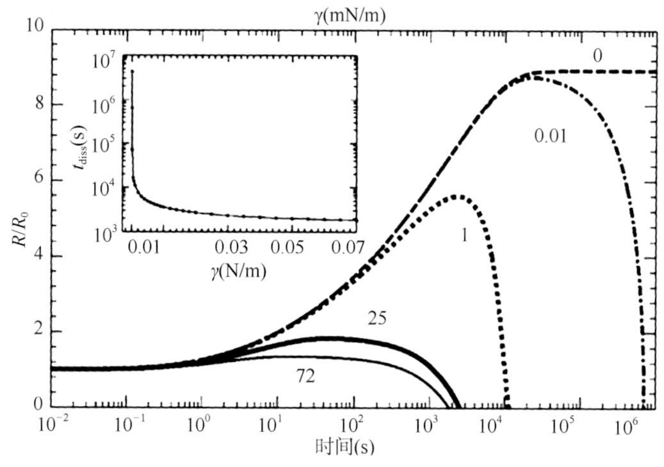

图 2-6-12　表面张力对微泡稳定性的影响

氟碳纳米粒是由脂质包裹液态氟碳制成，属于液 - 液系统。Duncan 和 Needham 把改良的 Epstein-Plesset 方程扩展到描述单一成分液滴和多种成分液滴在溶液中的溶解过程。液 - 液系统和液 - 气系统的溶解驱动力都是表面张力和溶解媒介的不饱和程度。除了具有和液 - 气系统相同的扩散系数小、溶解度小等特点外，液 - 液系统还具有密度大、表面张力小、压缩系数很低的特点。改良的 Epstein-Plesset 方程忽略掉了表面张力的作用，而加上了边界浓度形成过程的影响，并且能够准确地估算其溶解时间。一个 50μm 的单纯液滴在 f=0 的溶液中的溶解时间可以达到 10s，而增大溶液饱和度，可以使溶解时间升高两个数量级。类似的，如果考虑到包膜的作用，那就可以解释液态纳米粒在血液中长时间循环的原因：液态氟碳纳米粒在溶液中相当于表面张力为零的系统。

液态氟碳纳米粒还具有一个重要特性即相变能力，即在声、光、热激发或者细针注射时，纳米级的液滴气化成为微米级气泡，在超声下显影或者辅助治疗，这也是液态氟碳纳米粒成为研究热点的原因。关于气化的机制，这里不做深入探讨。

从临床的角度考虑，微泡的散射强度与半径的六次方成正比，但是过大的微泡无法通过肺循环，综合考虑，目前的微泡半径最佳范围为 1 ～ 7μm 或者小于 10μm；在体内的溶解媒介就是血液，血液中各种气体的饱和程度都是相对恒定的，具备特定的生理作用，因此是不能人为变动的。所以对微泡进行改建的重点就在于气体核心、包膜成分的选择上。从超声造影剂的发展史也可以看出这一规律。理解各种因素对微泡稳定性的影响机制，能为我们更好地进行造影剂改构提供理论依据。

（四）第三代超声造影剂

随着新型超声造影技术的不断革新和生物纳米技术的迅速发展，第四代超声造影剂——靶向超声造影剂，显示出了更广阔的应用前景。靶向超声造影剂即在包膜上结合特异性配体或抗体，通过血池循环积聚到特定的靶组织上，从而使靶组织在超声影像中得到特异性增强，同时，靶向超声造影剂还可用于引导治疗物质局部积聚和释放，进而达到靶向治疗的目的，该体系具有用药剂量小，全身毒副作用轻的优点。

靶向超声造影剂由于具有特殊的靶向功能，其在体内的分布状态与非靶向超声造影剂是不同的，可以分为结合造影剂和未结合造影剂。靶向超声造影剂靶向成像的前提条件是：①能与靶组织结合，并有足够的回声信号强度；②结合造影剂信号要能与未结合造影剂信号区分开来。血池内未结合造影剂的溶解过程与之前的非靶向超声造影剂是类似的，而结合造影剂要聚集在靶组织区域进行特异性显像，其存在时间要比未结合造影剂长，推测其原因在于：①结合造影剂与靶组织结合之后，部分包膜与组织接触，气体核心扩散溶解面积减小，同时造影剂所受压力不均匀，对其溶解过程也有影响；②结合造影剂在靶区聚集后，扩散出的核心气体在局部形成相对较高的浓度，缩小了造影剂内外核心气体的浓度梯度，进而减缓了核心气体的溶出速率；③结合造影剂固定在靶区，能够避免网状内皮系统的清除，可能也是其存在时间较长的原因之一。

二、氟烷气体超声造影剂体内粒径变化过程

微泡在体内半径随时间减少的速率可通过式 (2.6.2)、式 (2.6.4) 和式 (2.6.5) 计算。在体内的条件，如果不考虑氧气和二氧化碳气体的代谢情况，血液中空气浓度可以认为是饱和的。那么在体内微泡溶解的驱动力主要来自 Laplace 压力和微泡外环境的压力。气体在体内环境下的饱和蒸汽压也决定着微泡的寿命，一旦达到饱和蒸汽压阈值，气体可能凝结为液态，微泡迅速萎缩。

含有氟烷气体的造影剂 (X_F=1) 在体内半径的变化过程可以分为三个阶段。第一阶段就是空气平衡阶段。氟烷造影剂进入血液后，微泡内的氟烷气体溶出，同时由于微泡内没有空气成分，微泡外的空气溶进微泡内。由于空气的通透性要远大于氟烷气体，所以空气的进入量要大于氟烷气体的溶出量，结果微泡的体积是变大的（图 2-6-9、图 2-6-14）。当微泡内的空气分压达到血液中的压力，血液中的空气就不再进入微泡，此

后氟烷气体继续在溶解驱动力作用下溶出微泡，就进入了第二阶段。第二阶段是氟烷气体的缓慢溶出过程，速率由其对包膜的通透性和在血液中的溶解度决定。随着微泡半径的减小，氟碳气体的分压逐渐增大以抵抗逐渐增加的 Laplace 压力。这一阶段占微泡寿命的绝大部分时间。第三阶段，随着半径的减小，氟烷气体的分压增大至其饱和蒸汽压后而凝结成液态，微泡变成了乳状液滴。减小表面张力可以延缓凝结的速度，但是只要存在表面张力，凝结就不可避免。这三个阶段微泡半径、空气分压、氟烷气体分压的变化见图 2-6-14。

液态氟烷纳米粒在体内半径的变化比较特殊。它是在外界刺激条件达到一定阈值时才会发生相变，理论上气化后，半径扩大 3 ～ 6 倍，但是实验中观察到 10 ～ 12 倍，原因可能是周围环境中溶解的气体扩散到微泡内。相变阈值与气体本身的沸点、饱和蒸汽压相关，还受成膜材料的影响。液态氟烷纳米粒相变之后，就形成了微气泡，接下来的溶解过程就和前述情况一样了。

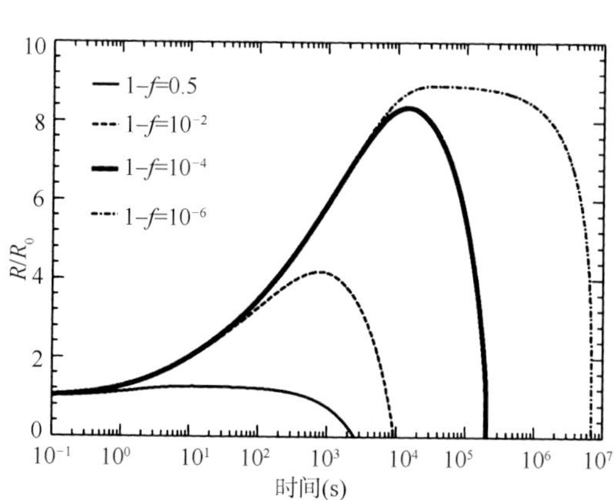

图 2-6-13 溶液饱和程度对微泡半径的影响

液态氟碳纳米粒是最近发展起来的一种新型超声造影剂，其具有如下特点：①聚集显像，信噪比高；②粒径小，血管外显像；③稳定性好，半衰期长；④基因或药物的载体，辅助治疗

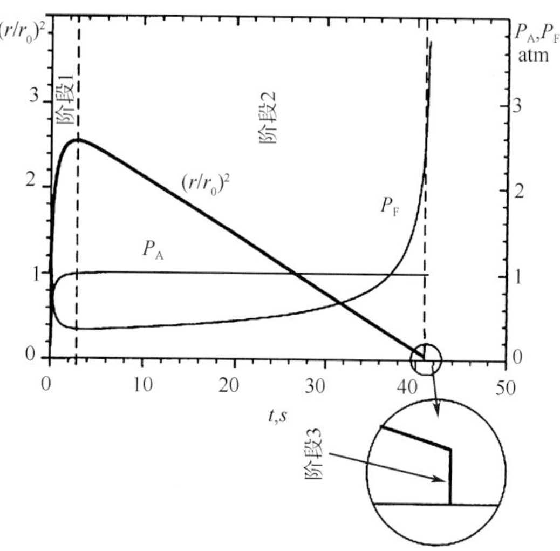

图 2-6-14 氟烷气体微泡体内变化过程

三、氟烷气体的选择

单从气体核心的角度来考虑，根据微泡造影剂在体内变化过程的模拟方程可知，气体的 Ostwald 系数、包膜的通透性、溶液中的溶解性等都影响微泡在体内的溶解时间。所以要选择 Ostwald 系数、包膜的通透性、溶液中的溶解性都低的气体。这些参数都随着氟烷气体碳链的延长而减小，理论上包裹的氟烷气体碳链越长，微泡越稳定。但是气体的饱和蒸汽压也会影响微泡的稳定性，见图 2-6-14 的第三阶段。相对饱和蒸汽压低的气体

很容易凝结成液体，微泡就会萎陷成乳状液滴，无法超声显像。部分气体参数值见表 2-6-3。氟碳气体的饱和蒸汽压随碳链的延长却是降低的。因此要综合考虑气体的特点，根据具体要求选择合适的气体。

对于氟碳纳米粒，关键的是要能够控制它的相变。Sheeran 等利用低沸点的氟碳气体来降低声致相变的强度阈值。Dove 等也证明降低氟碳核心的沸点可以降低激光强度阈值。相变条件的相对安全性和可控性是其进入临床应用的前提条件。

表 2-6-3　部分气体参数

气体	沸点(℃)	扩散系数（$D \times 10^{-9} m^2/s$）	饱和蒸汽压（37℃，Pa）	水溶性（25℃，mol/m^3）	Ostwald 系数（$L \times 10^{-6}$）
N_2		19（25℃）			14480（35℃）
O_2		21（25℃）			27730（35℃）
C_2F_6	−78.1	8.6（20℃）	3.5×10^6	1.45	1272（25℃）
n-C_4F_{10}	−2	6.9（20℃）	3.8×10^5	0.021	202（25℃）
n-C_5F_{12}	29	6.3（20℃）	1.3×10^5	4×10^{-3}	117（25℃）
n-C_6F_{14}	59	5.8（20℃）	4.8×10^4	2.7×10^{-4}	23（25℃）

四、理论预测与实际结果之间误差的解释

超声造影剂的稳定性主要取决于其在血液中的溶解时间而不是被内皮系统清除的时间。理论预测时间与实际结果存在较大差异，可能有以下两点原因：①理论的成立建立在诸多假设条件之上，如 Epstein-Plesset 方程成立的条件就是假设边界浓度的形成过程可以忽略，微泡在各向同性的溶液中溶解时为球形几何体，而 Duncan 和 Needham 对 Epstein-Plesset 方程的验证也只是在一定程度上解决了溶解媒介的各向同性问题，并且认为包膜对气体的扩散没有阻力作用。Borden 等模拟了包膜对气体扩散的阻力作用，Kausik 等考虑了包膜的通透性和弹性对微泡溶解的影响，但是在溶解过程中包膜机械性能的改变却未计算在内。②实验结果测量方法的误差，所谓的实际结果就是实验中测得的结果。微泡在溶解媒介中变化过程的实时监测技术是很复杂的。根据声衰减来估测微泡溶解时间，但是在溶解过程中包膜机械性能的改变可能会影响微泡对超声的散射作用。虽然微量吸移管技术可以实时观察微泡的溶解过程，但是微泡的粒径范围相对较大，观察时间较短，溶解媒介的饱和度也会在观察过程中发生变化。所以实验结果也并不是完全准确。

超声造影剂在体内的溶解过程是很复杂的，受各种生理、物理条件的影响，理论模拟只是忽略掉一些轻微影响因素的近似算法。即使实验结果是准确的，理论预测和实际结果也不可能完全一样。

（李颖嘉　张世玉）

参 考 文 献

卞叶苹，童嘉毅，沈祥波，等.2013.超声联合一氧化氮微泡介导间充质干细胞移植对心肌梗死大鼠心功能的影响.中华物理医学与康复杂志，35（7）：523-526.

陈玲玲，尹立雪.2013.超声辐照微泡介导5-氮杂胞苷诱导人骨髓间充质干细胞心肌样分化的实验研究.中华超声影像学杂志，22（11）：991-996.

陈智毅.2013。分子影像学 基础与应用.广州：广东高等教育出版社.

程腾，孙丽华.2012.整合素 $\alpha_v\beta_3$ 与肿瘤的分子显像及靶向治疗.国际呼吸杂志，32(12)：950 - 953.

谷志远.2004.现代医学分子生物学.北京：人民军医出版社.

郭凌晨，殷明.2010.分子细胞生物学.上海：上海交通大学出版社：117-119.

胡维新.2007.医学分子生物学.北京：科学出版社.

黄睿，宋军营.2012.生物化学与分子生物学.第8版.西安：第四军医大学出版社.

黄文林.2009.肿瘤分子靶向治疗.北京：人民卫生出版社.

李奥，王志刚，赵建农，等.2010.纳米级超声分子探针的制备及其体外寻靶实验.中国超声医学杂志，26（4）：289-293.

廖蕾，滕皋军.2012，脑卒中细胞凋亡的活体成像进展.国际医学放射学杂志，02：161-164.

林艳端，申锷，白文坤，等.2014.频超声联合微泡增强脂质体介导的野生型p53转染DUl45细胞诱导早期细胞凋亡.中华超声影像学杂志，23(3)：258-262.

陆优优.2009.新型单胺氧化酶荧光探针的研究.杭州：浙江工业大学.

申宝忠.2010.分子影像学.第2版.北京：人民卫生出版社.

申宝忠.2013.分子影像学.北京：人民卫生出版社.

盛宗海，胡德红，高笃阳，等.2014.靶向叶酸受体的金纳米团簇荧光模拟酶探针用于肿瘤的分子共定位诊断//中国化学会第29届学术年会摘要集——第35分会：纳米生物医学中的化学问题.北京，1.

汪保和.2003.核受体超家族介导基因调控的分子机制.生理科学进展，04：369-372.

王江涛，王捷.2008.光学成像在肿瘤研究中的应用.生命的化学，01：89-92.

王志刚.2009.超声分子影像学研究进展.中国医学影像技术，06：921-924.

温进坤，韩梅.2002.医学分子生物学理论与研究技术.北京：科学出版社.

文明，柏玮，李少林.2007.分子影像学中的肿瘤反义基因显像.重庆医科大学学报，05：554-557.

谢佳佳，宾建平.2010.靶向超声分子成像评价血管新生的研究进展.中国医学影像学杂志，01：75-77.

杨保胜，田中伟，石如玲.2010.分子医学：基础与临床.郑州：郑州大学出版社.

杨抚华.2011.医学细胞生物学.第6版.北京：科学出版社.

杨未晓，高云华，朱贤胜，等.2002.声学造影与能量多普勒显像评价急性肾衰肾皮质血流灌注的实验研究.中国超声医学杂志，18(6)：413-416.

余进洪，王志刚.2009.超声分子成像的机制及研究现状.中国医学影像技术，25（4）：709-711.

查锡良，药立波.2013.生物化学与分子生物学.第8版.北京：人民卫生出版社.

翟中和.2011.细胞生物学.第4版.北京：高等教育出版社.

张雪娇，程永清，李丽君，等.2005.包膜微泡超声造影剂的研究进展.中国医学影像技术，21：819-821.

赵武玲.基础生物化学.北京：中国农业大学出版社.

赵应征，张彦，梅兴国.2003.微泡超声造影剂的研究进展.国外医学（药学分册），30：298-302.

周洋.2012.相变纳米超声造影剂增效HIFU治疗作用的研究.重庆：重庆医科大学.

周洋，王志刚.2012.液态氟碳相变的研究进展.临床超声医学杂志，402-405.

周洋，王志刚，郑元义，等.2012.脂质包裹的相变型液态氟碳纳米粒造影剂的制备及相变研究//2012年第十一届全国超声心动图学术会议暨新技术国际研讨会，2012年第十一届全国超声心动图学术会议暨新技术国际研讨会论文汇编.哈尔滨，1.

周洋，王志刚，郑元义，等.2013.脂质包裹的相变型液态氟碳纳米粒造影剂的制备及相变研究.中国超声医学工程学会第八届超声治疗专委会学术会议、第六届仪器工程开发专委会学术会议、第五届超声生物效应专委会学术会、重庆超声医学工程学会学术会议.中国超声医学工程学会第八届超声治疗专委会学术会议、第六届仪器工程开发专委会学术会议、第五届超声生物效应专委会学术会、重庆超声医学工程学会学术会议论文集.中国重庆，2.

周洋，周鸿，叶鸣，等.2014.相变型液态氟碳纳米粒造影剂的制备及相变超声显影研究.临床超声医学杂志，649-652.

朱四军，赵白鸽，谢衷明.1995.激素核受体对基因转录的调控.生殖与避孕，03：163-168.

朱贤胜，高云华，杨未晓，等.2002.自制氟碳声学造影剂定量评价犬急性心肌缺血的实验研究.中国超声医学杂志，18(7)：

496-498.

朱贤胜，吴晓岩，高云华，等 .2003. 自制氟碳声学造影剂心肌造影安全性实验研究 . 中国临床医学影像杂志，14(5)：328-350.

Aiswal JK，Mattoussi H，Mauro JM，et al. 2003. Long-term multiple color imaging of live cells Using quantum dot bioeonjugates. Nat Bioteehnol，21(1)：47-51.

Allman AJ，Mcpherson TB，Badylak SF，et al. 2001. Xenogeneic extracellular matrix grafts elicit a TH2-restricted immune response. Transplantation，71(11)：1631-1640.

Alter A，Rozenszajn LA，Miller HI，et al. 1998. Ultrasound inhibits the adhesion and migration of smooth muscle cells in vitro. Ultrasound Med Biol，24(5)：711-721.

Anderson CR，Hu X，Zhang H，et al. 2011. Ultrasound molecular imaging of tumor angiogenesis with an integrin targeted microbubble contrast agent. Invest Radiol，46：215-224.

Angarska JK，Dimitrova BS，Danov KD，et al. 2004. Detection of the hydrophobic surface force in foam films by measurements of the critical thickness of film rupture. Langmuir，20：1799-1806.

Aranda A，Pascual A. 2001，Nuclear hormone receptor and gene expression. Physiol Rev，81：1269-1304.

Bagchi MK，Tsai SY，Tsai MJ，et al. 1991. Progesterone enhances gene transcription by receptor free of heat shock proteins HSP90. HSP56 and HSP70，Mol Cell Biol，11：4998.

Behm CZ，Kaufmann BA，Carr C，et al. 2008. Molecular imaging of endothelial vascular cell adhesion molecule-1 ex pression and inflammatory cell recruitment during vasculogenesis and ischemiamediated arteriogenesis. Circulation，117(22)：2902-2911.

Behm CZ，Lindner JR.2006. Cellular and molecular imaging with targeted contrast ultrasound. Ultrasound Q，22(1)：67.

Bettinger T，Bussat P，Tardy I，et al. 2012. Ultrasound molecular imaging contrast agent binding to both E- and P-selectin in different species. Invest Radiol，47：516-523.

Bocquel MT，Kumar V，Strickerc，et al. 1989. The contribution of the N-and c-terminal regions of steroid receptors to activation of transcription is both recepor and Cell-spcecific. Nucleic Acids Res，17：2581.

Bombardieri E. 2006. The added value of metabolic imaging with FDG-PET in oesoph ageal cancer：prognostic role and prediction of response to treatment. Eur J Nucl Med Mol Imaging，33(7)：753-758.

Borden MA，Longo ML. 2002. Dissolution Behavior of Lipid Monolayer-Coated，Air-Filled Microbubbles：Effect of Lipid Hydrophobic Chain Length. Langmuir，18：9225-9233.

Bouakaz A，Frinking PJA，de Jong N. 1999. Noninvasive measurement of the hydrostatic pressure in a fluid-filled cavity based on the disappearance time of micrometer-sized free gas bubbles. Ultrasound Med Biol，25：1407-1415.

Brennen CE.2002. Fission of collapsing cavitation bubbles. J Fluid Mech，472：153-166.

Brown J，Jackson SP.2015.The Ubiquitylation，neddylation and the DNA damage response.Open Biol，5(4)：150018.

C. Behl and C. Ziegler.2014. Cell Aging：Molecular Mechanisms and Implications for Disease. Springer Briefs in Molecular Medicine，10

Cai W，Chen X. 2008. Multimodality molecular imaging of tumor angiogenesis. J Nucl Med，49(suppl 2)：113SKONG-28S.

Chan WC，Dustin JKONGM，Gao XH，et al. 2002. Lumineseent quantum dots for multiPlexed biologieal Deteetion and imaging. Curr Opin Biotechnol，13：40-46.

Chart WC，Nie S. 1998. Quantum dot bioconjugates for ultrasensitive nonisotopic detection. Science，281：2016-2018.

Chaudhari RV，Hofmann H. 1994. Coalescence of gas bubbles in liquids. Rev Chem Eng，10：131-190.

Chen LJ，Lu CT，Zhao YZ，et al. 2015. Ultrasonic microbubbles for glioma-targeted drug delivery. Yao Xue Xue Bao，50：99-103.

Chen X，Leow RS，Hu Y，et al. 2014. Single-site sonoporation disrupts actin cytoskeleton organization . J R Soc Interface，26：11(95).

Clarke P，Tyler KL. 2009. Apoptosis in animal models of virus-induced disease.Nat Rev Microbiol，7(2)：144-155.

Cook OJ. 2003. Oncological molecular imaging：nuclear medicine techniques. Br J Radiol，76(2)：152.

Cook SS.1928. Erosion by water-hammer. Proc Roy Soc London A，119：481-488.

Daigeler A，Chromik AM，Haendschke K，et al. 2010. Synergistic effects of sonoporation and taurolidin/TRAIL on apoptosis in human fibrosarcoma.Ultrasound Med Biol，36(11)：1893-1906.

Davidson BP，Kaufmann BA，Belcik JT，et al. 2012. Detection of antecedent myocardial is chemia with multiselectin molecular imaging. J Am Coll Cardiol，60(17)：1690-1697.

de Haller P. 1933.Untersuchungen uber die durch Kavitation hergerufenen Korrosionen. Schweiz Bauzeit，101：243-246.

Delalande A，Kotopoulis S，Postema M，et al. 2013 .Sonoporation：mechanistic insights and ongoing challenges for gene transfer. Gene.525(2)：191-199.

Doida Y，Miller MW.1992. Failure to confirm increase in unscheduled DNA synthesis in sonicated mammalian cells in vitro. Ultrasonics，30(1)：35-39.

Doinikov AA，Sheeran PS，Bouakaz A，et al. 2014. Vaporization dynamics of volatile perfluorocarbon droplets：a theoretical model and in vitro validation. Med Phys，41：102901.

Dove JD，Mountford PA，Murray TW，et al. 2014. Engineering optically triggered droplets for photoacoustic imaging and therapy. Biomed Opt Express，5：4417-4427.

Drake KA，Zhang JH，Harrison RK，et al. 2002. Development of a homogeneous，fluorescence resonance energy transferbased in vitro recruitment assay for peroxisome prolifer atoractivated receptor delta via selection of active LXXLL coactivator peptides. Anal Biochem，304：63-69.

Duineveld PC. 1994. Bouncing and coalescence phenomena of two bubbles in water. In：Blake JR，Boulton-Stone JM，Thomas NH，eds.，Bubble Dynamics and Interface Phenomena. Volume 23 of Fluid mechanics and its applications. Dordrecht：Kluwer Academic Publishers，446-456.

Dumont EA，Reutelingsperger CP，Smits JF，et al. 2001. Realtime imaging of apoptotic cell-membrane changes at the single-cell level in the beating murine heart. Nat Med，7(12)：1352-1355.

Duncan PB，Needham D. 2006. Microdroplet dissolution into a second-phase solvent using a micropipet technique：test of the Epstein-Plesset model for an aniline-water system. Langmuir，22：4190-4197.

Duncan PB，Needham D. 2004. Test of the Epstein-Plesset model for gas microparticle dissolution in aqueous media：effect of surface tension and gas undersaturation in solution. Langmuir，20：2567-2578.

Duvshani-Eshet M，Baruch L，Kesselman E，et al. 2006. Therapeutic ultrasound-mediated DNA to cell and nucleus：bioeffects revealed by confocal and atomic force microscopy. Gene Ther，13(2)：163-172.

Dwan jee MK，Ghafou ripour AK，Kapadvan jwala M，et al. 1994. Non invasive Imaging of c-myc OncogeneM essenger RNA with Indium-111-Antisense Probes in a Mammary Tumor-Bearing Mouse Model. NuclMed，35(6)：1054-1063.

Egea PF，Rochel N，Birck C，et al. 2001. Effects of ligand binding on the association properties and conformation in solution of retinoic acid receptors RXR and RAR. J Mol Biol，307：557-576.

EI Kaffas A，Noflele J，Giles A，et al. 2014. Dll4-Notch Signalling Blockade Synergizes Combined Ultrasound-Stimulated Microbubble and Radiation Therapy in Human Colon Cancer Xenografts.PLoS One，9(4).

Ellegala DB，Leong-Poi H，Carpenter JE，et al. 2003. Imaging tumor angiogenesis with contrast ultrasound and microbubbles targeted to alpha(v)-beta3. Circulation，108(3)：336-341.

Eller A，Flynn AG. 1965. Rectified diffusion during nonlinear pulsations of cavitation bubbles. J Acoust Soc Am，37：493-503.

Epstein PS，Plesset MS. 1950. On the stability of gas bubbles in liquid-gas solutions. J Chem Phys，18：1505-1509.

Feril Jr LB，Tachibana K，lkeda-Dantsuji Y，et al. 2008. Therapeutic potential of low-intensity ultraound(part2)：biomolecular effects，sonnotransfection，and sonopermeabilization.Journalof Medical Ultrasonics，35(4)：161-167.

Forýtková L，Hrazdira I，Mornstein V. 1995. Effect of ultrasound on DNA synthesis in tumor cells.Ultrasound Med Biol，21(4)：585-592.

Freedman LP.1992. Anatomy of the steroid receptor Zine finger region. Endocr Rev，13：129.

Garanger E，Boturya D，Dumy P. 2007. Tumor targeting with RGD peptide ligands-design of new molecular conjugates for imaging and therapy of cancers. Anticancer Agents Med Chem，7(5)：552-558.

Ghanem A1，Steingen C，Brenig F，et al. 2009. Focused ultrasound-induced stimulation of microbubbles augments site-targeted engraftment of mesenchymal stem cells after acute myocardial infarction. J Mol Cell Cardiol，47(3)：411-418.

Gladson CL. 1996. ExPression of integrin avβ3 in small blood vessels of glioblastoma tumors. J Neuro Path ExP Neurol，55：1143-1149.

Gleave ME，Monia BP. 2005. Antisense therapy for cancer. Nat Rev Cancer，5(6)：468-479.

Goldberg BB，Liu JB，Forsberg F. 1994. Ultrasound contrast agents：a review. Ultrasound Med Biol，20：319-333.

Goldman ER，Anderson GP，Tran PT，et al. 2002. Conjugation of luminescent quantum dots with antibodies using an engineered adaptor protein to provide new reagents for fluoroimmunoasssays. Anal Chem，74(4)：841-847.

Goldman ER，Clapp AR，Anderson GP，et al. 2004. MultiPlexed toxin analysis using four colors of Quantum dot fluoreagents. Analy Chem，76(3)：684-688.

Hamada M，Nishio K，Doe M，et al. 2002. Farnesylpyridinium，an analog of isoprenoid farnesol，induces apoptosis but suppresses apoptotic body formation in human promyelocytic leukemia cells. FEBS Let，514(2-3)：250-254.

Hans-Jürgen Rode，et al.2008. Apoptosis，Cytotoxicity and Cell Proliferation，Roche Diagnostics GmbH. Roche Appl Science

Hassan MA, Ahmed IS, Campbell P, et al. 2012. Enhanced gene transfection using calcium phosphate co-precipitates and low-intensity pulsed ultrasound. Eur J Pharm Sci, 47(4): 768-773.

Helene C.1991. The antigene stratehy: control of gene expression by triplex-forming-oligonucleotides. Anticancer Drug Des, 6: 569-584.

Heppner P, Lindner JR.2005. Contrast ultrasound assessment of angiogenesis by perfusion and molecular imaging. Expert Rev Mol Diagn, 5(3): 447.

Hrazdira I, Skorpíková J, Dolníková M.1998. Ultrasonically induced alterations of cultured tumour cells. Eur J Ultrasound, 8(1): 43-49.

Hu FQ, Ran YL, Zhou Z, et al. 2006. Preparation of bioeonjugates of CdTe nanocrystals for caneer Marker deteetion. Nanoteehnology, 17: 2972-2977.

Huang J, Xu JS, Xu RX. 2010. Heat-sensitive microbubbles for intraoperative assessment of cancer ablation margins. Biomaterials, 31: 1278-1286.

Ine De Cock, Elisa Zagato, Kevin Braeckmans .2015. Ultrasound and microbubble mediated drug delivery: Acoustic pressure as determinant for uptake via membrane pores or endocytosis.Journal of Controlled Release, 20-28.

Juffermans LJ, Kamp O, Dijkmans PA, et al. 2008. Low-intensity ultrasound-exposed microbubbles provoke local hyperpolarization of the cell membrane via activation of BK(Ca) channels. Ultrasound Med Biol, 34(3): 502-508.

Juffermans LJ, Meijering BD, Henning RH, et al. 2014. Ultrasound and microbubble-targeted delivery of small interfering RNA into primary endothelial cells is more effective than delivery of plasmid DNA. Ultrasound Med Biol, 40: 532-540.

Juffermans LJ, van Dijk A, Jongenelen CA, et al. 2009. Ultrasound and microbubble-induced intra- and intercellular bioeffects in primary endothelial cells. Ultrasound Med Biol, 35(11): 1917-1927.

Kabalnov A, Bradley J, Flaim S, et al. 1998. Dissolution of multicomponent microbubbles in the bloodstream: 2. Experiment. Ultrasound Med Biol, 24: 751-760.

Kabalnov A, Klein D, Pelura T, et al.1998. Dissolution of multicomponent microbubbles in the bloodstream: 1. Theory. Ultrasound Med Biol, 24: 739-749.

Kalmuk J, Folaron M, Buchinger J, et al. 2015. Multimodal imaging guided preclinical trials of vascular targeting in prostate cancer. Oncotarget, 6(27): 24376-24392.

Kang JH, Chung JK. 2008. Molecular-genetic imaging based on reporter gene expression. J Nucl Med, 49(2): 164-179.

Katiyar A, Sarkar K, Jain P.2009. Effects of encapsulation elasticity on the stability of an encapsulated microbubble. Journal of Colloid and Interface Science, 336: 519-525.

Katiyar A, Sarkar K. 2010. Stability analysis of an encapsulated microbubble against gas diffusion. Journal of Colloid and Interface Science, 343: 42-47.

Kaufmann BA, Sanders JM, Davis C, et al. 2007. Molecular imaging of inflammation in atherosclerosis with targeted ultrasound detection of vascular cell adhesion molecule-1. Circulation, 116(3): 276-284.

Khorasanizadeh S, Rastinejad F. 2001. Nuclear-receptor interactions on DNA-response elements. Trends Biochem Sci, 26: 384-390.

Kirkpatrick RD, Lockett MJ. 1974. The influence of approach velocity on bubble coalescence. Chem Eng Sci, 29: 2363-2373.

Klaseboer E, Chevaillier JP, Gourdon C.2000. Film drainage between colliding drops at constant approach velocity: experiments and modeling. J Colloid Interf Sci, 299: 274-285.

Klibanov AL, Hughes MS, Villanueva FS, et al.1999, Targeting and ultrasound imaging of microbubble-based contrast agents. MAGMA. Aug, 8(3): 177-184.

Klibanov AL.1999.Targeted delivery of gas-filled microspheres, contrast agents for ultrasound imaging.Adv Drug Deliv Rev, 37(1-3): 139-157.

Klinge CM. 2001. Estrogen receptor interaction with estrogen response elements. Nucleic AcidsRes, 29(14): 2905-2919.

Kodama T, Takayama K. 1998. Dynamic behavior of bubbles during extracorporeal shock-wave lithotripsy. Ultrasound Med Biol, 24: 723-738.

Korpanty G, Grayburn PA, Shohet RV, et al. 2005. Targeting vascular endothelium with avidin microbubbles. Ultrasound Med Biol, 31(9): 1279-1283.

Kralchevsky PA, Danov KD, Ivanov IB. 1996. Thin liquid film physics// Prud' homme R, Khan S Foams, Theory, Measurements and Applications. New York: Marcel Dekker, 1-98.

Krasovitski B, Kimmel E. 2006. Stability of an encapsulated bubble shell. Ultrasonics, 44: 216-220.

Kuliszewski MA1, Fujii H, Liao C, et al. 2009. Molecular imaging of endothelial progenit or cell engraftment using contrast-enhanced ultrasound and targeted microbubbles. Cardio vasc Res，83(4)：653-662.

Lee PJ，Rudenkov，Kuliszewski MA，et al. 2014. Survivin gene therapy attenuates left ventricular systolic dysfunction in doxorubicin cardiomyopathy by reducing apoptosis and fibrosis.CardiovascRes，1(3)：423-433.

Lee NG，Berry JL，Lee TC，et al. 2011. Sonoporation enhances chemotherapeutic efficacy in retinoblastoma cells in vitro . Invest Ophthalmol Vis Sci，52(6)：3868-3873.

Leighton TG. 1994. The Acoustic Bubbles. London：Academic Press.

Lentacker I，De Cock I，Deckers R，et al. 2014.Understanding ultrasound induced sonoporation：Definitions and underlying mechanisms.Adv Drug Deliv Rev，72C：49-64.

Leong Poi H，Christiansen J，Klibanov AL，et al. 2003. Noninvasive assessment of angiogenesis by ultrasound and microbubbles targeted to alpha(v)-integrins. Circulation，107(3)：455.

Li M，Deng H，Peng H，et al. 2014. Functional nanoparticles in targeting glioma diagnosis and therapies. J Nanosci Nanotechnol，14：415-432.

Li W，Brown PK，Wang LV. 2011. Gold nanocages as contrast agents for photoacoustic imaging. Contrast Media Mol Imaging，6：370-377.

Li X，Gao YH，Tan KB，et al. 2005. Research of targeted ultrasound contrast agent with CD54 in aortic tunica intima atherosis in rabbits. Chin J Ultrasonog r，7(3)：229-232.

Li Y，Tang ZY，Ye SL，et al. 2001. Establishment of cell clones with different metastatic potential from the metastatic hepatocellular carcinoma cell line MHCC97. World J Gatroenterol，7(5)：630-636.

Lindner JR，Song J，Christiansen J，et al. 2001. Ultrasound assessment of inflammation and renal tissue injury with microbubbles targeted to Pselectin.Circulation，104(17)：2107-2112

Liu N，Deguchi K，Shang J，et al. 2010. In vivo optical imaging of early stage apoptosis in mouse brain after transient cerebral ischemia. J Neurosci Res，88：3488-3497.

Liu XB，Wang ZG，Xu CS. 2008. Applications and preparations of drug-delivery lipid ultrasound microbubble contrast agent.Chin J Interv Imaging Ther，5(2)：156-159.

Machtaler S，Knieling F，Luong R，et al.2015. Assessment of Inflammation in an Acute on Chronic Model of Inflammatory Bowel Disease with Ultrasound Molecular Imaging. Theranostics，5：1175-1186.

Manohar S，Ungureanu C，Van Leeuwen TG. 2011. Gold nanorods as molecular contrast agents in photoacoustic imaging：the promises and the caveats. Contrast Media Mol Imaging，6：389-400.

Marchand GS，Nois eux N，Tanguay JF，et al. 2002. Blockade of in vivo VEGF-mediated angiogenesis by antisense gene therapy：role of Flk-1 and Flt-1 receptors. Am J Physiol Heart Circ Physiol，282(2)：H194-H204.

Marrucci G. 1969. A theory of coalescence. Chem Eng Sci，24：975-985.

Meijering BD，Juffermans LJ，van Wamel A，et al. 2009. Ultrasound and microbubble-targeted delivery of macromolecules is regulated by Induction of endocytosis and pore formation.Circ Res，104(5)：679-687.

Miller EW，Albers AE，Ehud Y，et al. 2005. Boronate-Based Fluorescent Probes for Imaging Cellular Hydrogen Peroxide. J.Am. Chem.Soe，127：16652-16659.

Mountford PA，Thomas AN，Borden MA. 2015. Thermal activation of superheated lipid-coated perfluorocarbon drops. Langmuir，31：4627-4634.

Narsimhan G，Ruckenstein E. 1996. Structure，drainage，and coalescence of foams and concentrated emulsions. In：Prud' homme R，Khan S，eds.，Foams，Theory，Measurements and Applications. New York：Marcel Dekker，99-187.

Nlelsen PE，Egholm M，Berg RH，et al. 1991. Sequence-selective recognition of DNA by strand displacement with a thymine-substituted polyamide. Science，254(5037)：1497-1500.

Novy J，Becvarova P，Skorpikova J，et al. 2005. Discrete Fourier transform-based analysis of HeLa cell microtubules after ultrasonic exposure. Microsc Res Tech，68(1)：1- 5.

Ntziachristos V，Schellenberger EA，Ripoll J，et al. 2004. Visualization of antitumor treatment by means of fluorescence molecular tomography with an annexin V-Cy5.5 conjugate. Proc Natl Acad Sci USA，101(33)：12294-12299.

Ohl CD，Ikink R. 2003. Shock-wave-induced jetting of micron-size bubbles. Phys Rev Lett，90：214-502.

Ohl CD，Ory E. 2000. Aspherical bubble collapse-comparison with simulations. In Lauterborn W，Kurz T，eds.，Nonlinear Acoustics at the Turn of the Millennium. New York：American Institute of Physics，393-396.

Ozaki M，Haga S，Ozawa T. 2012. In vivo monitoring of liver damage using caspase-3 probe. Theranostics，2(2)：207-214.

Paoli EE，Ingham ES，Zhang H，et al. 2014. Accumulation，internalization and therapeutic efficacy of neuropilin-1-targeted liposomes. J Control Release，178：108-117.

Parmeswaran D，Jacobo M，Norman E，et al. 2008. Imaging Epidermal Growth Faector Receptor Expression in vivo：Phannaeokinetic and biodistribution charaeterization of a bioconjugated Quantum dot nanoProbe. Clin Caneer Res，14（3）：731-741.

Petrovsky A，Schellenberger E，Josephson L，et al. 2003. Nearinfrared fluorescent imaging of tumor apoptosis. Cancer Res，63（8）：1936-1942.

Pines J. 2011. Cubism and the cell cycle：the many faces of the APC/C.Nature Reviews Molecular Cell Biology，12：427-438.

Postema M，Bouakaz A，de Jong N. 2005. Ultrasound-induced gas release from contrast agent microbubbles. IEEE Trans Ultrason Ferrorlrctr Freq Control，52：1035-1041.

Postema M，Marmottant，de Jong N. 2004. Ultrasound-induced microbubble coalescence. Ultrasound Med Biol，30：1337-1344.

Postema M，Schmitz G. 2007. Ultrasonic bubbles in medicine：influence of the shell. Ultrason Sonochem，14：438-444.

Postema M，van Wamel A，de Jong N. 2004. Ultrasound-induced encapsulated microbubble phenomena. Ultrasound Med Biol，30：827-840.

Postema M，van Wamel A，de Jong N. 2005. High-speed photography during ultrasound illustrates potential therapeutic applications of microbubbles. Med Phys，32：3707-3711.

Puett C，Sheeran PS，Rojas JD. 2014. Pulse sequences for uniform perfluorocarbon droplet vaporization and ultrasound imaging. Ultrasonics，54：2024-2033.

Qin S，Caskey CF，Ferrara KW. 2009. Ultrasound contrast agent microbubbles in imaging and therapy：physical principles and engineering. Phys Med Biol，54：R27-R57.

Qiu Y，Zhang C，Tu J，et al. 2012. Microbubble-induced sonoporation involved in ultrasound-mediated DNA transfection in vitro at low acoustic pressures. J Biomech，45（8）：1339-1345.

Rchak JJ，Klibanov AL，Leppanen A，et al. 2004. Enhanced binding of ultrasound contrast microbubbles targeted to P-selectin using a physiological capture ligand.FASEB J，18（3）：A446.

Raz D，Zaretsky U，Einav S，et al. 2005. Cellular alterations in cultured endothelial cells exposed to therapeutic ultrasound irradiation. Endothelium，12（4）：201-213.

Ren J，Zhang P，Tian J，et al. 2014. A targeted ultrasound contrast agent carrying gene and cell-penetrating peptide：preparation and gene transfection in vitro. Colloids Surf B Biointerfaces，121：362-370.

Reznik N，Lajoinie G，Shpak O，et al. 2014.On the Acoustic Properties of Vaporized Submicron Perfluorocarbon Droplets. Ultrasound in Medicine & Biology，40：1379-1384.

Reznik N，Lajoinie G，Shpak O，et al. 2014. On the acoustic properties of vaporized submicron perfluorocarbon droplets. Ultrasound Med Biol，40：1379-1384.

Reznik N，Shpak O，Gelderblom EC，et al. 2013. The efficiency and stability of bubble formation by acoustic vaporization of submicron perfluorocarbon droplets. Ultrasonics，53：1368-1376.

Reznik N，Williams R，Burns PN. 2011. Investigation of Vaporized Submicron Perfluorocarbon Droplets as an Ultrasound Contrast Agent. Ultrasound in Medicine & Biology，37：1271-1279.

Rhoades RA，Tanner GA. 2003. Medical Physiology. 2nd ed. Lippincott：Williams & Wilkins.

Rychak JJ，Graba J，Cheung AM，et al. 2007. Microultrasound molecular imaging of vascular endothelial grouth factor receptor 2 in a mouse model of tumor angigeogenesis. Mol Imaging，6（2）：289.

Sainson RC1，Harris AL. 2007. Anti-Dll4 therapy：can we block tumour growth by increasing angiogenesis. Trends Mol Med，13（9）：389-395.

Sanchez R，Saralegui A，Olivos-Garcia A，et al. 2005. Entamobeba histolytica：intracellular distribution of the sectlalpha subunit of the secretory pathway and down-regulation by antisense peptide nucleic acids. Exp Parasitol，109（4）：241-251.

Sarkar K，Katiyar A，Jain P. 2009. Growth and Dissolution of an Encapsulated Contrast Microbubble：Effects of Encapsulation Permeability. Ultrasound in Medicine & Biology，35：1385-1396.

Scabini M，Stellari F，Cappella P，et al. 2011. In vivo imaging of early stageapoptosis by measuring real-time caspase-3/7 activation. Apoptosis，16：198-207.

Schumann PA，Christiansen JP，Quigley RM，et al. 2002.Targeted-microbubble binding selectively to GPIIb IIIa receptors of platelet thrombi.Invest Radiol，37（11）：587-593.

Schutters K，Reutelingsperger C. 2010. Phosphatidylserine targeting for diagnosis and treatment of human diseases. Apoptosis，15（9）：1072-1082.

Shah K, Weissleder R. 2005. Molecular optical imaging: applications leading to the development of present day therapeutics. NeuroRx, 2(2): 215-225.

Sharma A, Ruckenstein E. 1987, Critical thickness and lifetimes of foams and emulsions: role of surface wave-induced thinning. J Colloid Interf Sci, 119: 14-29.

Sheeran PS, Dayton PA. 2012. Phase-change contrast agents for imaging and therapy. Curr Pharm Des, 18: 2152-2165.

Sheeran PS, Luois S, Matsunaga TO. 2011. Formulation and acoustic studies of a new phase-shift agent for diagnostic and therapeutic ultrasound. Langmuir, 27: 10412-10420.

Sheeran PS, Luois SH, Mullin LB. 2012. Design of ultrasonically-activatable nanoparticles using low boiling point perfluorocarbons. Biomaterials, 33: 3262-3269.

Sheeran PS, Wong VP, Luois S, et al. 2011. Decafluorobutane as a Phase-Change Contrast Agent for Low-Energy Extravascular Ultrasonic Imaging. Ultrasound in Medicine & Biology, 37: 1518-1530.

Sheludko A. 1967. Thin liquid films. Advan Collid Interf Sci, 1: 391-464.

Skorpíková J, Dolníková M, Hrazdira I, et al. 2001.Changes in microtubules and microfilaments due to a combined effect of ultrasound and cytostatics in HeLa cells. Folia Biol (Praha), 47(4): 143-147.

Smith DF, Toft Do. 1993. steroid receptors and their as sociated proteins. Mol Ednocrinol, 7: 4.

Sorace AG, Saini R, Mahoney M. 2012. Molecular ultrasound imaging using a targeted contrast agent for assessing early tumor response to antiangiogenic therapy. J Ultrasound Med, 31: 1543-1550.

Stacchino C1, Bona G, Bonetti F, et al. 1998. Detoxification process for glutaraldehyde-treated bovine pericardium: biological, chemical and mechanical characterization.J Heart Valve Dis, 7(2): 190-194.

Strohm E, Rui M, Gorelikov I. 2011, Vaporization of perfluorocarbon droplets using optical irradiation. Biomed Opt Express, 2: 1432-1442.

Stsiapura V Sukhanova A, Artemyev M, et al. 2004. Functionalized nanocrystal·tagged fluorescent polymer beads: synthesis, physicochemical characterization, and immunolabeling application.Anal Biochem, 334(2): 257-265.

Su H, Du Y, Qian Y, et al. 2011. Targeted ultrasound contrast imaging of matrix metaloproteinases-2 in ischemia-reperfusion rat model: exvivo and invivo studies. Mol Imaging Bio, 13(2): 293-303.

Su JT, Needham D. 2013. Mass Transfer in the Dissolution of a Multicomponent Liquid Droplet in an Immiscible Liquid Environment. Langmuir, 29: 13339-13345.

Sun L, Huang CW, Wu J, et al. 2013. The use of cationic microbubbles to improve ultrasound-targeted gene delivery to the ischemic myocardium. Biomaterials, 34(8): 2107-2116.

Sundaram J, Mellein B, Mitragotri S. 2003. An experimental and theoretical analysis of ultrasound-induced permeabilization of cell membranes.Biophys J, 84(5): 3087-3101.

Tachibana K, Uchida T, Ogawa K, et al. 1999. Induction of cell-membrane porosity by ultrasound . Lancet, 353(9162): 1409.

Toma C, Fisher A, Wang J, et al. 2011. Vascular endoluminal delivery of mesenchymal stem cells using acoustic radiation force. Tissue Eng Part A, 17(9-10): 1457-1464.

Tran TA, Roger S, Le Guennec JY, et al. 2007. Effect of ultrasound-activated microbubbles on the cell electrophysiological properties. Ultrasound Med Biol, 33(1): 158-163.

van Wamel A, Kooiman K, Harteveld M, et al. 2006. Vibrating microbubbles poking individual cells: drug transfer into cells via sonoporation. J Control Release, 112(2): 149-155.

Vaskovicova N, Druckmüllerovaz, Janisch R, et al. 2013, Effects of therapeutic ultrasound on the nuclear envelope and nuclear pore complexes. J Appl Biomed, 11: 235-242.

Wang H, Felt SA, Machtaler S, et al. 2015. Quantitative Assessment of Inflammation in a Porcine Acute Terminal Ileitis Model: US with a Molecularly Targeted Contrast Agent. Radiology, 276: 809-817.

Wang LC, Fu QX, Zhan LS, et al. 2010. Bioluminescence imaging of hepatitis C virus NS3/4 serine protease activity in cells and living animals. Antiviral Res, 8(7): 50-56.

Wang ZX, Wang ZG. 2006. Treatment of ultrasound contrast agents for gene or drug delivery. Chin J Interv Imaging Ther, 3(4): 306-308.

Warram JM, Sorace AG, Saini R. 2011. A triple-targeted ultrasound contrast agent provides improved localization to tumor vasculature. J Ultrasound Med, 30: 921-931.

Weller GE, Lu E, Csikari MM, et al. 2003. Ultrasound imaging of acute cardiac transplant rejection with microbubbles targeted to intercellular adhesion molecule-1. Circulation, 108(2): 218-224.

Weller GE，Villanueva FS，Tom EM，et al. 2005. Targeted ultrasound contrast agents：in vitro assessment of endothelial dysfunction and multi-targeting to ICAM-1 and sialyl Lewisx.Biotechnol Bioeng，92（6）：780-788.

Wen Q，Wan S，Liu Z. 2014. Ultrasound contrast agents and ultrasound molecular imaging. J Nanosci Nanotechnol，4：190-209.

Willmann JK，Lutz AM，Paulmurugan R，et al. 2008. Dual-targeted contrast agent for US assessment of tumor angiogenesis in vivo. Radiology，248（3）：936-944.

Willmann JK，Paulmurugan R，Chen K，et al. 2008. US imaging of tumor angiogenesis with microbubbles targeted to vascular endothelial growth factor receptor type 2 in mice. Radiology，246（2）：508-518.

Wu H，Rognin NG，Krupka TM，et al. 2013. Acoustic Characterization and Pharmacokinetic Analyses of New Nanobubble Ultrasound Contrast Agents. Ultrasound in Medicine & Biology，39：2137-2146.

Wu W，Wang Y，Shen S，et al. 2013. In vivo ultrasound molecular imaging of inflammatory thrombosis in arteries with cyclic Arg-Gly-Asp-modified microbubbles targeted to glycoprotein IIb/IIIa. Invest Radiol，48：803-812.

Xu RX. 2011. Multifunctional microbubbles and nanobubbles for photoacoustic imaging. Contrast Media Mol Imaging，6：401-411.

Yan F，Xu X，Chen Y，et al. 2015. A Lipopeptide-Based alphavbeta3 Integrin-Targeted Ultrasound Contrast Agent for Molecular Imaging of Tumor Angiogenesis. Ultrasound Med Biol，41：2765-2773.

Yan Y，Liao Y，Yang L，et al. 2011. Late-phase detection of recent myocardial ischaemia using ultrasound molecular imaging targeted to intercellular adhesion molecule-1. Cardiovasc Res，89（1）：175-183.

Yang F1，Zhang M，He W，et al. 2011. Controlled release of Fe_3O_4 nanoparticles in encapsulated microbubbles to tumor cells via sonoporation and associated cellular bioeffects. Small，7（7）：902.

Yang WJ. 1971. Dynamics of gas bubbles in whole blood and plasma. J Biomech，4：119-125.

Yang YN，Gao YH，Tan KB，et al. 2006. Dissolution thrombus of RGDS conjugating targeted liposome microbubbles：in vitro study. Chin J Ultrasonogr，15（8）：624-626.

Yano S，Ni shioka Y，Goto H. 2003. Molecular mechanisms of angiogenesis in non-small cell lung cancer and therapeutics targeting related molecules. Cancer Sci，94（6）：479-485.

Yanwei Teng，Min Bai，Ying Sun，et al. 2015. Enhanced delivery of PEAL nanoparticles with ultrasound targeted microbubble destruction mediated siRNA transfection in human MCF-7/S and MCF-7/ADR cells in vitro.International Journal of Nanomedicine，10：5447-5457.

Younes CK，Boisgard R，Tavitian B. 2002. Labelled oligonu cleotides as rad iopharm aceutica ls：pitfalls，problems and perspectives. Curr Pharm Des，8：1451-1466.

Yun-Chao Chen，Li-Ping Jiang，Na-Xiang Liu，et al. 2011. Enhanced gene transduction into skeletal muscle of mice in vivo with pluronic block copolymers and ultrasound exposure.cell biochem biophys，60：267-273.

Zhang B，Zhou HS，Cheng Q，et al. 2014. Low-frequency ultrasound induces apoptosis of rat aortic smooth muscle cells（A7r5）via the intrinsic apoptotic pathway. Genet Mol Res，13（2）：3143-3153.

Zhang M，Fabiilli ML，Haworth KJ，et al. 2011. Acoustic Droplet Vaporization for Enhancement of Thermal Ablation by High Intensity Focused Ultrasound. Academic Radiology，18：1123-1132.

Zhao L，Feng Y2，Shi A，et al. 2015. Apoptosis Induced by Microbubble-Assisted Acoustic Cavitation in K562 Cells：The Predominant Role of the Cyclosporin A-Dependent Mitochondrial Permeability Transition Pore. Ultrasound Med Biol，41（10）：2755-2764.

Zhao YZ，Lu CT. 2008. Hypothesis about the physical mechanism of gene transfer mediated by ultrasound contrast agent：Chain Cavitation Effect. Bioscience Hypotheses，1（4）：189-192 .

Zhong S，Shu S，Wang Z，et al. 2012. Enhanced homing of mesenchymal stem cells to the ischemic myocardium by ultrasound-targeted microbubble destruction. Ultrasonics，52（2）：281-286.

Zhong W，Chen X，Jiang P，et al. 2013. Induction of endoplasmic reticulum stress by sonoporation：linkage to mitochondria-mediated apoptosis initiation. Ultrasound Med Biol，39（12）：2382-2392.

Zhong W，Sit WH，Wan JM，et al. 2011. Sonoporation induces apoptosis and cell cycle arrest in human promyelocytic leukemia cells. Ultrasound Med Biol，37（12）：2149-2159.

Zhou Y，Gu H，Xu Y，et al. 2015. Targeted antiangiogenesis gene therapy using targeted cationic microbubbles conjugated with CD105 antibody compared with untargeted cationic and neutral microbubbles. Theranostics，5：399-417.

第三章　超声分子成像探针

第一节　概　　述

随着人们从基因组学、蛋白质组学等新角度对疾病发生机制认识的不断深入，传统的医学影像已不能满足人们对疾病准确诊断和评估的需求。分子影像学（molecular imaging）作为影像学新兴的前沿领域，能够在活体状态下对正常及病变组织的细胞和分子进行结构与功能变化信息的定性和定量研究，主要包括放射性核素成像、磁共振显像、磁共振波谱分析、单光子发射计算机断层显像/正电子断层显像、光学成像、超声成像及多模式融合成像等影像技术，上述技术的共同特点是针对体内特定的分子靶点进行成像，进而对生命系统内部某些特定的生理或者病理过程（基因表达、蛋白质之间相互作用、信号传导、细胞的代谢及细胞内和细胞外的示踪等）进行无创、实时、定性及定量的深入研究。分子影像学的发展依赖于以下几个环节：①发现能够代表疾病信息的有效靶标；②制备适应于临床的超声分子探针；③寻找克服人体生物学屏障的方法；④提高成像信号的放大获取和医用显像仪器的生产制备。其中最核心的环节是分子探针的构建。分子探针是指能与靶组织和器官特异性结合的物质（如配体或抗体等），与能产生影像学信号的物质（如同位素、荧光素或顺磁性原子）通过特定方法相结合而构成的一种复合物。而通过借助分子探针及适当的扩增策略放大信号后，高分辨力的影像学成像系统即可检测到这些信号的改变，从而间接反映分子或基因的信息，在疾病的早期诊断、指导个体化医疗、监测生物治疗效果和药学研究等方面具有广阔的基础研究和临床应用前景。

不同的分子影像学技术存在各自的优势及不足，分子核素成像具有高灵敏性、整体成像、功能成像和治疗用核素的放射治疗有效结合在一起的优势，因此它已经成为分子影像学中研究最早、最成熟的技术，但是由于存在空间分辨力低、放射性污染等不足，使得其在临床的应用中受到了一定的限制；磁共振成像技术具有高的空间分辨率和软组织分辨率，可以对组织进行精细、准确的定位和定量分析及多参数测量的优势，大多数学者认为它是最理想的分子影像分析技术之一，但是亦存在时间分辨力差、检查费用昂贵、对医师要求高、不能对存在金属植入物的患者进行监测和检查等缺点；光学分子成像是分子影像学中的有一个具有极具潜力的成像技术，具有非离子低能量辐射、高灵敏性、染料选择灵活等优点，但由于组织穿透力弱等的限制，也只能用于单一的诊断且大多数还停留在实验阶段，目前仅作为一种重要的实验研究方法得以应用和研究。而作为分子影像学的重要组成部分，超声分子影像学因具备常规超声影像学实时动态、操作简便及成本低廉等优势而引起了大家的广泛关注。它是利用超声造影剂表面固有的化学特性或通过对造影剂表面进行特殊处理，构建特异性靶向超声造影剂，使其经静脉注入后能靶向聚集并较长时间滞留于靶组织，再通过超声造影剂对超声的散射产生分子水平显影，从而实现了从分子水平评价病变组织的应用。超声分子成像研究的重点和先决条件同样也是超声分子探针的设计。超声分子探针包括既能与靶组织特异性结合的物质（如配体或抗体等），又能产生超声影像学信号的物质（如超声微泡、高分子聚合物造影剂），两者以特定方法相结合而构成的一种复合物，经静脉注射后可间接反映靶组织细胞和分子水平的信息，因此高特异性靶向超声造影剂（超声分子探针）的设计和构建是实现超声特异性分子显像的基础和重要环节。

在50多年的发展过程中，超声造影技术实现了从右心造影到左心造影的突破、从心血管领域的应用到其他实质脏器领域的突破、从单纯的疾病诊断到疗效评估的突破。多项国内外学者进行的Meta分析结果证明，超声造影在诊断疾病的方面明显优于常规超声。超声造影剂的研究也从最初的空气微泡到氟碳微泡、从白蛋白外壳到脂质外壳，超声造影剂的材料和制备工艺得到了不断的更新和改造，目前发展和研究最多的是由脂质或多聚体为成膜材料的超声造影剂。综合分析相关文献，超声造影剂的制备材料基本具备以下特点：①散射性能要强，有利于信号的提取和超声成像；②制备方法简单，产量高；③稳定性好，在体循环的持续时间长；④安全性能好，与生物组织不发生反应，无毒副作用；⑤黏稠度要低；⑥具有良好的水溶性。超声造影剂有多种不同的分类方法，一般可根据超声造影剂的外壳、内部充填气体种类、粒径和造影剂功能进行分类。近年来，新型超声造影剂的不断兴起、新型超声造影技术的不断革新，超声分子成像已逐渐应用于动脉粥样硬化、炎性反应、血栓、肿瘤等疾病的早期诊断、病程监测及其相关疗效评价的实验研究中。已有的研究已经证实，超声分子影像学与其他分子影像学相比，具有以下显著的特点：①无创、无毒、无放射性污染；②图像分辨率好，纵向和侧向探测深度较大；③能实时、动态追踪、多次重复地对靶组织进行观察；④可根据需要设计多功能、多模式、单靶点、多靶点的超声分子探针，有助于个性化的诊断和治疗。

超声造影剂自问世以来，它的制备工艺和成分不断被改进，其中外膜的成分和种类决定了造影剂的稳定性、安全性和超声造影增强效果。根据外膜的构成成分主要分为白蛋白、脂质、多聚体和各种表面活性剂等。

以人血白蛋白为包膜制备造影剂始于20世纪80年代，由Feinstein等采用超声声振的方法获得。蛋白质类物质在超声作用下，分子中的羧基与氨基之间形成了酰胺键，可以形成具有一定机械强度的薄膜。从国内外的研究现状来看，以白蛋白作为微泡膜材料具有无毒、易制备等优点，但存在稳定性差、产量较少、价格昂贵和免疫反应等缺点。

以脂质材料为外壳的超声造影剂是目前基础研发和临床应用的主要方向，分为单层和双层结构的脂质外壳，脂质材料可以分散在微泡的表面，形成一层界面膜，其强度和排列密度较高，可阻止微泡内气体的外溢，与其他材料形成的外壳相比，形成的造影剂具有稳定性强、弹性好、安全性高、显影效果好等优点。临床常用的脂质超声影剂有Definity和SonoVue。目前国内外常用的脂质外膜材料主要有二棕榈酰磷脂酰胆碱、二硬脂酰磷脂酰乙醇胺、二棕榈酰磷脂酰乙醇胺等，其中二棕榈酰磷脂酰胆碱所占比例最大，这类磷脂高度饱和，内部烷基基团排列紧密，脂肪链长，与普通卵磷脂相比具有更高的稳定性和气体包封率。研究证实，含有这种类脂类的造影剂在低机械指数条件下能显著增加造影效果，但存在有效增强显影时间较短的问题。因此，为了克服上述缺点，延长微泡在体循环中的半衰期，有学者发现聚乙烯吡咯烷酮、聚乙烯醇或聚乙烯乙二醇及其衍生物可在微泡表面形成掩盖表面疏水结合位点的水化膜的方法，有效阻碍了血浆成分接近微泡，从而减少网状内皮系统破坏，延长了其在血液内循环的时间，该方法可以依据不同的脂质分子性质，进行有针对性的选择处理，已经成为超声脂质外壳造影剂制备的常规方法。

由于作为超声造影剂，要求包膜材料在包裹气体材料的同时还必须要有足够的韧性和强度，使其在体内体外都能保持一定的稳定性，特别是能克服体内动脉压力的影响，高分子聚合物微泡（球）造影剂的外壳为可生物降解的高分子聚合物及其共聚体，天然的或合成的高分子多聚物抗压性和稳定性高，联合其常用于内部包裹的氟碳气体，可制备出具有直径小、分布均匀、半衰期长等的超声造影剂。这些高分子载体材料以合成的可生物降解的聚合物体系为主，能在体内自然降解，对人体无毒副作用。目前，已应用开发的高分子外膜材料主要有乳酸 - 羟基乙酸共聚物（PLGA）、聚乙烯乙二醇、多聚糖、氨基丁二酸聚合物、海藻酸盐等，其中应用最广的为乳酸 - 羟基乙酸共聚物，是已获美国 FDA 批准的注射用药物控释制剂的最常用材料之一，但是也存在亲水性较差、结构中缺乏某些功能性基团、降解速度较慢、降解周期难以控制等缺点。已有研究证实，用 PEG 修饰高分子聚合物外膜材料可有效改善上述缺点，这是由于 PEG 链段长，吸水能力强，可加速酯键水解。近年来，以 PEG 修饰及在各种高分子材料中引入疏水基和亲水基，从而制得特定的高分子表面活性剂成为研究热点。目前，高分子造影剂基本处于实验研究阶段，研究较为成熟的是德国 Schering 公司研制的 SHU563A 和 Acusphere 公司的 AI-700/Imagify，其内部气体均为 C4F10 气体，此种造影剂对压力的耐受性好，已在心腔显像中取得较好的增强效果。然而，超声造影剂的外壳除了稳定的功能外，它还决定了在超声成像过程中造影剂的振荡情况，由于软的外壳比硬的外壳更灵活并更适应于非线性成像，高分子聚合物造影剂需要较高的声学输出才能引起非线性共振，从而容易导致组织损伤，如细胞溶解、毛细血管破裂等，因此高分子聚合物超声造影剂真正从实验室走向临床还需要进一步深入研究。

以表面活性剂为成膜材料的超声造影剂一般都具有降低溶液表面张力的能力，大都具有良好的起泡性能，有利于超声造影成像信号的提取，因此也被广泛用于超声造影剂的制备研究中。超声造影剂的表面活性剂一般为阳离子、阴离子、非离子、两性表面活性剂的单一或混合物质，还包括脂肪氧化物、长链脂肪酸、磷脂、氟化表面活性剂等。同时加入有些辅助剂（脂肪醇、山梨醇、食用植物淀粉、右旋糖酐、白明胶等）有助于超声造影剂外壳的稳定性。在形成气泡的过程中，表面活性剂的疏水端伸向气体，亲水端伸向液体，形成一层牢固的膜。另外，表面活性剂的液膜面一般还具有受破坏后自我修复的能力。目前，用于超声造影剂膜材料的表面活性剂主要是非离子表面活性剂，主要有 Tween 和 Span 系列，研究证实，司盘 60（Span 60，亲油性）和吐温 80（Tween 80，亲水性）能明显增强微球表面活性作用，降低表面张力，将两者按照一定配比处理后，可获得粒径、稳定性及造影效果较为满意的超声造影剂，因此，上述两种系列物质已成为表面活性剂类超声造影剂的常规制备材料。

根据造影剂中气体的种类和成分可分为含二氧化碳、氧气、空气的超声造影剂微泡及含大分子惰性气体（多为氟碳气体和氟硫气体）的超声造影剂微泡。超声造影剂微泡中气体成分最初由分子质量小的氧气和氮气等组成，它可以通过肺循环进入左心室显像，易溶解于血液，但由于空气扩散快，球壁塌陷后迅速失去声反射性，造影持续时间短，严重限制了其在实验室和临床的进一步应用。由氟碳类惰性气体构成的造影剂微泡是目前临床应用最为成熟的微泡之一，由于氟碳类气体是一类氟取代的脂肪族化合物，其碳链上的所有氧原子均被氟原子取代，具有生化惰性及稳定性、低的表面张力、高密度、高蒸汽压、经肺排出、很难穿过造影剂外壳等优点，因此，它被认为可作为血流灌注情况的血细胞示踪剂，具有在血管内停留时间长、不影响组织器官血流动力学改变等的优点。

目前国外已上市的超声造影剂微泡中主要采用氟化合物（包括氟碳及六氟化硫），氟碳化合物中碳链长度决定了其物理特性，碳原子数小于五的为气态，包括全氟丙烷、全氟丁烷和全氟戊烷三种气体成分，全氟丙烷和全氟丁烷在常温下是气体，全氟戊烷的沸点为 29℃，29℃以下以液态形式存在，因此被用来制备气液相变型的超声造影剂微泡，从而为超声造影剂的研制和应用拓展开辟了新的领域。氟碳气体是常规超声造影剂的常用内核，其中 Defmity 及 SonoVue 等上市的造影剂均是以全氟丙烷或六氟化硫气体为内核制成的，特别是 SonoVue 作为目前唯一在中国大陆被批准应用的超声造影剂，自 2004 年起在国内应用以来，已在肝脏、甲状腺、乳腺等脏器的良恶性肿瘤的鉴别诊断和心脏疾病的诊断中发挥了重要作用。

BR55 是首个应用于临床评价中的超声造影剂，它是通过将针对 VEGFR-2 的异二聚肽整合到磷脂壳内形成的靶向微泡，实验表明 BR55 在乳腺癌、前列腺癌的移植瘤新生血管中有很强的聚集性，并且在结肠癌移植瘤的治疗模型中发现能够敏感地反应抗血管生成的治疗效果。最近，在组织学证实的前列腺癌患者中开展了 BR55 的 0 期临床研究，用于评价 BR55 的毒性及有效性。而且，BR55 能够区分两种有差异的乳腺癌血管活性，也可以用来评价小尺寸乳腺癌的新生血管能力。除此之外，使用 BR55 的超声分子影像能够敏感特异性的在转基因哺乳动物中区分良恶性肿瘤，能够探测原位导管癌和高精度的探测浸润性乳腺癌。一种介入性的临床试验用来确认 BR55 在前列腺癌病灶中的 VEGFR-2 阳性区域。另外，还有大量的超声造影剂适用于人体，如另一种脂质微泡（DSPC、棕榈酸和 DSPE-PEG2000），通过巯基键携带 PSGL-1 用于靶向 E/P- 选择素。这些靶向微泡被应用于炎症性肠病的小鼠中，用于评价炎症级别和监测炎症治疗效果。类似的，最近通过共价连接诊断 E- 选择素的短肽和造影剂表面的 IELLQAR 序列，研制了 E- 选择素特异性的 PBCA 微泡，这些微泡能够与 TNF-α 激活的 HUVEC 相结合，同时靶向小鼠负荷的卵巢癌。尽管以上提到的配体直接连接对临床提供了一种有价值的诊断信息，但是这种微泡广泛应用于临床前执行仍然是需要进行严格、耗时及高成本的临床试验。

总之，上述超声造影剂配合超声造影显像技术（如谐波显像、触发成像、反相脉冲等技术的应用，有效地提高了超声对人体各种疾病的诊断和鉴别诊断能力，具有广阔的临床应用前景，现将以上常规的主要超声造影剂总结见表 3-1-1。

表 3-1-1 常规超声造影剂种类和应用范围

名称	物理存在形态	微泡直径（μm）	适用器官或部位	公司或实验者
Albunex	人体血清白蛋白包裹/空气	3.8±2.5	小血管，深部血管探测	Molecular Biosystems Inc.(USA) Mallnckroot
Option	人体血清白蛋白包裹/全氟丙烷	2.0～4.0，平均3.5	小血管，深部血管探测，具有更好谐波特性，心脏迅速显影，外周血管和腹部脏器血管显影，显影增强体内小血管频谱及彩色多普勒信号，肝脏实质增强	Molecular Biosystems Inc.(USA) Mallnckroot
Bonovist，SHU454	半乳糖/空气	3.5	右心造影，不孕症的子宫，输卵管常规检查	ScheringAG(German)
Lovovist，SHU508	半乳糖/空气	2.4	心脏，血管多普勒声学造影，乳房，前列腺癌，肝肾血管灌注	ScheringAG(German)
Bonovist，SHU	氰基丙烯酸酯包裹/空气	无	组织特异性显像，声学激励发射成像，肝脏占位性病变	ScheringAG(German)
Eonogen，CW3600	2.2%12-全氟戊烷混悬液（29℃雾化为气泡）	0.2	心脏学，肝脏造影，心肌显影清楚且持久，无明显声衰显像	Sonus Pharmaceuticals Cosa Mosa/ Abbot(Bothell，WA)
CW7427	2.2%12-全氟戊烷混悬液（29℃雾化为气泡）	0.2	气泡血管黏滞性和悬介性降低，动物实验显示静脉注射后微泡在微循环中存在时间超过5min，表明有心肌显影时间长的特点	Sonus Pharmaceuticals Cosa Mosa/ Abbot(Bothell，WA)
Dennity，DWP.115	脂质双分子层包裹/氟化碳	8.0～10.0	心血管系统，肝脏循环评价，能清晰显示灌注缺损区，有声衰减现象	ImaRx Pharmaceutical Tuceon AZ(USA) Dupont Merck
SonoRx	纤维素悬浮溶液	18.0～22.0	上腹部器官造影，口服	Brsoas Digonostics Inc
Cavis-omes	氰基丙烯酸盐颗粒	1.0	诱发声发射对肝肾血管造影	Schoring AG(German)
IDS	胶体悬浮液	0.1～2.0	肝脾回声增强，不增强肿瘤回声	Parker
PFOB	乳剂	1.0	肝脾回声增强，肿瘤呈相对低回声	Mattrey
Craiex	多糖溶液	无	胃肠等上腹部器官造影	Molecular Biosystems Inc.(USA)
FFG	气泡或液体乳	无	血管信号显著增强，24～48h后肿瘤更明显	Allance Pharmaceuticals Corp
AF0145/0148	氯化钠和碳酸盐稳定表面活化剂与全氟乙烷混合制成粉状，应用时加入无菌生理盐水制成液体/空气	8.0/5.0	心脏显影，无明显声衰减	Allance Pharmaceuticals Corp/ Bchering(Ban Diago，CA)

续表

名称	物理存在形态	微泡直径（μm）	适用器官或部位	公司或实验者
FBO69	白蛋白	无	心脏	Molecular Biosystems Inc.(Ban Diago，CA)
Quantison/Quantison depot	变性白蛋白包膜 / 空气	3.0 ~ 5.0，平均 3.2	心肌显影效果好	Anderis
BR	聚乙二醇包膜 / 六氟化硫	2.5	pH 为 6.0 ~ 6.5，最适合 3 ~ 5MHz 探头频率成像，可用于心肌二维显影	Bracoo Research(Milan，Italy)
SonoVue，BR	磷脂 / 六氟化硫	平均 2.5	肝实质超声造影，肺部造影	Bracoo Research(Milan，Italy)
PEBDA	含氟化碳气体的声振右旋糖酐白蛋白制剂	4.0 ~ 6.0	无副作用，后方成衰减现象较为显著，心肌显影，剂量依赖性	无
A/F201	无	10.0	对比剂直接注入左心房，清晰显示心肌灌注	Anderis(USA)
NG100100	脂质 / 氟化碳	无	心腔内不产生声影，清晰观察左心室后壁	Nycomad(Daio Norway)
BY963	B - 硬脂酰 - 甘油基 - 二硬脂酰硬脂酰甘油钠盐包裹	无	无	By K Guldan(German)
AI-755	聚合物 / 氟化碳	无	肺部造影	Acusphare university Park at MIT Cambridge
Bshoar	人体血清蛋白聚合物 / 空气	无	肺部造影	Point Biomedical
MF1950	磷脂 / 全氟丁烷	4.0	无	无

（郭燕丽）

第二节　超声造影剂的种类

1968 年 Gramiak 等将用手振动后的靛青蓝绿注入犬心腔后，在二维超声心动图上发现心腔内产生云雾状回声增强，之后证明云雾性反射的产生与注射液中经振荡混入的微气泡有关，由此解开了心脏声学造影的序幕。目前常规超声造影剂基本由外壳和微泡内气体两部分组成。通常是指直径为 2 ～ 10μm 的有壳的微气泡，微泡外壳厚 1 ～ 500nm，壳体材料可以是白蛋白、磷脂、半乳糖、聚合物、液膜（表面活化剂）等，微泡内气体通常是二氧化碳、氟碳气体（如 C_3F_8 等）、氟化合物（如 SF_6 等）及空气等。按照制备材料和方法的不同，常规的包膜超声造影剂的发展大致分为三个阶段，分别称为第一代超声造影剂、第二代超声造影剂和第三代超声造影剂。第一代超声造影剂为包裹空气的微泡造影剂，选用的包裹微泡气体的材料主要有蛋白质外壳、多聚体外壳、表面活性剂等，比较有代表性的是 Albunex 和 Levovist。第二代超声造影剂为包裹高分子质量、低血液溶解度的氟碳类或氟硫类气体的超声造影剂。第三代超声造影剂则是用于靶向诊断与治疗的微泡造影剂。

一、第一代超声造影剂

第一代超声造影剂为包裹空气的微泡造影剂。所用气体主要是空气，选用的包裹微泡气体的材料种类繁多，大致可分为蛋白质外壳、多聚体外壳、表面活性剂等。

Albunex 是首个被美国 FDA 批准用于临床的左心声学造影剂。其制作方法是将 5% 人体白蛋白经超声波振荡处理，使之形成具有稳定白蛋白外壳的含空气微泡。微泡平均直径为 3 ～ 5μm，浓度为 (3 ～ 5) $\times 10^8$ 个 /ml，其中 92.5% 的微球直径＜ 10μm，是世界上第一个能够通过肺循环的商用造影剂。该品主要用于经静脉注射增强左心室显影程度达 2^+ 以上，83% 的患者左心室内膜边界得以增强，应用过程中未发现明显副作用。与众多第一代超声造影剂相似，它经静脉难以见到明确的心肌声学增强显影，需经冠脉内注射才可以了解心肌血流灌注。东冠注射液则是由广州南方医院研制成功的首个国产左心声学造影剂，其微泡大小、浓度与 Albunex 相当。临床多中心研究表明该造影剂 0.08ml/kg 经静脉注射后，可使 80.3% 的病例左心室心腔显影强度达 2^+ 以上，可有效增强左心室内膜边界，耐受性良好，适合在临床上应用。但是随着第二代声学造影剂的广泛应用，Albunex 与东莞注射液已经退出历史舞台。

Levovist 是德国 Schering 公司生产的商用造影剂，是由半乳糖及棕榈酸盐组成的空气微泡。微泡平均直径为 2 ～ 4μm。Levovist 使用时将注射用水注入瓶中，根据注射用水的量的不同可产生不同浓度的造影剂微泡浓度。临床主要用于增强血管多普勒信号及二维超声心动图造影。集合间歇触发成像及能量多普勒技术可观察到经静脉心肌声学造影显像。近年来有大量关于其应用于心脏、肝脏、肾脏等腹部脏器疾病的研究，证明该造影剂在心外领域亦有重要的应用价值。此外，德国 Schering 公司还研发另一个超声造影剂，Sonavist（又名 SHU563A）。其主要成分为生物多聚体包裹的空气微泡，平均直径为 1 ～ 2μm，经静脉可实现满意的心、脑灌注成像。由于其在体内循环 10min 后可被网状内皮细胞（主要分布在肝脏）吞噬，故亦可有效地用于肝脏占位性疾病的诊断。

AIP201 是一类特殊的含空气微泡造影剂，微泡大小为 (10±0.4) μm，浓度为 1.5×10^7 个 /ml。其具有以下两个特点：①极厚的外壳（约 1μm，是 Albunex 等微泡的数百倍），使其既不易被超声波击碎，又阻止了微泡内的气体溢出，故而增加了该微泡的稳定性；②微泡直径大，约为 (10±0.4) μm，其中 70% 的微泡直径在 7μm 以上，限制了其经静脉途径行心肌声学造影，仅能用于左心房、冠状动脉或主动脉途径行声学造影。Linka 等动物实验表明，经犬左心房注射 AIP201 后约 5min 心肌正常灌注区声学显影强度达最高峰，并可稳定地持续 3h 以上，而梗死相关动脉的供区则始终无显影。此期间如松开梗死动脉的结扎线，则可见灌注缺损区声学造影增强。其特有的再分布 (redistribution) 现象对于适时评价溶栓、PTCA 或 CABG 疗效有重要价值。但其微泡直径较大，应注意其对血流动力学的影响。

第一代超声造影剂微泡内的空气扩散很快，泡壁容易塌陷而迅速失去声反应性，使其增强效果不够满意，并且其在血液循环中持续时间极为短暂，缺乏一定的稳定性，诊断价值有限，令其使用范围受到较大限制。此外，随着新型造影剂的出现，此类造影剂逐渐退出历史舞台。

二、第二代超声造影剂

第二代超声造影剂主要是指含氟碳气体或六氟化硫等高分子惰性气体的微泡造影剂。其微气泡的外壳构成与第一代超声造影剂相似，但其内包裹的气体与第一代超声造影剂不同。Porter 等研究表明采用高分子质量、低溶解度气体替代造影剂微泡中的空气，可有效增加微泡的稳定性，实现经静脉心肌声学显像。第二代超声造影剂最大的优势在于其在血液中的稳定性明显高于含空气微泡造影剂，其声学造影效果明显优于第一代造影剂，也更易于实现经静脉心肌显像。

Optison（又名 FS069）是被美国 FDA 批准的第一个含氟碳气体的声学造影剂，其造影剂微泡是由白蛋白外壳包裹 C_3F_8 气体而成，微泡大小为 2.0～4.5μm，浓度 $(5\sim8)\times10^8$ 个 /ml。临床和动物实验均显示该造影剂经静脉注射后可实现满意的心肌显像增强，是近年来使用较为广泛的声学造影剂。FESDA 是美国学者 Porter 实验室研究开发的造影剂，其性能与 Optison 相似。主要成分为含 C_3F_8 气体微泡的声震白蛋白葡萄糖溶液。微泡大小为 (5.7±1.7) μm，浓度为 3.1×10^9 个 /ml。

Definity（又名 MRX115，DMP115）是美国 DuPont-Merck 药厂开发的造影剂，已获得美国 FDA 批准。其造影剂微泡具有一双层磷脂壳，内含全氟丙烷气体，微泡直径为 2～3μm，浓度为 1.2×10^9 个 /ml。Linder 等研究表明该造影剂颈静脉注射后血流动力学稳定，可准确评估心肌血流低灌注区。

SonoVue（又名 BRI）是意大利 Bracco 公司研制的由脂质外壳包裹的微泡造影剂，内含气体为六氟化硫。该气体与氟碳气体相似，在体内呈生物学惰性。其微泡大小为 1～10μm，浓度 $(2\sim5)\times10^8$ 个 /ml，共振频率为 1～10MHz。该造影剂具有良好的颈静脉心肌显影效果，并能很好地用于肝脏等腹部脏器的对比超声成像。该造影剂已通过临床鉴定并获得批准在欧洲等市场销售。因有报道极少数患者对该造影剂可能产生严重的过敏反应，因此原有严重心脏疾病的患者将有可能致死。因此，欧洲药品评估署（EMEA）于 2002 年 12 月发出警告，暂时勿将其用于明确的冠心病、心肌梗死、急性心力衰竭或严重心律失常患者。BR14 是 Bracco 公司研制另一种新型声学造影剂，气体成分是全氟化碳，微泡浓度为（4 ～ 8）$\times 10^8$ 个 /ml。该造影剂在颈静脉注射后心肌对比超声显像时间可持续到左心室腔内造影剂消退之后。

Imagent（又名 AFO150，Imavist）是由美国 Alliance 公司研制，亦被美国 FDA 批准的又一个新型左心声学造影剂。其主要成分是全氟己烷脂质微粒及表面活性剂，其稀释前为 200mg 粉剂 / 瓶，采用 10ml 专用溶液稀释后为乳状混悬液，浓度为（5.9 ～ 13.7）$\times 10^8$ 个 /ml，99.8% 的微泡直径小于 10μm。颈静脉注射可实现心肌及外围组织器官满意显影。

EchoGen（又名 QW3600）为美国 Sonus 公司研制产品，该品是 2% 的全氟戊烷乳剂。室温下为液态，静脉注射后，体内温度大于 29.5℃时，则转化成为直径 3 ～ 5μm 的微气泡。心肌显影效果佳而持久。但因有学者研究发现该造影剂在微循环中有融合成更大气泡的现象，并阻塞微循环形成微气栓对机体产生危害，使该造影剂应用受限。QW7437 是该公司研发的另一个新产品，同样由全氟戊烷组成，通过一种表面负性电荷来稳定微泡，负电荷既可减少与内皮细胞的结合，又可减少微泡间聚集，故而具有更高的安全性和有效性。动物实验证明其心肌显影效果好，不伴信号衰减，未见任何血流动力学异常。

PB127 是一种新型声学造影剂，大小约 4μm，具有双层外壳的含氮气微泡。动物及临床试验显示该造影剂能使左心腔心肌显影良好，且下壁及侧壁衰减极小，在评价室壁运动及心肌灌注方面具有重要的价值。

Sonazoid（又名 NC100100）目前由挪威奥斯陆 Amersham Health 研发。其主要成分为脂质体包裹的氟碳气体微泡。微泡平均大小为 2 ～ 3μm，浓度为 1×10^9 个 /ml。经静脉注射不影响机体的血流动力学，是安全有效的声学造影剂。一项安慰剂对照的临床实验结果表明，该造影剂安全有效。采用间断谐波成像技术，0.03ml/kg 体重的剂量是心肌声学造影的适宜剂量，是用于评价心肌灌注的一个有效的手段。

南方医院研制的第二代声学造影剂“氟必显”，是国家新药资助项目。该造影剂是由一种白蛋白外壳包裹的氟碳微泡造影剂，微泡大小为 2 ～ 4μm，浓度为（0.8 ～ 1.8）$\times 10^9$ 个 /ml。与其他造影剂的不同点在于它是一种粉剂，较液体类微泡制剂而言，抗振荡性能明显增强。目前已完成临床研究，并成功申报国家 I 类新药。

国内外学者进行大量的第二代声学造影剂与第一代声学造影剂的对比研究，包括：EchoGen 与 Albunex 对比研究显示，0.05ml/kg 的 EchoGen 可使左心室内膜边界增强率达 88%，而 0.22ml/kg 的 Albunex 内膜边界改善率仅为 45%；Optison 与 Albunex 相比，前者内膜改善率达 93%，后者仅为 75%，特别是对于扩张型心肌病、慢性阻塞性肺炎患者，Optison 的显影效果较 Albunex 更优（Cohen et al. 1998）。Nanda 等对 264 例随机病例研究显示，0.5 ～ 4ml SonoVue 颈静脉注射后左心室完全充填显影率达 34% ～ 87%，而 0.08 ～ 0.22ml/kg 的 Albunex 颈静脉注射后左心室完全充填显影率为 0 ～ 16%。结果均显示第二代声学造影剂有更好的左心声学造影效果。

三、第三代超声造影剂（靶向超声造影剂，即超声分子成像探针）

（一）概述

自 Gramiak 等首先将超声造影技术应用于临床以来，超声造影剂的研究开发取得突飞猛进的进展。尤其是第三代微泡造影剂的出现，因采用脂质、白蛋白、表面活性剂或高分子多聚物为膜，内部注以弥散度低的氟碳气体，使稳定性大大提高；同时，配合谐波显像、触发成像、剪影技术等新兴显像技术的应用，有效地提高了超声对疾病的诊断和鉴别诊断能力，被誉为超声影像技术的第三次革命。然而，实践发现，早期的超声造影剂是包含空气的单纯微泡，后来出现有包膜包裹惰性气体的超声造影剂，根据其包膜成分和所含气体成分可再分为许多类型，但均属于非靶向超声造影剂，因缺乏对病变组织的特殊亲和力，不能有效驻留靶组织，只能在短暂的动脉相中使靶器官血管显影，故对疾病诊断的特异性欠佳。为解决这一问题，人们开始着眼于研究靶向微泡超声造影剂。近年来，随着新型超声造影技术的不断革新，超声分子显像逐渐成为现实，即经静脉注入带有特定配体的靶向微泡造影剂，在体内通过配体与受体结合的方式，使微泡选择性聚集并较长时间停留于靶组织或靶器官而产生分子水平的显影，作为其分子探针的靶向性超声造影剂立刻成为第三代超声造影剂研究的主流，至今国内外已研制出多种靶向性超声造影剂，主要针对炎症、血栓、不稳定斑块及肿瘤血管的早期诊断，取得了很好的成像和诊断效果。

靶向超声造影剂是一种特殊类型的造影剂，主要是通过对微泡外壳进行改建，将特异性配体结合或连接到微泡表面，这些微泡可通过血循环积聚到特定的病变组织上，从而达到使病变组织在超声影像中得到特异性的“标记”增强或局部靶向治疗作用的目的。此外，它可携带药物及基因片段至选定病灶区，既可做特异性诊断（如微血栓检出），又可做选定病灶区灌药治疗。

超声造影剂在未来的临床应用中不仅可用作灌注成像等对疾病进行超声诊断，目前国内外的研究表明超声造影剂在治疗方面亦具有巨大的应用前景，它可作为良好的非病毒基因或药物载体，将基因或药物输送到到特定病灶进行靶向释放，以达到靶向治疗的目的。该非侵入性的治疗方式可减少用药的剂量和全身毒副作用，为疾病治疗提供一种全新的方法和途径，拓展了研究的应用领域。

（二）靶向超声造影剂的工作原理

靶向超声微泡造影剂是在普通微泡造影剂基础上发展起来的。普通微泡造影剂一般是由具有一定生物兼容性的大分子材料包裹而制成的微米级气泡，这类微泡造影剂注入血液后，在超声波作用下产生振动爆破，可以改变血流及脏器组织的超声特性，增强回波能力，使血流和脏器清晰显示，用以评估脏器及外周血管血流灌注情况。随着对微泡及其制备技术的进一步研究，许多学者发现不同微泡外壳膜的表面理化性质各有不同，这为微泡的靶向运载作用及靶向微泡的制备提供了理论基础。

靶向超声微泡造影剂是将识别疾病抗原的特异性配体（多为抗体、多肽等）连接到微泡造影剂表面，进入体内后能够主动结合到靶组织或靶器官相应的受体上，并通过超声造影技术显示靶器官或组织分子水平的病理变化，产生特异性超声靶向分子显影（图 3-2-1）。

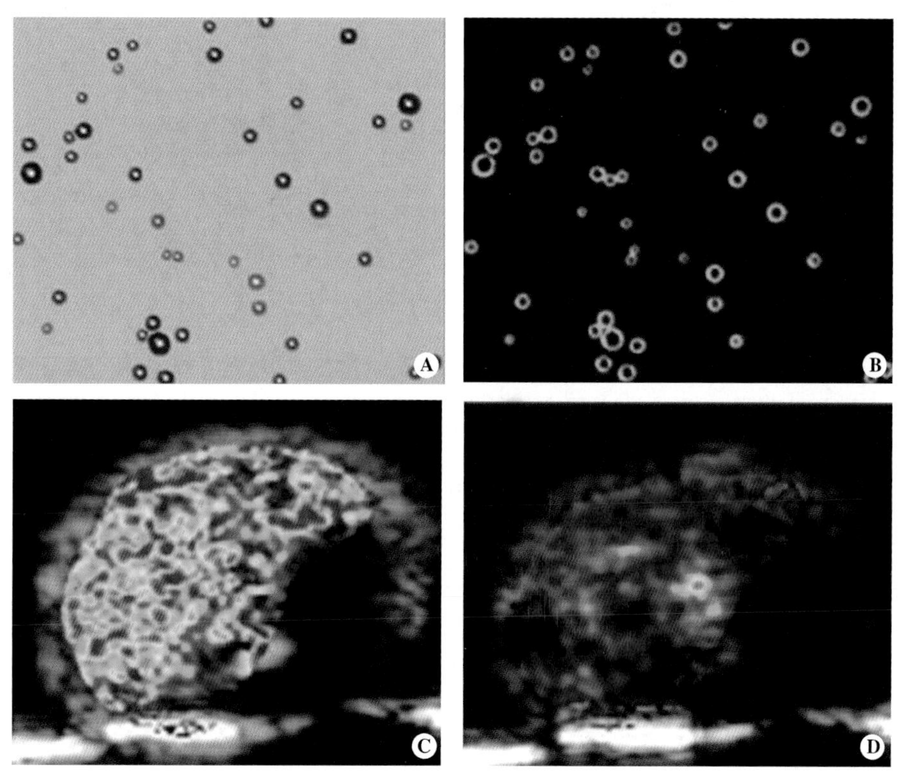

图 3-2-1　普通显微镜下携 α_v 整合素单抗靶向微泡大小均一、结构完整（A）；荧光下分布均匀、环状结构完整（B）；携 α_v 整合素单抗靶向微泡（C）和对照微泡（D）对大鼠下肢缺血模型的超声分子成像

与普通微泡造影剂相比，靶向超声造影剂是从分子水平识别并结合病变组织，对其进行精确定位，在靶点产生特异性显影，从而能更加显著地提高超声对早期病变的诊断能力。靶向性超声造影剂的作用机制包括：抗原 - 抗体反应结合（配体 - 受体结合）；激活的白细胞与黏附、结合；网状内皮系统摄取；内皮细胞黏附分子的作用；脂质微泡表面的电荷；超声波的空化效应。

超声造影剂要实现靶向目的，一般来说基于两种机制：被动靶向和主动靶向（Lindner, 2004）。被动靶向是指对微泡不加任何处理修饰，通过机体本身固有的防御机制（即吞噬细胞）的吞噬作用、微泡表面电荷与细胞膜间的相互作用及淋巴运输等来实现目的，微泡不需要配体（图 3-2-2A），是一种普遍的微泡靶向手段，其被动型靶向的特异性和靶向性差。主动靶向是指对微泡用不同方法加以修饰，在其表面装配具有靶向性的配体，如抗体、肽类、多糖或适配体等（图 3-2-2B），使其可选择性地识别、聚集于靶细胞、靶组织，实现靶向显影的目的。如果将靶向微泡与药物或基因结合，除了实现靶向显影外，还可进一步实现靶向治疗的目的。微泡不再需要通过白细胞的介导，而是直接与病变组织和器官的小血管内皮细胞的结合。这一机制具有高度特异性和靶向性的特点，避免了吞噬细胞对微泡的破坏，其在理论上具有先进性和可行性。

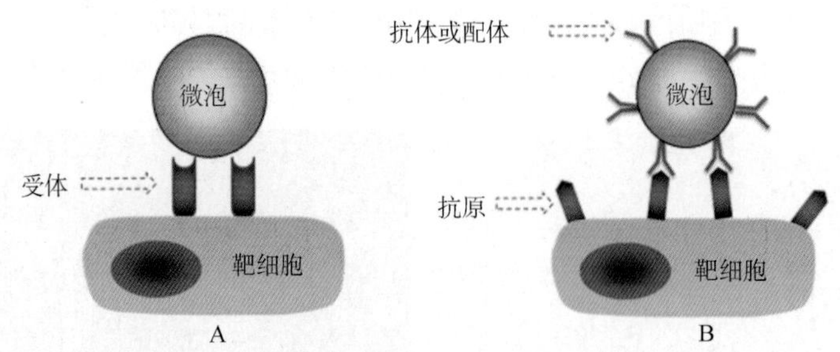

图 3-2-2　微泡被动靶向和主动靶向机制示意图

A. 被动靶向：通过微泡膜生物学特性与靶细胞结合；B. 主动靶向：微泡通过特异性抗体或配体与靶细胞结合

1. 被动性靶向

(1) 吞噬作用：是指利用机体本身的防御机制，即利用负责清除异物的吞噬细胞吞噬造影剂微泡来实现靶向性成像或靶向传输和治疗，不需要特定抗体或配体进行标记，可由微泡形态（如大小、化学特性、泡膜电荷）和气体类型等决定。

超声造影剂被单核 - 巨噬细胞系统中的巨噬细胞摄取后，通过正常生理功能运送至肝脏、脾脏和骨髓等器官。调理素和超声造影剂的结合加快了单核 - 巨噬细胞系统对这些外源性颗粒的吞噬过程。巨噬细胞在超声造影剂清除过程中起着主要作用，利用这一生理过程从而实现靶向成像或治疗。为了尽量长时间地维持被吞噬后微泡的声学活性，需将微泡外面以生物性多聚物进行相对稳定的包被，从而避免巨噬细胞的溶解作用。这样的超声造影剂适用于肝脏内等密度肿瘤的超声探查，因为此处的吞噬细胞数量很少，可以实现阴性对比。另外，Lindner 等研究显示中性粒细胞被激活后可以包裹和吞噬微泡，这些微泡的外壳则含有清蛋白和脂质成分，特别适用于炎症过程中，这类具有清蛋白和脂质包壳的微泡可以探查炎症过程中整合素 2、Mac-1 引起的黏附或补体 C3。在许多的活体实验中，如小鼠提睾肌或微循环炎症模型（图 3-2-3A），大鼠心脏缺血再灌注等（图 3-2-3B），可以发现微泡在激活的内皮细胞中沉积，从而可被超声探测到。此外，脂质包裹的超声微泡可以通过和磷脂酰丝氨酸黏附实现对比增强。超声微泡由于蛋白质和脂质微泡固有的特性能特异性黏附于炎症组织和器官，但黏附分子结合的机制各不相同。白蛋白微泡是通过整合素的介导与白细胞黏附分子结合，而脂质微泡则指通过补体介导与白细胞黏附分子（调理素）结合，脂质微泡与炎症组织小静脉内皮细胞的结合效率明显高于白蛋白微泡。

(2) 与细胞膜间的相互作用：以脂质或清蛋白作为外壳的超声微泡除了通过整合素 2、Mac-1 和补体 C3 激活白细胞外，通过微泡表面的电荷与细胞的直接作用也可达到激活的目的。Fischer 等研究显示负电荷微泡在提睾肌血管内明显积聚，而中性电荷的微泡并未出现这样的现象，在注射微泡 10min 后，只有带负电荷微泡才能达到增强效果，中性电荷微泡无增强作用；此外，在 C3 缺陷的小鼠体内，负电荷微泡的存留明显减少，证明 C3 在微泡和细胞间相互作用时发挥着很重要的作用。这些结果表明，微泡表面电荷在药代动力学行为中发挥了重要作用。

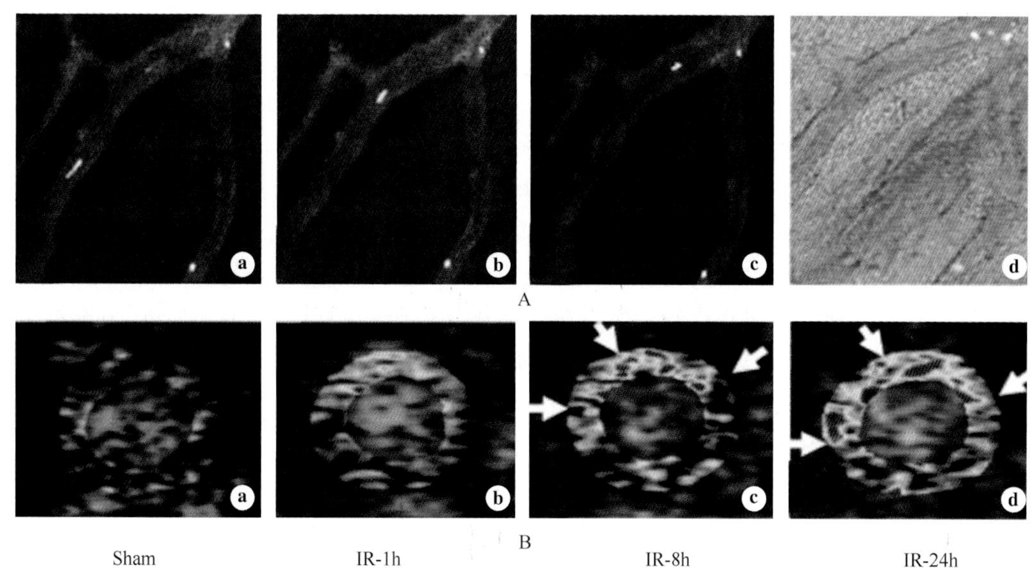

图 3-2-3　荧光显微镜下所观察到的靶向微泡在微循环中的黏附过程

A. 携 P- 选择素单抗荧光靶向微泡在微循环中速度逐渐降低、滚动、最后直接黏附于血管内皮细胞表面的过程；B. 在大鼠急性心肌缺血再灌注后不同时间点携 ICAM-1 单抗的靶向微泡的超声对比图像，24h 靶向微泡显影最为明显（图 B-d）

(3) 淋巴运输：被动靶向性有可能改变超声造影剂注射的方式。当皮内或者皮下注射微泡后，微泡首先被初始淋巴结收集，随后通过内皮开放或跨膜胞吞，进入淋巴引流，汇入到最近的淋巴结。这一过程与微泡的大小关系密切。Oussoren 等研究发现直径为 40nm 的脂质体中有 26% 残留于注射区域，而 400nm 的脂质体有 95% 残留在注射部位，而没有被淋巴引流。这证实体积较小的脂质体易于淋巴引流，与此相反，体积较大的脂质体增强效果要更为明显。Hauff 等的研究发现注入超声造影剂后，可以清晰地显示 2mm 大小的淋巴结对比增强区域，而普通超声探查并不能探测到。此外，Mattrey 等在 VX2 右腿荷瘤兔子模型上，使用一种超声造影剂（体积为 1 ～ 3μm^3，外层包被磷脂，稳定性极好），在兔腿不同肿瘤区域注射的这种微泡，可在谐波 B 型超声检查中使淋巴管和淋巴结成像（如腘淋巴结和髂淋巴结）；它还能探测到 VX2 肿瘤的淋巴结转移灶。因此，超声造影剂可作为间接淋巴检测的备选方法，对肿瘤局部的淋巴结成像和前哨淋巴结判断起到了重要作用。

2. 主动性靶向　是指通过在微泡上结合特定的配体来实现，这些配体可以是抗体、肽类、多糖或适配体（图 3-2-4）。将特异性的配体直接装配于微泡外膜表面，通过配体与受体的特异性结合来实现靶向微泡定位于靶细胞表面。这是目前研究的热点，也将是靶向微泡构建的主要方式。

制备方法：将装配有靶向性配体或配基的超声微泡与组织或器官内特定受体（靶分子）直接结合，其特异性和靶向性均显著高于被动型靶向超声微泡，同时还避免了吞噬细胞对超声微泡的破坏。这包括抗体、蛋白肽、多聚糖、寡核苷酸适配子 (aptamers) 及一些药物和他们间的复合物。

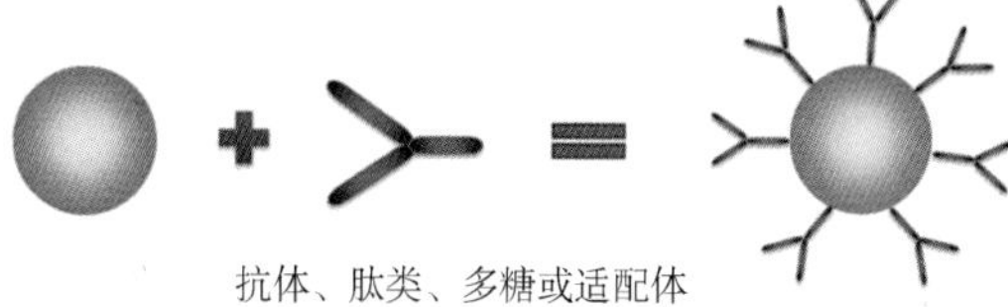

图 3-2-4　超声微泡的主动靶向示意图

目前，构建特异性靶向超声微泡就是在脂质或白蛋白外壳含气体的微泡表面上装配特异性配体，抗体、多肽和多糖等多种分子物质均可作为配体，靶向超声微泡的骨架通常采用脂质外壳含惰性气体的微泡。其中，将特异性配体连接到超声造影剂表面是构建靶向造影剂的核心技术之一，连接效果直接影响其靶向效率的高低。配体与微泡的连接可以通过共价（covalence）或非共价（noncovalence）连接，选择何种连接策略决定于特异性配体的自身特性。前者是指共价结合法，又称为直接化学连接法，适用于小分子配体，如药物、基因或多肽等，可先将小分子配体直接或间接结合到外壳包膜的分子上，然后按普通造影剂的制作方法获得较稳定的黏附有配体的靶向超声造影剂。后者是非共价结合法，通过生物素 - 亲和素系统使生物素配体（抗体）连接到超声造影剂的表面，如亲血栓性靶向超声造影剂、血管细胞黏附分子 1（VCAM-1）靶向脂质微泡的制备等。其中，共价结合多采用羧酸酯类衍生物介导配体与微泡外壳连接，而非共价结合多通过生物素 - 亲和素连接技术。

在配体和微泡的共价连接方法中，目前是应用脂质（或 PEG 脂质）衍生物的活化羧基基团与配基分子上的伯氨基团形成酰胺键，即氨基修饰法。已知有多种单克隆 IgG 抗体和多肽均具有共同的结构——氨基基团，故其被首选用作为靶向性超声微泡的共价配体连接方法。这种共价连接氨基修饰法是通过活化酶技术进行连接，加入磺基 -N- 羟基乙二酰亚胺，微泡外壳上的脂质——PEG 羧基盐首先被水溶性碳化二亚胺活化并转化为磺基 -N- 羟基乙二酰亚胺酯（pH 4 ～ 5 条件下），然后将活化的微泡制剂加入到抗体（或其他氨基配体）溶液（pH 7 ～ 8 条件下），微泡和配体可借助酰胺键的形成而连接（图 3-2-5）。例如，精氨酸 - 甘氨酸 - 天冬氨酸（RGD）通常采用共价连接氨基修饰法与微泡连接，RGD 肽对血栓表面高浓度的血小板 GP Ⅱb/Ⅲa 受体具有高效和特异的亲和力，可以用于评价血栓形成。我们实验室采用共价连接氨基修饰法已成功制备出了携带环 RGD 肽的靶向超声微泡（图 3-2-6），环链 RGD 肽与 GP Ⅱb/Ⅲa 的结合力比目前国际上应用的直链 RGD 肽大 30 倍，体内外实验亦证实其具有良好的靶向黏附能力，并成功实现了高剪切应力下大动脉血栓及动脉粥样硬化易损斑块的超声分子成像。

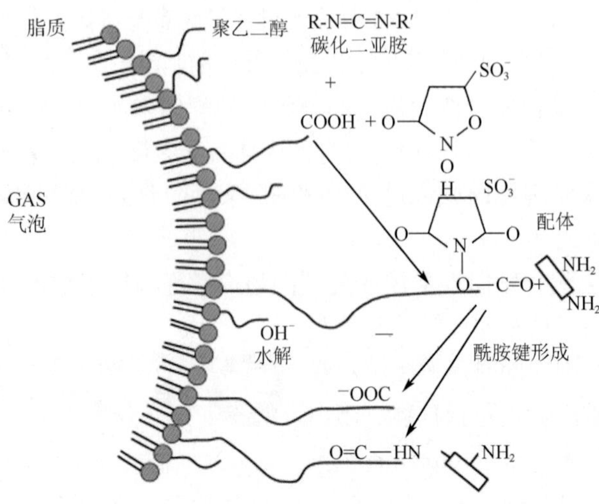

图 3-2-5　氨基修饰法构建靶向微泡示意图

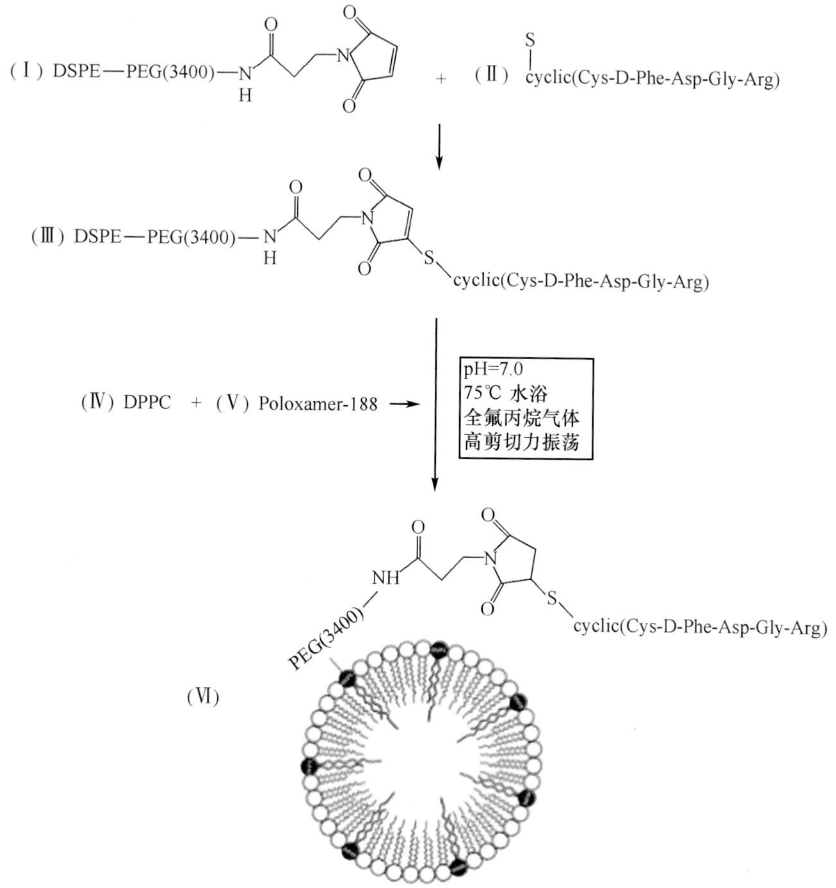

(Ⅰ) DSPE—PEG(3400)—NH　+　(Ⅱ) cyclic(Cys-D-Phe-Asp-Gly-Arg)

(Ⅲ) DSPE—PEG(3400)—NH … S cyclic(Cys-D-Phe-Asp-Gly-Arg)

(Ⅳ) DPPC　+ (Ⅴ) Poloxamer-188 →

pH=7.0
75℃ 水浴
全氟丙烷气体
高剪切力振荡

(Ⅵ) PEG(3400) NH … S cyclic(Cys-D-Phe-Asp-Gly-Arg)

图 3-2-6　环 RGD 微泡的构建示意图

(1) 直接（共价）结合法：可用于临床研究。根据配体的化学特性，将配体直接连接到造影剂上，其方法也多种多样，主要包括直接连接法、偶联剂连接法和桥连剂结合法（图 3-2-7）。

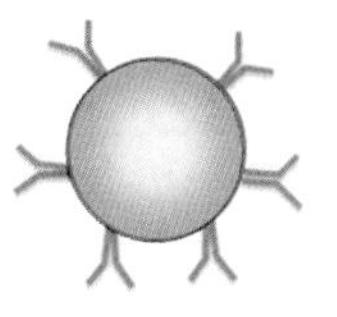

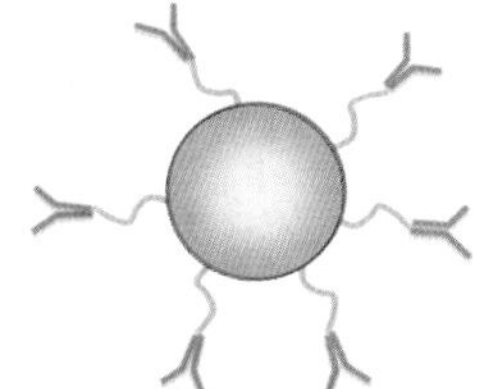

图 3-2-7　靶向微泡共价结合示意图

1) 直接连接法：主要依靠微泡与配体之间的引力作用，将两者吸附在一起。该方式又称为共价的被动吸附、静电吸附法。造影剂本身不带活性基团，在不添加任何化学成分的情况下通过其自身离子键、物理吸附等方法将靶向配体或靶向配体混合物直接连接到微泡膜成分上，蛋白质在成膜材料的微泡壁上具有氨基酸基团，可共价结合配基。此法制备靶向超声造影剂的过程比较简单，不需改变造影剂的制备过程，尽在制备完成之后，根据微泡膜材料的化学组成和配体性质及电荷特性调节溶液的物理参数（如 pH、离子强度、温度、时间的选择）等，将靶向配体吸附到微泡膜的表面，形成靶向超声造影剂。

卞爱娜等采用静电吸附法将抗人肝细胞肝癌单克隆抗体 HAbl8 结合到脂质体微泡膜表面，成功制备了人肝细胞肝癌靶向脂质体超声造影剂，该造影剂保持了良好的免疫学活性，在体外可特异性的与人肝癌细胞结合。Tan 等利用直接吸附法将单抗与脂质体直接融合，这种单抗脂质体 DNA 制剂成功地将基因转染到细胞内。此种方法虽然简单，但存在微泡与配体之间连接不稳定的缺点，即使两者体外连接良好，但进入体内后，体内环境的变化会影响他们的连接，从而导致靶向聚集浓度低、显影效果不佳等。

2）偶联剂连接法：超声微泡与配体之间通过偶联剂连接在一起。其中，偶联剂是一类具有两端带有不同性质基团的物质，又名双异功能团试剂，它的分子中一部分基团可与有机分子的特定基团反应，另一部分基团可与另一种有机分子表面的吸附水反应，形成牢固的黏合，其成分可以是脂质、聚合物或蛋白质等。偶联剂本身不属于造影剂的构成成分，它可以是有机物、脂质、聚合物或蛋白，为了结合到造影剂上，偶联剂可以在微泡制备前加入到含有其他造影剂包膜成分的水相中。目前，偶联剂连接方法只有两种方式：一种是先将配体与偶联剂共价连接，微泡形成后这些配体和偶联剂就镶嵌在泡壁上；另一种是想将偶联剂嵌入泡壁中，微泡形成后再结合配体。但在前一种制备条件下（如声振、高速离心和高温），单克隆抗体和其他的大分子蛋白易发生变形，而羧化物、短肽链、药物等常保持其活性，因此，可以采用羧酸酯类衍生物介导配体与微泡膜连接。

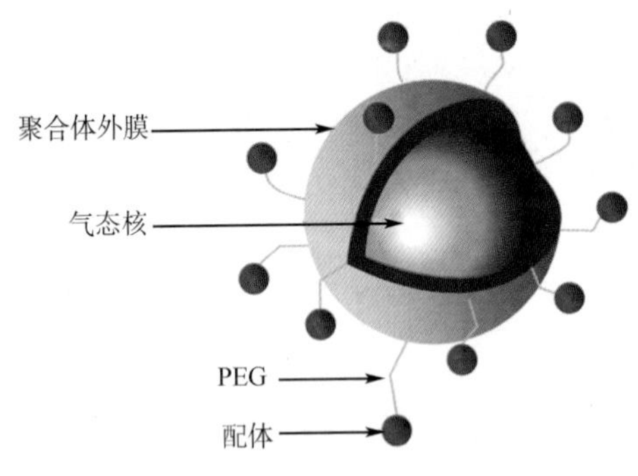

图 3-2-8 靶向微泡的结构

理想的靶向修饰剂应无免疫原性且性质稳定，在不断增加微泡体积甚至使用微泡的条件下，如何才能装载尽可能多的配体，研究者对此进行了大量的探索，尝试用连接臂来连接微泡与配体，以增加微泡的空间表面积。Kim 等建议，在脂质微泡的单层外壳与配体之间采用多聚物隔离臂，如聚乙二醇（PEG）作为连接臂，一端插于微泡臂内，一端与配体相连，既增加了配体的连接数量，又增加了配体的活动度和提高了与受体结合的能力及效率（图 3-2-8）。这样微泡的靶向性显著优越于将配体直接连接到外壳的方式。因为 PEG 隔离臂如同系绳一样，其系着配体的游离端活动度大，在靶区域能提供配体与受体结合所需的相对较长的接触时间与更多的接触机会；再者，有了连接臂后，配体能充分暴露在微泡表面，而直接连接时部分配体可能掩埋在微泡外壳材料之中，造成配体的浪费。另外，就微泡成膜材料而言，以高分子材料制备微泡相对最具发展潜力，因为高分子材料膜韧性高，抗压性能突出，均一度高，显影时间长，尤其是在携基因或药物治疗中具有极大应用优势。

Lindner 等用 P- 选择素靶向微泡来探测早期炎症，用 PEG 桥接链将抗 P- 选择素的抗体共价结合到磷脂微泡膜表面，通过作用于小鼠炎性血管实验观察得到造影增强的现象。此法的缺点是靶向结合率不高，且多功能试剂的选择范围有限。但是，也有研究认为当抗体直接与脂质外膜连接时，连接于表面的 PEG 也会阻碍抗体与外膜的继续连接。PEG 微泡可阻止一些物质（如调整素、脂蛋白及其他脂质体）与脂质体表面的吸附，从而让脂质体更为稳定。Blume 等证实了吸附于 PEG 表面末梢的抗体具有与受体结合的能力。

3）桥连剂结合法：主要通过化学键如氢键、肽键等结合达到稳定连接的目的，又称共价结合法。与偶联剂连接法的区别是，此法首先引入必要的化学基团对桥连剂进行结构修饰形成功能基团，而桥连剂本身属于微囊的构成成分，微泡形成后激活功能基团，然后与配体结合。通常研究中选用较多的配体有5种，即抗体、糖类、维生素、蛋白和多肽。最简单的方法就是先制备亲水端带有羧基或其他的配体衍生物，然后与水相中其他的磷脂或表面活性剂成分混合，制成含羧基或其他的配体衍生物的微囊。利用碳化二亚胺激活微囊表面的羧基或其他配体衍生物后就可与抗体结合。例如，Burke等将PLGA纳米微球通过共价连接连于自制的白蛋白微泡表面，通过超声介导靶向破坏微泡，观察纳米微球在骨骼肌中的聚集。与微泡、纳米微球混合相比，两者组合体的运用能明显增加纳米微球在骨骼肌中的靶向释放治疗药物。

此种共价连接法合成化学基团的制备条件要求高、需要有强的化学技术力量做后盾等限制，但其产物靶向性稳定，化学基团选择范围非常广泛且易得，根据自己需要引入不同的基团，制备过程同普通超声造影剂等，故此法成为现今研究的热点。此外，为保证配体的高结合性和最大的靶向结合，可以将柔软的、可塑性的多聚空间壁——如PEG或乙酸酯桥插入到靶向配体与造影剂表面之间，使配体之间的距离达到10nm或更远，以减少结合到造影剂表面的配体之间的相互影响。

(2) 间接（非共价）结合法：是通过一种非共价非吸附性固定抗原抗体的方法使脂囊微泡富集于病灶，或者在外力作用下局部选择性释放。适用于体外研究和动物实验。在非共价靶向超声微泡的构建中，目前应用最广泛的是生物素-亲和素偶联法（图3-2-9）。采用生物素-亲和素偶联法已制备出了多种靶向超声微泡，其中大多是针对研究超声分子影像极具代表性的3个靶点：P-选择素（P-selectin）、VCAM-1和$\alpha_v\beta_3$整合素（$\alpha_v\beta_3$ integrins），用于评价临床上重要的病理改变，如炎症、血栓形成和肿瘤。

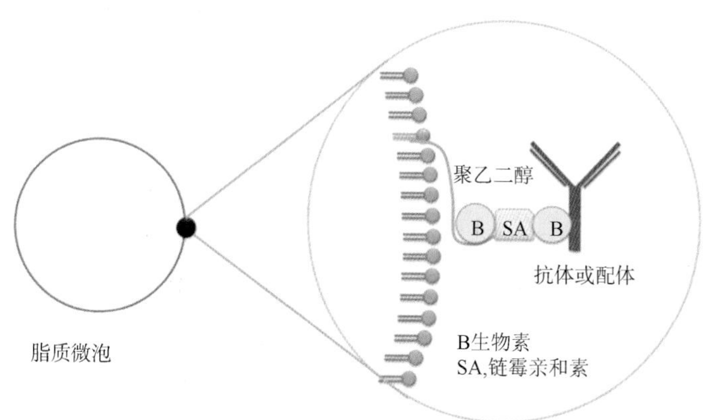

图3-2-9 生物素-亲和素偶联法构建靶向微泡示意图

在不同的生物和分析系统中，生物素-亲和素复合物已经成为第三代靶向超声造影剂成分合成中非常有用的中介物，其具有以下优势：①在早期的研究测试阶段可快速将各种新配体连接于微泡，且目前大量生物素化的靶向配体（如单抗）已商品化；②所需（生物素化）配体量少，节约费用，生物素和亲和素之间具有良好的亲和力，可通过调控配体与微泡的适宜比例，使加入的配体绝大部分连接到微泡上，结合效率高，而且使其在极端条件下亦可保证稳定连接；③可以将生物素连接到许多探针或配体上，将其生物素化，而不改变它们的生物活性和生理特性；④生物素分布广泛，可人工合成，其酯键可与多种配体或者基团结合，并达到很高的活性比；⑤一个配体上可连接多个生物素分子，同时一个生物素亦可与多个亲和素结合，从而产生级联放大效应；⑥生物素 - 亲和素桥连接紧密，可增加携抗体的白象微泡对抗血流的冲刷力。Avivi 等通过此方法已成功制备了具有靶向作用的生物素脂膜微泡，进一步扩大了靶向微泡制剂的研制领域。

生物素 - 亲和素是有效的结合方法，研究者为此进行了广泛而深入的研究。Lum 等应用生物素 - 亲和素方法将纳米颗粒与微泡外膜绑定，生物降解性载药纳米粒子可代替固体聚苯乙烯纳米分子。Otani 等应用生物素 - 亲和素桥接法制备含磷脂酰丝氨酸（phosphatidyl serine，PS）及全氟丁烷靶向超声微泡，并验证看其靶向作用的可行性。我们实验室采用生物素 - 亲和素偶联法也成功制备出了携带细胞间黏附因子 1（ICAM-1）、携带缺氧诱导因子 1-α（HIF-1α）、携带 αv-integrins 单抗等多种靶向超声微泡，并成功验证了其靶向作用的可行性。此外，我们利用生物素 - 亲和素偶联法还创新性研制出了两种特异的磁性靶向微泡：携 P- 选择素或 VCAM-1 单抗的磁性靶向微泡（图 3-2-10），已成功申请专利，并将其应用于对慢性动脉粥样斑块内皮 VCAM-1 的超声成像，克服了制约大、中动脉超声分子成像研究的两大障碍："轴流现象"和高剪切应力。

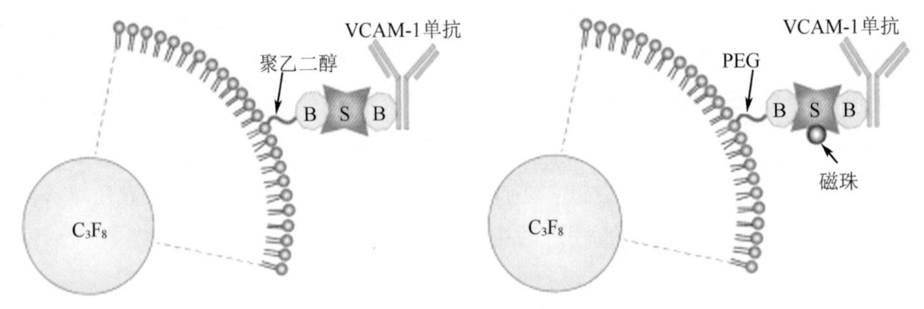

图 3-2-10　磁性微泡的构建示意图

此非共价结合法尤其适合于不能耐受微泡制备过程的单克隆抗体等大分子配体。亲和素对生物素具有非常强的亲和力，生物素 - 亲和素桥连接成为一种常用的非共价结合技术，以此制备的靶向超声微泡可探测肿瘤血管形成、血栓形成、炎症和乳腺癌形成过程中的血管内特定的分子标志物。利用生物素 - 亲和素制备的靶向微泡虽然具有一定的优势，然而该技术存在几个重要缺陷：第一，亲和素是一个外源性蛋白，为潜在性抗原，易于在高阴离子浓度的肾基膜形成免疫复合物，存在引起机体免疫应答的风险；第二，该方法步骤繁多、耗时，在无菌环境下不容易实现反复离心洗涤等原因需多次离心或悬浮洗涤，不易制备出标准化的靶向性超声微泡等。这些不足决定了其难以在临床靶向超声分子影像中发挥重要作用，只适用于早期研究测试阶段和动物实验。

（三）靶向超声造影剂的要求

任何超声造影剂的设计需优先考虑的是如何满足不同的临床应用需要。诊断的目的就是在检测部位获得安全、快速、有效的造影图像；治疗的目的是将超声微泡作为载体，利用超声波与微泡的相互作用及生物学效应，实现携载药物或基因向靶组织的转移释放，达到靶向治疗的目的。靶向性超声造影剂的出现，是超声分子成像发展的基础，它使病变的靶向性成像成为可能。然而，理想的靶向超声造影剂的需达到以下要求。

(1) 粒径大小适宜 (450 ～ 700nm)，均匀一致，能够流动经过靶区，顺利通过心肺循环和微循环而不造成栓塞。

(2) 性能稳定，循环半衰期长 (30 ～ 60min)。

(3) 在靶区停留时间比较长，增大配体与靶组织受体的接触机会并延长接触时间，以便于微泡有足够稳定的时间以便在靶位循环和积聚。

(4) 造影剂能高效率、选择性地与感兴趣区的表面抗原决定簇等进行敏感性结合，靶向特异性高。

(5) 微泡与靶位的结合应牢固，不能在血流作用下分开，具有稳定的高结合力。

(6) 结合到靶位上的微泡应在超声检查过程中保持稳定，靶界应该保持清晰。

(7) 相对于背景造影回声，能较快地实现目标组织标记增强，即有较高的信噪比。

(8) 靶位显像的造影剂用量应少，最好是毫克级或更少，使用较小的剂量即可产生显著的造影效果。

(9) 无毒副作用，对组织无刺激，不影响生理平衡，最终可降解或排出体外。

(10) 最好制备简单，便于储存，价格适宜，便于临床应用（如应用于临床，必须选定经中华人民共和国食品药品监督管理局正式批准，产品具国药准字号，并为保质期内的正式制品）。

(11) 给药方便，能经外周静脉注射，适用于常规的超声成像仪器。

(12) 具有携带治疗药物和基因的潜力。

（四）靶向超声造影剂的制备

靶向超声造影剂的制备是一个复杂、有相当难度的过程，是在普通超声造影剂基础上连接配体而成。

1. 微泡的制备　为了制备微气泡，通常要将气体分散到某种特定液体中（该液体包含有能形成外壳以包封微气泡的物质），用探针型声振仪或高频振荡器制备成富含微气泡的泡沫，当气体弥散到液体中，成壳物质移到新的气-液界面并得以凝聚，形成微气泡外壳。包封微气泡可用蛋白质、多聚体或脂质类外壳。显然，微气泡在储存或体内应用期间的稳定性主要取决于外壳的稳定性。白蛋白外壳具有很好的稳定性，并已用于商业成品的制造。但白蛋白具有热变性，易受温度的影响。以多聚体或脂质体外壳包封微气泡的制备不受严格的温度控制，而且具有很好的活性，有助于其他物质与外壳的再结合。通常，脂质体（磷脂）以单层形式包裹微气泡，分子的疏水端朝向气体，亲水端朝向水溶液介质，这样就形成了一道坚固的屏障，有效地避免了溶液中微泡间的相互融合。这种由单层外壳包封的微气泡可以糖类、多聚体或盐溶液的形式冷冻干燥、储存备用。目前常用的制备微泡的方法有中和法、吸附法、手振法、机械混匀法、声振空化法、高压均质法、高剪切乳化法、喷射雾化法、喷雾干燥法、冷冻干燥法、薄膜-水化法和喷墨-打印法等。国内外超声造影剂多是通过两种或多种方法共同制备而成。

(1) 中和法：即利用酸碱中和的化学反应原理制备造影剂。含二氧化碳微气泡的造影剂即是以此方法制备的。常用方法是将 5% 碳酸氢钠溶液加入酸性溶液，如维生素 C（pH=2.0）、2% 乙酸、1% 盐酸等。目前此方法制备的造影剂仅用于右心腔显影，以辨认心脏解剖结构及判断心腔内有无右向左分流等。

(2) 吸附法：多用于制备以糖类为基质的造影剂，此类造影剂以单糖基半乳糖晶体微粒为核心，与溶剂混合振荡时吸附空气，形成大量微泡。例如，德国 Schering 公司的 SHU508（商品名 Levovist），其制备是将蒸馏水加入到含 0.1% 棕榈酸的半乳糖粉末中，剧烈摇动 5 ～ 10s，形成牛奶状悬浮液，微泡直径为 2 ～ 4μm。

(3) 手振法：指用手直接振荡或采用注射器来回抽吸液体变成乳液。此法操作简单，但制备的微泡粒径大，浓度低，不能通过肺循环行左心声学造影。

(4) 机械混匀法：按配方将一定比例的混悬液置入水溶性溶剂中，用 1ml 西林瓶分装，冷冻干燥后加入 1ml 水合液，重新复水，然后缓慢注入气体置换西林瓶头的空气，最后以恒定的振荡频率及幅度水平往复式机械振荡即可。微泡的粒径与振荡频率、幅度大小有关。Soetanto 等用注射器以每分钟 60 次连续吸挤 0.5% 的十二烷基磺酸钠溶液，并伴以机械搅拌生成大量的微泡。然后用量管吸取微泡进行分馏，溶液分成两层，上层为含有较大的微泡，下层为含有大量微泡的牛奶状溶液可用于超声造影。Unger 等制备了 MRX-552 超声造影剂微泡，将紫杉醇混悬于大豆油中，再加入磷脂混悬液，充以全氟丁烷气体，密封，以 4200r/min 的速度振荡，制得平均粒径 2.9μm 的紫杉醇脂质微泡。

(5) 声振空化法：是一个十分复杂的物理过程。此方法由美国学者 Feinstein 等于 1984 年发明，其原理是超声空化作用。超声的功率、液体的黏度、强度及表面张力均可影响微泡造影剂的粒径及浓度，当超声辐射声强超过一定值时，就会破坏液体结构的完整性，导致空穴生成，空穴生成后，在声波的作用下，或保持稳定，或继续增长并随之压缩。在成膜材料存在下，这些空穴中的气体就会被成膜材料包裹形成直径相对集中的微泡。因此，声振空化法在控制包膜超声造影剂各项指标如微气泡的粒径及分布，包膜厚度等有一定的局限性。采用声振空化法制成的微泡直径一般较小，以表面活性剂为成膜材料的微泡超声造影剂 ST68 即通过此方法制备而成。

(6) 高压均质法：物料被输送到工作阀部分时在高压下产生强烈的剪切、撞击、空穴和涡旋作用，使液态物料或以液体为载体的固体颗粒得到微细化。此方法常用于前期制备好的均一性不佳或粒径大的造影剂后处理工作从而制备出纳米级且均一性高的超声造影剂，如杨扬等先采用薄膜 - 水化法及高速电动分散乳化法制备出初始液态氟碳脂质微球造影剂后再通过高压均质技术制备出纳米级造影剂，其平均粒径为 92nm。

(7) 高剪切乳化法：也是一种常用的方法，尤其在制备聚合物包裹的微气泡，用高剪切搅拌将聚合物在水相悬浮液中乳化，使用另一种与聚合物和水都不相溶的液体作为稳定剂。如果聚合物溶剂挥发的很充分，它将开始蒸发，促使聚合物沉淀到液滴的表面形成被包裹的充以液体的微球。这些微球要冲洗掉上面多余的溶剂，然后冷冻干燥形成气体填充的壳。而且聚合物的成分对包裹层的结构和是否可去除足够的液体、保持微气泡的声学活性非常重要。此外，壳的均匀性和多孔性在决定微气泡的破碎和药物传输所需的声压方面也是很重要的。用这种方法制备的微气泡尺寸取决于初始液滴的乳化及在后来的微球分裂和合并的过程。在应用方面，微气泡的尺寸是非常关键的，另外，过滤筛选出符合条件的微泡有时也是需要的。

(8) 喷射雾化法：通过特制喷头喷射将可胶化的聚合物膜溶液与压缩气体混合，雾化产生微滴，在含金属离子溶液中胶化可产生膜包被型微泡。压缩气体的压强、液体或气体的喷射速度、溶液的黏度等均可影响微泡造影剂的粒径及性能。万明习等以海藻酸盐为膜材料，通过此法制备出含二氧化碳的包膜微泡，平均粒径为 5μm。

(9) 喷雾干燥法：即将造影剂外壳材料的乳状液、混悬液等通过喷雾头分散成微小雾滴，然后与热空气接触，其内的水分受热蒸发后形成干燥的粉末或颗粒后真空密封，再通入氟碳或氟硫气体保存。此法的优点是操作成本低，工艺简单，可批量生产；缺点是高温干燥可能使某些蛋白等活性成分失活。

(10) 冷冻干燥法：又称真空冷冻干燥技术，即在低温条件下，将含水物冻结为冰晶，在真空下使冰晶升华后脱水。通常以磷脂类化合物为成膜材料，加入适量的表面活性剂和合适的助悬剂，采用冷冻干燥法制备。例如，SonoVne 造影剂是将 PEG 2000 和磷脂溶解在叔丁醇中冷冻干燥，将生成的粉末用六氟化硫气体饱和，加入蒸馏水轻轻振摇即可得到微泡超声造影剂。冷冻干燥法具有对壳膜材料组分破坏度小、制品复水性好、热畸变微弱、干燥真空密封易存储等优点，但仍有不足如设备造价高，制备工艺耗时较长，能耗大等。

(11) 薄膜 - 水化法：常用于制备脂质包裹型超声造影剂。具体过程：按配方将不同的成膜材料以一定比例加入有机溶剂中（如氯仿），通风干燥成膜或利用旋转蒸发器旋转蒸发成膜，薄膜在磷酸盐缓冲液或纯水中水化，水化时可通入惰性气体或液态氟碳，再通过超声乳化或电动分散作用最后制成含气体的微泡或含液态氟碳的微球。Hasik 等利用类似制备脂质体的薄膜 - 水化法制备脂质包裹的微泡，泡壁成分含粉状脂质、聚乙二醇和硬脂酸盐。所有成膜材料混合后，逐滴加入氯仿直至完全溶解，惰性气体吹干后成白色薄膜，残余氯仿在干燥器中干燥。薄膜在缓冲溶液中水化、超声，即可制成牛奶状的微泡超声造影剂。

(12) 喷墨 - 打印法：主要是利用类似喷墨打印机内的加热喷嘴使溶液产生气泡的技术制备微泡造影剂。Hasik 等用此方法制成高分子聚合物外壳微泡造影剂，其平均粒径约 5μm。其优点是微气泡尺寸由改变压力脉冲的频率或持续时间来控制，而不是喷嘴的尺寸。它也不需要很高的电压去产生液体流。到目前为止，这种方法还仅仅成功用于制备液体填充的微粒，如封装紫杉醇的聚交脂，以及制备含有挥发性溶剂且经蒸发形成气体填充微气泡的聚合物微球等。

2. 配体的连接　靶向配体（targeting ligand）或其混合物可以与造影剂微泡的外壳结合。至于是在微泡制备之前或后相结合，则有赖于微泡的化学组成。例如，蛋白质包裹的微泡外壳上有许多初级氨基组，这些氨基组有助于配体与微泡的共价结合。一种方法是首先将配体与成壳物质的锚残基（anchor residue）共价结合；另一种方法是首先将锚残基与微泡外壳结合，待微泡外壳蛋白质组合完成后，再将配体共价结合到外壳上。锚残基可以是脂质体、蛋白质或多聚体等能与微泡外壳共存的物质。连接方法的选择主要由配体的性质决定。例如，单克隆抗体不能耐受微泡的制备过程，但糖类配体、寡肽或仿肽类物质则能轻易耐受。亦可以在锚残基分子与配体之间插入一个长的柔软的垫臂，如

PEG，此链绳结构有助于增强微泡上的配体分子与靶受体之间的黏附。这样，就有更多的"配体 - 受体"对形成，微泡和靶器官之间的结合更加紧密，微泡就不易被循环血液带走。

在各种分子与微泡的黏附过程中易被忽略的是，不是所有的成壳物质都参与了外壳的形成。例如，Albunex 或 Optison 造影剂微泡是 5% 或 1% 的白蛋白悬液，但只有一少部分白蛋白参与了微泡外壳的合成，大部分的蛋白质还在溶液中。因此，如果简单地将活化配体加入到溶液中，则可能会导致可溶性蛋白质的化学修饰作用，从而导致配体与微泡外壳的黏附率降低。另外，从微泡中清除未发生共价结合的配体（或配体残基复合物）也是必要的步骤，否则，这些游离的配体将会首先与体内的靶器官结合，进而阻断了携带已结合配体的微泡与靶器官的结合。因此，必须在溶液状态下纯化微泡，去除游离状态的配体。微泡漂浮法是一种简单的纯化方法。另一个值得注意的问题是，目前的超声造影剂都采用氟烷气体而非空气，当暴露在标准大气压或空气饱和状态下的溶液中时，这些混悬液中的气体易被空气置换，致使其含量明显改变。因此，在制备处理微泡的过程中应设置在适当的气压状态下进行。

3. 靶向超声造影剂的纯化　在一定的条件下，游离的配体或亲和素在体内外均可与靶点结合以致占据靶向造影剂与靶点的结合位点，因此靶向造影剂在制备完成后的纯化是必需的。纯化的方式有多种，如静置分层、离心及透析过滤等。

4. 靶向造影剂稳定性的影响因素及其保存方式　靶向造影剂稳定性的影响因素直接关系到其保存方式的选择。靶向造影剂的稳定性不仅与其构建材料有关，也与环境因素有关，如温度、辐射强度及光照度等。目前气体核心类造影剂多采用干燥粉状前体密封冷冻（-20℃）保存，而液态核心类造影剂多为 4℃保存。造影剂作为一种药物，其安全性尤为重要，因此体内使用前需通过电离辐射灭菌，常采用 ^{60}Co 辐射灭菌（150 万 rad），研究发现 ^{60}Co 辐射灭菌对造影剂的形态、大小及稳定性无影响。

5. 靶向超声造影剂的评价方法　为了证明配体和抗体是否和微泡膜结合，最常用的体外评价方法有：①荧光标记，将配体或者抗体在配制前进行荧光标记，然后将配制好的靶向微泡造影剂在荧光显微镜下观察，若带有均匀的光环，则说明配体或者抗体已与微囊结合（图 3-2-1）；②流式细胞仪检测，配制好的靶向超声造影剂通过与普通造影剂的分组对照检测，可以得到波长明显不同分布的曲线，则可以证明配体或者抗体与微泡是否结合；③液相色谱分析，通过与对照组及各个成分的色谱分析，可以证明配体或者抗体与微泡膜的结合情况；④ ELISA 评价其免疫活性，主要针对具有免疫学活性的抗体和配体片段；⑤茚三酮实验，主要用于原本不带有氨基的微囊，在结合带有氨基的配体或抗体后检测其产物。

体内最常用的方法：①通过目测超声造影观察病变部位是否有特异性增强显影；②靶部位与周围组织造影后定量分析；③病理组织学检查，包括病理切片观察病变部位特异性荧光物质的显影情况，电镜和激光共聚焦显微镜观察微泡在病变部位的附着情况。

（宾建平　郭胜存）

第三节　肿瘤和新生血管靶向超声分子探针

一、靶点的选择

超声分子成像的关键是寻找“靶向目标”，并成功制备出与“靶向目标”具有高效、特异结合能力的靶向超声微泡。因此靶点的选择是分子探针设计的第一步，也是最关键的一步。靶点的特异性决定了超声分子探针的敏感性和特异性。

目前常用的超声造影剂为微米级微泡，其粒径通常为1～7μm，不能透过血管壁。因此，目前的超声分子探针大多针对发生在血管内的病变如血管生成、血栓形成及炎症进行超声分子成像。

肿瘤生长依赖于新生血管生成。研究表明，肿瘤直径大于1～2mm时即可生成肿瘤血管。肿瘤组织的微血管密度（microvessel density，MVD）水平与其大小、是否形成癌栓及与肿瘤复发、转移等密切相关，肿瘤新生血管是反映肿瘤分级、侵袭性及预后的重要指标。肿瘤血管生成是在宿主已有的微血管床上由内皮细胞芽生成新的血管的过程。在这一过程中，会有多种血管生长因子和细胞黏附因子在肿瘤血管内皮细胞过表达，利用这一特点，研究人员开发了一系列能够靶向这些过表达标志物的微泡造影剂来进行超声分子成像。

此外，随着纳米级超声造影剂的兴起，针对血管外病变的分子探针也蓬勃发展，如针对肿瘤特异性抗原的分子探针，其特异性将明显提高。

以下是目前常用的超声分子探针的靶点。

（一）血管内皮生长因子及其受体

血管内皮生长因子（vascular endothelial growth factor，VEGF）是血管内皮细胞特异性的肝素结合生长因子，是目前公认的刺激肿瘤血管生长作用最强、特异度最高的促血管生长因子。

VEGF及其受体（VEGFR）在许多癌症组织中过量表达，包括肝癌、肺癌、结肠癌等，但是并不表达或低表达于正常血管内皮细胞。

VEGF家族包括VEGF-A、VEGF-B、VEGF-C、VEGF-D、VEGF-E、蛇毒VEGF和胎盘生长因子（placenta growth factor，PLGF）等，是一种高度保守的同源二聚体糖蛋白，由相对分子质量为24×10^3的两条单链组成。

VEGFR由3个受体为酪氨酸激酶家族中的基因编码组成，分别为VEGFR-1、VEGFR-2和VEGFR-3。VEGFR均有相似的蛋白质结构，均含有免疫球蛋白样结构的细胞外区域、跨膜区及酪氨酸激酶活性的细胞内区域。VEGFR-1主要在血管内皮细胞中表达，虽然与VEGF亲和力最高，但只有较弱的酪氨酸激酶活性，并且数量较少；VEGF许多生物学作用大多数是通过VEGFR-2的表达来实现的，其在血管内皮细胞表达，也可在造血干细胞、巨核细胞中表达，对内皮细胞的增殖、迁移及血管生成进行调节，人VEGFR-2为一种在血管内皮细胞表面表达的含激酶插入区的受体（kinase inserted domain-containing receptor，KDR），其结构可分为3个部分——胞外区、胞内区和一次跨膜区；VEGFR-3存在于成人淋巴管内皮，在淋巴管形成过程中起重要作用，参与淋巴内皮细胞增殖及迁移。

VEGF 与 VEGFR 及其相关的下游信号通路可作为抗肿瘤药物作用的靶点。靶向作用于 VEGF/VEGFR 的临床药物主要有两类：一类是针对 VEGFR 的小分子酪氨酸激酶抑制剂（TKI）；另一类是针对 VEGF 人工合成的单克隆抗体，通过阻断受体与 VEGF 的结合而抑制 VEGF 的活化。目前美国 FDA 已批准上市了三种抗血管生成的靶向治疗肿瘤药物。其中一种是针对 VEGF 人工合成的单克隆抗体——贝伐单抗（bevacizumab，商品名：Avastin），2004 年获美国 FDA 批准，用于转移性结肠癌患者的一线治疗。另外两种是针对 VEGFR 的 TKI——索拉菲尼（sorafenib）和舒尼替尼（sunitinib），2005 年、2006 年先后被美国 FDA 批准用于治疗晚期肾细胞癌、胃肠道间质瘤的治疗，以后又用于肝细胞肝癌及胰腺癌的分子靶向治疗。

由于在肿瘤基质细胞中的高表达及血管生成中的重要作用，VEGF 与 VEGFR 也成为超声分子探针最常作用的靶点。

（二）整合素

整合素（integrin）是一种异源二聚体组成的膜受体家族，其分子由 2 个亚基 α、β 组成，位于细胞表面，兼具黏附和信号传导功能。迄今为止已发现有 18 种不同的 α 亚基和 8 种不同的 β 亚基组成的 24 种异源二聚体。研究表明，整合素在新生血管内皮细胞和多种肿瘤细胞表面高表达，其在细胞黏附、增殖、分化、转移、凋亡等过程中起着重要的调控作用，同时也在血管新生和肿瘤的迁移浸润中发挥着重要作用。以整合素为靶点的新生血管成像不但可以了解病理性新生血管的情况，还可以评价抗新生血管药物的疗效，有助于早期发现肿瘤，早期干预。

整合素 $\alpha_v\beta_3$ 是在新生血管内皮细胞和肿瘤细胞表面高表达最为广泛、但在休眠的内皮细胞和其他正常组织中低表达甚至不表达的整合素，因此成为理想的抑制肿瘤及肿瘤血管生成的靶点，也是肿瘤新生血管成像的理想靶点，是目前研究最广泛的整合素家族成员。临床研究表明，整合素 $\alpha_v\beta_3$ 的表达水平与肿瘤分级呈正相关，是肿瘤恶性程度的标志。

整合素 $\alpha_v\beta_3$ 通过识别 RGD 序列，与其细胞外配体结合实现细胞信号传导。由于肿瘤细胞和肿瘤血管内皮细胞都能高表达整合素 $\alpha_v\beta_3$，因此 RGD 序列不仅能结合到肿瘤新生血管内皮细胞，还能与肿瘤细胞结合。正因为这一优势，使 RGD 得到众多研究者的关注，并设计和制备 RGD 肽及其衍生物进行肿瘤的诊断和治疗。

RGD 肽是一类含有精氨酸 - 甘氨酸 - 天冬氨酸（Arg-Gly-Asp）的短肽，广泛存在于生物体内，是细胞外多种配体蛋白与整合素结合的位点，能特异性识别肿瘤细胞表面的整合素并与之结合。

RGD 肽又分线性 RGD 肽（linear RGD peptide）和环形 RGD 肽（cyclic RGD peptide，cRGD）两大类。无论是天然的还是合成的 RGD 肽，其与整合素的亲和性和特异性都取决于 RGD 氨基酸残基侧链，特别是天冬氨酸的侧链。除此之外，这些残基与整合素及 RGD 周边基团的相互作用也能影响肽链的折叠，从而改变 RGD 序列的构象特点。RGD 的三维构象有利于 RGD 序列突出分布于药物分子表面，使其发挥更好的靶向作用。大多数线形 RGD 肽在体内循环的半衰期较短，这是因为线形肽链的天冬氨酸残基容易被蛋白酶水解，而环化的结构则能够避免上述情况的发生，所以环形 RGD 肽类更加稳定，且具有更强的受体结合性和受体特异性，因此环化成为提高 RGD 肽结合能力常用的方法。

iRGD 肽是 Sugahara 等设计的一段肿瘤靶向渗透环肽，是一种 cRGD 九肽（CRGDKGPDC），与肿瘤血管内皮细胞上表达的 $\alpha_v\beta_3$ 和 $\alpha_v\beta_5$ 整合素有高度亲和力和特异性，结合后水解裂开产生 CRGDK/R 序列，然后与肿瘤细胞表面的 NRP-1 受体（神经菌毛素）相互作用，介导发生细胞膜穿透效应。因此，iRGD 是一种靶向穿膜肽，既有靶向作用，又有细胞膜穿透作用，是一种多功能肽，在基因转染和药物靶向传输的领域正受到越来越多的关注。

（三）叶酸受体

叶酸受体（folate receptor，FR）是一种糖基化磷脂酰肌醇连接的膜表面糖蛋白，相对分子质量为（38 ～ 40）$\times 10^3$，已鉴定出 3 种 FR 异构体：α-FR、β-FR 和 γ-FR。与其他肿瘤靶向受体相比，FR 有许多独特的优势。第一，FR 的配体是维生素叶酸（folic acid，FA），FA 与 FR 有很高的亲和力，FA 易通过 γ- 羧基与其他分子结合，不会导致其亲和力降低；第二，通过 FR 介导的内吞作用，能有效将结合 FR 的 FA 及其偶联物摄入细胞；第三，FR 在正常组织器官中很少表达，甚至不表达，而在大部分人体肿瘤细胞上都过度表达，研究证实 α-FR 在超过 90% 的卵巢癌、子宫内膜癌、肝癌、结肠癌及肺癌中高度表达，而 β-FR 主要在非上皮来源的肿瘤及粒细胞白血病中高表达。因此，利用叶酸作为载体，可将单纯超声造影剂微泡、载基因或药物的造影剂微泡带到肿瘤细胞的表面，从而实现超声分子成像及基因或药物的靶向传输。

（四）Endoglin/CD105

Endoglin，又名 CD105，是一个特异表达于新生血管内皮细胞表面的糖蛋白，大量研究表明，CD105 通过与转化生长因子（transforming growth factor，TGF）相互作用，参与了血管的发生，并与肿瘤的发展、浸润及转移有关。与以往的泛血管内皮标记因子（如 CD31、CD34、Ⅷ因子相关抗原等）相比，CD105 更能准确反映内皮细胞的增殖状态，可作为衡量内皮细胞增殖状态的指标之一。利用 CD105 与肿瘤血管的特异性亲和力，将放射性物质、造影剂微泡与抗 CD105 单抗相结合，可用于肿瘤的分子显像。

（五）Thy1/CD90

肿瘤侵袭和转移的一个重要先决条件是黏附分子介导的细胞黏附。胸腺细胞分化抗原 1（thymocyte differentiating antigen-1，Thy-1），又称 CD90，是一种细胞黏附分子免疫球蛋白，主要参与细胞之间及细胞与基质之间的相互作用。Thy-1 是一种高度保守的糖蛋白，主要表达在骨髓间充质干细胞、肾脏干细胞、肝脏干细胞及其他造血干细胞表面，常作为各种干细胞的表面标志物。近年来，有证据支持肿瘤干细胞（cancer stem cells，CSCs）是多种实体肿瘤的起源细胞。而 Thy-1 作为许多类型干细胞的重要标志物，在肿瘤的发生过程中起着重要的作用。Sukowati 等为了研究 Thy-1 在肝癌发展过程中的表达，检测了 10 例人正常肝组织、51 例肝细胞肝癌、6 例胆管癌、10 例肝母细胞瘤及其相对应的肝硬化组织中的 Thy-1 的表达，结果显示，Thy-1 在癌组织中的表达明显高于相应的肝硬化组织和正常肝组织。在体外培养的 JHH-6 细胞株，$CD90^+$ 细胞比 $CD90^-$ 细胞具有更强的增殖能力、克隆形成能力及更高的促肝细胞生长素表达能力，可作为评定临床 HCC 预后的指标。

（六）B7-H3/CD276

B7 同源物 3（B7-homologue 3，B7-H3）为 B7 家族新成员，又名 CD276，属于Ⅰ型跨膜糖蛋白。B7-H3 在正常组织中表达极其微弱，但激活的 B 细胞、自然杀伤（natural killer，NK）细胞和 T 细胞上高表达，在胰腺癌、结直肠癌、非小细胞肺癌等多种肿瘤组织中显著高表达。在肿瘤组织中，B7-H3 通过与 T 细胞或抗原提呈细胞的受体结合可抑制 T 细胞增殖，与 NK 细胞表达的抑制性受体结合，可发挥负性调节作用，使肿瘤细胞逃逸 NK 细胞介导的杀伤作用。最新研究发现，紫杉醇治疗增加卵巢癌细胞 B7-H3 表达，用靶向 B7-H3 的鼠单克隆抗体 376.96 处理紫杉醇或铂类耐药的卵巢癌细胞系，可抑制肿瘤细胞生长并导致细胞活力下降；此外，B7-H3 单抗 376.96 可以增强舒尼替尼对肿瘤起始细胞的杀伤作用。由于 B7-H3 在肿瘤组织细胞中高表达，而在正常组织细胞不表达或极低表达，因此 B7-H3 被认为是某些肿瘤的诊断标志物。

（七）PSMA

前列腺特异性膜抗原（prostate specific membrane antigen，PSMA）属于Ⅲ型跨膜糖蛋白，位于前列腺上皮细胞表面。PSMA 在正常前列腺及前列腺增生细胞表面无表达或表达不高，但在前列腺癌细胞中表达明显上调，并且在低分化、进展期、激素难治性及转移性的前列腺癌中表达进一步增高，是前列腺癌诊断和治疗研究的理想靶点。

（八）BST-2

骨髓基质抗原蛋白 2（bone marrow stromal antigen-2，BST-2），也称 CD317，是一种Ⅱ型跨膜糖蛋白。BST-2 在 B 淋巴细胞瘤和骨转移瘤中高表达，在血管内皮细胞中也有表达，与 CD31 的表达模式几乎重合，因此 BST-2 可用于研究肿瘤靶向成像、评价肿瘤药物及作为肿瘤分子治疗的新靶点。

（九）LHRH/GnRH

黄体激素释放激素（luteinizing hormone releasing hormone，LHRH），亦称促性腺激素释放激素（gonadotropin releasing hormone，GnRH），是一种主要由下丘脑分泌的十肽激促性腺激素释放激素，作用于垂体促性腺细胞，促进黄体生成素（luteinizing hormone，LH）和卵泡刺激素（follicle stimulating hormone，FSH）的合成和分泌。传统的神经内分泌理论认为，垂体促性腺细胞是 GnRH 的唯一靶器官。目前的研究显示，GnRH 在下丘脑和垂体外的其他器官中也有作用。在子宫、卵巢、输卵管、胎盘、乳腺、前列腺、外周血单核细胞、结肠、直肠和肾的肿瘤细胞，以及淋巴瘤和黑色素瘤中都发现了 GnRH 受体。实验发现，在 52% 的乳腺癌、80% 卵巢癌和子宫内膜癌、86% 的前列腺癌细胞中测到了 GnRH 的结合位点。而且，GnRH 受体在正常组织中分布有限，这使得将 GnRH 受体作为肿瘤分子成像及抗肿瘤药物靶向给药的受体成为可能。

GnRH 类似物（GnRH-A）是由天然 GnRH 置换或去除第 6 位和第 10 位氨基酸后生成，其生物学特性是天然 GnRH 的 50 ～ 100 倍。

二、肿瘤和新生血管靶向超声分子探针

（一）单一靶点的超声分子探针

1. 靶向 VEGF 及其受体 VEGFR-2 的超声分子探针 一直是肿瘤超声分子成像研究中的热点。

早期的研究多采用微泡直接黏附或生物素 - 亲和素链接等非共价结合的方法。卓莉莎等采用直接黏附法制备了携带 VEGF 抗体的靶向超声造影剂，推注于人前列腺癌裸鼠动物模型后，显示前列腺癌组织能量多普勒信号明显增强，其免疫组化结果显示，荷人前列腺癌裸鼠肿瘤新生血管内皮细胞中 VEGF 表达呈强阳性。Sunitha 等利用 VEGFR-2 靶向的微泡来增强小鼠乳腺癌的超声成像，提高了小鼠肿瘤诊断的准确性和可靠性。

共价结合的方法使超声分子探针的研究获得了突破性发展。2010 年，BR55 成为首个应用到临床实验的超声分子探针。BR55 的表面装载了能与 VEGFR-2 特异结合的、免疫原性极低的脂肽，并采用了马来酰亚胺充当偶联剂或者桥连剂使该脂肽共价连接在微泡表面的新技术，降低了免疫原性，从而推进了临床转移研究。在大肠癌的动物移植瘤研究中，研究者发现与非靶向的造影剂相比，BR55 能够将超声信号强度提高 3 倍。另外，在大鼠前列腺癌模型中发现 BR55 同非靶向微泡相比，具有明显的显像能力和更长的显像时间。许多研究还报道了 BR55 用作超声分子探针在肿瘤早期诊断及在不同浸润性乳腺癌功能诊断中的价值。2012 年 BR55 已经进入了临床前期研究。Wijkstra 等利用 BR55 在 12 名患有前列腺癌患者身上进行的前期临床研究中发现，BR55 能够提高前列腺癌的检出率，并且超声信号的增强与术后病理结果一致。BR55 在抗血管生成治疗效果评价中也体现出很大的价值。Pysz 等使用 BR55 微泡评估在使用 VEGF 单抗治疗大肠癌移植瘤动物模型的效果表明，治疗后 VEGFR 表达、微血管密度及其移植瘤的显影信号明显变低。

2. 以整合素 $\alpha_v\beta_3$ 为靶点的超声分子探针 Ellegala 等采用生物素 - 亲和素连接的办法，将能与 $\alpha_v\beta_3$ 发生特异性结合的物质 Echistatin 连接到脂质超声微泡表面，制备了以整合素 $\alpha_v\beta_3$ 为靶点的超声分子探针，以大鼠恶性神经胶质瘤为模型，结果发现靶向微泡信号更多地集中在整合素表达最多的肿瘤内或肿瘤周边组织中，即以整合素 $\alpha_v\beta_3$ 为靶点的靶向微泡可以有效评价大鼠恶性神经胶质瘤模型的新生血管。

同样采用生物素 - 亲和素连接等非共价结合的方法，Leong Poi 等将抗大鼠 α_v 整合素的单克隆抗体连接于普通脂质超声微泡表面，构建了携带抗 α_v 整合素单抗的靶向超声微泡，体外实验发现该靶向微泡与基质胶新生血管内皮细胞的结合率明显高于正常血管内皮细胞，体内动物模型研究发现该靶向微泡可使大鼠基质胶显影强度明显增强。

Anderson 等用 cRGD 修饰过的微泡对小鼠乳腺癌进行显影，结果发现微泡能与表达 $\alpha_v\beta_3$ 整合素的乳腺癌新生血管内皮细胞结合，使小鼠乳腺癌较对照组明显增强。

3. 其他 伍星等成功制备出偶连叶酸的靶向超声微泡造影剂，该造影剂在体外对高表达叶酸受体的卵巢癌 SKOV3 细胞具有较强的特异性亲和力，使载紫杉醇微泡靶向治疗

卵巢癌成为可能。

陈娟娟等采用生物素 - 亲和素桥连技术制备了 BST-2 靶向脂质微泡，观察其与小鼠前列腺癌细胞（RM-1）和小鼠乳腺癌细胞（$4T_1$）的体外结合能力，探讨 BST-2 作为前列腺癌潜在靶点的可行性。结果发现：BST-2 在 RM-1 细胞中的表达高于在 $4T_1$ 细胞中的表达；BST-2 靶向微泡与 RM-1 细胞的黏附率明显高于其与 $4T_1$ 细胞的黏附率，并远远高于非靶向微泡的黏附率。表明 BST-2 靶向微泡造影剂可与 RM-1 细胞特异性结合，有望作为前列腺癌的特异性超声分子探针用于前列腺癌的靶向分子成像。

Pu 等将合成的 LHRH 受体靶向和紫杉醇脂质微泡直接作用于裸鼠卵巢癌肿瘤部位，应用超声介导爆破，使肿瘤与药物特异性结合，结果发现该靶向载药微泡可减少正常组织的药物摄取率和毒副作用，增加肿瘤细胞凋亡率，并减少肿瘤血管生成。

（二）多靶点的超声分子探针

为进一步提高超声造影效果，人们根据血管生成的标志物在不同的肿瘤类型及肿瘤不同的发展阶段表达不同的特点，设计了多靶点的超声分子探针。

Willmann 研究团队通过将 VEGFR-2 和整合蛋白 $\alpha_v\beta_3$ 同时连接到微泡表面，制备了一种双重靶向超声分子探针，用于皮下人卵巢癌异体移植小鼠的增强显影。研究发现，与其中任何单一靶向微泡对比，双重靶向微泡具有更强的亲和能力，能更多地聚集在肿瘤区域，使得到的超声图像更为清晰、准确（图 3-3-1）。这一技术将大大提高疾病的检出率和诊断准确性，在肿瘤早期诊断中有重要的潜在应用价值。

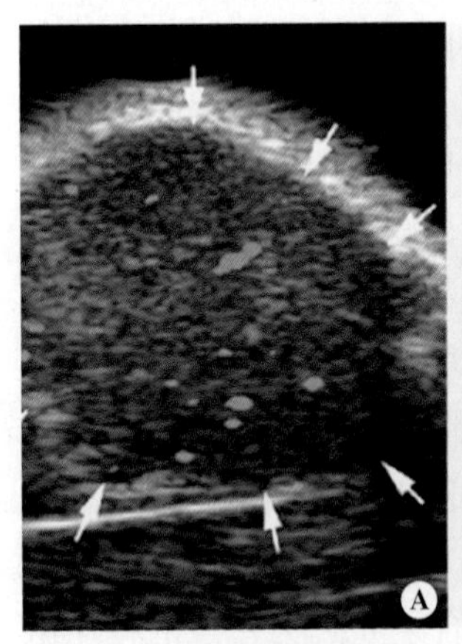

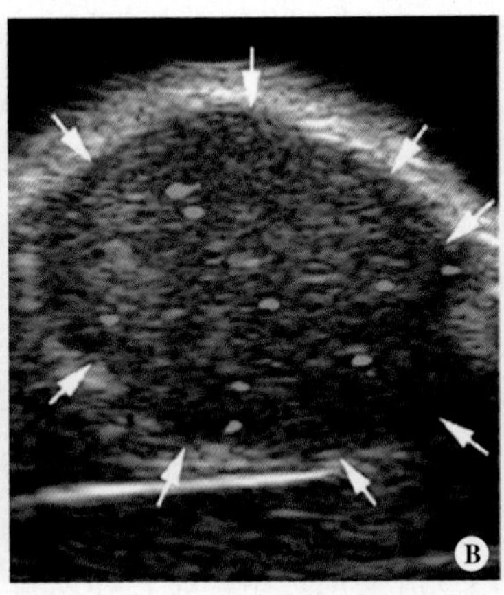

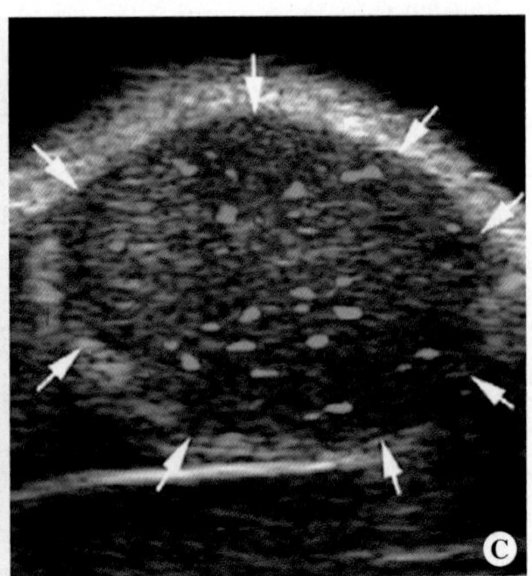

图 3-3-1 分别静脉注射了 VEGFR-2（A）、$\alpha_v\beta_3$（B）及双重（C）靶向微泡后小鼠肿瘤区域的超声分子图像

Sorace 等利用携带 VEGFR-2、P- 选择素和 $\alpha_v\beta_3$ 配体的多靶向超声造影剂评估贝伐单抗对乳腺癌荷瘤小鼠的治疗效果，发现治疗后 3 天治疗组和对照组间肿瘤血管改变出现明显差异，治疗组肿瘤血管减少 15.4%，对照组肿瘤血管增加 56.4%，提示针对肿瘤新生血管的靶向造影剂可早期评估肿瘤对药物的反应。

（三）多模态成像的超声分子探针

由于各种影像学技术有各自的成像特点，目前还没有发现一种模式影像技术是完美的，而多模态成像则是利用两种或是两种以上影像学模式对同一物体进行成像以获得综合信息，通过将磁共振、超声、核素等技术的综合集成应用，将为分子成像开辟更广的研究和应用方向。

光声、热声和磁声显像技术是最近出现的高度敏感显像技术。上述成像技术的基本原理是通过近红外光、射频、微波或者磁场引起纳米粒的震动，产生能够为超声所诊断的声波。其中又以光声成像研究最为广泛，光声造影剂是一种吸收光的纳米粒，如小分子染料，硅、金、钴或者碳纳米管等。

王志刚研究团队制备了一种携 RGD 肽的靶向相变型光声 / 超声双模态造影剂（RNP）（图 3-3-2），并观察其体外光致相变及细胞靶向效果。研究人员利用吲哚菁绿（indocyanine green，ICG）作为光声显像材料。ICG 是一种水溶性、经美国 FDA 认证的染料，在 780nm 波长的激光下，ICG 吸收激光能量使液态氟碳相变，增强超声显像（图 3-3-3）。研究人员先制备了荧光标记的包裹有 ICG 和液态氟碳的高分子超声光声造影剂（INP），然后采用带有马来酰亚胺基团的 PLGA 与带巯基的 c(RGD)yc 结合制备了包裹 ICG 及液态氟碳的 RGD 肽靶向高分子微球（RNP）。在荧光显微镜下可以看到，绿色荧光标记的 RGD 肽与红色荧光标记的微球结合后发出黄色荧光，证明 RGD 肽已被成功地连接到造影剂表面，且流式细胞术检测微球 RGD 肽结合率达 98.9%。RNP 平均粒径为（627±28.5）nm，脉冲激光辐照后可以发生液气相变。体外靶向实验结果显示，与对照组相比，更多的靶向微球聚集在乳腺癌 MD-MB231 细胞的周围。研究结果表明，本研究所制备的携 RGD 肽的靶向相变型光声 / 超声双模态造影剂，在激光作用下可以发生相变，由于其纳米级的粒径及 RGD 肽的靶向性，可以使该高分子造影剂通过被动靶向和主动靶向作用，较多地结合在肿瘤部位，为后续的光声超声显像研究奠定了基础（图 3-3-4）。此外，王志刚团队还利用磷脂作为壳膜制备了叶酸受体靶向液态氟碳纳米粒，具有特异性靶向裸鼠卵巢癌、增强超声和荧光显像的功能。

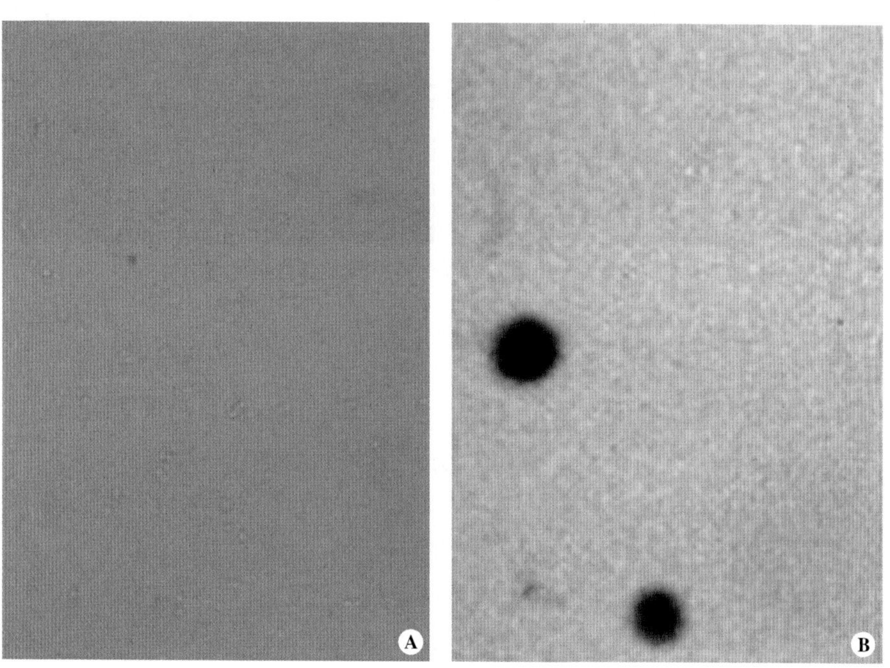

图 3-3-2　RNP 光镜下及透射电镜下观察

A. 显微镜下观察（×1000）；B. 透射电镜显示

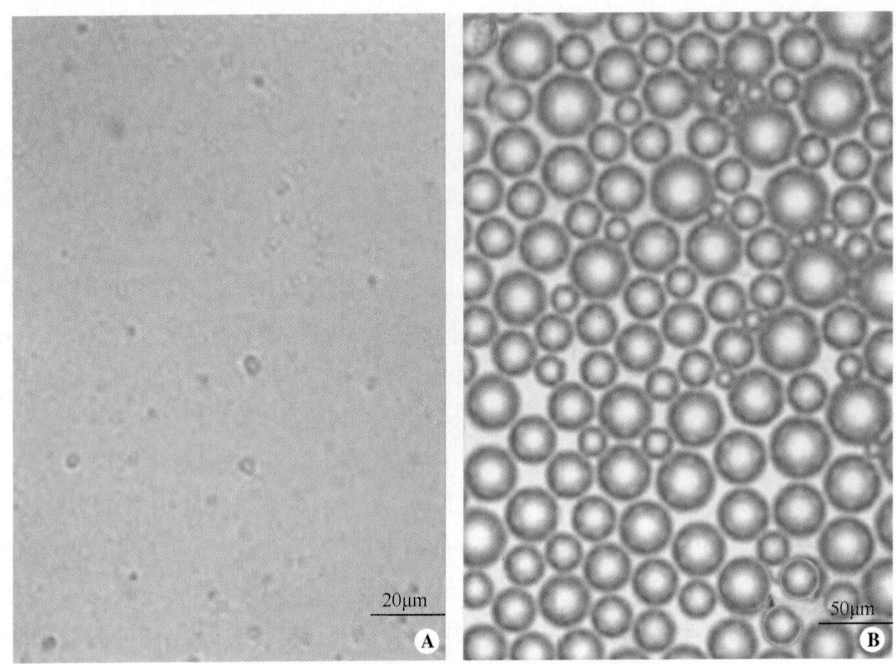

图 3-3-3　激光辐照前后 RNP 光镜下观察

A. 激光辐照前（×400）；B. 激光辐照后（×200）

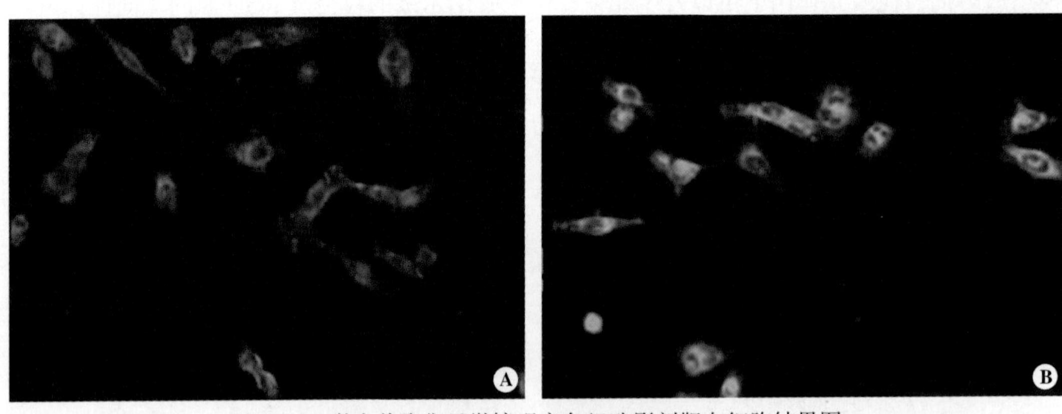

图 3-3-4　激光共聚焦显微镜观察各组造影剂靶向细胞结果图

A. RNP 实验组；B. INP 对照组

（四）多功能超声分子探针

最近，Yan 等制备了一种携带 iRGD 的多功能超声分子探针。iRGD 是一种靶向穿膜肽，既有靶向作用，又有细胞膜穿透作用，是一种多功能肽，在基因转染和药物靶向传输的领域正受到越来越多的关注。研究人员首先利用 DSPE-PEG 上的马来酰亚胺基团与 iRGD 上的巯基发生反应，共价结合制备 iRGD 脂肽，然后与氟碳气体振荡制备了携 iRGD 的靶向微泡。体外研究发现，无论是静止还是流动状况下，携 iRGD 的靶向微泡对内皮细胞的特异性结合能力都明显强于对照组非靶向微泡，且能够被抗 α_v 或 β_3 的抗体竞争性抑制。利用小鼠乳腺癌（$4T_1$）移植瘤模型进行体内研究发现，移植瘤高表达 $\alpha_v\beta_3$ 整合素，携 iRGD 的靶向微泡对移植瘤的增强强度明显强于非靶向微泡。研究表明，携 iRGD 的靶向微泡不仅可用作超声分子探针，用于肿瘤血管生成的分子成像，而且可用于超声介导的药物靶向传输和基因转染（图 3-3-5）。

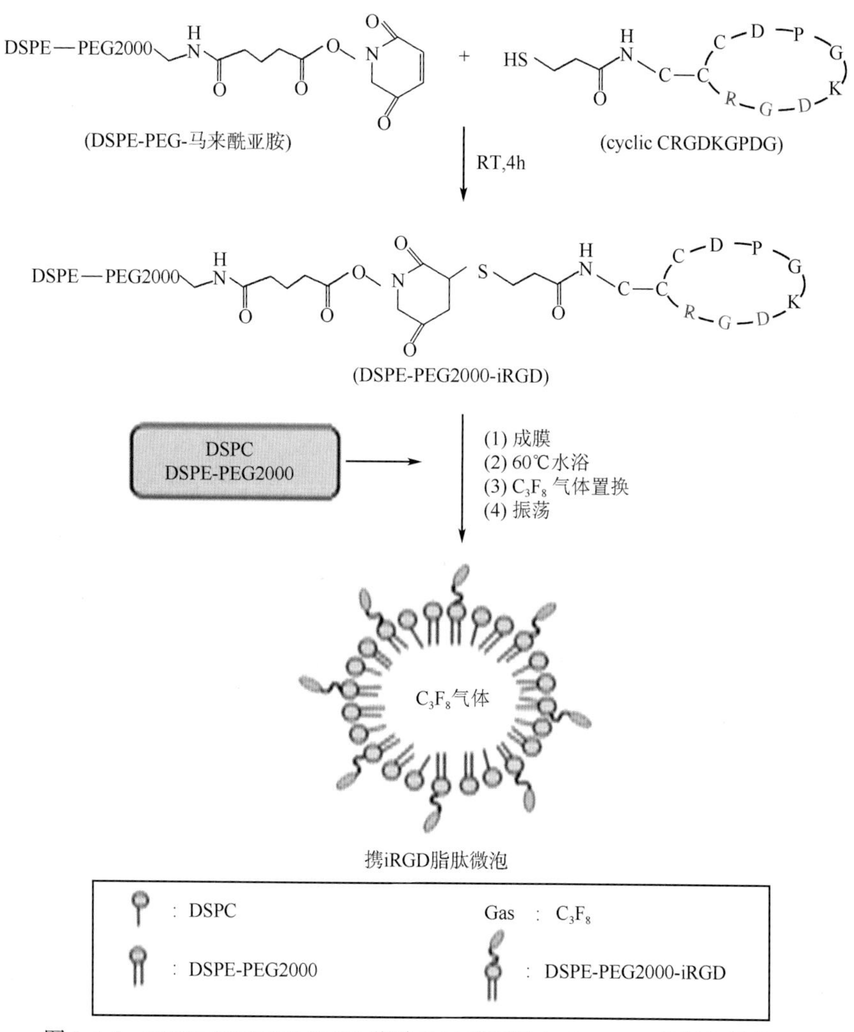

图 3-3-5　DSPE-PEG2000-iRGD 脂肽的示意图及 iRGD-MBs 的制备程序

此外，Rahul 等设计了一种能同时装载药物和超声成像的诊断和化疗相结合的多功能脂质体，并在其表面连接上叶酸分子，实现了对肿瘤组织的靶向作用。

（五）纳米级超声分子探针

随着纳米技术与分子生物学的发展，另一类纳米级靶向超声造影剂正日渐崛起。其分子小、穿透力强的突出特性将有力地推动超声分子成像与靶向治疗向血管外领域拓展。朱叶锋等用生物素 - 亲和素方法制备了携抗人乳腺癌细胞单克隆抗体 Neu（F-11）靶向纳米脂质超声造影剂，在体外寻靶实验中，该造影剂可与乳腺癌细胞特异性结合。然而纳米级超声造影剂显像效果较差，针对这种缺点，国内王志刚研究团队进行了液 - 气相变的相关研究，以磷脂或高分子作为膜材，将液态氟碳（PFP 或 PFH）装载于微球（泡）内，通过超声或激光来触发使液态氟碳发生相变，由液体转变为气体以增强超声显像。国外的研究也发现氟碳纳米乳剂在低频超声的作用下或在激光的触发下可以发生相变，从而增强组织超声显像。

（六）超声辐射力成像的应用

靶向微泡进行成像和治疗的应用过程中，超声技术的发展具有重要的地位。微泡在体内是随着血液流动的，靶向微泡与受体的结合具有严格的距离限制。只有离血管壁面毫米甚至微米级别的距离之内，少量的靶向微泡才能结合在靶点上，大部分血管中央的微泡无法结合。因此，学者们开始利用超声的声辐射力增强微泡靶向的效率。最近 Frinking 等利用声辐射力对大鼠前列腺癌进行成像，结果显示 BR55 的信号是普通显像方式的 7 倍。

（谭开彬）

第四节　炎症靶向超声分子探针

炎症的病理生理过程为炎症反应启动后产生一连串分子信号，导致白细胞向炎症灶趋化、聚集。也已证实，炎性免疫应答在许多重要脏器尤其是心血管疾病的发病、发展过程中起着举足轻重的作用。传统的影像学检查方法，一般只能评估脏器或血管的解剖或功能，很少能检测或量化这些脏器疾病的炎症成分。在疾病过程中，若能对炎性分子进行分子影像学探查及成像，将具有以下潜在的优势：①提高我们对疾病的病理生理学认识；②更早地诊断危重病症；③监测疾病的发展；④对治疗效果进行评估；⑤有针对性地选择更合适有效的治疗方法。

实际上，近年来发展起来的放射性核素检查、PET-CT 等技术，对炎性分子的分子成像探查已有较多研究。但超声造影分子成像由于具有无辐射、操作简便快捷、能够实时动态地显示及费用低廉等优势，在探查组织、内脏及血管疾病的炎性反应方面发挥了重要作用。

迄今为止，用于靶向炎症分子的超声造影分子成像探针主要有微泡（microbubbles，MBs）、亚微米脂质体及纳米粒子乳液。目前应用最多的超声分子探针主要是微泡。

一、微泡与超声波

（一）微泡的基本特性及靶向炎性分子微泡探针的制备

微泡作为超声造影剂其发展主要经历了三个阶段，即以 CO_2 自由微气泡为代表的第一代无壳膜型造影剂、以 Levovist（利声显）为代表的第二代含空气微气泡有壳膜型造影剂和以声诺维（SonoVue）为代表的第三代含惰性气体的新型微泡造影剂。SonoVue 微泡是在我国已注册上市的超声造影剂，目前已被广泛应用于临床超声造影诊断。

微泡的粒径分布范围一般介于 1 ～ 4μm，外壳由白蛋白、脂质体或高分子聚合物等组成，这些成分有利于稳定微泡，减少微泡在血液中的溶解。微泡的核心可以由不同的气体填充（图 3-4-1A），常见的有空气、氮气或者较重的生物惰性气体，如丙烷、丁烷、全氟己烷或六氟化硫等。与空气相比，较重的惰性气体在水或血液中都很难溶解，因此，惰性气体更有利于维持微泡在血液中较长的半衰期，是目前应用较多的微泡核心填充物。

通常来讲，分子靶向微泡与非靶向微泡的制作没有明显的区别。然而，设计炎性分子靶向微泡也涉及在微泡表面绑定配体的过程，从而使微泡能聚集到表达炎性分子的组织部位以便形成超声分子成像。大多数被用作靶向炎性分子的微泡超声分子探针主要通过两种途径来实现：一是将微泡的壳膜用阴离子脂质体进行化学修饰，从而增强补体介导的微泡与活化白细胞之间的黏附；二是将炎性分子的对应配体如单克隆抗体、肽段或糖蛋白等连接于微泡表面，从而使微泡能够对感兴趣的分子表位进行特异性黏附。具体地说，这种连接方式就是先使微泡表面结合许多分子桥，再在其上结合针对炎性分子的配体，这样后者就远离了微泡表面，结果使微泡表面每平方微米大约有几千个抗体分子，从而更加有利于靶向微泡的黏附（图 3-4-1B）。将配体结合到微泡壳膜上主要采用传统的“生物素 - 亲和素”连接法或静电吸附法。尽管微泡是化学复合物，它们却具有与红细胞类似的流变性，其合适的粒径与稳定性使其能够通过肺循环而到达相应的靶点位置。但需要指出的是，由于微泡是纯粹的血管内示踪剂，其对炎性分子的超声分子成像仅局限于血管腔内表达的炎性分子抗原表位上（图 3-4-1C）。

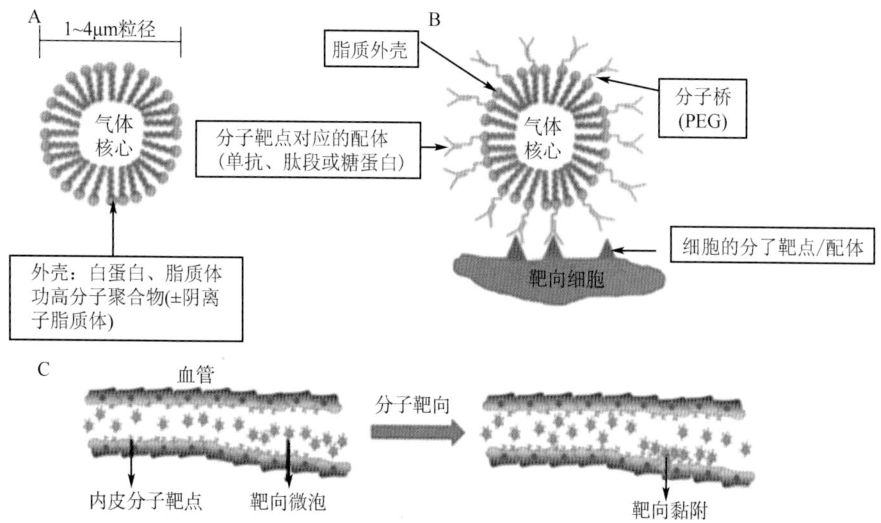

图 3-4-1　微泡的基本组成成分（加入阴离子脂质体可被用作非特异性靶向活化的白细胞）(A)；连接了单克隆抗体或其他细胞分子特异配体及 PEG 分子桥的表位特异性微泡 (B)；靶向微泡在血管腔内实施分子靶向黏附的模式图 (C)

（二）靶向炎性分子微泡探针与超声分子成像

对炎性分子进行超声分子成像的前提是靶向到血管腔内炎性分子上的微泡成像信号与背景信号相比有明显的差别。低于 0.1 或更低的机械指数 (mechanical index，MI) 使得微泡能够成像而不至于破裂。超声波为正、负压交替的波，正压使得微泡压缩，负压使得微泡膨胀，从而导致微泡半径的周期性变化。在压缩和膨胀过程中，微泡能够产生不均匀的非线性振动及高度依赖于微泡半径的声阻抗的变化。这些不均匀的非线性振动会产生谐波（二次谐波及以上）或次谐波（中心频率的一半）回声，使用不同的对比成像技术（如脉冲倒置或振幅调制等）对谐波进行处理，可以提高靶向微泡与周围组织信号的信噪比。使用这些技术，超声分子成像是最敏感的分子成像方式之一，已有研究证实超声分子成像能探查到一个单独的微泡，可见其敏感度是相当高的。

微泡在体内的代谢清除很快，经静脉注入体内后，微泡主要通过网状内皮系统（reticuloendothelial system，RES）快速从血液循环清除。研究证实，经静脉注入微泡几分钟后就能在呼吸道检测到微泡核心气体呼出。而微泡的壳膜随即进入身体的脂质池，经过 30min 后，大约有 95% 的微泡经由肝脏和脾脏的网状内皮系统被清除出血液循环。经静脉注射靶向微泡探针后，由于在血液中自由循环的靶向微泡产生的背景信号会快速消除，靶向到血管腔炎性分子靶点的微泡形成的超声分子成像可以维持几分钟的时间。相比其他分子成像技术，这是微泡超声分子成像的一大优势，像正电子发射计算机断层扫描（positron emission tomography，PET）或单光子发射计算机断层扫描（single photon emission computed tomography，SPECT）技术通常需要在注射造影剂后等待 1h 或更长的时间获取分析数据，并且要依赖放射性核素或放射性示踪剂。微泡在体内快速清除的生物学代谢特性也使得其可以根据需要随时重复使用，如超声分子成像可以在同一成像时间内多次仔细检查同一个解剖区域或扩大某一区域的检查范围。

二、与超声分子成像相关的炎性分子

血液在流动的过程中，循环血液细胞和血管内皮间隙之间通过血管内皮细胞进行结构和功能上的信息交流。在急、慢性炎症反应中，由外来伤害或炎症刺激诱导的血管内皮细胞激活是一个重要的环节（图 3-4-2）。这种激活涉及内皮细胞黏附分子的表达，后者存在于白细胞表面，能与相应配体相互识别，其中有些内皮细胞黏附分子的激活需要细胞因子的诱导。白细胞募集的初始步骤主要涉及白细胞捕获及沿着血管内皮表面滚动。在肌肉组织，这一现象大都发生在毛细血管后微静脉，由表达在内皮细胞（P- 选择素，E- 选择素）或白细胞（L- 选择素）上的选择素与其相应的糖蛋白配体相互识别后介导激活。白细胞滚动在组织损伤的几分钟内就会发生，这是因为 P- 选择素的募集作用。P- 选择素是一种 140kDa 的跨膜糖蛋白，在通常情况下在血管内皮细胞表面只有微量表达。然而，当炎性刺激物刺激内皮细胞激活时，P- 选择素会从内皮细胞细胞质的分泌颗粒中快速跨膜释放到细胞表面从而大大上调其表达水平。选择素介导的白细胞滚动及白细胞与内皮细胞间的相互作用使得白细胞暴露于促炎性细胞因子 / 趋化因子环境，这对激活白细胞表面的异二聚体整合素（VLA-4、Mac-1、LFA-1 等）是至关重要的。这些分子与细胞间黏附分子（intercellular adhesion molecules，ICAM）和血管细胞黏附分子 1（vascular cell adhesion molecule-1，VCAM-1）相互作用，后两者由激活的内皮细胞表达。激活的白细胞黏附于血管内皮细胞后，可以在趋化因子信号的作用下进行跨内皮迁移。

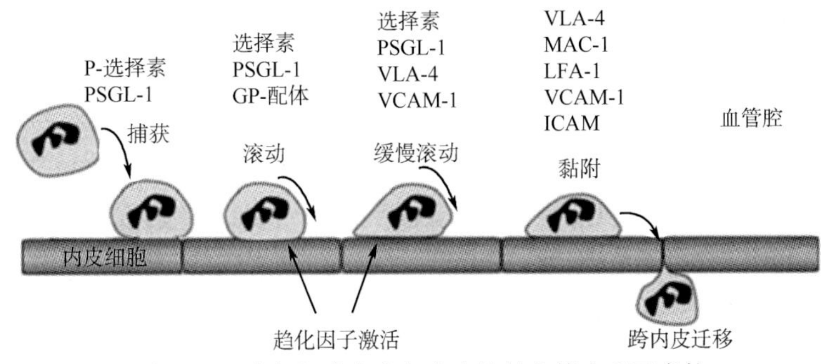

图 3-4-2 参与细胞炎症免疫应答的血管内重要事件

对炎症的超声造影分子成像主要是通过靶向超声造影剂对激活的免疫细胞或调节白细胞聚集黏附的内皮细胞黏附分子进行分子成像获得。最合适的靶向策略的选择，应该有以下几点注意事项：第一，要考虑到是急性还是慢性炎症。例如，针对损伤或缺血的急性细胞免疫应答，早期以中性粒细胞反应为主导（＜12h），之后是单核细胞反应。在慢性炎性疾病中，对细胞免疫应答的分子成像更可能是针对单核细胞和某些淋巴细胞群。第二，要考虑到其他需要鉴别特殊免疫分子亚单位的情况。例如，很有必要去区分单核细胞和淋巴细胞反应，或需要鉴别是否有某些特定功能的单核细胞群的聚集。第三，炎性分子在不同疾病状态时的特异性也应该考虑到。例如，尽管某种内皮细胞黏附分子如 ICAM-1 在动脉粥样硬化形成中是上调的，但它们的组成型表达可能会阻碍它们在早期检测动脉粥样硬化疾病中的应用。如果不考虑靶点，靶向微泡区别于其他成像方式中的可扩散造影剂的一大特点是，在对炎性分子超声造影分子成像过程中的信号增强只发生在血管内。

三、微泡作为超声分子探针在炎性分子成像方面的应用

微泡可以通过静脉注射入体内，紧接着，微泡长时间聚集并停留在靶向组织或器官，在超声造影模式下形成分子水平的成像。实验研究已证实，靶向超声分子成像能无创地、量化地估测靶组织或靶器官的炎症反应。近几年在这一领域的研究已有了几项重要突破。

（一）微泡对炎性细胞的非特异性黏附及超声造影分子成像

对炎症的分子成像，策略之一是依赖于微泡与黏附到微血管内皮的活化白细胞之间的非特异性相互识别，从而导致微泡在组织中的滞留。研究证实，以白蛋白或脂质为壳膜的微泡都能非特异性地黏附到活化白细胞表面。白蛋白微泡与白细胞的黏附至少有一部分是由白细胞的 β_2- 整合素 Mac-1 介导的，后者能够绑定到变性的白蛋白上。而脂质微泡与白细胞的黏附几乎都是依赖调理素的作用，在这种方式下，微泡表面活化的血清补体与表达在活化白细胞上的补体受体可以相互识别。对微泡脂质壳成分进行化学修饰，如加入磷脂酰丝氨酸（phosphatidyl serine，PS），能提高微泡与白细胞的黏附亲和力，对缺血引起的急性炎症反应增强显影信号可进行放大。这一效应从某种程度上可以说是因微泡带有净负电荷的脂质膜增加了补体的活性而致。还有研究表明，保护性高分子聚合物如脂肪酸 - 聚乙二醇部分可以在微泡上形成“刷子”表面，从而减少补体介导的微泡与

白细胞的相互作用。

在严重的急性炎症反应时，对白细胞进行非特异性靶向分子成像至关重要，这是由于此时激活的白细胞在血管内皮表面的密度是很高的。有学者研究发现（图 3-4-3），在犬急性心肌梗死再灌注模型中，注射含有 PS 的脂质微泡几分钟后，心肌声学造影（myocardial contrast echocardiography，MCE）可被用来从空间上评估细胞免疫应答反应。这项技术不但能够检测梗死区域的白细胞激活，还能探查到在非梗死的缺血区域及周边区域的白细胞少量、短时间募集情况。由于携带有 PS 的微泡形成的造影成像信号反应的是活化白细胞聚集情况，借此可以评估旨在减轻缺血后炎症反应的治疗方法是否有效，因为溢出血管外的白细胞并不能形成超声造影成像。此外，能够快速成像也是这一技术的优势。

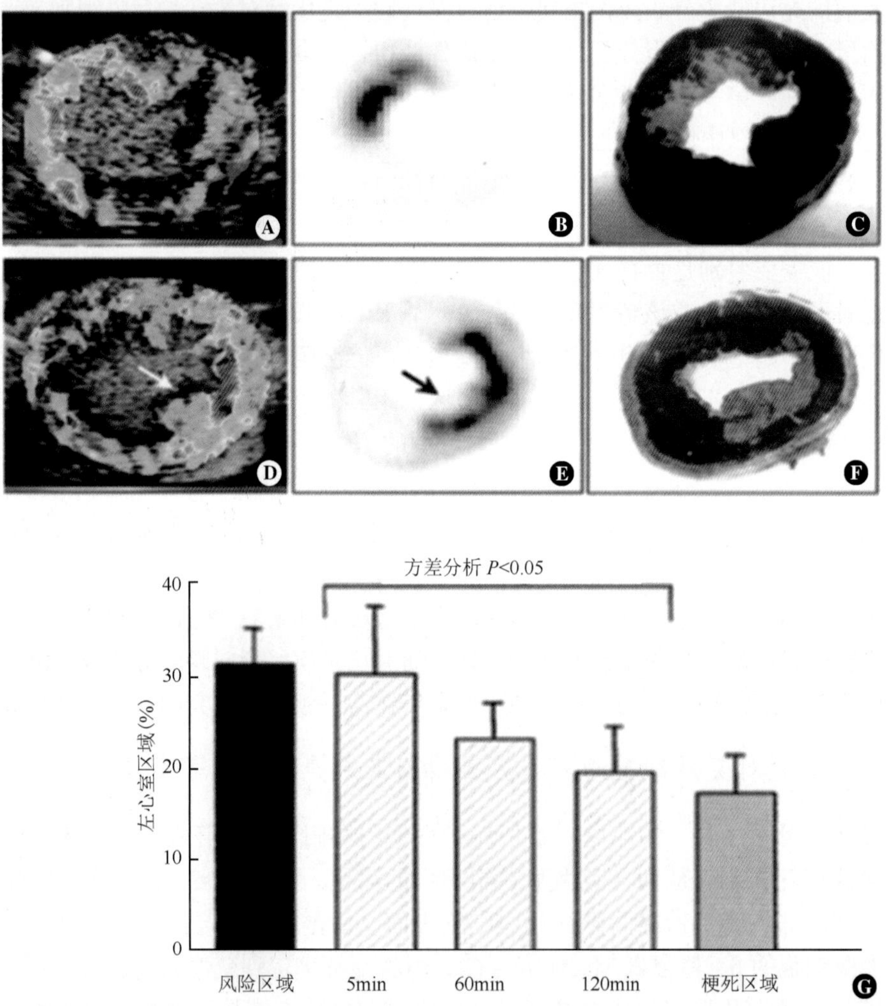

图 3-4-3 犬冠状动脉左前降支（A ～ C）和左旋支（D ～ F）短暂阻塞后的心肌缺血 - 再灌注损伤时，对白细胞募集的靶向分子成像及与缺血危险区和梗死面积相关的白细胞靶向心肌超声造影的空间定位（G）。心室中部短轴图像（A，D）由白细胞靶向微泡在体内回流 5min 后获得，在体外由 Tc 标记的示踪剂（Tc-RP517）靶向到白细胞受体上获得放射性核素成像（B，E）。靶向超声分子成像对炎症的定位范围大于放射性核素成像和 TTC 界定的梗死区（C，F）。如 G 图中所描述，所测面积随着时间推移逐渐减少，表明超声分子成像技术主要是检测损伤中的轻微短暂的炎性细胞募集而不是梗死危险区域。E 图中的箭头表示乳头肌的梗死区域，在早期没有微血管再通，靶向超声微泡也不能进入

阴离子型微泡在组织病变部位血管中的滞留可被用来对异位心脏移植排斥反应进行成像，这一研究在不匹配的大鼠模型中进行，成像的信号强度与排斥反应的组织学分级具有很好的相关性。与心肌梗死缺血再灌注的情形类似，来自滞留微泡的信号大体上反映了白细胞募集的活化相。在本研究中，可以用 MCE 或微泡去评估免疫调节治疗的早期疗效，因此有理由说对白细胞募集时相进行分子成像很有利于监测急性排斥反应期的治疗效果。

在某种情况下，通过补体介导可以发生微泡与血管内皮细胞之间的黏附。带有很强阴离子表面电位或缺乏聚乙二醇保护的微泡能够滞留在受损伤的、甚至正常的心肌微循环中，从而产生超声增强显影。在缺乏补体的基因敲除动物模型中，这些微泡与内皮细胞之间的黏附几乎被完全抑制。与此相似，在患有严重的动脉粥样硬化疾病（伴或不伴有空泡变性）的动物模型中，白蛋白微泡也能够在大血管中滞留。这种黏附作用也会因为补体缺乏而受到抑制。虽然还没有被明确证实，但有可能是内皮介质或脂质微泡的某些成分为补体的受体，如衰变激活因子。以上这些发现意义重大的原因有两点：①微泡超声造影分子成像可以以非常简单的方式去评估内皮激活；②当对特殊的内皮细胞表面受体进行分子成像时，能够解释同时出现的非特异性信号增强效应，从而推进靶向探针设计的进程。

（二）微泡特异靶向炎性分子的超声造影分子成像

对慢性炎症的超声造影分子成像探查，一般是在微泡上携带针对内皮细胞黏附分子的抗体或配体来完成。这种靶向微泡探针一般是针对选择素的，如 ICAM-1、VCAM-1 和 MAdCAM-1 等。靶向性配体在微泡表面的密度会影响靶向效果。大部分靶向微泡的设计都要求其表面的配体密度为每平方微米内荷载几千个配体分子，这样有利于在微循环剪切应力（$< 2dyn/cm^2$）作用下获得最大的靶向结合率。通过应用平行板流动腔评估靶向微泡与活化内皮细胞在体外培养条件下的黏附情况，可以获得靶向微泡在不同剪切应力下的靶向结合特性。以上研究发现，靶向微泡结合到内皮细胞的靶向结合率会随着微循环剪切应力的增加而下降。李美瑜等利用“生物素 - 亲和素”桥接法构建了携 Sialyl LewisX 与抗 ICAM-1 单抗双配体的靶向微泡，发现其与单独携 Sialyl LewisX 或 ICAM-1 单抗的靶向微泡相比，更能对抗微循环的高剪切应力，提高靶向微泡与血管内皮炎性分子的靶向黏附率。

1. 微泡对缺血性疾病和移植排斥反应炎性分子的特异靶向超声分子成像　微泡超声分子成像最有价值的应用就是对有过近期缺血性疾病的患者的床旁检查，这通常被称作“缺血记忆”成像。通过探测心肌缺血后几小时内的炎性分子变化，很可能探查到并空间定位最近发生过的却已恢复的心肌缺血，而并不需要依赖检测血流非正常灌注或室壁运动异常等手段。针对“缺血记忆”成像的放射性核素探针已经开发出来，这一技术主要依靠检测缺血的或近期缺血的心肌细胞从脂肪酸到葡萄糖代谢的变化。之所以关注超声探针在“缺血记忆”成像中的优势，是由于大部分急诊床旁检查都需要超声造影这一快速成像技术。P- 选择素在轻度缺血情况下就可以从分泌颗粒快速释放到内皮细胞表面，并且在缺血损伤后这种高表达状态能维持好几个小时，因此 P- 选择素可以作为一个有效的靶点。在肾“缺血 - 再灌注”的小鼠模型中，P- 选择素靶向微泡在缺血组织中滞留并产生较强超声增强显影信号的能力首次被证实。紧接着，通过在微泡表面连接针对 P- 选择素的抗体或糖蛋白类似物糖蛋白配体 1，形成靶向 P- 选择素的微泡在小鼠或大鼠的短暂缺血心肌中也产生了较强的超声增强显影信号。这些研究的临床相关特点是，缺血的程度不够严重，不足以产生组织梗死或较严重的组织损伤。近期有人研究发现（图 3-4-4），在急性肾损伤的大鼠模型中，用载有 P- 选择素或 VACM-1 特异配体的靶向微泡分别在肾损伤后 4h 和 24h 对靶区域微血管进行超声造影分子成像观察，较损伤前相比，两者在 4h 时均有明显的增强显影效果，尤其是前者更明显，增强显影程度与病变部位的病理切片免疫组织化学结果高度相关。在临床上，急性肾损伤发病急骤，预后较差，需要快速无创的检测手段来协助诊断缺血程度并监测疾病进展。该研究说明，针对血管内炎性分子的靶向微泡超声造影有望解决这一临床需求。另外，已有充分研究证据表明，炎症反应在促进与缺血有关的血管重建（血管再生和动脉生成）中也发挥着重要的作用。在一篇综述文章中有关血管再生也有这样的描述，在缺血肢体模型中，靶向超声造影分子成像被用来评估动脉血管生成过程中的内皮细胞活化和单核细胞募集在空间和时间上的变化。

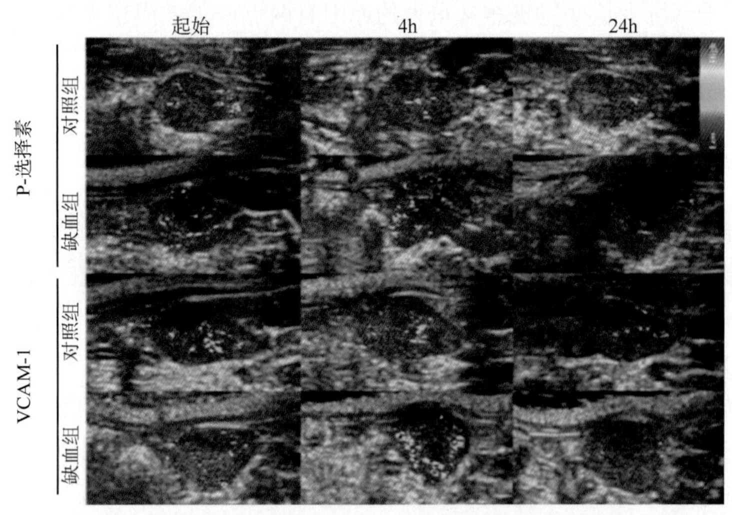

图 3-4-4　彩色超声分子靶向成像信号与二维超声成像信号空间叠加后的图像

在急性肾损伤（缺血）的几个小时以内，由于肾组织炎性分子分泌增多，微泡靶向炎性分子超声成像表现出明显增强的信号。在 4h 时，靶向炎性分子的微泡有明显的超声增强显影；24h 以后，由于肾损伤已从短期缺血过程恢复过来，靶向微泡超声显影信号明显降低

靶向内皮细胞黏附分子（endothelial cell adhesion molecules，ECAMs）的微泡超声增强显影也可以作为一种有效的无创检测方法探查心脏移植排斥反应。在早期的研究中，通过经尾静脉注射靶向 ICAM-1 的微泡，超声造影可以无创地探测不匹配大鼠异位心脏移植的亚急性排斥反应。这些研究数据可能会进一步支持对移植排斥反应或同种异位移植血管病变时高表达的内皮细胞黏附分子进行无创性检测，在以前的其他检测手段中，这些分子的表达只有达到很高的水平才能被无创检测到。

2. 微泡对动脉粥样硬化炎性分子的特异靶向超声分子成像　微泡在大血管中对炎症变化进行分子成像可以提供特别的信息，从而可以被用来评估动脉粥样硬化的危险性。微泡的这种能力有可能被用于检测那些已经被证实的疾病的高风险因素，甚至远在疾病临床发病之前就检测到其潜在发病的危险性。不像放射性核素成像或光学成像的分子成像探针那样容易弥散，靶向微泡造影剂不可能接触到动脉粥样硬化的高危分子——驻留于细胞内膜的氧化脂质、细胞凋亡小体或白细胞来源的蛋白酶和氧化产物等。相反，超声造影分子成像在动脉粥样硬化中评估炎症表型细胞主要是通过靶向 ECAMs 来实现。在动脉粥样硬化时，ICAM-1、VCAM-1 和 P- 选择素的上调参与了单核细胞和淋巴细胞的募集，并与病变的发生、发展及容易导致急性动脉粥样硬化血栓形成事件密切相关。然而，在动脉粥样硬化时超声造影对 ECAMs 的分子成像主要依赖于微泡造影剂在血管的高剪切应力作用下黏附到血管内皮的能力。由于血流在大血管中的脉动特性，在这种环境下的微泡能够实现对血管内皮炎性分子的黏附。利用体外平行板流动腔研究表明，微泡在大血管中靶向黏附到血管内皮主要发生在剪切应力较低的心室舒张期，并且能够承受心室收缩期的极高剪切应力。

针对动脉粥样硬化炎性分子的超声造影分子成像，首次报道是利用有声学活性的亚微米脂质体，后者含有多层脂质囊泡并包被了少量空气。在颈动脉粥样硬化和损伤的猪模型中，通过动脉内注射靶向 ICAM-1 和 VCAM-1 的亚微米脂质体，可以在高频超声下产生聚焦透射增强信号。近期对低密度脂蛋白缺陷和载脂蛋白 B mRNA 编辑蛋白缺陷的小鼠研究证实，利用靶向微泡对内皮表达的 VCAM-1 或 P- 选择素进行成像，可以探测到内膜黄瘤发病早期阶段的信息。这一结果表明，利用靶向超声造影分子成像探测侵袭性疾病的最早期阶段是可行的。在载脂蛋白 E 缺陷的小鼠模型中，通过静脉注射微泡造影剂靶向 VCAM-1，微泡能黏附到动脉粥样硬化病变部位并产生超声造影增强显影。在这些研究中，靶向 VACM-1 的造影信号增强强度能够辨别经过饮食调理治疗的粥样硬化斑块炎症状态的改变程度。这说明，超声造影分子成像能够对早期动脉粥样硬化的内皮炎性反应进行无创地探查抗炎治疗效果。Liu Y 等用夹竹桃麻素治疗胸主动脉粥样硬化的小鼠，治疗前后用微泡对动脉内的 VCAM-1、P- 选择素和血小板 GPIbα 进行靶向超声造影分子成像，发现治疗前 VCAM-1、P- 选择素和血小板 GPIbα 的表达是治疗后的两倍，结合组织学观察，发现随着治疗剂量的增加，单核细胞聚集和血小板黏附呈下降趋势，同时高治疗剂量下可见斑块变小。由此不难推测，这一操作简单、低成本的技术可以被用来探查临床研究前期或病人的治疗效果。

这些实验所得的数据具有较大的变化范围，这可能反映出两个问题：一是这些动物模型中疾病表型的异质性；二是空间分辨率也就是超声波束中的实际组织体积会影响造影强度的测量。第二个问题可以通过增加相关疾病动物模型样本量来解决。

3. 微泡对炎性肠病中炎性分子的特异靶向超声分子成像　炎性肠病是一组慢性的、容易复发的复杂的疾病，主要包括克罗恩病和溃疡性结肠炎。该病在西方国家发病较普遍，近年在亚洲国家呈逐渐上升的趋势，尤其是在我国发病率较高。这些患者都有相似的病理过程，包括白细胞浸润、炎症介质的产生及组织重塑，最终导致溃疡和肠道损伤。对疾病活动性进行精确监测，从而实施只有最小副作用的优化治疗干预，是炎性肠病临床治疗面临的最大挑战。由于超声波检查目前已被广泛应用，价格相对便宜，还不涉及电离辐射，因此超声分子成像已成为炎性肠病患者的重要辅助检查手段，该方法可以从分子水平准确地量化已知炎症部位的炎性分子（如同胃镜检查、CT 及磁共振成像检查评估一样）。借助这一方法，可以早期鉴别对药物治疗无应答患者或减小某种治疗方案的药物用量，从而制订更好的个体化治疗方案。近期，一种新的具有双重选择性的靶向微泡被开发出来，通过将一段“人类选择素结合糖蛋白配体 1(PSGL-1)”融合到“人类结晶片段（或 Fc）域”，再将其共价结合到脂质微泡，这种微泡就具有了靶向 P- 选择素和 E- 选择素的双重功能，利用白细胞在发炎的血管内皮细胞表面滚动的自然途径，该靶向微泡可以在患有急性结肠炎的小鼠模型中对炎性分子进行精确定量（图 3-4-5）。此外，在动物体内利用交叉模式对比研究发现，在小鼠结肠炎模型中，具有双重选择性的靶向超声分子成像信号与 PET-CT 扫描的 FDG 吸收信号高度相关。Wang 等应用临床超声检测系统，在猪急性末端回肠炎中进一步证实了该靶向微泡形成超声分子成像的可行性与可重复性（图 3-4-5）。此外，在体内超声分子成像信号与体外组织学的炎症分级范围从正常到轻、中、重度都高度相关，这表明双重选择性靶向超声分子成像可以在大动物模型中对组织炎症实现分子水平的无创地、客观地量化分析。

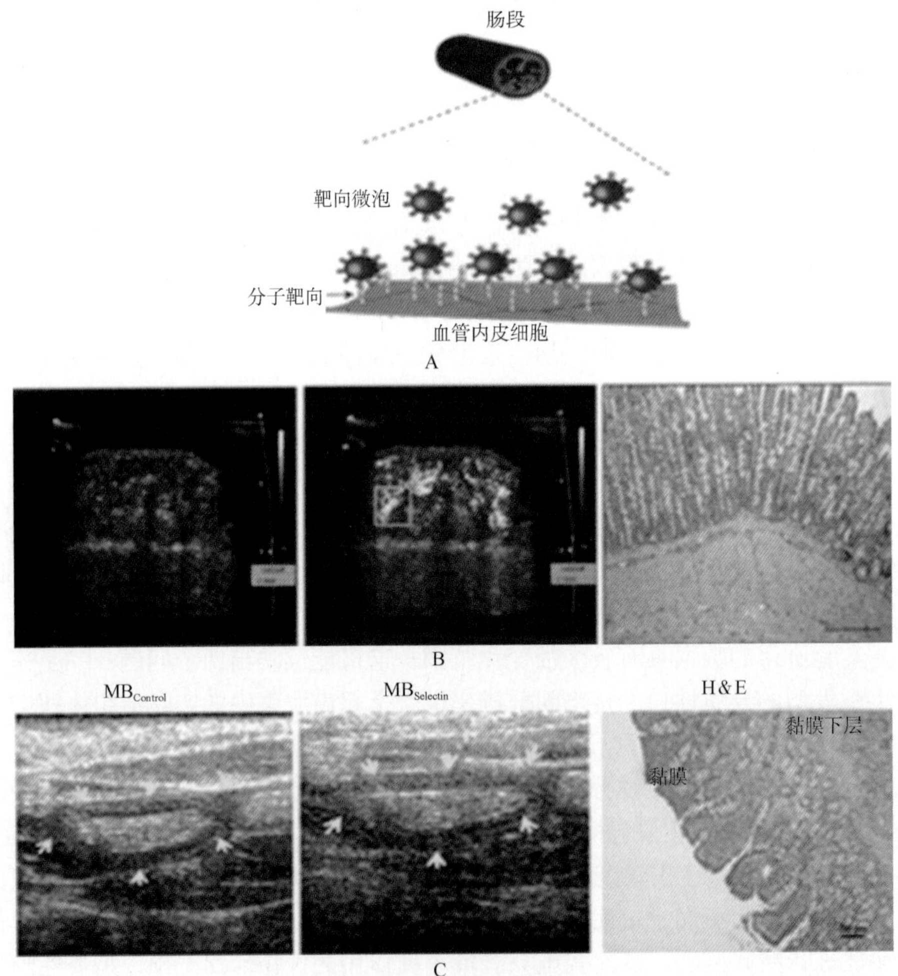

图 3-4-5 炎性肠病的炎性分子成像

A. 显示了分子靶向微泡（蓝色）对肠管炎症血管内皮细胞上特异炎性分子（黄色）的靶向黏附；B. 在小鼠炎性肠病自发性肠炎模型中，对地址素黏附分子 (MAdCAM-1) 的超声分子成像，在非炎症性回肠表现出弱背景信号（左），在急性回肠炎中表现出强回声信号（中）及组织学证实回肠中活动性炎症的存在（右）；C. 在猪急性末端回肠炎模型中的研究表明，相比对照组的非靶向微泡（左），双选择性靶向微泡能在发炎的回肠中显示明显增强的超声显影信号（中），组织学证实了回肠中的炎症反应（右）

4. 局限性　用微泡超声造影分子成像检测炎性分子也有不足之处，这将关系到这一成像方法如何被用到临床或科研中。显然，微泡造影剂检测的灵敏度不是一个主要障碍。然而，由于微泡与白细胞及活化的内皮细胞之间的非特异性接触也能产生增强显影信号，该成像方法的特异度仍然面临着挑战。利用靶点细胞与微泡壳膜之间相互作用的生物学基础，将可能在未来通过对微泡壳膜进行化学修饰来解决这一问题。值得一提的是，对任何检测技术而言，其目的都是简单地检测急性炎症过程，任何导致非特异性白细胞滞留的因素都会增加诊断的假阳性率。

在某些情形下是例外的，如微泡造影剂在体内对特异性 ECAMs 的靶向成像依赖于连接在其表面的单克隆抗体作为配体，而许多针对整合素或免疫球蛋白超家族成员的小分子配体缺乏特异性。更有甚者，依靠单克隆抗体实现靶向的策略也有其不足之处，如抗原 - 抗体反应的低结合率可能会限制微泡在高速高剪切应力血管中的靶向黏附。微泡靶向技术在未来几年内的改良可能涉及已被开发出来的高特异性小分子靶向配体的使用。利用靶向超声造影剂进行分子成像的新方法也将被临床应用所需要。此外，微泡靶向超声分子成像技术在低机械指数成像条件下产生强大的分子成像信号却不破坏微泡的能力，是目前正在研究的热点之一。

最终，微泡靶向超声分子成像技术是否足以进行定量分析或对疾病存在与否提供明确的答案依然是有争议的。超声造影分子成像主要依靠的是多化合价粒子的相互黏附作用。与白细胞在炎症区域的聚集类似，靶向分子的表达量可能有一个要达到最有效结合率需要的阈值。然而，通过活体显微镜观察对比靶向白细胞或 P- 选择素的微泡黏附情况、白细胞募集与不同炎症状态下的信号强度，该技术的定量能力目前已得到了证实。

四、展　望

超声造影分子成像是一个快速发展的领域，该技术已在动物模型中被证实是一个有用的研究工具。由于免疫应答许多关键的调节步骤都发生在血管腔中，这项技术很适合评估炎症性疾病。在这方面，微泡超声造影分子探针由于能够评估急、慢性炎症过程中免疫细胞的募集和内皮细胞的激活，其相关研究已有了较多的发展。此外，微泡超声造影分子成像对动脉粥样硬化、缺血和移植排斥反应等疾病状态时的炎症分子变化也能进行探测，这对疾病的早期诊断及估计其发生、发展，监测治疗效果等是非常有意义的。尽管如此，截至目前，尚没有报道将靶向微泡超声造影分子成像直接应用于人体的研究。该方法能否尽快过渡到临床应用，还有几个重要的挑战需要突破：一是需要在微泡表面连接对人体既安全又有效的配体；二是要有合理的评估标准，相比目前已用于临床的其他分子成像技术，微泡超声造影分子成像必须提供更多更有价值的数据。例如，放射性核素探针能够示踪心肌缺血，PET-CT 探针能够探测动脉粥样硬化斑块中的炎性细胞活性。但是，有关微泡超声造影分子成像在炎症方面的相关动物研究，将为其在临床使用的低成本、快捷及方便性等优势提供有力证据。

（段云友　杨恒丽）

第五节　动脉粥样硬化斑块靶向超声分子探针

一、概　　述

动脉粥样硬化 (atherosclerosis, AS) 是发生在主动脉、颈动脉、冠状动脉、肠系膜动脉、肾动脉或周围动脉壁的以动脉内膜的脂质堆积为始动环节而诱发的慢性炎性反应性疾病，是引发心脑血管疾病的重要病因，近年来发病率明显增加，且呈现年轻化的趋势。

据世界卫生组织统计，心脑血管疾病目前已成为全球首位死亡原因。动脉粥样硬化是导致心脑血管病变的病理基础，动脉粥样硬化是由炎症细胞浸润、平滑肌细胞增殖、细胞外基质增加及血栓形成等多种病理过程参与的慢性炎症性疾病，是一个稳定期与不稳定期交替的非线性过程。典型的动脉粥样硬化病变是指：在大动脉及中等动脉的某些部位内膜增厚，其内沉积了大量脂质，浸润着单核及淋巴细胞；中膜平滑肌细胞迁移至内膜并在此大量增殖，伴有胶原、蛋白聚糖、弹力蛋白等细胞外基质分泌增多；由单核细胞衍生的巨噬细胞及平滑肌细胞均可摄取脂蛋白而形成泡沫细胞；坏死的泡沫细胞及组织碎片形成病变深部糜粥样的柔软部分，突出于管腔的表面部分覆以较坚硬的纤维背膜。动脉粥样硬化在出生后不久就开始形成，一般需要几十年才能演变为成熟的斑块。成熟斑块通常由两大组成部分：较软的富含脂质的粥样物（脂质核心）和较硬的富含胶原的硬化成分（纤维帽）。纤维帽是由大量的平滑肌细胞和细胞外基质形成，厚薄不一，纤维帽下为大量泡沫细胞、脂质、巨噬细胞、坏死崩解物和钙盐等物质共同组成的脂质核心。斑块的组成成分将决定斑块的易损程度，生理状态下平滑肌细胞合成并释放胶原，平滑肌细胞的厚度及胶原的含量决定了斑块的稳定程度，脂质核心同样影响到斑块的稳定性，易损性动脉粥样硬化斑块常常导致心脑血管疾病的急性发作。有研究证实当脂质以游离胆固醇形式存在时斑块不易破裂，而以胆固醇脂形式存在时斑块易破裂。斑块与正常内膜交界处（即肩部）是纤维帽最薄的地方，斑块破裂也极易发生在此处。易于发生破裂的斑块称为易损斑块 (vulnerable plaque)，其定义为具有破裂倾向、易于发生血栓形成和（或）进展迅速的危险斑块，易损斑块损伤破裂伴血小板聚集、血栓形成是急性心脑血管事件（脑卒中、短暂性脑缺血发作、急性冠脉综合征等）发生的重要原因。易损斑块破裂可由多种原因间接或直接引起，如冠状动脉血管的痉挛、斑块内毛细血管出血、血管壁应力改变等，除了这些外在影响因素，斑块本身的构成也起着至关重要的作用。1992 年 Muller 等首次将引起多数急性心血管事件具有破损倾向的斑块称为“易损斑块”。随着近年来学者们对动脉粥样硬化斑块的进一步研究，2003 年 Naghavi 等继续完善了易损斑块的概念，将其定义为具有血栓形成倾向或可以快速进展为“肇事斑块”的动脉粥样硬化斑块。易损斑块的主要诊断标准包括活动性炎症、内皮损伤致表面血小板聚集、斑块有裂隙或损伤，以及斑块的形态，包括纤维帽变薄和厚的脂质核及管腔狭窄，次要的标准包括表面钙化结节、黄色有光泽的斑块及斑块内出血。研究表明，大部分急性心脑血管事件患者其动脉粥样硬化斑块所造成的血管狭窄并不十分严重，亦缺乏典型的临床表现，而斑块的不稳定性进一步发展致斑块内出血、破裂、血小板聚集致使动脉血栓形成被认为是致死性心脑卒中的主要诱发因素，严重威胁人类健康。因此，早期识别易损斑块并进行干预对于急性心血管事件的预防具有十分重要的意义。

传统影像技术在诊断动脉粥样硬化斑块时，只能显示斑块所造成的血管狭窄程度，并不能有效地反映斑块的稳定性和病理生理学性质，不能实时有效地反映和预测病变的进展和变化。分子影像学作为近年来迅速发展的一门新兴学科，能够在分子和细胞水平对生物过程进行活体定性和定量研究，在动脉粥样硬化斑块的诊治中显示出巨大优势。分子影像学是运用影像学手段显示组织水平、细胞和亚细胞水平的特定分子，反映活体状态下分子水平的变化，对其生物学行为在影像学方面进行定性定量研究的科学。超声分子成像技术，是将超声分子探针（靶向超声造影剂）经静脉注入体内，经过血液循环特异性地聚集于靶组织并特异性显像，以反映病变组织分子水平的变化。分子探针是一种能和靶组织特异性结合物质与能产生影像学信号的物质相结合而构成的复合物。借助分子探针，即连接有特异性配体或抗体的微球造影剂，通过高分辨率成像系统检测扩增放大的信号改变，以间接反映靶向组织分子或基因的信息。开展动脉粥样硬化超声分子影像学研究的意义在于：①超声分子影像学提供了一种新的诊断技术，超声分子成像设备、超声微泡触发装置、超声分子成像监控和超声分子探针的有机结合，有望在症状发作前检测出高危的斑块；②为提供个体化医疗提供了可能性，可指导基于分子水平的抗动脉粥样硬化治疗的开始，以及治疗过程中的定量调整（如测量巨噬细胞的活性可以指导新型的抗巨噬细胞的分子治疗）；③指导新药物的开发。

二、发生机制

动脉粥样硬化的确切病因尚不清楚。大量流行病学调查发现，高血脂、高血压、吸烟及糖尿病、肥胖、缺乏运动、精神社会因素、内分泌、遗传等因素与动脉粥样硬化的发生有明显的统计学关系，是公认的重要的危险因子。关于动脉粥样硬化发生机制的研究已经有百余年的历史，曾提出过多个学说。例如，脂质浸润学说、血栓形成学说、损伤反应学说等，这些学说虽然往往强调某一个侧面，但这些侧面并不是相互对立、相互排斥的。目前在内皮损伤、脂质来源、动脉壁细胞及间质的相互作用、血栓参与等达成共识，各方面的研究也均进入了更深的层次。

自从 1973 年 Ross 和 Glomset 正式提出“损伤反应学说”以来，随着基础研究的逐步深入，该学说得到了不断的充实和发展。目前该学说的观点认为：内皮细胞损伤是重要的始动环节，其功能障碍启动了动脉粥样硬化的发生发展。“损伤”的定义不仅是形态学上可见的变化，还包括功能及代谢改变。内皮细胞是损伤反应学说的核心，内皮细胞的生理功能包括：①连续的内皮细胞表面具有防止血栓形成的作用；②内皮细胞构成有通透性的生物屏障，血管内外的物质可通过它进行交换；③通过释放小分子物质如一氧化氮（NO）、前列环素（PGI_2）和内皮素（ET）等来调节和维持血管的紧张性；④合成和分泌生长调节因子及细胞因子，如血小板源性生长因子、成纤维细胞生长因子、肿瘤坏死因子（TNF）、粒 - 巨噬细胞集落刺激因子（CSF-GM）、白细胞介素 -1（IL-1）等；⑤产生细胞外基质（Ⅳ型及Ⅰ、Ⅲ、Ⅴ型胶原、弹力蛋白、蛋白多糖等）；⑥内皮细胞表面可防止白细胞的黏附；⑦当脂蛋白跨内皮转运时，对脂蛋白进行氧化修饰。当上述中的一项或多项异常时即为内皮细胞功能障碍。血脂异常、高血压、免疫复合物、病毒感染等危险因子均可造成内皮损伤。继发于内皮损伤的内皮通透性、黏附性、血液凝固性改变及所释放的大量细胞因子及生长因子将导致动脉粥样硬化发生的一系列连锁反应，包括：①导致内皮细胞功能损害的危险因素包括低密度脂蛋白（LDL）的修饰和浓度升高、吸烟产生的自由基、高血压、糖尿病、高半胱氨酸血症、基因异常、疱疹病毒或肺炎衣原体感染等。②在导致动脉粥样硬化形成的过程中，内皮细胞功能障碍比内皮缺损、内皮下组织暴露更为重要。内皮细胞功能障碍包括对巨噬细胞、T 淋巴细胞、血小板的黏附性和通透性增加等。③内皮细胞在损伤反应中产生的血管活性分子、细胞因子和生长因子可使相应的细胞（单核细胞、淋巴细胞等）产生趋化迁移、生物学活化和分裂增殖，细胞外基质产生增多。若危险因素持续存在，上述炎症反应中平滑肌细胞的迁移和增殖达到一定程度，血管壁可增厚且同时伴有血管的代偿性扩张。在早期，管腔内径仍能维持正常甚至增大，称为正性重构；而在晚期，管壁增厚所致管腔狭窄不能为血管的代偿性扩大所抵消，将产生血管狭窄和堵塞。④在动脉粥样硬化形成的不同阶段，一般均无粒细胞的浸润，而单核源性巨噬细胞及不同亚型 T 淋巴细胞的浸润则基本参与了动脉粥样硬化形成过程的各个阶段。

三、易损斑块病理生理

易损斑块其主要病理学特征有以下几点：①有一个较大的脂质核心；②纤维帽薄，内有大量炎症细胞浸润，平滑肌成分少；③肩部纤维最薄弱；④斑块底部有较多新生血管。这样的斑块易于在各种内外因素作用下破裂。斑块破裂释放的物质可作为栓子直接栓塞下游血管，而裸露的富含高凝物质的脂质核心与血液接触，能迅速导致血栓形成（图 3-5-1）。

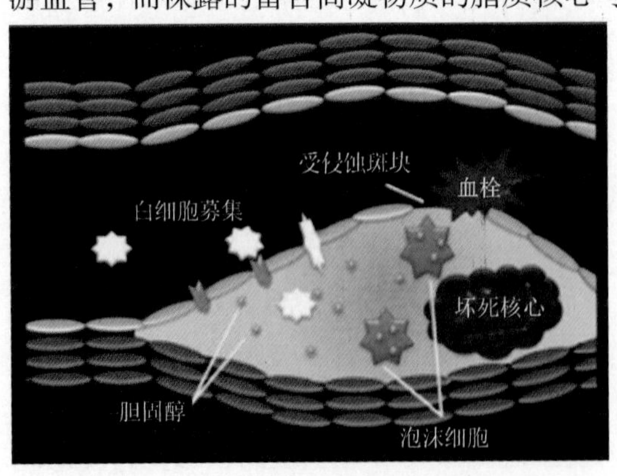

图 3-5-1　易损斑块构成模式图

确定动脉粥样硬化过程中起关键作用的特异性分子靶点是超声分子成像的关键。动脉粥样硬化的形成发展机制至今尚未完全明了。近年来人们普遍认为动脉粥样硬化是一种对损伤的炎性反应，炎症贯穿了斑块的形成、发展及并发症出现等整个过程。动脉斑块中的炎症细胞，主要是巨噬细胞，通过分泌基质金属蛋白酶（matrix metalloproteinases，MMPs）和其他细胞因子，破坏间质细胞，抑制平滑肌细胞和胶原生成，导致斑块结构不稳定，因此对炎症细胞、炎性因子及相关的产物进行分子水平的研究成为超声分子影像学的重点。同时，巨噬细胞和平滑肌细胞的凋亡是造成斑块不稳定的另外一个重要因素。巨噬细胞凋亡使斑块坏死核心增大，平滑肌细胞凋亡使斑块纤维帽变薄，导致斑块易于发生糜烂和破裂。此外，斑块内的血管新生也是斑块不稳定的重要因素。

（一）炎症

巨噬细胞是斑块炎症的关键。巨噬细胞参与了动脉粥样斑块发生、发展及致斑块不稳定化的整个过程。巨噬细胞通过清道夫受体吞噬氧化低密度脂蛋白，变成泡沫细胞，促进斑块的扩大。斑块内一部分巨噬细胞通过细胞凋亡或凋亡机制发生坏死，导致斑块内脂质核心发展。巨噬细胞还产生或分泌一些酶，如组织蛋白酶、基质金属蛋白酶（MMPs）降解组成纤维帽的细胞外基质成分。巨噬细胞还分泌各种活性氧簇（如 NADH、NADPH 氧化酶和髓过氧化酶的产物）进一步修饰脂蛋白，又进一步吸引单核细胞 / 巨噬细胞的聚集，形成一个恶性循环。尸检研究显示破裂的斑块有大量的巨噬细胞浸润，证实巨噬细胞在斑块并发症中的关键作用。针对巨噬细胞的受体、代谢活性进行的分子成像已经应用于临床。其他在炎性过程中起重要作用的一些分子，如炎性细胞黏附分子、组织蛋白酶、金属蛋白酶、髓过氧化酶等，也是分子影像的成像靶点。

（二）细胞凋亡

动脉粥样硬化时巨噬细胞及平滑肌细胞凋亡增加，导致斑块不稳定及破裂，因而检测动脉粥样硬化内的凋亡细胞是证实高危斑块的另一个影像学策略。

（三）血管生成

斑块内新生血管的内皮细胞脆弱容易出血，导致斑块内胆固醇沉积和斑块增大，是易损斑块的一个标志。新生的血管内皮细胞可分泌较多的特异性分子，如 VCAM1、整合素等，其在大多数正常细胞，包括静止的内皮细胞中分布相对有限，但在斑块新生血管内激活的内皮细胞中明显上调。

四、易损斑块的分子影像靶点

（一）炎性细胞及炎性分子

近年来的研究表明，炎症反应在早期斑块的形成及从稳定斑块向不稳定斑块的转变中发挥十分重要的作用，斑块内炎症反应与抗炎反应贯穿于动脉粥样硬化斑块发生、发展和破裂的全过程。动脉粥样硬化易损性斑块存在明显的炎性过程，主要是单核细胞和 T 淋巴细胞的浸润，聚集分布在纤维帽内及斑块下方的肩部区域，特别是肩部区域的新生血管周围，而且增殖活跃。斑块内局部聚集的单核 / 巨噬细胞和 T 细胞产生各种细胞因子，不仅可以直接降解细胞外基质，也可以通过影响斑块内的平滑肌细胞和血管内皮细胞功能，从而造成斑块的不稳定。炎性反应也可以直接影响斑块内的平滑肌细胞分布、表型改变及功能。炎症部位平滑肌细胞功能下降导致该处的动脉粥样硬化斑块稳固性下降，在血流冲击和血压波动等外力影响下容易破裂。同时，在动脉的特殊部位（如分叉处、迂曲处）血流性质发生改变，湍流成分增加、血管壁剪切力下降，这些部位的内皮细胞表面特殊功能分子表达增多，如血管内皮生长因子（vascular endothelial growth factor，VEGF）及各种选择素和整合素等。通过这些分子可使单核细胞和 T 淋巴细胞黏附、迁移、聚集。其中的黏附分子可作为受体与单核细胞和T淋巴细胞表面糖结合物和整合素相结合；与白细胞迁移相关的分子如血小板 - 内皮细胞黏附分子可与平滑肌细胞、单核细胞产生的化学趋化分子（如单核细胞化学连接蛋白 1、骨桥素、修饰 LDL）相结合，促进单核细胞和 T 淋巴细胞通过内皮细胞而进入内皮下。虽然在实验室中表现出具有促内皮细胞生长作用的因子甚多，但经动物和临床实验均证实有效的是 VEGF 和碱性成纤维细胞生长因子 (basic fibroblast growth factor，BFGF)。由于 BFGF 的作用范围广泛，可促进平滑肌细胞、成纤维细胞和内皮细胞增生，因此它除了促进新生血管形成外，也有促进粥样硬化斑块发展、平滑肌细胞增殖等潜在的副作用。VEGF 是由平滑肌细胞、内皮细胞、巨噬细胞、成纤维细胞和骨骼肌细胞分泌的一种多肽类细胞因子，它具有选择性的促血管生成作用。VEGF 的受体主要分布在内皮细胞表面，它们与 VEGF 的结合具有高度的特异性和亲和力，VEGF 的选择性促血管生成作用与这两种受体的结构和分布特点密切相关。Inoue 等研究证实 VEGF 及 VEGFR 在人冠状动脉粥样硬化斑块中呈高表达，是动脉粥样硬化发生发展重要的血管生成因子。VEGF 可以诱导血管内皮细胞活化、增殖、迁移，增加血管通透性，调节血栓形成，其发挥生理作用受 VEGFR 及其他细胞因子的调节。David A 在研究 VEGF 与脑卒中关系时，详细阐述了 VEGF 与其受体，尤其是 VEGFR-2 结合所介导的信号通路在诊断和治疗急性与慢性脑卒中的重要作用。由此可见，VEGF/VEGFR 是动脉粥样硬化分子显像与治疗的理想靶标。在以 VEGF/VEGFR 为靶点的动脉粥样硬化斑块分子成像的基础上，由于拮抗剂抑制了 VEGF 与 VEGFR 的结合，从而阻断了两者结合所介导的信号通路的传导，可在分子水平发挥治疗作用。

单核 / 巨噬细胞：循环血液中的单核细胞在化学趋化因子的作用下，向炎症部位游走并具有了吞噬异物的能力，成为巨噬细胞。动脉粥样硬化的各个阶段均有巨噬细胞的参与，除了作为抗原递呈细胞将处理后的抗原递呈给 T 淋巴细胞外，巨噬细胞还作为清道夫细胞清除体内的有害物质并合成分泌多种细胞因子，因此巨噬细胞是动脉粥样硬化形成过程中重要的炎症介导细胞。巨噬细胞除直接通过清道夫受体摄入氧化低密度胆固醇（OX-LDL）外，还通过多条途径氧化 LDL（包括脂氧合酶途径）。在氧化过程中，脂肪酸被过氧化而产生醛、酮体等物质，后者可与 LDL 中的载脂蛋白 B 部分共价结合，然后通过清道夫受体被巨噬细胞吞噬。氧化低密度胆固醇可直接或间接刺激巨噬细胞产生金属蛋白酶和多种生长因子，包括血小板源性生长因子（PDGF）、IL-1 和 TNF-α 等，后两者作用于平滑肌细胞和内皮细胞使之产生 PDGF，进而促进平滑肌细胞增殖并合成细胞外基质。随着脂质摄入的增多，巨噬细胞的吞噬作用逐渐减弱并最终成为泡沫细胞。炎性细胞因子如干扰素 γ 可激活巨噬细胞诱导其产生细胞凋亡，成为动脉粥样硬化病变坏死核心的一部分。因此，炎性细胞尤其是巨噬细胞、单核细胞和来自巨噬细胞的泡沫细胞是动脉粥样硬化分子影像学的理想靶细胞，因为这些炎性细胞在动脉粥样硬化的中心环节炎症中发挥着非常重要的作用。Kornmann 等研究了体内的巨噬细胞充当超声分子成像中靶分子的潜在可能性，使靶向骨髓源性巨噬细胞的氟烷乳剂充当超声造影剂检测动脉粥样硬化斑块成为热点。

血小板：在人和动物的动脉粥样硬化病变处常可观察到血小板黏附和附壁血栓形成，血小板可与功能障碍的内皮细胞、暴露的胶原和巨噬细胞黏附。血小板黏附激活后，可产生脱颗粒现象，颗粒中含有细胞因子、生长因子和凝血酶，它们能够促进平滑肌细胞和单核细胞的迁移和增殖。活化的血小板还可产生花生四烯酸，后者可转化为前列腺素（如血栓烷 A_2，即 TXA_2）或 LTs，使炎症反应增强。血小板在维持血管壁的完整性和防止自发性出血方面具有重要的作用。血小板活化和血栓形成过程中，血小板表面表达糖蛋白Ⅱb/Ⅲa(GP Ⅱb/Ⅲa) 受体，它属于黏附分子受体中的整合素超家族，在止血过程中发挥着重要作用。GP Ⅱb/Ⅲa 受体的拮抗剂可防治心肌梗死患者血栓的形成，该类药物已开始在临床得到应用。宾建平等制备了靶向 GP Ⅱb/Ⅲa 受体的携精氨酸 - 甘氨酸 - 天冬氨酸三肽配体的脂质微泡造影剂（MB-cRGD)，分别对 $ApoE^{-/-}$ 小鼠，野生型 C57BL/6 小鼠喂养高胆固醇饮食及正常饮食建立小鼠动脉粥样硬化模型。随后，经静脉注射向小鼠体内引入靶向 / 非靶向脂质微泡造影剂，观察腹主动脉粥样硬化斑块超声分子显像。结果显示，注入靶向微泡造影剂的 $ApoE^{-/-}$ 小鼠高胆固醇饮食组动脉粥样硬化斑块中 GP Ⅱb/Ⅲa 聚集明显高于其他三组对照组，且靶向脂质微泡造影剂的分子成像强度与斑块表面 GP Ⅱb/Ⅲa 受体的表达量相关（图 3-5-2)。

细胞外基质和金属蛋白酶：在动脉中层或粥样硬化斑块处，平滑肌细胞周围存在着不同类型的结缔组织。在动脉中层，细胞外基质（extracellular matric，ECM）主要为Ⅰ型和Ⅱ型胶原纤维；在粥样硬化病变处则主要为蛋白多糖并混有松散的胶原纤维。研究发现，将人类动脉平滑肌细胞覆盖在胶原纤维上培养，胶原可使细胞周期抑制因子表达上调，平滑肌细胞增殖被抑制；当用胶原酶降解胶原或使平滑肌细胞离开此抑制环境时，平滑肌细胞则可在丝分裂原的刺激下产生增殖。其他基质分子如纤维结合素和硫酸肝素也可能参与了平滑肌细胞的抑制。细胞 - 基质间的相互作用可导致巨噬细胞表达多种化学因子，并对炎症反应和纤维增殖过程产生影响。因此，细胞外基质可能对平滑肌细胞生长因子的反应性进行调节。基质金属蛋白酶（MMPs）是一类蛋白水解酶，因其酶活性需要 Ca^{2+}、Zn^{2+} 等金属离子作为辅助因子而得名。基质金属蛋白酶是一个大家族，包括 MMP-9、MMP-2、MMP-3、MMP-1、MMP-8 等，可由多种细胞（如单核细胞、平滑肌细胞、泡沫细胞、T 淋巴细胞等）合成并分泌至细胞外，特异性地与细胞外基质的各种成分结合，降解细胞外基质，促进平滑肌细胞的迁移和增殖，促进粥样斑块“纤维帽”的降解，最终导致粥样斑块破裂，从而产生严重的并发症。从分子水平来说，MMPs 和某些胞质（cytokines）是造成斑块脆弱的重要因素。动脉粥样斑块在各种胞质刺激后（如干扰素 γ、TNF、IL-1、巨噬细胞克隆的激活因子），泡沫细胞、巨噬细胞、激活的淋巴细胞和平滑肌细胞能分泌该酶。自首次报道外周静脉血中 MMPs 水平与冠心病之间的关系之后，更多的学者研究得出冠心病患者血浆中 MMPs 水平比正常人高出许多。Deghuchi 等将近红外荧光探针注入 $ApoE^{-/-}$ 动脉粥样硬化小鼠模型中，发现与对照组相比，动脉粥样硬化小鼠的主动脉信号明显增强，提示斑块形成。而加入 MMPs 抑制剂后，$ApoE^{-/-}$ 小鼠的主动脉粥样硬化斑块信号明显减弱。学者发现 MMP-2 在促进动脉粥样硬化形成中发挥了重要的作用，因此动脉粥样硬化模型在 MMP-2 缺陷型的 $ApoE^{-/-}$ 小鼠上易于建立，主要是由于低密度胆固醇没有被正确处理而仍停留在血液中。使用这种类型的基因敲除模型的关键是要确定 MMP-2 的作用。另外，MMP-9 的缺失具有促进斑块的发展的作用，这表明 MMP-9 在预防斑块发展进程中扮演着重要的角色。正是因为 MMPs 在动脉粥样硬化斑块

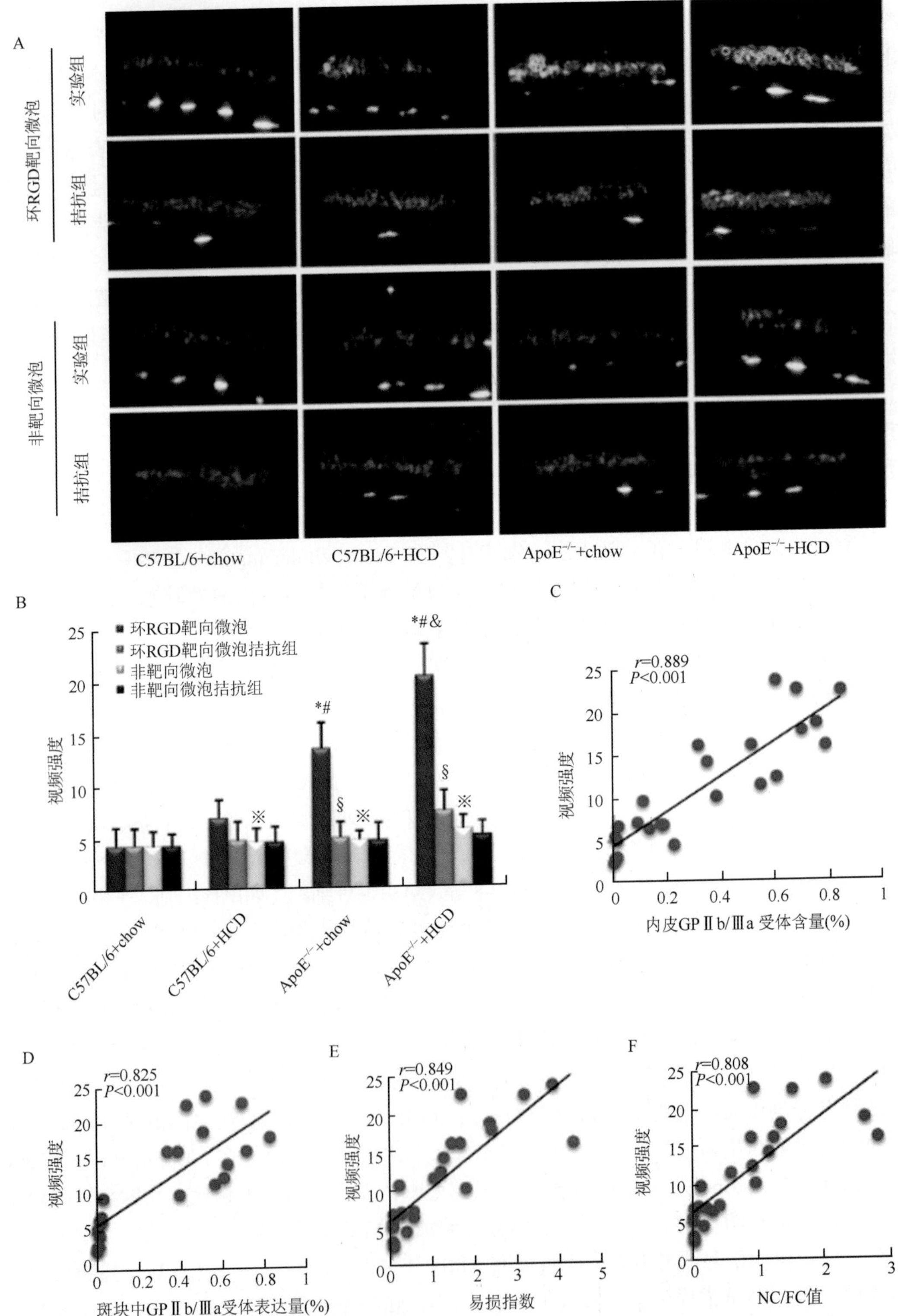

图 3-5-2 动脉粥样硬化小鼠未治疗及抑制剂治疗后的超声分子显像及与病理学指标的关系

A. 注射靶向及非靶向显像剂 10min 后，去掉背景，彩色编码的图像；B. 靶向组和非靶向组造影剂注射后，未治疗小鼠及经 GP Ⅱb/Ⅲa 受体拮抗剂依替巴肽治疗后视频强度的定量分析（※$P < 0.05$，MB-cRGD vs. MB-CON；§$P < 0.05$ MB-cRGD inhibited vs. MB-cRGD；每组 6 只）；C. 靶向组未治疗小鼠视频强度与内皮表达 GP Ⅱ b/ Ⅲ a 受体含量的相关性；D. 斑块中 GP Ⅱb/Ⅲa 受体表达量；E. 斑块易损指数；F. NC（坏死核）/FC（纤维帽）值

发生发展过程中的这一作用，监测斑块局部 MMPs 的表达情况显得十分重要，而 MMPs 作为成像靶标用于动脉粥样硬化斑块性质的鉴定备受关注。尽管针对 MMPs 靶点的超声分子成像尚未开展，目前主要是利用单光子发射计算机断层成像（SPECT）、近红外荧光成像（NIRF）、磁共振成像（MRI）进行斑块分子显像，然而研究靶向 MMPs 靶点超声分子成像，综合运用各种不同的影像学方法将是动脉粥样硬化斑块分子成像的发展方向。

平滑肌细胞：在动脉粥样硬化的形成过程中，平滑肌细胞的增殖是非常重要的环节，首先，平滑肌细胞是粥样斑块形成的主要组成部分，尤其是形成了粥样斑块的“纤维帽”，增殖平滑肌细胞的质和量决定了“纤维帽”的厚度，进而也就决定了粥样斑块的稳定性。其次，在血管性疾病的发生发展中，血管平滑肌的增殖和迁移又是引起血管狭窄的主要原因，尤其是在支架治疗后再狭窄的发生中具有更为重要的作用。目前，平滑肌细胞作为动脉粥样硬化斑块分子靶点的超声分子成像研究还处于探索阶段，如果能用分子影像学成像技术，在体检测血管平滑肌细胞的迁移、增殖和分布，具有重大的临床应用价值。

（二）新生血管

在一些动脉粥样硬化斑块内，可由祖细胞或血管内皮细胞派生出新生的毛细血管，对动脉粥样硬化斑块进行血液供应。研究发现，斑块内新生血管与易损斑块的形成与破裂关系密切。在动脉粥样硬化早期，动脉内皮细胞对缺氧发生代偿性反应，释放 VEGF 等促血管生成因子，引起血管内皮细胞的增殖和迁移，导致滋养血管新生。与正常血管的结构不同，斑块内新生血管的管腔由少量内皮细胞围成且基膜不完整，血管脆性大，通透性高，有助于淋巴细胞和脂质聚集，进一步促进斑块进展、诱发斑块破裂继而斑块内出血。因此，新生血管是易损斑块发生、发展和破裂的中心环节，是衡量斑块稳定性的重要指标。新生的血管内皮细胞，可分泌一些特异的分子，如血管细胞黏附因子 1（VCAM-1）、整合素等，可作为血管形成的分子靶点。新生血管内皮细胞高表达 VCAM-1，是促进白细胞黏附到内皮的重要因子。整合素 $\alpha_v\beta_3$ 由内皮细胞表达，也存在于粥样斑块组织，是血管形成的重要因子。VCAM-1 和整合素 $\alpha_v\beta_3$ 共同吸引炎性因子的聚集，这种分子成像技术有望界定动脉粥样硬化病变准确的分子生物学特征，为个体化治疗提供诊断依据，成为理想的分子成像靶点。Yang 等设计了一种新型的 VCAM-1 靶向微泡，并证实 VCAM-1 靶向微泡具有特异性黏附于脂多糖（LPS）激活的内皮细胞的能力。在体外及大鼠动脉粥样硬化模型体内由 LPS 活化的内皮细胞表面 VCAM-1 的表达明显升高。靶向微泡通过生物素 - 抗生物素蛋白桥接化学方法将抗 VCAM-1 单克隆抗体连接在微泡外壳表面。于平板流动室中在两种剪切力（$6.3dyn/cm^2$ 和 $10.4dyn/cm^2$）条件下评估了靶向微泡与内皮细胞的黏附能力。结果表明，靶向微泡的黏附力与微泡表面抗 VCAM-1 的密度正相关，与血流中剪切力呈负相关。斑块内新生血管主要来源于动脉外膜的滋养血管，并不断从外膜向中膜全层及内膜生长和延伸。因此，在靶向性超声分子成像中，斑块内部较常见的血管显影增强方式是从血管外膜向斑块内呈点状或线状的增强影像。动脉粥样硬化斑块内的对比增强程度反映了斑块内炎性因子活性程度及新生血管的多少，显影程度越强，血管新生越多，相应的斑块稳定性也越差，越易引发原位血栓形成和缺血事件。在众多分子靶点中，斑块内新生血管是动脉粥样硬化的主要病理学特征，也是评估斑块易损性和稳定性的重要指标。

（三）Toll 样受体

Toll 样受体（toll like receptor，TLR）是一类 I 型跨膜蛋白，胞外区含有 20 ～ 27 个富含亮氨酸的重复序列，可识别病原体相关分子模式和损伤相关分子模式，是一类先天免疫和获得性免疫系统中非常关键的受体。众多研究发现，Toll 受体在动脉粥样硬化发生发展过程中发挥着极其重要的作用。Toll 受体通过诱导免疫细胞的浸润和活化、促进脂质核心的形成、降低纤维帽厚度和增加血管新生等方式增加斑块的易损指数，最终导致斑块破裂、急性临床事件的发生。Yonekawa 等从 27 名急性冠状动脉综合征患者体内提取血栓块和外周血以分离出 $CD14^+$ 单核细胞，用 TLR4 的配体脂多糖与血栓源性单核细胞、外周血源性单核细胞和对照组 U937 单核细胞进行孵育培养，然后通过平均荧光强度检测 TLR4 的表达情况，结果发现在急性冠状动脉综合征患者血栓源性单核细胞中 TLR4 的荧光强度是外周血源性单核细胞中 TLR4 荧光强度的 5 倍以上，而对照组 U937 单核细胞的荧光强度只略高于外周血源性单核细胞。因此不难推测 TLR 在破裂斑块中的含量显著高于外周血，且在单核细胞的浸润过程中发挥着重要作用。Cao 等对 TLR4 和 ApoE 双基因敲除小鼠高胆固醇喂养 6 个月后，发现该种小鼠主动脉窦处的巨噬细胞浸润程度较 ApoE 基因敲除小鼠降低了 65%，斑块面积减少了 55%；而 TLR 的下游基因 MyD88 与 ApoE 双基因敲除小鼠的巨噬细胞浸润程度较对照组降低了 75%，斑块面积减少了 60%。除此之外，树突状细胞及 T 细胞等免疫细胞也可通过以上方式迁移至内皮下触发免疫反应。说明 TLR 可通过上调选择素、黏附分子和趋化因子来促进白细胞在动脉粥样硬化斑块中的浸润。

对易损斑块的早期诊断并进行干预治疗，对于预防急性冠脉综合征和脑卒中有重要意义，这一观点也是学者们的共识。目前，针对动脉粥样硬化易损斑块尚缺乏一种在体、无创性的诊断与治疗工具。血管造影虽然是评价动脉狭窄程度的金标准，但具有创伤性，并且同其他无创性影像学检查技术（US、CT、MRI、SPECT 等）在诊断动脉粥样硬化斑块时一样，仅显示出斑块所致血管解剖结构的狭窄程度及斑块形态等客观依据，未能有效地反映斑块的稳定性及病理生理学特性，不能实时有效地反映和预测病变的进展和变化，无法指导临床实施个性化治疗及评价治疗效果。因此，寻求一种无创、有效、早期识别和预防动脉粥样硬化易损斑块破裂的诊疗学方法在防治心脑血管事件中显得尤为重要。近年来，许多研究机构都致力于新的非创伤性检测手段的研究，着重于斑块病理生理性质的研究。其中，医学分子影像技术是研究热点。动脉粥样硬化分子成像的关键和目的是准确反映动脉粥样硬化在活体内发生、发展的分子生物学过程。理想的动脉粥样硬化分子成像应达到如下目的：①鉴别高危险心血管病风险人群；②特征性地反映高危险冠脉系统中的易损伤区；③客观性评价动脉粥样硬化性病变的分子生物学治疗效果；④选择并研究个体化治疗方案。超声分子影像学能准确评估斑块组成和活性且具有潜在的识别易损和高危斑块的能力。这一目标将通过使用能和动脉粥样硬化斑块的特定分子和功能成分准确、敏感并靶向结合的分子探针来实现。超声分子影像技术具有其他技术无法比拟的优势：①具有较高的灵敏度，能够对疾病进行早期检测；②无创性，能够对疾病进行动态监测，监控病情的发生发展；③有利于较准确地研究疾病分子水平的机制变化。

五、动脉粥样硬化分子探针

（一）ICAM-1 靶向超声分子探针

ICAM-1 在动脉粥样硬化早期具有重要作用。高血压、糖尿病、高脂血症等危险因素可损伤内皮，使内皮细胞表达 ICAM-1，促使单核细胞黏附至内皮细胞表面。当危险因素持续存在时，ICAM-1 水平增高，进一步使单核细胞黏附性增加，加重局部炎性反应，促使斑块不稳定性增加。内皮细胞分泌的一些分子，如 ICAM-1 及 P- 选择素等在炎性血管内皮表面上调，其主要作用是使白细胞向这些炎性区域聚集和迁移。大量实验研究证实，通过多聚乙烯乙二醇和生物素抗生蛋白链菌素连接技术将抗 P- 选择素或 ICAM-1 的单克隆抗体黏附于微泡表面而形成超声分子探针，在易损斑块处聚集，实现靶向显影。

（二）靶向巨噬细胞的超声分子探针

动脉粥样硬化是一个以血管内皮损伤为基础、以血管慢性炎症为特征的病理过程，具有变质、渗出和增生等炎症的基本特征，其中，巨噬细胞在斑块的发展，成熟和破裂中起关键作用。早期动脉粥样硬化病变的发展，是由局部血管内皮功能障碍和脂质沉积导致的，尤其是在血流动力学改变的部位，活化的内皮细胞及多种趋化因子促进单核细胞黏附、聚集并进入血管壁，然后分化成为巨噬细胞，摄取大量的脂质，成为特征性的“泡沫细胞”。此时的巨噬细胞不仅形态上变为泡沫细胞，而且还能够分泌组织因子、髓过氧化物酶（myeloperoxidase，MPO）、基质蛋白水解酶，如组织蛋白酶和基质金属蛋白酶（matrix metalloproteinases，MMP）等一系列介导免疫反应与信息传递的细胞因子，进一步促进炎症反应，降解纤维帽中的基质蛋白和细胞外基质，使纤维帽变薄，并且可以促进新生血管生成，导致斑块不稳定，易于破裂。另外，巨噬细胞及泡沫细胞的细胞膜上，过度表达一种特异性蛋白质：巨噬细胞清道夫受体，它在脂质的摄取和凋亡小体的吸收过程中起到重要作用。激活的巨噬细胞是动脉粥样硬化炎症的主要细胞效应子，斑块内出现激活的巨噬细胞证实其是高危病变，因此直接成像巨噬细胞可作为一种评价动脉粥样硬化炎性过程的方法。

（三）针对动脉粥样硬化斑块新生血管的超声分子探针

研究表明，新生血管的形成与动脉斑块稳定性有着密切的关系，而血管内皮生长因子（VEGF）是参与新生血管形成和血管渗透性的主要介质，其生物学效应主要由两种酪氨酸激酶受体介导：VEGFR-1（Flt-1）和 VEGFR-2（Flk-1/KDR），其中 VEGFR-2，即插入域受体 KDR（kinase insert domain containing receptor），是参与介导血管新生最主要的受体，高表达于易损斑块新生血管内皮细胞，刘宏等通过向模型兔静脉注射携带有靶向 KDR 的纳米级脂膜微泡，对富含新生血管的易损斑块实现了靶向性显影，有望有效地监测动脉易损斑块早期新生血管的发生和发展，为动脉粥样硬化的防治和寻找新的治疗靶点奠定基础。

斑块内新生血管的内皮细胞脆弱，容易导致斑块内出血，是易损斑块的重要特征。新生血管内皮细胞高表达 VCAM-1 和整合素 $\alpha_v\beta_3$，因此 VCAM-1 和整合素 $\alpha_v\beta_3$ 可以作为动脉粥样硬化斑块血管生成成像的分子靶。Kaufmann 等将 VCAM-1 单抗与微泡结合，证实其对模型小鼠易损斑块可以实现特异性增强，造影增强效果显著高于非靶向微泡（图 3-5-3），同时可以用于评价药物治疗的效果。整合素 $\alpha_v\beta_3$ 是位于人动脉粥样硬化斑块内的一种异二聚体蛋白，是目前研究最集中的评价血管生成的分子靶，利用各种影像学技术均可评价其分布与程度，从而实现无创性成像血管生成及评价治疗性血管生成的效果。整合素 $\alpha_v\beta_3$ 可与许多肽序列如精氨酸 - 甘氨酸 - 天冬氨酸（RGD）特异性结合，有研究将 RGD 共价共轭到对比剂微泡后，利用超声技术也可以无创性检测血管生成，同时利用整合素表达的超声分子影像学可用于评价治疗性血管生成的效果。

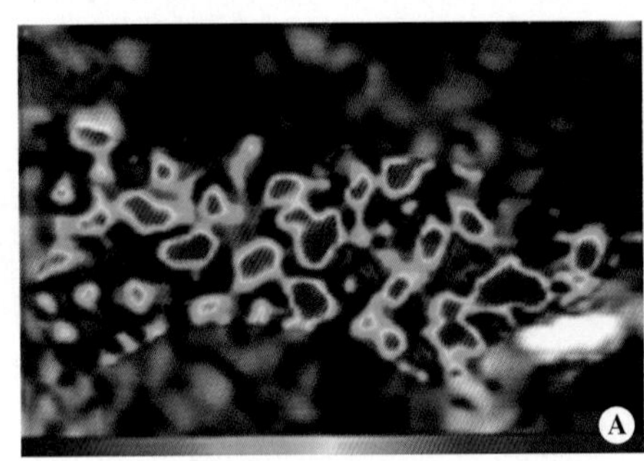

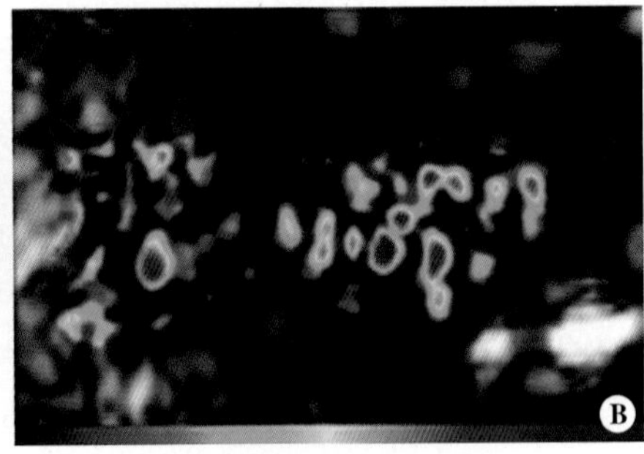

图 3-5-3　靶向 VCAM-1 超声分子探针小鼠动脉粥样硬化斑块显像

A. VCAM-1 分子探针；B. 对照

近年来，动脉粥样硬化斑块的超声分子影像学研究正在蓬勃发展，它能够在分子和细胞水平对斑块进行定性和定量研究，是传统影像学的进一步发展。然而，想要进一步提高超声分子影像早期诊断动脉粥样硬化的灵敏度和图像的质量，特异性高、生物相容度好的探针必不可少。因此，学者们正在不断尝试将纳米颗粒与不同材料结合，以寻找出最佳的多模态分子探针。而理想的探针应该具有以下几个特点：①能够产生较强的信号，具有较高的灵敏度；②对于靶点有高的亲和力和特异性；③能够抵御体内化学物质的降解；④通过肝肾途径代谢。上述这些特征与纳米颗粒的尺寸大小、生物物理性质、化学稳定性及生物学参数等诸多因素都密切相关。因此，探针在应用于临床前，需要经过严格标准化的检验以获得相关药物动力学的数据，保证其安全性和实用性。这些显像剂如何进行体内代谢，如何从体内排出，有哪些未知的副作用，这些问题均需要进一步探究来确定。未来开发的分子探针应具有如下特点：①对靶分子具有高度特异性和亲和力；②颗粒小并具有一定的通透性；③不引起机体明显的不良反应；④在活体内相对稳定；⑤容易被清除；⑥易于合成并能大量获取，且能携带足够数量的影像对比剂。目前，分子影像学的探针主要是作为早期诊断的手段，在试验中已取得了很大的进展。不少学者提出，分子影像学的探针还应具有治疗的功能，在进行诊断的同时可以抑制斑块的形成和脱落，即指导和实施基于分子水平的疾病治疗。虽然分子影像学探针的治疗功能还处于起步阶段，但是研究者已经进行了一些有益的尝试，如通过纳米颗粒的载体对易损斑块进行基因治疗也是一个研究方向。

总之，随着探针设计材料和成像技术的日臻成熟，制备高效、灵敏、特异性好的靶向动脉粥样硬化易损斑块的超声分子探针，并不断优化完善，使其尽早地由实验室走向临床，实现对易感人群动脉粥样硬化的早期检测，评估斑块稳定性；同时，对动脉粥样硬化不稳定斑块在其临床症状未现或初现时即阻断其源头，及早进行干预、稳定斑块，防止动脉粥样硬化进一步发展恶化。此过程中，应用分子显像技术实时监控评估治疗效果，从而能有效预防心脑血管事件的发生，降低医疗成本，显著提高患者的生活质量，缓解医患矛盾，不仅为动脉粥样硬化易损斑块在体、无创性、早期评估、治疗及疗效评价提供了可以选择的有效手段，对促进社会和谐稳定也具有重要意义，超声分子影像技术将为动脉粥样硬化病变的早期诊断和治疗开辟崭新的领域。

（李　陶　冉海涛　王　翔　孙　阳）

第六节　血栓靶向超声分子探针

血栓形成（thrombosis）是在一定条件下，活体心脏和血管内由于血液发生凝固或血液中某些有形成分凝集形成固体质块的过程。所形成的固体质块称为血栓（thrombus）。血栓形成或脱落后在血管内形成栓子，造成血管部分或完全堵塞，引起相应部位血供障碍。

一、血栓形成条件

人体血液中存在凝血系统和抗凝血系统，生理状态下凝血系统和抗凝血系统保持动态平衡，既保证了血液的流体状态，又保证了血液潜在的可凝固性以助机体止血。在某些诱发凝血因素作用下，上述动态平衡被打破，触发凝血过程，使血小板活化、凝血因子激活，从而形成血栓。血栓形成的三个条件如下。

（一）心血管内皮细胞损伤

心血管内膜损伤是血栓形成的最重要也是最常见原因，内皮细胞损伤后暴露内皮下的胶原，激活血小板和凝血因子Ⅻ，启动内源性凝血途径；与此同时，损伤的内皮细胞释放组织因子，激活凝血因子Ⅶ，启动外源性凝血途径。血小板活化在凝血过程启动中起着极为重要的作用，血小板聚集成团是血栓形成的起点。

（二）血流状态异常

正常血流中，红细胞和白细胞位于血流的中轴，其外是血小板，最外是血浆，血浆将血液中的有形成分与血管壁隔开，阻止血小板与内皮接触和激活。当血流迂缓或涡流出现时，血小板与内膜接触和黏附的机会增加，发生血栓的概率也显著增加。故血栓多发生于流速迂缓、涡流出现的血管或心腔。

（三）血液成分异常

由于遗传或获得性因素导致血液中血小板和凝血因子增多或纤维蛋白溶解系统活性降低时会使血液凝固性增加，从而促进血栓形成。

二、血栓形成及检测

在血栓形成过程中，首先是血小板黏附于内膜损伤后裸露出来的胶原表面，被胶原激活，释放ADP、血栓素A2、5-羟色胺及血小板Ⅳ因子等颗粒，使血小板局部黏附聚集形成血小板堆，启动内外源凝血途径。血小板聚集形成血小板堆是血栓形成的起点。之后，凝血酶原转为凝血酶，凝血酶将纤维蛋白原转为纤维蛋白使血小板固定于受损的血管内膜形成血栓头。由于血小板血栓的阻碍，血流在其下游形成漩涡，形成新的血小板小堆。如此反复进行，血小板黏附聚集形成不规则的梁状或珊瑚状，血小板梁间有大量红细胞的纤维蛋白网填充，从而形成血栓。

不同类型血管血栓形成虽然均与血管内皮损伤、血流及血液成分异常有关，但也有所侧重。

动脉血栓：由于动脉血压高、流速快，因而凝血酶不易在局部积蓄达到有效浓度，只有在动脉粥样硬化斑块上血小板黏附聚集导致局部动脉管腔狭窄、凝血酶积蓄达到有效浓度，使纤维蛋白原转变成纤维蛋白，继而纤维蛋白网络血细胞形成血栓，因此动脉血栓有白色头部（主要为血小板和白细胞）和红色尾部（由纤维蛋白和红细胞等构成）。

静脉血栓：由于血液高凝和淤血，静脉血栓主要是由纤维蛋白和血细胞构成的混合血栓。血液高凝状态目前也被称为易栓症，其原因可分先天性和继发性。先天性易栓症有抗凝血酶缺乏、蛋白C缺乏、蛋白S缺乏等，继发性高凝可见于恶性肿瘤、先天性心脏病、口服避孕药、肾病综合征和抗磷脂抗体综合征等，长期卧床、大手术后、肥胖和静脉曲张也是静脉血栓形成的诱因。

微血管血栓：可由于微血管内皮细胞表达组织因子或血循环中出现促凝物质如弥散性血管内凝血（DIC），也可由于血小板被激活形成聚集体如血栓性血小板减少性紫癜，导致微血管内形成大量的透明血栓（主要为纤维蛋白）。

心腔血栓：心肌梗死、心房颤动、二尖瓣狭窄等疾病使血流紊乱，形成涡流易激活凝血过程而发生混合血栓。

由于血栓形成或脱落后在血管内形成栓子，部分或完全堵塞血管，导致相应组织和器官缺血，常造成临床急性事件，如心肌梗死、缺血性脑卒中、肺栓塞、弥散性血管内凝血等，严重危及生命。上述心脑血管疾病已成为危害人类健康的重要杀手，而其发病原因均与血栓形成相关。因此，早期确诊血栓并采取有效治疗措施是降低心脑血管疾病死亡率的重要手段。

三、血栓超声分子成像

通常情况下，二维超声即可发现心腔或血管内团块状的血栓回声，彩色多普勒血流显像可以显示血栓造成的血流充盈缺损，频谱多普勒可以检测心血管腔内血流速度和状态，因此很容易形成一种认识：血栓检测，常规超声就行。然而实际上在血栓检测的临床工作中仅靠常规超声提供的信息是不够的，需要借助超声分子成像技术来进一步完善。相较于常规超声，超声分子成像在血栓检测方面存在以下优势：①部分急性期血栓回声极低，与血液回声相近，常规二维超声因难以分辨容易漏诊，超声分子成像有助于这部分血栓的检出。②超声分子成像有助于新鲜血栓及陈旧性血栓的鉴别，为临床决策提供更丰富的信息。③超声分子成像有助于动脉血栓与动脉粥样斑块（软斑）的鉴别，对临床治疗措施的选择意义重大。④超声分子成像有助于微小病灶的检出。血小板聚集是血栓形成的起点，超声分子成像在血栓形成之初即可检出，有助于临床的治疗或预防。⑤超声分子成像可检测血管内皮损伤，而血管内皮损伤是血栓形成的最重要也是最常见原因，因而超声分子成像可能预测血栓形成。

（一）血栓超声分子成像的机制

血栓超声分子成像的主要机制是将能与血小板或纤维蛋白（参与血栓形成的主要物质）特异性结合的配体连接在微泡表面，构建靶向微泡，经静脉注射后靶向微泡能与血栓结合，特异性聚集或长时间滞留于血栓处，从而使血栓显像。或者在微泡表面连接某些特殊基团，其在血栓环境中可被某些血栓标志物激活而发出信号，从而实现从生化水平检测血栓。

（二）血栓超声分子成像的策略

目前，血栓超声分子成像的策略主要有以下三大类：①以血小板表面受体为靶点的靶向微泡；②以纤维蛋白原 / 纤维蛋白为靶点的靶向微泡；③以血栓生化标志物为靶点的靶向微泡。

1. 以血小板表面受体为靶点的靶向微泡　血小板介导的血栓形成分为三个阶段：首先经血管假性血友病因子（vWF）介导糖蛋白 GP Ⅰb/ Ⅸ/ Ⅴ复合物与胶原蛋白结合，将血小板黏附于血管内皮下；随着血液的流动，血小板缓慢地向前滚动，同时发生形态的改变，通过膜上胶原受体与胶原牢固结合，将血小板沉积并黏附于受损血管壁上，并释放出一系列的活性因子如 ADP、血栓素 A_2、5- 羟色胺及血小板Ⅳ因子等；释放出的活性因子进一步激活血小板，使 GP Ⅱb/Ⅲ a 发生构象转变，暴露出结合位点，通过纤维蛋白原的“桥连”作用使血小板聚集，进而导致血栓的形成。与炎症反应类似，血小板活化也会释放 P- 选择素、黏附分子等活性物质，促进白细胞在血小板处黏附聚集，促进血栓形成和扩大。由于血小板全程参与血栓形成的一系列过程，因此在构建血小板靶向微泡时有大量可供选择的适用配体（图 3-6-1）。目前研究较广泛的配体主要是 GP Ⅱb/Ⅲa、GP Ⅰbα 和 P- 选择素。

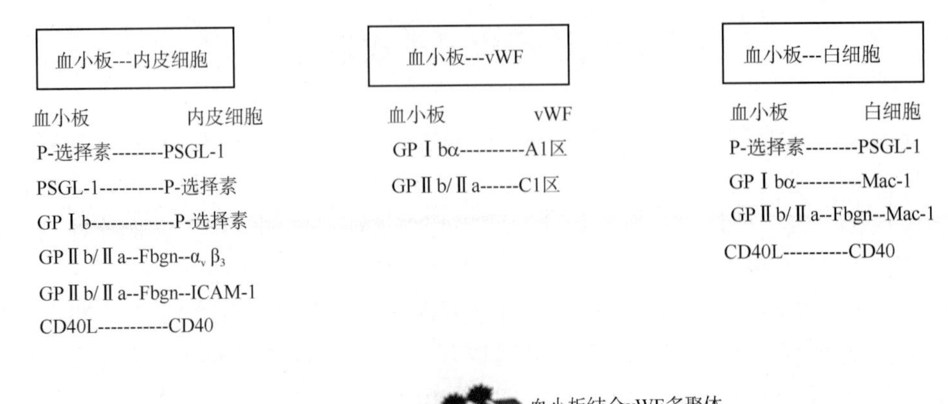

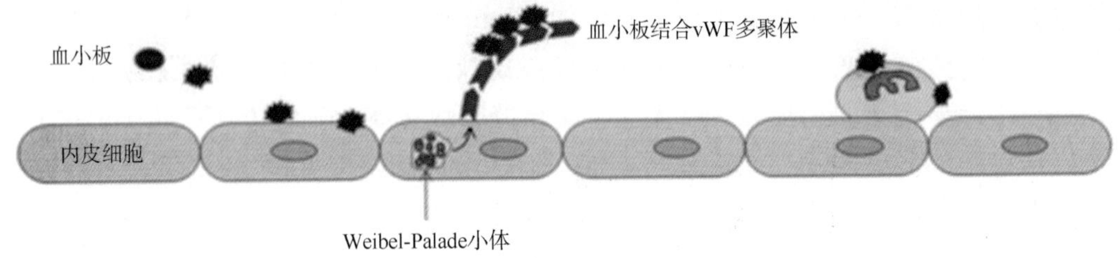

图 3-6-1　血小板靶向微泡适用配体

(1) GP Ⅱb/Ⅲa 靶点：血小板糖蛋白Ⅱb/Ⅲa (GP Ⅱb/Ⅲa)，也称为 integrin $\alpha_{\text{Ⅱb}}\beta_3$，或 CD41/CD61，属于整合素（integrin）粘连受体家族。它主要存在于血小板及其前体细胞巨核细胞表面。GP Ⅱb/Ⅲa 是血小板聚集的主要受体，也是血小板表面表达最多的受体，每个血小板表面有 40 000 ～ 80 000 个。未激活时 GP Ⅱb/Ⅲa 结合位点呈隐藏状态，当血小板活化时，GP Ⅱb/Ⅲa 受体形态发生改变，结合位点得以暴露，特异性识别纤维蛋白原、纤维连接蛋白及 vWF 上的肽序列，致血小板聚集。

GP Ⅱb/Ⅲa 受体的识别特异性是由 2 个肽序列决定的：一是精氨酸 - 甘氨酸 - 天冬氨酸（RGD）序列，它是纤维连接蛋白、纤维蛋白原和 vWF 的黏附序列；另一个肽序列是赖氨酸 - 谷氨酸 - 丙氨酸 - 甘氨酸 - 天冬氨酸（KGD）序列，存在于纤维蛋白原 γ 链 C 端。血小板 GP Ⅱb/Ⅲa 受体与纤维蛋白原等物质结合是血小板凝集过程中的最后共同途径，因此 GP Ⅱb/Ⅲa 常作为抗血小板治疗的靶点，也是血栓分子成像中应用最广泛的靶点。能与活化的 GP Ⅱb/Ⅲa 受体靶向结合的配体类型主要有以下三类。

1）含 RGD 或 KGD 序列的肽：由于纤维蛋白原等物质中的 RGD 三肽序列能与活化血小板表面的 GP Ⅱb/Ⅲa 受体特异性结合，因此可作为血栓分子成像的配体。应用携 RGD 肽修饰微泡，使其与血小板表面的 GP Ⅱb/Ⅲa 受体特异性结合，从而实现血栓靶向显像，已见诸报道。

Unger 等研制了一种携 RGD 线性寡聚肽的靶向微泡 MRX-408，能与活化血小板表面的 GP Ⅱb/Ⅲa 受体特异性结合，体外研究显示该微泡可与血栓靶向结合并到达血栓深部，可以实现血栓靶向显像。此外，新鲜血栓中血小板丰富，可与更多的靶向微泡黏附聚集，使回声信号明显增强，可能有助于急性与陈旧性血栓的鉴别。Takeuchi 等进行犬体内实验的结果也证实 MRX-408 能与血栓特异性结合，使血栓的回声信号明显增强，显著提高了超声对左心房和静脉内血栓的显示，而且在增强的声像图上测得的血栓尺寸也更加符合实际大小（图 3-6-2）。Wang 等针对 GP Ⅱb/Ⅲa 受体构建携 RGD 线性肽的靶向微泡对犬股静脉血栓进行显影，结果也显示该靶向微泡能与血栓特异性结合，显著增加血栓信号强度及微泡驻留时间。

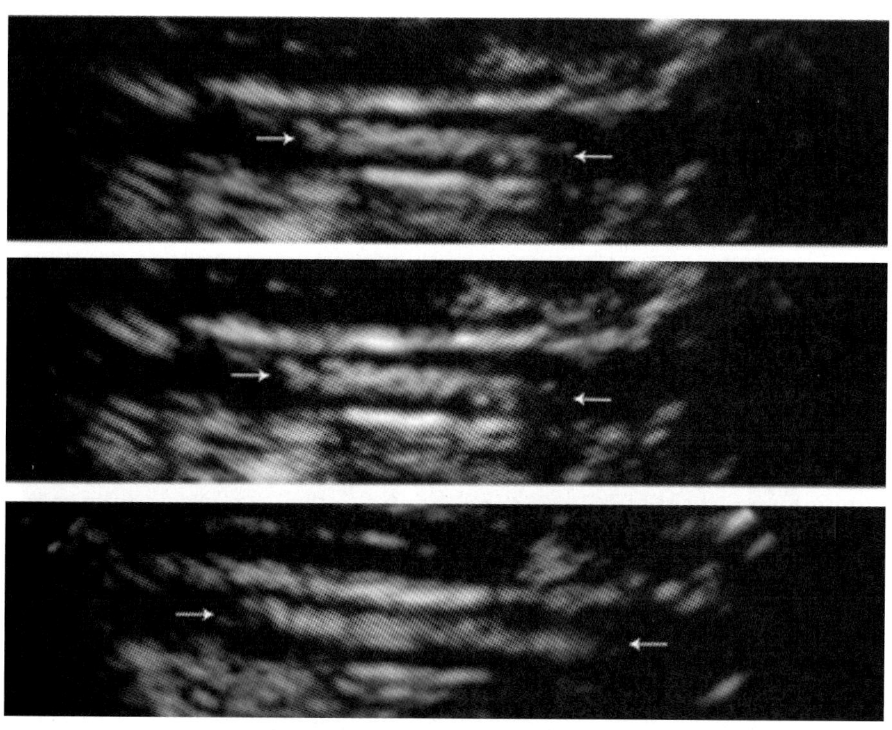

图 3-6-2　MRX-408 与静脉内血栓特异性结合，明显增强其超声显像

由于动脉具有高流速、高剪切力的特点，携 RGD 线性寡聚肽的靶向微泡与血栓结合力有限，难以实现动脉血栓的超声分子成像。迄今为止，RGD 线性寡聚肽微泡多用于探测静脉、心房及小动脉内血栓，尚未见应用于探测大动脉血栓的报道。后来研究者构建一种具有环状结构的 RGD 寡聚肽，称为环寡肽，环寡肽具备高亲和力、高选择性的特点，可实现大动脉血栓靶向分子成像的目的。Hu 等将 RGD 环寡肽连接在微泡表面构建靶向微泡，结果证实在不同剪切力条件下携 RGD 环寡肽的靶向微泡与血小板 GP Ⅱb/Ⅲa 受体的结合能力较非靶向微泡显著增强，携 RGD 环寡肽靶向微泡的半数解离剪切应力是非靶向微泡的 5.7 倍。体外实验显示与非靶向微泡相比，携 RGD 环寡肽靶向微泡可增强血栓回声信号强度；体内实验显示携 RGD 环寡肽靶向微泡可显著增强血栓回声信号强度，靶向微泡组血栓平均信号强度是非靶向微泡组的 3.2 倍（图 3-6-3）。Wu 等的研究显示在高剪切力环境下，携 RGD 环寡肽靶向微泡可与花生四烯酸诱导的炎性血栓有效黏附并增强血栓超声信号强度，而应用 GP Ⅱb/Ⅲa 拮抗剂处理血栓后携 RGD 环寡肽靶向微泡并不能显著增强血栓超声信号强度。

RGD 和 KGD 序列是决定 GP Ⅱb/Ⅲa 受体识别特异性的关键，携 RGD 肽的靶向微泡已经成功应用于血栓的分子成像，KGD 靶向微泡介导的血栓分子成像研究相对较少。

但是，高峰等构建 KGDS 肽修饰的靶向微泡进行血栓分子显像的研究结果显示，KGD 靶向微泡能与血栓有效结合，实现血栓靶向显像，而且相对 RGD 靶向微泡而言，KGD 靶向微泡与血小板 GP Ⅱb/Ⅲa 受体结合的特异性更强，因而是进行血栓分子显像较为理想的配体。

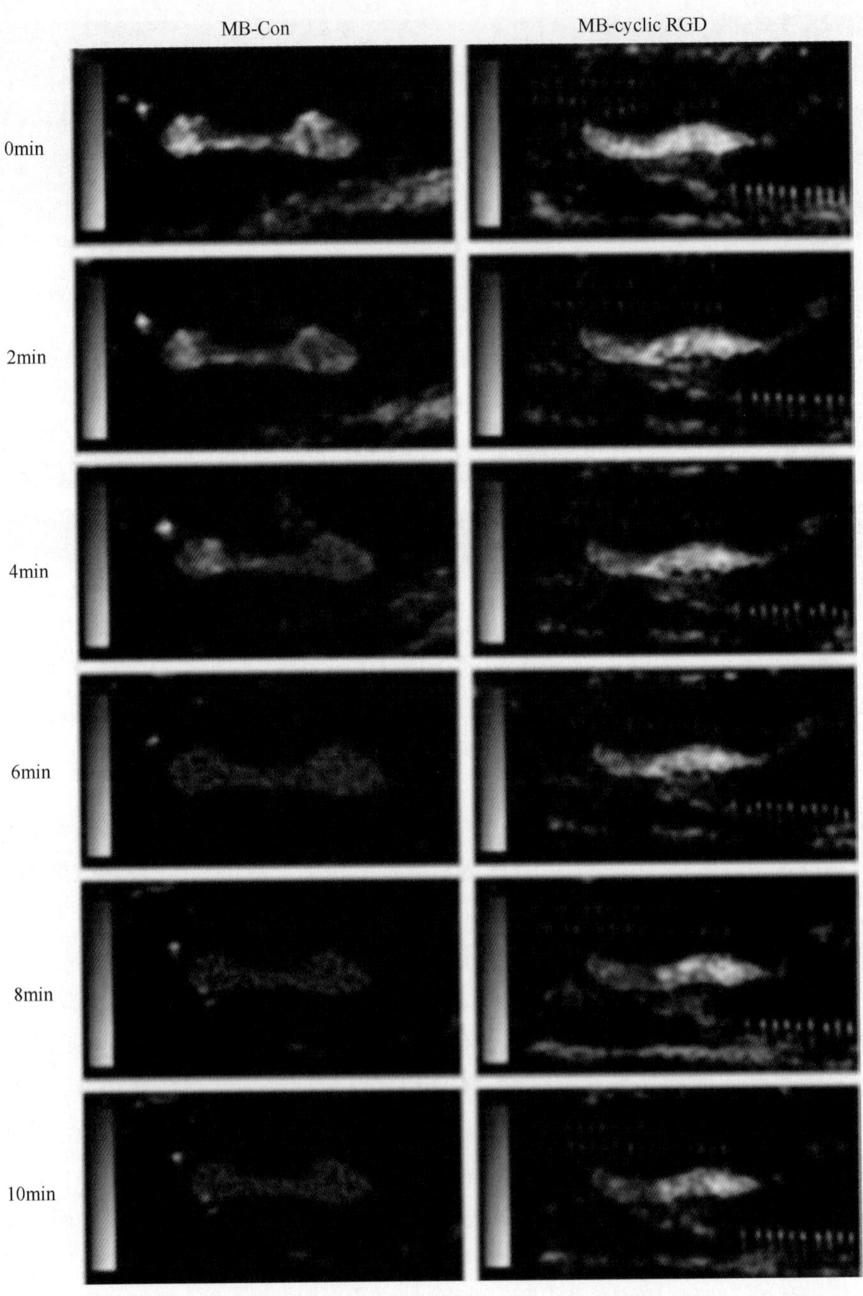

A

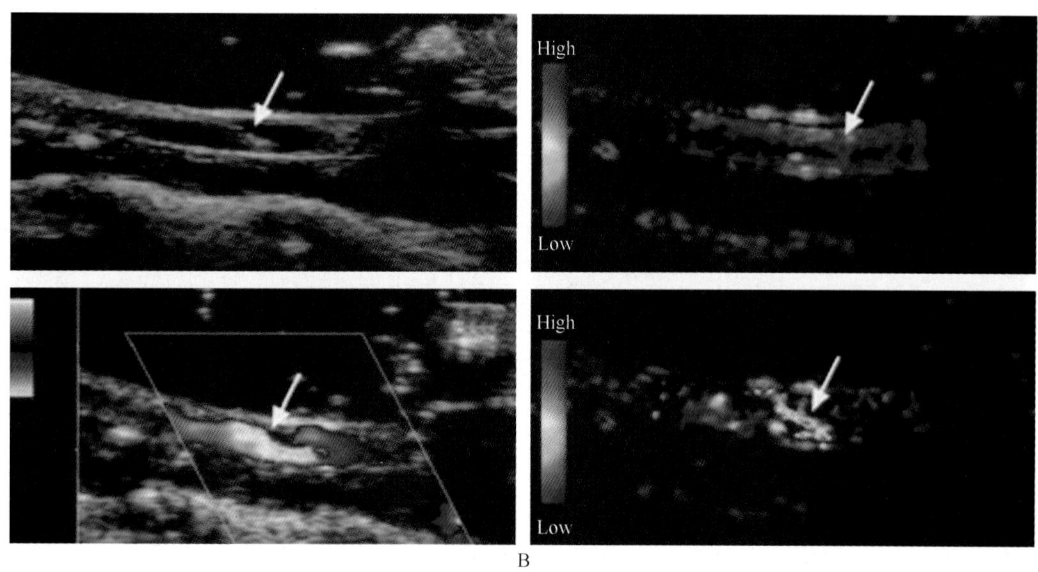

B

图 3-6-3　携 RGD 环寡肽靶向微泡明显增强血栓回声信号强度

2）GP Ⅱb/Ⅲa 抗体：近年来研究发现特异性抗 GP Ⅱb/Ⅲa 单链抗体（scFv）的部分构型可与活化的 GP Ⅱb/Ⅲa 受体上的配体诱导部位（ligand-induced binding site，LIBS）特异性结合，可作为血栓分子成像的配体。Wang 等在微泡上连接能与 LIBS 特异性结合的 GP Ⅱb/Ⅲa 单链抗体（$scFv_{anti\text{-}LIBS}$），构建 LIBS 靶向微泡（LIBS-MB），以非特异性单链抗体微泡（control MB）及空白微泡作为对照，进行小鼠颈动脉血栓超声显像的体内实验，分别选取微泡注入前、微泡注入 20min 后测量血栓区域的超声灰阶强度，结果显示微泡注入 20min 后 LIBS-MB 组和 control MB 组超声强度分别为（9.55±1.7）dB 和（1.46±1.3）dB，前者是后者的 6.5 倍（图 3-6-4）。此外，该研究还利用 LIBS-MB 超声分子成像监测尿激酶溶栓过程，动态观察血栓的大小变化，结果发现 LIBS-MB 超声分子成像可实时检测体内药物溶栓效果。

3）GP Ⅱb/Ⅲa 受体拮抗剂：阿昔单抗（abciximab）是 GP Ⅱb/Ⅲa 受体拮抗剂，可与血小板 GP Ⅱb/Ⅲa 受体有效结合，是血栓分子成像的配体之一。Alonso 等构建携阿昔单抗的靶向微泡，以携非特异性抗体微泡及生理盐水分别与离体人凝血块孵育，孵育之后体外检测血栓超声强度，继而将孵育后的人凝血块置入大鼠颈动脉内制备动脉血栓模型，体内检测血栓超声灰阶强度，结果显示无论体外还是体内，携阿昔单抗的靶向微泡组血凝块回声均明显增强。Della 等制备携阿昔单抗片段的靶向微泡进行血栓超声分子显像，结果显示该靶向微泡可识别红色血栓及白色血栓，与血栓结合后产生比 SonoVue 更高的信号强度，提高了血栓的可视化程度。Alonso 等的另一研究还显示携阿昔单抗的靶向微泡不但能实现血栓分子显像，还能在超声作用下进行靶向溶栓治疗，可融血栓显像、检测、治疗于一体。

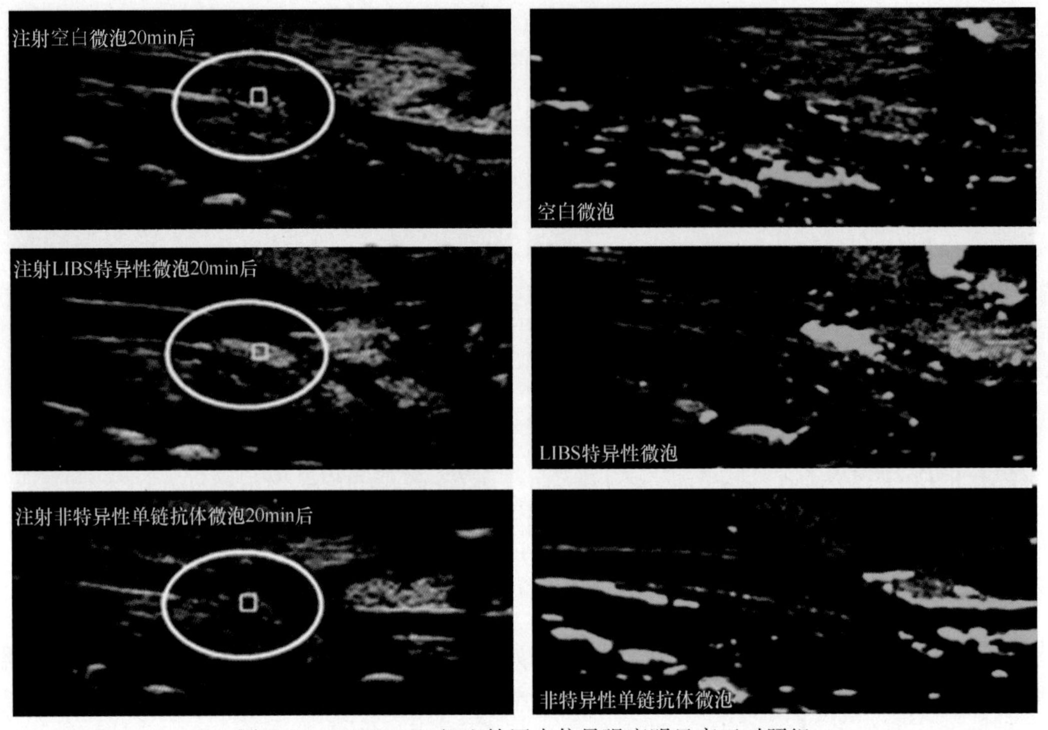

图 3-6-4 LIBS-MB 组血栓回声信号强度明显高于对照组

(2)GP Ⅰbα 靶点：血小板激活是血栓形成的起点，也是多种心血管事件的起因。血管假性血友病因子（vWF）是一种多聚体糖蛋白，在血小板聚集尤其是在高剪切应力条件下的血小板聚集中发挥着关键作用。由动脉粥样硬化、高剪切应力等因素导致内皮细胞损伤后，vWF 活化，活化的 vWF 与血小板膜糖蛋白 GP Ⅰb 相互作用，介导血小板的黏附和聚集。研究表明，血小板 - 血管内皮细胞间相互作用，与动脉粥样硬化病变内的炎症反应加剧和易损斑块破裂形成血栓密切相关。因此通过微泡表面连接 GP Ⅰb 对活化的 vWF 靶向成像可检测血小板黏附聚集，有助于明确易损斑块破裂、血栓形成等多种心血管起始事件。McCarty 等在微泡表面连接重组 GP Ⅰbα 制备活化 vWF 的靶向微泡，体外平行板流腔实验显示与 vWF 黏附的靶向微泡数量是非靶向微泡的 10 倍，体内实验显示靶向微泡聚集主要发生在动脉损伤处，动脉损伤处靶向微泡造影强度是非损伤处的 4 倍。这一研究的作者认为 GP Ⅰbα 靶向分子显像可检测血管内皮上的 vWF 活化，为无创检测动脉粥样硬化病变中炎症和血栓反应加剧提供了一种新方法。

(3)P- 选择素靶点：P- 选择素是一类重要的细胞黏附分子，属选择素家族成员，主要表达在活化的血小板 / 内皮细胞表面，介导这些细胞间及与白细胞的黏附，有利于将白细胞招募到血栓部位，促进血栓形成，因此 P- 选择素也是血栓分子成像的靶点之一。吴爵非等通过平行板流腔实验检测 P- 选择素靶向微泡黏附能力，研究表明 P- 选择素靶向微泡一旦与 P- 选择素形成稳定结合就能对抗高剪切应力条件的冲刷（即便在 25.6dyn/cm^2 条件下仍有靶向结合，而人体动脉剪切应力一般大于 6dyn/cm^2），提示这种携抗体的靶向微泡具有在机体血流剪切应力较高的环境中靶向显像的可能。黄瑞珠等用平行板流腔模型模拟体内动脉血流高剪切应力条件，将 P- 选择素靶向微泡与对照微泡分别与小鼠血栓共同孵育 30min 后，用 PBS 溶液以 15cm/s 的速度持续冲刷，于冲洗 2min、4min、6min、8min、10min 后分别进行血栓对比超声显像，结果显示冲洗 2min 后对照微泡组血栓已无可视性对比增强，而 P- 选择素靶向微泡组在冲洗 10min 后仍有增强。这些结果为 P- 选择素靶向微泡实现动脉血栓超声分子成像提供了研究基础。

2. 以纤维蛋白原 / 纤维蛋白为靶点的靶向微泡　纤维蛋白原 / 纤维蛋白是介导血小板聚集的“桥梁”，在血栓形成中起重要作用，因此携抗纤维蛋白原 / 纤维蛋白抗体的微泡可与血栓中的纤维蛋白原 / 纤维蛋白特异结合从而实现血栓的靶向分子成像。Lanza 等制备携抗纤维蛋白抗体的靶向微泡进行血栓显像，体内外研究结果均显示靶向微泡增加血栓回声强度，提高血栓的检出的敏感性和特异性。Hamilton 等构建携抗纤维蛋白原抗体的靶向脂质体进行犬心腔内血栓超声分子成像，结果显示该靶向脂质体可与左心室内血栓特异性结合并增加血栓的回声强度，清晰显示血栓的轮廓和大小（图 3-6-5）。

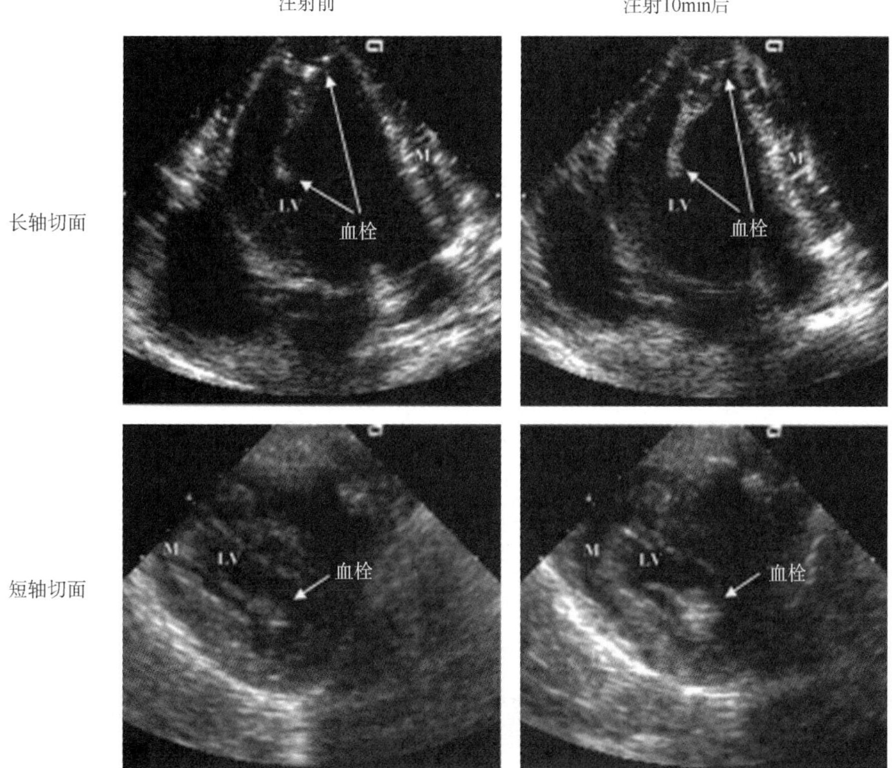

图 3-6-5　携抗纤维蛋白原抗体的靶向脂质体靶向增强犬心腔内血栓超声显像

Hughes 等用扫描电镜证实抗纤维蛋白的靶向微泡能与血栓中的纤维蛋白特异性大量结合，为血栓超声分子成像提供了直接证据（图 3-6-6）。

3. 以血栓生化标志物为靶点的靶向微泡　目前研究较多的靶向分子探针多为多肽、单克隆抗体等，这些配体虽然能增强血栓的信号强度、提高血栓的检出率，但是它们显像时信号强度受血栓大小、表面积及血栓表面受体密度影响较大，无法从生化水平检测血栓，而且在实际应用中均存在潜在免疫原性、无法大规模生产等难以克服的困难。因此，寻找一种相对安全、易于合成及特异性高的靶向分子探针成为研究靶向造影剂的关键。

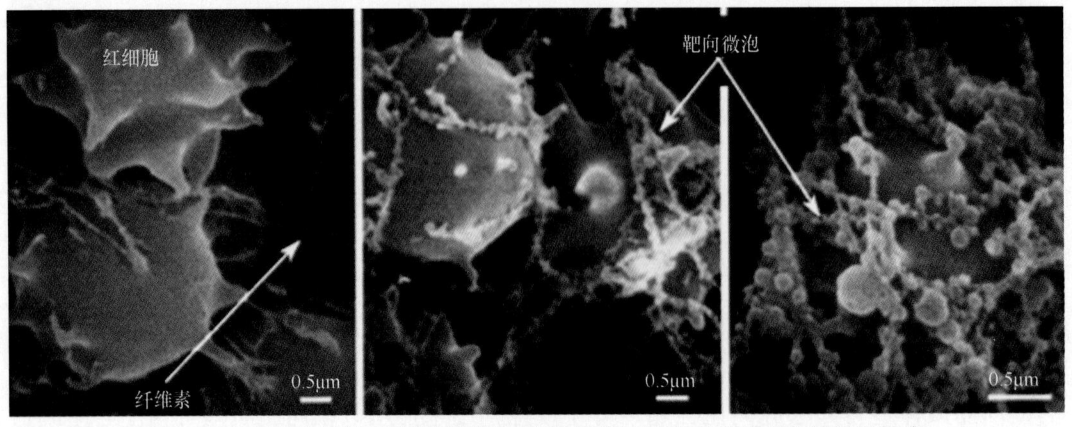

图 3-6-6 扫描电镜证实抗纤维蛋白靶向微泡与血栓中的纤维蛋白特异性结合

适配子（aptamer）是人工合成的单链寡核苷酸（DNA 或 RNA），可与非核苷酸靶目标物质进行高亲和力、高特异性的结合。其功能类似抗体，但比抗体具有更多的优势：①靶标范围广，适配子所能结合的靶标远远多于抗体，除了蛋白质、核苷酸分子外，还可以是金属离子、有机染料等；②亲和力高、特异性强，适配子与靶标相互作用形成稳定的复合物，其解离常数一般为 nmol/L ～ pmol/L，且能分辨靶标结构上的细微差别，其亲和力及特异性均优于抗体；③分子质量小、稳定性高，经过适当的化学修饰后，半衰期延长，稳定性提高，可长期保存并常温下运输，利于科学实验及临床疾病诊治的开展；④标记和修饰方便，适配子在保持原有生物学活性基础上能进行精确的位点修饰（如生物素及荧光素标记等），可用于分子成像等疾病诊断方法。基于此，适配子可作为栓超声分子成像的理想配体之一。有研究者将某些生化标志物的适配子与微泡偶联，从生化水平实现血栓超声分子成像。Nakatsuka 等在微泡上连接凝血酶适配子 DNA 交联链构建所谓的“智能微泡”，当血栓形成，血液中凝血酶水平升高时微泡被激活，产生谐波信号，被超声探头探测而显影。研究显示，该“智能微泡”对凝血酶相当敏感，只要血栓形成、血液中凝血酶释放（浓度达到 20nmol/L）3min 左右，“智能微泡”即能探测到（图 3-6-7）。此外，由于是生化水平的超声分子成像，该“智能微泡”能检测到目前超声造影无法发现的微小血栓，因而相对其他靶向微泡而言具有一定的优势。

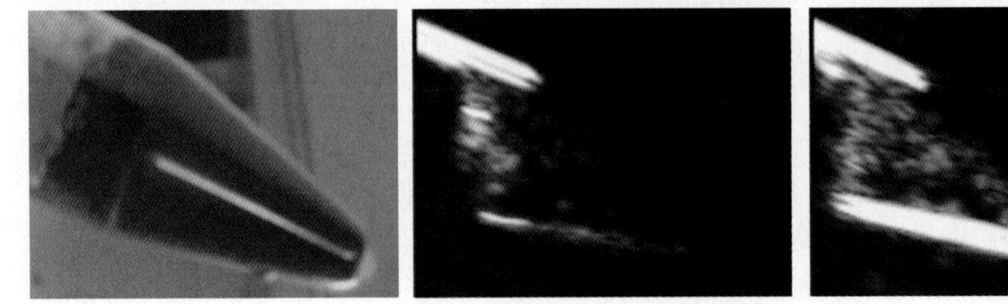

图 3-6-7 “智能微泡”增强血栓超声显像

（三）血栓超声分子成像在溶栓治疗中的应用

运用对血栓具有靶向作用的微泡进行血栓超声分子成像，不仅能无创性地检测血栓的轮廓、大小及对血管的堵塞程度，还可以利用微泡携带溶栓药物滞留于血栓部位以达到治疗目的。当靶向微泡聚集于血栓部位时破坏微泡，使溶栓药物在局部释放，提高药物在血栓局部的浓度，与此同时，超声破坏微泡产生的生物效应使血栓疏松，增加药物与血栓的接触面积，从而增强溶栓疗效，同时也减少了全身用药的副作用。Hua 等以 RGD 肽为配体构建携组织纤溶酶原激活物（tPA）的靶向微泡，在超声作用下进行动脉溶栓治疗，结果显示超声联合携 tPA 的血栓靶向微泡治疗组溶栓效果与“超声 + 非靶向微泡 +tPA 注射”治疗组溶栓效果接近，但是可以显著减少 tPA 使用剂量，降低全身出血的风险。

微泡不仅可明显增强治疗性超声对溶栓剂的助溶作用，且在不用溶栓剂、仅与超声联合应用的条件下，也有明显的溶栓效果，且不造成周围组织的损伤。超声波主要是通过机械振动和空化效应来消融血栓。首先，超声联合微泡产生强烈的机械振动和空化效应，使血栓表面撕裂，形成许多微孔样改变，内部产生裂隙；然后，更多微泡通过这些撕裂、裂隙形成的通道进入血栓内部并在超声作用下产生强烈的机械振动和空化效应，导致血栓进一步被“孔穴化”、松动，两个方面互相协同增强，从而溶解血栓。Hagisawa 等制备血栓靶向微泡在超声作用下进行溶栓治疗，结果显示无论在体外还是在体内，血栓靶向微泡组溶栓效果均显著优于非靶向微泡组，而且靶向微泡可清晰显示血栓轮廓，动态监测溶栓效果。

（四）挑战与展望

血栓超声分子成像在血栓的诊断与治疗领域均展现了广阔的前景，但是目前来看，这些研究仍处在实验探索阶段，距临床应用还有相当的距离，许多问题亟待解决。①血栓靶向微泡的构建还需要进一步完善，靶向配体与微泡的连接结合力如何，能否在体内高剪切力环境下保持稳定还有待进一步研究。②靶向微泡与血栓的结合时间短、结合率低下，目前研究中为了排除背景微泡的干扰，通常选择在靶向微泡注射数分钟之后、待管腔中游离微泡消退后观察靶向微泡与血栓的结合情况，此时与血栓结合的微泡因为血流的冲刷已越来越少，结合的数量有限。而且，从目前研究报道来看，靶向微泡与血栓结合率都不高，血栓分子成像的效果并不十分理想，与非靶向微泡相比，靶向微泡对血栓超声灰阶强度的增加多在十倍以内，相较于临床较为成熟的血栓诊断技术，血栓超声分子成像目前所展现的优势仍不显著，主要是作为一种补充手段。③目前，用于探讨血栓超声分子成像和溶栓效率的动物模型均不十分理想，多为人为制造的血栓，与机体自然生成的血栓的过程可能存在较大差异，因此对研究得到的结果需要审慎对待。④由于针对血栓的多种配体如肽类和抗体等均存在免疫原性，存在安全性隐患，因此若应用于临床还需要进一步探索人体安全性问题。

尽管目前还存在许多难题，但是血栓超声分子成像因为具备靶向定位、实时观察、早期评价、高敏感性、高特异性等优势，是其他影像手段和传统检测技术所不能比拟的，初步研究已展现了广阔的前景。相信随着研究的深入和技术的进步，上述难题会逐渐解决，为血栓疾病的诊断和治疗开辟新的途径。

（郭瑞强　周　青）

参 考 文 献

敖梦，王志刚，冉海涛 . 2009. 高分子材料超声造影剂的研究进展 . 中国介入影像与治疗学，(03)：293-295.

卞爱娜，高云华，谭开彬 . 2004. 人肝癌靶向脂质体微泡造影剂的鉴定及免疫学性质研究 . 中华超声影像学杂志，13：696-699.

曹大岩，姚松佑，陈永文 . 2013. B7-H3 在肿瘤免疫中作用的研究进展 . 免疫学杂志，29(11)：1002-1006.

常小妮，冯俊，阮骊韬，等 . 2014. 超声造影评价动脉粥样硬化斑块内新生血管与血清同型半胱氨酸的关系 . 中华超声影像学杂志，23(3)：206-210.

陈澄，王志刚，李攀，等 . 2015. 携 RGD 肽的靶向相变光声 / 超声双模态高分子造影剂的制备及体外实验研究 . 中国超声医学杂志，31(2)：167-169.

陈娟娟，严飞，靳巧锋，等 . 2012. 靶向 BST2 微泡造影剂的制备及其与肿瘤细胞的体外结合能力 . 中国医学影像技术，28(5)：829-833.

陈松 . 2008. 纳米液态氟碳脂质微球超声造影剂的制备及体外聚集实验研究 . 第三军医大学学报，(23)：2161-2163.

陈志良 . 1999. 超声造影剂的研究进展 . 解放军药学学报，15(2)：32-34.

陈智毅，罗良平，张金山 . 2013. 分子影像学：基础与应用 . 广州：广东高等教育出版社 .

戴晴，姜玉新 . 2008. 超声造影的临床应用 . 中国医学科学院学报，30(1)：1-4.

杜永峰 . 2003. 基于表面活性剂的纳米包膜微泡超声造影剂 . 化工学报，(06)：807-812.

韩洁，王蒨 . 2014. 动脉粥样斑块中巨噬细胞的分子影像学新进展 . 心肺血管病杂志，33(6)：896-898.

靳玉慎，柯亨特，戴志飞 . 2012. 多功能超声造影剂 . 化学进展，(12)：2424-2430.

李美瑜，肖云彬，宾建国，等 . 2010. 体外评价携 Sialyl Lewisx 和抗 ICAM-1 单抗双配体超声微泡的靶向黏附性能 . 中国医学影像技术，26(7)：1209-1213.

李明利，金征宇 . 2009. 分子影像学在动脉粥样硬化易损斑块评价中的应用 . 中国医学科学院学报，31(2).

李帅，李剑明 . 2015. 动脉粥样硬化易损斑块放射性核素标记分子探针的研究进展 . 国际放射医学核医学杂志，39(1)：80-84.

李文娟 . 2013. 自制靶向卵巢癌的纳米超声造影剂特性及裸鼠体内造影增强实验 . 中国介入影像与治疗学，(12)：751-754.

李馨，高云华，谭开斌，等 . 2005. 携 CD54 单抗的靶向超声造影剂增强兔腹主动脉内膜及粥样斑块显影的实验研究 . 中华超声影像学杂志，14(3)：229-232.

李治安，龚培力，吕清，等 . 2000. 5% 声振人血白蛋白注射液左心声学造影增强左室内膜分辨的Ⅱ期多中心临床研究报告 . 中国医学影像技术，16(5)：361.

刘伊丽 . 2006. 对比超声学 . 北京：人民卫生出版社 .

潘弟仪，杨莉，侯连兵，等 . 2012. 纳米级超声造影剂的研究现状及进展 . 中国药房，(29)：2768-2770.

邵婉怡，王峰 . 2014. 易损斑块分子影像学进展 . 中国 CT 和 MRI 杂志，12(8)：115-119，248-252.

申宝忠 . 2010. 分子影像学 . 第 2 版 . 北京：人民卫生出版社 .

孙阳，王志刚 . 2012. 多功能超声造影剂分子显像与治疗研究进展 . 中国超声医学杂志，(01)：84-86.

汤跃跃，陆永萍 . 2010. 靶向性超声造影剂在动脉粥样斑块方面的研究进展 . 云南医药，31(2)：216-218.

唐红 . 2013. 靶向超声造影剂在心血管领域的研究现状与展望 . 西部医学，(04)：481-483.

万明习，刘凯文，李莉，等 . 2002. 泡膜超声造影剂喷射雾化制备方法研究. 中国生物医学工程学报，21(3)：237-241.

王启帆，薛莹，冯新为，等 . 2014. 靶向抗肿瘤蛋白 iRGD-CDD 的原核表达及生物活性鉴定 . 中国生物工程杂志，34(12)：1-9.

王艳华 . 2012. 微泡超声造影剂在临床治疗诊断中的应用 . 天津药学，(05)：67-69.

王志刚 . 2009. 超声分子影像学研究进展 . 中国医学影像技术，25(6)：921-924.

王志刚 . 2011. 超声造影剂基础研究现状与进展 . 中华医学超声杂志，(05)：924-928.

伍星，王志刚，李攀，等 . 2009. 叶酸靶向超声造影剂的制备及体外寻靶实验研究 . 中国超声医学杂志，25(3)：217-219.

夏红梅，高云华 . 2008. 动脉易损斑块与超声分子显像 . 中国医学影像技术，24(3)：457-458.

杨薇，陆永萍，袁媛 . 2012. 携 IL-8 单抗靶向超声造影剂与血管内皮细胞相互作用的实验研究 . 中华超声影像学杂志，21(8)：715-718.

杨扬，王志刚，郑元义，等. 2008. 液态氟碳纳米脂质微球超声对比剂用于增强正常大鼠 CT 显像实验研究. 中国医学影像技术，24(9)：1341-1344.

张龙江，祁吉 . 2006. 动脉粥样硬化的分子影像学 . 国外医学临床放射学分册，29(4)：217-222.

张美琴，周彩云，罗红，等 . 2012. 纳米级超声造影剂的技术进展 . 华西医学，(10)：1585-1587.

赵晓莉，薛莉 . 2014. 超声造影剂外膜材料研究进展 . 中国医学影像技术，(03)：471-473.

赵应征，鲁翠涛，张彦，等. 2007. 环境因素对脂质造影剂的稳定性和回声效率的影响. 中华医学超声杂志，4(5)：315-317.

赵应征，张彦 . 2003. 微泡超声造影剂的研究进展 . 国外医学药学分册，30(5)：298-302.

郑艳，张春清，王启志，等 . 2013. 骨桥蛋白、血管内皮生长因子 -A 和乏氧诱导因子 -1α 在肝细胞癌中的表达及意义 . 临床肝胆病杂志，29(1)：58-61.

朱叶锋，冉海涛，张群霞，等 . 2009. 靶向纳米脂质超声造影剂制备及其体外寻靶能力实验研究 . 中国超声医学杂志，25(3)：220-222.

卓莉莎，李锐，华兴，等 . 2007. 人前列腺癌靶向超声造影剂对荷瘤裸鼠靶向显像的研究 . 中华超声影像学杂志，16(6)：535-537.

宗星月，李进伟 . 2014. 针对 EGFR 和 VEGF/VEGFR 靶点的肿瘤分子靶向药物研究进展 . 中国实用内科杂志，34(2)：62-64.

Abou-Elkacem L，Bachawal SV，Willmann JK. 2015. Ultrasound molecular imaging：Moving toward clinical translation. Eur J Radiol，84(9)：1685-1693.

Agati L，Funaro S，Bilotta F. 2001. Assessment of no-reflow phenomenon after acute myocardial infarction with harmonic angiography and intravenous pump infusion with Levovist：comparison with intracoronary contrast injection. J Am Soc Echocardiogr，14(8)：773-781.

Albrecht T，Blomley MJ，Burns PN，et al. 2003. Improved detection of hepatic metastases with pulse-inversion US during the liver-specific phase of SHU 508A：multicenter study. Radiology，227(2)：361-370.

Anderson CR，Hu X，Zhang H，et al. 2011. Ultrasound molecular imaging of tumor angiogenesis with an integrin targeted microbubble contrast agent. Invest Radiol，46：215-224.

Anderson DR，Tsutsui JM，Xie F，et al. 2007. The role of complement in the adherence of microbubbles to dysfunctional arterial endothelium and atherosclerotic plaque. Cardiovascular research，73(3)：597-606.

Avivi Levi S，Gedanken A. 2005. The preparation of avidin microspheres using the sonochemical method and the interaction of the microspheres with biotin. Ultrason Sonochem，12(5)：405-409.

Bachmann C，Klibanov AL，Olson TS，et al. 2006. Targeting mucosal addressin cellular adhesion molecule(MAdCAM)-1 to noninvasively image experimental Crohn's disease. Gastroenterology，130(1)：8-16.

Basude R，Duckworth JW，Wheatley MA. 2000. Influence of environmental conditions on a new surfactant-based contrast agent：ST68. Ultrasound Med Biol，26(4)：621-628.

Bauer A，Blomley M，Leen E，et al. 1999. Liver-specific imaging with SHU 563A：diagnostic potential of a new class of ultrasound contrast media. Eur Radiol，9(suppl 3)：S349-S352.

Behm CZ，Kaufmann BA，Carr C，et al. 2008. Molecular imaging of endothelial vascular cell adhesion molecule-1 expression and inflammatory cell recruitment during vasculogenesis and ischemia-mediated arteriogenesis. Circulation，117(22)：2902-2911.

Bettinger T，Bussat P，Tardy I，et al. 2012. Ultrasound molecular imaging contrast agent binding to both E- and P-selectin in different species. Investigative radiology，47(9)：516-523.

Bevilacqua MP，Nelson RM. 1993. Selectins. J Clin Invest，91：379-387.

Binder T，Assayag P，Baer F，et al. 1999. NC100100，a new echo contrast agent for the assessment of myocardial perfusion-safety and comparison with technetium-99m sestamibi single-photon emission computed tomography in a randomized multicenter study. Clin Cardiol，22(4)：273-282.

Bjerknes K，Dyrstad K，Smistad G，et al. 2000. Preparation of polymeric microcapsules：formulation studies. Drug Dev Ind Pharm，26(8)：847-856.

Blume G，Cevc G，Crommelin MD，et al. 1993. Specific targeting with poly(ethylene glycol)-modified liposomes：coupling of homing devices to the ends of the polymeric chains combines effective target binding with long circulation times. Biochim Biophys Acta，1149(1)：180-184.

Borden MA，Sarantos MR，Stiqer SM，et al. 2006. Ultrasound radiation force modulates ligand availability on targeted contrast agents. Mol Imaging，5(3)：139-147.

Borges AC，Richter WS，Witzel C，et al. 2002. Myocardial contrast echocardiography for predicting functional recovery after acute myocardial infarction. Int J Cardiovasc Imaging，18(4)：257-268.

Burke CW，Hsiang YH，Alexander Et，et al. 2011. Covalently linking poly(lactic-co-glycolic acid) nanoparticles to microbubbles before intravenous injection improves their ultrasound-targeted delivery to skeletal muscle. Small，7(9)：1227-1235.

Bzyl J，Lederle W，Rix A，et al. 2011. Molecular and functional ultrasound imaging in differently aggressive breast cancer xenografts using two novel ultrasound contrast agents(BR55 and BR38). Eur Radiol，21：1988-1995.

Bzyl J，Palmowski M，Rix A，et al. 2013. The high angiogenic activity in very early breast cancer enables reliable imaging with

VEGFR2-targeted microbubbles (BR55). Eur Radiol, 23: 468-475.

Chadderdon SM, Kaul S. 2010. Molecular imaging with contrast enhanced ultrasound. J Nucl Gardiol, 17 (4): 667-677.

Chen H, Hwang JH. 2013. Ultrasound-targeted microbubble destruction for chemotherapeutic drug delivery to solid tumors. J Ther Ultrasound, 1: 10.

Chen S, Wang Z, Zhou YT, et al. 2000. Optimization of the size distribution and myocardial contrast effect of perfluorocarbon-filled albumin microbubbles by lyophilization under continuous negative pressure. J Am Soc Echocardiogr, 13 (8): 748-753.

Chonn A, Cullis PR, Devine DV. 1991. The role of surface charge in the activation of the classical and alternative pathways of complement by liposomes. Journal of immunology, 146 (12): 4234-4241.

Christiansen JP, Leong-Poi H, Klibanov AL, et al. 2002. Noninvasive imaging of myocardial reperfusion injury using leukocyte-targeted contrast echocardiography. Circulation, 105 (15): 1764-1767.

Chukwuemeka AO, Brown KA, Venn GE, et al. 2005. Changes in P-selectin expression on cardiac microvessels in blood-perfused rat hearts subjected to ischemia-reperfusion. The Annals of thoracic surgery, 79 (1): 204-211.

Cohen JL, Cheirif J, Segar DS, et al. 1998. Improved left ventricular endocardial border delineation and opacification with OPTISON (FS069), a new echocardiographic contrast agent. Results of a phase III Multicenter Trial. J Am Coll Cardiol, 32 (3): 746-752.

Correas JM, Bridal L, Lesavre A, et al. 2001. Ultrasound contrast agents: properties, principles of action, tolerance, and artifacts. Eur Radiol, 11 (8): 1316-1328.

Crouse LJ, Cheirif J, Hanly DE, et al. 1993. Opacification and border delineation improvement in patients with suboptimal endocardial border definition in routine echocardiography: results of the Phase III Albunex Multicenter Trial. J Am Coll Cardiol, 22 (5): 1494-1500.

Crouse LJ, Kramer PH. 1991. Opacification and border delineation improvement in patients with suboptimal endocardial border definition on routine echocardiography: results of a phase III trial of sonicated albumin microspheres. Clin Cardiol, 14 (11 suppl 5): V19-V22.

Davies JR, Rudd JH, Fryer TD, et al. 2005. Identification of culprit lesions after transient ischemic attack by combined 18F fluorodeoxyglucose positron- emission tomography and high-resolution magnetic resonance imaging. Stroke, 36 (12): 2642-2647.

Demos SM, Alkan-Onyuksel H, Kane BJ, et al. 1999. In vivo targeting of acoustically reflective liposomes for intravascular and transvascular ultrasonic enhancement. Journal of the American College of Cardiology, 33 (3): 867-875.

Deshpande N, Lutz AM, Ren Y, et al. 2012. Quantification and monitoring of inflammation in murine inflammatory bowel disease with targeted contrast-enhanced US. Radiology, 262 (1): 172-180.

Dill-Macky MJ, Burns PN, Khalili K, et al. 2002. Focal hepatimasses: enhancement patterns with SH U 508A and pulse-inversion US. Radiology, 222 (1): 95-102.

Dilsizian V, Bateman TM, Bergmann SR, et al. 2005. Metabolic imaging with beta-methyl-p-[(123) I]-iodophenyl-pentadecanoic acid identifies ischemic memory after demand ischemia. Circulation, 112 (14): 2169-2174.

Dong ZM, Chapman SM, Brown AA, et al. 1998. The combined role of P- and E-selectins in atherosclerosis. The Journal of clinical investigation, 102 (1): 145-152.

Duivenvoorden R, Mani V, Woodward M, et al. 2013. Relationship of serum inflammatory biomarkers with plaque inflammation assessed by FDG PET/CT: the dal-PLAQUE study. JACC Cardiovascular imaging, 6 (10): 1087-1094.

Duncanson WJ, Oum K, Eisenbrey JR, et al. 2010. Targeted binding of PEG-lipid modified polymer ultrasound contrast agents with tiered surface architecture. Biotechnol Bioeng, 106 (3): 501-506.

Eisenbrey JR, Hsu J, Wheatley MA. 2009. Plasma sterilization of poly lactic acid ultrasound contrast agents: surface modification and implications for drug delivery. Ultrasound Med Biol, 35 (11): 1854-1862.

Ellegala DB, Leong-Poi H, Carpenter JE, et al. 2003. Imaging tumor angiogenesis with contrast ultrasound and microbubbles targeted to alpha (v) beta3. Circulation, 108 (3): 336-341.

Feinstein SB, Ten Cate FJ, Zwehl W, et al. 1984. Two-dimensional contrast echocardiography. I. In vitro development and quantitative analysis of echo contrast agents. J Am Coll Cardiol, 3 (1): 14-20.

Ferrante EA, Pickard JE, Rychak J, et al. 2009. Dual targeting improves microbubble contrast agent adhesion to VCAM-1 and P-selectin under flow. J Control Release, 140 (2): 100-107.

Feshitan JA, Chen CC, Kwan JJ, et al. 2009. Microbubble size isolation by differential centrifugation. J Colloid Interface Sci, 329 (2): 316-324.

Fisher NG, Christiansen JP, Klibanov A, et al. 2002. Influence of microbubble surface charge on capillary transit and myocardial contrast enhancement. Journal of the American College of Cardiology，40(4)：811-819.

Fisher NG，Christiansen JP，Leong-Poi H，et al. 2002. Myocardial and microcirculatory kinetics of BR14，a novel third-generation intravenous ultrasound contrast agent. Journal of the American College of Cardiology，39(3)：530-537.

Folkman J. 2006. Angiogenesis. Annu Rev Med，57：1-18.

Frinking PJ，Tardy I，Theraulaz M，et al. 2012. Effects of acoustic radiation force on the binding efficiency of BR55，a VEGFR2-specific ultrasound contrast agent. Ultrasound Med Biol，38(8)：1460-1469.

Go LO，Murry CE，Richard VJ，et al. 1988. Myocardial neutrophil accumulation during reperfusion after reversible or irreversible ischemic injury. The American journal of physiology，255(5 Pt 2)：H1188-H1198.

Gramiak R，Shah PM. 1968. Echocardiography of the aortic root. Invest Radiol，3(5)：356-366.

Grayburn PA，Erickson JM，Escobar J，et al. 1995. Peripheral intravenous myocardial contrast echocardiography using a 2% dodecafluoropentane emulsion：identification of myocardial risk area and infarct size in the canine model of ischemia. J Am Coll Cardiol，26(5)：1340-1347.

Grayburn PA，Weiss JL，Hack TC，et al. 1998. Phase Ⅲ multicenter trial comparing the efficacy of 2% dodecafluoropentane emulsion(EchoGen) and sonicated 5% human albumin(Albunex) as ultrasound contrast agents in patients with suboptimal echocardiograms. J Am Coll Cardiol，32(1)：230-236.

Greis C. 2004. Technology overview：SonoVue(Bracco，Milan). Eur Radiol，14(suppl 8)：P11-P15.

Grouls C，Hatting M，Rix A，et al. 2013. Liver dysplasia：USmolecular imaging with targeted contrast agent enables early assessment. Radiology，267：487-495.

Guo S，Shen S，Wang J，et al. 2015. Detection of high-risk atherosclerotic plaques with ultrasound molecular imaging of glycoprotein Ⅱb/Ⅲa receptor on activated platelets. Theranostics，5(4)：418-430.

Hamilton AJ，Huang SL，Warnick D，et al. 2004. Intravascular ultrasound molecular imaging of atheroma components in vivo. Journal of the American College of Cardiology，43(3)：453-460.

Hasan J，Byers R，Jayson GC. 2002. Intra-tumoural microvessel density in human solid tumours. Br J Cancer，86(10)：1566-1577.

Hasik MJ，Kim DH，Howle LE，et al. 2002. Evaluation of synthetic phospholipid ultrasound contrast agents. Ultrasonics，40(9)：973-982.

Hauff P，Reinhardt M，Foster S. 2008. Ultrasound contrast agents for molecular imaging. Handb Exp Pharmacol，(185 Pt 1)：223-245.

Howard CM，Forsberg F，Minimo C，et al. 2006. Ultrasound guided site specific gene delivery system using adenoviral vectors and commercial ultrasound contrast agents. Journal of cellular physiology，209(2)：413-421.

Hoyt K，Warram JM，Wang D，et al. 2015. Molecular ultrasound imaging of tissue inflammation using an animal model of acute kidney injury. molecular imaging and biology：MIB：the official publication of the Academy of Molecular Imaging，17(6)：786-792.

Hu G，Liu C，Liao Y，et al. 2012. Ultrasound molecular imaging of arterial thrombi with novel microbubbles modified by cyclic RGD in vitro and in vivo. Thromb Haemost，107(1)：172-183.

Hudson AJ，Normand N，Ackroyd J，et al. 1999. Cellular delivery of hammerhead ribozymes conjugated to a transferrin receptor antibody. Int J Pharm，182(1)：49-58.

Iiyama K，Hajra L，Iiyama M，et al. 1999. Patterns of vascular cell adhesion molecule-1 and intercellular adhesion molecule-1 expression in rabbit and mouse atherosclerotic lesions and at sites predisposed to lesion formation. Circulation research，85(2)：199-207.

Ingrid L，Jean Y，Nicolas G，et al. 2015. Molecular ultrasound imaging using contrast agents targeting endoglin，vascular endothelial growth factor receptor 2 and integrin. Ultrasound in Med. Biol，41(1)：197-207.

Jayaweera AR，Edwards N，Glasheen WP，et al. 1994. In vivo myocardial kinetics of air-filled albumin microbubbles during myocardial contrast echocardiography. Comparison with radiolabeled red blood cells. Circulation research，74(6)：1157-1165.

Jussila L，Alitalo K. 2002. Vascular growth factors and lymphangiogenesis. Physiol Rev，82(3)：673-700.

Kasprzak JD，Ten Cate FJ. 1998. New ultrasound contrast agents for left ventricular and myocardial opacification. Herz，23(8)：474-482.

Kaufmann BA，Belcik T，Xie A，et al. 2008. Molecular imaging of endothelial cell activation predicts future atherosclerotic plaque development. J Am Coll Cardiol，51(suppl.)：A125.

Kaufmann BA，Carr CL，Belcik JT，et al. 2010. Molecular imaging of the initial inflammatory response in atherosclerosis：implications for early detection of disease. Arterioscler Thromb Vasc Biol，30(1)：54-59.

Kaufmann BA，Lewis C，Xie A，et al. 2007. Detection of recent myocardial ischaemia by molecular imaging of P-selectin with targeted contrast echocardiography. European heart journal，28(16)：2011-2017.

Kaufmann BA，Sanders JM，Davis C，et al. 2007. Molecular imaging of inflammation in atherosclerosis with targeted ultrasound detection of vascular cell adhesion molecule-1. Circulation，116(3)：276-284.

Kaufmann BA. 2009. Ultrasound molecular imaging of atherosclerosis. Cardiovasc Res，83(4)：617-625.

Ke H，Wang J，Tong S，et al. 2013. Gold nanoshelled liquid perfluorocarbon magnetic nanocapsules：a nanotheranostic platform for bimodal ultrasound/magnetic resonance imaging guided photothermal tumor ablation. Theranostics，4(1)：12-23.

Khanicheh E，Qi Y，Xie A，et al. 2013. Molecular imaging reveals rapid reduction of endothelial activation in early atherosclerosis with apocynin independent of antioxidative properties. Arterioscler Thromb Vc Biol，33(9)：2187-2192.

Kiessling F. 2012. Targeted ultrasound imaging of cancer：an emerging technology on its way to clinics. Curr Pharm Des，18(15)：2184-2199.

Kim DH，Klibanov AL，Needham D. 2000. The Influence of Tiered Layers of Surface-Grafted Poly(ethylene glycol) on Receptor. Ligand-Mediated Adhesion between Phospholipid Monolayer-Stabilized Microbubbles and Coated Glass Beads. Langmuir，16(6)：2808-2817.

Kircher MF，Willmann JK. 2012. Molecular body imaging：MR imaging，CT，and US. part I. principles. Radiology，263(3)：633-643.

Klibanov AL，Rasche PT，Hughes MS，et al. 2004. Detection of individual microbubbles of ultrasound contrast agents：imaging of free-floating and targeted bubbles. Investigative radiology，39(3)：187-195.

Klibanov AL，Rychak JJ，Yang WC，et al. 2006. Targeted ultrasound contrast agent for molecular imaging of inflammation in high-shear flow. Contrast media & molecular imaging，1(6)：259-266.

Klibanov AL. 1999. Targeted delivery of gas-filled microspheres，contrast agents for ultrasound imaging. Adv Drug Deliv Rev，37(1-3)：139-157.

Klibanov AL. 2005. Ligand-carrying gas-filled microbubbles：ultrasound contrast agents for targeted molecular imaging. Bioconjugate chemistry，16(1)：9-17.

Klibanov AL. 2006. Microbubble contrast agents：targeted ultrasound imaging and ultrasound-assisted drug-delivery applications. Invest Radiol，41(3)：354-362.

Koch S，Pohl P，Cobet U，et al. 2000. Ultrasound enhancement of liposome-mediated cell transfection is caused by cavitation effects. Ultrasound in medicine & biology，26(5)：897-903.

Kondo I，Ohmori K，Oshita A，et al. 2004. Leukocyte-targeted myocardial contrast echocardiography can assess the degree of acute allograft rejection in a rat cardiac transplantation model. Circulation，109(8)：1056-1061.

Lacourciere Y，Levesque J，Onrot JM，et al. 2002. Impact of Levovist ultrasonographic contrast agent on the diagnosis and management of hypertensive patients with suspected renal artery stenosis：a Canadian multicentre pilot study. Can Assoc Radiol J，53(4)：219-227.

Lathia JD，Leodore L，Wheatley MA. 2004. Polymeric contrast agent with targeting potential. Ultrasonics，42(1-9)：763-768.

Leen E，Moug SJ，Horgan P. 2004. Potential impact and utilization of ultrasound contrast media. Eur Radiol，14(suppl 8)：16-24.

Leen E. 2001. The role of contrast-enhanced ultrasound in the characterisation of focal liver lesions. Eur Radiol，11(suppl 3)：27-34.

Leong-Poi H，Christiansen J，Klibanov AL，et al. 2003. Noninvasive assessment of angiogenesis by ultrasound and microbubbles targeted to alpha(v)-integrins. Circulation，107：455-460.

Ley K. 1996. Molecular mechanisms of leukocyte recruitment in the inflammatory process. Cardiovascular research，32(4)：733-742.

Li C，Issa R，Kum ar P，et al. 2003. CD105 prevents apoptosis in hypoxic endothelial cells. J Cell Sci，116(13)：2677-2685.

Libby P，Theroux P. 2005. Pathophysiology of coronary artery disease. Circulation，111：3481-3488.

Lindner JR，Coggins MP，Kaul S，et al. 2000. Microbubble persistence in the microcirculation during ischemia/reperfusion and inflammation is caused by integrin- and complement-mediated adherence to activated leukocytes. Circulation，101(6)：668-675.

Lindner JR，Dayton PA，Coggins MP，et al. 2000. Noninvasive imaging of inflammation by ultrasound detection of phagocytosed microbubbles. Circulation，102(5)：531-538.

Lindner JR，Firschke C，Wei K，et al. 1998. Myocardial perfusion characteristics and hemodynamic profile of MRX-115，a venous echocardiographic contrast agent，during acute myocardial infarction. J Am Soc Echocardiogr，11(1)：36-46.

Lindner JR，Song J，Christiansen J，et al. 2001. Ultrasound assessment of inflammation and renal tissue injury with microbubbles targeted to P-selectin. Circulation，104(17)：2107-2112.

Lindner JR，Song J，Jayaweera AR，et al. 2002. Microvascular rheology of Definitymicrobubbles after intra-arterial and intravenous administration. J Am Soc Echocardioqr，15(5)：396-403.

Lindner JR，Song J，Xu F，et al. 2000. Noninvasive ultrasound imaging of inflammation using microbubbles targeted to activated leukocytes. Circulation，102(22)：2745-2750.

Lindner JR. 2004. Microbubbles in medical imaging：current applications and future directions. Nat Rev Drug Discov，3(6)：527-532.

Lindner JR. 2009. Contrast ultrasound molecular imaging of inflammation in cardiovascular disease. Cardiovascular research，84(2)：182-189.

Lindner JR. 2009. Molecular imaging of cardiovascular disease with contrast-enhanced ultrasonography. Nat Rev Cardiol，6(7)：475-481.

Linka AZ，Ates G，Wei K，et al. 1997. Three-dimensional myocardial contrast echocardiography：validation of in vivo risk and infarct volumes. J Am Coll Cardiol，30(7)：1892-1899.

Linka AZ，Skyba DM，Price RJ，et al. 1998. Spontaneous redistribution after reperfusion：a unique property of AIP 201，an ultrasound contrast agent. J Am Coll Cardiol，32(6)：1765-1772.

Liu Y，Davidson BP，Yue Q，et al. 2013. Molecular imaging of inflammation and platelet adhesion in advanced atherosclerosis effects of antioxidant therapy with NADPH oxidase inhibition. Circ Cardiovasc Imaging，6(1)：74-82.

Lotfi AE，Sunitha VB，Jürgen KW. 2015. Ultrasound molecular imaging：Moving toward clinical translation. European Journal of Radiology，84：1685-1693.

Lum AF，Borden MA，Dayton PA，et al. 2006. Ultrasound radiation force enables targeted deposition of model drug carriers loaded on microbubbles. J Control Release，111(1-2)：128-134.

Machtaler S，Knieling F，Luong R，et al. 2015. Assessment of Inflammation in an Acute on Chronic Model of Inflammatory Bowel Disease with Ultrasound Molecular Imaging. Theranostics，5(11)：1175-1186.

Marsh JN，Hu G，Scott MJ，et al. 2011. A fibrin-specific thrombolytic nanomedicine approach to acute ischemic stroke. Nanomedicine，6(4)：605-615.

Marsh JN，Partlow KC，Abendschein DR，et al. 2007. Molecular imaging with targeted perfluorocarbon nanoparticles：Quantification of the concentration dependence of contrast enhancement for binding to sparse cellular epitopes. Ultrasound in Medicine and Biology，33(6)：950-958.

Marsh JN，Senpan A，Hu G，et al. 2007. Fibrin-targeted perfluorocarbon nanoparticles for targeted thrombolysis. Nanomedicine，2(4)：533-543.

Masugata H，Peters B，Lafitte S，et al. 2003. Assessment of adenosine-induced coronary steal in the setting of coronary occlusion based on the extent of opacification defects by myocardial contrast echocardiography. Angiology，54(4)：443-448.

Mattrey RF，Kono Y，Baker K，et al. 2002. Sentinel lymph node imaging with microbubble ultrasound contrast material. Acad Radiol，9(suppl 1)：S231-S235.

McEver RP，Beckstead JH，Moore KL，et al. 1989. GMP-140，a platelet alpha-granule membrane protein，is also synthesized by vascular endothelial cells and is localized in Weibel-Palade bodies. The Journal of clinical investigation，84(1)：92-99.

Mezo G，Manea M. 2010. Receptor-mediated tumor targeting based on peptide hormones. Expert Opin Drug Deliv，7(1)：79-96.

Morteza Naghavi，Peter Libby，Erling Falk，et al. 2003. From Vulnerable Plaque to Vulnerable Patient A Call for New Definitions and Risk assessment Strategies：Part I. Circulation，108：1664-1672.

Myreng Y，Molstad P，Ytre-Arne K，et al. 1999. Safety of the transpulmonary ultrasound contrast agent NC100100：a clinical and haemodynamic evaluation in patients with suspected or proved coronary artery disease. Heart，82(3)：333-335.

Nahire R，Haldar MK，Paul S，et al. 2013. Polymer-Coated Echogenic Lipid Nanoparticles with Dual Release. Biomacromolecules，14(3)：841-853.

Nanda NC，Kitzman DW，Dittrich HC，et al. 2003. Imagent improves endocardial border delineation，inter-reader agreement，and the accuracy of segmental wall motion assessment. Echocardiography，20(2)：151-161.

Nanda NC，Wistran DC，Karlsberg RP，et al. 2002. Multicenter evaluation of SonoVue for improved endocardial border delineation. Echocardiography，19(1)：27-36.

Negishi Y，Tsunoda Y，Hamano N，et al. 2013. Ultrasound-mediated gene delivery systems by AG73-modified bubble liposomes. Biopolymers，100(4)：402-407.

O'Brien KD，McDonald TO，Chait A，et al. 1996. Neovascular expression of E-selectin，intercellular adhesion molecule-1，and vascular cell adhesion molecule-1 in human atherosclerosis and their relation to intimal leukocyte content. Circulation，93(4)：

672-682.

Otani K，Yamahara K. 2011. Development of antibody-carrying microbubbles based on clinically available ultrasound contrast agent for targeted molecular imaging：a preliminary chemical study. Mol Imaging Biol，13（2）：250-256.

Oussoren C，Storm G. 2001. Liposomes to target the lymphatics by subcutaneous administration. Adv Drug Deliv Rev，50（1-2）：143-156.

Owen DR，Shalhoub J，Miller S，et al. 2010. Inflammation within carotid atherosclerotic plaque：assessment with late-phase contrast-enhanced US. Radiology，255（2）：638-644.

Pillai R，Marinelli ER，Fan H，et al. 2010. A phospholipid-PEG2000 conjugate of a vascular endothelial growth factor receptor 2（VEGFR2）-targeting heterodimer peptide for contrast-enhanced ultrasound imaging of angiogenesis. Bioconjug Chem，21（3）：556-562.

Pochon S，Tardy I，Bussat P，et al. 2010. BR55：a lipopeptide-based VEGFR2-targeted ultrasound contrast agent for molecular imaging of angiogenesis. Invest Radiol，45（2）：89-95.

Pohl C，Tiemann K，Schlosser T，et al. 2000. Stimulated acoustic emission detected by transcranial color doppler ultrasound：a contrast-specific phenomenon useful for the detection of cerebral tissue perfusion. Stroke，31（7）：1661-1666.

Porter TR，Xie F，Kilzer K. 1995. Intravenous perfluoropropane-exposed sonicated dextrose albumin produces myocardial ultrasound contrast that correlates with coronary blood flow. J Am Soc Echocardiogr，8（5 Pt 1）：710-718.

Porter TR，Xie F. 1995. Visually discernible myocardial echocardiographic contrast after intravenous injection of sonicated dextrose albumin microbubbles containing high molecular weight，less soluble gases. J Am Coll Cardiol，25（2）：509-515.

Pu C，Chang S，Sun J，et al. 2014. Ultrasound-mediated destructiong of LHRHa-targeted and paclitaxel-loaded lipid microbubbles for the treatment of intraperitoneal ovarian cancer xenografts. Mol Pharm，11（1）：49-58.

Pysz MA，Foygel K，Rosenberg J，et al. 2010. Antiangiogenic cancer therapy：monitoring with molecular US and a clinically translatable contrast agent（BR55）. Radiology，256（2）：519-527.

Rapoport N，Nam KH，Gupta R，et al. 2011. Ultrasound-mediated tumor imaging and nanotherapy using drug -loaded，block copolymer stabilized perfluorocarbonnanoemusions. J Control Release，153（1）：4-15.

Rovai D，Lubrano V，Vassalle C，et al. 1998. Detection of perfusion defects during coronary occlusion and myocardial reperfusion after thrombolysis by intravenous administration of the echo-enhancing agent BR1. J Am Soc Echocardiogr，11（2）：169-180.

Rudd JH，Warburton EA，Fryer TD，et al. 2002. Imaging atherosclerotic plaque inflammation with [18F]-fluorodeoxyglucose positron emission tomography. Circulation，105（23）：2708-2711.

Schwarz KQ，Bezante GP，Chen X，et al. 1996. Hemodynamic effects of microbubble echo contrast. J Am Soc Echocardiogr，9（6）：795-804.

Senior R，Monaghan M，Main ML，et al. 2009. Detection of coronary artery disease with perfusion stress echocardiography using a novel ultrasound imaging agent：two Phase 3 international trials in comparison with radionuclide perfusion imaging. Eur J Echocardiogr，10（1）：26-35.

Sharma RA，Harris AL，Dalgleish AG，et al. 2001. Angiogenesis as a biomarker and target in cancer chemoprevention. Lancet Oncol，2（12）：726-732.

Shohet RV，Chen S，Zhou YT，et al. 2000. Echocardiographic destruction of albumin microbubbles directs gene delivery to the myocardium. Circulation，101（22）：2554-2556.

Soetanto K，Chan M. 2000. Fundamental studies on contrast images from different-sized microbubbles：analytical and experimental studies. Ultrasound Med Biol，26（1）：81-91.

Sorace AG，Saini R，Mahoney M，et al. 2012. Molecular ultrasound imaging using a targeted contrast agent for assessing early tumor response to antiangiogenic therapy. Ultrasound Med，31（10）：1543-1550.

Springer TA. 1990. Adhesion receptors of the immune system. Nature 346：425-434.

Steinl DC，Kaufmann BA. 2015. Ultrasound imaging for risk assessment in atherosclerosis. Int J Mol Sci，16（5）：9749-9769.

Sukowati CH，Anfuso B，Torre G，et al. 2013. The expression of CD90/Thy-1 in hepatocellular carcinoma：an in vivo and in vitro study. PLOS One，8（10）：e78630.

Sunitha V. 2013. Earlier Detection of Breast Cancer with Ultrasound Molecular Imaging in a Transgenic Mouse Model. Cancer Res，57：1689-1698.

Tan PH，Manunta M，Ardjomand N，et al. 2003. Antibody targeted gene transfer to endothelium. J Gene Med，5（4）：311-323.

Taniyama Y，Tachibana K，Hiraoka K，et al. 2002. Local delivery of plasmid DNA into rat carotid artery using ultrasound. Circulation，105（10）：1233-1239.

Taylor SL，Rahim AA，Bush NL，et al. 2007. Targeted retroviral gene delivery using ultrasound. The journal of gene medicine，9(2)：77-87.

Teupe C，Takeuchi M，Yao J，et al. 2001. Assessment of myocardial perfusion by myocardial contrast echocardiography using harmonic power and the transvenous contrast agent SHU 563A in acute coronary occlusion and after reperfusion. Int J Cardiol，77(2-3)：231-237.

Tsutsui JM，Xie F，Cano M，et al. 2004. Detection of retained microbubbles in carotid arteries with real-time low mechanical index imaging in the setting of endothelial dysfunction. Journal of the American College of Cardiology，44(5)：1036-1046.

Un K，Kawakami S，Yoshida M，et al. 2011. The elucidation of gene transferring mechanism by ultrasound-responsive unmodified and mannose-modified lipoplexes. Biomaterials，32(20)：4659-4669.

Unger E，Metzger P 3rd，Krupinski E，et al. 2000. The use of a thrombus-specific ultrasound contrast agent to detect thrombus in arteriovenous fistulae. Invest Radiol，35(1)：86-89.

Unger EC，McCreery TP，Sweitzer RH，et al. 1998. Acoustically active lipospheres containing paclitaxel：a new therapeutic ultrasound contrast agent. Invest Radiol，33(12)：886-892.

Van Liew HD，Raychaudhuri S. 1997. Stabilized bubbles in the body：pressure-radius relationships and the limits to stabilization. J Appl Physiol(1985)，82(6)：2045-2053.

van Velzen JE，Schuijf JD，van Werkhoven JM，et al. 2010. Predictive value of multislice computed tomography variables of atherosclerosis for ischemia on stress-rest single-photon emission computed tomography. Circ Cardiovasc Imaging，3(6)：718-726.

Vancraeynest D，Havaux X，Pouleur AC，et al. 2006. Myocardial delivery of colloid nanoparticles using ultrasound-targeted microbubble destruction. European heart journal，27(2)：237-245.

Villanueva FS，Jankowski RJ，Klibanov S，et al. 1998. Microbubbles targeted to intercellular adhesion molecule-1 bind to activated coronary artery endothelial cells. Circulation，98(1)：1-5.

Villanueva FS，Jankowski RJ，Manaugh C，et al. 1997. Albumin microbubble adherence to human coronary endothelium：implications for assessment of endothelial function using myocardial contrast echocardiography. J Am Coll Cardiol，30(3)：689-693.

Villanueva FS，Lu E，Bowry S，et al. 2007. Myocardial ischemic memory imaging with molecular echocardiography. Circulation，115(3)：345-352.

Villanueva FS，Wagner WR，Vannan MA，et al. 2004. Targeted ultrasound imaging using microbubbles. Cardiol Clin，22(2)：283-298，vii.

Villanueva FS. 2008. Molecular imaging of cardiovascular disease with contrast ultrasound. J Nucl Cardiol，15：576-586.

Walday P，Tolleshaug H，Gjoen T，et al. 1994. Biodistributions of air-filled albumin microspheres in rats and pigs. The Biochemical journal，299(Pt 2)：437-443.

Wang H，Felt SA，Machtaler S，et al. 2015. Quantitative Assessment of Inflammation in a Porcine Acute Terminal Ileitis Model：US with a Molecularly Targeted Contrast Agent. Radiology，276(3)：809-817.

Wang H，Machtaler S，Bettinger T，et al. 2013. Molecular imaging of inflammation in inflammatory bowel disease with a clinically translatable dual-selectin-targeted US contrast agent：comparison with FDG PET/CT in a mouse model. Radiology，267(3)：818-829.

Watanabe R，Matsumura M，Chen CJ，et al. 2003. Gray-scale liver enhancement with Sonazoid(NC100100)，a novel ultrasound contrast agent; detection of hepatic tumors in a rabbit model. Biol Pharm Bull，26(9)：1272-1277.

Wei K，Crouse L，Weiss J，et al. 2003. Comparison of usefulness of dipyridamole stress myocardial contrast echocardiography to technetium-99m sestamibi single-photon emission computed tomography for detection of coronary artery disease(PB127 Multicenter Phase 2 Trial results). Am J Cardiol，91(11)：1293-1298.

Weller GE，Lu E，Csikari MM，et al. 2003. Ultrasound imaging of acute cardiac transplant rejection with microbubbles targeted to intercellular adhesion molecule-1. Circulation，108(2)：218-224.

Weller GE，Villanueva FS，Klibanov AL，et al. 2002. Modulating targeted adhesion of an ultrasound contrast agent to dysfunctional endothelium. Annals of biomedical engineering，30(8)：1012-1019.

Weller GE，Wong MK，Modzelewski RA，et al. 2005. Ultrasonic imaging of tumor angiogenesis using contrast microbubbles targeted via the tumor-binding peptide arginine-arginine-leucine. Cancer Res，65(2)：533-539.

Wen Q，Wan S，Liu Z，et al. 2014. Ultrasound contrast agents and ultrasound molecular imaging. J Nanosci Nanotechnol，14(1)：190-209.

Willmann JK, Cheng Z, Davis C, et al. 2008. Targeted microbubbles for imaging tumor angiogenesis: assessment of whole-body biodistribution with dynamic micro-PET in mice. Radiology, 249(1): 212-219.

Willmann JK, Lutz AM, Paulmurugan R, et al. 2008. Dual-targeted contrast agent for US assessment of tumor angiogenesis in vivo. Radiology, 248(3): 936-944.

Wilson K, Homan K, Emelianov S, et al. 2012. Biomedical photoacoustics beyond thermal expansion using triggered nanodroplet vaporization for contrast-enhanced imaging. Nat Commun, 3(10): 618.

Wu J, Leong-Poi H, Bin J, et al. 2011. Efficacy of contrast-enhanced US and magnetic microbubbles targeted to vascular cell adhesion molecule-1 for molecular imaging of atherosclerosis. Radiology, 260(2): 463-471.

Xu JS, Huang J, Qin R, et al. 2010. Synthesizing and binding dual-mode poly (lactic-co-glycolic acid) (PLGA) nanobubbles for cancer targeting and imaging. Biomaterials, 31(7): 1716-1722.

Yamamoto K, Shiraki K, Nakanishi S, et al. 2003. The usefulness of digital subtraction imaging with Levovist in the diagnosis of focal hepatic tumors. Int J Oncol, 22(2): 353-358.

Yan F, Xu X, Chen Y, et al. 2015. A lipopetide-based αVβ3 intergrin-targeted ultrasound contrast agent for molecular imaging of tumor angiogenesis. Ultrasound in Med. Biol, 41(10): 2765-2773.

Yang F, Zhang M, He W, et al. 2011. Controlled release of Fe3O4 nanoparticles in encapsulated microbubbles to tumor cells via sonoporation and associated cellular bioeffects. Small, 7(7): 902-910.

Yasu T, Schmid-Schonbein GW, Cotter B, et al. 1999. Flow dynamics of QW7437, a new dodecafluoropentane ultrasound contrast agent, in the microcirculation: microvascular mechanisms for persistent tissue echo enhancement. J Am Coll Cardiol, 34(2): 578-586.

Yeh JS, Sennoga CA, McConell E, et al. 2015. Quantitative Ultrasound Molecular Imaging. Ultrasound Med Biol, 41(9): 2478-2496.

Yin T, Wang P, Zheng R, et al. 2012. Nanobubbles for enhanced ultrasound imaging of tumors. Int J Nanomedicine, 7: 895-904.

Zhao S, Borden M, Bloch SH, et al. 2004. Radiation-force assisted targeting facilitates ultrasonic molecular imaging. Mol Imaging, 3(3): 135-148.

Zheng SG, Xu HX, Chen HR. 2013. Nano/microparticles and ultrasound contrast agents. World J Radiol, 5(12): 468-471.

Zhou Y, Wang ZG, Chen Y, et al. 2013. Microbubbles from gas-generating perfluorohexane nanoemulsions for targeted temperature-sensitive ultrasonography and synergistic HIFU ablation of tumors. Advanced Materials, 25(30): 4123-4130.

第四章　新型靶向超声造影剂

第一节　纳米级超声造影剂

根据超声造影剂粒径的不同，可将其分为微米级和纳米级超声造影剂（nanoscale ultrasound contrast agent）。然而，微米级超声造影的粒径相对较大，组织穿透力弱、不能透过血管内皮间隙到达靶细胞，使其局限在血管内部，有利亦有弊。目前有大量文献表明，肿瘤血管在形态结构和功能上与正常血管明显不同。正常的微血管有动脉、静脉和毛细血管之分，而实体瘤的血管没有动静脉的区别，其形态结构主要表现在扩张、分叉、迂曲没有规律，管壁直径不均匀，基膜缺陷，血管外周细胞不完整等特点。肿瘤血管主要由两部分组成，一部分为宿主原本的血管，在肿瘤发展过程中宿主肿瘤发生区局部的微血管大部分被破坏，仅有动脉和部分较大的静脉保存下来，成为肿瘤血管系统的主干，该部分血管的通透性正常，其管壁孔径最大不超过 100μm，另一部分为肿瘤新生血管，肿瘤新生微血管为一层有裂隙的内皮细胞，管壁薄，缺乏基膜和平滑肌结构，其管壁的最大孔径为 380 ～ 780nm，因此微米级超声造影剂不能通过肿瘤新生血管的血管壁，而到达血管外靶组织实现血管外特异性显像，进而实现肿瘤早期的特异性诊断和靶向治疗。因此微米级靶向超声造影剂的研究热点和重点仅仅适应于血管内的靶点，从而大大严重限制了超声分子成像的临床应用。由于超声分子成像的实质是在超声造影剂的表面结合特异性的抗体或配体，通过抗原 - 抗体或配体 - 受体特异性相互作用，在体内与需要显影的靶组织特异性结合，以提高超声显影的敏感性和特异性。为克服上述微米级超声造影剂的不足而问世的纳米级超声造影剂，通常为粒径＜ 1000nm 的超声造影剂，它较常规微米级超声造影剂有极强的穿透力，能克服微米级超声造影剂的不能穿过肿瘤血管进入到靶组织中进行增强显像的缺点和不足。

目前，纳米级超声造影剂主要有氟烷乳剂造影剂，纳米级微泡造影剂及纳米级脂质体造影剂三种。

1. 氟烷乳剂纳米级超声造影剂　纳米级氟烷乳剂造影剂的内核成分为氟烷液体，因此具有表面张力小，穿透性及稳定性强的特点，但是其在血液循环中游离，表现为反射极低的细微散射体，只有当纳米微粒大量积聚于病灶后，才会在靶区产生增强的回声信号，从而能在清晰的背景环境下有效地探查到被强化显影的病灶区。另外，通过声学激发低功率超声介导的新型液气相变型纳米超声造影剂的研究，有望解决微米级微泡不能穿过血管内皮间隙到达肿瘤细胞和不稳定及液态纳米粒超生显像效果较差的问题。

2. 微泡类纳米级超声造影剂　也属于氟烷类造影剂，核心成分氟烷在常温状态下为气态，因此与氟烷乳剂造影剂相比，其背向散射回声相对较强，提高了增强效果。首先，笔者课题组通过冷冻干燥法和机械振荡法制备了脂质的纳米泡，通过电位粒径仪和电镜技术分析其不同材质的纳米泡粒径为 500 ～ 700nm，未经修饰的纳米泡均带负电荷。其次，比较了自制的脂质纳米泡和声诺维在动物组织器官和移植瘤中的显像情况，得出了纳米泡在浅表超声的条件下显像持续时间明显长于微米泡，在移植瘤组织中，分布范围较微米泡更为广泛，并通过在超声爆破条件、电镜观察和灌注后组织的冷冻切片，从数据分析及图像观察均发现纳米泡能够通过肿瘤扩大的血管间隙，从而为纳米泡在肿瘤的实质细胞增强显像及近距离超声辐照纳米泡破坏技术辅助基因 / 药物释放奠定了实验基础。在诊断方面，主要通过特定的连接方法构筑针对前列腺癌中特异性表达的膜抗原——前列腺特异性膜抗原（prostate specific membrane antigen，PSMA）的靶向纳米泡进行研究。通过静电吸附和生物素 - 亲和素系统在纳米泡上连接单克隆抗体，在体外细胞和体内动物移植瘤中对其靶向效果进行观察。在体外细胞上发现该纳米泡与 PSMA 阳性表达和阴性表达的前列腺癌细胞发生了差异性的结合，阳性细胞结合数目明显多于阴性细胞，且可以通过竞争结合抑制阳性细胞结合的靶向纳米泡的数目。在动物移植瘤中，观察到靶向纳米泡展示出了以“峰值强度增强和持续时间延长”为主的超声造影表现。考虑到单克隆抗体的免疫原性及构建的靶向纳米泡尺寸相对较大，笔者课题组进一步在噬菌体纳米抗体展示库中钓取针对 PSMA 的纳米抗体进行生物素修饰，发现其亲合指数能达到诊断需求，在细胞水平和动物移植瘤中得出了类似于携载单克隆抗体纳米泡的结论。结合其他课题组实验，证明了此类造影剂具有更为广泛的应用前景。

3. 纳米级脂质体超声造影剂　纳米级脂质体造影剂用脂类物质如：磷脂酰胆碱（PC）、磷脂酰乙醇胺（PE）、磷脂酰甘油（PG）及胆固醇等按不同比例处理后而成，这种造影剂具有声散射特性的脂质体内含有许多小的不规则的小囊泡，可有较好的散射特性及稳定性。新近研制的靶向液态氟碳造影剂，不同于具有先天性反射和背向散射特征的超声微泡造影剂，只有聚集在组织细胞表面时才具有较强的反射和背向散射性能，可明显增强其对比信号。此微泡直径可小于 100nm，可以穿过血管内皮细胞间隙，在体内的循环半衰期长，其聚集时半衰期可延长至数天。

4. 靶向纳米级超声造影剂的研究进展　以液态氟烷纳米粒 / 乳剂与具备声反射特性的脂质体为主要代表的纳米级超声造影剂，在超声分子显像与靶向治疗中的应用前景令人鼓舞，并能有效克服常规微米级微泡及其相关研究的不足，推动超声分子影像学从血管内病变向血管外病变延伸，这种突破为达到分子核医学同等级别的显影提供了可能。这种纳米级氟碳也是目前报道最多的纳米级造影剂。由于其聚集后产生极强的背向散射而显影，最外层可连接配体，其靶向性优于普通微泡。研究者应用连接生物素的液态氟烷纳米粒靶向显像带有亲和素的硝基纤维膜（30 ～ 50MHz 探测）在体外实验中，其增强效果达到 66dB；使用靶向纤维素的氟烷纳米乳剂对血栓显像（7.5MHz 探测）在体外实验中的结果显示，血栓影像得到了明显的特异性增强。

大量相关的研究显示，液态氟碳纳米粒类造影剂具有以下独特的优势：①其成像原理为聚集显像；②特有的小尺寸具有更强的组织穿透力；③固有的稳定性使其在体内具有更长的半衰期，便于延迟显像或重复检查；④可作为基因或药物的载体。液态氟碳乳剂由 Lanza 等最早研制，杨扬等在原有的基础上，优化制备配方，采用高压均质技术成功制备出液态氟碳纳米脂质微球（PFOB 微球），超声显像证实其具有聚集显影的特点。而作为超声对比剂的 PFOB 微球能有效增强大鼠肝、脾及脉管系统的 CT 显像。在此基础上，制备出了包裹全氟戊烷或全氟己烷的液态氟碳相变纳米粒，并通过超声、光声、磁致相变等手段激发纳米粒发生相变以增强超声显像。除了 PFP 外，PFOB 是应用最多的液态氟碳，大部分超声纳米乳的研究都以其作为内核。理想的膜材料制备出的纳米微球应该是安全无毒、溶解性低、散射性高、毛细血管通透性好、组织显像好、粒径均一，直径＜ 1000nm。根据膜材料的不同，其可分为以下几类。①脂质类，常用的有二棕榈酸磷脂酰胆碱（DPPC）、二硬脂酰磷脂酰胆碱（DSPC）、二棕榈酸磷脂酸（DPPA）、二棕榈酰磷脂酰乙醇胺（DPPE）、大豆磷脂、胆固醇等，除此之外还有一系列聚乙二醇（PEG）修饰、荧光标记和生物素化的功能性磷脂。②多聚体类，此类高分子材料以合成的聚合物和天然大分子为主，常用的有聚 L- 乳酸（PLLA）、聚己内酯（PCL）、PEG-PLLA、PEG-PCL 等。以多聚体为膜材增加了纳米造影剂的稳定性，与形成单层膜的脂质类相比更有利于制剂的稳定，因此更有商业开发价值。

随着纳米技术与分子生物学的发展，另一类纳米级靶向超声造影剂正日渐崛起。其分子小、穿透力强的突出特性将有力地推动超声分子成像与靶向治疗向血管外领域拓展。朱叶锋等用生物素 - 亲和素系统使超声造影剂与抗体牢固结合，制备出靶向纳米脂质超声造影剂。在体外寻靶实验中，该造影剂可与乳腺癌细胞特异性结合。然而纳米级超声造影剂显像效果较差，针对这种缺点，有研究者进行了液 - 气相变的相关研究，以磷脂或高分子作为膜材，将液态氟碳（PFP 或 PFH）装载于微球（泡）内，通过超声或激光来触发使液态氟碳由液体转变为气体发生相变增强超声显像，Rapoport 等证实在低频超声的作用下容易发生相变，且相变后明显增强组织的超声信号。载金棒的液态氟碳纳米粒在激光的触发下发生相变并且增强组织超声显像。Wang 等制备了包裹六氟化硫的纳米微球，并在裸鼠肝区上观察到了回声增强。Xing 等制备的纳米微球，在新西兰大白兔上静脉注射后，用多普勒超声在肾区立刻观察到回声增强，以及出现了显著的颜色亮斑，回声增强可持续 1 ～ 5min，证明这样的纳米微球在临床的超声应用是足够稳定的。上述实验虽然有力地证明了纳米级微球作为超声造影剂用于体内显影的可行性，但仍不能证明其作为血管外组织显像的有效性，所以要开发出对血管外组织进行分子显影的纳米微球造影剂仍需要更深入的研究。

5. 靶向纳米级超声造影剂的不足　虽然纳米级靶向超声造影剂提供了诱人的前景，但是纳米级造影剂仍然存在一定的问题。主要有：①如何寻找最佳制备方法，从而优化显像效果和保存时间，粒径越小，穿透能力越强，产生的散射越弱，固有稳定性也相对越弱。②如何在靶向修饰的同时限制造影剂大小以及应用多重靶向配体修饰提高微泡的组织特异性。③如何优化造影剂使用的频率范围或最佳频率，以获得最佳的超声显像效果。④如何对造影剂产生的回声进行定量定性。

（郭燕丽）

第二节　多模态超声造影剂

超声成像（ultrasonography，US）作为一种实时动态、无放射性、价格低廉的影像学技术，临床应用十分普及。超声造影剂的应用弥补了常规超声诊断的不足，提高了超声检查的敏感性。但超声空间分辨率相对较低，在对一些疾病诊断时存在一定的局限性。目前常用的其他成像技术，如电子计算机断层扫描（computed tomography，CT）、磁共振成像（magnetic resonance imaging，MRI）、正电子发射断层显像 / 电子计算机断层扫描（positron emission tomography/computed tomography，PET/CT）、荧光成像（fluorescence imaging）等，在敏感度、分辨率、成像时长、图像质量等方面各有优缺点。例如，MRI 具有很高的软组织分辨率和组织穿透性，而且可多平面重建成像，但敏感度较低、费用昂贵、成像时间长，且体内有金属物体的患者无法进行该项检查；荧光成像对浅表组织具有很高的灵敏度，但空间分辨率低，组织穿透性较差；CT 在空间分辨率上有优势，而且适用于脑及空腔脏器的检查，但辐射较大；PET/CT 具有高度的敏感性，结合 CT 定位后提高了空间分辨率，但费用高且同样有辐射损伤。

临床工作中，很难依靠某一种成像技术来获取完整的生物学信息，为了得到更全面的诊断，很多时候需要综合多种影像学检查结果。然而，目前各种影像技术均使用各自的造影剂进行增强显影，但多次检查及多次使用不同的造影剂对受检者来说，无疑增加了经济和心理上的负担，而且某一类造影剂可能会影响到另一类影像学检查的结果。因此，急需研发一种新型造影剂来满足多种成像手段协同显影的需要。近年来随着超声分子影像学的快速发展，以超声造影剂为核心，融合多种成像模式的多模态造影剂备受关注，研究者期望只使用一种造影剂即可实现两种或多模态增强显影，同时得到疾病的解剖学、分子学及功能学信息，这对疾病的诊断、受检者的健康及减少医疗资源浪费都有重要意义。

一、超声与 MRI 双模态造影剂

（一）MRI 造影剂增强显影原理及生物学特征

自 20 世纪 80 年代开始 MRI 作为一种先进的无创影像诊断技术，在医学生物学领域已取得迅猛的发展和广泛的应用，它具备高分辨力、无电离辐射、可多平面立体成像等特点。MRI 是对水分子中的氢质子成像，不同组织中氢质子在外加磁场的作用下弛豫时间（纵向弛豫时间 T_1 和横向弛豫时间 T_2）不同，因而产生的磁共振信号不同。MRI 造影剂的增强显影作用主要是通过改变质子从激发态到基态的衰减速率，即改变 T_1 和 T_2 来实现的，通过改变弛豫时间来增强图像对比度，从而提高诊断的准确率。

顺磁性造影剂为 T_1 类造影剂，由具备顺磁性的金属离子（如 Gd^{3+}、Mn^{2+}）和配体螯合组成，通过缩短质子的 T_1，使含造影剂组织在 T_1 加权图像上的信号增强（正向强化）；超顺磁性氧化铁（supermagneticironoxide，SPIO）为 T_2 类造影剂，主要成分是四氧化三铁（Fe_3O_4）晶体，外面包裹修饰材料，可通过缩短质子的 T_2，使含造影剂组织在 T_2 加权图像上的信号降低（负向强化）。

用于 US/MRI 双模态显影的磁性颗粒中，SPIO 是目前研究较多的一种，由于其具有超顺磁性、粒径小、毒副作用小及在体内特异性分布等优点，已被广泛应用于分子影像学的研究。SPIO 核心多以 Fe_3O_4（粒径 10 ～ 20nm）的氧化物为主，可选用葡聚糖右旋糖酐、白蛋白或油酸修饰，以增强其在体内的生物相容性和水溶性。SPIO 在外加磁场作用下可诱导产生更强的局域磁场，进而影响颗粒周围氢质子的 T_2，使 T_2 加权图像变暗。进入体内后，被正常的网状内皮系统所吞噬，故可在肝、脾、骨髓和淋巴结中聚集，而受肿瘤侵犯的组织因不能摄取SPIO,则不会产生增强显影效果,从而有利于肿瘤病灶的检出。SPIO表面具有大量结合位点，可作为携带基因、药物或其他显影成分的载体，在药物靶向转运、基因释放及示踪剂研究方面有较大价值。

顺磁性造影剂以钆Gd类为基础，Gd类既可以加速核磁弛豫速率，又不至于引起明显的顺磁位移，主要用于缩短 T_1，增强 T_1 加权图像，经配体螯合后毒性大大降低并可保持较强的顺磁性。目前应用于临床的主要是钆喷酸葡胺（gadopentetate dimeglumine/Magnevist，Gd-DTPA）和钆特酸葡胺（gadoterate meglumine/Dotarem，Gd-DOTA）。这类造影剂可从血管中弥散到细胞外或组织间隙，广泛地应用于脑、乳腺、盆腔显影，还可作为肝细胞特异性对比剂用于提高肝脏肿瘤的检出。

（二）用于US/MRI双模态显影的微泡造影剂

微泡类造影剂因其较强的超声反射能力，在前沿研究领域和临床应用领域均占据着不可替代的地位，它由外层膜壳层（磷脂、表面活性剂、高分子聚合物等）和内部包裹的气体（氮气、全氟化碳等）组成。目前制备这类造影剂的方法有声空化法、乳剂-溶液蒸发法（双乳化法、喷墨印迹法、微流道法、层层自组装法等。

1. 包裹SPIO的微泡造影剂　已有研究表明一些固态纳米颗粒如二氧化硅、聚苯乙烯和SPIO，可以增强超声造影剂的声阻抗，增强回声反射，从而提高超声造影信号。Stride E发现通过在微泡表面装载纳米颗粒，可增加微泡在较低声压下的非线性共振，从而提高其显影效果。Chow等将包裹SPIO的微泡作为MRI对比剂进行了一系列研究，证实在磁场强度为7.0T的磁域中此种微泡具有增强 T_2 加权成像的能力。另外，包裹气体的微泡由于其膜壳共振可以使被结合的磁性物质更容易被MRI探测。

将SPIO组装到微泡内的方法目前主要有两类，一类是通过化学反应将SPIO结合到微泡膜壳表面的外侧，制成coated-microbubble(coated-MB)；另一类是通过物理吸附的方法将SPIO嵌入到微泡膜壳内，成为膜壳的组成成分，制成embedded-microbubble(embedded-MB)。在检测微泡的US/MRI显影效果前，通过透射电子显微镜可以观察SPIO在微泡膜壳上的分布情况（图4-2-1)，通过原子吸收分光光度计和振动样品磁强计可测定微泡的铁含量及磁学性质。

研究表明，在相同SPIO浓度的情况下coated-MB超声显影优于embedded-MB，随着微泡表面SPIO浓度的增高，超声信号增强，但当浓度超过一定范围，超声信号反而会降低（图4-2-2)。杨芳等从膜壳的黏弹特性方面展开研究,结果表明随着SPIO浓度的增加,微泡膜壳的黏弹性参数出现了先减小后增大的趋势，导致微泡散射截面产生先增大后减小的趋势，SPIO在低浓度范围内，可增加微泡的声学散射特性，但是浓度过高，反而使膜壳变硬，影响微泡的非线性振动，该结果与Liu的研究相一致。

装载有SPIO的微泡经体内、体外实验被证明可以增强MRI T_2 加权成像，效果与微泡中SPIO的浓度呈正比，表明被组装到微泡上的SPIO仍保持了其超顺磁性，在MRI成像过程中发挥了其缩短 T_2 的作用。但对于coated-MB和embedded-MB的MRI增强效果的比较，国内外研究结果存在差异，尚需要进一步探索。

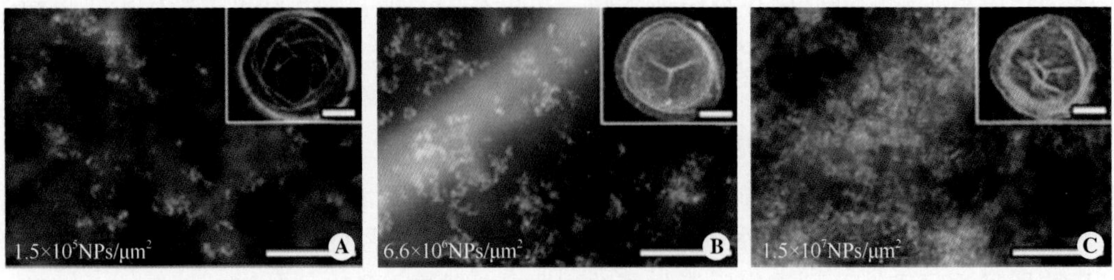

图 4-2-1 透射电镜观察 Fe_3O_4 纳米颗粒在微泡表面的分布情况：微泡表面 Fe_3O_4 纳米颗粒浓度为 1.5×10^5NPs/μm²（A）、6.6×10^6NPs/μm²（B）、1.5×10^7NPs/μm²（C），比例尺为 300nm。右上方的插图为相应的微泡，比例尺为 3μm

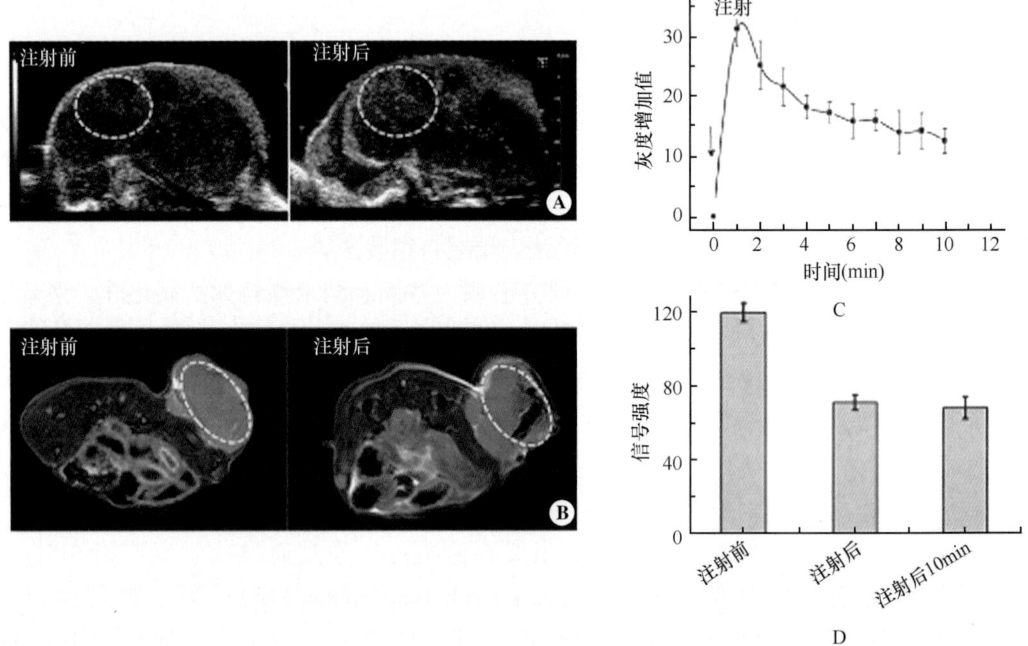

图 4-2-2 US/MRI 体内成像（A）注入磁性微泡前后 US 对比增强显影图像；超声增强显影灰度 - 时间曲线（B）；注入磁性微泡前后 T_2 MRI 对比增强显影图像（C）；注入磁性微泡前后平均 MRI 信号强度（D）

2. 包裹顺磁性物质的微泡造影剂 国内有学者制备了包裹 Gd-DTPA 和氟碳气体，膜壳为高分子材料聚乳酸 - 羟基乙酸共聚物（poly laetide-co-glycolide acid，PLGA）的微泡造影剂。超声兔体内实验结果表明，可明显增强肝血管及肝实质的超声回声反射，持续时间约 30min；MRI 结果表明，肝实质信号强度在 1h 内呈增长趋势，1h 后逐渐降低（图 4-2-3、图 4-2-4），监测其肝肾功能未受到明显影响。国外有学者制备了脂质膜壳上螯合了 Gd^{3+} 的微泡造影剂，该微泡可增强大鼠肾脏超声显影。采用 9.4T MRI 自旋回声序列探测该微泡，弛豫率与未螯合 Gd^{3+} 的对照组微泡没有差异，而当应用高强度聚焦超声（high-intensity focused ultrasound，HIFU）辐照螯合有 Gd^{3+} 的微泡，使其碎裂后，弛豫率明显升高。研究者将结果归因于微泡在破裂前脂质膜壳的结构限制了 Gd^{3+} 与水质子的相互作用，从而影响了弛豫率。

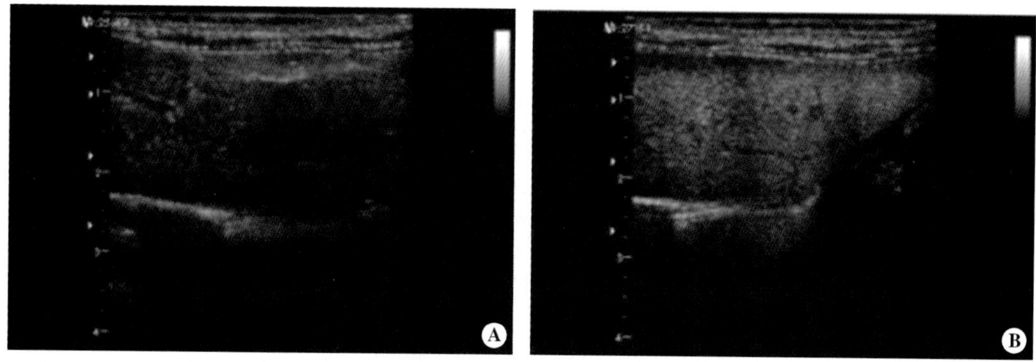

图 4-2-3　Gd-PLGA 造影剂的肝超声对比增强显影

A. 注入造影剂之前；B. 注入造影剂之后

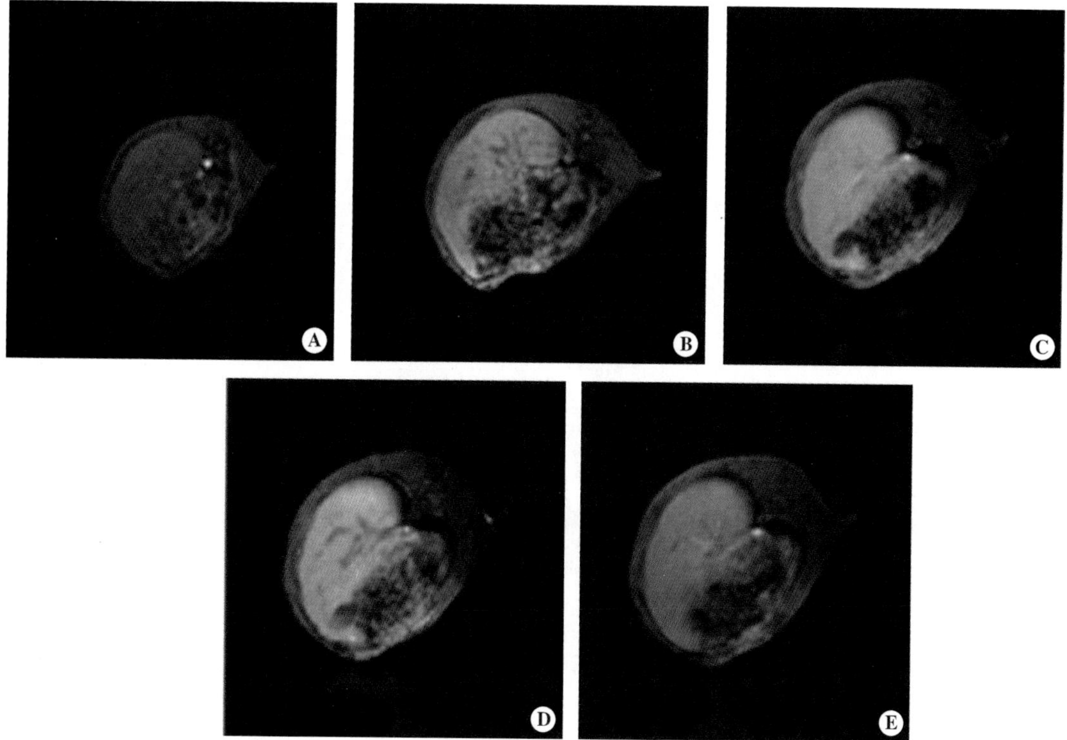

图 4-2-4　Gd-PLGA 造影剂的肝 MRI 对比增强显影

A. 注入造影剂之前；B. 注入造影剂之后 2min；C. 注入造影剂之后 15min；D. 注入造影剂之后 30min；E. 注入造影剂之后 60min

（三）用于 US/MRI 双模态显影的液态氟碳乳剂造影剂

1. 液态氟碳乳剂的生物学特征　液态氟碳乳剂是一种新型的造影剂，由纳米粒径的液态氟碳微球经乳化后制成，具有高携氧能力、低表面张力、生物学惰性等特点，核心为液态氟碳，如全氟己烷（perfluorohexane，PFH）、全氟萘烷（perfluorodecalin，PFD）、全氟溴辛烷（perfluorooctylbromide，PFOB）、全氟戊烷（perfluoropentane，PFP）等，外壳为脂质或高分子聚合物。在疾病状态下，其可穿过血管内皮间隙，到达病变组织，实现血管外显影。显影方式为聚集显影，即只有大量聚集于靶区时，才能产生较明显的回声反射，在增强靶区显影的同时，能保持低的背景噪声。液态氟碳乳剂不像微泡类造影剂易破裂，它稳定性更高，具有更长的半衰期。可在网状内皮系统聚集，引起肝、脾组织增强显影，微球表面可连接靶向配体或负载药物，用于靶向增强肿瘤、血栓显影，以及将药物释放到靶组织区，以同时达到诊断和治疗的目的。

虽然液态氟碳乳剂在稳定性和粒径大小上优于微泡造影剂，但回声强度与微泡造影剂比较仍较弱，这在一定程度上限制了其在超声显像方面的研究进展。在一定条件促发下，液态氟碳乳剂可以发生液 - 气相转变，使纳米微球转变成微泡（图 4-2-5），增加其与周围组织的声阻抗，从而大大增强超声造影效果。多种因素均可促进液态氟碳微球相变，如超声致相变（acoustic droplet vaporization，ADV）、升温、激光、细针穿刺等。PFP、PFH 液 - 气相变性能较好，这与两者沸点较低有关（PFP 沸点 29℃、PFH 沸点 56℃）。EchoGen 微泡造影剂是一种用表面活性剂包裹 PFP 的微囊，在室温下 PFP 以液体形式存在，注入人体以后，PFP 可相变为气态，达到增强显影的目的，这样的设计更利于提高造影剂在体内循环及体外储存的稳定性。

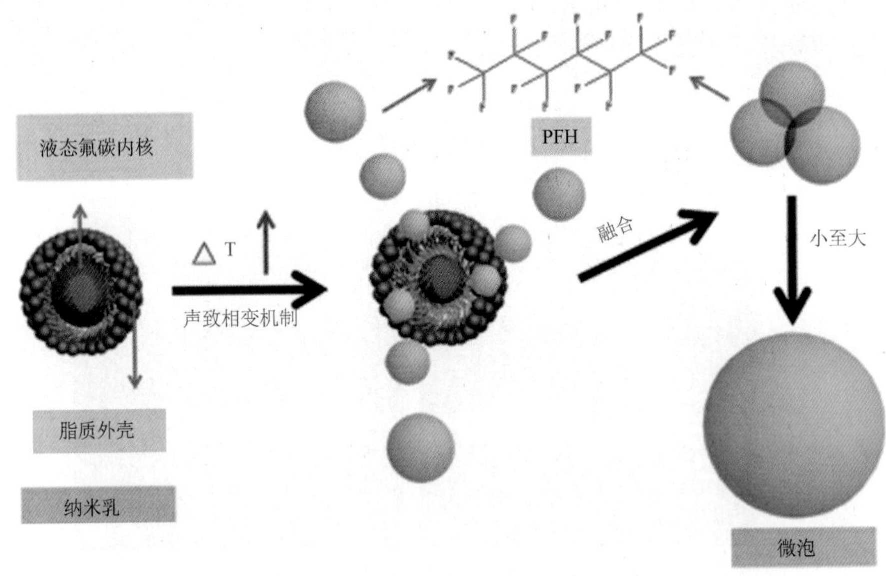

图 4-2-5　液态氟碳纳米乳剂“由小变大”相变形成微泡示意图

2. 液态氟碳乳剂用于 ^{19}F-MRI　常规 MRI 造影剂主要用于氢核成像（^{1}H-MRI），液态氟碳乳剂含有高浓度的氟原子，而正常体内含氟成分很少，当用于 ^{19}F-MRI 检测时可无本底信号的干扰，因此，是一种良好的 ^{19}F-MRI 对比剂。Neubauer 等在体内 ^{19}F-MRI 实验中发现液态氟碳乳剂能产生非常高的 MRI 信号而无周围组织信号干扰，可用于微血管造影，为临床检测冠状动脉不稳定斑块提供了新的方法。Neubauer 还通过加入顺磁性物质 Gd^{3+} 来增强液态氟碳乳剂 19F-MRI 造影效果，将 Gd^{3+} 结合在脂质单分子层上，使其围绕在液态氟碳核心周围，通过 1.5T ^{19}F-MRI 观察人血浆凝块，发现 ^{19}F 信号明显增强，而且弛豫率是未加入 Gd^{3+} 的对照组乳剂的 4 倍，研究者认为脂质层上的 Gd^{3+} 和液态氟碳的 ^{19}F 核非常接近，通过液体核心的扩散和旋转作用，使 ^{19}F 核受到影响，从而增强弛豫率。

3. 液态氟碳乳剂用于 US/MRI 双模态显影 近年来国内王志刚课题组对液态氟碳乳剂用于多模态成像做了大量的研究工作，取得了较大进展。李奥采用薄膜 - 超声法，将 Fe_3O_4 纳米颗粒装载到 PFOB 微球的脂质壳膜中，制备出 Fe_3O_4-PFOB 乳剂，在基波模式下动态观察了大鼠肝脏的超声造影过程，发现 Fe_3O_4-PFOB 组与单纯 PFOB 组造影 5min 后大鼠肝实质回声均缓慢增强。造影 20min 后，两组大鼠肝实质回声强度均达到了最大值，定量分析得到 Fe_3O_4-PFOB 组峰值回声强度明显强于 PFOB 组，研究者认为 Fe_3O_4 颗粒可增加 PFOB 微球的声阻抗，使其产生更强的散射信号，有效提高 PFOB 乳剂的超声造影效果。体内超声显像还发现，Fe_3O_4-PFOB 组大鼠肝实质的增强显影时间也较 PFOB 组明显延长，推测可能是由于部分 Fe_3O_4 颗粒从 Fe_3O_4-PFOB 的壳膜中释放出来后，停滞聚集于肝脏巨噬细胞内产生的延迟显像。MRI 检测两组大鼠肝脏信号强度，结果发现 Fe_3O_4-PFOB 组表现出负性增强效果，造影后 2h 肝脏 T_2 时间最短，肝实质信号强度下降最显著，而 PFOB 组未见明显增强。

赵雅静将 Fe_3O_4 及 PFH 包裹在 PLGA 中，构建出 Fe_3O_4-PLGA-PFH 纳米微球，体外 MRI 显像结果表明，随着溶液中 Fe_3O_4 浓度的增加，其 T_2 加权信号强度逐渐降低。采用水浴加热升温的方法促使 PFH 发生液 - 气相变，超声造影模式下可观察到明显的回声对比增强，显微镜下观察到纳米微球从体积增大到微气泡产生，直至融合、破裂、消失的过程，证明 Fe_3O_4-PLGA-PFH 微球发生了相变。王敏利用 HIFU 辐照 Fe_3O_4-PLGA-PFH 微球，发现辐照后超声回声增强，故认为其内部的 PFH 核心在 HIFU 辐照作用下发生了液 - 气相转变，微球变成微泡，产生了更明显的回波信号，使得回声强度增加。

HIFU 是近几年快速发展的非侵入性局部消融肿瘤的新技术，通过高强度超声产生的瞬间高温效应杀死肿瘤细胞，目前已成功应用于乳腺癌、肝癌、胰腺癌等的治疗。但 HIFU 存在声波衰减及能量流失问题，降低了 HIFU 的治疗效率。微泡类造影剂可以通过空化效应增效 HIFU，研究表明 HIFU 可通过超声辐照和诱导的高温促使液态氟碳发生相变形成空化核，同样可增效 HIFU 效率，相变的机制是利用了 ADV 效应和热效应。在液态氟碳乳剂中加入可使 MRI 增强显影的磁性颗粒，利用 HIFU 致使液态氟碳发生相变，便可实现 US 和 MRI 同时显影，但不同的研究结果间存在差异。

Kopechek JA 在液态氟碳乳剂中加入 Gd-DTPA，用 HIFU 脉冲波短时间辐照乳剂，2h 后超声观察到体内的液态氟碳微球相变成微泡，MRI T_1 加权图像观察到，注入乳剂后兔腿部 VX2 肿瘤信号出现增强，并至少可持续 6h（图 4-2-6、图 4-2-7）。Niu D 采用自组装 / 溶胶 - 凝胶法制备了高分子材料包裹 Fe_3O_4 和 PFOB 的无机 / 有机杂化粒子，在 HIFU 辐照下，体内和体外均可观察到超声回声较辐照前增强。体外 MRI 扫描结果表明，随着 Fe_3O_4 浓度的增加，T_2 加权图像逐渐变暗，且横向弛豫率高于未加 PFOB 的对照组粒子，研究者认为 PFOB 的引入可以增强 MRI 显影。注入兔体内 5min 后正常肝组织 MRI 图像开始变暗，30min 后信号降低超过 40%，肝 VX_2 肿瘤信号降低了 28%，提示在肿瘤区域也有该粒子沉积。研究者将 MRI 图像监测 HIFU 消融肝肿瘤分成两个阶段，第一阶段是注射后 30min 之内，大部分粒子被肝 Kupffer 细胞摄取并聚集在正常肝组织内，导致正常组织和肿瘤组织之间有信号的区分，第二阶段是注射后 30min，一些粒子通过增强渗透和存留效应（enhanced permeability and retention，EPR）进入到肿瘤组织中，总之，该粒子不仅可以用来实现 US 和 MRI 双模态显影，还可增强 HIFU 消融效果。

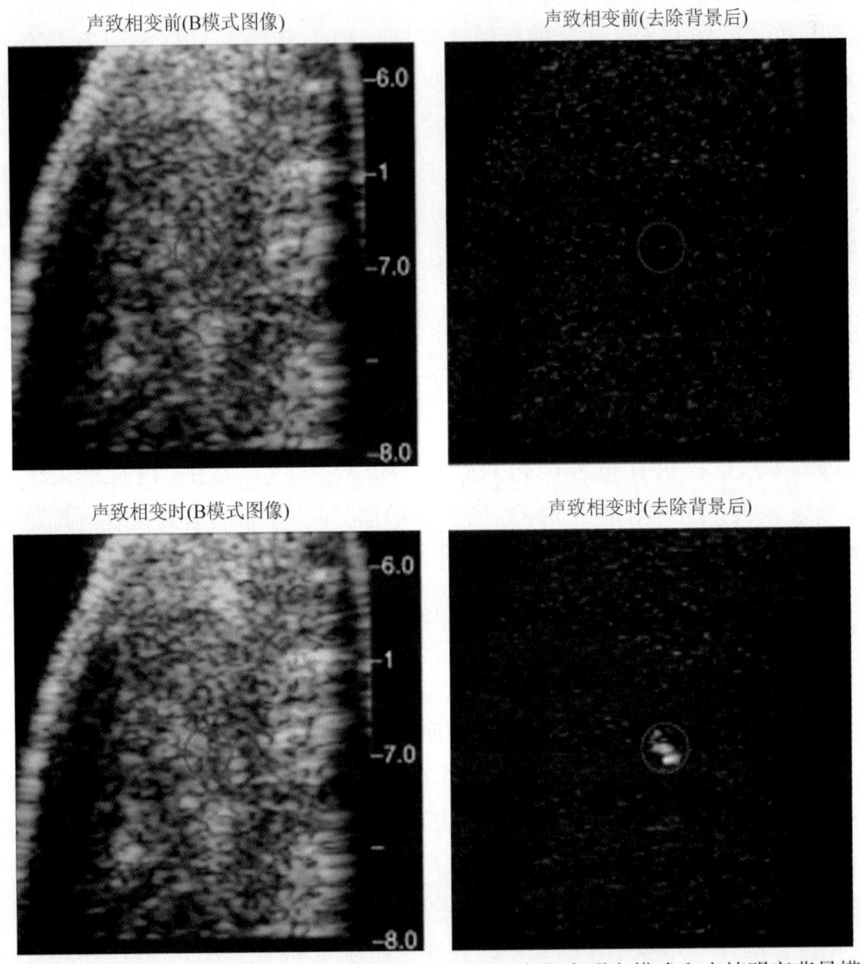

图 4-2-6 体内相变乳剂（phase-shift nanoemulsions，PSNE）在超声明亮模式和去掉明亮背景模式下的相变图像，红色圆圈代表 HIFU 聚焦辐照的位置

二、超声与荧光双模态造影剂

（一）荧光成像原理

荧光是一种光致发光的冷光现象。当某种物质的荧光基团经某种波长的入射光照射，吸收光能后进入激发态并且发出比入射光波长更长的发射光，一旦停止入射光，发光现象随之消失，具有这种性质的发射光即为荧光。荧光成像即通过一架灵敏的照相机捕捉荧光发光从而获得清晰的图像。荧光成像仪主要包括荧光显微镜、共聚焦显微镜及活体成像仪，前两者主要用于体外细胞或组织的荧光成像，后者用于体内小动物活体荧光成像。相对于其他成像方式，荧光成像具有较高的灵敏度和多色荧光成像的能力，但组织穿透性偏弱，大量研究表明其在细胞成像和小动物活体成像中具有很好的成像效果，且在药

物靶向性研究及药物载体研究中发挥着巨大作用。

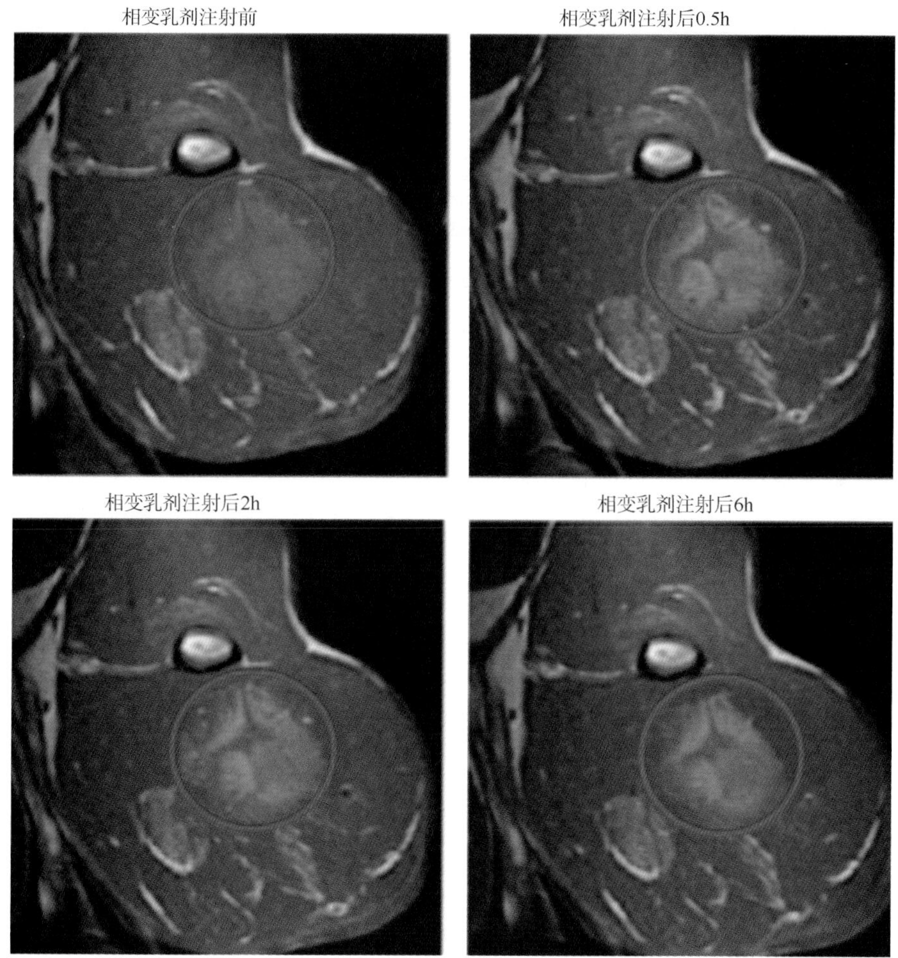

图 4-2-7　不同时间点 Gd-PSNE 增强肿瘤的 MRI T_1 加权显影，红色圆圈代表肿瘤外缘

（二）荧光成像分子探针

目前，研究人员已研发出可用于荧光成像的分子探针，如有机染料、镧系元素复合物、量子点及一些药物分子。各类分子探针各具特点及优势，生物组织对 700 ～ 1300nm 波长范围的光吸收较弱且几乎不散射，因此在此范围的近红外荧光分子探针在临床及科研中应用最广。

1. 有机荧光染料　有机荧光最常用的有机荧光团是聚甲炔类化合物，包括吲哚基、2-喹啉、苯并芘等。吲哚青绿（indocyanine green，ICG）又称靛青绿，是一种水溶性三碳吲哚染料，近年来常用于视网膜、脉络膜血管造影及肝脏储备功能研究。罗丹明类化合物是以氧杂蒽为母体的碱性咕吨染料，具有光稳定性好，对 pH 不敏感，较宽的波长范围和较高的荧光量子产率等优势，广泛应用于分析化学及生物技术领域。DIR 是一种亲脂性的羰花青荧光染料，常用于细胞或亚细胞的染色及结构成像，由于该染料的激发波长为 748nm，发射波长为 780nm，其光吸收均在近红外区域，目前也用于活体成像的示踪。

2. 量子点（quantum dot，Qd） 是一种能发射荧光的半导体纳米微晶体，是由数百到数万个原子组成的原子簇，粒径为 1 ～ 20nm，由于电子和空穴被量子限域，连续的能带结构变成具有分子特性的分立能级结构，受激后可以发射荧光。量子点作为一类新型的荧光标记材料，其在长时间生命活动监测及活体示踪方面具有独特的应用优势。与传统有机荧光染料相比较，量子点的荧光强度比有机荧光染料高 20 倍，其稳定性强 100 倍以上，具有荧光发光光谱较窄、量子产率高、不易漂泊、激光光谱宽、颜色可调，不易分解等诸多优势。此外，量子点的跟踪和检测手段多，包括共聚焦显微镜、全内反射显微镜、宽场荧光显微镜及荧光计等。1998 年，Chan 等在 *Science* 上报道了将量子点连接到生物大分子上用做超灵敏生物传感器的实验，从而开启了量子点在生物医学上应用的新篇章。正是凭借其优秀的荧光性质和众多的检测手段，量子点作为有机荧光染料的替代物，已被广泛应用在细胞成像、活体荧光成像等生物医学领域。

（三）US/ 荧光双模态成像造影剂

自 1998 年 Townsend 小组发明 PET/CT 联合仪后，大量的纳米粒作为多功能造影剂开始登上历史舞台，并且多以双模态成像造影剂为主，如 PET/CT、US/ 荧光、荧光 / MRI、荧光 /CT、荧光 /PET 等。

US/ 荧光双模态成像造影剂是基于荧光成像的高灵敏度和超声成像高空间分辨率的特点而制备的一种在超声与荧光下均能显像的造影剂。近年来国内外学者已对 US/ 荧光双模态造影剂做了大量研究。目前将荧分子探针与超声造影剂进行整合的方法主要是静电吸附层层自组装技术，此技术可将荧光分子及其他功能性物质组合到一起，并且还可以精确控制各种组分的量，实现多模态成像。Ke H 课题组采用静电吸附层层自组装技术，将碲化镉（CdTe）量子点组装到基于表面活性剂微泡造影剂的表面，得到了具有荧光 / 超声双模式成像功能的复合诊断造影制剂（图 4-2-8）。有研究发现此种造影剂在携带量子点后仍然能保持很好的超声显像效果，并且微泡在高强度超声破坏下可定点释放量子点，另外局部超声还可以增加细胞对粒子的摄入进而使量子点能靶向进入肿瘤组织进行分子荧光成像，从而弥补了单一的超声成像模式灵敏度偏低且难以进行肿瘤细胞成像的缺点。Xu 等成功制备了包裹荧光染料 ICG 的聚乳酸 - 羟基乙酸共聚物（polyglycolic - glycolic acid，PLGA）高分子微泡，发现该微泡能同时增强近红外荧光显像和超声显像，且增强强度与造影剂的浓度呈线性相关。柯亨特等利用静电吸附层层自组装技术将聚电解质 / 量子点附着于超声微泡表面制备出复合显像剂，激光共聚焦显微镜及荧光光谱证实量子点和微泡成功复合。Kim 等研究表明能够包裹染料的 PLGA 高分子微泡可实现超声及光学双重显影，对术中评估肿瘤边界有重要价值。因此，超声微泡与荧光分子探针的有效复合可以相辅相成，实现超声及荧光的双重显影。

三、超声与光声成像双模态造影剂

（一）光声成像原理

光声成像是指用宽束短脉冲激光或者幅度调制激光辐照生物组织时，组织内的吸光物质吸收激光能量，温度升高，并发生热弹性膨胀，产生超声波，被位于体表的宽频超声探测器接收，进而重建体内光吸收分布图像的一种无损伤医学成像模式。光声信号的强弱不仅取决于光源，更取决于被光源辐照组织中光吸收特性的分布情况。

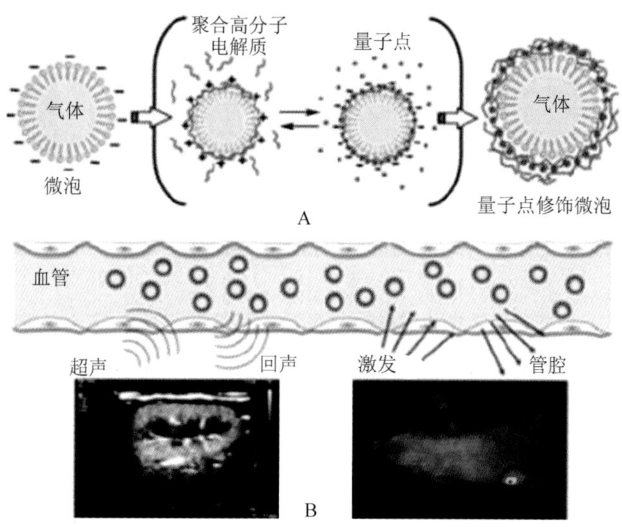

图 4-2-8　基于超声 - 荧光双模态成像的量子点 - 微泡复合剂

（二）光声成像材料

常见的光声成像材料有金纳米材料、碳纳米材料及染料相关纳米材料等。其中应用最广泛的是金纳米材料，如金纳米棒、金纳米粒子、金纳米笼及空心的金纳米球。

（三）US/ 光声双模态成像造影剂

随着光纤技术、激光技术及计算机技术的发展，针对光声效应的研究和应用受到广泛关注。超声 / 光声成像结合了纯超声成像的高穿透深度特性及纯光学成像的高对比度特性的优点，可提供高对比度和高分辨率的组织影像，近年来也成为分子影像学的一大研究热点。从目前的研究来看，最适宜用于该双模态成像的超声造影剂多以液态氟碳为核心。液态氟碳在温度达到沸点时可发生液 - 气相变，相变后的声阻抗较之前明显提高。导致液态氟碳相变的方法主要有光致相变及声致相变。Wang 等成功研制出包裹金纳米棒的白蛋白微泡，该微泡不仅可以进行超声 / 光声双模态显像（图 4-2-9)，还可靶向大鼠血管内皮细胞在激光的诱导下进行光热治疗。张斌等成功制备了适配子修饰的包裹金纳米棒及液体氟碳的靶向 PLGA 纳米粒，该纳米粒中所含的金纳米棒可通过改变其纵横比调节其在近红外光谱中的光吸收波长从而获得明显光声信号。因此，在光声仪激发后，其内的金纳米棒产生等离激元共振，使光能转变成热能，局部温度升高后导致液态氟碳液 - 气相变，相变后的纳米粒超声信号与光声信号较激发前明显增强。苏蕾等采用双乳法成功制备出包裹金纳米棒及液态氟碳的 PLGA 纳米粒，该纳米粒在激光的触发下发生液 - 气相变，产生较强的超声及光声信号。Nam 等综合光声成像和超声成像对大鼠烧伤程度进行无创性评估，观察烧伤后组织再生情况，这项研究若应用于临床，将对烧伤患者的随访及管理发挥很大的作用。Abran 等设计了一种新的可以进行光声成像、超声成像和荧光成像的综合成像系统，该系统可以得到更加完整的图像信息，可用于动脉粥样硬化的诊断和治疗。

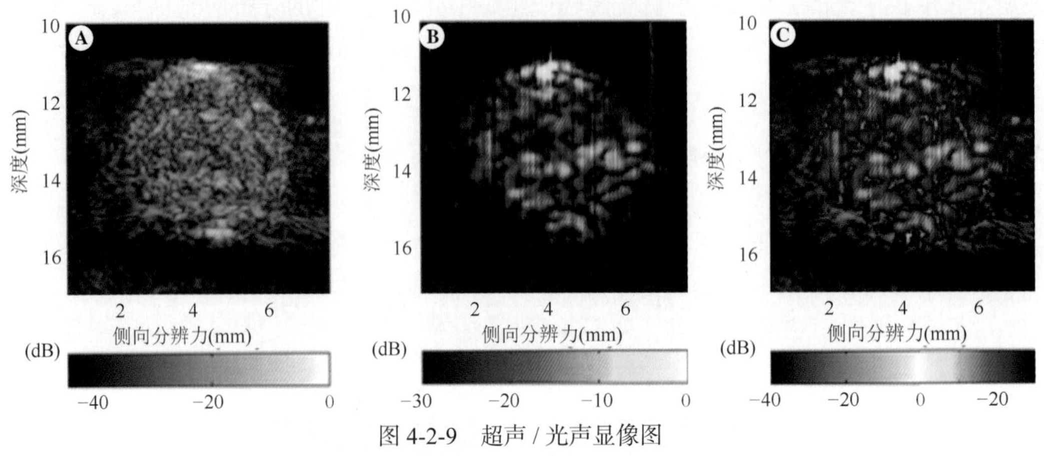

图 4-2-9　超声 / 光声显像图

A. 超声显像；B. 光声显像；C. 超声 / 光声融合显像

四、超声与 CT 双模态造影剂

（一）CT 增强扫描及造影剂

1. CT 增强扫描　电子计算机 X 射线断层成像（X-ray computed tomography，CT）是利用 X 线断层观察特定部位形态学特点、显示病灶细微结构变化，从而达到诊断的目的。CT 增强扫描是通过静脉快速团注水溶性的有机碘造影剂后再进行 CT 扫描。血管内注入造影剂后，不同组织结构、不同病变性质对造影剂吸收的数量和分布特点和规律不一，这种碘浓度的差异反映为影像上的密度差别，从而使病变显影更为清楚，并可有助于定性。

2. CT 增强扫描造影剂　CT 增强扫描所使用的含碘水溶性造影剂分为离子型和非离子型。离子型造影剂溶于水后发生电离，渗透压高，副作用较常见，且有时很严重，国内常用的单酸单体代表药物有泛影葡胺、碘他拉葡胺等，单酸二聚体代表药物有碘克沙酸。相对于离子型造影剂，非离子型造影剂是三碘苯甲酸酰胺类结构的衍生物，在分子结构中去除了羟基和阳离子，而增加了亲水的羟基。这些羟基均匀地分布在造影剂分子周围，增加了水溶性，从而极大地减少了带电荷的离子数量，使造影剂对组织、静脉及蛛网膜下隙的毒性作用显著降低，与离子型造影剂相比，具有毒性小、含碘量高、副作用小和增强效果好等优点。目前国内外普遍建议使用非离子型造影剂，常用的有碘普罗胺类（优维显）、碘海醇类（欧乃派克）和碘帕醇类（典比乐）等。

（二）US/CT 双模态显影微泡造影剂

1. 液态氟碳纳米脂质微球（PFOB 微球）　是在液态氟碳纳米粒基础上制备的一种特殊超声造影剂。将氟碳液体与脂质等成分，通过微液化技术得到的一种乳剂，其对压力、空气暴露、热和剪切应力等相对稳定。PFOB 微球粒径小，具有较强的组织穿透能力，循环半衰期较长，聚集在组织细胞表面时，有较强的反射和背向散射，可增强对比信号，提高信噪比，有利于超声显像。动物实验证实，作为超声对比剂的 PFOB 微球也能有效增强大鼠肝、脾及脉管系统的 CT 显像。李奥等采用薄膜 - 超声法制备出液态氟碳纳米粒，并在兔 VX2 肝癌模型上探讨其作为 CT 对比剂显像肝癌的能力，发现液态氟碳纳米粒能使肝实质持续强化，而瘤灶无明显增强，两者影像密度比显著增加，对肿瘤检出率高，能检出平扫未发现的瘤灶。

2. 金纳米棒超声造影微泡　金纳米棒是一种尺度从几纳米到上百纳米的棒状金纳米颗粒，将金纳米棒通过静电吸引层层自组装到基于聚乳酸的超声造影微泡的表面，得到 US/CT 双模态造影剂。利用 CT 图像的高分辨率，超声与其结合弥补了自身成像灵敏度低的缺点，极大地增加了靶组织与周围组织的区分度。

3. US/CT 双模成像多功能超声造影剂　当前生物医学领域面临的一个重要挑战是如何将医学成像和治疗合二为一，即在影像学手段的帮助下确定病灶的位置和形态，对其进行可视化治疗，这样不仅可以减少患者多次给药的痛苦，减少药物可能引起的毒副作用，而且可缩短诊治时间，进而提高诊治效率。基于该理念，研制出了集 US/CT 双模式成像与光热治疗于一体的多功能超声造影剂。以聚乳酸微胶囊为模版，通过引晶技术将金还原到微胶囊的表面，得到金壳微胶囊，能够显著增强超声成像效果。同时，该金壳微胶囊还具有很好的 CT 造影效果，通过 US/CT 双模成像可以对病变组织进行精确定位。由于金纳米壳在近红外区具有很强的吸收能力，可以有效地将近红外光转换为热能，使肿瘤组织温度升高，从而达到杀伤肿瘤细胞的目的。因此，在使用 US/CT 双模成像多功能超声造影剂时，一旦发现肿瘤病灶，便可以立即使用激光进行局部照射，实施定点原位治疗。

五、US 与 PET/CT 双模态造影剂

（一）PET 成像及显像剂

1. 正电子发射计算机断层（positron emission tomography，PET）**扫描**　采用正电子核素或其标记生物活性物质为显像剂来了解全身组织、脏器功能及代谢变化。将某种生物生命代谢中必需的物质（如葡萄糖、蛋白质、核酸、脂肪酸等），标记上半衰期短的放射性核素（如 ^{18}F、^{11}C 等），通过该物质注入人体后的聚集，来反映生命代谢活动情况，从而达到诊断目的。PET/CT 则是将两种设备有机结合起来，使 PET 的功能代谢显像与 CT 的结构显像融合于一体，形成优势互补，一次检查扫描既可获得 PET 图像，又可获得相应部位的 CT 图像，并可将两种信息进行融合，这样在对病灶进行定性的同时还能准确定位，大大提高了诊断的准确性及临床实用价值。

2. PET 显像剂　氟 -18 标记脱氧氟代葡萄糖（^{18}F-FDG）系葡萄糖的类似物，是临床最常用的显像剂。静脉注射 ^{18}F-FDG 后，在葡萄糖转运蛋白的帮助下通过细胞膜进入细胞，细胞内的 ^{18}F-FDG 在己糖激酶作用下磷酸化，生成 6-PO_4-^{18}F-FDG，由于 6-PO_4-^{18}F-FDG 的结构与葡萄糖不同（2- 位碳原子上的羟基被 ^{18}F 取代），不能进一步代谢，而且 6-PO_4-^{18}F-FDG 不能通过细胞膜而滞留在细胞内达几小时。在葡萄糖代谢平衡状态下，6-PO_4-

^{18}F-FDG 滞留量大体上与组织细胞葡萄糖消耗量一致。因此，^{18}F-FDG 能反映体内葡萄糖利用状况。恶性肿瘤细胞的异常增殖需要过度利用葡萄糖，葡萄糖转运信息核糖核酸（mRNA）表达增高，导致葡萄糖转运蛋白增加，大量 ^{18}F-FDG 可在肿瘤细胞内积聚，经 PET/CT 显像可显示肿瘤的部位、形态、大小、数量及肿瘤内的放射性分布。同时肿瘤细胞的原发灶和转移灶具有相似的代谢特性，一次注射 ^{18}F-FDG 就能对全身进行显像。^{18}F-FDG 主要用于恶性肿瘤的诊断及良、恶性的鉴别诊断、临床分期、评价疗效及监测复发等。

（二）超声 / 核素双模态显像剂

大多数疾病的早期阶段，功能状态改变早于形态结构变化，因放射性核素显像为一种功能性显像，常较 X 线、CT、MRI、US 等早发现疾病。但放射性核素显像空间分辨率较低，图像清晰度较差，有必要根据需要联合应用其他显像方法，如与超声显像的联合则既可以实现功能显像，又能实时显示解剖结构。目前超声和 PET 联合显像的造影剂报道较少，Willmann 等研究发现用放射性核素 N- 琥珀酰亚胺 -4-[^{18}F] 氟苯甲酸酯（N-succinimidyl-4-[^{18}F]fluorobenzoate，SFB）标记靶向血管内皮生长因子受体 2（VEGFR-2）脂质微泡，能够通过动态微型 PET 观察放射性标记的靶向微泡在荷瘤裸鼠体内的分布。动态 PET 显示靶向微泡进入体内后，迅速从血循环中清除，被肝脾网状内皮系统吞噬，肿瘤组织对靶向微泡的摄取明显高于其周围的骨骼肌组织。

六、三模态超声造影剂

（一）US/ 荧光 /MRI 三模态成像造影剂

三模态功能成像造影剂的研究还处于起步阶段。这可能是由于在合成三模态复合粒子时，不同组分之间可能会相互作用、干扰，使粒子的物理、化学性质发生相应变化，失去了原有的成像增强效果，限制了其应用。然而，以 MRI 和荧光成像为基础的三模式造影剂目前已取得了一些进展。Zhou J 等对能同时用于 PET、MRI 和荧光成像的多模态造影剂进行了初步探索。他们制备了一种 Na YF4 掺杂的 Gd^{3+}/Yb^{3+}/Er^{3+} 转换纳米晶体，其中 Na YF4 采用 ^{18}F 标记，可用作 PET 成像。Gd 元素可用作 T_1 加权磁共振，Yb^{3+} 和 Er^{3+} 的存在保证了纳米粒子有很好的荧光成像能力。体内和体外实验证明该种复合纳米粒具有很好的三模式成像能力。缪昭华等以聚乳酸微泡为基础，通过水 / 油 / 水双乳法将磁性纳米粒子 Fe_3O_4 成功包埋到微泡内部，并利用层层自组装技术在微泡表面吸附荧光性能良好的 CdTe 量子点，制备一种能同时用于荧光成像、MRI 及 US 的光 / 声 / 磁一体化多模态造影剂。此种造影剂既克服了单一成像模式的缺点，又具有优于 US/MRI 和 US/ 荧光双模式造影剂的性质。程欣等采用 SPG（shirasu porous glass，SPG）膜乳化法制备了包裹荧光染料 Dir 及超顺磁性物纳米粒 SPIO 的相变型复合造影剂 Dir-SPIO-NDs 纳米乳，体内及体外试验均证实其具有超声、荧光及磁共振的三模态成像能力，可为肝癌的诊断和治疗提供支持。

（二）US/CT/MRI 三模态成像造影剂

国内王志刚课题组率先进行了 US/CT/MRI 三模态成像剂的研发，在 PFOB 乳剂中引入 Fe_3O_4 颗粒，不仅改善了 PFOB 乳剂的声学特性，产生更强的超声回声信号，而且还具有较好的磁敏感性与射线不透过性，可进行 MRI 与 CT 显像。体内显像还发现，在 Fe_3O_4-PFOB 增强 US、MRI 及 CT 显像过程中，三种成像模式的达峰时间不一致，课题组认为可能与各种成像模式下 Fe_3O_4-PFOB 增强显像的原理不同有关。US 增强显像主要依靠 Fe_3O_4-PFOB 产生的散射信号，MRI 显像主要依靠 Fe_3O_4 颗粒的超顺磁性特征，而 CT 显像则取决于组织中 PFOB 的浓度。

相信随着多模态医学图像融合技术的发展，多模态成像造影剂的研发必将成为医学影像学的一大研究热点。

七、展　望

多模态超声造影剂将多种成像技术相融合，实现取长补短，优势互补，不仅可以为临床提供更高质量的诊断信息，而且可以减少药物的毒副作用，降低患者医疗费用。因此，多模态超声造影剂的研究具有广阔的应用前景。目前在这一领域的研究主要集中在造影剂膜壳材料的选择、膜壳表面的修饰（包括携带靶向配体或药物）、显影成分的配比、液态氟碳液 - 气相变条件的控制及显影时间的观察等方面，这些研究需要多学科如分子生物学、纳米技术、生物医学信号处理等领域的知识交叉运用。相信随着更成熟的造影剂制作工艺，在不远的将来，多模态超声造影剂可以实现靶向多模态显影、诊断治疗一体化，为医学诊疗工作提供更大的帮助。

（唐　红　尚艳文　韦　馨　康　彧）

第三节　相变超声造影剂

（一）超声相变液滴——新式超声造影剂的发展

1. 缘起　传统超声造影剂——微泡，经过不断的改良后，发展出平均粒径为小于 10μm 的微泡，外壳由脂质（lipid）、白蛋白（albumin）或聚合物（polymer）组成，内部则包覆惰性气体或氟碳化合物（perfluorocarbon），此类难溶于血液、且扩散速率较小的气体，使其能稍微延长微泡被分解的时间。微泡可包覆抗癌药物如亚硝氮芥（BCNU）、阿霉素（doxorubicin、简称 DOX）、紫杉醇（paclitaxel）等，此外，亦可于壳层修饰官能团，使其能辨认特定肿瘤细胞，因此微泡亦具有靶向治疗的潜力。然而，即使包覆的是溶解率较低的气体，微泡仍无法突破体内生存期（life time）仅有 10min 的瓶颈，对于需要长时间的应用如靶向治疗，则会因无法累积足够的微泡数量，使得应用上具有严重的限制。

1998 年，R. E. Apfel 提出新式超声载体，目前被广泛称为相变液滴（phase-change droplets），可望弥补微泡在治疗应用上的缺点，近年来已逐渐受到超声医学研究的注重。相变液滴的结构如图 4-3-1 所示，外壳同样以磷脂（phospholipid）、白蛋白（albumin）或聚合物（polymer）等材料组成，中心改由包覆低沸点、疏水性的液态全氟化合物（perfluorocarbon，PFC）液滴，以全氟戊烷（C_5F_{12}）为主流。全氟戊烷的沸点为 29℃，低于人体体温 37℃，凭借微纳米球体结构所供给的膜界面张力来维持过热（superheat）状态，使全氟化合物即便处于沸点温度以上的环境，如活体体温 37℃时，仍然可以稳定维持形态结构至少 6h 以上。一旦受到超声脉冲的激发，相变液滴会快速从液态变为气态形成小气泡，过程称为声致液滴汽化（acoustic droplet vaporization，ADV），如图 4-3-2 所示。汽化之后所形成的微小气泡可增强超声的回散射信号，可作为超声造影剂，也提供后续进行空化效应的气核，作为施予超声机械力的媒介。由于相变液滴的外壳结构与微泡相似，外围可以修饰靶向分子，内部可以包覆疏水性材料，凭借其较良好的活体内稳定性，相变液滴未来将有望在超声药物递送中扮演重要的角色。

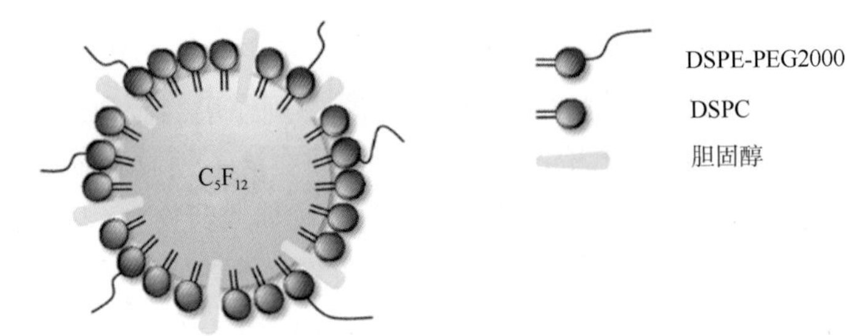

图 4-3-1　相变液滴组成结构的示意图

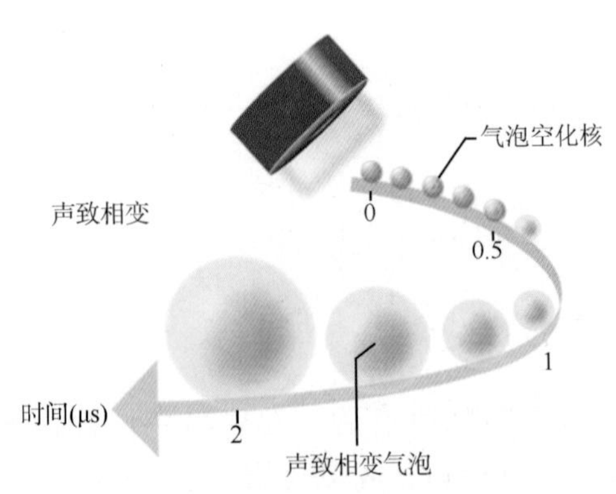

图 4-3-2　声学致相变液滴汽化示意图

2. 相变液滴的结构与原理　相变液滴内的氟碳化合物液体被乳化成微纳米球体后，使得沸点大幅的提升而进入过热状态（superheat）。此状态的形成原因可由相变液滴所受的压力平衡解释，如图 4-3-3 所示。相变液滴承受的外部的总压力，包括了大气压力、血管内的血压及拉普拉斯压力（Laplace pressure）：

$$P_{tot}=P_{atm}+P_{blood}+P_L \tag{4.3.1}$$

其中拉普拉斯压力与相变液滴的表面张力（surface tension，σ）成正比，而与相变液滴半径（r）成反比，计算方式为

$$P_L=\frac{2\sigma}{r} \tag{4.3.2}$$

当相变液滴粒径越小，所受到的拉普拉斯压力就会越大，使得相变液滴更加的稳定。以全氟戊烷所制作而成的相变液滴为例，原始沸点为 29℃，制作成相变液滴之后，沸点可以提升至 70 ～ 80℃以上，远高于活体环境的温度，当使用的相变液滴核心材料沸点越高（表 4-3-1），所制作出的相变液滴也就越稳定。

表 4-3-1　常用的相变液滴核心材料

名称	简称	分子式	沸点（℃）	密度 @25℃ (g/cm^3)
全氟丁烷（Perfluorobutane）	PFB	C_4F_{10}	−7	0.01 (gas)
全氟戊烷（Perfluoropentane）	PFP	C_5F_{12}	29	2.0 ～ 4.5
全氟己烷（Perfluorohexane）	PFH	C_6F_{14}	56	1.1 ～ 3.3
^2H，^3H- 十氟戊烷（^2H,^3H-perfluoropentane）	2H,3H-PFP	$C_5H_2F_{10}$	54	1.6

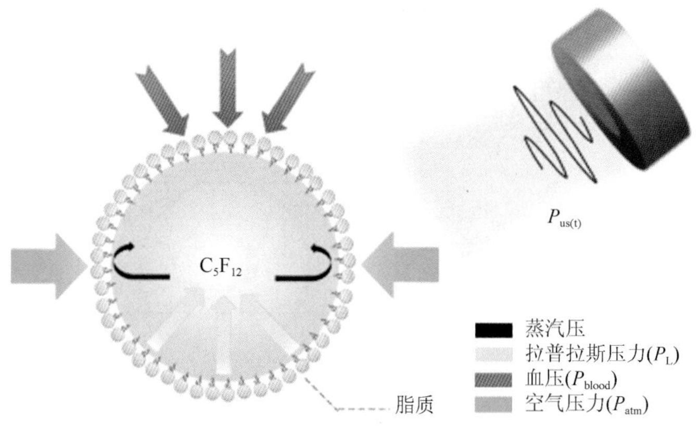

图 4-3-3　相变液滴所受压力示意图

超声脉冲作用时所造成的压力会随着时间改变，够强的超声负压作用于相变液滴时，可能使得总外压瞬间小于内部的饱和蒸汽压（equilibrium vapor pressure），如公式（4.3.3）所示，符合相转变发生的理论条件。然而，由于紧接而来的超声正压会抑制相转变现象的发生，因此声致相变液滴汽化的声压阈值不可单纯由（4.3.3）式的压力平衡关系做计算，因此需要经过一系列超高速的光学及声学观察研究，才能确立相变液滴的物理声学特性。

$$P_{vap(T)} \geqslant P_{tot}=P_{atm}+P_L+P_{blood}+P_{us(t)} \tag{4.3.3}$$

3. 声致相变液滴汽化机制　相变液滴进行声致汽化的过程仅发生在微秒之间，必须使用光学显微镜与高速摄影机（high speed camera）才能观察。2011 年，Z. Z. Wong 团队就用摄影速率达每秒拍摄两百万张影像（2000 000 frame per second，2Mfps）捕捉相变液滴受到单一超声脉冲激发之后汽化的过程。透过高速摄影理清气泡粒径与超声参数之间的关联性，结果如图 4-3-4 所示，相变液滴在 10μs 以内膨胀成气泡，气泡的粒径与初始相变液滴的粒径比例平均为 5 倍左右，代表体积膨胀将近 125 倍，符合根据理想气体方程式的预测。在一定的声压（4.7 ～ 10.8MPa）、脉冲内的周期数（3 ～ 17cycles）设定之上，皆可使相变液滴汽化，膨胀成气泡的粒径比例不受声压、脉冲周期等参数影响，因此超声脉冲的作用就像是扮演引爆过热状态的相变液滴的引信，驱动相转变过程的发生。

由于超声是瞬时间压力正负变化的疏密波，单靠压力平衡难以打破相变液滴的过热状态使其汽化，因此势必有其他的机制介入，作为引信诱发这不可逆的相转变过程，相关机制已在 2014 年发表。David S. Li 等以近乎每秒 1400 万张的超高速摄影进行拍摄，发现相变液滴的内部在汽化瞬间（0.07s）产生了气核，位置与超声施打方向有关，并伴随着振荡过程快速的膨胀。结果如图 4-3-5，受到超声脉冲右上方至左下方施打时，相变液滴内部所产生的气核位于球心偏右上角，若针对声场的空间分布进行模拟，可以发现相变液滴内部产生气核的位置，恰巧为超声脉冲经过折射后进入相变液滴聚焦的最强负压区，相变液滴的球面对于超声而言就像是扮演着透镜，增强局部的超声声场强度，借此诱发剧烈的、不可逆的气核产生。此内部聚焦的声场分布与相变液滴粒径有关，粒径越大时，相变液滴内局部声场聚焦点的位移，使得气核生成会越远离超声波源，另外也受声压强度改变所造成的非线性波形变化所影响，可能使得相变液滴内产生多个局部聚焦点，造成多处气核生成。透过超高速摄影实验结果与声场模拟搭配，验证了声学诱发相变液滴汽化的机制。

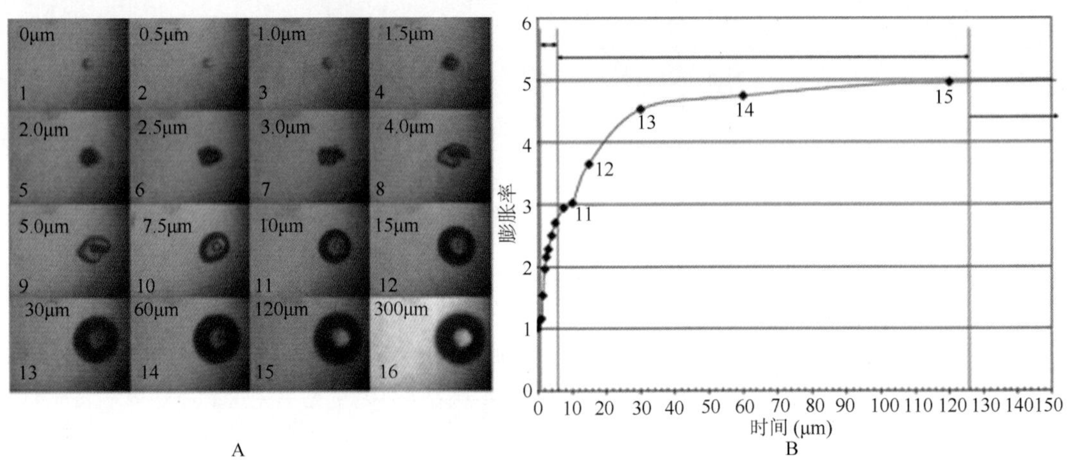

图 4-3-4　声致相变液滴汽化过程的 2Mfps 高速光学影像，相变液滴粒径为 17m（A）；粒径随时间变化曲线（B）

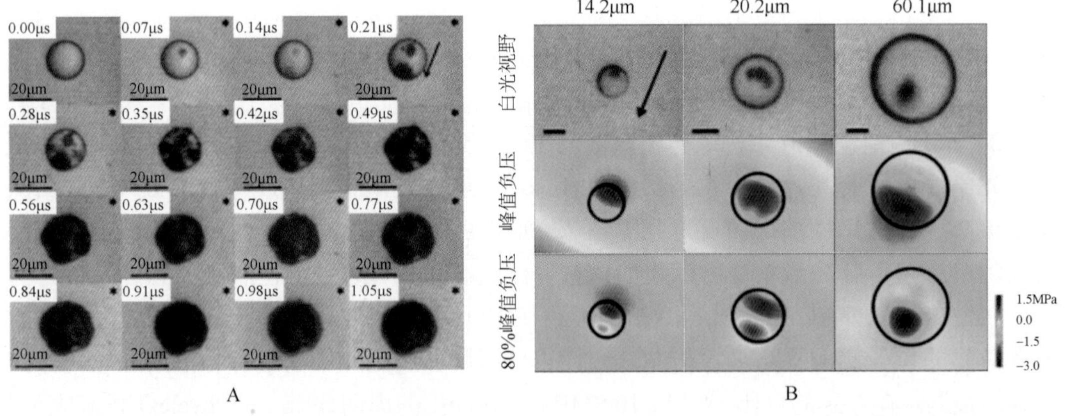

图 4-3-5　相变液滴汽化的 14 Mfps 超高速白光影像（A）；相变液滴气核生成位置与局部声场强度分布的比较（B）；第一排为白光视野下实际影像，由左至右相变液滴粒径渐大，超声由右上往左下施加，第二排为计算机仿真结果，施加最强负压峰值 PNP（peak-negative pressure），第三排为施加最强负压峰值的八成，scale bar =10m

4. 相变液滴于诊断及治疗上的潜力　相变液滴的应用相当多元（图 4-3-6），声致汽化所产生的气泡可使得声学回散射信号增强，或是产生非线性声学信号，提供治疗导引的诊断性影像，延续传统微泡的应用。较大的相变液滴汽化膨胀后所形成的大气泡，在动物实验已证实能够降低或阻断血流，抑制养分供给至多血管性（hypervascular）的肿瘤，达到气栓治疗（gas embolotherapy）的作用。相变液滴由于结构与传统微泡相似，具有外亲水内疏水的壳层结构，可以包覆抗癌药物于壳层内侧，如 chlorambucil、paclitaxel、doxorubicin 等，许多研究团队已证实这些药物可于声致汽化过程中释放。相变液滴壳层外围可修饰靶向分子，如抗体（antibody）或适体（aptamer），使其成为具有辨认特定癌细胞的靶向相变液滴，使得药物释放范围更加集中，降低对于一般组织的药物副作用。另外，相变液滴汽化过程所产生的生物效应与施加的声学参数强度有关，如当输出声压高于特定阈值，将会产生空化效应（cavitation），此效应可以增加细胞膜及血管的通透性，提升药物递送的效果，或是直接对肿瘤产生物理性机械伤害，进而提升肿瘤的治愈率。由此可知，相变液滴搭配超声兼具诊断性与治疗性功能（theranosis），是相当具有潜力的药物载体，同时提供物理性以及化学性的治疗效果，有望取代传统微泡作为更稳定的超声药物载体，以下将从相变液滴的基础开发到新颖应用进行介绍。

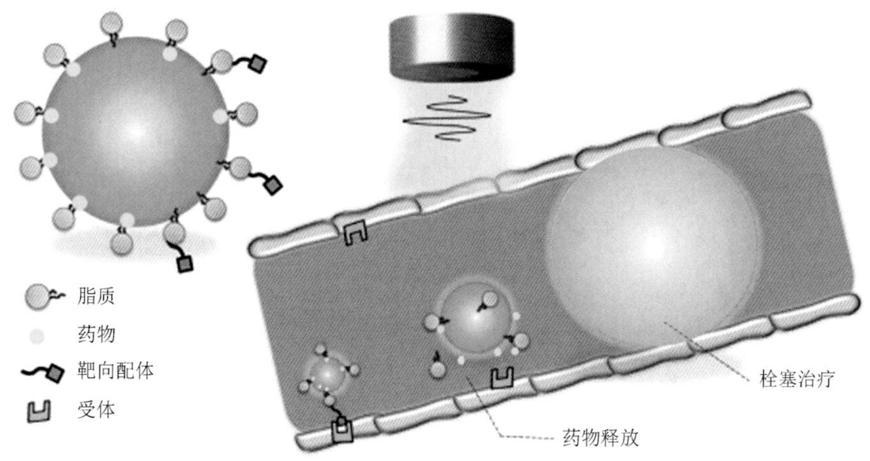

图 4-3-6　利用声致相变液滴汽化于靶向药物递送及气栓治疗的示意图

（二）超声相变液滴——物理特性研究

如同传统微泡经历了许多基础研究了解其声学特性及活体安全性，相变液滴在实现种种应用之前，同样必须了解声致相变液滴汽化的声学、物理及化学特性，借以确立侦测方法及体内安全性的评估，接下来的章节将介绍以拓展未来活体应用角度为出发的相变液滴的基本物理定性、生物伤害效应评估、靶向药物载体及应用研究进程展示。

1. 静态与流动态下的相变液滴汽化　相变液滴汽化之后所产生的微泡由于缺乏稳定壳层的保护，可能在声致汽化的过程产生融合、消气、破裂等现象，了解如何控制其产生的气泡分布对于未来延伸应用是很重要的议题。始于 2004 年就陆续有学者研究利用光学显微镜与高能聚焦式超声探头所组成的光声整合系统，针对声致相变液滴汽化的瞬间进行观察，相变液滴在静态及流动的环境下汽化时产生的气泡分布特性也逐渐得到重视，观察不同环境参数（包括流体性质、流速）及超声参数（包括声压、脉冲长度、脉冲重复频率）对气泡分布特性的影响，对于掌握未来相变液滴的活体应用尤其重要。

目前研究上常见的相变液滴系以磷脂（phospholipids）作为壳层，主流材料是 1，

2-Distearoyl-sn-glycero-3-phosphocholine（DSPC）或是 1，2-dihexadecanoyl-sn-glycero-3-phosphocholine（DPPC），搭配有 polyethylene glycol（PEG）修饰的 lipopolymers，制作流程如图 4-3-7（A）所示。以一定比例混合 DSPC 与 DSPE-PEG 2000，为了确保不同材料的混合性，研究上常以氯仿（chloroform）均匀混合溶解抽干后制作成薄膜，再加入磷酸盐缓冲溶液，利用水浴式超声震碎仪振荡重新回溶磷脂水溶液。制作相变液滴时，会将全氟戊烷加至脂质体溶液，再使用超声振荡使全氟戊烷被包覆到磷脂内。经过离心后移除上清液后加入等量新鲜磷酸盐缓冲溶液均匀搅拌，移除多余的材料成分，即完成相变液滴的制作。相变液滴的光学影像图与粒径分布图分别如图 4-3-7B、图 4-3-7C 所示，如果以脉冲长度为 3cycles 的高能超声脉冲进行声致汽化，如图 4-3-7D 所示，绝大多数的液滴必须在声压超过 8MPa 以上才能有效汽化，声压越高、汽化的液滴平均粒径也会越小。

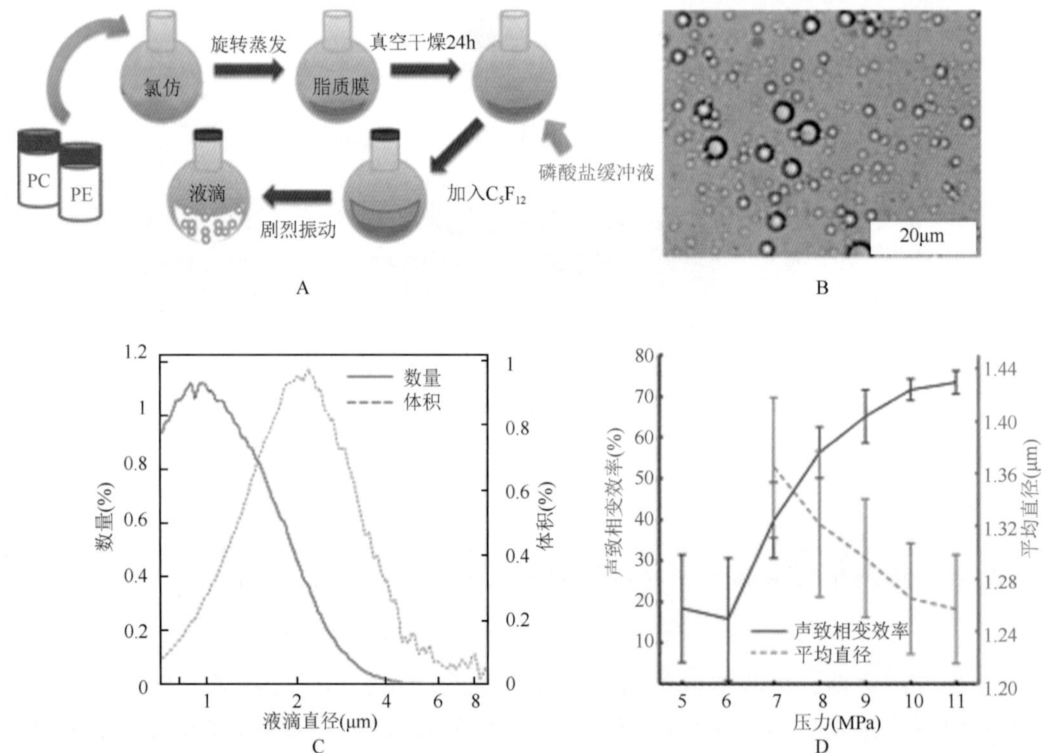

图 4-3-7　相变液滴的制作流程图（A）、光学影像图（B）、粒径分布图（C）、汽化效率分析（D）

观察相变液滴的气泡生成过程及分布，需建立光学及声学的共焦整合系统，搭配高速摄影机来进行观察。2014 年 S. T. Kang 等所提出的方法，可以针对相变液滴在静态或是流动态下的汽化动态进行光学及声学特性的研究，架构如图 4-3-8 所示。此一类的系统通常须设有特制循环水槽于光学显微镜上，循环水槽将水温控制在 37℃模拟人体体温。防水物镜伸入水槽中与一个 2MHz 的高能聚焦超声（high-intensity focused ultrasound，HIFU）探头（SU-101，Sonic Concept，USA），还有 40MHz 高频超声探头共焦，在光学视野、管中的相变液滴受到单一 HIFU 脉冲（3 ～ 50cycles，5 ～ 11MPa）作用后汽化的瞬间，就可利用物镜进行光学观察、搭配高速摄影机（FASTCAM SA4，Photron，Japan）进行光学拍摄（最高拍摄速度：500 kfps @ 128×16pixels），也可同步利用 40MHz 超声探头的进行

M-mode 声学造影的观察。观察的样品通常会稀释在生理食盐水内后注射至管径 200μm 的透明纤维素管中，该管子具有高度透光、超声可穿透的特性，提供理想的观察条件。管子的一端接有微量注射帮浦，可控制相变液滴于管中是静止或流动状态。在流动的状态下（模拟小动脉：21.4 ～ 44.1mm/s），只要改变 HIFU 探头及物镜的相对位置，就可以在汽化后不同时间点进行观察，除了利用光学影像对气泡进行粒径与计数分析之外，也利用超声 M-mode 影像强度评估气泡的造影能力。

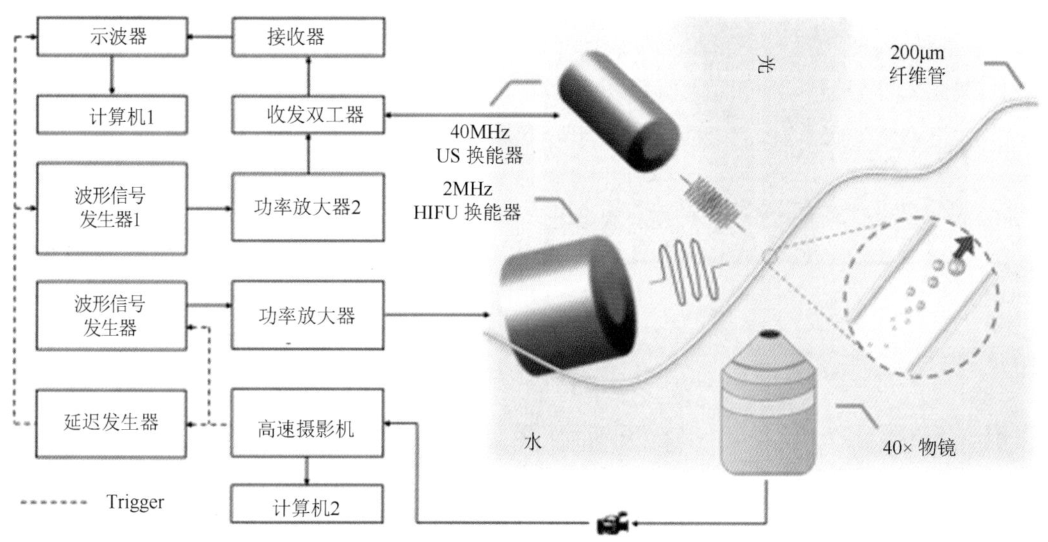

图 4-3-8　声学光学共焦系统的架构示意图

图 4-3-9（A）与（B）展示两种不同拍摄速度（75kfps 及 500kfps）之下相变液滴于静止状态下膨胀的过程。低速拍摄之下的相变液滴汽化看似是瞬间且平和的出现，但是在高速拍摄之下才可观察到相变微滴在汽化初期具有极剧烈的体积变化，随后才收敛成微泡，这个剧烈的体积变化可能会产生非线性脉冲震波，帮助释药的释放或是作为透过声学信号侦测汽化发生的手段。利用高速拍摄所观察到的粒径之下记录下不同粒径的相变液滴于汽化后的半径变化并计算膨胀倍率，可得到图 4-3-9C、图 4-3-9D 的结果，相变液滴汽化后直径约可膨胀 5.5 倍，体积膨胀将近 125 倍，过程仅需要不到 14μs 的时间，随后膨胀速度大幅趋缓，几乎可视为稳定状态。全氟戊烷气体具强疏水性（hydrophobicity），使得微泡可稳定存在许久而不因气体扩散而消失。

然而，相变液滴的膨胀将使得表面壳层密度变低，所形成的气泡保护性较差，虽在静态的时候可以长时间维持一定的气泡形态，但是在扰动状态下气泡的稳定性将大受影响。如图 4-3-10A 所示，流动状态下的相变液滴汽化之后，即使已经在几个微秒之内达到了原本预期的直径 5.5 倍膨胀，但还是会持续的胀大一直到 0.7s 之后才达到稳定态，最终膨胀倍率是原本的 2 倍以上，过程不受流速的影响，但是在黏滞度较高的血浆里面会更加缓慢。这是因为水中其他气体（如氧气、氮气）会溶入微泡内，流动的状态增加了气体扩散到气泡内的速率，使得气泡变大的情形更加明显，但最终仍然有相对稳定的状态存在。由此可知，相变液滴汽化后的膨胀行为归纳为快速及缓慢的两个阶段，如图 4-3-10B 所示，前者由相变材料的汽化造成，后者由外界气体的吸收造成，考虑这两个因素，相变液滴如果在实际复杂的活体环境中汽化，膨胀倍率可能达 10 倍以上。气泡大幅膨胀而且吸收周边气体分子的特性，让相变液滴可以在局部产生可以栓塞血管的大气泡，进行可透过超声监控的肿瘤血管栓塞，阻断肿瘤的养分供应。

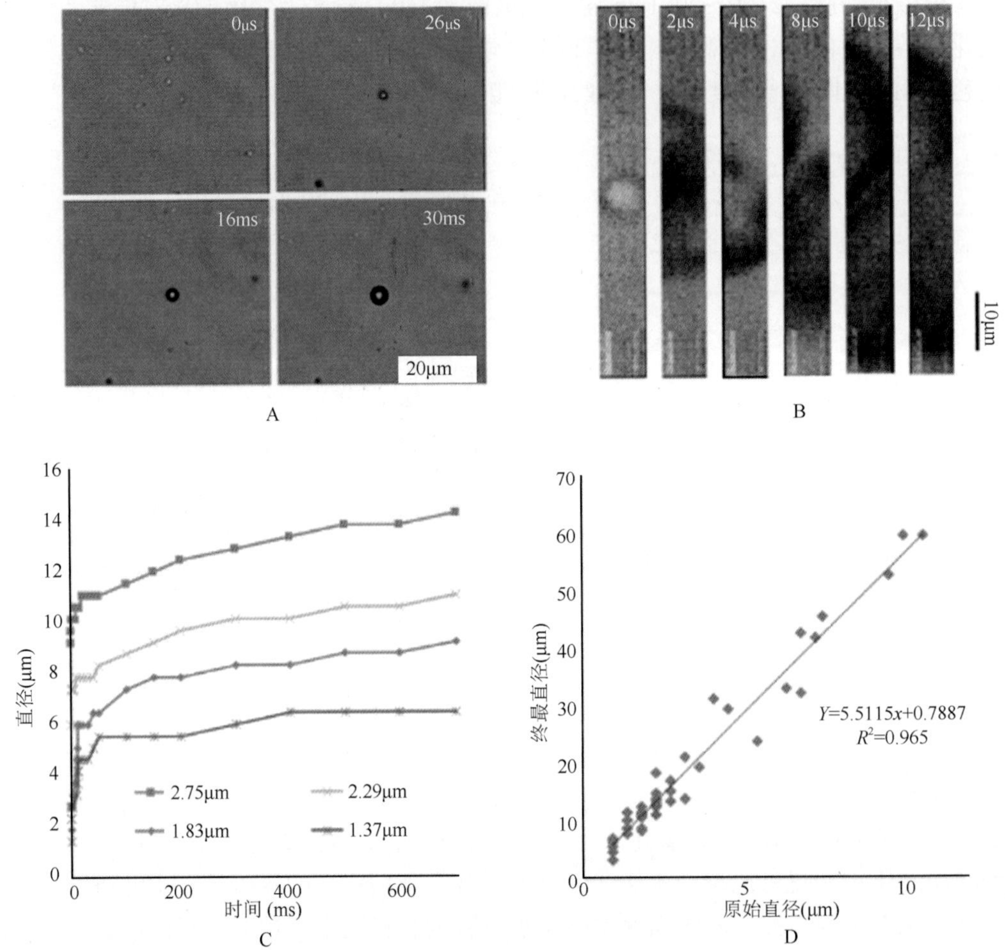

图 4-3-9 75kfps 及（B）500kfps 拍摄的单颗相变液滴于静止状态下的汽化过程（A）。相变液滴汽化后 0 ～ 700ms 的粒径随时间改变图（C）及稳态膨胀倍率统计图（D）（N=44）

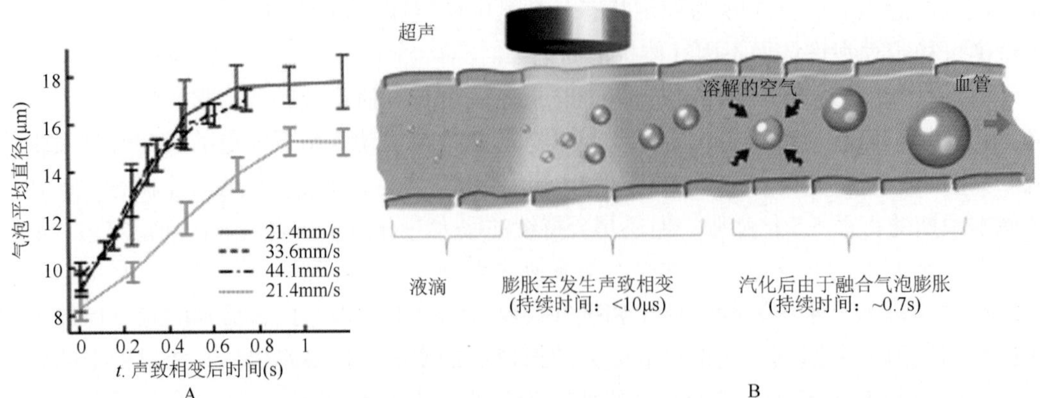

图 4-3-10 相变液滴于不同流速状态下汽化后气泡平均粒径随时间的变化（A）；汽化后相变液滴快速及缓慢两阶段膨胀的示意图（B）

S. T. Kang 等的研究也点出了相变液滴汽化后气泡表面隔层保护性不足的问题，容易造成气泡产生的分布受到声学参数的影响，这一点在使用超高速拍摄静态汽化的研究中常不被注意。他们逐一改变各个声学参数，观察气泡在流动态下达到粒径稳定的平衡状态（0.7s 之后）时的气泡分布变化。图 4-3-11A ～图 4-3-11C 显示气泡数目随着声压的提升而增加，越多的小液滴能够被汽化使得平均粒径也随之下降，超声 M-mode 影像的强度积分值（integrated echo power，IEP）的提升显示气泡的数目正比增加，因此可以在活体应用中透过超声影像强度非侵入式地监控相变液滴的汽化程度。然而图 4-3-11D ～图 4-3-11F 显示脉冲长度的增加会对气泡造成极大的影响，除了气泡数量有显著的减少之外，最终所形成的平均粒径会变大，气泡的分布也从原本的单峰分布变成破碎分布，超声影像的强度积分值可以观测气泡的生成及总量，却无法显示粒径分布的信息。超声脉冲所造成的扰动使得气泡壳层的稳定性降低，而使得气泡更容易受到气体交换的影响，同步增强了膨胀及缩小这两种行为，使得最终平衡态不复存在。同理可知，增加脉冲重复频率也会对气泡的分布有剧烈的影响。图 4-3-11G ～图 4-3-11I 显示脉冲重复频率仅提升为两倍，也就是相变液滴汽化之后在 HIFU 聚焦区内再被多作用一次，就会让气泡的数量大幅减少，形成的气泡破碎使得粒径呈现不规则的变化。总结上述结果，调控这声学参数可以控制相变液滴所形成的气泡粒径、数量、均匀度，这些成果作为相变液滴对于诊断与治疗等多方应用的参考具有重大的意义。

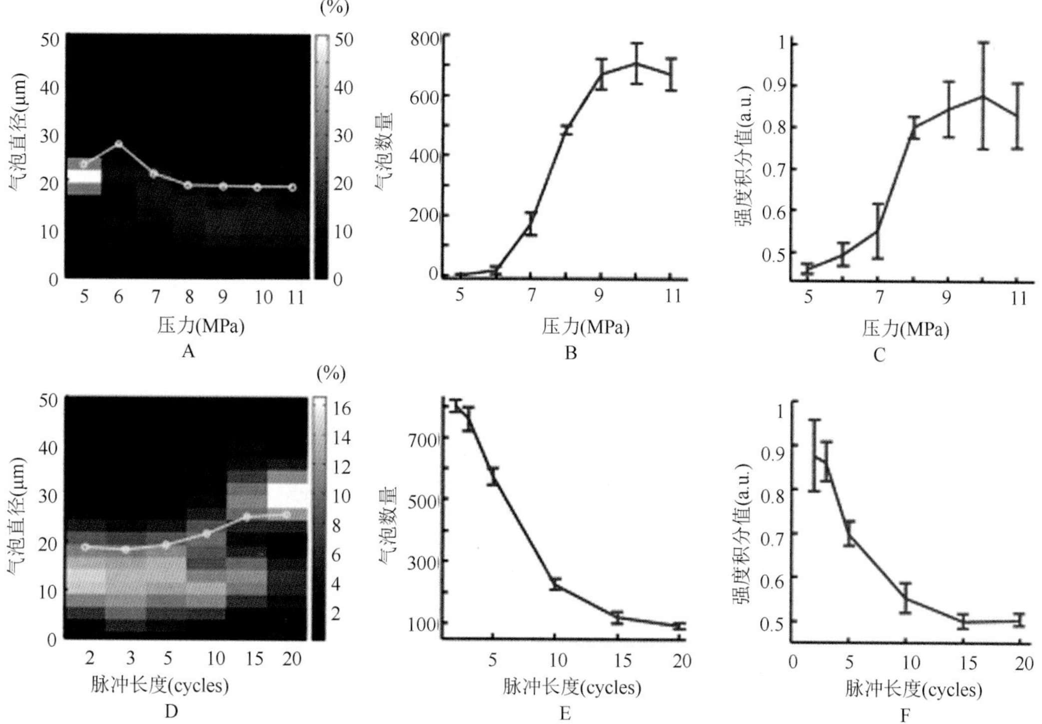

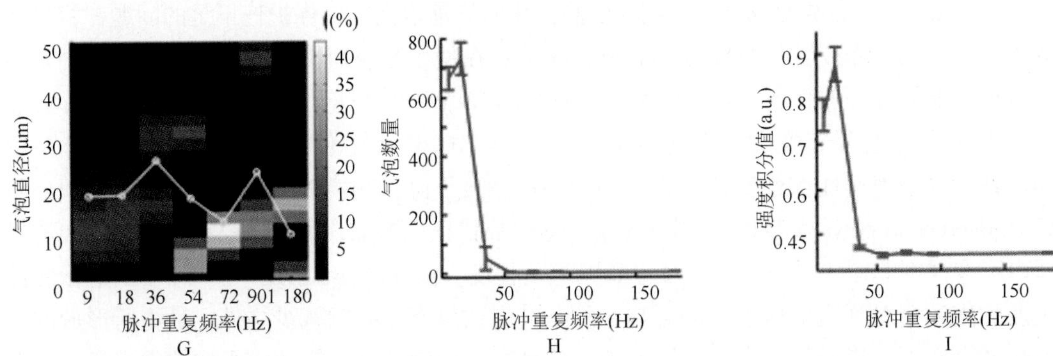

图 4-3-11 不同声压（A ～ C）、不同脉冲长度（D ～ F）、脉冲重复频率（G ～ I）的高能聚焦式超声诱发相变液滴汽化所形成的气泡特性，由左至右分别是气泡分布、数量（total bubble number，TBN）、声学造影能力（integrated echo power，IEP），黄线是平均粒

2. 线性增强的超声显影功能 由于相变液滴包覆的全氟戊烷的材料对于水的溶解度与扩散系数皆比现今商用超声造影剂来得低，在活体循环系统内的存在时间将比现今商用超声造影剂来得长。另外，人体血与浓度为 0.9% 生理盐水的渗透压相近，但若以全血（whole blood）而言，其黏滞度又比较生理盐水更高，将有助于提升汽化后生成的气泡的稳定度。综合上述的优点，利用相变液滴汽化后的气泡进行超声造影是非常可行的。

根据过去的文献指出，Williams 等使用中心频率为 10MHz、负压峰值为 3.9 ～ 6.2MPa 及脉冲长度为 10cycles、10 000cycles 的超声对仿体内的相变液滴进行汽化，并使用 40MHz 高频超声数组探头接收回声信号强度进行 B-mode 造影。图 4-3-12 中 A、B 图的结果分别为使用 10cycles 与 10 000cycles 的超声使相变液滴汽化的影像，图中亮点表示相变液滴汽化产生回声信号的强度大小，该研究发现当施打的超声脉冲长度增加时，可以增加影像上被观察区域（绿色虚线）的横向与纵向距离。Rapoport 等于 2011 年发表的研究观察使用中心频率为 1MHz、负压峰值为 0.41MPa、占空比为 20% 的超声对埋入仿体内的相变液滴进行汽化，并使用 7.5MHz 数组影像探头接收回声信号强度进行造影。结果显示，当有相变液滴汽化的实验组，影像上明显的亮度增强；反之，没有相变液滴的对照组，则没有亮度在影像上显示，显示相变液滴的汽化能够造成回声信号增强进行造影。

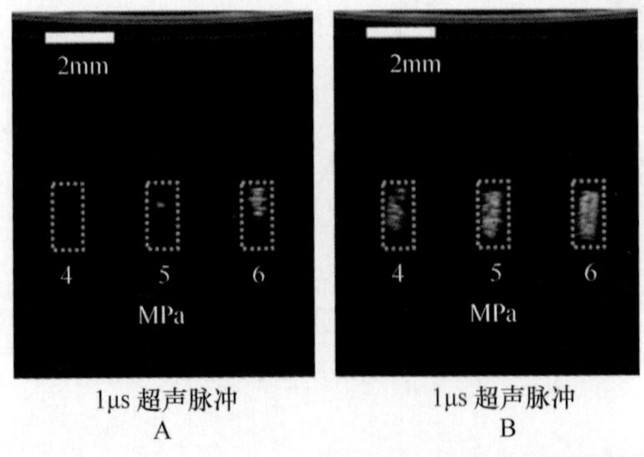

图 4-3-12 使用长度分别为（A）10cycles、（B）10 000cycles 的超声脉冲在不同声压下进行相变液滴汽化，产生气泡进行超声显影的结果

3. 声致相变液滴汽化的非线性信号侦测　相变液滴汽化所产生的气泡，受到超声脉冲的驱动会产生非线性震动，如同传统微泡发出倍频的非线性信号，另外，伴随空化效应发生的气核生成过程是诱发相变液滴汽化的主要机制，过程中可能因此产生非线性的声学散射信号。O. Shpak 等在 2013 年发表的研究中展示了相变液滴在声致汽化早期的影像。图 4-3-13 为该研究中使用最高拍摄速度达每秒 200 万张影像（2 000 000fps）的汽化瞬间的时间序列影像，受到超声脉冲作用后相变液滴内部产生一微小气泡核（红色箭头处），此气泡核随后在相变液滴内进行剧烈的膨胀进行惯性空化效应，最后随着时间胀大最终导致液滴内部所有液态 C_5F_{12} 皆汽化而形成内部高压的气泡。随后虽然体积仍会持续快速的膨胀，但已无明显的震动。由此可推断，声致相变液滴汽化的瞬间，液滴内的气核生成会伴随惯性空化效应（inertial cavitation）的发生，可能产生非线性的震波（shock wave）信号，可作为汽化早期侦测的指标。2003 年 Giesecke 等所发表的文献中，使用粒径大小为 1.4 ～ 2μm 的 C_5F_{12} 相变液滴通过中空管柱，在温度为 37℃的去气水浴中以中心频率为 2.18MHz 的超声探头将其汽化，并同时以中心频率为 0.74MHz 的探头作被动式空化效应侦测，所收取的信号转换为频谱后结果如图 4-3-14 所示。图中纵轴为信号强度，单位为分贝（dB）；横轴代表频率，单位为兆赫（MHz）。其中实线表示有产生惯性空化效应组别的信号；而虚线则代表没有空化效应产生组别的时域信号。红色箭头指示处的信号峰值其频率为 0.5 ～ 1MHz，作者称该信号为惯性空化效应产生的宽带信号，然而因为此信号过于低频，此信号是否为相变液滴汽化早期所发生的信号仍有待商讨。

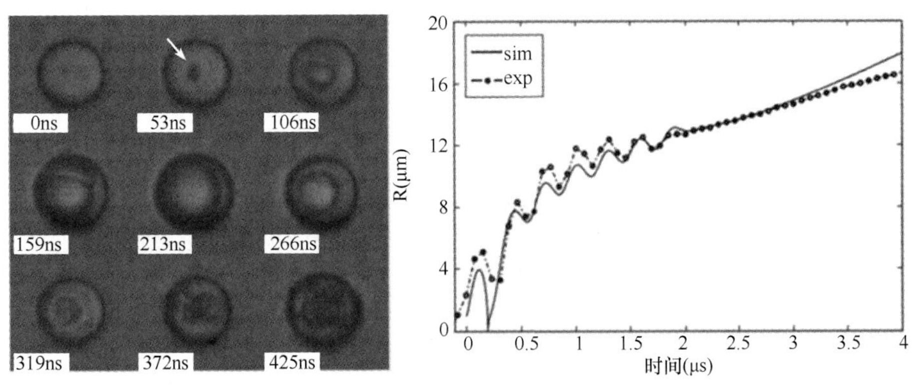

图 4-3-13　相变液滴汽化瞬间光学影像及半径随时间变化图与模拟的比对

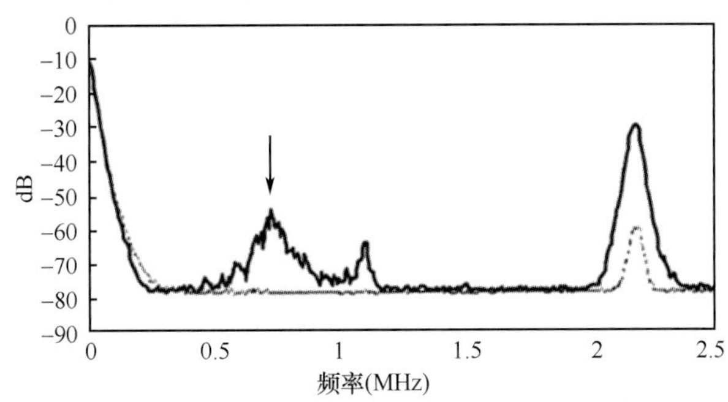

图 4-3-14　惯性空化效应特征宽带信号的频谱

N. Rapoport 等使用长超声脉冲诱发相变液滴汽化，并收取散射的信号，发现有 ADV 发生的组别在半倍频及二倍频的频带与对照组相比之下，强度皆有明显的增加，为稳定空化效应的特征信号，同时也有 ADV 发生的组别也观察到有代表惯性空化效应的宽带信号产生。K. Kawabata 等使用长超声脉冲诱发相变液滴汽化，随后利用串接波形对产生的气泡施加超声，发现在半倍频的频带区域强度和对照组相比同样会有显著的提升，是气泡进行非线性共振的证据。N. Reznik 等使用同样的实验架构，持续观察 ADV 后产生的气泡散射信号的变化，发现在相变液滴汽化后 1ms 时，基频和二倍频的频带区域强度都有明显的增加，然而在接近 1000ms 时，由于气泡体积变大，使得气泡的共振频率偏移过大，因此基频散射信号会增加而二倍频的非线性谐波信号强度则会降低，符合 S. T. Kang 等所提出的相变液滴气泡不稳的理论。M. Fabilli 等则是透过接收这些非线性信号发现，欲使相变液滴汽化后所产生的气泡产生惯性空化效应，所使用的声压强度必须要比诱发汽化的声压强度要高上许多，这代表使用适当参数的条件下能够只引起汽化而不产生惯性空化效应造成周边组织的伤害。

C. K. Yeh 团队为了实现声致相变液滴汽化的早期侦测，进一步针对相变液滴汽化瞬间内部的惯性空化效应进行了初步的研究。实验架构如图 4-3-15A 所示，该团队在琼脂仿体中制作一条直径为 1μm 的空腔管，将稀释后的相变液滴灌入。接着使用 2MHz 的高能超声探头和一个 1MHz 一般的聚焦式超声探头互相成 90° 角摆放，聚焦点皆对焦于中空通道内同一点。2MHz 探头发射负压峰值为 2 ～ 10MPa、脉冲周期为 3 ～ 20cycles 的超声脉冲，脉冲发出并且诱发相变液滴汽化的同时，1MHz 探头将会接收 90° 方向的回散射信号传送至示波器进行模拟 / 数字转换，最后以计算机的 MATLAB 数学分析软件进行脱机信号分析。结果如图 4-3-15B 及图 4-3-15C 所示，为当负压峰值为 4MPa、脉冲周期为 3cycles 的信号时频分析及 50 组信号频谱的平均结果，若对照组去气过的 saline 注入仿体通道后所收到的信号，实验组的相变液滴的信号分析后从频谱上看到由 0.5MHz 延伸至 2MHz 的宽带信号，证实了针对相变液滴内汽化早期的内部空化效应进行侦测的可行性。

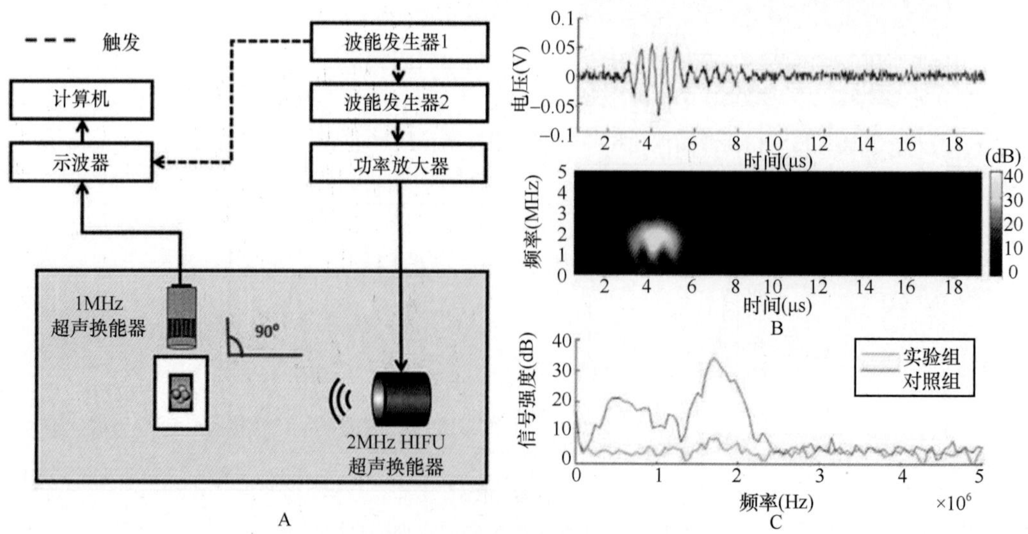

图 4-3-15 接收声致相变液滴汽化瞬间信号的实验架构图（A）、时域与时频分析结果（B）、频谱分析结果图（C）

4. 声致相变液滴汽化的温控调节　相变液滴内包覆的全氟碳化合物液体的过热（superheat）状态，赋予相变液滴受到温度而产生物理性质改变的特性，因此可以透过调控相变液滴的粒径、或是内含材料的过热度（degree of superheat），搭配物理性热疗进行更精准的声学汽化控制。最常被使用的相变材料为沸点靠近生物体温（37℃）的全氟戊烷，但因为内部蒸汽压与外压差异过大，因此较高的声压（5～9MPa）才能促使液滴发生汽化。P. Sheeran 等提出一种新式的制备液滴方式，使用常压之下为气态的全氟化丁烷（C_4F_{10}），先成传统微泡再以高压低温的方式强迫维持液态变为相变液滴，这种方式所制作的相变液滴内部液体的蒸汽压较大，因此只需要较低声压（1～2MPa）即可触发汽化形成气泡。

除了改变相变液滴的过热程度之外，也可以透过改变环境温度来改变声致相变液滴汽化的难易程度，M. Fabiilli 等的早期研究证实，温度的上升有助于降低相变液滴的汽化阈值。超声本身除了基本造影功能还可以对组织做加热，并且同步进行温度梯度的成像，因此可以利用超声所产生的温度改变更精准地控制相变液滴的汽化。不同沸点的氟碳化合物之间具有很好的兼容性，经过混合之后可以制作出对温度改变最敏感的相变液滴，与前述的超声加热影像进行搭配。原理是根据拉午耳定律（Raoult's Law），理想溶液混合后会形成共沸物（azeotrope），当两种或多种不同成分的均相溶液，以一个特定的比例混合后，在固定的压力下就仅具有一个沸点，混合多种氟碳化合物将可调整相变液滴内相变液体的沸点，达到控制过热程度的改变。特定比例均匀混合 C_5F_{12} 和 C_6F_{14}，可形成沸点介于两者之间的混合物。当沸点高的 C_6F_{14} 比例提升，沸点将往 C_6F_{14} 靠近。

目前已经有研究团队尝试使用混合性的PFC作为相变材料，使用C_5F_{12}和C_6F_{14}以1∶1的体积比制成相变液滴，使相变液滴靠近过热条件的临界点，提供更佳的稳定性。另外，C. K. Yeh 团队也已验证利用超声加热控制相变液滴汽化的概念。利用 25% 体积比的聚丙烯酰胺（polyacrylamide）、1% 体积比的过硫酸铵（ammonium persulfate）及 0.15% 体积比的四甲基乙二胺（tetramethylethylenediamine）制作成内含相变液滴的可加热仿体。相变液滴内部相变液体为 C_5F_{12} 和 C_6F_{14} 依照一定比例混合。利用 10MHz HIFU 探头施打加热与汽化的超声，并且同步进行超声回散射信号的接收。加热参数分别是脉冲重复频率 400Hz、脉冲周期 5000cycles、声压 5MPa，汽化声学参数为 3cycles，声压在不同的测试组间逐渐提升。实验进行的前后会将仿体切片后进行光学影像的拍摄，利用确认气泡的存在确认汽化的发生，并利用多条的超声回散射信号将以 MATLAB 数学分析软件进行温度影像的成像。

将加温仿体随着时间变化的超声信号序列排列在一起成超声 M-mode 影像，如图 4-3-16A 所示。由于声速会随着增温而增加，收到的序列信号之间会有像素上的位移差，进行偏微分而得到应变量（strain）后会与温度变化呈线性关系，和标准温度值做比对校正之后，即可把温度影像的位移信息套色处理成温度影像，见图 4-3-16B。利用此一加热过程，量测相变液滴在不同温度之下产生汽化所需要的声压阈值，汽化的光学影像验证如图 4-3-17A 的光学影像所示。量测的汽化声压阈值对温度的变化如图 4-3-17B 所示，显示温度从 20℃提升至 30℃有明显下降的趋势。由此可知，超声所造成的温度提升有助于汽化的发生，并且可以同步利用超声信号制成影像进行观察。未来可以透过相变液滴成分的调控，将相变的临界温度提升至 40℃左右，可达到在不会使细胞或组织过热导致死亡，并且提升细胞通透性的情况之下，进行相变液滴的温度调节汽化，未来可以温度影像指示欲汽化区域，利用超声影像监控加热的范围，作为控制相变液滴汽化范围的手段，达到影像导引治疗的效果。

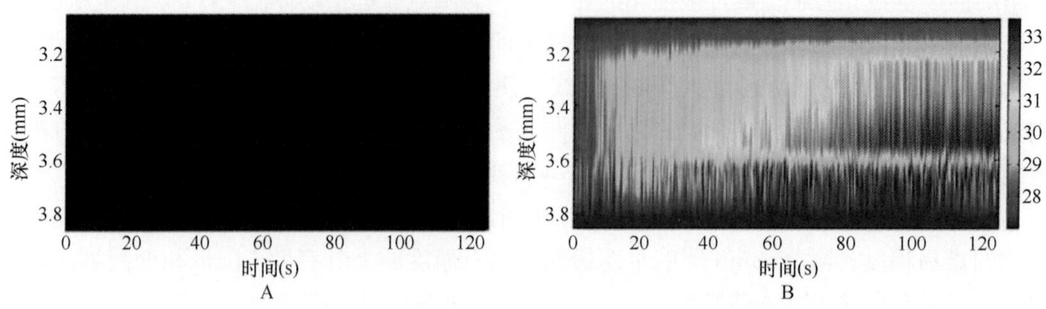

图 4-3-16　仿体加热时 M-mode 影像（A）、温度影像（B）

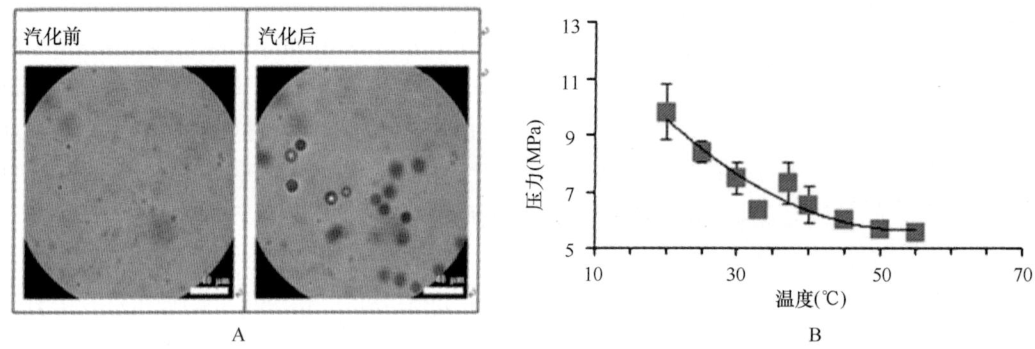

图 4-3-17　汽化前后光学影像（A）；超声加热至不同温度的声压阈值对应表（B）（N=3）

（叶秩光）

参 考 文 献

程欣 . 2014. 超声激发相转变纳米乳剂其多模式成像研究 . 武汉：华中科技大学 .

何闻 . 2011. 表面装载超顺磁性氧化铁纳米颗粒的超声、磁共振双模式造影剂微气泡的研究 . 南京：东南大学 .

靳玉慎，柯亨特，戴志飞 . 2012. 多功能超声造影剂 . 化学进展，24（12）：2423-2430.

柯亨特，邢占文，岳磊，等 . 2009. 新型荧光 - 超声双功能复合成像剂的制备和表征 . 中国组织工程研究与临床康复，31（29）：5798-5800.

李奥 . 2012. 多功能超声造影剂的制备及显像实验研究 . 重庆：重庆医科大学 .

李奥，王志刚，余进洪，等 . 2010. 液态氟碳纳米粒增强 CT 成像在兔 VX2 肝癌模型中的应用 . 中国医学影像技术，26（5）：809-811.

刘腾，洪玉蓉，董鑫 . 2014. 靶向纳米液态氟碳球囊超声造影剂的制备及体外靶向研究 . 中华超声影像学杂志，23（1）：71-75.

陆蓉，窦红静，孙康 . 2008. 双重乳液 / 溶剂蒸发法制备超声造影微泡 . 高等学校化学学报，29（6）：1176-1180.

马强，靳二虎 . 2009. 磁共振成像造影剂研究新进展 . 山西医药杂志，38（10）：924-926.

缪昭华 . 2013. 光 / 声 / 磁一体化多功能造影剂的制备和性能研究 . 哈尔滨：哈尔滨工业大学 .

沈红霞，郑元义，王志刚 . 2010. 包裹液态氟碳的高分子超声造影剂的研究进展 . 中国介入影像与治疗学，7（6）：684-687.

苏蕾，冉海涛，王志刚，等 . 2014. 包裹金纳米棒的 PLGA 液态氟碳纳米粒在光声成像中的实验研究 . 中华超声影像学杂志，

23(2)：154-157.

孙阳 . 2013. 载 Fe_3O_4 高分子造影剂多模态显像及增效 HIFU 治疗实验研究 . 重庆：重庆医科大学 .

王敏，冉海涛，王志刚，等 . 2013. 载超顺磁性氧化铁高分子液态氟碳纳米粒的制备及体外显像 . 中国介入影像与治疗学，10(11)：674-678.

杨芳，李熠鑫，陈忠平 . 2009. 超声、磁共振多功能微气泡造影剂的制备和应用 . 科学通报，2009(9)：1181-1186.

杨扬，王志刚，郑元义，等 . 2009. 新型液态氟碳纳米脂质微球超声造影剂的制备及显像实验研究 . 中华超声影像学杂志，18(2)：171-174.

张斌，冉海涛，王志刚，等 . 2015. 适配子修饰的靶向超声 / 光身双模态造影剂的体外寻靶及显像研究 . 中华超声影像学杂志，24(2)：159-163.

赵雅静，王志刚，冉海涛 . 2015. 载 Fe_3O_4 及液态氟碳高分子纳米粒的制备及其体外相变与双模态显影 . 中国医学影像技术，4：1.

赵云辉，许乙凯，高新疆 . 2009. 大鼠肝硬化肝癌 SPIO 增强 MRI 表现与 Kupffer 细胞的关系 . 放射学实践，24(11)：1182-1186.

Abran M，Cloutier G，Cardinal MH，et al. 2014. Development of a photoacousitc，ultrasound and fluorescence imaging catheter for the study of atherosclerotic plaque. IEEE Trans Biomed Circuits Syst，8(5)：696-703.

Ao M，Wang Z，Ran H，et al. 2010. Gd-DTPA-loaded PLGA microbubbles as both ultrasound contrast agent and MRI contrast agent—a feasibility research. J Biomed Mater Res B Appl Biomater，93(2)：551-556.

Beekman F，Hutton BF. 2007. Multi-modality imaging on track. Eur J Nucl Med Mol Imaging，34(9)：1410-1414.

Beyer T，Pietrzyk U，Knoess C，et al. 2008. Multi-modality imaging of uveal melanomas using combined PET/CT，high-resolution PET and MR imaging. Nuklearmedizin，47(2)：73-79.

Brismar TB，Grishenkov D，Gustafsson B，et al. 2012. Magnetite nanoparticles can be coupled to microbubbles to support multimodal imaging. Biomacromolecules，13(5)：1390-1399.

Chan WC，Nie S. 1998. Quantum dot bioconjugates for ultrasensitive nonisotopic detection. Science，281(5385)：2016-2018.

Chandrana C，Bevan P，Hudson J，et al. 2011. Development of a platform for co-registered ultrasound and MR contrast imaging in vivo. Phys Med Biol，56(3)：861-877.

Chen J，Pan H，Lanza GM，et al. 2013. Perfluorocarbon nanoparticles for physiological and molecular imaging and therapy. Adv Chronic Kidney Dis，20(6)：466-478.

Cheung JS，Chow AM，Guo H，et al. 2009. Microbubbles as a novel contrast agent for brain MRI. Neuroimage，46(3)：658-664.

Chow AM，Chan KW，Cheung JS，et al. 2010. Enhancement of gas-filled microbubble R2* by iron oxide nanoparticles for MRI. Magn Reson Med，63(1)：224-229.

Chung DJ，Cho SH，Lee JM，et al. 2012. Effect of microbubble contrast agent during high intensity focused ultrasound ablation on rabbit liver in vivo. Eur J Radiol，81(4)：e519-e523.

Duan L，Yang F，Song L，et al. 2015. Controlled assembly of magnetic nanoparticles on microbubbles for multimodal imaging. Soft Matter，11(27)：5492-5500.

Farny CH，Glynn Holt R，Roy RA. 2010. The correlation between bubble-enhanced HIFU heating and cavitation power. IEEE Trans Biomed Eng，57(1)：175-184.

Feshitan JA，Boss MA，Borden MA. 2012. Magnetic resonance properties of Gd(III)-bound lipid-coated microbubbles and their cavitation fragments. Langmuir，28(43)：15336-15343.

Feshitan JA，Vlachos F，Sirsi SR，et al. 2012. Theranostic Gd(Ⅲ)-lipid microbubbles for MRI-guided focused ultrasound surgery. Biomaterials，33(1)：247-255.

Gao J，Liang G，Cheung JS，et al. 2008. Multifunctional yolk-shell nanoparticles：a potential MRI contrast and anticancer agent. J Am Chem Soc，130(35)：11828-11833.

Gao X，Cui Y，Levenson RM，et al. 2004. In vivo cancer targeting and imaging with semiconductor quantum dots. Nature Biotechnology，22(8)：969-976.

Gao Z，Fain HD，Rapoport N. 2004. Ultrasound-enhanced tumor targeting of polymeric micellar drug carriers. Mol Pharm，1(4)：317-330.

Ghosh D，Lee Y，Thomas S，et al. 2012. M13-templated magnetic nanoparticles for targeted in vivo imaging of prostate cancer. Nat Nanotechnol，7(10)：677-682.

Hockett FD，Wallace KD，Schmieder AH，et al. 2011. Simultaneous dual frequency 1H and 19F open coil imaging of arthritic rabbit knee at 3T. IEEE Trans Med Imaging，30(1)：22-27.

Huang J，Xu JS，Xu RX. 2010. Heat-sensitive microbubbles for intraoperative assessment of cancer ablation margins. Biomaterials，

31(6): 1278-1286.

Jun YW, Seo JW, Cheon J. 2008. Nanoscaling laws of magnetic nanoparticles and their applicabilities in biomedical sciences. Acc Chem Res, 41(2): 179-189.

Kaneda MM, Caruthers S, Lanza GM, et al. 2009. Perfluorocarbon nanoemulsions for quantitative molecular imaging and targeted therapeutics. Ann Biomed Eng, 37(10): 1922-1933.

Ke H, Wang J, Dai Z, et al. 2011. Gold-nanoshelled microcapsules: a theranostic agent for ultrasound contrast imaging and photothermal therapy. Angew Chem Int Ed Engl, 50(13): 3017-3021.

Ke H, Xing Z, Zhao B, et al. 2009. Quantum-dot-modified microbubbles with bi-mode imaging capabilities. Nanotechnology, 20(42): art no. 425105.

Ke H, Yue X, Wang J, et al. 2014. Gold nanoshelled liquid perfluorocarbon nanocapsules for combined dual modal ultrasound/CT imaging and photothermal therapy of cancer. Small, 10(6): 1220-1227.

Ke HT, Wang JR, Dai ZF, et al. 2011. Bifunctional gold nanorod-loaded polymeric microcapsules for both contrast-enhanced ultrasound imaging and photothermal therapy. J Mater Chem, 21(15): 5561-5564.

Kiessling F. 2008. Noninvasive cell tracking. Handb Exp Pharmacol, (185 Pt 2): 305-21.

Kim C, Qin R, Xu JS, et al. 2010. Multifunctional microbubbles and nanobubbles for photoacoustic and ultrasound imaging. J Biomed Opt, 15(1): 010510.

Kircher MF, Willmann JK. 2012. Molecular body imaging: MR imaging, CT, and US. part Ⅰ. principles. Radiology, 263(3): 633-643.

Kopechek JA, Park E, Mei CS, et al. 2013. Accumulation of phase-shift nanoemulsions to enhance MR-guided ultrasound-mediated tumor ablation in vivo. J Healthc Eng, 4(1): 109-126.

Kopechek JA, Park EJ, Zhang YZ, et al. 2014. Cavitation-enhanced MR-guided focused ultrasound ablation of rabbit tumors in vivo using phase shift nanoemulsions. Phys Med Biol, 59(13): 465-481.

Li A, Zheng Y, Yu J, et al. 2013. Superparamagnetic perfluorooctylbromide nanoparticles as a multimodal contrast agent for US, MR, and CT imaging. Acta Radiol, 54(3): 278-283

Liu Z, Lammers T, Ehling J, et al. 2011. Iron oxide nanoparticle-containing microbubble composites as contrast agents for MR and ultrasound dual-modality imaging. Biomaterials, 32(26): 6155-6163.

Louie A. 2010. Multimodality imaging probes: design and challenges. Chem Rev, 110(5): 3146-3195.

Margolis DJ, Hoffman JM, Herfkens RJ, et al. 2007. Molecular imaging techniques in body imaging. Radiology, 245(2): 333-356.

Masoudi A, Madaah Hosseini HR, Shokrgozar MA, et al. 2012. The effect of poly(ethylene glycol) coating on colloidal stability of superparamagnetic iron oxide nanoparticles as potential MRI contrast agent. Int J Pharm, 433(1-2): 129-141.

Nam SY, Chung E, Suggs LJ, et al. 2014. Combined ultrasound and photoacoustic imaging to noninvasively assess burn injury and selectively mnnitor a regenerative tissue-engineered construct. Tissue Engineering, 11(10): 1-34.

Neubauer AM, Caruthers SD, Hockett FD, et al. 2007. Fluorine cardiovascular magnetic resonance angiography in vivo at 1. 5 T with perfluorocarbon nanoparticle contrast agents. J Cardiovasc Magn Reson, 9(3): 565-573.

Neubauer AM, Myerson J, Caruthers SD, et al. 2008. Gadolinium-modulated 19F signals from perfluorocarbon nanoparticles as a new strategy for molecular imaging. Magn Reson Med, 60(5): 1066-1072.

Niu C, Wang Z, Lu G, et al. 2013. Doxorubicin loaded superparamagnetic PLGA-iron oxide multifunctional microbubbles for dual-mode US/MR imaging and therapy of metastasis in lymph nodes. Biomaterials, 34(9): 2307-2317.

Niu D, Wang X, Li Y, et al. 2013. Facile synthesis of magnetite/perfluorocarbon co-loaded organic/ inorganic hybrid vesicles for dual-modality ultrasound/magnetic resonance imaging and imaging-guided high-intensity focused ultrasound ablation. Adv Mater, 25(19): 2686-2692.

Norton SJ, Vo-Dinh T. 2007. Imaging the distribution of magnetic nanoparticles with ultrasound. IEEE Trans Med Imaging, 26(5): 660-665.

Oh J, Feldman MD, Kim J, et al. 2006. Detection of magnetic nanoparticles in tissue using magneto-motive ultrasound. Nanotechnology, 17(16): 4183-4190.

Pancholi K, Stride E, Edirisinghe M. 2008. Dynamics of bubble formation in highly viscous liquids. Langmuir, 24(8): 4388-4393.

Park JI, Jagadeesan D, Williams R, et al. 2010. Microbubbles loaded with nanoparticles: a route to multiple imaging modalities. ACS Nano, 4(11): 6579-6586.

Qamar A, Wong ZZ, Fowlkes JB, et al. 2010. Dynamics of acoustic droplet vaporization in gas embolotherapy. Appl Phys Lett,

96(14): 143702.

Rapoport N, Gao Z, Kennedy A. 2007. Multifunctional nanoparticles for combining ultrasonic tumor imaging and targeted chemotherapy. Journal of the National Cancer Institute, 99(14): 1095-1106.

Rapoport N, Nam KH, Gupta R, et al. 2011. Ultrasound-mediated tumor imaging and nanotherapy using drug loaded, block copolymer stabilized perfluorocarbon nanoemulsions. J Control Release, 153(1): 4-15.

Rapoport NY, Nam KH, Gao Z, et al. 2009. Application of ultrasound for targeted nanotherapy of malignant tumors. Acoust Phys, 55(4-5): 594-601.

Reznik N, Williams R, Burns PN. 2011. Investigation of vaporized submicron perfluorocarbon droplets as an ultrasound contrast agent. Ultrasound Med Biol, 37(8): 1271-1279.

Rouse HC, Godoy MC, Lee WK, et al. 2008. Imaging findings of unusual anorectal and perirectal pathology: a multi-modality approach. Clin Radiol, 63(12): 1350-1360.

Schad KC, Hynynen K. 2010. In vitro characterization of perfluorocarbon droplets for focused ultrasound therapy. Phys Med Biol, 55(17): 4933-4947.

Sheeran PS, Luois S, Dayton PA, et al. 2011. Formulation and acoustic studies of a new phase-shift agent for diagnostic and therapeutic ultrasound. Langmuir, 27(17): 10412-10420.

Smith AM, Gao X, Nie S. 2004. Quantum dot nanocrystal for in vivo molecular and cellular imaging. Photochemistry and Photobiology, 80(3): 377-385.

Song S, uo H, Jiang Z, et al. 2015. Self-assembled microbubbles as contrast agents for ultrasound/ magnetic resonance dual-modality imaging. Acta Biomater, 24: 266-278.

Stride E, Pancholi K, Edirisinghe MJ, et al. 2008. Increasing the nonlinear character of microbubble oscillations at low acoustic pressures. JR Soc Interface, 5(24): 807-811.

Stride E. 2008. Novel microbubble preparation technologies. Soft Matter, 4(12): 2350-2359.

Strohm E, Rui M, Gorelikov I, et al. 2011. Vaporization of perfluorocarbon droplets using optical irradiation. Biomed Opt Express, 2(6): 1432-1442.

Tong S, Hou S, Zheng Z, et al. 2010. Coating optimization of superparamagnetic iron oxide nanoparticles for high T2 relaxivity. Nano Lett, 10(11): 4607-4613.

Tran TD, Caruthers SD, Hughes M, et al. 2007. Clinical applications of perfluorocarbon nanoparticles for molecular imaging and targeted therapeutics. Int J Nanomedicine, 2(4): 515-526.

Wang YH, Liao AH, Chen JH. 2012. Photoacoustic/ultrasound dual-modality contrast agent and its application to thermotherapy. J Biomed Opt, 17(4): art no. 045001

Wang YX, Leung KC, Cheung WH, et al. 2010. Low-intensity pulsed ultrasound increases cellular uptake of superparamagnetic iron oxide nanomaterial: results from human osteosarcoma cell line U2OS. J Magn Reson Imaging, 31(6): 1508-1513.

Willmann JK, Cheng Z, Davis C, et al. 2008. Targeted microbubbles for imaging tunlor angiogenesis: assessment of whole-body biodistribution with dynamic micro-PET in mice. Radiology, 249(1): 212-219.

Winter PM. 2014. Perfluorocarbon nanoparticles: evolution of a multimodality and multifunctional imaging agent. Scientifica(Cairo), 746574.

Xing Z, Ke H, Wang J, et al. 2010. Novel ultrasound contrast agent based on microbubbles generated from surfactant mixtures of Span 60 and polyoxyethylene 40 stearate. Acta Biomater, 6(9): 3542-3549.

Xu RX, Huang J, Xu JS, et al. 2009. Fabrication of indocyanine green encapsulated biodegradable microbubbles for structural and functional imaging of cancer. Journal of Biomedical Optics, 14(3): 034020-034026.

Yu Y, Sun D. 2010. Superparamagnetic iron oxide nanoparticle ‘theranostics’ for multimodality tumor imaging, gene delivery, targeted drug and prodrug delivery. Expert Rev Clin Pharmacol, 3(1): 117-130.

Zhou J, Yu M, Sun Y, et al. 2011. Fluorine-18-labeled Gd3+/Yb3+/Er3+ co-doped NaYF4 nanophosphors for multimodality PET/MR/UCL imaging. Biomaterials, 32(114): 1148-1156.

Zhou Y, Wang Z, Chen Y, et al. 2013. Microbubbles from gas-generating perfluorohexane nanoemulsions for targeted temperature-sensitive ultrasonography and synergistic HIFU ablation of tumors. Adv Mater, 25(30): 4123-4130.

Zou P, Yu Y, Wang YA, et al. 2010. Superparamagnetic iron oxide nanotheranostics for targeted cancer cell imaging and pH-dependent intracellular drug release. Mol Pharm, 7(6): 1974-1984.

第五章　超声造影成像技术

造影微泡是超声造影成像的重要介质，其粒径与红细胞相近，内含气体，在血液中形成重要的散射体。一方面，当静脉注射造影剂微泡后，应用常规超声设置条件也能获得一定的对比增强效果；然而，由于微泡与周围组织的背向散射对比并不足够强烈，而且如增加微泡用量势必增大后方声衰减，干扰解剖组织的显示，所以常规灰阶图像难以获得良好的增强对比图像。另一方面，微泡的散射效应虽然可以明显增强彩色或能量多普勒信号来提高血管显示率，但由于多普勒超声能量较高，会对微泡造成大量破坏，故也不能用于持久的超声造影。因此，人们需要研究特别的超声造影方法，来提高微泡与周围组织的对比度，保证在达到增强效果的同时，尽可能保护微泡、延长造影时间。

造影微泡在超声声场中具有复杂的理化表现，最主要的与入射声压（acoustic power insonation）有关，此可用超声仪显示的机械指数（mechanical index，MI）来反映。当声压较小时，微泡主要表现为线性的背向散射。随着声压增加，微泡出现非线性共振现象，释放出多种谐波成分，其中最显著、用途最大的就是二次谐波（second harmonic）。当声压继续升高，超过某一临界点时，微泡将发生爆破，瞬间释放出短暂的较高强度宽频信号。

微泡在适当声压的作用下发生非线性振动，释放出强烈的二次谐波信号，而同时周围组织几乎不发出或者仅释放出较弱的谐波信号，两者之间的差异是目前几乎所有超声造影成像方法的基础。以下介绍利用微泡非线性振动的特性提高血流信号信噪比的造影成像方法。

一、传统造影成像方法

（一）谐波成像

谐波成像（harmonic imaging）是超声造影成像的核心技术，其原理是探头发射一定频率的基波，而选择性接收 2 倍于基波的谐波，即二次谐波，利用二次谐波成分来进行成像。虽然普通组织也会在声场中产生微弱的谐波信号，但相比之下微泡所产生的谐波信号较普通组织要强大得多，通过超声系统抑制和滤过组织的基波信号，便可获得微泡与组织强烈对比的谐波造影图像。

谐波超声造影技术分为灰阶谐波成像（gray-scale harmonic imaging）和多普勒谐波成像（doppler harmonic imaging）。其中，灰阶谐波超声造影是应用最广、造影效果最好的技术。目前，新的宽频复合脉冲技术在降低和排除基波频率的同时，最大可能地保留了图像分辨力，减少了对解剖结构显像的影响，而成为超声造影显像的主流技术。

多普勒谐波成像可以应用于彩色、能量多普勒，以及脉冲多普勒显示。当使用造影剂时，微泡产生的谐波信号大大提高了多普勒探测血流的敏感性，从而显著改善低流速小血管的显示和深部血管的探测。但是，由于彩色多普勒显像的空间分辨力有限，所以造影增强对组织微血管灌流显像并不满意，而实时灰阶谐波成像可以弥补其不足。

（二）间歇谐波灰阶成像

在实时灰阶谐波成像时，由于在连续声波辐照下，微泡在声场中不断地爆破和损失，而使瞬间单位面积的微泡达不到有效的补充，造成谐波信号微弱而显像效果不佳。为了解决这一问题，间歇谐波灰阶成像（intermittent harmonic gray-scale imaging）应运而生。该项技术的原理和方法是：探头连续发射低功率、低机械指数（MI ＜ 0.1）的声波，使微泡适时蓄积于组织微血流中，经过一定的时间间隔可触发一次高功率超声波（MI 1.0 ～ 1.3），击破微泡而获得很强的瞬间谐波回声信号。虽然这种技术失去了实时显像的优点，但总体上说可明显改善血管探测的敏感性，提高了造影剂的显像效果。

该技术的具体名称有闪烁成像技术（flash echo imaging，FEI）、造影剂检测成像（agent detection imaging，ADI）等。研究表明，气泡爆破时二次谐波显示的回声放大峰值较常规回声峰值高 50%；而低功率低机械指数的造影增强持续时间是常规实时成像的 5 倍。已用于观察肿瘤的灌注血流，估计肿瘤的相对血流量及评估局部心肌组织血流灌注差异。

（三）声触发彩色多普勒成像

在微泡灌注的组织内，瞬间发射高功率声波（如彩色多普勒），造成微泡迅速破裂。在微泡破坏的过程中，将产生大量的瞬间频移信号，表现为多普勒彩色取样框内随机分布、五彩相间的闪烁图像。这种声触发引起的闪烁图像主要用于确定造影剂是否存在于某一部位或组织，也可利用某些造影剂的组织特异性或靶向性来探查肿瘤。例如，嗜网状内皮系统造影剂，注入体内将被正常肝组织的 Kupffer 细胞吞噬或黏附，而肝恶性肿瘤组织缺乏网状内皮系统，因此正常组织在声触发彩色多普勒成像（induced acoustic emission color doppler imaging）时表现为强烈的闪烁图像，而与恶性肿瘤回声信号形成鲜明的对比。

二、现代超声造影成像方法

传统的造影成像方法存在低分辨力和低灵敏度等弱点。单纯的二次谐波成像技术可以实现实时显像，但限制了频率带宽，降低了图像分辨力，并且损失了大量微泡。而间歇式、触发式成像法又使声像图检查失去了实时性的优点。因此，为了更好地解决这些问题，新的造影成像方法应运而生。新技术力图在降低入射超声能量，减少微泡破坏的同时，利用多个脉冲相互间的相位或振幅关系更有效地提取微泡的非线性信息，从而提高造影检测的对比度、灵敏性，增强造影持久性，以及减少造影剂用量。

（一）反向脉冲谐波成像

反向脉冲谐波成像（pulse inversion harmonic imaging，PIHI）是二次谐波成像基础上的衍生产物。工作时系统先发射一个正向脉冲波到体内，然后紧接着发射一个相同幅度而相位反向的脉冲，并均全数字化存储返回的基波信号和谐波信号。经过计算机处理，使正向和反向的基波信号叠加而抵消，而谐波成分相加并增强，最后产生一个纯净的宽频谐波信号（图 5-0-1）。由于这一技术允许使用宽带短脉冲技术，便可获得更高的空间分辨力，提高造影剂检测的灵敏度，减少造影剂用量。

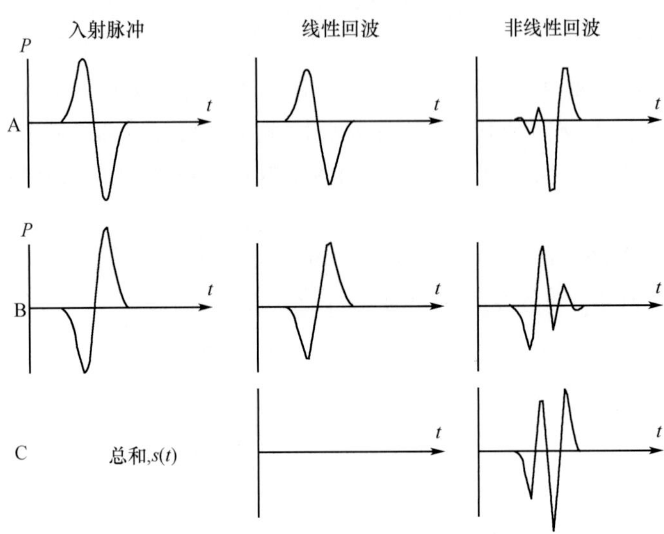

图 5-0-1 反向脉冲探测的原理

A. 发射一个声脉冲进入机体，然后探测到线性与非线性回波；B. 发射一个相同的反向脉冲到机体，然后同样接受回波；C. 两种回波相加，总和 $s(t)$ 就是纯净的非线性回波

（二）功率调制成像

利用多个脉冲相互间的振幅关系，而不是反向脉冲谐波成像中的多个脉冲间的相位关系，可以克服反向脉冲谐波成像造影对比不足的问题，该技术被称为功率调制成像（power modulation imaging，PM）。工作时，先发射一个较低振幅的脉冲，用以估计扫描区的线性响应；然后，发射一个较高振幅的脉冲，用以激发同一扫描区的非线性反应。在接收后，根据高、低间的振幅比例将低幅回波信号重新调节，然后从高幅回波信号中减去，便可较彻底地消除组织的基波信号，获得较纯净的谐波信号。与反向脉冲谐波成像相比，功率调制成像的造影对比度更强，对深部小血管的检测灵敏度更高，但图像分辨力不及反向脉冲谐波成像技术。

（三）功率调制的反向脉冲成像

反向脉冲成像（PI）同功率调制成像（PM）结合起来，便称为功率调制的反向脉冲成像（power-modulated pulse inversion imaging，PMPI）。正、负脉冲的相位和振幅均被调制，其结果是允许在基波和二次谐波两种频域里检测非线性回波信号，同时兼顾图像分辨力和检测灵敏度。特别是由于非线性基波发射和接收的频率范围一致，故使该技术可以在较大的频率范围内进行造影成像（1.5 ～ 14.0MHz），可以适合各种造影剂应用，既保护微泡稳定性，产生非线性共振，又不会对微泡造成更多的破坏。

PMPI 有时也称为造影脉冲序列成像（contrast pulse sequence，CPS）。该技术优势是显示强度高、持续时间较长、相应造影剂用量较少。

（四）三脉冲组织运动消除法

由于双脉冲的回波信号提取方法常受组织运动的干扰，使得组织基波信号不能有效消除，因此三脉冲组织运动消除法（three transmissions for tissue motion suppression）应运而生。对于反向脉冲成像，可以发射三个交替反向的脉冲信号，第一个脉冲信号与第三个脉冲信号相位一致，将第一个和第三个脉冲回波平均后与第二个脉冲回波叠加，两者平均后刚好与第二个脉冲回波完全反向，从而有效地抑制了组织运动带来的影响。对于功率调制成像，第一个脉冲信号与第三个脉冲信号相同，但它们的振幅仅仅是第二个脉冲振幅的一半，然后将第一个和第三个脉冲的回波相加后与第二个脉冲回波相减。而对于功率调制的反向脉冲成像，第一个脉冲信号与第三个脉冲信号相同，但它们的振幅也仅是第二个脉冲振幅的一半，此外它们与第二个脉冲反相，然后将三个脉冲的回波相加来实现造影成像。

（五）造影跟踪法

造影跟踪法（contrast tracking method），即微血流成像（microvascular imaging，MVI）或微血流成像（micro flow imaging，MFI）。首先通过多脉冲成像的方法，获得具有高分辨力、高灵敏度和实时显影特点的图像，再通过测量连续几幅图像中的影像变化，剪影消除背景组织信号，提取在血流中微弱的微泡信号，从而勾画出微泡在微血管内移动的轨迹。该技术能够显著提高血管造影的清晰度，获得生动的组织微循环灌注形态。

（胡　兵　伍　星）

参 考 文 献

刘吉斌，王金锐 . 2010. 超声造影显像 . 北京：科学技术文献出版社 .

Blomley MJ，Sidhu PS，Cosgrove DO，et al.2001. Do different types of liver lesions differ in their uptake of the microbubble contrast agent SH U 508A in the late liver phase? Early experience. Radiology，220（3）：661-667.

Burns PN，Wilson SR，Muradali D，et al. 1996. Intermittent US harmonic contrast-enhanced imaging and Doppler improve sensitivity and longevity of vessel detection. Radiology，201：159.

Powers J，Averkiou M. 2015. Principles of cerebral ultrasound contrast imaging.Front Neurol Neurosci，36：1-10.

Simpson DH，Chin CT，Burns PN.1999. Pulse inversion Doppler：a new method for detecting nonlinear echoes from microbubble contrast agents. IEEE Trans Ultrason Ferroelectr Freq Control，46(2)：372-382.

第二篇
诊断与治疗篇

第六章　超声分子影像学在疾病诊断中的研究应用

第一节　肿瘤超声分子成像

一、肿瘤血管生成超声分子成像

实体肿瘤在生长与转移的过程中均依赖新生血管形成，血管新生在肿瘤生长及转移过程中扮演了一个至关重要的角色，并成为了肿瘤影像诊断和治疗领域极具发展前景的研究方向。许多与新生血管信号通路和肿瘤新生血管相关的特异性分子标志物已经被人们所识别，并作为靶标应用于肿瘤的分子影像学研究中。随着靶向肿瘤分子标志物的超声造影剂的应用，靶向对比增强超声成像（超声分子成像）技术已成为一种富有吸引力的成像模式，可在分子水平无创性评估肿瘤血管新生。与其他成像方法相比，超声分子成像技术具有诸多优势，如高时间及空间分辨率、无创性、实时成像、相对廉价、无离子辐射及较强的实用性等，使其在肿瘤成像和药物治疗方面具有广阔的应用前景。

（一）肿瘤血管生成

1. 概念和机制　肿瘤血管新生是指从已经存在的血管内或者由循环系统中的血管内皮干细胞长出新生血管的过程。癌组织中微血管的增加可促进癌细胞的合成代谢，为肿瘤细胞快速增长及物质代谢提供物质基础。同时，在肿瘤发展的过程中形成的以病理性血管生成为特征的慢性血管高渗性（CVH）会使得肿瘤细胞容易进入血循环从而形成远处转移。新生血管可促进肿瘤生长、浸润、转移和诱导血管生成，是肿瘤形态学的变化基础，微血管密度（microvascular density，MVD）越高，进入循环的肿瘤细胞数及其诱发微血管形成的能力越强，故而微血管密度可以是评价血管生成状态的“金标准”，同时也是反映恶性肿瘤细胞生物学的因子。

1971 年，美国学者 Folkman 提出了肿瘤生长依赖血管新生的理论假说后，关于肿瘤血管新生的研究便迎来了新纪元。血管新生是实体肿瘤生长和转移的关键因素之一，也是人们认识肿瘤生长过程及开展肿瘤治疗的一个重要途径。肿瘤血管的形成方式多样，分子机制复杂，是涉及多因子的复杂过程，当实体瘤体积超过 1 ～ $2mm^3$ 时，其生长和转移均需通过血管新生获得氧和营养，同时还利用其作为转移通道，通过血液循环将原发灶癌细胞送至靶器官。

对于肿瘤血管新生的认识最初只是个机械的解剖学概念，而在近年来的研究中发现，肿瘤血管新生完全是一个动态的过程，其中包括细胞与细胞之间、细胞与细胞基质之间不断的相互作用、传导信号，进一步迁移、增殖、伸展并形成管腔等。伴随对肿瘤血管新生研究的进展，几种与新生血管形成信号通路相关的分子标志物被确认，这些分子标志物已经成为分子显像和定量评价肿瘤血管新生的靶标，而且，这些分子标志物的发现还使人们意识到针对肿瘤血管可进行靶向性抗肿瘤治疗。近年来，一系列的抗肿瘤血管新生（如针对血管新生抗体和小分子抑制剂）或抗肿瘤血管治疗（如可抑制新生血管形成同时还可破坏已存在的肿瘤微血管的小分子抑制剂）策略已成为最有潜力的肿瘤治疗手段。

2. 肿瘤新生血管形成的过程 肿瘤血管生成是一个动态演进、多种机制共同参与的过程。新生血管网络的形态与功能在肿瘤生长不同阶段表现出不同的特点。大多数研究认为肿瘤的发展过程可分为两个阶段。无血管阶段的肿瘤主要是处于休眠期的小而隐匿性的病变，肿瘤细胞主要依赖邻近的微血管系统进行简单物理弥散来获取营养物质，生长缓慢且凋亡率高。肿瘤生长到一定大小后，一小部分休眠期肿瘤细胞进入有血管阶段，开始呈对数生长，肿瘤体积迅速增大并开始转移。血管新生是受许多因素调节的多步骤的复杂过程。在血管新生起始阶段，许多促血管生成因子（如血管内皮生长因子、血小板源性生长因子、纤维生长因子）和蛋白酶（如基质金属蛋白酶、半胱氨酸蛋白酶、血纤维蛋白溶酶原）被分泌到肿瘤间质组织中，导致周围血管基膜被降解，同时伴随平滑肌和内皮细胞增殖和迁移，然后内皮细胞排列、重建直到在肿瘤中形成新的血管和血管网。

3. 肿瘤血管形成的方式与机制 肿瘤血管的形成方式多样、分子机制复杂，是涉及多因子参与的多步骤过程，如图 6-1-1 所示。其形成方式及相关机制主要分为以下几类。

(1) 内皮依赖性血管：是长久以来较为经典的一种肿瘤血管生成方式，是一类血管内壁由分化成熟的内皮细胞覆盖的一类内皮化血管，肿瘤细胞不参与血管壁的构成，主要由肿瘤性毛细血管内皮细胞芽生、脉管共同选择、微血管套叠式生长三种类型组成。

1) 肿瘤细胞毛细血管内皮细胞芽生：出芽式血管生成（sprouting angiogenesis，SA）是指通过出芽的方式生出内皮细胞排列围成的肿瘤性毛细血管；是指肿瘤血管起源于已存在的内皮细胞，通过出芽的方式形成新的肿瘤性毛细血管的过程；也可认为是一种血管从头生成的过程，其血管起源于已存在的内皮细胞，主要步骤包括血管内皮细胞的增殖、迁移及管状血管结构的形成。正常成体的血管内皮细胞处于相对静止的状态，只有 0.01% 的血管内皮细胞在特定条件下发生分裂增殖，更新速度也极为缓慢（250 ～ 300 天），然而当周围组织微环境的平衡被打破后，在促血管生成因子的作用下，一些静止的血管内皮细胞被激活，其增殖周期可短至几天，原有的血管基膜和细胞外基质（extracellular matrix，ECM）发生局部降解和重构，内皮细胞通过 ECM 定向迁移至新部位并随之增殖和分化，最终形成新的 ECM 及管腔结构。在这些过程中，内皮细胞及其周围组织受到了多种因子的调节，其中血管内皮生长因子 / 血管内皮生长因子受体（vascular endothelial growth factor/vascular endothelial growth factor receptor，VEGF/VEGFR）通路是引导宿主血管进入肿瘤的重要途径，也是诱导内皮细胞增殖最重要的因子。VEGF 是一种血管内皮细胞特异性丝裂原，能特异性促进内皮细胞分裂增殖，包括 VEGF-A、VEGF-B、VEGF-C、VEGF-D、VEGF-E。在大量动物实验中，VEGF 过表达可引起小鼠移植瘤微血管密度增高；反之，若抑制 VEGF，肿瘤血管生成及肿瘤生长则受到抑制。近年来发现，VEGF-A 通过诱导已有的毛细血管舒张和通透性增加，使血浆蛋白外渗并形成临时基质，有利于内皮细胞迁移和管腔形成。与此同时，VEGF-A 还可以通过诱导内皮细胞增殖、血纤维蛋白溶酶原及金属蛋白酶增加，降解阻碍内皮细胞迁移的细胞外基质来促进肿瘤血管生成。VEGF 高表达于人类的各种肿瘤中，其中 VEGF-C 是鳞癌的危险因素，VEGF-A

则是腺癌的危险因素。

另外，基质金属蛋白酶（matrix metalloproteinases，MMPs）是细胞外基质重构最重要的蛋白水解酶，在肿瘤中发挥作用的主要是 MMP-2、MMP-9、MMP-14。基质金属蛋白酶可以使血管基膜发生结构重构，降解细胞外胶原，同时释放被胶质束缚的血管生成因子，增强生物利用度。研究表明，MMP-9 的高表达与微血管密度增高有关。

2）脉管共同选择：20 世纪 80 年代，就有学者提出肿瘤通过合并宿主血管来获得自身血管网的假设，但直到 1999 年才被 Holash 模型所确认，在这一模型中，Holash 发现脉管共同选择仅限于肿瘤形成的起始阶段，但人类恶性肿瘤形态学证据提示脉管共同选择存在于原发和转移性肿瘤生长过程的始终。有人发现在皮肤黑色素瘤生长过程中没有血管直接长入的迹象，通过合并肿瘤周围结缔组织中的大片血管丛以维持肿瘤生长。内皮细胞在脉管共同选择过程中控制的主角是 VEGF，在脉管共同选择中，由于 Ang-2 的上调破坏了 Tie-2 和 An-1 之间的相互作用，从而引起血管壁的去稳定化。

3）微血管套叠式生长：与出芽式血管生成完全不同，微血管套叠式生长（intussusceptive microvascular growth，IMG）是在已有的血管管腔内插入间质柱状结构，使原有的血管腔被分割，以形成新生血管腔。这一过程中内皮细胞数量几乎没有改变，形成血管速度更快，可在数小时甚至数分钟内完成，不依赖内皮细胞生长、基膜降解和结缔组织浸润。这种形成方式最早于肺发育过程中发现，研究表明可能存在于所有器官中，也存在于组织修复和肿瘤血管形成中。微血管套叠式生长的主要过程有以下几个步骤：①两侧相对应的内皮细胞膜逐渐靠拢并发生接触形成内皮间相连；②接触面的细胞膜变薄，同时在细胞质压力下出现小孔，孔状结构逐渐变大，从而形成通道；③成纤维细胞和周细胞组成的间充质细胞会形成柱状间隙和血管组织结构；④柱状间隙结构直径增大，内皮细胞萎缩，从而形成两支独立的分支血管；⑤动静脉分化过程，这是动态、周而复始的过程。与毛细血管内皮细胞芽生相比，套叠式生长只对已经存在的血管起作用，因此套叠式生长的最重要特征是它仅提高了肿瘤内毛细血管网的复杂性和数量，通过提高肿瘤实体内血管壁的表面积来增加肿瘤进行物质交换的表面积。

套入式血管生成模式对肿瘤抗血管生成治疗提出新的问题，因为目前临床上抗新生血管疗法主要针对内皮细胞的增殖，虽可抑制出芽式血管生成，但对套入式血管生成难以奏效，以上这些信号分子均可成为治疗肿瘤的潜在靶点。

（2）非内皮依赖性血管生成——血管生成拟态（vasculogenic mimicry，VM）：侵袭性生长的恶性肿瘤在无内皮细胞参与下，癌细胞表型可出现转化，通过自身变形直接形成特有的无内皮细胞衬覆的微循环管道，称为血管生成拟态。VM 是近年来发现的高侵袭性肿瘤的一种全新的肿瘤微循环方式，它是高侵袭性肿瘤细胞为了满足自身血供的需求，通过自身变形和细胞外基质重塑而形成的一种类似血管样的通道。VM 的存在与肿瘤的发生、发展、转移及远期的不良预后都有着密不可分的关系。VM 的特点可概括为：① CD34 染色阴性，PAS（periodic seid-schiff）染色阳性；②管道内壁没有发现血管内皮细胞；③由细胞外基质界定的微循环管道；④ VM 和肿瘤微血管相通，其内有血液流动供应细胞生长。

VM 最先是 Fol-berg 等在研究人眼葡萄膜黑色素瘤时报道的。存在 VM 的肿瘤一般具有恶性度高、转移率高、易发生血道转移、临床预后差等特点，可能与血管无内皮细胞衬覆，肿瘤直接与血液接触有关。低分化的肿瘤细胞具有多潜能胚胎样特性，其异位表达血管表型，可能是肿瘤形成拟态血管的重要原因。VM 表现为管状型和基质型两种形式：管状型为无内皮细胞衬覆的运输血液的管道；基质型为富含层粘连蛋白、Ⅳ / Ⅵ型胶原、纤维连接蛋白等细胞外基质鞘形成的环状形式，包绕在肿瘤细胞周围。细胞外基质连接到内皮细胞衬覆的血管以运输液体，形成了液体流动的网格状结构。

研究发现，高侵袭性黑色素瘤细胞的基因型可向多能胚胎样干细胞转化，正是这种转化提高了肿瘤细胞的塑形性，从而能够出现血管内皮细胞样的表型，使其得以模拟内皮细胞形成血管。另外，肿瘤细胞外基质重塑是 VM 形成过程中的一种重要改变，参与重塑的主要是磷脂酰肌醇 -3- 激酶（PI_3K）信号转导通路。肿瘤迅速的增长和血供不足会导致微环境缺氧，然而缺氧并没有阻止高侵袭性肿瘤的生长。缺氧的微环境可以刺激产生 VEGF，从而促使肿瘤血管通透性升高，造成大量血浆蛋白外渗，提供了促进血管生成拟态形成和新生血管的暂时性基质。影响肿瘤生长和浸润的微环境因素除了细胞外基质的结构和缺氧外，还包括肿瘤组织间液体间质压力、pH、氧分压、局部细胞因子的浓度、微血管密度等。此外，蛋白酪氨酸激酶（protein tyrosine kinases，PTKs）、VE-cadherin、环氧合酶 2（COX-2）、组织因子途径抑制因子 2（tissue factor pathway inhibitor-2，TFPI-2）、迁移诱导蛋白 7（migration-inducing protein7，Mig-7）、环磷酸腺苷（cyclic adenosine monophosphate，cAMP）等因子也参与了 VM 的形成。

1）成血管细胞募集：在成人机体内，成血管细胞起源于骨髓的多潜能成体祖细胞（multipotent adult progenitor ceHs，MAPC）。受到 VEGF-A 刺激时，MAPC 在体外分化成内皮细胞。MAPC 还能够产生间充质干细胞，以便将来根据需要分化成壁细胞、脂肪细胞、肌原细胞和骨软骨细胞等。成血管细胞募集是肿瘤组织分泌的促血管生成因子动员骨髓中的循环内皮前体细胞（circulating endothelial precursors，CEP），并且引导它们到达肿瘤局部直接参与肿瘤血管形成的过程。CEP 的动员与募集主要通过 VEGF-A 和 Ang-l 动力学刺激信号系统完成，两者的不同之处是 Ang-1 的刺激较弱、作用持久。CEP 募集有赖于基质金属蛋白酶 -9（matrix metalloproteinase-9，MMP-9）活化后释放的可溶性 Kit 配体（soluble Kit ligand，sKitL），sKitL 能够促进 CEP 增殖并将其动员到外周循环系统。

最新的研究也发现，骨髓来源的内皮祖细胞（endothelial progenitor cells，EPCs）在生理性和病理性血管生成中发挥作用。EPCs 可分化为成熟的血管内皮细胞并募集到肿瘤局部，黏附、插入到周围血管内参与血管新生。与成熟血管内皮细胞相比，EPCs 作为血管内皮细胞的前体细胞，具有迟发性高增殖潜能。在一般肿瘤血管生成的条件下，肿瘤只动员局部邻近的内皮细胞，使内皮细胞以出芽方式形成肿瘤血管。然而，当肿瘤不能从局部动员内皮细胞时，骨髓中的 EPCs 可能是肿瘤血管壁细胞的主要来源。EPCs 需要在多种趋化因子的作用下才能募集、定向迁移到靶组织，参与血管新生，目前认为，VEGF、SDF-1、PLGF、FGF、雌激素等都对内皮祖细胞有动员和募集作用。

2）其他特殊类型

A. 肾小球样血管新生（glomeruloid bodies，GBs）：主要发生在高级别的胶质瘤，是组织学诊断成胶质细胞瘤的标准之一，当然这种形式的血管新生也见于其他类型的恶性肿瘤。但是关于它是代表一种血管新生的加速度形式还是无功能的流产血管依然在争论中。

B. 马赛克血管（mosaic vessel，MV）：是由瘤细胞和血管内皮细胞相间排列在肿瘤血管壁上，共同围成肿瘤的血管腔。在肿瘤的边缘区域，肿瘤细胞群被一团高密度的未稳定血管网络包围，形成机制可能是快速的血管生长但并没有足够的内皮细胞扩增来满足血管内的内皮细胞衬覆。由肿瘤细胞构成的血管生成拟态随着肿瘤组织中内皮细胞的不断分裂增殖，部分肿瘤细胞逐渐被内皮细胞代替，形成了马赛克血管。故而，马赛克血管可能是血管生成拟态和内皮依赖性血管之间的一种过渡形式。

肿瘤生长对血管新生的依赖性已得到了普遍认可。因此针对各种肿瘤新生血管机制可以设计出对应不同靶点的分子探针，实现肿瘤血管的分子显像与靶向治疗。

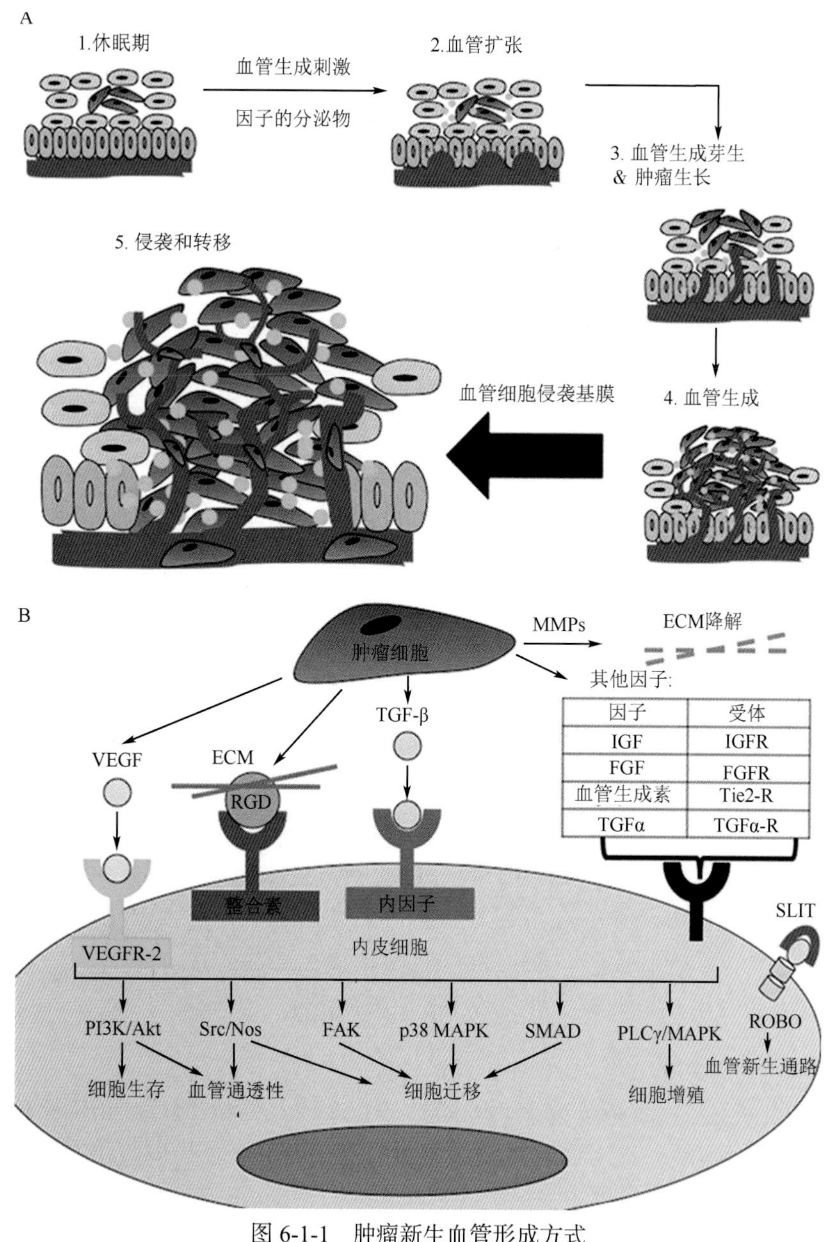

因子	受体
IGF	IGFR
FGF	FGFR
血管生成素	Tie2-R
TGFα	TGFα-R

图 6-1-1　肿瘤新生血管形成方式

（引自 Nature. 2011；473(7347)：298-307）

4. 肿瘤血管新生的重要靶向分子 由于肿瘤血管发育不成熟，内部存在缺氧微环境，从而刺激肿瘤内皮细胞处于持续高度增殖状态，诱导一系列特异性分子表达上调（图 6-1-2）。研究表明，有大量的蛋白质 / 酶参与了肿瘤血管新生的信号转导通路，如血管内皮生长因子受体 2（vascular endothelial growth factor receptor-2，VEGFR-2）、整合素 $\alpha_v\beta_3$（$\alpha_v\beta_3$-integrin），P- 选择素（P-selectin）及血管细胞黏附分子 1（vascular cell adhesion molecule-1，VCAM-1）等。与正常血管相比，这些分子标志物在肿瘤新生血管呈现过表达。诸多研究证实，这些特异性分子在肿瘤的新生血管内皮细胞表面高度表达，而在正常组织表达高度保守。

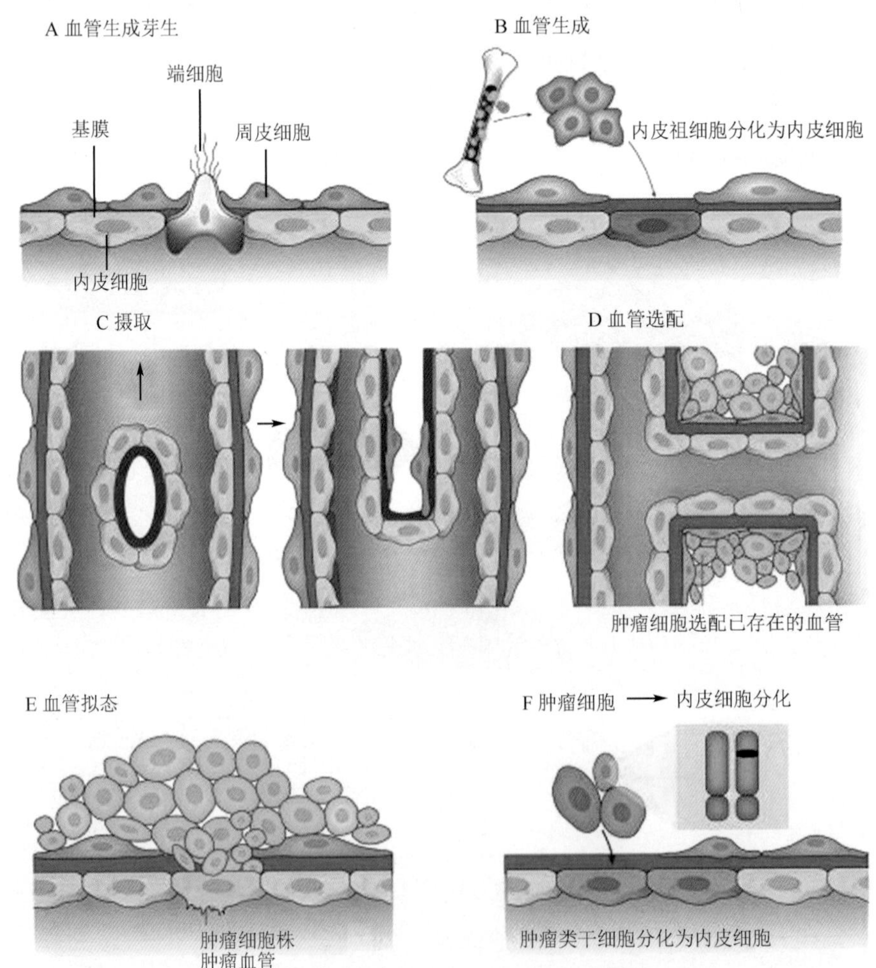

图 6-1-2 肿瘤血管新生通路及相关分子标志物

（引自 Angiogenesis. 2010；13(2)：175–188）

血管内皮生长因子（vascular endothelial growth factor，VEGF）是现已发现的最重要的促血管新生因子，它是一种对血管内皮细胞具有高度特异性的肝素结合蛋白，是内皮细胞的特异性有丝分裂原，作用于特异性 VEGF 受体。VEGFR-2 作为 VEGF 在新生血管内皮上最重要的受体，介导了形成肿瘤新生血管必需的所有内皮细胞功能。VEGF 通过与 VEGFR-2 结合，促进血管内皮细胞分裂、增殖，促使细胞浸润，诱导血管新生。目前认为 VEGF 促进血管新生的机制有：①可以促进内皮细胞迁移和增殖；②是新生血管内皮细胞的抗凋亡因子；③可以增加血管通透性，促进血浆蛋白外渗形成纤维素支架，从而为内皮细胞的迁移和血管的生长提供支持；④可以激活蛋白水解酶系统，包括尿激酶及基质金属蛋白酶，促进细胞外基质降解，从而促进血管新生。其他促进血管新生的因子还有碱性成纤维细胞生长因子（bFGF）、肝细胞生长因子（HGF）、表皮生长因子（EGF）、血管生成素 1（Ang-1）、白细胞介素 -8（IL-8）、血小板衍化生长因子（PDGF）等。

在目前最具特征性的血管新生相关信号转导通路中，VEGF 及其受体所调控的信号通路是研究最多、作用最明确的。VEGF 家族包括 7 种带有 VEGF 同源结构域的成员，其中，VEGF-A 在肿瘤血管新生过程中扮演了重要角色。VEGF-A 是一种同型二聚体，是通过二硫键结合的糖蛋白，包括几种带有不同数量氨基酸残基的亚型。VEGF-A 可结合到两种酪氨酸激酶受体即 VEGFR-1 和 VEGFR-2 中，VEGFR-2 在肿瘤血管生成的信号转导中起直接作用。VEGFR-2 激活能触发多个信号通路网，影响内皮细胞存活、分裂、迁移、分化和血管通透性。在结肠癌、胃癌、胰腺癌、血管肉瘤、乳腺癌、前列腺癌、肺癌等多种恶性肿瘤中，内皮细胞 VEGFR-2 的过表达与肿瘤的进展和预后不良具有明显相关关系。

另一个参与血管生成反应的信号通路由细胞外基质（ECM）和一类跨膜蛋白组成，即整合素家族。整合素既表达于内皮细胞，在血管生成过程中负责调节细胞的迁移及存活，也表达于肿瘤细胞，负责调节肿瘤细胞侵袭及穿过血管壁向外转移。整合素由两条非共价结合链 α 和 β 亚基构成。在哺乳动物中，18 个 α 亚基和 8 个 β 亚基组装成 24 种不同类型且具有不同功能的整合素受体。其中，$\alpha_v\beta_3$ 值得特别关注，它在肿瘤相关的血管内皮细胞中高表达，而在正常血管几乎不表达，因此可成为一种非常有用的专门针对肿瘤新生血管的分子靶标。整合素 $\alpha_v\beta_3$ 通过募集和激活相关蛋白酶（如基质金属蛋白酶，MMPs）在肿瘤的侵袭和转移过程中起重要作用。MMPs 的表达与 ECM 屏障的消除显著相关，ECM 屏障消除造成癌细胞和内皮细胞向基膜侵犯。除此之外，还有多种基质金属蛋白酶特异性参与血管新生过程，包括 MMP-1、MMP-2、MMP-3、MMP-9、MMP-14。几种 ECM 分子，如纤连蛋白和细胞黏合素，也是血管新生的分子标志物。经过剪切后的纤连蛋白变异型和细胞黏合素在肿瘤新生血管周围高表达。经选择性剪切后嵌入纤连蛋白的外部 ED-B 结构域也特异性表达于肿瘤新生血管。细胞黏合素的剪接变异型 Tenascin-C 可与其他 ECM 分子相互作用，在肺癌新生血管中高表达，并参与调节肿瘤细胞迁移、增殖和信号转导。

对血管生成信号通路其他关键因子的识别也是一个新兴的研究方向。其中，转化生长因子 β（TGF-β）信号在胚胎发育、癌变、伤口愈合和血管生成等多种生物学过程中起重要作用。在正常细胞中，TGF-β 通路抑制细胞生长、分化和细胞死亡。与此相反，在恶性肿瘤细胞，TGF-β 信号通路各部分发生突变，使得 TGF-β 调节功能增强，从而促进包括细胞侵袭和血管生成等病理过程的发生。TGF-β 信号通路是通过 TGF-β 结合到 TGF-β 受体来介导的，其中 TGF-β 受体有三类：Ⅰ和Ⅱ型为异质二聚体受体，而Ⅲ型则是同型二聚体受体。内皮因子是 TGF-β Ⅲ型受体，且已被证实参与了血管生成的信号转导通路。内皮因子主要表达于增殖期的内皮细胞，抑制其表达可恢复 TGF-β 通路的生长抑制信号。因在肿瘤血管内皮过度表达，内皮因子是肿瘤血管新生的一个富有吸引力的分子靶标。

对特异性高表达于肿瘤血管内皮的新的蛋白受体进行鉴定，不仅可针对其研制相应的靶向药物，还可将其应用于肿瘤和炎症反应的鉴别。血管新生在炎症反应中也起一定作用，上述分子靶标（如 VEGFR-2，整合素 $\alpha_v\beta_3$ 等）同样也可在炎症相关血管内皮过度表达。因此，对于肿瘤和炎症性血管新生的区分尤为重要。肿瘤形成过程本身也可诱导炎症反应（免疫系统识别癌细胞将其作为异物，然后启动免疫应答），同时炎症反应也可增加癌症发生的风险（某些情况下，如肝炎和胰腺炎时，产生自由基会导致细胞损伤转化）。患者预先存在炎性疾病时，患癌症的风险增加，因此他们就可能在今后需要更频繁地进行肿瘤筛查，如通过分子显像技术检查。通过靶向造影剂（如肿瘤特异性的分子标志物）在炎症背景下鉴别肿瘤就显得尤为重要。二十多年来，人们对于肿瘤血管生成的细胞和分子基础已经有了深入的了解。在针对肿瘤血管生成新型分子靶点的持续研究中，已确定了几种具有潜力的在肿瘤血管内皮的过表达靶向分子，这些靶向分子可被应用于肿瘤显像、分期、治疗处理和监测。

（二）肿瘤血管生成的分子影像学

血管生成是肿瘤发展过程中最重要的病理学变化，对血管生成状态的有效评估能够反映组织微环境状况及生物学形态，评价肿瘤组织对治疗的反应。评价血管生成状态的“金标准”是微血管密度（microvessel density，MVD），但因其有创性、对准确取材的依赖性、离体性、非功能性评价等缺点而未能成为理想的评价血管生成手段。采用各种肿瘤标志物和新的成像技术对肿瘤的新生血管进行可视化及定量研究有助于了解肿瘤的生物学行为，并可在进行肿瘤抗血管治疗时无创地全程监测肿瘤血管生成的状态，从而进行肿瘤治疗的疗效评价。多种影像技术包括光学成像、超声成像（ultrasound，US）、CT、MRI、正电子发射计算机断层扫描（positron emission computed tomography，PET）、单光子发射计算机断层成像术（single photon emission computed tomography，SPECT）、分子影像及多模式成像等均可用于血管生成状态的评价。

分子影像是指利用诸如光学成像、US、CT、MRI、PET、SPECT 等成像技术结合分子标志物对生物体或者细胞的生理病理学进程的可视化、定量展现的方法。可从细胞、分子、蛋白及基因水平研究肿瘤的生物学特性，进行肿瘤治疗疗效评价。分子成像的关键因素之一是靶分子的选择，根据肿瘤血管形成的机制和肿瘤血管结构，可以内皮细胞、血管生成相关基因、血管干细胞、促血管生成因子及受体作为靶向标记形成靶向分子探针，结合相应的成像工具对肿瘤血管的结构及功能进行活体内显像，探索肿瘤血管生成的机制，监测肿瘤血管生成的状态。成功的分子影像除了要有特异性的分子靶点之外，还需要有理想的分子探针及高敏感性成像技术。因此，进一步在分子层面提高血管生成成像水平则需要探索新的血管生成靶点及相应特异配体，进而优化现有的成像分子探针。

分子影像技术中需要应用造影剂和靶向配体结合而成的分子探针，如通过放射性标记造影剂进行 PET 和 SPET 成像。靶向配体可以是一些小分子、肽类、寡核苷酸、蛋白质、抗体片段或抗体。比较简单的造影剂制备是直接在影像学标志物和配体之间结合或插入一个小的链接分子，更深入的方法涉及应用多重标记或使用具有生物相容性的纳米或微米级粒子，如碳纳米管、脂质体、微泡等。肿瘤血管生成的分子显像主要有两种方法，一种是对促血管生成的周围环境或因子显像，如肿瘤缺氧诱导 VEGF 产生，VEGF 然后诱导血管新生，这样就可以针对缺氧或 VEGF 进行显像；第二种方法是通过靶向肿瘤相关血管内皮细胞的特异性靶标进行肿瘤新生血管成像。

在临床前研究中，已有数种针对肿瘤新生血管内皮标志物的造影剂应用于多种成像模式，目前最常用和最具特征性的靶点就是整合素和 VEGFR-2。能与整合素结合的 RGD 氨基酸序列（精氨酸 - 甘氨酸 - 天冬氨酸多肽）已成为多种靶向造影剂的连接配体，如与放射性标记的造影剂结合后可用于 PET 和 SPECT 显像，与携带金属扎的磁性纳米粒子连接后可用于 MRI，与微泡连接后可用于超声分子成像，与荧光标记的造影剂连接后可用于荧光成像。目前，唯一被批准在临床应用的 RGD 靶向造影剂是用于 PET 显像的 ^{18}F-galacto-RGD 示踪剂。VEGF 受体靶向造影剂是通过连接相应的配体、抗体或肽类进行标记。对于血管生成显像的特异性标志物合成的选择主要取决于造影剂的类型和特性。例如，前列腺癌的标志物 PSMA 可同时表达于前列腺癌细胞和前列腺癌相关的血管内皮细胞。因此，针对此靶点，将可漏出于肿瘤微血管外的小分子或抗体连接到造影剂表面进行肿瘤细胞靶向显像，在这种情况下，通过对造影剂信号的定量分析不仅可精确评估肿瘤血管新生情况，而且可评估整个肿瘤情况。然而，一些大尺寸的粒子，如微泡（脂质充气微泡，直径 1 ～ 4μm，一种超声造影剂）仅停留于血管内，只与表达于前列腺癌血管内皮的特异性 PSMA 结合，对其的定量分析就仅仅反映前列腺癌血管内皮 PSMA 的表达水平。

分子成像技术除了常规应用于诊断和肿瘤分期外（目前主要是在 PET 和 SPECT 中应用），还可通过对体内肿瘤分子标志物表达的定性和定量分析（包括血管新生的标志物），还可应用于指导特异性的靶向治疗，并且通过靶向分子可直接监测治疗效果。例如，在针对 VEGFR-2 进行靶向治疗时，可首先观察到 VEGFR-2 的表达下调，这种变化通常比肿瘤细胞死亡或肿瘤体积缩小更早出现。因此，通过分子显像技术可提供比形态学观察更为早期的评估手段，可避免因持续采用无效的治疗手段给患者带来不必要的副作用。

常用的几种分子成像技术中，PET 和 SPECT 显像均涉及离子辐射，不适合于反复检查的情况（如疾病筛查），因为会导致周围环境辐射剂量增加而损害患者健康。MRI 没有离子辐射，但价格较为昂贵，并且要实现敏感定量需要使用大剂量存在毒副作用的靶向造影剂。相比于这些成像模式，光学成像具有灵敏度高、成本低等优势，但其主要局限性是光的穿透性较差和体内屏蔽效应，使该技术不可能达到体内深部成像的效果（应用局限于浅表组织器官成像，如皮肤癌成像、食管或结肠内镜成像，或者是膀胱癌内镜成像）。从这些方面来讲，靶向超声分子成像具有更好的应用前景，因为超声成像成本低廉，可提供实时对比影像，而且具有相对较深的组织穿透性，没有离子辐射，应用广泛而简便。这些优势使超声分子成像可成为一种新型的分子影像技术，用于需要进行频繁成像的情况（如在癌症高风险患者中进行早期筛查）和治疗监测中。各种分子成像技术优缺点如图 6-1-3 所示。

	PET	SPECT	MRI	CT	US	Optical
价格	$ $ $	$ $	$ $ $ $	$ $	$ - $ $	$ - $ $
空间分辨率	1~2mm	2~4mm	10~100μm	50μm	50μm	≥1mm
穿透深度	无限制	无限制	无限制	无限制	数厘米	≤1cm
成像时间	数分钟	数分钟	数分钟至数小时	数分钟	数秒至数分钟	数秒至数分钟
其他特性	√整体成像 √高灵敏性 ×离子辐射	√整体成像 √高灵敏性 ×离子辐射	√整体成像 √解剖成像 ×低灵敏性	√整体成像 √解剖成像 ×离子辐射 ×现无分子显像剂	√实时成像 √解剖成像 ×操作依赖性 ×无法成像骨组织和肺组织	√实时成像 √高灵敏性 √高产量 ×表面成像 ×检测标志物有限的半衰期(如荧光探针)
对比剂标志物	^{11}C,^{18}F,^{64}Cu,^{68}Ga	^{99m}Tc,^{123}I,^{111}In,^{177}Lu	Gd^{3+},^{19}F,IOs,SPIOs,MnO	碘,钡,氪,氙	微泡	荧光分子染料,光吸收性纳米粒

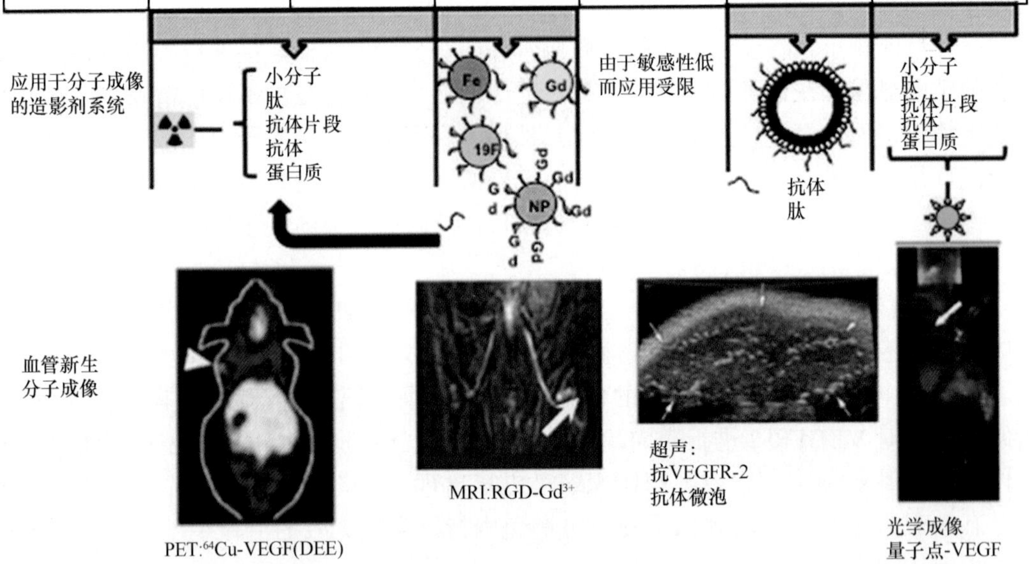

图 6-1-3　各种分子成像技术优缺点

（引自 Angiogenesis. 2010；13(2)：175–188）

（三）肿瘤血管生成的超声分子成像

1. 超声分子影像学原理　对比超声造影技术是通过接收、分析和显示造影剂的反射、散射等声学信号而成像。超声微泡是一种由生物相容性材料（如清蛋白、半乳糖、脂质、多聚物）外壳包裹惰性气体（如氟碳气体，六氟化硫、氮气等）构成的造影剂，是目前应用最为广泛的超声造影剂。在超声作用下，微泡的气态内核产生很强的反射回波，使造影剂与周围背景组织间出现明显的信噪比。同时，也由于这些微泡微米级的尺寸（通常保持在直径 1 ～ 4μm），使其滞留于血管内而不会溢出到血管外。因此，微泡很适合于对高表达在肿瘤血管内皮细胞的血管新生标志物进行成像。

超声微泡已安全地在临床上应用，如对肝脏的局灶性病变进行定性和定量分析等。经静脉注射后，微泡在体内并不会融合形成栓子，而是被溶解破坏，残留部分也能很容易被代谢或排出体外。同时，对其在体内生物学分布的研究表明微泡在循环系统中滞留时间很短，并能够迅速地被网状内皮系统（RES）所清除。为了延长微泡在体内循环时间，可在微泡外壳包被类似 PEG 的聚合物，可使微泡更为稳定、防止聚集及帮助其逃脱机体的免疫监控。

为了实现超声分子成像，可将微泡造影剂与功能性配体（如抗体、肽段）连接，这些配体与感兴趣区域的分子标志物具有较高的亲和力。这些配体可通过化学键与微泡链接（如生物素 - 链霉素亲和素系统），也可在微泡制备过程中或制备后直接整合到微泡外壳上。而且配体通常是连接在微泡脂质外壳的 PEG 臂上，这种化学连接的方法对于靶向微泡向临床应用转化非常重要，实验中采用的链 - 亲和素法会产生免疫反应和过敏反应，因此是无法应用于临床的。其他方法如马来酰亚胺 / 硫醚法、酰胺法或直接插入脂质相关分子等在设计临床应用靶向微泡时也可作为有潜力的靶向连接策略。

随着超声微泡的出现，超声成像系统也经历了技术革新，低频超声可将微泡信号与组织信号完全分离开。在较低频率的超声作用下，微泡产生非线性信号，可轻易将其与周围的组织信号区分开来。目前，大多数超声对比成像系统都能检测非线性信号，对微泡信号进行探测和定量分析的现代超声造影技术也在广泛应用中。

2. 超声分子成像技术对肿瘤血管生成的评估 在对肿瘤的超声分子显像研究方面，国内外科研者已做出大量工作，而且他们选择的靶点都是肿瘤的新生血管系统。与正常组织内皮细胞相比，肿瘤血管内皮细胞 VEGFR-2 的表达明显增高，因此其可成为肿瘤血管生成分子显像和治疗领域极具潜力的分子靶标。VEGF/VEGFR-2 的表达强度和表达率已被看做是评估肿瘤预后与转移的指标之一，这两者亦成为抗肿瘤血管生成治疗的重要靶点。Rychak 等将结合有 VEGFR-2 单抗的微泡造影剂注入荷瘤小鼠体内，经高频超声成像发现，肿瘤新生血管区域信号明显增强，图像分辨力显著提高。Palmowski 等研究了多靶定量的能力及其评价抗血管生成疗效的可行性，发现连接 VEGFR-2 和 $\alpha_v\beta_3$ 双配体的靶向造影剂在肿瘤组织的积聚明显高于非靶向组，多标记成像能在同一成像期间成功进行；同时还进一步表明，肿瘤在处于增长阶段时，VEGFR-2 和 $\alpha_v\beta_3$ 的表达明显增加；而经基质金属蛋白酶抑制剂（matrix metalloproteinase inhibitor）治疗后，两种标志物的表达明显减少，故而证实了靶向超声对肿瘤血管新生分子成像与体内疗效评价是可行的。

Ellegala 等把在转移性肿瘤和内皮源性肿瘤的新生血管中高度表达的整合素 $\alpha_v\beta_3$ 的抗体与微泡相连接，制得抗 $\alpha_v\beta_3$ 靶向微泡，用以显像大鼠恶性神经胶质瘤模型，结果显示胶质瘤明显强化，尤以其外围 $\alpha_v\beta_3$ 高表达区域为甚；Dayton 在体外试验中用三种不同膜材料的抗 $\alpha_v\beta_3$ 靶向微泡造影剂，与普通微泡对比显像表达 $\alpha_v\beta_3$ 的单层培养细胞，发现靶向造影剂的增强效果显著优于普通微泡，说明抗 $\alpha_v\beta_3$ 靶向微泡造影剂对探测新生血管具有更高的敏感性；Weller 等利用能与肿瘤新生血管内皮细胞高度结合的三肽精氨酸 - 精氨酸 - 亮氨酸（arginine-arginine-leucine，RRI），作为配体与微泡连接，显像小鼠 PC3 肿瘤，同样发现肿瘤新生血管区域相对正常组织血管区明显增强；Lee 等把 VEGFR-2 作为配体与超声造影剂连接，制成靶向 VEGFR-2 造影剂，显像小鼠 67NR 乳腺癌模型，结果靶向微泡比非靶向微泡在肿瘤内表达高，且发现靶向微泡与肿瘤组织 VEGFR-2 表达呈相关性，而与肿瘤血管多少无相关性；国内卓莉莎等制成携前列腺特异性膜抗原（PSMA）抗体和携血管内皮生长因子（VEGF）抗体的靶向超声造影剂，建立荷人前列腺癌裸鼠模型，对其特异增强显像，发现 VEGF 抗体介导的靶向超声造影剂在体内可以有效特异性地与前列腺肿瘤新生血管内皮细胞结合，可作为诊断前列腺癌的靶向造影剂。上述研究总的说明，通过选择对肿瘤新生血管具有高度亲和力的特异性配体修饰微泡造影剂，可以从对肿瘤新生血管功能性显像的角度，实现超声对恶性肿瘤及转移灶的早期诊断；并有利于超声引导下活检时对瘤组织生长活跃区的准确选择。

大量临床前研究表明，在小鼠模型上可应用靶向微泡观察人肿瘤的血管生成情况。超声分子影像学研究常用的靶向微泡包括能靶向结合于 VEGFR-2、整合素 $\alpha_v\beta_3$ 及 CD105 的微泡，与非靶向微泡相比，这些靶向微泡在肿瘤组织高度蓄积并产生更强的对比信号，而且这些影像学结果与免疫组化、免疫印迹检测的靶向分子标志物表达水平具有相关性。早期研究制备靶向微泡时，主要是采用链 - 亲和素法在微泡表面连接靶向血管生成分子标志物的单克隆抗体。后来有些研究开始转向对微泡进行表面修饰使得其更适用于临床。其中一种方法是应用与靶标具有高亲和力的小分子肽片段修饰微泡，与单克隆抗体相比，小分子肽更能提高微泡的超声显像效果，因其较小的尺寸可允许更多数量的靶向微泡结合到目标区域，且其高亲和力的特性还可提高微泡的靶向结合效率，这种微泡的靶向效果在 Willmann 等的研究中得到验证，他们在小鼠卵巢癌移植瘤模型上发现，与连接 $\alpha_v\beta_3$ 单克隆抗体的靶向微泡相比，连接 RGD 小分子肽片段的靶向微泡产生的超声增强信号是前者的两倍。在研制连接小分子肽片段的具有临床应用可能性的靶向微泡时，还需要考虑微泡和短肽的稳定性，如短肽片段要求能不被蛋白酶水解，另外还需要增强微泡的稳定性，这样才能提高靶向结合效率。Jun 等发现连接环状 RGD 肽的靶向微泡（体内循环时间可超过 1h）较靶向连接 AGD 肽的微泡在体内具有更好的稳定性。靶向微泡体内循环时间的延长可为其与靶点的结合提供更充分的时间，以便产生更强的靶向信号，从而提高信噪比。另外一种提高检测肿瘤血管生成超声造影信号的方法是采用双靶向或多靶向微泡，在微泡表面连接两种或以上的靶向配体可增加其与肿瘤新生血管结合的可能性。Willmann 等在微泡表面同时连接 VEGFR-2 和 $\alpha_v\beta_3$ 抗体制备成双靶向微泡，在小鼠卵巢癌移植瘤模型上发现，与单靶向的 VEGFR-2 或 $\alpha_v\beta_3$ 微泡相比，该双靶向微泡能更多地靶向于肿瘤新生血管，这对于肿瘤的早期检测非常有益，因为肿瘤早期由于体积较小，形态学观察没有明显的改变，而新生血管可被检测到。要研制能应用于临床的靶向微泡超声造影剂，有几个必需的步骤，并且要经过严格的临床前测试。Pysz 等在这方面的研究具有很好的代表性，他们研制了一种新型的可应用于临床的 KDR 受体靶向微泡，KDR 受体是对应于小鼠 VEGFR-2 受体的人类肿瘤血管内皮细胞上的受体。设计这种能应用于临床的靶向微泡时，首先是要鉴定和分离具有高亲和力的肽类，然后将该肽片段以不会引起免疫反应的方法连接到微泡表面。有两种类型的肽对人 KDR 受体有高亲和力，将这两种肽再通过一个亲水臂连接形成一个异质的肽，其对 KDR 受体的亲和力会进一步增加，异质肽再与磷脂连接形成磷脂异质肽复合物，然后在微泡制备过程中直接整合进微泡的脂质外壳，从而研制成可应用于临床的商品化靶向微泡。意大利 Braco 公司研制了这种微泡，即 BR55。接下来需要对连接肽片段的 KDR 靶向微泡在动物模型上进行相关测试，这个过程也具有挑战性。对人肿瘤血管内皮靶点具有高度亲和力的 KDR 微泡不一定能识别动物模型上对应的靶点。因此，需要在细胞实验中通过交叉反应测试肽类能跟人和小鼠 VEGFR-2 蛋白靶向结合的亲和力。Pysz 等在细胞实验中通过交叉反应，验证了 KDR 靶向微泡在有一定流体剪切力的条件下，能黏附到 VEGFR-2 表达阳性鼠和人肿瘤血管内皮细胞，而非靶向微泡与两种细胞都不能结合，说明靶向微泡与细胞的结合具有特异性。另外，采用鼠 VEGFR-2 的抗体对该受体进行封闭后，KDR 靶向微泡也不能靶向到 VEGFR-2 表达阳性细胞。Pysz 等随后在人结肠癌小鼠移植瘤模型上，应用小动物超声显像系统证实了 KDR 靶向微泡的靶向显像效果。这种靶向微泡在临床应用前，还需要进行安全性和毒性测试。目前已有几种非靶向超声造影剂应用于临床，因此初步的安全性已经验证。另外，靶向微泡还需要进行体内生物学分布的检测。Willmann 等采用微型 PET 动态扫描对 VEGFR-2 靶向氟碳脂质微泡在小鼠体内的生物学分布进行了分析，将 VEGFR-2 抗体进行放射性标记后作为靶向微泡的体内示踪剂，然后以微型 PET 显像微泡在体内的生物学分布情况，影像结果表明微泡在肝脾蓄积，说明靶向微泡主要被网状内皮系统清除。注射到体内 3 ～ 5min 后，50% 的靶向微泡被从血液循环中清除，30min 后，大约 95% 的靶向微泡被清除。在应用于临床前，最后还需要在数种动物模型中进行靶向微泡毒性实验。

超声分子影像学技术还可应用于监测抗肿瘤血管生成治疗的效果，目前已有在小动物移植瘤模型中的研究报道。Korpanty 等以 VEGFR-2 或内因子靶向微泡观察了 VEGFR-2 单克隆抗体对小鼠胰腺癌移植瘤的治疗效果，他们发现经抗血管生成治疗后，靶向微泡在肿瘤部位的蓄积量下降，且跟肿瘤部位相应分子靶标的表达水平之间存在相关性。Pysz 等在人结肠癌小鼠移植瘤模型中发现，抗血管生成治疗 24h 即可观察到 KDR 靶向微泡的超声显像信号在肿瘤部位有明显减少，而且这种变化出现在肿瘤体积大小改变之前。因此，超声分子显像技术在监测抗肿瘤血管生成治疗效果方面具有很大的优势，可在肿瘤出现能被观察到的形态学改变之前进行评估。

BR55 是首个应用于临床评估中的靶向超声造影剂，它是将靶向 VEGFR-2 的异二聚肽整合到磷脂壳内形成的靶向微泡。研究表明 BR55 在乳腺癌、前列腺癌的移植瘤新生血管中有很强的靶向聚集性，能在结肠癌移植瘤模型中观察并敏感地反应抗血管生成的治疗效果。目前已在前列腺癌患者中开展了 BR55 的 0 期临床试验，以期对 BR55 的毒性及有效性进行评价。另外，还发现 BR55 能够鉴别两种不同的乳腺癌的血管活性，可用来评价小尺寸乳腺癌的新生血管能力。除此之外，应用 BR55 的超声分子影像技术能在转基因动物模型中敏感地鉴别良恶性肿瘤，可精确地检测原位导管癌和浸润性乳腺癌。在超声引导下介入操作的临床研究中，BR55 可用于确认前列腺癌病灶中的 VEGFR-2 表达阳性区域。

超声分子显像技术为肿瘤发生、发展过程中的靶向分子进行定性或定量可视化提供了一种全新的科学观察方法与手段，通过探测特异性聚集于病变区域的靶向造影剂的回声强度，可间接量化分析靶组织上相应受体的表达水平。结合敏感粒子声学定量（SPAQ）技术可实现对肿瘤表达受体水平的在体、动态、实时定量分析。超声微泡在组织内被破坏后可以被激发声学发射（SAE）效应检测到，但由于空间分辨率的限制，对待测微泡的大小和饱和度都有要求。建立每毫升体积包含 30 000 个微泡的琼脂模型，取超声连续折叠画面，用高机械指数超声破坏微泡，并用视频密度测量法检测相应的 SAE 效应，发现在每一幅画面中，只有没有被超声破坏的微粒被检测到。说明利用 SPAQ 技术，大大提高了空间分辨率，使得甚至在高浓度下的单个微粒都能被探测到。随后，Reinhardt M 等把与炎症有关的细胞黏附分子抗体作为配体连接在微泡上，利用 SPAQ 技术，显像鼠自身免疫性脑脊髓炎模型，检测经激素治疗后的疗效，结果发现经激素治疗的炎症模型显影明显低于未经治疗的模型。

二、血管外肿瘤超声分子影像学

掌握肿瘤细胞发生、发展与凋亡的在体活动规律，对肿瘤的早期诊治和疗效评估十分有利。超声分子成像不仅可对肿瘤的血管生成进行成像，还能在分子水平直接对肿瘤细胞进行无创、动态、实时、定量观察，并可结合其他分子成像技术，对不同影像信息进行必要的融合，弥补各自的不足。提供既具备高质量的解剖结构定位图像，又具备良好分子水平显像功能的复合图像，为肿瘤的分子影像研究带来革命性的飞跃。

顺应肿瘤分子生物学和现代分子影像学的迅猛发展，人们在肿瘤诊治研究中提出了肿瘤分子靶确认的概念。其实质就是借助现代分子影像学的先进方法选择性地对感兴趣的肿瘤相关分子靶点进行标记，从而实现对肿瘤特异分子靶点的分子成像。由于目前已知的肿瘤特异性分子靶点除了分布于肿瘤血管内皮以外，大多数都存在于肿瘤细胞表面或内部，这就要求，分子探针必须能穿越肿瘤血管达到肿瘤细胞表面，甚至需要穿透细胞膜或核膜，直达感兴趣的靶分子。而且分子探针要对靶分子具有高选择性和特异性，从而以足够高的浓度结合于靶分子并维持足够长的时间以便检测。

研究发现，肿瘤细胞表达的众多受体中，叶酸受体在肿瘤表面表达程度最高，肿瘤细胞摄取叶酸的能力非常强，而正常组织中叶酸受体的表达高度保守或几乎不能被探及。叶酸受体在卵巢癌、子宫内膜癌、乳腺癌等绝大多数恶性上皮性肿瘤组织高度表达，而在正常组织中表达很低；而且，高度未分化转移性癌表达的叶酸受体水平比非转移性癌还要高。在叶酸受体的配体叶酸与肿瘤靶向研究中，与常用的其他类配体比较，有显著的内在属性优点。叶酸是一种自然存在的小分子物质，稳定性强，相对分子质量仅为 414。与大分子抗体相比，它具有穿透力强、到达靶点速度快、无免疫原性等优点。所有这些特点，预示着以叶酸作为中介的靶向超声造影剂在血管外靶向显像肿瘤方面具有巨大的潜力。

Esmaeili 等将叶酸与携多西紫杉醇纳米粒结合，制成叶酸靶向超声造影剂，发现具叶酸受体阳性肿瘤细胞（SKOV3）摄取叶酸靶向纳米粒的能力显著高于无叶酸靶向纳米粒。Hayama 等将叶酸作为配体与携喜树碱的多聚体微粒结合，制成叶酸靶向微粒造影剂，用普通载药微粒作对照，做细胞摄取实验，发现在 KB 细胞中叶酸受体过表达，且具更强的细胞毒性。伍星等将 DSPE-PEG（2000）Folate 溶入微泡成膜材料中，制备叶酸靶向超声微泡造影剂，进行体外寻靶试验，并与普通微泡组对照，显示该造影剂在体外对高表达叶酸受体的 SKOV3 细胞具有较强的特异性亲和力，有望成为靶向卵巢癌的理想造影剂（图 6-1-4）。

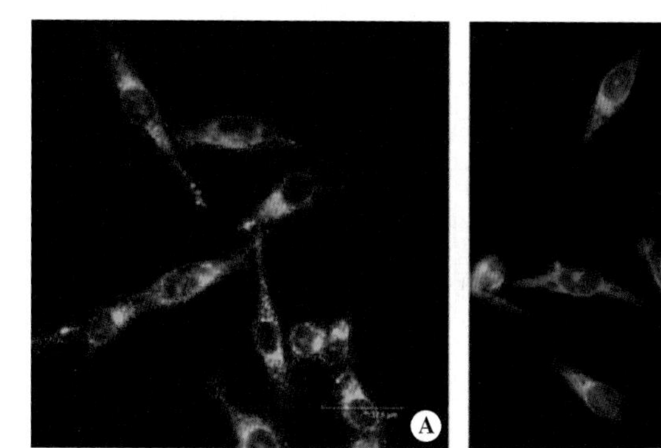
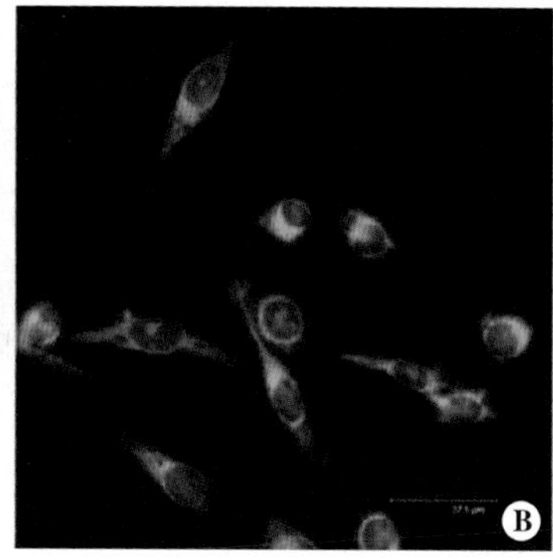
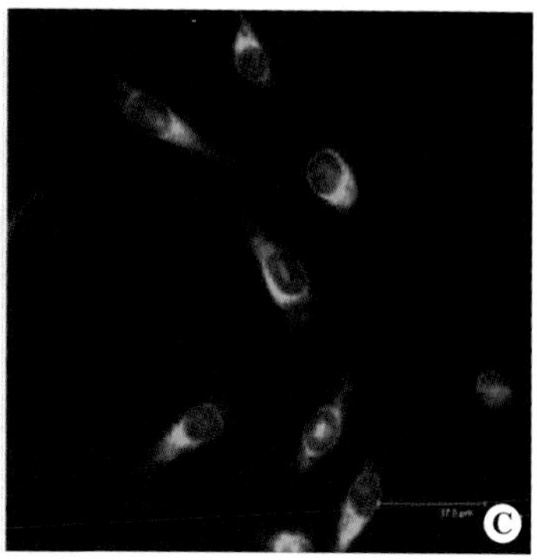

图 6-1-4　叶酸靶向液态氟碳纳米粒体外寻靶 SKOV3 细胞

A. 靶向造影剂组；B. 非靶向造影剂组；C. 游离叶酸干预组

国内学者成功自制纳米级靶向造影剂，中心为液态氟碳，周围为磷脂等成膜材料，并进行了体内外显影实验。其自制的纳米级微球，平均粒径 500nm，能满足通过肿瘤血管内皮间隙的条件，且性质稳定，能在体内长时间显影。体外显影实验，与加入造影剂前脱气水超声显影对比，加入超声造影剂后可见玻璃缸底部沉积的超声造影剂能够增强超声的显影，证实了当纳米级造影剂聚集时能够增强超声显影。体内显影实验，建立兔 VX2 肝肿瘤模型，发现造影剂能够在肿瘤部位聚集，增强超声显影，且具有较长的显影时间，为靶向诊断肿瘤提供了一种新方法。

靶向超声造影剂含有的单克隆抗体可与肿瘤细胞表面的肿瘤相关抗原相结合，可用超声对肿瘤新生物做出诊断、检测转移灶、划分肿瘤表型，这些可为判断肿瘤的预后和选择合适的治疗方案提供重要的信息。Harvey 等用对肝脏有特异性的超声微泡来诊断肝细胞肝癌，他们通过偶联有抗体且对肝有特异性的超声微泡造影剂诊断了一名肝硬化合并肝癌患者，并发现此超声微泡造影剂在诊断慢性肝炎后肝细胞肝癌方面有显著效果。

肿瘤血管外的超声分子成像技术在淋巴系统应用中也有一些研究报道。Hauff 等将含有选择蛋白 L 特异性配体的微泡造影剂注入小鼠体内，结果发现颈部、腹股沟、腋窝、肠系膜和腘淋巴结均可清晰地显影。随后他们又将该造影剂用于犬的腘淋巴结体内显像，也得到了同样结果。郑元义等用自制的聚乳酸 - 羟基乙酸共聚物（poly lactic glycolic acid，PLGA）超声造影剂对增强兔肿瘤淋巴结显像进行了实验研究后指出，PLGA 超声造影剂是一种良好的肿瘤淋巴结显影剂。淋巴结内巨噬细胞吞噬造影剂后导致造影剂在淋巴结内滞留与聚集可能是其能够明显增强淋巴结显影的机制之一。

三、存在的问题和展望

虽然肿瘤分子成像和超声分子成像技术的前景令人鼓舞，但目前仍然面临许多需要解决的问题：①缺乏成熟有效的多靶点和多模态的动态分子成像研究：多模态医学图像融合是信息融合的一个极具特色的应用领域，其意义在于从多源图像的综合应用处理中获得新信息。而不同的分子影像技术各具优缺点，如荧光成像具有安全、高灵敏度及成像系统费用低的优点，但其图像分辨能力具有局限性、缺乏具体解剖结构作为定位的参照，并且组织穿透力较差；PET/SPECT 及 CT 分子成像虽然解剖定位准确，密度分辨力高，但因放射辐射，使用剂量受限，难于重复应用；MRI 分子成像虽然无放射性辐射污染，但成像时间较长，不能实时显像。②缺乏对超声分子成像信号进行在体定位、定量和可视化处理的可靠方法与评估标准；近年发现的敏感粒子声学定量（SPAQ）技术可望实现这一功能。③缺乏对内皮质膜微囊和肿瘤细胞上相关靶分子的超声成像。④缺乏对肿瘤的早期诊断、干预效果及早期评价的超声分子成像研究。

超声分子成像技术联合血管生成相关分子靶标在肿瘤检测和治疗监控中的应用潜力已经确认，但要使该技术应用于临床，还需在几个方面进一步改进，包括设计具有生物相容性的靶向微泡，提高对靶向微泡的定量分析能力，研制能敏感检测靶向微泡的超声成像设备等。首先，在制备靶向微泡时，必须采用不引起免疫反应的化学共价结合法，而非生物素 - 亲和素法，而且需要探索其他配体共价偶联技术以代替抗体连接。其次，在临床应用时，还需要对靶向微泡的定量分析方法进行完善和标准化，选择性检测与靶点黏附微泡的技术有助于靶向信号的定量分析。最后，目前的二维超声成像系统只能对已知的病变组织进行较为有限的评估，新型超声设备和技术可实现对各种不同组织的检测，包括内镜超声、血管内超声、经阴道超声、经颅超声等。三维超声成像的进步在一定程度上克服了二维超声成像视场较为局限的问题，可对分子靶标的表达水平进行更为精确的评估，对肿瘤的检测和血管生成评估也具有非常重要的作用。总之，超声分子成像技术在临床前研究中已经取得了重要进展，该技术一旦应用于临床，将可成为一种极具潜力的手段应用于肿瘤的筛查、诊断和治疗监控。此外，超声分子探针不仅具有作为诊断工具的作用，还可载基因或药物进行治疗，在多学科发展和新技术的推动下，超声分子成像研究将取得新的突破直至应用于临床，为肿瘤的靶向显像、治疗及监控提供一种全新和功能强大的工具。

（李　攀　王志刚）

第二节　炎症超声分子影像学研究

一、炎症反应过程及疾病模型

炎症反应存在于多种疾病中，是一种常见的病理生理过程。动脉粥样硬化、移植排斥反应、肿瘤相关的血管生成及缺血再灌注损伤等疾病的发生发展都与炎症反应有着密切的关系。炎症反应的一个重要组成部分是血液中自由白细胞被激活并向血管外游走，这一过程分为几个步骤。开始是循环白细胞黏附于小静脉壁，此时它们被束缚并开始旋转。白细胞的附壁和旋转最初是由静脉上皮细胞或白细胞所表达的黏附分子的作用所引起的。在旋转过程中，由于白细胞活素的作用，白细胞越来越活跃。结果，白细胞表面表达整合素，可以与被激活的上皮细胞表面受体相作用。这些整合素包括白细胞黏附分子 1、血管细胞黏附分子 1 等。最终，白细胞牢固地黏附在上皮细胞表面，并在化学信号的作用下游走出血管。

目前，随着放射性核素、PET/CT 技术的发展，为炎症病变的评价提供了很多有效的影像学方法。放射性核素炎症分子成像是在炎症形态学改变前的早期阶段即定位病灶，其原理是利用炎症发生后病灶局部血流量增加、血管通透性升高、白细胞穿过血管壁到达炎症灶。目前临床上常用放射性核素标记白细胞成像探测急性、慢性炎症病灶，其灵敏度高、特异性强，素有“金标准”之称，但需采血、分离，标记过程复杂、操作复杂、又易发生交叉感染。PET/CT 现已被用于多种感染病灶的研究，其诊断原理是炎症病灶局部的粒细胞和巨噬细胞的葡萄糖代谢相当高，所以 ^{18}F-FDG（^{18}F- 氟代脱氧葡萄糖）这种正电子放射性药物可沉积在炎症部位，从而实现显像。PET/CT 具有较高分辨率，^{18}F-FDG 能在感染病灶快速沉积，是一种较优越的炎症成像技术，但是其对于炎症的诊断缺乏特异性，定性诊断的能力还不够准确。

因此寻找一种在活体内常规的、能够准确无创地评估炎症并能监测治疗效果的影像学方法意义重大。超声分子成像的目的在于阐明机体疾病的分子及细胞方面的情况。针对炎症反应的靶向超声造影剂分子成像有助于无创评价这些疾病的发生、发展及治疗预后情况。国内外有关炎症的靶向性超声造影显像主要通过以下几种动物炎症模型进行体外及体内实验研究。

（一）肿瘤坏死因子 α 诱导的炎症

1975 年 Carswell 等发现接种卡介苗（BCG）的小鼠注射脂多糖（LPS）后，血清中含有一种能杀伤某些肿瘤细胞或使体内肿瘤组织发生血坏死的因子，称为肿瘤坏死因子（tumor necrosis factor，TNF）。1985 年 Shalaby 把巨噬细胞产生的 TNF 命名为 TNF-α，把 T 淋巴细胞产生的淋巴毒素命名为 TNF-β。TNF-α 又称恶质素。

TNF 主要由活化的单核 / 巨噬细胞产生，能杀伤和抑制肿瘤细胞，促进中性粒细胞吞噬，抗感染，引起发热，诱导肝细胞急性期蛋白合成，促进髓样白血病细胞向巨噬细胞分化，促进细胞增殖和分化，是重要的炎症因子，并参与某些自身免疫病的病理损伤。最初对 TNF 功能的认识仅限于对肿瘤的特异性杀伤作用，后来发现 TNF 也具有免疫调节作用，而且参与某些炎症反应的过程。TNF 的生物活性与白细胞介素 -1（IL-1）十分相似，只是 TNF 的毒性较大，更易引起血管阻塞，抗肿瘤作用更强。低浓度的 TNF-α 主要在局部发挥作用，高浓度的 TNF-α 可以进入血流，引起全身性反应。诱发炎症反应过程中，TNF 有中性粒细胞和单核细胞趋化作用，并使之活化和脱颗粒，释放炎症介质。TNF 作用于血管内皮细胞，一方面提高黏附分子的表达水平，促进对中性粒细胞的黏附作用；另一方面诱使血管内细胞产生其他炎症介质，如前列腺素（PG）、IL-6 和 IL-8 等，与白细胞产生的介质共同引起局部的炎症反应。TNF 诱导的动物炎症模型就是通过局部注射 TNF 从而在局部引发炎症反应，最常采用的注射部位为提睾肌及骨骼肌，因为肌肉组织内血供丰富，容易受 TNF 诱导而引起炎症反应。这种动物炎症模型的成功制备为研究者提供了科学的超声造影分子显像的实验基础。

（二）组织缺血再灌注损伤

1960 年，Jennings 第一次提出心肌缺血再灌注（ischemia-reperfusion，I-R）损伤的概念，指出组织缺血缺氧性损伤不但发生于缺血当时，更主要是发生于恢复血液灌注后。再灌注会引起心肌超微结构不可逆坏死，包括暴发性水肿、组织结构崩解、收缩带形成和线粒体内磷酸钙颗粒形成。1967 年，Bulkley 和 Hutchins 发现冠脉搭桥血管再通后的患者发生心肌细胞反常性坏死。20 世纪 80 年代以来，随着溶栓疗法、经皮穿刺冠状动脉腔内成形术（PTCA）、冠状动脉旁路搭桥术、激光冠状动脉再通术等广泛用于临床，心肌 I-R 损伤引起的心肌舒缩功能降低、再灌注性心律失常、心肌能量代谢变化、心肌超微结构变化等问题越来越受到重视。

心肌缺血最根本的治疗措施是恢复血供，但重建血供本身将在一定程度上引起组织的进一步损伤。组织 I-R 损伤不仅发生于心肌，还发生于肾脏、肝脏等实质性器官。迄今为止，I-R 损伤的机制还没有完全清楚，但是比较公认的有三个：氧自由基的作用、钙超载的作用和活化的中性粒细胞（polymorphonuclear，PMN）的作用。I-R 损伤被认为与 PMN 和血管内皮细胞及组织细胞的相互作用有关。研究表明，再灌注通过 PMN 激活和浸润、细胞因子、自由基释放和钙超载导致组织损伤。I-R 损伤后，PMN 侵入到组织可以引起细胞损伤、坏死和微循环无复流（no-reflow）现象。因此，用一种无创的、准确的方法评价 I-R 损伤的范围和严重程度，以及评价通过减少 PMN 的聚集起到治疗作用的方案有一定的临床价值。

以往的研究中，背向散射积分技术，应变率成像，小剂量多巴酚丁胺负荷超声心动图，^{99m}Tc、^{201}Tl 单光子断层显像（SPECT）是通过观察心肌室壁运动情况和心肌舒缩功能来评价心肌 I-R；磁共振显像（MRI）和心脏超声造影（myocardial contrast echocardiography，MCE）是通过观察心肌血流灌注情况来评价心肌 I-R 的；正电子发射断层扫描（PET）是通过观察心肌代谢异常来评价心肌 I-R 的。上述各种方法都有各自的优缺点，MCE 因为无创、操作简便、廉价、诊断准确性高等优点，目前被认为是最有前途、最理想地评价心肌 I-R 的方法。MCE 是利用造影剂微泡类似红细胞的血流动力学特征，通过检测分析造影剂微泡在心肌微血管中分布而形成的回声情况来判断血流灌注。

近年来，靶向超声造影剂成为国内外研究的热点。通过超声造影剂的炎症性靶向作用，可以使其聚集于靶组织，增强显影效果，从而提高了超声造影分子显像诊断组织 I-R 损伤的特异性和准确性。

（三）血栓形成

血管内皮损伤和内皮“炎症”普遍存在于冠心病、高血压和糖尿病等危及人类健康和生命的三大主要杀手之中。炎症、血管生成和血栓形成是这些疾病的核心病理过程，其中，炎症反应在血管生成和血栓形成的过程中发挥着至关重要的作用，炎症反应有助于组织修复或缺血时血管的重塑。

人们很早就发现白细胞具有黏附血管壁的功能，这种黏附作用在正常状态下是很轻微的，当静脉发生淤滞或者小动脉被压迫闭塞时，内皮细胞表面黏附受体受白三烯 B4、胶原、5- 羟色胺（5-HT）、肾上腺素、激肽、TNF 等物质刺激，而在数分钟内上调，从而增加了白细胞在内皮细胞表面的黏附能力。活化的和黏附在血管表面的单核细胞释放反应性超氧代谢物，这些 O_2- 能使内皮源性舒张因子（EDRF）灭活而降低内皮细胞功能。活化的单核细胞释放出多种细胞因子，包括白细胞介素 -1、TNF 及蛋白水解酶、阳离子蛋白原、胶原酶，损伤内皮细胞，损伤血管扩张功能，并使血小板与中性粒细胞黏附、聚集及激活。白细胞直径约为 8μm，而小的毛细血管直径才 5 ～ 6μm，因此通过微血管时，白细胞的变形能力决定了它在血管中的流通程度，当白细胞活化后，出现伪足突起，细胞质硬度增加，白细胞极易被扣留在微血管内，引起流动迟缓，进一步促进了血栓的形成。另外，白细胞还可以通过释放促凝物质激活因子X起促凝作用，从而加快血栓形成的过程。

原位血栓和血栓栓塞是导致许多心脑血管疾病产生的原因，因此能在活体对血栓形成进行成像，对指导治疗、改善预后有广泛的实用价值。目前有关血栓成像的研究中，光学分子成像技术是通过检测血液中纤维蛋白酶相关分子活动来活体观察纤维蛋白酶的作用，并合成了一种新的人类纤维蛋白酶分子探针，动物实验研究发现，纤维蛋白酶激活的探针导致病灶处的近红外荧光（near-infrared fluorescence，NIRF）信号增强，但是在栓塞和非栓塞的部位都可发现。应用 NIFR 成像系统可以使急性和非急性血栓形成过程中纤维蛋白酶快速成像。但是成像不能在血栓形成之前注射分子探针，而是在临床发现栓塞形成之后注射，这限制了这项技术的发展。磁共振（MR）分子探针（如 EP-2104R，一种纤维蛋白靶向磁共振对比剂）已经成功应用于 MR 分子成像技术，该探针能够直接与血栓中的纤维蛋白结合，而不与血液中的纤维蛋白原结合，可以进行动脉内栓塞的 MR 成像。近年来，随着对血栓靶向性超声微泡造影剂研究的深入，大大提高了超声分子显像对血栓诊断的准确性。

二、炎症性靶向超声造影剂的作用机制

靶向超声造影剂是超声分子成像的基础与关键。超声造影剂连接抗体、配体及一些多肽分子，与体内特定细胞所表达的抗原或受体进行结合，用作靶向分子成像与治疗。靶向超声造影剂即是超声分子探针，通过特异性作用于病变区生物分子组成成分，来突出显示病变部位，从而提高超声诊断的准确性与敏感性。要达到良好的超声分子显像，靶向造影剂的制备是关键。通过主动性和被动性两种靶向机制，可成功制备针对炎症反应的超声分子成像探针——炎症靶向性超声微泡造影剂。炎症靶向性超声微泡造影剂的成功制备为我们提高炎症疾病的诊断水平奠定了基础。这种超声分子成像探针是利用微泡和被激活的白细胞间的相互作用，通过增强超声而特异敏感地显示炎症；靶向微泡可通过补体与白细胞黏附；携带抗体的微泡通过与白细胞表面的免疫球蛋白受体作用使微泡与白细胞的黏附量增加；结合 P- 选择素的微泡可以与内皮细胞或血小板的选择素黏附。当经静脉注入具有这种炎症靶向性超声微泡造影剂后，微泡通过血液循环能够从分子水平识别并较长时间停留于发生炎症反应的靶组织或靶器官，从而在靶点产生特异性显像，可在分子水平无创性地评价炎症性反应，因此能更加显著地提高超声对早期炎症病变的诊断能力。

近年来的国内外实验研究证明炎症性靶向超声微泡造影剂是通过以下几个作用机制对炎症反应发生部位进行靶向显像的。

（一）激活的白细胞与微泡黏附、结合

白细胞中数量最多的是中性粒细胞，中性粒细胞是一种体内特殊的白细胞，它是机体抵御感染入侵因子的第一道防线。中性粒细胞在血液的非特异性细胞免疫系统中起着十分重要的作用，它处于机体抵御微生物病原体，特别是在化脓性细菌入侵的第一线，当炎症发生时，它们被趋化性物质吸引到炎症部位。中性粒细胞具有活跃的变形运动和吞噬功能，其吞噬对象以细菌为主，也吞噬异物。炎症发生和发展的病理生理过程都在微循环中进行，用于灌注成像的微泡可以像红细胞一样在微循环中自由流动，因此当微循环中出现炎症反应时，超声微泡造影剂作为异物也可以被激活的中性粒细胞吞噬。

实验研究证明，组织存在 I-R 损伤或由 TNF-α 诱导炎症的情况下，白蛋白微泡和特定的脂质微泡不能很顺利地快速通过微循环，而是黏附在激活的白细胞上，从而在微循环中滞留。在器官炎症反应的早期，首先是循环池中的白细胞向血管壁的聚集，随后，白细胞穿过血管壁向炎症灶趋化游走。虽然离体实验观察到白蛋白微泡可结合被激活的上皮细胞外的基质，但是，通过活体显微镜在小鼠提睾肌微循环的研究中发现，经 I-R 或 TNF-α 处理后，有大量白细胞黏附在小静脉壁上，此时经静脉注射荧光标记的微泡造影剂，可见微泡结合到黏附在血管壁上的白细胞表面。白蛋白微泡和脂质微泡在受损组织内停留的数量与炎症的严重程度呈正相关；与感染区白细胞的数量相关；小静脉中白细胞的黏附量也与微泡的黏附量呈正相关。

Lindner 等将 TNF-α 注入小鼠阴囊内，建立提睾肌炎症模型，发现白蛋白和脂质微泡通过 β_2- 整合素和补体介导与黏附于微静脉血管壁上激活的白细胞结合，微泡黏附的程度与白细胞的数量有很大的相关性（r=0.84 ～ 0.91），流式细胞术证实微泡黏附于激活的白细胞上。Lindner 等在体外和体内实验研究中发现微泡与激活的中性粒细胞和单核细胞黏附后被吞噬入细胞内，且其声学特性保持不变。因此，当血液循环中的自由微泡被清除后，细胞内的微泡可以被超声发现，可以用来发现炎症发生的部位。此后，Lindner 等将磷脂酰丝氨酸（phosphatidylerine，PS）结合于脂质微泡壳上，发现可以增强补体的活化，从而提高了微泡与激活的白细胞的结合程度。在上述研究的基础上，同课题组成员 Christiansen 等建立了犬心肌 I-R 模型，用结合有 PS 的脂质微泡行 MCE，同样证实该微泡可与黏附于小静脉内皮的活化白细胞特异结合，大量微泡聚集于心肌炎症发生部位，从而可以用 MCE 评价心肌 I-R 损伤发生的范围和严重程度，以及评价治疗这种损伤的新方法。

国内的一些研究学者也将 PS 连接到超声微泡造影剂上，制备成白细胞靶向性超声造影剂，通过建立动物的心肌 I-R 损伤模型，采用延迟显像的方式（弹丸式注入造影剂后 15min 之内不进行 MCE，15min 过后再进行 MCE）对犬 I-R 心肌进行了实时的 MCE 显像，结果发现，I-R 心肌部位的回声强度较其余部位正常心肌的回声强度明显增强（$P < 0.01$），正是因为这种白细胞靶向性超声造影剂被激活的 PMN 吞噬后聚集并停留在 I-R 部位而延

迟排空。同时在本实验中，I-R 损伤心肌组织中检测到大量的髓过氧化物酶（MPO），正是由激活的 PMN 释放出来的，证明了损伤组织处有大量的 PMN 聚集。相关分析结果表明 MPO 与 I-R 心肌靶向显像的回声强度有很好的正相关关系（$0.01 < P < 0.05$），进行标化后，两者的相关关系更显著（$P < 0.01$）。标化后的回声强度是排除了心肌组织结构的散射信号，反应的只是单纯微泡的散射信号，其与 MPO 的显著相关正说明了微泡与激活的 PMN 显著相关。实验证明白细胞靶向性超声造影剂能够对 I-R 心肌进行靶向显像，可以无创评价心肌 I-R 的严重程度。同时，该实验组成员在肾脏组织 I-R 损伤动物模型上也成功实现了白细胞靶向性超声造影剂对缺血再灌注损伤部位的延迟现象，并定量评价其损伤的严重程度。

（二）抗原 - 抗体反应结合（配体与受体结合）

1. 靶向配体与超声微泡之间可以通过共价结合　靶向配体与超声微泡之间主要通过离子键、物理吸附、偶联剂或桥连接介导结合等机制实现配体与微泡的连接。为保证配体的完整性和最大程度上提高靶向微泡的活性，可以在微泡与配体之间插入某些柔软的、可塑型的多聚空间臂或分子桥，如聚乙烯二醇（polyethyleneglycol，PEG）或醋酸酯等，它们可以提高配体的游离端活动度，减少配体间的相互影响，并增加配体在靶组织与相应受体的接触时间和接触机会，而且避免了直接连接时部分配体可能被包埋于微泡外壳材料之中而造成的配体浪费。

实验研究证明，对通过共价结合的靶向超声微泡的研究主要集中在血栓靶向性超声微泡，炎症反应在血栓形成过程中发挥着重要作用。通过在脂膜超声造影剂微泡的外壳连接上能识别血栓表面血小板或纤维蛋白成分的配体，从而与血栓高效结合，以提高血栓诊断的准确性。血栓形成过程中血管内膜受损使内皮下胶原暴露，可以激活血小板和凝血系统，血小板的黏附、活化，以及纤维蛋白原介导血小板间的大量聚集在血栓形成过程中起着关键的作用。活化的血小板膜表面高浓度表达一些 GP 整合素受体，如 GP Ⅱb/Ⅲa 整合素受体等。因此，血栓靶向微泡的构建策略就是将能特异性识别纤维蛋白原或活化血小板表达的受体的配体（肽类、抗体等）连接在微泡表面，从而制备出特异性靶向血栓的超声造影剂，实现血栓的靶向分子成像。国内外学者在体内体外试验中做了许多研究。

Demos 等在体外实验中将兔抗人纤维蛋白原抗体与脂质体微泡相结合制成免疫脂质体超声造影剂，进行体外实验，电镜下观察证实这种造影剂可特异性地识别血栓并与之结合。此后 Hamilton 等也同样将兔抗人纤维蛋白原抗体连接到脂质微泡膜上，并建立了兔左心室血栓动物模型进行动物体内实验研究。结果表明微泡可顺利通过肺循环并迅速聚集于血栓发生部位，增强栓子与周围组织的成像对比度，而且并不引起实验动物血流动力学的改变。Unger 等报道 MRX408，其脂质微泡表面结合有特异性寡肽，与活化血小板的 GP Ⅱb/Ⅲa 受体具有强的亲和力，显微镜下观察发现实验微泡可特异性地结合到血凝块上，并且，这些微泡不仅被血栓周边或表面摄取，而且渗入到血栓团块的深面。研究认为，相对于陈旧性血栓，急性血栓含有更多的表达 GP Ⅱb/Ⅲa 受体的血小板，将黏附更多的微泡。因此，MRX408 也有助于急性与陈旧性血栓的鉴别。Takeuchi 等进行动物体内实验也证实 MRX408 能与血栓特异性结合，明显提高了超声对左心房和静脉内微小血栓的显示，而且，在增强声像图上测得的血栓尺寸也更加符合实际大小。

正常情况下，红细胞、白细胞及血小板表面均带有负电荷，同性相斥，因此细胞之间不聚集。当炎症反应发生时，白细胞表面的电荷会发生一些改变，出现阳离子物质，研究证明脂质体膜表面一定量的阳离子脂类物质能够激活补体，并且增强与补体片段和其他胞内蛋白质的结合，从而促进炎症的发展，同时，这些阳离子物质也为带阴离子电荷超声造影剂微泡的靶向分子成像提供了可能。

6- 氨基肽是 γ- 球蛋白纤维蛋白原的最小功能单位，与抗体相比，它能降低免疫反应，而且，它能与激活的血小板糖蛋白Ⅱb/Ⅲa 受体靶向结合，而新鲜血栓具有大量激活的糖蛋白Ⅱb/Ⅲa 受体表达。研究报道已成功制备出亲血栓性白蛋白氟碳超声微泡，并在体外寻靶实验及体内模型血栓增强显影实验中取得了良好效果，实验证实，连接有肽类配体的白蛋白血栓靶向微泡不仅被血栓周边或表面摄取，而且渗入到团块的深面，但实验中发现，白蛋白靶向微泡的稳定性较差，蛋白质在交连剂的作用下极易变性，不能较长时间保存。脂膜超声造影剂与白蛋白超声造影剂比较而言，从结构特点及造影效果来看，由大分子脂质构成的脂膜比变性白蛋白形成的蛋白质膜更稳定、更有弹性，造影效果更好，持续时间更长，更能满足临床的需要。

国内，夏红梅等采用戊二醛交连法将带有荧光标记的能与血小板 GP Ⅱb/Ⅲa 受体特异结合的 6- 肽（FITC-KV-6）与普通白蛋白氟烷微泡结合，制备出携 6- 肽的血栓靶向白蛋白氟烷超声微泡。在体内试验中，该微泡可以很快在新鲜血栓部位高浓度聚集，实现靶位与背景的高对比率，增强兔腹主动脉内新鲜血栓超声显像效果，从而显著提高对血栓的检出率。

Fisher 等经鼠提睾肌静脉注入分别带有阴性和中性电荷的脂质微泡，在体显微镜观察鼠提睾肌，发现阴离子微泡在微动脉内潴留了 10min 以上，而带中性电荷的微泡几乎未被发现。同时，他们在这两种微泡表面结合 PEG（其能够抑制蛋白质与脂质膜表面的结合），对照组无 PEG，发现在缺少 C3b 的鼠提睾肌中，PEG 可以使阴离子微泡的潴留量减少 70%，流式细胞术证明补体仅黏附于阴离子微泡上。这说明阴离子微泡的潴留是通过激活的 C3b 介导微泡与内皮细胞结合而引起的。接着，他们又应用 MCE 观察了微泡在犬肺动脉和心肌中的潴留情况，证实了只有阴离子微泡在肺动脉和心肌潴留，且潴留时间超过 10min。上述研究证明，阴离子微泡通过与白细胞表面阳离子物质的特异结合有助于炎症疾病的超声分子成像。

2. 靶向配体与超声微泡之间也可以通过非共价结合　国内外研究者发现，炎症反应中，内皮细胞表达细胞膜黏附蛋白免疫球蛋白［血管细胞黏附分子 -1（VCAM-1）、细胞间黏附分子 1（ICAM-1）］和选择素（E- 选择素、P- 选择素、L- 选择素）家族。因此将单克隆抗体或其他配体共价结合于微泡表面，通过识别细胞表达的特异性抗原，加强对两者黏附力方面的研究，可以提高疾病诊断的准确性和敏感性。通过研制出针对上述免疫球蛋白分子的靶向超声造影剂，应用靶向对比超声对炎症部位进行靶向超声分子成像，将有望从分子水平对多种疾病进行早期的评价和诊断。

在非共价靶向超声微泡的构建中，目前多采用“亲和素 - 生物素复合体”(avidin-biotin) 这一最有效的靶向结合系统。此非共价结合法尤其适合于不能够耐受微泡制备过程中的单克隆抗体等大分子配体。由于亲和素对生物素有高度的亲和力，两者可以在生理条件下迅速形成稳定的结合体，且形成的“亲和素 - 生物素复合体”可很大程度延缓单核 - 巨噬细胞系统对靶向超声微泡的清除；另外亲和素具有四个独立的生物素结合位点，可极大地提高信号的强度和探测的敏感性。采用“抗生物素蛋白（亲和素）/ 生物素合体”桥连接构建特异性靶向超声微泡是目前国际上备受青睐的方法。

实验研究证明，通过“亲和素 - 生物素复合体”的化学桥连接作用将特异性的单克隆抗体连接于脂质微泡外壳可以成功构建携带这种抗体的靶向微泡，并且在血栓，心肌、肾及下肢 I-R 损伤等动物模型中成功实现了靶向显像，有效评价了血管内皮损伤的严重程度及功能。

Lanza 等采用亲和素 - 生物素桥连接的方式，将生物素化的抗纤维蛋白的抗体结合在脂质外壳上来构建血栓靶向的超声造影剂。结果显示，体外和体内的实验中，血栓靶向造影剂都能显著增强血栓的回声强度，从而提高血栓检测的敏感性和特异性。

研究发现 P- 选择素可作为一种特异性的缺血记忆成像靶标，因此，多数学者选择其作为靶点进行研究。Kaufmann 等用生物素 - 亲和素 - 生物素配体桥连技术，制备携带抗 P- 选择素单克隆抗体靶向超声微泡，可用于评价心肌 I-R 损伤。在小鼠心肌 I-R 实验中发现，再灌注心肌中靶向微泡的信号强度是普通微泡信号强度的 4 倍多。实验表明携抗 P- 选择素单克隆抗体的靶向超声微泡能在心肌坏死前确定缺血心肌的存在，并能明显增强微泡的显像效果。Lindner 等通过“抗生物素蛋白 / 生物素复合体”的化学桥连接作用将抗 P- 选择素单抗连接于脂质超声微泡表面，制备了携带抗 P- 选择素单抗的靶向微泡 (MBp)。应用该靶向微泡行靶向超声分子显像检查显示，与普通脂质微泡组小鼠、P- 选择素缺陷组小鼠相比，MBp 可使野生型小鼠缺血再灌注肾 CEU 显影明显增强，表明该靶向微泡可有效评价小鼠肾 I-R 损伤。

Villanueva 等将抗细胞间黏附分子 1 (intercellular adhesion molecule-1，ICAM-1) 的单克隆抗体连接于荧光素标记的脂质微泡外壳表面，将这种脂质微泡与培养的人冠状动脉内皮细胞混合，并用培养液灌注。结果显示，这种结合了抗 ICAM-1 的脂质微泡与激活的内皮细胞 (ICAM-1 过度表达）的黏附程度提高了 40 倍。Weller 等对上述脂质微泡做了进一步研究表明，这种微泡与激活的内皮细胞的黏附性高，并且随着微泡表面抗体密度的增加而增强，随着管壁剪切力的增加而降低。Lindner 等报道了一种外壳连接有抗鼠 P- 选择素单克隆抗体的脂质微泡，在 TNF-α 处理的鼠提睾肌炎症模型中，将上述脂质微泡注入提睾肌静脉内，在体显微镜观察证实，含抗 P- 选择素单克隆抗体的微泡量最多，为对照组的 4 倍，同时经 P- 选择素缺乏型鼠颈静脉插管注入这种脂质微泡，发现其在炎症组织中潴留的程度与对照组相同。

国内也有很多学者利用亲和素 - 生物素桥接的方式成功制备了携带抗 P- 选择素单克隆抗体靶向超声微泡，并在心肌、肾、下肢及睾丸组织 I-R 损伤动物模型中成功实现靶向显像，并定量评价了 I-R 损伤的严重程度。

三、炎 症 治 疗

运用对炎症部位有靶向作用的微泡，不仅能无创地评价炎症的程度，诊断炎症性疾病，而且可以利用微泡来携带特殊的药物到达炎症部位，从而达到治疗的目的。针对类风湿关节炎等炎症性疾病，目前研制了具有抗内皮 ICAM-1 和前炎症因子等有效抑制剂，并在美国和欧洲完成临床验证以期用其进行常规治疗。若能利用微泡对炎症部位的靶向作用，将这些抑制剂整合至微泡中，当微泡在炎症部位聚集时，给予超声照射，通过超声的能量破坏微泡，使得药物在病变局部释放出来，不仅能提高药物在病变局部的浓度，使治疗效果显著增加，而且可减少全身的药物副作用。另外，还能够用这种方法通过特定的炎性表面抗原决定簇诊断心肌炎，并评估移植性心脏、肝脏和肾脏的排斥反应。

（景香香）

第三节　动脉粥样硬化的超声分子成像

一、发病机制（炎症学说）

动脉粥样硬化（atherosclerosis，AS）是多种心血管系统疾病最主要、最常见的病理过程。迄今为止，AS 发病机制尚不完全清楚，目前有多种阐述 AS 发病机制的学说，如脂质浸润学说、损伤反应学说、氧化应激学说、血栓形成和血小板聚集学说等，但任何一种学说均有其侧重点，不能单独全面解释 AS 的发生、发展全过程。

近年来，在 AS 发病机制的研究过程中，炎症学说越来越受到广大学者的关注。早在 1986 年，Ross R 教授在损伤反应学说基础上，明确提出“AS 是一种炎性疾病”。1999 年，Ross R 教授再次强调，AS 是一种慢性炎症性疾病。近年来，大量临床和基础研究认为，AS 是一种慢性炎症性疾病，病变始于血管内皮细胞（vascular endothelial cells，VEC）受损和由此引起的内皮功能不良，其病程可长达十几年。其病理变化包括变质、渗出和增生等炎症反应的基本特征，可见大量的炎性细胞和炎性因子的参与，且炎症反应贯穿疾病的全部进程中。

（一）炎性反应在 AS 发生阶段的作用

1. VEC 损伤　研究显示，血管内皮是所有心血管危险因素的共同靶点，且内皮细胞损伤多为功能性损伤，是 AS 发生的启动步骤。通常在病变形成可见 AS 斑块之前的很长时间，已存在内皮细胞损伤。Esper RJ 等研究发现，内皮细胞可产生具有双向功能的分子，使促进与抑制内皮细胞生长的效应达到动态平衡。各种 AS 高危因素，如脂质代谢紊乱、高血压、高血糖等，均可打破 VEC 增殖与凋亡之间的平衡状态，致内皮功能受损、活化及形态学损伤。内皮功能受损，使正常的抗凝、抗细胞黏附和抗氧化功能减弱，其可致血管壁通透性增加，血浆中的大分子物质更容易黏附于血管壁；与此同时，内皮细胞和血小板表达的黏附分子和 MCP-1 增高，引起单核细胞黏附增加，并迁入内皮下间隙，经由表面的清道夫受体等介导，大量摄取氧化的脂质，形成单核细胞源性的泡沫细胞。其他一些细胞，如平滑肌细胞和巨噬细胞也能产生 MCP-1，使单核 - 巨噬细胞在内膜下不断增殖并分化成泡沫细胞，使病灶逐步发展。高血浆胆固醇及一些炎性因子也参与这一过程。OttSJ 等研究发现，内皮细胞功能受损之后，表面的细胞黏附分子表达增加，可促进单核细胞黏附，使得含有细菌的单核细胞从循环血液渗入到 AS 斑块中。

2. 感染　AS 疾病过程主要表现为血管壁的炎症，可由多种病原体引起，血管外感染和血管壁感染是炎性反应的诱发因素之一。目前研究较多的血管内感染病原体包括：肺炎衣原体、幽门螺杆菌、疱疹病毒、巨细胞病毒及人类免疫缺陷病毒等，急性感染能改变血流动力学及凝血 - 纤溶系统；血管系统外的慢性感染可产生血管外炎性因子进入血液循环，引起血管壁的炎性反应，促进远隔部位 AS 的发生发展。血管内炎症则通过局部炎症的刺激导致 AS 发生。

3. 脂质作用　大量研究显示，AS 的发生发展与血脂水平，尤其是血浆胆固醇及三酰甘油水平密切相关。脂质浸润在 AS 的早期过程中起重要作用，特别是经氧化修饰的低密度脂蛋白（LDL），可诱导内皮细胞表达黏附分子、趋化性细胞因子等，促进血液中单核细胞向内皮的黏附及迁移，随后其在内皮下分化为巨噬细胞。经巨噬细胞表面清道夫受体介导，氧化型低密度脂蛋白被巨噬细胞大量摄取，致巨噬细胞内大量脂质沉积。同时，氧化型低密度脂蛋白的细胞毒作用，进一步诱导巨噬细胞凋亡为泡沫细胞，泡沫细胞形成是 AS 病变早期的一个重要标志。高脂血症在 AS 发展过程中，除了直接导致内皮细胞损伤外，还可使内皮细胞通透性增加，这一过程与低密度脂蛋白氧化成为氧化型低密度脂蛋白（ox-LDL）有关。低密度脂蛋白被氧化可使血液中的脂质更容易沉积在内膜，启动巨噬细胞的清除反应和血管中膜 VSMC 的增生，从而形成粥样斑块，最终导致动脉内膜脂纹、纤维斑块和粥样斑块的形成。

4. 高血压　是 AS 发生的重要危险因素，可通过炎性反应促进 AS 的发展。高血压存在时，一方面氧自由基产生增加，一氧化氮生成减少，损伤血管壁，增加白细胞黏附；另一方面，高血压患者血管紧张素Ⅱ水平增高，通过刺激血管平滑肌生长而参与 AS 的形成。这一过程除引起血管收缩外，也能激活炎性反应。高血压时，血浆中过氧化氢、超氧阴离子和羟基等自由基增高，直接损伤血管壁；内皮细胞产生 NO 减少，内皮细胞和平滑肌细胞表达白细胞介素 -6（IL-6）、单核细胞趋化蛋白 1（monocyte chemoattractant protein-1）、血管细胞黏附分子 1（vascular cell adhesion molecules-1，VCAM-1）及细胞间黏附分子 1（intercellular adhesion molecule-1，ICAM-1）等炎性因子，增加白细胞黏附和外周阻力，促进 AS 的发生、发展。

（二）炎症在 AS 进展期的作用

1. 与 AS 有关的炎性因子

（1）TNF-α：是一种主要由巨噬细胞和单核细胞产生的促炎细胞因子，具有广泛的生物学活性，对多种细胞的生长、分化和功能均具有抑制或促进的多重效应。TNF-α 还可通过自分泌方式对其形成细胞进行有效的调节，其主要的生物学活性为引起炎性反应和抗肿瘤发生。研究表明，TNF-α 可通过介导内皮细胞损伤、促进凝血、抑制纤溶、促进黏附分子及基质金属酶表达、促进平滑肌细胞增生等途径，促进 AS 发生与发展。TNF-α 还可促进其他炎性因子的生成，发挥促炎作用。

(2) IL-18：是一种复杂的多功能细胞因子，具有多种生物学活性。IL-18 主要由巨噬细胞、T 淋巴细胞等分泌，可以通过多种途径影响 AS 的发生和发展，包括：① IL-18 高表达区伴有细胞因子 IFN-γ、TNF-γ 等的高表达，IL-18 可能通过诱导干扰素 γ（interferon-γ，IFN-γ）等产生而促进 AS 的发生发展。INF-γ 是由泡沫细胞产生的炎性因子，可阻止胶原合成。② IL-18 可增加基质金属酶的活性，使胶原蛋白降解增加。③ IL-18 诱导产生的大量 INF-γ，再促进生成 IL-8、巨噬细胞炎性蛋白 1 和 MCP-1 等炎性因子，大量炎性因子可形成复杂的链锁作用网，对斑块的形成及破裂均有促进作用。

(3) IFN-γ：又称免疫干扰素，其抗病毒活性较低，是一种较强的巨噬细胞、NK 细胞、血管内皮细胞活化剂，可以增强抗原提呈，活化 T 淋巴细胞，并与多种致炎因子相互作用，可促进粥样病变处炎症反应的发生，加重病变进展。氧化应激反应在 AS 的形成与发展过程中具有非常重要的作用，INF-γ 可诱导生成氧自由基，导致氧化应激反应，并减弱抗氧化物质的作用。IFN-γ 还可降低血管平滑肌细胞胶原蛋白基因的表达，抑制平滑肌细胞增殖，促进平滑肌细胞凋亡，导致基质合成能力下降及降解增多。同时还可调节脂质代谢相关的酶类，影响泡沫细胞的产生。IFN-γ 可上调单核细胞、巨噬细胞，增强巨噬细胞合成胆固醇酯的能力，促进泡沫细胞形成。

(4) 黏附分子：活化的内皮细胞分泌一些黏附分子（cell adhesion molecule，CAM），如细胞间黏附分子 1（intercellular adhesion molecule-1，ICAM-1）、血管细胞黏附分子 1（vascular cell adhesion molecule-1，VCAM-1）等，可介导白细胞与内皮细胞、血小板与内皮细胞的起始黏附，其在 AS 发展过程中起着重要作用。Davies 等研究显示，在 AS 疾病发生的不同过程中，黏附分子的表达量也不同。在脂纹期，ICAM-1、VCAM-1 主要表达于 AS 患者的动脉内皮细胞表面，可促进血液中游离的单核细胞向内皮细胞黏附，进入炎症部位；随着疾病发展，内皮表达黏附分子逐渐减少，而在纤维斑块中其表达增强，提示 ICAM-1、VCAM-1 是 AS 患者的早期病理变化及斑块进展的潜在机制。ICAM-1 等在 AS 早期具有重要作用，高血压、糖尿病、高脂血症等高危因素可损伤内皮，使内皮细胞表达 ICAM-1，促进单核细胞黏附于内皮细胞表面。当危险因素持续存在时，ICAM-1 水平增高，进一步使单核细胞黏附增加，加重局部炎症反应，促使斑块不稳定性增加。

(5) 单核细胞趋化蛋白 1（monocyte chemotactic protein-1，MCP-1）：在 AS 病理过程中亦具有重要作用。MCP-1 是单核 / 巨噬细胞的强作用趋化因子之一，与 ICAM-1 一样，在 AS 早期具有重要作用。目前已知构成 AS 病变的 3 种主要细胞是单核细胞、内皮细胞、平滑肌细胞，这些细胞均与炎症因子 MCP-1 密切相关。MCP-1 特异地作用于血液单核细胞，吸引其迁入内皮下间隙，是 AS 发病的重要机制之一。MCP-1 参与驱动巨噬细胞向 AS 斑块迁移，增强免疫炎症反应，并诱导组织因子（tissue factor，TF）的表达，在 AS 斑块及血栓的形成中起重要作用。

2. 与 AS 有关的炎性细胞

（1）巨噬细胞：浸润和脂质沉积是粥样斑块形成的关键步骤，其生物学效应广泛。在 AS 形成中，最主要的作用是在 IL-1 等炎性因子刺激下，分泌基质金属蛋白酶，降解斑块中的胶原和细胞外基质，使斑块纤维帽变薄，脂质坏死核心形成，从而导致斑块不稳定性增加，这些作用会进一步促进炎症反应。巨噬细胞还对斑块处的平滑肌细胞、内皮细胞及白细胞发出凋亡信号，这也是致斑块不稳定的因素之一。

（2）T 淋巴细胞：可加速免疫反应，吸引白细胞聚集，激活巨噬细胞，诱导平滑肌细胞凋亡，减少平滑肌细胞数量，从而破坏血管组织。研究表明，辅助性 T 淋巴细胞分泌 IFN-γ，可使平滑肌细胞胶原生成减少，同时，激活巨噬细胞，产生组织相容性抗原和大量促炎因子，促使巨噬细胞摄取更多脂质形成泡沫细胞，刺激其分泌基质金属蛋白酶，后者可使胶原蛋白和弹力蛋白降解，从而导致 AS 斑块的不稳定增加和破裂。

（3）肥大细胞：参与炎症免疫反应，与 AS 的发生发展密切相关。肥大细胞可产生多种炎症介质，包括组胺、前列腺素和各种化学因子及细胞因子等，能促进低密度脂蛋白聚集，同时影响胆固醇代谢，干扰其经高密度脂蛋白流出，从而促进泡沫细胞的生成。肥大细胞源性颗粒残余物还能诱导平滑肌细胞凋亡，平滑肌细胞是细胞外基质的主要来源，肥大细胞可通过抑制平滑肌细胞增殖或促进其凋亡，从而减少细胞外基质的合成，对斑块的形成及稳定性起着重要作用；肥大细胞还可通过释放 IL-6、IFN-γ 等炎症因子，促进 AS 病程的进展。

二、斑块内新生血管

近年来研究发现，除纤维帽、脂质核心、炎症因子外，斑块内新生血管形成也是导致斑块破裂的非常重要的因素。新生血管在斑块的发生、发展中具有重要作用，可增加斑块的易损性和组织的破坏性。大量病理数据显示，动脉粥样硬化疾病普遍存在内膜新生血管，其与病理分级密切相关。在不稳定性斑块及斑块的易损部位内膜新生血管尤为明显，内膜新生血管与临床心脑血管事件的发生显著相关。斑块内新生血管的评估，在斑块稳定性辨识、临床疗效监测、心脑血管意外预测及早期预防等方面，均具有重要的临床意义。目前，斑块内新生血管的影像学检查主要包括超声、CT、MRI 等。近年来，随着医学影像学技术的快速发展，分子影像学（molecular imaging）技术越来越受到重视，特别是超声分子成像，它可在活体状态下反映分子水平变化情况，并进行定性定量分析。国内外已应用该技术对斑块内新生血管进行了初步的研究。

（一）斑块内新生血管

新生血管（angiogenesis）是指在原有的毛细血管基础上，通过血管内皮细胞的增殖与迁移，从原有血管处以芽生或非芽生的形式生成新的毛细血管的过程。动脉粥样硬化相关的生理性新生血管能改善动脉壁供养状态，减轻炎症反应，逆转动脉粥样硬化的进展。病理性新生血管则会加速疾病的进程，增加巨噬细胞浸润和血管壁的厚度，引起持续的缺氧，甚至坏死。另外，新生血管破裂可导致斑块内出血，增加炎症反应，激发氧化应激反应，最终导致斑块破裂。

血管常见两种供血方式：一种是血管壁外膜层滋养血管的微血管网从动脉外膜侧进入中层，营养供应只达中层外的 1/3；另一种是管腔内血液由内膜侧向管壁弥散营养。这两种供血方式构成了斑块内新生血管形成的解剖及病理生理基础。

斑块内新生血管至少 70% 来源于外膜的滋养血管，由一些简单的内皮细胞构成，缺乏紧密连接，基膜连续性中断，周围没有支撑的结缔组织，这类血管管壁通透性高，是炎症细胞、红细胞、细胞因子、氧化低密度脂蛋白等进入内膜细胞外基质的主要通道。同时，新生血管内皮可大量表达细胞黏附分子，其在白细胞趋化、黏附、活化、释放炎性细胞因子等方面，以及巨噬细胞、平滑肌细胞的激活过程中，均具有重要作用。这些作用均促使斑块内基质降解、纤维帽变薄、管壁脆性增大，最终导致斑块内出血、斑块破裂及心脑血管意外的发生。

大量病理研究显示，破裂型斑块中新生血管密度最高，为稳定性斑块的 4 倍；易损斑块中新生血管密度也明显增加，为稳定性斑块的 2 倍，表明斑块内新生血管密度与斑块稳定性密切相关。斑块内新生血管常位于斑块内巨噬细胞浸润明显的纤维帽、脂质富集区、炎症活跃区等部位。因此，对斑块新生血管密度及部位等方面的研究，有助于斑块稳定性的评估，对患者疗效监测及预后评估也具有一定的临床意义。

（二）新生血管的调节

斑块内新生血管的内皮细胞与正常血管的内皮细胞不同，在血管新生过程中，新生血管内皮细胞表达大量黏附分子，如整合素、钙黏素、ICAM-1、VCAM-1 等，它们均已应用于 MRI、核素显像及超声造影的靶向成像中。VEGF 是极强的血管通透性因子，研究发现不稳定斑块内存在 VEGF 过表达，其含量与斑块不稳定性呈明显正相关，提示斑块内 VEGF 过表达与其他相关因子不协调可能是新生血管不成熟的重要因素。碱性成纤维细胞生长因子（bFGF）是一种多功能蛋白质，能刺激毛细血管内皮细胞及血管周围细胞增殖，促进毛细血管形成管腔，在新生血管发生中起重要作用。

血小板源性生长因子 BB（PDGF-BB）也参与血管新生，主要参与募集周细胞及新生血管的重建和成熟。内皮细胞源性的 PDGF-BB 对 PDGF 受体（PDGFR）阳性的周细胞起明显的趋化作用，两者结合促进周细胞的增殖和迁移。有研究表明 PDGF-BB 是促进血管成熟的重要因子，PDGF-BB 和（或）PDGFR 基因敲除后，新生血管缺乏周细胞和平滑肌细胞募集。此外，与新生血管成熟有关的因子还包括转化生长因子 B（TGF-B）家族、血管生成素 1（Ang-1）及其酪氨酸蛋白激酶受体 2（Tie-2）。TGF-B 是诱导血管平滑肌细胞和周细胞生成的主要因子，主要由血管内皮细胞分泌。Ang-1 及 Tie-2 具有调节血管重塑和稳定的作用。

（三）新生血管影像学检查

前期研究主要是通过病理来检测内膜剥离术或尸解标本中的斑块内新生血管，从而对斑块的稳定性进行评估，因此其在临床应用中受到一定限制。理想的影像技术应能无创检测，图像分辨率较高，且重复性较好，并能适用于各部位斑块新生血管成像。现有的不同影像技术虽各有所长，但迄今为止，在临床上尚没有单独的一种影像技术能完全满足上述条件对新生血管进行成像。分子影像学是近年来快速发展的一种在分子水平显像的技术，其能克服临床各项影像技术中使用增强剂显像的非特异性，其所应用的靶向探针可与相关分子特异性结合，为新生血管的成像开拓了新的领域。

1. 常规超声成像 目前常规超声检查已成为外周和腹部血管的首选检查方法。常规彩色多普勒超声对动脉粥样斑块的检出率及敏感度均较高，且能结合斑块回声初步判断斑块的稳定性，并能发现部分斑块内出血及溃疡，亦可较准确评估斑块血管腔的狭窄率。通过连续观察，能为临床提供斑块生长情况、斑块所累及的血管部位及管腔内的血流动力学改变。但由于斑块内新生血管血流速度低，并无特定的血管壁，常规彩色多普勒显示困难，且对操作者的主观性依赖较强。对深部血管如主动脉或冠状动脉壁，显像质量欠佳。常规超声不能直接探测斑块内的新生血管。对很多低回声斑块及无回声斑块内新生血管，常规彩色多普勒成像技术也易漏诊。

实时超声造影目前已广泛用于临床及实验研究，其使用的超声造影剂直径为2～5μm，可达到组织内毛细血管网，从而使超声微循环灌注成像成为可能。研究证明，超声造影通过增强管腔与内膜面对比分辨力，可改善近侧壁及远侧壁IMT的测量精确度，增强血管不规则内壁的显像能力，如溃疡、斑块显像。同时，超声造影还可显示粥样硬化血管的外膜滋养血管及斑块内新生血管。研究表明，在动脉粥样硬化斑块内纤维及纤维脂肪区域，超声造影可检测新生血管，呈回声增强，而在斑块内钙化或者坏死出血区域则无明显增强，而且常在斑块溃疡下方易测及新生血管，这些结果均与斑块新生血管的组织病理相符。

2. CT 目前CT检查的分辨率已明显提高，主要由于CT技术如CT血管造影术、多平面重建技术、容积再现技术等的迅速发展。多层螺旋CT能有效地消除运动伪影，因此在冠状动脉成像中具有独特优势。容积再现技术（VRT）则可显示颈动脉管腔面、血管狭窄程度、突出于血管内壁的附壁血栓、钙化斑、软斑等。CT易受容积效应影响，对软组织分辨率相对较低，所以对动脉粥样硬化软斑显像有待提高。CT造影剂的肾毒性及灌注成像时较大的辐射剂量，也使其临床应用受到一定限制。

CT灌注成像能定量分析组织内微循环特征，目前在肿瘤新生血管及组织微血管的研究中已得到广泛应用。研究发现，肿瘤的CT灌注参数与肿瘤微血管密度、VEGF表达水平呈正相关，在一定程度上可反映活体的肿瘤血管生成情况和恶性程度。对斑块内新生血管的研究报道较少，目前仅能根据斑块的增强强度来推测斑块内新生血管的多少。最近有研究报道，斑块CT值的增加值与斑块内的纤维组织呈正相关，与斑块内脂质核心的大小、密度等呈负相关，Δ在斑块内越小，表明斑块内的新生血管和炎症细胞越少。所以可根据Δ来判断斑块内新生血管的密度及分布。

3. MRI 对软组织分辨率高，可多参数成像，因此在临床上已得到广泛应用。但MRI成像受心肺运动干扰明显，对冠状动脉等显像效果不佳，不作为冠状动脉成像的首选方法，但已成功应用于颈动脉、股动脉和主动脉等部位斑块的成像。MRI可简单观察到血管腔内结构，检测血流方式和速度等血管功能方面的信息，同时还可评估组织微血管结构及功能状态。目前 MRI 也已开始应用于斑块内新生血管的评价，研究发现有症状的颈动脉粥样斑块 MRI 信号强度明显高于无症状患者，信号增强部位多在斑块肩部、纤维帽区及斑块中央区。组织学研究发现，斑块的 MRI 增强强度与斑块稳定性、新生血管密度、巨噬细胞多少、斑块内疏松结缔组织多少相关，MRI 是目前评估斑块稳定性和监测动脉粥样硬化进程的有效手段之一。

此外，动态增强 MRI 不仅可对组织微循环灌注显像，还能评估组织微血管结构及功能状态，如毛细血管通透性等，此技术可广泛应用于肿瘤新生血管的显像。研究显示，动态增强 MRI 可对颈动脉斑块内新生血管容积进行定量研究，并证实斑块血容量分数与术后颈动脉内膜剥离标本微血管密度呈高度相关性，但该研究中所测得的斑块血容量分数值较标本微血管密度普遍增高。若将该定量指标应用于临床，需首先进行一系列相关实验得出其可靠的校正系数。

4. 放射性核素显像　能探测出器官组织早期的细微病变，通过应用放射性核素、相关标记化合物（即示踪剂）和体内示踪技术，在短时间内可准确、灵敏地对放射性元素分布变化进行定量分析，能对组织器官的功能状况进行显像，但有放射性，价格昂贵，空间分辨率相对较低，在临床应用中受到一定限制。放射性核素显像时局部组织摄取示踪剂的量和速度与其血流量、功能状态、代谢率及受体密度等密切相关。近年来，正电子发射计算机断层扫描（PET）已用于肿瘤内血流情况的评估。也有研究利用 PET 示踪剂评价巨噬细胞浸润程度，反映斑块内炎症水平。但目前尚无 PET 评估粥样斑块内新生血管情况的研究。

PET/CT 是把 PET 与 CT 两种影像诊断技术有机结合在一起，可显示出病变区的精确解剖位置和形状，检测出器官组织的早期细微病变，是目前最佳的肿瘤分子成像技术。在动脉粥样硬化血管新生过程中，今后是否可将特异性的酶作为示踪剂，以评估斑块内新生血管密度，甚至新生血管的生长趋势，有待于进一步研究。

5. 分子影像学（molecular imaging）　将分子生物学技术和现代医学影像学相结合，应用靶向探针与组织水平、细胞和亚细胞水平的特定分子特异性结合，从而达到运用影像学手段来反映活体状态下的分子水平变化的目的，最终对组织生物学行为进行定性和定量分析。因此，分子影像在临床诊断、治疗及药物开发等诸多方面均具有重要临床意义。

超声分子成像是近年来提出的新一代医学超声成像方法，在肿瘤、心脑血管等疾病的早期检测和疗效评价方面有重大应用前景。与核医学、CT、MR、光学成像等分子影像技术相比，超声分子成像的优势主要为：①无创、无毒、无放射性污染；②图像分辨率好，纵侧向探测深度较大；③能实时、动态、重复地对靶组织进行观察；④可设计多功能、多模式、单靶点、多靶点的超声分子探针；⑤敏感粒子声学定量（sensitive particle acoustic quantification，SPAQ）技术能够实现对肿瘤受体表达水平的在体、动态、实时测量；⑥超声分子探针不仅可作为诊断工具，还可作为基因或药物治疗的载体；⑦灵敏度高，超声显像技术已发展到可探测单个超声微泡的信号。目前，超声分子成像技术已成功应用于动脉粥样硬化、炎性反应、血栓、肿瘤新生血管等疾病的早期诊断及病程监测。随着超声分子探针技术的不断发展，超声影像学已从解剖成像进入到分子成像、功能成像及分子治疗的新时代。

三、靶向成像策略

常规超声检查主要通过血管腔狭窄程度、内中膜厚度、斑块的体积等形态学指标，对动脉粥样硬化的严重程度进行评估，然而这种评估并不十分准确。斑块的组成成分才是斑块危险评估的关键指标。血管炎症密切参与了动脉粥样硬化的形成与发展。在动脉粥样硬化病变的早期，内皮细胞黏附分子（endothelial cell adhesion molecules，ECAMs）、选择素（selectin）等表达上调，促进白细胞与内皮细胞发生黏附，释放炎症介质及杀伤性细胞因子，使内皮及内皮下组织暴露并被识别，随后单核细胞进入内皮下吞噬、消化脂质变成泡沫细胞，大量的泡沫细胞聚集后形成脂质条纹，最终导致粥样斑块形成。另外，新生血管也是动脉粥样硬化重要的病理特征，新生血管的数量及分布是衡量斑块稳定性与易损性的一项重要指标。因此，对动脉粥样硬化的超声分子成像主要着眼于血管内皮炎症及斑块滋养血管的检测。

（一）血管内皮炎症超声分子成像

血管细胞黏附因子 1（vascular cell adhesion molecules-1，VCAM-1）和细胞间黏附分子 1（intercellular adhesion molecule-1，ICAM-1）在动脉粥样斑块形成过程中的炎性细胞募集和黏附中起重要作用。Hamilton 等通过对小型猪股动脉和颈动脉进行机械性损伤并联合高胆固醇饮食，制作动脉粥样硬化的动物模型，实验中先注射携带 ICAM-1 和 VCAM-1 单克隆抗体的可产生回波信号的免疫脂质体（echogenic immunoliposome，ELIP），再行血管内超声检查（intravascular ultrasound，IVUS），采集图像后行三维重建及视频密度分析。实验发现，注射 ICAM-1 和 VCAM-1 靶向免疫脂质体后血管腔边缘，平均灰度值增高（图 6-3-1、图 6-3-2），此结果与免疫组织化学结果一致。Kaufmann 等对载脂蛋白 E 基因敲除小鼠行饮食调控，制备不同程度的动脉粥样硬化动物模型，经小鼠尾静脉注射 VCAM-1 靶向微泡，发现靶向微泡较非靶向微泡在粥样硬化病变部位聚集更多（图 6-3-3），并且靶向微泡能定量检测不同程度的血管炎性改变。

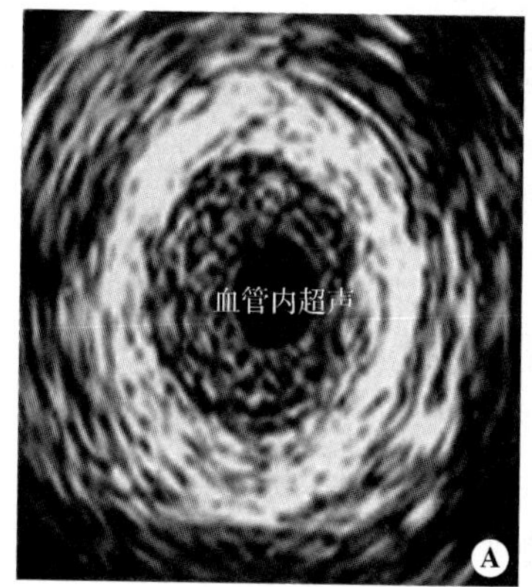

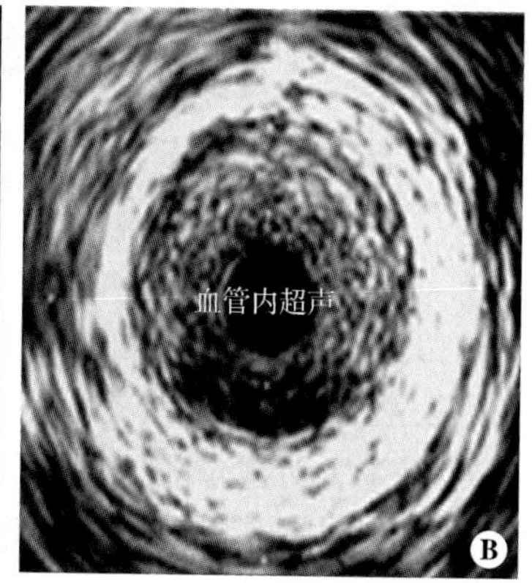

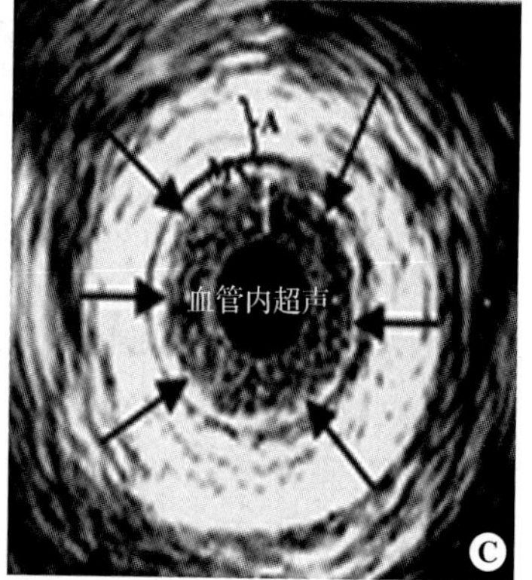

图 6-3-1　VCAM-1 靶向 ELIP 对左颈总动脉粥样斑块的血管内超声显像

A. 注射生理盐水；B. 注射非靶向 ELIP 后 5min；C. 注射 VCAM-1 靶向 ELIP 后 5min；箭头指示明显增强的粥样斑块

（引自 Hamilton AJ，Huang SL，Warnick D，et al. 2004）

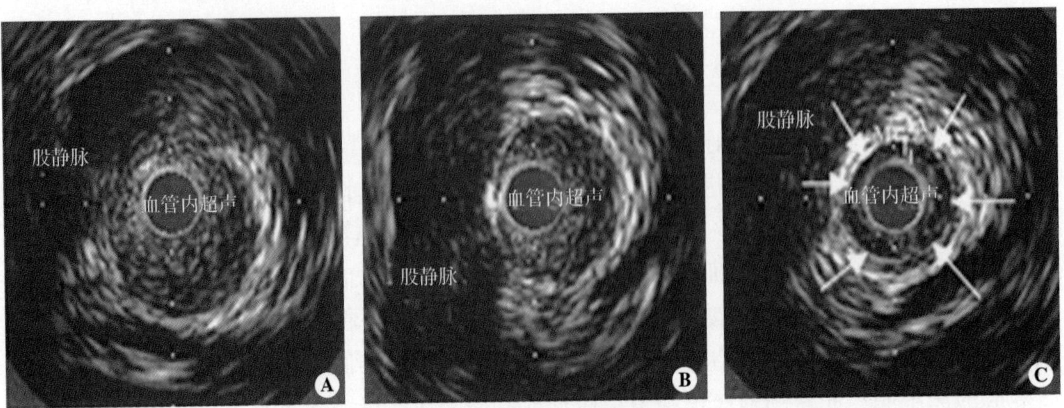

图 6-3-2 ICAM-1 靶向 ELIP 对左颈总动脉粥样斑块的血管内超声显像

A. 注射生理盐水；B. 注射非靶向 ELIP 后 5min；C. 注射 ICAM-1 靶向 ELIP 后 5min；箭头指示明显增强的粥样斑块

（引自 Hamilton AJ，Huang SL，Warnick D，et al. 2004）

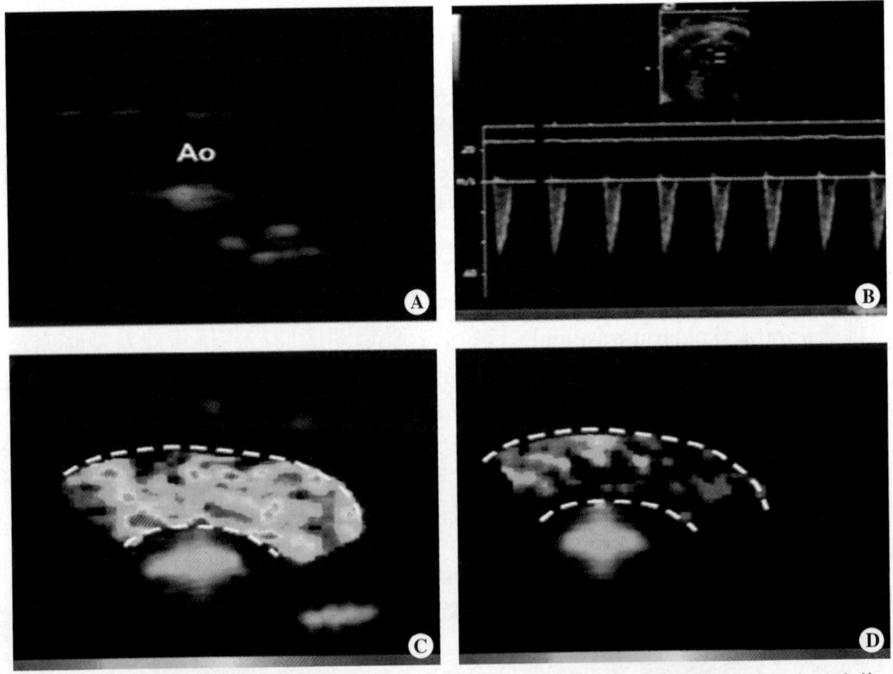

图 6-3-3 VCAM-1 靶向微泡对 $ApoE^{-/-}$ 高脂饮食小鼠主动脉粥样硬化的超声分子成像

A. 主动脉弓的二维灰阶超声成像；B. 主动脉脉冲多普勒成像；C. 注射 VCAM-1 靶向微泡后的超声分子成像；D. 注射非靶向微泡后的超声成像（引自 Kaufmann BA，Sanders JM，Davis C，et al. 2007）

P- 选择素存在于血管内皮细胞的 Weibel-Palade 小体膜上及血小板 α 颗粒膜上，主要介导粒细胞和单核细胞在内皮细胞表面的滚动，以及粒细胞和单核细胞与血小板的黏附。因此，P- 选择素可作为检测血管早期炎症反应的重要分子靶点。Kaufmann 等利用低密度脂蛋白受体和载脂蛋白 E 基因缺陷小鼠，制备年龄相关性动脉粥样硬化模型。将 P- 选择素靶向超声微泡注入小鼠体内后，发现基因缺陷鼠胸主动脉粥样斑块部位靶向微泡的回声强度明显高于野生型鼠（图 6-3-4），并且在内膜轻微增厚的病变早期，靶向超声成像已能检测到 P- 选择素表达水平的升高。

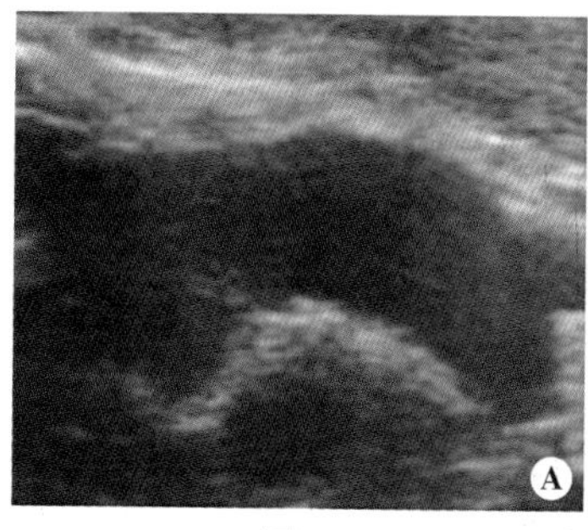

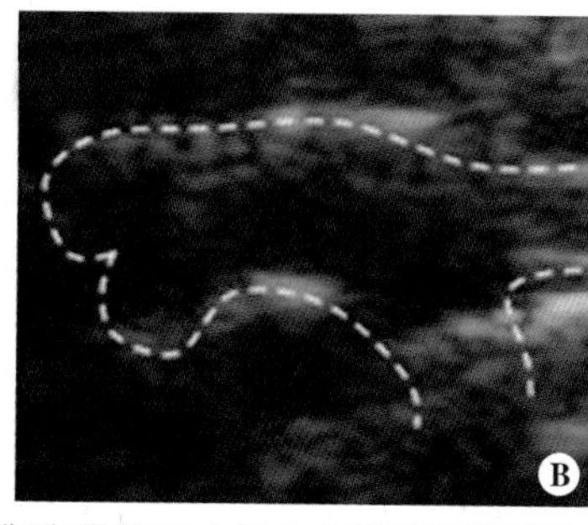

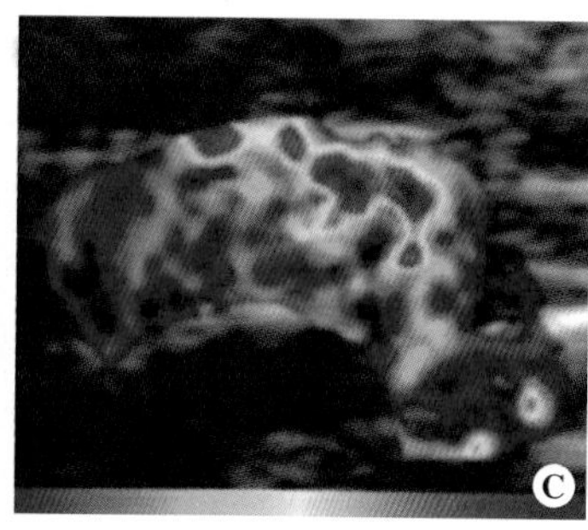

图 6-3-4　P- 选择素靶向微泡对小鼠主动脉弓粥样硬化斑块的超声分子成像

A. 40MHz 高频探头对小鼠主动脉弓的灰阶超声成像；B. 造影前低频多脉冲造影模式下主动脉弓的超声显像，白色虚线勾勒主动脉弓的位置；C. 注射 P- 选择素靶向微泡 10min 后的超声分子成像（引自 Kaufmann BA，Carr CL，Belcik JT，et al. 2010）

血小板参与动脉粥样硬化的形成和发展。研究表明，血小板具有炎症细胞的特性，其活化后释放的某些炎症介质直接或间接参与动脉粥样硬化的形成和发展，而且与斑块不稳定性密切相关。在动脉发生粥样硬化时，血小板表面糖蛋白（platelet glycoprotein，GP）Ⅰb- Ⅸ - Ⅴ复合物与血管性血友病因子（von willebrand factor，vWF）反应启动血小板的聚集和黏附过程。因此，内皮细胞 vWF 表达异常可以作为动脉粥样硬化风险评估的靶点之一。Owen 等制备携带 GP Ⅰbα 的靶向微泡，成功对载脂蛋白 E 缺陷小鼠血管内皮活化 vWF 的表达进行了检测。另外，GP Ⅱb/Ⅲa 复合体也是粥样斑块风险评估的潜在靶点。GP Ⅱb/Ⅲa 复合体也称为 $\alpha_{\mathrm{IIb}}\beta_3$ 整合素，是一种表达于活化血小板表面的受体蛋白，参与调控活化血小板之间及血小板与邻近细胞的相互作用。Jianping Bin 等构建携带 cRGD 的靶向微泡，对动脉粥样硬化斑块小鼠体内 GP Ⅱb/Ⅲa 进行靶向超声成像，可对斑块表面 / 活化血小板进行定量评价。

另外，白蛋白微泡在血清补体 C3 的介导下，也能对粥样斑块处的内皮细胞产生黏附。

（二）新生血管分子成像

动脉粥样硬化斑块内新生血管生成是不稳定易损斑块的主要特征之一。在动脉硬化斑块的周围及内部有丰富的滋养血管，这些血管具有高通透性，其成为血脂沉积于斑块的重要通道，能使动脉粥样硬化斑块逐渐加重，即便斑块在纤维帽覆盖的情况下，斑块内仍可以进行脂质的聚积。斑块内的新生血管是斑块内出血的重要原因，极易造成斑块的不稳定。另外，新生微血管还能使炎性细胞进入斑块，其产生的细胞因子激活巨噬细胞和平滑肌细胞，促使其生成降解基质的蛋白酶，削弱斑块的纤维帽，使斑块易碎、不稳定。所以，检测动脉粥样硬化斑块内新生微血管的存在和发展，对动脉粥样硬化的风险评估和预防极为重要。

利用商品化的非靶向微泡超声造影检测人的颈动脉粥样硬化，已被证明可行。超声造影不仅可以显示动脉外膜层的新生血管，也能显示斑块内的新生血管。这两个微血管网都参与了早期斑块形成及不稳定性发展的过程，并且可能与斑块的炎症反应有密切的联系。初步可行性研究表明，低机械指数模式下的超声造影成像，可以显示人的颈动脉外膜的滋养血管网。颈动脉粥样硬化患者颈动脉外膜周围的超声造影信号显著高于健康组，此结果与整体人群的动脉内中膜厚度具有相关性。动脉粥样硬化的发生伴随着外膜周围滋养血管弥漫性增生，同时也受内中膜增厚和斑块不断发展所引起的缺氧的影响。

这些研究说明，普通微泡超声造影虽然能显示和评价斑块新生血管，但仅局限于解剖学和血流动力学的宏观层面，并不能提供细胞分子水平的微观信息。

利用以内皮细胞表面与血管新生相关的特异性抗原表位为靶点的超声造影剂，可以对滋养血管的增生及斑块内血管生成进行分子水平的影像检测。血管内皮生长因子受体2(vascular endothelial growth factor receptor 2，VEGFR-2)，作为重要的血管内皮生长因子(vascular endothelial growth factor，VEGF）的主要受体，在易损斑块新生血管的内皮细胞中高表达（图 6-3-5）。使用携带有靶向 VEGFR-2 的纳米级脂膜微泡造影剂，对富含新生血管的易损斑块进行靶向性显像，可早期检测动脉粥样硬化易损斑块内的新生血管及其范围。Hong Liu 等将携带 VEGFR-2 单克隆抗体的靶向微泡注入动脉粥样硬化动物模型体内，结果表明，在兔腹主动脉粥样斑块处，靶向微泡产生的超声信号较非靶向微泡高，且与斑块部位 VEGFR-2 表达水平相关。Julius 等制备内皮素 1 和 VEGFsp 受体双靶向微泡，用于转基因小鼠颈动脉粥样硬化滋养血管检测。与正常小鼠相比，转基因小鼠颈动脉处粥样斑块的回波信号明显升高（图 6-3-6)，说明发生粥样硬化的颈动脉滋养血管增多，此结果与组织学结果一致。

（三）靶向性增强方法

动脉粥样硬化主要发生在大、中动脉，而目前超声分子影像技术在大、中动脉中的应用有一定困难，原因主要有两方面：首先，大、中动脉中的血流速度快，剪切应力高，抗体与其对应的抗原分子没有足够长的作用时间，靶向微泡与靶分子尚未形成牢固结合就被冲刷走，难以成像。其次，超声微泡在体内与红细胞有着极为相似的血液流变学特性，存在“轴流现象”，即微泡更多的集中于血管腔的“中轴”区域，而超声分子成像的靶分子却分布于血管壁，导致微泡没有足够多的机会与靶向分子接触，从而使成像困难。之前有研究应用超声分子成像技术评价动脉粥样硬化，但微泡与靶分子结合的量较少，成像质量不高。因此，要提高大、中动脉中粥样硬化斑块的超声分子成像质量，可行的策略应该是：增加微泡与血管内皮上靶分子的接触时间，使之有足够的时间形成牢固的结合；加强靶向微泡向管壁趋附，增加其与血管内皮的接触机会。

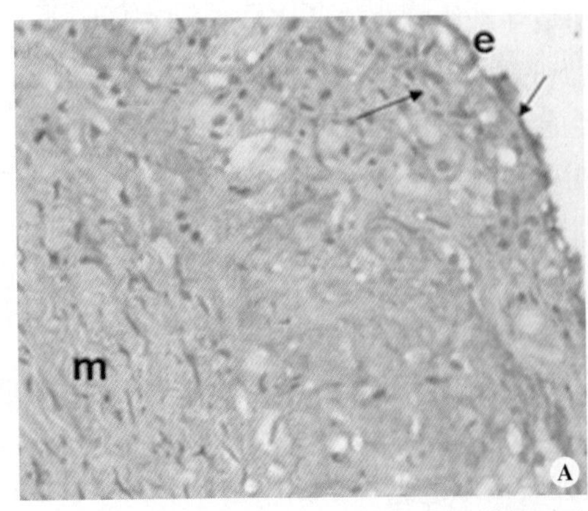

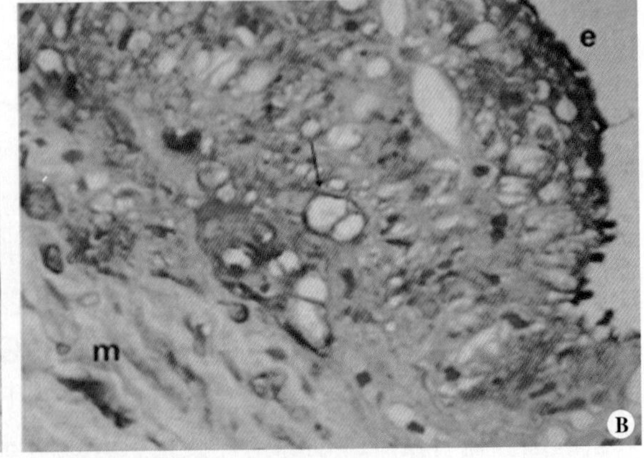

图 6-3-5 免疫组化结果显示动脉粥样硬化斑块处 VEGFR-2 高表达

A. VEGFR-2 免疫组化；B. CD31 免疫组化；e：血管内膜；m：血管中膜（引自 Liu H，Wang X，Tan KB，et al. 2011）

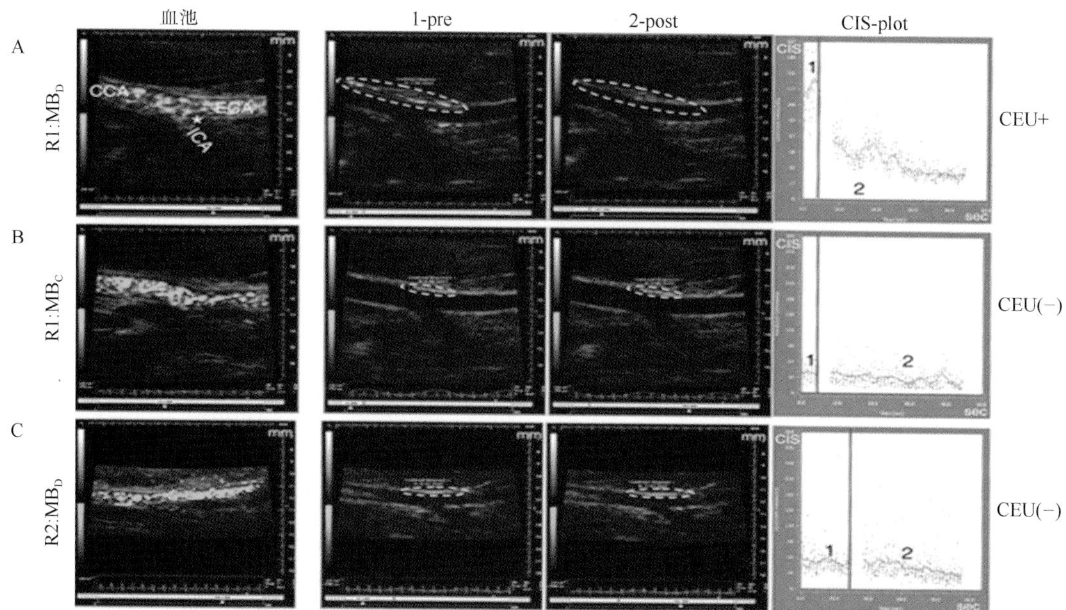

图 6-3-6　内皮素 1 和 VEGFsp 受体双靶向微泡对小鼠颈动脉粥样硬化斑块滋养血管的检测

A. 动脉粥样硬化小鼠注射双靶向微泡，超声击破前后回波信号强度差别较大，说明黏附信号较强；B. 动脉粥样硬化小鼠注射非靶向微泡，超声击破前后回波信号强度差别较小，说明黏附信号较弱；C. 正常小鼠注射双靶向微泡，超声击破前后回波信号强度差别较小，说明黏附信号较弱。R1：动脉粥样硬化小鼠；R2：正常小鼠；MB$_D$：内皮素 1 和 VEGFsp 受体双靶向微泡；MB$_C$：非靶向微泡；1-pre：超声击破前；2-post：超声击破后（引自 Decano JL，Moran AM，Ruiz-Opazo N，et al. 2011）

为此，有学者提出了构建“双配体 / 多配体”超声微泡的设想，其基本原理是：在微泡表面同时链接 sialyl LewisX 配基和单克隆抗体配基。sialyl LewisX 是一种快速结合型配基，一方面，它与靶分子的快速结合能够延长抗体型配基与其靶分子的作用时间，从而实现抗原 - 抗体的牢固结合；另一方面，抗原 - 抗体的结合也能弥补 sialyl LewisX 配基与其靶分子结合不够牢固的缺陷。携带双配基的靶向微泡可实现与其靶分子快速而牢固的结合，从而改善超声分子成像的效果。Ferrante 等制备携带 VCAM-1 单克隆抗体和 sialyl LewisX 配基的双靶向微泡，体外平行板流动腔实验证实，在 6dyn/cm^2 的高剪切应力状态下，双靶向微泡黏附的量约为单靶向微泡的 2 倍。Cho 等应用携带双配体的靶向性微泡在小鼠动脉粥样斑块模型上也获得初步成功。另有研究表明，三靶向微泡在评价肿瘤新生血管方面比单靶向和双靶向微泡具有更好的成像效果，但在评价动脉粥样硬化斑块方面未见相关报道。

有学者提出制备磁性微泡的设想。携带磁粒和配体的靶向微泡在磁场力的作用下，其在大、中动脉中的轴向分布特征会发生改变，通过磁性导航引导微泡向血管壁贴近，增加微泡与血管内皮细胞的接触机会，从而提高大血管超声分子成像的质量。Jianping Bin 等用生物素 - 亲和素桥接法，把磁性亲和素磁珠连接在携 VCAM-1 单抗的微泡上，构建磁性靶向微泡，平行板流动腔模型证实此种微泡在磁场作用下具有更高的靶向黏附效能，并利用高脂饲养的载脂蛋白 1 基因缺陷小鼠模型，发现磁性靶向微泡对大动脉粥样硬化斑块的靶向诊断能力明显高于非磁性靶向微泡（图 6-3-7）。

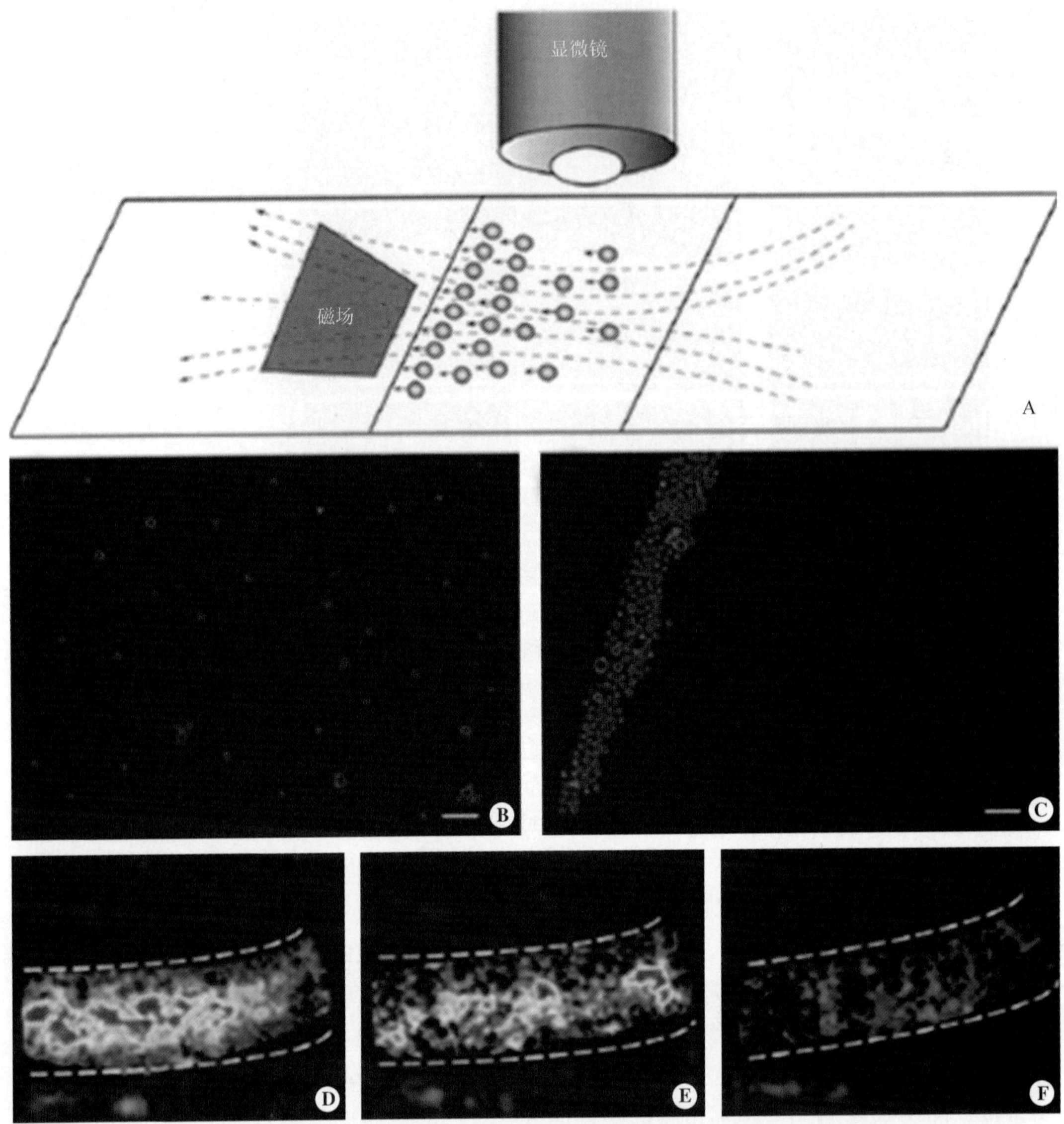

图 6-3-7　VCAM-1 靶向磁性微泡对动脉粥样硬化的超声分子成像

A. 磁性微泡在磁场中的运动示意图；B. 非磁性微泡在磁场中不运动；C. 磁性微泡沿磁场方向聚集；D. 注射 VCAM-1 靶向磁性微泡 10min 后超声分子成像；E. 注射 VCAM-1 靶向非磁性微泡 10min 后超声分子成像；F. 注射非靶向磁性微泡 10min 后超声分子成像（引自 Wu J，Leong-Poi H，Bin J，et al. 2011）

四、研究进展及应用前景

越来越多的研究表明，通过对血管炎症及斑块新生血管的超声分子成像，可以实现对动脉粥样硬化的早期诊断及更精确的风险评估，其对减少临床恶性心血管事件的发生具有重要意义。VCAM-1 靶向微泡已可对小鼠动脉粥样硬化斑块不同发展阶段的炎性反应进行成功检测，在灵长类动物的动脉粥样硬化模型上，VCAM-1 和 P- 选择素靶向微泡亦取得了成功。在这些研究中，与肥胖和胰岛素拮抗相关的血管内皮早期炎症，可以在出现内中膜增厚的前一年得到诊断。亦有一些研究认为，利用非特异性靶向微泡，可对高风险的动脉粥样硬化进行靶向超声成像。未携带任何配体的非靶向脂质微泡或白蛋白微泡，已成功用于小鼠动脉粥样硬化的诊断，其产生靶向黏附的原因可能是微泡与活化的血管内皮细胞之间的相互反应。另外，超声分子成像也可作为动脉粥样硬化疗效评价的手段之一，如 Jonathan R 等利用 VCAM-1、P- 选择素和血小板表面蛋白 1bα 靶向微泡，可评价 NADPH（nicotinamide adenine dinucleotide phosphate）氧化酶抑制剂对动脉粥样硬化的治疗效果。

对动脉粥样硬化斑块的超声分子成像的研究，多局限于血管池的显像。一方面是由于受微米级超声微泡的尺寸限制，无法穿过血管壁；另一方面则是由于研究的靶点多集中于血管内皮，如 ECAMs、VEGFR-2 等，造影剂无需穿过血管壁即能达到超声显像的目的。然而研究表明，血管之外的组织因子在动脉粥样硬化发生发展的各个过程中均发挥重要作用，对粥样斑块的早期诊断及风险评估具有重要价值。为实现对组织因子的超声分子成像，必须使用粒径更小的造影剂，以便穿过血管壁。纳米级造影剂可以穿越血管内皮间隙，从而克服微泡类造影剂仅能在血池内增强显像的局限性，使血池外组织显像增强成为可能。不同于传统微泡类造影剂的气体反射成像原理，纳米级造影剂只有当大量聚集于病灶后才会在靶区产生明显增强的回声信号，因此，其成像原理为聚集显像。Demos 等把纤维蛋白素原抗体或细胞间黏附分子抗体连接到纳米级脂质体上，靶向显像小型猪体内血栓和动脉粥样硬化斑块，结果显示，纤维蛋白素原靶向的脂质体明显强化了血栓和粥样斑块的显像，而细胞间黏附分子抗体靶向的脂质体亦使早期粥样斑块得到明显增强。

虽然纳米级造影剂超声分子显像的应用前景令人鼓舞，但目前仍存在许多尚需解决的问题。如何提高纳米级造影剂的超声成像质量，便是其中亟待解决的关键问题之一。微米级超声造影剂具有良好的声学反应性能，利用常规诊断超声仪便能实现造影显像。但当造影剂尺寸缩小至纳米级后，声学反应性大大降低，超声成像效果相对较差。解决此问题需要从以下几个方面着手：①优化纳米造影剂制备技术，以提高其声反应性；②开发更先进的超声成像设备，以适于纳米造影剂的超声成像；③优化超声分子成像策略，如多靶向成像、定量评价方法改进等。

（谢明星　王红红）

第四节　缺血心肌的超声分子成像

冠状动脉性心脏病（coronary artery heart disease，CHD）是指冠状动脉粥样硬化斑块形成或痉挛引起冠状动脉血流供应不足，导致心肌缺血缺氧损害的心脏疾病。冠状动脉粥样硬化占 CHD 的绝大多数（95% ～ 99%），是 CHD 最常见的病因。对于心肌缺血和心肌梗死的超声诊断，特别是心肌缺血，有较大的困难。超声分子影像学的发展有可能为我们诊断心肌缺血提供一种新的方法，具有广阔的应用前景。

一、心肌缺血的病理生理

心肌缺血是指心脏的血流灌注不足，导致心肌供氧量减少，心肌能量代谢失常，不能支持心脏正常工作的一种病理状态，心肌缺血包括急性心肌缺血、暂时性心肌缺血和慢性心肌缺血三种。冠状动脉粥样硬化导致的冠状动脉狭窄或闭塞是引起心肌缺血最主要、最常见的病因。目前随着生活水平的提高，心肌缺血在我国的发病率呈逐年上升的趋势，发病年龄也呈现年轻化趋势。

静息状态下，成人冠状动脉血流量（coronary blood flow，CBF）约为 250ml/min，约占心排血量的 5%。心肌平时从血液里摄取的氧量远较其他组织要多，已接近最大量，因此当心肌耗氧量增加时，已难于从血液中摄取更多的氧，只能增加 CBF 来满足心脏正常工作。正常情况下冠状动脉具有很强大的储备能力，在运动或缺氧状态下，CBF 可增加至静息状态的 4 ～ 5 倍，以满足心肌代谢需要。

实验研究表明，心肌缺血与冠状动脉狭窄程度有关，但不呈线性关系。静息状态下，冠状动脉面积狭窄率＜ 85% 时（直径狭窄＜ 60%），CBF 相对稳定；狭窄率超过 85% 时，随着狭窄程度增加，CBF 急剧下降。心肌缺血与 CBF 减少也不呈线性关系。劳力性心绞痛患者在静息状态下，虽然 CBF 可能有所下降，但仍能维持心肌正常代谢需求，当运动等因素使心肌耗氧量增加时，CBF 并未减少，可能还会增加，但增加的量远不够满足心肌耗氧量的增加，从而导致心肌缺血。

另外，心肌缺血还与侧支循环的建立有关。当冠状动脉狭窄病变发展缓慢时，缺血心肌可能建立侧支循环，以减轻心肌缺血缺氧的损害程度。

总之，心肌缺血是冠状动脉血流量不能满足心肌耗氧量需求所致，与冠状动脉狭窄程度、冠状动脉血流量、心肌耗氧量及侧支循环建立等多种因素有关。

二、心肌缺血再灌注损伤的分子生物学机制

随着心肌缺血治疗技术的不断提高，缺血再灌注可以恢复受损心肌的正常结构并改善心脏功能，但是人们也逐渐认识到缺血再灌注本身也可以引起心肌的损伤。有试验表明，通过治疗使心肌获得血液再灌注以后，受损心肌的功能并未得到恢复，反而加重心肌损伤程度，甚至出现梗死面积扩大等不可逆损伤，这种现象称为心肌缺血再灌注损伤（myocardial ischemia reperfusion injury，MIRI）。大量研究表明，MIRI 的发生可能与炎症反应、钙超载、氧自由基增多、心肌能量代谢障碍等机制有关。

（一）炎症反应与心肌缺血再灌注损伤

早在 20 世纪 30 年代末 Mallory 等研究表明在急性心肌梗死猝死的患者尸检中发现心肌组织的炎症浸润，许多关于心肌梗死后患者血清内包括肿瘤坏死因子（TNF）、白细胞介素 -1（IL-1）、白细胞介素 -6（IL-6）、白细胞介素 -8（IL-8）等炎症因子升高的临床报道，使得炎症与心肌缺血再灌注损伤的关系日益受到重视。目前关于缺血再灌注后心肌损伤

的机制较多的研究集中在缺血再灌注后炎症的过程。近 20 余年的临床工作与基础研究表明炎症反应在心肌缺血再灌注损伤的发生与发展中起着关键作用。随着对心肌缺血再灌注损伤的深入研究，越来越多的证据显示以中性粒细胞浸润为主的炎症反应是造成心肌缺血再灌注损伤的重要机制之一。在心肌缺血再灌注损伤过程中，炎症损伤贯穿于心肌细胞及血管内皮细胞损伤的全过程，且能够渗透到其他损伤机制中发挥作用，是十分活跃的分子生物学机制。关于炎症反应与心肌缺血再灌注损伤的关系，研究表明炎症反应在心肌缺血阶段即被激活，多种炎症介质在心肌缺血时表达明显增加，再灌注时则显著加剧了心肌的炎症反应。研究还发现炎症因子水平的高低和缺血后心肌细胞损伤数目及心脏功能的损害程度直接相关。心肌缺血再灌注损伤过程相关的主要炎症反应过程包括炎症细胞的趋化、浸润及炎症因子的合成和分泌。

炎症细胞的趋化：补体系统的激活对心肌缺血再灌注区早期炎症反应有重要意义。心肌缺血再灌注过程中坏死心肌细胞线粒体释放富含磷脂和蛋白的膜碎片，与补体 C1 结合，激活整个补体系统，从而吸引中性粒细胞向缺血区域游走、聚集，再灌注数分钟后，不仅仅是中性粒细胞向心肌缺血区浸润，单核细胞和淋巴细胞也受趋化因子的作用向心肌缺血区游走、聚集。随着再灌注时间的变化，补体系统的趋化作用逐渐减弱至消失。对炎症细胞起趋化作用的由转化生长因子 β_1（TGF-β_1）、单核细胞趋化蛋白 1（MCP-1）和白细胞介素 -8（IL-8）等趋化因子取代。IL-8 能趋化和激活中性粒细胞，释放超氧化物和溶酶体酶，是一种强炎症趋化因子。

炎症细胞的浸润：中性粒细胞、单核细胞、淋巴细胞等炎症细胞受趋化因子的作用向心肌缺血区游走、聚集。随后在黏附分子的作用下，使得炎症细胞能够附着并穿越血管壁，进入心肌缺血区，产生炎症反应。炎症细胞附壁是炎症反应的首要阶段，而黏附分子在该过程中起重要作用。常见的黏附分子有以下几类：选择素、整合素、免疫球蛋白超家族、钙依赖黏附分子、H- 细胞黏附分子、蛋白聚糖等。其中介导炎症细胞与血管内皮细胞之间黏附作用的主要有选择素、整合素和免疫球蛋白超家族三种，其作用是介导炎症细胞与血管壁内皮细胞的黏附并跨越血管壁进入心肌组织。

选择素家族主要包括 P- 选择素、E- 选择素、L- 选择素等，它们都是介导血管内皮细胞与炎症细胞如中性粒细胞、单核细胞和淋巴细胞的附着。E- 选择素和 P- 选择素主要表达于血管内皮细胞，但两者在缺血再灌注过程中表达的时相不同，L- 选择素可由多种炎症细胞，如中性粒细胞、单核细胞、嗜酸粒细胞、T/B 淋巴细胞合成和表达。

免疫球蛋白超家族主要包括细胞间黏附分子 1（intercellular adhesion molecule-1，ICAM-1）和血管细胞黏附分子 1（vascular cell adhesion molecule-1，VCAM-1）。ICAM-1 和 VCAM-1 主要表达在血管内皮细胞表面，此外 ICAM-1 在单核细胞和淋巴细胞上也有表达。ICAM-1 静息状态下即呈低水平表达，在炎症因子的刺激作用下表达增多，它可与中性粒细胞、单核细胞和淋巴细胞上表达的整合素结合；VCAM-1 亦需在炎症因子的刺激作用下表达，其配体为单核细胞和淋巴细胞上表达的整合素。

整合素家族分子结构为异源二聚体，由 α 链和 β 链通过非共价键结合，分为 β_1、β_2 和 β_3 亚家族。与心肌缺血再灌注损伤相关的是 β_2 亚家族。β_2 亚家族分布于中性粒细胞、淋巴细胞、单核细胞及自然杀伤细胞表面，在缺血再灌注损伤的炎症过程中，β_2 亚家族可与免疫球蛋白超家族分子结合，共同促进炎症细胞与血管内皮细胞的黏附并穿越血管壁，迁移到心肌缺血组织。

炎症因子的合成与分泌：在心肌缺血再灌注损伤过程中以白细胞介素（IL）与肿瘤坏死因子（TNF）等炎症因子增多最为重要，其中 IL-1 β 与 TNF-α 是心肌缺血再灌注损伤中关键的炎症因子。IL-1 β 是一种炎症和免疫原性的细胞因子，不仅能协同其他细胞因子促进炎症细胞的活化，而且能诱导黏附分子的表达及其他炎性因子的产生，从而增强炎症细胞浸润能力，启动多种细胞因子级联反应。TNF-α 能诱导炎症细胞聚集、黏附并释放 IL-6、IL-8 等炎症因子。在 MIRI 中，抗炎因子和促炎因子共同存在。抗炎因子如 IL-10，能抑制炎症细胞激活、趋化、聚集与黏附，抑制促炎因子的合成与释放，从而抑制并减轻炎症反应。

心肌缺血再灌注区的炎症反应：心肌缺血再灌注后产生的炎症反应是中性粒细胞、单核细胞、淋巴细胞等炎症细胞受趋化因子和黏附分子的作用，与血管内皮细胞附着、聚集并迁徙至缺血心肌组织的过程。心肌缺血再灌注损伤中，炎症细胞的浸润以中性粒细胞浸润的意义最为重要。有研究发现，在犬心肌缺血再灌注损伤模型中去除中性粒细胞的血液重新灌注可以明显缩减心肌缺血坏死的范围。更有学者认为心肌缺血再灌注损伤具有“中性粒细胞依赖”。正常情况下，中性粒细胞在吞噬活动时耗氧量明显增加，其摄入的氧大部分经细胞 NADPH 氧化酶和 NADH 氧化酶的作用形成氧自由基，用以杀灭病原微生物或降解吞噬颗粒。缺血再灌注损伤后由于中性粒细胞的趋化附着及游走活动，耗氧量大大增加，出现耗氧量骤增的“呼吸爆发”现象，在缺血心肌组织内产生大量氧自由基，对心肌细胞膜有直接损伤作用。另外，大量的氧自由基形成的活性氧，还能触发心肌细胞凋亡，加重心肌缺血再灌注的损伤。炎症过程中，中性粒细胞在微血管内大量聚集，还会形成微血栓堵塞毛细血管，严重影响心肌组织的微循环，加重心肌损伤。总之，中性粒细胞在炎症过程中的趋化聚集及浸润而引起的心肌细胞的损伤是心肌缺血再灌注损伤的重要机制。

（二）钙超载与心肌缺血再灌注损伤

细胞内钙离子浓度的显著升高造成心脏功能代谢障碍的现象称为钙超载。钙离子作为细胞内的第二信使，在维持细胞增殖、分裂和代谢等方面具有非常重要的作用，正常情况下细胞外钙离子数是细胞内的数万倍，用以维持细胞的正常生理功能，因此，心肌细胞内钙浓度的稳态可维持正常心功能。当心肌缺血再灌注损伤时，心肌细胞膜受损，胞膜的通透性增加，细胞外钙离子随浓度梯度进入细胞内。另外，受影响的细胞依赖无氧酵解提供的能量，使得细胞内乳酸和氢离子增多，细胞内 pH 下降，细胞内外 pH 形成显著梯度。为了恢复正常 pH，从而激活了钠离子 / 氢离子交换蛋白，细胞膜的钠离子 / 氢离子交换泵排出氢离子交换钠离子进入细胞内。而细胞内钠离子的大量增多又激活钠离子 / 钙离子交换蛋白的反向过程，通过细胞膜的钠离子 / 钙离子交换泵使钙离子进入细胞内。除了细胞膜的钠离子 / 氢离子交换泵、钠离子 / 钙离子交换泵功能的紊乱外，内质网、肌质网内钙离子储存也在心肌缺血再灌注损伤中受影响，尤其是钙离子通过钙离子 -ATP 酶（钙泵）再摄取进入内质网、肌质网的作用减弱，同时内质网、肌质网钙离子的释放受兰尼碱受体调控而增强，进一步增加细胞内钙离子的浓度。以上各因素作用最终使得细胞内的钙离子显著增加，引起心肌细胞内钙超载。

细胞内钙离子的变化会激活各种系统，这些都加剧了心肌缺血再灌注损伤后的细胞损伤。其主要损伤机制有以下几点：可引起线粒体功能障碍，减少线粒体 ATP 生成；诱导氧自由基生成，损害心肌细胞；激活钙依赖性降解酶，损伤细胞结构；促使钙离子与相关蛋白的结合，影响细胞内信号转导；可引起心律失常。

（三）氧自由基与心肌缺血再灌注损伤

自由基又称游离基，是指在外层电子轨道上具有不配对的单个电子、原子、原子团或分子的总称，是随着氧化代谢活动不断产生的活性物质，主要包括：超氧阴离子、过氧化氢、羟自由基、单线态氧等。氧自由基具有未配对的电子，因此性质极不稳定，氧化能力强，容易造成细胞损伤。正常情况下氧自由基在机体内存在较少，可被快速清除，当心肌缺血时，氧自由基清除能力下降，不能被及时清除而不断堆积。当心肌组织再灌注时，氧自由基在局部迅速增多，并进一步聚集。堆积的氧自由基可损伤细胞膜，致细胞结构破坏引起心肌酶外漏；氧自由基可改变并破坏机体蛋白结构，使其功能受损；氧自由基还可以破坏遗传物质 DNA 或 RNA，影响核酸的正常功能；另外氧自由基可导致心律失常；最终可导致心肌细胞损伤凋亡。研究表明，心肌缺血再灌注损伤时的氧自由基可能来自以下多种途径：黄嘌呤 - 黄嘌呤氧化酶途径、线粒体途径、中性粒细胞途径、儿茶酚胺途径等。

（四）能量代谢与心肌缺血再灌注损伤

心肌缺血再灌注损伤发生时，心肌细胞依赖无氧代谢途径提供能量，但该途径生成 ATP 的能力与有氧代谢相比明显下降，不能满足心肌细胞的正常代谢的氧需求，当 ATP 缺乏严重，明显供不应求时会触发一系列代谢异常和紊乱。首先，可引起依赖 ATP 的细胞膜泵活性降低。当钠离子 - 钾离子 -ATP 酶活性受到抑制时，膜电位改变，心肌细胞内钠离子不能被及时排出，导致细胞内钠离子堆积。细胞内钠离子堆积又会激活钠钙交换器，使得大量钙离子内流，引起钙超载。另外，当细胞膜上钙离子 -ATP 酶活性受到抑制时，将进一步加重细胞内钙超载。而细胞内钙超载可激活膜磷酶，引起缺血性肌原纤维挛缩，引发细胞膜和细胞内结构的破坏。钙超载还可激活氧自由基的生成，诱导线粒体通透性转换孔的开放，进一步抑制 ATP 的合成，最终导致心肌细胞损伤。还有研究表明，能量代谢障碍可造成相关基因及蛋白质表达的异常，当 ATP 不足时还可触发细胞凋亡程序，严重者最终可导致细胞凋亡。

三、心肌缺血的超声分子影像学

心肌缺血再灌注损伤发生时造成心脏组织受损及血管功能障碍，炎症细胞受趋化因子的作用向心肌缺血区游走、聚集，随后在黏附分子的作用下，炎症细胞能够附着并穿越血管壁，进入心肌缺血区，产生炎症反应。而这种炎症细胞趋集、再通过黏附分子（如选择素家族、整合素家族和免疫球蛋白超家族）附着血管内皮是炎症“级联”反应的诱发阶段，最终促使血管内皮细胞收缩，血管通透性增加，促使细胞间黏附分子及血管细胞黏附分子广泛表达，使得炎症细胞滚动、聚集、附着并穿过血管壁游走到心肌缺血区域。这些黏附分子在缺血事件结束后的不同时间段内持续表达，为缺血事件留下了“分子记忆”。目前，随着超声分子影像学的发展，超声分子成像作为一种无创、靶向性高、实时动态的诊断方法备受关注，这种分子水平的记忆可通过超声造影剂对新近缺血的心肌部位进行记忆显像。近年来发展迅速的纳米级造影剂促进了分子影像学的进一步发展。纳米级超声造影剂其粒径小，突破了血管内皮细胞间隙限制，具有较强的背向散射能力，使得对比信号增强，提高了对疾病诊断的敏感度和准确率。心肌缺血“记忆”成像就是对缺血再灌注数小时后分子水平的改变进行成像，有望早期诊断心肌缺血事件。

介导炎症细胞与血管内皮细胞之间黏附作用的主要有选择素、整合素和免疫球蛋白超家族三种，目前超声分子影像学研究较多的主要集中在选择素和免疫球蛋白超家族。

P- 选择素和 E- 选择素主要表达于血管内皮细胞表面，介导血管内皮细胞与中性粒细胞、单核细胞和淋巴细胞的黏附，但两者在缺血事件后表达的时相不同。P- 选择素由血管内皮细胞和血小板持续合成，在静息状态下储存于血管内皮细胞 Weibel-Palade 小体和血小板 α 颗粒中，在缺血事件炎症反应时，炎症因子补体、组胺、凝血酶及 TNF 等大量释放，刺激血管内皮细胞中储存的 Weibel-Palade 小体向细胞膜表面移动，以出胞形式在血管内皮细胞膜表面表达。由于 P- 选择素在静息状态下的储备，在缺血事件时不需要新的合成，只需在炎症因子的刺激作用下数分钟即可高表达，因此 P- 选择素是炎症刺激下最早出现的黏附分子。国内外学者研究心肌缺血再灌注损伤超声分子记忆成像时，多数是以犬、大鼠及小鼠为实验动物，通过结扎前降支制作缺血再灌注模型。早期 P- 选择素大量表达又促进炎症细胞的黏附和聚集，介导多种炎症介质或促炎细胞因子释放，导致心肌缺血区域炎症反应级联放大和微血管及心肌细胞的损伤，在缺血再灌注损伤后仍可持续存在数小时。因此，以 P- 选择素为靶点的超声微泡和对比超声相结合对缺血心肌再灌注损伤进行分子成像，就能够对缺血部位进行早期的评价和诊断。众多学者已先后通过靶向 P- 选择素的超声微泡造影剂对缺血再灌注炎症心肌进行了体内与体外寻靶研究，结果显示缺血心肌在靶向 P- 选择素超声微泡的作用下显影明显增强，前壁视频强度明显高于正常心肌组织，增强区域与结扎前降支时的充盈缺损区域高度一致，采用携抗 P- 选择素靶向超声造影剂行心肌声学造影检查能准确评价心肌缺血再灌注损伤的范围，这些都证实使用靶向 P- 选择素声学造影剂评价心肌缺血再灌注损伤获得了成功，靶向 P- 选择素声学造影剂可以识别早期的心肌缺血事件。

而 E- 选择素需要血管内皮细胞新合成，合成过程时间需 4 ～ 6h，并且需要炎症因子 TNF-α 或细菌内毒素等刺激因素激活血管内皮细胞后才能合成表达于细胞表面。所以，P- 选择素和 E- 选择素存在于缺血事件后不同的时间段，为心肌缺血的超声分子记忆成像奠定了基础。研究表明，靶向 P- 选择素超声造影剂可在心肌缺血再灌注后 1h 检测到 P- 选择素缺血心肌区域血管内皮细胞表面表达，而靶向 E- 选择素的超声造影剂在缺血再灌注后 4h 可检测到 E- 选择素在内皮细胞表面表达，在 24h 达到高峰且持续近 72h。选用血管内皮细胞表达黏附因子 E- 选择素作为超声分子成像的靶点，能够使缺血再灌注后 4h 缺血区域靶向成像强度较非缺血区有显著增强，而且明显强于对照组，具有显著的统计学差异（图 6-4-1、图 6-4-2）。因此，E- 选择素可作为近期心肌缺血诊断的靶点，靶向 E- 选择素超声造影剂可延长近期心肌缺血的检测时间窗，更好地实现缺血心肌的“记忆”成像。另外，P- 选择素和 E- 选择素的配体分别位于炎症细胞上的不同部位，当它们存在时，可使炎症细胞与血管内皮细胞之间产生更加牢固的黏附作用，这也为双靶向超声造影剂的应用提供了理论依据（图 6-4-3）。

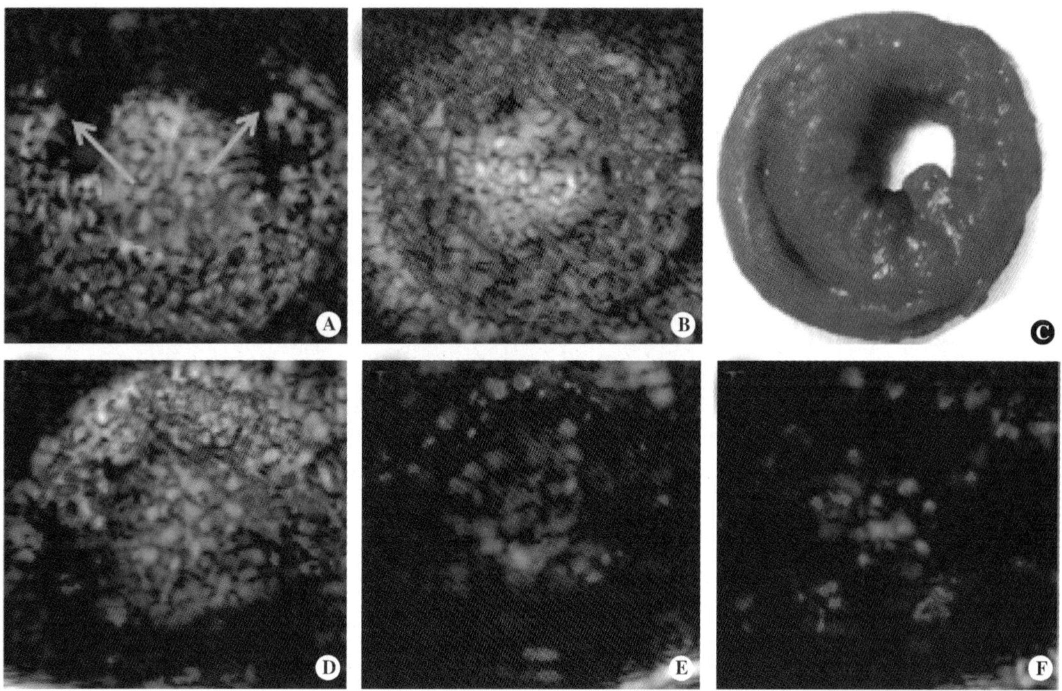

图 6-4-1　靶向 E- 选择素微泡的彩色编码超声造影图（左心室短轴切面）

结扎左前降支后心肌缺血充盈缺损部位如箭头所示（A），再灌注后心肌均匀增强（B），TTC 染色未见心肌梗死组织（C），靶向 E- 选择素微泡明显增强心肌缺血区域（D），对照组心肌未见明显增强（E、F）（引自 Leng X，Wang J，Carson A，et al.2014）

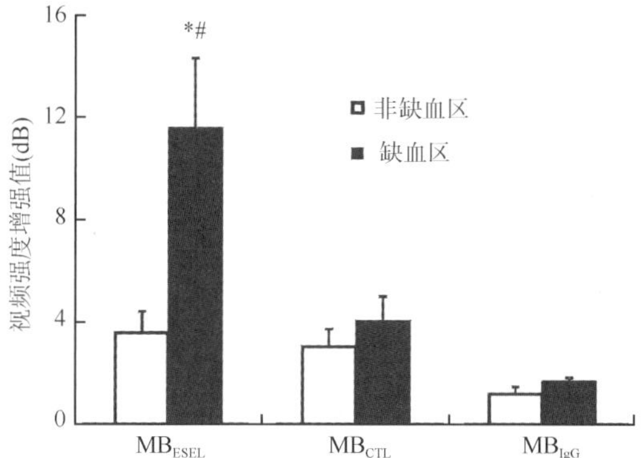

图 6-4-2　靶向 E- 选择素微泡增强缺血心肌的视频强度

靶向 E- 选择素微泡 MB_{ESEL} 增强缺血心肌的视频强度较非缺血心肌有明显统计学差异；靶向 E- 选择素微泡 MB_{ESEL} 增强缺血心肌的视频强度较对照组（MB_{CTL}、MB_{IgG}）有明显统计学差异（引自 Leng X，Wang J，Carson A，et al. 2014）

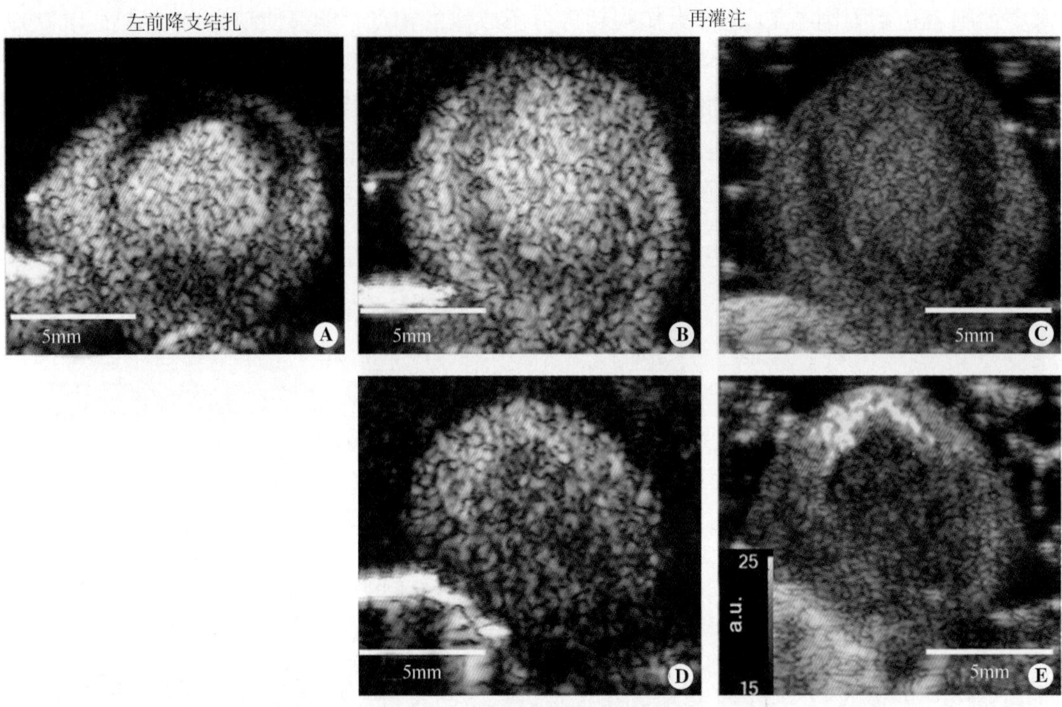

图 6-4-3　靶向 P- 选择素和 E- 选择素双靶向超声微泡（$MB_{selectin}$）造影图

结扎左前降支后注射非靶向造影剂心肌缺血部位造影剂充盈缺损（A），再灌注 2h 后注射非靶向造影剂心肌均匀增强（B、C），再灌注 2h 后注射 $MB_{selectin}$ 缺血区域心肌明显增强显影（D、E）（引自 Hyvelin JM，Tardy I，Bettinger T，et al. 2014）

免疫球蛋白超家族主要包括细胞间黏附分子 1（ICAM-1）和血管细胞黏附分子 1（VCAM-1）。这两者主要表达于血管内皮细胞表面，另外，ICAM-1 也在单核细胞和淋巴细胞上表达。在静息状态下，ICAM-1 呈低水平表达，在炎症因子 TNF-α、IL-1β、IFN-γ 等刺激下表达大大提高，而 VCAM-1 在炎症因子 TNF-α、IL-1β、I L-4 和 LPS 的刺激下也呈高表达。两者在缺血再灌注炎症过程中都需要重新合成，因此是缺血事件后出现较晚的记忆分子（图 6-4-4）。此外，两者结合的配体也有所不同，ICAM-1 结合的配体为中性粒细胞、单核细胞和淋巴细胞上表达的整合素；而 VCAM-1 结合的配体为单核细胞和淋巴细胞上表达的整合素，不包括中性粒细胞。

除了以上这些热门研究的靶点外，也有学者研究心肌缺血再灌注炎症过程中的其他分子靶点。研究发现，通过磷脂酰丝氨酸结合的脂质微泡可以增强炎症过程中补体的活性，从而提高了微泡与激活的白细胞的结合程度。采用结合磷脂酰丝氨酸的脂质微泡进行缺血再灌注心肌声学造影，同样证实该微泡可与黏附于微血管内皮的活化白细胞特异结合聚集，发现缺血再灌注后心肌组织的造影剂回声强度较正常心肌的造影剂回声强度明显增强，因此可定量评价心肌缺血再灌注损伤发生的范围。另外，唾液酸化路易斯是选择素家族存在于炎症细胞表面的天然配体，可与 P- 选择素特异性结合。研究表明，将唾液酸化路易斯结合超声造影剂，可增强心肌缺血再灌注区域视频强度，并且携唾液酸化路易斯靶向超声微泡不易受血流剪切力的影响，可快速与靶细胞紧密附着（图 6-4-5、图 6-4-6）。随着靶向超声造影剂制备工艺的成熟，还有学者将两种不同的配体与造影剂结合，制备双靶向超声造影剂，实现心肌缺血再灌注的分子成像。有学者制备了携唾液酸化路易斯和抗 ICAM-1 单抗双配体超声造影剂，并在体外研究了其在高剪切力作用下与抗原的黏附效能，证实了该双靶向造影剂比同型单靶向超声微泡有明显的黏附优势。还有学者制备了同时携 P- 选择素单抗和 ICAM-1 单抗的双靶向超声造影剂，实现了活体内心肌缺血再灌注血管内皮细胞的分子水平成像，证实了其增强显影强度和延长显影时间的可行性。

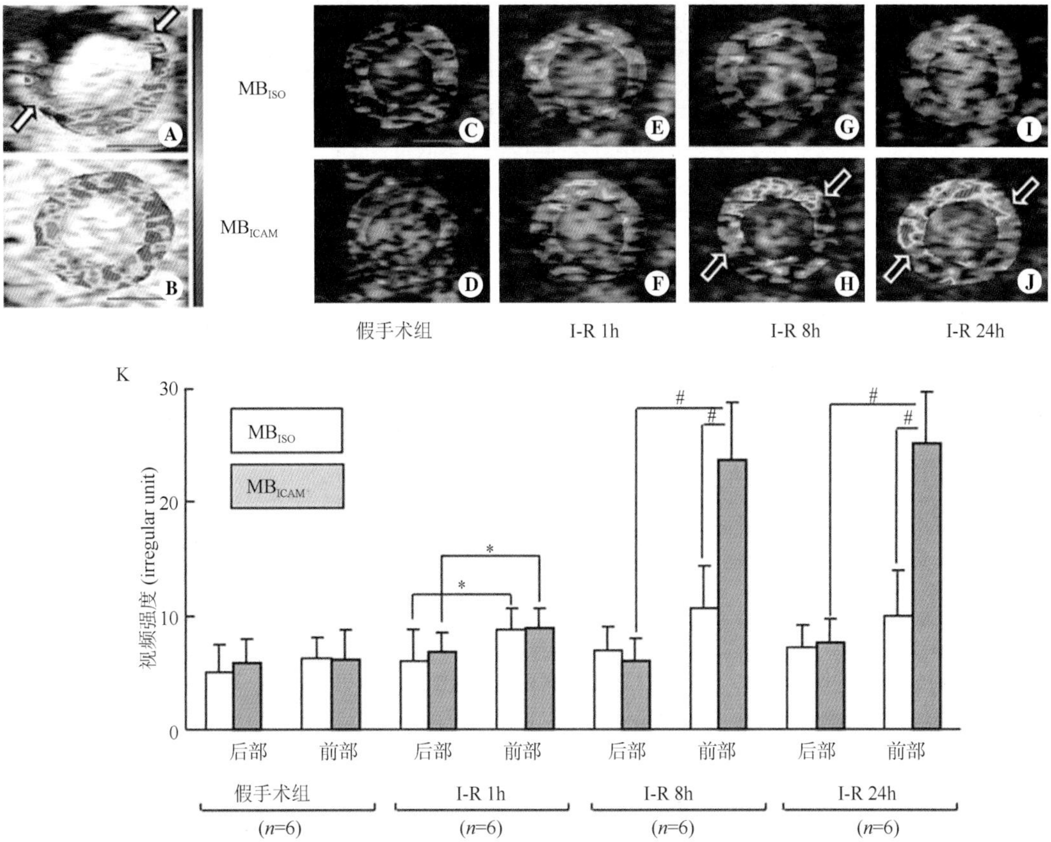

图 6-4-4　靶向 ICAM 微泡的超声造影图及增强缺血心肌的视频强度

结扎左前降支后心肌缺血充盈缺损部位如箭头所示（A），再灌注后心肌均匀增强（B），靶向 ICAM 微泡（MB_{ICAM}）与对照组（MB_{ISO}）在非缺血心肌组织中均无明显增强（C、D），MB_{ICAM} 与 MB_{ISO} 在再灌注 1h 后对缺血心肌增强强度无明显差异（E、F），MB_{ICAM} 与 MB_{ISO} 在再灌注 8h（G、H）及 24h（I、J）后对缺血心肌增强强度有明显差异；MB_{ICAM} 与 MB_{ISO} 再灌注 8h 及 24h 后缺血心肌的视频强度有明显差异，而非缺血的后壁两组视频强度无明显差异（引自 Yan Y，Liao Y，Yang L，et al. 2011）

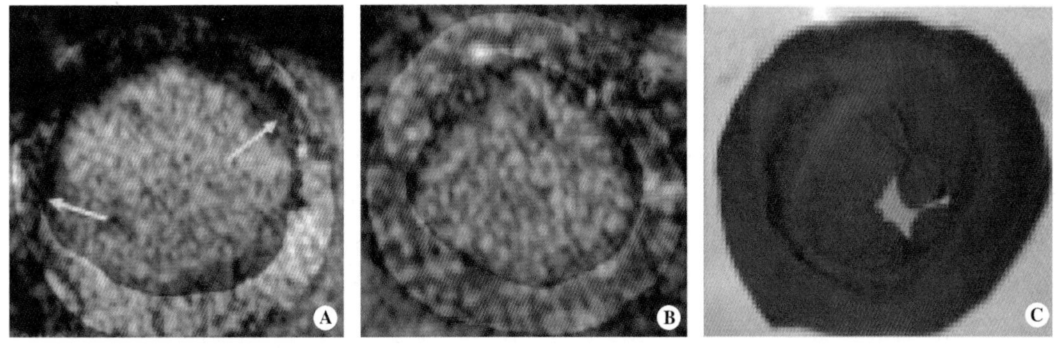

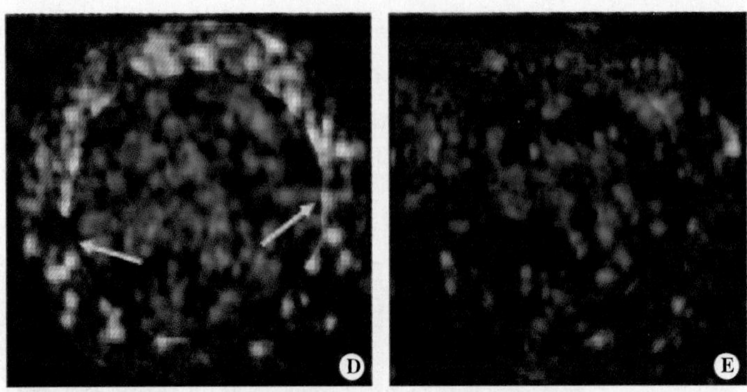

图 6-4-5　携唾液酸化路易斯靶向超声微泡（MB_{sLex}）超声造影图

结扎前降支后心肌缺血充盈缺损部位如箭头所示（A），再灌注后心肌均匀增强（B），再灌注后 30min 未见心肌梗死组织（C），注射造影剂后 MB_{sLex} 组缺血区持续增强（D），而对照组 MB_{CTL} 组未见明显增强（E）（引自 Villanueva FS，Lu E，Bowry S，et al. 2007）

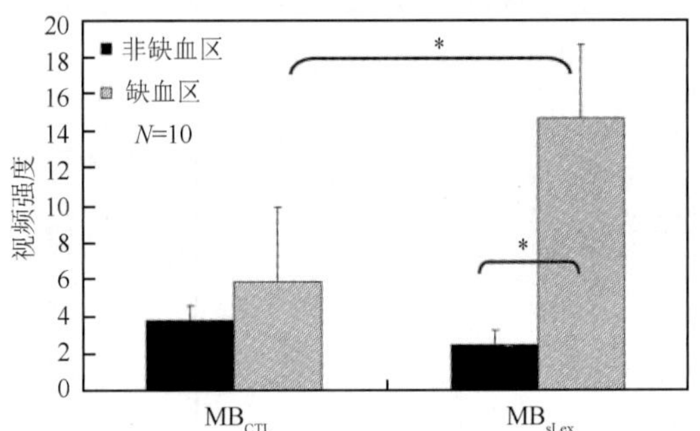

图 6-4-6　携唾液酸化路易斯靶向超声微泡（MB_{sLex}）增强缺血心肌的视频强度

MB_{sLex} 增强缺血心肌的视频强度与非缺血心肌有明显统计学差异，与对照组 MB_{CTL} 增强缺血心肌的视频强度有明显统计学差异（引自 Villanueva FS，Lu E，Bowry S，et al. 2007）

心肌缺血记忆成像的意义：常规超声心动图技术检查心肌缺血有赖于缺血心肌出现节段性室壁运动异常。然而，多数稳定型心绞痛患者的心肌缺血是一过性的，常规超声心动图检查常难以捕捉到。心肌缺血记忆成像应用分子超声靶向成像技术，定位缺血后存在一段时间的各种炎性分子，为诊断心肌缺血提供了一新的思路和方法，具有广阔的临床应用前景。

（邓又斌）

第五节　血管内超声分子成像

血管内超声（intravascular ultrasound，IVUS）作为超声医学的一个分支，是通过导管技术将微型化的超声探头置入血管腔内进行显影血管断面的实时灰阶图像。因此，IVUS 不但可用于显示血管腔的形态，测定血管腔的直径、狭窄程度，还可观察斑块的大小、组成成分及分布情况，评价斑块的进展和消退情况，以及发现冠状动脉造影不能显示的血管早期病变。自 20 世纪 80 年代末该技术问世以来，IVUS 已成为心血管疾病尤其是冠心病介入诊断和治疗的重要辅助手段。

一、IVUS 仪器的组成及成像原理

目前所用的 IVUS 仪器基本结构相似，由 IVUS 超声导管（ultrasound catheter）、导管回撤系统（pullback system）和超声主机（imaging console）三部分构成（图 6-5-1）。

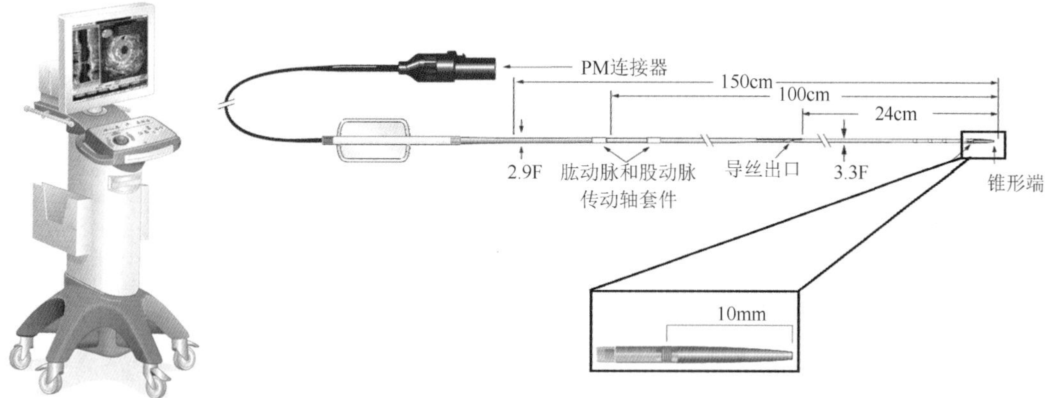

图 6-5-1　Volcano S5 IVUS 超声系统主机及 Eagle Eye 冠状动脉成像 IVUS 超声导管

根据超声导管晶体换能器的构成不同，IVUS 导管主要分为两种：机械旋转型（mechanically rotating transducer）和电子相控阵型（electronically switched multi-element array transducer）（图 6-5-2）。机械旋转探头导管的顶端为单一压电晶体换能器，可利用外置的马达旋转实现每秒 30 帧的速度实时成像。目前所应用的机械旋转型超声仪器主要为美国 Boston Scientific 公司的 Galaxy 2 和 iLAB 系列。相控阵式型导管顶端环型安置有 32 ～ 64 个晶体换能器，其不需要旋转头端的换能器即可获得合成的血管断面图像，如美国 Volcano 公司生产的 S5 系列。

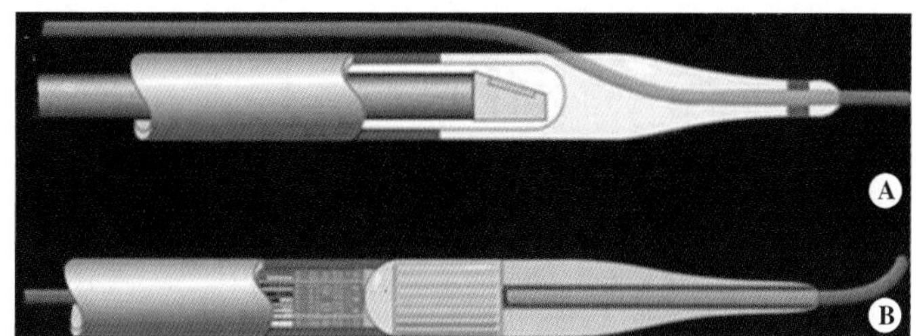

图 6-5-2　机械旋转探头 IVUS 导管（A）和电子相控阵型 IVUS 导管（B）

IVUS 的成像原理与传统的超声相同，区别在于 IVUS 使用了微型化的超声导管探头，可以 360° 实时从内部观察血管壁的情况，其外径在 2.6 ～ 9F（0.87 ～ 2.97mm）不等，能满足冠状动脉或周围血管的成像需要。目前应用于冠状动脉内成像的超声导管直径多为 2.6 ～ 3.5F（0.87 ～ 1.17mm），其探头频率较高（20 ～ 40MHz）、轴向（axial）和侧向（lateral）

的分辨力（resolution）分别为 80 ～ 100μm 和 200 ～ 250μm，探测深度为 8 ～ 20mm。超声导管的换能器接收到血管及组织反射的超声射频信号后，将反射信号传入图像处理系统，并在荧光屏上实时显示所探测组织的黑白灰阶图像，可根据回声信号的强弱判断不同病变的性质。Volcano 公司生产的 IVUS 系统还可对 IVUS 所接收的超声背向散射信号进行光谱分析，通过后处理及分析比较后，以不同颜色显示不同性质的斑块，可更加直观地显示斑块内纤维、纤维脂质混合、坏死核和钙化不同组织成分。此显影方式在一定程度上提高了对组织特征的判断能力，也被称为虚拟组织学（virtual histology，VH），见图 6-5-3。

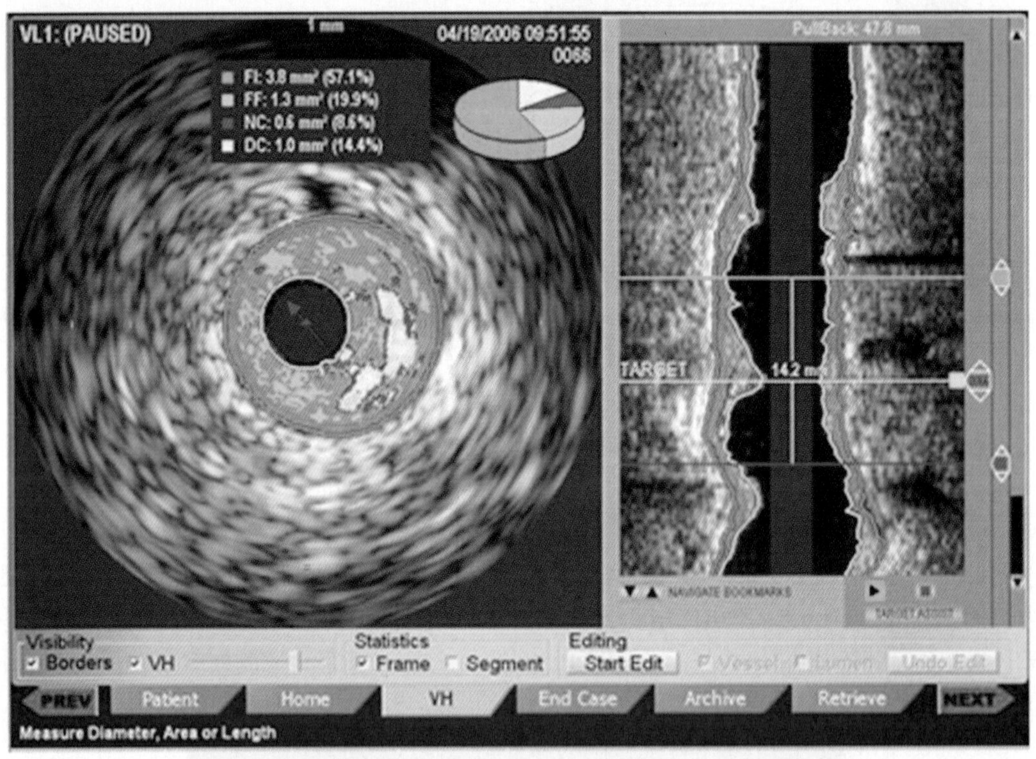

图 6-5-3　IVUS 虚拟组织学成像图以不同颜色显示不同性质的斑块

（引自 http：//www.volcanocorp.com/products/ivus-imaging/vh-ivus）

二、IVUS 分子成像的靶点

IVUS 的应用局限于血管内，其分子成像主要为针对血管壁及壁内各组织成分的分子水平检测，目前的研究主要集中在斑块炎症及其粥样斑块稳定性的检测。近年的研究显示，动脉粥样硬化是一种对损伤的炎性反应，炎症贯穿了斑块的形成、发展到并发症的出现整个过程。大量的炎性细胞浸润是不稳定性斑块的重要病理学特征，斑块组织内的分子表达及新生滋养血管也是使斑块不稳定的重要因素。因此对炎症细胞、炎性因子及相关的产物、细胞凋亡、斑块内新生滋养血管进行分子水平的检测成为血管内超声分子影像检测的研究重点。

研究表明，巨噬细胞是斑块炎症的关键，参与了动脉粥样硬化的发生、发展及破裂的整个过程。巨噬细胞可吞噬氧化低密度脂蛋白，变成泡沫细胞，促进斑块体积的扩大，并通过凋亡等机制发生坏死，导致斑块内脂质核心的进一步增加。同时，巨噬细胞还可分泌基质金属蛋白酶（matrix metalloproteinase，MMPs）等降解纤维帽的基质成分，使斑块易于破裂。其他在炎性过程中起重要作用的一些分子，如组织蛋白酶、金属蛋白酶、髓过氧化酶等，IL-2 等也是斑块炎症 IVUS 分子成像的重要靶点。

斑块内的新生血管仅由一些简单的内皮细胞围成，细胞之间无紧密连接，且周围缺乏支撑的结缔组织。因此在炎症细胞及其分泌的炎性因子侵蚀下容易出血，是易损斑块的一个标志。病理研究的结果显示，斑块内的新生血管密度与斑块的稳定性相关，其中破裂斑块中新生血管密度可达到稳定性斑块的 4 倍，易损斑块中新生血管密度为稳定性斑块的 2 倍。新生血管通常位于斑块的易损部位，因此针对斑块的新生血管进行 IVUS 分子显像，检测新生血管的密度及部位将有助于斑块稳定性的评估。

研究表明斑块内新生血管与正常内皮细胞不同，在血管新生过程中，新生血管内皮细胞表达大量黏附分子，包括整合素 $\alpha_v\beta_3$，血管细胞黏附分子 1（vascular cell adhesion molecule-1，VCAM-1）、细胞间黏附分子 1（intercellular adhesion molecule-1，ICAM-1）、血管内皮生长因子（vascular endothelial growth factor，VEGF）及血管内皮钙黏素等。而在大多数正常细胞，包括静止的内皮细胞中这些黏附分子分泌相对有限，因此这些黏附分子及细胞因子可作为斑块新生血管检测的 IVUS 分子成像的靶点。

三、IVUS 分子成像的超声显影模式

当前，含有气体的微泡是超声分子显像的主要载体，微泡的声学特性与微气泡的大小、外壳的构成及发射声波的声压有关。在低声压时，微泡产生对称性压缩和膨胀，主要呈现线性背向散射；随着外加声压的增加，微泡可产生丰富的二次谐波，且远超过人体组织产生的二次谐波，利用这一特点可进行微泡造影剂的二次谐波成像。

目前上市的微米级超声微泡造影剂的共振频率较低，与体表心脏超声频率匹配（1 ～ 3MHz）较好，因此应用常规经胸心脏探头即可获得造影剂的二次谐波图像。而 IVUS 的频率较高，多在 20 ～ 40MHz，如采用市售的微米级微泡造影剂，其共振频率与超声频率差异较大，通常不能获得微泡的二次谐波显影图像。此外，当前上市的 IVUS 导管均使用的是固定频率的超声探头，无法接收二次谐波信号，因此，目前 IVUS 的分子成像模式主要是接收微泡造影剂的基波信号成像，通过分子靶向造影剂增加组织的线性背向散射信号实现特定的分子显影。近年来，为实现 IVUS 二次谐波模式下的微泡显像，Goertz 等及其课题组利用特制的 IVUS 导管，在兔主动脉粥样化模型上进行了探索，获得了清晰的 IVUS 二次谐波显影斑块新生血管图像，为 IVUS 分子成像提供了新的显影模式。

四、IVUS 分子成像的应用

在动脉粥样硬化的诊治过程中，判断斑块的稳定性对治疗策略的制订非常重要。通常认为脂质核较大、偏心分布、纤维帽较薄、内有大量炎症细胞浸润，以及斑块底部含有较多的新生血管是易损斑块的主要特征。虽然 IVUS 可提供斑块组成成分的信息，但不同的研究报道易损斑块的特征不尽相同，且在稳定患者的非罪犯血管斑块与易损斑块的 IVUS 影像具有相同的形态组成。此外，薄纤维帽通常厚度在 65μm 以内，而 IVUS 的轴向分辨率及横向分辨率均不足以清晰显示薄的纤维帽，其探测斑块破裂敏感度仅为 37%。基于上述原因，普通的 IVUS 成像技术在识别斑块是否易于破裂、侵蚀方面存在一定的缺陷性。

由于不稳定性斑块中炎症细胞浸润，炎性因子及相关的产物表达增加，斑块内新生滋养血管密度增加，针对不稳定斑块中的特异性细胞因子及组织成分的 IVUS 分子显像可对斑块各组织成分进行定位及定量分析，并有助于判断斑块的稳定性。当前，IVUS 分子显像的应用主要集中在对动脉粥样硬化的早期检测、动脉粥样硬化的分期及通过对斑块内炎症、滋养血管的检测来判断斑块的稳定性。

（一）动脉粥样硬化斑块的早期检测

检测动脉粥样硬化的分子成分可用于动脉粥样硬化分期，并可据此制订靶向干预的措施。例如，在粥样斑块肩部的内皮上，可表达 VCAM-1 和 ICAM-1。在动脉粥样硬化斑块形成的早期，炎性标志物 VCAM-1 在血管内皮表面及外膜均表达增加，因此携带 ICAM-1 特异性抗体的声学免疫脂质体有助于动脉粥样硬化的早期检测。随着动脉粥样硬化的进展，VCAM-1 的表达逐渐下降。同样，ICAM-1 可促进循环中单核细胞聚集，如果血管内皮表达 ICAM-1 增加，亦提示早期动脉粥样硬化。纤维蛋白通常在斑块破裂部位及血管内皮表面表达，是斑块不稳定及容易导致血栓形成的标志。同样，组织因子（tissue factor，TF）也被证实为血栓形成的标志之一。因此，检测血管内皮表面及粥样斑块内的相关分子表达，将有助于动脉粥样硬化的分期 / 分级。

早在 1999 年，Demos 等就制备了携带含 ICAM-1 及纤维蛋白原抗体的声学脂质体，并在球囊损伤联合高脂饮食建立的小型猪的动脉粥样硬化模型上进行了 IVUS 检测，发现携带抗纤维蛋白原的声学脂质体可增强斑块组织上血栓及纤维蛋白原的显影，而携带 ICAM-1 抗体的声学脂质体可靶向性的黏附于早期粥样斑块的表面（图 6-5-4）。随后，Hamilton 等制备了结合携带抗 ICAM-1、VCAM-1、纤维蛋白、纤维蛋白原及组织因子的免疫脂质体微泡，这些携带特异性抗体的免疫脂质体的粒径多在 500 ～ 800nm，可实现超声反射信号的增强。他们采用了同样的小型猪动脉粥样硬化动物模型，通过血管内注射这些特异性免疫脂质体后，应用 20MHz 的 IVUS 对动脉粥样硬化病变血管进行了检测，并与免疫组织化学染色的结果对比。发现这些含特异性抗体的声学免疫脂质体可增强内膜损伤及动脉粥样斑块各成分的显像（图 6-5-5、图 6-5-6）。有利于了解动脉粥样硬化斑块内各组成成分的分布，同时可对各种因子表达进行量化分析，并为进一步的靶向治疗奠定了基础。

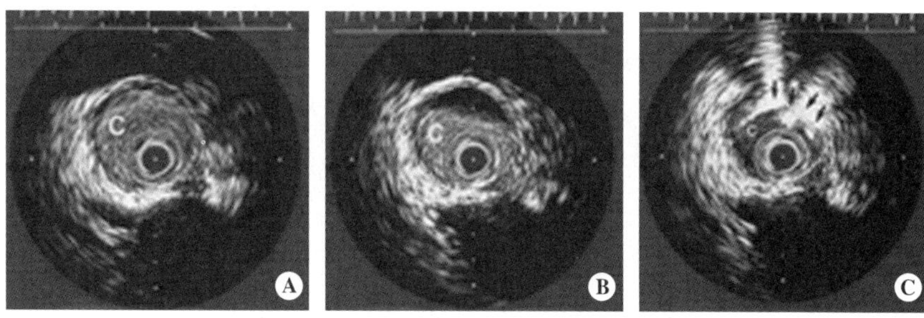

图 6-5-4　股动脉血栓的动物模型 IVUS 图像

A. 注射生理盐水后的 IVUS 影像；B. 注射非靶向脂质体后的 IVUS 影像；C. 注射胶原标记的脂质体后的 IVUS 影像，可清晰地显示血栓（引自 Demos SM，Alkan-Onyuksel H，Kane BJ，et al. 1999）

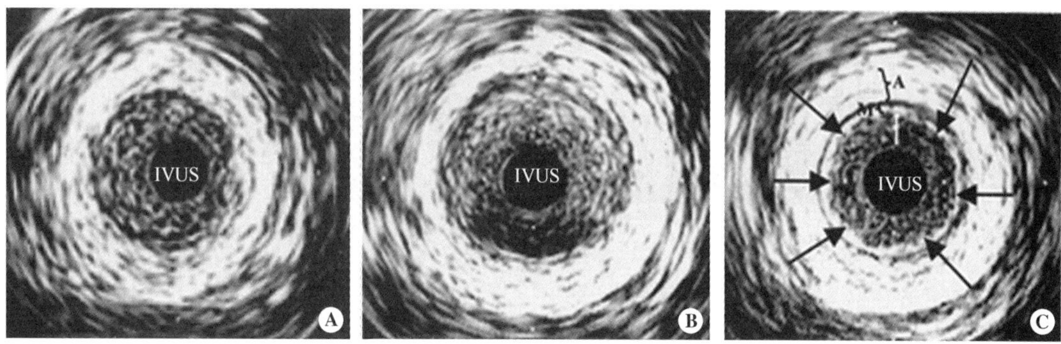

图 6-5-5　颈动脉斑块动物模型的 IVUS 图像

A. 注射生理盐水后；B. 注射非靶向声学免疫脂质体 5min 后；C. 注射 VCAM 声学免疫脂质体 5min 后，显示斑块显影增强（引自 Hamilton AJ，Huang SL，Warnick D，et al. 2004）

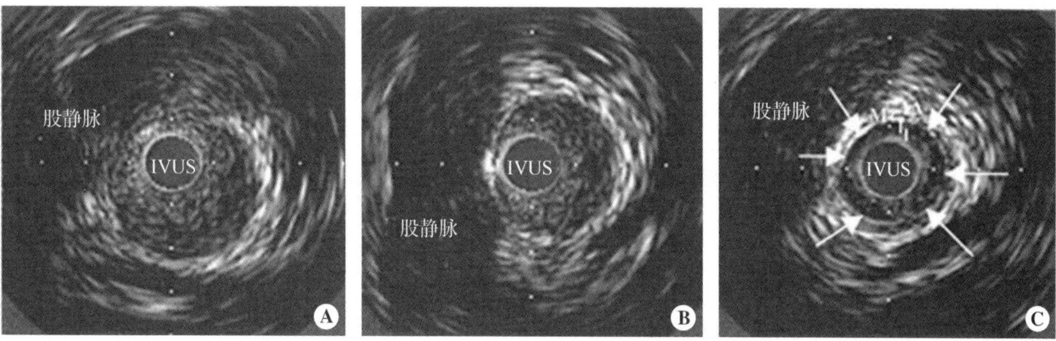

图 6-5-6　兔动脉斑块动物模型的 IVUS 图像

A. 注射生理盐水后；B. 注射非靶向声学免疫脂质体 5min 后；C. 注射 ICAM 声学免疫脂质体 5min 后，显示血管外膜显影增强。白色箭头显示内膜粥样斑块（引自 Hamilton AJ，Huang SL，Warnick D，et al. 2004）

为了更好地显示早期动脉粥样硬化，还可应用图像重建技术获得 IVUS 分子影像的三维容积图像。Kim 等采用小型猪的动脉粥样硬化模型，注射含 ICAM-1 抗体的声学免疫脂质体 5min 后，进行 IVUS 显像并对一段病变血管由远及近匀速回撤导管，获得了一段血管的连续 IVUS 二维图像，采用 MATLAB 软件进行三维重建后，得到三维 ICAM-1 分子显影图，可更加直观地显示一段早期动脉粥样硬化（图 6-5-7）。

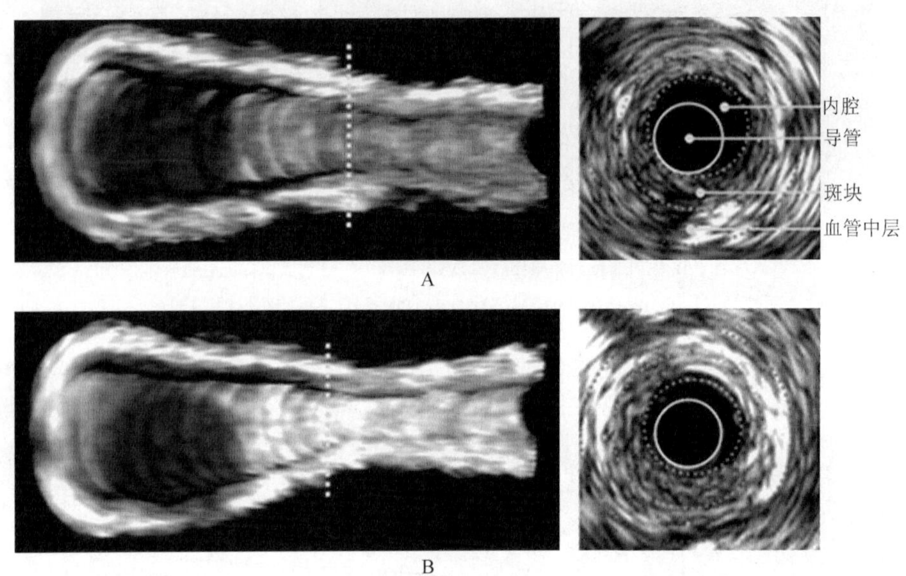

图 6-5-7　三维 IVUS 容积成像颈动脉斑块动物模型血管剖面图

A. 注射抗 ICAM-1 声学免疫脂质体前；B. 注射抗 ICAM-1 声学免疫脂质体 5min 后，显示斑块显影增强（引自 Kim H，Moody MR，Laing ST，et al. 2010）

（二）斑块内新生血管及炎症的检测

斑块内的新生血管增加被认为是斑块内炎性反应及斑块不稳定的特征。由于 VCAM-1 在动脉内皮和营养血管上皮都有表达，使得携带抗 VCAM-1 的超声分子显影剂可实现炎症反应及斑块滋养血管的同时成像。近年来，微泡造影剂已用于心肌的微循环检测，因此有增强斑块内新生血管的显影可能。Vavuranakis 等对 16 例急性冠脉综合征的患者进行了非罪犯血管的 IVUS 检测，并经冠脉内注射 Optison 或 Sonovue 非靶向超声造影剂，通过记录注射造影剂前，注射造影剂中及注射后冠状动脉斑块显影情况，发现微泡造影剂能增强冠脉斑块处内膜 - 中膜及外膜的显影强度，并具备潜在的检测斑块稳定性的功能（图 6-5-8）。

为提高微泡造影剂对新生血管的显影效果，Vos 等设计了特殊的 IVUS 导管，可发射 20MHz 的高频超声信号，并接收 40MHz 的二次谐波信号。Goertz 等进一步对活体兔的动脉粥样硬化模型进行了 IVUS 二次谐波成像效果的验证，他们发现，采用 IVUS 二次谐波成像技术，并注射微泡造影剂 Definity 后，可检测到基波模式下不能发现的血管外膜新生血管，其结果与病例组织学所检测的新生血管一致，为 IVUS 分子显像提供了一种新型的检测动脉粥样斑块新生血管的方法（图 6-5-9）。微泡造影剂的粒径较大，无法穿透更深的斑块成分并实现斑块内各组织成分的分子显影，因此限制了其临床应用。为增强穿透血管内皮的能力，Kim 等采用一氧化氮（NO）及超声辐照对动脉粥样硬化斑块血管进行预处理，并采用抗 ICAM-1 声学脂质体进行动脉粥样斑块的 IVUS 分子显像，发现 NO 联合超声辐照预处理后，可促进超声分子显影剂穿透血管内皮，使斑块内成分的显影强度增加 20% ～ 50%（图 6-5-10）。

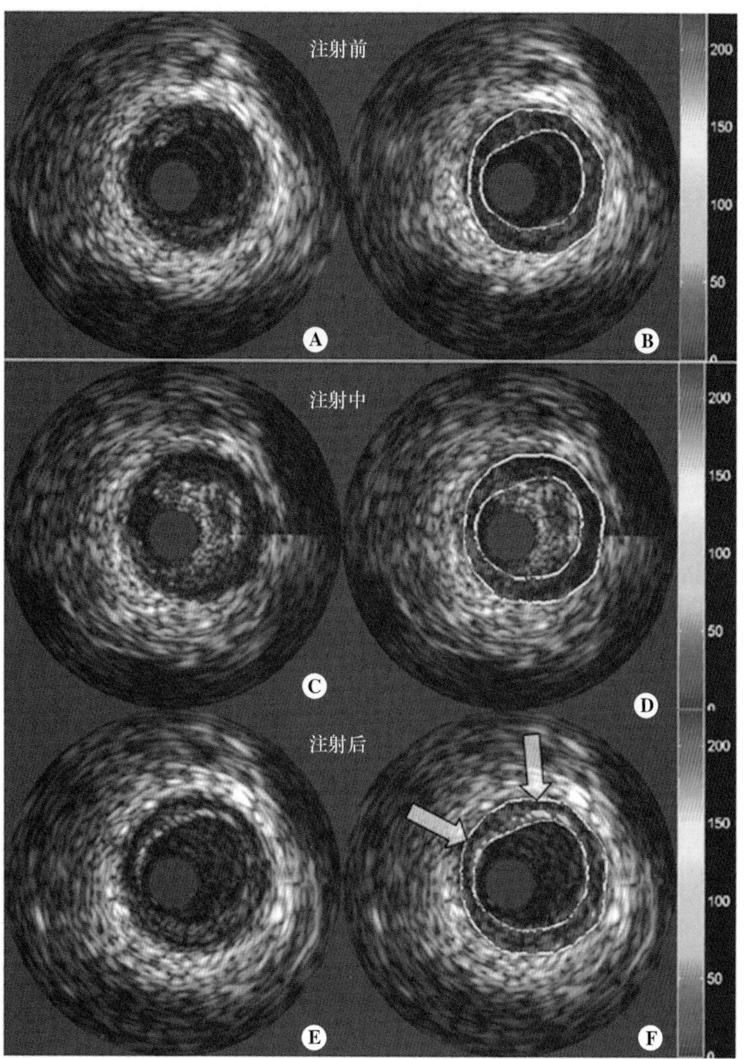

图 6-5-8　急性冠脉综合征患者非罪犯冠状动脉内斑块的 IVUS 图像

A、B、C 分别为注射微泡造影剂前、中、后的斑块 IVUS 影像；D、E、F 分别为相应的信号彩色编码图像。显影的强度最低以蓝色显示，最高以红色显示（引自 Vavuranakis M，Kakadiaris IA，O' Malley SM，et al. 2008）

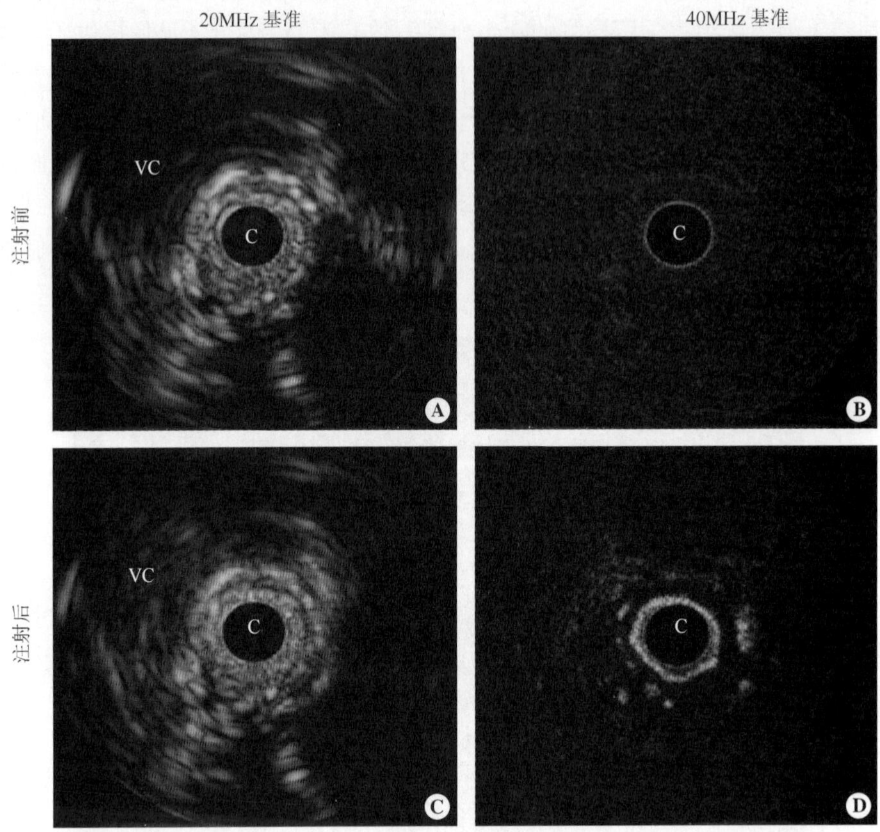

图 6-5-9 兔的主动脉粥样硬化模型 IVUS 影像

A. 为注射微泡造影剂 Definity 前 20MHz 的 IVUS 成像；B. 为注射造影剂前 40MHz 的 IVUS 谐波成像，组织信号被抑制；C. 注射造影剂 Definity 10s 后的 20MHz 的 IVUS 基础成像，显示血管外膜显影增强不明显；D. 注射造影剂 Definity 10s 后的 40MHz 的 IVUS 谐波成像，外膜显影明显增强，与病理学检测外膜的新生血管一致

（三）其他应用

当前，采用 IVUS 进行的分子影像研究较少，除斑块组成成分、斑块内炎症及新生血管的 IVUS 分子成像外，理论上针对血管壁及动脉粥样斑块各组成成分特异性分子的表达均可应用于 IVUS 分子显像。例如，Lanza 等应用 IVUS 检测猪血管成形术后发生过度拉伸的颈动脉，通过制备直径约 250nm 的液态氟烷纳米粒，并将这种纳米粒与组织因子抗体结合，发现这种靶向纳米粒大量结合于受到过度牵拉的血管平滑肌（这段平滑肌细胞表达组织因子显著增加），并使血管中膜影像显著增强，认为这种纳米微泡可应用于评价支架术后再狭窄。如果采用针对纤维蛋白原的 IVUS 分子成像，可用于血栓成分的显影，实现血栓的 IVUS 分子显像。通过随访药物治疗前后的动脉粥样硬化斑块各组成成分的分子显影情况，可评价药物的治疗效果。

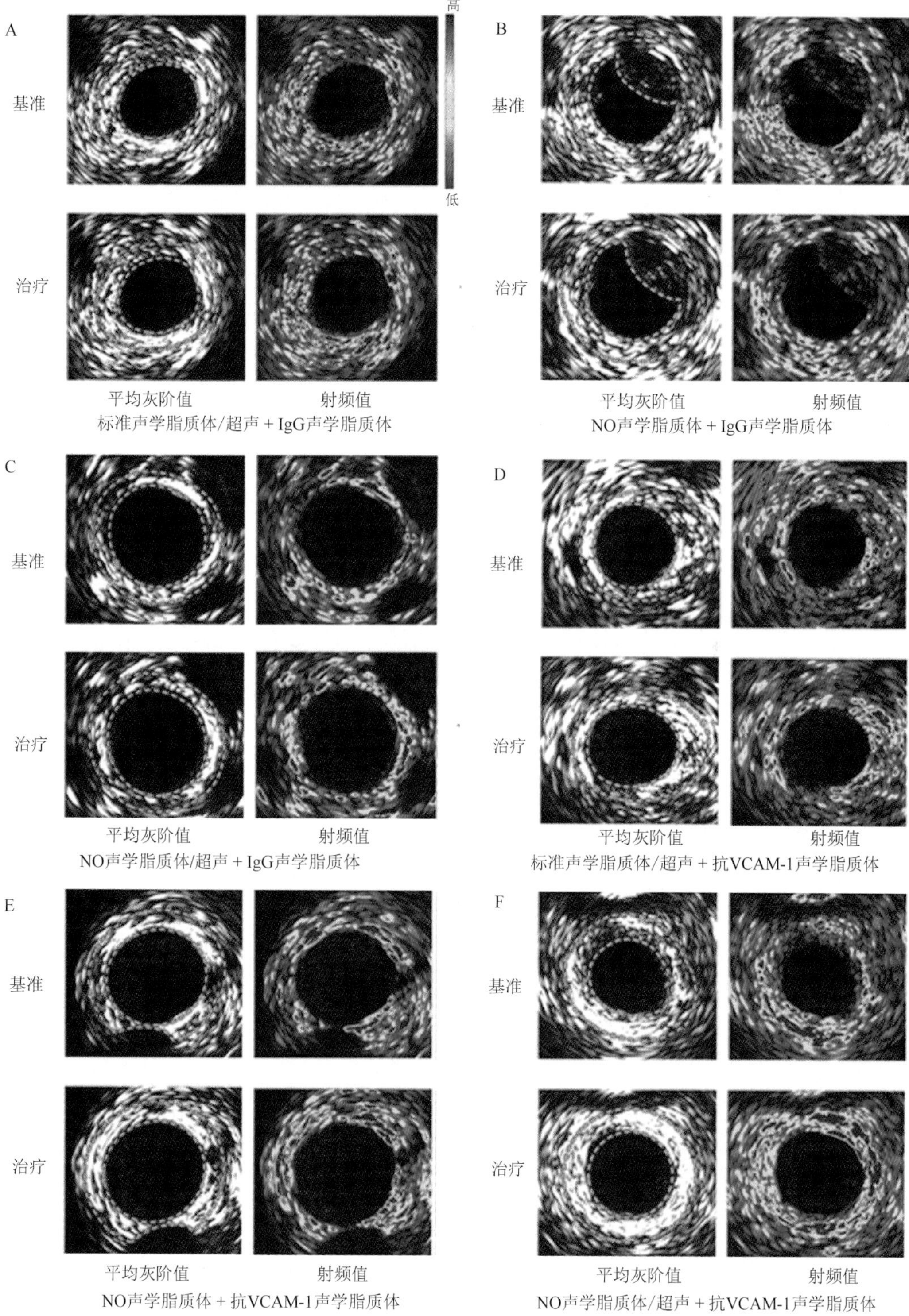

图 6-5-10　小型猪动脉粥样硬化模型灰阶及射频信号 IVUS 图像

显示采用 NO 及超声辐照预处理后，能促进抗 ICAM-1 声学脂质体穿透内皮，使动脉粥样斑块显影明显增强（引自 Kim H，Kee PH，Rim Y，et al. 2015）

IVUS 除应用于分子显影外，还可应用于靶向治疗。通过制备携带药物 / 基因的超声分子显影剂，通过应用 IVUS 在血管内进行靶向释放，实现 IVUS 介导的动脉粥样硬化靶向治疗。

五、存在的问题及未来的展望

当前，作为超声分子显影的载体主要包括微米级和纳米级的微泡。微米级的微泡含气量较大，声反射率较强，超声显影效果较好，但由于其粒径较大，无法穿透血管内皮间隙到达斑块内更深层的成分。纳米级的微泡粒径较小，有穿透血管内皮进入斑块内的可能，但其包裹的氟碳气体量少，增强超声显像的效果较差。这些缺陷成为目前超声分子显影应用的瓶颈。因此，针对 IVUS 的分子影像研究中，为实现斑块及血管深层组织的分子显影，需要研制一种更安全高效、穿透力强、声学反射力强、稳定性佳的新型靶向分子探针。同时，IVUS 显影模式较为单一，具备二次谐波成像的 IVUS 探头尚未普及，为增强 IVUS 分子显影的效果，也需要 IVUS 在显影模式及成像效果中的提升。此外，IVUS 作为一种有创性的检查工具，主要应用于冠脉介入治疗的患者，费用较高，在我国的使用率较低，也限制了其临床的广泛应用。

虽然 IVUS 的分子影像学尚处于起步阶段，大部分研究均以动物实验为主，且在人体应用的安全性、敏感性及准确性等有待于进一步验证。但 IVUS 独特的血管内的检测能力，使得其成为检测血管病变的重要工具。随着影像学技术的发展，无创性影像学技术已部分替代了免疫组化技术，可在体内显像斑块内新生血管，甚至进行定量分析。相信不久的将来，随着超声分子探针的改进及 IVUS 成像技术的提高，IVUS 的分子显像必将成为血管病变的分子检测，以及指导制订治疗策略的重要工具。

（凌智瑜）

第六节　血管新生和干细胞成像

一、概　　述

缺血性心血管疾病是危害人类健康的“头号杀手”，其发病率在西方国家较高，占死亡原因首位。在中国，随着人口老龄化进程加剧，饮食结构的变化，近年来，心脑血管病的发病率有明显上升趋势，2014 年中国心血管研究报告显示，心血管病死亡已经占据我国居民疾病死亡第一位，而心肌梗死是危及患者生命的主要疾病。心肌梗死一旦发生，所造成的心肌细胞损伤是不可逆的，结局是心肌细胞不可逆的死亡和纤维瘢痕组织增生，是梗死后心脏功能障碍和心力衰竭的细胞学基础，也是导致死亡的主要原因。尽管在指南指导下的药物治疗和血运重建术，如经皮冠状动脉介入治疗术（PCI）和冠状动脉旁路移植术（CABG）等已广泛应用于临床并取得一定成效，这些方法只能部分恢复心肌梗死患者的心肌血流灌注、改善心肌缺血和心力衰竭症状，但却不能修复或逆转已坏死的心肌，远期效果仍欠理想，而且对于心肌梗死的急诊 PCI 手术也受时间窗的限制。另外，部分接受常规治疗（如 PCI 或 CABG）的患者中，往往血管病变复杂，一次 PCI 或 CAGB 不能使血运完全重建，而往往靶血管需再次血运重建，增加患者家庭的经济负担及心理负担。因此，亟待一种新的治疗方法促进血管新生和血运重建。

当前，随着再生医学的发展，涌现了多种促进血运重建和血管新生的治疗手段。血管新生是机体在生理和病理状态下发生的重要过程，参与机体的诸多方面。血管新生是一个复杂的过程，可分为早期和晚期两个阶段。早期阶段包括血管内皮细胞（vascular endothelial cell，VEC）的前体细胞分化、增殖、迁移，融合成初期血管网络。晚期阶段包括血管芽生、分支，形成小血管，血管支持细胞分泌充实在新生血管周围，从而在原有血管基础上形成新的成熟血管。目前治疗性血管新生通过直接应用多种血管生成诱导剂，如局部或动脉内使用血管内皮生长因子（vascular endothelial growth factor，VEGF）、碱性成纤维细胞生长因子（basic fibroblast growth factor，bFGF）、采用血管生成因子相关的基因治疗方法或干细胞的方式在心脑缺血性疾病的动物实验和临床试验中已经获得显著疗效。然而进行上述再生治疗时，尚存在一些关键问题需要探索。例如，如何评估缺血组织内血管新生的情况，如何检测干细胞在靶组织的存活与分化情况，如何对候选干细胞进行精确筛选和如何观察移植干细胞的体内分布情况等一系列问题。能否应用影像医学新技术解决上述问题，将是影像学领域一个新的挑战。

二、评估血管新生和示踪干细胞的分子影像技术

分子影像学是一种以非侵入性方式在分子或细胞水平评估病理生理过程的技术。当前，多种常见的分子成像技术均可用于监测基因 / 干细胞诱导血管新生的治疗效果，并追踪干细胞移植物的状态。迄今为止，研究主要集中于 MRI、SPECT 和 PET。SPECT 和 PET 均使用靶向放射性示踪剂，心脏 PET 的灵敏度高、可提供定量参数，能够反映活体内微观的分子事件，其成像具有高度敏感性，但是存在电离辐射和空间分辨率差等缺点。心脏 MRI 能够清晰显示心脏的解剖形态、心脏梗死灶范围、心脏血流灌注、心肌劳损等信息，心脏 MRI 使用靶向纳米粒进行成像，空间分辨率较 SPECT 高，但敏感性低，并因造影剂含钆（Gd）而慎用于肾功能不全的患者。再者，体内植入心脏起搏器和除颤仪器的患者不能接受 MRI 检查。体内植入这类装置是缺血性心肌病或心力衰竭的有效治疗手段，而这类患者恰恰可能为需要接受血管新生治疗的人群。所以，高敏感性、无创性、靶向性、早期定性或定量评价血管新生对于心血管疾病（主要是缺血性心脏病和外周动脉闭塞性疾病）和肿瘤性疾病都具有重要的意义。超声心动图是常用于评估结构和功能的影像学手段，其空间分辨率较 SPECT 和 ECT 高，但较 MRI 逊色。经典影像学之一的超声显像在分子生物学及其技术发展的推动下，推出具有靶向特殊组织的显像模式。靶向超声分子成像技术具有高特异性、高敏感性、高空间高时间分辨率、早期定量评价、分子显像、无创、无放射污染、相对安全性、仪器便携等优点。靶向超声成像技术是指带有特定配体的靶向超声微泡经静脉注入体内，通过配体与受体结合的方式，使超声微泡选择性地聚集于靶组织或靶器官，并通过对比超声检查产生靶组织细胞水平、分子水平显影的一

种新兴的成像技术。目前已应用于炎性细胞、血栓形成、肿瘤新生血管显像等方面。除单模态超声显像外，将纳米微粒与超顺磁性氧化铁颗粒（SPIO）结合，可实现超声 -MRI 联合显像，用于探测肿瘤及淋巴结。对于心血管疾病而言，通过显示新生血管数量和空间分布来评估微血管对生长因子的早期反应，对指导向缺血局部组织输送促血管合成细胞因子及基因非常有效。

三、血管新生的超声分子成像应用状况

目前发现了许多影响血管再生的因素，如 Yamaguchi 等研究表明，基质细胞衍生因子 1（stromal cell-derived factor-1，SDF-1）可以诱导内皮细胞迁移，减少内皮细胞的凋亡，上调小鼠缺血后血管内皮生长因子（VEGF）mRNA 的表达，提高组织的血液灌注，SDF-1 还可刺激先前存在于血管内的内皮祖细胞，并促进骨髓中内皮祖细胞的分化。当前，尽管绝大多数血管新生分子影像研究主要应用于肿瘤领域，但也存在少数血管新生超声分子影像应用于心血管领域的研究报告。Tateishi-Yuyama 等首次报道应用自体单个核细胞（富含 EPCs）移植治疗下肢缺血性疾病，开创了血管新生在临床应用的先例。超声分子成像的关键是寻找“靶向目标”，并成功制备出与“靶向目标”具有高效、特异结合能力的靶向超声微泡。新生血管不同于正常组织的血管，它处于增殖状态，其内皮细胞表达具有大量的生长因子和黏附分子受体家族，恰是这些与血管生成密切相关的受体可以成为靶向超声微泡的结合位点。血管新生超声分子成像的靶点主要有三类：α- 整合素、生长因子及活化内皮细胞的表面标志物。目前，靶向微泡的构建主要有被动性靶向（passive targeting）和主动性靶向（active targeting）两种方法。被动性靶向主要是利用微泡外壳本身的带电荷性，使微泡容易在炎症或损伤部位被炎症细胞吞噬而实现的，但该机制缺乏高度的特异性和靶向性，结合能力低，限制了其在靶向超声分子成像技术中的应用。主动性靶向则是在微泡表面连接特异性的抗体或配体，使微泡能结合到病变部位细胞所表达的特异性抗原上。靶向超声微泡的构建是靶向超声分子成像得以实现的关键。靶向超声微泡多以磷脂类化合物、白蛋白、糖类、非离子表面活性剂或可生物降解的高分子多聚物为包膜，内部注入二氧化碳、氧气、空气或大分子惰性气体（多为氟烷气体或氟化硫）。随着纳米技术与分子生物学的不断发展，新型纳米级超声造影剂日渐崛起，其具有分子质量小、穿透力强等优点，进一步推动了靶向超声分子成像技术的发展。

α_v- 整合素是目前常用的靶向分子，整合素家族是一个内皮细胞膜蛋白家族，它是一种跨膜黏附受体，作为含有精氨酸 - 甘氨酸 - 天冬氨酸（RGD）多肽的细胞外基质蛋白的黏附受体，能够控制血管内皮细胞的增殖和存活。整合素是 α、β 两条链经非共价键连接组成的异二聚体，其为含 RGD 序列的细胞外基质（ECM）蛋白的黏附受体。整合素在静止的内皮细胞及正常组织中低表达，而在活化的新生血管内皮细胞及部分易发生转移的肿瘤细胞高表达，从而可以作为超声造影剂的靶向分子。

目前最常用的 α_v- 整合素靶点是 $\alpha_v\beta_3$ 和 $\alpha_v\beta_5$，它们在调节内源性血管新生中扮演重要角色。α_v- 整合素靶点有三种配基：Echistatid 多肽、cRGD 肽和单克隆抗体。Echistatid 多肽由鳞蝰蛇毒液提取获得，其内含有 RGD 基因序列。构建 α_v- 整合素靶向微泡往往通过

连接 α_v- 整合素的抗体或对 $\alpha_v\beta_3$ 等具有高亲和力的含 RGD 多肽两种策略实现（图 6-6-1）。这两种靶向策略已通过 SPECT、PET、MRI 成像技术证实。然而，抗体具有免疫原性而限制其应用于临床实践，多肽靶向策略却因缺乏特异性而影响成像的靶向性。例如，尽管 Echistatid 多肽对整合素 $\alpha_v\beta_3$ 亲和力高，但其对活化血小板表达的糖蛋白 GP Ⅱb/Ⅲa（即整合素 $\alpha_{\text{Ⅱb}}\beta_3$）也具有亲和力。

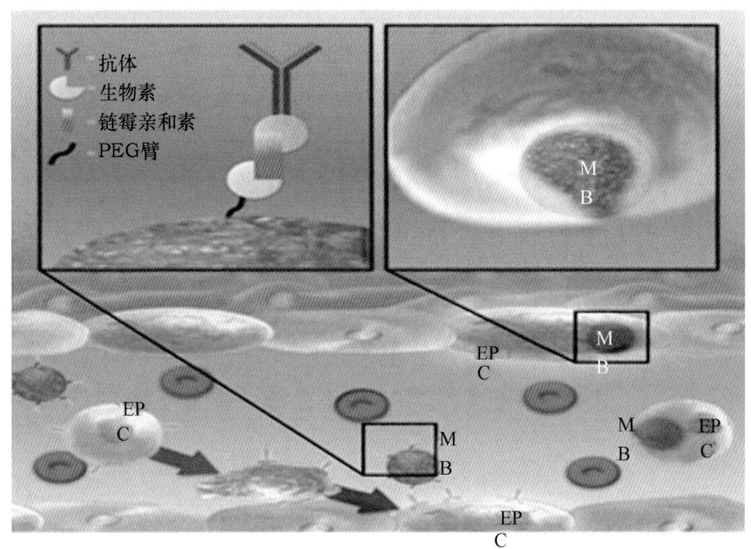

图 6-6-1　α_v- 整合素靶向微泡构建策略示意图

（引自 Smith AH，Fujii H，Kuliszewski MA，et al.2011）

组织损伤修复或缺血引起的炎症反应与血管重构密切相关。研究表明，炎症反应有利于恢复缺血组织的局部血流。Behm 制备与活化白细胞补体受体、单核细胞 α_v- 整合素和血管内皮细胞 VCAM-1 靶向结合的微泡，可评估缺血引起血管形成和动脉生成的炎症反应。在小鼠基质胶填料模型中，来源于 α_v- 整合素和 VCAM-1 靶点信号增强与早期新血管生成情况一致，并得到组织学结果证实。结果发现在缺血下肢血流恢复之前即可探测到 3 种靶向微泡的分子信号。所以，超声分子影像技术可针对血管重构过程中涉及炎症反应环节进行成像，可定量评估预示血管发生和动脉生成的内皮细胞活化、单核细胞聚集情况，有助于研究各类炎症细胞在血管重构中的作用。

VEGF 的表达与血管形成程度之间有紧密的联系。VEGF 是调节血管新生的重要媒介，可影响其他生长因子释放、细胞增殖、迁移、存活和血管生长。通常情况下，单独的 VEGF 表达水平处于静息状态，只有当它与 VEGFR 结合后才能发挥作用。VEGF 有 5 种以上的亚型和两种重要受体（VEGFR-1、VEGFR-2）。其中，VEGFR-2 是 VEGF 发挥功能的主要受体，其活性与肿瘤的转移和血管完整性的维持有关。因此，利用靶向作用于 VEGFR-2 的靶向微泡也可以实现肿瘤新生血管的显影。这也是目前大多数研究使用的方法，如 Willmann 等将携带抗 VEGFR-2 单抗的脂质微泡用于评价肿瘤血管新生，在成功复制大鼠胶质瘤和小鼠血管肉瘤模型的基础上，注入靶向和非靶向超声微泡，观察到在两种不同的肿瘤模型中靶向微泡的信号均要明显强于非靶向微泡。

当前，血管新生超声分子成像的研究仍处于临床前研究阶段，按选取实验模型的不同归为以下两类。

（一）基质胶模型

基质胶是EHS（engel-breth-holm-swarm）小鼠肉瘤细胞基膜的提取物，在4℃时呈液态，在室温下可自发聚集形成与哺乳动物细胞基膜作用相仿的基质材料，已被广泛应用于制作血管的实验模型。2003年，Leong-Poi等首次报道了超声造影技术成功应用于血管新生的分子成像研究。Echistatin多肽或抗整合素 $\alpha_v\beta_3$ 单克隆抗体被连接到微泡，分别构建整合素 $\alpha_v\beta_3$ 靶向微泡：携Echistatin多肽靶向微泡（MBe）、携抗 $\alpha_v\beta_3$ 单克隆抗体（MBc）和携同型抗体微泡（MBc），并用于成纤维细胞生长因子2（fibroblast growth factors-2，FGF-2）处理后的鼠提睾肌内的血管新生成像。体内外研究表明，较非靶向微泡，携抗整合素 $\alpha_v\beta_3$ 单抗或Echistatin多肽的靶向微泡能有效地黏附于新生血管内皮表面，而且两种靶向微泡的声学造影增强效果相仿。随后，Stieger等也应用携Echistatin多肽的 α_v-整合素靶向微泡在小鼠基质胶模型中进行了血管新生分子成像研究。上述研究表明，通过单克隆抗体或多肽策略构建 α_v-整合素靶向微泡均可用于血管新生分子成像，因而可以评估治疗性或内源性血管新生反应程度。

（二）小动物模型

进行小动物实验是迈向临床研究的前期准备。Orlic等将体外提纯的表达特异基因的小鼠骨髓干细胞注入受体小鼠心肌梗死区，9天后，梗死区有新生的表达供体细胞特异基因的心肌细胞和新生血管。Li XS等成功构建了携带肝细胞生长因子（HGF）的脂质超声造影剂，利用超声靶向微泡破坏（ultrasound targeted microbubble destruction，UTMD）技术介导HGF转染大鼠梗死心肌，结果发现UTMD可介导HGF基因在缺血心肌内的高效转移并促进血管新生，为心肌梗死的基因治疗提供了一个新途径。Leong-Poi等使用携Echistatin的 $\alpha_v\beta_3$ 微泡对小鼠下肢慢性缺血模型进行血管新生成像。在该模型中，结扎单侧髂动脉后，缺血下肢的血流量立即降低至静止状态正常值的25%。由于内源性血管新生的作用，在随后的两周中，血流量又升高至40%。向缺血下肢输注FGF-2后，引起缺血组织内治疗性血管新生，大幅度增加新生血管的形成数量，并随着时间推移逐渐改善组织的血流灌注（图6-6-2）。由此可见，在缺血组织血流灌注改变前，超声分子成像技术能检测到与血管重构相关的 $\alpha_v\beta_3$ 表达。该研究证实了血管超声分子影像具备检测生理改变之前的分子水平变化的功能，可作为早期监测及评估血管新生疗效的手段之一。

四、干细胞的超声分子成像策略及其应用状况

干细胞（stem cell）是具有增殖和分化潜能的一类细胞，具有自我更新复制的能力（self-renewing），在一定条件下，它可以分化成多种功能细胞。干细胞存在于所有多细胞组织里，能经由有丝分裂和分化分裂成多种的特化细胞，而且可以利用自我更新来提供更多干细胞。简言之，干细胞就是一类具有多向分化潜能和自我复制能力的原始的未分

化细胞，是形成哺乳类动物的各组织器官的原始细胞。对于哺乳动物而言，干细胞分为两大类：胚胎干细胞与成体干细胞，胚胎干细胞取自囊胚里的内细胞团；而成体干细胞则来自各式各样的组织。在成体组织里，干细胞与先驱细胞担任身体的修复系统，能适时补充修复成体组织。在胚胎发展阶段，干细胞不仅能分化为所有的特化细胞——外胚层、内胚层和中胚层，而且能维持新生组织的正常转移，如血液、皮肤或肠组织。

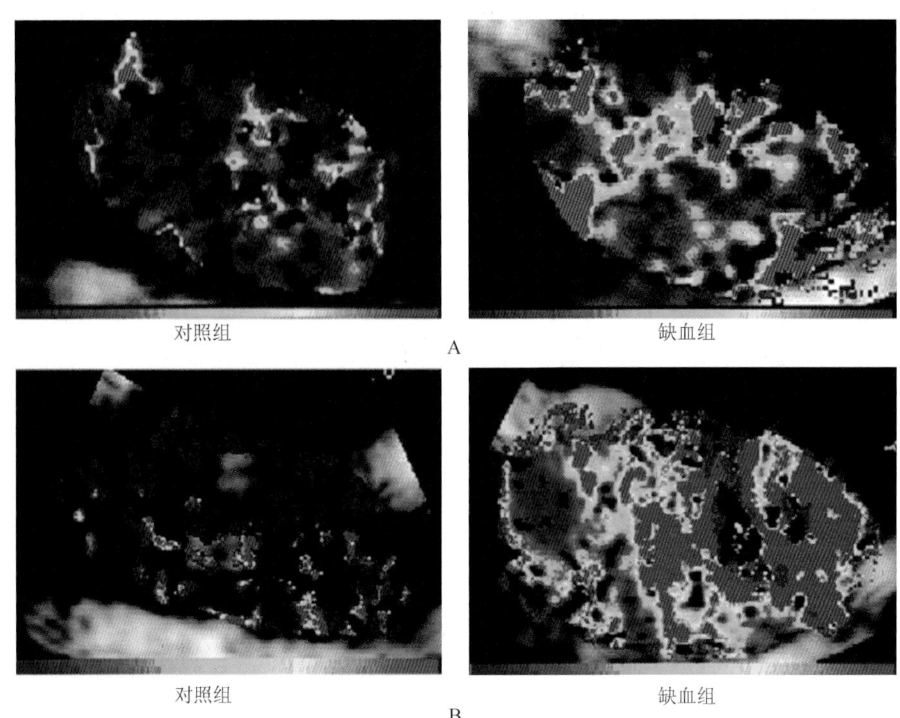

图 6-6-2　结扎鼠髂动脉制备下肢缺血模型，显示刚结扎和结扎 4 天后的局部组织的靶向超声分子成像
（引自 Leong-Poi H，Christiansen J，Heppner P，et al. 2005）

干细胞在形态上具有共性，通常呈圆形或椭圆形，细胞体积小，细胞核相对较大，多为常染色质，并具有较高的端粒酶活性。干细胞是自我复制还是分化功能细胞，主要由细胞本身的状态和微环境因素所决定。人体内的干细胞分两种类型，一种是全功能干细胞（totipotent stem cell），可直接克隆人体；另一种是多功能干细胞（pluripotent stem cell），可直接复制各种脏器和修复组织。胚胎干细胞（embryonic stem cell）的发育等级较高，是全能干细胞，而成体干细胞的发育等级较低，是多能干细胞或单能干细胞。人类胚胎干细胞已可成功地在体外培养。最新研究证实，成体干细胞可以横向分化为其他类型的细胞和组织，为干细胞的广泛应用提供了基础。

在胚胎的发生发育中，单个受精卵可以分裂发育为多细胞的组织或器官。胚胎的分化形成和成体组织的再生是干细胞进一步分化的结果。胚胎干细胞是全能的，具有分化为几乎全部组织和器官的能力。而成体组织或器官内的干细胞一般认为具有组织特异性，只能分化成特定的细胞或组织。多能性干细胞经历进一步的特异分化，发展为参与生成特殊功能细胞的干细胞，如造血干细胞，它能产生红细胞、白细胞和血小板；又如皮肤干细胞，它能产生各种类型的皮肤细胞。这些更专门化的干细胞被称为专能干细胞。人类寄希望于利用各种干细胞的分离和体外培养，在体外繁育出组织或器官，并最终通过组织或器官移植，实现对临床疾病的治疗。

了解干细胞分布、归巢及分化的最好方法是通过分子影像技术活体示踪干细胞。随着科学技术的不断发展，活体示踪干细胞的分子影像技术已成为干细胞移植治疗的研究热点。干细胞再生疗法主要包括以下三个关键环节：干细胞分离和纯化、干细胞标记和移植，以及干细胞再生疗法的影像学监测和效果评估。由此可见，影像技术在干细胞再生疗法中有重要地位。理想的示踪干细胞影像技术应该具有如下特点：费用低、操作简单；具有生物相容性、安全无毒；能有效显示移植干细胞的位置、数量及其活性；进行实时单细胞检测和纵向示踪等。超声分子成像具有非侵入性、无电离辐射、可以实时解剖 / 功能成像等优势，具备示踪干细胞的应用潜力。

当前，干细胞超声分子成像主要通过以下两种途径实现。

(1) 通过基因转染干细胞使其表面表达独特的标志物，并使该标志物与微泡表面的特异性配体进行靶向黏附。只要特异性标志物持续表达于干细胞表面，就可对干细胞移植物进行重复性成像，并进行系列评估和纵向示踪。Kuliszewski 等培育骨髓内皮祖细胞（endothelial progenitor cells，EPCs）并通过基因转染使细胞表面表达一种独特的蛋白 H-2Kk。继而，将抗 H-2Kk 抗体连接到微泡表面，制备与 EPCs 表面 H-2Kk 蛋白靶向结合的微泡。体外平行板流动腔检测结果显示，携抗 H-2Kk 转染的 EPCs 填充的基质胶外周出现明显的靶向造影增强的效果，而注入空白微泡未见增强。另外，在循环的过程中，经静脉注入的靶向微泡与移植细胞表面的靶受体相结合，可以利用超声成像技术探测黏附于移植细胞表面的微泡信号。由于微泡只能滞留于血管腔内，因此该途径仅适用于黏附于血管壁的移植干细胞靶向成像。

(2) 超声造影剂与干细胞共同孵育途径：进行干细胞移植前，使干细胞将超声造影剂完整地吞噬进入胞内；一旦移植成功，采用超声成像技术检测存在于胞内的造影剂信号，从而追踪干细胞的踪迹。

1) 普通造影剂：Toma 等将微泡与骨髓间充质干细胞（MSC）共孵育使微泡被摄入细胞内，结果发现摄取微泡的 MSC 表达的信号明显高于未标记的 MSC。这种方法不需考虑干细胞位于血管内或血管外，但是可能在成像过程中细胞内微泡可能被破坏。这将会影响干细胞移植物的后续追踪研究。

2) 多模态造影剂：分子成像技术中，没有单一的模式可以完整而足够地获取所有必要的生物信息。而多模态造影剂在一次注射的情况下，可以同时得到多种成像模式的诊断结果，达到不同成像模式的优势互补效果。它可以从多源图像，如超声、CT、MRI、SPECT、PET 等综合应用处理中获取新信息，将它们之间的互补信息综合在一起，作为一个整体来表达。Jokerst 等使用了一种用于多模态成像的二氧化硅纳米粒子（siNPs），研究结果表明，多模态造影剂能应用于荧光成像作用下的细胞分离、实时超声引导下的干细胞移植及高分辨率的 MRI 下的远期疗效监测。Xu 等成功制备了包裹德克萨斯红（Texas Red）染料的靶向结肠癌 PLGA 高分子纳米级造影剂，证实造影剂与癌细胞有高度亲和力，并能够同时增强荧光和超声显像，且增强强度与造影剂的浓度成线性相关。在示踪干细胞方面，由于具有非侵入性、高敏感性、定量分析、纵向示踪空间分辨率和穿透深度等诸多优势，有助于阐述体内干细胞移植物的生物学特性。

五、血管新生和干细胞移植的临床应用

目前，肿瘤性疾病及心脑血管疾病已成为威胁人类健康的杀手，在治疗性血管形成方面，国内外学者应用多种干细胞在治疗下肢缺血、心肌缺血、脑缺血等方面的研究，已取得了令人鼓舞的效果。Tateishi-Yuyama 等首次报道应用自体单个核细胞移植治疗下肢缺血性疾病，开创了血管新生在临床应用的先例。Orlic 等发现，小鼠在心脏受损伤后通过自体骨髓干细胞移植，自体骨髓干细胞可以大量地分化为心肌细胞，这个发现让科研工作者开始从事干细胞移植治疗心脏缺血性疾病的基础和临床研究，目前，通过 REPAIR-AMI、ASTAMI、MAGIC Cell-3-DES、BOOST 实验和 PROTECT-CAD 试验等，可以证实干细胞移植治疗缺血性心脏病的安全性和有效性。Wollert 等完成了全球第一个临床随机对照研究实验，细胞移植组和对照组各 30 例，在心肌梗死后 4.8 日经过冠状动脉内注射骨髓单个核细胞。随访 6 个月，MRI 检测终点左心室射血分数，对照组增加 0.7%，骨髓单个核细胞移植组左心室射血分数提高 6.7%，两者显著差异，采用干细胞移植的方法，不增加感染、支架内再狭窄、心律失常、微血栓形成等临床不良反应。Kang 等在对心肌梗死患者的研究中发现，外周血干细胞移植到梗死心肌后，不仅分化为心肌细胞，而且可分泌细胞因子，如 VEGF 和 IGF，能促进心肌血管的再生，从而提高心肌细胞的灌注，利用心肌干细胞治疗代表一种理想再生资源，因为它在体外是编程性地再生心肌固有组织，并且能增强心肌组织的生存能力。目前对于干细胞心肌内移植改善缺血心脏的机制尚未明确，认为与下列机制有关。①移植细胞分化作用：移植细胞分化为心肌样细胞，作为修复心肌原料，重建梗死心肌；②促进宿主心肌的血管新生；③移植细胞的自分泌、旁分泌功能，产生大量血管活性肽直接扩张血管，分泌产生大量细胞因子、生长因子等促进血管再生及侧支循环形成；④移植的细胞分化为内皮细胞和平滑肌细胞，形成新的血管来供应缺血心肌，拯救邻近凋亡的心肌细胞；⑤与宿主细胞建立了电 - 机械耦合，直接参与宿主心脏收缩。虽然大多数临床研究已显示不同种类的细胞移植可改善心功能，但有临床试验显示干细胞移植引起的心功能改善并不如想象明显，甚至有研究报告移植干细胞可引起心律失常、微梗死、加重支架内再狭窄等不良反应。从目前的现有证据显示，干细胞治疗缺血性心脏安全有效并切实可行。未来应该进行更大样本、更长时间的大规模随机对照多中心研究，进一步增强其效果和降低风险。同时，基础和临床研究应该齐头并进，以进一步提高干细胞治疗的效果。在不远的将来，干细胞移植可以作为一种成熟的方法应用于缺血性心肌病的治疗。

六、局限性及面临的挑战

目前，已证明了超声分子成像技术应用于评估血管新生和示踪干细胞的可行性，但是仍然存在一些局限性，主要包括以下几点。

（1）超声造影剂需要血液运输到达靶点，而在组织缺血的情况下感兴趣区的血流量减

少，相对地成为该技术缺点。需要改进微泡的化学组成，优化其尺寸大小，以延长微泡在循环中的持续时间、提高微泡在循环中运行的稳定性、减少背景干扰。为提高这种环境下的血管新生分子成像的灵敏度，使滞留超声造影剂的信号正常化，成为与灌注影像相一致的局部灌注数据，从而获得滞留部分的数据。在血流量减少或很低的情况下进行超声分子成像时，尤其需要对局部灌注的靶向超声造影剂进行类似调整。在进行肿瘤血管新生的超声分子成像时，肿瘤局部血流量增加，不一定涉及这类问题。

(2) 采用与干细胞表面分子靶向结合的造影剂示踪时，由于存在血流高切力的作用，移植干细胞黏附到血管壁不久，超声造影剂就会被破坏清除，超声分子成像技术适用于早期监测干细胞移植物。这对技术的敏感性提出了挑战，能否在低浓度的超声造影剂作用下进行有效成像，怎样使低密度靶点形成紧密黏附，如何克服其在中高速血流中黏附力降低的弱点，以增强了靶向超声微泡在高速血流和低密度靶点情况下的黏附力。这将会是今后研究中需要突破的难题。目前已有学者拟优化造影剂的制备及控制其使用剂量，以期延长造影剂在示踪干细胞的作用时间，便于干细胞治疗的疗效监测和评估。

(3) 在成像过程中，超声辐照和超声造影剂的存在不会对移植干细胞的活性产生致命性的影响。然而，当移植干细胞长时间暴露在超声及超声造影剂的作用下，可能因产生声孔效应而破坏细胞膜的完整性。因此，需要不断优化成像条件及规避相关影响因素，确保在不影响移植干细胞活性的前提下，实现较为理想的干细胞成像效果。

(4) 靶向微泡造影剂制备烦琐、受体识别能力差及安全性差等，需要采用低频高机械指数的尖端超声显像模式。

(5) 移植干细胞的存活问题，与周围微环境的相互作用及相互影响机制，怎样改善移植部位微环境利于干细胞的迁移、存活、分化及发挥生物学效应，都是需要更多研究来解决的问题。

因此，应用超声分子成像技术评估血管新生和示踪干细胞有一定的可行性，但若广泛用于临床，还有很长的路要走。

（李兴升）

第七节 器官移植术后检测

近年来，随着移植技术的不断发展和成熟，全球范围内特别是我国器官移植的数量迅速增加，移植器官的生存寿命也有了大幅度提高。器官移植主要包括肾脏、心脏、肝脏、肺、胰岛等脏器的移植。由于器官来源稀缺性和移植需求广泛性之间的矛盾，器官移植的成功率和生存时间依然是目前临床最为关注的问题，因此移植术后并发症的早期诊断也依然是临床所面临的最大挑战之一。器官移植常见的并发症有排斥反应（包括超急性排斥反应、急性排斥反应和慢性排斥反应）、移植器官的血管并发症（动静脉血栓、动静脉瘘、动脉狭窄等）、感染和炎症等。其中以排斥反应最为常见。排斥反应是一种复杂的免疫机制所致的炎症损伤过程，由细胞免疫与体液免疫共同参与。在移植排斥反应中，最主要的是表面富含 MHC Ⅱ类基因编码抗原的抗原递呈细胞（APC）将抗原作为第一信号处理，并递呈抗原给 TH/TD 细胞，而且 APC 产生的 IL-1 作为第二信号参与 TH/TD 细胞活化，TH/TD 细胞活化后释放出 IL-2、IL-4、IL-5、INF 等一系列细胞因子，参与并导致移植物组织损伤。

现有的常规诊断与监测方法，包括免疫学指标、组织活检和常规超声、核医学、X 线及 MRI 等影像学方法，在临床上发挥着重要作用，但也具有一定的限制性，如影像学手段能从解剖学角度反映病变，但敏感性与特异性有限，组织活检虽然是移植排斥反应诊断的“金标准”，但属有创检查，具有一定的风险性，不利于反复使用及临床推广。超声分子成像技术为移植后排斥反应及其他并发症的检测诊断、病程监测及疗效评价提供了新的无创简便、敏感特异的方法。

一、心脏移植排斥反应的超声分子成像

（一）心脏移植现状

心血管疾病是全球范围导致人类死亡的主要病因。尽管近年来药物和非药物疗法及新兴生物治疗技术得到长足发展，但心力衰竭末期患者的疗效和生存质量仍然堪忧。自 1967 年南非 Barmard 医生进行首例临床原位同种异体心脏移植术以来，该项技术得到了显著进步，世界范围内心脏移植的手术数量也呈指数上升。对于药物和非药物治疗无效的终末期心力衰竭患者，心脏器官移植被公认为是成功的治疗手段。统计显示 1 年生存率由 1970 年的 30% 上升到了如今的 90%。但是，排斥和免疫抑制的严重副作用影响了心脏移植的远期效果，移植术后第 5 年有 40% 的受体会发生移植后血管病变，7% 的受体会因此死亡或需要再次接受移植。因此，在心脏移植领域仍然存在严峻的挑战，限制着心脏移植术的广泛应用。众所周知的限制性因素如下：①供体心脏的短缺，直接限制接受心脏移植患者的数量；②移植后血管病变影响患者的远期存活率；③药物所致的免疫抑制并发症，包括糖尿病、肾脏病、肥胖等会增加患者的死亡率。另外，日益复杂的受体患者抗体介导的急性排斥反应（acute rejection，AR）在过去 10 年间逐渐显现，AR 被公认为是导致移植物功能缺失的主要原因。20 世纪 80 年代，环孢素 A 等免疫抑制剂广泛运用于心脏移植，这是心脏移植的新开端，至此移植心脏排斥情况大大改善，心脏移植后并发症的很大一部分是免疫抑制剂的直接副作用。对 AR 进行无创的早期评价、早期处理，是保留移植物功能的关键。因此，如何及时发现 AR 的存在并恰到好处地应用免疫抑制治疗至关重要。我们需要进一步克服技术障碍、扩大免疫耐受、寻找更有效的创新方法来监测心脏移植后的 AR。

随着组织、细胞工程研究的不断深入，干细胞移植逐渐成为能够促进病变心肌再生的重要策略，有助于细胞重建和功能恢复的干细胞移植疗法成为有较大应用前景的研究热点。干细胞移植的最终目的是心肌细胞和血管再生，取代坏死无功能的心肌组织，同时促进宿主自身血管系统的增殖，并与宿主细胞建立有效的电 - 机械耦合，直接参与宿主心脏机械功能的实现，改善心脏功能。多个实验室研究已经证实干细胞移植可以短暂改善病变心肌的功能（1 ～ 4 周），而长期随访研究证实移植细胞的有益效果主要来源于增加了移植心肌的血管再生或创伤修复。骨骼肌母细胞和骨髓干细胞在实现自体移植方面

具有最高的潜力，与胚胎干细胞相比，骨髓干细胞从成人采集获得，移植治疗不引起伦理问题，不存在组织配型和免疫排斥的问题。Pountos 等建立了成人骨髓间充质细胞系，这些细胞在 5- 氮胞苷诱导 2 周后，能够转化形成心肌细胞，并与移植的细胞形成细胞间连接。大量正在进行的临床前实验通过间充质干细胞治疗心肌梗死希望实现以下三个目标：心脏结构功能重建（心肌再生、心肌再同步及功能性恢复）、血管新生和减少心肌重塑，后者也成为目前间充质干细胞移植疗效和移植策略优劣的评估指标。虽然第一阶段试验的初步结果令人鼓舞，但目前没有可能的移植并发症及移植后远期存活细胞情况的详细资料。随着对细胞增殖和分化、信号传递、分子表达诱导等研究的深入及更多的大规模、临床随机双盲对照实验的开展，可以预期必将为干细胞移植治疗心脏病提供更高平台，使它成为一种切实有效的终末期心脏疾病治疗选择。研究将面临新的问题和挑战：怎样更好地掌握心脏干细胞移植的适应证，如何选择干细胞类型、诱导分化及移植途径等干细胞移植技术难题，都是需要进一步探讨研究的重大问题。

（二）心脏移植排斥的主要病理学机制

了解心脏移植术后急性排斥反应的病理组织学特征，掌握其在分子水平的基本反应过程、病理机制，选择恰当的显像靶点可视化显示排斥反应过程，是应用分子影像学方法评价心脏移植排斥反应的前提。急性排斥反应通常发生在心脏移植后的 2 周之内，是导致移植后功能损害的主要因素之一。其主要由 T 细胞介导，受体 $CD4^{+}T$ 细胞的增殖、分化，并释放相关细胞因子，进而激活 $CD8^{+}T$ 细胞，诱导巨噬细胞释放白细胞介素 -1 和干扰素 γ，这些因子促使受体 $CD8^{+}T$ 细胞通过血管内皮屏障进入移植物，识别供体内皮细胞上的白细胞抗原 I 类分子，发生主要组织相容复合物交叉反应并破坏组织，最终引起内皮细胞上的黏附分子表达上调，白细胞浸润至移植物内，导致移植心脏功能损失。心脏移植慢性排斥反应（chronic rejection，CR）的特点是移植物纤维化和动脉硬化，慢性排斥反应的机制至今未明，近年来，寻找 CR 早期诊断及检测的可靠指标越来越得到临床关注。

（三）评价心脏移植排斥的方法

1. 传统检测排斥反应的方法　经静脉内膜下心肌活体组织检查（endomyocardial biopsy，EMB），是心脏移植排斥早期研究的重要技术方法，被认为是监测同种移植物排斥反应诊断和病程分级的"金标准"。但 EMB 是一项有创性技术，有可能导致三尖瓣损害、心律失常及加重心肌的炎症反应等，增加移植后受体患者的死亡率；其局灶性的取样方式，可能因组织排斥分布不均匀而产生假阴性结果。常在细胞浸润和排斥反应已经发生，心脏功能下降的情况下 EMB 方能检出，并不利于早期诊断；最后 EMB 高昂的检测费用也使得部分患者望而却步。心脏移植术后无创性免疫检测技术一直是排斥反应的研究热点，但是尚没有理想的无创检测方法。已获得技术突破的外周血无创实时分子生物学检测技术是有希望获得临床推广应用的方法之一，其优势有：创伤小、相对安全、敏感度高。但这项技术仍在研发、收集数据和不断完善中。

2. 检测排斥反应的影像学方法　目前评价心脏移植排斥反应的影像学常规手段主要为：超声、磁共振、核医学技术等。超声心动图检查具有快捷、可重复观测、实时动态监测，

能够为临床提供可靠的连续观察指标等优点，被一些学者用于监测心脏移植术后的排斥反应。急性排斥反应是受体针对供体主要组织相容复合物抗原的同种异体免疫依赖的反应过程，临床不能常规依赖急性排斥反应的特征来判断其严重程度，因为患者通常表现为无症状型，直到血流动力学并发症出现。

心脏移植术后超声心动图可以观察左心室壁的早期增厚情况，考虑与心肌细胞的免疫增生反应及间质水肿有关。室壁厚度、左心室射血分数、三尖瓣反流、心肌重量在急性排斥反应中可用于评价心脏移植术后功能变化情况的指标，但早期检测效果并不理想。组织多普勒成像（doppler tissue imaging，TDI）测量移植心脏心肌运动速度不受负荷条件的影响，能相对准确评价移植心脏心肌舒张速度，对排异反应具有一定诊断价值，Kato等发现TDI测得二尖瓣环水平舒张早期与舒张晚期组织运动速度比值（E_m/A_m）在发生排斥的患者中显著下降，其阴性预测值较高，可达63%，但敏感度仅为40%。舒张期二尖瓣前向血流指标是评价急性排斥反应研究较为广泛的参数体系，但目前仍没有足够的准确可靠指标被临床采纳，因为它极易受其他因素影响，如年龄、心率和负荷状态。心肌做功指数（myocardial performance index，MPI）为等容收缩时间加上等容舒张时间与主动脉射血时间的比值，有研究显示在排斥分级为中高水平时MPI会明显增高；低机械指数心肌超声造影能实时连续观测造影剂在心肌内的充盈状况，定量评价心肌血流灌注，其效果已被文献所证实，用于反映移植心肌灌注的变化规律，可间接评价移植心脏的微循环状态。

心血管磁共振成像（cardiac magnetic resonance，cMR）能对室壁运动的形态学及力学状态进行评价，能够早期发现局部心肌收缩和舒张功能的细微变化。在急性心脏排斥反应的动物模型中，组织的含水量越高，弛豫时间越长。Marie等研究发现在活检证明已经存在中度排斥反应的68例患者中，T_2弛豫时间均高于正常［$\geqslant(57\pm5)$ms］，从而证实其可以作为监测排斥反应指标。

在细胞水平的成像中，cMR钆对比剂扮演重要角色，尤其是弛豫效能更佳的超顺磁氧化铁（superparamagnticiron oxide，SPIO）能够被巨噬细胞吞噬且血液循环时间更长。当排斥反应出现时，T细胞介导的炎症反应导致心肌水肿和肌细胞损害，主要是单核/巨噬细胞在心肌局部区域出现，吞噬SPIO微粒后被标记，该处组织弛豫时间发生变化，cMR即可检测出弛豫时间的具体改变参数，从而评估排斥发生的范围和严重程度，使得排斥反应的病理生理过程可视化。Johansson等进行的相关动物实验显示，在大鼠心脏移植后2天，注射SPIO后同种异体移植组和同基因移植组中的心肌组织信号强度就已经开始出现不同；而在术后第6天，两个实验组心肌组织的信号强度出现明显差异。但cMR作为监测排斥可视化影像手段因其对比剂颗粒特异性不足，存在一定局限性。

急性排斥反应的大分子物质常在放射性核素显像中被作为标记点，能够监测移植排斥反应程度，包括^{111}Indium标记抗体靶向胞膜破坏产生的肌球蛋白、^{99m}Tc标记的细胞凋亡相关的膜联蛋白-V、^{111}Indium标记淋巴细胞和^{99m}Tc标记寡核苷酸等。然而由于众多研究常常有相反的结论，加之重复暴露在放射性核素下，使这项技术难以在临床推广。

生物荧光成像已经应用于急性排斥反应大鼠模型中，用于对淋巴细胞CD5$^+$迁移和浸润的显像。但是在临床，由于光的穿透性有限，该项移植排斥反应检测技术似乎不可行，同时该项检测需要足够的免疫反应量。

目前无论是超声、cMR，还是放射核医学均是根据血流动力学、形态、功能等方面的异常变化来评价心脏移植排斥，而这些改变出现时常常是排斥反应的后期表现，提供的信息也未达到分子特异水平。因此，针对分子靶点和细胞移植的分子影像学研究，将成为心脏移植的研究热点。

（四）心脏移植排斥的超声分子成像

如前所述，急性排斥反应是心脏移植患者终末期心肌病发病或死亡的主要原因，约20% 的患者第一年移植死亡与其相关。诊断排斥反应的“金标准”仍是心内膜活检，被应用于诊断心脏排斥反应和监测免疫抑制治疗，但是操作过程有创，常规进行活检会给患者带来诸多不便，且有穿孔、心包填塞等风险。因此，研究者们都在尝试寻找一种无创并可以整体评价和监测心脏排斥反应的方法。超声靶向微泡是指超声微泡表面经过化学处理修饰后，携带的配体与病变组织表达的抗原特异性结合，使其在超声分子显像中得到特异性的“标记”增强，提高影像诊断的准确性与敏感性，以评价病变组织或器官的状况，其病理生理机制也是监测其他器官急性排斥反应的基础，如靶向纤维蛋白原的血栓成像、靶向 P- 选择素的肾脏炎性成像等。靶向超声分子成像具有较好的时间和空间分辨率、可无创实时成像、相对低廉等优势，能与发生移植排斥反应的心脏炎性组织或内皮细胞的特定受体结合，使其成为颇具吸引力的心脏移植排斥分子成像模式，联合心肌超声造影能从细胞和分子水平阐明心脏移植后急性排斥反应的病理、代谢改变的影像学特征，从而为心脏移植后急性排斥反应的诊断和免疫抑制药对心脏移植受者疗效的评价提供新方法。

移植排斥反应最重要的病理学机制是血管内功能障碍（也可见于许多心血管疾病，如心肌病、高血压、动脉粥样硬化等）。内皮功能障碍以炎症性的白细胞黏附分子（LAMs）上调为特征，后者能够将血流中的白细胞网罗于血管壁并趋向炎症组织。因此，以炎症发生时血管内激活的白细胞或表达增加的相关血管内皮细胞黏附分子，如 P- 选择素、细胞间黏附因子 1（intercellular adhesion molecule，ICAM-1）等为靶标，构建超声分子探针，即可实现对白细胞或其他炎症分子的靶向成像，达到评价排斥反应炎症过程的目的。

同种异体心脏移植排斥主要病理表现为心肌细胞的水肿、破坏，而在同系移植中则不存在，HE 染色证实（图 6-7-1），其关键机制之一是内皮细胞功能障碍，以白细胞黏附分子的炎性上调为特征，将血源性白细胞从血管壁推向炎性组织、破坏心肌细胞是内皮细胞功能障碍在同种异体移植排斥的特殊表现。因此，如果能够利用超声靶向微泡的优势，靶点是炎症发生时血管内激活的白细胞或表达增加的相关血管内皮细胞黏附分子，如 P- 选择素、细胞间黏附因子 1 等，对内皮细胞功能进行非侵入性评价，也就可以用于对移植排斥的病变过程进行分子水平的诊断和评估。

1. 白细胞被动靶向的心肌超声造影评价急性排斥反应　尽管基于环孢素 A 的免疫抑制剂对移植物存活已有积极效用，但同种异体排斥仍然是影响移植预后的关键。T 细胞在移植排斥中占主导作用，因相互作用密切，T 细胞的浸润常常伴随单核细胞或巨噬细胞的浸润，干扰 T 细胞的药物（包括环孢素 A）同样可以抑制单核细胞或巨噬细胞浸润。巨噬细胞通过趋化因子扩增，这种趋化因子包括来自 T 细胞的干扰素 γ，而干扰素 γ 又可刺激巨噬细胞释放单核因子，可见 T 细胞和巨噬细胞均参与急性排斥反应，且它们之间相互作用。

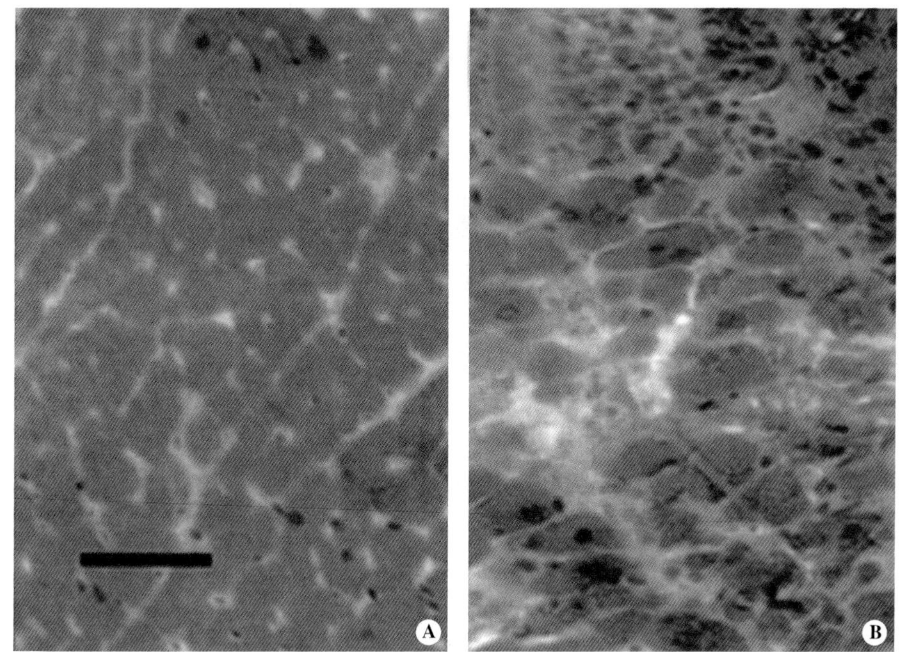

图 6-7-1　心肌组织 HE 染色

A. 同系移植的心肌细胞表现正常；B. 同种异体移植显示心肌细胞水肿、破坏

（引自 Weller GE，Lu E，Csikari MM，et al. 2003）

超声微泡造影剂作为血池示踪剂在心肌超声显像中被白细胞黏附或者吞噬。微泡与白细胞相互作用时仍然保持着声学活性，可用于炎症部位的超声显像。因此，在现有研究多试图明确白细胞靶向的心肌超声造影是否能够为急性心脏排斥提供无创的评价方法，并量化评价单核 / 巨噬细胞和 T 细胞的浸润程度，以及组织的病变程度。在同一超声参数条件和探头位置，对移植心脏进行功能对比评价，或许有助于上述诊断目标的实现。心肌超声造影分为两种类型：灌注成像和白细胞靶向成像。在灌注成像之后观察靶向白细胞成像，发现同种异体移植心脏中有造影剂明显显影，并随环孢素 A 剂量的增加，显影强度逐渐降低，而同系移植中几乎没有微泡显影（图 6-7-2）。研究证实白细胞靶向的心肌超声造影可在心肌功能衰退之前，通过反应巨噬细胞和 T 细胞在心肌内的浸润程度，提供量化依据来评价急性排斥反应的程度。这一方法有可能同样适用于评价慢性排斥反应，下一步的研究应该明确微泡是否能够参与评价巨噬细胞在冠状动脉粥样硬化的慢性排斥反应。

国内有学者采用白细胞被动靶向超声成像技术来实现大鼠心脏移植急性排斥反应的超声分子成像。其机制是通过机体本身固有的防御机制 - 吞噬细胞，主要是单核 - 巨噬细胞系统中的巨噬细胞，在调理素的协同作用下对微泡（异物）进行清理实现的。脂质微泡（声诺维，SonoVue）由于其本身固有的生物学特性，通过补体的介导与白细胞黏附分子（调理素）结合，被白细胞黏附、吞噬，因此微泡能通过激活的白细胞长时间滞留于“炎症” 组织的小静脉内皮细胞上。微泡被白细胞黏附或吞噬入细胞内后，保持其声学特性不变。所以，当血液循环中的自由微泡与激活的白细胞相互作用后，内吞噬或黏附的微泡可以被超声发现，提供发生炎症部位的超声图像。方法学上，采用在心肌灌注造影［经静脉注射持续注入声诺维造影剂（1ml/min）后 20s 低机械指数成像］基础上进行被动靶向超声成像（持续注入造影剂 5min 低机械指数成像）技术，以 DFY 型超声图像定量分析仪分别进行灰阶值测定，两者之差即为靶向灰阶值。结果显示：大鼠同种异体心脏移植靶向灰阶值与急性排斥反应心肌内 $CD3^{+}$T 细胞计数及急性排斥反应 ISHLT 病理分级密切相关。证实白细胞被动靶向超声成像技术可作为心脏移植后急性排斥反应的超声分子成像手段。

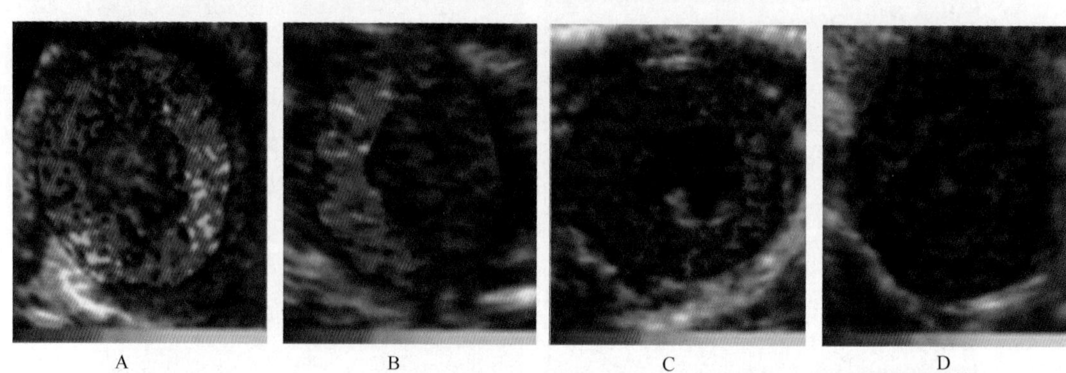

图 6-7-2　同种异体移植显影（A、B、C），环孢素 A 剂量自左向右：0、3mg/(kg・d)、10mg/(kg・d)；同系移植显影（D）

（引自 Kondo I，Ohmori K，Oshita A，et al.2004）

Kondo 等也采用白细胞靶向的超声造影技术对大鼠心脏移植排斥反应模型进行超声分子成像。他们采用磷脂六氟化硫微泡造影剂（BR1，2×10^{7} 个 /ml）。首先进行灌注成像：BR1 持续注射（1ml/min），采用收缩期末触发成像，增量脉冲间隔（pulsing interval，PI）从每次心跳（1 ∶ 1）至第 2、6、10、20、40、80 个心动周期（1 ∶ 80）以达到增量的微泡再充填；于每一 PI 进行背景抽取后的视频强度（video intensity，VI）测量；VI 与 PI 适合单指数函数：$VI=A\times(1-e^{-\beta t})$，$A$ 为常数，β 为 VI 上升率，t 为 PI，在本模型中，β 代表血流速度，A 为心肌毛细血管管腔面积指数，这样 $A\times\beta$ 反映心肌血流量。然后进行白细胞靶向成像：灌注成像后暂停超声辐照，微泡灌注 5min，使微泡与白细胞充分作用，并让体循环内的游离微泡得到清除；再于收缩期末成像（30 帧 /s，2s），首帧图像来自滞留心肌微泡和循环中游离微泡的共同信号，而之后微泡被超声波破坏；PI 增加至 1 ∶ 80，使血液中游离微泡可完全再充填；首帧与 1 ∶ 80 PI 图像被数字化，造影前图像平均值从首帧与 1 ∶ 80 PI 图像平均值中抽离，分别获得“首帧”和“PI(1 ∶ 80)”图像，以彩色编码的红、橙、黄、白色来显示增加的 VI；背景抽取后首帧 VI 与 PI(1 ∶ 80) 之间的差即为滞留心肌的微泡信号强度（图 6-7-3）。结果显示由滞留微泡所获得的 VI 与 ED-1^{+} 细胞计数和 $CD3^{+}$ 细胞计数均呈显著正相关，同样与代表排斥反应严重程度的 ISHLT 病理分级也有显著相关性。

通过与炎症组织的血管内皮黏附、激活机体防御机制，被细胞吞噬而实现的靶向超声成像原理被称为被动靶向。依据这个原理实现的靶向超声分子成像，相对来说靶向结合率偏低，没有足够的特异性。因此被动靶向在靶向超声显像中的应用仍然受限。

2. 微泡主动靶向 ICAM-1 在移植排斥中的超声分子成像　在分子水平检测排斥反应的主动靶向方法中，核素已经用于靶向凋亡细胞、主要组织相容复合物和 ICAM-1 分子成像，但因空间分辨率较低和需要放射性示踪而应用受限，而 MRI 或 PET 对移植排斥相关的形态学和代谢改变靶向成像都需要相应的高端设备，且颗粒本身缺乏与组织结合的特异性而备受争议。超声微泡主动靶向探测同种异体移植心脏排斥反应的分子成像，为非侵入性诊断评价心脏移植排斥开辟了新道路，主动靶向方法的效率更高，靶向性更强。靶向微泡可以特异地结合于血管内皮表面便于超声探测，并评价血管内皮细胞功能及组织病变程度。

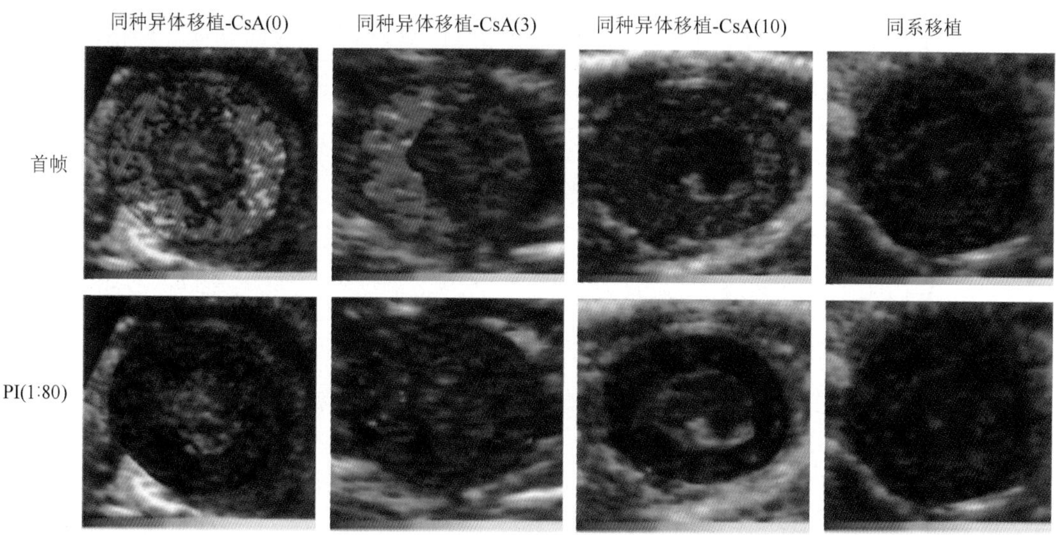

图 6-7-3 大鼠心脏移植 3 天后背景抽取后彩色编码的超声分子成像图

上图：注射微泡后 10min 的首帧声像图；下图：PI（1 ∶ 80）声像图。未治疗的同种异体移植组（allograft，急性排斥反应）于初帧显示均一的高强度，随着环孢素 A（CsA）治疗剂量的增加［CsA（3）：3mg/（kg · d）量治疗；CsA（10）：10mg/（kg · d）量治疗］而逐渐降低，同系移植组（isograft，无急性排斥反应）信号强度最低。PI（1 ∶ 80）时间点，各组信号强度相似且均较低，提示各组血池中几乎已无游离微泡

急性移植排斥反应与 ICAM-1 高表达密切相关，因此假设心肌超声造影运用 ICAM-1 靶向微泡可以监测心脏移植排斥，Weller 等研究运用两步法来验证假设。首先进行体外实验，证实 ICAM-1 靶向微泡能够在剪切流状态下连接于鼠炎症内皮细胞，而非正常内皮细胞。其次在鼠腹部异位心脏移植模型中，确定能否在体内实现超声靶向增强显像并进行量化评价。

体外实验数据显示携抗 ICAM-1 抗体的微泡能够与内皮细胞高表达的 ICAM-1 结合，这种结合依赖于微泡抗体的浓度和局灶剪切应力条件，为体内实现增强显影的病因学研究提供了依据。研究中发现内皮细胞表达 ICAM-1 和靶向微泡的黏附有正相关的线性关系，进一步研究需要确定这项成像方法是否可以识别微泡黏附的范围，如 ICAM-1 低表达水平的炎症组织，从而可以监测治疗作用下的炎症反应程度。

大鼠体内分组实验发现，注射造影剂 3min 时靶向超声微泡在移植排斥组的回声强度明显高于对照组，确定此时的回声增强为靶向黏附的结果，因前期预实验中注射造影剂 3min 时已几乎没有心肌显影；在 3min 20s 时超声破坏微泡干预后，回声强度均明显降低（图 6-7-4）；非靶向微泡组的超声成像强度在移植排斥组和对照组均较低（图 6-7-5）；同种异体移植心脏通过免疫组化染色可见表达上调的 ICAM-1，但在同系移植中罕见（图 6-7-6）。以上结果均证实靶向微泡显影强度与移植排斥 ICAM-1 表达水平正相关，超声分子成像可以在大鼠移植心脏内实现增强对比显像，进而可作为检测移植排斥反应

的重要手段。体内研究的不足之处在于进行靶向实验前通常没有量化评价供体心脏的血流灌注，这有可能会影响微泡的投递。

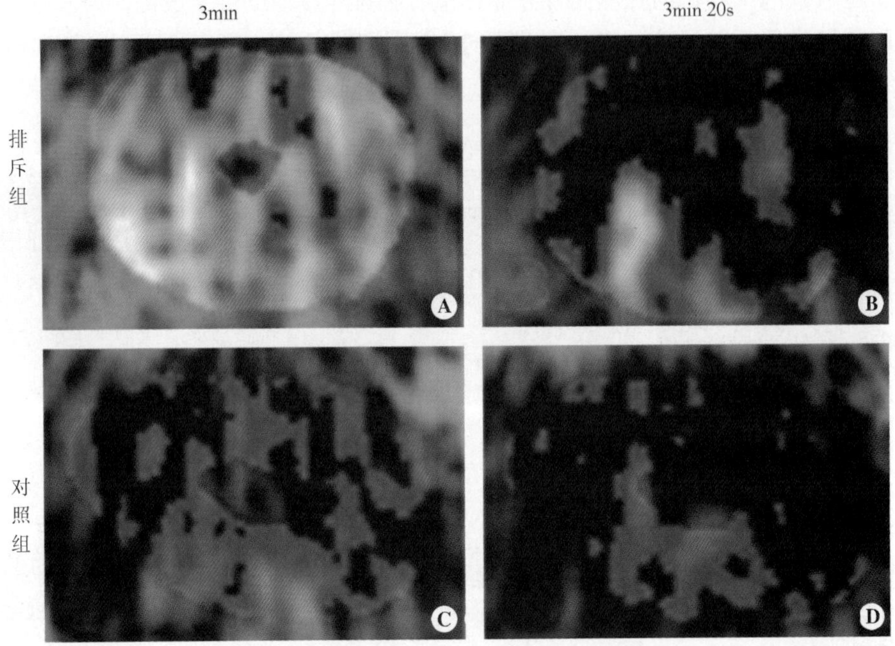

图 6-7-4 靶向 ICAM-1 微泡超声彩色编码成像

注射造影剂 3min：移植排斥组回声增强明显高于对照组；注射造影剂 3min 20s：移植排斥组和对照组回声强度均降低。红 - 橘 - 黄 - 白，表示逐渐递增信号强度（引自 WellerGE，Lu E，Csikari MM，et al. 2003）

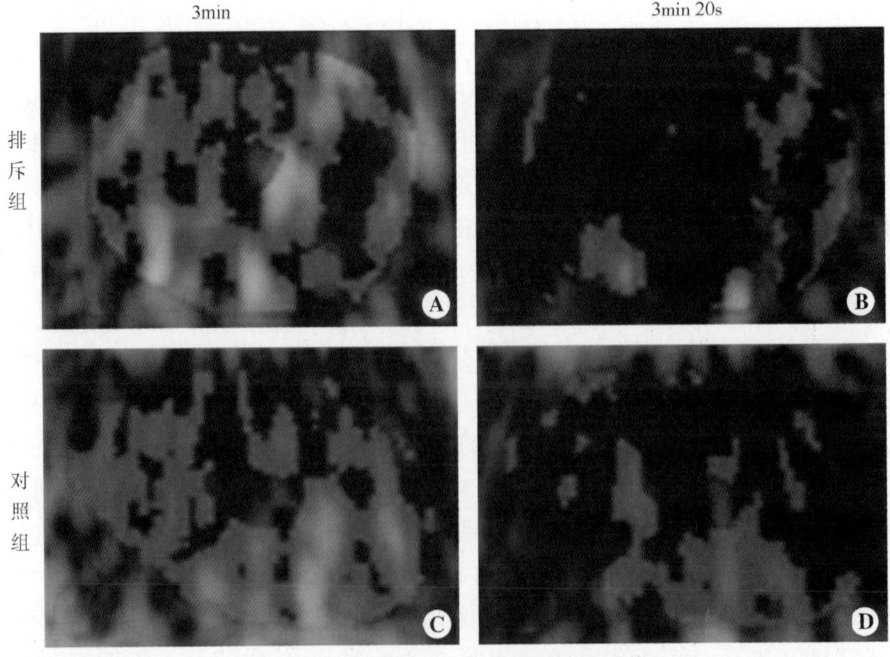

图 6-7-5 非靶向微泡超声彩色编码成像

移植排斥组和对照组回声强度均较低（引自 Weller GE，Lu E，Csikari MM，et al. 2003）

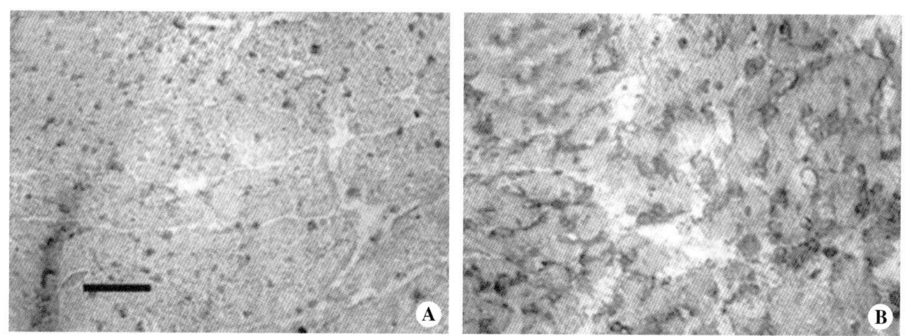

图 6-7-6　心肌组织 ICAM-1 染色（红棕色）

同种异体移植（B）较同系移植（A）的心脏组织表达 ICAM-1 明显增多（引自 WellerGE，Lu E，Csikari MM，et al. 2003）

Weller 等针对心脏移植急性排斥反应过程中心肌血管内皮表面白细胞黏附分子（leukocyte adhesion molecule，LAM）上调的特点，制备携抗 ICAM-1 单克隆抗体的脂质十氟丁烷微泡［粒径（3.4±1.2）μm；（3.33±10^6）个微泡 /ml］作为分子探针，采用矩形平行管流动腔检测其与培养的活化内皮细胞之间的特异结合能力，结果显示靶向微泡与活化内皮细胞结合数量［（10.6±3.2）微泡 / 细胞］明显高于对照内皮细胞［（3.4±1.6）微泡 / 细胞］，也高于对照的非靶向微泡与活化及非活化内皮细胞的的结合数量［（0.2±0.1）和（0.3±0.1）微泡 / 细胞］，表现出较好的结合能力。继而研究者构建大鼠心脏移植急性排斥反应模型进行心肌灌注造影和靶向造影，采用类似 Kondo 等的增量脉冲触发式心肌造影（机械指数 1.6），结果显示以携抗 ICAM-1 抗体靶向微泡对同种异体移植心肌靶向造影获得特异性增强信号的最强（图 6-7-7）。

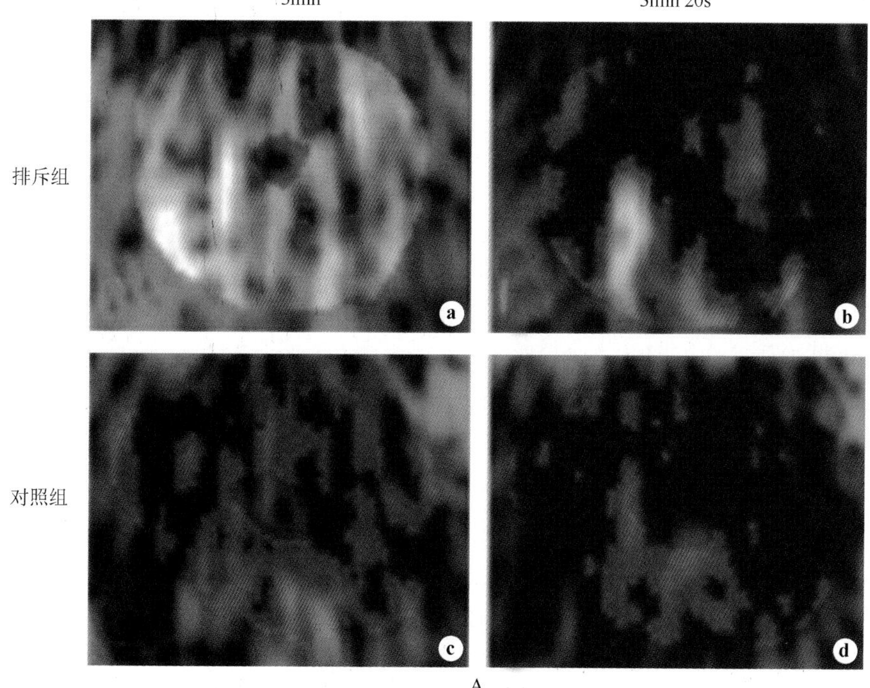

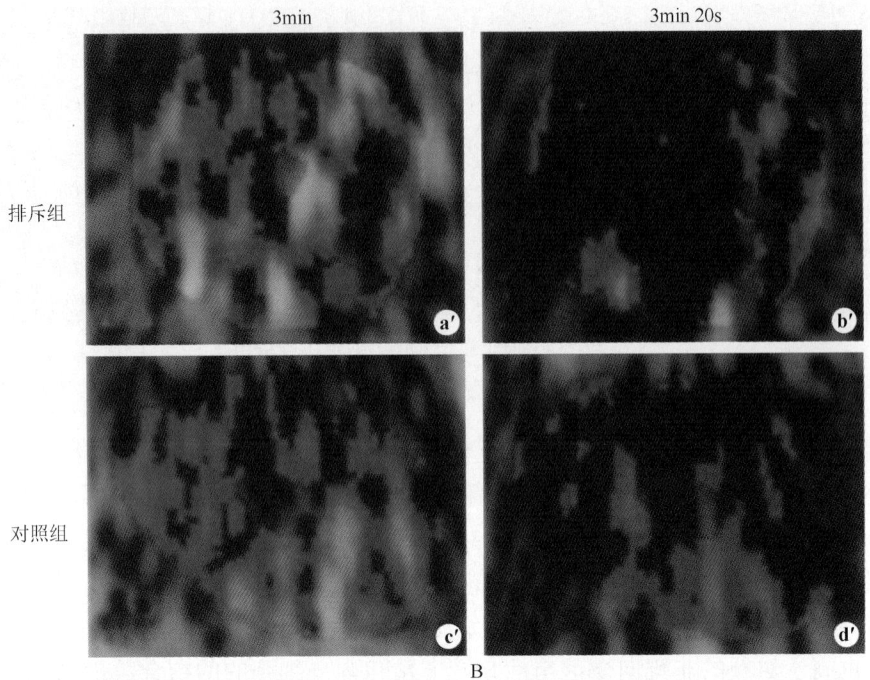

图 6-7-7　以携抗 ICAM-1 抗体靶向微泡对大鼠心脏移植心肌声学造影分子信号强度图

背景抽取后彩色编码的声像图。A. 注射靶向微泡后（a、b. 排斥心肌；c、d. 对照组），红 - 橙 - 黄 - 白表示逐渐增高的信号强度。B. 注射非靶向微泡后（a′、b′. 排斥心肌；c′、d′. 对照组）

3. 纳米微泡靶向大鼠 T 细胞在心脏移植排斥中的分子显像　制备具有靶向 T 细胞特性的纳米微泡，应用心肌造影分子显像评价急性排斥反应，延迟增强显影提示急性排斥反应的存在，具有重要临床价值。修饰后的超声微泡与 T 细胞结合可以改善敏感性和特异性。

急性排斥反应的主要病理学改变包括活性 T 细胞的浸润和心肌损伤。已经证实 T 细胞介导的细胞免疫反应有关键作用，具体排斥机制往往非常复杂。T 细胞的浸润程度是临床心脏移植后急性排斥反应分级的病理基础之一，有一种假设是移植物作为抗原，激活 T 细胞释放可能造成免疫损伤的细胞活性因子或者直接损害邻近组织。

超声造影剂成为血池显像造影剂的首要因素是微泡粒径，如声诺维的粒径范围直径为 1 ～ 10μm，与红细胞大小接近，不能穿过血管壁。而 T 细胞介导的急性排斥反应主要分布在心肌层而非血管腔内。因此，血管壁是靶向微泡与 T 细胞结合的最大障碍，纳米技术的发展使分子成像成为可能。已经证实的是纳米微泡（小于 700nm）可以穿透血管壁，使血池外显像成为可能，并应用于分子成像。基于以上理论，Wei Wu 等研究设计和制备靶向 T 细胞的纳米微泡，反映移植排斥心肌中被激活 T 细胞的浸润程度，评价心肌声学造影的靶向效果，为诊断急性排斥反应提供更为准确的超声量化信息，可靠监测心脏移植后排斥反应。

CD25 作为白细胞介素 -2 受体的 α 链，是 T 细胞活化的重要标记。目前，抗 CD25 单克隆抗体被广泛用于急性排斥反应的干预治疗。因此，可将 CD25 作为纳米微泡与 T 细胞结合的靶点。比较抗 CD25 抗体靶向纳米微泡和非靶向纳米微泡在大鼠模型中的不同成像水平，通过时间 - 强度曲线对排斥反应程度进行量化分级，同时采用共聚焦显微镜评价同种异体移植和同系移植中的微泡与 T 细胞的结合效率。研究发现超声心肌显影出现的延迟

显像仅为同种移植排斥的靶向超声纳米微泡，这就意味着靶向纳米微泡与 T 细胞成功的特异结合，上述发现同时也被激光共聚焦显微镜显像验证（图 6-7-8）。该方法可实现急性排斥反应的靶向显像，适用于检测细胞排斥反应程度。但纳米微泡作为可能的靶向评价工具，尚需要更多的实验研究证实，如体内微泡稳定性、携带抗体量、显影效果都需进一步深入研究。

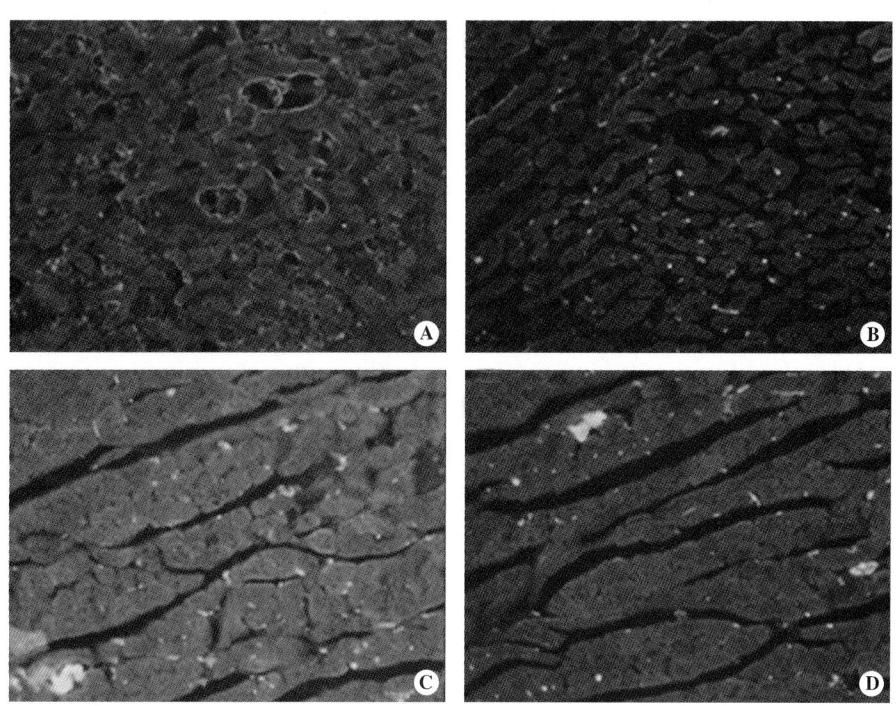

图 6-7-8　大鼠心脏移植 T 细胞靶向纳米微泡超声造影后心肌激光共聚焦扫描显微镜（×400）

A. 同种异体移植大鼠心肌 T 细胞靶向造影，心肌内淋巴细胞表面可见绿色荧光，提示纳米微泡与 T 细胞的特异性结合；B. 以非靶向纳米级微泡进行同种异体移植心肌造影，心肌内淋巴细胞无荧光增强，提示无特异性结合；C、D. 采用靶向及非靶向纳米微泡，造影后同系移植心肌内均无淋巴细胞显示

（引自 Wei Wu，Zhe Zhang，lisha zhou，et al. 2013）

由于排斥反应炎症过程同样也可出现于其他病理状态，如心肌缺血等，因此针对炎症细胞或因子的超声分子成像实际上并不能完全体现排斥反应的病理本质。活化 T 细胞在心肌组织中的浸润是心脏移植急性排斥反应的病理学特点，也是判断急性排斥反应程度的重要依据，因此 T 细胞是心脏移植急性排斥反应超声分子成像的理想靶标。然而要实现浸润于心肌间质 T 细胞的成像，需突破微泡（粒径微米级，与红细胞近似）不能穿越血管壁的限制。

国内华兴等针对该难点，制备携抗 CD25 抗体的纳米级微泡，实施对大鼠移植心脏心肌内活化 T 细胞的超声分子成像，从而评价其在诊断心脏移植急性排斥反应和判断其程度中的作用。他们以冷冻干燥法和生物素 - 亲和素法制备携抗 CD25 抗体的纳米级脂质六氟丙烷微泡（平均粒径 420nm，浓度 6×10^9/ml），并以行之低机械指数超声造影（CPS 模式，机械指数 0.22），观察心肌增强表现，并绘制时间 - 强度曲线（time-intensity curve，TIC）。结果表明，大鼠同种异体心脏移植心肌可出现特异性的“二次增强”现象，TIC 也相应出现“第二峰值”，其强度与心脏移植时间和 ISHLT 病理分级均密切相关；激光共聚焦荧光显微镜检测也证实了该纳米级靶向微泡与心肌间质内 T 细胞的特异性结合（见图 6-7-8）。

超声分子成像在心脏移植排斥反应诊断和评价中的局限性：已有研究数据显示目前超声能够检测的是较为严重的心脏急性排斥反应，能够观察到的微泡黏附和造影增强均受疾病严重程度限制，并不能确定在排斥分级水平较低时这种靶向效果是否还能轻易区分。超声靶向造影剂在体内代谢机制的监控还不够完善，其时效性还没有很好的量化方法进行评估，而且目前的评估方法也只是对相对含量并非绝对含量的评估，且这种靶向效果受心脏冠状动脉灌注情况的影响，在现有研究中均未细致探讨。另外，目前仍存在的其他问题是：在高剪切力下的靶向结合性、靶向微泡的稳定性、与靶组织的结合效率及潜在的免疫反应等，这些是靶向超声造影剂要进一步深入研究的问题。

我们相信随着靶向超声微泡构建技术的不断改进和优化，以及对比超声成像相关技术的进一步发展，超声分子成像必将会成为心脏移植排斥早期诊断和监测的重要可视化评价技术手段。

二、肾移植排斥反应的超声分子成像

肾移植急性排斥反应是肾移植术后常见并发症，最易导致移植肾早期功能丧失，是移植肾存活和维持功能的主要障碍之一。尽管抗排斥药物如环孢素 A 的普遍应用大大提高了移植肾的存活率，但急性排斥反应依然见于 60% 的尸体供肾和 30% 的亲属供肾。急性排斥反应多数情况下是可逆的，因此临床上对急性排斥反应的及时、正确诊断非常重视。急性排斥反应的主要临床表现为尿量减少、血肌酐上升、移植肾区疼痛、血压升高、无明显诱因的体温升高等，但表现常不典型，难以正确诊断。

急性排斥反应按其病理学形态特点的不同可分为间质型和血管型。间质型以细胞免疫性损害为主，血管型是细胞和体液免疫性损害共同作用的结果，以体液免疫损害为主。急性间质型排斥反应，以单核细胞主要是 T 淋巴细胞浸润和间质水肿为最突出表现，血管内皮细胞可出现损伤、变性坏死；急性血管型排斥反应的病理以肾小球入球动脉、小叶间动脉关闭的炎症乃至纤维素样坏死为特点，病变分布不均匀，多呈局灶性或节段性分布，血管内可有纤维素样渗出和血管内膜增厚、管腔狭窄或闭塞。因此，急性排斥反应时肾脏组织内高度浸润的活化 T 淋巴细胞或者血管炎症特异表达标志物均可成为超声分子成像的靶标。

研究表明，急性排斥反应发生时，ICAM-1、VCAM-1、IL-2、IL-6 等细胞因子在移植肾微血管内皮表面或细胞表面大量表达，并且其表达状态与急性排斥反应的发生和转归密切相关。这些因子都可称为超声分子成像的靶标。

Grabner 等制备携 CD3 抗体的微泡作为分子探针，针对浸润移植肾组织内的活化 T 细胞进行超声分子成像，评价大鼠同种异体肾移植模型急性排斥反应。结果显示以 CD3 为靶标的超声分子成像能清晰证实 T 细胞在移植肾组织内的积存。与对照的自体肾［(0.70±0.08) A.U.］、同系移植肾［(0.99±0.30) A.U.］、环孢素 A 治疗的同种异体移植肾［(0.10±0.02) A.U.］、缺血再灌注损伤肾［(0.46±0.29) A.U.］相比，同种异体移植肾脏急排模型 CD3 信号强度明显增高［(5.41±1.32) A.U.］，而且超声信号强度与免疫组化测得 T 细胞数显著相关。

国内有研究者以生物素-亲和素桥接法制备携ICAM-1靶向超声微泡（平均粒径2.71μm，浓度1.5×10^9个/ml），并建立大鼠肾移植模型，以低机械指数超声造影（CPS模式，机械指数0.2）行超声分子成像。注入微泡后3min行超声造影，获取首帧图像后给予高机械指数连续超声发射2～3s以破坏微泡，继续存储图像，微泡破坏前与破坏后视频强度之差即为黏附在组织中的靶向微泡增强信号，以彩色编码技术制作肾脏显影的显影图像。结果显示：移植肾组以靶向微泡行超声分子成像可获得特异性的增强信号（图6-7-9）。

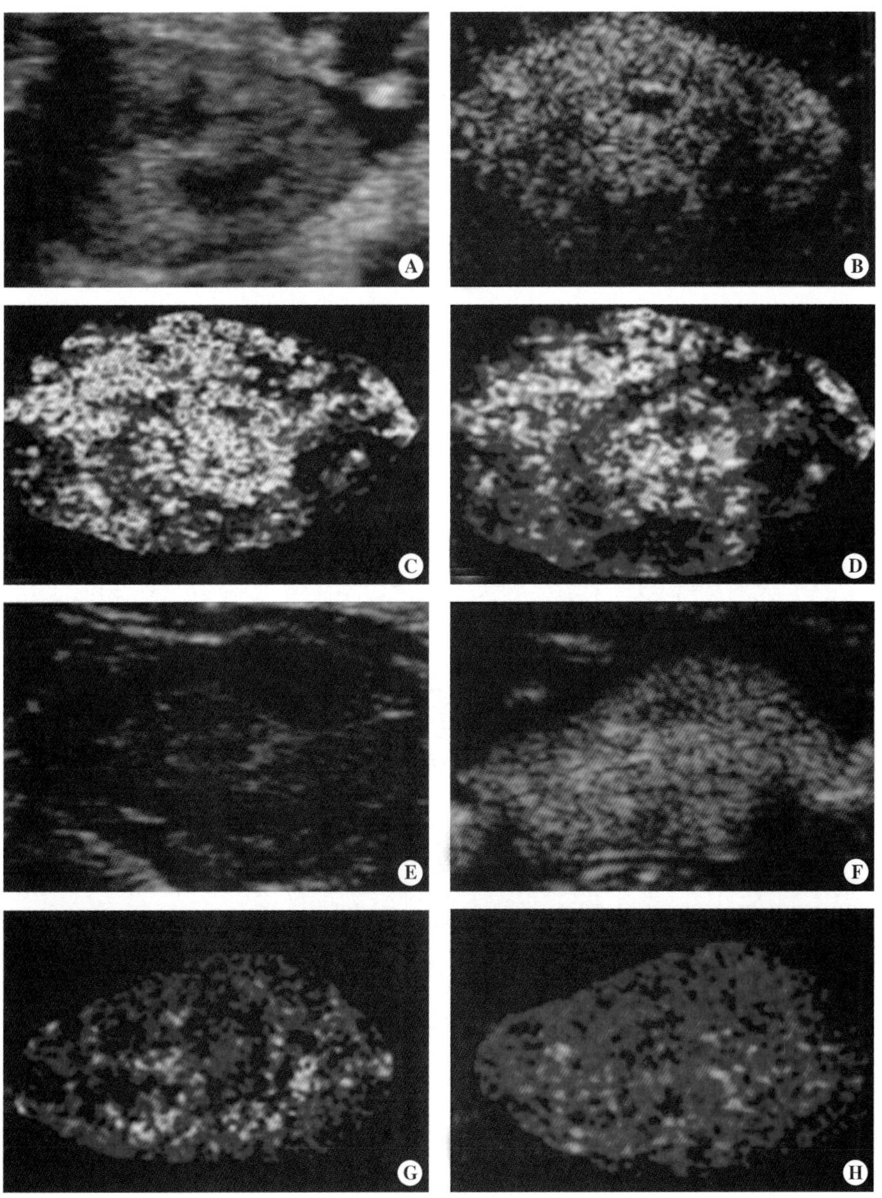

图6-7-9 移植肾横切面超声分子成像图

A. 二维灰阶声像图显示肾脏形态饱满；B. 注入靶向微泡后移植肾脏区域可见明显灌注显影；C. 延迟3min显像后首帧图像显示靶向微泡组肾脏显著增强；D. 对照非靶向微泡组仅见轻度增强，明显低于靶向微泡组（C）；E. 对照组肾脏形态、大小正常；F. 靶向微泡超声造影后对照组肾脏可见明显增强；G. 延迟3min对照组靶向微泡造影未见明显特异性显影信号；H. 延迟3min对照组肾脏非靶向微泡造影未见明显特异性显影信号

三、超声分子成像检测胰岛移植后立即经血液介导的炎症反应

经皮肝穿刺门静脉内胰岛移植能使患者脱离胰岛素依赖，是目前治疗糖尿病的重要手段，但其疗效并不理想。大部分患者移植后 3 年内不得不重新使用胰岛素。移植后早期移植物大量丢失可能是影响胰岛移植效果的主要障碍。其中胰岛细胞一接触受体血液即可引起的立即经血液介导的炎症反应（immediately blood-mediated inflammatory reaction，IBMIR）是造成细胞移植物丢失的最主要因素。IBMIR 是以凝血系统和血小板的激活、抗原抗体反应、补体系统激活及炎性细胞的浸润为特征的级联反应。研究显示，血液与胰岛接触后短时间内血液系统发生剧烈变化，其中以血小板的迅速减少及 TAY 含量急剧增加为主要特征，同时伴有白细胞减少和补体系统的激活。组织形态学也显示胰岛细胞被大量破坏、周围被大量微血栓包绕，同时有大量中性粒细胞浸润。早期诊断和治疗 IBMIR 对于节约供体资源、防治 1 型糖尿病具有重要意义。

高峰等建立猪胰岛移植的体外 Loops 模型，针对 IBMIR 过程中胰岛细胞周围新鲜血栓形成的病理特点，以赖氨酸 - 甘氨酸 - 天冬氨酸 - 丝氨酸（Lys-Gly-Asp-Ser，KGDS）为靶向配体，制备可识别活化血小板 GP Ⅱb/Ⅲa 的靶向微泡造影，实现了体外 IBMIR 的超声分子成像（图 6-7-10）。

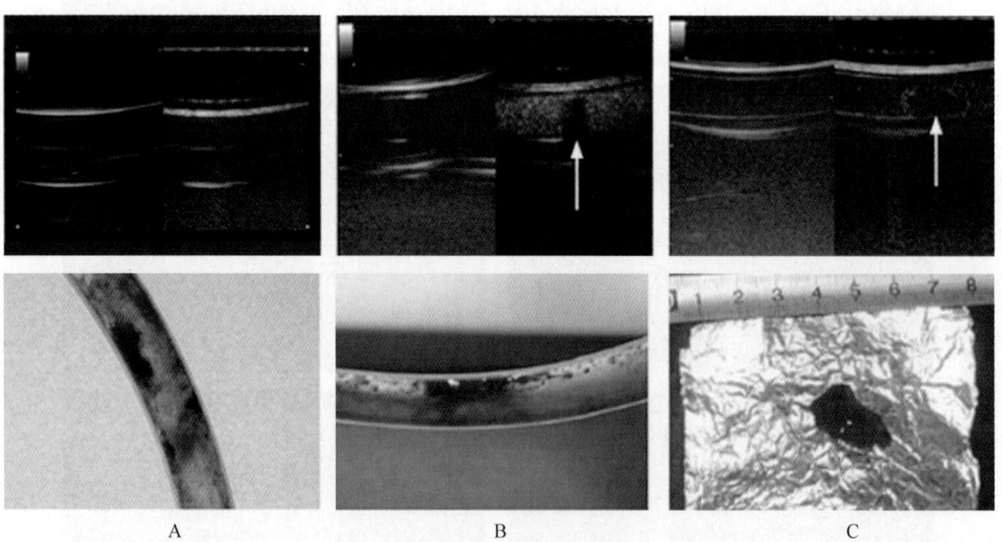

图 6-7-10　体外超声分子成像胰岛移植 IBMIR 体外血栓图

上图：超声造影图像；下图：相应的表现。A. 未添加造影剂，管内未探及血栓，呈无回声；B. 添加非靶向造影剂，血栓表现为造影剂充填的充盈缺损；C. 添加 KGDS 靶向造影剂，血栓表现为环形增强

（尹立雪　华　兴　张青凤）

第八节　淋巴系统超声分子成像

一、简　　介

淋巴系统，人体引流系统之一，由毛细淋巴管、淋巴管和淋巴结构成。淋巴管道和淋巴结的淋巴内都含有淋巴液，淋巴液沿淋巴管道和淋巴结的淋巴窦向心流动，最后汇入静脉。其主要功能是从器官细胞外间隙回收淋巴（富含蛋白质和废产物）并纳入循环系统。它还具有滤过细胞外间隙潜在免疫原的作用；因此淋巴系统也被认为是免疫系统的重要组成部分。

淋巴结是人体主要的淋巴器官之一，正常成人约有 800 个淋巴结，其中约 500 个分布于头颈部。淋巴结呈大小不一的圆形或椭圆形小体，一侧隆凸，另一侧凹陷，凹陷中央处为淋巴结门。与淋巴结凸侧相连的淋巴管称为输入淋巴管，出淋巴结门的淋巴管称为输出淋巴管。

淋巴道转移是许多恶性肿瘤最常见的转移方式，如乳腺癌、食管癌、肾癌、胃癌等，是其预后较差的标志之一。例如，淋巴结转移的出现是黑色素瘤的 5 年生存率降低的独立预测因素；淋巴结转移的数目与乳腺癌患者的生存率显著相关。

二、淋巴系统常用影像学检测方法

由于淋巴系统特殊的复杂解剖结构，其病理学评估一直以来都是个难点。在寻求对肿瘤淋巴结引流，特别是前哨淋巴结（sentinel lymph node，SLN）（原发肿瘤发生淋巴结转移所必经的第一批淋巴结）的精确评价方法中，影像学手段一直被寄予厚望。传统使用的染色法即淋巴成像（lymphatic imaging）在证实前哨淋巴结在癌症分级与治疗中的重要作用中做出了巨大贡献。1992 年，Morton 等使用活体染色来显示早期黑色素瘤前哨淋巴结，并认为前哨淋巴结在肿瘤转移中起主要作用。2 年后，Giuliano 等也采用染色法显示乳腺癌的淋巴转移。Turner 等清晰地显示了腋窝前哨淋巴结在乳腺癌转移中的潜在可能性。近 20 年来，染色法在临床得到广泛应用，但其检出率、可靠性及规范性等问题有待进一步提高。与传统的淋巴系统造影术相比，无创成像技术包括核素淋巴显像、超声、计算机断层扫描（CT）、正电子发射计算机断层扫描（PET）、磁共振（MRI）及光学成像等技术的不断进步都大大促进了淋巴系统的完全评估。

（一）核素淋巴显像法

核素淋巴显像法（lymphoscintigraphy imaging）是使用放射性核素的核医学成像方法。在成像中需采用皮下注射来显示淋巴引流。主要的放射性同位素标记试剂为 ^{99m}Tc 标记的人白蛋白、^{99m}Tc 标记的右旋糖酐或 ^{99m}Tc 标记的硫胶体，可发射 γ 射线。目前核素淋巴成像法有两个主要局限：一是空间分辨力差，不能精确显示淋巴结的解剖位置；二是 ^{99m}Tc 半衰期较短，仅为 6h。

（二）CT

CT 是最常用的临床影像诊断方法之一。CT 通过不同密度的组织对 X 线衰减不同而成像。X 线对比剂即造影剂的使用，可进一步增强肿瘤组织和正常组织之间的对比。CT 淋巴成像兼具极佳的时间和空间分辨力。用于增强前哨淋巴结 CT 显影的代表性造影剂包括小分子亲水性碘化有机基团，如碘帕醇。Suga 等在 CT 淋巴成像中使用碘帕醇来观察乳腺淋巴系统，认为乳腺肿瘤通过淋巴管道扩散。10 只雌犬皮下注射 0.5ml 和 1ml 碘帕醇后，他们发现前哨淋巴结和最大 CT 衰减值（269±137）HU 之间具有直接联系。在接下来的 17 例人类患者的研究中，他们成功实现了前哨淋巴结的成像。在肿瘤周边和乳晕周边皮下注射 2ml 碘帕醇，2008 年，Takahashi 等对乳腺癌患者采用皮下注射后 CT 淋巴成像术识别前哨淋巴结，识别率达 96%，而染色法为 92%。这些结果也得到 Wu 等研究的支持。

这一方法的主要缺陷在于现实中缺乏充足成像时间及对患者身体的放射性损伤。尽管随着 CT 成像技术和成像后重建技术的不断进步，放射性损伤的风险性已大大降低，但安全性依然是临床较为担忧的问题之一。

（三）PET

PET 是一种部分有创的扫描方法，通过形成体内代谢过程的三维影像来达到检测目的。从原理上讲，PET 成像是探测作为示踪剂的正电子放射性核素发出的 γ 射线对。这些 γ 射线通过与某些生物活性物质偶联被摄入体内，如葡萄糖类似物氟 18- 氟脱氧葡萄糖（^{18}F-FDG）。通过葡萄糖载体，人体细胞摄入 FDG，特别是炎症和癌细胞，与正常细胞相比表现出更高的代谢率。某些较新的示踪剂，如 ^{11}C- 乙酰乙酸盐、^{11}C- 胆碱等，也正被用于进一步检测乳腺和前列腺恶性肿瘤的转移病变。PET 还被用于检测胃肠道和肺的淋巴恶性肿瘤。由于 PET 可有效检测原发及转移性肿瘤，PET 结合 CT（PET-CT）有希望用于检测胃肠道如食管癌和胃癌。PET-CT 检测肺癌和喉癌的应用也越来越多。价格昂贵和特异性有待提高是该技术面临的主要问题。

（四）MRI

MRI 是目前应用最广泛的无创性医学影像手段之一；临床上常被用于显示软组织结构。与 X 线和 CT 相比，MRI 通常对不同软组织之间的区别具有更高的识别能力。MRI 可通过质子、磁场（扰动质子）和对比剂（改变纵轴或横轴弛豫时间）增强显影。为提高 MRI 检测淋巴管道的对比度，许多研究者研制出不同的对比剂，如氧化铁磁性纳米颗粒、钆 - 二乙三胺五乙酸（Gd-DTPA）、载 Gd（Ⅲ）或氧化铁的聚合物和脂质体。载氧化铁的纳米粒（超顺磁性氧化铁纳米粒，SPION）具有一定的优势，有生物兼容性、较光学扫描物质如量子点具有更小的毒性且在低数量条件下更易检测到等特点。SPION 还可作为靶向配体的载体，如抗体、肽类及蛋白质等，实现靶向 MRI 分子成像。Wunderbaldinger 等制备结合右旋糖酐的 SPION，在老鼠模型上实现转移性淋巴结的增强 MRI。Helbiech 等采用超微超顺磁氧化铁（USPIO）颗粒（粒径＜ 50nm）作为对比剂以提高 MRI 显示

淋巴结的能力。用于系统性淋巴结扫描，USPIO 纳米颗粒具有较长的血清半衰期。Harisinghani 采用极嗜淋巴的超顺磁纳米粒（2.6mg 铁 / 千克体重）作为对比剂，以无创性高分辨力 MRI 检测 33 名前列腺癌患者的淋巴结转移，结果显示与传统 MRI 相比，该方法更为优越，诊断敏感性和特异性分别为 90% 和 97%。

（五）光学成像

与其他影像学手段相比，光学成像（optical imaging）在淋巴系统显像上具有性价比高、无创、成像速度更快、无需任何放射性暴露及在浅深度上有较高的敏感性和分辨率的特点。已有多个文献表明光学成像可用于前哨淋巴结成像。荧光半导体纳米晶体的量子点（quantum dot，QD）具有特别的电子及光学特点。QD 大小为 1 ～ 100nm，亮度较许多染色法高 10 ～ 100 倍，较高的量子产率、广泛的光吸收性能、相对较长的荧光寿命、窄输出线宽的发射光谱、连续性发射峰值等优点。QD 的吸收和发射性能取决于其大小和构成（通过不同的合成方法控制）。QD 聚合物表面的功能化有助于靶向及避免被巨噬细胞清除，使得 QD 适用于生物传感、细胞标记、核酸评估及体内荧光成像。QD 体积小，可通过内吞作用被细胞特别是淋巴结内的巨噬细胞所摄取，QD 在前哨淋巴结中的停留便于荧光扫描。文献表明，某些 QD 荧光能在体内保留长达 4 个月之久。QD 表面覆以不同的表面涂膜剂可有助于 QD 的定位，如携表面羰基的两亲聚合物、携端羧基、甲氧基或氨基酸功能基团的聚乙二醇等。基于发射光谱，Kobayashi 等注射 5 种相同大小的 QD（发射峰值为 565nm、605nm 和 655nm 的 Cd-Se 与发射峰值为 705 和 800nm 的 CD-Te），实现淋巴管道的多光谱扫描，同时观察 5 条不同的淋巴管道，相比之下，X 线、MR-LG 或者核素扫描均无法同时观察多条淋巴管道。QD 荧光联合放射性标记的核素扫描或 MRI 较单一技术可更好地显示深部淋巴结。此外，癌细胞与淋巴管道的区别显示也可通过特异性荧光抗体得以实现。

QD 体内成像尽管有多种优势，其限制性也应值得重视，如 QD 合成过程中重金属的使用可能会引起安全性方面的顾虑。

（六）超声

超声成像无创、价廉、简便易行，以其对浅表软组织高分辨力的灰阶成像和显示血流的多普勒成像，已经成为浅表淋巴结特别是头颈部淋巴结检查的首选影像学手段，诊断准确率可高达 90%。超声通过检测淋巴结的形态、大小（纵横比）、内部回声、淋巴门结构改变及血流分布模式等判断淋巴结的良恶性。超声引导下穿刺活检在鉴别淋巴结良恶性中发挥着重要作用。然而，淋巴结良恶性超声表现交叉性大，其敏感性和特异性并不高。

三、超声分子成像

（一）超声造影

超声造影（contrast-enhanced ultrasonography，CEU）采用微米级粒径微泡（microbubbles）

作为对比剂以增强组织微循环显影。动物实验已证明 CEU 同样也能用于淋巴管和淋巴结的显影。微泡被淋巴结内的巨噬细胞和网状内皮细胞所吞噬，淋巴结从而呈高增强显影；恶性淋巴结内因缺乏网状内皮细胞、无法摄取微泡而呈低增强显影。因此，CEU 可从细胞水平反映淋巴结的良恶性。Goldberg 等在猪黑色素模型周边皮下或皮内注射 1ml 脂质氟碳气体微泡（粒径 2.4 ～ 3.5μm）。正常淋巴结造影后呈高回声，皮内注射微泡后可显影引流至前哨淋巴结的淋巴管，而呈低增强的淋巴结区域病理证实为转移的黑色素瘤细胞。

（二）光声成像

光声成像（photoacoustic tomography）是指利用光声效应，选择合适的脉冲激光（通常脉宽为纳秒级）辐照器官组织，采集辐照对象吸收光能、受热膨胀后产生一个宽带的超声信号即光声信号后形成影像的新型医学成像技术，可反映极其微小的组织病变及血红蛋白浓度、血氧浓度、氧代谢率等一系列重要的生理参数。光声成像技术结合了超声成像大深度、高分辨特点，同时又具备光学对比度，具有较强的应用潜力。Pan 等首次采用铜作为近红光光声成像的对比剂，进行前哨淋巴结的检测，取得了比血液高 6 倍的信号强度，大大提高了图像的信噪比。为进一步验证光声成像定位前哨淋巴结的临床应用可行性，Todd 等在大鼠前哨淋巴结皮肤表面覆盖一层肌肉组织使前哨淋巴结深度达到 2.5cm，并采用美国 FDA 批准临床使用的亚甲基蓝作为对比剂，证实光声成像所示前哨淋巴结定位与解剖定位一致。目前前哨淋巴结光声成像的临床研究正逐步展开，其临床应用指日可待。

（三）靶向超声造影

靶向超声造影（targeted contrast-enhanced ultrasonography，TCEU）是目前超声分子成像的主要技术手段。该技术针对靶分子、蛋白或细胞，在造影剂微泡 / 微粒表面携带特异性配体成为靶向造影剂（分子探针），在 CEU 过程中，靶向造影剂与靶标特异性结合，达到特异性成像的目的，可从分子水平发挥诊断和监测疾病的作用。Hauff 及其同事制备 L- 选择素（L-selectin）特异的高分子聚合物含气微粒（microparticles，MPs），主动靶向大鼠和狗的外周淋巴结。他们采用静脉注射 MPs，同时应用超声激发声发射技术导致微泡破坏并产生可用于检测的谐波信号。该技术特异性针对分子靶标，为检测转移性淋巴结提供了另一种可能方法。该研究选取的是非特异性的 L- 选择素配体，而且成像过程中微泡都被击碎。牛诚诚等针对转移性淋巴结淋巴管新生过程中起重要调控作用的 VEGF-C/VEGF-3 或 VEGF-D/VEGF-3 信号途径，制备携抗 VEGF-3 单克隆抗体的羟基端乳酸 - 羟基乙酸共聚物（PLGA-COOH）微泡，并于体内外实验证实，该靶向微泡可与高表达 VEGF-3 的淋巴结内皮细胞特异性结合，实现转移性淋巴结靶向超声分子成像。

（四）其他新技术

除了以上技术，淋巴结超声分子成像的新技术也正处于不断发展之中。例如，液 - 气相变（liquid-gas phase transition）造影剂的研制，不仅仅为超声分子成像提供了新的路径，还为成像同时对病变淋巴结进行治疗提供了可能。孙阳等合成了以含金纳米颗粒和 DiI

染料的聚乳酸 - 羟基乙酸共聚物［Poly(lactide-co-glycolic acid)，PLGA］为壳、全氟己烷(perfluorohexane，PFH) 液体为核心的微粒。在激光辐照激发下，PFH 产生液 - 气相变，快速扩张的气体冲出微粒而形成微泡。体外实验证实，该 PLGA 微粒可被细胞吞噬，在激光激发下汽化，该过程中产生的能量可导致细胞的破坏。在兔鳞癌转移性淋巴结模型中，经皮下注射 PLGA 颗粒并激光辐照后，光致相变 (optical droplet vaporization，ODV) 过程中淋巴结超声影像得到显著增强，病理学和电镜检查证实淋巴结内细胞的破坏，延缓了肿瘤生长速度。

（五）超声分子成像需注意的问题

1. 分子探针的大小　超声分子成像的关键点是将超声分子探针即特异性造影剂引入淋巴系统。理论上有四条不同的路径：①皮下注射，通过皮肤内淋巴丛进入淋巴管道；②皮下注射进入间质，渗透入毛细淋巴管和淋巴管；③直接注射进入淋巴管道或淋巴腔隙；④静脉注射，从血管腔进入间质再至淋巴管，或者经淋巴结内微循环直接进入。数个纳米粒径的微粒（～ 10nm) 可通过微循环进入淋巴结，还可在净水压力梯度作用下经内皮细胞间的缝隙连接弥散入淋巴管。粒径 100nm 的微粒可溢出至细胞间隙，被巨噬细胞吞噬并转运至淋巴结。粒径大于 100nm 的微粒则通常停留在间质内。

2. 靶点的选择　靶点的特异性决定着超声分子成像的特异性和效果。分子探针通常通过标记抗体或肽类配体与这些靶点特异性连接，后者因体积较小而具有更短的清除时间。目前可应用于超声分子成像的淋巴结特异性靶点包括：podoplanin、Pox-1、LYVE-1 及 VEGF-3 等。LYVE-1，淋巴管内皮透明质酸受体，主要表达在淋巴内皮细胞，是 CD44 的直向同源物，其功能为结合 HA 和调节淋巴系统内细胞迁移。Lyp-1，是一种 9 氨基酸环肽，可被体内噬菌体识别，可归巢淋巴内皮细胞。大多数检测肿瘤转移的方法主要集中于探测肿瘤细胞本身。但淋巴结转移常常仅为镜下改变，无论是解剖性成像还是分子成像都较为困难，因此检测淋巴结内淋巴管新生可作为预测淋巴结转移的替代目标。然而，淋巴管生成也可见于炎症病变，巨噬细胞和粒细胞在炎症刺激下会产生大量淋巴管生成因子。因此这一类分子探针不易鉴别淋巴管生成是由肿瘤转移还是炎症反应造成，可能是其临床应用受限的重要因素。

（王志刚　牛诚诚）

参考文献

蔡丽萍，方平，谭跃萍，等 . 2005. 靶向超声介导抗细胞间黏附因子 -1 单克隆抗体对大鼠心肌缺血再灌注损伤的实验性研究 . 中国超声医学杂志，21(10)：727-729.

陈玲玲，尹立雪 . 2013. 增强间充质干细胞修复梗死心肌的疗效 . 中国组织工程研究，17(14)：2656-2660.

陈智毅，葛舒平 . 2014. 心血管超声分子影像学 . 北京：科学出版社，106-116.

高峰，丁燕飞，盛小茜，等 . 2009. KGDS 血栓靶向超声造影剂的制备及其初步评价 . 中南大学学报，34：1255-1260.

郭易萍，李子樵，练子富，等 . 2011. 肿瘤新生血管检测的研究进展 . 国际生物医学工程杂志，34(5)：314-317.

黄瑞珠，杨莉，胡广全，等 . 2010. 携 P- 选择素单抗靶向微泡在高剪切应力下体外血栓超声分子成像的效果 . 中国超声医学杂志，26：966-969.

景香香，王志刚，冉海涛，等 . 2006. 超声造影剂对犬缺血再灌注心肌的靶向显像及其机制研究 . 中华超声影像学杂志，15(8)：613-616.

李家增 . 2014. 血栓形成机制 . 临床内科杂志，21：793-795.

李玲，顾鹏 . 2013. 动脉粥样斑块新生血管的影像学研究现状 . 中华医学超声杂志，10(10)：796-798.

李美瑜，肖云彬，宾建国，等 . 2010. 体外评价携 Sialyl Lewisx 和抗 ICAM-1 单抗双配体超声微泡的靶向黏附性能 . 中国医学影像技术，26(7)：1209-1212.

李明利，金征宇 . 2009. 分子影像学在动脉粥样硬化易损斑块评价中的应用 . 中国医学科学院学报，4：248-252.

李玉林 . 2013. 病理学 . 第 8 版 . 北京：人民卫生出版社，48-53.

刘丽，许健，卢光明 . 2012. 肿瘤血管生成的影像学评价及新进展 . 医学研究牛学报，25(10)：1102-1108.

刘学兵，王志刚，许川山，等 . 2009. 纳米级靶向超声造影剂的制备及对兔 VX2 肝肿瘤的显影试验 . 中国超声医学杂志，25(1)：5-8.

柳阳，王志刚，刘兴钊，等 . 2012. 双靶向超声微泡造影剂评价小鼠缺血再灌注心肌 . 中国医学影像技术，28(12)：2113-2116.

王永磊，俞旭君，李俊君，等 . 2014. 肿瘤血管形成方式及机制研究进展 . 内蒙古中医药，15：133-135.

王志刚 . 2005. 超声微泡造影剂在疾病诊断与治疗中的研究进展 . 中国医学影像技术，21(8)：1148-1150.

王志刚 . 2009. 超声分子影像学研究进展． 中国医学影像技术，25：921-924.

吴爵非，杨莉，宾建平，等 . 2008. 在生理血流条件下靶向超声微泡对 P- 选择素的靶向黏附效能 . 中国医学影像技术，24：981-984.

伍星，王志刚，李攀，等 . 2009. 叶酸靶向超声造影剂的制备及体外寻靶实验研究 . 中国超声医学杂志，25(3)：217-219.

伍星，王志刚，许川山 . 2006. 纳米级造影剂在超声分子显像与靶向治疗中的研究进展 . 中华超声影像学杂志，15(7)：539-540.

郗扬 . 2014. 斑块内新生血管的作用及应对 . 国际心血管病杂志，41(1)：14-17.

辛军，郭启勇 . 2007. 分子影像学的现状与未来 . 首都医科大学学报，679-682.

许川山，王志刚 . 2006. 肿瘤的分子靶确认与超声纳米分子影像学 . 临床超声医学杂志，8(4)：233-234.

杨丹，王继华 . 2014. 肿瘤血管供应模式及其分子机制 . 中南医学科学杂志，42(2)：196-200.

杨扬，王志刚，郑元义，等 . 2008. 液态氟碳纳米脂质微球超声对比剂用于增强正常 CT 显像实验研究 . 中国医学影像技术，24(9)：1341-1344.

张江龙，祁吉 . 2006. 分子影像学探针的研究与进展 . 国外医学：临床放射学分册，289-293.

郑元义，王志刚，冉海涛，等 . 2004. 自制高分子材料超声造影剂及初步实验研究 . 中国超声医学杂志，887-890.

朱樱，詹维伟 . 2008. 动脉粥样斑块新生血管的影像学研究进展 . 肿瘤影像学，9：264-267.

卓莉莎，李锐，华兴，等 . 2007. 人前列腺癌靶向超声造影剂对荷瘤裸鼠靶向显像的研究 . 中华超声影像学杂志，16(6)：535-538.

Alonso A，Della Martina A，Stroick M，et al. 2007. Molecular imaging of human thrombus with novel abciximabimmunobubbles and ultrasound. Stroke，38：1508-1514.

Alonso A，Dempfle CE，Della Martina A，et al. 2009. In vivo clot lysis of human thrombus with intravenous abciximabimmunobubbles and ultrasound. Thromb Res，124：70-74.

Anderson DR，Tsutsui JM，Xie F，et al. 2007. The role of complement in the adherence of microbubbles to dysfunctional arterial endothelium and atherosclerotic plaque. Cardiovascular research，73(3)：597-606.

Andrews RK，Berndt MC. 2004. Platelet physiology and thrombosis. Thromb Res，114：447-453.

Andrés V，Pello OM，Silvestre-Roig C. 2012. Macrophage proliferation and apoptosis in atherosclerosis. Curr Opin Lipidol，23(5)：429-438.

Babaev VR，Bobryshev YV，Sukhova GK，et al. 1993. Monocyte/macrophage accumulation and smooth muscle cell phenotypes in early atherosclerotic lesions of human aorta. Atherosclerosis，100：237-248.

Behm CZ，Kaufmann BA，Carr C，et al. 2008. Molecular imaging of endothelial vascular cell adhesion molecule-1 expression and inflammatory cell recruitment during vasculogenesis and ischemiamediated arteriogenesis. Circulation，117 (22)：2902-2211.

Bettinger T，Bussat P，Tardy I，et al. 2012. Ultrasound molecular imaging contrast agent binding to both E- and P-selectin in different species. Invest Radiol，47：516-523.

Cao R，Brakenhielm E，Pawliuk R，et al. 2003. Angiogenic synergism，vascular stability and improvement of hind-limb ischemia by a combination of PDGF-BB and FGF-2. Nat Med，9(5)：604-613.

Carmeliet P. 2003. Angiogenesis in health and disease. Nat Med，9(6)：653-660.

Chadderdon SM，Belcik JT，Bader L，et al. 2013. Pro-inflammatory endothelial activation detected by molecular imaging in obese Non-Human primates coincides with the onset of insulin resistance and progressively increases with duration of insulin resistance.

Circulation，113：003645.

Davies MJ, Gordon JL, Gearing AJ, et al. 1993. The expression of the adhesion molecules ICAM-1, VCAM-1, PECAM, and E-selectin in human atherosclerosis. J Pathol，171(3)：223-229.

Dayton PA，Pearson D，Clark J，et al. 2004. Ultrasonic analysis of peptide and antibody-targeted microbubble contrast agents for molecular imaging of alphavbeta3•-expressing cells. Mol Imaging，3(2)：125-134.

Decano JL，Moran AM，Ruiz-Opazo N，et al. 2011. Molecular imaging of vasa vasorum neovascularization via DEspR-targeted contrast-enhanced ultrasound micro-imaging in transgenic atherosclerosis rat model. Molecular imaging and biology，13(6)：1096-1106.

Della Martina A，Allémann E，Bettinger T，et al. 2008. Grafting of abciximab to a microbubble-based ultrasound contrast agent for targeting to platelets expressing GP Ⅱ b/ Ⅲ a-characterization and in vitro testing. Eur J Pharm Biopharm，68：555-564.

De Meyer SF，Stoll G，Wagner DD，et al. 2012. vonWillebrand factor：an emerging target in stroke therapy. Stroke，43：599-606.

Demos SM，Alkan-Onyuksel H，Kane BJ，et al. 1999. In vivo targeting of acoustically reflective liposomes for intravascular and transvascular ultrasonic enhancement. Journal of the American College of Cardiology，33(3)：867-875.

De Paoli F，Staels B，Chinetti-Gbaguidi G. 2014. Macrophage phenotypes and their modulation in atherosclerosis. Circ J，78：1775-1781.

Deshpande N，Pysz MA，Willmann JK. 2010. Molecular ultrasound assessment of tumor angiogenesis. Angiogenesis，13(2)：175-188.

Davidson BP，Kaufmann BA，Belcik JT，et al. 2012. Detection of antecedent myocardial ischemia with multiselectin molecular imaging. J Am Coll Cardiol，60(17)：1690-1697.

Doyle B，Caplice N. 2007. Plaque neovascularization and antiangiogenic therapy for atherosclerosis. J Am Coll Cardiol，49(21)：2073-2080.

Dunmore BJ，McCarthy MJ，Naylor AR，et al. 2007. Carotid plaque instability and ischemic symptoms are linked to immaturity of microvessels within plaques. J Vasc Surg，45(1)：155-159.

Ellegala DB，Leong-Poi H，Carpenter JE，et al. 2003. Imaging tumor angiogenesis with contrast ultrasound and micr0bubbles targeted to alpha(v)beta3. Circulation，108(3)：336-341.

Esmaeili F，Ghahremani MH，Ostad SN，et al. 2008. Folate-receptor-targeted delivery of docetaxel nanoparticles prepared by PLGA-PEG-folate conjugate. J Drug Target，16(5)：415-423.

Esper RJ，Vilariño JO，Machado RA，et al. 2008. Endothelial dysfunction in normal and abnormal glucose metabolism. Adv Cardiol，45：17-43.

Ferrante EA, Pickard JE, Rychak J, et al. 2009. Dual targeting improves microbubble contrast agent adhesion to VCAM-1 and P-selectin under flow. Journal of controlled release：official journal of the Controlled Release Society，140(2)：100-107.

Fredriksson L，Li H，Eriksson U. 2004. The PDGF family：four gene products form five dimeric isoforms. Cytokine Growth FactorRev，15(4)：197-204.

Frijlink ME，Goertz DE，van Damme LC，et al. 2006. Intravascular ultrasound tissue harmonic imaging in vivo. IEEE Trans Ultrason Ferroelectr Freq Control，53：1844-1852.

Goertz DE，Frijlink ME，Tempel D，et al. 2006. Contrast harmonic intravascular ultrasound：a feasibility study for vasa vasorum imaging. Invest Radiol，41：631-638.

Gorce JM，Arditi M，Schneider M. 2000. Influence of bubble size distribution on the echogenicity of ultrasound contrast agents：a study of SonoVue. Invest Radiol，35：661-671.

Guenther F，von zar Muhlen C，Ferrante EA，et al. 2010. An ultrasound contrast agent targeted to P-selectin detects activated platelets at supra-arterial shear flow conditions. Invest Radiol，45：586-591.

Guo S，Shen S，Wang J，et al. 2015. Detection of high-risk atherosclerotic plaques with ultrasound molecular imaging of glycoprotein Ⅱ b/ Ⅲ a receptor on activated platelets. Theranostics，5(4)：418-430.

Hamilton A，Huang SL，Warnick D，et al. 2002. Left ventricular thrombus enhancement after intravenous injection of echogenic immunoliposomes：studies in a new experimental model. Circulation，105：2772-2778.

Hamilton AJ，Huang SL，Warnick D，et al. 2004. Intravascular ultrasound molecular imaging of atheroma components in vivo. J Am Coll Cardiol，43(3)：453-460.

Hamilton AJ，Huang SL，Warnick D，et al. 2004. Intravascular ultrasound molecular imaging of atheroma components in vivo. Journal of the American College of Cardiology，43(3)：453-460.

Hansson GK. 2005. Inflammation，atherosclerosis and coronary artery disease. N Engl J Med，352：1685-1695.

Hayama A，YamamotoT，Yokoyama M，et al. 2008. Polymeric micelles modified by Folate-PEG-Lipid for targeted drug delivery to cancer cells in vitro. J Nanoscience and Nanotechnology，8 (6)：3085-3090.

Heppner P，Lindner JR. 2005. Contrast ultrasound assessment of angiogenesis by perfusion and molecular imaging. Expert Rev Mol Diagn，5 (3)：447.

Horie N，Morikawa M，Ishizaka S，et al. 2012. Assessment of carotid plaque stability based on the dynamic enhancement pattern in plaque components with multidetector CT angiography. Stroke，43 (2)：393-398.

Hughes MS，Lanza GM，Marsh N，et al. 2003. Targeted ultrasonic contrast agents for molecular imaging and therapy：a brief review. Medicamundi，47：66-73.

Hu G，Liu C，Liao Y，et al. 2012. Ultrasound molecular imaging of arterial thrombi with novel microbubbles modified by cyclic RGD in vitro and in vivo. Thromb Haemost，107：172-183.

Hwang SJ，Ballantyne CM，Sharrett AR，et al. 1997. Circulating adhesion molecules VCAM-1，ICAM-1，and E-selectin in carotid atherosclerosis and incident coronary heart disease cases：the Atherosclerosis Risk In Communities（ARIC）study. Circulation，96：4219-4225.

Hyvelin JM，Tardy I，Bettinger T，et al. 2014. Ultrasound molecular imaging of transient acute myocardial ischemia with a clinically translatable P-and E-selectin targeted contrast agent：correlation with the expression of selectins. Invest Radiol，49：224-235.

Ji LJ，Yang L，Yan Y，et al. 2009. Evaluation of myocardial ischemia-reperfusion injury in mouse by molecular imaging of P-selectin with targeted contrast echocardiography. Zhonghua Yi Xue Za Zhi，89：1698-1701.

Johansson L，Johnsson C，Penno，et al. 2002. Acute cardiac transplantrejection：detection and grading with MR imaging with a bloodpool contrast agent-experimental study in the rat. Radiology，225 (1)：97-103.

Jones SP，Trocha SD，Strange MB，et al. 2000. Leukocyte and endothelial cell adhesion molecules in a chronic murine model of myocardial reperfusion injury. Am J Physiol Heart Circ Physiol，279，H2196-H2201.

Juan-Babot JO，Martínez-González J，Berrozpe M，et al. 2003. Neovascularization in human coronary arteries with lesions of different severity. Rev Esp Cardiol，56：978-986.

Kaufmann BA，Lewis C，Xie A，et al. 2007. Detection of recent myocardial ischaemia by molecular imaging of P-selectin with targeted contrast echocardiography. Eur Heart J，28：2011-2017.

Kanani PM，Sperling MA. 2002. Hyperlipidemia in adolescents. Adolesc Med，13 (1)：37-52.

Kato TS，Oda N，Hashimura K，et al. 2010. Strain rate imaging would predict sub-clinical acute rejection inheart transplant recipients. Eur J Cardiothorac Surg，37：1104-1110.

Kaufmann BA，Carr CL，Belcik JT，et al. 2010. Molecular imaging of the initial inflammatory response in atherosclerosis：implications for early detection of disease. Arteriosder Thromb Vasc Biol 30 (1)：54-59.

Kaufmann BA，Lindner JR. 2007. Molecular imaging with targeted contrast ultrasound. Curr Opin Biotechnol，18 (1)：11.

Kaufmann BA，Lindner JR. 2007. Molecular imaging with targeted contrast ultrasound. Curr Opin Biotechnol，18：11-16.

Kaufmann BA，Sanders JM，Davis C，et al. 2007. Molecular imaging of inflammation in atherosclerosis with targeted ultrasound detection of vascular cell adhesion molecule-1. Circulation，116 (3)：276-284.

Kee PH，Kim H，Huang S，et al. 2014. Nitric oxide pretreatment enhances atheroma component highlighting in vivo with intercellular adhesion molecule-1-targeted echogenic liposomes. Ultrasound Med Biol，40：1167-1176.

Kerwin W，Hooker A，Spilker M，et al. 2003. Quantitative magneticresonanceimasins analysis of neovasculature volume in carotid atherosclerotic plaque. Circulation，107 (6)：851-856.

Khovidhunkit W，Memon RA，Feingold KR，et al. 2000. Infection and inflammation-induced proatherogenic changes of lipoproteins. J Infect Dis，181（suppl 3)：S462-S472.

Kilroy JP，Klibanov AL，Wamhoff BR，et al. 2014. Localized in vivo model drug delivery with intravascular ultrasound and microbubbles. Ultrasound Med Biol，40：2458-2467.

Kim H，Kee PH，Rim Y，et al. 2013. Nitric oxide improves molecular imaging of inflammatory atheroma using targeted echogenic immunoliposomes. Atherosclerosis，231：252-260.

Kim H，Kee PH，Rim Y，Moody MR，et al. 2015. Nitric Oxide-Enhanced Molecular Imaging of Atheroma using Vascular Cellular Adhesion Molecule 1-Targeted Echogenic Immunoliposomes. Ultrasound Med Biol，41：1701-1710.

Kim H，Moody MR，Laing ST，et al. 2010. In vivo volumetric intravascular ultrasound visualization of early/inflammatory arterial atheroma using targeted echogenic immunoliposomes. Invest Radiol，45：685-691.

Klibanov AL. 2005. Molecular imaging with targeted ultrasound contrast microbubbles. Ernst Schering Res Found Workshop，171-191.

Klibanov AL，Rasche PT，Hughes MS，et al. 2002. Detection of individual microbubbles of an ultrasound contrast agent：Fundamental and pulse inversion imaging. Acad Radiol（suppl 2），S279-S281.

Klibanov AL，Rasche PT，Hughes MS，et al. 2004. Brandenburger GH：Detection of individual microbubbles of an ultrasound contrast agent：Imaging of free-floating and targeted bubbles. Invest Radiol，39：187-195.

Kolodgie F，Virmani R，Burke A，et al. 2004. Pathologic assessment of the vulnerable human coronary plaque. Heart，90（12）：1385-1391.

Kondo I，Ohmori K，Oshita A，et al. 2004. Leukocyte-targeted myocardial contrast echocardiography can assess the degree of acute allograft rejection in a rat cardiac transplantation model. Circulation，109：1056-1058.

Lanza GM，Abendschein DR，Hall CS，et al. 2000. In vivo molecular imaging of stretch-induced tissue factor in carotid arteries with ligand-targeted nanoparticles. J Am Soc Echocardiogr，13：608-614.

Lanza GM，Wallace KD，Scott MJ，et al. 1996. A novel site-targeted ultrasonic contrast agent with broad biomedical application. Circulation，94：3334-3340.

Lee DJ，Lyshchik A，Huamani J，et al. 2008. Relationship between retention of a vascular endothelial growth factor receptor 2（VEGFR2）-targeted ultrasonographic contrast agent and the level of VEGFR2 expression in an in vivo breast cancer model. J Ultrasound Med，27（6）：855-866.

Leng X，Wang J，Carson A，et al. 2014. Ultrasound detection of myocardial ischemic memory using an e-selectin targeting Peptide amenable to human application. Mol Imaging，16：1-9.

Leong-Poi H. 2009. Molecular imaging using contrast-enhanced ultrasound：evaluation of angiogenesis and cell therapy. Cardiovasc Res，84（2）：190-200.

Leong-Poi H. 2012. Contrast ultrasound and targeted microbubbles：diagnostic and therapeutic applications in progressive diabetic nephropathy. Semin Nephrol，32（5）：494-504.

Leong-Poi H，Christiansen J，Heppner P，et al. 2005. Assessment of endogenous and therapeutic arteriogenesis by contrast ultrasound molecular imaging of integrin expression . Circulation，111（24）：3248-3254.

Leskinen M，Wang Y，Leszczynski D，et al. 2001. Mast cell chymase induces apoptosis of vascular smooth muscle cells. Arterioscler Thromb Vasc Biol，21（4）：516-522.

Libby P，Okamoto Y，Rocha VZ，et al . 2010. Inflammation in atherosclerosis：transition from theory to practice. Circ J，74（2）：213-220.

Liu H，Wang X，Tan KB，et al. 2011. Molecular imaging of vulnerable plaques in rabbits using contrast-enhanced ultrasound targeting to vascular endothelial growth factor receptor-2. Journal of clinical ultrasound，39（2）：83-90.

Liu XQ，Mao Y，Wang B，et al. 2014. Specific matrix metalloproteinases play different roles in intraplaque angiogenesis and plaque instability in rabbits. PLoS One，9：e107851.

Liu Y，Davidson BP，Yue Q，et al. 2013. Molecular imaging of inflammation and platelet adhesion in advanced atherosclerosis effects of antioxidant therapy with NADPH oxidase inhibition. Circulation：Cardiovascular Imaging，6（1）：74-82.

Li X，Wang Z，Ran H，et al. 2008. Experimental research on therapeutic angiogenesis induced by hepatocyte growth factor directed by ultrasound-targeted microbubble destruction in rats. J Ultrasound Med，27（3）：453-460.

Marie PY，Angioi M，Carteaux JP，et al. 2001. Detection and predictionof acute heart transplant rejection with the myocardial T2determination provided by a black-blood magnetic resonanceimaging sequence. J Am CollCardiol，37（3）：825-831.

McCarty OJ，Conley RB，Shentu W，et al. 2010. Molecular imaging of activated von Willebrand factor to detect high-risk atherosclerotic phenotype. JACC Cardiovascular imaging，3（9）：947-955.

Millon A，Boussel L，Brevet M，et al. 2012. Clinical and histological significance of gadolinium enhancement in carotid atherosclerotic plaque. Stroke，43（11）：3023-3028.

Moreo PR，Purushothaman KR，Fus terV，et al. 2004. Plaque nevascularization is increased in ruptured atherosclerotic lesions of human aorta：implications for plaque vulnerability. Circulation，110（14）：2032-2038.

Narula J，Nakano M，Virmani R，et al. 2013. Histopathologic characteristics of atherosclerotic coronary disease and implications of the findings for the invasive and noninvasive detection of vulnerable plaques. J Am Coll Cardiol，61：1041-1051.

Nissen SE，Yock P. 2001. Intravascular ultrasound：novel pathophysiological insights and current clinical applications. Circulation，103：604-616.

Oeffinger BE，Wheatley MA. 2004. Development and characterization of a nano-scale contrast agent. Ultrasonics，42（1-9）：343-347.

Onat D，Brillon D，Colombo PC，et al. 2011. Human vascular endothelial cells：a model system for studying vascular inflammation in diabetes and atherosclerosis. Curr Diab Rep，11(3)：193-202.

Ott SJ EI Mokhtari NE，Musfeldt M，et al. 2006. Detection of diverse bacterial signatures in atherosclerotic lesions of patients with coronary heart disease. Circulation，113(7)：929-937.

Pountos I，Corscadden D，Emery P，et al. 2007. Mesenchymal stem cell tissue engineering：techniquesfor isolation，expansion andapplication. Injury，38(suppl4)：S23-S33.

Quillard T，Libby P. 2012. Molecular imaging of atherosclerosis for improving diagnostic and therapeutic development. Circ Res，111(2)：231-244.

Reinhardt M，Hauff P，Briel A，et al. 2005. Sensitive particle acoustic quantification（spaq）：a new ultrasound-based approach for the quantification of ultrasound contrast media in high concentrations. Invest Radiol，40：2-7.

Reinhardt M，Hauff P，Linker RA，et al. 2005. Ultrasound derived imaging and quantification of cell adhesion molecules in experimental autoimmune encephalomyelitis（eae）by sensitive particle acoustic quantification（spaq）. Neuroimage，27：267-278.

Rivard AL，Swingen CM，Blake D，et al. 2007. A comparison of myocardial perfusion and rejection in cardiac transplant patients. Int J Cardiovasc Imaging，3(5)：575-582.

Ross R. 1986. The pathogenesis of atherosclerosis-an update. N Engl J Med，314：488-500.

Ross R. 1999. Atherosclerosis is an inflammatory disease. AmericanHeart Journal. 138(5 Pt 2)：S419-S420.

Rudd JH，Warburton EA，Fryer TD，et al. 2002. Imaging atherosclerotic plaque inflammation with 18F-deoxyghcose positron emission tomography. Circulation，105(23)：2708-2711.

Shim CY，Lindner JR. 2014. Cardiovascular molecular imaging with contrast ultrasound：principles and applications. Korean Circ J，44：1-9.

Smith AH，Fujii H，Kuliszewski MA，et al. 2011. Contrast ultrasound and targeted microbubbles：diagnostic and therapeutic applications for angiogenesis. J Cardiovasc Transl Res，4(4)：404-415.

Takeuchi M，Ogunyankin K，Pandian NG，et al. 1999. Enhanced visualization of intravascular and left atrial appendage thrombus with the use of a thrombus-targeting ultrasonographic contrast agent（MRX-408A1）：In vivo experimental echocardiographic studies. J Am SocEchocardiogr，12：1015-1021.

Tateishi-Yuyama E，Matsubara H，Murohara T，et al. 2002. Therapeutic angiogenesis for patients with limb ischaemia by autologous transplantation of bone-marrow cells：a pilot study and a randomized controlled trial. The Lancet，360(9331)：427-435.

Unger EC，McCreery TP，Sweitzer RH，et al. 1998. In vitro studies of a new thrombus-specific ultrasound contrast agent. Am J Cardiol，81：58G-61G.

Vavuranakis M，Kakadiaris IA，O'Malley SM，et al. 2008. A new method for assessment of plaque vulnerability based on vasa vasorum imaging，by using contrast-enhanced intravascular ultrasound and differential image analysis. Int J Cardiol，130：23-29.

Villanueva FS，Lu E，Bowry S，et al. 2007. Myocardial ischemic memory imaging with molecular echocardiography. Circulation，115：345-352.

Vinfen-Johansen J，Jiang R，Reeves JG，et al. 2007. Inflammation，proinflammatory mediators and myocardial ischemia-reperfusion Injury. Hematol Oncol Clin North Am，21：123-145.

Virmani R，Burke AP，Farb A，et al. 2006. Pathology of the vulnerable plaque. J Am Coll Cardiol，47：C13-C18.

Virmani R，Kolodgie FD，Burke AP，et al. 2005. Atherosclerotic plaque progression and vulnerability to rupture：angiogenesis as a source of intraplaque hemorrhage. Arterioscler Thromb Vasc Biol，25(10)：2054-2061.

Vos HJ，Frijlink ME，Droog E，et al. 2005. Transducer for harmonic intravascular ultrasound imaging. IEEE Trans Ultrason Ferroelectr Freq Control，52：2418-2422.

Wang B，Zang WJ，Wang M，et al. 2006. Prolonging the ultrasound signalenhancement from thrombi using targeted microbubbles based on sulfur-hexafluoride-filled gas. AcadRadiol，13：428-433.

Wang X，Hagemeyer CE，Hohmann JD，et al. 2012. Novel single-chain antibody-targeted microbubbles for molecular ultrasound imaging of thrombosis：validation of a unique noninvasive method for rapid and sensitive detection of thrombi and monitoring of success or failure of thrombolysis in mice. Circulation，125：3117-3126.

Warram JM，Sorace AG，Saini R，et al. 2011. A triple-targeted ultrasound contrast agent provides improved localization to tumor vasculature. Journal of ultrasound in medicine：official journal of the American Institute of Ultrasound in Medicine，30(7)：921-931.

Weller GE，Lu E，Csikari MM，et al. 2003. Ultrasound imaging of acture cardiac transplant rejection with microbubbles targeted to intercellular adhesion molecule-1. Circulation，108(2)：218.

Weller GE，Wong MK，Modzelewski RA，et al. 2005. Ultrasonic imaging of tumor angiogenesis using contrast microbubbles targeted via the tumor-binding peptide arginine-arginine-leucine. Cancer Res, 65 (2): 533-539.

Willmann JK, Paulmurugan R, Chen K, et al. 2008. US imaging of tumor angiogenesis with microbubbles targeted to vascular endothelial growth factor receptor type 2 in mice. Radiology, 246(2): 508.

Wu J, Leong-Poi H, Bin J, et al. 2011. Efficacy of contrast-enhanced US and magnetic microbubbles targeted to vascular cell adhesion molecule-1 for molecular imaging of atherosclerosis. Radiology, 260(2): 463-471.

Wu W, Wang Y, Shen S, et al. 2013. In vivo ultrasound molecular imaging of inflammatory thrombosis in arteries with cyclic Arg-Gly-Asp-modified microbubbles targeted to glycoprotein Ⅱ b/ Ⅲ a. Invest Radiol, 48: 803-812.

Wu W, Zhang Z, Zhou L, et al. 2013. Ultrasound molecular imaging of acutecellularcardiac allograft rejection in rat withT-cell-specific nanobubbles. Transplantation, 96: 5.

Xue L, Wu Z, Ji XP, et al. 2014. Effect and mechanism of salvianolic acid B on the myocardial ischemia-reperfusion injury in rats. Asian Pac J Trop Med, 7: 280-284.

Xu JS, Huang J, Qin R, et al. 2010. Synthesizing and binding dualmode poly (lactic-co-glycolic-acid) (PLGA) nanobubbles for cancer targeting imaging. Biomaternals, 31(7): 1716-1722.

Yamaguchi J, Kusano KF, Masuo O, et al. 2003. Stromal cell-derived factor-1 effects on ex vivo expanded endothelial progenitor cell recruitment for ischemic neovascularization. Circulation, 107(9): 1322-1328.

Yan Y, Liao Y, Yang L, et al. 2011. Late-phase detection of recent myocardial ischaemia using ultrasound molecular imaging targeted to intercellular adhesion molecule-1. Cardiovasc Res, 89: 175-183.

Yilmaz I, Bayraktar N, Ceyhan K, et al. 2013. Evaluation of vascular endothelial growth factor a and endostatin levels in induced sputum and relationship to bronchial hyperreactivity in patients with seasonal allergic rhinitis. Am J Rhinol Allergy, 27(3): 181-186.

Zheng YY. 2005. Dextran-coated PFOB emulsion: A potential targeted US contrast agent (Abstract). International Contrast Media Research Symposium (CMR, France), 10: s16.

Zhou C, Shao XM. 2010. Progress of researches on the protective effect of acupuncture in resisting myocardial ischemia-reperfusion injury. Zhen Ci Yan Jiu, 35: 156-160.

第七章　超声靶向微泡破坏技术与疾病治疗

第一节　超声靶向微泡破坏技术

超声靶向微泡破坏（ultrasound-targeted microbubble destruction，UTMD）是指在特定部位发射不同声强的超声波，当超声强度足够大时血液中的微泡发生破裂，通过产生微射流、冲击波使周围的血管壁或细胞膜表面出现可逆的或不可逆的穿孔，使血管内皮屏障损伤，进而增加血管通透性，增加外源性物质到达特定部位的剂量，从而发挥相应的生物学效应。超声靶向微泡破坏技术已经成为一种新兴的靶向药物传递方法，可以辅助多种药物分子、目的基因进入病灶组织增强相应的疗效。近年来，超声靶向微泡破坏技术在生物医学领域的应用已经成为研究的热点课题。

一、超声靶向微泡破坏技术的原理

（一）引言

微泡超声造影剂的出现是医学超声史上的又一重大飞跃。与刚性微粒相比，微泡具有高散射截面，因此微泡造影剂可以产生强烈的声散射，这使得存在造影剂与不存在造影剂的部位之间声散射信号强度的差距加大，从而使成像对比度增加；其非线性振动过程产生的谐波（2f，3f …）、次谐波（1/2f）和超谐波（3/2f，5/2f …）成分也能用于成像并改善图像质量。此外，可将超声造影剂作为一种载体，利用超声波与微泡造影剂的相互作用及所产生的生物学效应，实现携带药物、基因等靶向组织的转移释放，起到靶向治疗的作用。随着微泡超声造影剂成膜材料的日趋多样化和制备工艺的不断完善，微泡超声造影剂在诊断和治疗方面展现出广阔的发展前景。

早先的超声造影剂为自由气体（主要是空气或者氧气），无成膜物质，不稳定，不能经外周静脉注射，使用时通过心导管插入主动脉或心腔内，属创伤性检查方法。微泡在血液循环中持续时间极为短暂，制剂成泡太大，不能通过肺循环，导致左心不能显影，只能使右心显影，因此使用受到限制。

1984 年，Feinstein 等发明了利用声振法制备由白蛋白包裹的微泡超声造影剂的方法，这促进了超声造影剂研究的快速发展。以 Albunex 和 Levovist 为代表的这类超声造影剂在空气气泡周围包裹白蛋白、脂类或多糖等作为膜稳定剂。这类造影剂在血液中的持续时间明显延长，直径明显缩小（$< 8\mu m$），仅经外周静脉注射就能够通过肺循环，从而使左心腔及外周血管显影，并增强了血液的多普勒信号，实现了超声造影由创伤性向非创伤性的发展，从而使微泡造影成像技术进入了一个新的发展阶段。

20 世纪 90 年代以来，在包裹气泡超声造影剂的基础上又研制出了包裹氟碳类气体的微球、乳剂、脂质体和微泡等新型超声造影剂，其中微泡超声造影剂的使用最为广泛。微泡由一层厚度为几十纳米的膜包裹而成，直径为几微米。由于增强了微泡弹性外壳的韧性，并且采用低弥散度大分子质量的气体作为填充气，因而微泡直径更为缩小并趋于一致，进而提高了稳定性。此外，二次谐波成像技术、触发成像技术、脉冲反转成像技术、相干造影成像技术，以及次谐波成像技术等新的超声成像技术的发明，有效地抑制了由不含微泡组织的运动引起的杂波，使得成像系统对超声造影剂信号的灵敏度得到了显著提高，从而更有利于疾病的诊断和鉴别。

尽管与自由气泡相比，具有包膜（白蛋白 / 磷脂）的微泡更加稳定，具有较长的循环时间，但同时包膜也减弱了造影剂的回声强度。因此为了能够设计声学特性优良的造影剂，以及将其声学特性更好地应用到成像及靶向治疗中，理论方面就需要建立造影剂微泡的动力学定量模型，通过解析或数值仿真研究数值方程各声学参数及注入时间等参数对造影剂散射特性的影响，对造影剂的声学特性进行定量分析；实验方面，则通过声学测量或者光学观测等手段对各种各样的造影剂进行实验，获得表征它们声学特性的各种数据。

（二）微泡的稳定性

由于当前制备工艺难以获得粒径均一的微泡，因此超声造影剂微泡具有一定的尺寸分布，其平均直径为 2 ～ 3μm，尺寸通常为 1 ～ 10μm。另外，使微泡保持恒定的尺寸在技术上也仍是个挑战。这是因为悬浮在液体中的微泡会随着环境的改变，而发生融合、膨胀或者收缩等相应变化；而且气液界面处的表面张力、静水压力或者声压均会导致泡内气体向周围液体发生扩散，这使得自由气泡进入血液循环后数秒内即完全溶解。表面张力平衡的泡内逾量压与微泡的半径成反比，即 $p_\sigma=2\sigma/R_0$，该逾量压的存在使得其泡内气体分压越来越高于扩散到周围液体中的气体分压。因此更小的微泡对表面张力等因素的变化更加敏感，因而更加不稳定。根据 Epstein 和 Plesset 建立的方程，可以计算气泡的溶解时间。

Ostwald 数是表征气泡溶解的重要参数，其定义为气体在液体中的溶解度与气体密度的比率。气体的 Ostwald 数越低，则气体在液体中溶解得越慢。因此，为了延长气泡的存活时间，新一代造影剂通常采用全氟化碳（Definity，Sonazoid，Optison）或者六氟化硫（SonoVue）等高分子质量气体作为微泡的内部填充气。由于气体的扩散速率与气体分子质量的平方根成反比，因此大分子质量气体具有更低的溶解 度和扩散速率。表 7-1-1 列出了造影剂所使用的几种不同气体的 Ostwald 数，以及理论计算的直径为 3μm 的气泡在水中的存活时间。计算中假定水是气饱和的。表 7-1-1 中的结果表明低溶解度气体构成的气泡具有较长的存活时间。

表 7-1-1　直径 3μm 气泡的 Ostwald 数与存活时间

	Ostwald 数	存活时间（s）
空气	23 168	0.02
六氟化硫	5950	0.1
全氟化碳	583	1.1
全氟已烷	24	2

尽管与空气相比，高分子质量气体具有更低的溶解速率，但是对于人体临床应用而言，这些高分子质量气体所形成的自由气泡的存活时间仍然太短。第二种抑制微泡溶解的途径是在气液界面处引入一层包膜材料作为气泡的外壳。磷脂等表面活性剂包膜材料通过降低表面张力抑制了微泡的溶解，延长了微泡的存活时间。高分子多聚物可在气泡表面形成较硬的外壳，从而可以抵抗表面张力所引起的形变。当前的商业化造影剂如SonoVue（磷脂）、Definity（磷脂）、Optison（人血白蛋白）、Sonazoid（脂质体）均为包膜微泡造影剂，包在膜延长了微泡存活时间的同时，包膜的阻尼对微泡的振动有显著影响，改变了微泡的共振频率。因此，包膜在微泡声学特性表征方面扮演了关键角色。

（三）微泡在声场中的振动

微泡在外部声压激励下发生体积脉动。声压的幅度决定了微泡的振动是线性的还是非线性的。通常，在较低声压下，微泡振动的瞬时半径与外部声场的声压幅度之间呈线性关系；而在较高声压下，微泡的振动则为非线性振动。

1. 自由气泡的线性振动 假定微泡是球形的；微泡内的气压是均匀分布的；微泡周围充满无限不可压的牛顿流体（黏性系数为常值）；微泡的体积只与半径有关，且微泡包膜的运动是球形对称的（当超声波长远大于气泡半径时，一尺度微米级的微泡在1MHz的声压场中，其半径/波长值很小，所以微泡不会发生显著的变形）；微泡内无气体溢出，振动时气泡的压缩或者膨胀遵循气体定理，且多方指数 κ 保持不变；微泡的分界面处无质量交换。在低声压激励的小振幅条件下，微泡-流体系统可等效为一维弹簧-阻尼系统。该弹簧-阻尼系统由质量、回复力、阻尼和外部驱动力定义，其动力学方程为

$$m\ddot{x} + \beta\dot{x} + Sx = F_{driv} \tag{7.1.1}$$

其中，m 为微泡-流体系统的质量；β 为机械阻尼系数；S 为系统的刚度；F_{driv} 为外部驱动力；$x(t)$ 为泡壁相对于初始半径 R_0 的径向位移，即 $x(t)=R(t)-R_0$。由于微泡的振动近似做简谐振动，因此微泡的振动存在一共振频率 f_R。对于无阻尼振动，其共振频率的表达式为

$$f_R = \frac{1}{2\pi R}\sqrt{\frac{S}{m}} \tag{7.1.2}$$

对于液体中的气泡，当气泡在其平衡半径附近做振动时，气泡可视为一弹簧，其刚度即为气泡的刚度。系统的惯性主要由气泡周围随气泡一起振动的液体质量决定。系统的质量、阻尼系数和刚度为

$$\begin{aligned} m &= 4\pi R_0^3\rho \\ \beta &= \delta_{tot}\omega m \\ S &= 12\pi k P_0 R_0 \end{aligned} \tag{7.1.3}$$

其中，ρ 为气泡周围媒质的密度；δ_{tot} 为总的阻尼系数；ω 为驱动角频率；k 为热容量比率（C_p/C_v）；P_0 为环境压力。将式(7.1.3)代入式(7.1.2)中，得到气泡无阻尼共振频率的最终表达式为

$$f_R = \frac{1}{2\pi R}\sqrt{\frac{3kP}{\rho}} \tag{7.1.4}$$

如式(7.1.4)所示，气泡的共振频率与气泡的半径成反比。对氧气或者氮气等双原子气体

而言，k 值为 1.4。基于式（7.1.4），可计算各种气泡的共振频率。例如，标准大气压下，水中直径 4μm 的气泡其共振频率为 1.6MHz。

式（7.1.1）中的阻尼系数 β 由以下三部分构成：①再辐射阻尼；②微泡周围流体引起的阻尼；③热阻尼。超声激励微泡振动，振动的微泡向外辐射超声能量，因此微泡可视为二次声源，该二次声源引起了系统能量的减少。微泡周围的流体随微泡振动，由于流体的黏滞作用，使得这部分流体成为能量耗散的另一个来源。微泡的膨胀和压缩引起泡内温度的增加，这导致热量从泡内流向微泡周围的液体，因此也导致了系统能量的耗散。阻尼系数依赖于微泡尺寸和驱动频率，对于直径为 1 ～ 10μm 的微泡，阻尼系数的量级为 0.1。

2. 自由气泡的非线性振动　在较高声压激励下，微泡的振动幅度较大时，式（7.1.1）将不再适用于描述微泡的振动，这就需要建立更复杂的微泡动力学模型。Rayleigh 提出了首个气泡动力学模型，这为后续的研究奠定了理论基础。假定微泡是球形的；微泡内的气压是均匀分布的；微泡周围充满无限不可压的牛顿流体（黏性系数为常值）；振动时气泡的压缩或者膨胀遵循气体定理，且多方指数 κ 保持不变；泡壁处满足应力平衡边界条件。再通过求解质量守恒方程和动量方程，就可进一步得到 Rayleigh-Plesset 方程，该方程可对微泡周围流体的动力学进行描述。将 Rayleigh-Plesset 方程、多方气体定律与边界条件结合，就得到了下述描述理想气泡运动的动力学方程

$$\rho_l\left(R\ddot{R}+\frac{3}{2}\dot{R}^2\right)=\left(P_0+\frac{2\sigma}{R_0}\right)\left(\frac{R}{R_0}\right)^{-3k}\left(1-\frac{3k}{c}\dot{R}\right)-\frac{2\sigma}{R}-\frac{4\mu\dot{R}}{R}-p_0-P_{ac}(t) \tag{7.1.5}$$

其中，R 为微泡的瞬时半径；$\dot{R}$为泡壁的瞬时速度；$\ddot{R}$为泡壁的瞬时加速度；ρ_1 为微泡周围液体的密度；P_0 为环境压力；σ 为表面张力；k 为多方气体指数；μ 为微泡周围流体的密度；c 为声速；$P_{ac}(t)$ 为外部施加的声压场。在式（7.1.5）中，仅考虑了微泡周围流体的黏滞性所引起的阻尼作用。

3. 包膜微泡的振动　微泡的包膜对微泡的声学特性有显著影响。包膜的存在引起了微泡刚度和阻尼的增加，从而导致了微泡共振频率的升高。De Jong 等建立了描述包膜微泡动力学特性的第一个模型。随后 De Jong 和 Hoff 等描述了自由气泡在外加压力场作用下振动的动力学方程，即在 Rayleigh-Plesset 方程基础上，考虑了包膜的作用，在方程中加入了由包膜刚度而引起的附加回复力，又将包膜黏性引起的阻尼加入到总的阻尼系数中，从而得到了描述包膜微泡在超声场中振动的动力学方程。Church 从流体力学的连续性方程和动量方程出发，结合包膜的线黏弹性本构方程，导出了包膜微泡的动力学方程，即 Rayleigh-Plesset-Type 方程，为进一步研究微泡的声学特性奠定了坚实的理论基础。之后，越来越多的模型被提出，以研究包膜对微泡振动的影响。

C.T.Chin 利用高速摄像机获得了脂质外壳包裹的六氟化硫微泡（SonoVue）在超声作用下的振动图像，Marmottant 等利用这些图像获得了微泡的 R-t 曲线，发现微泡在振动过程中主要处于压缩状态。而先前的 Church-Hoff 方程等模型的仿真结果都显示出微泡主要处于膨胀状态。在实验观察的基础上，Marmottant 等提出了微泡包膜的有效表面张力模型。在此之前的所有模型均假定微泡的界面张力为常值，其在微泡振动过程中保持不变。

而有效表面张力模型的界面张力并不是一个定值，微泡在振动过程中分为翘曲、弹性、破裂三个阶段，对于每个阶段，该模型均采用不同的界面张力。该模型仅使用三个参数来描述有效表面张力：①微泡表面发生屈曲时的表面积 $A_{buckling}$；②描述弹性域斜率的弹性模量 χ；③微泡破裂时的临界表面张力 $\sigma_{break\text{-}up}$，当表面张力达到该临界值时，微泡破裂，且有效表面张力变为 σ_{water}。三个阶段的有效表面张力可以描述为

$$\sigma(R)=\begin{cases}0, R<R_{buckling}\\ \chi\left(\dfrac{R^2}{R_{buckling}^2}-1\right), R_{buckling}\leqslant R\leqslant R_{break-up}\\ \sigma_{water}, R>R_{ruptured}\end{cases} \tag{7.1.6}$$

对于小幅振动的弹性阶段，有效表面张力可以线性化为 $\sigma(R)\approx\sigma(R_0)+2\chi(R/R_0-1)$。将有效表面张力代入式（7.1.5）中，并引入描述包膜黏滞作用的黏度项 $4\kappa_s/R^2$，就得到了描述脂质膜微泡振动特性的动力学方程，Marmottant 模型

$$\rho_l\left(R\ddot{R}+\frac{3}{2}\dot{R}^2\right)=\left[P_0+\frac{2\sigma(R_0)}{R_0}\right]\left(\frac{R}{R_0}\right)^{-3k}\left(1-\frac{3k}{c}\dot{R}\right)-\frac{2\sigma(R)}{R}-\frac{4\mu\dot{R}}{R}-\frac{4\kappa_s\dot{R}}{R^2}-p_0-P_{ac}(t) \tag{7.1.7}$$

在小幅振动下，Marmottant 模型预言的微泡振动半径与声压呈线性关系，得到了与定常表面张力的 Rayleigh-Plesset 模型类似的结果；在大幅振动下，微泡发生了非线性振动，压缩阶段微泡发生的屈曲消除了表面张力，弹性阶段的表面张力随半径增大而快速增长。Marmottant 模型得到的 *R-t* 曲线与实验得到的 *R-t* 曲线吻合得很好，它可以用来模拟包膜微泡的大幅振动。这意味着需要重新考虑先前所做的包 膜参数是常值假定的合理性。但是需要指出的是，Marmottant 模型中包膜的黏性项仍然是线性的，这是因为该黏性项是从牛顿流体线性定律推导而来的。另外，通常的模型只用两个独立参数（弹性系数和黏性系数）来描述微泡包膜的特性，这个模型有 4 个独立的膜参数。这些参数无法通过理论推导或者直接的测量来获得，而只能通过将理论计算数据与实验数据拟合的方法而获得。需要通过拟合的方法来确定参数数量的增加，也大大增加了拟合过程的复杂性和不确定性。但是，一个更精确的模型必然含有更多的参数。

（四）数值仿真

利用 Marmottant 模型，可以计算分析脂质膜微泡（SonoVue）和自由气泡的非线性振动特性。脂质膜的弹性和黏性可从高帧率相机（2500 万帧 / 秒）记录的微泡振动图像中获得。通过将理论计算的半径 - 时间曲线与测量结果拟合的方法，可估测包膜的弹性和黏性。对于 SonoVue，估测的弹性系数 χ=0.55N/m，黏性系数 κ_s=2.3×10^{-8}kg/s。此外，Marmottant 模型还需要第三个参数 $R_{buckling}$，即微泡开始发生屈曲时的半径。由于屈曲半径 $R_{buckling}$ 尚无法测量得到，因此要考虑以下两种情形：①微泡振动时仅处于弹性阶段；②一旦微泡压缩，则微泡立即进入屈曲阶段，此时 $R_{buckling}=R_0$。通过计算获得了中心频率为 2MHz、持续 3 个周期、峰负压 50kPa 正弦脉冲激励下的微泡响应。所用激励脉冲为临床上用于基波和谐波成像时的典型脉冲。计算获得了距离半径为 2.5μm 的微泡 1cm 处的散射声压。

对于半径均为 2.5μm 的微泡而言，自由气泡、具有纯弹性外壳的微泡、具有屈曲外

壳的微泡的共振频率分别为 1.3MHz、2.2MHz 和 1.2MHz。因此，2MHz 的驱动频率略高于或者略低于微泡的共振频率。图 7-1-1 给出了计算得到的微泡半径 - 时间曲线（*R-t*）、散射压（P_s）的时域信号及其频谱。自由气泡直径的最大改变量可达 ΔD=0.7μm。与自由气泡相比，包膜引起了微泡振动幅度的显著减小。另外，当激励脉冲停止作用时，自由气泡的振动并没有立刻停止，而是持续了一段时间；而由于包膜的阻尼作用，当脉冲停止时，微泡的振动也几乎立刻停止。对于具有纯弹性外壳的微泡而言，微泡的振动是对称的，即膨胀的程度与压缩的程度相当；而对于具有屈曲外壳的微泡而言，微泡的振动是非对称的，压缩的程度明显大于膨胀的程度，压缩幅度（0.27μm）约为膨胀幅度（0.13μm）的 2 倍，微泡处于"只压缩（compression-only）"状态。具有屈曲外壳微泡的非对称径向振动导致了功率谱中所示的显著谐波散射。

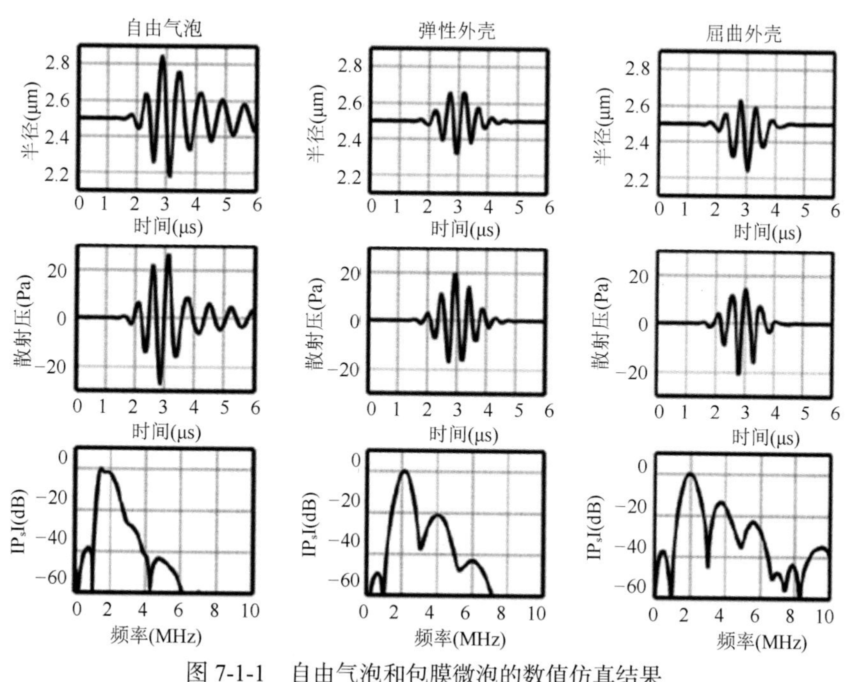

图 7-1-1　自由气泡和包膜微泡的数值仿真结果

（五）超声造影剂微泡的声学特性

1. 线性声学特性　多数微泡动力学模型定义了包膜的弹性和黏性，而这些膜参数通常是未知的。通过执行微泡造影剂的声吸收或者声散射测量，可以估测这些膜参数的值。

超声造影剂微泡溶液的声吸收测量相对来说较为简单，但是测量结果具有指导意义。通过声吸收测量，可以获得发射超声经过含有微泡造影剂溶液时产生的声衰减随驱动频率变化的曲线。典型的声衰减的测量结果如图 7-1-2A 所示。50μl 的实验造影剂 BR14（Bracco Research SA，Geneva，Switzerland）稀释在 175ml 的气饱和水中，测量使用了 4 个发射探头，频率域为 0.5 ～ 12MHz。不同探头重叠频域内得到了一致的测量结果，显示这种测量方法不依赖于探头的特性。衰减曲线显示在 1.6MHz 声衰减达到最大值；低于 1.6MHz 的频域呈现出 Rayleigh 散射导致的结果；高于 1.6MHz 的频域，声衰减减小并达到一恒定值。获得造影剂微泡的尺寸分布后，微泡非线性动力学模型中的未知参数可以通过将声衰减的理论值和实验值拟合的方法获得。在拟合过程中，一般假定微泡做线性振动，从而将微泡非线性动力学模型线性化，获得吸收截面或者散射截面的线性表达式。

相对于声衰减测量，微泡造影剂声散射能量的测量则依赖于探头的特性。采集到的背向散射信号需要做进一步处理，以消除探头的频响和发射波束的衍射效应所产生的影响。图 7-1-2B 是 SonoVue 溶液的背向散射系数测量结果，如图所示，当频率从 1MHz 增至 2MHz 时，背向散射系数急剧增加；当频率增至 3MHz 左右时，背向散射系数达到最大值；在更高的频率内，频率对背向散射系数的影响减弱，这是因为高于共振频率的频域内的微泡散射截面大小主要由微泡的物理截面积决定。由于实验所用的 SonoVue 微泡造影剂溶液具有较宽的尺寸分布，因此背向散射系数具有较宽的共振峰。

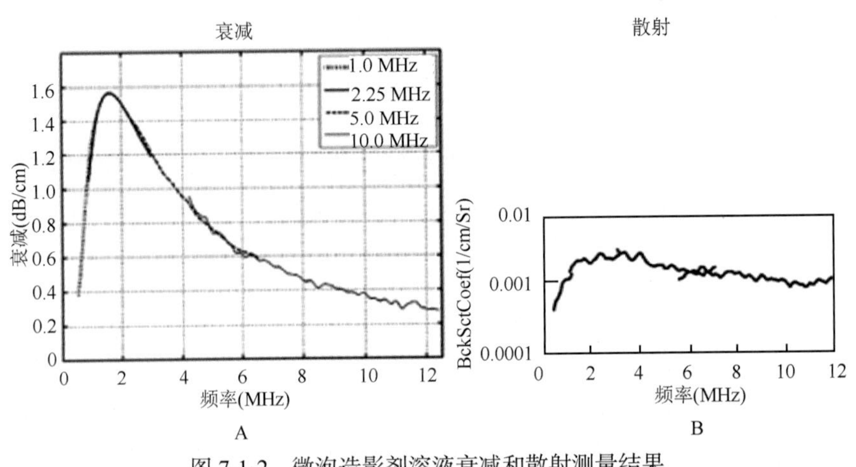

图 7-1-2　微泡造影剂溶液衰减和散射测量结果

2. 非线性声学特性　研究表明，即使在 20 ～ 50kPa（1mmHg ＝ 0.133kPa）的低声压条件下，包膜微泡的散射信号中也含有谐波频率成分。这些谐波频率成分来源于包膜微泡的非线性声学特性。微泡的非线性声学散射特性不仅产生了二次谐波和更高次的谐波信号，还产生了次谐波和超谐波信号。

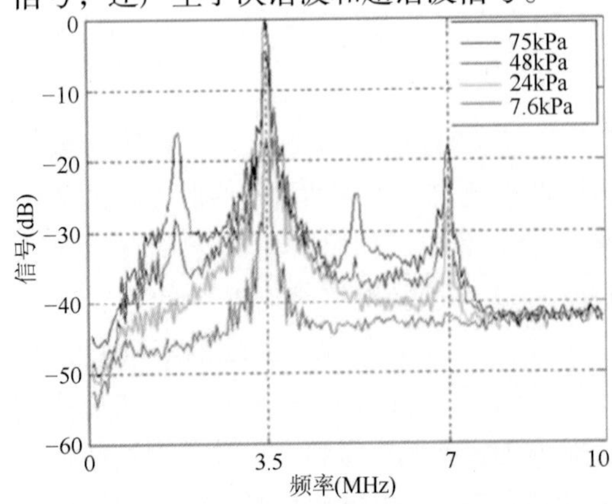

图 7-1-3　微泡造影剂非线性散射信号的频谱

为了测量造影剂的背向散射信号，实验中的两个换能器间的夹角成 90°。一个换能器用于发射超声波，另一个换能器用于接收微泡的背向散射信号。其中，发射换能器为一窄带换能器，发射中心频率 3.5MHz、持续 10 周期的正弦脉冲，声压从 8kPa 增至 75kPa。接收换能器为一宽带换能器，带宽为 1.5 ～ 7.5MHz。

图 7-1-3 显示了测量得到的造影剂 SonoVue 的背向散射信号的频谱。在较低的声压下（8kPa），微泡的散射信号中仅含有 3.5MHz

的基波成分；当声压增至 24kPa 时，微泡开始发射 7MHz 的二次谐波信号外；当声压为 48kPa 时，背向散射信号中除了基波信号和二次谐波信号外，还含有次谐波信号，次谐波信号的频率为 1.75MHz，次谐波幅度比基波幅度低 25dB；在更高的声压激励下（75kPa），微泡散射的次谐波信号的能量甚至超过了二次谐波信号的能量，并且在频谱中可观察到显著的超谐波信号。需要指出的是，声压 75kPa 时的机械指数很低仅为 0.04，因此 SonoVue 微泡没有发生破坏。20 世纪 90 年代末，多数研究认为次谐波散射信号的出现意味着微泡发生了破坏；低水平声压下，包膜阻碍了次谐波信号的产生。而当前对脂质膜微泡造影剂声学特性的研究结果改变了这种观点。与 Rayleigh-Plesset 等其他模型相比，Marmottant 模型能够预言脂质微泡低声压下的次谐波发射现象，这可能是因为微泡振动时处于屈曲状态导致的结果。

3. 微泡的破坏　许多成像技术是基于超声造影剂微泡破坏研发的。SonoVue、Sonazoid、Optison 等软膜造影剂可以抵抗 100 ～ 150kPa 的声压，而不发生破坏。更高的声压虽然导致微泡的特性发生改变，但是微泡的动力学行为仍然是微泡的行为。当声压继续升高至 300kPa 时，微泡发生破坏，并很快溶解。

具有较硬的高分子多聚物外壳的微泡造影剂，如 PB127（Point Biomedical Corp，San Carlos，Calif）和 Quantison（Andaris Ltd.，Nottingham，England），在低于 300 ～ 500kPa 的声压域内，散射信号较弱；在更高的声压下，这些造影剂的微泡发生破坏，并释放出自由气泡，使得散射信号能量在短时间内急剧升高，并伴随大量谐波信号，因此特别适用于谐波成像。需要指出的是，这种散射信号的增强是瞬时的，微泡破坏产生的自由气泡会迅速完全溶解在周围液体中。

先前已对 Quantison 的破坏进行了实验研究。中心频率 1MHz 的探头置于含有 Quantison 的水箱中，并发射 1MHz、持续 10 周期的正弦脉冲，脉冲重复频率为 1Hz。微泡造影剂的背向散射信号由中心频率为 10MHz 的宽带换能器接收。发射换能器与接收换能器之间的夹角为 90°。图 7-1-4 显示了在 300kPa 和 600kPa 声压下获得的相同浓度的 2 个造影剂样本的 10 个散射信号进行 FFT 后得到的平均功率谱。结果显示，300kPa 的声压下，仅有基波信号产生；当声压增至 600kPa 时，不仅基波散射信号增长了 20dB，而且产生了大量的谐波信号，谐波频率可达 10MHz。

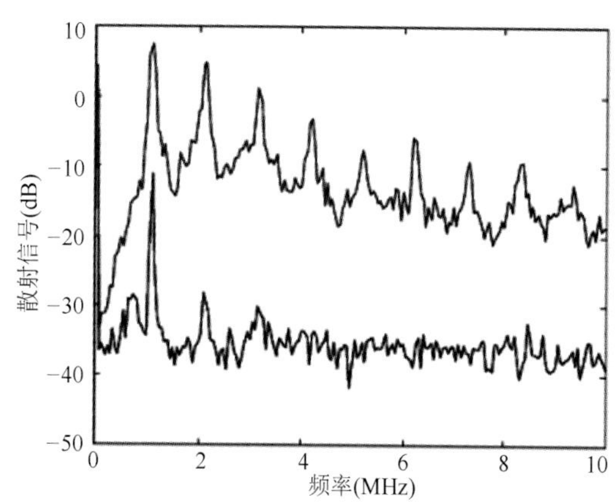

图 7-1-4　造影剂 Quantison 的散射信号的频谱

（六）微泡超声造影剂的生物学效应及机制

1. 微泡对细胞的作用　超声联合超声造影剂微气泡对细胞穿孔的生物物理过程可用于药物和基因递送，这一过程也称为声致穿孔效应（sonoporation）：微气泡在超声场中的空化，以及伴随的声辐射力、微射流、声微流、剪切力等效应，在细胞膜表面产生可修复的几十纳米至几百纳米大小的孔隙，从而增强了细胞膜的通透性，使得细胞外的

DNA、蛋白质等生物大分子可穿过小孔进入细胞内发挥作用。根据空化效应的类型，声致穿孔效应又可进一步分为基于惯性空化效应和稳态空化效应的声孔效应。

当前的声孔效应研究大多基于微气泡的惯性空化效应。Sundaram 等用 20 ～ 93kHz 低频超声照射小鼠成纤维细胞，在未除气条件下，研究细胞对荧光染色剂钙绿素（calcein）的摄取量。他们发现细胞对钙尿素（calcein）摄取量与惯性空化效应密切相关，而与稳态空化效应之间则不存在相关性。Hallow 等使用 1 ～ 3MHz 超声波（MI：0.3 ～ 2）联合超声造影剂微泡 Optison™ 的实验结果也显示，calcein 的细胞摄取量和惯性空化效应相关。Greenleaf 等利用中等强度超声联合超声造影剂微泡 Albunex™ 实现了人类软骨细胞的转染，转染效率达到 43%。他们的研究显示超声造影剂微泡用作空化核可以显著提高细胞转染效率。Meng 等基于 MEMS 工艺的可编程声表面波微操控技术，研究了微气泡与细胞间距对惯性空化引起的声致穿孔效应的影响，研究表明有效作用距离小于泡群直径。van Wamel 等使用高帧率光学成像系统，在 1MHz 频率和 0.4MPa 声压的脉冲超声（脉冲持续 10μs，脉冲重复频率 50Hz）照射下，证实了黏附于细胞的 BR14 微泡引起的细胞膜变形与细胞膜通透性之间的相关性。Fan 等结合膜片钳技术和高速荧光成像，对黏附于 HEK-239 细胞的微泡，在 1.25MHz 频率和 0.17 ～ 0.43MPa 声压的脉冲超声（脉冲持续 8μs）作用下，开展了高时空分辨率控制的单细胞声孔效应的研究，使测量单个细胞对药物的泵出率（efflux rate）成为可能。Hu 等首次实时观察到 1MHz 频率和 0.85MPa 峰负压超声作用引起的惯性空化对细胞的开孔过程。当前的实验和理论研究都显示伴随微泡快速惯性空化发生的冲击波、微射流，以及对细胞壁的热效应可以破坏细胞膜的完整性增加细胞膜的通透性。尽管惯性空化效应可引起高效细胞膜声致穿孔过程，促进药物 / 基因的递送，但是惯性空化效应也会造成细胞的凋亡、坏死，甚至破碎。另外，惯性空化产生的微射流等现象难以控制和建模，这导致了基于惯性空化的声致穿孔效应的随机性和不可控性。

事实上，稳态空化效应也可引起声致穿孔效应，增强细胞膜的渗透性。Marmottant 等的研究显示，与微气泡非线性振动的惯性空化效应相比，极低声压驱动的微气泡小振幅线性振动产生的稳态空化是可控的（相对振幅 $\varepsilon \leqslant 0.05$），稳态空化产生的声微流引起的剪切力足以破坏细胞的脂质膜。因此，可以通过调控微气泡的线性振动调节剪切力大小，从而实现对细胞声致穿孔效应的精确控制。证实微泡的稳态空化可以促进声致穿孔效应，提高药物 / 基因的递送效率，而不需要很高的超声功率和惯性空化效应，从而最大程度上保障了细胞的活性（图 7-1-5）。

2. 微泡对微血管的作用　Skyba 等率先报道了超声联合微泡引起的微血管的破裂。他们利用 2.3MHz 商用超声诊断系统发射超声波照射兔子的斜方肌，机械指数（MI）控制在 0.4 ～ 1.0，并在显微镜下对毛细血管进行观察。研究发现（MI）为 0.4 时，没有毛细血管发生破坏；当 MI 高于 0.4 并逐渐升高时，毛细血管破坏位置的数量也随之增加。随后，有关微血管泄露和出血点形成的研究结果也陆续报道出来。Miller 和 Quddus 显示了在负声压高于 0.64MPa 条件下，造影剂 Optison 诱发兔子骨架肌肉产生了出血点。微泡造影剂也可诱发脂肪或者小肠内的微血管发生破裂。在心室收缩过早研究（premature ventricular contractions，PVCs）中，Li 等发现微血管泄露的阈值声压为 0.54MPa（Optison，1.7MHz）。

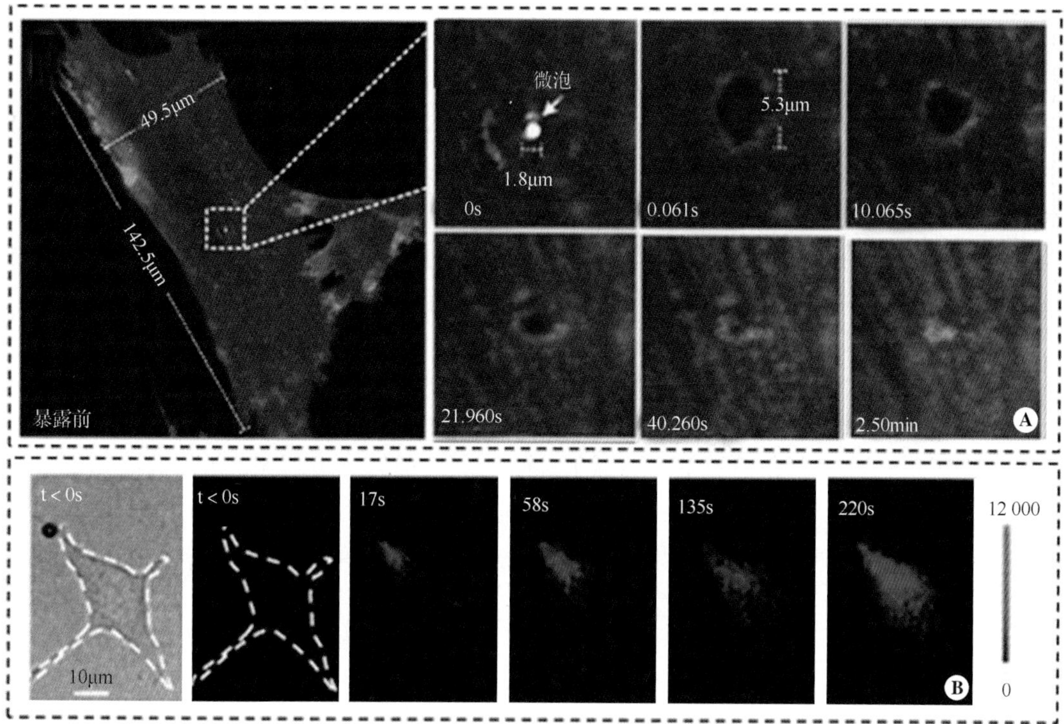

图 7-1-5　微气泡空化诱发的可修复声孔效应及细胞给药过程

超声联合造影剂微泡也可以引起肾脏内毛细血管的破裂。研究表明超声联合微泡在超声扫查平面内可引起微小可见的表面出血。4MHz 时的阈值声压为 2.02MPa（MI=1.0），1.8MHz 时的阈值声压是 1.26MPa（MI=0.94）。但是在 6MHz、1.6MPa（MI=0.65）的驱动声压下未发现显著的破裂。

研究表明在造影剂 Optison 存在的条件下，经颅超声照射，血脑屏障可被打开。超声联合微泡打开血脑屏障，已由磁共振造影剂 Gadolinium 的扩散所证实，这为向脑内输送药物提供了可能。

微泡引起微血管发生的破裂可能是由微泡空化引起的。这主要是因为微血管破裂的概率随着超声驱动频率的升高而降低。当微泡振动时的直径超过微血管的直径时就会引起血管壁的破裂；此外，在直径略大一些的血管内，微泡空化引起的微射流或者冲击波也可能引起局部内皮发生破裂。研究表明，微泡空化产生的冲击波的作用域大于微泡振动时达到的最大瞬时直径。因此，膨胀的微泡可以对三倍于其最大瞬时直径的血管内壁产生影响。在一项超声联合脂质膜造影剂微泡对鸡胚胎血管通透性的研究中，Stieger 等发现直径 55μm 的血管的通透性在 0.5MPa、1MHz 的激励条件下和 1.6MPa、2.25MHz 的激励条件下均会受到影响。在 0.5MPa、1MHz 的激励条件下，微泡的瞬时直径可以达到 20μm。通过血管壁的电子显微镜图像，可看到细胞内或者细胞间产生了小裂缝。

二、超声靶向微泡破坏技术方法

超声靶向微泡破坏技术在促进基因或药物传递方面的应用具有多方面的优势，主要包括以下几个方面：①安全性，超声造影剂是一种高浓度的微气泡混悬液，对人体无毒副作用；②靶向传输的特性，在靶向部位给予一定功率的超声辐照（包括较高 MI 的诊断超声），微泡破裂，释放所携带的药物或基因；③促渗透或转移的作用，微泡破裂产生空化效应，包括声孔效应、微射流等使微血管或细胞的通透性一过性升高，可以促进药物或基因的渗透。

一般认为，超声联合微泡促进血液中药物或基因转染的机制可能包括：①微泡在较高强度超声的辐照下不断振动、膨胀、收缩，发生破裂，由此产生的微射流和冲击波在细胞膜上形成可逆的非致死性小孔，使基因或药物通过小孔进入细胞，这种超声的空化效应和声孔效应理论是超声联合微泡促进基因转染的主要机制；②超声辐照微泡造影剂后产生的活性氧（H_2O_2）使 Ca^{2+} 内流，细胞膜通透性增加，且不影响细胞活性；③超声联合微泡辐照肿瘤组织区域产生热效应，细胞膜吸收和分散超声能量，局部温度短暂升高，影响磷脂双层流动性和细胞膜通透性。

从超声靶向微泡破坏技术实现的角度分析，它通常需要满足几个条件或要素：一是超声微泡；二是超声激励装置；三是适当的超声参数。以下分别对其进行介绍。

（一）超声微泡

超声微泡的发展历史可以追溯到 1968 年，Gramiak 等在心脏内注入盐水后在主动脉根部得到了云状回声对比效果。经过 40 余年的发展，超声造影剂的制备工艺不断更新发展，可更好地服务于临床应用和基础应用研究。一般认为，超声造影剂的发展经历了 4 个发展历程，如表 7-1-2 所示。

表 7-1-2　超声造影剂的发展过程

	造影剂类型	特点
第一代	自由空气微泡	存活时间短，微泡不能通过肺循环，重复性差
第二代	包膜的空气微泡	存活时间短，成功通过肺循环，可重复性好
第三代	包膜低溶解性弥散度气体微泡	存活时间长，能通过肺循环，重复性良好
第四代	携带有抗体、药物或基因微泡	具有普通造影剂功能，还具有靶向或治疗作用

以第三代超声造影剂为例，按壳膜的化学成分，微泡可分为：①人血白蛋白微泡造影剂（Optison™），温度敏感容易失活，且存在免疫原的问题，性质不稳定；②磷脂微泡造影剂（SonoVue™、Definity），具有使用安全、稳定性好、造影效果好、易于靶向修饰、可用于药物或基因的载体等优势；③可降解高分子微泡造影剂，其外壳为可生物降解的高分子聚合物如聚乳酸（PLA）及聚乳酸 - 乙醇酸共聚物（PLGA），能根据需要设计不同的声学特性，改变其降解速度和持续时间。如 Schering 公司研制的 SHU563A，Acusphere 公司的 AI-700，对压力的耐受性好，通过化学合成手段易于靶向修饰，并且是良好的药

物控释载体，可以实现诊断治疗一体化，但需要较高的声学输出才能引起微泡的非线性共振；④表面活性剂，如用 Span60 和 Tween80 复合制备的微泡，微泡稳定性不好，使用相对较少。

第四代造影剂微泡，即多功能超声造影剂，包括靶向微泡和载药微泡，是携带有靶向配体可以靶向成像或携带药物、基因等具有治疗作用的造影剂。利用靶向超声造影剂与靶组织的特异性结合，就可以在疾病发生的早期在分子或细胞水平上对靶组织进行特异性显像，从而反映病变组织在分子水平上的变化。也可以将微泡作为药物的载体用于携载药物，利用超声靶向微泡爆破技术实现药物定点传递与治疗。

（二）超声造影剂制备技术

声振法、机械振荡法、冷冻干燥法是目前最常用的制备超声造影剂微泡的方法。

1. 声振法　是制备超声造影剂最常用的一种方法。它是利用超声波振荡时产生的高频变换的正负声压，其中的负声压使存在于造影剂制备液中的气体膨胀形成微小气泡，此时，制备液中的脂质或白蛋白、表面活性剂、多聚体等趁机包裹微小气泡形成稳定的造影剂微泡。声振法有一定的局限性，例如：①探头式声振仪的工艺参数，包括功率、探头在液体中的位置、深度等，不易控制，工艺重现性受到一定影响；②声振过程很难做到无菌操作，并存在重金属污染的可能，给造影剂的质量控制、制备工艺增加了一定难度；③声振过程中产生较多的热量，使体系温度上升，对脂质的活性，尤其在制备携带有配体、药物或基因的造影剂时，对配体、药物或基因的活性产生很大的影响。

2. 机械振荡法　是利用高频机械振荡时，制备液中各点受力的时相不同而产生不同的正负压力，其中的负压可使存在于制备液中的气体形成微小气泡。频率越高，正负压力的变换越快，负压的时间越短，气体膨胀越小，形成的气泡就越小；振幅越小，产生的负压越小，相同时间情况下，由负压产生的气体膨胀越小，形成的气泡越小。由于制备超声造影剂需要形成较小的微泡，因此制备超声造影剂的机械振荡装置需要较高的频率、较低的振幅。机械振荡法存在的缺点是：①造影剂微泡粒径大小不能够精确控制；②微泡粒径分布比较宽，声学特性不稳定，微泡中均含有一定数量大于 10μm 的微泡，这些大微泡可能会造成局部血管的堵塞或者破裂，使得超声造影剂的使用潜存一定的风险；③形成微泡的外壳厚度不均匀。

3. 冷冻干燥法　是制备高分子包膜造影剂和磷脂微泡的常用方法，以高分子材料为外壳的微泡一般通过双乳化溶剂挥发法制备得到内部是水核的微球，然后预冻将水核冻结成冰，再利用真空冷冻干燥将冰核升华成水蒸气形成空心的微泡。也有将磷脂成分及其缓冲液和冻干保护剂的脂质体进行冻干，得到疏松多孔的结构，使用前充入生理盐水水化手摇得到微泡，SonoVue™ 就是冻干粉末，填充一定量的六氟化硫气体得到的剂型。

4. 其他方法　其他文献还报道有不对称多孔玻璃膜（shirasu porous glass）、多孔陶瓷膜乳化法来制备尺寸相对均一的乳滴，进一步制备高分子微泡。喷雾干燥法通过喷雾干燥油包水的乳液，油相如二氯甲烷中一般溶解有成膜的材料如聚乳酸（PLA）或其共聚物 PLGA 等，水相中溶解有易挥发的盐如碳酸氢铵，然后通过收集过滤冷冻干燥得到冻干粉，AI-700 就是用这种方法制备的。

（三）超声装置

通常，超声靶向微泡破坏的实现还需要超声激励装置。典型的体外细胞超声靶向微泡破坏超声装置如图 7-1-6 所示。它主要由超声探头、功率发生器、功率放大器及培养细胞相关的支撑固定平台所组成。微泡在液体溶液或培养基中会漂浮于液体的表面，因此通常需要将细胞贴壁生长的玻璃片进行倒置，将其放置于细胞培养板中的塑料支架上，培养孔中灌满加有质粒或药物及微泡的培养液，之后将整个装置放置于灌有脱气水的水缸中，为了避免声波反射对微泡空化效应的影响，通常可以在水缸的底部添加一块吸声材料。

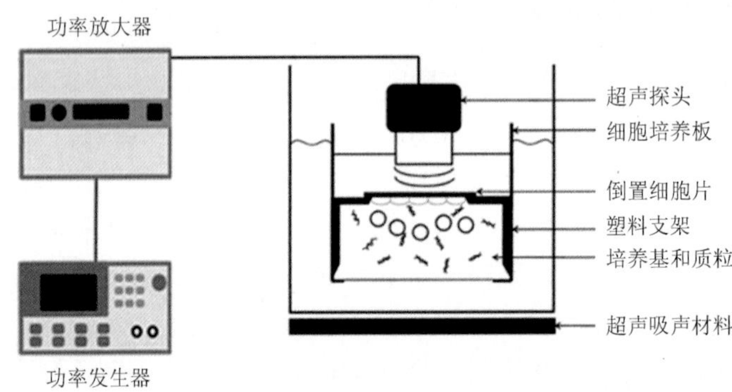

图 7-1-6　超声靶向微泡破坏促进基因或药物的传递实验装置

在体内药物传递实验中，可以将超声探头直接对准体内的肿瘤部位，在探头与表皮之间涂敷一层超声偶联胶隔绝空气，促使超声波能直接进入体内。需要注意的是，为了使超声能量最大限度地集中于体内肿瘤部位，必须精确调整超声探头的位置，对于具体的聚焦超声探头而言，它的焦距和焦点位置是固定的，通常情况下，商业化的单振源探头的焦距可以从产商处获得，对于自己设计和制备的探头，则可以借助水听器测量获取。

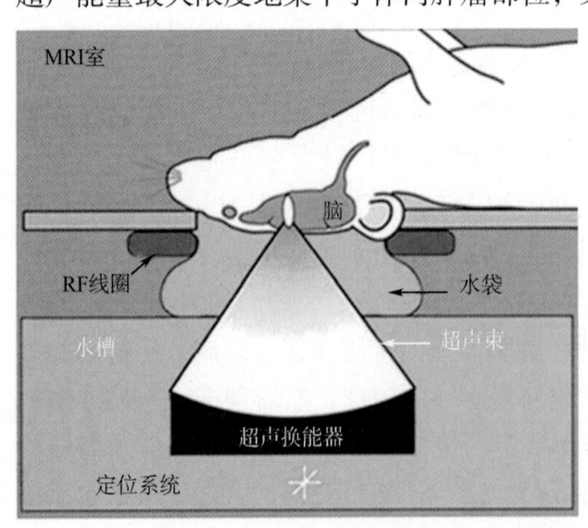

图 7-1-7　UTMD 促进基因或药物的颅内传递实验装置

超声靶向微泡破坏（UTMD）不仅可以增强体内普通部位肿瘤的药物传递，它还可以打开血脑屏障增强药物的颅内递送用于颅内肿瘤或神经精神性疾病的治疗。图 7-1-7 显示了 UTMD 实现颅内药物传递的超声装置，在该装置中，超声探头及其他支撑材料均需要磁兼容，由此可实现在磁共振影像引导下实现药物的精确颅内递送。

（四）超声辐照参数优化

1. UTMD 的作用机制　UTMD 的作用基于声空化效应（acoustic cavitation）。超声在介质中以纵波形式传播，形成密集相和稀疏相，交替向前传递，即正压区和负压区。当介质为液体时，超声可以激励液体内潜在的微气泡发生膨胀、压缩、谐振以致微泡崩溃的现象，即所谓的空化效应。一般超声峰值负压低于 0.5MPa 时，气泡在膨胀 - 压缩过程中仍可保持气泡的形态稳定，称为稳定空化；当峰值负压高于 0.5MPa 时，气泡谐振幅度增大，被压缩时难以保持球形，发生微泡的崩溃并释放多种能量形式，如瞬间高温、高压、冲击波、微射流、放电、发光等，称为惯性空化。液体产生空化所需的最低声压或声强称为空化阈值。在通常情况下，人体组织液中潜在微气泡（空化核）数量有限，空化阈值较高，而经静脉注射声学微泡后，微泡构成稳定存在的空化核，空化核数量的增加可显著降低组织空化阈值。以上效应作用于组织细胞，可瞬间破坏血管内皮细胞间连接，在细胞膜及细胞核膜上同时产生声孔，增加细胞膜钙离子内流，降低跨内皮细胞电阻抗（transendothelial-electrical-resistance，TEER），促进细胞内吞作用，提高血管内皮细胞通透性的同时增加细胞对药物的摄取量。

2. 超声激励方式及声学参数对 UTMD 的影响　由于微泡在血管腔内发生空化对于微血管壁有一定机械损伤作用，因此，如何在正常组织损伤最少的条件下局部释放最大药物浓度，即优化超声空化辐照方式及参数，是载药微泡靶向释放应用于临床前需要解决的主要问题之一。超声辐照方式及参数的研究，一方面针对微泡自身声学性质；另一方面则是不同辐照参数产生生物学效应对增强肿瘤组织药物摄取及细胞活性的影响。Smith 等研究表明，脂质微泡可被超声诊断仪线阵探头发出的脉冲击破后，随着脉冲持续时间延长或稀疏声压升高，击破阈值迅速下降。Rapoport 等研究聚合物（PEG-PLLA 和 PEG-PCL）外壳包裹 PFP 的载药纳米颗粒的空化效应，发现聚焦超声辐照时微粒同时发生稳态空化和惯性空化，而经非聚焦超声辐照后微粒仅发生稳态空化，即不发生崩塌。微泡联合超声辐照产生空化效应可一过性破坏细胞间连接、产生声孔效应、促进细胞内吞作用、提高血管内皮细胞通透性、增加细胞对药物的摄取量。Lin 等研究超声联合微泡增强肿瘤对不同粒径微粒（30 ～ 180nm）摄取的增强作用，发现联合辐照后粒径为 30nm、80nm、130nm 和 180nm 微粒的摄取量分别为对照组的 4.0 倍、3.0 倍、3.8 倍和 2.4 倍。当频率、峰值负压、机械指数和脉冲重复频率分别为 1MHz、0.4MPa、0.4 和 50Hz 时，可在不损伤血管内皮细胞的情况下提高血管内皮细胞通透性。当频率、峰值负压、占空比、脉冲重复频率分别为 1MHz、0.1MPa、0.2%、20Hz 时，可破坏初级内皮细胞间的连接，增加肿瘤组织对药物的摄取，且断裂的细胞间连接可在 30min 内恢复。而当超声辐照频率、峰值负压、脉冲重复频率分别为 1MHz、0.25MPa、10kHz 时，细胞产生自封作用，可促进细胞自我修复。

在基因传递方面，1987 年，Fechheimer 等首次报道利用声振仪发出的 20kHz 的超声体外照射小鼠的成纤维细胞 30s 后，发现较低的基因转染。随后，Kim 等在 1996 年首次报道了超声照射作为一种新的转染方法在实验室的潜在应用价值，发现用 1MHz、(422±189) kPa 的声压连续辐照 20s 或 30s，或者 1MHz、(319±157) kPa 连续辐照 40s 或 60s 可以达到最大的转染率，而 3.5MHz 的超声辐照则未见转染。但是这些仅仅是利用单纯的超声辐照，没有应用到微泡，转染阳性率非常低。而 1998 年，Greeuleaf 等用 GFP 质粒转染体外培养的人软骨细胞时，发现在声强 0.4W/cm^2，频率 1MHz 的超声辐照 20s 后，发现加入 Albunex 微泡的质粒的转染率要比单纯超声照射组增加 3 ～ 4 倍。而 Taniyama

等则进行了体内实验，将荧光蛋白质粒与造影剂 Optison 同时注入鼠颈动脉，同时给予 2.5 W/cm^2 超声辐照 2min，发现颈动脉的荧光蛋白活性较对照组高约 1000 倍。此后，微泡造影剂开始联合超声应用到基因的转染，并且逐步应用到各种组织细胞。近年已经研究证实超声联合微泡可以明显提高外来基因在多种真核细胞内的转染和表达。但是这些低频的超声伴随着空化效应可对组织产生较大的伤害。为解决这些问题，近年来学者们在实验中往往运用不同的超声发射参数、试剂浓度测试转染的效率，希望能找到一个仅有最小的细胞杀伤率，而转染效果最佳的参数。Rahinl 等用不同的超声参数尝试对中国仓鼠卵巢细胞（CHO）进行基因转染，发现用 0.25 MPa 的声压，1kHz 的脉冲重复频率，连续 10s 的辐照时间可以使转染对细胞存活的影响降低到最小。而 Liang 等的研究则发现用 0.5 ～ 1.0W/cm^2 的声强，持续 20s 的照射可以达到较高的转染率，同时又能保证较小的细胞死亡率。

三、超声靶向微泡破坏介导药物或基因传递技术

（一）超声靶向微泡破坏介导的药物递送系统

药物递送系统系采用多学科的手段将药物有效地递送到目的部位，从而调节药物的代谢动力学、药效、毒性、免疫原性和生物识别等。相对于传统制剂，新型药物递送系统具有以下优势：①提高药物稳定性、减少药物降解；②改善药物的体内分布，提高靶区药物浓度，降低药物不良反应。新型药物递送系统对减少药物的治疗剂量、降低药物毒性、提高药物治疗指数具有重要的意义。

传统的药物递送系统通常存在许多不足，如进入体循环后，可能在到达靶部位前释放药物，或在靶部位不能及时释放药物，使非靶部位血药浓度过高，失去靶向意义。如何实现药物定位、定时和靶向释放等仍是重要问题。而刺激响应型药物传递系统可减少药物过早释放，在到达靶部位后，基于体内或体外特定的物理（如光、声和热）、化学（如 pH 和氧化还原电位）和生物（如酶、核酸和生物分子）刺激，释放装载的药物，提高药物治疗靶向效率，降低药物不良反应。

近年来，载药超声微泡的出现，使得微泡不仅可以作为超声造影剂用于疾病诊断，同时还可以作为药物的载体用于疾病的治疗。一方面，载药超声微泡在受到低频超声辐照时，微泡会发生爆破从而释放其中携载的药物；另一方面，超声微泡在较低声压作用下产生的空化或声孔效应，可使邻近细胞产生瞬间可修复的细胞膜空隙，从而大大增加药物的细胞摄取和生物利用度。

1. 载药微泡的制备　超声微泡与药物的结合方式有多种：①将药物直接黏附于微泡外壳表面；②将药物嵌入微泡壳膜中；③将药物以非共价形式结合到微泡壳膜表面；④将药物包裹入微泡内部；⑤将药物包裹在双分子层微泡壳膜的内外层之间；⑥与其他纳米粒子构成复合物。Fokong 等制备的聚合物微泡，可以将罗丹明 B（亲水性药物）和香豆素 6（疏水性药物）都稳定包封在 PBCA 微泡（大约 50nm）的壳内，且装载的药物不改变微泡本身的声学特性。王红红等采用机械振荡法制备正电荷氨基化超声微泡，制备了一

种新型载药超声微泡。

以双乳化法制备负电荷乳酸 - 羟基乙酸共聚物（PLGA）纳米微球，并用碳二亚胺法活化纳米微球表面的羧基，得到活性 PLGA 纳米微球，探讨了共价结合与静电吸附法连接超声微泡与 PLGA 纳米微球的效率。Burke 等将携 5- 氟尿嘧啶（5-FU）的 PLGA 纳米颗粒共价偶联在微泡上，制备了复合物，将该复合物静脉注射在 Rag-1$^{-/-}$ 小鼠胶质瘤模型上，同时加以 1MHz 的脉冲超声辐照，同对照组相比较，纳米颗粒的递送量大幅增加，治疗 7 天后，小鼠肿瘤体积减小 67%。Kheirolomoom 等利用生物素和 - 亲和素的高亲和作用，将脂质体和微泡偶联形成复合物。在优化的亲和素和脂质体浓度下，每个微泡大概黏附 1000 ～ 10 000 个脂质体（粒径分别为 200nm 和 100nm）。利用高速相机观察到这种脂质体 - 微泡复合物在超声脉冲下振动，振动模式与单纯微泡相同。邢占文等制备了多层聚电解质膜包覆的微泡超声造影剂，并观察其对正常兔肝脏超声显影效果。

通过采用声空化方法制备表面活性剂（Span60 和 Tween80）包裹全氟丙烷气体的超声造影剂微泡（ST68-PFC）。然后以微泡为模板粒子，用带相反电荷的聚赖氨酸（PLL）和海藻酸钠（Alg）为包膜材料，通过静电吸引层层自组装技术对微泡进行包覆和表面修饰，观察其对正常兔肝实质的造影效果。杜永峰等以全氟化碳及少量氧气作为微泡中的气体介质，用超声空化法研制了一种新型的直径在数微米范围内的含蔗糖的白蛋白微泡超声造影剂。并研究了蔗糖对白蛋白包膜微泡的半衰期、微泡尺寸保持及热稳定性的影响，测定了含 40% 蔗糖白蛋白包膜微泡的谐波特性等。

与直接将微泡与药物混合相比较，载药微泡的优势有如下几个方面：①可以减少药物本身的副作用；②降低所需的有效药物浓度；③提高药物疗效。

2. 载药微泡的表征　载药微泡的质量控制主要包括以下几个方面：粒径分布，Zeta 电位，微泡壳的机械特性和声学特征，壳组成和药物定位的侧相分离，药物和赋形剂的化学完整性。载药微泡的表征具体包括以下几个方面。

(1) 利用光学显微镜法、电子显微镜法观察微泡表面形态，利用激光粒度仪测定其粒径分布，Zeta 电位和微泡浓度。

(2) 测定载药量和包封率：包封率（%）＝（C_m / C_t）×100%，其中 C_m 为包入微泡中的药物量，C_t 为药物总量。载药量（%）＝（W_i/W_T）×100%，其中 W_i 为包入微泡中的药物量，W_T 为磷脂用量。在不同温度下放置，观察微泡的稳定性。

(3) 研究超声微泡破坏控释药物效率：将载药微泡用 PBS 缓冲液进行漂洗，离心后取上层微泡进行超声定向辐照，检测辐照后的药物浓度，以空白微泡接受超声辐照后的药物浓度值作为对照组。

(4) 研究载药微泡的稳定性：取适量微泡溶液分别置于室温 25℃、-20℃、37℃条件下放置 4 周，观察其稳定性，研究其对微泡的形态、粒径及包封率的影响。

3. 微泡的靶向策略　超声引发的机械压力和化学效应在声穿孔形成中均发挥重要作用，单细胞超速成像对于研究机械压力形成的声穿孔是重要的手段。2006 年，De Jong 首次利用实时超速透视显微镜观察到，细胞膜穿孔需要微泡和细胞膜的直接接触。实验结果证实，利用细胞靶向的微泡，降低超声强度同样可以形成声穿孔。因此考虑到靶向微泡的黏附作用，与非靶向微泡相比较，靶向微泡在超声强度较低，微泡振动频率较小时仍可以对细胞膜产生较强的声穿孔作用。而当微泡和细胞距离较远时，则容易阻碍空化微泡和细胞膜的直接机械接触，并减少了微流对细胞膜的作用。微泡的靶向策略具体包括以下几个方面。

（1）被动或非特异靶向：聚合物微泡和含磷脂酰丝氨酸的磷脂微泡如 Sonazoid，容易被肝脏库普弗细胞吞噬，或被循环，大包饮免疫细胞吞噬。而吞噬了微泡的吞噬细胞聚集在炎症部位，如动脉硬化部位或斑块位置，形成被动靶向效应。

（2）主动靶向

1）抗体靶向的微泡：骆杰等用机械振荡法制备载药脂质微泡，以生物素 - 亲和素桥连方式构建携人肝癌单抗 Hab18 载 10- 羟基喜树碱的脂质超声微泡，检测其一般特性、包封率和载药量，以免疫荧光法检测微泡与抗体的连接情况，在光镜下观察靶向载药微泡的寻靶能力，并与载药非靶向微泡进行比较。结果每个单抗分子平均可与 13 个生物素分子结合。载药靶向脂质超声微泡分布均匀，平均粒径为 1.52μm，包封率为 76.32%，载药量为 21.81%。免疫荧光法显示微泡表面可见明亮的红色环状荧光，体外寻靶实验显示该载药靶向微泡可与人肝癌细胞牢固结合。柳阳等制备了同时携载 P- 选择素和 ICAM-1 抗体的靶向超声微泡造影剂，利用其在炎性反应中介导白细胞黏附的特性，对血管内皮进行靶向超声造影成像，以评估小鼠缺血再灌注损伤心肌声学造影显像效果。

2）脂质体 - 微泡复合物：近年来，载药超声微泡的出现，使得微泡在作为超声造影剂用于疾病诊断的同时，也可作为药物载体用于疾病的治疗。一方面，载药超声微泡在受到低频超声辐照时，微泡会发生爆破从而释放其中携载的药物；另一方面，超声微泡在较低声压作用下产生的空化或声孔效应，可使邻近细胞产生瞬间可修复的细胞膜空隙，从而大大增加药物的细胞摄取和生物利用度。迄今，超声靶向微泡爆破介导药物或基因的靶向传递已经成为一种新型的给药方法，是目前药物传递系统研究的热点课题。然而，现行应用的单层微泡脂质壳层的载药能力有限，往往难于达到疾病治疗的有效剂量。针对这一问题，我们将紫杉醇药物包裹于具有高载药量的脂质体中，进而偶联到超声微泡的表面，获得了具有高载药量和具有超声爆破释放性能的载药脂质体 - 微泡复合物，从而巧妙地解决了这一问题，如图 7-1-8 所示。

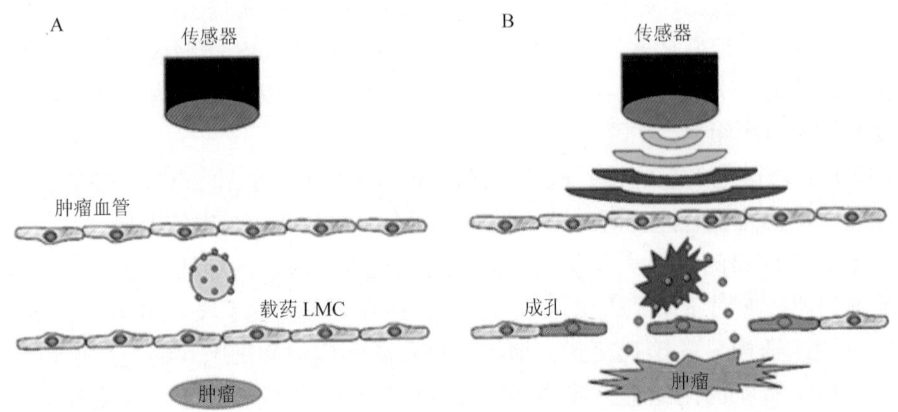

图 7-1-8　载紫杉醇的纳米脂质体 - 微泡复合物作为超声促发的药物载体示意图

4. 靶向微泡的鉴定方法 将制备好的靶向微泡混悬液置于荧光显微镜下，观察荧光标记的抗体与微泡的结合情况，以及靶向微泡的形态与分布情况。微泡的外壳周边出现明亮的荧光，则表明荧光标记的抗体能结合在微泡表面。另外可以通过将各组靶向微泡混悬液稀释，利用流式细胞仪检测抗体与微泡结合的效率。

吴爵非等应用平行板流动腔模型，通过设置不同流体剪切应力，与普通脂质微泡对照，观察表面携有生物素分子的脂质微泡与链亲和素靶向结合的生物素化微泡的黏附效果。结果显示在不同浓度链亲和素包被的平行板流动腔中均见生物素化微泡结合；随着链亲和素包被浓度的提高，靶向结合的生物素化脂质微泡抗流体剪切应力能力明显提高。应用平行板流动腔模型能成功检测生物素化微泡的靶向黏附效果，该模型可推广应用于其他靶向微泡制备成功后靶向黏附能力的体外检测。在具体实验过程中可以研究不同抗体稀释浓度对携抗体靶向微泡制备的影响，并进行携抗体靶向微泡的体外结合实验。

5. 载药微泡的局限性 超声微泡介导药物的靶向治疗是当前的研究热点，然而微泡的循环时间较短和微米级的粒径限制了其在肿瘤血管内皮间隙的通过和在肿瘤部位的聚集。液态氟碳具有液 - 气相变特性，外壳为脂质或高分子聚合物，其内包含的核心成分为液态氟碳，能作为微泡前体，具有粒径小、循环时间长等优势，在一定超声能量刺激下可产生微泡，增加局部显影和药物定位释放，是一种极具潜力的药物载体。

周洋等采用双步乳化法制备出以脂质为包壳、液态氟碳 PFH 为内核的相变型液态氟碳纳米粒超声造影剂，平均粒径为 206nm 左右，当温度升高至 70℃以上，低功率治疗超声辐照 10s 或高强度聚焦超声辐照 2s 后，用显微镜观察相变后产生的微泡，使用诊断超声仪在造影模式下观察造影剂相变后增强超声显影的情况，结果显示乳液内的纳米粒均可发生相变产生微泡，且能促进超声显影。

徐芬芬等制备载 10- 羟基喜树碱液态氟碳纳米粒，当药脂比为 1 ： 10 时，包封率最高可达 87.03%。应用低强度聚焦超声（LIFU）辐照载药液态氟碳纳米粒溶液，结果显示在超声辐照功率为 5W，持续 2min，可发生声致相变，显著增强超声显像作用，并且缓慢释放药物，在 48h 后能显著抑制肝癌细胞的生长。

肖子文等探讨氟碳乳剂对高强度聚焦超声（HIFU）损伤效率的影响。在辐照深度、功率一致条件下，用 HIFU 辐照兔肝脏，测量凝固性坏死体积，计算能效因子。与静脉注射生理盐水组相比较，氟碳乳剂组联合 HIFU 辐照兔肝脏所产生的凝固性坏死体积和灰度值大于对照组，能效因子和辐照时间小于对照组。说明氟碳乳剂增强了 HIFU 的损伤效率，使损伤后靶区的灰度值明显提高，有利于深部肿瘤的治疗和 HIFU 治疗的实时监控。

6. 微泡携载的气体本身的治疗作用 气体分子包括 NO、H_2S、CO、O_2 等参与多种细胞信号通路，发挥重要的生理作用。一些惰性气体已经被证实可以引发生物学效应。这些生物活性气体分子具有重要的治疗潜力。然而，气体分子的递送仍然是重要的挑战。最近，研究者开始利用微泡来包裹气体来进行非胃肠道的递送。这些颗粒具有超声刺激响应，可以在靶标区域进行成像或者局部的气体释放。

（1）携载氧气的微泡：由于肿瘤微血管的不规律，有 50% ～ 60% 的实体肿瘤存在缺氧现象，缺氧可增强肿瘤侵袭和转移能力，并对放疗及多种化疗药物产生抵抗。因此，肿瘤缺氧使肿瘤患者的预后差。胰腺癌进展凶猛、致死性极强，5 年生存期小于 6%，被称之为“癌中之王”，其典型特征是极度贫乏的血管。目前虽然利用高压氧联合放疗，具有一定的增敏作用，改善了 5 年生存期，但是对正常组织产生了毒性。迄今为止，通过提高肿瘤组织氧气水平实现放疗增敏，还没有临床批准的方法。

血氧不足经常出现在严重的肺损伤、气道阻塞、急性呼吸窘迫综合征中，其提高了这些患者的致死率。血氧不足的治疗方法包括吸氧、插管、人工呼吸，然而如果不能充足的再氧合，容易引发心脏阻滞、器官损伤甚至死亡。在严重失血时，全身性供氧量剧烈减少，需要恢复组织的氧气输送。出于此目的，发展了人造血液。人造血液称氟化碳乳剂人工血液，是一类具有载氧能力，可暂时替代血液部分功能的液体制剂。主要用于外伤、医疗手术等所致大出血的治疗。但是这种方法需要完整的肺功能，因此在严重的肺损伤和气道阻塞时不适用。

氧气微泡适合局部缺氧组织的再氧合，超声靶向微泡破坏释放氧气可以快速增加靶标组织的氧分压（如肿瘤组织），而减少全身性的高氧浓度，因此可以减少脱靶的氧化应激风险。Eisenbrey 等利用纯氧微泡实现了缺氧肿瘤的放疗增敏作用。微泡壳包含 Span60 和水溶性维生素 E，在体外半衰期达到 15min，并具有超声对比成像的作用，在超声触发下可以显著提高脱气生理盐水中的 PO_2，体内实验显示可以增加小鼠乳腺癌的氧分压。

声动力疗法利用超声波对生物组织有较强的穿透能力，激活一些声敏药物（如血卟啉）产生活性氧，从而使肿瘤产生 DNA 损伤，以及细胞凋亡。而这种治疗有赖于氧气的存在，肿瘤缺氧情况限制了疗效。Mc Ewan 等制备了一种载声敏剂玫瑰红的含氧微泡，提高了缺氧肿瘤的声动力治疗疗效。结果显示与六氟化硫微泡相比较，氧气微泡可以产生更多单线态氧，发挥更强的细胞毒作用。体内实验中，裸鼠 BxPc-3 胰腺癌模型，治疗 5 天后，肿瘤体积显著减少 45%。

(2) 携载 NO 的微泡：干细胞疗法为心肌梗死的治疗提供了方法，可以实现心肌再生并促进新生血管生成。然而，该方法的疗效受到移植效率低下的限制。NO 分子是心血管系统中重要的信号分子。Tong 等利用静脉注射 NO 微泡和间充质干细胞 (MSCs) 并联合超声刺激，提高了 MSCs 向心肌梗死区域的归巢，提高了大鼠心肌梗死模型的血管新生。超声联合 NO 微泡可能通过提高心肌渗透性，释放 NO，从而提高干细胞移植效率。

深静脉血栓形成 (deep vein thrombosis，DVT) 是骨科大手术后常见的并发症，NO 具有扩张血管、抑制血小板聚集等抗血栓形成的特性。内皮 NO 的释放可以限制血小板的活化和黏附、血小板的聚集及血管平滑肌细胞的增殖。Wang 等研究了 NO 微气泡对大鼠 DVT 模型的溶栓效果、安全性及作用机制。在实验中，NO 微泡通过下腔静脉和左髂总静脉结扎，定时注射到大鼠体内。NO 微泡治疗组的大鼠，血栓体积比对照组小约 40%，同时抑制了血小板和炎症细胞的聚集。

沈等利用超声联合 NO 微泡辐照大鼠心肌组织，与内含全氟显气体的普通脂质微泡一样，对心肌组织无明显破坏；但能使大鼠心肌组织 SDF-1 表达增加，其程度高于应用超声联合普通脂质微泡，因此，NO 微泡应用于干细胞归巢将优于目前普通脂质微泡。

（二）超声靶向微泡破坏介导的基因治疗

目前常用的基因载体系统有病毒载体和非病毒载体 2 种。病毒载体中最常用的为腺病毒载体和腺相关病毒载体，虽然转染率相对较高，但其潜在的免疫原性及致突变性限制了其安全使用。而以脂质体为代表的非病毒载体，主要存在着转染率低，靶向性较差的问题。

近年来，随着生物技术和新型生物材料的不断更新发展，微泡的外壳发展为白蛋白、脂类物质等多种类型，使得微泡不仅可以作为超声成像造影剂，更具备了成为新型的体内基因转染载体的条件。近期的国内外研究表明通过使目的基因黏附于微泡外壳，超声辐照下击破载基因微泡，从而将目的基因释放到被超声辐照的靶组织中，实现基因递送。

1. 载基因微泡的制备方法

(1) 将基因黏附于微泡外壳表面或包埋于外壳内：将微泡与裸基因或基因载体混合后经外周血管同时注入体内，待其到达靶组织后用超声照射靶区。通过超声辐照引起的微泡破裂和局部微血管及细胞通透性的增加，促使血管内的基因进入周围组织。

(2) 把基因整合入微泡内部：将基因包裹在微气泡的内部，将微气泡制备为基因载体，当其经过外周血管注入到达靶组织时，进行超声辐照微泡破裂，使其内部的基因物质在局部释放出来。Unger 等成功地将 DNA 压缩在脂质微泡的中央，并证明这种结合方式可以提高基因的转染效率。对于疏水性药物，在脂质外壳内包入三乙酸甘油酯等油性物质，药物包载率高，在超声作用下能完全释放。

(3) 通过静电作用，将基因共价结合到微泡表面。

(4) 在微泡外壳中加入一层油脂物质包绕微泡，然后将疏水性药物整合入这层油脂中。

在超声微泡介导的基因转染方法中，有多种因素对基因转染效率有影响，主要包括：①不同超声声强对基因转染效率和细胞活性的影响；②不同超声辐照时间对基因转染效率和细胞活性的影响；③不同微泡浓度对基因转染效率的影响；④不同质粒浓度对基因转染效率和细胞活性的影响。

2. 基因转染效率和细胞活性检测

(1) 倒置荧光显微镜观察细胞内绿色荧光表达：转染后密切观察六孔板内细胞是否有污染，一旦发现应及时清除。转染后 48h，将六孔板置于倒置荧光显微镜下观察绿色荧光蛋白的表达情况，并拍照记录。

(2) 流式细胞仪检测基因转染效率：转染 48h 后，胰酶消化六孔板内细胞，PBS 液洗涤 3 次，最后用 PBS 液重悬细胞，采用流式细胞仪获取 1×10^6 个细胞，分析各组细胞绿色荧光阳性率，代表基因的转染效率。

(3) 台盼蓝染色法检测细胞活性：取 0.4% 台盼蓝和稀释后的细胞悬液 1 ∶ 1 充分混匀，用血球计数板计数活细胞（未着色细胞）和死细胞（着色细胞），计数细胞，计算细胞活力。细胞活力 (%)=（细胞总数 – 着色细胞数）/ 细胞总数 ×100%。

(4) 超声靶向微泡破坏促进基因递送的体内实验：Carson 等发表在 *Cancer Research* 上的文章中，利用超声靶向微泡破坏技术增强 EGFR-siRNA 在小鼠鳞状细胞癌的体内递送。利用微泡装载 EGFR-siRNA，并防止 RNA 酶对 siRNA 的降解。体内外实验结果均显示，与对照组 siRNA 相比较，实验组降低鳞状细胞癌的 EGFR 表达，抑制 EGF 依赖的细胞增殖。体内递送结果显示，与不加超声只注射 EGFR-siRNA 相比较，UTMD 联合 EGFR-siRNA 实验组可以显著延长荷瘤小鼠的生存时间。

（三）超声靶向微泡破坏介导基因转染 / 药物传输的作用原理

超声介导微泡破坏可显著增强基因转染和药物传输，其可能的机制包括：①产生外溢孔，使基因和药物载体易于跨越内膜屏障；②微泡的超声空化阈值低，微泡空化破坏后，使微泡内的基因和药物与结合有基因和药物的微泡碎片易于跨越内膜屏障；③微泡空化产生的冲击波可提高细胞的渗透性；④微泡的声阻与组织和体液的声阻明显不同，利用微泡增加声能的吸收可产生局部治疗效应。携带血栓形成物的靶向微泡在肿瘤血管内被超声破坏，可形成血栓或阻塞血管，使肿瘤发生坏死。在微泡表面装配上对肿瘤新生血管内皮具有特异性识别能力的分子探针构建成肿瘤特异性靶向超声微泡，特异性靶向超声微泡与肿瘤血管发生分子的选择性结合可使微泡或微泡药物复合物直接结合在肿瘤血管壁上，从而进一步提高肿瘤治疗的特异性和靶向性，减少对正常组织、细胞或血管的损害。

1. 声孔效应和细胞内吞作用 Meijering 等在内皮细胞上研究超声靶向微泡破坏技术的细胞机制，实验中利用荧光标记葡聚糖（分子质量为 4.4 ～ 500kDa）作为模式药物，在 1MHz 脉冲超声（0.22MPa 峰负压）加微泡下作用 30s。荧光显微镜显示 4.4kDa 和 70kDa 葡聚糖在胞质均匀分布，而 155kDa 和 500kDa 葡聚糖在超声靶向微泡破坏作用后，主要分布在囊泡中。在抑制 ATP 作用后，4.4kDa 葡聚糖的细胞内摄取减少，500kDa 葡聚糖的摄取被完全抑制。分别抑制网格蛋白和小凹蛋白介导的细胞内吞作用，以及大包饮作用后，显著减少了 4.4 ～ 500kDa 葡聚糖的细胞内递送。实验结果显示除了暂时的细胞穿孔作用外，细胞内吞作用是超声靶向微泡破坏的一个作用机制，同时内吞作用的发挥有赖于分子质量的大小。

De Cock 等的研究显示声压影响了超声辅助药物递送时的摄取机制。利用实时显微成像，可以观察到不同声压下微泡 - 细胞的相互作用。通过仅改变声压，可以实现内吞介导的细胞摄取和通过声孔的细胞质运输。一方面，在低声压下，主要通过细胞内吞增加药物摄取。实时成像显示，在这些声压下，细胞膜发生轻微的变形，前期文献显示膜变形与细胞内吞上调有关。另一方面，在高声压下，则主要是通过形成细胞膜孔，从而增加药物摄取。声辐射力快速推动微泡与细胞产生碰撞，生成声孔。

2. 超声化学作用 微泡振动通过产生自由基，从而形成化学应激。Juffermans 等研究表明自由基在增加心肌细胞膜对钙离子的通透性中发挥了重要作用。文章通过测量过氧化氢的生成和钙离子内流，详细研究了在低功率超声联合微泡振动，细胞膜短暂声穿孔中，过氧化氢发挥了重要作用。与对照组相比较，超声联合微泡，在超声机械指数（MI）为 0.1 时，增加了 50% 的细胞内过氧化氢含量，MI 为 0.5 时，过氧化氢含量增加了 110%。而在加入过氧化氢酶，清除超声联合微泡所产生的自由基后，当 MI 为 0.1 时，钙离子内流被完全阻断；MI 为 0.5 时，钙离子内流减少了近一半。剪切力和声流的作用可能生成超氧化物和过氧化氢。

（四）超声微泡介导药物 / 基因递送的临床实验进展

在前列腺癌患者中，利用商业设备，使用临床设定，在患者体内产生声孔效应。患者利用商业化超声探头扫描持续 31.5min，在标准的吉西他滨化疗后。声诺维造影剂通过静脉注射，产生声孔效应。在 2/5 治疗的患者中，最大肿瘤直径与原体积相比较，暂时缩小至（80±5）%，长期缩小至（70±5）%。与单纯化疗比较，超声联合微泡和化疗可以增加治疗周期，延长前列腺癌患者的生存质量。

（郑海荣　严　飞　李　飞　邓志婷　刘　鸿）

第二节　超声靶向微泡破坏技术在心血管疾病治疗中的应用

心血管疾病是威胁人类健康和生命的常见疾病，虽然经皮冠状动脉成形术和冠状动脉旁路移植术挽救了许多患者的生命，但对部分严重患者的疗效有限。近年来，随着基因重组技术的发展，基因治疗心血管疾病已成为研究的热点及方向，但外源基因导入人体组织细胞的安全性和有效性尚难以令人满意，也成为基因治疗应用于临床的主要障碍。超声靶向微泡破坏（ultrasound-targeted microbubble destruction，UTMD）产生的机械效应和空化效应可使细胞膜通透性增加，并使直径≤ 7μm 的微血管破裂，内皮细胞间隙增宽，靶基因可通过破裂的微血管和内皮细胞间隙到达组织细胞内，同时微泡破裂产生的冲击波、射流作为一种驱动力量，可促使从微泡上释放出来的基因进入靶细胞。UTMD 具有安全无创、低免疫原性、可反复应用及器官特异性和超声可到达靶器官的广泛适用性等诸多优势，因此 UTMD 的出现为目前处于困境中的基因治疗带来了新的曙光。超声介导药物靶向递送系统是利用超声使携载药物的超声造影剂有目的地聚集于靶组织 / 器官并在局部释放药物，使药物在靶部位浓集并产生治疗作用。该递送系统具有无创、操作简便和高效等优点，在心血管疾病治疗中具有重要的应用价值。载基因或药物的超声造影剂具有成像和靶向治疗的双重功能，借助其对靶组织 / 器官进行分子成像，并在超声辐照作用下破坏造影剂释放基因或药物，从而达到诊疗一体化的目的，具有广阔的应用前景。

一、UTMD 介导基因或药物治疗心血管疾病的方法学研究

（一）递送途径

UTMD 介导基因或药物治疗心血管疾病的常用递送途径包括经静脉注射、经心腔注射、心肌内注射、经冠状动脉内注射、经导管内注射等（图 7-2-1）。

（1）经静脉注射途径是最简单、方便的方法，但基因或药物需要穿过毛细血管壁、组织间隙和细胞膜才能进入细胞内发挥作用，往往需要联合其他递送载体才能提高治疗效果。众所周知，脱氧核糖核酸（DNA）注射入血流后很快被血清 DNA 酶降解及肝脏清道夫受体排除，甚至质粒 DNA 经静脉注射后，超声辐照都不会产生可检测到的转基因表达。研究表明质粒 DNA 结合进造

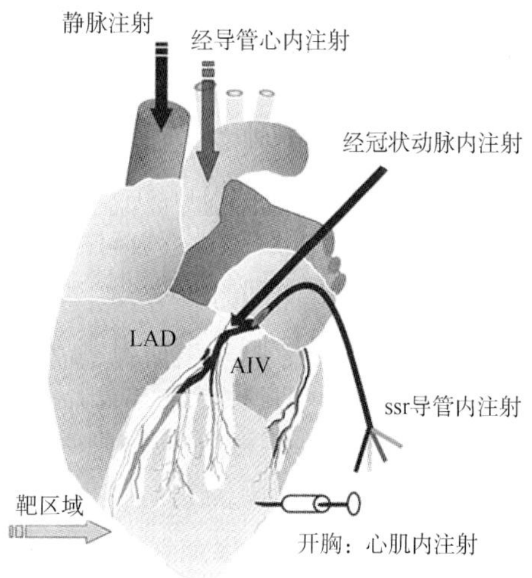

图 7-2-1　心血管疾病基因治疗的递送途径

影剂壳内不会因暴露于人体血流而显著降解，因此如果将 DNA 黏附于造影剂或将 DNA 整合进造影剂壳内，可避免其被血清 DNA 酶降解。Deng Q 等采用经静脉注射途径成功实现 UTMD 介导 Ang-1 基因转染到兔梗死心肌，提高治疗性血管新生的效率。Li X 等采用机械振荡法和整合法制备的载 HGF 基因脂质超声微泡造影剂经大鼠股静脉注射，结果显示，UTMD+HGF 组大鼠心肌内可见有增强型绿色荧光蛋白标记的 HGF 基因表达，微血管密度增高等，达到血管新生效应，可能为心肌梗死的基因治疗提供一种新策略。

(2) 经心腔内注射是一种可行的方法，可避免基因或药物经外周静脉进入右心和肺循环，直接进入冠脉微循环。有学者比较了经静脉注射和经心腔内注射两种方式在小鼠心肌转染的差别，左心室心腔内注射的心肌转染效果优于经静脉注射，由于左心室心腔内注射使载基因超声造影剂在进入左心室前的降解和代谢减少，因此能有效减少使用剂量，另外心腔内注射可在超声引导下完成，保证载基因超声造影剂完全进入循环系统。

(3) 心肌内注射是比较有优势的基因或药物递送方式，载基因或药物超声造影剂直接注射在心肌组织中，有助于缩短基因或药物进入细胞内的距离，可通过组织间隙自由扩散在细胞周围，UTMD 处理后产生的声孔效应，有助于基因或药物直接进入细胞内。此外，在超声引导下将载基因或药物超声造影剂直接注射于活体动物心肌内，直接递送至心肌细胞周围，减少基因或药物在血液的循环过程，显著提高局部的载基因或药物超声造影剂浓度，有效节约使用剂量，对提高 UTMD 的治疗效果有帮助。赵志敬等采用经心内膜心肌内直接注射血管内皮生长因子基因治疗猪心肌缺血模型后，远期可增加缺血心肌部位的血管新生，促进局部心肌细胞结构的恢复，从而改善心功能。

(4) 经冠状动脉或导管内注射载基因或药物超声造影剂虽然可获得较高的局部浓度和增加基因或药物的递送范围，但该途径创伤性较大，应用受到限制。

（二）影响因素

UTMD 介导基因或药物治疗心血管疾病的影响因素很多，除超声参数外，造影剂外壳和核心气体成分、造影剂的大小和浓度、基因或药物分子质量、载体种类等因素均有可能影响治疗效果，而超声参数是基因或药物递送效率的重要条件，根据不同的超声设备和超声造影剂优化出 UTMD 介导基因或药物递送中的各种参数才有可能提高基因或药物递送效率以应用于临床治疗。

1. 超声参数 UTMD 介导基因或药物治疗心血管疾病追求的目标是获得最佳治疗效果的同时不引起明显细胞死亡和基因或药物损伤。超声参数的优化依赖于总辐照能量，即超声强度 × 占空比 × 辐照时间。超声辐照与否及声压的大小可影响微血管的破坏程度和基因或药物递送的效率，1 ～ 2 W/cm^2 的超声辐照足以增强基因或药物的递送。辐照时间对基因或药物递送的影响非常明显，在一定程度上随着辐照时间延长，基因或药物递送增加。利用 UTMD 介导基因或药物治疗时应注意控制超声频率及辐照时间，体外实验中 60s 的辐照时间能明显增加基因或药物递送效率而细胞损伤较小。超声造影剂被超声破坏的数量随辐照时间的延长而增加，在造影剂数量充足的条件下，延长辐照时间可以破坏更多的造影剂，增加细胞的空化效应，但在造影剂已被完全破坏后，延长辐照时间，对细胞的影响作用有限。在相同的辐照时间下，采用不同的组合方式也可以提高基因或药物递送效果，间隔多次辐照的递送效果优于单次辐照的递送效果，单次辐照在早期可以击破大量的超声造影剂，空化效应显著，甚至导致细胞死亡，而继续辐照产生的空化效应显然明显减弱；间隔多次辐照则可以在每次辐照间歇时补充新的超声造影剂，使空化效应在时间上的分布较均匀，有助于提高基因或药物的递送效率。

2. 超声造影剂因素 超声造影剂是降低超声空化阈值的重要因素，造影剂在超声作用下可产生多种反应，低 MI 条件下破坏不明显，可用于对比显像，协助临床诊断；而在高 MI 条件下则发生破坏，对周围组织产生诸多影响，如空化效应等，因而可作为靶向递送基因或药物的载体，具有治疗作用。超声造影剂的存在对 UTMD 介导基因或药物递送是至关重要的，但造影剂本身不具有促进基因或药物递送的能力，基因或药物递送取决于造影剂对超声的反应。不同的超声造影剂促进基因或药物递送的效果存在差异，其原因可能与造影剂外壳成分对超声辐照的振荡反应不同。有学者研究了不同超声造影剂联合超声辐照的基因转染效果，结果显示 Optison 转染效果最佳，SonoVue 或 Albunex 次之，Levovist 最差。从造影剂结构而言，白蛋白制成的微泡可能更易破裂，而 Optison 的转染效果出色，可能与 C_3F_8 的弥散度低、Optison 体内存留的时间较长有关。超声造影剂内核的气体种类也会影响到基因或药物的递送效果，氟碳气体型造影剂递送基因或药物效果优于空气型造影剂。超声造影剂是否容易破裂还与其大小直接相关，造影剂直径越大，造影剂膨胀率就越小，造影剂破裂所需的声压阈值越大。要获得较为理想的 UTMD 介导基因或药物递送效果，必须给予足够量的超声造影剂，不同浓度的超声造影剂对基因或药物的递送效果存在明显差异，采用低浓度造影剂，基因或药物递送量非常少，而使用高浓度造影剂则可获得较高的基因或药物的递送量。因此，空化效应是多种参数相互作用的共同结果。

3. 基因或药物分子质量 UTMD 介导小分子质量的基因或药物更容易通过细胞膜进入细胞内，穿膜时间短，聚集的量多；UTMD 介导大分子质量的基因或药物主要通过细胞吞噬作用进入细胞内，作用时间长，进入的基因或药物少。由于超声辐照导致细胞出现可逆性小孔的时间较短，基因或药物进入细胞的时间有限，增加基因或药物剂量有助于更多的基因或药物进入细胞内，提高基因或药物递送效果。使用超声造影剂包裹基因或药物的目的是希望提高基因或药物靶向递送的绝对量，以达到更好的治疗效果。

4. 仪器 市售超声仪可实时监测超声造影剂在组织中的灌注情况，但由于以下几方面原因，其进一步研究和应用受到限制：①市售超声仪所发射的超声为高频超声，虽然具备较好的组织分辨力，但其爆破微泡增强空化效应的能力较低；②市售超声仪所发射的声波为连续波，对微泡对靶组织的再灌注具有一定影响；③各型超声造影剂不同，其空化需调节超声辐照强度，市售超声仪难以实现；④市售超声仪缺乏靶向定位系统，无法实现携药物 / 基因的超声造影剂在病变组织中的靶向控释。

为克服市售超声仪的上述缺陷，实现靶向超声分子显像、治疗与监控，重庆医科大学超声影像学研究所先后研制出用于控释载药物 / 基因超声造影剂的“UGT 型低频低强度超声基因转染仪”及低功率聚焦超声分子显像与治疗系统（LIFU）”，为靶组织显像、治疗与监控研究提供了一种新方法、新设备。

5. 安全性研究 在超声与生物组织和细胞相互作用的过程中，机体组织的功能或结构产生一系列生物学效应，主要包括热效应、机械效应、空化效应和理化效应等，这些效应在人体组织和细胞中累积后还会产生一系列的后续反应。由于心肌细胞不可再生，坏死后不可替代，因此采用 UTMD 介导基因或药物治疗心血管疾病时更应该注重其安全性。不同的超声辐照剂量会对心肌组织产生不同的影响，钟世根等用不同强度超声破坏超声造影剂，观察对犬心肌组织的生物学效应，结果显示超声辐照条件为 1.0 ～ 2.0W/cm^2、1MHz、5min 时，能对心肌组织产生轻度出血并伴随一定程度的炎性细胞浸润。微血管的破裂、出血不是基因或药物穿透血管壁的重要因素，血管内皮细胞通透性增加、血管内皮细胞间隙增大、血管壁通透性增加、血管内皮细胞功能和（或）吞噬作用的增强及其他未知的基因或药物摄取机制可能是基因穿透血管壁的主要原因。UTMD 介导基因或药物治疗心血管疾病以增加细胞和血管壁通透性为目的，减少微血管破裂和出血可以增加其应用的安全性。

二、UTMD 介导基因或药物治疗心血管疾病的研究进展

UTMD 介导基因或药物治疗在心血管疾病方面取得较大的成果，能够实现基因或药物在心肌组织的靶向控释，是一种安全、简便和高效的靶向性基因或药物递送方式，其应用主要包括治疗性血管新生、心力衰竭、动脉粥样硬化、血栓、血管成形术后再狭窄和各类心脏疾病等，本节就 UTMD 介导基因或药物治疗心血管疾病的研究进展进行介绍。

（一）治疗性血管新生

1. 概述 血管新生（angiogenesis）是在原来存在的血管结构上长出新血管的生物学过程，是由于细胞 - 细胞、细胞 - 基质及细胞 - 细胞因子相互作用的结果。血管新生存在于机体的生理病理过程中，是一个极其复杂的过程，主要包括血管生成、血管发生和动脉生成 3 种方式。①血管生成：是指由已存在的毛细血管通过出芽或内填方式形成新的毛细血管的过程，包括内皮细胞的分裂、有选择的血管基膜和周围细胞外基质的降解、内皮细胞迁移，最后导致新的毛细血管从已存在的血管床上生长出来。②血管发生：是指内皮祖细胞（EPC）或血管干细胞迁移、聚集、分化，在原位形成原始毛细血管网的过程。血管发生是胚胎发育期新生血管形成的主要方式，近年研究证明，来源于骨髓的 EPC 可以存在于成年机体的外周血中，并与出生后的生理性及病理性血管新生相联系。③动脉生成：是指通过已存在的成熟侧支或成熟血管的重新生成，形成拥有发育完全的血管中层新动脉的生长过程。

血管新生过程高度受控，其调控包括促血管新生和抗血管新生两方面，主要的促血管新生因子包括：血管内皮生长因子（VEGF）、成纤维细胞生长因子（FGF）、肝细胞生长因子（HGF）、转化生长因子β（TGF-β）、血管生成素（Ang）、血小板衍化生长因子（PDGF）、一氧化氮（NO）等。主要的血管新生抑制因子包括：血小板因子 4（PF-4）、血管生长抑制素、内皮细胞生长抑制素、血管内皮生长抑制因子（VEGI）等。血管新生几乎总是与促生长因子的产生、释放联系在一起，提示其在血管新生过程中具有重要作用。在正常情况下，体内这两种调节因子处于平衡状态，一旦这种平衡被打破，促血管生成的调节因子占优

势时，就将启动血管新生的过程。

治疗性血管新生的概念首先由 Hoekel 等于 1993 年提出。血管新生基因治疗有助于改善缺血组织的血流灌注状况，是一种极有潜力的治疗缺血性心血管疾病的方法。血管新生基因疗法是将编码促血管生长因子基因导入缺血组织，使其长期而稳定地表达生长因子，从而刺激新生血管生长，改善血流灌注，最终达到增强缺血组织的自我修复能力，较单纯使用短期生物活性的生长因子制剂更有应用前景。目前，基于基因、药物和干细胞的治疗性血管新生疗法已经成为缺血性心血管疾病的研究热点。

2. 缺血性心脏病的血管新生治疗　缺血性心脏病的治疗主要包括药物、介入、外科手术等方法，传统的药物治疗效果有限，经皮腔内冠状动脉成形术（PTCA）、冠状动脉内支架植入术（ICS）、冠状动脉旁路移植（CAB）等新技术的应用，明显降低了患者的病死率，提高了患者的生活质量。但仍有部分冠心病患者因多支弥漫性血管病变，不能进行冠状动脉介入治疗，又不适合行外科冠状动脉搭桥术（CABG），即使治疗，术后仍有血管再狭窄的可能，因此探索新的治疗方法和途径在临床上显得尤为重要。治疗性血管新生又称“分子搭桥术”或“生物搭桥术”，是指采取一定的措施促进缺血区血管新生以达到治疗的目的，通过促进缺血局部新生血管的生成、形成和开放新的侧支循环通路，完成心肌缺血区域血管的自我搭桥，从而减缓心肌缺血，这对临床上缺血性心脏病的治疗有重要意义。近年来，基因治疗已成为缺血性心脏病治疗的新策略，血管新生作为一种新的治疗措施将增加缺血心肌的血流灌注，成为缺血性心脏病治疗研究的热点及方向。

（1）血管生长因子基因：血管生长因子（VEGF）是内皮细胞的特异性有丝分裂原，因能增加血管通透性，又被称为血管渗透因子，是一种内皮细胞特异性细胞因子，对血管内皮细胞的生长起刺激和趋化作用，促进内皮细胞迁移和形成管腔、促进血管新生。VEGF 是一种通过二硫键将 2 个相同的多肽链连接而成的与肝素结合的二聚体糖蛋白，分子质量为 34 ～ 45kDa。人的 VEGF 基因位于染色体的 6p21.3，全长 28kb，编码 VEGF 的基因长约 l4kb，由 8 个外显子和 7 个内含子组成。VEGF 蛋白是由同一种 mRNA 以不同剪切方式形成的系列产物。目前发现人的 VEGF 有 6 种单体形式：VEGF121、VEGF145、VEGF165、VEGF183、VEGF189 及 VEGF206。VEGF 主要由内皮细胞、单核 / 巨噬细胞、成纤维细胞产生，大多数细胞优先产生 VEGF121、VEGF165 和 VEGF189，其中 VEGF165 是发挥生物学效应的主要成分。

VEGF 的生物学效应均是通过其特异性受体 VEGFR 的介导来实现的，按其功能和结构不同将 VEGFR 分为 fms- 样酪氨酸激酶 1（VEGFR-1/Flt-1）、激酶插入区受体（VEGFR-2/Flk-1/KDR）、fms- 样酪氨酸激酶 4（VEGFR-3/Flt-4）及一些低分子质量 VEGFR（neuropilin-1）。Flt-1 和 KDR 是 2 种经典的高亲和力受体，主要分布于血管内皮细胞，它们均具有酪氨酸激酶活性，是糖基化的跨膜受体，直接参与 VEGF 进入细胞内的信号传递。Flt-1 与 VEGF 的结合力较 KDR 高，Flt-1 与 VEGF 结合后能促使血管内皮细胞形成和调节血管渗透性，KDR 与 VEGF 结合后则能促进血管内皮细胞的增生及成熟。neuropilin-1 作为 VEGFR-2 的协同受体可提高 VEGF 的结合与生物活性。局部组织缺血、缺氧是促进 VEGF 分泌及其受体表达的主要因素。正常心脏中 VEGF 的表达很少，而在缺血心肌细胞中 VEGF 的表达则明显增加。研究发现，缺氧 2h 后，原代培养的大鼠心肌细胞 VEGF mRNA 水平可升高 5.9 倍，

VEGF 蛋白水平也显著增高；用间歇冠状动脉堵塞的方法造成猪的心肌缺血，缺血区心肌 VEGF mRNA 的表达水平可达非缺血区的 3 ～ 5 倍。体外和体内实验的结果表明，VEGF 可能介导了心肌缺血时的新生血管形成。不过这种内源性的 VEGF 升高为时短暂，不足以建立充分的侧支循环，无法满足缺血心肌的供血，单纯依靠梗死心肌自身再生新的血管以适应缺血变化的过程非常缓慢，一般情况下只能部分代偿冠状动脉阻塞引起的心肌缺血。VEGF 是具有高度特异性的促血管内皮细胞有丝分裂原，是心血管疾病基因治疗的首选基因。

李雪霖等进行了超声破坏微泡造影剂促进心肌梗死大鼠缺血心肌血管新生的研究，建立大鼠心肌梗死模型，经尾静脉注射微泡 1.0ml，以 300kHz、2.0W/cm^2 超声间歇辐照心肌中的微泡 2min，进行 3 次处理，每 2 天处理一次，4 周后取材，免疫组化显示心肌组织中见大量 VEGF 和 CD34 表达，新生血管较多，ELISA 显示 VEGF 的表达量最高，Western Blot 显示较强的 21kDa 左右大小的蛋白质条带，结果表明超声破坏微泡可刺激心肌内源性 VEGF 的分泌，促进缺血心肌血管新生（图 7-2-2、图 7-2-3）。

Korpanty 等将携有 VEGF165 质粒的微泡造影剂经静脉输入到大鼠体内并联合超声辐照，同样结果发现，超声破坏微泡造影剂组的心肌毛细血管及微动脉密度显著增加。周忠江等用心肌梗死的大鼠经尾静脉注射 VEGF165 脂质体微泡加超声辐照，RT-PCR 检测发现实验组人源 VEGF165 表达，且表达量是未使用超声辐照的 2 倍。Western Blot 分析，VEGF 蛋白表达量与对照组相比明显增高，是正常组、心梗加超声辐照、心梗加心内注射空载质粒 pcDNA3.1 的 4 ～ 5 倍。凌智瑜等进行了超声微泡造影剂介导 VEGF 基因治疗大鼠缺血心肌的实验研究，建立大鼠急性心肌梗死模型，经尾静脉输入含 pcD2VEGF121 基因的造影剂 1ml（含 pcD2VEGF121 基因 1mg），用二维超声监控心肌显影，并用超声在鼠胸壁照射至造影剂显影消失，使用仪器为 HP-5500，S4 探头，启用二次谐波模式使发射频率和接收频率分别为 1.8MHz 和 3.6MHz，将机械指数调至最大，聚焦深度为 4cm，采用心电触发，每 6 ～ 8 个心动周期触发 1 次，结果显示采用 UTMD 介导的 VEGF 基因转染，能明显增强大鼠心肌组织 VEGF 蛋白的表达，并可促进缺血心肌组织血管新生。

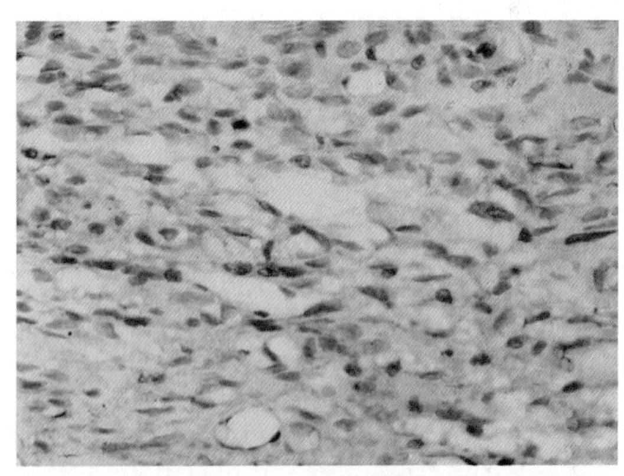

图 7-2-2 免疫组化显示经超声破坏微泡行基因转染的大鼠心肌组织 VEGF 蛋白表达较多

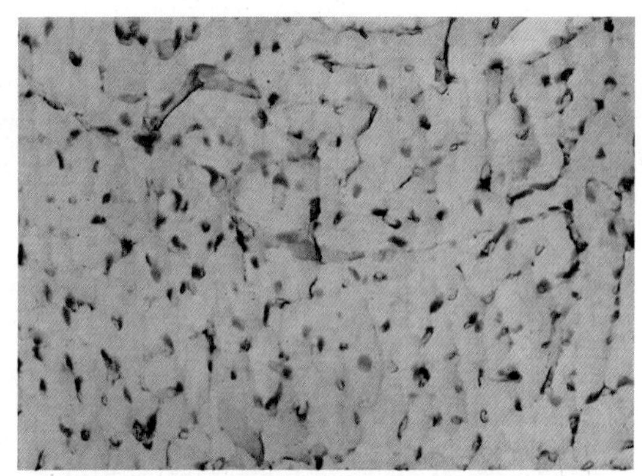

图 7-2-3 免疫组化显示经超声破坏微泡行基因转染的大鼠心肌组织有较多的新生血管

(2) 成纤维细胞生长因子基因：成纤维细胞生长因子（FGF）又称肝素亲和生长因子，是一组对中胚层来源和神经外胚层来源的细胞产生强烈促增殖和促分化作用的多肽类细胞生长调节因子。FGF 家族至少包括 23 个因子或癌基因的产物，家族成员含 150 ～ 250 个氨基酸，大多数都能以高亲和力与肝素或肝素样分子结合，它们在一级的氨基酸序列上有一定的同源性及类似的生物学功能。研究表明，FGF 对内皮细胞、成纤维细胞、平滑肌细胞具有促 DNA 合成和促细胞分裂的作用，还可以延缓培养细胞系的衰老。FGF 促血管新生主要的作用在于促进血管内皮细胞增殖，促进对基膜有降解作用的蛋白酶的释放，血管内皮细胞形成管腔。FGF 可与细胞表面或细胞外基质中的硫酸类肝素氨基葡聚糖相结合，形成储存 FGF 的生物库。

酸性 FGF（aFGF ／ FGF-1）与碱性 FGF（bFGF/ FGF-2）是 FGF 家族中研究最多的 2 个成员，aFGF 与 bFGF 均为不含糖、分子质量为 16kDa 的肽类，约有 56% 相同氨基酸排列顺序，两者功能相似，但有研究表明 bFGF 的生物学活性比 aFGF 的约大 10 倍。它们作用于相同受体，FGF 效应细胞的表面有其受体，受体活化后，通过蛋白激酶的活化、酪氨酸酶磷酸化等过程，使细胞核内 DNA 合成增加。FGF 受体（FGFR）属于酪氨酸激酶受体家族中的一类，介导 FGF 信号传入细胞中。目前已确定有 4 种独立基因编码的 FGFRs。它们都为单链的糖蛋白分子，由细胞外区、跨膜区和细胞内区组成。具有活性的 bFGF 可以选择性地与一种带有疏水信号的载体蛋白肝素硫酸盐蛋白多糖发生可逆性结合，这种载体蛋白能将 bFGF 从胞外储蓄区转运到 FGFR 上，并防止 bFGF 在这一过程中被降解或失活。

在心肌缺血的模型中，aFGF 和 bFGF 的浓度上升，特异性受体上调，从而促进了血管新生和侧支循环的建立。盛娓娓等进行了超声微泡介导 FGF 基因转染鼠缺血心肌的实验研究，通过结扎冠状动脉前降支制作大鼠急性心肌梗死模型，采用心肌内注射途径，注射携 FGF 基因的微泡后进行超声辐照，4 周后观察基因表达和促血管新生效应，结果显示超声辐照携 FGF 基因的微泡组心肌内荧光强度和 bFGF mRNA 表达水平显著提高，且血管新生更明显，表明超声辐照携 FGF 基因微泡可明显提高 bFGF 基因在鼠活体心肌的表达，促进血管新生。

（3）血管生成素基因：血管生成素（Ang）最早是从人结肠癌细胞中分离得到的，主要参与血管的成熟、稳定，使血管保持最佳弹性状态。该蛋白质家族有 Ang-1 ～ Ang-4 4 个成员，其中对 Ang-1、Ang-2 的研究较多，它们特异性地作用于内皮细胞，具有很强的促血管生成活性。Ang 的结构相同，是由 N 端疏水性分泌信号肽、介导 Ang 多聚化作用的 α- 螺旋样结构域和 C- 端介导配体活性的纤维蛋白原样结构域（FD）3 个结构域组成的糖蛋白。Ang-1 基因位于染色体 8q22，分子质量为 70kDa，由 498 个氨基酸组成，通常于多种组织内血管平滑肌细胞或其他血管周围细胞表达；Ang-2 基因位于染色体 8p21，由 496 个氨基酸组成，与 Ang-1 有 60% 的同源性，主要由内皮细胞表达。

Tie 为 Ang 内皮特异性酪氨酸激酶受体，Tie-1 和 Tie-2 是其主要成员。Tie-2 又称 TEK，由 8 个功能区的细胞外结构域和 1 个酪氨酸激酶结构域的胞内部分组成。目前已知的血管生成素都结合在受体 Tie-2 上，Tie-2 的细胞内结构域可结合多种蛋白分子行使其功能。Tie-1 不具备酪氨酸激酶功能，尚未发现其相应的配体，只能与 Tie-2 形成异源复合体调节 Tie-2 的信号传导通路。Ang-1 激活 Tie-2 对血管的生成、血管内皮细胞的稳定和血管的重塑起重要作用。研究发现在内源性 VEGF 存在的情况下，Ang-2 能够增加毛细血管的直径，促进基膜重构及内皮细胞的增殖、迁移，刺激新血管的发芽。Ang-2 同 Ang-1 一样，通过 Tie-2 自磷酸化作用，能够诱导内皮细胞毛细管样管腔形成。

王潇等进行了 SonoVue 微泡介导转染 Ang-1 基因治疗急性心肌梗死的实验研究，采用结扎冠状动脉左回旋支制成兔急性心肌梗死模型，经耳缘静脉注射携带 Ang-1 基因的微泡后行超声辐照，结果显示转染后 2 周常规超声心动图示左心室射血分数显著提高，心功能改善，心肌声学造影可见术后充盈缺损处出现片状造影剂回声，RT-PCR 可检测出 Ang-1mRNA 表达，表明超声微泡可介导 Ang-1 基因成功转染至缺血心肌，改善缺血心肌微循环及心功能，对急性心肌梗死具有治疗作用。Deng Q 等进行了携抗 ICAM-1 靶向微泡定向转染 Ang-1 基因治疗急性心肌梗死的实验研究，制备兔急性心肌梗死模型，经耳缘静脉注射携抗 ICAM-1 靶向载 Ang-1 基因微泡后超声辐照，结果显示基因转染 2 周后左室射血分数较转染前显著提高，RT-PCR 及 Western Blot 均可检测出目的基因及蛋白表达，心肌组织Ⅷ因子染色后高倍镜下可见大量新生毛细血管，表明携抗 ICAM-1 的靶向微泡可定向转染 Ang-1 基因至心肌细胞，其转染效率与目前认为最高效的心肌内注射基因的转染效率近似，可作为新型靶向载体定向转染血管新生基因。

(4) 肝细胞生长因子基因：肝细胞生长因子（HGF）又称扩散因子，是一种具有多功能的间质源性细胞因子，是由重链（α-chain）和轻链（β-chain）通过二硫键构成的异二聚体，基因约 70kb。HGF 虽然最初被认为是一种特异的促肝细胞生长因子，但随后发现它具有多种生物学作用，包括促有丝分裂、细胞移动、形态学发生和血管形成、抗细胞凋亡、抗纤维化等。HGF 受体是 c-Met 原癌基因编码的产物，由 2 个以二硫键相连的亚单位和 1 个激酶区组成，其中 α- 链位于细胞外，相对分子质量为 50 000；β- 链是一个跨膜的亚单位，相对分子质量为 145 000。HGF 作为没有生物活性的前体物质需要蛋白水解后才能发挥生物学效应。当 HGF 通过肝素糖蛋白定位细胞膜与 c-Met 受体结合后，激活受体的酪氨酸激酶区。酪氨酸残基的磷酸化募集了细胞内的信号分子，信号分子相互偶联形成多个复合体，不同的复合体与 c-Met 受体不同的位点结合，诱导相应的生物学效应，其中 Gab-1 是最重要的信号分子。

近年研究发现，HGF 也是一种特异的促内皮细胞生长因子，具有很强的促血管内皮细胞有丝分裂、抑制细胞凋亡与组织重构的作用，是一种抗损伤修复因子，对心血管细胞具有一定的保护作用。在缺血损伤的心肌中，HGF 系统具有保护和促进损伤血管内皮的修复、促新生血管形成及加速缺血区侧支循环建立的作用。李兴升等进行了超声微泡介导 HGF 基因治疗大鼠心肌梗死的实验研究，制备大鼠心肌梗死模型，经股静脉插管注入载 HGF 基因微泡后行超声辐照，荧光显微镜结果显示超声辐照载基因微泡组大鼠心肌中有大量的绿色荧光蛋白的表达，且心室前壁的表达高于后壁；IHC 结果显示 CD34 定位于血管内皮细胞胞膜和胞质，显示为棕黄色或棕褐色颗粒，新生的微血管被染成棕黄色，显微镜下计数每高倍镜视野下的微血管密度（MVD），结果表明超声辐照载基因微泡组心肌中 MVD 最高；Western Blot 检测结果显示超声辐照载基因微泡组中可见一 69kDa 大小的蛋白条带表达；ELISA 结果显示 HGF 在超声辐照载基因微泡组心肌中表达最高，表明超声靶向微泡破坏可介导 HGF 基因在缺血心肌内的高效转染并促进血管新生，为心肌梗死的基因治疗提供了一个新途径（图 7-2-4、图 7-2-5）。为减少血液中 DNA 酶及肝清道夫受体对 HGF 基因的降解清除，Yuan QY 等直接向犬心内注射 HGF 质粒和微泡造影剂，并联合超声辐照，结果表明此方法能有效促进基因表达及血管新生。

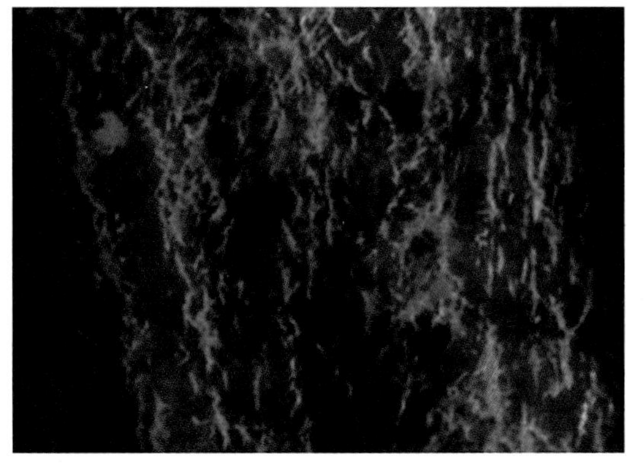

图 7-2-4　超声辐照载 HGF 基因微泡组 EGFP 在心肌前壁中的表达（×400）

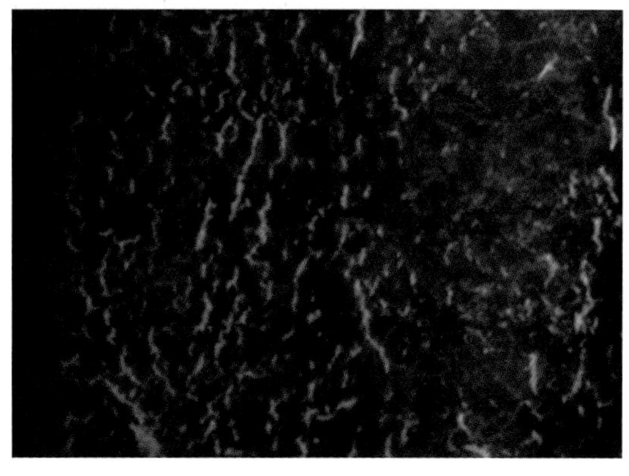

图 7-2-5　超声辐照载 HGF 基因微泡组 EGFP 在心肌后壁中的表达（×400）

任建丽等进行了超声微泡和穿膜肽协同作用促进 HGF 基因转染的实验研究，人脐静脉内皮细胞（HUVEC）和 40 只心肌梗死模型 SD 大鼠作为实验对象，随机分为 5 组：①空白对照组（C）；②超声＋空白微泡组（US+MB）；③超声＋载穿膜肽微泡组（US+MBTAT）；④超声＋载基因微泡组（US+MBHGF）；⑤超声＋载基因及穿膜肽微泡组（US+MBHGF+TAT）。体外实验，US+MBHGF+TAT 组的绿色荧光强度及转染率均高于其他各组，并对细胞活性无明显影响。体内实验，US+MBHGF+TAT 组的绿色荧光强度高于其他各组，Ⅰ型、Ⅲ型胶原明显少于其他各组，HGF mRNA 及 HGF 蛋白的表达均高于各组，IHC 结果显示新生的微血管被染成棕黄色，US+MBHGF+TAT 组的 MVD 最高，与其他各组比较差异均有统计学意义，结果表明超声微泡联合穿膜肽可能为缺血性心脏病的基因治疗提供一种安全、有效的基因转染途径（图 7-2-6、图 7-2-7）。

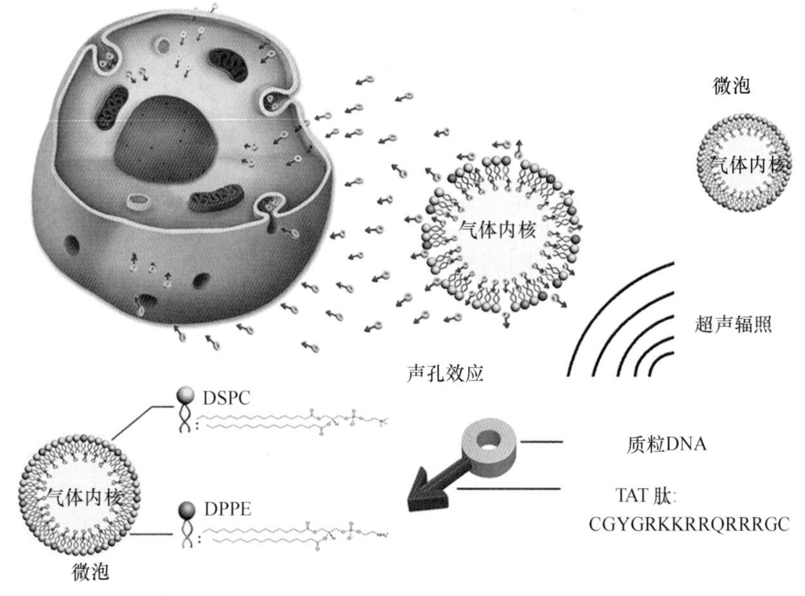

图 7-2-6　超声靶向破坏载基因及穿膜肽微泡促基因转染示意图

图 7-2-7　US+MBHGF+TAT 组中 pIRES2- EG-FP-HGF 在大鼠心肌中的表达（×400）

（5）缺氧诱导因子基因：缺氧诱导因子1（HIF-1）是最先由 Semenza 于 1992 年在缺氧诱导的细胞核抽提物中发现的一种 DNA 结合蛋白。它广泛存在于哺乳动物和人体细胞内，根据亚单位结构与分布不同，其可分为 3 个亚型，分别为 HIF-1、HIF-2、HIF-3。当前对 HIF-1 的研究最为广泛。通过纯化证实 HIF-1 由是 120 000 的 α 亚单位和 91 ～ 94 000 的 β 亚单位组成的异二聚体核转录因子，属于 bHLH-PAS 家族成员，其中 β 亚基为芳香烃受体核转录因子，为 HIF-1 的组成性表达，而在不同状态下，α 亚基的表达存在显著性差异，因此在功能调控方面起主要作用，决定 HIF-1 的活性。人类 HIF-1a 基因位于 14 号染色体，编码 826 个氨基酸。该分子的 N 端方向依次排列着碱性区域。HIF-1α 分子的羟基端存在 2 个相对独立的反式激活结构域（transaction domain，TAD），即 TAD-N（氨基酸 531 ～ 575）和 TAD-C（氨基酸 786 ～ 826），它们通过肿瘤缺氧反应激活特定基因，从而发挥作用。TAD 间的序列（氨基酸 576 ～ 785）具有抑制 HIF-1α 在常氧条件下的反式激活作用，称为抑制结构域。在 HIF-1α 分子中部存在氧依赖降解结构域，含有 203 个氨基酸，因含有 PEST 序列，而与胞内蛋白质快速降解密切相关。经研究证实某些缺氧相关特殊基因的激活是由 HIF-1α 或 HIF-2α、HIF-3α 所致，这些亚型在结构及生物学特性上都很相似。

HIF-1 基因对于协调供氧和细胞能量代谢、细胞凋亡和增殖及血管生成等方面均有重要作用。HIF-1 的大量活化和表达能够通过各种渠道来发挥作用，包括提高糖的摄取，增加血红细胞的生成，并形成新的血管。有研究表明，活化的 HIF-1 通过与相应转录因子结合，形成起始复合物，进而启动靶基因的转录引起上述效应。HIF-1 的靶基因分布比较广，包括 VEGF 及其受体 Fit-1、Fik-1、EPO、葡萄糖转运蛋白 1、葡萄糖转运蛋白 4、血红素加氧酶 1、热休克蛋白 70、诱导型一氧化氮合酶等。

在常氧状态下，HIF-1α 被羟基化而快速降解，当组织器官出现缺血缺氧表现时，HIF-1α 由于降解受阻而显著增加，HIF-1α 蛋白转移至核，同 HIF-1β 结合成二聚体复合物 HIF-1，参与一系列低氧反应基因的转录调节，可见细胞内普遍出现 HIF-1 的聚集，一方面加强糖酵解反应，为细胞提供能量；另一方面促进血管生成和红细胞携带氧的能力，从而改善细胞的物质代谢。Lee 等研究急性心肌缺血患者的标本发现 HIF-1mRNA 表达先于 VEGF，且在正常的心室标本中未见 HIF-1 和 VEGF mRNA 的表达。VEGF 表达增加能促进缺血心肌新生血管形成，提高缺氧组织血流灌注和组织氧合能力，使机体对心肌缺血、缺氧产生代偿性适应。Vincent 等用腺病毒介导的 HIF-l/VPl6 基因直接注射到猪的缺血心肌内，4 周后冠状动脉血管造影定量估计侧支循环形成情况，研究结果显示治疗组的缺血面积显著减少，同时缺血边界心肌充盈增加，左心室射血分数显著提高，可见 HIF-l 是治疗缺血性疾病的一种候选基因。

李巧等进行了超声微泡联合 Ad-EGFP/HIF-1α 介导 EPCs 移植治疗大鼠心肌梗死的研

究，采用 Percoll 密度梯度离心法分离 SD 大鼠骨髓 MNCs、VEGF、bFGF 及 EGF 诱导培养，观察其形态学改变，对其进行免疫学及功能学鉴定；Ad-EGFP/HIF-1α 在 HNK293 细胞中进行扩增，之后感染体外培养的 EPCs。将 30 只 SD 大鼠建立心肌梗死（MI）模型后随机分为 5 组：①空白对照组（C）；②超声＋微泡组（US+MBs）；③内皮祖细胞组（EPCs）；④超声 + 内皮祖细胞组（US+EPCs）；⑤超声 + 微泡 + 内皮祖细胞组（US+MBs+EPCs）。建模成功后第 3 天，经尾静脉注入超声微泡，同时超声辐照基因转染治疗组大鼠心前区，辐照条件：300kHz、2W/cm^2，辐照 10s，间隔 5s，共 5min。建模成功后第 5 天、第 7 天行同样处理，之后通过尾静脉注射感染 Ad-EGFP/HIF-1α 的 EPCs。EPCs 移植后 4 周，超声心动图检测大鼠左室收缩功能，HE 染色检测心肌梗死边缘区新生血管情况，免疫组织化学（IHC）染色法检测 CD34 的表达及微血管密度（MVD）；Western Blot 检测 VEGF 蛋白的表达。超声心动图检测左室收缩功能显示，US+MBs+EPCs 组射血分数、短轴缩短率较其他各组测值高，差异有统计学意义；HE 染色显示，US+MBs+EPCs 组有较多的新生血管；IHC 染色显示，新生血管被染成棕黄色，US+MBs+EPCs 组表达最多，MVD 计数与其他各组相比，差异有统计学意义；Western Blot 显示，US+MBs+EPCs 组的 VEGF 蛋白表达高于其他各组，结果表明超声微泡破坏联合 Ad-EGFP/ HIF-1α 介导 EPCs 移植可通过促进 VEGF 的高效表达、刺激 MI 区血管生成等途径改善心功能，为缺血性心脏病的治疗提供了一种新的途径和方法（图 7-2-8、图 7-2-9）。

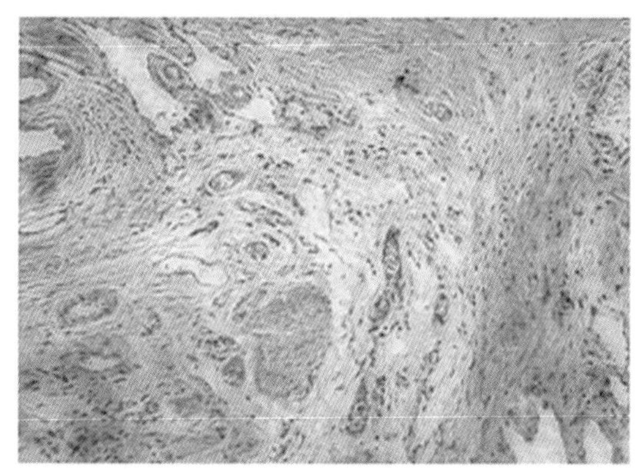

图 7-2-8　US+MBs+EPCs 组大鼠梗死心肌周边区 HE 染色（×200）

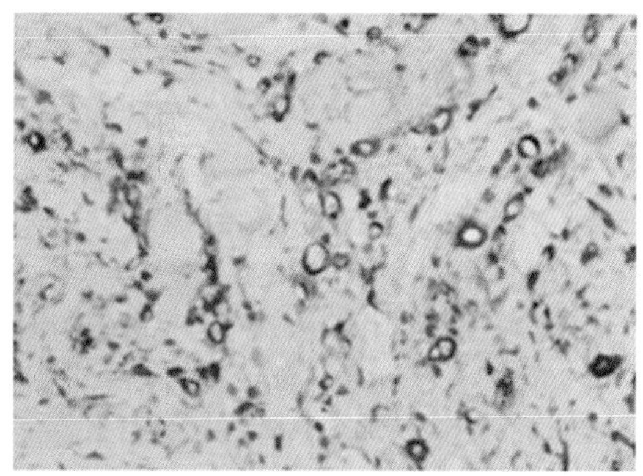

图 7-2-9　US+MBs+EPCs 组大鼠梗死心肌周边区 CD34 的表达（×600）

（6）其他基因：干细胞因子（SCF）是一种由内皮细胞和成纤维细胞分泌的糖蛋白，它可促进造血干细胞及祖细胞增殖，诱导干细胞分化，促进血管新生及内皮细胞的修复。Fujii H 等应用 UTMD 技术成功将 VEGF 和 SCF 基因转染入小鼠的缺血梗死心肌内，与对照组相比，在血管密度、蛋白表达及祖细胞归巢上有显著增加，并能有效改善心肌灌注与心室功能。此外，Fujii H 还进行了后续研究，他应用超声辐照携 SCF 和基质细胞衍生因子（SDF-1α）基因的微泡造影剂治疗大鼠心肌缺血模型，为了进一步延长其治疗效果而进行了多次重复治疗，并对重复治疗是否会对心肌造成损害做了深入研究，结果表明超声靶向破坏携 SCF 和 SDF-1α 基因的微泡能增加缺血心肌的血管密度及缩小心肌梗死范围，在重复治疗 6 次的实验组中的血管密度达到最高，心肌灌注和心室功能随治疗次数的增加而逐渐改善。该实验组与单次治疗实验组及对照组相比只有较少量的肌钙蛋白漏出，并不会加重心肌损害。证明重复多次进行超声靶向破坏携 SCF 和 SDF-1α 基因的微泡能安全有效地治疗心肌缺血。

(7) 细胞因子：将血管活性药物如细胞生长因子导入心肌缺血组织可直接刺激血管新生，从而达到治疗缺血性心脏病的目的。超声造影剂可作为载体将细胞因子蛋白或多肽递送至缺血组织中，增强超声诱导血管新生的效果。将细胞生长因子包裹于超声造影剂中，一方面可避免其被快速清除，延长半衰期；另一方面，还可利用超声灵活聚焦的优点，使造影剂在病变局部破坏释放药物，从而减少全身不良反应。因此，超声靶向破坏载药微泡是一种诱导血管新生的有效治疗方法。

大量研究已证实超声靶向破坏载上述细胞生长因子的造影剂治疗缺血性心脏病的有效性，在此着重介绍超声靶向破坏载其他细胞因子造影剂治疗缺血性心脏病的研究。粒细胞集落刺激因子（G-CSF）是骨髓造血干细胞强有力的动员剂，能提高外周血造血干细胞和外周血内皮祖细胞含量，并动员自体骨髓造血干细胞和内皮祖细胞向心肌损伤部位迁移，使其在心脏的微环境中分化为血管内皮细胞，促进梗死区毛细血管增生，减小梗死面积。Deindl E 等通过实验证明 G-CSF 可阻止梗死小鼠心肌内皮细胞凋亡，不仅促进微血管生成，还可促进动脉生成，保护心肌，对梗死后心肌的远期修复很有意义。研究发现，G-CSF 可促进梗死心肌血管新生，并能改善心功能，然而应用 G-CSF 治疗心肌梗死会明显提高血管成形术后再狭窄发生率及心肌梗死再发生率，另外大剂量应用还可引起骨痛、头痛等副作用。鉴于此，薛静等进行了超声破坏微泡联合 G-CSF 促进心肌梗死大鼠血管新生的实验研究，建立大鼠心肌梗死模型，随机分为 4 组，超声 + 微泡造影剂 + G-CSF（A 组）；超声 + 微泡造影剂（B 组）；单纯 G-CSF（C 组）；单纯手术（SA）（D 组），治疗 2 周后，免疫组化结果显示 A 组心肌组织中有大量 CD34 表达，新生血管最多，MVD 计数为（231.20±24.48）个 / 高倍镜视野，明显高于其余各组；ELISA 检测结果显示 A 组心肌组织中 VEGF 蛋白表达量为（3.14±0.21）ng/g，明显高于其余各组；Western Blot 结果显示 A 组可见一大小约 21kDa 的蛋白质条带，其余各组可见同样大小强弱的蛋白质条带，结果表明超声破坏微泡可刺激缺血心肌内源性 VEGF 分泌，促进心肌血管新生，联合 G-CSF 能明显增强其血管新生作用，改善其心功能，并可减少用药量及不良反应，同时增加治疗效果（图 7-2-10 ～图 7-2-13）。郭庆等采用超声破坏微泡造影剂联合 EPO 的方式研究对大鼠急性心肌梗死后心肌的保护作用，结果表明，超声破坏微泡造影剂联合 EPO 可增强 EPO 促进毛细血管新生、抑制梗死区周围炎症反应并减少心肌细胞凋亡的作用，从而改善急性心肌梗死后的心脏功能。

（二）心力衰竭

冠状动脉粥样硬化性心脏病、高血压、瓣膜病及各种类型的心脏病都可损害心脏进而导致心力衰竭（简称心衰），因此，心衰是多种心脏疾病的终末共同通路。心衰是一个涉及多个代谢系统和生化反应的复杂过程，发生发展的基本病理生理机制为心脏重塑。近年来随着分子生物学的发展，人们认识到心衰的本质是心肌组织细胞中某些相关基因表达异常的结果，也有人认为是一种基因病，从而提供一种新的治疗心衰的方法。

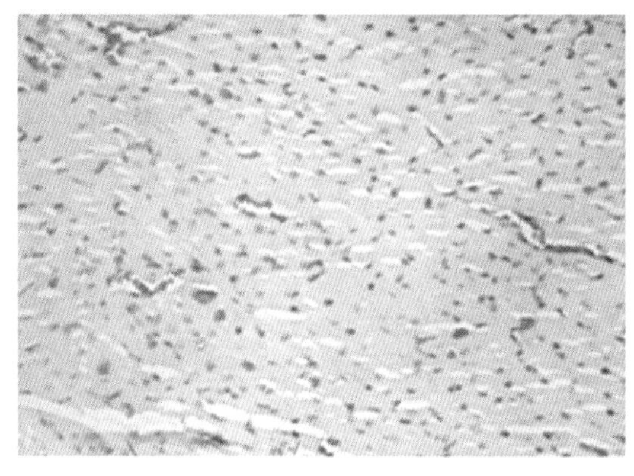

图 7-2-10　A 组大鼠心肌 CD34 免疫组化图片（×400）

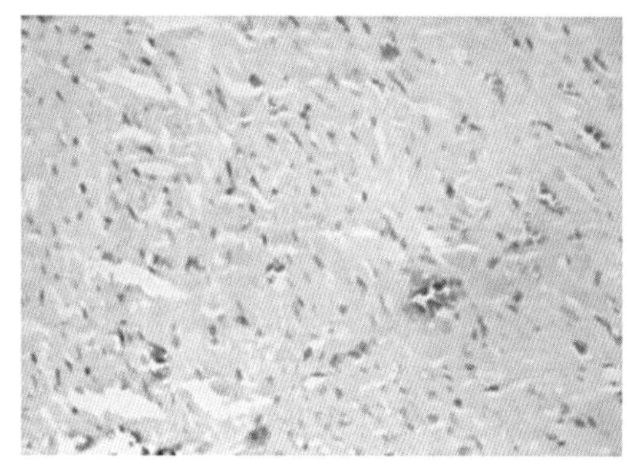

图 7-2-11　B 组大鼠心肌 CD34 免疫组化图片（×400）

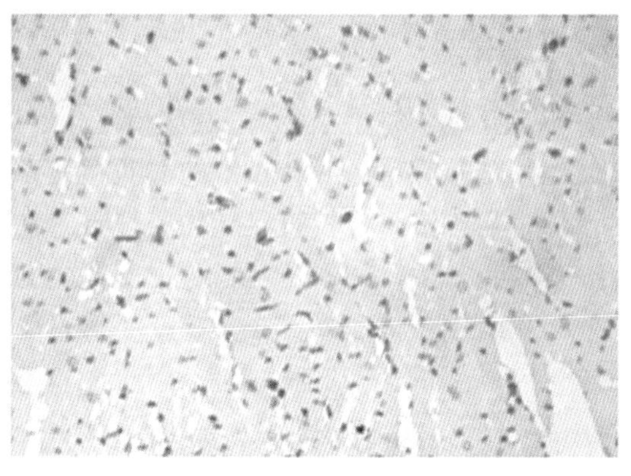

图 7-2-12　C 组大鼠心肌 CD34 免疫组化图片（×400）

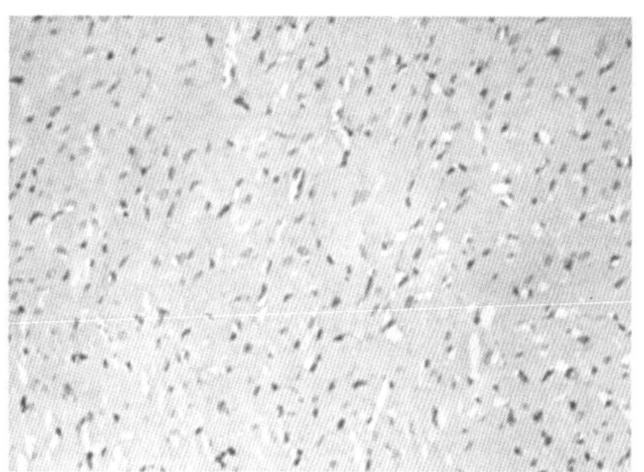

图 7-2-13　D 组大鼠心肌 CD34 免疫组化图片（×400）

随着不断发展和积累的关于心衰基础分子机制的认识，使得针对关键病理靶点的治疗成为可能。关于心衰的基因治疗有两点必须取得成功：①明确有害的 / 有益的分子靶点；②在足够数量的心肌细胞内从分子水平上掌控这些靶点。理论上，基因治疗心衰，必须着眼于纠正心肌组织中的关键分子机制，以减少或扭转不可避免的心脏恶化。这就要求导入针对心衰时心肌细胞变化的具体基因，例如：①过表达目的分子；② RNA 干扰技术使目的基因丧失功能；③在基因组或初级 mRNA 水平上纠正基因突变或缺失；④干细胞或分化细胞的移植。下文重点讨论心衰基因治疗中最有希望的分子靶点系统，以及 UTMD 介导基因治疗心衰的应用。

1. 基因治疗心衰的分子靶点

（1）肌质内质网 Ca^{2+}-ATPase：在兴奋 - 收缩偶联中钙离子（Ca^{2+}）的转运是心肌细胞的一个突出特征。心肌细胞的这一重要特征一直以来都是心衰分子研究的重点。简而言之，兴奋 - 收缩偶联开始于心肌细胞动作电位初始阶段，Ca^{2+} 通过电压门控 L 型钙通道进入细胞。Ca^{2+} 内流触发 ryanodine 受体（RyR），使 Ca^{2+} 从肌质内质网（SR）释放至胞质。同样重要的是 Ca^{2+} 从胞质的摄回，才能启动肌节的松弛。SR 上的 SR Ca^{2+}-ATPase 泵（SERCA）

正是维持细胞正常舒张功能与 Ca^{2+} 循环的重要分子。

SERCA2a 是 SERCAs 家族中一个重要的亚型，在心衰时其活性下降，SR Ca^{2+} 回收减少。心肌细胞内 SERCA2a 的活性主要受磷蛋白（PLN）调节，其抑制功能受磷酸化状态决定。当 PLN 去磷酸化时，可结合 SERCA2a 并抑制其活性；相反，PLN 磷酸化时（主要通过蛋白激酶 A 和钙调蛋白Ⅱ），其抑制功能消失。理论上，利用 SERCA2a 治疗心衰（替换其丢失的活性及改变 PLN/SERCA2a 的比值）是一种合理的治疗策略，它能加快舒张期 Ca^{2+} 的转移及增加收缩期 Ca^{2+} 的储备。作为人体基因治疗概念的重要证明，在转染 SERCA2a 基因后，心衰心肌细胞表现出修复 Ca^{2+} 稳态受损和收缩功能失调的能力。通过冠状动脉内传递 Adv-SERCA2a 治疗由主动脉缩窄术构建的心力衰竭小鼠，在基因转染 28 天以后，心肌收缩和舒张功能明显改善，小鼠生存率显著提高。重要的是，在 SERCA2a 转基因小鼠中也观察到了同样的结果。有研究显示在二尖瓣关闭不全诱导猪的容量超负荷心衰模型中，通过顺行冠状动脉灌注 AAV 1-SERCA2a，基因转染 2 个月后明显地观察到左心室功能的改善及心室重塑的延缓。与增加 SERCA2a 基因表达以改善心衰相反的研究方法是利用 SERCA2a 基因敲除小鼠，由主动脉缩窄诱导心衰，观察到心肌肥厚增加及更快发展的左心室扩张。尽管在上述动物模型中获得了积极的实验结果，但对于 SERCA2a 基因治疗仍存在不确定性。如 SERCA2a 转基因小鼠尽管在实施心肌梗死术后 1 个月表现出一些有利的效果，但在术后 6 个月时与对照组比较没有差异；并且，在心肌梗死后给予 SERCA2a 基因治疗的小鼠，第一个 24h 死亡率增加，考虑与显著发生的室性心律失常有关。另外，在心衰犬心肌细胞转染 SERCA2a 基因中，虽然提高了舒张功能，但导致 β 肾上腺素受体反应性及收缩性缺失。

目前已有两个关于心肌转染 SERCA2a 基因治疗心衰患者的一期临床试验。其中一个实验通过冠状动脉顺行灌注法给予缺血性或非缺血性心肌病心衰患者 AAV1-SERCA2a 基因治疗。该实验重点关注转染基因剂量的有效性和安全性。一旦安全性和有效性得到确认，一个小剂量的安慰剂对照组实验将开展。同时，患者均将植入心内除颤器以解决可能出现的室性心律失常问题。另外一个实验将给予植入左心室辅助装置的患者 AAV6-SERCA2a 基因治疗，主要评价其安全性及生物效应。

(2)β 肾上腺素能信号途径：β 肾上腺素能信号缺陷包括了 β 肾上腺素受体（β-AR）表达下调，β-AR 解偶联及 β-AR 激酶（β-ARKI）表达上调，这是心衰时关于收缩功能的另一个重要特征。在兔心衰心室肌细胞中，利用腺病毒转染人 $β_2$-AR 基因或 β-ARKI 抑制剂基因，能修复 β 肾上腺素能信号和增加心肌细胞内环磷酸腺苷（cAMP）水平。与此实验相同，在心衰小鼠中发现过表达 β-ARKI 抑制剂基因可有效地阻止心肌病的发展，这强调了 β 肾上腺素能信号缺陷在心衰发病中的重要性和提高了以此靶系统来修复心衰细胞的可能性。但是，β 肾上腺素系统的聚集造成细胞内 cAMP 含量增多，持续增多的 cAMP 会对心肌产生毒性并诱发心律失常。事实上，最近的一个研究发现在过表达 $β_2$-AR 基因小鼠中，主动脉缩窄术后心衰发展明显加剧。并且，$β_2$-AR 转基因小鼠表现出严重的左心室功能障碍和更高的过早死亡率。鉴于 β 肾上腺素途径的重要作用，更多的研究需要进行，以便谨慎地运用于临床试验当中。

(3) 细胞凋亡：细胞在受到特定刺激后会做出应答，表现为激活内在的自杀途径，开启程序性的细胞死亡或凋亡。在种类繁多的心脏疾病中，包括动物心衰模型和心衰患者，细胞凋亡形态学的和生化的指标被证实，这表明细胞凋亡在心衰时对于心肌细胞的丢失和心脏功能的衰竭起到重要作用。特异性心脏信号受体亚基（gp130）的缺失导致大量的细胞凋亡，并加速主动脉缩窄术后扩张型心肌病的发展，这表明细胞凋亡可能是另一个心衰干预治疗的靶点。在心肌细胞，通过腺病毒载体转染 Bcl-2 过表达基因可阻断 p53 诱导的细胞凋亡。这一结论与各种细胞系中存在的强效抗凋亡 Bcl 家族所具有的保护作用相一致。此外，许多活性因子已被证实在细胞凋亡中扮演重要角色。例如，胰岛素样生长因子Ⅰ（IGF-Ⅰ），它能有效地阻断各种情况下所发生的细胞凋亡，包括心肌缺血再灌注损伤模型。IGF-Ⅰ发挥阻断凋亡效应的主要机制是磷脂酰肌醇激酶 3（PI-3）及其下游靶点 Akt 的激活。在体外，利用腺病毒转染激活形式的 PI-3 和 Akt 基因能阻断缺氧诱导的心肌细胞凋亡。还有一些研究认为应激活化蛋白激酶（SAPK），特别是 p38 可能与心肌细胞凋亡有关。通过转染负显性 p38 突变基因，可有效地阻断因刺激 p38 诱导的心肌细胞凋亡。利用载体转染抗凋亡基因阻断或延缓凋亡，并作为靶点干预临床，仍需进一步研究心衰发生发展过程中凋亡产生的具体途径和功能意义，为临床治疗提供新的方向。

（4）腺苷酸环化酶：腺苷酸环化酶（adenylyl cyclase，AC）是一种对跨膜信号传递非常重要的酶，已经在动物模型中尝试转染该基因并且取得了成功。研究发现该酶在信号传导途径中发挥关键作用，通过诱导 β 肾上腺素受体、G 蛋白、AC，来调节 cAMP 的生成。该研究利用过表达 ACVI 转基因小鼠建立心肌病模型，发现增强了心脏对 β 肾上腺素受体刺激的反应（没有改变受体或 G 蛋白数量），导致 cAMP 水平升高并改善了心功能。有学者证实了一种新的慢性心衰治疗策略，他们通过冠状动脉内注射转染编码 ACVI 基因的重组腺病毒（1.4×10^{12}vp），改善了大型动物心衰模型的左心室功能并减少心室重塑。在 ACVI 基因转染后，改善了左心室舒张末期和收缩末期容积、压力，减少了室壁增厚，增强了给予异丙肾上腺素刺激后的血流动力学改变，降低了血浆脑钠尿肽水平。该实验以猪为实验对象，利用心室快速起搏建立扩张型心肌病心衰模型，并在出现明显心衰标志后才给予治疗。这一治疗方法与临床紧密相关，并且冠状动脉内基因转染具有安全性、高效性、可行性及非创伤性的特点。而且，AC 的表达不会造成 β 肾上腺素受体和 G 蛋白含量的改变。因此，在改善心衰的同时又避免了潜在的持续肾上腺素能刺激的有害影响。

目前，多种可改善心衰患者心脏功能的分子靶标已经确定。考虑到现今心衰治疗的局限性，迫切需要发展其他有效的治疗方法，而基因治疗是一种非常有应用前景的新方法。在其发展过程中，基因转染技术的研发非常重要。治疗性血管新生的基因需要转基因技术局限于机体局部，而改善收缩功能的基因则应均匀分布于全部心肌，并且要避免因干扰细胞内钙离子外流而引起的心律失常。由于超声辐照空间范围可灵活调节，因此 UTMD 可使基因载体顺利实现区域性或广泛分布。

2. UTMD 介导基因或药物治疗心衰的应用　近年来的研究发现，心肌细胞凋亡与心衰之间的关系已引起人们的关注，心血管组织内也存在细胞凋亡的现象，这很可能与心室重构等心衰的发展过程有关，因为心衰时细胞是减少的。将一个抑制细胞凋亡的基因导入衰竭的心肌细胞内，可保护受损的心肌细胞，提高心功能储备，有利于心衰的治疗。Survivin 基因是一种凋亡抑制基因，可能减轻心肌细胞的凋亡，用于治疗心衰。超声造影剂除了可以作为超声诊断的辅助工具，还能作为一种新型的基因和药物载体。Lee 等建立阿霉素诱导心肌病模型，通过 UTMD 可成功将 Survivin 基因递送至心肌细胞，抑制心肌细胞凋亡和阻止心脏重构，从而改善心功能。基于 UTMD 介导基因治疗对改善心室重构具有重要的意义。Wang 等采用 UTMD 可有效介导 VEGF 基因递送到梗死心肌组织，同时心肌表达独特的蛋白，如 Caveolin-3、Cav-3 等也对心室重构具有一定改善作用。

FK506 结合蛋白 12.6（FKBP12.6）是心肌肌质网（SR）上 Ca^{2+} 释放通道 - 雷尼丁受体 2（RyR2）的一种调节蛋白。RyR2 在心肌兴奋 - 收缩偶联中发挥关键作用。当电信号转导至心肌时，心肌膜去极化激活电压门控 L 型 Ca^{2+} 通道，内流的 Ca^{2+} 通过 Ca^{2+} 诱导的 Ca^{2+} 释放机制（CICR）诱导肌质网上 RyR2 开放，大量 Ca^{2+} 从肌质网释放，引起心肌纤维收缩。心衰时 RyR2 通道缺陷造成心肌舒缩功能障碍及心律失常等问题，而 FKBP12.6 的蛋白水平及其与 RyR2 受体的亲和力下降是 RyR2 通道缺陷的一个重要原因。体外研究表明，FKBP12.6 过表达可以减少 Ca^{2+} 外漏，增加 Ca^{2+} 瞬变，提高胞质 Ca^{2+} 浓度，增强心肌收缩。王逵等进行了超声微泡介导转染 FK12.6 结合蛋白基因对心衰犬心功能影响的实验研究，以白蛋白微泡为载体，在超声破坏下将人工合成的 PcDNA3.1-FKBP12.6 质粒转染至快速起搏心衰犬心肌中。分别在转染后第 4、14 天，通过超声和有创血流动力学检查测定左心室内径和心功能，同时检测血浆心房钠尿肽（ANP）、脑钠尿肽（BNP），评价 FK12.6 结合蛋白（FKBP12.6）基因对心衰的治疗效果。应用 RT-PCR 检测各组 FKBP12.6 基因的表达情况。结果显示超声微泡介导的转染可以提高心肌 FKBP12.6 mRNA 的表达。射血分数、缩短分数血流动力学指标及血浆 ANP、BNP 在第 4 天可见明显好转，并在第 14 天时保持稳定，但射血分数、缩短分数和心排血量一直低于正常水平。在第 4 天时左心室舒张末期内径无变化，而左心室舒张末期容积下降，在第 14 天时两指标与对照组比较均缩小，表明通过超声微泡介导转染 FKBP12.6 基因可以改善心脏功能，是心衰基因治疗的新手段。

脂肪酸结合蛋白（FABP）是一种细胞质内非酶蛋白，有 9 种亚型，心脏型脂肪酸结合蛋白（H-FABP）是其中一种，在心脏中大约占到全部可溶性蛋白的 4% ～ 8%。在细胞内，FABP 结合游离脂肪酸，增加脂肪酸溶解度，促进其从细胞膜到脂肪酸的氧化位点（包括线粒体、过氧化物酶体）、酯化位点的转运。有研究证明，H-FABP 基因缺失型小鼠，脂肪酸代谢显著降低，葡萄糖代谢提高，同时存在运动不耐受，对于成年鼠，则出现局部的心肌肥厚。除此之外，H-FABP 还有保护心肌的重要作用。Srimani 等在离体缺血再灌注心脏，预先给予含心脏型脂肪酸结合蛋白的脂质体灌注，能较好地保存心肌 ATP 与磷酸肌酸含量，减轻磷酸肌酸酶和乳酸脱氢酶的释放，改善冠脉血流，同时维持细胞膜磷脂成分，减轻心肌内游离脂肪酸含量。Chen 等用雷米普利治疗心肌梗死后心衰的新西兰白兔，H-FABP 表达上调，另外还发现左心室射血分数与 H-FABP 水平呈显著正相关。根据 H-FABP 对于缺血、缺血 / 再灌注心脏具有上述保护作用，推测 H-FABP 极有可能对改善慢性心衰发挥重要作用。童欣等进行了超声微泡介导 H-FABP 基因治疗慢性心衰大鼠的实验研究，通过结扎成年雄性 Wistar 大鼠冠状动脉前降支建立心肌梗死模型，于心肌梗死 8 周后，将存活的 31 只心衰大鼠随机分为下列 5 组：① H-FABP+ 超声 + 微泡组；②超声 + 微泡组；③ H-FABP+ 生理盐水组；④单纯手术组；⑤假手术组。基因转染

14天后测定各组大鼠心功能，Western Blot检测左心室非梗死区H-FABP表达，ELISA法检测静脉血及非梗死区心肌游离脂肪酸（FFA）含量，硫代巴比妥酸反应物（TBARS）法检测非梗死区心肌组织脂质过氧化水平，免疫组织化学法检测非梗死区心肌诱导型一氧化氮合酶（iNOS）表达。结果显示，心肌梗死大鼠各组与假手术组比较心功能明显下降，H-FABP表达明显下降，静脉血及心肌FFA含量明显升高，丙二醛（MDA）水平明显升高，iNOS表达明显升高。H-FABP+超声+微泡组与心肌梗死大鼠中的另外4组比较，心功能明显改善，H-FABP表达升高，心肌FFA含量降低，MDA水平降低，iNOS表达受抑制（图7-2-14、图7-2-15）。表明UTMD介导的H-FABP转染可改善大鼠慢性心衰时心功能，可能与通过提高H-FABP表达、降低心肌FFA含量、改善心肌氧化应激水平进而抑制iNOS的表达有关。

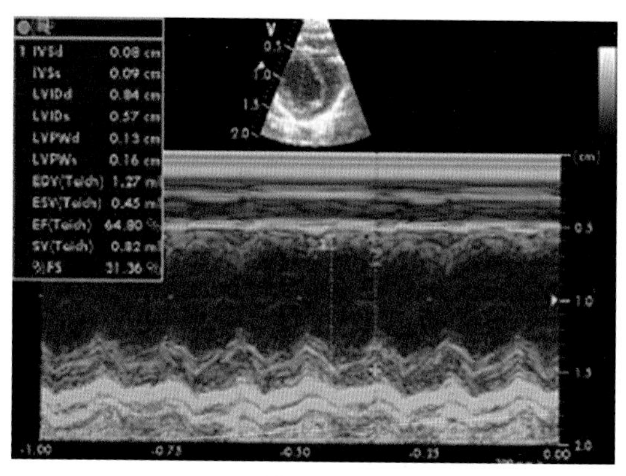

图7-2-14 H-FABP+超声微泡组大鼠左心室长轴切面M型超声心动图

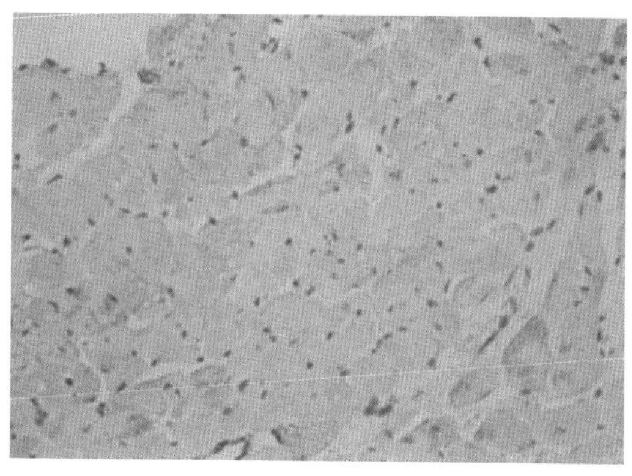

图7-2-15 H-FABP+超声微泡组大鼠心肌iNOS表达（SABC×400）

（三）血栓性疾病

血栓性疾病是由血栓形成和血栓栓塞两种病理过程所引起的疾病，严重威胁着人类的生命健康，其发病率高居各种疾病之首，且近年来还有渐增之势，是当代医学研究的重点和热点之一。针对血栓的治疗主要有两种方法：经导管动脉介入溶栓和经静脉药物溶栓治疗。前者使用药物剂量较少，但由于技术要求高，并受医院医疗条件的限制，其临床应用受到限制。后者则更容易被大众接受，但药物溶栓存在出血等严重副作用。因此，迫切需要寻找安全、有效且临床上切实可行的治疗方法。

作为一种治疗方法，超声在血栓性疾病治疗中的应用早已开展，大量实验研究及临床试验表明，超声确实具有溶栓和协助药物溶栓的效果，此外，UTMD本身也具有溶栓效果，UTMD还可促进溶栓基因或药物对血栓的助溶作用，因此UTMD介导溶栓治疗已成为近年来研究的重点。

1. 超声溶栓 是利用超声波的空化效应、机械效应及热效应作用，将血栓和硬化斑块粉碎成微米级的小颗粒并伴随机体代谢清除掉，使闭塞血管再通的一种临床治疗技术。血栓和硬化斑块粉碎后的粒径大部分在数个微米，所以不会造成远端血管的栓塞。血管壁与血栓和硬化斑块之间对超声的阻抗特性不同，所以低频高能的超声波粉碎血管内栓塞物质的同时并不引起血管壁的损伤。临床研究显示，超声溶栓在治疗冠心病急性心肌梗死、冠状动脉搭桥术后旁路血管闭塞、下肢动脉硬化闭塞症等方面取得了良好的效果。超声助溶的机制主要包括：①机械效应，超声虽然不能直接破坏血栓，但可使紧密的纤维蛋白结构变得松散，充分暴露纤维蛋白溶解酶的作用位点，从而促进生物酶与纤维蛋白结合，增强蛋白溶解酶的溶解作用；②热效应，超声使局部温度升高，分子运动速度加快，有利于纤维蛋白溶解酶发挥其催化降解纤维蛋白的作用；③空化效应，超声使溶液产生大量微小空泡，这种空泡的稳定性较差，产生后迅速破裂，崩解的瞬间产生高压冲击波、射流等对血栓产生机械剪切作用。

1976 年 Trubestein 首次使用血管内高频超声照射直接溶解血栓取得成功，为血栓的溶栓治疗探索出一种新的方法。1997 年国内学者沈学东等从活体犬冠状动脉血栓栓塞模型上验证了经皮冠状动脉内超声消融血栓的有效性和安全性，此后通过临床实验评价了经皮冠状动脉内超声消融治疗急性心肌梗死的疗效。目前，超声溶栓治疗主要有两种方式：①导管介导的超声溶栓，该方式将低频高能超声通过导管插入到血管内的血栓局部；②体外高频低能超声溶栓，该方式主要是通过将超声探头置于血栓形成的相应体表部位，经皮发射超声，使其聚焦于血栓局部，具有操作简便、易控制和定位精确等优点，且可通过超声成像实时监测溶栓效果，因而深受研究者的青睐。Maxwell AD 等采用短脉冲高强度聚焦超声对体内股静脉血栓进行治疗，同时应用超声成像实时监测溶栓治疗效果，结果显示，12 例动物模型中，10 例血管内血栓回声减低，7 例彩色多普勒显示其静脉血流得到明显改善，血管组织学检测发现血管内皮细胞脱落，血管外膜、肌肉和脂肪组织存在微小出血点，但不存在血管穿孔的现象，表明短脉冲高强度聚焦超声是一种无创的溶栓治疗方法（图 7-2-16）。

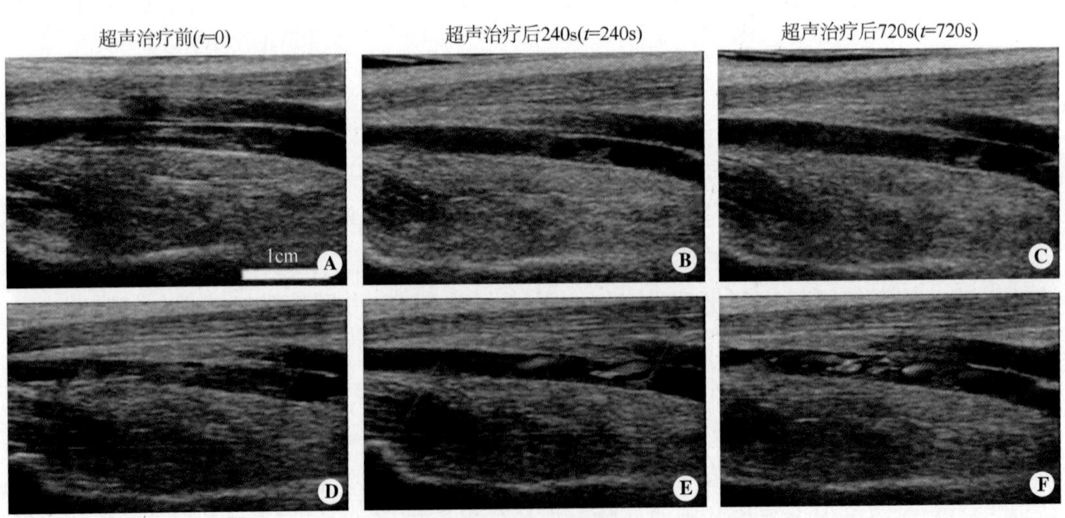

图 7-2-16　超声实时监测溶栓治疗过程

（引自 Maxwell AD，Owens G，Gurm HS，et al.2011）

2. 超声联合药物溶栓　体外超声已经成功地与溶栓药物联合应用于溶栓治疗，超声联合药物溶栓具有无创、可重复等优点，因而受到广大研究者的关注。目前溶栓主要用超声和溶栓药物联用的方法治疗，因为它们的联用具有协同作用和交互作用，其机制可能为：①超声的热效应和化学效应可以提高溶栓药物的活性，促进溶栓药物的溶栓作用；②超声的机械效应及空化效应，超声作为一种超声频率的弹性纵波，能在不同组织界面处（如血栓与周围液体环境间）产生声流及微声流，这种粒子流能导致液体的单向运动，从而促进血栓与周围液体环境间进行物质交换，增强液体成分中溶栓药物向血栓内部渗透，促进血栓降解产物的去除。有报道，通过检测纤维蛋白降解产物的含量及血凝块结构的改变，间接证实超声与溶栓药物的协同作用可能促进了溶栓药物进入血栓内部并加速了药物对纤维蛋白的降解，但具体情况有待于进一步证实。

Kudo 等首先通过用 200Hz 的超声与溶栓药物相结合增强了溶栓效果，随后的研究发现更高频率的超声可以用于周围血管、冠状动脉和脑内血管的溶栓治疗，并且得到一致结果：增加单位时间内的超声强度和溶栓药物的浓度可以增加治疗效果，但单独应用超声破坏血凝块的效果并不是很好。有学者用尿激酶或 t-PA 溶栓时，同时在体外经皮给予频率在 20 ～ 120kHz 的超声辐照，可使疗效显著提高，证明了体外低频超声能加速纤溶酶对凝血块的纤溶作用。有研究者联合应用低频超声和浓度为 5000U/ml 的尿激酶作用于离体血栓，发现尿激酶的溶栓作用随超声功率的增大而显著增强，在频率 2.2MHz 时达到峰值。庄志浩等进行了超声导入尿激酶治疗急性下肢深静脉血栓的临床研究，选择 60 名急性下肢深静脉血栓患者随机分成两组，对照组按常规溶栓治疗，治疗组在常规溶栓基础上加用超声导入尿激酶，比较两组的临床疗效，结果显示治疗组治愈率明显高于对照组，治疗组缓解患肢的肿胀、疼痛所需时间及 D-Dimer 水平达峰值所需时间明显少于对照组，表明超声导入尿激酶配合常规溶栓治疗急性下肢深静脉血栓疗效确切，能明显增强溶栓作用，安全、可靠。

通过改变超声的参数设置，可以得到不同的溶栓效果。有关研究所用的频率范围包括 20kHz、40kHz、48kHz、170kHz、225kHz 及 1MHz，强度为 0.25 ～ 10W/cm^2 不等，但使溶栓效果达到最佳的超声频率与能量强度尚有争议。在多数实验中，使用低频超声可以获得确切的助溶效果，超声频率一般需在 20kHz 左右，而使用高频超声的动物实验易导致血管闭塞。在使用超声的功率方面，研究者发现在固定频率的低频超声作用下，使用 0.5W/cm^2 和 1.0W/cm^2 的超声功率可以获得最好的溶栓效果；而能量增加到 4W/cm^2 时未能观察到有增强溶栓的效果，反而发现对机体有伤害作用，其原因可能是高强度超声可以激活血小板，引起血小板的聚集和纤维蛋白沉积，从而导致血管闭塞。辐照模式可采用连续式或脉冲式。连续式和脉冲式超声辐照都能获得显著的溶栓效果，但脉冲式超声辐照在减小热效应和空化效应造成的组织损伤方面则更为有效，更利于减轻不良反应的发生。Suchkova 等报道，当频率为 27 ～ 100kHz 时，占空比 1% ～ 10% 最为适当。因此，超声溶栓过程中，选择最佳频率、强度和辐照模式至关重要。

目前研究多为体外治疗性超声，是将超声探头置于血栓形成处相对应的体表部位，经皮辐照超声，聚焦于血管内血栓，同时联合应用溶栓药物，来促进药物的溶栓作用。经导管超声与溶栓药物联合治疗也有研究，这种方法有定位准确、用药量少、不良反应小的特点，但超声波与药物不能同时进行溶栓，操作复杂，且所需人员素质和设施条件较高，无法得到有效推广，临床应用受到限制。

3. 超声联合微泡溶栓　20 世纪 80 年代有人提出可使用超声与微泡联合溶栓，但直到 1995 年 Thomas 等才进行了真正有实际意义的超声联合微泡助溶的实验，证实采用

UTMD 可获得优于单纯超声辐照的溶栓效果。研究发现，不仅可利用超声联合微泡造影剂进行溶栓治疗，超声微泡造影剂也可提高溶栓药物的作用，这种助溶作用一方面表现在微泡能够有效增强超声的溶栓作用；另外一方面则表现在微泡增加溶栓药物的作用，这就使得 UTMD 联合溶栓药物的治疗方法显示出极强的优势。UTMD 联合溶栓药物助溶主要机制概括如下。①空化作用与针孔作用：正常机体组织中存在内源性空化核，低声强场中即可进入谐振状态（稳定空化），空化核周围液体振荡产生湍流和相应的黏滞应力，从而造成局部生物细胞受到扰动乃至损伤，产生空化效应。超声微泡的使用，即为利用外源性空化核增加局部空化作用。超声微泡在超声波的作用下可以产生对称性或非对称性压缩和膨胀，当具有合适的微泡内径与声场条件时，超声空化效应阈值降低，微泡破裂产生能量极高的瞬态空化效应，在局部形成强大的剪切力和微射流等极端物理效应，其血栓生物学效应则表现为血栓“爆破”，使血栓表面呈现“针孔”状改变，增加血栓与溶栓药物的接触面而发挥助溶效应。②纳米级微泡优势：大量纳米级微泡可以更容易进入不规则血栓内部，增加血栓内部外源性空化核分布，放大空化作用，即所谓血栓“内爆破”。③载体作用：微泡可以作为溶栓药物或相关基因的载体，借助靶向机制，产生血栓“定向爆破”，增加血栓再通率。

华兴等进行了脂质体微泡促进超声波溶栓作用的体外实验，以健康成人静脉全血 37℃恒温水浴孵育 2h 制备体外血栓 80 份，40 份样本被分为单纯超声组、单纯微泡组、微泡＋超声组和对照组，辐照超声为 2MHz、1.8W/cm^2、占空比 95% 的脉冲式超声波，脂质体微泡用量为 50μl，各组处理时间为 10min，比较各组溶栓率。其余血栓样本分为 4 组，加入 50μl 微泡后分别给予 2MHz-0.7W/cm^2、2MHz-1.4W/cm^2、1MHz-0.7W/cm^2 和 0.5 MHz-0.7W/cm^2 的脉冲式超声波辐照 10min。计算溶栓率与频率、声强之间的相关性，结果显示微泡＋超声组溶栓率明显高于单纯超声组、单纯微泡组和对照组。溶栓率与超声频率呈负相关，与声强呈正相关，表明在体外循环条件下，脂质体微泡能显著增强超声波溶栓作用，且其效果与超声频率成反比，与声强成正比。杨钰楠等进行了超声介导携 RGDS 靶向超声造影剂对体外血栓的助溶研究，将健康人体新鲜静脉血块分为 3 组，分别加入亲血栓靶向超声造影剂、非靶向超声造影剂和生理盐水进行超声消融，采用超声治疗仪，选择 1.2W/cm^2，距离 3cm，治疗时间 15min，称量溶栓前后血块的质量，电镜扫描经消融后的血块表面结构，结果显示经超声介导造影剂助溶前后的血块质量组间比较差异均有统计学意义，电镜扫描显示生理盐水组血块经消融后表面结构无明显改变，靶向超声造影剂组可见大量均匀分布的空洞和裂隙，非靶向超声造影剂组仅见少量分布的小型凹陷及微小裂隙，表明治疗超声介导下的超声造影剂具有助溶作用，血栓靶向超声造影剂较非靶向超声造影剂具有更强的助溶效果。徐亚丽等研究表明，单纯超声组治疗后股动脉血栓段无显著溶通改变，仅出现血栓内部结构部分疏松化和裂隙。但是超声联合微泡治疗后股动脉血栓出现大小不等的裂隙和纤维蛋白网架结构明显疏松，荧光镜下血栓内部也可见较密集的荧光颗粒分布，表明在溶栓过程中有部分微泡进入血栓内部，最终结果使管腔部分或大部分溶通，而且重组组织型纤维酶原激活因子 (rt-PA) 存在与否，微泡均能有效增强超声对溶栓药物的助溶作用。

UTMD 可进一步增强溶栓药物的治疗效果。区文超等对兔急性双侧股动脉血栓模型进行单纯微泡处理，结果显示血管无再通，UTMD处理组的血栓再通率较单纯超声处理组明显提高，说明UTMD即使不用溶栓药物也能显著促进动脉血栓的溶解，进一步联合尿激酶处理后效果更佳。Cintas等利用UTMD联合重组组织型纤溶酶原激活因子（rt-PA）的血栓助溶研究结果表明，UTMD能大大加速血凝块的溶解，联合rt-PA可进一步提高溶栓效果，两者具有协同作用。苏畅等进行了UTMD联合尿激酶治疗犬股静脉血栓的实验研究，13只健康犬建立血栓模型，分为对照组、尿激酶组、UTMD加尿激酶组，应用超声多普勒、X线血管造影对血管的再通率进行评价，并进行病理学检查，比较各组溶栓效果，结果显示治疗后血管再通率尿激酶组与UTMD加尿激酶组均为100%，UTMD加尿激酶组再通等级优于尿激酶组，光镜下观察对照组股静脉管腔完全梗阻，血管壁见附壁血栓，尿激酶组、UTMD加尿激酶组股静脉管腔内部部分溶通，局部区域内皮细胞脱落，表明UTMD有一定的溶栓效应，与尿激酶共同应用，可以起协同作用。Porter等利用UTMD和（或）尿激酶进行体外溶栓，超声联合微泡与超声联合尿激酶的溶栓效果相似，UTMD联合尿激酶则使尿激酶的溶栓效果提高1.5～3.0倍。此后一系列的研究结果表明，微泡+超声+溶栓药联合应用可获得更好的溶栓效果，其在溶栓效果及安全性方面，都是单用其中一种或联用任意两种手段所不能比拟的。有学者将溶栓药物与靶向血栓的超声微泡造影剂结合治疗急性缺血性脑中风，可以明显改善局部溶栓效果，降低出血等并发症。

目前UTMD血栓助溶作用实验研究结果仍然存在诸多差异，受到微泡构造、超声条件、血栓（栓龄与大小）及组织模块致超声能量衰减程度等因素的影响。UTMD血栓助溶作用影响因素的研究将有利于更好地控制助溶效应，以达到体内最佳助溶效果。微泡的性能主要决定于微泡的构造，涉及微泡膜成分、内核气体及微泡粒径与稳定性等因素，其中微泡膜和内核气体与微泡粒径及稳定性密切相关，为影响血栓助溶作用的主要因素。目前研究表明，脂膜微泡的血栓助溶作用优于白蛋白微泡，其原因可能为脂膜微泡较白蛋白微泡含有更多亚微米-纳米级微泡，更容易穿透血栓，且微泡粒径受体内外条件的影响较小，因此助溶效果也会更好。有学者对不同内核气体微泡进行对比，研究结果表明，氟烷微泡较空气微泡的助溶效果更显著。UTMD血栓助溶效应主要基于一定超声条件下微泡产生谐振所激发出的巨大能量对血栓的破坏作用。微泡谐振产生的条件决定于超声频率、微泡粒径大小及微泡弹性形变能力。Porter等利用20kHz、40kHz和1MHz的1.5W/cm^{2}超声联合微泡作用于体内外血栓，结果发现体外实验中均能使血栓溶解，但是体内实验中1MHz超声联合载基因氟烷气体微泡血管再通率仅为28.57%。Cintas等利用2MHz超声联合微泡及rt-PA进行的血栓助溶实验结果也获得较好的溶栓效果。微泡粒径在8μm以下时可与诊断超声发生共振，低频超声的助溶效果优于中等频率及高频超声，超声频率越低，所产生的血栓助溶效果越好。粒径相同的包膜微泡谐振频率随弹性参数增大而增大，微泡弹性形变则可能使其适应较宽的谐振频率，产生更强烈的空化作用，从而最大程度上发挥增强助溶作用。

4. 超声联合载基因或药物微泡溶栓　超声微泡不仅可增强超声成像的效果，还可作为载体携带基因或药物实现靶向治疗。注入载基因或药物微泡，给予一定强度的超声促进微泡破坏，使基因或溶栓药物局部释放，一方面可大大提高血栓部位局部基因或药物浓度，从而提高疗效；另一方面降低了血液循环中基因或药物浓度，减少全身不良反应的发生。超声联合载基因或药物微泡不但可直接发挥溶栓作用，还可促进基因或药物向血栓内部渗透，增强溶栓效果。因此，超声联合载基因或药物微泡成为溶栓治疗的新方向。

基因治疗血栓性疾病的常用基因包括组织纤溶酶原激活物基因（t-PA）和组织因子途径抑制物基因（TFPI）。t-PA 是含 527 个氨基酸的丝氨酸类蛋白水解酶，分子质量为 67 000kDa，其主要生理作用是激活纤溶酶原形成纤溶酶，后者使血栓的主要基质不溶性纤维蛋白水解，形成可溶性分解产物，从而溶解血栓，使血管再通。t-PA 的最大特点是与纤维蛋白有显著的亲和力，与纤维蛋白结合的 t-PA 激活纤溶酶原的能力比游离状态的 t-PA 高 100 倍，因此 t-PA 具有高效特异的溶栓作用。虽然临床常规应用静脉注射重组纤溶酶治疗急性心肌梗死、急性缺血性脑卒中等疾病，但存在严重的并发症。有学者在支架表面或血管吻合口覆盖有转染了 t-PA 基因的上皮细胞，可有效预防冠状动脉支架或搭桥术后血栓形成和再狭窄。基因治疗为局部长期高表达 t-PA 提供了一种切实可行的方法，可避免出血和局部血栓形成。研究表明，通过超声或超声微泡造影剂能够将 t-PA 基因递送至靶组织。季军等进行了超声靶向转染纳米 t-PA 基因预防兔动脉粥样硬化血栓形成的实验研究，制备兔髂动脉粥样硬化血栓形成模型，构建高表达白蛋白纳米 t-PA 基因超声微泡靶向载体，并在超声介导下靶向转染骨骼肌和局部血管壁，动态观察微泡对局部血栓形成的作用，免疫组化法检测转染骨骼肌组织 t-PA 抗原表达，ELISA 法检测血 t-PA 和 D- 二聚体含量变化，观察 t-PA 活性，结果显示超声介导靶向转染基因获得了局部骨骼肌和血管组织 t-PA 抗原有效表达并伴有血 t-PA 和 D- 二聚体含量增高、t-PA 活性增强，有效预防了兔实验性髂动脉粥样硬化血栓形成，表明成功建立了白蛋白纳米 t-PA 基因超声微泡载体系统，为血栓相关性疾病的预防提供了实验依据。汪涛等进行了靶向转染纳米 t-PA 基因预防犬冠状动脉搭桥术吻合口血栓形成和再狭窄的研究，建立犬冠状动脉搭桥术吻合口再狭窄模型，制备 t-PA 基因白蛋白纳米超声微泡，超声靶向转染心肌并获得 t-PA 表达，观察对吻合口局部血栓形成、血管内膜细胞增殖细胞核抗原（PCNA）和 PDGF-B mRNA 表达及内膜增生的影响。结果显示成功靶向心肌转染 t-PA 基因并获得了 t-PA 基因有效表达，显著减少了动脉搭桥吻合口血栓形成，抑制率 100%，抑制冠状动脉吻合口处内膜细胞表达 PCNA 和 PDGF-B mRNA，显著减少局部血管内膜厚度、内膜面积，使吻合口狭窄率减少 68.29%。表明白蛋白纳米超声微泡载体靶向转染 t-PA 基因可预防犬冠状动脉搭桥术后吻合口血栓形成和再狭窄，这为人冠状动脉搭桥术吻合口血栓形成和再狭窄的防治提供了实验基础（图 7-2-17）。

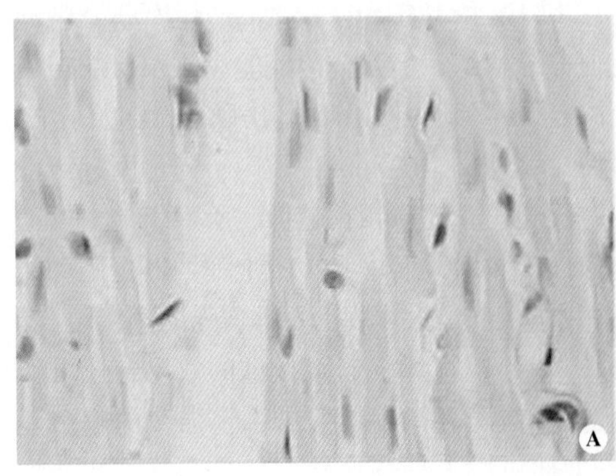

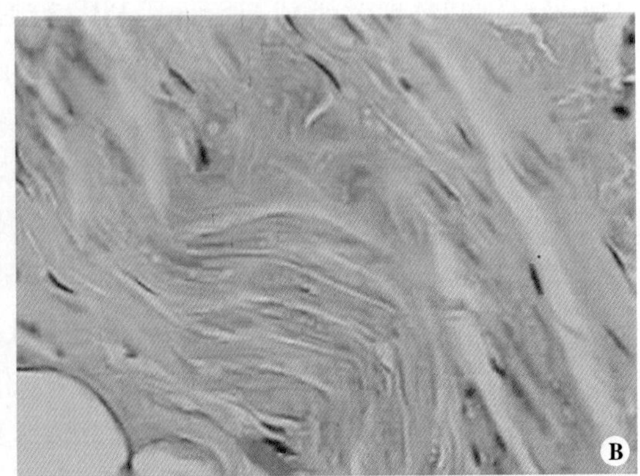

图 7-2-17　心肌免疫组化染色结果（×200）

A. 对照组心肌组织 t-PA 抗体阴性反应；B. 实验组心肌组织 t-PA 抗体阳性反应

组织因子（TF）是外源性凝血途径的启动因子，其激活对凝血、内环境稳定和血栓形成起着主要的调节作用。已有报道在动脉粥样硬化斑块中有高水平的组织因子表达，组织因子 / 因子Ⅶ a 复合物是人动脉硬化斑块内血栓形成的主要决定因素。组织因子途径抑制物（TFPI）是唯一有效的外源性凝血途径抑制物，它通过调节组织因子介导的凝血过程而抑制血栓形成。TFPI 是 TF 的生理抑制剂，有 2 种同族异形体，即 TFPI-1 和 TFPI-2，均属于丝氨酸蛋白酶抑制物 Kunitz 家族成员。TFPI-1 基因位于人染色体 2q31 ～ 2q32，全长 86 kb，包含 9 个外显子和 8 个内含子，是由 276 个氨基酸残基组成的耐热单链糖蛋白，空间结构复杂，含有 3 个 Kunitz 结构。TFPI-2 基因位于人染色体 7q22，全长 7kb，由 235 个氨基酸残基组成。同 TFPI-1 一样有 3 个 Kunitz 结构域，TFPI-2 的结构域与 TFPI-1 相应结构域有很高的同源性。TFRI 首先通过 Kunitz Ⅱ区结合因子Ⅹ a 继而 Kunitz Ⅰ区与组织因子 / 因子Ⅶ a 催化复合物结合，形成了组织因子 / 因子Ⅶ a/TFPI/ 因子Ⅹ a 四位体复合物，从而抑制组织因子依赖性凝血瀑布，避免进一步生成因子Ⅸ a 和因子Ⅹ a，减弱了组织因子介导的凝血过程和调节体内血栓形成。研究表明，TFPI 基因不仅可以有效治疗血栓性疾病，在血管成形术后再狭窄的基因治疗中也具有应用前景。王宇学等进行了超声微泡传送 TFPI-2 抑制动脉血栓和狭窄的研究，通过超声辐照载基因微泡，可将 TFPI-2 基因靶向递送至受损的兔颈动脉，且其转染率与腺病毒转染法相近，但在转染后期，其可高表达 TFPI-2，从而有效抑制血栓形成和预防动脉再狭窄，与腺病毒相比，超声微泡对动脉壁损伤更小，表明 UTMD 载 TFPI-2 基因微泡转染动脉内膜可抑制血栓与动脉狭窄。

Ren 等将不同剂量的尿激酶包载于微泡制备成载药微泡，并将其与低频超声联合应用进行溶栓疗效研究，结果显示，与单独使用 1U PA-MBs 相比，载药微泡与低频超声联合应用可有效溶解血栓且降低药物剂量，1U PA-MBs 和 5U PA-MBs 溶栓效果较 10U PA-MBs 溶栓效果好。有研究者将 t-PA 包载于微泡中，在猪血栓动物模型上进行溶栓效果观察，结果显示包载 t-PA 微泡在超声辐照下可增强溶栓效果，与无超声辐照组比较，其治疗效果可明显提高。

靶向超声微泡造影剂作为载体递送药物或基因的研究越来越受到重视。靶向超声微泡与普通超声微泡不同，需要基于一定的靶向机制对普通微泡进行改造，使得很小剂量的超声微泡即可准确无误的到达靶组织，定向释放溶栓药物。精氨酸 - 甘氨酸 - 天冬氨酸（RGD）序列是血小板膜糖蛋白Ⅱ b/ Ⅲ a 受体特异性的识别与结合位点，RGD 黏附序列参与了纤维蛋白原、von Willebrand 因子、纤维连接蛋白与 GP Ⅱ b/ Ⅲ a 受体的结合。因此通过外源性类似序列的氨基酸片段可以竞争性抑制含 RGD 序列的配体如纤维蛋白原、vWF 等与相应的 GP Ⅱ b/ Ⅲ a 受体结合，达到抑制血栓的目的。构建 RGD 与微泡结合的血栓特异性靶向微泡造影剂，不但可以作为“分子成像”的工具，而且有可能为血栓的诊断、治疗提供一种无创、有效、价廉的新方法。关丽娜等进行了直接连接法制备携尿激酶 RGDS 造影剂微泡靶向溶解在体血栓的实验研究，制备兔股动脉混合性血栓模型，将 RGDS、微泡造影剂（SonoVue）和尿激酶通过直接联合法，按 1 ∶ 1 ∶ 1 配制 6ml 的溶液，3ml 在 5min 内团注，3ml 在 20min 内静脉缓慢注射，超声照射 30min、120min 后，通过超声检测、血流量测量和病理结果分析对血栓的靶向性及溶栓效果进行评价，血流量持续监测 120min 后对血管的再通率和溶栓过程中血流频谱特点进行分析，结果显示 UTMD 携尿激酶 RGDS 微泡组血流量 >75% 基础血流量，120min 后完全再通（再通率 85.81%），溶栓时血流频谱出现持续高幅、杂乱波形，表明应用直接联合法制备 RGDS 微泡造影剂携带尿激酶对血栓具有靶向性，并能溶解兔股动脉在体血栓。高云华等建立兔股动脉血栓模型，采用冷冻干燥法和桥连剂共价键结合法制备载 t-PA 携 RGDS 的脂质体微泡造影剂，脉冲超声辐照 30min 后以 B-flow 观察并比较兔股动脉再通情况和再通出现时间，结果显示 t-PA+ 普通脂质体造影剂 + 超声辐照组与载 t-PA 靶向微泡 + 超声辐照组，在 30min 后得到的再通率最高（70% 和 80%），载 t-PA 靶向微泡 + 超声辐照组使用的 t-PA 剂量远低于 t-PA+ 普通脂质体造影剂 + 超声辐照组，表明治疗超声联合载 t-PA 携 RGDS 微泡造影剂可获得较好的溶栓效果，可以明显减少 t-PA 用量，从而减少全身副作用。Wu 等在体外实验中将尿激酶结合在 MRX-408 微泡的外壳上，当微泡与血栓结合后，用超声辐照引起微泡破裂，释放出药物，从而使血栓软化、溶解。

治疗性超声、靶向脂质体微泡、溶栓药物或基因三者联合应用不仅更有效、更快速，且能减少溶栓药的剂量并可减轻不良反应的发生，其优越性在于：①以微泡为载体，携带溶栓药物或基因靶向于血栓部位，在增强声压环境中使该微泡破裂，定点释放药物，使药物或基因和微泡更易于向血栓内渗透，避免溶栓药物或基因与体内其他组织作用，减少其出血性并发症；②以聚乙二醇修饰过的脂质体微泡，用其携带溶栓药物或基因可避免输送过程中被 RES 吞噬，可避免溶栓药物或基因在血液循环中被迅速降解，减少溶栓药物或基因用量；③水溶性或脂溶性的药物或基因均可包埋在脂质体中，经缓慢释放可使药物持续更长时间；④该方法将微泡载药技术、空化效应、超声溶栓及药物或基因溶栓作用有机地结合在一起，有利于提高溶栓效率，缩短血管再通时间。

（四）动脉粥样硬化

动脉粥样硬化是一组被称为动脉硬化的血管病中最常见、最重要的一种。各种动脉硬化的共同特点是动脉管壁增厚变硬、失去弹性和管腔缩小。动脉粥样硬化的特点是受累动脉的病变从内膜开始，先后有多种病变合并存在，包括局部有脂质和复合糖类积聚、纤维组织增生和钙质沉着形成斑块，并有动脉中层的逐渐退变，继发性病变尚有斑块内出血、斑块破裂及局部血栓形成。现代细胞和分子生物学技术显示动脉粥样硬化病变具有巨噬细胞游移、平滑肌细胞增生；大量胶原纤维、弹力纤维和蛋白多糖等结缔组织基质形成；以及细胞内、外脂质积聚的特点。曾有多种学说从不同角度来阐述其发病机制，包括脂质浸润学说、血栓形成学说、平滑肌细胞克隆学说等。近年多数学者支持“内皮损伤反应学说”，认为本病各种主要危险因素最终都损伤动脉内膜，而粥样硬化病变的形成是动脉对内膜损伤作出的炎症 - 纤维增生性反应的结果。

超声造影剂对动脉粥样硬化诊断的分子显像已取得巨大成果，其最终目标是携带基因或药物的靶向治疗。超声微泡造影剂到达靶组织后，在一定能量的超声辐照下微泡快速膨胀、收缩、破裂，并对周围组织产生生物学效应，使微泡附近的细胞膜通透性增加，细胞膜表面出现瞬时开放的孔洞，定向释放内部包裹的基因或药物，使局部浓度大大增加，从而达到靶向治疗的目的。动脉粥样硬化是全身性疾病，局部狭窄病变的介入或手术治疗虽可缓解组织缺血但无法改变动脉粥样硬化的病程。他汀是动脉粥样硬化药物治疗的基础，其主要作用是降低血清 LDL-C 水平，但其抗炎作用日益受到重视。研究证明，他汀快速抗炎的主要机制是抑制内皮细胞 TLR4 受体的表达及其下游信号通路蛋白的磷酸化，从而导致 NF-κB 活性的抑制，这种抗炎作用独立于调脂作用。动脉粥样硬化是以脂质代谢紊乱、血管内皮细胞受损、炎性细胞浸润、斑块破裂和血栓形成为特征的慢性病理过程。因此，应从这四个方面寻找动脉粥样硬化基因治疗的靶点。有研究证明，过表达 ACE2、PPAR-γ1、HO-1 等基因或抑制 MCP-1、TLRl、TLR2、TLR4、糜酶等基因的表达可显著减轻斑块炎症和稳定斑块，但不影响脂质代谢。

组织因子途径抑制因子 2(TFPI-2) 被证实在细胞外基质消化和重塑调节中起重要作用，具有防止动脉粥样硬化的潜在功能，Zhou 等采用超声造影剂 SonoVue 介导 TFPI-2 基因转染兔颈动脉球囊损伤术后的受损内膜，明显降低了内膜的增殖，内 - 中膜面积比和再狭窄率均显著降低。吴长君等进行了超声爆破微泡介导内皮抑素（ES）基因抑制兔颈动脉粥样硬化的实验研究，建立兔颈动脉粥样硬化模型。将其随机分为微泡＋超声组，对照质粒＋微泡＋超声组，ES 质粒＋微泡＋超声组，2 周后行 UTMD 介导 ES 基因转染，间隔 3 周时重复转染 1 次，14 周时行超声及数字减影血管造影检查，病理检测病变血管新生内膜、斑块内新生血管及 ES 表达情况，结果显示前两组内膜明显增厚，斑块较大，管腔明显狭窄，收缩期峰值流速增加，ES 质粒＋微泡＋超声组上述指标明显较前两组低，病理检测 ES 质粒＋微泡＋超声组内中膜厚度、内膜厚度、内中膜厚度比、内膜面积、内中膜面积比及新生内膜狭窄率均减低，颈动脉新生血管及血管内皮生长因子（VEGF）表达均减少，内膜及胫前肌可见较多 ES 表达，表明一定超声辐照条件下，UTMD 介导 ES 基因转染可抑制兔颈动脉粥样硬化病变的发展，有可能为动脉粥样硬化性疾病的基因治疗提供一种安全有效的方法。杨文凯等进行了 SonoVue 介导人 apM1 基因的兔主动脉内转染及表达的研究，apM1 基因与 SonoVue 混合后的混合物经兔耳缘静脉注射，同时采用超声辐照兔胸腹主动脉处 3min，用 Western Blot 检测兔主动脉中 apM1 基因的表达，EL1SA 检测血清中 apM1 蛋白含量、肿瘤坏死因子 α、总胆固醇、高密度脂蛋白胆固醇及低密度脂蛋白胆固醇水平变化，Western Blot 显示 UTMD 介导 apM1 基因检测到兔主动脉 apM1 基因高表达，ELISA 显示 UTMD 介导 apM1 基因可显著增加兔血清 apM1 蛋白含量，而肿瘤坏死因子 α、总胆固醇、高密度脂蛋白胆固醇及低密度脂蛋白胆固醇（LDL-C）水平无显著影响，表明 SonoVue 可在快速血流状态下，安全、高效地递送 apM1 基因入兔主动脉血管壁并有效表达与分泌，且对机体无明显毒副作用，建立了一种新的 apM1 基因在体无创无毒传输技术，为脂联素进一步用于体内干预动脉粥样硬化的研究提供了新的技术方法。陈延冰等进行了 SonoVue 传输 eNOS 基因抑制高脂喂食兔胸腹主动脉粥样硬化形成的研究，38 只 6 ～ 8 周龄雄性新西兰大耳白兔随机分为对照组、高脂模型组及 eNOS 预防组，eNOS 预防组为高脂喂食同时进行 SonoVue 传输 eNOS 基因治疗，每 12 天治疗 1 次，共治疗 4 次。喂食 4 周后，HE 染色及免疫组化检测血管内膜、中膜增生情况，12 周后，油红 O 染色检测胸腹主动脉动脉粥样硬化斑块的面积大小，结果显示 UTMD 介导 eNOS 基因可有效抑制兔胸腹主动脉内膜和中膜的增生及斑块的形成，eNOS 预防组与高脂模型组相比，内膜 / 中膜厚度比减少了 43.55%，斑块 / 内膜面积比减少了 45.19%，表明 UTMD 介导 eNOS 基因表达可有效抑制兔胸腹主动脉内膜和中膜的增生、抑制动脉粥样硬化斑块的形成，为临床动脉粥样硬化的特异性基因治疗提供了新思路和新方法（图 7-2-18）。

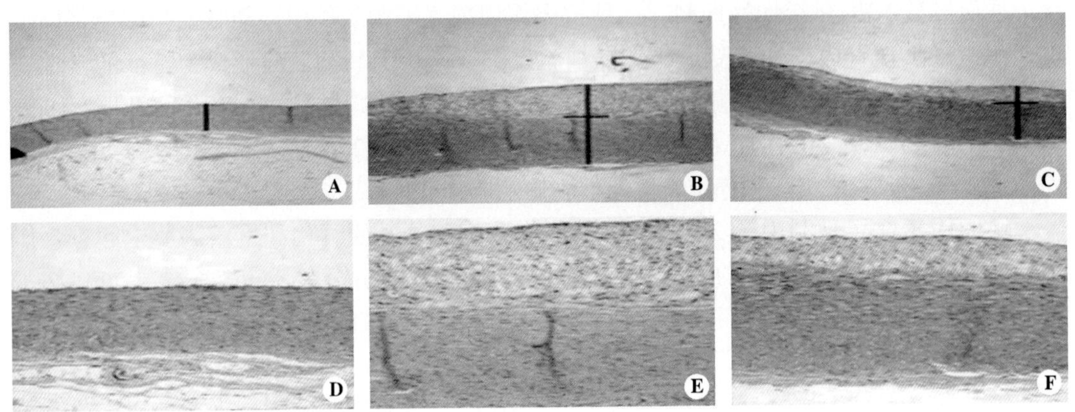

图 7-2-18　兔动脉 HE 染色图

A、B、C(4×)；D ~ F(10×)；对照组（A、D）、高脂模型组（B、E）及 eNOS 预防组（C、F）

三、UTMD 的超声生物学效应在干细胞移植中的研究

（一）干细胞移植概述

近年来，干细胞的研究获得了突飞猛进的进展，被 *Science* 杂志评为 20 世纪世界十大科学突破之一。干细胞研究及利用干细胞治疗疾病的细胞组织工程已经成为继人类基因大规模测序完成后生命科学中最活跃的研究领域之一。

1. 干细胞分类　干细胞是个体发育过程中产生的具有无限或较长时间自我更新和多向分化能力的一类细胞。作为一类未分化的细胞，它能够分化成为至少一种组成机体器官和组织的功能细胞，例如，神经细胞、心肌细胞、骨细胞等，形成各种类型的组织和器官，即具有多向分化潜能和可塑性，而自我更新和多向分化潜能是干细胞的两大基本生物学特性。

根据来源和个体发育过程中出现的先后次序不同，干细胞可分为胚胎干细胞（embryonic stem cell）和成体干细胞（adult stem cell）。

(1) 胚胎干细胞：是指起源于着床前胚胎内细胞群的全能干细胞，具有向三个胚层分化的能力，可以分化为成体所有类型的成熟细胞。其研究意义在于：①它拥有类似胚胎的全能分化性，可以从单个的受精卵发育成完整的个体，利用其作为材料和相关的干细胞研究方法一起将最终阐明人类正常胚胎的发生发育、非正常胚胎的出现等的复杂调控机制和阐述人类新基因的发现。②人胚胎干细胞的分离及体外培养的成功对生物医学领域的一系列重大研究，例如，致畸致瘤实验、组织移植、细胞治疗和基因治疗等都将产生重要影响。③胚胎干细胞可以用来修复甚至替换丧失功能的组织和器官，因为它具有发育分化为所有类型组织细胞的能力，任何涉及丧失正常细胞的疾病如神经变性疾病、糖尿病、心肌梗死等都可以从干细胞移植中获益。④可以对胚胎干细胞的基因做某些修饰以便于基因治疗和防止免疫排斥效应。尽管胚胎干细胞这些能力使其在细胞治疗中具有很大吸引力，然而有关其来源及其使用的政治性和伦理学方面的争论限制了其进一步的研究及临床应用。

（2）成体干细胞：是指存在于各组织器官中具有自我更新和一定分化潜能的不成熟细胞。机体内多种分化成熟的组织中存在成体干细胞，如造血干细胞、表皮干细胞、间充质干细胞、肌肉干细胞、肝脏干细胞、神经干细胞等。部分组织中的成体干细胞不仅可以向本身组织进行分化，也可以向无关组织类型的成熟细胞进行分化，即横向分化，利用横向分化机制，有望利用患者自身健康组织的干细胞，诱导分化成可替代病变组织功能的细胞来治疗各种疾病。这样既克服了由于异体干细胞移植而引起的免疫排斥，又避免了胚胎干细胞来源不足及相应的社会伦理问题。

目前研究最多的还是来源于骨髓的成体干细胞。成体骨髓中包括造血干细胞（hemopoietic stem cell，HSC）和间充质干细胞（mesenchymal stem cell，MSC）。造血干细胞是体内各种血细胞的唯一来源，能分化成所有外周血中成熟的血细胞类型，自 20 世纪 80 年代以来，造血干细胞移植已成为癌症、造血系统疾病、自身免疫疾病和部分遗传性疾病的重要治疗手段。它主要存在于骨髓、外周血和脐带血中。造血干细胞的基本特征是具有自我维持和自我更新能力，即干细胞通过不对称的有丝分裂，不断产生大量祖细胞并使其保持不分化状态。造血干细胞的另一个特点是具有可塑性，可以分化为肝脏、肌肉及神经组织细胞，一定条件下肌肉干细胞、神经干细胞还可以分化为造血干细胞，参与相应组织的修复。间充质干细胞是骨髓中的另一种成体干细胞，是中胚层发育的早期细胞，具有干细胞的共性，最近研究发现人的骨骼肌、脂肪、骨膜、脐血、外周血中亦存在间充质干细胞，与造血干细胞有相同的作用。由于间充质干细胞具有多向分化的潜能，在适当条件下，它不仅可以分化为同源于中胚层的间质组织细胞，还可以突破胚层界限，分化为非中胚层组织，如骨细胞、软骨细胞、脂肪细胞、心肌细胞、神经元细胞及星形胶质细胞等，由于骨髓间充质干细胞比其他成体干细胞更易获得，易于外源性基因的导入和表达，因此作为细胞替代治疗的一种来源，骨髓间充质干细胞已被广泛应用于干细胞治疗的研究中。

2. 骨髓间充质干细胞（bone mesenchymal stem cells，BMSCs 或 MSCs）

（1）BMSCs 独特的优势：BMSCs 来自于成年的细胞，可以从患者自身体内获得，而非胚胎或胎儿干细胞，因而不涉及道德及伦理学方面的问题。与其他干细胞相比，BMSCs 具有明显的优势：①由于 BMSCs 容易在体外培养，具有高度的扩增能力，在体外经许多次的传代后基因稳定性依然良好，能在短期内获得所需要的干细胞，故能满足干细胞治疗组织工程的需要。②具有多向分化潜能，能在不同的诱导条件及合适的体内生长微环境中定向分化为不同的组织细胞系。故具备潜在修复各种组织和器官的能力。③能够与各种病毒载体相结合，并可进行各种基因的转染，转染后既能保持本身基因的稳定性，还能高效地表达所转染的基因，从而在相应的损伤部位产生大量的损伤修复所需要的蛋白质。④同源性 BMSCs，能通过各种不同途径输入体内，在不引起免疫排斥的同时，能在损伤的心肌区域形成心肌样细胞。⑤可以在世界各地不同条件的实验室里繁殖和复制，且可以对所获得的 BMSCs 进一步细分亚类型的细胞系，用于不同的治疗目的。正由于 BMSCs 具有上述许多的优点，因而近几年来被大量应用于实验及临床的研究。美国 FDA 及中国 SFDA 均已批准 BMSCs 进入Ⅱ期临床试验。

（2）BMSCs 的分离、培养：BMSCs 的含量很低，一般为 0.001% ～ 0.01%，要利用其满足体内外研究，就必须实现 BMSCs 的体外分离、纯化及扩增。

BMSCs 的提取及培养是一项相对成熟的技术，但细胞的分离提取、纯化扩增目前尚无统一的标准化方法，主要采用的提取方法有密度梯度离心法、全骨髓贴壁培养法、免疫磁珠分选法、流式细胞术分选法、红细胞溶解法。

1）全骨髓贴壁培养法：根据 BMSCs 的贴壁生长属性，通过更换细胞培养基和传代操作逐渐将悬浮生长的血细胞及造血系统细胞去除，从而达到分离纯化目的 BMSCs 的效果。该方法另有一优点，即细胞培养早期，造血系统细胞可产生某些细胞因子，有助于刺激早期 BMSCs 的生长，但该方法难以去除造血干细胞的干扰。

2）密度梯度离心法：根据骨髓中不同类型细胞的比重不同，用密度分离液及离心的方法，去除骨髓液中的有核细胞、红细胞等杂细胞成分，得到的 BMSCs 纯度较高。但其操作步骤较费时烦琐，且对细胞的增殖能力及定向分化能力有一定的影响。

3）免疫磁珠分选法：利用 BMSCs 的特征表面标志物，用磁珠对干细胞进行分选。

4）流式细胞术分选法：利用特异性抗体识别细胞膜上的特征性表面抗原，用流式细胞术分离筛选 BMSCs。免疫磁珠分选法和流式细胞术分选得到的 BMSCs 纯度最高，可筛选出比较单一的细胞，但其实验条件要求高、费用昂贵，操作复杂，所需骨髓量较大，可影响筛选后的细胞活性。另外，BMSCs 缺乏特异性的表面标志物，因此其应用存在一定局限性。目前在研究中密度梯度离心法和全骨髓贴壁培养法应用较为广泛。

(3) BMSCs 形态及生物学特性

1) BMSCs 形态：通常采用光学显微镜观察培养的 BMSCs 的形态及生长情况，用透射电子显微镜观察细胞的超微结构特点。

本实验室分别采用全骨髓贴壁培养法和密度梯度离心法均成功获得数量可观的，形态学表现与细胞增殖实验及细胞周期检测结果相吻合的大鼠 BMSCs 与成人 BMSCs。原代 BMSCs 多为短梭形，可见较多圆形或短梭形的贴壁细胞（图 7-2-19），部分呈小三角形或多角形，3～4 天后细胞增殖迅速，大量短梭形和长梭形细胞呈放射状集落样聚集生长，不断向周围扩大，6～7 天后贴壁细胞达 80%～90% 融合，可以传代。第三代以后，生长较快，BMSCs 形态均一，以纺锤形和长梭形为主，也有部分细胞为三角形或多角形，呈集落状、旋涡状或平行排列生长（图 7-2-20）。与大鼠 BMSCs 相比，成人 BMSCs 细胞稍大，形态更为修长，绝大多数为长梭形和纺锤形，排列呈旋涡状或菊花团样（图 7-2-21、图 7-2-22）。

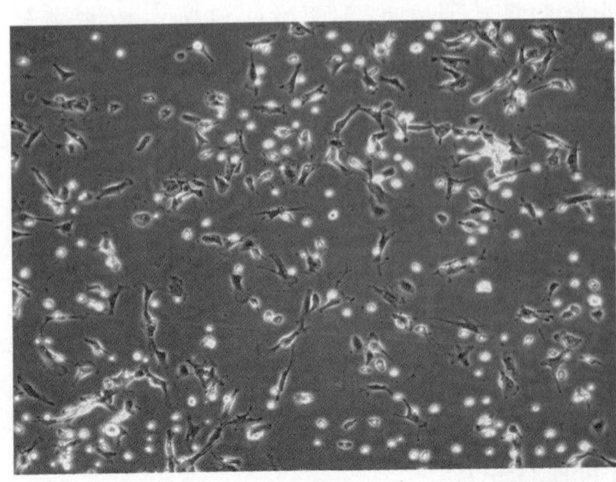

图 7-2-19　光镜下大鼠原代 BMSCs 培养第 3 天（×100）

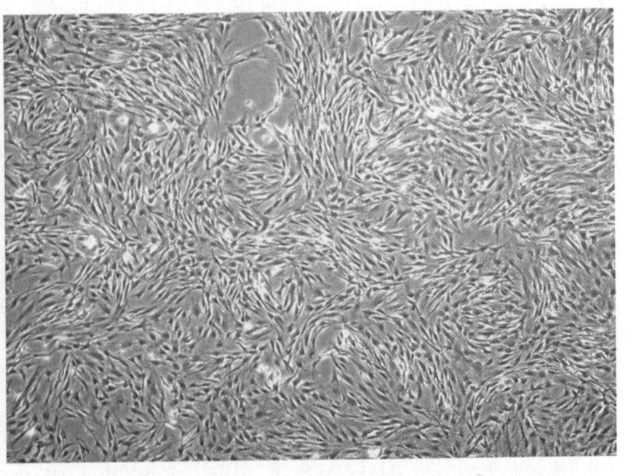

图 7-2-20　光镜下大鼠第 3 代 BMSCs（×50）

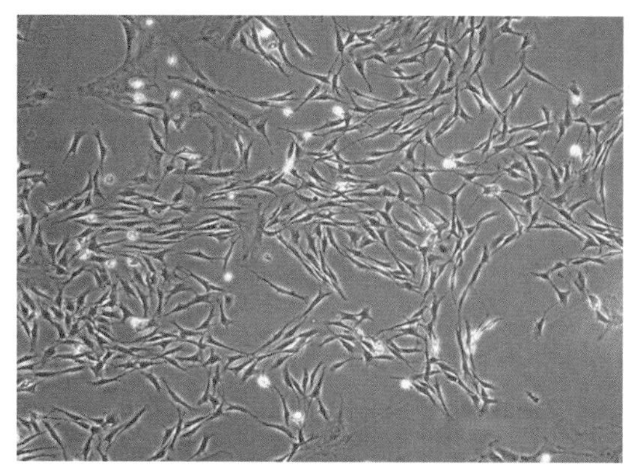
图 7-2-21　光镜下成人原代 BMSCs 培养第 7 天（×50）

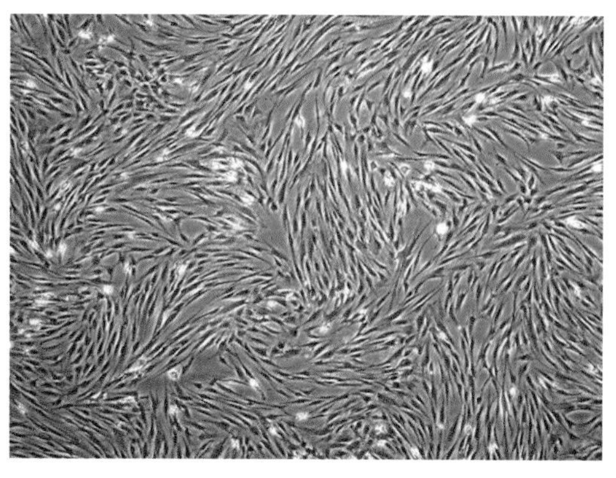
图 7-2-22　光镜下成人第 3 代 BMSCs 排列成漩涡状（×50）

透射电子显微镜下，BMSCs 具有干细胞特殊的超微结构。细胞体积较大，呈球形，表面有较多的微绒毛。胞核与胞质的比例比较大，胞核大而圆，核膜完整，内含 1 ～ 3 个较大、结构清晰的核仁，由均匀且丰富的常染色质所包绕。胞质内见较丰富的线粒体、内质网、核糖体、高尔基复合体、溶酶体、分泌泡等细胞器，具有未分化细胞的特征（图 7-2-23、图 7-2-24）。

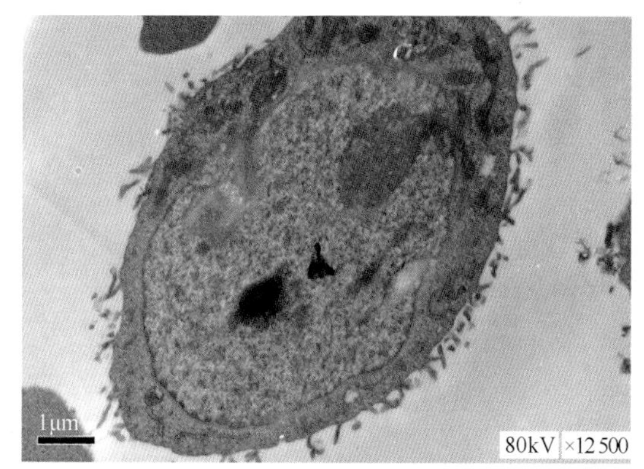

图 7-2-23　透射电子显微镜下的第 3 代大鼠 BMSCs 超微结构（铅 - 铀染色，×12 500）

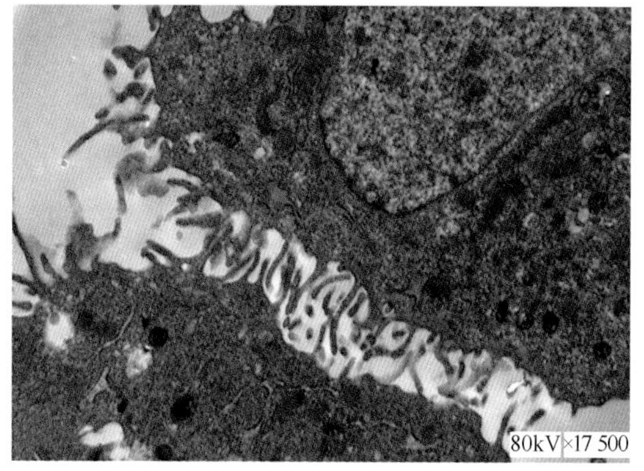

图 7-2-24　成人第 3 代 BMSCs 表面的微绒毛结构（×17 500）

2）BMSCs 的生物学特性检测：采用流式细胞仪检测细胞周期；采用 CCK-8 试剂盒检测细胞生长曲线；采用流式细胞术检测细胞表面标记分子。

本实验室多个研究者分别采用密度梯度离心法和全骨髓贴壁培养法分离，培养的第 3 代大鼠 BMSCs 和成人 BMSCs 大部分处于 G_0+G_1 期，比例约为 86%（图 7-2-25、图 7-2-26）。

CCK-8 试剂盒检测显示 SD 大鼠 BMSCs 与成人 BMSCs 的细胞生长活性曲线类似。第 1、3、5 代的细胞生长规律基本一致，细胞接种后 1 ～ 2 天为细胞生长潜伏期，数量变化不大，第 3 天开始细胞数量明显增多，进入对数生长期，至第 7 天细胞数量最多，

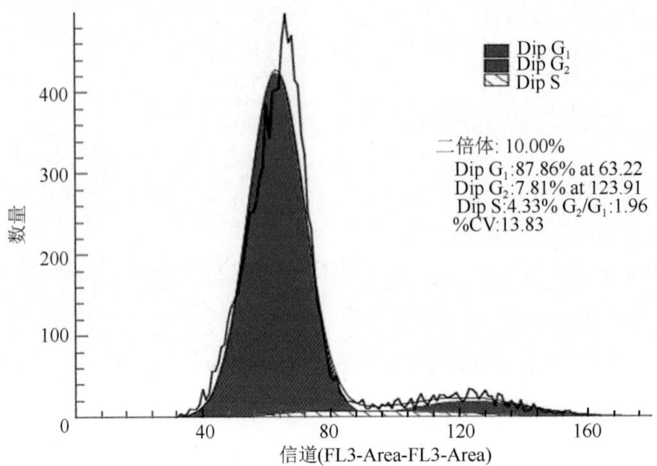

图 7-2-25　第 3 代成人 BMSCs 流式细胞仪检测

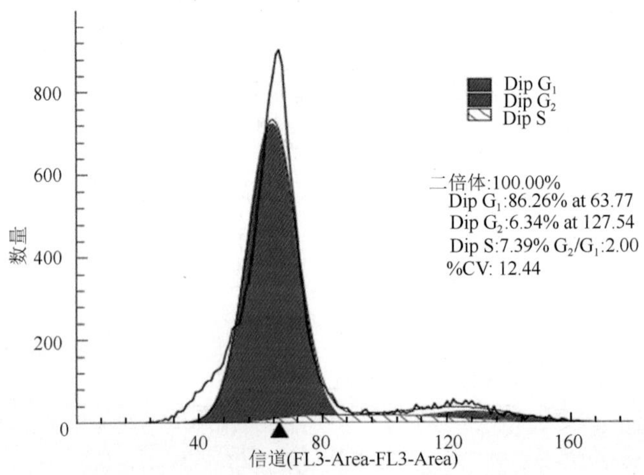

图 7-2-26　第 3 代大鼠 BMSCs 流式细胞仪检测

达到平台期，以后细胞生长较缓慢（图 7-2-27）。

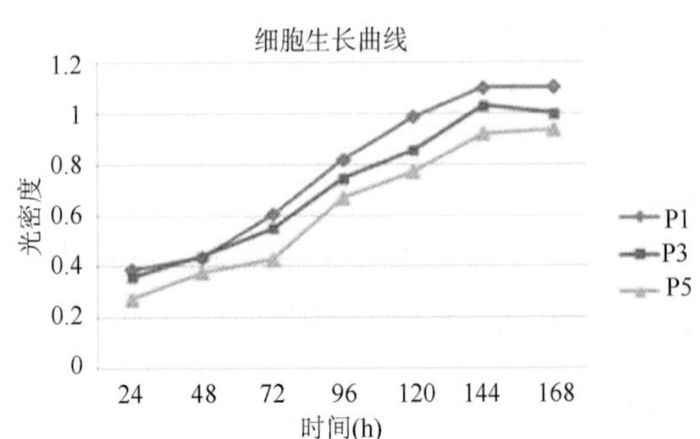

图 7-2-27　CCK-8 分析成人 BMSCs 各代培养细胞的生长曲线

P1、P3、P5 分别为第 1、3、5 代成人 BMSCs

根据 2006 年国际细胞治疗协会（International Society for Cellular Therapy，ISCT）推荐的一套鉴定 MSC 的标准，若培养的细胞具有可塑贴壁生长特性，具有成纤维细胞样的形态，体外可以向成脂、成骨、成软骨诱导分化，细胞表面表达 CD73、CD90 及 CD105，不表达 CD11b、CD14、CD19、CD34、CD45、CD79a 及 HLA-DR，即可鉴定为 BMSCs。

该实验室培养的第 3 代成人 BMSCs 和大鼠 BMSCs 的细胞表面标志物如图 7-2-28、

图 7-2-29 所示。

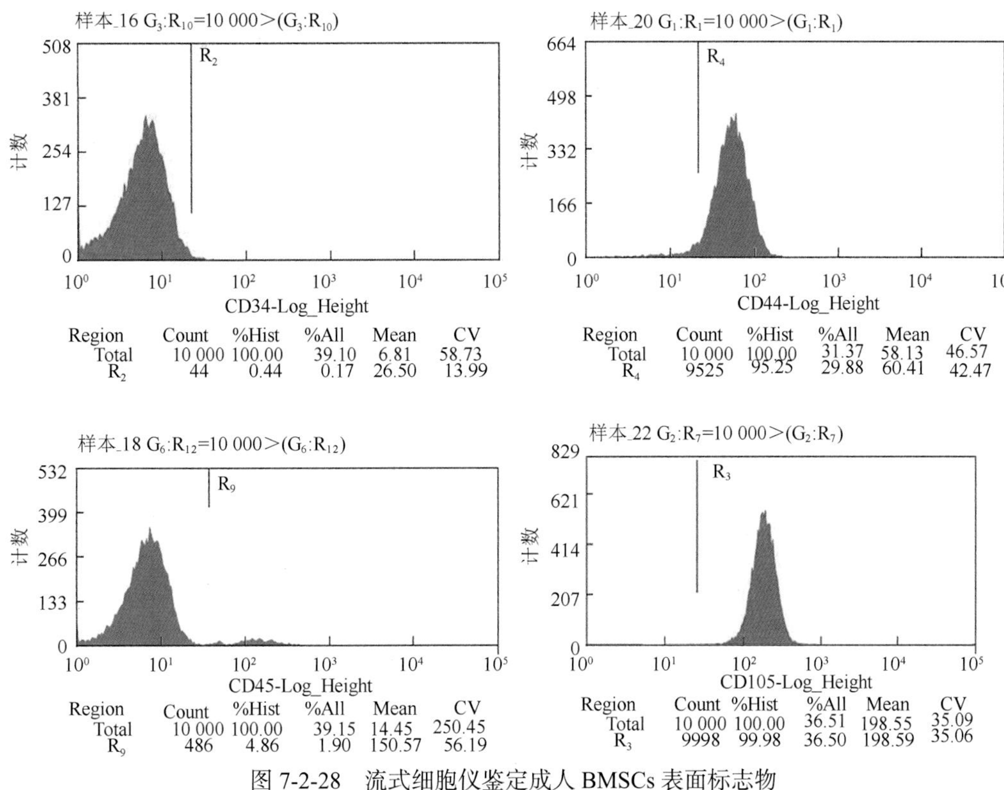

图 7-2-28　流式细胞仪鉴定成人 BMSCs 表面标志物

阳性：CD44(95.25%) 和 CD105(99.98%)；阴性：CD34(0.44%) 和 CD45(4.86%)

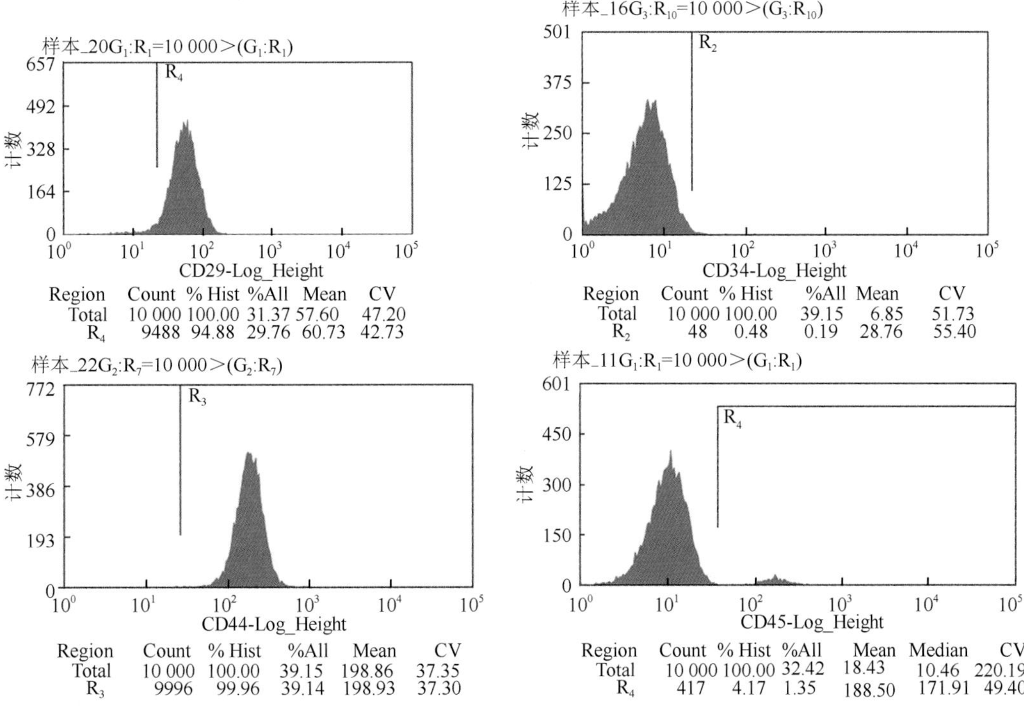

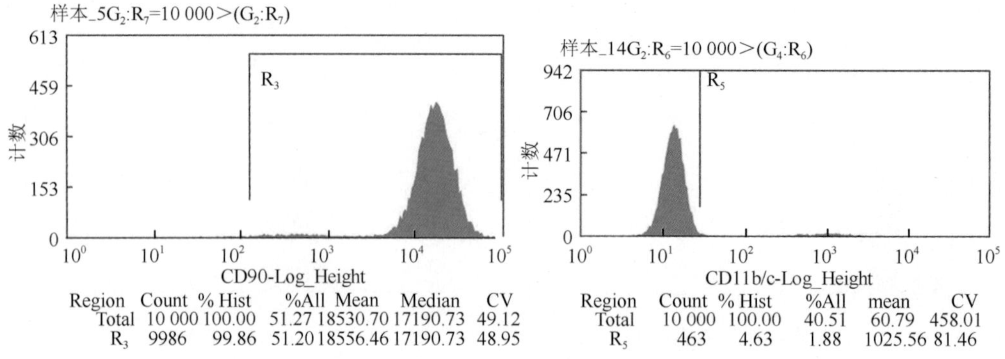

图 7-2-29　流式细胞仪鉴定 SD 大鼠 BMSCs 表面标志物

阳性：CD29(94.88%)，CD44(99.96%) 和 CD90(99.86%)；阴性：CD34(0.48%)，CD45(4.17%) 和 CD11b(4.63%)

表面标志物鉴定 BMSCs 一直是干细胞研究的重点之一，大量的文献显示 BMSCs 有多种类型的表面标志物，但这些标志物存在非单一性的缺点，尚未发现其特异性的标记分子，且在细胞的不同生长分化阶段，其表面标志物也不完全相同，具有不相一致的生物学特性。干细胞表面标志物在不同文献中也存在不统一的现象，究其原因，可能是：① BMSCs 在不断的传代过程中部分细胞凋亡，造成细胞外基质分子减少。② BMSCs 分离提取时纯化效果不佳，同时存在其他干扰的杂细胞。由于 BMSCs 的表面标志物缺乏单一性及特异性，在 BMSCs 的鉴定上存在一定的困难。在研究中，我们采用流式细胞术检测细胞表面 CD34、CD44、CD29、CD90、CD45、CD11b 的表达来鉴定 BMSCs，结果显示，细胞表面强表达 CD44 和 CD90，基本不表达 CD34、CD45。其中，CD90 阳性符合干细胞特点，CD44 阳性符合间充质细胞特点，而不表达 CD34、CD45 提示细胞非造血干细胞、内皮细胞或成纤维细胞。

BMSCs 的主要生物学特点之一是具多向分化潜能，在不同诱导条件下，可分化为成骨细胞、成软骨细胞或脂肪细胞等多种组织细胞类型。因此，是否能成功诱导分化也是逆推鉴定 BMSCs 的有效手段之一

本实验室对培养的 SD 大鼠 BMSCs 和成人 BMSCs 均进行了成脂诱导和成骨诱导，并分别用油红 O 染色和茜素红染色进行验证。结果显示，成脂诱导分化 14 天后，细胞胞质内形成的脂滴与油红 O 结合，表现为大量的明显的橘红色沉淀，证明成脂诱导成功。另外，成骨诱导 21 天后，细胞产生的钙盐与茜素红结合，形成橘红色的络合物，证明钙结节的存在，成骨诱导成功。以上诱导分化实验进一步证实所获得的细胞为 BMSCs，具有多向分化能力。

成脂诱导：长梭形的细胞经成脂诱导约 1 周后，逐渐变短、变圆，近乎短三角形，光学显微镜下可见胞质内产生众多细小密集的透明小脂滴，成簇状，随诱导时间的延迟，小脂滴数量增加，并逐渐融合成较大的脂滴。经油红 O 染色后，光学显微镜下可见细胞胞质内大量的圆形脂滴被染成橘红色（图 7-2-30）。此结果证实细胞可以被诱导向成脂细胞方向分化。

成骨诱导：细胞经成骨诱导后，密集生长，呈簇状。成骨诱导后期，光学显微镜下观察到细胞团间钙结节的形成。经茜素红染色后，光学显微镜下可见此类结节被染为橘红色（图 7-2-31），证实细胞可以被诱导向成骨细胞方向分化。

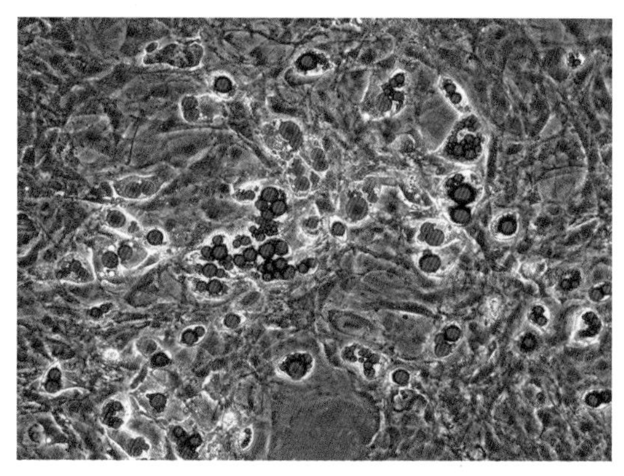

图 7-2-30　大鼠 BMSCs 经成脂诱导及油红 O 染色，光镜下见胞质内大量橘红色脂滴形成（×200）

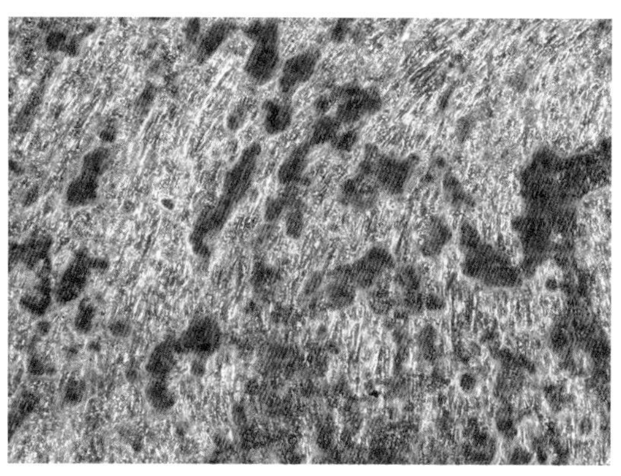

图 7-2-31　大鼠 BMSCs 经成骨诱导及茜素红染色，光镜下可见橘红色钙结节（×100）

3. 干细胞示踪　干细胞的移植治疗研究离不开体内示踪技术，该技术是观察干细胞迁移、定植、存活、分化、体内分布等证据的基础。因此，监测细胞在体内的存活、分布、增殖、分化等生物学行为对确定治疗的有效性至关重要。分子影像技术为这些实验及临床研究的实现提供了可能，据成像手段的不同，细胞体内示踪可分为：①生物发光成像（bioluminescence imaging）示踪；②磁共振成像（magnetic resonance imaging）示踪；③荧光成像（fluorescence imaging）示踪等。

（1）示踪干细胞的分子影像技术：主要包括磁共振成像（MRI）、核素成像、光学成像及高效有机整合数种成像技术为一体的多模态成像技术，以下是几种目前用于研究的成像技术。

1）超顺磁性氧化铁颗粒标记干细胞 MRI：超顺磁性氧化铁（SPIO）作为一种细胞示踪剂已得到广泛应用，SPIO 颗粒大小和在体内的代谢途径各不相同，微米级超顺磁性氧化铁颗粒（micrometer-sized SPIO，MPIO）目前主要应用于基础实验中标记细胞。以上各种颗粒其组成大多是左旋糖苷包裹的带磁性的铁核心，在介导物（多聚赖氨酸或鱼精蛋白）的参与下被摄入细胞内，一旦氧化铁粒子进入细胞后，就可利用 SPIO 纳米颗粒标记靶细胞再经 MRI。被标记的细胞在 MRI 中显示为低信号，目前大多试验认为铁颗粒不会对人类干细胞的主要特性造成明显的影响。

SPIO 标记干细胞示踪的局限性：标记的特异性较低，MRI 仅能通过由于铁颗粒引起的低信号间接判断干细胞的存在，而不能区分铁颗粒到底是在干细胞内、巨噬细胞内，还是在细胞间质内。

2）磁共振报告基因成像：考虑到 SPIO 直接标记法的局限性，人们试图用其他方式对干细胞进行示踪，而最有研究价值的是报告基因成像技术。由于只有存活的细胞才能不断地表达报告基因，合成出使其能在影像设备上显影的蛋白，因此报告基因成像技术可以验证细胞的存活。在目前，报告基因成像技术常用的成像手段有：生物发光成像、核素成像和 MRI。利用报告基因产生 MRI 对比信号的方式多种多样，且原理各不相同，简言之就是给细胞导入一个可以编码可探测到的蛋白探针基因（报告基因），通过该基因的持续或经调控的表达而成像。

磁共振报告基因成像在一定程度上避免了传统 SPIO 直接标记细胞示踪的劣势，因其成像的原理保证了图像信号与蛋白质表达（细胞存活）的一致性，但其工序复杂，安全性也未得到证实。

3）放射性核素成像：灵敏度高可定量测量干细胞，但亦存在不足：①空间分辨力为 1～2mm，低于 MRI；②标记干细胞的放射性物质半衰期较短，如 ^{18}F 为 110min、^{111}In 为 2.8 天、^{99m}Tc 为 6h，仅适用于短期示踪干细胞；③可产生辐射，降低细胞活力及增殖能力。

4）光学成像：分为生物发光成像（bioluminescence imaging，BLI）和荧光成像。

荧光素酶基因标记的细胞在存在 ATP 及氧气时可使其底物 D - 荧光素发光从而直接检测活体内细胞活动和基因行为，已广泛应用于示踪干细胞的动物实验中，BLI 无创、灵敏度高可定量分析，操作简便，但信号较弱，检测时间较长，实验成本高，另外细胞需进行基因标记。

荧光成像通过激发光激发荧光报告基团如 GFP、RFP、CYt 及 dyes 等到达高能量状态后发光成像。近红外成像技术的出现促进了活体及离体监测干细胞的发展，其通过减少光吸收和组织散射增强信号穿透能力进行断层成像，目前近红外成像已用于表浅器官成像及动物体内示踪干细胞。

5）多模态成像：是将敏感性较高的光学成像和放射性核素成像及解剖分辨力较高的 MRI 等分子影像技术高效地整合为一体的成像技术，在许多动物实验中已获得较好效果。目前多模态成像的研究热点集中于如何更有效地整合各种分子影像技术，使其在活体示踪干细胞中发挥重要作用。多模态成像可弥补各种方法的不足，具有较好的应用前景。

（2）标记干细胞的方法：目前标记干细胞的方法有很多，常用的有以下几种。

1）Y 染色体荧光原位杂交技术：以来源于雄性动物的干细胞作为供体，移植入雌性动物体内，在雌性受体体内检测靶组织中的 Y 染色体，阳性即代表该含 Y 染色体的细胞为来源于雄性供体的移植干细胞。该方法虽然权威、可靠性高，但检测方法较复杂，在研究中应用相对较少。

2）标记细胞核：用 DAPI 或 Brdu 等物质使细胞核标记上荧光，DAPI 是一种显现活细胞或与 DNA 强力结合固定细胞 DNA 的荧光染料，可以透过完整的细胞膜，目前被广泛用于标记移植细胞，未结合 DNA 的 DAPI 荧光很弱，而一旦和 DNA 结合，表现出很强的荧光（图 7-2-32），并且对细胞相对无毒，不改变细胞的超微结构，DAPI 最大的优点是标记技术简单，标记效率高，对被标记细胞生命活动无明显影响，可以直接观察，费用低廉，因此得到广泛使用。缺点是细胞分裂将导致 DAPI 淬灭，以及收缩蛋白或其他蛋白染色所造成的强背景色等将引起标记强度降低，因此 DAPI 也仅适于短期定量分析，研究认为 DAPI 标记细胞可用于 2 周以内的短期实验。

3）标记细胞膜：用亲脂性荧光染料如 DiI 标记脂质细胞膜，使这类荧光染料嵌入细胞膜的脂质双分子层，经过侧向扩散将整个细胞膜染色。该方法操作简单，对细胞毒性作用较小，染色速度较快，并且具有较高的染色效率。本实验室体外利用 CM-DiI 标记 BMSCs 后，细胞生长状态良好，未见染料对细胞形态和生长产生明显影响，荧光倒置显微镜下 95% 以上的细胞均呈很强的红色荧光（图 7-2-33）。以往研究显示，DiI 标记对细胞的活性发育或其他基本的生理特性无明显影响，CM-DiI 为 DiI 的衍生物，在 DiI 中加入了具有中度巯基反应特性的氯甲基取代物，后者能与细胞内含巯基的肽和蛋白结合，使得 CM-DiI 能够抵抗醛类的固定作用，CM-DiI 在细胞固定破膜及石蜡包埋的整个过程中均能很好的保留在细胞内，因此较 DiI 更适于固定后标本的长期示踪，而且这些染料不会从标记细胞扩散到非标记细胞，避免了交叉染色，但同样存在随细胞分裂而荧光减弱的缺点。此方法目前是 BMSCs 移植示踪研究中常用且较好的一种标记示踪方法。

图 7-2-32　用 DAPI 标记大鼠 BMSCs 后，荧光显微镜下 BMSCs 细胞核呈明亮的蓝色（×200）

图 7-2-33　大鼠 BMSCs 进行 CM-DiI 标记后荧光显微镜下 BMSCs 细胞膜呈明亮的红色（×100）

4）基因标记法：应用比较多的有基因转染绿色荧光蛋白（GFP）或红色荧光蛋白（RFP），转染后筛选出荧光表达阳性的细胞，或从 GFP/RFP 转基因动物中提取、分离、培养干细胞，将表达荧光蛋白的细胞移植到不表达荧光蛋白的动物体内。该方法可信度高，荧光强度衰减不明显，适于长时间的示踪研究，但其基因改变对细胞的功能是否有影响存在争议。

5）磁性标志物标记：使用磁性标志物，令其被细胞吞噬即可对活细胞进行标记，将细胞移植入体内后用 MRI 进行检测。

综合上述几种常见标记方法的优缺点，较可信的标记方法是 Y 染色体原位杂交和基因转染标记。在本实验室的研究中通常使用基因转染的方法使 BMSCs 表达 GFP，用于体内示踪研究。本课题组多位研究者用携带了增强型 GFP 的慢病毒转染大鼠 BMSCs 均获得很好的体内示踪效果。增强型 GFP 是普通绿色荧光蛋白的突变系，其荧光强度比野生型高 35 倍，具高效表达、结构稳定、无种系依赖性等特点，故适用于基因表达和蛋白定位的检测，以及细胞的示踪标记。本课题组实验结果显示，转染了携带增强型 GFP 的慢病毒后，48h 即可观察到 BMSCs 的胞质和胞核均有明亮的绿色荧光表达，转染阳性率高，且传代数次后，绿色荧光仍能稳定表达（图 7-2-34）。转染前后 BMSCs 形态无变化，细胞生长良好，证明 GFP 转染对 BMSCs 无明显毒性反应。

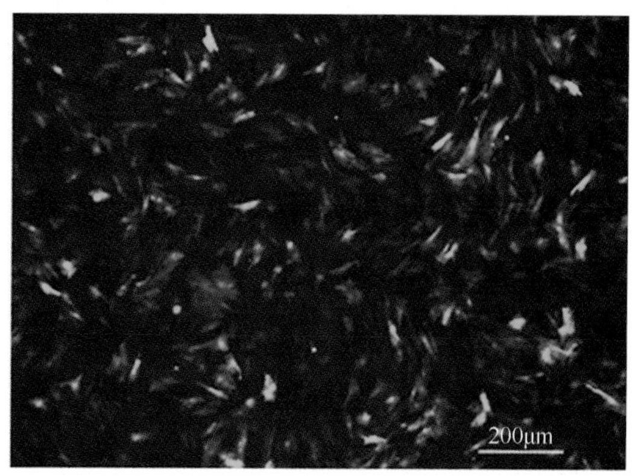

图 7-2-34　大鼠第三代 BMSCs 经 GFP 慢病毒转染后，荧光显微镜下 BMSCs 胞质呈现出明亮的绿色，细胞轮廓较清晰，形态可见（×50），细胞核及细胞质持续表达绿色荧光

4. 干细胞移植存在的问题　从过去几十年的报道看，干细胞应用研究主要集中在以下几个热点领域：心脏病、糖尿病、肝脏疾病、烧伤和皮肤溃疡、眼科疾病、肌肉萎缩、帕金森综合征、脊柱损伤等疾病。上述疾病是既往传统医学认定的疑难病或者缺乏特效疗法的疾病。尽管越来越多的临床医生和患者开始接受或者尝试进行干细胞治疗，但我们需要面对和正视目前存在的一些严重问题和障碍，包括在理论和技术、应用层面，以及可行性、伦理

学、社会学、管理学甚至人类学等诸多方面的问题。

目前，干细胞在临床应用的主要难题包括以下几个方面：①如何在体外培养从而获得大量的干细胞并保存其功能以满足临床所需是一个难题；②如何控制并且限定具有多种分化方向的干细胞特异性分化成需要的组织或特定的细胞进而有针对性地治疗某一种疾病，例如采用从骨髓间充质获得的细胞，诱导产生分泌胰岛素的细胞来治疗糖尿病，或者诱导产生心肌细胞来治疗心肌梗死等。伦理学问题突显于胚胎干细胞领域的研究，而成体干细胞应用则涉及患者的知情同意、治疗前后的解释和异体细胞使用权等问题。此外，细胞移植途径的有创性及细胞移植效率低下等也是限制其应用的临床问题。

（二）UTMD 在干细胞基因转染中的应用

1. 研究意义 将外源性基因导入干细胞，实现干细胞携基因治疗是现代医学的发展要求，基因转染的骨髓间充质干细胞（BMSCs）不仅可以促进许多不同类型损伤的组织再生，还可以过表达一些目的基因从而起到基因和干细胞的协同治疗的作用。基因和细胞的联合治疗可能会为一些目前不能治愈的疾病，例如癌症、糖尿病及其他一些遗传性疾病提供一个新的治疗策略。然而，BMSCs 的基因转染技术在许多方面都还需要进一步的研究，其中包括如何提高 BMSCs 的基因转染效率，选择合适的基因筛选以便于转染后在干细胞上产生预期的生物学效应，以及体内移植转染后的细胞在体能否产生令人满意的生物学效应等。基因治疗中最主要的一个挑战就是找到一个安全、有效的方法用以实现基因的定向释放。现行的基因转染方法主要分为病毒载体和非病毒载体两大系统，迄今为止，病毒作为载体被广泛地应用在 BMSCs 的基因转染中。大量的实验研究报道 BMSCs 的转染使用了反转录病毒、慢病毒或腺病毒作为载体，虽然病毒作为载体的有效性得到广泛认可，但其高毒性和免疫原性限制了其临床应用。因此高转染率的非病毒基因转染载体成为现在的研究热点。然而过去的研究中关于 BMSCs 的非病毒转染应用报道较少，其中值得注意的一点是在这些有限的报道中，BMSCs 的转染效率非常低，这可能是报道有限的原因之一。人们尝试过各种各样的非病毒载体，如脂质体，聚乙烯亚胺（polyethylenimine，PEI）又或是亚油酸结合 PEI，以期望提高 BMSCs 的转染效率但都没有获得预期的结果。

近年来，超声造影剂微泡的应用开始从诊断领域向治疗领域拓展，超声靶向击破微泡（ultrasound-targeted microbubble destruction，UTMD）介导药物靶向传输和基因转染是近年发展起来并被公认的有效而且很有潜力的方法，许多研究报道无论是在体外还是在体内，超声介导微泡爆破都可以将基因转染效率提高好几个数量级。与其他非病毒基因转染技术相比，它具有较高的转染效率，但相关研究显示此种方法所使用的超声参数（频率、功率、辐照时间等）、微泡造影剂的种类及剂量等均有较大差异，最佳转染条件及安全性仍在探讨中。目前研究认为超声波介导微泡破坏增加靶细胞的基因转染的基本原理是：微泡是一种有效的空化核，引入到超声场中后，可以降低超声波的空化阈值，导致常规使用的治疗超声波和诊断超声波产生空化效应。在体研究中，微泡超声空化可以引起邻近细胞被“超声打孔”，可引发内皮细胞间隙增宽、细胞膜通透性暂时性增高，产生所谓“声孔效应”。同时，微泡破裂时产生的冲击波和微射流作为一种驱动力量，可增强治疗性药物或基因在靶区局部释放和渗透。因此，采用超声联合微泡介导细胞基因转染，还要涉及细胞存活率及相关的安全性问题。

基于目前的一些研究，本研究组探讨了超声联合微泡技术协同 PEI 和脂质体对 SD 大鼠骨髓间充质干细胞（BMSCs）进行基因转染的研究。

2. 微泡介导超声联合聚乙烯亚胺转染大鼠骨髓间充质干细胞的研究　研究组李佩倞首先探讨了超声联合微泡协同 PEI 将肝细胞生长因子（HGF）转染 SD 大鼠 BMSCs 的体外研究，具体就是用微泡介导的超声联合 PEI 作为一种非病毒转染方法运用在 BMSCs 的质粒 DNA 转染中，以提高其作为一种多能干细胞的非病毒转染方式的转染效率。要实现高效可控的转染，最重要的就是要找到关于各种转染参数的最优组合。在本实验中考察了超声发射的能量，微泡的浓度和作用时间这三个方面的因素。同时，在不同条件下对 BMSCs 的转染效率和细胞存活率进行了比较和统计学分析。对转染前后的 BMSCs 的细胞周期和分化能力进行了观察和检测。

（1）主要研究方法

1）选取体外培养的大鼠第 3 代 BMSCs，对培养的细胞进行诱导分化及鉴定。

2）质粒 DNA：pEGFP-HGF 的构建及鉴定按照相关文献。

3）PEI：质粒 DNA 混合物，混合等体积 100μl PEI（1mm）。

4）基因转染的条件

A 超声辐照参数：采用 Accusonic Plus 超声治疗仪，超声发射频率为 1MHz，占空比为 10%。根据均匀设计表 U15（155）对超声声强，微泡浓度和辐照时间这三方面影响因素进行了参数优化实验。应用回归分析，综合考虑各因素之间的关系，确定最佳的参数配比，对统计分析优化后的参数再进行实验验证。

B 微泡造影剂：采用本科实验室专利研制的脂膜氟碳微泡造影剂“脂氟显”，按质量比 1 ∶ 1 ∶ 100 称取二硬脂酰磷脂酰胆碱（DSPC）、二棕榈酰磷脂酰甘油（DPPG）（瑞士 Genzyme）、双端羧基聚乙二醇 4000（COOH-PEG4000-COOH）（上海 YARE），60℃水浴中用超纯水将三者充分溶解混匀，冷冻干燥后加入 1ml 的 50% 葡萄糖、丙二醇及甘油混合液（体积比为 8 ∶ 1 ∶ 1）溶解成脂质混悬液，再以八氟丙烷置换瓶内空气。密闭后在机械振荡仪上振荡 45s，振荡幅度（15±1）mm，频率 4300 次 / 分，即制得普通脂质微泡。微泡平均直径 2.13μm，浓度 7×10^9 个 /ml。

5）实验分组：按辐照强度、微泡浓度及辐照时间三个方面的考察参数进行分组。

A. 超声辐照强度：$0W/cm^2$（对照）、$0.2W/cm^2$、$0.4W/cm^2$、$0.6W/cm^2$ 和 $0.8W/cm^2$，此时的微泡浓度为 10^6ml，辐照时间为 30s。

B. 微泡浓度：0 个 /ml（对照），10^2 个 /ml，10^4 个 /ml，10^6 个 /ml 和 10^8 个 /ml，此时的超声强度为 $0.6W/cm^2$，辐照时间为 30s。

C. 超声辐照时间：0s（对照）、20s、30s、40s、60s，此时的超声强度为 $0.6W/cm^2$，微泡浓度为 10^6 个 /ml。

另外，细胞的密度（50%、90%、100%）对于转染的影响，也在不同超声强度下进行了考察。对照组除了未进行超声辐照其他条件都一样。超声辐照后的细胞置于含 5% CO_2 的 37℃温箱继续孵育培养，8h 后更换为 3ml 含有血清的预热 α-MEM 培养基，培养 48h 后在激光共聚焦荧光显微镜下观察绿色荧光蛋白（GFP）的表达，实验重复 3 次。

用最终优选后的参数，通过对转染效率和细胞存活率的考察，检测超声和微泡介导下联合 PEI 对 BMSCs 转染的影响。具体分组如下：①质粒 DNA 无超声辐照组（DNA no US 组）；②质粒 DNA+ 微泡 + 超声组（DNA+MB+US 组）；③ PEI：质粒 DNA 混合物无超声辐照组（PEI：DNA no US 组）；④ PEI：质粒 DNA 混合物 + 超声辐照组（PEI：

DNA+US 组）；⑤ PEI：质粒 DNA 混合物 + 微泡 + 超声组（PEI：DNA+MB+US 组）。转染方法同前，每组实验重复 5 次。

（2）主要结果

1）激光共聚焦显微镜下观察：基因转染后 48h，观察到转染后的 BMSCs 有 GFP 的表达，可见到绿色荧光，提示转染成功。转染 7 天后，仍然可观察到转染后的 BMSCs 有 GFP 的表达，之后绿色荧光逐渐减弱（图 7-2-35）。

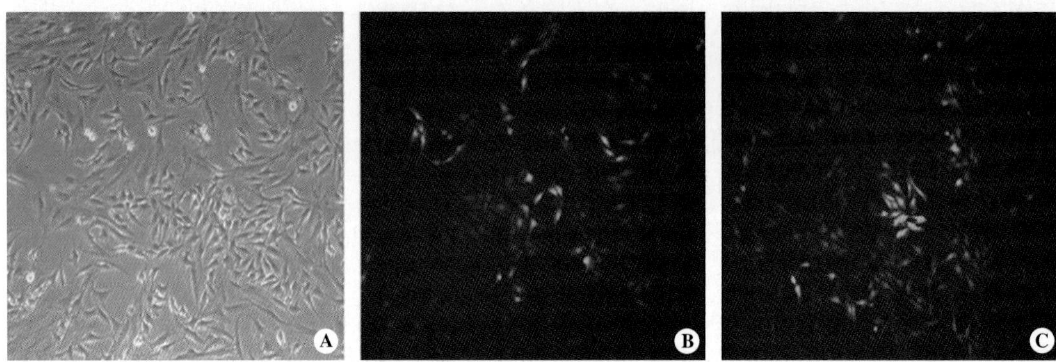

图 7-2-35 基因转染后光镜下 BMSCs 细胞形态（A）；基因转染 48h 后，激光共聚焦荧光显微镜观察可见绿色荧光表达（B）；转染后 7 天，激光共聚焦荧光显微镜观察仍可见绿色荧光表达（C）

细胞中 HGF 蛋白的表达检测：转染 pEGFP-N1 和 pEGFP-HGF 质粒后 48h，在激光共聚焦荧光显微镜下 BMSCs 胞质中可观察到特异性的绿色荧光，两组细胞均可见绿色荧光蛋白表达，提示转染成功。转染 48h 后提取总蛋白进行 Western Blot 检测，结果显示转染 pEGFP-HGF 成功表达 HGF 蛋白，而对应的空白对照组和转染 pEGFP-N1 组未检测到目的蛋白（图 7-2-36）。

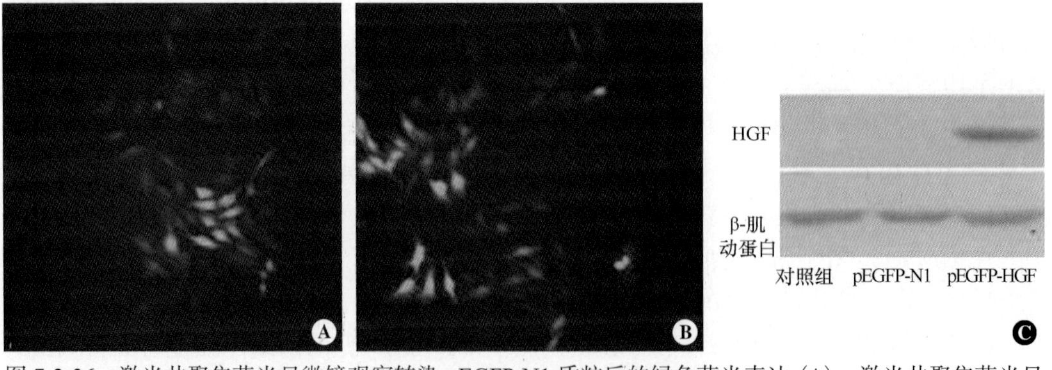

图 7-2-36 激光共聚焦荧光显微镜观察转染 pEGFP-N1 质粒后的绿色荧光表达（A）；激光共聚焦荧光显微镜观察转染 pEGFP-HGF 质粒后的绿色荧光表达（B）；Western Blot 检测空白对照组，转染 pEGFP-N1 组和转染 pEGFP-HGF 组的 HGF 蛋白表达情况（C）

2）转染后的 BMSCs 的生物学特性：细胞周期及分化能力检测，成骨、成脂诱导转染后 BMSCs 分化。实验组钙结节形成明显，茜素红染色呈红色结节；油红 O 染色显示有大量脂质沉淀；对照组细胞无改变（图 7-2-37）。结果表明转染后细胞保持其分化能力。HGF-BMSCs 经碘化丙啶染色后，流式细胞术测定 DNA 含量可见 G_1 期的细胞占 82.93%，G_2 期的细胞占 5.86%，S 期细胞占 11.21%，G_2/G_1=1.99。结果说明转染后细胞的增殖能力没有受到明显影响。

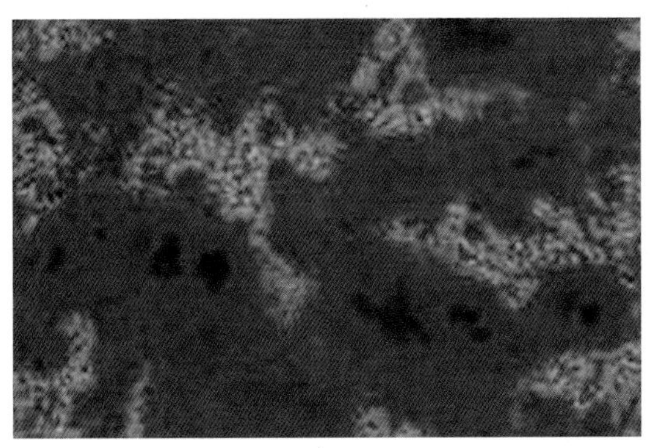
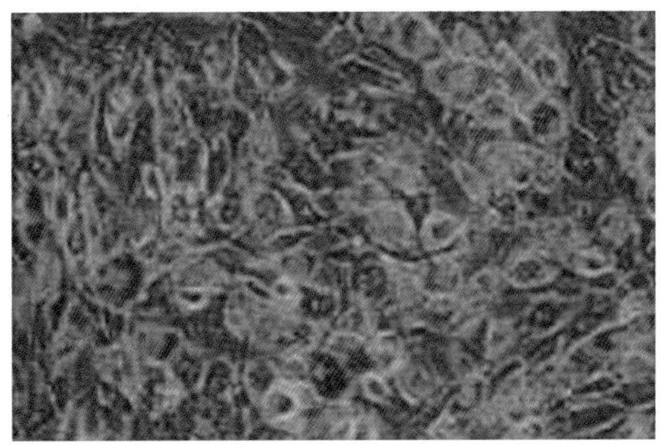

图 7-2-37　转染后，成骨诱导细胞培养可见红色钙结节（茜素红染色，×400）(A)；转染后，成脂诱导细胞培养胞质内可见橘红色脂滴形成（油红 O 染色，×400）(B)

3）超声联合微泡协同 PEI 转染 BMSCs 最佳参数：该实验结果显示在声强（Q）= 0.6 W/cm²，微泡（MBs）= 10^6 个 /ml，辐照时间（T）=30s 时，pEGFP-HGF 转染效率（38.81±2.58）% 和 BMSCs 细胞存活率（82.10±1.77）% 达到一个相对比较匹配的数值。不同影响因素比较 PEI：DNA+MBs+US 组同其他各组有统计学差异（$P < 0.05$），当细胞浓度接近 90% 时，相比 50% 和 100% 的细胞浓度，在所有的超声强度下细胞转染效率都是最高的（$P < 0.05$）（图 7-2-38）。

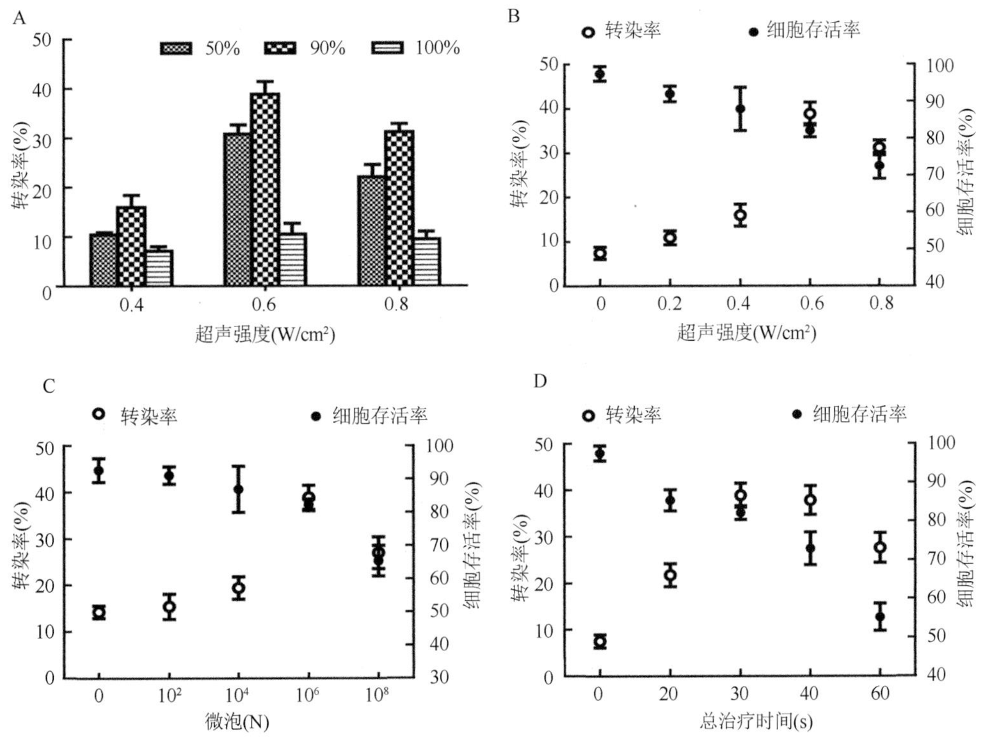

图 7-2-38　不同参数条件下 BMSCs 转染效率和细胞存活率

A. 细胞密度在不同超声强度下对转染效率的影响；B. 超声强度对转染效率和细胞存活率的影响；C. 微泡浓度对转染效率和细胞存活率的影响；D. 辐照时间对转染效率和细胞存活率的影响

4）各项参数对 BMSCs 转染效率和存活率的影响：流式细胞术检测 pEGFP-HGF 的细胞表达率如下。DNA no US 组（0.38±0.24）%；DNA+MBs+US 组（3.80±0.73）%；

PEI：DNA no US 组（7.45±1.38）%；PEI：DNA+US 组（14.18±1.34）%；通过微泡介导后转染率显著提高，PEI：DNA+MBs+US 组（38.81±2.58）%；F = 2.201，P = 0.042，方差齐。PEI：DNA+MBs+US 组同 PEI：DNA no US 组比较，BMSCs 转染效率提高了接近 5 倍，细胞存活率仅由（97.45±1.98）% 降低到（82.10±1.77）%。而 PEI：DNA+MBs+US 组比 DNA+MBs+US 组转染效率提高大约 10 倍。各组样本例数相等，选择“最小显著差异法 LSD”的两两比较结果。均数之差在 α= 0.05 上显著（P < 0.05）（图 7-2-39）。

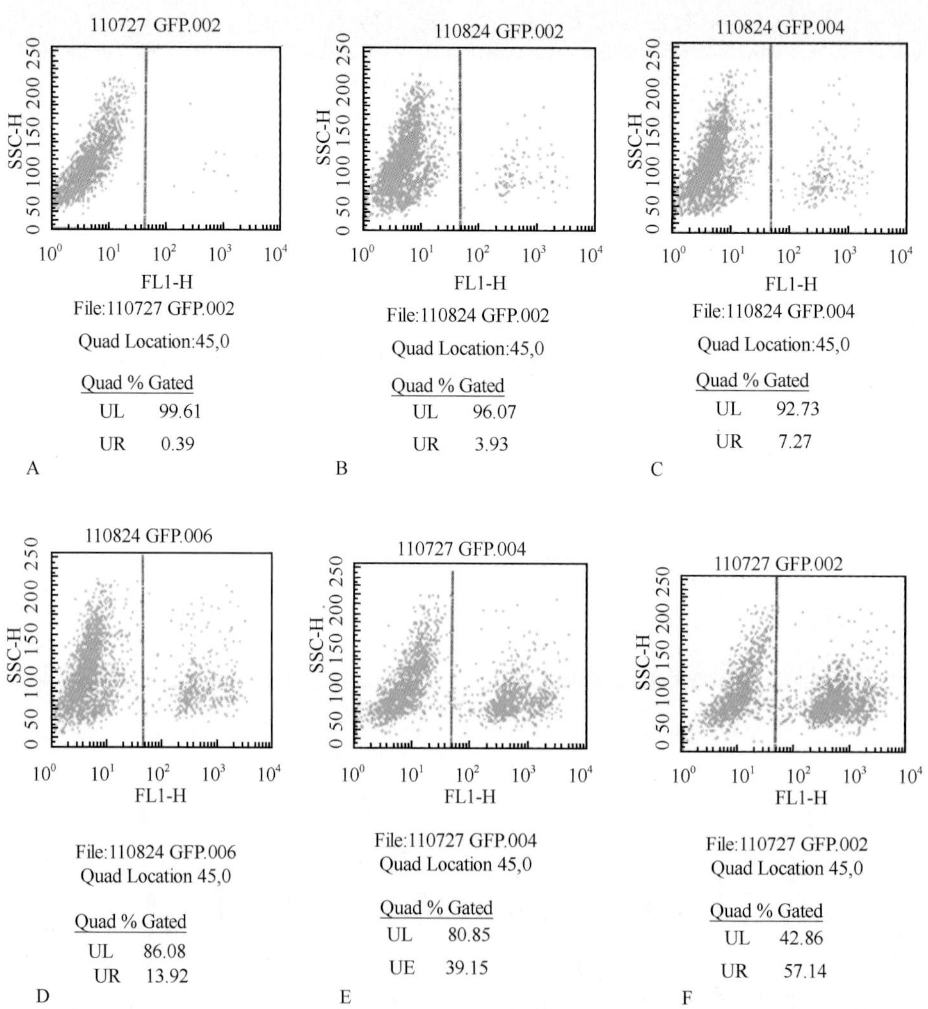

图 7-2-39　流式细胞术检测 pEGFP-HGF 细胞表达率

A. 转染后 48h，DNA no US 组 pEGFP-HGF 的细胞表达率 0.39%；B. 转染后 48h，DNA+MBs+US 组 pEGFP-HGF 的细胞表达率 3.93%；C. 转染后 48h，PEI：DNA no US 组 pEGFP-HGF 的细胞表达率 7.27%；D. 转染后 48h，PEI：DNA+US 组 pEGFP-HGF 的细胞表达率 13.92%；E. 转染后 48h，PEI：DNA+MBs+US 组 pEGFP-HGF 的细胞表达率 39.15%；F. 转染后 7 天，PEI：DNA+MBs+US 组 pEGFP-HGF 的细胞表达率 57.14%

各组的细胞存活率如下。DNA no US 组（98.37±2.01）%，DNA+MBs+US 组（94.69±3.48）%，PEI：DNA no US 组（97.45±1.98）%，PEI：DNA+US 组（92.51±3.57）%，联合微泡后转染率显著提高，但细胞存活率稍有下降，PEI：DNA+MBs+US 组（82.10±1.77）%。其中

PEI：DNA+MBs+US 组同其他各组有统计学差异（$P < 0.05$）（图 7-2-40）。

转染后 7 天，PEI：DNA+MBs+US 组的转染效率为（57.43±1.56）%（图 2-5F），而细胞活性下降到（78.98±3.11）%（图 7-2-41）。

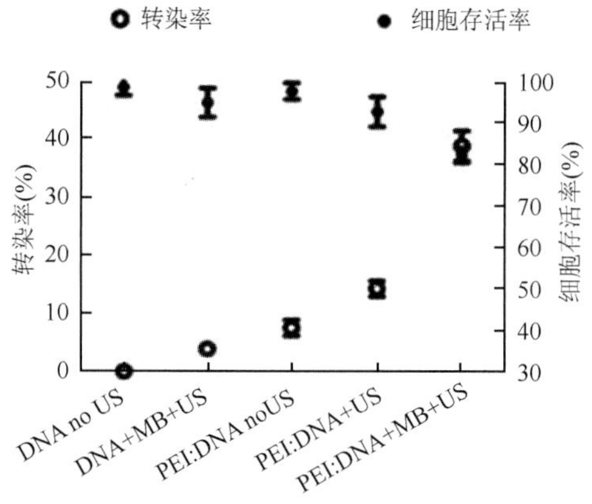

图 7-2-40　转染后 48h 各组 BMSCs 的转染效率和细胞存活率情况

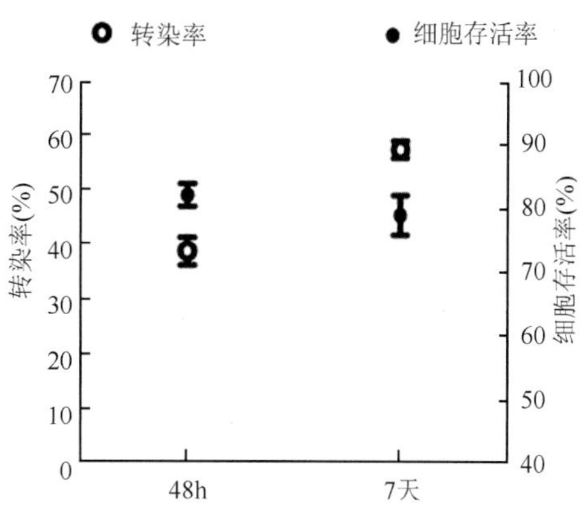

图 7-2-41　转染后 48h 和 7 天 PEI：DNA+MBs+US 组 BMSCs 的转染效率和细胞存活率情况

5）扫描电镜观察超声联合微泡在细胞表面的作用：为了进一步了解微泡联合超声介导的基因转染机制，用扫描电镜观察了基因转染前后的干细胞形态。如图 7-2-42A 所示，一个完整的骨髓间充质干细胞是梭形，表面较光滑。图 7-2-42B、图 7-2-42C 显示在最佳条件转染作用后（Q= 0.6 W/cm^2 时，MBs=10^6 个 /ml，T=30s），BMSCs 的表面形态。细胞膜上可以看到微小的孔，细胞表面的小孔孔径大小不一，形态各异。7 天后，BMSCs 基本恢复，大多数的微孔已经消失，细胞表面基本光滑（图 7-2-42D）。

3. 超声联合微泡协同脂质体对促进 CXCR-4 转染 BMSCs 体外迁移能力的实验研究　鉴于基质细胞衍生因子 1（stromal cell-derived factor-1，SDF-1）与其受体 CXCR-4 结合形成的 SDF-1α/CXCR-4 轴是促进 BMSCs 向损伤组织归巢最重要的生物轴，相关文献显示在体外进行 BMSCs 扩增时，随着扩增的进行，BMSCs 表面的趋化因子受体 CXCR-4 减少，即减弱了 BMSCs 归巢能力。课题组前期实验使用流式细胞仪分析结果显示 6% ～ 8% 原代 BMSCs 胞膜表达 CXCR-4，体外培养三代后只有少部分（0.5% ～ 0.9%）的 BMSCs 胞膜表达 CXCR-4，与国外实验结果一致，故提高 BMSCs 表面的 CXCR-4 可能对其 BMSCs 归巢效率具有显著影响。

课题组王龚等使用超声介导微泡爆破（UTMD）联合脂质体作为一种非病毒转染方法运用在 BMSCs 的 pDsRed-CXCR-4 质粒 DNA 转染中，并验证转染后细胞的迁移能力和细胞活性，目的是提供一种安全有效增加 CXCR-4 基因非病毒转染效率进而增加迁移能力的新方法。

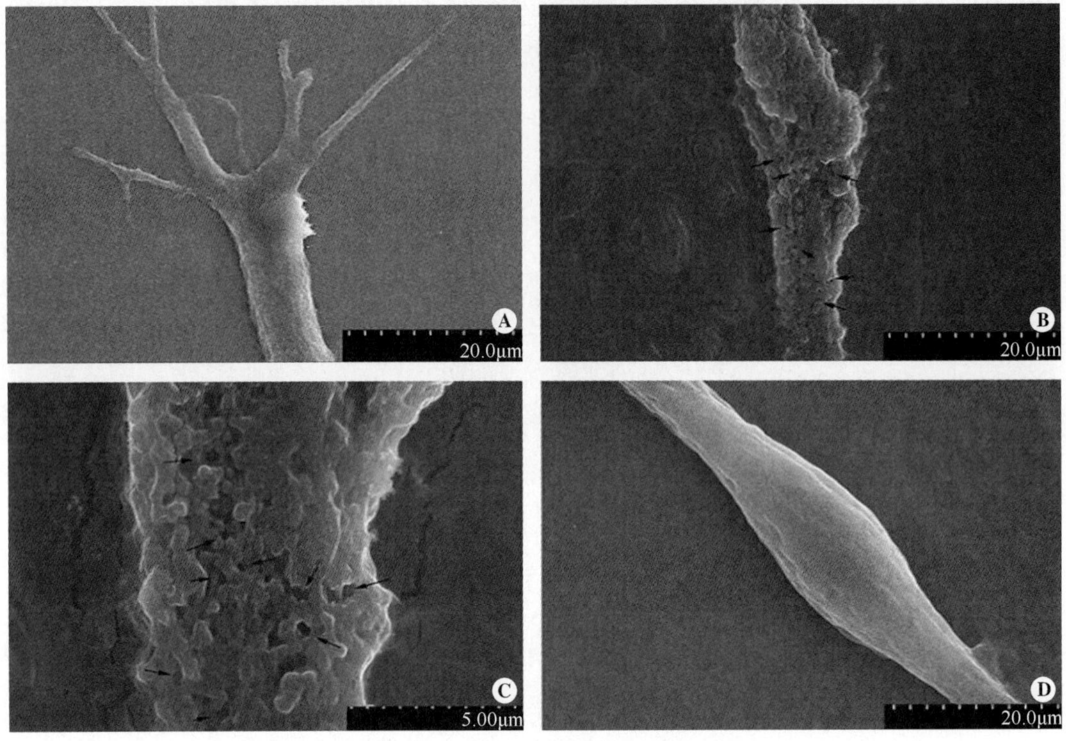

图 7-2-42 扫描电镜 BMSCs 形态

A. 转染前完整的 BMSCs；B. UTMD 作用后 BMSCs 的形态，细胞膜上显示微小的孔（箭头）；C. UTMD 作用后 BMSCs 的形态局部放大，微小的孔更加清晰（箭头）；D. UTMD 作用后 7 天，BMSCs 的细胞膜表面基本恢复光滑状态

（1）研究方法

1）骨髓间充质干细胞：6 周龄 SD 大鼠骨髓取材，采用分离、培养，细胞表型鉴定及细胞生物学特性的检测，扩增三代 BMSCs 用于实验。

2）超声设备与微泡：使用 Accusonic Plus 超声治疗仪介导 UTMD，各种参数如下，超声频率 1MHz; 占空比 10%；峰值负压强度 0.35MPa（$0.6W/cm^2$）；微泡浓度 10^6 个 /ml；超声辐照时间 30s。超声造影剂采用我科实验室优选法制备的脂膜氟碳微泡造影剂。

3）质粒 DNA 和脂质体混合物的构建：根据 DNA 质粒酶切位点图谱，选定用 Sac Ⅰ /BamHI 对 pMD18T-CXCR-4 及 pDsRed-N1 分别酶切，切胶回收酶切产物，T4DNA 连接酶 16℃连接过夜，定向克隆。取 5μl 连接产物转化感受态大肠杆菌培养，扩增后使用去内毒素质粒提取试剂盒抽提质粒，送验测序（$OD_{260}/OD_{280}=1.89$）。按照说明 pDsRed-CXCR-4 质粒 DNA 和脂质体 2000 混合液按照 1 ∶ 2 的比例在 α-MEM 血清中混合，混合物涡漩混合 30s，然后在室温下存放 10min 备用。

4）基因转染及实验分组：选取第 3 代 BMSCs，当其生长铺满 80% 时使用 0.25% 的胰酶消化，以 1.0×10^4 个 /ml 的密度平铺细胞于 6 孔板培养皿中，各孔分别加入 2ml α-MEM 血清不完全培养基。37℃ 5% CO_2 温箱中孵育 12h，当细胞贴壁完全后即可开始转染。

为观察 UTMD 联合脂质体对 CXCR-4 转染以及对 BMSCs 的迁移能力的影响，

将实验细胞分为 6 组（每组 3 孔）：空白对照组（Con 组）；单纯质粒组（P 组）；质粒 DNA+UTMD 处理组（P+UTMD 组）；质粒 DNA+ 脂质体 2000 组（P+L 组）；质粒 DNA+ 脂质体 2000 组 + 超声辐照组（P+L+U 组）；质粒 DNA+UTMD+ 脂质体 2000 组（P+UTMD+L 组）。

5）红色荧光蛋白表达的定性和定量评估：转染后 48h 对转染后的 BMSCs 用激光共聚焦荧光显微镜观察细胞中红色荧光蛋白（RFP）的表达情况。然后用 0.25% 的胰酶消化，PBS 洗涤 2 次后，PBS 重悬细胞，调整细胞悬液浓度约为 1.0×10^6 个 /ml，采用流式细胞仪（FCM）检测转染效率。RFP 的转染效率（表达 RFP 细胞 / 细胞总数）使用流式细胞仪进行定量评估。

6）RT-PCR 检测：使用 RT-PCR 方法观察各实验组处理 48h 后 CXCR-4 基因的表达情况，CXCR-4/GADPH 用于表达 CXCR-4 的相对强度。

7）Western Blot：同以上 RT-PCR 的方法，使用 Western Blot 检测各实验组 BMSCs 细胞膜表面 CXCR-4 受体的表达情况，收集各组的细胞，提取细胞总蛋白。考马斯亮蓝法测定蛋白浓度。使用 β-actin 作为内参，CXCR-4/β-actin 比值用于表示各实验组 CXCR-4 表达。

8）免疫荧光和流式细胞技术（FCM）：使用免疫荧光技术检测各实验组 BMSCs 细胞膜表面 CXCR-4 受体的表达情况，使用兔抗 CXCR-4 一抗（1 ∶ 100），羊抗兔 FITC 标记的 IgG 二抗，DAPI 试剂标记干细胞核，使用激光共聚焦显微镜观察表达情况。

FCM 技术用于定量检测 CXCR-4 受体在 BMSCs 的表达情况，使用 PE 标记的抗鼠 CXCR-4 单克隆抗体进行标记，使用 FCM 进行分析。

9）Transwell 转染实验：细胞迁移实验检测各实验组 BMSCs 细胞靶向 SDF-1 的趋化作用，评价其生物学活性。将第三代 BMSCs 用无血清干细胞培养基制成密度为 2×10^5 个 /ml 的单细胞悬液。在 6 孔板中插入 3 个孔径 8μm 的 Transwell 小室（Corning，美国），上室内分别加入 500μl 各实验组细胞悬液，下室加入含 50ng/mlSDF-1 试剂的细胞完全培养液。各组培养 4h 后，用棉球擦去上室细胞，将小室在 4% 多聚甲醛中固定 30min，PBS 漂洗 3 遍，风干后 0.1% 结晶紫染色 20min，冲洗后于光学显微镜下观察，随机取 5 个 200 倍镜下视野计数。

10）细胞活性、分化及生长能力的评估：转染后于 48h 将细胞用 0.25% 的胰酶消化后重悬，细胞计数调整悬液浓度为 1×10^5 个 / ml，分别吸取 200μl 接种于 96 孔板，每组做 5 个复孔。接种后在 5% CO_2、37℃孵箱培养 24h。弃去培养液，每孔加入 20μl CCK8，继续培养 2h，应用酶联免疫分析仪 450nm 光谱测量每孔的吸光度 A 值，以含有 200μl 培养基孔做空白对照。细胞存活率为 Cell viability (%) = (Asample /Acontrol) ×100%。Asample 是转染细胞的吸光率，而 Acontrol 是未转染细胞的吸光率。每一个参数的数值测量 3 次。

为了评价各实验组 BMSCs 分化能力，使用成脂和成骨诱导液对试验后各组 BMSCs 进行诱导，观察其多向分化能力。使用 FCM 检测细胞周期，确定各实验组细胞的增殖能力变化。

11）扫描电镜：使用扫描电镜观察 P+UTMD+L 实验组处理前、处理后 0h、处理后

48h 后干细胞表现情况，按照电镜室的相关要求对细胞进行相应处理后进行观察。

(2) 结果

1) 定性和定量检测 pDsRed-CXCR-4 质粒在各组 BMSCs 的转染效率：基因转染 48h 后，以 RFP 为示踪蛋白观察质粒的表达情况，激光共聚焦荧光显微镜下观察 RFP 红色荧光在 BMSCs 中表达情况，提示转染成功，可观察到 P+L+UTMD 组 BMSCs 荧光数量和强度显著高于其余各组，Con 组和 P 组几乎没有荧光显示（图 7-2-43A）。流式细胞术（FCM）定量检测各实验组 RFP 蛋白表达率（RFP 表达细胞数 / 总细胞数）如下：① P 组，(0.58±0.11)%；② P+UTMD 组，(5.6±0.53)%；③ P+L 组，(2.38±0.61)%；④ P+L+U 组，(17.49±1.56)%；⑤ P+L+UTMD 组，(44.85±3.22)%（图 7-2-43B），与激光共聚焦结果一致，P+L+UTMD 组转染效率显著高于其余实验组（图 7-2-43C）。

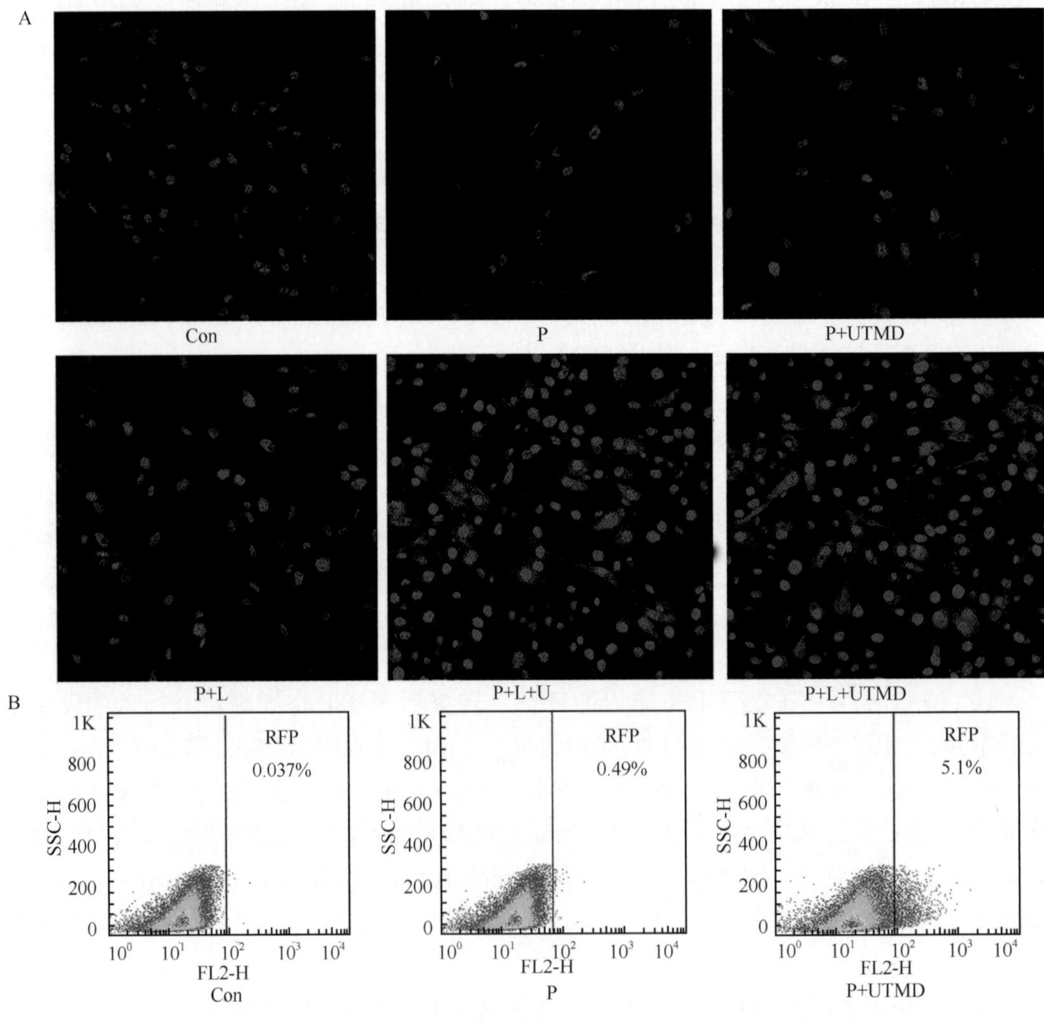

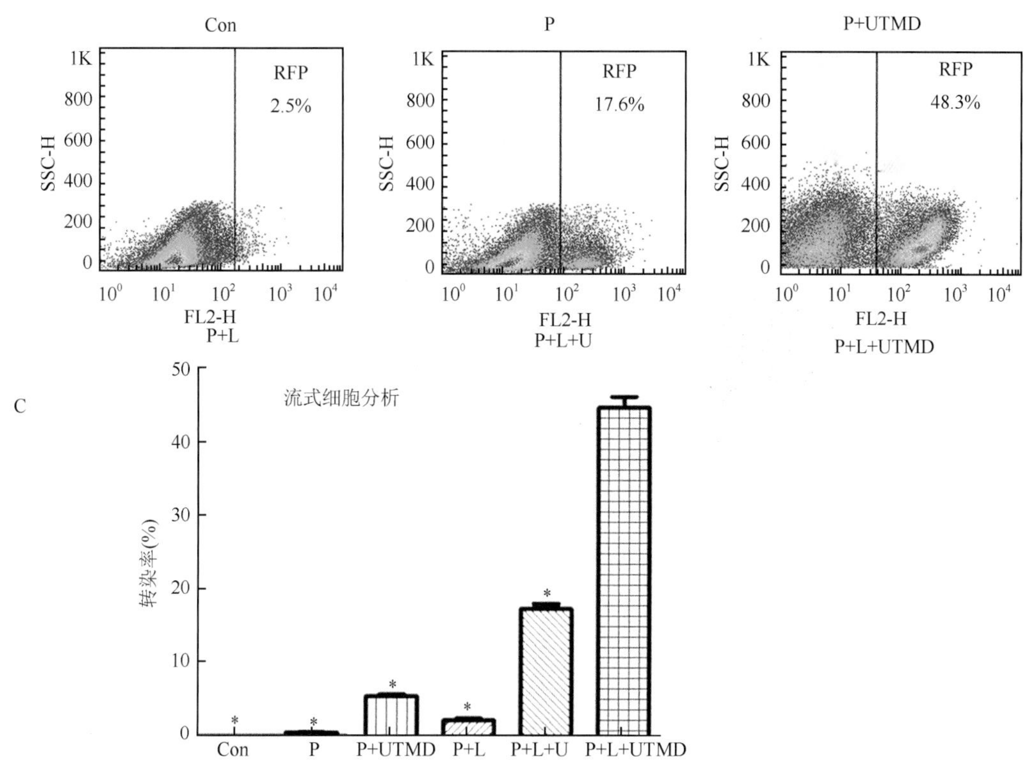

图 7-2-43　转染后 48h 激光共聚焦显微镜显示 pDsRed-CXCR-4 质粒在各实验组 BMSCs 表达状况，红色荧光代表 BMSCs 表达 RFP（RFP 为基因标志蛋白），在 P+L+UTMD 组红色荧光表达最明显，蓝色荧光代表细胞核染色（×100）(A)；流式细胞仪定量检测 RFP 蛋白在各实验组 BMSCs 表达状况（B）；流式细胞仪定量测定各实验组 RFP 表达效率，P+L+UTMD 组可显著促进 BMSCs 表达 RFP 蛋白，与其余各组具有统计学差异（C），$^*P < 0.01$

2）检测 CXCR-4mRNA 和蛋白在各组 BMSCs 的表达：RT-PCR 检测各组 BMSCs 中 CXCR-4mRNA 的表达情况（CXCR-4/GAPDH 相对比表示）如下：① Con 组，(0.46±0.04)%；② P 组，(0.52±0.09)%；③ P+UTMD 组，(0.88±0.03)%；④ P+L 组，(0.56±0.03)%；⑤ P+L+U 组，(1.24±0.11)%；⑥ P+L+UTMD 组，(1.84±0.13)%。结果显示 P+L+UTMD 组 CXCR-4 基因表达水平显著高于其余各组。

使用 Western Blot 方法检测各实验组 BMSCs 细胞膜表面 CXCR-4 蛋白表达水平显示结果和 RT-PCR 结果保持一致。

3）定性和定量检测 CXCR-4 蛋白在各组 BMSCs 细胞膜的表达：各实验组 BMSCs 分别进行处理后 48h，激光共聚焦荧光显微镜下观察 CXCR-4 绿色荧光在 BMSCs 细胞膜表面表达，可观察到 P+L +UTMD 组 BMSCs 荧光数量和强度显著高于其余各组，Con 组和 P 组几乎没有荧光显示。流式细胞术（FCM）定量检测各实验组 CXCR-4 蛋白表达率（CXCR-4 表达细胞数 / 总细胞数）如下。① P 组，(0.58±0.11)%；② P+UTMD 组，(5.6±0.53)%；③ P+L 组，(2.38±0.61)%；④ P+L+U 组，(17.49±1.56)%；⑤ P+L+UTMD 组，(44.85±3.22)%。与激光共聚焦结果一致，P+L+UTMD 组转染效率显著高于其余各实验组（图 7-2-44）。

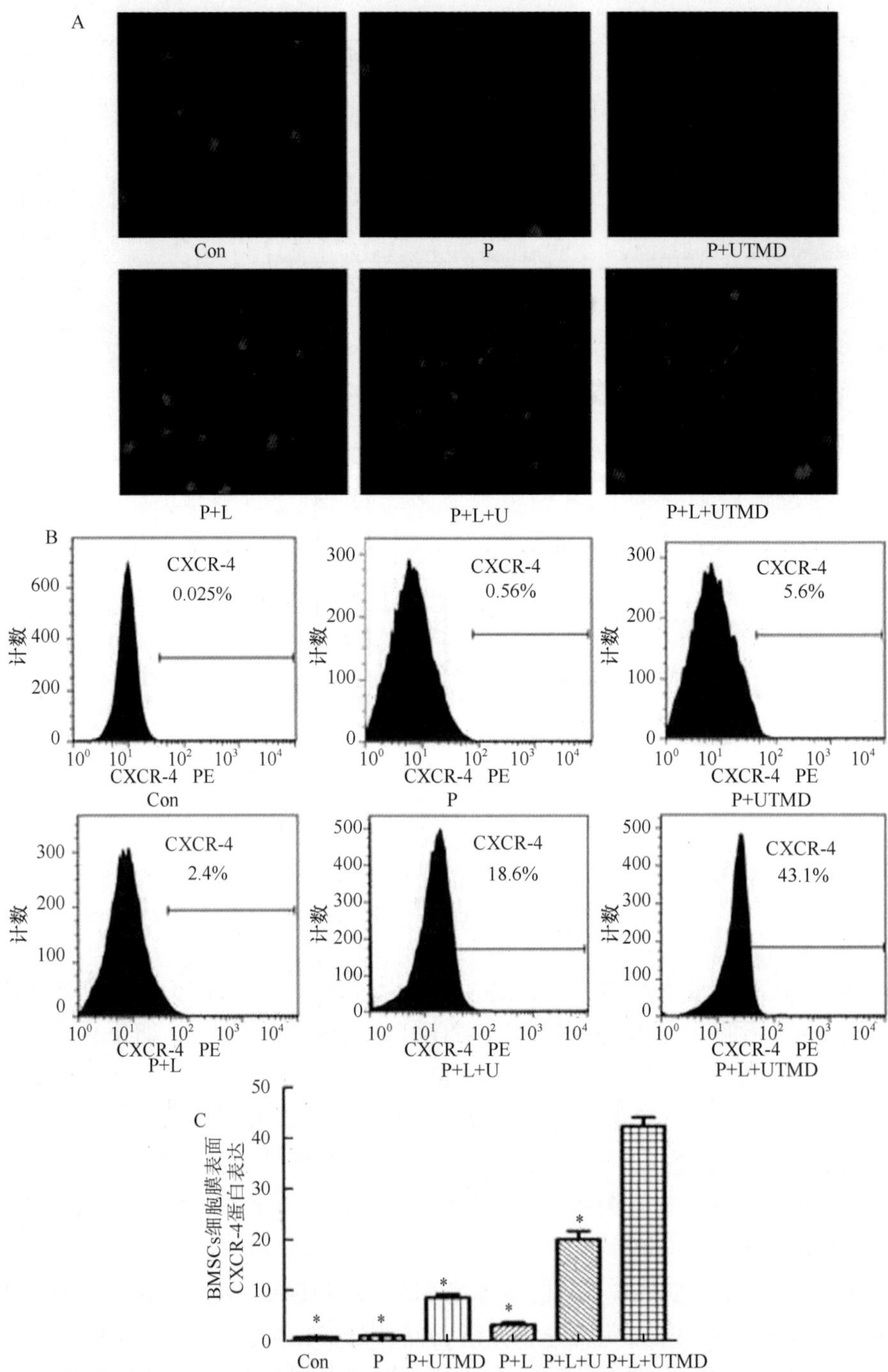

图 7-2-44　转染 48h 后，激光共聚焦显微镜观察各实验组 BMSCs 表面 CXCR-4 蛋白表达，绿色荧光代表异硫氰酸荧光素（FITC）在 BMSCs 表面标记的 CXCR-4 蛋白，蓝色荧光代表细胞核（×200）(A)；流式细胞仪定量检测转染 48h 后各实验组 BMSCs 细胞膜表面 CXCR-4 蛋白表达状况（表达 CXCR-4 细胞 / 细胞总数）(B)；流式细胞仪定量测定各实验组 BMSCs 细胞膜表面 CXCR-4 蛋白表达，P+L+UTMD 组转染效率显著高于其余实验组（C），$^*P < 0.01$

4）各组 BMSCs 细胞 Transwell 迁移实验结果：Transwell 试验检测各实验组 BMSCs 靶向 SDF-1 迁移细胞数目如下。① Con 组，10.67±1.5；② P 组，11.93±1.23；③ P+UTMD 组，37.3±3.06；④ P+L 组，21.67±1.54；⑤ P+L+U 组，51±2.65；⑥ P+L+UTMD 组，61.3±2.52。P+L+UTMD 组 BMSCs 迁移能力显著高于其余实验组（图 7-2-45）。Transwell 细胞迁移实验结果表明，趋化因子 SDF-1 在体外可以诱导 BMSCs 的迁移，CXCR-4 基因修饰的 BMSCs 的迁移能力 5 倍于未修饰的 BMSCs。

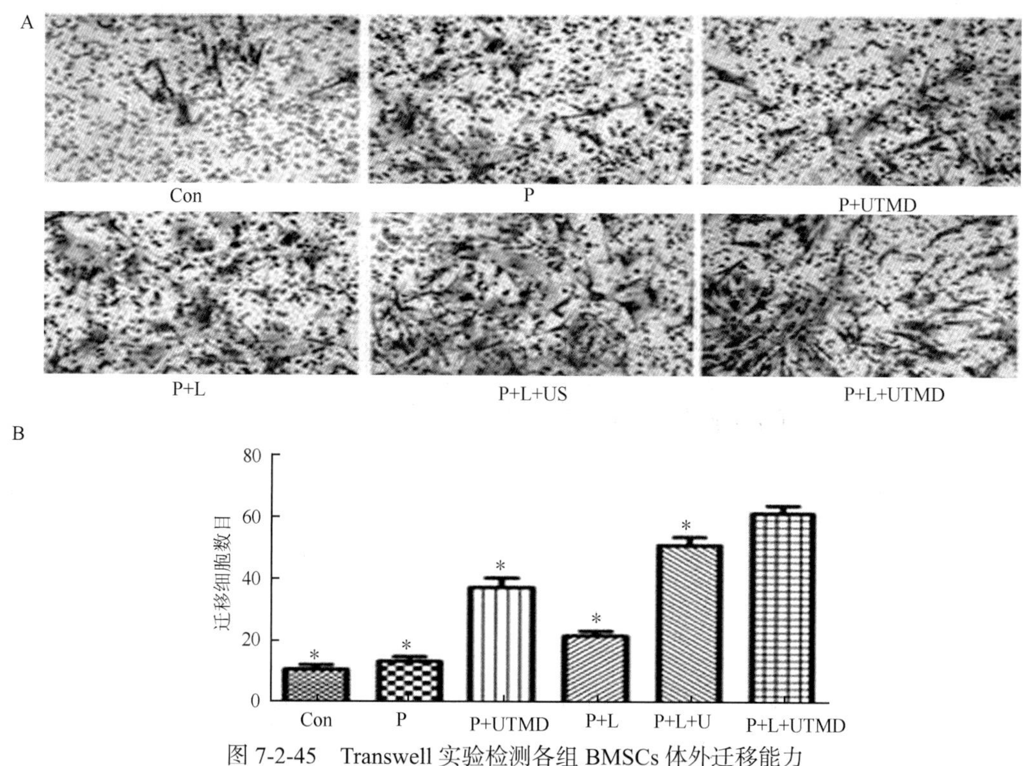

图 7-2-45　Transwell 实验检测各组 BMSCs 体外迁移能力

A. 显微镜下观察 Transwell 实验中，各实验组 BMSCs 迁移情况（×200）；B. 各实验组 BMSCs 靶向 SDF-1 迁移细胞数目，P+L+UTMD 迁移细胞最多，与其余各组有统计学差异，$^{*}P < 0.01$

5）各组 BMSCs 细胞处理后分化、增殖、活性的变化：成脂、成骨诱导转染后 BMSCs 分化：油红 O 染色显示有大量脂质沉淀；实验组茜素红染色呈红色结节，钙结节形成明显。BMSCs 经碘化丙啶染色后，流式细胞术测定 DNA 含量具有高分化潜能 G_1 期的细胞占 82.93%，G_2 期的细胞占 5.86%，S 期细胞占 11.21%，G2/G1=1.99。CCK8 检测细胞生长活性曲线发现各实验组 BMSCs 细胞活性如下：① Con 组，(97.5±1.87)%；② P 组，(97.3±1.44)%；③ P+UTMD 组，(91.5±0.96)%；④ P+L 组，(96.93±1.67)%；⑤ P+L+U 组，(92.13±2.41)%；⑥ P+L+UTMD 组，(87.8±1.06)%（图 7-2-46）。

6）扫描电镜观察 UTMD+P+L 组 BMSCs 细胞处理后细胞膜变化：使用扫描电镜观察 UTMD 联合脂质体介导的 BMSCs 细胞膜变化，在实验处理前 BMSCs 表面光滑，细胞形态均匀呈梭形。UTMD 联合脂质体处理后 BMSCs 可以观察到细胞形态改变，可见少量细胞坏死和裂解发生，细胞表面小孔和间隙，可能是基因转染效率增加的可能原因。实验处理后 7 天，可以看到实验 BMSCs 形态和密度基本恢复，细胞膜恢复平滑，孔隙消失（图 7-2-47）。

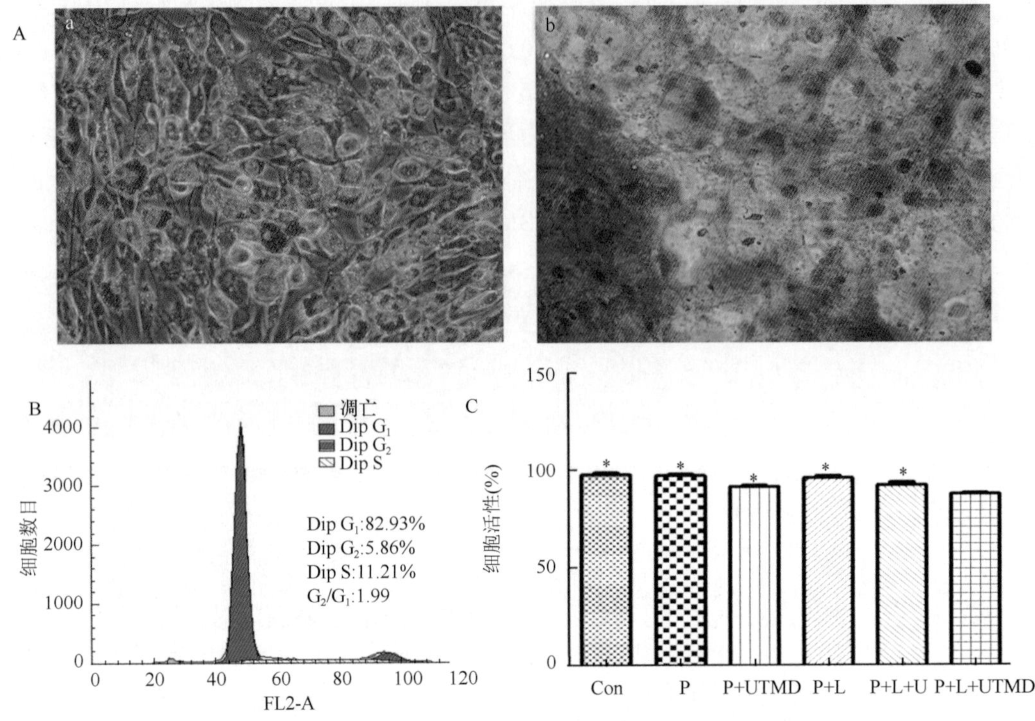

图 7-2-46　UTMD 处理后 BMSCs 生物学活性的检测

A(a). 成脂诱导后 BMSCs 油红 O 染色后可于细胞内观察到大量红色脂质沉淀（×400）；A(b). 成骨诱导后 BMSCs 茜素红染料进行染色，可观察到许多红色结节形成（×400）；B. 流式细胞仪检测各实验组处理后 BMSCs 细胞周期，处于 G_0+G_1 期细胞比例 88.79%；C. CCK 8 分析各实验组 BMSCs 细胞活性，P+L+UTMD 组的细胞活性较其余各组减低，$^*P < 0.01$

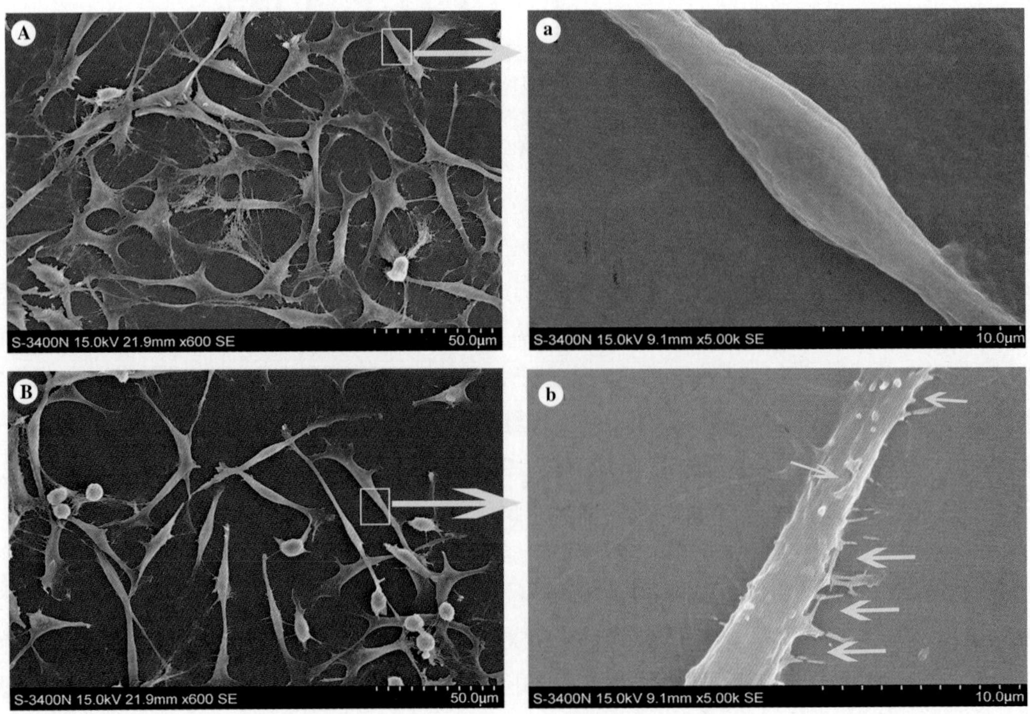

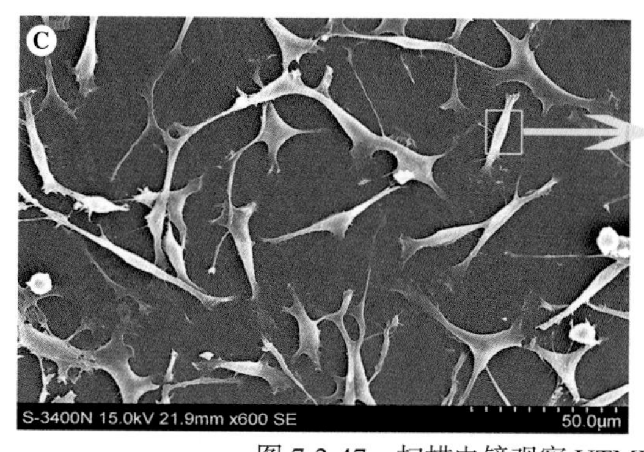

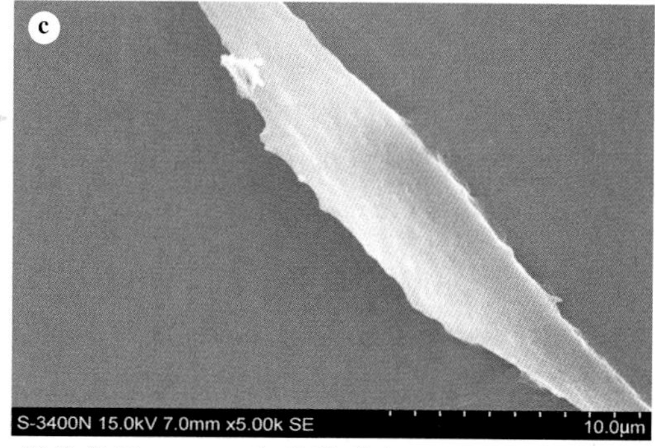

图 7-2-47　扫描电镜观察 UTMD 转染前后 BMSCs 细胞膜形态

A-a. UTMD 处理前完整的 BMSCs，(A，×600)；黄色箭头显示为放大的 BMSCs(a，×5000)。B-b . UTMD 即刻后 BMSCs 的形态，细胞膜可见微小孔隙（×600)；黄色箭头显示为放大的 BMSCs(b，×5000)。C-c. UTMD 作用后 7 天细胞膜表面恢复正常（C，×600)；黄色箭头显示为放大的 BMSCs(c，×5000)，细胞表面基本光滑

4. UTMD 在干细胞基因转染中的思考及问题　目前超声靶向微泡击破（UTMD）在干细胞基因转染中的研究较少，通过本节李佩倞、王龚等的初步研究结果，获得了一些共识，即 UTMD 介导下可以提高 BMSCs 的基因转染率；超声波强度、辐照时间、微泡浓度、细胞密度都是影响基因转染效率的因素；适宜的 UTMD 条件转染不会影响 BMSCs 的生物学特性，也不会明显影响细胞的活性。

本研究组按照均匀实验设计，对超声强度、微泡浓度、超声辐照时间 3 个主要影响因素进行考察，通过对细胞密度、转染效率、细胞存活率的检测，最终优选出的转染参数条件是：治疗超声波，声强（Q)=0.6W/cm^2，微泡（MBs)=10^6 个 /ml（实验室自制的超声造影剂），辐照时间（T)=30s 时，基因转染效率和 BMSCs 细胞存活率可以达到一个相对比较匹配的数值，研究组认为的最佳转染条件是否适合类似的研究，有待于进一步探讨。相比治疗超声波，诊断超声波功率较低，其安全性可能更好，微泡介导下诊断超声波对 BMSCs 的基因转染效果及安全性也是值得研究的问题。

本节中微泡介导超声联合聚乙烯亚胺（PEI）作用下 BMSCs 的转染效率比仅有 PEI 结合裸质粒 DNA 要高出 5 倍以上；而 PEI 质粒混合物 + 微泡 + 超声组对 BMSCs 的转染效率比裸质粒 + 微泡 + 超声组转染效率提高大约 10 倍。结果的数据表明，微泡介导超声联合 PEI 所产生的协同效应起到了显著的效果。微泡介导超声联合 PEI：DNA 复合物增强了 BMSCs 的转染效率可能是与以下几个方面的因素有关：首先，PEI 作为一种广泛使用的非病毒载体，具有较强的 DNA 结合能力和良好的细胞黏附与缓冲能力。PEI 带正电荷，这对促进基因转染是非常重要的。其次，微泡在超声作用下的爆破增加了 PEI ：DNA 复合物与细胞膜碰撞的机会，从而增强了细胞的内吞作用和基因的靶向释放。

本节研究使用 UTMD 联合脂质体技术对体外培养 BMSCs 转染 pDsRed-CXCR-4 质粒，并对转染后 BMSCs 的迁移能力进行检测。使用 RFP 作为质粒的示踪荧光，结果显示 pDsRed-CXCR-4 质粒成功转染和表达于细胞。在 P+L+UTMD 组基因转染效率为 P 组的大约 76 倍，为 P+L 组的大约 18 倍，而单纯质粒或脂质体（非病毒载体）转染效率非常低。这些结果表明，UTMB 联合脂质体可以显著增加 BMSCs 基因转染。UTMD 联合脂质体可以促进 CXCR-4 基因转染并增加靶向迁移能力的结果可以通过三种机制来解释：第一，带

正电荷的脂质体和带负电荷的 DNA 分子良好的结合可以增加基因转染效率。第二，超声波辐照微泡产生的空化效应不仅能够增强脂质体 +DNA 复合物和细胞膜的相互作用，而且可以增加细胞膜的通透性和内吞作用，进而增加基因转染效率。第三，UTMD 处理过程中的质粒 DNA 的稳定性可能因与脂质和阳离子聚合物混合而增强，使得基因转染效率增加。

以往研究报道，微泡介导超声能够瞬间提高细胞膜的通透性，使得外源基因一过性进入细胞。本组两位研究者通过电镜图片，发现微泡介导超声辐照后的 BMSCs 细胞表面有许多微小的孔隙，不但印证了以往的报道，还为探讨该方法的机制提供了思路。这些微孔也许就是由于微泡介导的超声空化，造成微泡瞬间爆破，在局部产生微射流、冲击波等物理现象，致使细胞壁和细胞膜打孔。也就是所谓的空化效应中的“声孔效应”。“声孔效应”是一个运用超声击破微泡短暂性增强细胞膜通透性的一个生物物理现象，这可能是外源性基因或药物更容易进入细胞内的主要原因。另外，基因转染后 7 天可以看到细胞膜表面孔径消失，这从侧面证明了适宜的 UTMD 技术的安全性。

根据课题组初步的研究工作证明，超声靶向击破微泡（UTMD）与其他非病毒基因转染技术相结合可显著提高 BMSCs 的转染效率，我们试图发现一种非病毒的方法来实现 BMSCs 的高效转染从而避免病毒转染将会引发的安全问题。虽然这种方法还需要进一步的改进，但我们认为这是该领域的良好开端。当然，该方法在体内的安全性和可行性还需要进行更多的相关实验研究。总之，这种方法可能会为 BMSCs 基因治疗或干细胞移植治疗提供一个新的选择。

（三）超声联合微泡在干细胞移植修复缺血心肌中的研究

1. 干细胞移植修复缺血心肌 近年来大量基础和临床研究证实，骨髓间充质干细胞（BMSCs）移植在缺血性心脏病的治疗中可通过再生血管和心肌来恢复血流灌注，改善心功能，具有很好的发展潜力和研究价值。但现阶段 BMSCs 移植治疗的临床试验还是存在一些问题，首先是移植细胞定向归巢能力差、移植效率低下。目前，细胞移植治疗的途径主要有心肌内注射、经冠状动脉注射、经静脉注射等，其中经外周静脉注射由于操作简单安全，最有临床推广价值。但研究发现经外周静脉移植的 BMSCs 只有极少部分能归巢到缺血心肌，经冠状动脉注射后最终滞留在心肌局部的干细胞仅有不到 10%，即使直接心肌内注射，大量细胞也在移植 4 天内死亡。另外，心肌梗死后的炎症损伤和局部缺血缺氧反应为机体自身骨髓干细胞动员、迁移、归巢提供始动因素，是机体损伤后的一种潜在修复功能。但正常情况下，这种天然的促归巢作用很弱。因此，增强干细胞的靶向归巢能力，对提高细胞移植效率有积极的作用。

另外，有学者提出移植的 BMSCs 一方面在靶区发挥治疗作用，另一方面旁分泌多种细胞因子扩散到靶组织对全身系统产生影响，两者之间的平衡点如何还不清楚，但这是 BMSCs 移植治疗法广泛应用于临床前需研究清楚的问题。

目前，BMSCs 移植改善心功能的具体机制还不完全清楚，可能包括：①移植细胞分化为心肌细胞或血管内皮细胞，或旁分泌多种细胞因子、血管生成因子及生长因子，促进血管内皮细胞再生及血管再生，从而有利于侧支循环的建立，增加心肌灌注，阻止梗死区扩大。②移植细胞可维持受损心肌的相对完整，使瘢痕区增厚，通过肌纤维的弹性作用来限制心室扩张和重建，从而改善心肌收缩性。③抑制心肌细胞发生凋亡和发挥其免疫调节作用。

2. 超声与微泡介导下 BMSCs 移植治疗心肌梗死的实验研究 已有较多研究报道，

一定参数的超声击破微泡可促进经静脉移植的骨髓间充质干细胞迁移归巢，提高其移植效率。如何充分发挥微泡造影剂的功能，有效调控微泡介导的超声生物学效应，使其对干细胞的靶向治疗、基因治疗等起到积极的促进作用，是近年来超声医学研究的热点。Zen K 等发现超声介导脂膜微泡破坏联合移植骨髓单个核细胞能促进黏附分子 ICAM-1、P- 选择素的表达，可增强干细胞的靶向黏附作用，单个核细胞归巢心肌的数量显著增加。Imada T 等通过脉冲式治疗超声联合白蛋白微泡 Optison 静脉移植骨髓单个核细胞到达心肌病大鼠体内，发现心前区超声辐照后能使细胞有效归巢到达心肌，缺血心肌血供及心功能得到更好改善。Ghanem A 等利用体内外心肌缺血模型，采用聚焦式超声联合微泡 SonoVue 介导下对心肌缺血模型经动脉移植 BMSCs，发现 BMSCs 的跨血管内膜转移率显著增高，移植细胞的靶向黏附及归巢作用大大增强。

以上研究基本上都采用治疗超声波介导微泡进行干细胞移植，近期本实验室徐亚丽等通过建立兔急性心肌梗死模型，探讨了诊断超声波介导脂膜氟碳微泡造影剂经静脉移植骨髓间充质干细胞（BMSCs）归巢兔缺血心肌的可行性及可能机制。

（1）主要研究方法

1）于兔髂嵴处抽取全骨髓液 2 ～ 4ml 采用密度梯度离心法进行 BMSCs 的分离。使用贴壁培养法培养细胞，当细胞传代至 3 ～ 5 代时，用 DAPI 荧光标记 BMSCs 并用于移植（图 7-2-48）。

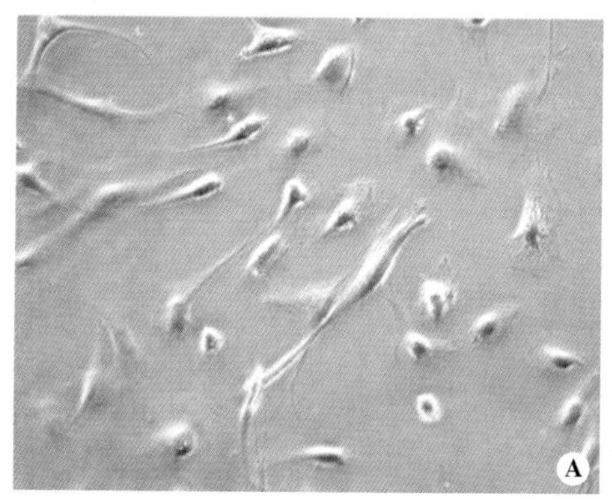

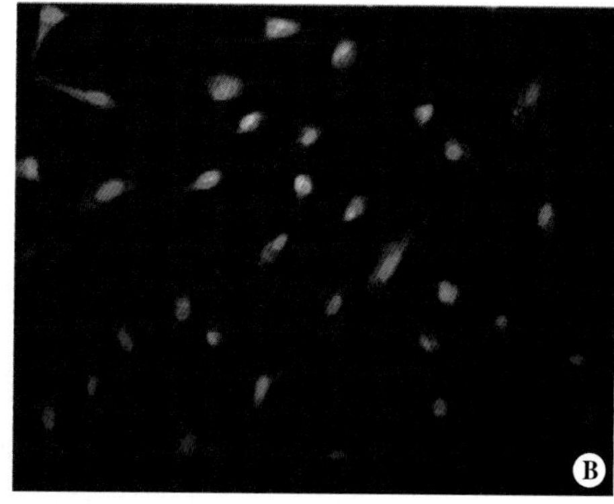

图 7-2-48　相差显微镜下兔 MSCs 培养细胞所见（×200）(A)；同一视野细胞 DAPI 染色荧光显微镜下细胞核呈明亮的蓝色（×200）(B)

2）兔冠状动脉左前降支结扎法建立急性心肌梗死模型，模型成功建立后一周，按研究内容分组进行以下处理：对照组 10 只（静脉注射 PBS 液 2ml）；BMSCs 移植组 18 只（静脉注射 DAPI 荧光标记的 BMSCs 悬液 2ml，细胞个数 1×10^{8}）；超声 + 微泡组（18 只）；BMSCs+ 超声 + 微泡组（18 只），经兔耳缘静脉注入本科实验室自制的脂膜氟碳气体微泡造影剂 0.1ml/kg，微泡平均直径为 2.13μm，浓度为 7×10^{9} 个 /ml，该造影剂在心脏增强时间大于 10min。微泡注入后在 2min 内缓慢注入荧光标记的 BMSCs 细胞，细胞个数 1×10^{8}。注入微泡即刻采用 GE Vivid7 诊断超声仪，M3s 探头固定于兔心脏乳头肌短轴观辐照，MI 设定 1.3，触发模式，触发间隔为 2s，辐照时间 10min。

3）细胞移植治疗后 48h 各组处死 6 只兔，取出心脏后沿心脏短轴剖开，制成厚度约 8um 的冷冻切片，每个动物取 3 张切片，每张切片计数 200 倍光镜下 3 个视野的阳性细胞数目，采用手动计数法，取其平均值，并进行统计学分析，荧光显微镜下计数心肌梗死区 DAPI 标记的阳性细胞数量，评价移植细胞靶向归巢情况。

4）细胞移植治疗后 4 周进行治疗效果评估及相关检测。

（2）结果

1）DAPI 标记的兔 BMSCs 在荧光显微镜下呈均匀的蓝色，呈胞核着色。细胞移植治疗后 48h 荧光显微镜下观察超声 + 微泡 + 细胞移植组心肌梗死区域 DAPI 荧光标记细胞数量（214±27）个显著高于单纯 BMSCs 移植组（147±19）个（图 7-2-49），$P < 0.01$。

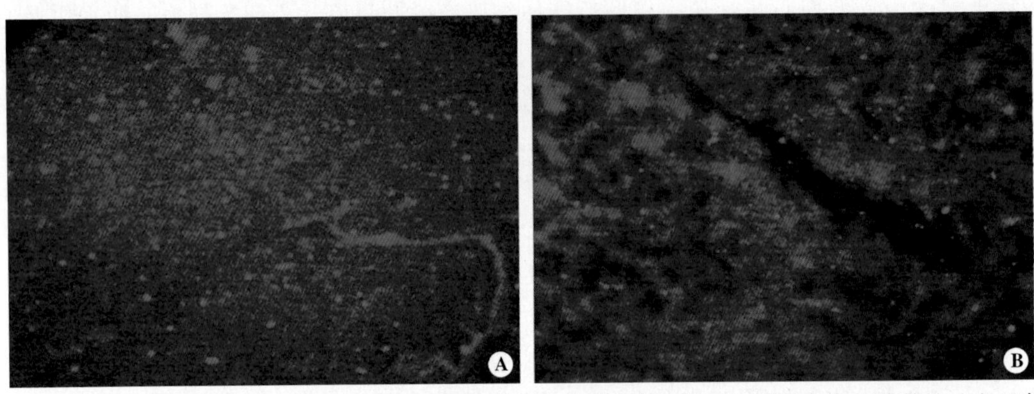

图 7-2-49 荧光显微镜观察，超声 + 微泡 + 细胞移植组心肌梗死区域 DAPI 荧光标记细胞数量（A）显著多于单纯 BMSCs 移植组（B）

2）透射电镜结果显示，超声 + 微泡 +BMSCs 组心肌缺血区周围血管一侧内皮细胞间隔增大，红细胞成分漏出，血管通透性增加；超声 + 微泡组电镜下也可见局部血管内皮细胞间隔增大；对照组与静脉移植 BMSCs 组的血管内皮细胞及细胞间隔完好（图 7-2-50）。

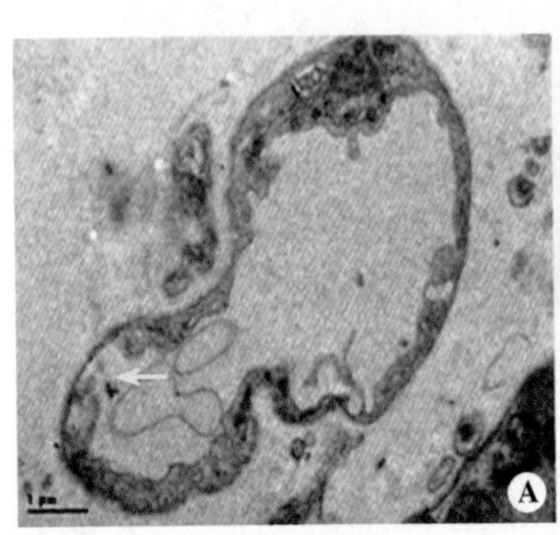

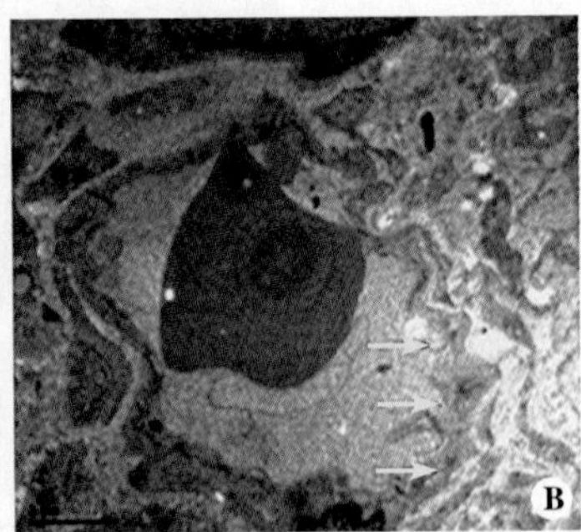

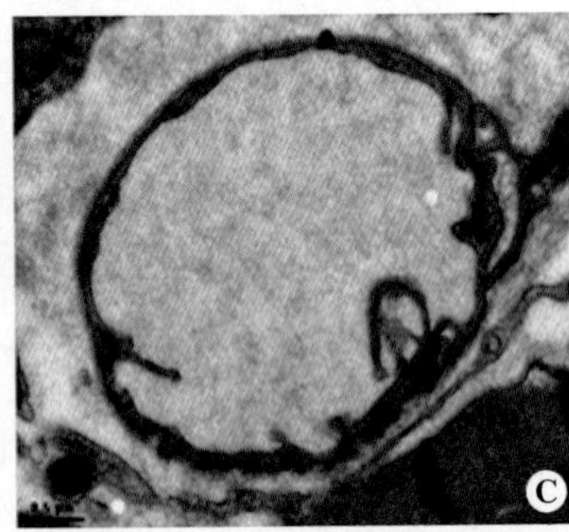

图 7-2-50 透射电镜显示，超声 + 微泡 +BMSCs 移植组（A）和超声 + 微泡组（B）内皮细胞受损和内皮间隔增大（箭头），而在对照组和 BMSCs 移植组血管横断面结构完整，内皮细胞完好，细胞间隔连续完整（C）

3）免疫组织化学（IHC）检测血管细胞黏附分子 VCAM-1 表达，超声 + 微泡 +BMSCs 组阳性细胞数目最多，依次为 BMSCs 组、超声 + 微泡组，对照组最少（图 7-2-51）。Western Blot 检测血管内皮生长因子（VEGF）表达，组间比较显示，超声 + 微泡 +BMSCs 组的条带表达最强、范围最大，定量分析与单纯 BMSCs 组比较，$P < 0.05$，与对照组比较，$P < 0.01$（图 7-2-52）。

4）细胞移植治疗后 4 周，心肌声学造影（MCE）检测各组心肌梗死区血流灌注情况：Photoshop 直方图分析造影后心肌缺血节段左心室前壁的灰阶强度，显示 BMSCs 移植治疗后，左室前壁的灰阶值有所增加，比较对照组（51.86±11.75）与超声 + 微泡组（58.79±9.81）、静脉移植 BMSCs 组（63.08±15.32）和超声 + 微泡 +BMSCs 组（70.42±12.21），*P* 值分别为 0.091、0.032 及 0，差异有统计学意义（图 7-2-53）。

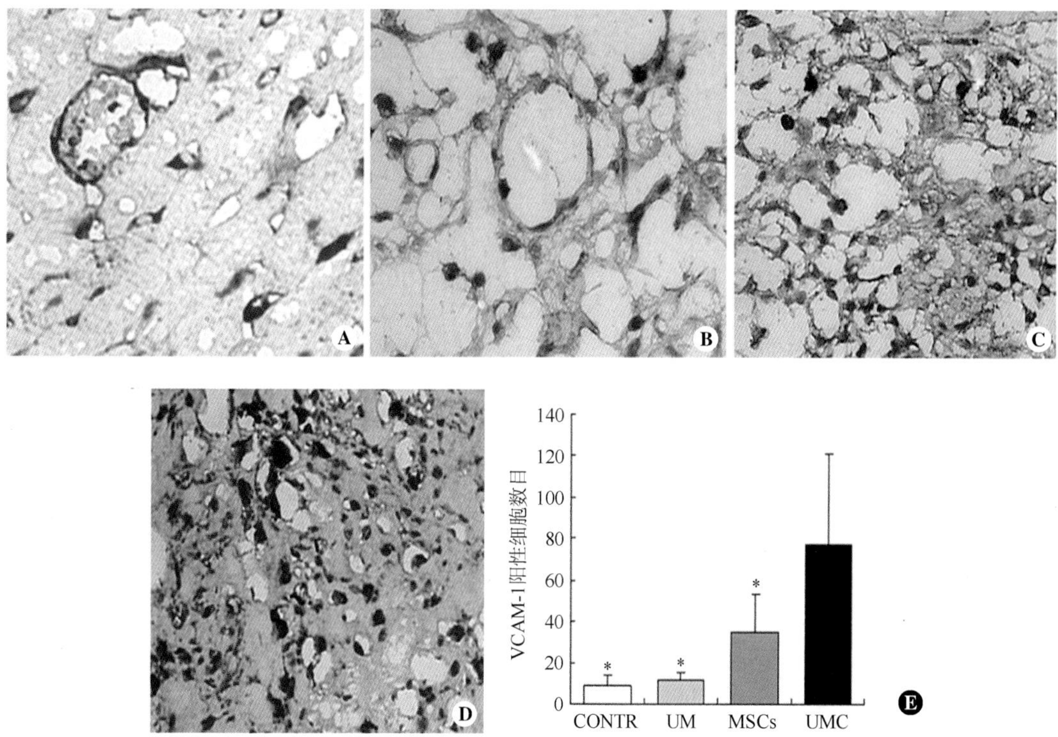

图 7-2-51　免疫组织化学（IHC）检测心肌梗死区域 VCAM-1 阳性细胞表达

A. CONTR 对照组；B. 超声 + 微泡组（UM）；C. 干细胞移植组（MSCs）；D. 超声 + 干细胞移植 + 微泡组（UMC）。UMC 组阳性细胞数目最多，依次为 BMSCs 移植组、UM 组，对照组最少；E. VCAM-1 阳性细胞数量组间比较直方图，UMC 组阳性细胞数目与各组对照，$^*P < 0.01$

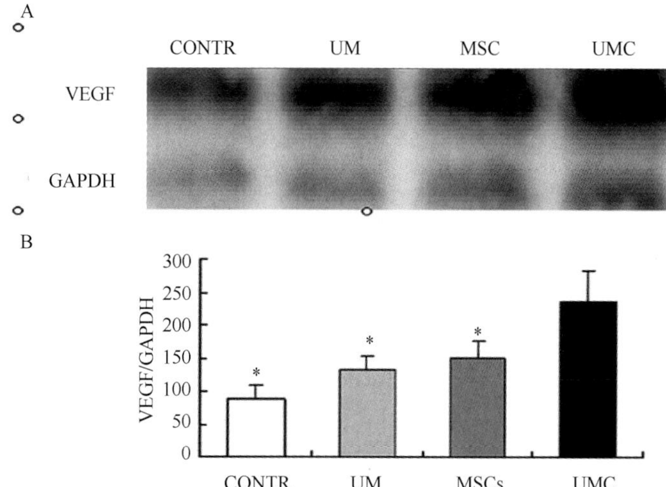

图 7-2-52　Western Blot 检测 VEGF 蛋白表达，组间比较显示，UMC 组的条带表达最强、范围最大，VEGF 蛋白表达的组间比较直方图，与各组比较，$^*P < 0.01$

CONTR：对照组；UM：超声 + 微泡组；MSCs：干细胞移植组；UMC：超声 + 微泡 + 干细胞移植组

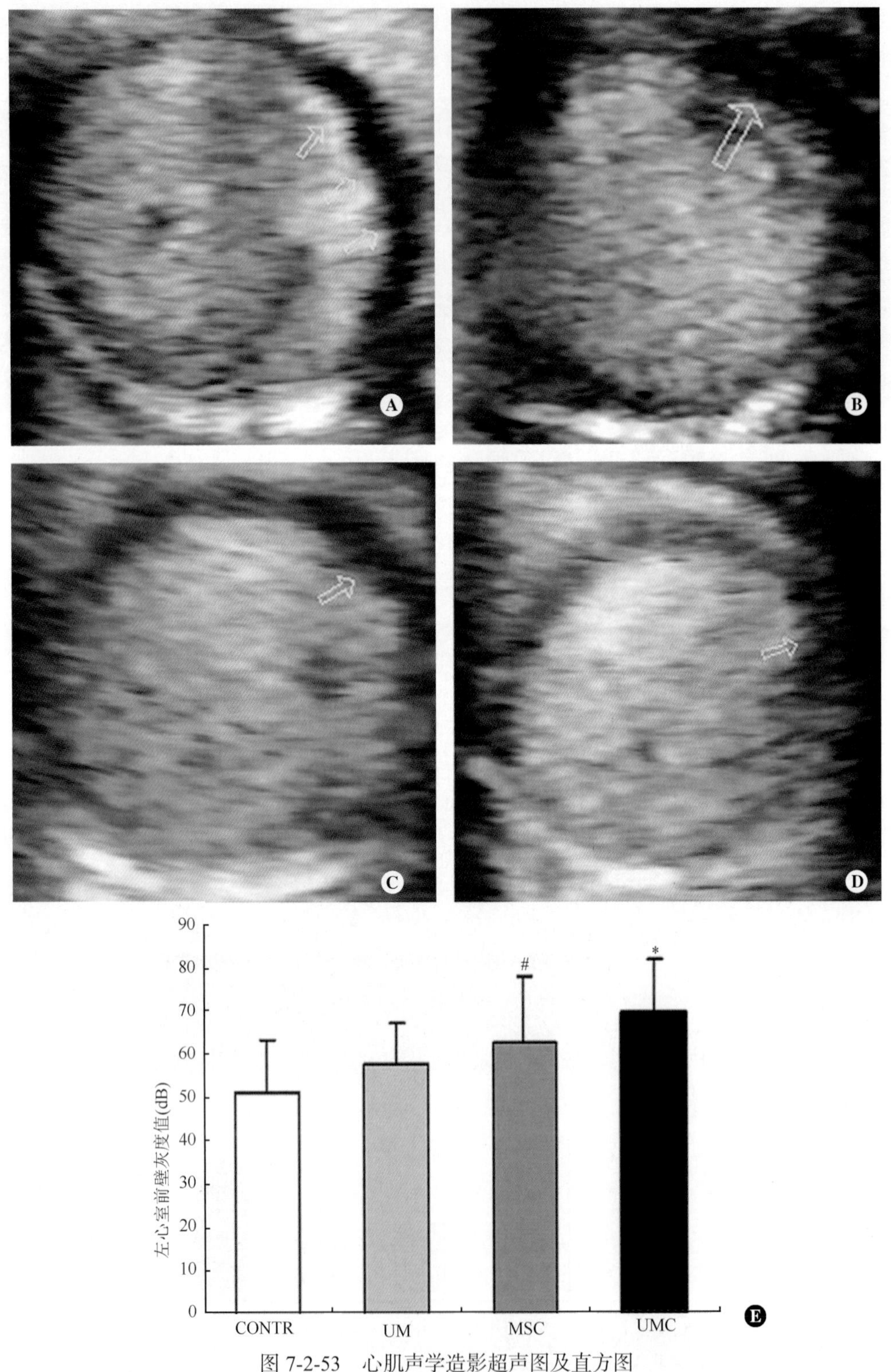

图 7-2-53 心肌声学造影超声图及直方图

A. 对照组兔左心室前壁及前间隔呈灌注缺损（黄色箭头为缺血心肌节段）；B. 超声 + 微泡组左心室前壁灌注减低；C. BMSCs 移植组左心室前壁灌注较对照组增加；D. 超声 + 微泡 +BMSCs 移植组在缺血节段灌注显著增加；E. 左心室前壁灰度值组间比较直方图，CONTR：对照组，UM：超声 + 微泡组，MSCs：静脉移植 BMSCs 组，UMC：超声 + 微泡 +BMSCs 组，与对照组比较，#$P < 0.05$，*$P < 0.01$

5）超声心动图检测左心室收缩功能结果：M 型超声检测超声 + 微泡 +BMSCs 组的左心室射血分数（EF）和左心室缩短分数（FS（%））测值与对照组和超声 + 微泡组比较，差异有显著统计学意义，$P < 0.01$，与静脉移植 BMSCs 组比较，差异有统计学意义（图 7-2-54、表 7-2-1），$P < 0.05$。双平面 Simpson 法 EF 值超声 + 微泡 +BMSCs 组与对照组、超声 + 微泡组及静脉移植 BMSCs 组的差异均有统计学意义（$P < 0.01$、$P < 0.01$、$P < 0.05$），左心室收缩功能组间比较直方图（图 7-2-55）。

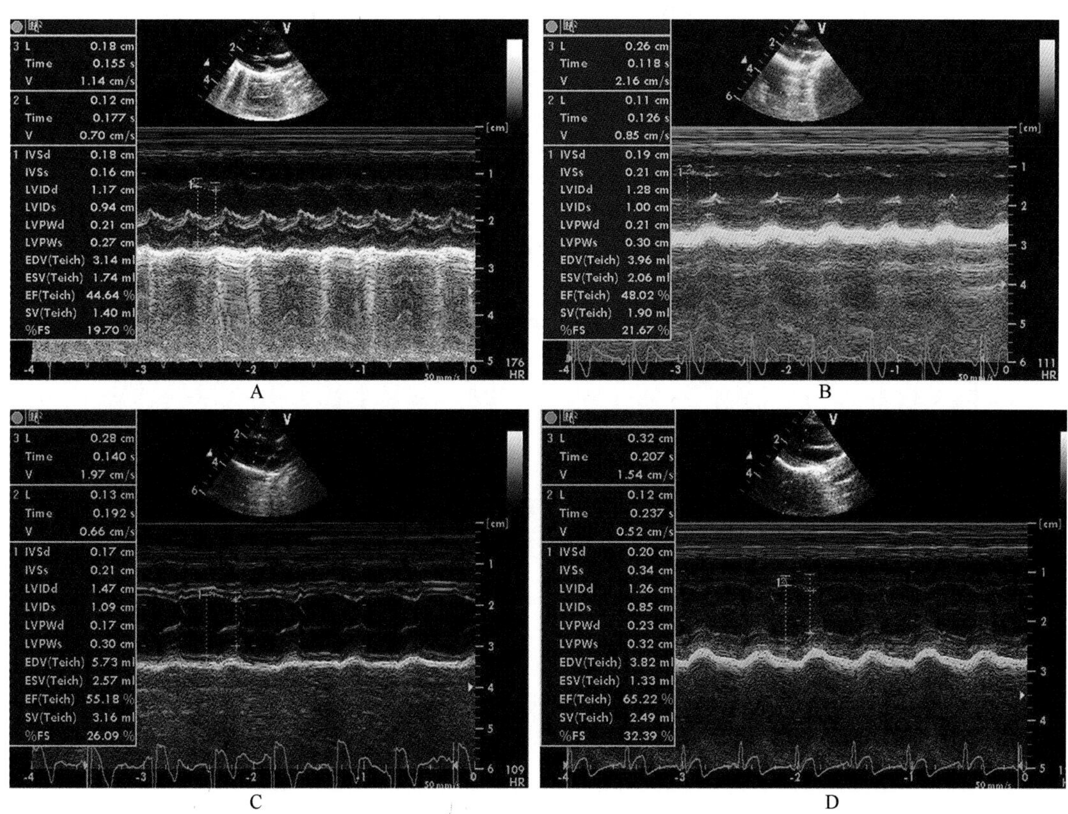

图 7-2-54　M 型超声测量各组左心室收缩功能，左心室射血分数（EF）和左心室缩短分数（FS）在超声 + 微泡 +BMSCs 组（D）均高于对照组（A）、超声 + 微泡组（B）、静脉移植 BMSCs 组（C）

表 7-2-1　移植 4 周超声心动图左心室收缩功能值（$\bar{x} \pm s$）

组别	例数	M-FS（%）	M-EF（%）	B-EF（%）
对照组	10	19.28±2.84*	42.6±5.0*	34.64±4.59*
超声 + 微泡组	10	21.06±2.26*	47.10±3.93*	34.42±5.66*
静脉移植 BMSCs 组	12	26.29±2.93#	53.6±4.71#	41.78±4.21#
超声 + 微泡 +BMSCs 组	14	30.43±4.09	61.5±5.8	48.6±3.96

注：超声 + 微泡 +BMSCs 组分别与前三组比较，#$P < 0.05$，*$P < 0.01$。
B-EF：双平面 Simpson 法 EF。

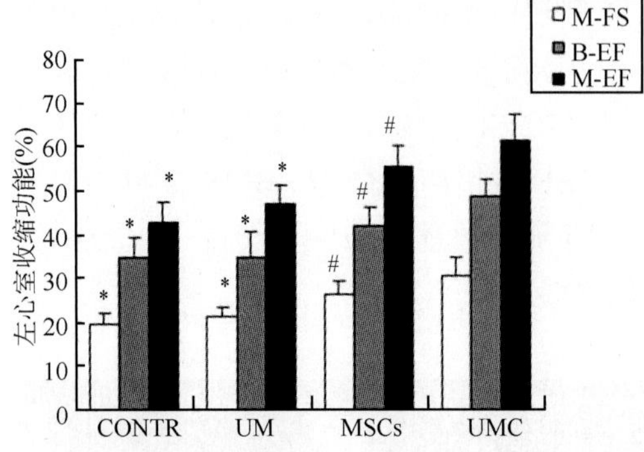

图 7-2-55　左心室收缩功能组间比较直方图

M-FS：M 型超声检测 FS；B-EF：双平面 Simpson 法检测 EF；M-EF：M 型超声检测 EF；CONTR：对照组，UM：超声 + 微泡组；MSCs：静脉移植 BMSCs 组；UMC：超声 + 微泡 +BMSCs 移植组；与各组对照，#$P < 0.05$，*$P < 0.01$

6）病理学结果：① HE 染色毛细血管密度（CD）分析，心肌缺血区 100 倍视野下观察超声 + 微泡 +BMSCs 组平均 CD 为（44±23）个，与对照组（19±10）个、超声 + 微泡组（22±5）个、静脉移植 BMSCs 组（26±7）个比较，$P < 0.01$，差异有显著的统计学意义，血管密度组间比较直方图如下（图 7-2-56）。② Masson 染色定量心肌梗死后心肌纤维面积，超声 + 微泡 +BMSCs 组胶原纤维面积（9±4）% 分别与对照组（17±6）%、超声 + 微泡组（15±3）%、BMSCs 组（13±5）% 比较，胶原纤维面积分别缩小约 46.8%、40.1%、25.56%（图 7-2-57）。

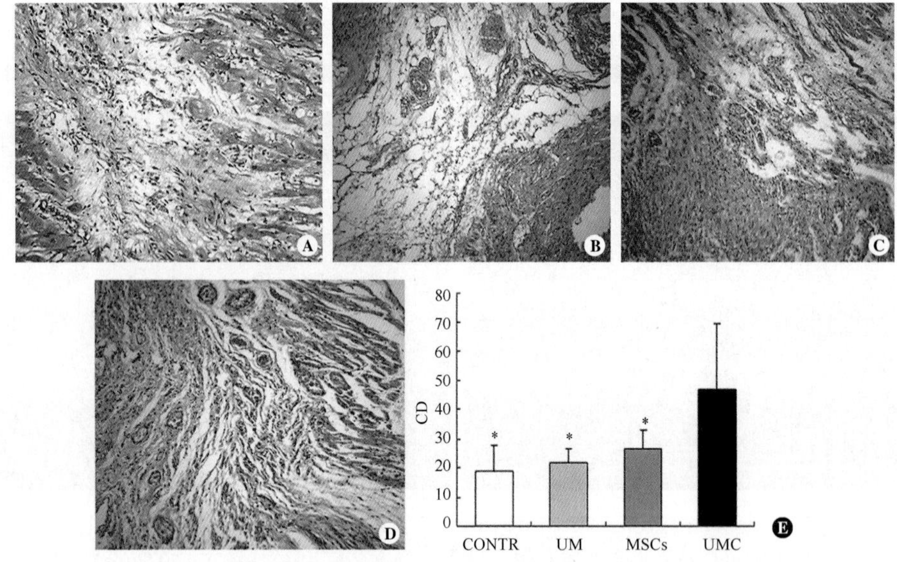

图 7-2-56　HE 染色毛细血管密度（CD）分析

心肌缺血区的血管数目在超声 + 微泡 +BMSCs 组密度最高（D），静脉移植 BMSCs 组心肌缺血区的血管数量显著增多（C），超声 + 微泡组心肌缺血区的血管数目可见（B），对照组心肌缺血区的血管很少（A）（HE 染色，×100）；直方图定量分析（E）超声 + 微泡 +BMSCs 组（UMC）血管数目与各组对照，*$P < 0.01$

超声联合微泡产生的生物学效应用于移植 BMSCs，可能通过增加心肌梗死区黏附分子 VCAM-1、归巢相关因子 SDF-1 的表达促进 BMSCs 黏附、聚集于靶区；在超声空化效应与移植 BMSCs 的旁分泌作用下共同促进 VEGF 的表达，促进梗死区血管新生，改善梗死区血流灌注，并通过抑制心肌纤维化最终有效改善心肌梗死后左心室功能。

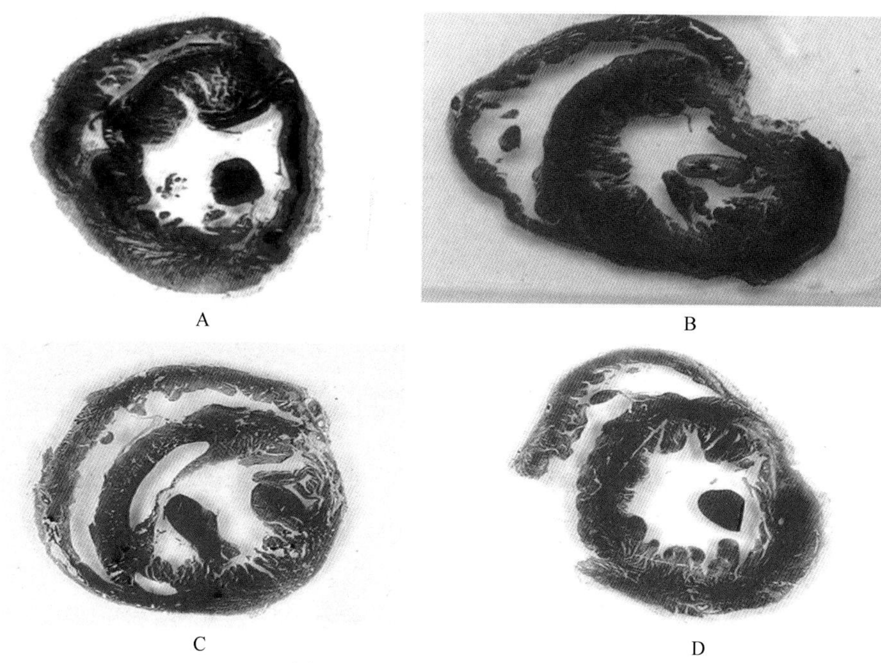

图 7-2-57　心肌 Masson 染色

对照组（A）和超声＋微泡组（B）左心室前壁蓝染区范围较大，室壁变薄显著，BMSCs 组（C）左心室前壁蓝色染色范围缩小，超声＋微泡 +BMSCs 组（D）左心室前壁蓝染区范围最小（Masson 染色，×4）

（3）超声联合微泡促 BMSCs 归巢修复缺血心肌的机制：超声靶向微泡破坏（ultrasound targeted microbubble destruction，UTMD）促 BMSCs 迁移归巢的机制，目前的研究主要集中于针对靶组织形态结构和微环境改变的在体研究，包括微泡介导的超声辐照可使心肌血管通透性增加，有助于干细胞从血管内迁移归巢到靶组织，超声联合微泡引起的局部炎症反应可改变组织局部微环境，使其更适于 BMSCs“着床”等。而 UTMD 对干细胞本身的作用影响及具体分子机制方面的研究比较少。

目前的研究通常认为超声联合微泡促 BMSCs 迁移归巢并修复缺血心肌的作用主要通过以下方面实现。

1）增加心肌梗死区血管通透性：由于微泡造影剂的粒径小，体内微泡介导的超声空化的作用位点主要是有微泡存在的微小血管。研究报道，微泡联合超声产生的空化效应可导致直径≤ 7μm 的微血管破裂。由于微血管管腔小，血液流速慢，且管壁结构薄弱，使其易成为空化效应的作用靶点。微泡在血管内的膨胀、内缩使管腔内形成局部压力的周期性变化，血管壁不断向外膨胀和向内收缩，撕扯管壁，造成局部管壁错位、形成突起甚至局部脱落，产生细小孔隙，从而有利于细胞、药物或基因等从血管内向靶组织转移。另外，超声靶向微泡击破可导致前面提到的声孔效应，在血管内皮细胞上打孔，也增加了微小血管的通透性。虽然 BMSCs 细胞体积较大，但 BMSCs 本身即具有向损伤组织趋化迁移的能力，且纺锤形的形状及变形能力均对其跨膜迁移十分有利。另外，微泡空化过程中产生的微声束、微射流和冲击波等一系列的动力学变化，对 BMSCs 或药物、基因等均起到推动作用，使其能对抗循环血流动力，跨内皮转移并驻留于心肌缺血区。

2）改变心肌梗死区微环境

A. UTMD 可以引起心肌梗死区的炎性反应：一般认为适度的炎性反应可促进其干细胞归巢，过于强烈的炎性反应则不利于干细胞的存活。UTMD 引起炎细胞聚集，IL-1 等炎性因子的释放，有利于干细胞向心肌内移行；在血管内皮受到损伤以后内皮细胞黏附分子的表达增多，从而促使循环中的干细胞被黏附分子作用而更牢固的黏附在受损的血管内皮上。Zhong 等观察到 UTMD 处理组犬心肌组织 VEGF、SDF-1、VCAM-1 和 lL-1b 的表达比非治疗犬明显增高，表明 UTMD 可能通过改变犬心肌微环境促进 BMSCs 归巢。随后的病理学结果表明，在 1MHz 的频率和 1.0 W/cm^2 的强度下，UTMD 能引起炎症反应，且仅有轻度心肌损伤。

目前 UTMD 引起心肌梗死区的炎性反应能增加干细胞的归巢、分化、存活，其最佳的心肌微环境尚未明确。

B. UTMD 可以改善局部微循环：心肌梗死后在自然愈合的损伤区域，由循环骨髓衍生细胞生成的血管内皮细胞无法再生出足够的微血管网络。因此，提高局部血管生长因子浓度,促进治疗性血管新生,恢复梗死区血供,是干细胞移植后能否存活的关键问题。

钟世根等建立犬急性心肌梗死模型，采用频率为 1MHz，强度为 1.0W/cm^2 的脉冲超声作用于犬左心室前壁 10min，并联合经静脉移植 BMSCs，结果发现实验组缺血心肌的 VEGF、SDF-1、VCAM-1 和 IL-1β 表达，以及归巢的 BMSCs 细胞数目均显著高于对照组（未予以超声辐照），得出超声靶向击破微泡可刺激心肌内源性生物活性物质分泌，促进 VEGF、SDF-1 等因子分泌，改变缺血心肌局部微环境的结论。Tang 等制备了包裹 VEGF 并高表达 P- 选择素的免疫脂质微泡，利用微泡的载体功能，靶向运输 VEGF 于心肌梗死大鼠梗死心肌部位，注入微泡 1 周后进行 BMSCs 移植，结果发现 VEGF 微泡组归巢的 BMSCs 显著高于对照组，梗死区血管密度比对照组增加 80%，胶原形成比对照组降低 33%。这些研究以微泡为载体携带有利于迁移归巢或血管新生的蛋白物质于靶区释放，形成局部高浓度，协同微泡介导的超声生物学效应，共同促进 BMSCs 归巢和靶区血管新生，取得了积极的效果，为微泡联同超声作用下的干细胞移植治疗提供了新思路。

3）可能的分子机制：基质细胞衍生因子 1（stromal cell-derived factor-1，SDF-1）是目前已知的强有力的促使干细胞迁移归巢到损伤组织的细胞因子，它可充当干细胞定向迁移的化学引诱物，增强干细胞的运动能力，促进移植 BMSCs 的黏附与归巢作用，而且具有抑制 BMSCs 的凋亡、增加 BMSCs 的存活率及增殖活性等作用，从多方面提高 BMSCs 的归巢效率。研究表明 SDF-1/CXCR-4（CXC chemokine receptor 4）轴是 BMSCs 归巢过程中最重要的分子通路，CXCR-4 则是介导 SDF-1 行使功能的跨膜受体，不仅表达于干细胞表面，也表达于胞质内，因此，提高靶器官 SDF-1 和 CXCR-4 的水平有望提高 BMSCs 在靶器官的归巢。

近期本研究组李露从 SDF-1/CXCR-4 角度出发，假设 SDF-1/CXCR-4 是微泡介导超声辐照促 BMSCs 迁移归巢过程中的关键分子，超声生物学效应可能通过提高缺血心肌的 SDF-1 表达，以及上调 BMSCs 的 CXCR-4 膜受体表达两个方面来促进 BMSCs 归巢。为了验证这个假设，检测体外条件下微泡联合超声（治疗超声波）作用后 SDF-1 和 BMSCs

膜 CXCR-4 的表达情况。另外，在体内实验部分采用急性心肌梗死模型大鼠进行微泡介导的超声辐照（诊断用超声波）联合静脉注射骨髓间充质干细胞（BMSCs），考察 BMSCs 的归巢情况，以及 SDF-1/CXCR-4 在心梗区的表达情况。

A. 体外实验：治疗超声波频率 =1MHz，辐照时间（T）=30s，辐照强度（Q）=0.6W/cm^2，微泡浓度 =10^6 个 /ml 时，可促进体外培养的人 BMSCs 分泌 SDF-1，较超声联合微泡作用前增加约 22%，而细胞存活率仅下降 7% ～ 9%，并可使 BMSCs 膜 CXCR-4 表达上调，表达膜 CXCR-4 的 BMSCs 比例达（12.45±2.73）%，是超声作用前（8.34±1.33）% 的 1.49 倍，是对照组（0.56±0.19）% 的 22.23 倍。微泡联合超声作用于培养的人 BMSCs，VCAM-1 和 ICAM-1 的浓度分别增加了 34% 和 40.2%。

B. Transwell 体外迁移实验结果：经微泡联合超声作用后的 BMSCs，其体外迁移能力显著高于其他未经超声处理的 BMSCs。

C. 体内实验

a. 主要研究方法：①采用大鼠体外培养的第三代 BMSCs 移植，用携带了增强型绿色荧光蛋白（GFP）的慢病毒转染 BMSCs 用于体内示踪；②建立大鼠急性心肌缺血模型；③干细胞移植方法：注入本科实验室自制的脂膜氟碳气体微泡造影剂 0.1ml/kg，微泡平均直径为 2.13μm，浓度为 7×10^9 个 /ml。稀释后经大鼠尾静脉注入。注入微泡的同时启动超声辐照，采用 Siemens S2000 超声诊断系统的心脏探头（2.0/5.0MHz）置于大鼠前胸处，机械指数 =1.3，辐照时间 10min。微泡注射完后，即缓慢注入 GFP-MSCs 细胞悬液 1ml（含 1×10^6 个细胞）。

b. 主要结果显示：① BMSCs 移植 48h 后，大鼠心脏冷冻切片显示：激光共聚焦显微镜下干细胞移植 + 超声 + 微泡组（BMSC+UM 组）和单纯 BMSCs 移植组的缺血心肌及其周边组织均有带绿色荧光的阳性细胞分布，BMSC+UM 组的绿色荧光分布密度明显高于单纯 BMSCs 组（图 7-2-58）。计数并比较两组阳性细胞数目，分别为 BMSC+UM 组（41.27±6.34）个和 BMSC 组（29.23±4.08）个，差异有显著统计学意义（$P < 0.01$）（图 7-2-59）。②大鼠心肌缺血区 SDF-1 和 CXCR-4 的表达检测结果，免疫组化结果显示 SDF-1 和 CXCR-4 主要分布于缺血心肌及其周边组织细胞的胞质中，呈棕黄色染色，而正常心肌组织中几乎没有表达。SDF-1 和 CXCR-4 阳性细胞在对照组分布较少，在 BMSC 组和 UM 组分布增多，而 BMSC+UM 组的阳性细胞分布最多，部分切片在镜下可见大量棕黄色细胞几乎占据整个视野。③ Western Blot 定量检测各实验组心肌缺血区 SDF-1 和 CXCR-4 的蛋白表达情况。结果显示 BMSC 组（0.65±0.05）和 UM 组（0.54±0.05）的

MSC

DAPI

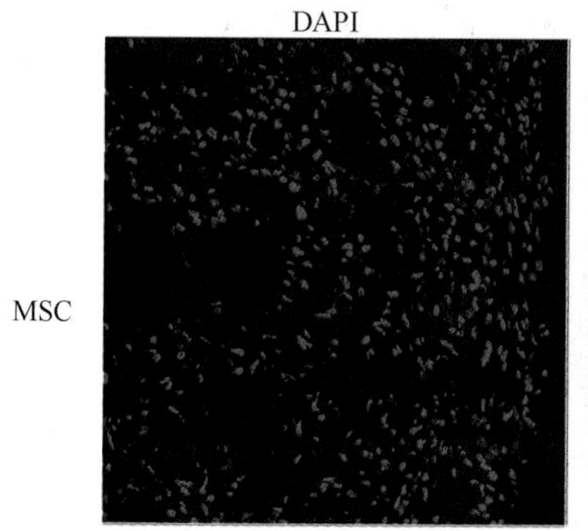

GFP

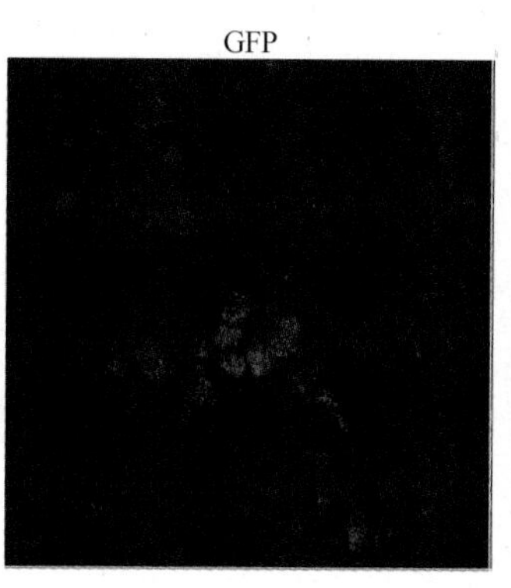

Merge

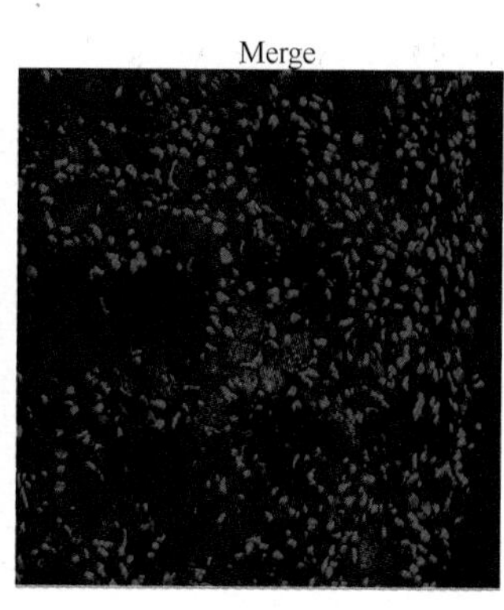

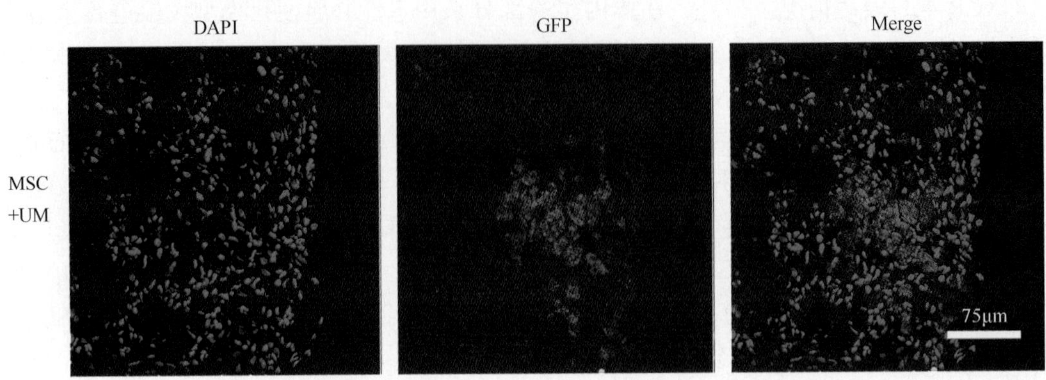

图 7-2-58　激光共聚焦显微镜观察大鼠心肌缺血区，BMSC+UM 组外源性 GFP-BMSCs 细胞（绿色荧光）明显多于 BMSC 组，蓝色荧光代表细胞核染色

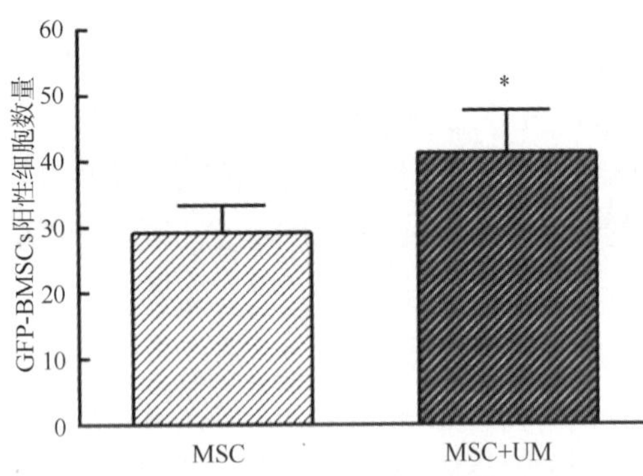

图 7-2-59　GFP-BMSCs 阳性细胞数量比较图（$^*P < 0.01$）

SDF-1 表达量与对照组（0.45±0.02）相比，显著增加，$P < 0.01$，BMSC+UM 组（0.86±0.03）SDF-1 表达最强，与其他三组相比均有显著统计学差异，$P < 0.01$。与 SDF-1 表达结果类似，CXCR-4 在 BMSC+UM 组（0.85±0.05）的表达水平显著高于 BMSC 组（0.59±0.07）、UM 组（0.48±0.03）和对照组（0.32±0.03），$P < 0.01$（图 7-2-60）。

以上研究结果提示，微泡介导的超声生物学效应可以促进干细胞向缺血心肌归巢，其机制可能通过增加心肌梗死区 SDF-1 的分泌量，以及提高 BMSCs 膜 CXCR-4 表达的途径来上调 SDF-1/CXCR-4 表达，促进 BMSCs 迁移归巢。该研究为微泡联合超声辐照作用下的干细胞移植治疗提供了分子学机制方面的参考。虽然超声联合微泡为 BMSCs 在缺血性心脏病中的应用提供了新手段，但众多研究者中使用的超声参数及微泡条件有很大的不同，什么是最佳的条件目前仍然在探讨中，如何充分发挥微泡造影剂的功能，有效调控微泡介导的超声生物学效应，使其对干细胞的靶向治疗、基因治疗等起到积极的促进作用及其安全性等，仍然是今后需要进一步研究的问题。

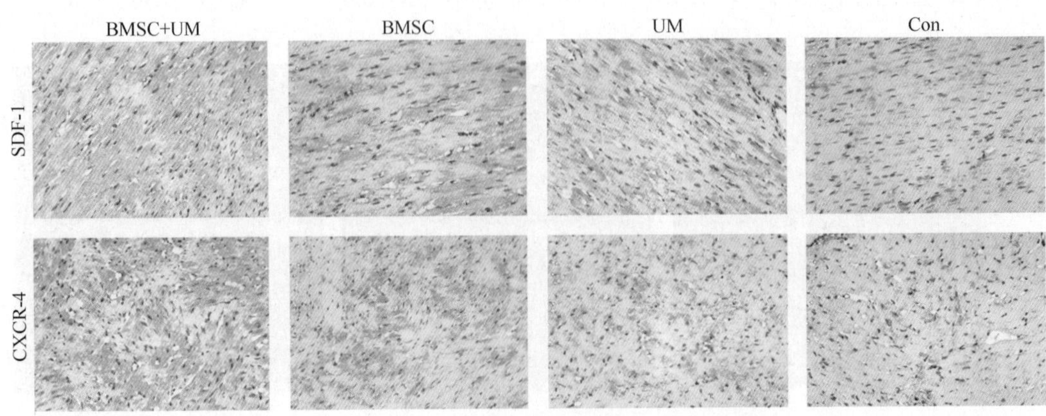

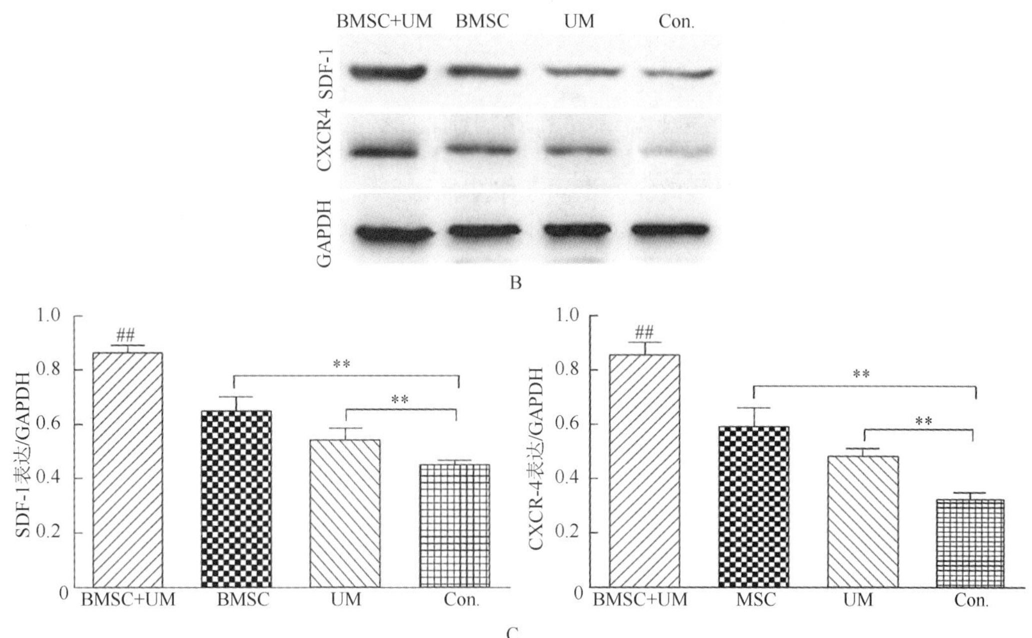

图 7-2-60　免疫组化和 Western Blot 检测 SDF-1 和 CXCR-4 在各组的表达

A. 免疫组化显示干细胞移植 + 超声 + 微泡组（BMSC+UM）镜下可见大量棕黄色细胞几乎占据整个视野（DAB，×400）；B.Western Blot 检测 SDF-1 和 CXCR-4 在各组的蛋白表达情况，BMSC+UM 组表达最强；C.Western Blot 法测得 SDF-1 和 CXCR-4（B）在各组表达的比较直方图，与其他各组比较，$**P < 0.01$；$^{##}P < 0.01$

（高云华）

第三节　超声靶向微泡破坏技术介导肿瘤靶向治疗

肿瘤是威胁人类生命健康最凶险的疾病之一。目前主要的治疗手段如抗肿瘤药物联合化疗、放疗和手术治疗等的作用无可置疑，但均有一定的缺陷，尤其是化疗和放疗在杀伤肿瘤细胞的同时，对周围正常细胞也不加选择地造成损伤，而且存在骨髓抑制等毒副作用。因此，寻找靶向性好、毒副作用小的治疗手段是当前肿瘤治疗的研究热点。微泡作为一种超声造影剂已经被应用了数十年。近年，一些种类的超声微泡已经演变为药物或基因的定位运送工具。当微泡被接近其共振频率的超声辐照时，会发生振荡。随着超声能量的增加，振荡的幅度也随之增加，最终导致微泡破裂。因此，将药物或基因载入微泡并静脉注射后，可通过超声破坏微泡的方式将药物或基因递送到靶器官。超声微泡破坏技术已经被成功地应用于递送药物、蛋白质、基因治疗载体等到不同的器官和肿瘤。在微泡上偶联肿瘤特异性抗体等方法可使微泡具有靶向性，通过超声局部照射实现药物或基因的定点可控释放，达到肿瘤靶向治疗的目的。另外，低功率超声辐照微泡栓塞肿瘤血管也为肿瘤的靶向治疗提供了一种高效的方法。还有研究显示，超声造影剂（微泡或纳米粒）能协同高强度聚焦超声（HIFU）治疗，增加能量积聚，增加靶区温度升高速度和幅度，缩短治疗时间，增强治疗效果。

一、超声靶向微泡破坏技术介导肿瘤靶向性治疗的机制

（一）超声微泡对血管内皮细胞及肿瘤细胞的生物学效应

超声可通过空化效应与热效应的不同起始途径诱导细胞凋亡等细胞损伤，低频低功率超声联合微泡可增强超声对细胞的杀伤效应。研究表明，与正常细胞相比，恶性细胞在超声辐照下更易受损，这是超声用于肿瘤治疗的优越性，也是其安全性的理论基础。微泡在超声波的作用下不断地压缩和膨胀，当声能达到一定强度时，微泡破裂，微泡内聚集的能量迅速释放，产生休克波或射流，对周围组织细胞产生不同程度的生物学效应 。

微泡注入血管使血管内 “空化核”数目增加，在低频低功率超声辐照下，产生的声孔效应损伤微血管内皮细胞，激活内源性或外源性凝血途径，诱发血管内血栓形成，阻断肿瘤血供。超声辐照微泡在损伤血管内皮细胞的同时，也可损伤表达于血管内皮细胞上的生长因子受体和黏附分子受体，导致肿瘤血管生成能力下降。此外，由于阻断了血供，降低了肿瘤VEGF 的合成与分泌，破坏与减少肿瘤血管再生，从而引起肿瘤组织坏死而延缓肿瘤生长。

微泡作为外源性“空化核”引入人体后，主要富集于肿瘤组织内，大大增加了单位体积肿瘤组织内“空化核”的数量，增大了肿瘤组织的声阻抗，使得富含空化核的肿瘤组织的空化作用得以增强，声波反射界面增多，达到增强声波在肿瘤内的生物学效应，加速超声能量在靶区组织中的沉积，保护周围正常组织，从而达到降低高强度超声治疗剂量的目的。

在相同超声能量辐照下，随微泡浓度增大，超声的空化效应相应增强，对细胞的杀伤力也明显增强。彭晓琼等实验结果表明，当微泡浓度达到 40％时，该低频超声对乳腺癌细胞的即刻杀伤率明显增强，达到了 42.3 %。这些研究证实超声微泡的生物学效应在治疗肿瘤中具有潜在的生物学价值，同时也提出了超声微泡用于治疗的安全性的问题。

（二）超声微泡对肿瘤的靶向性

肿瘤的迅速生长依赖于肿瘤滋养血管的大量生成。新生血管内皮表达大量的生长因子受体和黏附分子家族受体，它们不仅是化疗药物的靶向位点，而且也是肿瘤滋养血管栓塞治疗的靶向位点，同时还是靶向微泡的作用位点。

如果微泡的破坏和药物释放在血管中进行，药物将被血流稀释，难以达到药物的高浓度聚集。因此，有学者提出将血管壁作为微泡的靶目标。接受超声照射的微泡可以在血管靶表面聚集成层，当在靶表面呈高密度聚集时，微泡对超声波有更强的抵抗力。实验证实，使用低频低功率非破坏性超声波可以将微泡推向血管壁，当微泡接近靶血管壁，通过超声幅照破坏微泡，使药物在局部释放、沉积。此外，还可通过生物素 - 亲和素、化学键共价结合等方式将肿瘤相关特异性抗体或配体偶联在微泡上，使之结合到病变部位细胞表达的特异性抗原上，从而使微泡具有靶向性。在感兴趣区域，靶向微泡与肿瘤血管内皮标记分子特异性结合，可使微泡 - 药物复合物结合在血管壁上，使微泡选择性聚集在感兴趣区域。超声照射微泡聚集区，可以使携带药物的微泡发挥选择性治疗作用。随着对各种肿瘤相关抗原及特异性抗原的深入研究，制作各种针对不同类型肿瘤的靶向微泡将为肿瘤治疗提供理想方法。

肿瘤细胞进入血液循环后易与白细胞、血小板黏附聚集形成癌栓，靶向超声微泡外

壳带有负电荷，而细胞表面带正电荷，这使得微泡具有与血小板黏附的倾向，癌栓中血小板的存在也为靶向超声微泡对癌栓的定向起到了至关重要的作用。

（三）介导药物/基因靶向递送

微泡可降低超声的空化阈值，增强其空化效应。微泡通过在特定空间（靶区）和一定能量超声辐照而破裂，在局部高浓度释放出携带的药物或基因。采用微泡运送细胞毒药物或治疗基因，通过超声破坏微泡，超声波的空化效应使局部毛细血管内皮细胞间隙增宽，膜通透性增大，细胞产生外溢孔，利于微泡所携带的抗肿瘤药物或基因进入血管间隙和靶细胞内，提高了药物或基因在靶组织的浓度，增强其转染和表达，可降低药物的全身毒副作用。而且，超声联合微泡不仅实现了药物的靶向释放，其产生的空化效应还增强了细胞膜的通透性，增加了细胞的内吞作用及血管上皮细胞间孔道的形成，有利于外源性化疗药物进入肿瘤细胞内发挥作用，增强化疗药物的抗肿瘤效果。与病毒载体相比，微泡有更大的容量，可携带反义寡核苷酸链、任意片段DNA，乃至整个染色体。Lawrie等单用超声辐照可使裸DNA对血管内皮细胞的转染率提高10倍，如联合使用微泡，则可使基因的转染率提高3000倍。原因是超声破坏携基因微泡既增加了转染细胞的数目，又增加了单个细胞的转染率。因此，微泡可作为载体在特定的组织和器官实现基因转染和药物释放，发挥其靶向性治疗作用。将微泡应用于药物和基因递送系统是一项具有挑战性的研究。众多的因素会决定它们是否能被成功应用于治疗，如外壳材料、核心的气体、微泡种类、靶向配体、递送的物质及超声模型等。但正是这种多变性可对微泡在治疗方面的应用进行改进。

（四）介导肿瘤血管栓塞治疗

Folkman提出，肿瘤形成后如果没有新生血管网长入，在体积达1.0～2.0cm大小时就会停止生长。肿瘤生长及转移均依赖于肿瘤血管生成，缺乏血液供应，肿瘤则生长缓慢甚至液化坏死。目前肿瘤治疗中常用的肿瘤血管栓塞化疗，由于器械和操作手法的限制，只能作用于较大管径的血管，而对于直接营养肿瘤的微血管则往往束手无策。研究发现，用超声破坏微泡可使肿瘤的新生血管发生超微结构改变。

Miller等观察到诊断超声加微泡对大鼠斜方肌微血管的破坏。郑元义等发现诊断超声加微泡能够引起肿瘤血管明显的生物学效应，在电镜下可见肿瘤新生毛细血管发生线粒体肿胀、髓样变及胞质空化等超微结构的改变。吴巍等首次报道采用低功率治疗性超声联合Levovist造影剂在实验家兔肝中使照射野将近90%的微血管栓塞。瞿光林等发现，超声辐射微泡可显著抑制H-22肝癌移植瘤的生长。这种疗法的主要作用点位于血管，无直接的细胞毒性作用，这正是它的无创性所在。

为达到更好的栓塞效果，人们想出了将栓塞药物的前体成分整合到微泡中通过激发凝血瀑布来治疗肿瘤，但必须要求凝血酶原停留在肿瘤的血管内而不在正常的血管床聚集。与特异配体连接的微泡具有相当好的潜力来完成这一任务。与特异的配体结合后，它们不仅可被局限在血管内，还可仅在肿瘤的局部被破坏。血管形成的内皮标志如生长因子受体和某些整合素，均有望成为载药微泡的靶受体。

（五）增强高强度聚焦超声（HIFU）的治疗作用

HIFU 治疗是最近兴起的一种新的无创性治疗方法，目前已用于临床治疗各种恶性肿瘤。但已有研究提示超声造影剂能协同 HIFU 治疗，增加能量积聚，增加靶区温度升高速度和幅度，缩短治疗时间，增强治疗效果。HIFU 和脂质体（HL-1）联合进行动物实验研究，结果表明脂质体微泡能增强 HIFU 的损伤效率，并可降低其治疗的能效因子。Kaneko 等在对兔子肝脏的 HIFU 疗效的研究中发现，在其他因素相同的情况下，静脉注射了 Levovist 的兔子与注射生理盐水的兔子相比，在 HIFU 治疗中其靶区温度更高，经过 HIFU 治疗后的肿瘤坏死的范围更大。

二、超声靶向微泡破坏介导药物 / 基因递送技术在肿瘤靶向治疗研究中的应用

超声微泡作为一种新型的药物或基因载体，在肿瘤治疗方面已显示出了巨大潜力，特别是其靶向性、安全、有效及无创伤性等优点受到了人们的极大关注。随着对超声破坏微泡增强基因及药物疗效的机制认识的不断深入，UTMD 技术在肿瘤基因及药物靶向治疗领域中的研究日益广泛。众多研究表明，该技术作为一种非侵入性的药物、基因定位递送工具已经显示出很好的应用前景。目前针对该技术的小动物实验已经取得了成功，但在大动物中的实验研究还非常少见。

（一）微泡种类及携带药物、基因的方式

较多研究采用磷脂外壳微泡携带药物或基因，脂质微泡具有亲水性的外表面和亲脂性的内表面。有很多种磷脂可被选用来与活性物质进行结合，比如药物、基因、蛋白质和其他的化合物。磷脂壳具有高度顺应性，因此在超声诱导振荡时可产生膨胀和压缩。蛋白壳类微泡也被应用于携带靶向配体和 DNA。这些微泡容易进行修饰并且在体内循环系统中半衰期较长，能够在制备出来后携带活性物质，但存在的缺点是只有热稳定性的物质才能在微泡制备前加入。最近，聚合物类壳已经发展为第三种类型的微泡外壳。有些研究者首先采用有机溶剂溶解和分散聚合物，然后通过重悬干燥后的产物形成中空的聚合物微囊。这种制备方法可使微泡的稳定性增加。然而，聚合物外壳的长链和内在的耦合键降低了微泡对于超声的顺应性。

可采用不同的方法通过超声靶向微泡破坏技术递送生物活性物质：在微泡制备同时加入生物活性物质，可将其整合入微泡壳或包裹入微泡内腔；将微泡与生物活性物质进行孵育，将其通过静电力和非共价结合作用吸附到微泡表面；将微泡和生物活性物质一起给药，只是利用超声破坏微泡可增加细胞和毛细血管膜通透性的优点。将生物活性物质整合或吸附到微泡壳可产生额外的保护作用，防止其经静脉灌注后降解和变性，比如 DNA 在血清容易被降解。

在更深层次的分子水平上，可采用不同的理化方法将生物活性物质装载到不同种类的微泡上。药物分子可通过静电力或疏水作用连接到微泡外壳，或者只是物理包裹入微泡内，通常有以下几种携带方式：如果采用阳离子磷脂或变性蛋白制备微泡，带电荷的治疗物质

如 DNA 和 RNA 就可通过静电力结合到微泡表面；两性分子可穿入脂质微泡的单分子层；具有声学活性的脂质体可将高度亲脂性的分子整合到微泡里面的油脂层；将微泡作为二级载体，利用纳米粒子（如脂质体，脂肪乳）携带活性物质，再将其连接到微泡上，这种方法可同时增加携带能力和转染效率；将药物分子包裹入可生物降解的聚合体内，再包被一层生物相容性材料，这种方法可不用考虑药物的性质。这些微泡也被称为双乳化微囊。

微泡的有效携带能力受到外壳的限制，相比于磷脂微泡（外壳厚度 2 ～ 3nm），聚合物微囊（50 ～ 200nm）、蛋白壳微泡（200 ～ 300nm），特别是声学活性脂质体因外壳较厚而具有更大的优越性。例如，Unger 等研制了一种厚壳的脂质体，其壳厚度达到了 500nm，给载药提供了极大的空间。另外一些研究者研制了部分由油层构成的微泡具有更高的载药能力。Borden 等展示了一种新的方法提高微泡的携带能力，通过多层包裹技术可携带 10 倍以上的质粒 DNA。 通过将整个外壳进行包载的技术，Frenkel 等使白蛋白微泡携带 pDNA 的能力提高了 200 倍左右。

（二）超声靶向微泡破坏介导药物递送技术在肿瘤靶向治疗研究中的应用

化疗是恶性肿瘤的重要辅助治疗手段之一。目前用于恶性肿瘤的化疗药物主要包括紫杉醇、顺铂、阿霉素等。这些化疗药物在临床运用过程中却出现了诸多弊端：①化疗药物对于肿瘤细胞的靶向性较差，化疗药物在体内的分布是非特异性的，在人体的正常组织器官中亦有相当的蓄积，对于正常细胞也存在损害作用；②化疗药物的治疗指数较低；③中性粒细胞减少及神经毒性等严重副作用的存在限制了化疗药物剂量的增加等。为了克服以上临床问题，研究者们致力于药物传递系统（drug delivery systems，DDS）的研究，旨在将化疗药物传递到肿瘤部位，集中发挥其抗肿瘤作用。

药物载体包括脂质体、微胶粒、人工合成多聚体、固体脂质纳米颗粒等。理想的载药系统应当具备：①低剂量高效率；②高度靶向性；③减少化疗药物的系统性副作用；④在血液循环中更加稳定等特点。研究者们致力于改进载药材料以达到最理想的状态，目前的研究更趋向于将药物载体制备得更小以增强其穿透力到达靶向肿瘤，更小的药物载体也可以在体内滞留更长的时间。药物靶向触发的方法包括内在因素（pH，酶，温度或压力）和外在因素（超声、光、磁力或电场）。超声作为药物释放系统中的触发因素，与其他触发因素相比具有安全、成本低、可重复使用、易于控制等特点。通过调节超声的相关参数如频率、强度等可以触发不同载药系统的药物释放。在增强药物传递的机制中，超声除了与微泡联合而产生空化效应以外，它还具有热效应和声辐射力，后两者也使超声对化疗药物有增敏的作用。因此近年来在药物释放系统的研究中，超声被认为是最合适的触发因素。而且通过调节超声参数还可能对两种甚至两种以上的药物载体同时进行触发。超声波具有良好的穿透能力，可以对深部组织的药物释放系统进行触发，适用于恶性肿瘤的治疗。

利用超声微泡运送化疗药治疗肿瘤的设想源于有关脂质体运送抗肿瘤药物的研究。微泡介导基因转导或药物靶向输送的有效性、安全性已被许多研究所证实。微泡作为药物载体的优势在于它能将化疗药物包裹在其核心部分或固定于表面，当其在外周血循环时，化疗药物则不会与正常细胞发生相互作用。当肿瘤部位加用超声辐照时，载药微泡因超声作用发生破裂，从而实现在肿瘤部位局部释放药物。因此，将微泡作为药物载体不仅可以减少化疗药物对正常组织产生的系统性副作用，而且可以提高体内化疗药物向肿瘤病灶的传递。通常有以下 4 种方法将化疗药物和微泡结合：①将化疗药和微泡一起注射；②将药物装载到经修饰后具有较厚脂质外壳或部分脂质核心的微泡；③将微泡与载药脂质微球连接起来；④将药物整合到可生物降解聚合体的非渗透性外壳里面。

第一个载药微泡的研究是由，Unger 等完成的，应用的是具有很强的抑制有丝分裂作用的疏水性药物紫杉醇。将紫杉醇载入到包被了大豆油的脂质微泡，以 Hela 细胞测试其杀伤效果，以小鼠检测其体内毒性。研究结果显示，在对 Hela 细胞产生与直接应用紫杉醇相同的杀伤作用时，其在小鼠体内的毒性却低 100 倍。将商业化的微泡造影剂 SonoVue 与喜树碱一同给药并采用 1MHz、270J/cm^2 的超声进行辐照时，可将药物的半数致死量减少 70%。通过伊文思蓝研究超声靶向微泡破坏作用时，结果发现血管壁对小分子物质的通透性出现了较显著但很短暂的增加，其中也包括直接 8.5nm 的以异硫氰酸荧光素标记的葡聚糖分子。较多体内实验研究也显示了超声靶向微泡破坏技术在肿瘤治疗中的潜力。Tartis 等将类似于 Unger 实验中的一种微泡与靶向 $\alpha_v\beta_3$ 整合素的配体结合，在体内实验中成功地利用了超声和分子靶向作用将紫杉醇递送至鸡胚绒毛尿囊膜的血管内皮和间隙。Sonoda 等在 2 种小鼠肿瘤模型中一起注射博来霉素和 Optison，单独超声作用可使引起肿瘤消退的博来霉素剂量减少至 0.5mg/ml，加入微泡后在小鼠眼睑肿瘤模型中减少至 0.06mg/ml。Iwanaga 等在齿龈鳞状细胞癌裸鼠模型中发现，同时应用超声和博来霉素可使肿瘤完全消退。Gao 等采用共聚物包裹阿霉素并联合超声，在乳腺癌模型中可将肿瘤进程诱导至完全抑制。这些研究很清晰的表明，超声微泡破坏作用介导的化疗药物递送具有潜在的肿瘤治疗潜力。基本上，任何实体肿瘤、适合超声应用和血供丰富的肿瘤都可以应用这项技术。但由于未在肿瘤中破坏的微泡可能导致全身副作用，且在大部分实验中没有进行评估，这也是进一步临床前实验所需要研究的问题之一。

1. 超声介导普通脂质微泡化疗 脂质微泡由磷脂双分子层组成，与细胞膜相似。磷脂分子具有一个亲水的头部和疏水的尾部，这一特点使它既能携带亲水的也能携带疏水的药物。亲水性的药物可以载与脂质体的内核中，疏水性药物可以载于脂质体双分子层之间。故疏水性药物紫杉醇较亲水性药物如顺铂、阿霉素等更容易包载。在最初的研究中，由于考虑到亲水性药物包封率低的问题，常采用化疗药物联合超声微泡进行实验。在细胞培养液中加入微泡造影剂，超声辐照微泡破裂后产生空化效应，空化效应瞬间产生的“休克波”使细胞膜表面出现可逆性小孔（声孔效应），以增强化疗药物的作用。然而不同研究者实验结果尚不完全一致。颜华英等试图利用超声辐照（0.5W/cm^2、30s、1.0MHz）SonoVue 来增强盐酸阿霉素对卵巢癌细胞 A2780 和 SKOV3 的杀伤效应，但未能获得预期的化疗增敏效果。而严宇等利用顺铂联合超声（300kHz、0.5W/cm^2、30s）微泡对人卵巢癌 A2780/DDP 细胞作用，与没有加入微泡组相比明显增加了细胞内顺铂药物的浓度，其作用机制与超声联合微泡所产生的空化效应，增加了细胞膜通透性有关，并且此作用随时间的变化呈逐渐下降的趋势，但对超声联合微泡杀伤卵巢癌细胞的作用是否随着细胞内顺铂浓度的增加而增加没有进一步研究。此后，刘亚敏等采用声振法成功合成载紫杉醇脂质微泡造影剂，其包封率高达 90% 以上。利用超声破坏该载药微泡可明显增强紫杉醇对卵巢癌细胞株 SKOV3、COC1、A2780 / DDP 及宫颈癌 Hela 细胞的增殖抑制和诱导凋亡作用，并推测上述增殖抑制及凋亡诱导作用主要与微泡增加了超声空化效应阈值，导致细胞膜的通透性增加，有利于紫杉醇进入肿瘤细胞内部发挥作用有关。伍星等在体实验进一步证实，超声介导载紫杉醇脂质微泡可显著抑制裸鼠卵巢癌移植瘤的生长，其机制与抑制 P53 抑癌基因的突变，下调了 VEGF 的合成与分泌，从而减少肿瘤血管再生，诱导细胞凋亡，抑制肿瘤细胞的增殖活性有关。

2. 超声介导靶向脂质微泡化疗　随着超声造影剂的研究进展，制备能够达到靶区特异性显影和实现局部靶向治疗的超声微泡成为国内外研究的热点。靶向微泡的设计基于 2 种方法，被动靶向及主动靶向。被动靶向是指由于恶性肿瘤的物理性质如 pH、毛细血管大小、酶的浓度等及肿瘤受损的淋巴脉管系统而使微泡在肿瘤部位聚积。主动靶向则是通过微泡表面携带配体与特异的肿瘤细胞表面受体结合，达到靶向作用。主动寻靶又可以进一步分为 3 个水平，器官寻靶、细胞寻靶及亚细胞寻靶。在肿瘤的治疗中大多数研究者选择了主动寻靶的方式设计微泡。贺娟等研究者利用人卵巢癌细胞株的质膜和活组织中有多位点多容量的黄体生成素释放激素（luteinizing hormone releasing hormone，LHRH）受体的特点，选择氨基修饰的脂质体微泡与 LHRH 连接，制备人卵巢癌靶向超声造影剂。实验结果表明经 LHRH 修饰的脂质体微泡在体外能高效地与人卵巢癌细胞株 OVCAR-3 结合。在这一研究的基础上，将靶向超声微泡联合化疗药物紫杉醇，增加了细胞内紫杉醇的浓度，从而增加了对细胞的增殖抑制率及凋亡率。

肿瘤细胞对化疗药物耐受是导致化疗失败、肿瘤复发的重要原因。前期的研究已经证实，超声破坏微泡的声孔效应可增加肿瘤细胞对化疗药物的摄取。在此背景下，有学者对超声联合微泡是否对耐药的卵巢癌细胞株具有增敏作用进行了研究。常淑芳等采用生物素、亲和素桥接法合成 LHRHa 靶向脂质体微泡造影剂，体外证实该造影剂具有良好的体外寻靶能力。严宇等利用该靶向脂质体微泡与人卵巢癌 A2780/DDP 细胞表面受体结合，联合化疗药物顺铂，在超声作用下提高了顺铂在耐药卵巢癌细胞中的浓度，其作用相对于超声联合普通微泡更为明显。廖永玲等在体实验进一步证实超声辐照 LHRHa 靶向微泡能显著增强顺铂对人卵巢癌耐药细胞裸鼠腹腔移植瘤的抑制作用，并通过下调 MMP-9 表达，降低肿瘤细胞的侵袭、转移能力。上述实验结果提示超声联合 LHRHa 靶向脂质体微泡协同顺铂可以逆转卵巢癌细胞的顺铂耐药。尽管这些研究利用超声触发微泡产生的空化效应增加了化疗药物的抗肿瘤疗效，但在全身系统应用或腹腔内注射时，化疗药物仍然以游离的形式存在于人体循环中，在理论上其系统性的不良反应并不能得到有效缓解。因此将化疗药物连接到微泡表面或包裹于微泡内部以减少游离化疗药物在血液中的循环成为了进一步研究的重点。

为进一步提高疗效，降低副作用，刘红霞等采用超声乳化法结合生物素、亲和素桥接法合成 LHRHa 靶向载紫杉醇脂质微泡造影剂，其包封率达到 73%。超声辐照 LHRHa 靶向紫杉醇脂质微泡能明显抑制卵巢癌 A2780/DDP 细胞的增殖和诱导凋亡，其机制可能与有效阻滞细胞周期于 G_2/M 期同时增加细胞周期相关蛋白 Cyclin B1 和凋亡相关蛋白 caspase-3 表达有关。普才秀等的在体实验进一步证实超声联合 LHRHa 靶向紫杉醇微泡可明显延长荷瘤鼠的生存时间，其主要机制与诱导凋亡相关蛋白 caspase-3 表达及抑制血管生成相关蛋白 VEGF 表达，降低微血管密度有关。腹腔用药作为微泡造影剂在卵巢癌治疗中的独特模式展示了其良好的应用前景。

3. 超声介导携氧载药脂质微泡化疗　随着对肿瘤耐药分子机制研究的深入，实体肿瘤缺氧导致的耐药逐渐引起学者的关注。研究发现，实体肿瘤普遍存在缺氧现象，卵巢癌、宫颈癌等肿瘤亦不例外。缺氧可增强肿瘤侵袭和转移能力，并对放疗及多种化疗药物产生抵抗。肿瘤缺氧可诱导肿瘤多药耐药产生。文献报道，在缺氧环境中，肿瘤细胞对卵巢癌一线化疗药物产生抵抗，在缺氧环境中，肿瘤细胞的紫杉醇敏感性下降 100 倍。同时，肿瘤细胞、内皮细胞和巨噬细胞等在缺氧环境下，使局部微环境发生变化，合成和释放大量血管生成因子，从不同环节促进血管生成。进而驱动肿瘤恶性进展，肿瘤增加潜在的局部浸润性生长，导致扩散与转移。基于上述研究，有学者在肿瘤化疗或放疗前给予高纯度氧吸入或高压氧治疗，以提高肿瘤细胞对放化疗的敏感性。但这种系统给氧的方式在改善肿瘤组织局部缺氧方面的作用有限，故研发能够靶向输送氧气及药物到肿瘤缺氧区并进行定向控释的方法十分必要。

以性质稳定的氟碳气体为主要成分的第三代超声微泡造影剂为氧气及药物靶向输送提供了可能。氟碳物质对氧气的溶解度是水或血浆的 20 ～ 25 倍，是氧的良好载体。Bisazza 等采用超声乳化方法制备壳聚糖外壳的携氧氟碳微泡，发现该携氧微泡可使 JEG-3 绒毛膜癌细胞的 HIF-1α 表达水平下降。Cavalli 等进一步研究发现超声可触发微泡中氧气的释放。常淑芳等利用乳化法合成携氧载模型药物的液态氟碳脂质微泡，在流动管模型及离体血管模型上成功验证了超声控释氧气及药物的可行性。孙江川等采用超声乳化法合成携氧载紫杉醇脂质微泡造影剂，并在卵巢癌 SKOV3 细胞缺氧耐紫杉醇的细胞株上验证超声激发该携氧载药微泡对细胞的生长抑制及耐药基因及蛋白表达的影响。结果发现超声加携氧载紫杉醇脂质微泡组细胞增殖抑制率及凋亡率分别明显高于其他处理组。PCR 及 Western Blot 检测结果显示，OPLMBs+US 组 HIF-1α 及多药耐药基因及蛋白表达明显下降，与其他各组相比，差异有统计学意义。提示超声介导携氧载紫杉醇脂质微泡能明显增加紫杉醇对 SKOV3/PTXR 的增殖抑制和凋亡诱导作用。其机制可能与下调 HIF-1α 与 MDR-1 基因的表达，进而抑制其编码的 HIF-1α 蛋白及 P-gp 表达有关。刘莉等在体实验进一步证实超声定向控释携氧载紫杉醇微泡可明显抑制人卵巢癌细胞 SKOV3 裸鼠皮下移植瘤生长，并可降低肿瘤组织 VEGF 表达、促进肿瘤细胞凋亡。

4. 超声介导液态氟碳纳米乳剂化疗　由于卵巢癌腹腔种植特点，通过腹腔用药方式，可避免微米级微泡通过血管壁所遇到的障碍，但对大多数肿瘤而言，静脉系统给药仍是其重要的化疗途径，如何使携带药物的微泡造影剂通过血管壁到达肿瘤组织内部，是肿瘤靶向治疗共同面对的难题。目前解决途径主要有以下两个方面，其一是将微泡的治疗作用着眼于抗血管生成从而抑制肿瘤生长；其二是通过缩小微泡直径，以利于其穿过血管壁到达肿瘤的实质部位而发生作用。Natalya Y. Rapoport 等利用载紫杉醇的纳米乳剂，联合超声辐照使该载药纳米乳在肿瘤实质部位转化成微泡进而发挥作用（图 7-3-1），此方法明显抑制了卵巢癌细胞 A2780 的裸鼠移植瘤生长，并证明此作用是通过超声增加了化疗药物抗肿瘤的作用，而与超声的机械和热效应无关。但在第二次治疗周期时却发生了肿瘤耐药，治疗效果下降。Dhaval Thakkar 等运用体外模拟血管系统和卵巢癌 A2780

细胞株，发现超声联合纳米液滴（nanodroplets）可以使大分子药物通过血管屏障；在超声辐照后不仅使载阿霉素的纳米级微泡通过细胞膜，还能使药物进入细胞核内。Zhang 等采用双乳化法合成 HLA-G 靶向载甲氨蝶呤的 PLGA 纳米微球（mAbHLA-G/MTX/PLGA NBs），该靶向纳米造影剂对表达 HLA-G 的人绒毛膜癌细胞 JEG-3 具有体内外寻靶能力，其体内循环时间较非靶向纳米微球明显延长。体内实验进一步证实，该靶向载药纳米造影剂通过改善声场环境，可增强高强度聚焦超声（high intensity ultrasound, HIFU）的治疗效果，聚焦超声可体内外定向控释该造影剂中甲氨蝶呤。病理学及免疫组织化学结果显示，mAbHLA-G/MTX/PLGA NBs 联合聚焦超声组肿瘤组织坏死较单纯聚焦超声组及 MTX/PLGA NBs 加聚焦超声组凝固性坏死更为显著，细胞增殖指数较其他组明显下降，凋亡指数明显升高。提示 mAbHLA-G/MTX/PLGA NBs 可增强高强度聚焦超声治疗肿瘤的效果，这对杀灭 残余肿瘤细胞，阻止肿瘤转移方面具有主要意义。

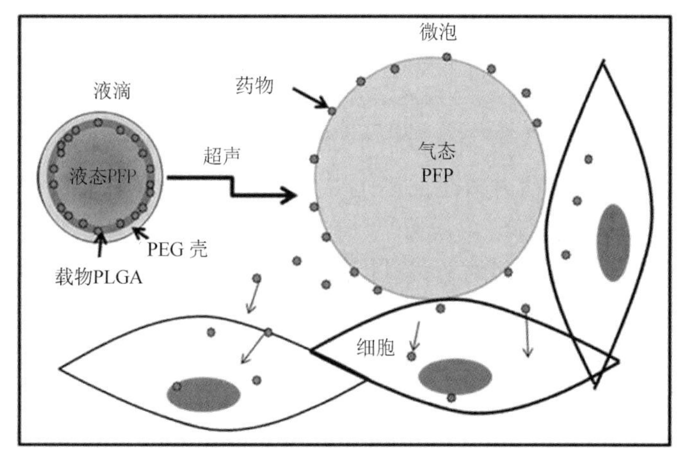

图 7-3-1　在超声作用下，纳米乳向微泡转化，并使药物进入细胞内的示意图
（引自 Journal of Controlled Release. 2009. 138：268–276）

（三）超声靶向微泡破坏介导基因递送技术在肿瘤靶向治疗研究中的应用

近年来，肿瘤的基因治疗策略为恶性肿瘤的治疗带来了新的契机，而基因治疗成功与否的关键之一在于如何将治疗作用的基因呈递并表达在目标肿瘤的部位。由于裸基因诱导转基因表达其表达量很低，这种方法几乎不采用，因此基因载体成为基因定向表达的研究热点。

一般来说，许多不同类型的治疗物质都可应用于超声微泡破坏技术中如药物、小分子和基因治疗载体。在以微泡携带生物活性物质的研究中，大都采用了携带基因载体。这主要有以下几个方面的原因：①对于基因载体，获得治疗作用可能只需要一次应用，而大部分的药物需要重复应用；②由于基因表达具有放大效应，一个相当低的载药量就可满足治疗需要；③大部分的药物需要进行全身给药，而基因载体大部分可进行局部给药。必须根据携带药物、蛋白质或小分子的不同特性采用不同外壳的微泡。生物活性物质应该与微泡的外壳具有生物相容性，同时应该在很低的浓度下产生足够的效果，且应该只需要递送几次生物活性物质。基因治疗载体在超声微泡破坏技术中的应用最为重要，目前有 2 种最重要的基因载体。

质粒 DNA 能够携带大的基因（50kb），制备便宜，免疫原性低，毒性低，同时具有热稳定性和水溶性。以微泡携带质粒 DNA 是非常简单和有效的方法，但没有其他作用协助时不能进入细胞内，并且由于进入细胞后容易降解，因此只是瞬时表达，限制了基因载体的有效性。与质粒 DNA 相比，病毒载体具有额外的优点。因具有主动靶向和穿透细胞膜的能力，可获得较高的基因转染效率。主要有 4 种病毒用于基因治疗，腺病毒、腺相关病毒、豆状病毒和反转录病毒，各有优点和缺点。UTMD 技术主要采用前面两种病毒。腺病毒因具有诱发较强免疫反应和肝脏趋向性的潜在威胁，使其应用受到限制。腺相关病毒载体只有较小的免疫原性，没有直接毒性，转基因后表达可长达 2 年，不同血清型具有不同的细胞趋向性。缺点是制备高浓度载体受到限制，其包载能力有限，仅为 4.8kb。

微泡是良好的基因载体，它具有大容量的特点，可以容纳反义寡核苷酸、DNA 片段甚至整条染色体。近年来，不少学者运用超声联合微泡来帮助提高基因的转染效率，超声辐照肿瘤血管内载 DNA 的微泡，使微泡破裂，释放并转染基因到肿瘤实质。超声微泡转染基因的具体机制可能是通过其空化效应使毛细血管的破裂及血管和细胞膜的通透性增加。基因与微泡的结合方式可以是吸附于微泡表面，也可以包裹于微泡内。基因还可以载于非病毒载体上再联合超声微泡发挥作用。目前用于恶性肿瘤基因治疗的策略主要包括：①增强抑癌基因的表达；②分子化疗方法如自杀基因；③抑制致癌基因的表达；④抗血管生成治疗；⑤多重耐药的相关基因敲除；⑥抗肿瘤相关免疫因子基因的治疗；⑦肿瘤特异性表达系统如 MUC1 启动子驱动人钠 / 碘共转运体。

1. 超声微泡介导抑癌基因表达 p53 是一种肿瘤抑制基因，p53 基因的失活对肿瘤的形成起重要作用。在很多恶性肿瘤中都出现了该基因的突变。常淑芳等将野生型 p53 基因质粒与表面连接 LHRHa 的靶向微泡混合，通过靶向微泡与卵巢癌 A2780/DDP 细胞 LHRH 受体特异性结合，在超声辐照后，与其他各组相比，野生型 p53 基因的转染效率明显增加（43.90±6.19）%，促进了肿瘤细胞凋亡。董培婷等将载有野生型 p53 的质粒与微泡混合，同时联合超声靶向微泡破坏技术，在体外实验中得出结论超声靶向微泡破坏联合野生型 p53 的质粒增加了宫颈癌细胞的基因转染率，使 Hela 细胞产生 G_1 期阻滞，抑制宫颈癌细胞生长。

2. 超声微泡介导自杀基因转染 自杀基因（suicide gene），是指将某些病毒或细菌的基因导入靶细胞中，其表达的酶可催化无毒的药物前体转变为细胞毒物质，从而导致携带该基因的受体细胞被杀死。自杀基因转染具有旁观者效应，能够将邻近的未转染自杀基因的肿瘤细胞一并杀死，因此弥补了目的基因转染效率不高的缺点。

在体外实验中，樊萍等研究超声介导Ⅰ型单纯疱疹病毒胸苷激酶（HSV1-tk）自杀基因微泡，不仅能单独促进 HSV1-tk 基因转染，而且还能够增强脂质体的转染效率，有效地在 SKOV3 细胞中表达，起到抑制 SKOV3 增殖和诱导凋亡的作用，且将细胞周期阻断在 G_1 期，从而发挥抗瘤效应。郭霞等将双自杀基因（单纯疱疹病毒胸苷激酶 / 更昔洛韦和胞嘧啶氨基酶 /5- 氟胞嘧啶）慢病毒载体（pLenti6-KDRP-CD/TK-EGFP）微泡联合超声辐照，增强了载基因微泡对宫颈癌 Hela 细胞的体外杀伤作用，抑制了癌细胞的增殖，促进了凋亡，其作用随着超声辐照强度的增强而增加。

在体内实验中，朱元芳等运用载自杀基因（Fcy：Fur）脂质微泡在超声定位下辐照，明显抑制了 SKOV3 裸鼠移植肿瘤细胞的生长，促进了细胞凋亡。Wang 等运用受激酶插入区受体（kinase insert domain receptor）启动子调控的单纯疱疹病毒胸苷激酶（HSK-tk）基因系统联合超声及微泡造影剂辐照，增加了 KDR-TK mRNA 的表达，抑制了 SKOV3 卵巢癌移植肿瘤的生长，减少了微血管密度，促进了癌细胞凋亡。Zhou 等研究运用超声联合脂质体微泡介导单纯疱疹病毒胸苷激酶 / 更昔洛韦系统［thymidine kinase（TK）/ ganciclovir system］，观察其对卵巢皮下移植癌（SKOV3）的生长抑制作用。发现 TK 自杀基因被直接传送到肿瘤细胞内，TK 基因联合超声微泡组增加了 TK 蛋白基因在肿瘤细胞的表达，对肿瘤有明显的抑制作用，促进了细胞凋亡，并改善了生存率。

3. 超声微泡介导耐药基因敲除　Survivin 基因是一个癌基因，具有抑制凋亡、诱导细胞异常增生并向恶性转化的作用，同时也与肿瘤的血管形成和耐药相关，因此抑制它的表达将有助于促进癌细胞的凋亡，以及增加对放化疗的敏感性。

Wang 等利用 Survivin 基因的 siRNA 联合超声及微泡抑制了卵巢癌细胞 SKOV3 的表达，并诱导了细胞的凋亡。Zhang Y 等将载有靶向 Survivin 基因的短发夹状 RNA（short hairpin RNA，shRNA）表达质粒与连接 LHRHa 的靶向微泡混合，联合超声辐照，在体外实验中抑制了卵巢癌细胞 SKOV3/DDP 的增殖，促进了凋亡相关蛋白的表达。陈智毅等将载有靶向 Survivin 基因的 shRNA 表达质粒与 SonoVue 微泡悬液混合，同时联合超声靶向微泡破坏技术，在体外和体内实验中得出结论超声靶向微泡破坏联合短发夹状 RNA 质粒增加了宫颈癌细胞的基因转染率，明显诱导了肿瘤细胞的凋亡，抑制了细胞增殖。

4. 超声微泡介导抗肿瘤血管生成治疗　肿瘤组织不仅包含肿瘤细胞还包括肿瘤的新生血管内皮细胞，肿瘤的新生血管是肿瘤生长所必需的，那么阻断肿瘤新生血管的生成能起到对肿瘤的“饥饿疗法”作用，抑制了肿瘤的生长。Stelios Florinas 利用载有 VEGF siRNA 的非病毒基因载体 ABP（arginine-grafted bioreducible polymer）与含 PFP/PCE 的人白蛋白壳微泡造影剂结合，明显提高了 siRNA 的载药量，而且仅在 siRNA-ABP-Microbubble 联合超声治疗组，明显的抑制了卵巢癌细胞株 A2780 中 VEGF 的表达。在他们发表的另一文章中指出 siRNA-ABP-Microbubble（SAM）能够在含血清的培养基中稳定存在至少 1h，而且在含血清的培养基中仅在 siRNA-ABP-Microbubble 联合超声治疗组成功转染了足够剂量的针对 VEGF 的 siRNA，并明显的抑制了卵巢癌细胞株 A2780 中 VEGF 的表达，在裸鼠成瘤实验中抑制了肿瘤细胞的生长。说明此载药系统具有在血液中较为稳定的性质。

（四）面临的挑战及应用前景

超声微泡递送生物活性物质进行靶向治疗的研究已开展了十余年，取得了大量的研究成果，涉及了靶向任何超声适用的组织器官，递送内容包括药物、蛋白、核酸、病毒和生物活性物质，应用范围包括了不同种类的微泡、不同的载药或共同给药方式。超声微泡破坏技术成为新兴的研究热点的原因在于这项技术具有不同常规药物、基因递送系统的独特优点。微泡的制备可采用不同的成膜材料，并已经应用于临床诊断，在低能量超声下可被监控，也可被高能量超声在局部破坏。另外，微泡在超声作用下产生的复杂声学反应，例如非线性振荡、高速微射流可暂时性增加周围细胞膜或毛细血管壁的通透性。综合考虑这些优点，超声靶向微泡破坏技术可能成为一种最佳的药物或基因递送方式。

超声介导微泡实现肿瘤靶向治疗的前景令人鼓舞，但还存在一些有待研究的问题和难点。如微泡的载药量非常有限，虽然研究人员采用多种方法进行了提高微泡载药量的尝试，但载药能力仍是目前超声靶向微泡破坏技术的一个瓶颈。另外，在增加载药系统的靶向性的同时，微泡的稳定性及药物包封率出现下降，实体肿瘤组织内高压，也增加了载体被动通过血管壁的难度等。目前急需解决的主要问题还包括有：①靶向结合的稳定性。将抗体或黏附分子、药物或基因等整合到微泡中的技术尚需进一步完善，理想的方法是将其整合在微泡中，而不是仅仅黏附在其表面，整合法更具优势，这已被国外研究所证实；②改进微泡化学组成和制作工艺，以延长微泡在靶器官中的停留时间；③完善对肿瘤免疫的研究，以提高微泡的靶向性；④安全性。超声破坏微泡有引起组织出血，血管内溶血，体外培养的细胞和含气组织、器官（如肺和肠）损伤的报道。虽然毛细血管壁通透性的增加可成为一个治疗的目的，但过度增加可能导致组织损伤和出血。彭晓琼等研究也可见，低频超声破坏微泡杀伤肿瘤细胞的同时，也会损伤其周围正常组织细胞。因此，超声造影剂在应用时必须给予足够长的间歇以保证空化核的彻底清除，从而保证安全。因此，有必要进一步明确超声微泡的声学特性，对其治疗中的安全参数进行优化。

在介导基因治疗方面，关于超声微泡转染基因治疗恶性肿瘤的实验中，仅有少数研究对基因及其载体在体内循环的稳定性做了初步研究，尚缺乏足够的动物实验对载基因系统较长时间在体内循环时的生物分布和药代动力特征进行研究。对基因和微泡的结合方式及在血液系统中的稳定性亦研究不足。近年来，随着恶性肿瘤基因治疗的不断发展，已出现了许多新兴的非病毒基因载体如微环 DNA、人工合成多聚物、纳米颗粒等。未来的研究方向将是开发更加安全、高效靶向的非病毒基因载体，用于恶性肿瘤的治疗。超声微泡造影剂是具有发展前景的基因载体，如何提高目的基因包封率及载体的靶向性，仍需要大量的研究探索。

总之，超声靶向微泡破坏技术已经应用于多种器官系统和肿瘤，成功地对药物、蛋白质、基因治疗载体等进行了递送。大量研究结果表明，该技术作为一种非侵入性的递送工具具有极大的应用潜力。在今后的研究中，还需要更多的大动物实验对其治疗效果进行验证。

（常淑芳　李　攀　朱　轶　孙江川）

第四节　超声靶向微泡破坏技术在中枢神经系统疾病治疗中的应用

很多中枢神经系统（central nervous system，CNS）疾病给临床治疗带来巨大挑战。不少原发和转移性脑肿瘤患者的生存期较短，且随着全球老龄化人口的增加，年龄相关的神经变性疾病如阿尔茨海默病、帕金森等患者人数出现了大幅上升。另外，近 1/5 的成年人患有不同程度的强迫症或抑郁症等心理疾病。由此可见，CNS 疾病是一直以来严重危害人类健康威胁人类生命的顽固性疾病。在 CNS 中，由于血脑屏障（blood-brain barrier，BBB）的存在，阻碍了大量有害物质的进入，对维持内环境的稳态起到了很强的保护作用，但同时限制了 98% 的小分子药物和 100% 的治疗性大分子药物的进入，给 CNS 疾病的治疗造成了很大的阻碍。而传统的经颅大脑内给药的方式如大脑内植入，脑室内灌注及对流增强弥散等，因其药物在脑组织内较低的弥散率、机体主动清除率、脑组织对液体量的限制、操作的有创性和不利于重复治疗的特点未能受到广泛的应用。而经颈动脉注入高渗液体如甘露醇、甘油、果糖等，虽能短暂、可逆地开放 BBB，但缺乏靶向性，对周围正常脑组织存在毒性损害。因此，寻求一种安全、有效、无创、靶向的治疗方式成为治疗 CNS 疾病的重要突破口。近年来，随着超声造影和微泡制备技术的不断发展，超声联合微泡不再仅仅作为诊断工具，同时也成为一种新的治疗工具引起广泛关注，不少研究已证实在 MRI 引导下超声靶向微泡破坏（ultrasound-targeted microbubble destruction，UTMD）能无创、靶向、可逆地开放 BBB，能使具有潜在治疗作用的大分子药物经过开放的 BBB 进入靶区脑组织，该发现是 CNS 疾病治疗方面一个伟大的突破，展现出非常广阔的应用前景。本节将对 UTMD 介导 BBB 开放的机制、特性、影响因素、靶向药物传递和基因治疗等方面的新进展予以介绍。

一、UTMD 介导血脑屏障开放的机制、特性和影响因素

（一）机制

1. 超声和微泡产生的血脑屏障开启　血脑屏障为大脑中特化的脑微血管内皮细胞的紧密接合，其结构如图 7-4-1 所示主要分为三层：最内层为单层且连续的脑微血管内皮细胞（single continuous layer of endothelial cells）；中间层是连续的基膜（basal membrane），主要扮演着支持内皮细胞的角色；最外层则是星状胶质细胞的终足（end-feet of process originating from brain astrocytes），其包覆了整个脑微血管壁外约 85% 的表面积。血脑屏障可以将脑组织所需要的物质以扩散作用从血液中运输到脑内，以维持脑内的平衡，同时此屏障亦保护脑组织不受外来物质如大分子、药物或有毒物质的影响或伤害。正常状况下可以通过血脑屏障的物质应具备有脂溶性或是带中性电位，一般来说水溶性的物质分子质量需小至 180kDa 以下，而脂溶性的物质则需为 400 ～ 500kDa 才有可能通过血脑屏障。但也因为有了血脑屏障的保护，使得目前临床上治疗中枢神经系统疾病或肿瘤所使用的化疗药物、单株抗体及一些造影用药等（分子质量大多为 200 ～ 1200kDa）无法顺利流入脑组织内达成其功效，所以在某些情况下，必须以人为的方式打开血脑屏障，提高某些物质的通透性。

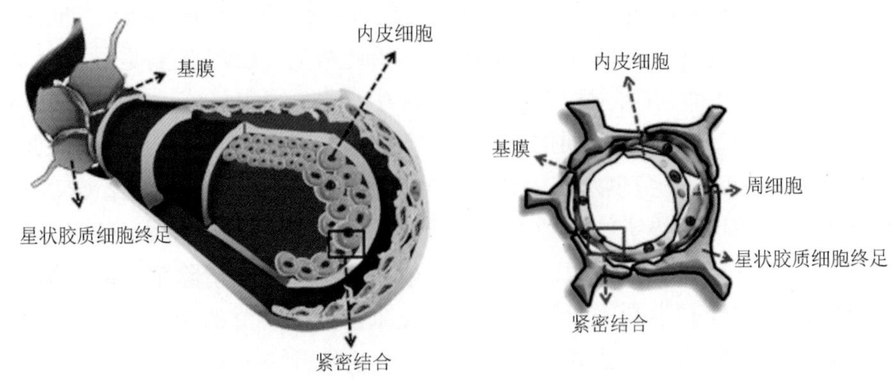

图 7-4-1 血脑屏障结构图

如前所述，超声与微泡产生的协同作用可提升细胞膜的通透性，甚至在高能量时可物理性的破坏细胞。K. Hynynen 等便提出了聚焦超声搭配微泡开启血脑屏障的应用，因其能将超声能量集中于血管并有效降低血脑屏障开启所需要的声学参数，且能在不造成正常组织伤害的情形下安全的促进脑血管通透性，此外更使用了磁共振造影进行超声治疗的影像导引，如此便可精确且目标性地开启血脑屏障，有利于临床的应用。此外超声搭配微泡使血脑屏障通透性增加的方式因具有非侵入性（noninvasive）、局部性（local）、暂时性（transient）及可回复性（reversible）等特性，俨然已成为当今脑部药物递送的热门工具。

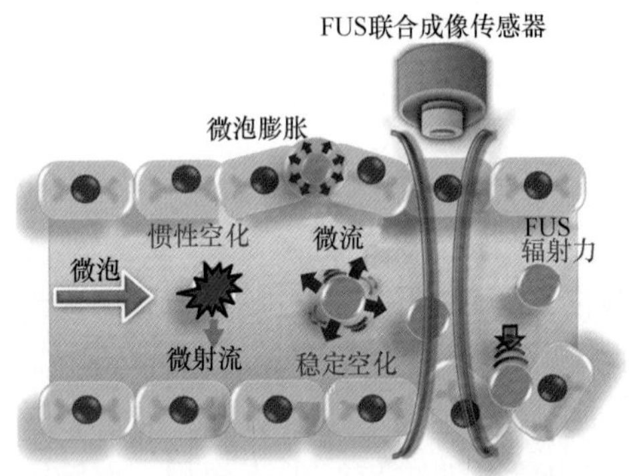

图 7-4-2 以超声与微泡开启血脑屏障的机制示意图

2. 血脑屏障开启的机制 以超声搭配微泡来打开血脑屏障的生理作用机制至今尚不明确，然而综观世界各地不同团队的文献可整理出几项机制（图 7-4-2）：①声学辐射力（radiation force）推挤微泡并冲击脑内微血管的内皮细胞造成间隙松散；②微泡受超声激发产生胀缩运动，此时会充满整个血管空间对管壁进行挤压；③微泡振动时会在周遭血液产生微流，此亦会冲击内皮细胞；④微泡破裂时会产生强大冲击波，并且伴随强烈喷射流而冲击内皮细胞。在上述机制的作用下使得内皮细胞的紧密接合被拉开而增加血流的通透性。

除了上述现象会拉扯内皮细胞而增加通透性外，超声搭配微泡亦会造成血管的变形作用，并改变血流动力学的参数，S. Qin 等于 2006 年运用计算机仿真（微泡粒径：3μm、超声频率：1MHz、声压：1MPa）的方式发现微泡受声场影响而形成的涨缩运动会让血管产生形变，微泡涨大时会挤压血管壁，而当微泡压缩时会对微泡两端的血流造成强大的压力使血管壁向内移动，带动血管管径缩小，且微泡压缩第一次时会产生最大压力，其后随时间增加而衰减。另外，有团队指出红细胞的存在会大幅增加血管壁受微泡刺激时产生的剪应力（shear stress）和管壁内外的通透压力（微泡粒径：2 ～ 3μm、超声频率：0.55 MHz、声压：0.3MPa）。

为了更加实时并详细地了解血脑屏障开启时微泡在血管中的作用，S. B. Raymond（超声频率：1.029MHz、脉冲重复频率：1Hz、声压：0.2MPa、脉冲长度：10ms、时间：60s、微泡剂量：0.3ml/kg）运用双光子显微镜（multiphoton microscopy）在小鼠上观察血脑屏障开启的瞬间微泡与血管的协同作用，结果显示当血脑屏障开启时大部分的血管产生了血管收缩（vasoconstriction）现象，且此现象较容易发生在管径小的血管，特别是只有在微泡与超声共同作用下才会有此效应产生。H. Chen 等使用高速显微摄影机搭配频率 1MHz 的聚焦超声（声压：0.8 ～ 7.2MPa）和微泡来观察活体中管径为 10 ～ 100μm 的微血管，他们观察到以下 3 种现象：①血管舒张现象；②微泡涨大至充满血管随后压缩体积并伴随血管管径缩小产生血管收缩，特别是即使微泡不接触到管壁亦能借由压缩时对周围血流产生的液体压力而拉扯血管壁使其收缩，且此现象发生的比例多于舒张现象；③微泡中心产生喷射流（liquid jet）并冲击对侧血管壁，此外施加的超声负声压越大能使管径越大的血管产生形变，且形变的程度亦与声压值呈正相关（图 7-4-3）。

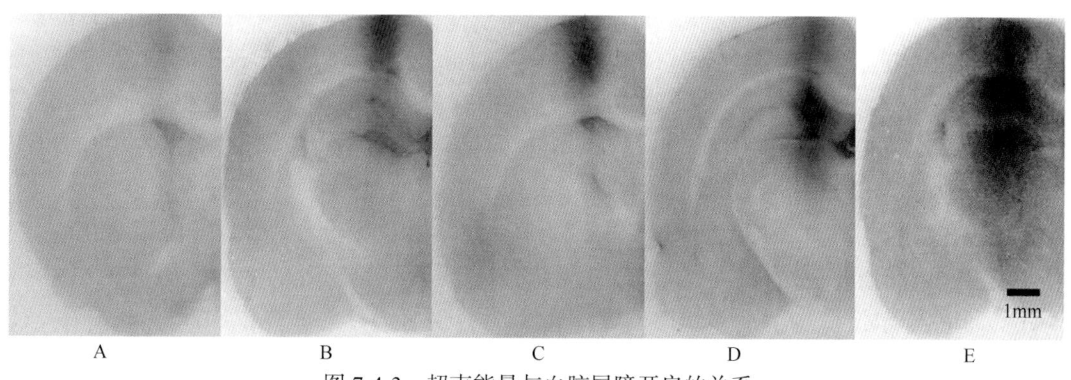

图 7-4-3 超声能量与血脑屏障开启的关系

A. 0.5 MPa；B. 0.6MPa；C. 0.7MPa；D. 1MPa；E. 1.5MPa。可以发现血脑屏障开启的范围与程度会和超声的能量成正比（引自 Fan CH，Lin WH，Ting CY，et al. 2014）

针对染剂的渗漏机制方面，E. E. Cho 等［超声频率：1.15MHz、脉冲重复频率：1Hz、声压：0.071 ～ 0.25MPa、脉冲长度：10ms、照射时间：120s、微泡（Definity®）剂量：0.02ml/kg］使用与 S. B. Raymond 等相似的实验架构观察其生物效应并发现当血脑屏障的血管壁间隙被拉开时，其荧光染剂（Dextran-conjugated Texas Red，10kDa）渗漏的方式并不相同，分别是快速（fast）、持续（sustained）和缓慢（slow）渗漏（图 7-4-4），快速渗漏为注射微泡与施加超声后立即有染剂从血管中漏出，且染剂渗出的浓度会快速的上升，随后快速地下降，上升至最大浓度的时间约 73s；持续渗漏会以比快速渗漏慢一点的速度渗出染剂，到达最大浓度的时间约为 84s，然而缓慢渗漏则需花较长时间才能达到最大浓度，约 602s；此三种的机制作者在文中也做了推论，快速渗漏可能是因血管上受超声的刺激而产生了细小孔洞，染剂从其中渗出，其后此孔洞马上被自体修复，也因此染剂的浓度迅速下降，持续渗漏则是产生了比前者大一些的孔洞而无法马上被修复，因此染剂持续漏出并维持一段时间，缓慢渗漏则是因产生了胞移作用（transcytosis），此作用即大分子由细胞某一侧的囊泡进入细胞并

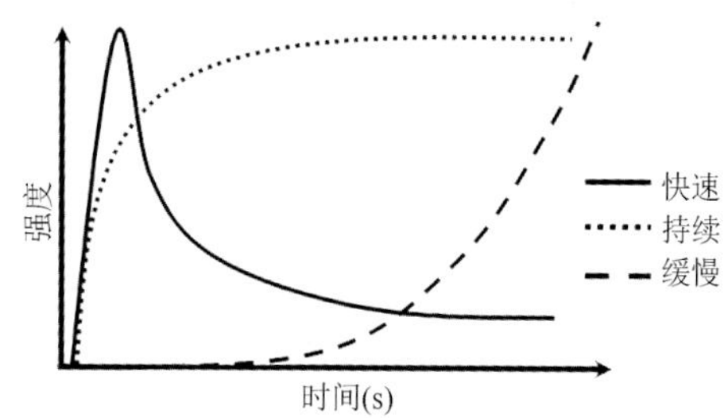

图 7-4-4 染剂渗漏形态示意图

穿越细胞后再从另一侧出去，因此速度较缓慢，然而此作用在正常血脑屏障中并不会发生。另外，研究者也发现三种渗漏情形与超声的声压有相关性，快速渗漏在每一个声压参数下都有产生，另两种只在低声压时产生；而血管收缩的现象亦被观察到。

（二）特性

1. 无创性 UTMD 介导 BBB 开放的无创性主要体现在以下两个方面：①给药方式，在早期很多研究中，都是将药物 / 基因直接注入靶区脑组织，该方式对注入剂量和注入技术都有所要求，同时增加了颅脑损伤和感染的机会，为了避免这些问题，目前采用静脉注射再联合 UTMD 以促进靶区 BBB 开放，静脉注射操作简单，技术含量较低，更加实用于临床应用；②治疗过程的无创，超声用于开放 BBB 最大的限制就是声波很难穿过颅骨，因而在过去的几十年人们都认为需要先将部分颅骨去除才能行脑部的超声治疗，虽然聚焦被尝试用于弥补声波衰减的损失，但不规则的颅骨导致声波的扭曲很难通过传统的单一聚焦换能器进行聚焦，通过在生物工程学方面的不断研究，CT 来源的相位阵列和波幅校正系统解决了该问题，实现了超声经过颅骨的有效聚焦，并能在 MRI 引导下利用超声热作用用于脑肿瘤切除的临床研究，此外通过降低声波的频率也能限制颅骨对声波的扭曲作用。

2. 靶向性 由于 MRI 具有软组织分辨力高、可多方位多参数成像、对温度变化敏感，能够无创地监控组织内的温度变化，并且无辐射、无骨性伪影等独特的优势，在 MRI 引导下，能准确定位靶点，由于超声与微泡作用时会引起温度的改变，因此还能利用实时温度图像来验证靶点的准确性和检测对组织的损伤，为超声开放 BBB 的安全性、靶向性提供了保障。Vykhodtseva 等研究表明在一定范围内 MRI 温度图的变化与组织病理学改变有很好的相关性，本研究小组的宋彧等也有研究得出相似的结论。而用 MRI 增强造影剂可以检测到 BBB 开放的程度和时效性，该方法是迄今监测 BBB 开放情况的最为迅速便捷的手段。

3. 可逆性 如前所述，UTMD 能通过多种途径导致 BBB 开放，而对于不同的途径在超声照射后形成的时间是不同的，Raymond 等通过多光子显微镜观察到部分紧密连接的开放在照射后 3 ～ 9s 立即产生，并且在小动脉多见，而胞吞转运的增加则是逐渐的过程在几分钟内出现，Bendayan 等指出，胞内通道的形成是小囊泡瞬间向细胞两侧融合形成的，而开窗相对慢些在照射后的 1 ～ 2h 产生。因此通过 MRI 显示 BBB 在适宜的超声照射后，开放是即时性的，能立刻看到信号增强的范围，但恢复的时间各研究报道有较大差异。Choi 等称 BBB 在开放后 28h 关闭，Hynynen 等通过研究发现是在照射后 6h，最近 Sheikov 等通过电镜对紧密连接相关蛋白 occludin、claudins-5 和 zo-1 进行研究，得出 BBB 开放持续约 4h。由此看来 BBB 的开放的确是个可逆的过程，对于不同的持续时间可能与所用的超声参数及物种的不同有关。

4. 安全性 CNS 作为人体最高级的中枢，该治疗方法的安全性则是关注的焦点。超声在 MRI 监测下穿过完整的颅骨可将声能聚焦到几个毫米直径的焦点上，静脉注射微泡后，除了可以降低超声开放 BBB 所需的声能外，由于微泡的循环总是局限于微血管内，因此与超声相互作用的效应也就局限于血管壁以内，能够局限的开放 BBB，并减低了对周围脑组织的影响，因此提高了安全性。McDannold 等从组织学上证实了该特性，他们指出在适宜的超声参数下，能导致 BBB 的开放，且在辐照区域出现极少的红细胞外渗，个别细胞的贫血或凋亡，而这对脑组织的效应是可以忽略不计的，且在辐照后的四周内都未见任何的迟发效应。Liu 等通过提前 24h 往大鼠体内注入标记有顺磁性三氧化二铁纳米粒的单核细胞，来检测 UTMD 开放 BBB 时的炎症反应情况，结果显示较高的超声强度不仅会造成靶区脑组织出血，并且在出血区域周围可见大量炎症细胞的聚集，并随时间的延长炎症范围不断扩大，而较低的声学强度在实现 BBB 开放的同时，在其周围并未见到炎症细胞聚集，得出结论在理想的参数条件下 UTMD 能导致 BBB 开放，其周围无炎症反应发生。近期的一项通过超声反复开放猴子 BBB 来了解其认知功能是否变化的研究显示，超声照射后部分猴子的 T_2 像见靶区有少许红细胞聚集，然而这些较小的毛细血管渗漏并没有导致视力、运动技能及认知方面的改变，该研究与之前结果相一致。其实，在治疗一些威胁生命的神经系统疾病时，如此较小的损伤是可以接受的。值得强调的是，比起传统的经颅治疗方式，甚至 γ - 刀，UTMD 相关安全问题要小得多。

（三）影响因素

影响 CNS 靶向治疗的因素有很多，有微泡本身的原因，如膜的组成、厚度、微泡大小、浓度、注射方式、注射途径、基因或药物与微泡的结合方式、比例等；有超声的因素，如照射超声的频率、功率、时间、强度和超声发射的方式（连续或触发）等。因此，需要通过大量的实验和反复的摸索才能找出适合不同实验的最佳参数。

二、UTMD 介导药物在 CNS 的靶向治疗

（一）概述

如前所述，BBB 作为 CNS 的主要屏障结构，仅仅允许高脂溶性和分子质量低于 400 ～ 500kDa 的小分子药物通过，而只有很少的疾病如抑郁、感情失常、慢性疼痛、癫痫能持续对脂溶性小分子药物起反应。因此，如何能安全、有效、靶向给药成为治疗 CNS 疾病的一个非常严峻的问题，目前 MRI 引导 UTMD 已经成功地实现了将抗体和一些化疗药物靶向运送到大脑，为治疗 CNS 疾病提供了一种新的途径。

（二）抗体靶向治疗的研究进展

如今抗体已经作为很有希望的化疗药物，因其能特异性的靶向定位于恶性肿瘤细胞，在颅外器官的治疗显示出惊异的结果，但是分子质量大小约为 150kDa 的抗体实在难以穿透 BBB，对于 CNS 疾病则无能为力。然而 Kinoshita 等实现了这一突破，在该实验中抗多巴胺 D4 受体抗体通过静脉注入小鼠体内，在 MRI 引导下成功的穿过了通过 UTMD 方式开放的 BBB，并与靶细胞上特异性抗原相结合。这个结果清楚的显示超声诱导 BBB 开放技术能靶向性的递送抗体到大脑，而且递送的抗体并不失去他们本身的功能。

Herceptin 是作用于 HER-2 受体的重组人 IgG 单克隆抗体药物，HER-2 受体在 25% ～ 30% 的乳腺癌患者中大量表达，因此 Herceptin 针对于 HER-2 受体阳性的乳腺癌

患者和过度表达该受体的转移性患者，能提高其存活率和检出率。在发生脑转移的肿瘤中乳腺癌排第二，10% ～ 15% 的患者产生 CNS 症状。由于 BBB 的限制，对于这些患者 Herceptin 的治疗是很有限的，生存率仅大约有一年。Kinoshita 等通过使用 UTMD 技术将 Herceptin 传递至大脑，该实验在 MRI 引导下聚焦超声诱导 BBB 开放的情况下，将 Herceptin 局限、无创地传递到大鼠的 CNS，使靶区的药物浓度明显高于周围非辐照区，且该药在靶组织的量与 MRI 监测下 BBB 开放程度呈相关性，因此考虑可以用 MRI 监测 BBB 的开放来估计靶区的实际药物浓度。因乳腺癌的脑转移在临床领域是很常见的问题，该研究给此类患者带来了希望，同时为其他治疗性的抗体进入 CNS 指引了方向。

阿尔茨海默病（Alzheimer's disease，AD）是一种致命的进展性的神经变性疾病，困扰了全世界数百万人，且目前的医疗条件无法将其治愈。它的发病机制可能与 β 淀粉酶（Aβ）积聚形成淀粉样斑块和 tau 蛋白过度磷酸化导致神经元纤维缠结有关，一些新的诊断和治疗策略都集中在检测和降低 Aβ 积聚，有学者提出通过免疫法治疗 AD，包括 Aβ 主动接种和注入抗 Aβ 抗体的被动免疫。基于此想法，Raymond 等成功证实通过 MRI 引导 UTMD 开放 BBB 的方法能促进抗 Aβ 抗体进入正常及转基因的 AD 小鼠模型的靶区脑组织，与该区域淀粉样斑块相结合。Raymond 等则在 APPswe/PSEN1dE9 的 AD 模型中证实该方法能使超声照射区域抗 Aβ 抗体与斑块的结合量比起非超声照射区域增加了 3 倍。Jordao 等通过对 TgCRND8 的 AD 模型研究，进一步证实抗 Aβ 抗体与斑块结合后能引起斑块区域缩小达 23%，使治疗组斑块的数量和尺寸都有所减低，该团队的新近研究表明 UTMD 能增加胶质细胞的活性，促进内源性 IgG 和 IgM 抗体的传递，最终达到缩小斑块的效果。这些研究展现出 UTMD 介导抗体治疗神经变性疾病的潜在应用。的确，UTMD 因其无创性和较高的靶向性特别适合这些需要长期重复治疗的疾病。

（三）化疗药物靶向治疗的研究进展

多柔比星（doxorubicin，DOX）一直以来作为一线化疗药物，可单一使用，也可联合其他的化疗或放疗治疗各种恶性肿瘤，如乳腺、卵巢、子宫内膜、胃、肺、甲状腺的肿瘤，皮肤淋巴细胞癌，骨肉瘤和其他软组织肉瘤。DOX 在 CNS 肿瘤的化疗中被建议为很强的候选药物。虽然 DOX 表现出治疗体内和体外的神经胶质瘤的潜力，但由于 BBB 的阻碍，在脑肿瘤患者的治疗方面它不是很有效。那么能否用聚焦超声联合微泡的方式将 DOX 传递至大脑呢？ Treat 等则通过实验给出了肯定的答案，他们从静脉注入微泡和被脂质体包裹的 DOX，然后在 MRI 的定位下对靶区予以超声辐照，得出靶区的药物浓度为（886±327）ng/g，远远高于非照射区，说明该方法降低了对周围组织的毒性，同时还得出与上述 Herceptin 试验相同的结论，MRI 信号强度的增加和靶区的药物浓度相关（r=0.87），表明增强的 MRI 可作为实时检测药物浓度的途径。随后梅杰等用同样的方法将甲氨蝶呤（MTX）成功地传递到家兔的大脑，且得出靶区 MRI 信号的增强与 MTX 的浓度的相关系数为 0.96。近期，Kovacs 等证实通过 UTMD 能使超声辐照区域正常脑组织内 DOX 含量增加 17 倍，在 GL261 小鼠 GBM 模型中，UTMD 能使瘤内 DOX 含量比对侧正常脑组织增加 4 倍，使中位生存期延长 68%，并且不造成神经系统毒性。

卡莫司汀（BCNU）因其脂溶性较好，能通过 BBB 常用于脑肿瘤的治疗，然而随机前瞻性研究结果显示该药有助于小部分患者短期生存率的提高，但对中、长期生存率没任何帮助，如果通过传统的给药方式使肿瘤部位达到充足的药物浓度，常伴有大量的神经系统毒性。Liu 等通过静脉注入临床治疗剂量的 BCNU 后利用 MRI 引导 UTMD 的方法使该药在正常大鼠的脑组织增加了 340%，在胶质瘤模型的肿瘤部位增加了 202%，并且能显著延长载瘤小鼠的生存期（与对照组比，可增加 86%）和控制肿瘤的生长。而且该研究团队还提出构建一种多功能磁性纳米粒（MNPs），将四氧化三铁与药物相结合，利用 UTMD 开放 BBB 促进药物被动扩散进入脑组织的同时还能利用 MRI 的磁效应主动增加局部 MNPs 的浓度，比起传统的治疗方式至少增加一个数量级，并有效降低系统给药的毒性作用，最重要的是该方式能通过 MRI 对 MNPs 的分布进行监测，实时定量体内的药物浓度。

替莫唑胺（TMZ），一类小分子药物，目前在临床上推荐用于多型性胶质母细胞瘤（glioblastoma multiforme，GBM）的治疗，很多临床试验继续在测试 TMZ 的给药剂量和给药方式。在 GBM 小鼠模型中，与仅服用了高剂量的 TMZ 对照组相比，口服中等剂量的 TMZ结合BBB开放的治疗方式能显著延长小鼠的中位生存期达15%,并明显控制肿瘤的生长。另一研究通过使用小鼠 U87 胶质瘤模型，给予一定剂量范围的 TMZ(2.5 ～ 25mg/kg)，与单纯给药相比，加入超声治疗后能显著抑制肿瘤的生长并延长生存期，其中最高给药剂量加超声治疗组比对照组的中位生存期能提高 111%，该效应可能归因于 UTMD 开放 BBB 后能明显提高超声辐照区域 TMZ 浓度和滞留时间。

硼中子俘获治疗（boron neutron capture therapy，BNCT）因其能消灭肿瘤细胞而不损伤正常组织，引起广泛研究。其原理为通过体内注入含硼的药物载体，该载体与肿瘤细胞有很强的亲和性，因此能使硼在肿瘤组织内快速聚集，然后用超热中子束进行照射，使中子与肿瘤细胞里的硼发生核反应，释放出射程只有一个肿瘤细胞的杀伤力极强的射线，来摧毁肿瘤细胞。该治疗在头颈部肿瘤和 GBM 的临床Ⅰ期和Ⅱ期研究中都取得了一定的成功。近期一些动物实验证实 UTMD 能增加含硼的药物载体 BPA-f 在肿瘤组织内的含量，并呈均一性的分布，然而该含量的增加是否与治疗效果的提高相关还需要进一步研究。

三、UTMD 介导基因在 CNS 的靶向治疗

（一）概述

在 CNS，尽管一些传统的小分子药物能够治疗某些疾病如帕金森的早期症状，然而随着病情的进展最终将导致复发。而且，由于 BBB 的存在，为了使脑组织内达到有效药物浓度，系统给药量相对较高，会引起一系列副作用。相对而言，基因治疗能将外源基因导入靶细胞纠正 / 补偿基因缺陷或异常以达到延缓病情发展，甚至治愈疾病的目的，而且与周期性给药相比，持续性转基因表达能产生长期疗效，减少了治疗次数和患者总的花费。在各种转基因技术中，超声辅助下的基因转染在各个领域已受到广泛的研究。

1987 年，Fechheimer 等首次报道利用声振仪发出的 20kHz 的超声体外照射小鼠的成纤维细胞 30s 后，发现较低的基因转染，证实了超声能增强基因转染。在 2000 年 Lawrie

等发现，超声能使裸 DNA 在血管内皮细胞的转染率提高 10 倍，且联合微泡后比单独使用裸 DNA 增加了近 3000 倍！ Taniyama 等应用超声微泡转染 p53 基因观察其对颈动脉球囊扩张后再狭窄的预防作用，结果显示该方法能有效抑制颈动脉内膜增生，而且也不会加重血管的损伤。该作者的另一项研究显示，利用超声微泡介导肝细胞生长因子（HGF）进入缺血鼠模型骨骼肌中，5 周后发现毛细血管密度、血流量和血压指数均明显增加。这些结果说明微泡能作为有效的基因载体，在超声照射下能实现安全、高效、靶向的基因转染，为基因治疗开辟了一片新的天地。经过多年来广大科研工作者的不懈努力，目前 UTMD 在基因治疗方面的研究已涉及心脏、血管、肌肉、皮肤、肝脏、肺、肾脏、胰腺、唾液腺、脾脏和肿瘤等诸多领域，但在 CNS 中的研究较少，以下将予以简述。

（二）颅内基因治疗的研究进展

近年来，大量的研究表明颅脑损伤及修复、神经退行性病变、肿瘤等发生与基因存在密切的关系，因此颅内疾病的基因治疗将逐渐成为研究的热点，如何能安全、有效、靶向地将外源基因导入颅内到达改善神经精神症状、根治疾病将是广大研究者共同奋斗的目标。

在体外实验中，Manome 等用 210.4kHz、5.0W/cm^2 的超声对培养的鼠脑组织切片照射 5s，发现转染率比 0W 的对照组增加 147.68 倍，在联合超声造影剂 levovist 后效果增强，150mg/ml 的造影剂通过超声照射后能使转染率再增加 5.23 倍。并用扫描电镜观察到了在细胞膜上有小孔的出现，其发现与 Taniyama 用超声照射培养的人骨骼肌细胞上出现的小于 5μm 的小孔的结果相一致，证实了声孔效应的存在增加了细胞膜的通透性，提高了基因的转染效率。同时激光共聚焦显示基因表达主要都不在神经元内。Fischer 等首次证实了超声能作为一种有效的方式对鸡的视网膜神经元、背侧前脑、视觉顶盖区、PC12 细胞、鼠的小脑神经元和海马区神经元进行转染，其转染率在 60% ～ 95%，比其他的转染方式如腺病毒和脂质体高出了 90%。说明对于神经元的转染，超声体现出了简单、有效且经济的优点。

在体内试验中，Manome 等将质粒微泡的混合物注入新生小鼠的脑组织，予以超声照射后，发现基因的转染率比单独使用超声增强了 4.49 倍，与作者早期研究用编码 β- 半乳糖苷酶的腺病毒转染至鼠的尾状核的实验结果相比，基因主要在超声照射的局部区域进行表达，且对周围的脑组织不产生损伤，而既往腺病毒是在脑组织周围较大区域呈现出非选择性的表达。Shimamura 等也得出了相似的结论，通过脑桥延髓池注入质粒微泡混合物后，基因表达仅局限在超声照射的部位脑干和小脑的软脑膜及蛛网膜的脑膜细胞，而通过纹状体注入的，基因表达局限在纹状体的胶质细胞内，同样对周围正常组织没产生明显的损伤。

总的来说，早前的研究证明通过超声联合微泡的方式可以将质粒转染进入大脑，并且在超声辐照区域能增强质粒的表达，但是上述实验是在立体定向系统的辅助下，通过有创的方式将质粒和微泡的混合物注入，整个操作要求较高，而且会增加颅脑出血和感染的可能。因此是否能通过 UTMD 开放 BBB 的方式促进基因转染进入靶区脑组织呢？程远等于 2012 年首次证实 MRI 引导 UTMD 能促进外源基因跨过开放的 BBB 在靶区脑组织进行转染，且表达部位为靶区神经元的胞质，其转录和翻译水平显著高于对照组，该方式并不会对靶区脑组织产生明显的损伤；同时，还发现在超声辐照 1h 后，质粒已经以较高的浓度不均一的分布在靶区神经元的胞质内，且胞质内见大量囊泡样结构，提示超声辐照后治疗性大分子物质进入神经元很可能是由囊泡介导的胞吞作用引起的。在该研究中，利用静电原理通过

“层 - 层”吸附的方式构建了载基因微泡，但考虑到血液循环过程中部分 DNA 会被降解，所以质粒的使用剂量相对较高。Lin 等对基因载体进行了改良，使用了脂质体将质粒 DNA 包裹在其内，防止了 DNA 的降解，利用超声开放 BBB 使转染的荧光素和胶质细胞系来源的神经营养因子（glial cell line-derived neurotrophic factor，GDNF）基因在靶区域得到了有效的表达。目前很多研究致力于基因载体的改良，包括载基因量的提高和载体靶向性研究。

UTMD 介导质粒 DNA 在脑部的研究，打开了超声在 CNS 基因治疗的大门。微泡除了携带质粒外，还能携带一些短的基因片段如 miRNA、短发夹 RNA（short hairpin RNA，shRNA）和小干扰 RNA（small interfering RNA，siRNA）等，通过基因沉默的方式下调一些异常蛋白的表达达到治疗疾病的目的。例如，凋亡抑制基因 Survivin，在恶性胶质瘤内高表达，Chen 等已经通过 UTMD 促进针对 Survivin 的 shRNA 在载瘤小鼠体内高效表达，导致肿瘤细胞明显的凋亡。亨廷顿病（Huntington disease，HD）是一种以不自主运动、精神异常和进行性痴呆为主要临床表现的显性遗传性神经系统变性病，患者由于基因突变或第四对染色体 DNA 内的 CAG 重复序列过度扩张翻译出亨廷顿蛋白（Htt）所致。Burgess 等构建了针对 Htt 的 siRNA，静脉注入大鼠体内后，利用 UTMD 开放 BBB，48h 取超声照射的纹状体组织，得出结论，靶区的 Htt mRNA 水平显著低于对照组，且 Htt 减少的程度与 BBB 开放程度呈正相关。

腺病毒相关病毒（adeno-associated virus，AAV）因其体积小于 20nm、转染效率高、限制性免疫原性被认为是最适合的跨 BBB 传递基因的载体。有些腺病毒载体如自身互补的 AAV9 载体（scAAV9）在静脉注入后能通过 BBB，在脑内介导全部基因的表达，但需要非常高的剂量，有研究报道，在成年小鼠体内使用高达 1×10^{11}vg/g 的病毒后，仅转染了 28% 的运动神经元。相比之下，Thevenot 等通过静脉分别注入剂量范围为 5×10^{8} 到 1.25×10^{10} 的载 EGFP 的 scAAV9 后，在 MRI 引导下利用超声照射小鼠右侧大脑半球，得出结论，使用浓度为 2.5×10^{9}vg/g 的 scAAV9 就能使 EGFP 在靶区域得到良好的表达，转染 12 天后在神经元、星形胶质细胞和少支胶质细胞中都能观察到绿色荧光，其转染效率可达 80%。Alonso 等也通过相同的方式使载 LacZ 基因的 AAV2/1 在靶区的神经元和胶质细胞中进行了良好的表达。近年来 UTMD 介导 AAV 在 CNS 内转染的研究较多，尽管转染效率较高，但安全问题、有限的包载率及较高的成本等方面限制其长期使用。Peden 等证实反复注入 AAV 会导致中和抗体免疫反应，降低转染效率。而且 AAV 载体仅能携带 4.8kb 以内的基因片段，限制了转染基因的多样性。

四、在脑部疾病的治疗成效

尽管已经有许多团队从不同的动物模型验证以聚焦超声与微泡来强化递送造影物质或药物的能力，但更重要的是这些药物是否能够发挥诊断或是治疗中枢神经系统的疾病，下面将讨论这项技术应用到脑部疾病的现况。

（一）脑瘤

脑瘤（brain tumor）可分成原发性脑瘤（primary brain tumor）及由其他器官组织癌细

胞转移的转移性脑瘤（metastatic brain tumor），而原发性的肿瘤又可以分成良性与恶性脑瘤，其中良性脑瘤不带有癌细胞，通常为可移除的，且较不容易复发，但若肿瘤压迫到重要脑区，仍然威胁着患者的存活，因而有时会被临床视为恶性肿瘤；恶性脑瘤（glioma，glioblastoma multiforme，medulloblastoma and astrocytoma）则是病理上含有癌细胞的一类，其癌细胞生长快速并会侵犯周围脑组织，因而致命性极高。

虽然目前临床上常见的治疗方法，即以外科手术切除治疗辅助放射治疗（radiation therapy）或化学治疗，此治疗程序在脑瘤患者初期颇具成效，但通常由于无法百分百的清除所有肿瘤细胞，而使得脑瘤的复发率极高，且大部分复发的肿瘤会出现于原发肿瘤的2cm边缘内。虽然目前癌症的化学治疗已经实行多年且相当进步，但脑瘤的化学治疗却仍受限于许多因素，其中主要是由于脑部有一个特殊的屏蔽结构，血脑屏障与血脑肿瘤屏障（blood-tumor barrier，BTB），这些屏蔽构造使得仅本身分子质量小且具有脂溶性及电中性的化疗药物才能通过而抵达脑组织内部的肿瘤细胞部位产生作用进行治疗，如此影响了化疗药物的作用速度及治疗效率。因而化学治疗在脑瘤治疗中，多半是扮演辅助性治疗的功能，且通常是在手术切除治疗后，与放射治疗合并使用，以加强放大放射治疗的效力。此外，传统化疗药物施予方式及化疗药物本身毒杀细胞的能力亦限制了化疗的效率。因此发展一可选择开启血脑屏障或是血脑肿瘤屏障的技术以提高化疗治疗效率是有其必要性的。目前有团队利用聚焦超声与微泡提升血脑肿瘤屏障的通透性，提升化疗药物（BCNU，temozolomide）进入脑肿瘤的能力。在多形性胶质母细胞瘤模型中，合并化疗与血脑屏障开启技术可以得到很好的抗肿瘤效果，也可延长动物的寿命。在转移性脑瘤模型中也有明显的治疗效果。近年来，H. L. Liu 等更进一步将化疗药物 epirubicin 与超顺磁性氧化铁粒子键结，除了可以从磁共振造影中观测药物递送的区域外，还可以配合磁力导引，增加药物递送至肿瘤的量。除了化疗药物外，硼中子捕获（boron neutron capture therapy）的药物也可被此技术强化递送至大小鼠的脑瘤模型。

包覆化疗药物的微泡也是热门的治疗选项，C.Y. Ting 等以自制微泡利用疏水作用力及静电吸引力包覆脂溶性的 BCNU 于微泡磷脂壳层的疏水端，作为新型的药物载体（BCNU-MB），借由微泡的壳层降低 BCNU 在体内的暴露量，降低化疗药物的副作用。另外此微泡仍保有微泡本身的物理特性，可作为超声造影剂，还可配合 1MHz 聚焦超声探头的驱动，局部开启血脑屏障，同时将包覆药物的微泡击破，大量释放出 BCNU 达到抑制早期肿瘤生长的目的（图 7-4-5A）。脑中药物沉积量的结果显示此药物控制释放系统递送的药量比传统化疗高出 4 倍，比先开启血脑屏障再注射 BCNU 的方式高出 1.4 倍，显示此新型系统确实可以大幅增加药物进入脑组织内的剂量（图 7-4-5B）。活体药物毒性则是借由测量肝脏中的药物沉积量以测量血液的 AST、ALT 指数来评估。比较不同治疗组摘肝萃取所得到的 BCNU 沉积结果，发现相较于传统化疗方式，此新式药物递送系统在肝脏所累积的药物剂量少了约 5 倍，比先开启血脑屏障再注射 BCNU 的方式少了 1/3，推测应该是微泡壳层上的聚二乙醇（poly-ethylene glycol，PEG），减少 BCNU 被血液中调理素结合或是其本身的位阻效应（steric shielding）使得吞噬细胞上的受体不易靠近微泡等因素的影响，因此可以确认使用本研究所提出的药物释放系统确实可以明显降低药物对于周围正常组织的药物毒性（图 7-4-5C）。

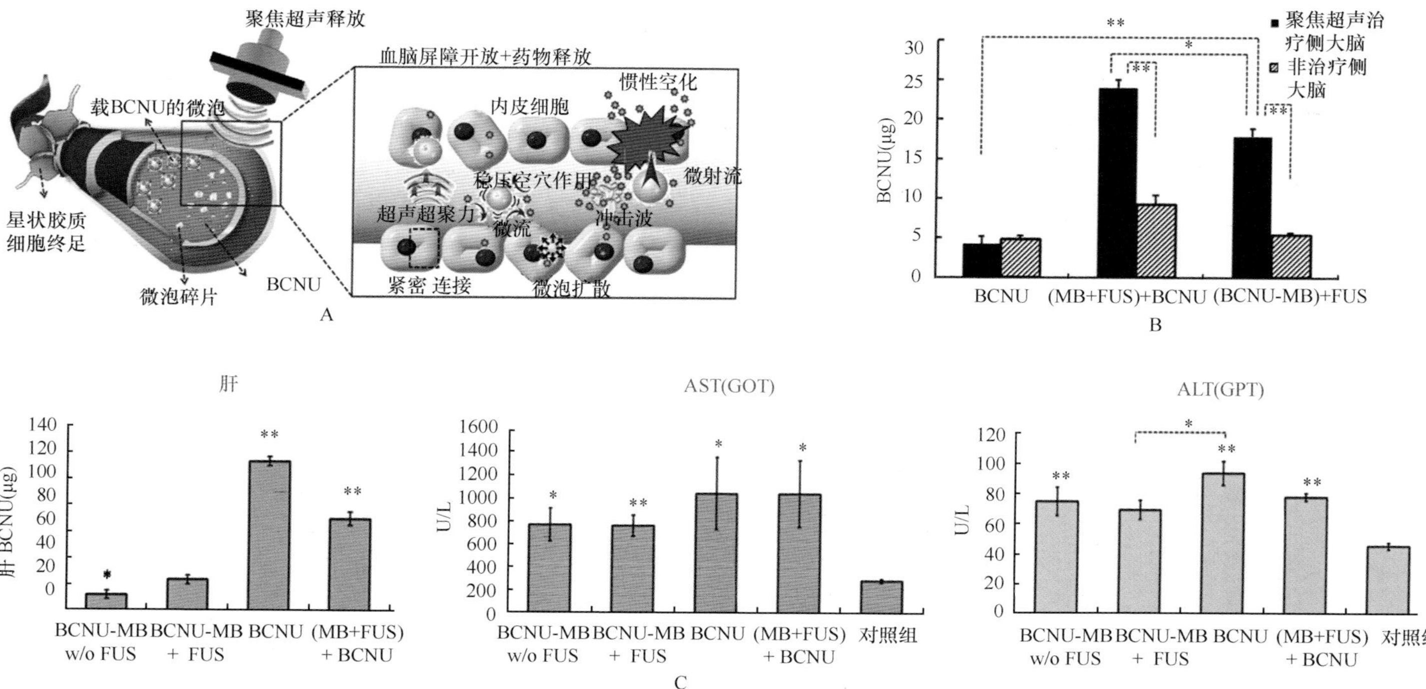

图 7-4-5　载 BCNU 的微泡与聚焦超声产生血脑屏障开启并释放 BCNU 的示意图（A）。比较直接注射 BCNU、先开启血脑屏障再注射 BCNU、同时使用载 BCNU 的微泡与聚焦超声，治疗过后脑中沉积的 BCNU 量（B）。不同药物递送方式的肝脏药物累积与肝功能指数。可以发现使用载 BCNU 的微泡产生的肝毒性相当低（C）

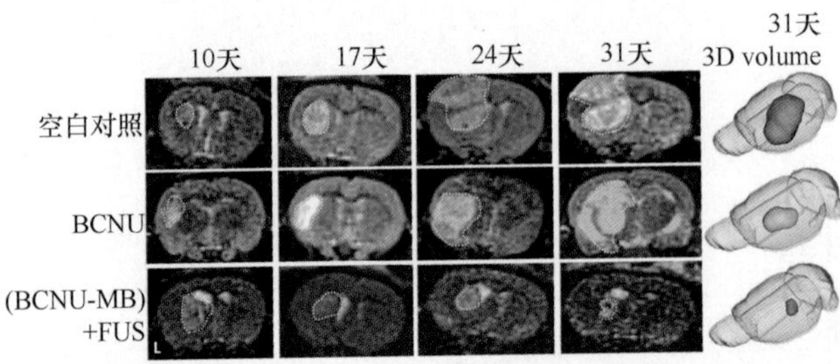

图 7-4-6　用 MRI T_2W 影像监测脑瘤治疗成效，可发现合并使用载 BCNU 的微泡与聚焦超声具有最佳的治疗成效

图 7-4-6 为以磁共振造影 T_2W 影像追踪肿瘤经包覆 BCNU 的微泡与聚焦超声治疗及其他对照组治疗后体积变化的结果。肿瘤模型为早期肿瘤（在肿瘤种下去的第 4 天与第 5 天治疗）。在完全不做治疗的控制组中可以发现肿瘤体积是随着时间而不断成长的；在包覆 BCNU 微泡配合聚焦超声的治疗组中，可以很明显地看到肿瘤的体积不只受到控制，甚至很明显地在不断缩小，显示本研究所提出的药物释放系统确实对恶性胶质母细胞瘤具有治疗效果，不仅可以控制住癌细胞的生长与扩散，甚至可以杀死癌细胞使得肿瘤的体积逐渐变小。

C. H. Fan 等则是将包覆 BCNU 的微泡的壳层标志上血管内皮生长因子受体 2 的抗体，如图 7-4-7A 示意图。希望借由该抗体与肿瘤血管上异常增生的 VEGFR2 做专一性结合，将包覆药物的微泡大量引导至肿瘤血管区域，除了能从超声影像做靶向性影像外，也能通过聚焦超声的驱动，在目的地释放出 BCNU 进行治疗。脑中药物累积量的结果显示靶向性的微泡能递送比非靶向性微泡更多的 BCNU，在肝脏累积更少的药物（图 7-4-7B）。荧光组织切片的结果可明显地观察到微泡碎片大量累积在肿瘤内部，而非肿瘤的对侧正常脑组织几乎观察不到微泡的碎片，表示此靶向性载药微泡的确会吸附至肿瘤并将药物递送至肿瘤内部（图 7-4-7C）。将此微泡应用于晚期肿瘤（在肿瘤种下去的第 9 天与第 10 天治疗），磁共振造影的结果显示合并靶向与化疗的治疗方式具有最明显的治疗效果，不仅可以抑制晚期肿瘤的生长，甚至可以显著地使肿瘤体积缩小，达到惊人的脑瘤治疗效果（图 7-4-8）。

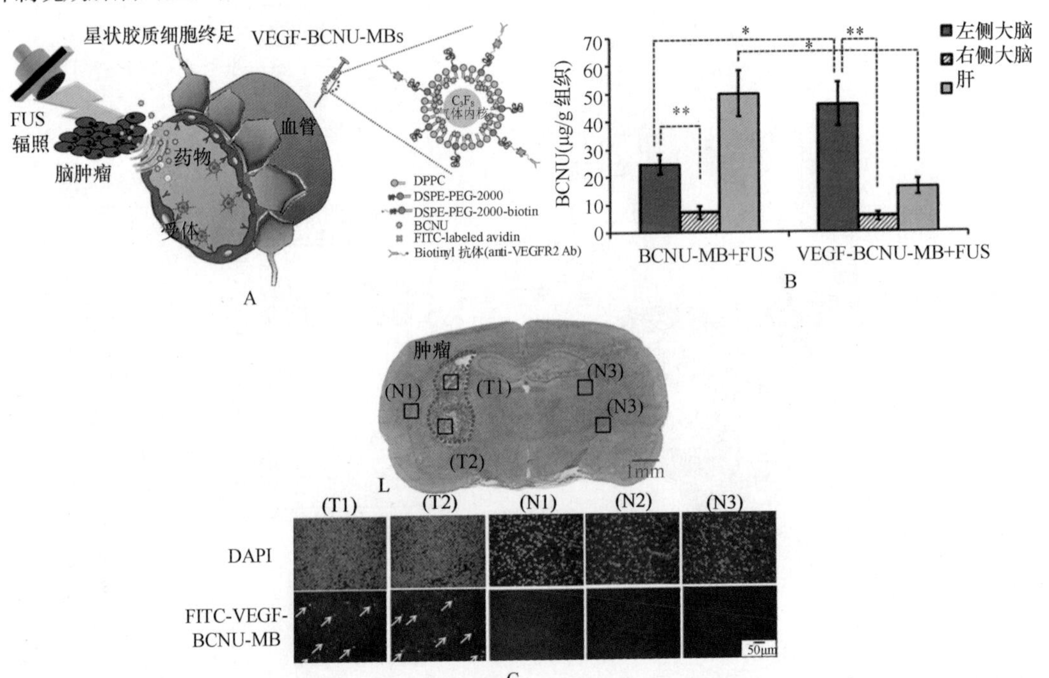

图 7-4-7　载 BCNU 与靶向性吸附 VEGFR-2 的微泡示意图（A）。不同疗法于左脑、右脑、肝脏累积的药量（B）。荧光切片图（C）。微泡的壳层已接上绿荧光分子 FITC，通过荧光显微镜观察微泡在脑中分布的位置。微泡破裂的碎片大量累积在肿瘤内部（黄色箭头）

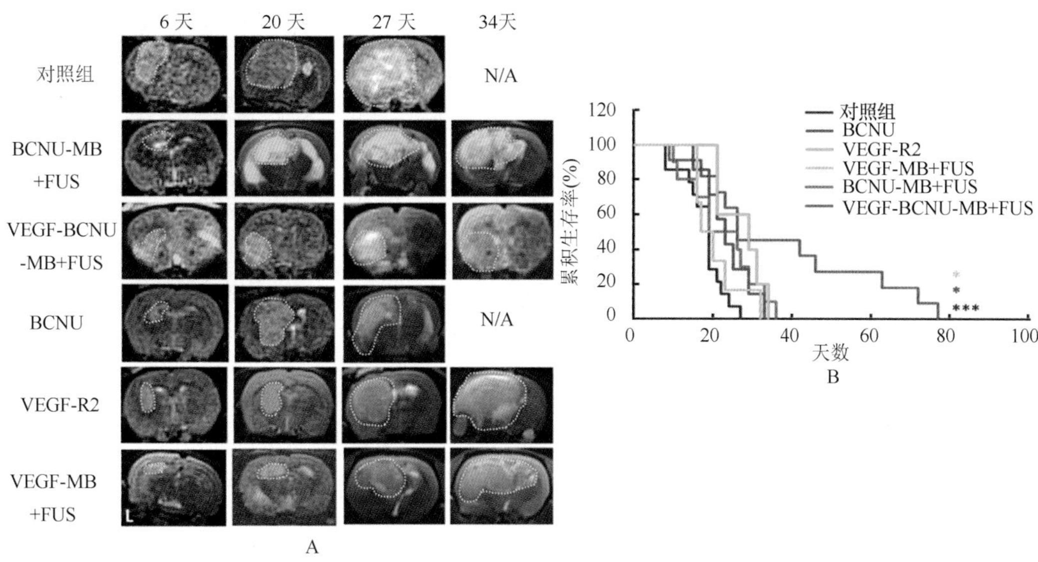

图 7-4-8　MRI T_2W 影像监视载 BCNU 与靶向性吸附 VEGFR2 的微泡与聚焦超声于大鼠脑瘤的治疗成效（A）；脑瘤老鼠的生存曲线，可发现合并使用靶向载药微泡与超声治疗可明显延长动物的生存时间（B）

除了设计出具有主动靶向功能的微泡外，他们也尝试发展同时包覆超顺磁性氧化铁粒子与阿霉素的微泡。当微泡在脑中被超声击破后，剩余的微泡碎片便利用超顺磁性氧化铁粒子的趋磁性与外部磁铁吸引此微泡在肿瘤组织聚集以增加药物的累积量，更借此粒子本身具有超顺磁的特性来产生磁共振造影影像对比作为治疗中的影像导引及治疗后的预后评估（图 7-4-9A）。从透射电子显微镜的结果可以证实超顺磁性氧化铁粒子的确键结在微泡的磷脂壳层（不透光黑色丛聚的斑点）。使样品处于强力磁场 (0.5Tesla) 下 5min 后，即可观察到此种微泡因具有趋磁性而被磁力吸引贴附到磁铁侧边的现象（图 7-4-9C）。瓶中没有被吸引至磁铁侧的水溶液仍呈混浊粉红色，这些未被吸引的微泡上所承载的超顺磁性氧化铁粒子量可能较少或是粒径较小。由这个简单的实验推测同时包覆超顺磁性氧化铁奈米粒子与阿霉素的微泡。可能具有作为磁力导向靶向治疗的潜力。从磁共振造影 T_2W 影像则可观察到此微泡会随着浓度提高而增强对比效果，具有作为磁共振造影造影剂的能力。

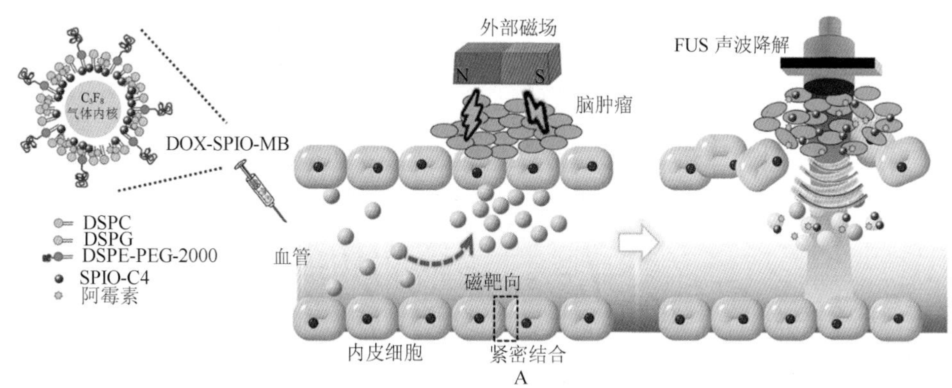

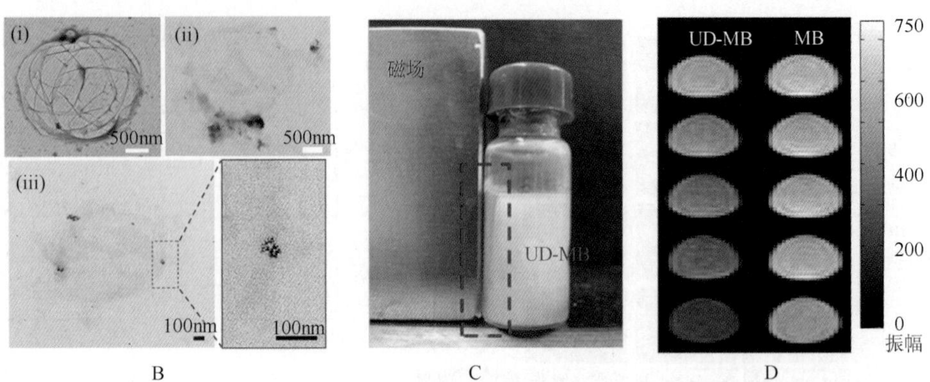

图 7-4-9 载 DOX 与超顺磁性氧化铁粒子的微泡与聚焦超声产生血脑屏障开启并递送 DOX 与超顺磁性氧化铁粒子的示意图（A）；载 DOX 与超顺磁性氧化铁粒子的微泡的透射电子显微镜影像，可以观察到超顺磁性氧化铁粒子确实分布于微泡的壳层（B）；使用外部磁铁测试此微泡的趋磁性，可以发现微泡会被磁铁吸附（C）；使用磁共振造影 T_2W 影像观察此微泡，可发现载 DOX 与超顺磁性氧化铁粒子的微泡可提供明显的对比增强效果（D）

图 7-4-10 为将此微泡与超声进行细胞实验的结果。左边第一行是以明场直接观察细胞形态：不论细胞处于高浓度或是低浓度的微泡环境下，其细胞形态均相差无几，然而加上磁力导向的组别则会明显观察到细胞内部有大量的咖啡色物质聚集。在第二行的 DOX 荧光影像则会看到各组细胞内都有 DOX 表现，并且从第三行的 Hoechst 荧光表现显示细胞核的位置分布得知，DOX 累积在细胞核中的量会少于在细胞质中的表现量，在外加磁力导向的组别中，细胞内部表现的 DOX 荧光强度亦高于其他两组。外加磁力导向的组别中以 Hoechst 染色的图片中可以发现部分细胞和周遭有不透光的黑色物质存在（图 7-4-10 的箭头处），而且对应到明场图片中的相对位置即是咖啡色物质所在的处，由以上现象可以推断此物质应为递送进去的超顺磁性氧化铁粒子。

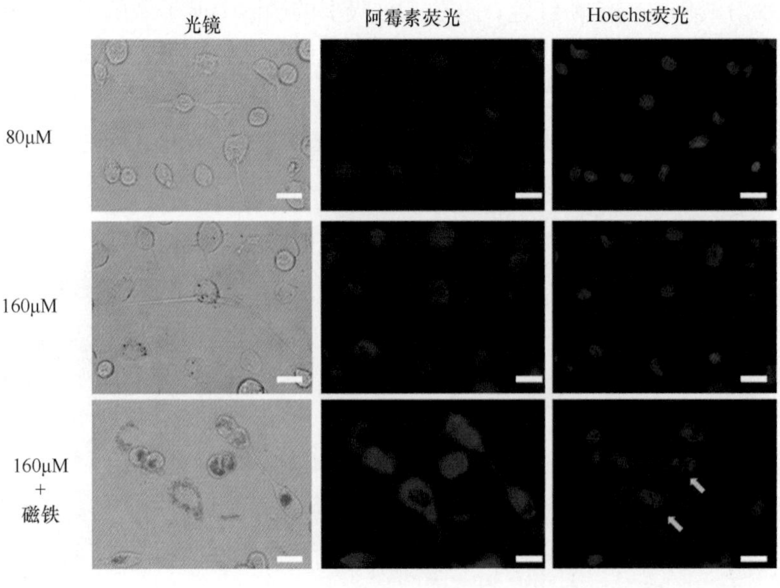

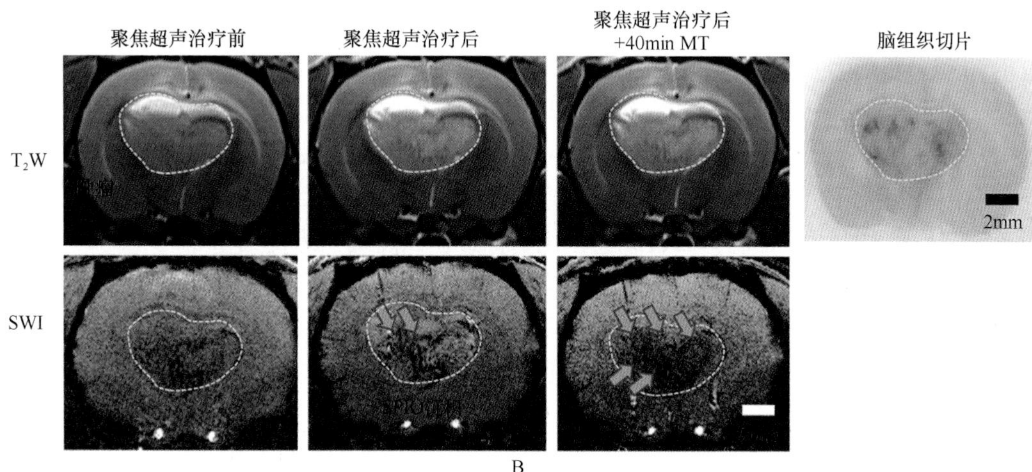

图 7-4-10 分别加入不同浓度的微泡与进行磁力导向的靶向治疗的细胞毒性测试，红荧光为 DOX 的荧光影像，蓝光为细胞核，可以发现细胞摄取量会随微泡浓度提高而增加，磁力吸附能更进一步强化微泡累积于细胞中（A）；从磁共振造影影像监视超顺磁性氧化铁粒子递送成效，可以发现照射超声后，超顺磁性氧化铁粒子确实被递送至肿瘤内部，造成局部信号变黑，而且还可通过磁力吸附强化累积量（蓝色箭头）(B)

动物实验结果显示此微泡除了可以用来增加血脑屏障的通透性外，还可以比较治疗前后的磁共振造影 T_2 加权影像及磁场敏感加权影像。在 T_2 加权影像上看不出聚焦超声结合载 DOX 与超顺磁性氧化铁粒子的微泡治疗前后的差异；但从磁场敏感加权影像可以明显看出治疗后肿瘤区域有些许影像强度变低的现象，并且在治疗后 40min 的影像上此现象会比刚完成治疗时明显，推测是因为微泡被超声击破后将超顺磁性氧化铁粒子递送至肿瘤位置，而血液中游离的超顺磁性氧化铁粒子又被磁力导引进一步强化累积至肿瘤（图 7-4-10B）。

（二）帕金森病

帕金森病（Parkinson’s disease）是一种渐进式神经退化疾病，目前美国被确诊为帕金森病的病例以每年约 50 000 例的速度在增加。帕金森病造成严重的运动障碍，包括肌肉僵硬（muscle rigidity），颤抖（tremor）、动作迟缓（bradykinesia）、步态不协调（gait disturbance）、姿势障碍（postural instability）及运动不能（akinesia）；而在病理特征上，最显著的则是中脑黑质体（substantia nigra pars compacta）与纹状体（striatum）的多巴胺神经细胞（dopaminergic neuron）死亡，连带使得脑部的中枢神经传导物质多巴胺（dopamine）浓度下降，使大脑无法控制肌肉，甚至导致部分大脑死亡。目前临床帕金森病的治疗手段包含药物治疗、手术治疗及基因治疗。药物治疗是口服左旋多巴（Levodopa，L-dopa），此药物可穿越血脑屏障，在脑内经酵素转换成多巴胺而达到治疗效果，但却有恶心、头晕、头痛与异动症等副作用。此外，病患的多巴胺神经会持续退化，需要持续增加药量以得到治疗效果，最后将达到即使使用药物也无法控制的程度。外科手术治疗是通过加热或电击等方式将脑部苍白球、视丘、视丘下核等区域的神经细胞破坏，而使病患的症状减轻，但此技术需要精准定位出脑部的不同组织，才能准确破坏目标区域。基因治疗则是将治疗用基因（如人类胶质源性神经生长因子，glial cell derived neurotrophic factor plasmid，GDNFp）送入脑内的基底核，用以替换功能异常的基因，使多巴胺神经再生，根本性的让脑部可重新自行合成多巴胺。目前脑部基因的主流递送方式是直接注射治疗性基因至病灶，但此方式具有侵入性；有造成脑部损伤的风险，而且基因仅借由简单扩散作用的方式扩散至周围，基因转染的范围相当有限。也有人提出使用病毒或是巨噬细胞等生物性载体递送基因，但是此方式无法控制基因转染的范围，而且基因递送至患部的量也有一定的限制。因此相当适合使用聚焦超声与微泡局部开启血脑屏障这项技术，以非侵入性、区域选择性的方式进行递送。

neurturin 为一种神经生长因子，具有治疗帕金森病的潜力。G. Samiotaki 等成功将 neurturin 递送至小鼠脑部，甚至递送成效比传统直接注射还要好，因此认为此项技术将有助于未来治疗帕金森病。C. H. Fan 等则是设计出一表面壳层带正电的微泡，可将治疗帕金森病用的基因片段（GDNFp）包覆在微泡壳层，希望配合聚焦超声的照射，将此药物载体于局部脑组织驱动释放包覆的基因片段并转染进周围细胞，根本性地增加 GDNF 的分泌，进而修复及刺激受损的多巴胺神经元细胞再生，希望从基因治疗的方面在帕金森病小动物模型中达到治疗帕金森病的目的（图 7-4-11A）。图 7-4-11B 为利用 propidium iodide（PI）染色技术评估基因与带正电微泡的吸附情形，结果显示一般微泡由于表面电性为中性偏微负，而无法以静电吸引力的方式将基因片段吸附在微泡壳层表面，因此 PI 染色结果看不到微泡有承载基因的情形；而带正电微泡则因为带有极大的正电表面电性，因而可以大量吸附基因，并于 PI 染色上呈现大量微泡承载基因的现象。图 7-4-11C 则是优化基因负载效率的结果，当加入 20 ～ 40μg 的基因时，基因负载效率会随基因的量增加而提升；但当加入超过 40μg 的基因时，基因负载效率开始随基因加入的量增加而逐渐减少。

图 7-4-12A 显示递送至细胞的生物冷光基因片段在治疗后 24h 开始表达，表达的强度也会随着时间增加而增强。此外，微泡的浓度也会明显影响基因片段的表达程度，两者呈现正相关。此结果表示我们提出的带正电微泡配合聚焦超声的确可进行细胞的基因

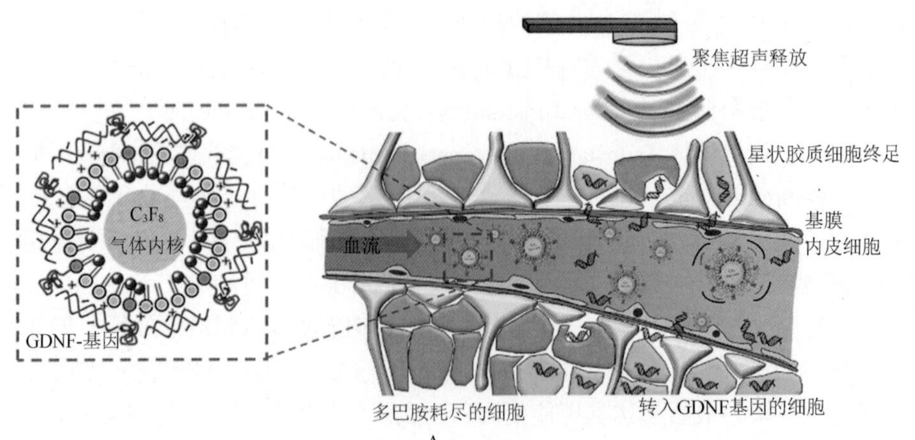

A

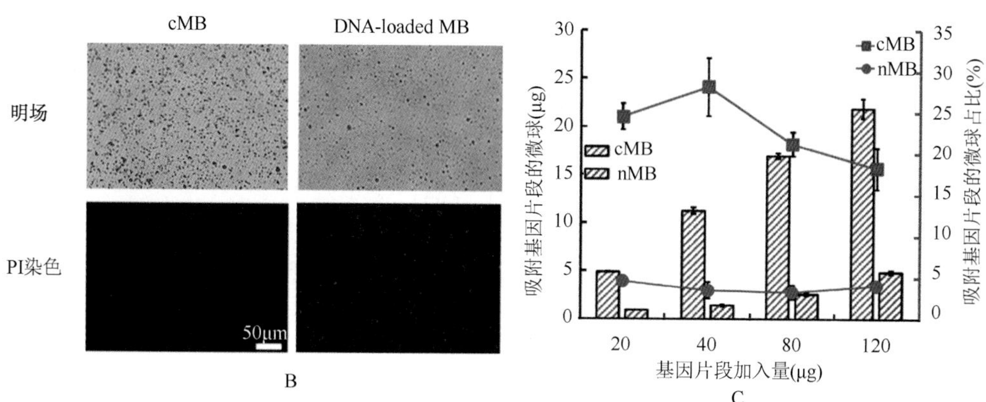

图 7-4-11　载基因的微泡与聚焦超声进行基因治疗的示意图（A）；带正电微泡与包覆基因微泡的明场与荧光影像，从荧光影像可以明显观察到基因的确被吸附至微泡表面（B）；普通微泡与带正电微泡的基因承载效率，可观察到带正电微泡有优异的基因承载效率（C）

转染，而且增加微泡的浓度可以明显提升基因转染的量。活体生物冷光的结果如图 7-4-12B 所示，在治疗后 24h 基因开始表达，而且表达的位置与超声照射位置一致。基因表达的强度在治疗后 54h 达到最高峰，之后随着时间减少。此结果表示合并使用载基因的微泡与聚焦超声无论是在细胞与动物的确具有优异的定点基因治疗功效。

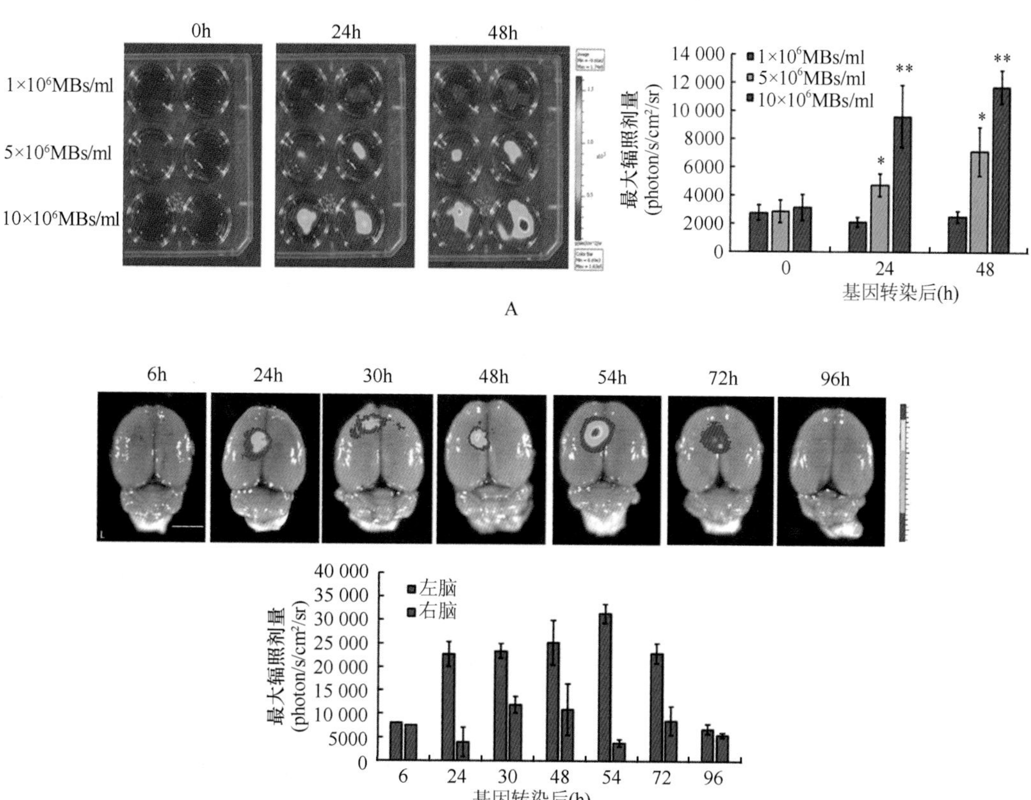

图 7-4-12　不同浓度微泡的随时间的冷光表达与冷光强度量化图，此结果表示基因转染的程度与微泡的浓度呈现正相关（A）；帕金森病老鼠治疗过后的生物冷光影像与冷光强度随时间变化的情形。在治疗后 24h 基因开始表达，在 54h 达到最大表达量，之后随时间递减（B）

图 7-4-13A 为帕金森病大鼠经治疗后以微透析取样系统分析脑组织中多巴胺浓度的结果，结果显示帕金森病大鼠脑中的多巴胺浓度明显比正常老鼠少［(27.7±0.8) ng/μl vs (54.2±4.7) ng/μl］，表示 6-OHDA (6-hydroxydopamine) 的确已经破坏鼠脑中大部分的多巴胺神经元，所以多巴胺浓度相当低。同时接受载基因微泡与聚焦超声治疗的帕金森病大鼠在治疗后产生显著神经保护与滋养功效，于治疗后第 1 ～ 5 周脑内多巴胺分泌量随时间逐渐变多，治疗后第 8 周脑内多巴胺的浓度已恢复至正常鼠的 87.3%。与直接注射 GDNFp 和先开启血脑屏障再递送 GDNFp 这 2 种治疗方式相比，合并使用载基因微泡与聚焦超声治疗除了有较佳的多巴胺恢复效果亦可在较短的时间内达到治疗效果［(22.9±1.4) ng/μl to (40.4±1.4) ng/μl；(29.1±4.2) ng/μl to (37.6±3.3) ng/μl］。

图 7-4-13B 为帕金森病大鼠旋转行为的分析，结果显示帕金森病大鼠的旋转次数在监测周期内都相当高［第 1 周：(307.9±7.9) 转；第 8 周：(354.3±30.1) 转］。在接受同时接受载基因微泡与聚焦超声治疗后 1 星期，其旋转的行为已显著降低［(169.3±10.2) 转，减少 54.1%］，甚至在第 8 周时与正常老鼠没有显著差异［(13.2±8.5) 转］。然而直接注

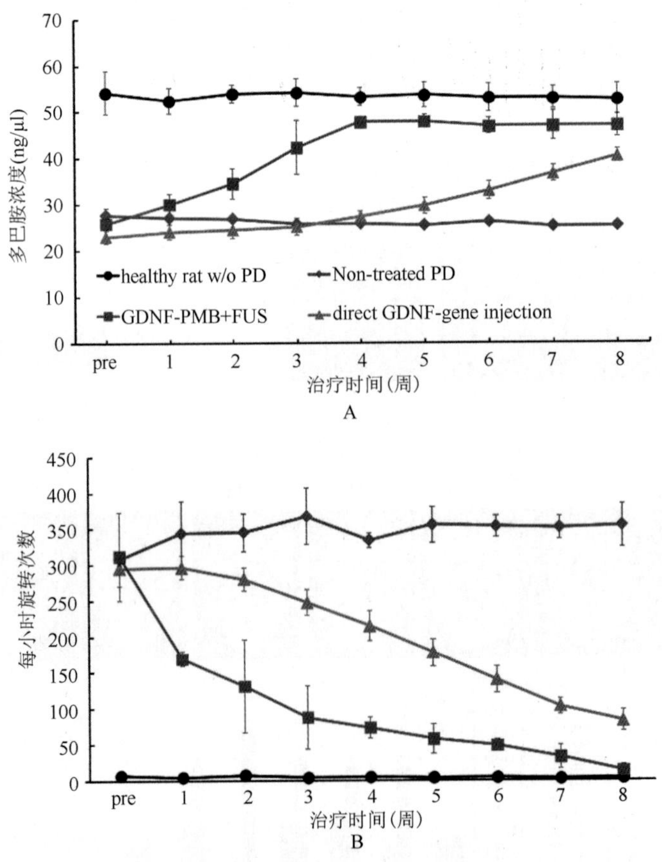

图 7-4-13　基因治疗前后帕金森病大鼠脑中多巴胺浓度，帕金森病老鼠的多巴胺浓度明显比健康老鼠低，但经过载基因微泡与聚焦超声治疗后，这些老鼠脑中的多巴胺恢复至接近正常 (A)；Apomorphine 诱发的旋转测试结果 (B)。未治疗的帕金森病老鼠在注射 Apomorphine 后 1h 会由健康侧往患侧旋转，因此可以通过旋转次数判断病情进展。可以发现基因治疗过后，老鼠的旋转明显下降，在第 8 周时恢复得与健康鼠类似，表示具有治疗效果

射 GDNFp 组也有不错的治疗效果［第 1 周：(330±16.7) 转；第 8 周：(82.5±14.8) 转］。但是先开启血脑屏障再递送 GDNFp 却没有明显的治疗成效。

图 7-4-14A 显示 tyrosine hydroxylase(TH) 免疫染色的结果，正常老鼠左右两侧的多巴胺神经元相当完整，帕金森病大鼠左脑的多巴胺神经元则已被 6-OHDA 破坏，但是经过载基因微泡与聚焦超声治疗 8 个星期后，帕金森病大鼠的左脑多巴胺神经元有明显再生的现象。但是先开启血脑屏障再递送 GDNFp 的治疗效果则不显著。使用荧光免疫染色的方式验证 GDNF 转染至脑组织的区域（图 7-4-14B、图 7-4-14C）。染色的结果显示帕金森病大鼠的 GDNF、星状胶细胞的数量明显比正常老鼠少，但是接受载基因微泡与聚焦超声治疗 8 个星期后，帕金森病大鼠鼠脑中的神经胶细胞、神经细胞与 GDNF 的量会明显回升，而且 GDNF 的分布位置是在这些神经细胞周围，表示 GDNF 的确是由这些细胞分泌的。这些结果说明我们提出的治疗方式的确可将 GDNFp 递送至治疗区域，并且新分泌的 GDNF 有助于帕金森病大鼠修复受损的多巴胺神经元及周围的神经细胞。

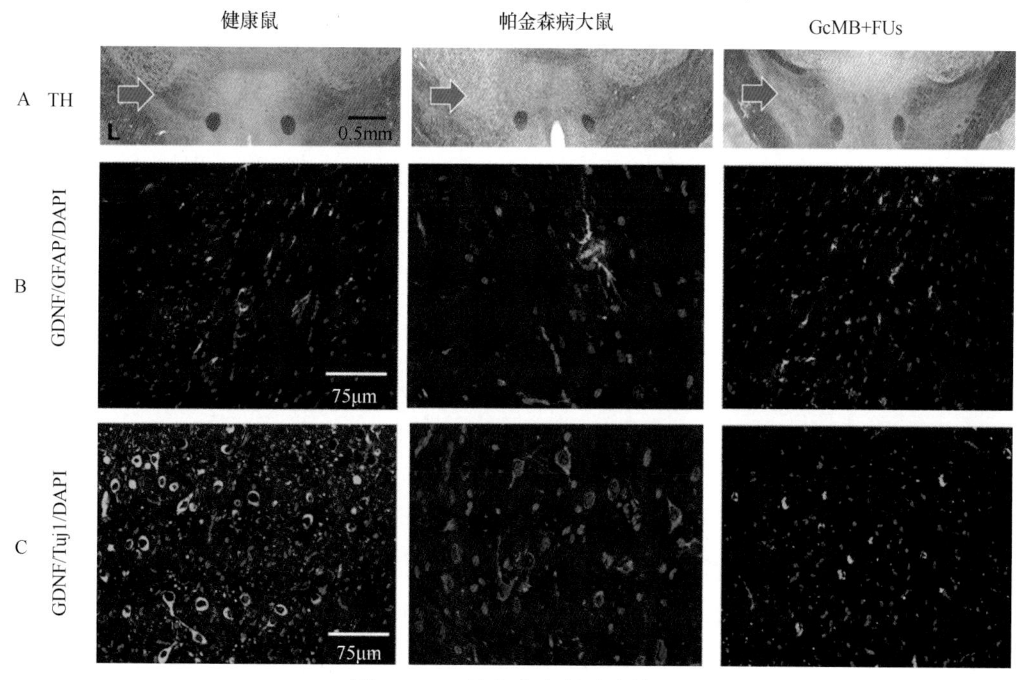

图 7-4-14 帕金森病鼠治疗前后

A. TH 神经细胞免疫染色，红色箭头标示处为左脑的多巴胺神经元位置，可以发现治疗过后，帕金森病大鼠的多巴胺神经元明显增生；B. 星状胶细胞（绿）、细胞核（蓝）与 GDNF（红）荧光免疫染色；C. 神经胶细胞（绿）、细胞核（蓝）与 GDNF（红）荧光免疫染色。结果显示帕金森病大鼠脑中的 GDNF 与神经细胞在治疗后明显增生

（三）阿尔茨海默病

阿尔茨海默病 (Alzheimer’s disease) 是一种原发性退行性脑变性疾病，临床症状为认知障碍、智能损害、语言表达能力异常以及无法自理生活等。目前已知的致病机制主要是由于脑中分泌乙酰胆碱 (acetylcholine) 的神经细胞的退化，以及脑中出现类淀粉

斑（beta amyloid，Aβ）及神经纤维纠结（neurofibrillary tangles）。目前临床的治疗方式为使用 tacrine 进行药物治疗，此种药物可以增加脑中乙酰胆碱的含量，进而减缓记忆的丧失，改善患者的生活质量。但由于神经会持续退化，使得疗效愈来愈差，必须加大药物给予剂量才能达到治疗效果；然而 tacrine 具有肝毒性、恶心及呕吐等副作用，加大药物给予剂量势必将加剧药物的副作用；或是直接静脉注射 Aβ 的抗体至体内，以清除脑中的 Aβ，然而此运输效率相当低，大约只有 0.1% 的抗体会抵达病灶处。因此提出新的药物递送方式有其必要性。S. B. Raymond 是第一个在使用聚焦超声与微泡开启血脑屏障后递送 Aβ 的抗体至阿尔茨海默病小鼠（B6C3-tg）的团队。J. F. Jordao 等则是使用另一种阿尔茨海默病小鼠模型（TgCRND8），他们发现只需要递送少量的 Aβ 抗体就可以降低这些小鼠脑中的 Aβ 浓度。A. Burgess 等利用双光子显微镜与荧光染剂发现脑中的 Aβ 会让脑部血管壁变脆弱，因此只需要较低能量的超声就可以让血脑屏障开启，此结果将有助于提升这项方法的安全性。W. T. Lin 等发现使用低能量的超声会促进阿尔茨海默病大鼠的脑中分泌神经生长因子（brain-derived neurotrophic factor，BDNF）与血管内皮细胞新生因子，将有助于治疗阿尔茨海默病。此外，最新的研究指出超声与微泡的交互作用会促进脑中的神经新生，使患有阿尔茨海默病的小鼠恢复记忆与行动能力。

（四）亨丁顿舞蹈症

第 3 种神经退化性疾病为亨丁顿舞蹈症（Huntington’s disease），此病症是一种体染色体显性遗传所造成的脑部神经退化疾病。起因于 Huntingtin 基因的 CAG 三核苷酸重复序列异常表达，使脑细胞的神经元持续退化，造成神经系统部分区域讯息传递功能不全，使得运动等神经功能一直处于兴奋状态而无法被抑制，而产生不能控制的运动或是运动缺乏协调性、步态不稳。随着病情的恶化甚至会出现口齿不清及记忆力消失等症状。由于患者通常最明显的症状就是四肢不自主晃动，所以才被称为“舞蹈症”（chorea）。到目前为止，没有任何一种治疗方式可以改变此病的病程。Tetrabenazine 是一种可以减轻患者病症的药物，但其副作用为静坐不能（akathisia）、忧虑与晕眩。此外，药物的疗效也会随着病情的发展逐渐下降，皆因于患者脑部的神经元会日益持续退化。近期已有学者提出可利用 RNA 转染的方式降低 Huntingtin 基因的过度表达，但由于 RNA 的分子质量过大无法穿过血脑屏障，因此只能利用直接穿颅注射的方式递送 RNA。A. Burgess 等已经证实在亨丁顿舞蹈症大鼠模型利用聚焦超声与微泡的方式将干扰 Huntingtin 基因表达的 RNA 递送进纹状体。实验结果显示 Huntingtin 基因的表达在治疗后 48h 明显下降，表示此方式确实可在非侵入式的状态下达成基因转染。

（五）基因治疗

随着遗传工程的发展，基因治疗成为治愈某些遗传性疾病的一道曙光，借由植入治疗基因片段达成根本的治疗或推迟病征的效果，并避免传统上使用药物治疗的副作用，而截至目前，如何有效且安全地将基因输送至活体内仍存有很大的挑战，目前基因转染开发出来的基因载体可以被大略分为两大类，一种为病毒式载体（viral vector）；另一种是非病毒式载体（non viral vector）。病毒载体包含传统反转录病毒载体、腺病毒载体、腺相关病毒载体及人类反转录病毒，其具有较高的基因附载率并具有不错的感染宿主细胞的能力，然而病毒与活体内易产生严重的免疫反应，且有潜在的致突变性，甚至注射的过程中会造成脑部损伤，因而限制了此类基因载体的发展与临床应用。基于病毒载体所存在的危险性，研究学者故而开发出非病毒载体，如脂质体（liposome）等，虽然具有较高的生物安全性，但是基因负载的效率却相当低，但其表面容易进行修饰与设计因而可生成具目标性的多功能基因载体，有提升转染效率的潜力。

目前已有学者开发出表面带正电的微泡，由于基因天生带负电，因此可通过静电吸附的方式将基因吸附于带正电的微泡表面（图 7-4-15）。通过静脉注射经过血液循环至治疗区域，除了可以与超声产生协同作用提升血脑屏障通透性的特点，还可以同时在通透性高的部位大量释放出负载的基因片段，此方法最具潜力的优点是利用微泡作为基因载体保护基因片段不在血液中降解，另外此技术仅需在生物体内注射一次药物，即可同时达到提高血脑屏障通透性及局部释放基因的目的，减少需要进入生物血液内物质的种类及数量，增加治疗的便利性，并且降低血液被注射物质稀释的程度及可能产生感染的风险。此外，目前有研究指出合并使用靶向式微泡，可以有效提高肿瘤区域的基因累积量，并成功提高基因转染效率。

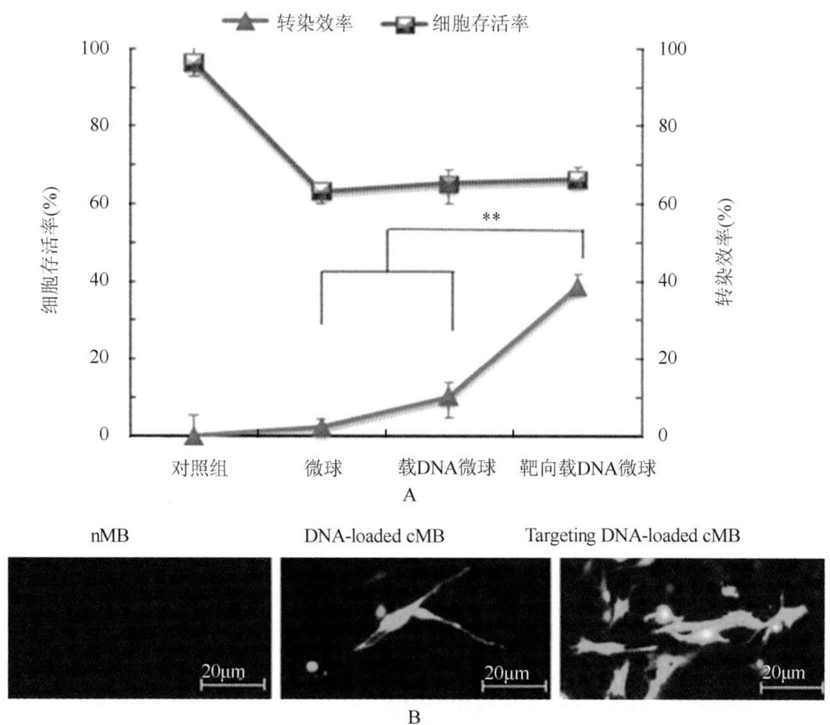

图 7-4-15　使用普通微泡、载基因微泡、靶向性载基因微泡与超声进行基因治疗的细胞存活率与基因转染效率（A）；以荧光显微镜观察 3 种微泡的基因转染表达（B）。可以发现靶向性载基因微泡具有最佳的基因表达量

超声搭配微泡在体内进行基因治疗的机制主要有两种（图 7-4-16），当使用较低声压的超声时，微泡在正负压交替下，会产生稳态空化效应（stable cavitation）膨胀收缩的现象，

稳定刺激血管壁，借此打开血管通透性，将微泡表面的基因递送至肿瘤；而当使用较高声压的超声时，微泡在发生不规则的振动甚至破裂的时候，会产生惯性空化效应（inertial cavitation），微泡破裂的同时会暂时在血管壁产生小缺口，通过喷射液滴（micro-jet）的方式将基因推进肿瘤区域。后者递送基因的方式较为激烈，若声压过高有可能造成组织出血，因此挑选适合的超声参数是非常重要的。

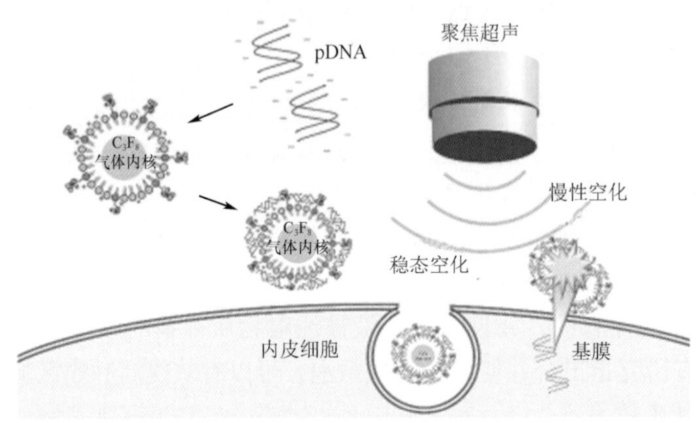

图 7-4-16 载基因微泡配合聚焦超声递送基因的可能机制

目前较常用来治疗肿瘤的基因主要可分为四大类型，第一种方法是将免疫基因递送至癌细胞，其优点为可引起全身性及有记忆性的免疫作用（如 HLA、B7、Flt-3L），故对肿瘤转移或复发可以达到清除或预防的作用。第二种方法是将自杀基因（如 HSV-tk、cytosine deaminase）转染进肿瘤细胞，自杀基因可以将特定的药物转化成有毒的代谢物，并将肿瘤细胞杀死。第三种方法是使用死亡基因送入癌细胞（例如，p53、Fas ligand），可使癌细胞启动死亡的分子，让癌细胞死亡。第四种方法则是利用转染抗血管生成因子（anti-angiogenic factors）基因进入肿瘤内表达，抑制肿瘤血管内皮细胞的生长，使得肿瘤萎缩。针对不同种类疾病或肿瘤来选择不同种类的治疗基因，搭配超声与微泡将可有效达到肿瘤治疗的效果，此方法属于非病毒式载体与非侵入式基因治疗，且仅局部转染不影响其他正常组织，将成为未来新颖并具潜力的基因治疗方法（图 7-4-17）。

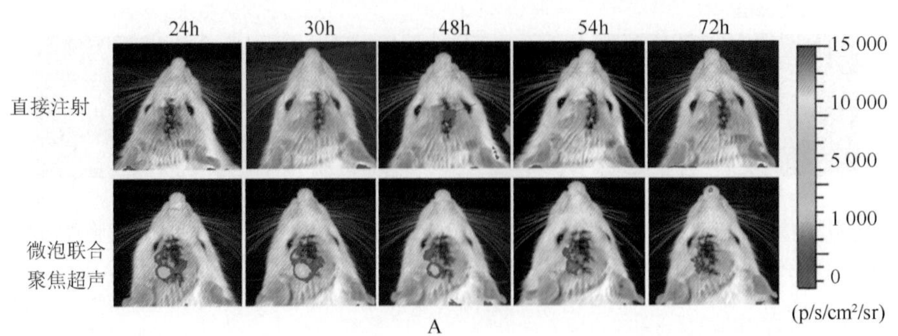

A

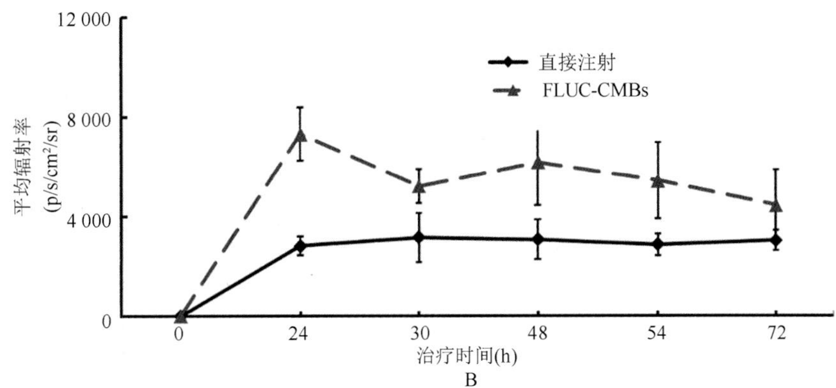

图 7-4-17　以载冷光基因的微泡配合聚焦超声递送基因至脑肿瘤

(A) 生物冷光与 (B) 冷光强度值随时间的改变量。与传统直接注射基因的方式相比，合并载冷光基因的微泡配合聚焦超声递送基因的方式可提供较佳的基因转染成效

五、超声与微泡产生的伤害

尽管前面的章节已充分描述使用超声与微泡开启血脑屏障的技术在脑部药物递送的便利性，但是要实际应用至临床仍有相当多的难题需要克服。

（一）安全性

许多研究均指出当超声的能量过大时会使微泡发生惯性空化效应，进而引发脑出血、局部缺血、发炎反应或是组织坏死的现象，此外也有研究指出脑出血的发生会使药物递送率下降，因此调控适当的超声照射参数与微泡制程是相当重要的。传统上避免惯性空化效应发生大多是依赖调控超声的声压。C. H. Fan 提出使用匹配频率的聚焦超声及超声造影剂（图 7-4-18、图 7-4-19），希望在血脑屏障开启的过程中抑制惯性空化效应的发生。其结果证明此方式确实有良好开启血脑屏障的效果并可抑制惯性空化效应的发生，进而避免脑出血或是脑组织伤害。另外，此研究也发现与大粒径的微泡（2 ～ 3μm）相比，小粒径的微泡（0.7 ～ 1μm）在体积胀缩过程中对于脑血管的刺激较轻微，因而可减少空化效应对脑组织的伤害，此发现将有助于提高未来使用这项技术的安全性。

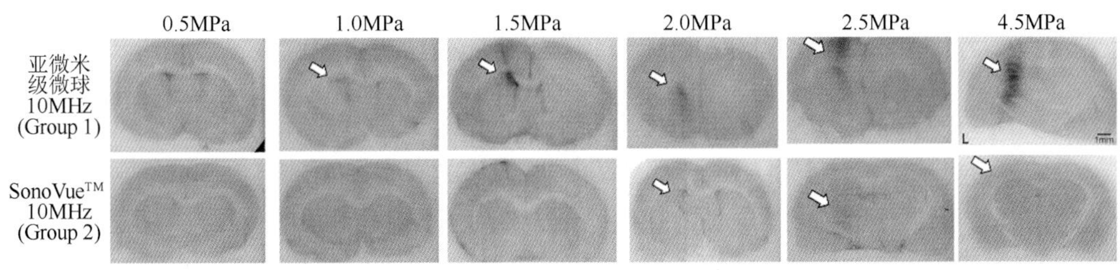

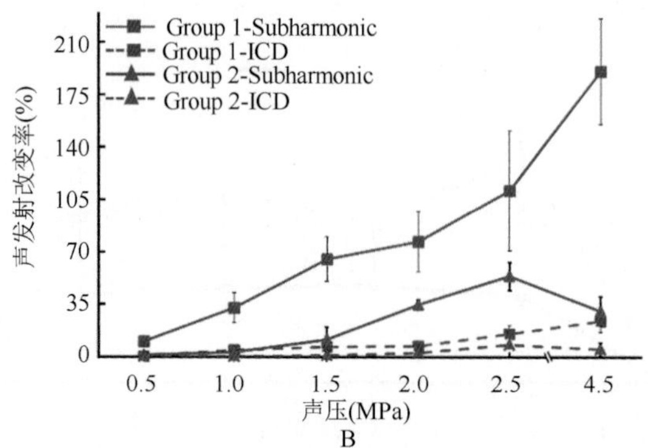

图 7-4-18 使用 10-MHz 的聚焦超声配合匹配频率微泡（Group 1）与商用微泡（Group 2）在不同声压下产生血脑屏障开启的结果

A. 冷冻切片图，白色箭头为血脑屏障开启的位置；B. 稳态空化效应与惯性空化效应的强度图，可以发现 Group 1 的惯性空化效应明显被抑制

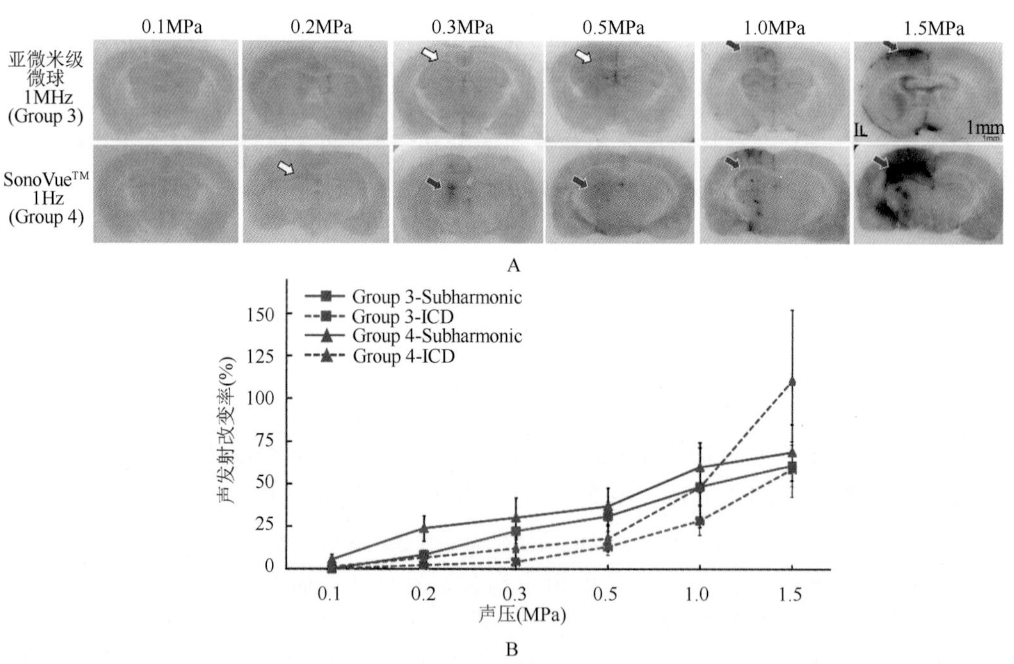

图 7-4-19 使用 1-MHz 的聚焦超声配合匹配频率微泡（Group 3）与商用微泡（Group 4）在不同声压下产生血脑屏障开启的结果

A. 冷冻切片图，白色箭头为血脑屏障开启的位置，红色箭头为脑出血的位置；B. 稳态空化效应与惯性空化效应的强度图，可以发现两组的惯性空化效应会随着声压提高而增强，进而产生严重脑出血

更改微泡的结构也是另一种降低惯性空化效应的方式。有研究提出一种新型微泡（磷脂包覆的聚合微泡），借由在磷脂单层膜内的疏水单体及交联剂的自由基聚合反应，与磷脂壳层内部形成二维网状聚合物，此网状聚合物壳层不会影响磷脂壳层的振动能力，但能降低其惯性空化效应。亦可在活体实验中使用此磷脂包覆的聚合微泡配合 2-MHz 的超声来开启血脑屏障，此新式聚合微泡造成了比未聚合微泡更多的 Evans blue 染剂渗漏，亦能较有效率地提升血脑屏障通透性，但却产生较少的出血伤害（图 7-4-20）。

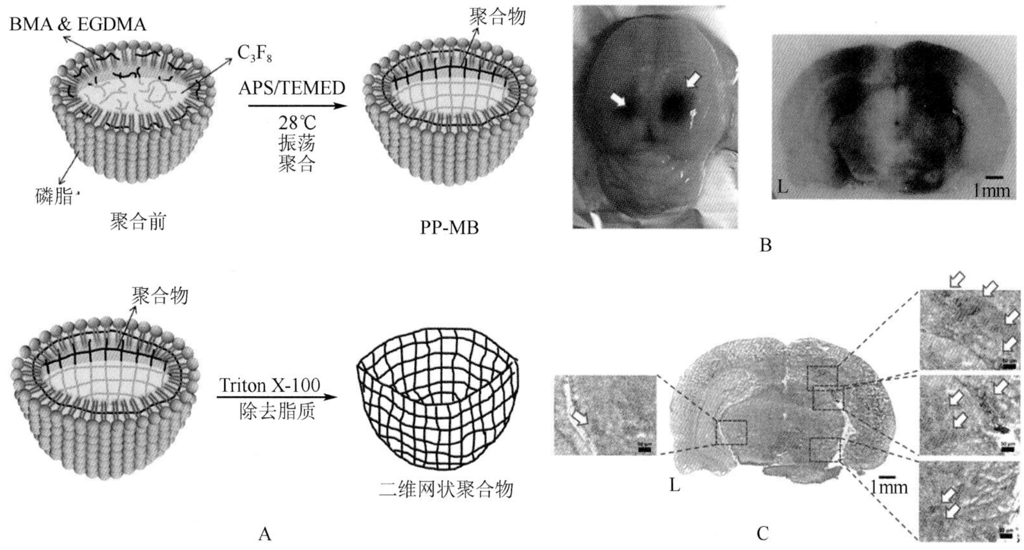

图 7-4-20　聚合微泡的结构图，磷脂壳层内部具有二维网状聚合物；血脑屏障开启与产生出血伤害的区域，左脑为注入聚合微泡，右脑为注入未聚合微泡，超声频率为 2MHz，声压 1.4MPa，脉冲长度 5000cycles，脉冲重复频率 10Hz，照射时间为 2min（A）；施加完超声后的完整脑部影像与脑部切面影像（B）；相对应的经 H & E 染色后的冷冻切片图（C）。可以发现使用聚合微泡几乎不会产生伤害，但是使用非聚合微泡则产生相当严重的脑出血与红细胞外渗

（二）头盖骨产生的衰减

大脑外部具有头盖骨保护，为了避免头盖骨对于超声能量造成的衰减与头骨各处厚薄度不一产生的声场变形（图 7-4-21），在早期研究时大多在实验前将动物的头盖骨移除掉再进行实验。但在实际临床治疗中是希望能够在不移除头盖骨的状态下进行治疗，因此有学者试着降低超声的频率，以减少头骨的衰减程度，达到穿颅开启血脑屏障的目的。此外，也有学者改变超声治疗的架构，设计出头盔式、多阵元的超声探头，以更精准的方式将超声能量递送至脑部。另外一项穿颅照射需要考虑的问题则是驻波（standing wave）的产生，驻波会在不预期的位置产生血脑屏障开启与脑损伤，目前的研究指出降低占空比（duty cycle）可以有效减少治疗过程中驻波的产生。

六、治疗监测与安全性评估

在成功递送药物至欲治疗的部位后，下一步就是发展用来验证与监视药物递送过程的影像工具。此外，这些影像工具除了可观察药物递送外，可同步监测脑伤害产生也是相当必要的。目前观察血脑屏障开启的主流工具是磁共振造影，在血脑屏障开启后注射磁共振造影剂钆金属螯合物，此时造影剂便会经由细胞间隙渗出到脑组织中，而在 T_1 权重影像上因顺磁性（paramagnetism）效果而使亮度明显增强便能有效检测出血脑屏障开启

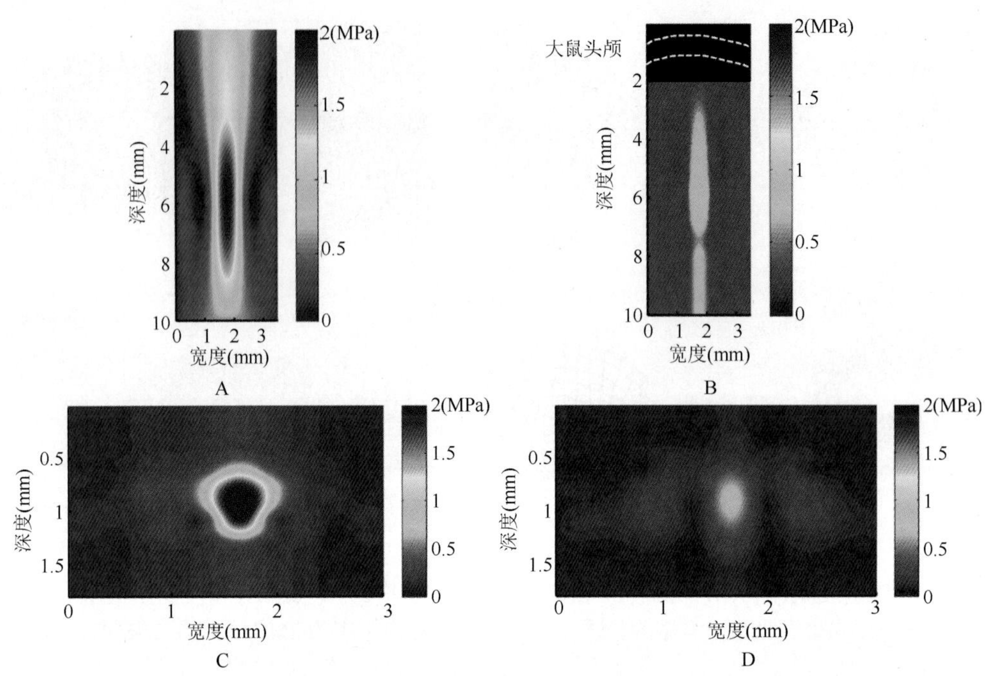

图 7-4-21　使用 1MHz 的聚焦超声未穿颅（A、C）与穿颅后（B、D）的超声声场图。穿颅后，超声的能量明显衰减，而且聚焦深度也改变

的位置，且血脑屏障开启的程度与影像强度的增益为高度正相关（图 7-4-22）。F. Vlachos 等则运用相同原理的动态对比增强影像（dynamic contrast enhancement MRI imaging）来评估当血脑屏障被开启时通透性的变化，原理为造影剂注射进入体内后，流经血脑屏障区域的血管时，血管内外的浓度会达到一高峰值并随时间逐渐降低而代谢，若血脑屏障的通透性增加，则造影剂经由血管内皮细胞间隙流动至血管外的组织间（extravascular extracellular space），此时注射造影剂后此区的浓度会增高便以较慢的速率代谢，接着再以数学公式换算得到一值为 K_{trans}，此值即代表血流中的通透性大小，结果显示当施加的超声的声压越高及所使用的微泡造影剂粒径越大时，K_{trans} 值随之增大，代表着血脑屏障所能增加的通透性与声压和微泡粒径大小呈线性关系，且比单纯使用 T_1 权重影像评估更灵敏（图 7-4-22）。而在治疗过中产生的出血性伤害与发炎反应也能通过磁共振造影的 T_2* 权重影像与磁敏感加权影像配合超顺磁性氧化铁粒子得知。然而磁共振造影的缺点在于造价昂贵及如要取得高分辨率的影像需要较长的造影时间，缺乏较高的时间分辨率。

为了更加实时的观察到血脑屏障开启后的生理变化，D. E. Goertz 等运用微泡击破回冲（microbubble destruction reperfusion）模型观察血脑屏障开启过程中血液流速的变化。C. H. Fan 等提出以高频超声对比增益影像针对不造成伤害及有伤害产生的血脑屏障开启进行观察，结果显示虽然在不造成伤害时没有显著差异，但当伤害产生时该区血流量会大减，形成局部缺血（ischemia）的状态（图 7-4-23），此状态的产生亦系因大量的血管收缩导致。此外从 B-mode 影像也可以观察到出血的位置有白点堆积，原因是因为红细胞大

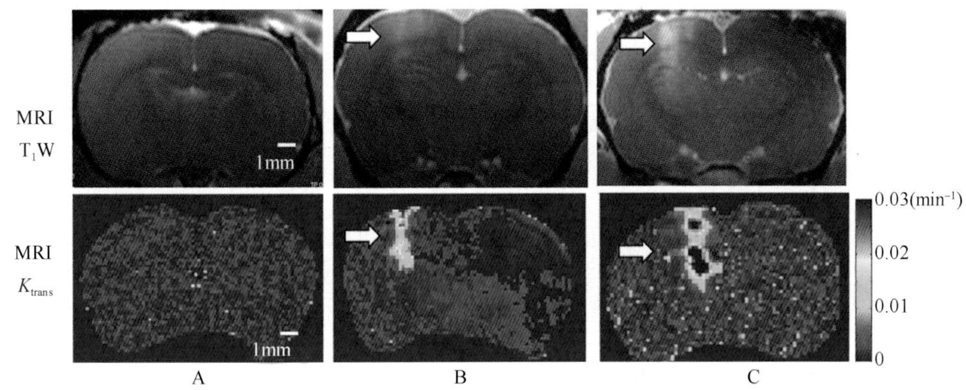

图 7-4-22　使用磁共振造影影像观察血脑屏障开启

A. 血脑屏障未开启；B. 超声声压为 0.4 MPa；C. 超声声压为 0.7 MPa。当声压提高，造影剂渗漏至脑组织的程度会跟着提高，K_{trans} 值也明显变大

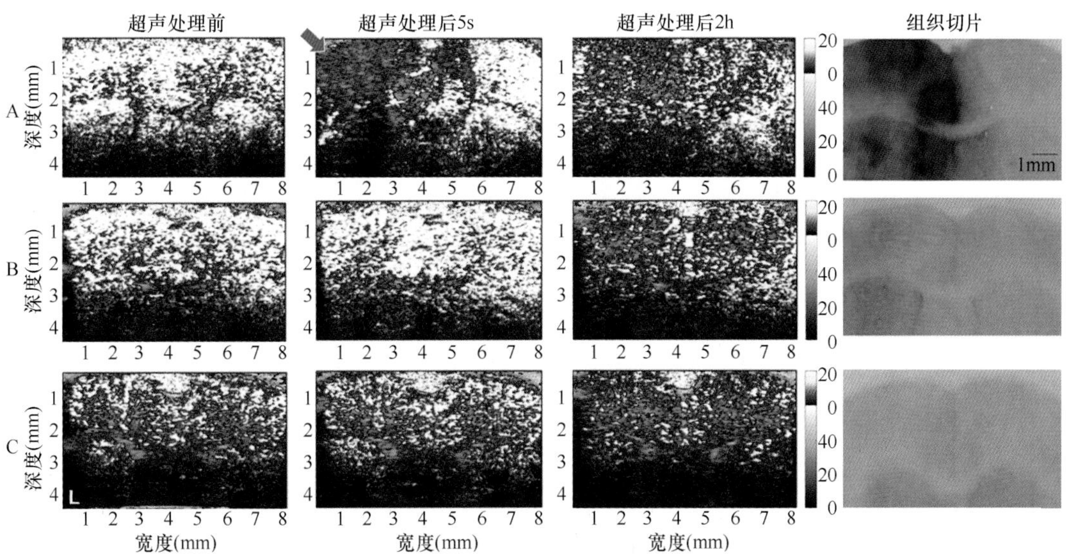

图 7-4-23　使用高频超声对比增益影像观察照射超声前后脑部的血流变化

A. 超声声压为 1.0 MPa；B. 超声声压为 0.4 MPa；C. 未照射超声。红色箭头表示局部缺血的位置。表示可以利用对比增益影像观察过大能量的超声引发的暂时性脑缺血

量累积于出血点产生的强反射信号（图 7-4-24）。C. H. Fan 等更进一步运用高频超声影像系统搭配微泡击破回冲影像，通过较高的空间分辨率在大鼠上监测微循环血流变化，提供可判别血脑屏障开启程度与位置的活体内工具（图 7-4-25）。

使用超声与微泡开启血脑屏障的原理主要是依赖于微泡在声场中产生的空化效应，前面的章节已提过稳态空化效应可产生谐波信号，而惯性空化效应会伴随着宽带信号（wideband signal）产生，因此有学者在血脑屏障开启的过程中接收微泡产生的声学信号，再将这些信号进行分析，借以判断血脑屏障是否开启（谐波信号）或是否产生伤害（宽带信号）（图 7-4-26）。目前更有团队成功以此基础研发出可针对侦测到的谐波信号进行反

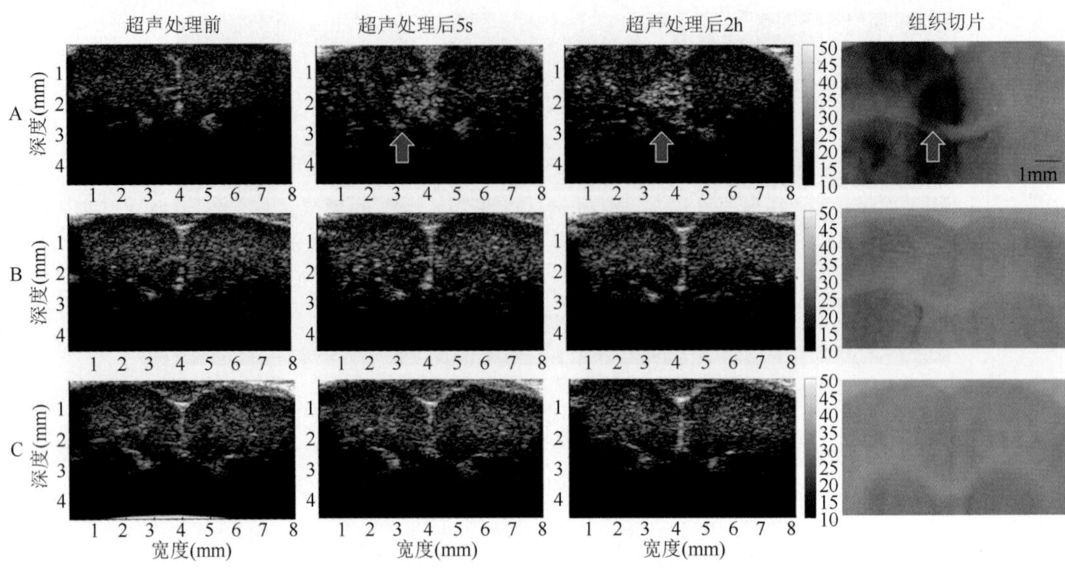

图 7-4-24　使用 B-mode 影像观察照射超声前后脑部的结构变化

A. 超声声压为 1.0 MPa；B. 超声声压为 0.4 MPa；C. 未照射超声。红色箭头表示脑出血的位置。表示可以利用 B-mode 影像观察过大能量的超声引发的脑出血

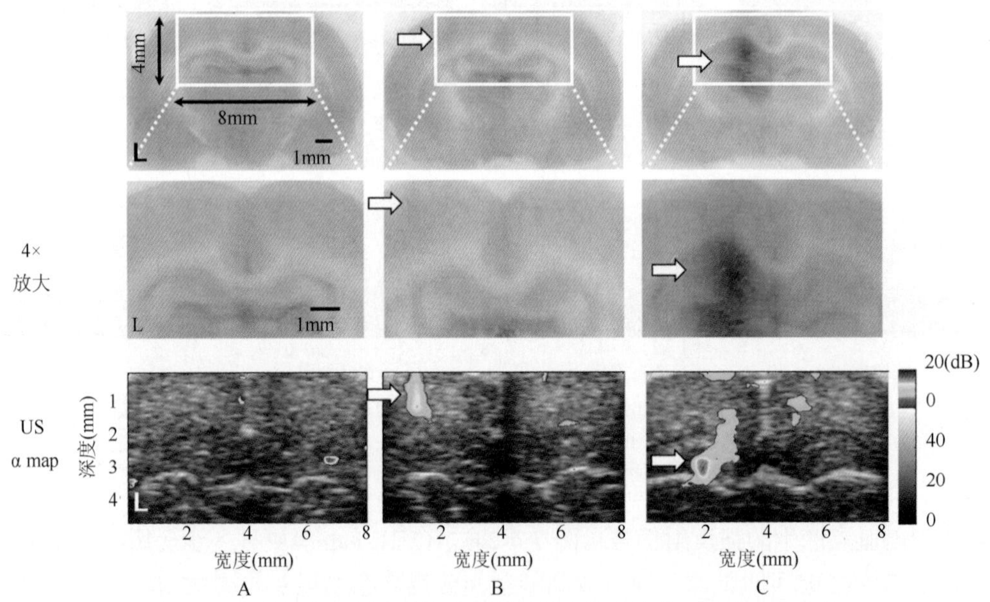

图 7-4-25　微泡击破回冲影像观察照射超声前后脑部血液流速的变化

A. 未照射超声；B. 超声声压为 0.4MPa；C. 超声声压为 1.0MPa。白色箭头表示血脑屏障开启的位置，对应超声影像为血液流速改变的位置。表示可以利用血液流速变化判断血脑屏障开启的位置

馈的超声照射系统，也就是当系统侦测到惯性空化效应发生时自动降低超声的照射声压，使其维持稳定发生稳态空化效应，确保治疗过程中的安全性。

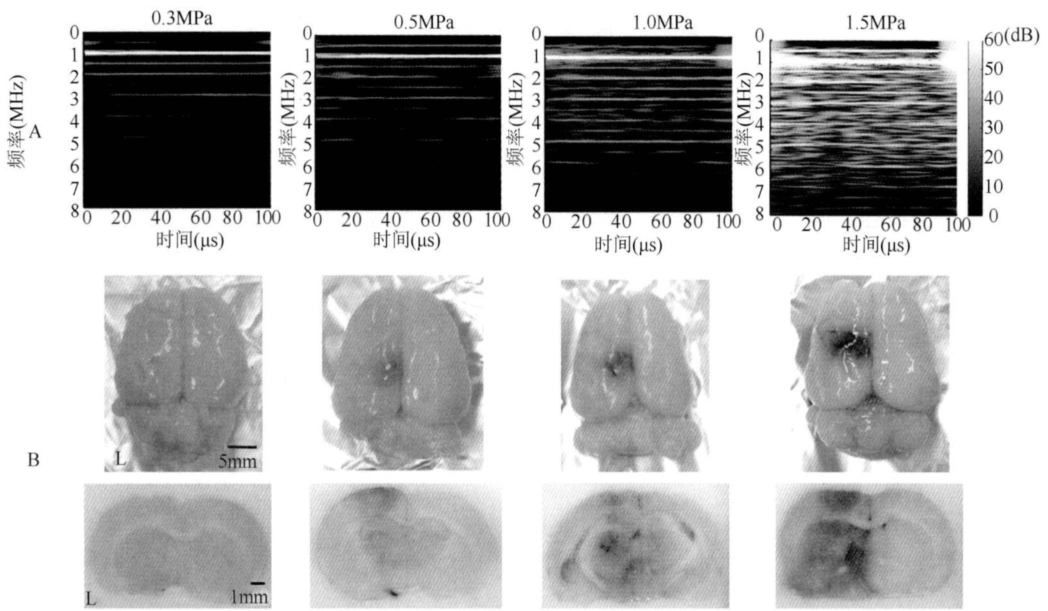

图 7-4-26　照射超声过程中得到的频谱，基频是 1MHz。在低声压时，随着声压提升开始产生谐波信号，表示微泡正在做稳态空化效应；将声压进一步提升至 1.0MPa 以上，频谱出现宽平信号，表示微泡正在做惯性空化效应（A）。不同声压对应的脑切片（B）。此结果表示的确可通过频谱观察照射超声过程中微泡产生空化效应的种类，并判断是否会有伤害产生

七、治疗成效评估

尽管上述的影像工具可以辨别出血脑屏障开启的区域及评估治疗后的脑组织伤害程度，但却无法估计实际递送至脑部的药物分布量与总量。较为实际的方式是将造影物质与药物同时注射或是一起包覆进微泡，再进行递送，但是这些造影物质和实际化疗药物的体内药物动力学并不相似，结构与分子质量也有相当大的差异，因此很难借由这些造影物质在脑中的分布量来判断递送进脑中的药物分布量，也很难实际推算出递送至脑中的药物总量。另一种较为直接的方式是直接将药物与造影物质彼此键结，如 H. L. Liu 团队先前设计 Epirubicin 与超顺磁性氧化铁粒子键结的治疗用纳米复合物，此复合物具有磁共振造影与化疗双重用途，因此可以从磁共振造影影像直接观察药物分布的区域，并推算出药量，以利预后的评估（图 7-4-27）。

八、存在的问题和展望

虽然 MRI 引导 UTMD 对药物和基因在 CNS 疾病的靶向治疗方面取得了一些进展，但仍然存在很多的问题。需要解决的问题有：①在实验过程中受到很多因素的影响，针对不同的药物、不同的基因和不同的疾病需要对参数进一步的优化；②如何进一步提高

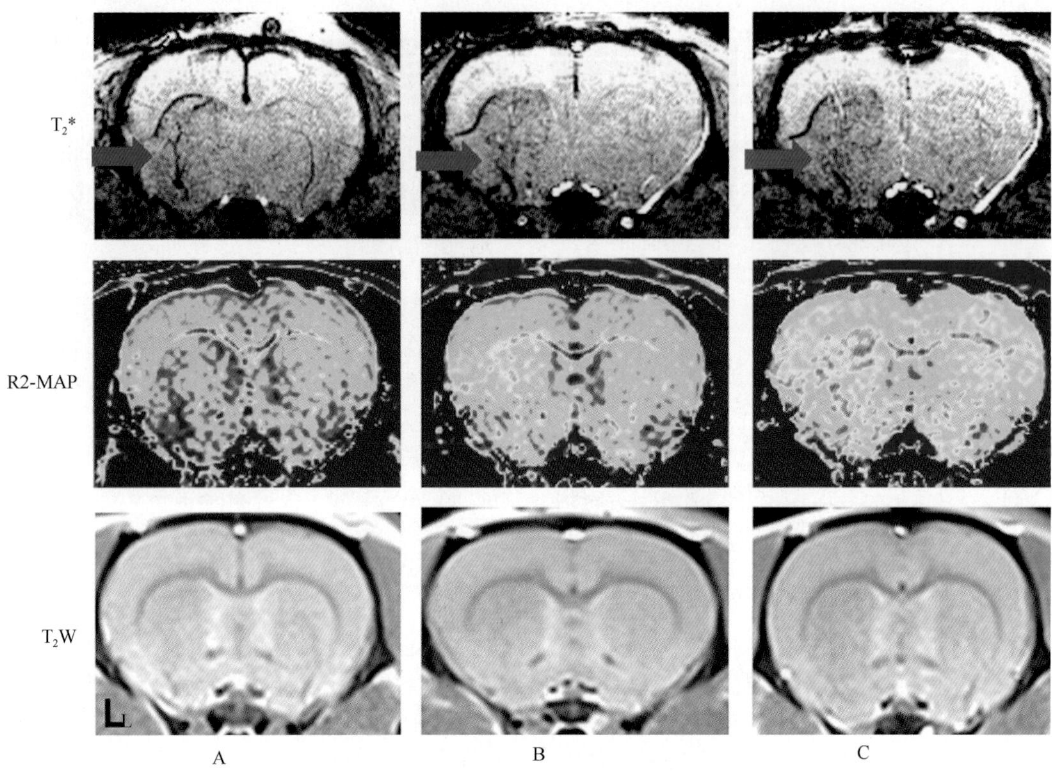

图 7-4-27　以磁共振造影影像追踪治疗过后 DOX 与超顺磁性氧化铁粒子复合物在脑中随时间的分布情况

A. 治疗过后 0h；B. 治疗过后 1h；C. 治疗过后 2h。从 T_2* 影像可以观察到治疗粒子的分布区域，而从 R2-MAP 可定量出这些治疗粒子的浓度，T_2 加权影像则是验证治疗过后无脑水肿等损伤发生

微泡的对基因和药物的携带能力和对特定组织细胞的靶向能力，将会严重影响到疾病的治疗效果；③如何使基因在靶区脑组织内更为高效持久的表达等。目前 UTMD 介导 CNS 疾病的靶向治疗还处于初步研究阶段，相信随着上述问题的解决和研究的深入，该方法在治疗 CNS 疾病中必将发挥重要的作用。

（叶秩光　程　远　黄　琴）

第五节　超声靶向微泡破坏技术在其他疾病中的应用

一、超声靶向微泡破坏技术在肾脏疾病治疗中的应用

（一）微泡在健康肾脏中的生物学行为

在健康肾脏中，微泡作为超声造影剂，改善肾脏的超声成像效果，特别是在肾动脉和静脉的显像效果。此外，微泡可用于肾组织灌注的评价，可以替代传统的多普勒方法。常规的微泡经静脉注射进入健康的动物或人类体内时，不会透过毛细血管壁进入肾间质，微泡也不会被吞噬或者以其他方式停留在健康的肾脏中；此外，由于肾脏血流大约为心

排血量的 25%，因此，大量的微泡经静脉或动脉注射后会进入肾脏。基于这些特性，微泡不会在肾脏中聚集或停留，但是却可以寻找适当的载体，将靶向药物输送到病变的肾脏。

（二）微泡在炎性肾脏中的生物学行为

虽然微泡不直接由肾细胞吞噬，但是肾缺血再灌注损伤后，循环中的微泡由肾脏组织中激活的白细胞吞噬，从而增加了炎性肾脏组织的实质回声；同样的实验结果也出现在犬心脏停搏后的心肌组织中，不同的是，后者实验中微泡是直接通过动脉注射入心肌组织中。其主要机制是白细胞黏附在微血管壁中，微泡被激活的白细胞吞噬所造成的。虽然白细胞可以同时结合白蛋白及脂质微泡，但是两者机制不同。吞噬后，微气泡的完整性得以保留，但是声学特性受到一定的影响，通过超声显像，可以发现该差别。最近的一项研究表明，超声介导微泡可以改变血管壁的渗透性，从而改变其炎症的进程。由于在炎性组织中，微泡可以被白细胞吞噬，使微泡在局部聚集，因此，可以使用有针对性的炎性标志物来标记微球，提高其显像的效果。

（三）超声介导微泡对肾脏病理生理的影响

1. 超声介导微泡对肾脏微环境的改变　超声对组织及细胞有特有的生物学效应。采用超声辐照微泡后可使中性粒细胞聚集，产生炎性反应；细胞膜通透性增加，还可使微血管破裂，产生细胞黏附分子 -1 等细胞因子。微泡的空化效应可对周边的毛细血管壁造成一些微观的生物学反应，包括微血管的渗漏、毛细血管破裂、诱导周边细胞的凋亡及引起局部炎症反应等。尽管这些现象发生在多个器官，但是肾脏似乎对上述的生物学效应更加敏感，这可能与肾小球毛细血管内血压较高有关，严重者可以导致持续出血，甚至肾功能不全。超声介导微泡可能会导致人体肾脏的损害，特别是在较高的超声强度下（机械指数 >0.6）。但有研究尽管采用的高机械指数（机械指数 1.9）超声及高浓度的微泡，但并没有出现毛细血管破裂出血及肾功能损害的征象。

这两项研究的实验装置，包括在微泡的类型、超声的设置、动物的选择上都有诸多差异。但是后者的实验结果表明，超声显像及局部的声空效应在人肾脏中或许是安全的。我们通过超声辐照微泡对正常肾组织生物学效应的研究发现，采用频率为 1MHz，强度为 2.0W/cm^2 的超声破坏微泡后肾组织出血，电镜观察可见肾小管上皮细胞线粒体肿胀，细胞极少量坏死（图 7-5-1）；1.0W/cm^2 超声破坏微泡后肾组织，电镜观察肾小管上皮细胞膜完整，线粒体轻度肿胀，没有细胞坏死（图 7-5-2）。频率为 1MHz，强度为 2.0W/cm^2 及 1.0W/cm^2 的脉冲超声辐照急性肾小管坏死模型后可细胞黏附分子 1（ICAM-1）或肿瘤坏死因子 α（TNF-α）炎性介质在 mRNA 及蛋白质水平的表达（图 7-5-3 ～图 7-5-6）。

2. 肾脏过滤性能的变化　超声介导微泡可以造成兔肾脏过滤性能的改变，经超声联合微泡作用后，尿量及肌酐清除率均有所增加。但到目前为止，该研究的作用时间有多长及该方法是否对肾功能受损的患者有益，还有待进一步的研究。然而，这项研究表明，超声联合微泡作用可以影响肾脏的滤过率，或许有助于输送更多的药物到达以前难以到达的组织；此外，该研究还表明当超声功率设置为 1.7W 的时候，仅有轻微的肾小管损伤。但是，鉴于该研究使用聚焦超声而未提及操作时的机械指数，其结果很难与以前的研究结果比较。

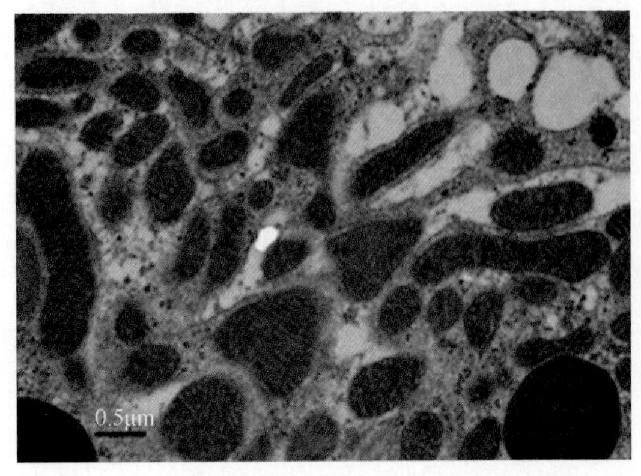

图 7-5-1 正常肾组织 2.0W/cm^2 超声辐照微泡后近端小管上皮细胞线粒体肿胀，线粒体嵴间隙扩张（×30 000）

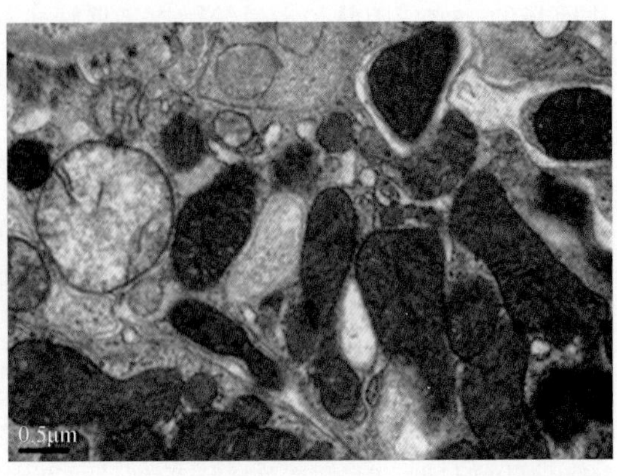

图 7-5-2 正常肾组织 1.0W/cm^2 超声辐照微泡后近端小管上皮细胞线粒体轻度肿胀，线粒体嵴间隙增宽（×30 000）

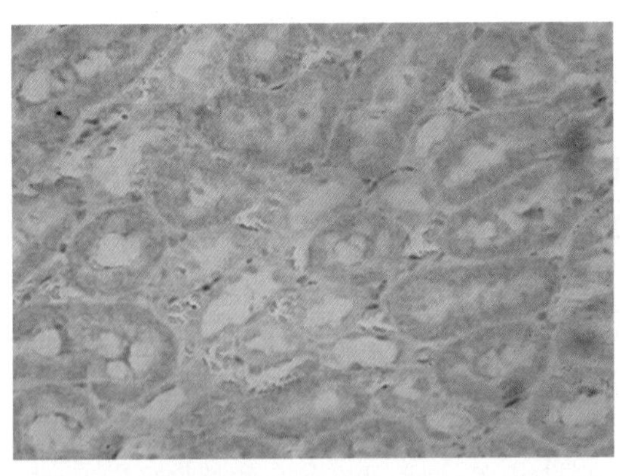

图 7-5-3 免疫组织化学染色显示 2.0W/cm^2 超声辐照肾脏组织 IACM-1 呈强阳性表达（×400）

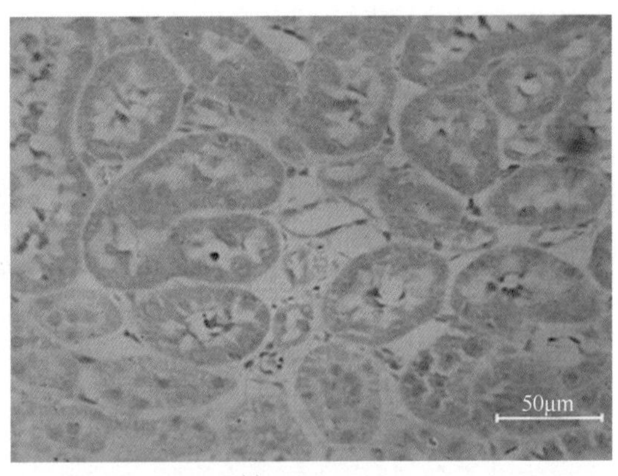

图 7-5-4 免疫组织化学染色显示 1.0W/cm^2 超声辐照组肾脏组织 IACM-1 呈强阳性表达（×400）

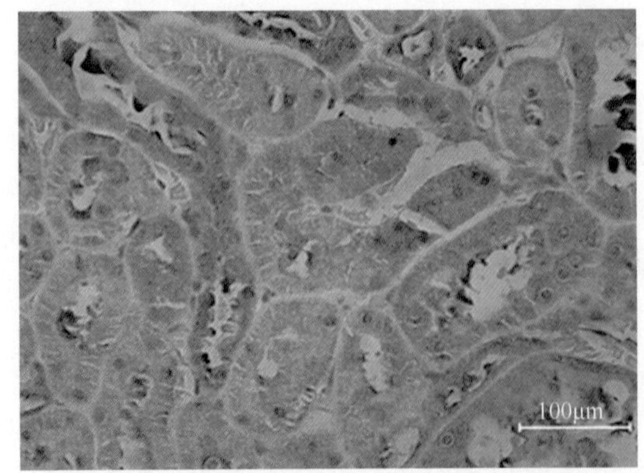

图 7-5-5 免疫组织化学染色显示 2.0W/cm^2 超声辐照肾脏组织 TNF-α 强阳性表达（×400）

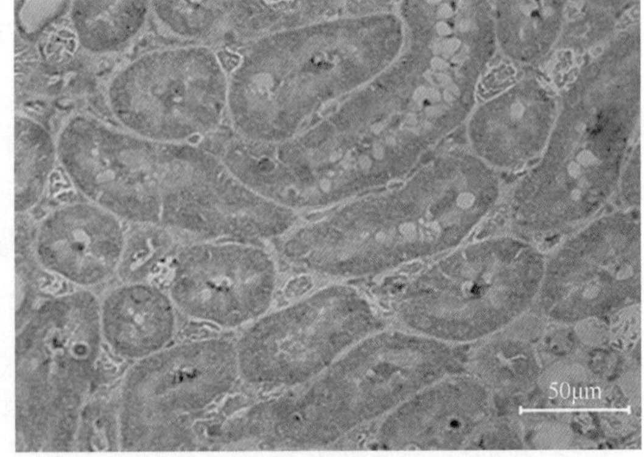

图 7-5-6 免疫组织化学染色显示 1.0W/cm^2 超声辐照肾脏组织 TNF-α 呈阳性表达，但低于 2.0W/cm^2 超声辐照程度（×400）

（四）超声靶向微泡破坏在肾脏中药物或基因的传递

1. 超声联合微泡的局部药物释放的原理 超声联合微泡不仅可以用来增加细胞对药

物的吸收，同时也可以用于药物在特定的组织、器官的血管管腔中释放，后者的操作方法是采用微泡携带药物，静脉注射后，采用一定功率超声辐照靶器官，从而促进药物在局部的释放。目前的研究中，采用超声及微泡介导药物治疗主要集中在基因或旁分泌因子在血液中的传递，且成功地应用到一些实验性疾病模型中，能促进器官或组织的毛细血管局部外渗，使药物进入组织器官。利用超声联合微泡靶向药物释放有一些优点，尤其是在肾脏疾病中，包括肾移植和肾间质纤维化，通过肾脏代谢，可以大大降低免疫抑制药物或基因的全身性免疫抑制副作用。

2. 超声联合非靶向微泡在肾脏中的药物或基因传递 使用超声或许可以完成肾脏局部的药物递送。超声局部照射微泡破裂后，微泡所包裹的药物会释放到血液循环中，然后增加局部的药物浓度，但最终到达肾脏组织中的药物剂量却非常有限。Tartis 等最近的一项研究表明，将放射性物质包裹到微泡中，经静脉注射到大鼠体内后，采用超声进行局部辐照，发现有一定量的放射性物质沉积在肾脏中。虽然超声介导的非靶向药物到达靶区的数量较少，但一些实验还是显示了该方法比单纯使用药物的效果显著。但是应当指出的是，在这些实验中，微泡都是直接注射入肾动脉。另外，实验所用的质粒和寡核苷酸也是和微泡混合后注射的，而没有将其包裹到微泡中，这种方式使肾小球吸收寡核苷酸的速度大大提升。作为一种新的探索，该方法增加了药物的传递，增加了肾小球细胞、毛细血管内皮细胞及间质成纤维细胞中 Smad7 的表达。而 Smad7 的是转化生长因子 β（TGF-β）信号的内源性抑制剂，在纤维化的肾脏中高度表达。但是采用上述方法，到达靶组织的药物或基因仍然有限，这就有必要寻找更加有效的药物或基因传递方式。

超声介导靶向微泡在肾脏中的药物或基因传递：一般静脉注射微泡到血液中是常规方法，经静脉注射入血后，微泡随着血液循环分散到全身各处，微泡浓度急剧下降。此外，微泡和药物如果没有结合在一起也会迅速分离，基于此，研究者针对如何提高靶器官的药物浓度进行了大量研究。随着微泡制备技术的迅速发展，可以在其外壳上连接抗体或靶向配体，以增加聚集在靶器官的微泡的数量。因为微泡仅存在于血管内，因此，该技术的分子靶点必须针对血管腔或血管内皮细胞。而对药物或基因来讲，则既可以将药物包裹到微球的内部，也可以载到微球的壳上。Lindner 等在 2000 年首次构建了针对肾脏的靶向微泡，将磷脂酰丝氨酸（phosphatidylserine，PS）结合到微泡的外壳上，以增加微泡与白细胞的结合能力。结果证实，在小鼠肾炎模型中，结合 PS 的微泡停留在肾脏中的数量是普通微泡的 2 倍；此外，超声显像效果也大大提升。又有研究者将 P- 选择素抗体结合到微泡的壳上，使微泡靶向到炎症肾脏组织的能力进一步加强。P- 选择素参与炎症反应中白细胞的黏附，在肾脏缺血再灌注损伤后，将 P- 选择素修饰的微泡注入体内后发现，血管及肾脏的回声明显增强。虽然该研究表明肾脏缺血再灌注损伤后导致 P- 选择素的表达迅速上升，但是 P- 选择素修饰的微泡在肾脏内确切的位点还有待进一步证实。最近的一项研究旨在建立小鼠肾脏缺血再灌注模型后，观察 P- 选择素在肾脏内的确切位点，该研究中显示，P- 选择素修饰的微泡主要积聚在皮髓质交界区，而在皮质内的数量较少。但是该结果可能受到肾脏血流量的影响，在缺血再灌注损伤后，微泡进入肾脏的数量也大幅减少。靶向微泡在肾脏内的区域可能受局部血流的影响，体外实验显示，增加血流及剪切力可以大大减少微泡和靶区的结合。在高流量的情况下，采用低功率超声辐照可以减小剪切力对微泡的影响，增加微泡到达靶区的数量。尽管如此，局部血流量对微泡的影响也应该考虑在内，特别是使用有针对性的超声诊断成像设备时。

（五）超声辐照微泡促骨髓间充质干细胞BMSCs归巢及修复急性肾小管坏死

唐海林等利用频率为1MHz，强度为1.0W/cm^{2}的脉冲超声靶向微泡破坏改善肾微环境后，在此基础上应用骨髓间充质干细胞移植治疗，可明显增加外源性骨髓干细胞归巢（图7-5-7、图7-5-8）。进一步发现，频率为1MHz，强度为1.0W/cm^{2}的脉冲超声靶向微泡破坏后，细胞黏附分子的表达增加。提示骨髓干细胞归巢的机制可能与超声辐照微泡，并产生轻度炎性反应，使细胞黏附分子增加，从而促进外源性骨髓干细胞归巢有关。唐海林等研究发现频率为1MHz，强度为1.0W/cm^{2}的脉冲超声靶向微泡破坏后，应用于骨髓间充质干细胞移植能上调肝细胞生长因子（HGF）及表皮细胞生长因子（EGF）的表达（图7-5-9、图7-5-10），并且能提高BMSCs改善肾小管上皮细胞坏死后修复的作用（图7-5-11）。

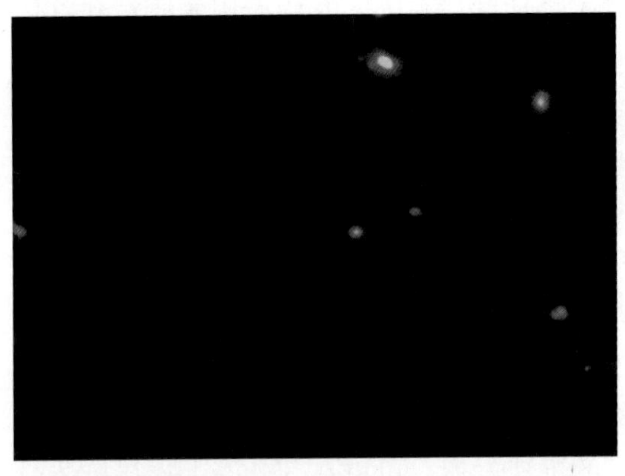

图7-5-7 频率为1MHz，强度为1.0W/cm^{2}的脉冲超声靶向微泡破坏后，DAPI标记的干细胞静脉注入后肾脏组织荧光图（×200）

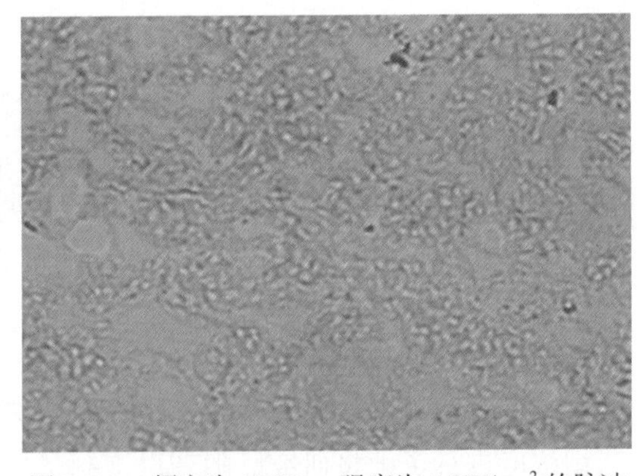

图7-5-8 频率为1MHz，强度为1.0W/cm^{2}的脉冲超声靶向微泡破坏后，DAPI标记的干细胞静脉注入后肾脏组织荧光叠加图（×200）

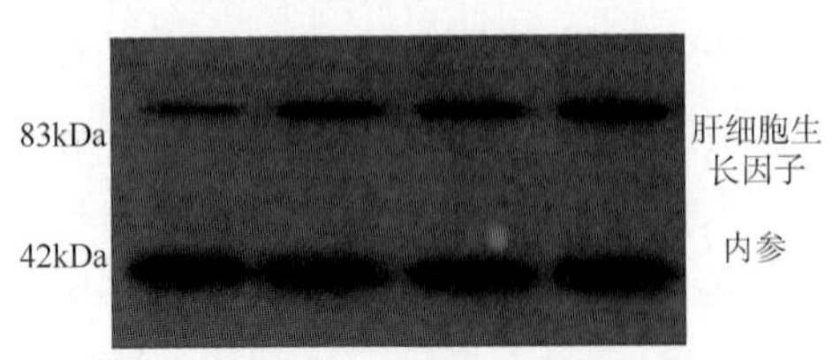

图7-5-9 Western印迹法检测各组大鼠HGF蛋白的表达，HGF在各组相对分子质量为84 000处均有特异性条带，其中频率为1MHz，强度为1.0W/cm^{2}的脉冲超声靶向微泡破坏后，应用于骨髓间充质干细胞（1.0 US+MBs+BMSCs）组的条带最为明显

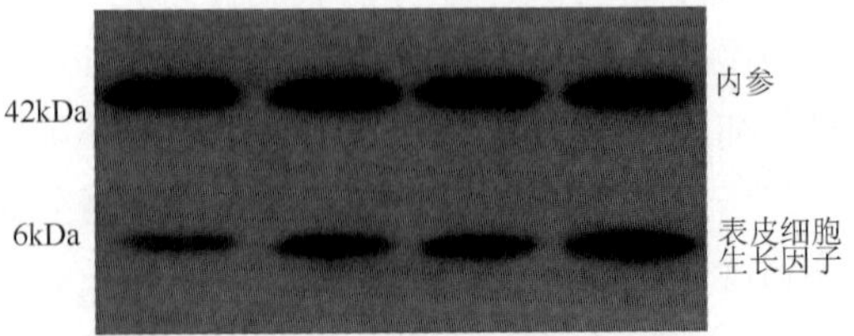

图7-5-10 Western印迹法检测各组大鼠EGF蛋白的表达，EGF在各组相对分子质量为6000处均有特异性条带，其中频率为1MHz，强度为1.0W/cm^{2}的脉冲超声靶向微泡破坏后，应用于骨髓间充质干细胞（1.0 US+MBs+BMSCs）组的条带最为明显

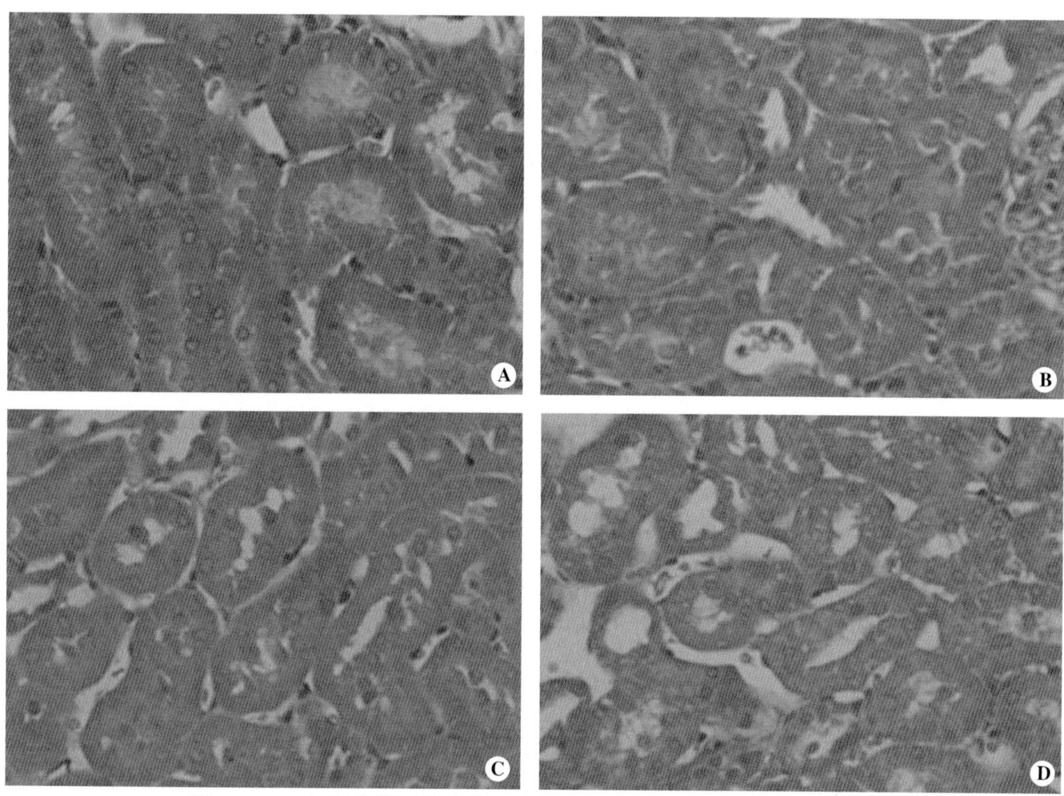

图 7-5-11 各组大鼠近端小管上皮细胞肿胀及坏死情况（HE，×400）

A. 单纯模型组；B. 1.0US+MBs 组；C. BMSCs 组；D. 1.0US+MBs+BMSCs 组，HE 染色结果显示，1.0 US+MBs+BMSCs 组大鼠较其他各组大鼠肾小管上皮细胞变性或坏死的数目、肾小管上皮细胞空泡数目及肾小管上皮细胞肿胀数目减少

（六）肾脏的潜在靶点

慢性肾脏疾病的病程进展与肾纤维化的进程有非常紧密的联系。在诸多的潜在调节纤维化的细胞因子中，TGF-β 受到了广泛的关注。有研究指出，TGF-β 的特异性抗体或可溶性转化生长因子 β 受体在小鼠肾损伤模型中，可以减少组织纤维化。而且该方法需要大量的抗体，可能会出现不可预知的毒副作用，TGF-β 还会引起众多的病理生理反应。因此，采用超声介导 TGF-β 受体拮抗剂的局部传递可以降低抗体的用量，从而减少全身的毒副作用。有研究者制备出一种结合抗 TGF-β 抗体的靶向微泡，该微泡成功地应用于小鼠糖尿病肾病的模型中。激活的 TGF-β 存在于糖尿病小鼠的肾小球中，这可以作为靶向微泡的一个靶点。另外，已有针对 P- 选择素的在肾脏缺血再灌注损伤后炎症反应中的应用。此外，多种肾脏疾病中都发现有 P- 选择素表达的上调，包括肾移植、肾功能不全、肾小球肾炎、肾休克及糖尿病肾病。因此，结合 P- 选择素的微泡可被应用到上述疾病中。但当上述疾病伴发全身性炎症反应时，如败血症或机体功能代谢紊乱时，该方法可能会受到影响。此外，P- 选择素的上调主要是急性肾功能损害后造成的，在糖尿病肾病及慢性肾脏疾病中，该方法是否适用，还有待进一步探索。

（七）前景展望

超声及微泡在肾脏局部给药中显示出巨大的应用前景，超声介导微泡可以改变肾脏的滤过能力及通透性，提高药物或基因到达靶区的剂量，虽然目前在大鼠实验中有毛细血管破裂等副作用的报告，但在较大的动物中没有出现明显的损伤，这就允许应用一些大分子质量药物、抗体或重组腺病毒进入到肾间质中对疾病进行治疗。尽管仅适用超声即可进行局部药物传递，但同时使用超声及微泡可以大大提高药物传递的效率。靶向微泡的潜力是巨大的，微泡制备技术的优化及超声设备的日益发展无疑可以促进靶向治疗的研究。

二、UTMD 在外周缺血性疾病治疗中的应用

外周血管性疾病主要包括血栓闭塞性脉管炎、糖尿病足、动脉硬化闭塞症等。其中，下肢动脉硬化闭塞症（arteriosclerosis obliterans，ASO）是在动脉粥样硬化基础上发生的下肢动脉闭塞性疾病，是外周动脉疾病（peripheral arterial disease，PAD）的重要组成部分，也是造成下肢缺血的主要原因。随着人类生活水平的提高和老龄化的趋势，其发病率呈逐年上升，70 岁以上人群患病率达到 15% ～ 33.8%。下肢动脉硬化闭塞症可导致间歇性跛行、静息痛、肢端溃疡和肢体坏疽，且该病多合并心脑血管疾病，治疗风险大，致残率及致死率高，在每年发病率（500 ～ 1000） /100 万的周围血管闭塞性疾病中，有高达 4.3% ～ 9.6% 的患者最终发展为严重的肢体缺血，最后发展为截肢。选择合适有效的治疗方法，以降低患者的致残率及致死率，改善患者的生存质量具有重要意义。

（一）ASO 的治疗方法

对下肢血管闭塞，常用药物治疗包括抗凝、溶栓、扩血管、抗动脉硬化等综合性的药物治疗方法，但常不能达到满意效果。除药物外，目前主要手段是借助外科手术重建动脉血管，此法危险性较大，并发症多，预后较差，且只适于直径 >2mm 的动脉，对直径＜ 2mm 的动脉和负责灌注的微小血管及无侧支循环的血管完全闭塞则无能为力。截肢虽可降低死亡率，但患者生活质量却明显下降，并且患者多预后不良。据报道，美国因此疾病致残者逾 15 万人。日本有 2000 余人不得不截肢，截肢者 2 年内约 40% 死亡。

相对于传统手术治疗，腔内治疗具有创伤小、可重复操作、并发症及病死率低等优点，因此在全世界范围内得以迅速发展。目前腔内治疗方法主要包括球囊扩张成形术及支架植入术，在血管外科临床上已得到广泛推广和迅速发展。但是也存在不足之处如费用昂贵，支架在体内为异物，有伴发感染的可能，有支架在体内发生断裂可能，有支架边缘刺激内膜增生造成再狭窄等可能。因此，研究肢体缺血性疾病的有效治疗措施是目前国内外迫切需要解决的问题。

治疗性血管新生是指将外源性血管新生诱导因子转入组织中促进缺血区的侧支

毛细血管新生，包括血管生成和血管发生。20 世纪末，由 Isner 等首先提出，他们将外源性 VEGF 以基因转移的方式转入缺血组织中达到促进其血管新生的目的。目前，血管新生已发展成为一种治疗缺血性疾病的新方法，被广泛应用于缺血性疾病如缺血性心肌病及肢体缺血性疾病等的实验与临床研究，是近年来医学研究的热门课题。治疗性血管新生主要包括两种策略：一是使用细胞因子的重组蛋白或者基因促进血管新生；另一种是将具有多向分化潜能的干细胞移植到缺血组织中，通过细胞分化为血管内皮细胞产生促血管生长因子来实现血管新生。以基因治疗及干细胞移植术为主的血管新生治疗方法目前已成为治疗缺血性下肢血管病的崭新治疗方法，得到广泛深入的研究。

在下肢缺血性疾病中，通过导入促进血管新生和侧支循环建立的目的基因，可达到增加患肢血流，改善缺血状况，同时具有扩张血管、增加纤溶酶活性和防止血管再狭窄的作用。在下肢缺血基因治疗的 20 余种相关血管生成因子中，目前应用较多的包括血管调理素、血管内皮生长因子、肝细胞生长因子等。在基因治疗中，如何寻求理想的载体和转染方法是研究的难点。病毒是最常用的基因载体，其基因转染率高，但由于机体对病毒的免疫反应，限制了它的使用；非病毒载体方法与病毒载体方法相比具有免疫性低、安全等优点，但表达效率较低。对非病毒载体的低转染率而言，提高表达率主要体现在质粒载体结构的改善、运用物理和化学方法得到更有效的转染途径两个方面。

干细胞是一类具有自我更新及增殖能力的细胞。2002 年，Tateishi-Yuyama 等在国际上首次报道了应用骨髓造血干细胞移植治疗周围血管疾病。他们用自体骨髓单个核细胞移植（直接腓肠肌内注射）治疗了 45 条下肢缺血性疾病，取得了可喜的结果，全部 45 条缺血肢体中的 39 条得到改善，其中 30 条踝肱指数的增加幅度超过了 0.1，DSA 显示有明显的侧支血管生成，且该实验未出现任何相关的并发症，临床安全性和有效性都得到了初步肯定。随后，干细胞移植在下肢缺血性疾病治疗中的潜力得到临床重视。最近的研究显示，对严重下肢缺血的患者进行骨髓或外周血干细胞移植产生治疗性血管新生，可促进侧支循环的建立，改善缺血肢体的血运，显著降低截肢率。可用于治疗下肢动脉缺血性疾病的细胞来源包括胚胎干细胞、内皮祖细胞、骨髓单个核细胞、外周血干细胞和骨髓间充质干细胞等。干细胞移植方法主要包括冠状动脉注射、局部肌内注射和静脉注射，前两种方法均为有创性。静脉途径具有损伤小、操作简单、设备要求低、易被患者接受等优点，但因移植效率低下、靶向性差而受到限制。因此，发展一种能有效介导干细胞静脉移植的方法至关重要。

（二）超声微泡造影剂与治疗性血管新生

随着超声微泡造影剂的发展，超声微泡因其独特的优势已成为一种新的基因及药物载体。超声破坏微泡在治疗性血管新生中的潜力逐渐被挖掘。研究发现超声破坏微泡促进血管新生可以从以下几方面得以实现：直接引起局部炎症反应促进内源性血管新生；介导外源性促血管新生基因转染以达到血管新生；以及介导干细胞移植促进治疗性血管新生。目前大量研究认为其主要机制是超声波空化效应。超声空化机制可使液体中的气泡瞬间破裂，同时伴有高速微射流、冲击波和高温等现象，可产生一系列生物学效应：邻近细胞的细胞膜通透性增加，直径较小（≤ 7μm）的微血管破裂，内皮间隙增宽等。超声微泡造影剂是内含气体的微球，可作为空化核，明显增强超声波空化效应。当微泡造影剂受到超声声场作用时，将不断地空化产生压缩和膨胀。在低声压时，这种压缩和膨胀是对称性的，呈线性背向散射；在高声压时，这种压缩和膨胀为非对称性，呈非线性背向散射。当声能达到一定强度时，可导致微泡破裂并降低声空化效应阈值，增强空化效应。

超声破坏微泡产生的空化效应引起局部炎症反应具有潜在的与电刺激等方法相似的促血管新生作用，已引起医学界关注。Song 等的研究认为频率为 1MHz 超声辐照破坏微泡后可使毛细血管破裂，产生炎症引起组织内氧化应激反应、血管舒张、血管壁切力改变，毛细血管通透性增加，促进生长因子渗透和募集循环中大量炎症细胞、血小板和骨髓来源的干细胞到缺血区，刺激血管新生。在没有血管破裂炎症产生下，仅超声辐照破坏微泡产生的空化效应产生组织热效应、休克波和声空效应也可改变细胞膜张力，推引细胞黏附，促进少量血管新生。因此，推测超声破坏微泡引起促血管新生的可能机制主要可从两个方面探讨：一是超声破坏微泡后产生的空化效应引起的休克波和声空效应，微血管破裂，引起局部血流动力学改变，毛细血管通透性增加，引起血液循环中的生长因子聚集从而刺激血管新生；二是炎症反应募集大量炎症细胞、血小板和（或）骨髓来源的干细胞及大量的细胞因子产生聚集在辐照区，使缺血区产生血管新生，动脉形成。Song 等经静脉输入白蛋白微泡造影剂的同时，用 1MHz 的超声局部辐照骨骼肌，然后用免疫组织化学方法观察骨骼肌中血管内皮生长因子（VEGF）和血管内皮Ⅷ因子表达情况，可见充血性营养血流量及新生细动脉，揭示了超声破坏微泡促进血管新生并改善组织局部血供方面的潜力。此后，大多数研究均认为超声破坏微泡促进骨骼肌血管新生的机制可能与超声破坏微泡后，空化效应造成微血管破裂、炎症因子表达，使 VEGF、bFGF、TGF-β 等表达量增加，从而启动血管新生有关。张群霞等将白蛋白微泡经尾静脉输入大鼠体内，并用 1MHz、2.0W/cm^2 的超声在其骨骼肌局部间歇作用 2min，取局部骨骼肌经 HE 染色后发现，超声破坏微泡组可见肌肉间隙中有较多的红细胞渗出，骨骼肌组织无损伤；作用 14 天后，骨骼肌组织免疫组织化学染色发现，超声破坏微泡组中可见有较多的 VEGF 表达，新生血管较多。该研究表明，微泡超声空化导致炎症发生并促进炎症细胞产生 VEGF 等促血管生长因子应是微泡超声空化促进血管新生的主要机制，这一点在治疗上有潜在的应用价值。该研究进一步在大鼠下肢血管闭塞模型中采用静脉输入微泡造影剂及骨骼肌局部超声辐照的方法，促进了缺血骨骼肌中 VEGF 的表达和血管新生，达到治疗下肢缺血的目的。张亚兴等进一步探讨超声破坏微泡促进下肢缺血大鼠骨骼肌血管新生的时间 - 效应关系。在 SD 大鼠股动脉闭塞模型中，超声破坏微泡组与单纯超声组、单纯微泡组及对照组比较，在第 3、7、10、14、21、28 天，分别用免疫组化、酶联免疫吸附试验，彩色多普勒血流显像等技术检测组织中微血管密度、VEGF 表达和血管新生的情况，发现超声破坏微泡组有较多的新生血管，随着时间的变化，超声破坏微泡组的 MVD 值和 VEGF 表达在第 10 天达到高峰，单纯超声组的高峰出现在第 14 天。超声破坏微泡可刺激缺血骨骼肌中内源性 VEGF 较快、较多地分泌，从而促进新生血管生成（图 7-5-12、图 7-5-13）。白园园等在 Wister 大鼠股动脉离断模型中，

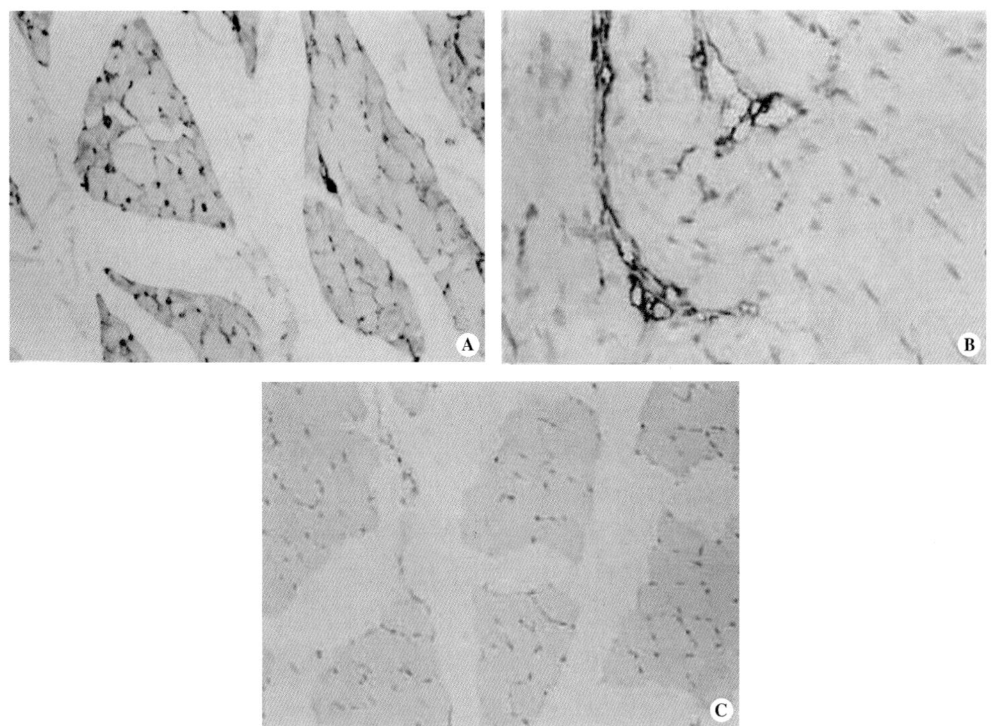

图 7-5-12　骨骼肌组织 VEGF 免疫组织化学染色结果

A. 超声破坏微泡组可见较多 VEGF 表达；B. 单纯超声作用组 VEGF 表达较少；C. 对照组中无 VEGF 表达

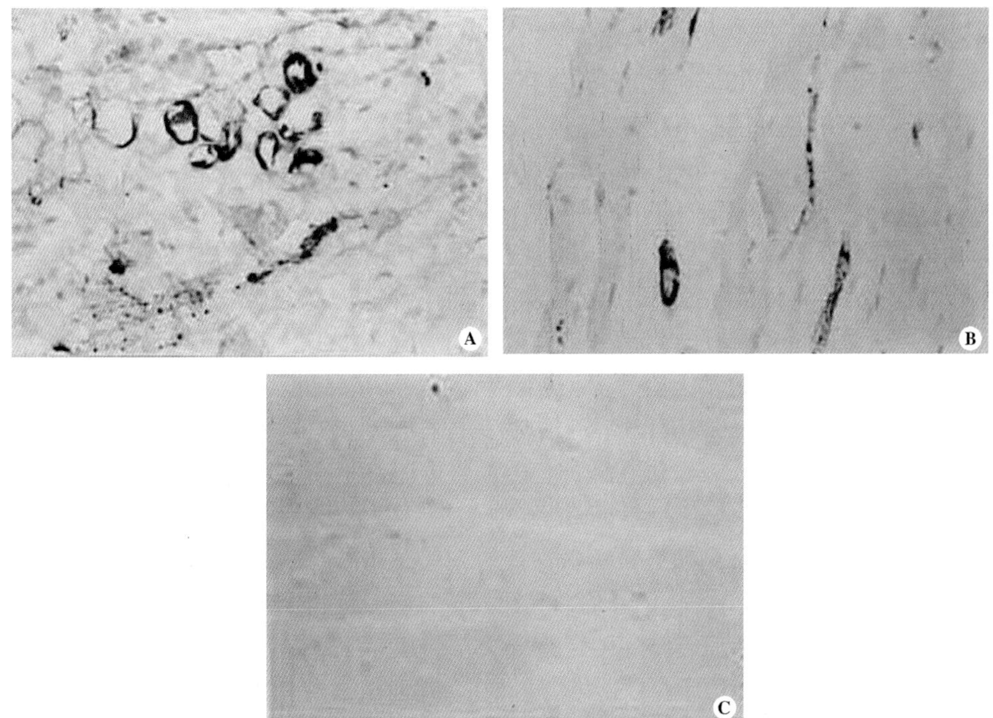

图 7-5-13　骨骼肌组织Ⅷ因子免疫组织化学染色结果

A. 超声破坏微泡组可见有较多的新生血管生成；B. 单纯微泡组新生血管较少；C. 对照组中无新生血管生成

采用超声破坏微泡的方法，观察作用后骨骼肌显微结构的变化，并检测组织中炎症因子E-选择素、单核细胞趋化因子1和骨骼肌组织中VEGF的表达情况，结果显示超声破坏微泡组较单纯超声组及对照组中骨骼肌VEGF表达较多，有较多的新生血管生成，同时E-选择素及单核细胞趋化因子1的表达量也相应增加。该研究进一步证实超声空化微泡效应引起的微血管破裂可通过刺激骨骼肌中内源性VEGF的分泌，促进血管生成，同时炎症因子表达量增加可能是其机制之一。Chappell等在大鼠股动脉结扎的模型中，通过静脉输入造影剂，骨骼肌局部1MHz的超声辐照，14天及28天后缺血肢体观察到明显的动脉生成及血管充血，研究发现其可能是由于炎症因子CD18相关的机制促进了骨髓来源干细胞在骨骼肌的募集。

研究发现，超声微泡造影剂为基因治疗提供了一种安全、高效的新型载体，超声靶向微泡破坏介导基因转染已作为一种新型的基因治疗方法，被认为具备较大发展潜力，能在体内外增强多种细胞的基因转染。超声破坏携带基因的微泡造影剂后，微泡可于靶组织局部释放其所携带的基因，且空化效应可使释放的基因通过破裂的微血管及增宽的内皮细胞间隙，更易进入靶细胞进行表达。细胞研究表明，超声联合微泡可使裸DNA的表达率提高近300倍。冉海涛等在体外培养的血管平滑肌细胞中，单纯超声辐照后，细胞膜表面与正常细胞无明显差异，而在超声破坏微泡造影剂组，20%细胞膜上出现1～2μm的小孔，24h后，细胞膜表面恢复正常，该研究发现超声破坏微泡使细胞膜上出现的可逆性小孔可能是超声微泡造影剂增强细胞基因转染的主要机制。在体内实验中，采用小鼠尾静脉注射微泡造影剂，胸壁局部超声辐照后，用硝酸镧示踪法做透射电镜观察心肌细胞膜通透性的变化，发现超声破坏微泡可提高心肌细胞膜通透性，可能是超声破坏微泡增强组织中基因转染的机制之一。

超声破坏微泡为下肢缺血性疾病的血管新生基因治疗提供了一种新型的基因转移途径。国内学者在小鼠胫前肌局部注射造影剂与报告基因绿色荧光蛋白质粒的混合溶液，超声局部辐照，7天后，小鼠胫前肌绿色荧光蛋白的表达明显增多，显示超声破坏微泡造影剂可明显增强小鼠骨骼肌的基因转染效率。张群霞等在兔下肢血管闭塞模型中，采用骨骼肌局部注射治疗基因VEGF质粒与超声微泡造影剂的混合物，局部进行超声辐照，治疗后4周进行数字减影血管造影和免疫组织化学方法检测侧支循环的建立和血管新生，发现用超声微泡介导的VEGF基因转染，可促进缺血骨骼肌的血管新生和侧支循环的建立，为下肢缺血性疾病的基因治疗提供了一种新途径。陶政等也通过超声微泡造影剂介导血管生成素1(Ang-1)基因治疗兔下肢缺血，同样达到促进缺血骨骼肌的血管新生和侧支循环建立的目的。Taniyama等在体外培养的骨骼肌细胞中，通过超声破坏微泡造影剂Optison，促进了荧光素酶质粒在骨骼肌细胞的表达活性，并且在细胞表面出现可逆性小孔，在体内骨骼肌组织中，采用超声破坏造影剂的方法，同样促进了报告基因在局部骨骼肌中的转染效率，使转染率提高了10倍，且通过该方法，促进了治疗基因肝细胞生长因子质粒的表达，达到治疗性血管新生的目的。Leong-Poi等在大鼠下肢慢性缺血模型中，采用超声破坏微泡的方法促进了VEGF165质粒在骨骼肌组织的表达，促进缺血组织的血管生成。

干细胞移植治疗下肢缺血性疾病是目前研究的热点。研究认为影响干细胞移植治疗效果的主要因素有三方面：第一，要有足够量的干细胞归巢到缺血的局部组织；第二，归巢到达组织的干细胞要能适应植入部位的龛并能存活下来；第三，存活下来的干细胞要能够分化成局部的功能细胞。其中，干细胞归巢是干细胞进行靶向病变组织器官修复的重要前提，只有提高干细胞归巢率才能从根本上提高干细胞的移植效果。干细胞归巢是指干细胞受到损伤组织特异性信号的刺激，从骨髓中进入外周循环，跨过脉管系统的内皮细胞定植到损伤组织进行增殖分化的过程。如何有效安全地提高干细胞归巢到局部受损部位是亟待解决的问题。大量研究表明微环境决定了干细胞的迁移过程，心肌及骨骼肌受损后局部分泌的众多细胞因子如 SDF-1、G-CSF、VEGF 等，对干细胞有明显的趋化作用，在这些细胞因子的作用下，能够促使更多的干细胞归巢到受损组织部位。并且研究表明，骨髓干细胞的分化方向也明显受到所处微环境的影响。如骨髓间充质干细胞的最终分化趋势取决于所处的微环境而不是其 DNA 编码。微环境作用使干细胞的静止基因活化，从而产生所谓的干细胞跨系分化即重塑性。因此，如何改善局部微环境，使其更利于移植干细胞的归巢、分化，对于提高干细胞移植后的疗效具有重要意义。

研究发现超声破坏微泡引起局部炎症反应，这种组织局部微环境的变化有利于干细胞的靶向归巢和定向分化。超声破坏微泡可使炎细胞局部浸润，炎症因子如 CD18、MCP-1 的表达增加而征募了骨髓来源干细胞，促进了局部骨骼肌的血管新生。Enomoto 等用后肢缺血的路易鼠实验发现超声辐照微泡联合骨髓单个核细胞组内 VEGF 的 mRNA 含量增加最高；血流量增加最明显。由炎症引起高表达的 VEGF 等对骨髓单个核细胞有着明显的诱导定向分化的作用，VEGF 与内皮祖细胞表面受体结合可诱导其增殖，黏附到内皮细胞处，并使之分化为成熟的内皮细胞。Imada 等研究发现超声介导微泡破裂可促进骨髓干细胞在缺血肢体的靶向传递，刺激缺血骨骼肌中的血管新生及动脉生成反应，其原因可能是由于超声破坏微泡后血小板来源的促炎症因子刺激了黏附因子 P- 选择素及 ICAM-1 的表达，进一步促进了移植的骨髓干细胞在内皮的黏附。白园园等在 Wister 大鼠骨骼肌探讨超声破坏微泡介导骨髓间充质干细胞（BMSCs）移植的可行性并探索其潜在的机制，采用超声破坏微泡联合干细胞组大鼠骨骼肌中可见红细胞外溢到组织间隙，同时免疫组化结果显示该方法骨骼肌中可见较多移植的 BMSCs，而其他组中 BMSCs 较少。并且该方法使 MCP-1 及 E- 选择素的 mRNA 表达量均明显增多。该研究进一步证实超声靶向微泡破坏有可能成为提高干细胞移植效率的新方法，炎症产生可能是其机制之一。

超声破坏微泡引起微血管破裂、毛细血管通透性增加等一系列生物学效应，不仅可刺激内源性生长因子 VEGF 等的释放、炎症因子的表达，促进缺血骨骼肌的血管新生及侧支循环的建立，且可介导外源性促血管新生因子基因靶向传递，明显提高其转染效率。超声辐照微泡联合骨髓干细胞移植到下肢缺血区域，还可达到促进组织缺血区血管新生和功能恢复的目的。随着超声分子影像学的不断发展及多学科的交叉渗透研究，超声微泡造影剂在下肢缺血性疾病的诊断及治疗中必将发挥更加重要的作用。

三、超声靶向微泡破坏技术在眼部疾病治疗中的应用

眼球因存在血 - 眼视网膜内外屏障而相对独立于全身循环，而使得在眼部进行基因及药物治疗对全身影响较小，却又同时能获得良好的治疗效果。自 UTMD 可促进基因转染及用于药物治疗这一现象被发现以后，众多研究者也将这一技术应用到了眼科领域，将可携带基因和药物的微泡造影剂用于眼科疾病的基础研究及治疗，取得了一定成果，展示了其广阔的前景。

（一）眼前节方面的研究

角膜位于眼球最前端，正常情况下为无血管、透明状态，是眼球重要的屈光介质，是外界光线进入眼内在视网膜上成像的必经通路。角膜发生病变如炎症、水肿、外伤等，将导致角膜新生血管、角膜瘢痕等形成，对患者视力造成严重影响，因此维持角膜的无血管及透明状态显得尤为重要。当角膜发生病变时，目前多采用局部滴眼液进行治疗，但效果并不尽如人意，针对这一现象，有学者开展了微泡造影剂携载基因用于角膜疾病治疗的实验研究，取得了一定的效果。

日本的 Sonoda 等使用超声辐照微泡造影剂介导绿色荧光蛋白（green fluorescent protein，GFP）基因体外转染兔眼角膜上皮细胞，筛选了最佳的超声辐照条件。研究发现超声 + 微泡造影剂 + 质粒组的转染效率明显高于质粒 + 超声组；而超声微泡 + 质粒组和裸质粒组几乎无 GFP 表达，体外实验同时筛选出声强 0.5 ～ 1.0W/cm^2，微泡浓度 20%，辐照时间 60 ～ 120s，空占比 50% 为超声微泡转染的最佳条件。进一步的体内实验分为裸质粒组，微泡 + 质粒组，超声 + 质粒组和超声 + 微泡 + 质粒组，在超声 + 微泡 + 质粒组使用不同强度的超声辐照（1MHz，1W/cm^2，2W/cm^2，3W/cm^2，持续时间 120s，空占比 50%，微泡浓度 20%）。研究结果提示裸质粒组和微泡 + 质粒组的 GFP 阳性细胞少量（荧光强度评分分别为 2.1 和 2.0），超声 + 质粒组 GFP 阳性细胞稍多（荧光强度评分为 2.6），而超声 + 微泡 + 质粒组在声强为 1W/cm^2 和 2W/cm^2 时 GFP 阳性细胞较多（荧光强度评分分别为 3.5 和 4.5）。GFP 阳性细胞均分布于注射区域周围，主要集中在角膜细胞。转染第 2 天即有 GFP 表达，之后表达逐渐增强，转染第 8 天表达达高峰，以后逐渐减弱，在转染后 30 天仅有微弱表达。

胡文静等进行了活体实验，观察了不同声强和辐照时间条件下超声破坏微泡对兔正常角膜组织的生物学效应，得出结论超声辐照微泡能明显增强空化效应，且超声能量越大、辐照时间越长，角膜组织损害越严重。在此基础上，又进一步探讨了超声微泡介导 pEGFP 质粒 DNA 转染角膜新生血管的可行性及效率。将 24 只新西兰大白兔采用缝线法诱导角膜新生血管成功后，利用随机分组法将其分为裸质粒组、质粒加超声辐照组、质粒 - 微泡复合物组、质粒 - 微泡复合物加超声辐照组。质粒转染后采用激光共聚焦显微镜观察质粒 DNA 荧光蛋白表达强度。结果质粒 - 微泡复合物加超声辐照组荧光蛋白表达强度明显高于其他三组，差异有统计学意义。进一步证实了在一定时间的声强辐照下，超声微泡能有效提高质粒 DNA 在兔眼角膜新生血

管的基因转染效率。

Kowalczuk 等使用超声联合微泡载荧光素酶、β- 半乳糖苷酶或绿色荧光蛋白转染大鼠的睫状肌，单独或与微泡以 50% 的比例混合，注射至大鼠的睫状肌，使用或不使用超声辐照，超声辐照频率为 1MHz，声强 $2W/cm^2$，照射时间 2min，占空比 50%。1 周后，超声加微泡组比对照组的荧光强度明显增强，1 个月后各组的荧光强度均减弱。在第一和第八天观察晶体和睫状体的超微结构均未发现明显损害。结果显示使用超声联合微泡载基因转染睫状肌可用于治疗炎症，血管生成和（或）退行性视网膜疾病。

（二）眼底疾病方面研究

目前利用超声微泡进行基因治疗眼底疾病主要集中在脉络膜新生血管（choroidal neovascularization，CNV）上。多种眼病均可导致 CNV 的发生，如常见的年龄相关性黄斑变性、高度近视视网膜脉络膜病变、脉络膜息肉样病变、中心性渗出性脉络膜视网膜病变等。CNV 形成后对患者中心视力影响极大，严重影响患者视功能及日常生活，而目前临床主要的治疗方式玻璃体腔注射抗 VEGF 药物治疗费用昂贵、且需反复多次注射，给患者带来不便、且经济负担较重。基因治疗有望解决这一难题，减少玻璃体腔注射次数，从而降低发生眼内炎风险，并期望获得稳定的治疗效果、减轻患者经济负担。实验性脉络膜新生血管的组织病理学检查结果提示其血供来自其发源于脉络膜中等直径血管的供养血管，其穿过 Bruch 膜、色素上皮层到达 CNV，形成两者之间的通道。供养血管的存在为微泡到达脉络膜局部提供了理论上的依据。因此有学者进行了超声辐照携载治疗基因微泡用于抑制 CNV 形成的研究，取得了一定效果。

体外实验中，Zheng 等通过超声微泡造影剂促进重组腺相关病毒载体介导基因转染人和鼠的视网膜色素上皮细胞，对两种细胞的转染结果进行比较。结果显示超声和微泡可以显著提高重组腺相关病毒载体介导的基因对鼠视网膜色素上皮细胞的转染，但是两者均不能提高对人视网膜色素上皮细胞的转染，但超声联合微泡可以显著提高对人视网膜色素上皮细胞的转染效率，但却不能提高对鼠视网膜色素上皮细胞的转染效率。文章得出的结论是在视网膜基因治疗中选择合适的视网膜色素上皮细胞系才能更好地研究超声和（或）微泡对重组腺相关病毒载体介导基因转染的作用。Du 报道使用低强度超声或 15% ～ 20% 的微泡浓度可安全有效地增强 PLGA 纳米粒载血小板源性生长因子 siRNA 转染大鼠的视网膜色素上皮细胞，超声联合 PLGA 纳米粒载血小板源性生长因子 siRNA 可以更有效地抑制 PDGF-BB 蛋白及 mRNA 的表达。Zhou 等通过超声微泡造影剂介导色素上皮源性因子（PEDF）质粒转染视网膜色素上皮细胞，结果显示与单独使用微泡或超声比较，超声辐照微泡可以有效提高 PEDF 质粒的转染效率。

体内实验中，许燕等使用超声微泡造影剂介导 EGFP 质粒转染 Long-Evens 大鼠视网膜、脉络膜，分为超声组、微泡 + 超声组、裸质粒组、超声 + 质粒组、微泡 + 质粒组、超声 + 微泡 + 质粒组、均以尾静脉给药，超声声强为 $0.5W/cm^2$，于转染 2 周后观察 EGFP 的表达情况，结果表明 EGFP 在各组大鼠视网膜上均有表达，主要集中在色素上皮

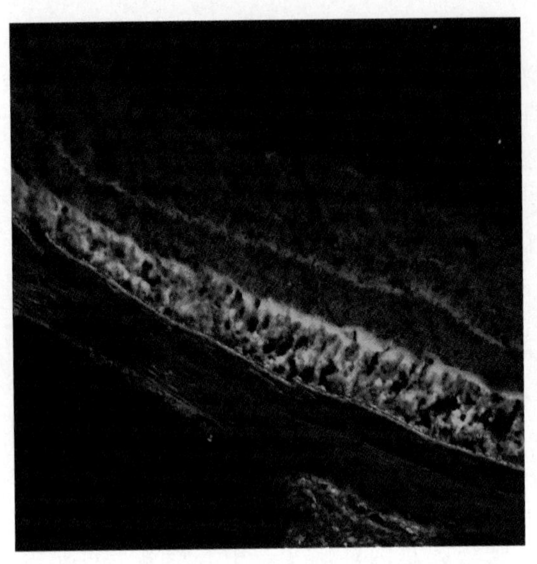

图 7-5-14 超声辐照下微泡介导 EGFP 质粒转染大鼠视网膜，可见绿色荧光蛋白在视网膜各层均有表达

层（图 7-5-14），其中超声 + 微泡 + 质粒组表达最强，统计分析跟其他各组有显著差异。结论利用超声微泡介导目的基因在低频率和一定能量的超声作用下，能够有效地提高目的基因在大鼠视网膜及色素上皮层的转染效率。

Zhou 等在此基础上进一步使用超声微泡造影剂介导色素上皮源性因子（PEDF）质粒转染大鼠视网膜、脉络膜，评价其转染效率及治疗 CNV 的效果，并与脂质体作为基因载体的转染效率做了比较。结果显示在转染后 7、14 天超声微泡介导 PEDF 质粒对大鼠视网膜的转染效率与脂质体介导的转染效率相似，但转染后 28 天两者转染效率差异有显著性。超声微泡与脂质体介导 PEDF 质粒转染对 CNV 有抑制作用。证实了利用一定能量的超声击碎携带 PEDF 质粒的超声微泡造影剂，能够有效地提高 PEDF 质粒在大鼠视网膜脉络膜的转染效率，对大鼠脉络膜新生血管有一定抑制作用。

龚潇等使用了超声辐照微泡联合眼科常用的抗血管内皮生长因子（VEGF）单克隆抗体 bevacizumab，观察其对兔脉络膜新生血管（CNV）的治疗效果。模型兔随机分成空白对照组、bevacizumb 组及超声微泡联合 bevacizumb 组，均为玻璃体腔注射，分别于处理后 7、14、28 天对各组兔行 FFA，观察 CNV 抑制情况并行免疫荧光及蛋白质免疫印迹（Western Blot）法检测视网膜、脉络膜 VEGF 蛋白的表达。结果显示超声微泡联合 bevacizumab 组荧光渗漏平均强度及 VEGF 蛋白表达与其他两组相比差异均有统计学意义，得出结论超声微泡造影剂联合 bevacizumab 注射能够通过增强抑制 VEGF 的表达来提高 CNV 的治疗效果。

Zheng 等使用超声微泡联合重组腺相关病毒（rAAV）介导干扰生长因子（TGF-β_2）和血小板源生长因子（PDGF-B）的 RNA 表达以达到抑制增殖性玻璃体视网膜病变的目的。实验分为 6 组，分别为玻璃体腔注射生理盐水组（G1），rAAV2- siRNA 组（G2），rAAV2-TGF-β_2-siRNA 组（G3），rAAV2-PDGF-B-siRNA 组（G4），联合注射 rAAV2-TGF-β_2-siRNA 和 rAAV2-PDGF-B-siRNA 组（G5、G6），其中 G6 组联合使用超声靶向破坏微泡。在第 14 和 28 天通过直接眼底检查和病理组织学观察眼部病变情况，使用酶联免疫吸附试验测定 TGF-β_2 和 PDGF-B 的蛋白表达及 mRNA 水平。结果显示在第 14 天时 G6 组 PDGF-B 的蛋白表达及 mRNA 水平与其他组没有明显差异，但是在第 28 天时 G6 组玻璃体视网膜增生情况及 TGF-β_2 和 PDGF-B 的蛋白表达及 mRNA 水平均低于 G5 组，这两组的各项指标均明显低于 G1、G2、G3 和 G4 组。

而在新近的研究中，许燕等通过采用新型阳离子微泡携载 eGFP-ES（内皮抑素）体外转染人视网膜血管内皮细胞，观察对视网膜血管内皮细胞增殖、迁移及管腔形成的影响，结果发现和普通微泡组相比，阳离子微泡组基因转染效率提高了 1.48 倍，对血管管腔形成的抑制作用达到了普通微泡组的 2 倍，说明阳离子微泡用于基因转染时可以获得更高的转染效率及更好的治疗效果。

（三）视网膜神经节细胞和视神经保护方面的研究

多种眼病均可导致视神经病变，常见的有青光眼、缺血性视神经病变、视神经炎、外伤性视神经病变等。当视神经发生病变时，其对患者视力损害具有不可逆性，需及早治疗，避免病情加重。如何挽救受损视神经节细胞、避免视功能进一步受损，仍然是国际上的难题。为解决这一难题，有学者将微泡造影剂携载基因或者药物，在超声辐照下用于动物视神经病变治疗，取得了一定疗效。

李伟等体外培养视网膜视神经节细胞（retinal ganglion cell，RGCs），利用超声微泡介导 GFP 基因转染 RGCs，结果表明超声 + 微泡 + 质粒组的转染效率明显高于超声 + 质粒组（约 5 倍）。实验进一步筛选了超声微泡介导 GFP 质粒转染 RGCs 的最佳参数，结果表明频率 300kHz，声强 1.0W/cm^2，辐照 60s，微泡浓度 45μg/ml，质粒浓度 10μg/ml 为转染的最佳参数，GFP 的转染效率高达 26%。同时利用治疗性 Bcl-xL 基因转染 RGCs，表明超声微泡能介导 Bcl-xL 基因转染视网膜神经节细胞，并且在抗视网膜神经节细胞凋亡方面有一定的作用。Xie 等使用超声微泡造影剂联合重组腺相关病毒（rAAV2）介导增强型绿色荧光蛋白（EGFP）基因在体内转染视网膜神经节细胞（RGCs）的效率。得出结论在低频和一定能量的超声和微泡造影剂作用下，能够安全、有效地提高 rAAV2 介导 EGFP 基因转染体内 RGCs 的效率。再次证实了使用超声联合微泡或超声联合其他基因载体均能提高基因的转染效率。

Fischer 等利用超声微泡介导 pCAX-eGFP 转染视神经节细胞、感光细胞、双极细胞在内的鸡胚视网膜神经元细胞。研究表明超声 + 微泡造影剂 + 质粒组细胞有较高的存活率和较高的转染效率。

体内实验中，刘敏等使用超声微泡造影剂介导睫状神经营养因子（CNTF）基因转染视神经损伤的大鼠，观察其对视功能及视网膜神经节细胞（RGCs）存活的影响。结论超声微泡能增强 CNTF 基因在眼内的转染及表达，对视神经损伤大鼠 RGCs 早期有明显的保护作用，可有效促进视功能的恢复。

杨静菲等观察了超声微泡造影剂联合美金胺对视神经损伤大鼠视网膜神经节细胞（RGCs）的保护作用。结果显示超声微泡造影剂联合美金胺能抑制视神经损伤后大鼠 RGCs 的丢失，促进其视功能的恢复，对视神经损伤大鼠的 RGCs 具有保护作用。

傅轶等观察超声微泡造影剂介导脑源性神经营养因子（BDNF）联合转染大鼠视网膜和视皮质区细胞对视神经损伤后视网膜神经节细胞（RGCs）的保护作用。得出结论超声微泡造影剂介导 BDNF 联合转染视网膜和视皮质区细胞能抑制视神经损伤后 RGCs 凋亡，提高 RGCs 存活数，保护其视功能。

（四）视网膜母细胞瘤方面的研究

视网膜母细胞瘤（retinoblastoma，RB）是婴幼儿最常见的眼内恶性肿瘤。目前国内治疗普遍采用的眼球或眼眶内容物摘除术、放射疗法及化学疗法等，治疗的远期影响往往带来局部的破坏性后果，对患儿外观带来严重影响。以超声微泡造影剂为基因载体介导治疗基因转染 RB 细胞，为 RB 的治疗及预后的改善带来了契机，具有传统方法不可比拟的优势。

邓鑫等将培养的 RB 细胞分别予以不同超声声强，60s 的连续波辐照，不同微泡造影剂浓度进行处理，筛选出对 RB 细胞活性无明显抑制的最适超声声强、辐照时间和微泡浓度。根据以上筛选条件，转染 EGFP 基因入 RB 细胞，24 ～ 48h 后观察 EGFP 表达情况，并对 EGFP mRNA 进行半定量检测。结果表明声强＜ $0.75W/cm^2$，辐照 60s，以及微泡浓度＜ 20% 时，对 RB 细胞的活性无明显抑制。当超声声强为 $0.5W/cm^2$ 或 $0.75W/cm^2$，微泡浓度 10% 时，介导的 DNA 质粒对 RB 细胞转染具有较高转染效率，明显高于其他实验组。

邓鑫等进一步将超声微泡介导 EGFP 质粒转染视网膜母细胞瘤细胞与其他转染方法效率进行对比。结果表明利用超声微泡介导 DNA 质粒对 RB 细胞的转染效率与脂质体介导的质粒转染效率相似，明显高于其他实验组。一定能量和时间的超声波辐照及适当浓度的微泡，对 RB 细胞的活性无明显抑制作用。

Luo 等进一步使用超声微泡介导 wtp53 基因转染视网膜母细胞瘤 Y79 细胞，观察其转染效率及对肿瘤细胞的作用效果，得出结论超声微泡可达到高效的基因转染目的，wtp53 对 Y79 细胞有明显抑制生长的作用。

刁林琼等根据以上结果进行动物实验，将裸小鼠双眼玻璃体腔接种 HXO-RM4 细胞，成功制造视网膜母细胞瘤小鼠模型，于尾静脉注入含质粒的微泡造影剂，并使用及不使用超声辐照，结果超声照射组动物的肿瘤组织中均检测到 wtp53 的 mRNA 表达，而未照射组动物肿瘤组织中未检测到 mRNA 的表达。该结果显示超声微泡能使外源基因 wtp53 高效的转染小鼠 RB 肿瘤组织。

杨映雪等以一定能量的超声介导 wtp53、Rb94 单独或联合转入视网膜母细胞瘤细胞株 HXO-Rb44 中，结果 RT-PCR 显示单独或联合转染两种基因的细胞，转入的外源性基因均被表达。与未转染的空白组 HXO-Rb44 细胞相比，联合转染 wtpP53 及 Rb94 基因的细胞生长速率明显降低，细胞增殖受抑制最明显，细胞凋亡率最高，凋亡相关蛋白 bax 表达量最多。结论超声微泡联合转染 wtp53 及 Rb94 基因比单独转染 wtp53 或 Rb94 基因在抑制 HXO-YRb44 细胞生长效应方面效果更强。

郑敏明等采用超声微泡介导 pEGFP-C1/Rb94 基因转染视网膜母细胞瘤细胞，所得转染效率与采用脂质体转染方式相当，分别为 22.09% 和 26.04%（图 7-5-15）。高睿骐等观察超声微泡介导 Rb94 联合 wtp53 基因转染裸鼠 RB 后对其凋亡的影响，建立 RB 动物模型，随机分为模型对照组、wtp53 质粒组（含 wtp53 质粒的微泡悬液）、Rb94 质粒组（含 Rb94 质粒）和 wtp53 ＋ Rb94 质粒组（联合组）（含 wtp53 质粒及 Rb94 质粒），得出结论超声微泡造影剂可介导双基因联合转染 RB 移植瘤，且 Rb94 联合 wtp53 基因对 RB 细胞的促凋亡作用较单基因转染增强。

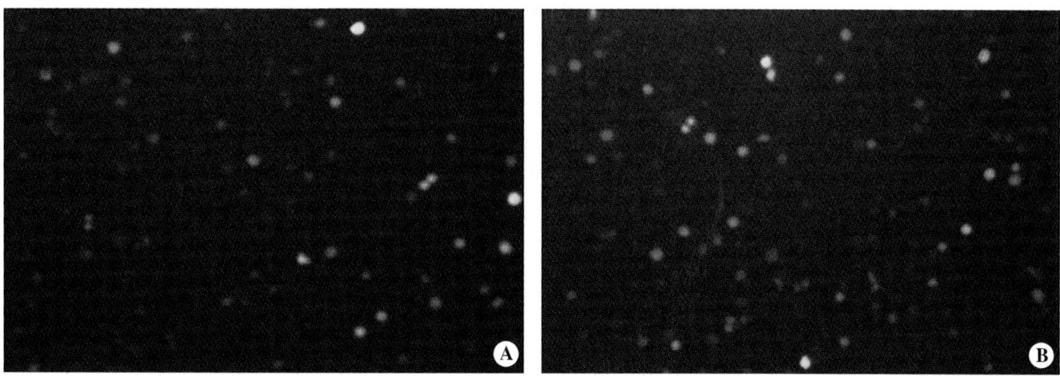

图 7-5-15　超声微泡介导 pEGFP-C1/Rb94 基因转染视网膜母细胞瘤细胞（A）；脂质体介导 pEGFP-C1/Rb94 基因转染视网膜母细胞瘤细胞（B）

随着超声微泡造影剂在基因转染和基因治疗方面的广泛研究，众多学者将超声微泡造影剂引入眼科，在体内外超声辐照微泡实现基因的靶向治疗方面取得了可喜的成效，表明其具有潜在的应用价值。虽然离临床应用还有一定距离，但是随着眼科学、超声医学和分子生物学的发展，超声介导微泡的靶向治疗终将取得突破性进展，为眼科疾病提供一种新的治疗途径。

（周希瑗　周　宇　许　燕　唐海琳）

第六节　超声靶向微泡破坏联合 RNAi 技术的应用

一、RNAi 技术

（一）RNAi 简介

1998 年，美国科学家 Andrew Fire 和 Craig Mello 等证实了双链 RNA 分子可特异性地诱导目标信使 RNA 降解，继而导致相应靶基因表达沉默，并将该现象命名为 RNAi（RNA interference，RNA 干扰）。经过多年努力，RNAi 技术受到广泛关注，已被认为是基因功能研究、疾病机制研究等领域的重要技术手段。2002 年，RNAi 技术的主体 siRNA（small interfering RNA，小干扰 RNA）当选美国 *Science* 杂志的年度十大重要突破之首。而 Andrew Fire 和 Craig Mello 两名科学家也因在 RNAi 机制研究中有突出贡献而获得 2006 年诺贝尔生理学或医学奖。

RNAi 的作用机制为将病毒基因或人为转入基因整合到宿主细胞的基因组中，利用宿主细胞转录产生 dsRNA（double-stranded RNA，双链 RNA）并出核，被核酸内切酶 Dicer 切割加工成 21 ～ 23nt（nucleotide，核苷酸）大小的 siRNA 片段。细胞质中的 siRNA 与 RISC（RNA-induced silencing complex，RNA 诱导的沉默复合物）结合，特异性地识别、切割与 siRNA 反义链互补的 mRNA，使其降解，最终导致基因发生转录后的沉默效应（图 7-6-1）。

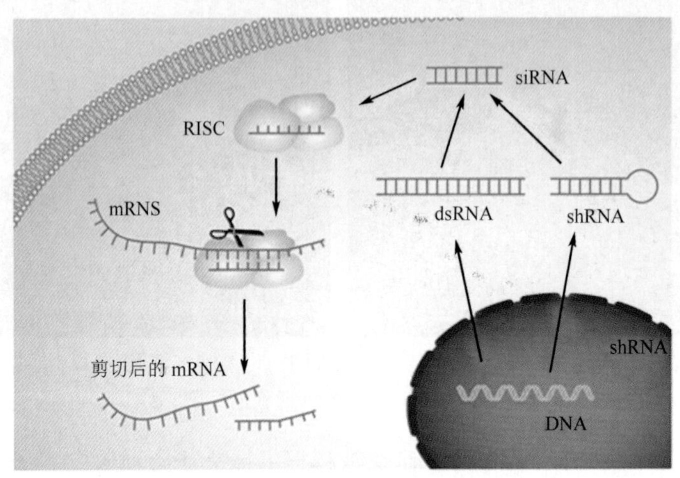

图 7-6-1　RNAi 的作用机制示意图

RNAi 的特点有以下几点。

（1）高特异性：RNAi 技术只降解与 siRNA 序列完全互补的单个内源性 mRNA，即使 1 ～ 2 个碱基的错配也会导致 mRNA 的降解效能明显降低。

（2）高效性：siRNA 除引导 RISC 切割 mRNA 外，本身还能作为引物在 RNA 聚合酶的作用下合成 dsRNA，并被 Dicer 切割为 siRNA，级联放大 mRNA 的降解效果。

（3）能量依赖性：RNAi 是一个需要耗能的过程，至少有 2 个过程需要消耗 ATP，包括 dsRNA 被切割的过程和 siRNA 与 RISC 结合的过程。

（4）RNAi 是一种转录后水平的基因沉默效应。

（二）RNAi 实验技术方法

RNAi 是一种广泛存在的自然现象，被认为是生物体对病毒进行防御的一道防线。经过多年的发展，通过导入外源性的核酸片段引导靶细胞目标基因沉默的 RNAi 技术已被广泛应用于实验，成为基因功能研究和疾病治疗研究不可或缺的重要技术手段。与其他新技术比较，开展 RNAi 实验条件并不复杂，仅需选择合适方法将相关 RNAi 工具递送到细胞内，再观察基因沉默效果，在常规分子生物学实验室即可完成。

1. 可用于 RNA 干扰的核酸片段

（1）双链 RNA（double-stranded RNA，dsRNA）：是目标基因 mRNA 的同源片段，一条链的序列与同源基因相同；另一条链则与之互补。1998 年，Fire 和 Mello 等首次将 dsRNA 注入线虫，可完全阻断同源基因的表达。随后的研究发现 dsRNA 进入细胞之后，被核酸内切酶 Dicer 切割成长 21 ～ 25nt 的 siRNA，继而诱发同源基因的特异性降解。dsRNA 是人们早期发现并用于基因干扰实验的 RNAi 核酸片段，但随着 siRNA 等效能更高的工具出现，目前已较少用于介导 RNAi。

（2）小干扰 RNA（small interfering RNA，siRNA）：是长 20 ～ 23nt 的双链 RNA 分子，

是 RNAi 发挥效应最关键的生物大分子，同时也是进行 RNAi 研究最常用的核酸片段。除了作为 RNAi 途径的中间产物，siRNA 一般由人工体外合成，通过各种转染手段进入细胞。siRNA 包括 5′ 的磷酸末端、19nt 的双链区和 3′ 的羟基末端，每条链上各有 2 个不配对的 3′ 端核苷酸突起。通常在双链区引入与目标基因互补的靶向序列，与靶向序列相同的链称为正义链，而与之互补的链则为反义链。在胞质内，siRNA 与解旋酶和核酸内切酶等形成 RISC，解旋酶解开 siRNA 双链，释放正义链，利用反义链识别并结合与其特异性互补的 mRNA，引导核酸内切酶切断靶 mRNA 序列，实现基因沉默。裸 siRNA 稳定性差，而且被细胞摄取困难，在使用前常常会进行化学修饰。例如，4′ 端的硫代核糖核苷、锁核酸修饰能增强 siRNA 抗核酸酶降解的能力；引入亲脂性基团如胆固醇、月桂酸等能提高 siRNA 对细胞膜的渗透性。利用 siRNA 进行 RNAi 具有快速、操作便捷、成本较低等优势。但是外源性 siRNA 未整合到基因组 DNA 中，其介导的基因干扰持续较短，不利于长期抑制研究。

(3) 短发夹结构 RNA(short hairpin ENA，shRNA)：是一段具有紧密发卡结构的 RNA 序列，包含两个短反向重复序列（其中一个序列设计为与目的基因互补），中间由一个茎环序列分隔。shRNA 可以被克隆到表达载体（如质粒载体、病毒在体等），由 RNA 聚合酶Ⅲ转录，在胞质内被 Dicer 酶加工剪切形成 siRNA，进而降解目的基因。利用慢病毒、腺病毒、反转录病毒等载体表达 shRNA，能帮助 shRNA 整合进入基因组，使基因的沉默效应可被遗传，达到长期有效抑制靶基因的目的。

(4) 非编码小分子 RNA(microRNA，miRNA)：是一类非常保守的内源性单链 RNA，长度 20 ～ 23nt，被认为是“内生性的 siRNA”。miRNA 由基因编码，被 RNA 聚合酶Ⅱ转录，经过 Drosha 和 Dicer 酶两次切割加工后生成 22nt 的双链结构，并被引导进入 RISC 复合物中。成熟的 miRNA 留在 RISC 复合物中，通过完全配对或不完全配对的方式，与靶标基因的 3′ 端非编码区域结合，促进靶基因信使 RNA 的降解或抑制其翻译，在转录后水平调控蛋白编码基因的表达。研究发现，一个 miRNA 可同时调控多个蛋白编码基因的表达；同时，多个 miRNA 也可以调控同一个蛋白编码基因。基于 miRNA 的 RNAi 技术通常采用化学合成的 miRNA 拟似物（miRNA mimics）或者构建 miRNA 的表达载体。miRNA 拟似物是根据 miRNA 成熟体序列设计的双链小 RNA 分子，能够模拟内源性 miRNA 的作用。miRNA 的表达载体能够表达出 miRNA 前体，在胞质内加工形成内源性 miRNA 发挥作用。

2. 常用的 RNAi 基因转染方法　RNAi 实验中常用的核酸片段（包括 dsRNA、siRNA、shRNA 质粒、miRNA 等）难以自发进入目标细胞引起基因沉默。其主要原因包括：①细胞膜是“外负内正”的双层磷脂膜结构，表面带负电，能通过电荷作用力拒绝核酸的黏附和穿透。②核酸（特别是 dsRNA、siRNA、miRNA 等 RNA 片段）结构相对不稳定，在体外或体内广泛存在的核酸酶环境下容易被降解。因此，将核酸片段递送到细胞内实现 RNAi 需要依靠相应的转染方法来辅助。与基因重组实验相似 RNAi 实验主要通过化学方法、物理方法、生物方法进行转染。

(1) 化学方法：目前应用最广的核酸载体是阳离子纳米粒子和阳离子脂质体。这些纳米粒子或脂质体的表面通常带正电，能携带核酸片段吸附于细胞膜表面，诱发细胞产生胞吞作用将其吞噬入胞，实现核酸片段的包内递送。阳离子纳米粒子常使用可被完全降解的聚氨基酸高分子材料，其优势在于安全高效，而且可塑性强，可根据不同组织需要进行表面修饰、分子质量调节。但阳离子聚合物种类众多，不同类型高分子材料的核酸负载效能和基因转染效能不一，在不同组织中的基因转染效能并不稳定。以正电荷磷脂为基础的阳离子脂质体作为核酸载体有转染效能相对稳定等优势，已有商品化的产品上市（如 Life 公司的 Lipofectamine 2000），在生物医学研究领域得到广泛的应用。但脂质体存在细胞毒性较大、稳定性差、保质期短等缺陷，制约其进一步的临床使用。

(2) 物理方法：主要包括显微注射法和电脉冲介导法。显微注射法是应用特制的玻璃显微注射器在显微镜下把核酸片段直接注入靶细胞。其注射剂量可控，转染效能高。但该方法技术难度较大，无法实现大量细胞的基因转染。电脉冲介导法又称电穿孔法，是指在高压电脉冲的作用下，使细胞膜上出现瞬间微小的孔洞，允许外源性核酸片段通过而进入细胞。该方法转染效能也较高，但转染条件苛刻，基因转染后细胞容易出现无法恢复而导致细胞死亡的现象。此外，上述两种方法还有一个共同的缺陷：只能用于细胞实验，无法在在体实验中实施。

(3) 生物方法：用于实现核酸片段递送的生物学方法主要为病毒载体感染法，包括腺病毒载体、腺相关病毒载体、反转录病毒载体等。病毒载体是将外源性基因导入细胞最常见的工具，如反转录病毒载体可感染包括人类细胞在内的多种细胞类型，一次即可感染大量细胞，转染率可高达 100%；基因片段能准确地整合到宿主细胞基因组中，实现长期有效的表达。然而，病毒载体受到有免疫原性和致癌性、制备较复杂、不能反复应用、目的基因容量小等多方面的局限，其临床应用转化非常困难。

3. RNAi 实验设计 RNAi 实验过程中，设置好全面、合理的对照是评估基因沉默效能和相关功能评价的基础。下面以 siRNA 为例，介绍常规 RNAi 实验的分组设计方法。

(1) 实验组：用转染试剂（或方法）向目标细胞递送靶基因的 siRNA，是整个 RNAi 实验的核心分组。

(2) 阴性对照组：用转染试剂（或方法）向目标细胞递送不针对目标细胞任何内源性基因的乱序 RNA（scrambled RNA，SCR），用于排除向细胞递送 siRNA 造成基因表达异常的可能性。

(3) 阳性对照组：用转染试剂（或方法）向目标细胞递送针对某些明确基因的 siRNA，通常选择细胞中稳定表达的 β-actin、GAPDH 等管家基因，用于评价转染的可行性或效能。

(4) 空白对照组：只向目标细胞加入转染试剂或只对细胞进行基因转染操作，而不加入 siRNA，用于评价转染试剂（或方法）对细胞活性的影响。

(5) 荧光对照组：用转染试剂（或方法）向目标细胞递送经荧光染料标记的 siRNA，用于定性、定量评估 siRNA 的递送效能。

(6) 正常细胞对照：不对目标细胞进行任何处理，与上述各组配合检测细胞活性、siRNA 递送效能和基因沉默效能。

4. RNAi 实验效能的检测方法

(1) 细胞毒性检测

1) 目的：用于验证 RNAi 实验的安全性，评估转染试剂（或方法）对目标细胞是否存在毒性，是选择转染试剂（或方法）的前提。

2）方法：①细胞毒性检测：常见有MTT（噻唑蓝）染色法、CCK-8法等。②凋亡检测：常见有DAPI染色法（细胞核染色）、TUNEL染色法和Annexin V/PI染色法等。③细胞周期检测。其中，细胞周期检测主要用于肿瘤细胞等增殖活跃细胞的活性检测；而细胞毒性、凋亡检测可用于绝大部分细胞的活性检测。

（2）转染效能检测

1）目的：将siRNA递送到目标细胞内是RNAi实验的前提，通过检测转染试剂（或方法）向目标细胞递siRNA的效能可确保后续实验顺利开展。

2）方法：①定性检测法：如荧光显微镜或激光共聚焦显微镜观察siRNA在目标细胞中的分布；②定量检测法：以流式细胞计数法多见。用于转染效能检测实验的siRNA需要事先用荧光染料标记。

（3）基因沉默效能检测

1）目的：通过有效的细胞转染手段将siRNA递送到目标细胞后，观察靶siRNA降解mRNA的效能。

2）方法：① mRNA水平检测：常见于PCR（polymerase chain reaction，聚合酶链式反应）或荧光定量PCR法，是siRNA降解mRNA的直接证据。②蛋白水平检测：根据靶基因表达蛋白的不同形式，选择不同的检测方法，包括Western Blot（蛋白印迹）法和ELISA（酶联免疫吸附）法等。③基因组水平检测：以基因测序为主，用于需要将核酸片段整合到基因组DNA中的RNAi实验（如shRNA质粒）的基因沉默效能检测。

（4）基因功能检测

1）目的：在保证获得良好基因沉默效果的前提下，检测基因功能的变化是RNAi实验的最终目的。

2）方法：根据不同靶基因的功能和实验设计，选择不同的检测方法。

二、UTMD与基因转染

自1968年Gramiak和Shah首次报道双氧水产生的游离小气泡能显著增加超声的回声强度以来，超声造影的研究进入快速发展阶段，迎来了超声成像技术的第三次革命，完成了从解剖结构成像到功能成像的飞跃。近年来，随着纳米医学、分子生物学、生物医学工程学和超声医学的多学科交叉合作发展，新型多功能超声造影剂的出现，使超声影像跨越到分子影像时代，不仅能进行疾病的早期诊断，而且还可作为核酸、药物等的载体，在超声辐照的协同作用下发生破裂，即UTMD（ultrasound-targeted microbubble destruction，超声靶向微泡击破）技术，局部释放核酸、药物，对疾病特别是肿瘤进行早期治疗。

（一）UTMD递送核酸的机制

传统超声造影剂膜-核形式的微泡（microbubbles，MBs）结构是实现超声造影和UTMD的基础，最开始的MBs超声造影剂以氧气或者空气为核心，随后发展为血液弥散效能低的惰性气体（如C_3F_8、SF_6等），有效地延长超声造影剂在血液循环中的半衰期。MBs膜以双亲性材料为主（包括磷脂、白蛋白、聚合物材料等），材料的亲水段位于膜外层，而疏水段在靠近气体核心的内层，使 MBs 更加稳定。同时，该结构赋予 MBs 负载核酸等的能力，使其具有成为 RNAi 核酸载体的潜能。

超声空化 (cavitation) 效应是 UTMD 技术的基础，指液体中微小气泡核在超声波作用下发生振荡、生长及崩溃的系列过程。MBs 超声造影剂在不同的声场条件下能发生空化，从而产生一系列不同的物理效应和生物学效应。在低声强的超声条件下，MBs 在声场中发生反复的压缩－膨胀振动，使周围产生周期性的辐射压力和微流速，称为稳态空化 (steady cavitation) 或非惯性空化 (non-inertial cavitation)。在高声强的超声条件中，MBs 在声波负压半周期中迅速膨胀，随即又在声波的正压周期中快速压缩甚至崩溃，使周围产生高温、高压、发光及强烈的冲击波、喷射流等，称为瞬间空化 (transient cavitation) 或惯性空化 (inertial cavitation)。

MBs 在发生"空化效应"的过程中引发一系列的生物学效应，可提高核酸递送效能。当 MBs 位于毛细血管内并发生空化，能使小管径的微血管破裂，产生"外溢孔"(extravasation points)，增加血管的通透性。当超声使 MBs 在细胞周围发生"空化效应"时，伴随的冲击波、喷射流使细胞膜发生短暂的可逆性穿孔，即产生"声孔效应"，提高细胞膜的通透性。核酸片段通过"声孔"进入细胞后"声孔"闭合，不影响细胞活性。这些增加血管和细胞的通透性的机制，一方面有利于使携带核酸的 MBs 在靶部位聚集；另一方面有利于 MBs 在靶点局部释放核酸，显著提局部的核酸浓度，介导高效的 RNAi。

（二）用于 UTMD 介导 RNAi 的核酸载体

MBs 作为传统的超声造影剂，是 UTMD 技术最常用的药物和核酸载体。由于用于 RNAi 的主体均为 RNA 或 DNA 核酸大分子，具有水溶性和带负电荷的特点，使 MBs 负载核酸的方法具有多样性。一下列举几类常见的以 MBs 为基础的核酸载体（图 7-6-2）。

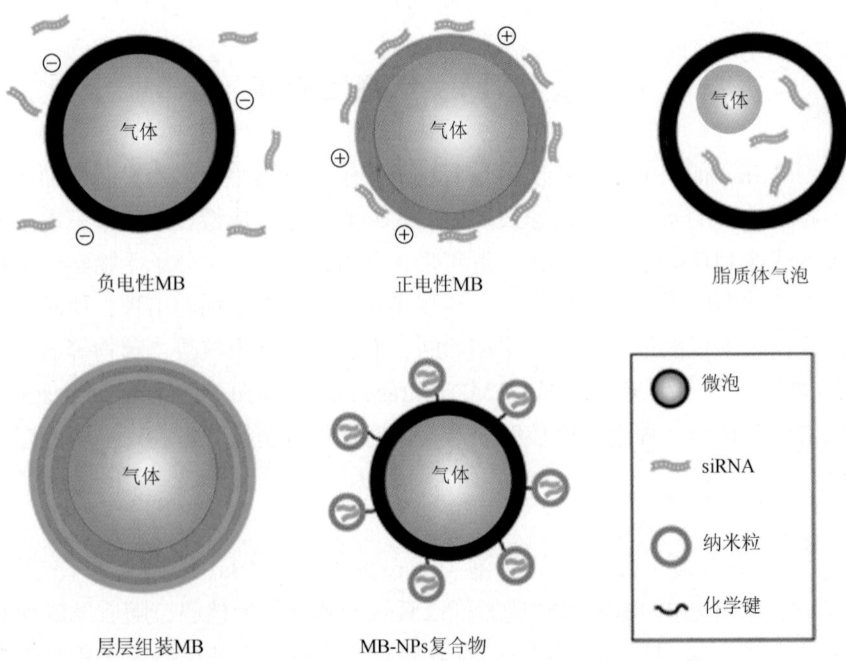

图 7-6-2　适用于 UTMD 介导 RNAi 实验的核酸载体

1. 负电性MBs（或电中性MBs）　通过常规的负电性或电中性MBs与核酸直接混合，通过UTMD技术使MBs在细胞发生“声孔效应”，提高核酸的入胞效能。该类型MBs操作简便，MBs和核酸均不需经过任何加工处理，可将商品化的MBs超声造影剂（如声诺维®）直接用于研究。然而，简单混合的方式并不能使MBs与核酸产生任何物理或化学反应，两者之间并不存在负载关系。核酸在实验过程中未受任何保护，容易被核酸酶降解（特别是siRNA和miRNA）。因此，负电性或电中性MBs严格意义上并不能称为核酸载体。虽然在体外UTMD介导RNAi实验能观察到一定的基因沉默效果，但其应用潜能相对较低。

2. 正电性MBs　正电性MBs是目前研究最广的用于UTMD的核酸载体。利用阳离子磷脂（如DOTAP、DSTAP等）或阳离子聚合物（如聚乙烯亚胺、聚赖氨酸等）材料作为MBs膜，直接制备正电性MBs。在水溶液中通过电荷作用力将核酸片段吸附于正电性MBs表面。正电性MBs是首个真正意义上的MBs核酸载体，UTMD介导的核酸转染效能明显高于负电性MBs或电中性MBs。Wang等用含DSTAP的磷脂制备正电性MBs，与电中性的MBs比较其基因转染效能提高20倍。正电性MBs负载核酸片段的原理与阳离子脂质体相同，因此同样面临阳离子脂质体的局限。例如，MBs表面携带的正电荷对细胞会造成一定毒性、血液循环中核酸片段容易被带负电的蛋白置换脱离MBs、在血液循环中容易被网状内皮系统捕获清除等。此外，正电荷MBs的有效核酸负载部位在表面，其核酸片段的负载效能和核酸保护效能均受到一定的局限。虽然大部分研究制备的MBs会用水溶性PEG（polyethylene glycol，聚乙二醇）作表面修饰，相当于在核酸片段上覆盖具有一定保护作用的水凝胶层，但并不能完全隔绝核酸酶对核酸片段的降解。

3. 层层组装MBs　层层组装（layer-by-layer）法是纳米技术中纳米粒子（nanoparticles，NPs）负载核酸的一种有效方法。制备阳离子NPs，通过电荷作用力吸附过量的核酸片段，使NPs表面电位翻转为负电；再利用阳离子聚合物（如聚赖氨酸）等进行表面修饰，使已负载核酸的NPs的表面再次带正电荷，继续负载核酸。层层组装MBs正是应用了纳米技术的上述方法，显著提高阳离子MBs的核酸负载效能。显然，MBs被修饰的层数越多，负载核酸的量越多，理论上其转染效能也越高。然而，MBs的稳定性远不如NPs，每一层修饰都要经过离心去除过量的材料，此过程中MBs容易破坏受损，导致最终MBs的产量低。因此，层层组装法虽然能提高单个MBs的核酸负载量，但高负载量与低产量的矛盾始终难以克服。

4. 气泡脂质体　气泡脂质体（bubble-liposomes，BLs）是日本帝京大学的Kazuo Maruyama及其团队近年来研发的一种新型的多功能超声造影剂。BLs以双层磷脂结构的脂质体为基础，通过高压和超声分散技术将全氟丙烷气体压入脂质体内，在脂质体的水腔中形成单层磷脂包裹的微小气泡。BLs的特殊结构使其具备不同于MBs或NPs的特征：① BLs比MBs更小（粒径可达200～400nm），在体内循环时更具穿透力，能通过肿瘤增宽的血管内皮间隙到达并聚集于肿瘤部位；② BLs中含气，具有超声成像能力；③ BLs对超声辐照敏感，在声场中能发生空化，促进和核酸的释放和定位。作为核酸载体，BLs能通过与MBs相同的方式负载或递送核酸：负电性BLs或电中性BLs与核酸直接混合；正电性BLs以电荷作用力吸附核酸片段。此外，由于中央水腔的存在，BLs甚至有将核酸包裹在其核心的潜能。BLs负载核酸片段的能力和潜能已经受到广泛的认可，但其制备工艺复杂，对实验条件控制的要求高，其推广和发展受到一定局限。

5. 微泡 - 纳米粒子复合物 为解决MBs核酸负载能力有限的难题，研究人员将目光转移到效能更高的NPs上，继而出现了以MBs通过不同方式链接NPs的微泡 - 纳米粒子复合物（microbubble-nanoparticle complexes，MNCs）。MNCs以MBs为基础，通过化学键、电荷作用力等方式将负载核酸的NPs连接在表面形成复合物。因此，MNCs同时具备良好的超声成像能力和高效的核酸负载能力。与其他载体相比，MNCs具有明显的优势。第一，核酸负载量高。NPs的结构致密，没有气体占据的核心，而且形成纳米粒子的材料多样，载药效能远高于MBs。第二，能有效保护核酸。MNCs以NPs包裹的形式负载核酸，将核酸以磷脂膜或聚合物材料与周围环境隔绝起来，能明显减低核酸酶对核酸的降解。第三，可能实现药物的"二次递送"。由于连接在MBs表面的NPs本身不具备超声响应性，因此当MNCs被超声辐照时，只有MBs发生"空化效应"。在此过程中NPs从MBs上解离，形成小粒径的结构，可能实现在肿瘤部位的进一步药物递送。然而，MNCs的制作工艺比上述几个载体更加复杂，步骤更加烦琐，目前的研究报道相对较少。

（三）UTMD递送核酸的优势

与传统的细胞转染方法比较，UTMD作为一种新型的核酸转染技术，具有明显的优势。

1. 高效性 用MBs作为核酸载体，在超声辐照下通过在细胞膜上开放"声孔"，将所负载的核酸片段直接递送到细胞内。有研究报道指出UTMD技术向细胞递送siRNA的效能高达97.9%，靶基因的沉默效能达70%以上，甚至可达到病毒载体的转染效能。

2. 安全性 MBs作为UTMD介导RNAi的核酸载体，主要成分为磷脂、可降解聚合物等材料，本身无免疫原性和潜在致病风险，其安全性已在广泛的临床应用中得到认可。

3. 靶向性 在体实验研究时可利用二维超声作为实时图像引导工具，在目标部位用高能量超声局部释放核酸片段。此外，利用聚焦超声更可实现组织的三维定位，能进一步提高核酸递送的靶向性。

4. 广泛性 UTMD技术在核酸递送方面与电脉冲介导法（电穿孔法）的原理相似，应用均不受细胞类型的限制，几乎能用于所有医学和生物学的细胞实验研究。然而，UTMD技术能用于活体的实验研究，应用范围比电穿孔法更加广泛。

5. 灵活性 但UTMD的可调节参数更多（如声压、频率、占空比、辐照时间、MBs大小、浓度等），根据不同实际情况设置相应的参数组合，使UTMD介导的RNAi比其他转染方法更加灵活可控。

三、UTMD介导RNAi技术在肿瘤治疗领域的应用

恶性肿瘤是严重威胁人类健康的疾病，尽管随着医疗技术的进步肿瘤的早期诊断和早期治疗有了较大的发展，但目前的医疗技术手段依然难以攻克该健康难题。如何利用新技术突破传统肿瘤治疗面临的困境，是目前肿瘤诊疗领域急需解决的难题。肿瘤的组织结构与正常组织存在显著差异，有利于UTMD技术的应用。第一，大部分较早期的恶

性肿瘤均为局灶性病变。用超声可对肿瘤进行精确定位，实现肿瘤局部 UTMD 介导的 RNAi 治疗。第二，肿瘤的血管发育不良。恶性肿瘤的发育速度高于其血管生成的速度，因此肿瘤的血管出现扭曲、畸形和内皮发育不良。与正常组织紧密的血管内皮间隙（仅数纳米）不同，肿瘤的血管内皮间隙明显增宽（可达数百纳米，甚至数微米）。该结构允许小粒径的 MBs（如纳米泡等）通过，有利于其携带的核酸片段在肿瘤部位聚集。第三，肿瘤淋巴系统发育不良，淋巴回流障碍。该解剖结构特点使肿瘤难以主动清除进入肿瘤组织的载体或核酸片段，肿瘤局部核酸浓度能得到有效聚积。第四，肿瘤基因表达异常。通常情况下，恶性肿瘤的基因表达与正常组织有明显的区别，如抗凋亡基因、促血管生成基因、耐药基因等正常组织低表达的基因在恶性肿瘤中均有不同程度的过表达。这种基因表达谱的变化有利于用 RNAi 技术进行治疗。因此，恶性肿瘤的治疗是目前最受关注的 UTMD 介导 RNAi 应用领域。

肿瘤的发生发展是一个多因素、多步骤、多阶段的复杂过程，但从生物学角度来看，主要表现为两大方面，即肿瘤细胞的凋亡障碍和增殖失控。一般认为，个体中存在原癌基因（proto-oncogene）和抑癌基因（anti-oncogene）两类细胞调节基因，在生理条件下受机体的严格调控，分别以正负信号调节细胞的增殖和分化。原癌基因是指控制细胞生长的基因，在肿瘤发生的过程中，这些基因不受体内各种调节因素的影响，持续表达或过高表达，其产物使细胞持续增殖和恶性转化。抑癌基因是指抑制细胞生长的基因，具有潜在抑癌作用，而当其失活后，可能使癌基因过度发挥作用而导致肿瘤的发生和发展。针对一种或多种肿瘤异常表达的癌基因及下调抗癌基因的相关基因，设计相关的 RNAi 肿瘤治疗方案，是目前肿瘤基因治疗研究的热点。这些利用 RNAi 治疗恶性肿瘤的研究成为高效介导 RNAi 的 UTMD 技术在肿瘤治疗领域中应用的重要理论依据。

（一）诱导肿瘤细胞凋亡

细胞凋亡（apoptosis）是一种特殊的细胞死亡方式，指在体内外因素诱导下，由基因严格调控而发生的自主性细胞有序死亡，故又称程序性细胞死亡（programmed cell death，PCD）。多细胞生物为维持自身的完整性和机体内环境的稳定性，拥有调控自身细胞增殖和细胞凋亡的能力。在一般条件下，细胞增殖和凋亡处于平衡状态，机体生理活动的内环境保持相对稳定。然而，在生理条件下若细胞增殖与细胞凋亡的平衡状态被打破，机体即会发生各种疾病。如细胞凋亡速度高于细胞增殖速度，即引发生理功能降低的疾病（如阿尔茨海默病）；如细胞凋亡速度低于细胞增殖速度，机体局部细胞处于永生化状态，即可引起肿瘤的发生。

通过减低细胞增殖速度或提高细胞凋亡速度的基因干预方法均可用于肿瘤治疗。如通过上调 p53、Rb（retinoblastoma，视网膜母细胞瘤）、p16 等抑癌基因，能有效介导肿瘤细胞发生凋亡从而治疗肿瘤。然而，抑癌基因表达缺失仅见于部分肿瘤类型，或抑癌基因缺失在抑制肿瘤凋亡过程中作用不明显，上调相关基因的疗效对这些肿瘤并不敏感。因此，以 RNAi 技术下调抗肿瘤凋亡基因的疗法是肿瘤基因治疗的另一个重要思路，目前已成为研究热点。下面介绍以 UTMD 介导 RNAi 在诱导肿瘤凋亡方面的应用进展。

Survivin 是一种经典的抗肿瘤凋亡基因，在许多恶性肿瘤细胞中呈高表达甚至过表达。

Survivin 基因表达的蛋白一方面通过抑制凋亡终末效应酶 caspase-3、caspase-7 的活性来中断凋亡发展进程；另一方面与周期蛋白激酶 CDK4、CDK2 相互作用阻断凋亡信号转导通路，是恶性肿瘤获得永生化的重要原因。因此，Survivin 基因是 UTMD 介导肿瘤 RNAi 治疗中研究最多的抗肿瘤凋亡基因。

在体外实验方面，研究人员利用 MBs 与核酸直接混合，或先将核酸用阳离子聚合物修饰成胶束后以 MNCs 的形式，利用 UTMD 技术将针对 Survivin 的 shRNA 质粒直接递送到肿瘤细胞内，使肿瘤细胞自身高表达 Survivin 的 shRNA。该 shRNA 在细胞质内被 Dicer 酶加工剪切为针对 Survivin 基因的 siRNA，继而降解相应的 mRNA 后导致 Survivin 基因沉默。在体外实验中可观察到 Survivin 表达受抑制的肿瘤细胞随即启动自身的凋亡程序，从而实现 UTMD 介导的 RNAi 治疗。

UTMD 介导在体的 RNAi 治疗远比离体细胞实验困难，相关的文献报道也较少。其困难主要体现在两个方面：第一，在体实验受各种体内、体外因素的影响，环境复杂多样。在体血液循环的环境中存在大量 RNA 酶、带负电荷的蛋白等生物大分子，对核酸及载核酸 MBs 结构的稳定性都是巨大的挑战，使直接混合和阳离子 MBs 结构的 MBs 在体内难以发挥作用。第二，将核酸递送到肿瘤细胞，必须先突破血管的局限。常规 MBs、正电荷 MBs 都是血池显像剂，被局限在血液循环中，无法与肿瘤细胞接触，导致核酸转染效能低。

目前成功用于 UTMD 介导在体的 RNAi 治疗肿瘤的载体多为 MNCs。研究人员用大分子阳离子的聚乙烯亚胺（polyethyleneimine，PEI）包裹 shRNA 质粒形成阳离子胶束，再与 MBs 混合形成针对 Survivin 基因的 MNCs。经尾静脉注射后，在动物模型的肿瘤局部进行超声辐照，释放 shRNA 质粒。由于 PEI 胶束本身有较高的正电性，离体转染效果较好，再加上 UTMD 的局部定位释放作用，使 shRNA 质粒的转染效能更高，从而获得良好的 Survivin 基因沉默效果和诱导肿瘤凋亡效果。

PEI 胶束的正电性较高，细胞毒性明显，其临床转化应用受到较大的限制。基于此，笔者研发了一种更安全、有效的 MNCs：利用两嵌段阳离子聚合物 PEG-b-PLLys（聚乙二醇 -b- 聚赖氨酸）包裹 siRNA 形成阳离子胶束。该胶束表面的 PEG 层能部分屏蔽胶束的正电荷，提高生物安全性。用小粒径的纳米泡（nanobubbles，NBs）替代传统的 MBs，形成粒径处于纳米级别的 MNCs。经静脉注射后，该 MNCs 通过增宽的血管内皮间隙在肿瘤部位被动聚集和滞留，有效提高粒子浓度。再利用 UTMD 技术在肿瘤局部定位释放 PEG-b-PLLys 胶束和 siRNA。以该 MNCs 通过 UTMD 技术介导抗肿瘤凋亡基因去乙酰化酶 2（sirtuin 2，SIRT2）的沉默，对胶质瘤有良好的在体治疗效果。

有研究报道用靶向分子修饰的 MBs 能进一步提高 UTMD 介导 RNAi 治疗肿瘤的靶向性。该研究用 LHRHa（luteinizing hormone releasing hormone analogue，黄体生成素释放激素类似物）修饰的 MBs（LHRHa-MBs）实现卵巢癌细胞（高表达 LHRH 受体）的主动靶向黏附，通过 UTMD 技术直接向肿瘤细胞递送 Survivin shRNA 质粒。该研究结果提示 UTMD 介导靶向 MBs 的 Survivin 基因沉默效能比非靶向 MBs 高 2 倍以上。

除前文提到的 Survivin、SIRT2 基因外，针对经典的抗肿瘤凋亡基因进行肿瘤治疗的研究也不乏报道，如UTMD技术介导RNAi沉默HSP（heat shock protein，热休克蛋白）家族、

Bcl-2(B-cell lymphoma，B细胞淋巴瘤）蛋白家族等，也能在不同程度上获得肿瘤治疗效果。从理论上讲，UTMD介导的RNAi本身对基因无选择性，其肿瘤治疗效果取决于核酸序列的特异性和有效性。RNAi的特异性取决于拟沉默的目标基因选择：第一，目标基因在相应肿瘤的抗凋亡进程中起关键作用。第二，目标基因在相应肿瘤组织中高表达甚至过表达，而其他正常组织表达量低。RNAi的有效性取决于相应siRNA的设计和必要的化学修饰。

（二）抑制肿瘤细胞增殖

原癌基因（癌基因）异常高表达，导致细胞不受控的过度增殖是肿瘤形成的另一个重要因素。原癌基因是一大类调控细胞增殖的基因集合，一般起增强细胞增殖分化的作用，其分类复杂，包括src、ras、myc、myb、sis、fos、erb-A等多个基因家族。在基因表达产物的作用方面又可以分为细胞生长因子类、受体类、细胞内信号转换器类、细胞核因子类等。癌基因产物分布广泛，其作用特点可分布在核膜、细胞质、细胞膜，也可分泌至胞外。癌基因产物生成后，往往需要经过进一步的修饰和加工方能获得促进细胞增殖的活性。因此，沉默用于修饰癌基因产物的相关基因也是用RNAi技术治疗肿瘤的一个重要方向。

rac1是rac基因家族中的一个亚族，作为细胞内的重要信号转导分子，是参与调节细胞骨架结构的重要分子。Nie等通过设计针对rac1的siRNA，与临床超声造影剂声诺维直接混合，在超声辐照下通过“声孔效应”将rac1 siRNA递送到高表达rac1的结肠癌LoVo细胞系中，下调rac1基因的表达。基因沉默后的LoVo细胞骨架和板状伪足形成障碍，继而出现细胞迁移能力的下降和增殖减慢，大部分细胞被抑制在G_0/G_1期，有丝分裂速度减低。另外，实验结果还观察到rac1基因沉默导致LoVo自身发生凋亡。又如，NET-1(neuroepithelial transforming protein 1，神经上皮细胞转化蛋白1）基因属于四聚体超家族的成员之一，表达产物位于细胞膜上，与肿瘤细胞的增殖、转化密切相关。研究者同样用NET-1 siRNA与声诺维直接混合的方式对人肝癌HepG2细胞进行基因干扰，结果提示UTMD介导的NET-1基因沉默将大部分肿瘤细胞限制于G_0/G_1期，分裂减缓，从而抑制肿瘤细胞的增殖。

在动物活体研究方面，UTMD介导的RNAi同样能通过沉默相关基因来抑制肿瘤细胞的增殖。EGFR(epidermal growth factor receptor，表皮生长因子受体）作为原癌基因Her-1的表达产物，主要分布于细胞膜表面，是一种重要的跨膜蛋白。其配体包括EGF(epidermal growth factor，表皮生长因子）、TGFA(transforming growth factor A，转化生长因子A）在内的多种细胞生长因子，通过下游的ras/raf/MAPK和PI_3K/PKC/IKK两条主要的信号通路将刺激信号传递到细胞核。EGFR在众多实体肿瘤（如肺癌、结直肠癌、头颈部恶性肿瘤等）中呈高表达，与肿瘤细胞的凋亡抑制与增殖、血管生成、肿瘤侵袭与转移密切相关。Garson等于2012年报道了用UTMD技术分别通过体外细胞实验和动物在体实验下调鳞状上皮癌细胞EGFR基因表达的研究。结果提示基因沉默后的肿瘤细胞增殖缓慢，肿瘤生长速度减缓。

此外，Park等利用UTMD技术沉默乳腺癌ANT2(adenine nucleotide translocase 2，腺

苷酸转移酶 2）基因、Wang 等以 UTMD 沉默前列腺癌的雄激素受体基因，同样具有良好的在体肿瘤治疗效果。

（三）抑制肿瘤血管生成

肿瘤血管生成（angiogenesis）是恶性肿瘤表现出快速生长和远处转移等生物学行为的基础。大部分实体肿瘤在早期可处于无血管生成的休眠（dormant）状态，肿瘤细胞依靠简单被动扩散的方式获取营养，生长发展缓慢。当肿瘤受到一定刺激后，周围正常血管以出芽方式生成新的血管分布进入肿瘤组织内，肿瘤随即进入快速生长阶段。当肿瘤生长速度超过肿瘤血管生成的速度后，肿瘤中心部位的血供不足出现坏死，周边肿瘤组织血管生成旺盛，肿瘤继续生长。因此，血管生成在肿瘤发生发展的过程中起关键作用，针对肿瘤血管生成过程的治疗方法是遏制肿瘤发展的有效策略。

肿瘤血管生成是一个连续的生物行为过程，主要包括肿瘤组织各成分细胞分泌血管生成因子、内皮细胞接受血管生成因子的信号发生形态学改变和增殖、细胞外基质的降解和血管分化成型。因此，针对肿瘤血管生成的治疗策略大致也可分为抑制血管生成因子的合成或释放、阻断内皮细胞的血管生成受体、阻断细胞外基质的降解等。RNAi 技术为基础的抑制肿瘤血管生成治疗在上述各领域中均见报道。UTMD 介导 RNAi 是一项新兴的基因治疗技术，目前研究尚少，但已取得令人鼓舞的研究成果。

血管内皮生长因子（vascular endothelial growth factor，VEGF）及其家族是血管新生的重要正调节因子，其相应的受体为 VEGFR（vascular endothelial growth factor receptor，血管内皮生长因子受体），在生理条件下与一系列的信号调控因子共同完成生物个体血管的生长和发育。在病理如缺血性病变的条件下，组织的 VEGF 表达上调，促进新生血管形成并改善缺血组织的血供。肿瘤的发生发展需要大量血管生成，肿瘤细胞分泌大量 VEGF，促进内皮细胞增殖、迁移、诱导血管形成、并提高血管通透性。研究人员用双亲性的聚乙二醇 - 聚乳酸 - 聚赖氨酸三嵌段聚合物包裹 VEGF siRNA 形成纳米粒子，并与高表达 VEGF 的人前列腺癌 PC-3 细胞共孵育，随后加入声诺维并进行超声辐照，以 UTMD 技术促进针对 VEGF 的 siRNA 向细胞内递送。结果提示 UTMD 能有效介导针对肿瘤细胞 VEGF 基因的 RNAi，另外，该研究还显示沉默 VEGF 基因后，前列腺癌细胞自身发生凋亡，具有一定的肿瘤治疗作用。相似地，也有文献报道利用 UTMD 技术将 VEGFR 的 siRNA 递送到肿瘤组织的血管内皮中，下调该受体的表达，阻断来自肿瘤组织 VEGF 刺激血管生成的信号，从而抑制肿瘤血管生成。

美国 Kim 的研究团队研发了一种新型的精氨酸支链可降解化合物，包裹 VEGF siRNA 形成阳离子胶束后，与表面带负电荷的白蛋白 MBs 孵育，通过电荷作用力将 siRNA 胶束吸附在 MBs 表面，形成复合物。通过体外实验，课题组比较了复合物、MBs + siRNA、siRNA 胶束在超声辐照下的对卵巢癌细胞 VEGF 基因的沉默效果，提示复合物的基因沉默效能明显高于 MBs + siRNA 或 siRNA 胶束。另外，该研究还将 UTMD 技术与传统阳离子聚合物聚乙烯亚胺（PEI）的基因沉默效能进行比较，明确指出 UTMD 技术在基因沉默方面的效能高于阳性对照的 PEI。另外，该课题组将上述新型的复合物载体用于动物在体实验。通过在裸鼠皮下卵巢癌模型局部注射该复合物并进行超声辐照后，

VEGF 基因被沉默后的肿瘤生长速度明显减缓。通过大体标本观察发现肿瘤血管密度也有所降低。由于该课题组应用的是新型的可降解聚合物材料，在体应用的过程中并未出现毒副作用，生物安全性良好。

UTMD 介导 RNAi 在抗肿瘤血管生成领域的研究才刚刚起步，依然有许多问题有待解决。①实验方式：以离体实验为主。肿瘤血管生成的环境复杂，在体外无法完全模拟血管发生的过程。②给药方式：局部注射多见。静脉给药是 UTMD 向临床转化的重要前提，如何改进 RNAi 的核酸使其适用于静脉注射给药，依然需要更深入研究。③治疗靶点：抗血管生成因子为主。抗肿瘤血管生成的 RNAi 治疗还能从其他方面入手，阻断血管生成因子受体、抑制细胞外基质的降解、阻断细胞内信号传导通路等。

（四）逆转肿瘤的耐药性

肿瘤耐药性（drug resistance）是导致目前临床化疗失败的重要原因。肿瘤细胞对化疗药物的耐药性根据其耐药谱可分为原药耐药性（primary drug resistance，PDR）和多药耐药性（multidrug resistance，MDR）。PDR 是指肿瘤细胞只对化疗的原药产生耐药性，对其他类型的药物不产生交叉耐药。MDR 是指肿瘤细胞在某种药物的诱导下，除对化疗的原药产生耐药性外，还产生多种不同类型药物的交叉耐药。目前引起肿瘤产生耐药性的蛋白大致可分为 6 类：P- 糖蛋白（permeability glycoprotein，P-gp）、多药耐药性相关蛋白（multidrug resistance related protein，MRP）、肺耐药相关蛋白（lung resistance related protein，LRP）、乳腺癌耐药蛋白（breast cancer resistance protein，BCRP）、拓扑异构酶Ⅱ（topoisomerase Ⅱ，Top Ⅱ）及肿瘤对化疗药物产生凋亡耐受的相关蛋白。

肿瘤产生耐药性往往是多基因、多通路相互作用的共同结果。目前对编码 P-gp 的 MDR1 基因研究较多。P-gp 是一种腺苷三磷酸（adenosine triphosphate，ATP）依赖性的分子外排泵（efflux pump），主要分布于细胞膜上。当化疗药物随浓度梯度进入肿瘤细胞，P-gp 随即与药物分子结合并连接 ATP 位点。ATP 水解释放能量的过程中将药物泵出胞外，降低细胞内的药物浓度，导致耐药。P-gp 在不同类型的肿瘤细胞中的表达量有较大的差异。如在卵巢癌细胞中 MDR1 基因的表达量几乎达 100%，多表现为原发性 MDR，对化疗不敏感。又如宫颈癌等肿瘤组织中 MDR1 的表达量呈中度表达，这类肿瘤在化疗初期敏感性高，但复发肿瘤或经过数个疗程后的肿瘤 MDR1 基因表达上升，继而出现 PDR 和 MDR。在肿瘤化疗的同时，针对 MDR1 基因进行 RNAi 治疗，恢复肿瘤细胞对药物的敏感性是目前肿瘤协同治疗的新型策略。此外，还有相当一部分肿瘤 MDR1 基因呈低表达或无表达。这类肿瘤同样表现为化疗起始阶段对药物敏感，但随后敏感性降低，抗肿瘤凋亡相关基因表达上调，同样表现出耐药性。

UTMD 作为一种新型药物及核酸的靶向递送技术，能通过不同途径逆转肿瘤的耐药性。例如，有文献报道制备 P-gp 抗体修饰的靶向载药 MBs，在体外进行逆转肿瘤细胞耐药性的研究。该研究结果提示靶向的载药 MBs 能主动识别并黏附高表达 P-gp 的肿瘤干细胞，超声辐照后向细胞直接递送药物。P-gp 靶向的载药 MBs 与细胞表面的 P-gp 分子特异性结合，一方面能提高 UTMD 作用后向肿瘤细胞递送药物的效能；另一方面可阻断 P-gp 分子的药物外排作用。也有研究报道制备 MB- 载药脂质体复合物，通过 UTMD 作用后向耐药的肿瘤细胞快速释放抗癌药物，从而对抗 P-gp 分子的药物外排作用。上述研究利用 UTMD 技术从生物学和物理学角度逆转肿瘤的耐药性，取得了一定的效果。现介绍 UTMD 介导 RNAi 新技术在逆转肿瘤耐药性中的应用进展。

近年来，有研究报道以阳离子聚合物包裹 MDR1 siRNA 的纳米粒子，在 MBs 和超声辐照的作用下将 siRNA 同时递送到人乳腺癌药物敏感株（MCF-7/S）和耐药株（MCF-7/ADR）细胞中。通过分子生物学技术从基因和蛋白层面均证实 UTMD 技术能介导 MCF-7/ADR 细胞的 MDR1 基因沉默。另一个课题组以阳离子聚赖氨酸修饰 MBs 后负载 MDR1 shRNA 质粒，通过 UTMD 技术沉默卵黄囊癌细胞的 MDR1 基因。阿霉素聚集实验结果提示 MDR1 编码的 P-gp 蛋白被沉默后的癌细胞中的阿霉素含量远高于 P-gp 高表达组。随后该课题组进行相关的动物在体实验，结果显示经 UTMD 介导 RNAi 下调睾丸卵黄囊癌的 P-gp 蛋白后，肿瘤的耐药性被逆转，药物化疗效果明显得到提高。

笔者课题组针对 MDR1 基因低表达的肝癌，设计了一种能同时负责抗癌药物和 siRNA 的“双载体”NBs 超声造影剂，以 UTMD 技术介导药物与基因干扰的协同肿瘤治疗。该课题组利用阳离子两嵌段的聚乙二醇 - 聚赖氨酸高分子聚合物在水溶液中与 siRNA 自组装为正电荷纳米胶束；以负电荷磷脂包裹化疗药物 PTX（paclitaxel，紫杉醇）形成载药 NBs；最后通过正负电荷作用力将两者组装成“双载体”NBs。肝癌细胞在接受 PTX 治疗的过程中，抗肿瘤凋亡的 Bcl-2（B-cell lymphoma 2）基因表达明显上调。该基因主要存在于细胞的线粒体膜上，在肿瘤细胞发生凋亡的过程中起稳定溶酶体膜的作用，抑制细胞色素等细胞凋亡信号的释放。课题组利用“双载体”NBs 在细胞实验和动物实验层面上均证实，UTMD 技术介导肿瘤细胞的 Bcl-2 基因沉默后，能有效提高其对 PTX 的敏感性，获得良好的协同治疗效果。

由于肿瘤产生耐药的过程复杂，不同肿瘤组织的耐药机制不同，并不局限于上述报道的治疗途径。因此，UTMD 介导 RNAi 技术以其广泛的有效性和对基因的非选择性，在逆转肿瘤耐药、促进肿瘤治疗方面将有广阔的应用前景。

四、UTMD 介导 RNAi 技术在非肿瘤治疗领域的应用

大量动物实验已经证实，UTMD 技术几乎能将核酸片段递送到体内的所有组织和器官，包括心血管系统、肝脏、肾脏、胰腺、胃肠道等。近年来通过对 UTMD 技术的改进，人们甚至能开放动物的血脑屏障（blood brain barrier，BBB），将药物、核酸片段定位递送到中枢神经系统内。由于机体不同病变存在组织结构和治疗靶点的差异，UTMD 介导的 RNAi 技术在不同疾病领域的研究进展有所不同。下文着重介绍 UTMD 介导 RNAi 在研究较多的非肿瘤病变中的应用进展。

（一）UTMD 介导 RNAi 技术在治疗心血管系统疾病中的应用

心脑血管疾病是严重威胁人类健康的疾病，在所有导致人类死亡的病因中占据首位。其中，我国每年约有 350 万人死于心血管疾病。因此，心血管疾病的防治是人类健康事业所面临的一大难题。超声以其简单、便捷、价格低廉和无创性成为心血管疾病诊断的

重要手段，在临床工作中已有广泛的应用。近年来随着 UTMD 技术的快速发展，使超声在心血管疾病领域发挥治疗作用成为可能。

心血管系统具有独特的解剖结构特征，是目前 UTMD 介导靶向药物、核酸递送应用研究最广的领域。第一，心血管系统疾病的治疗靶点位于血液循环内，作为“血池显像剂”的 MBs 超声造影剂无需穿透紧密的血管内皮即可与病变部位直接接触并进行药物或核酸的释放。第二，心血管系统为管道结构，有利于血管内的介入操作，以实现超选择性的 MBs 释放和超声辐照。第三，心血管病变相对局灶（如心肌梗死、动脉硬化斑等），有利于 UTMD 靶向定位释放药物和核酸的应用。基于上述特征，UTMD 介导心血管疾病治疗的研究领先于在其他系统的疾病研究。

1. 心肌梗死（myocardial infarction，MI）　即心肌缺血性坏死，是在冠状动脉病变的基础上，发生冠状动脉血供急剧减少或中断，使相应的心肌严重缺血导致的心肌坏死。该病的发病率高，并随着人们生活习惯的改变有逐年上升的趋势，是导致人类死亡的主要心血管病变之一。心肌梗死的治疗原则是尽快恢复心肌的血流灌注，以挽救濒死的心肌。因此，介入治疗（percutaneous coronary intervention，PCI）、溶栓治疗和主动脉 - 冠状动脉旁路移植术是急性心肌梗死的主要治疗手段。此外，有研究指出在恢复血流灌注治疗的同时，增强缺血心肌的缺氧耐受能力，是尽可能挽救缺血心肌、提高预后的可行手段。

有研究报道利用阳离子聚乙烯亚胺（PEI）包裹针对脯氨酸羟化酶 2（prolyl hydroxylase domain-containing protein 2，PHD2）的 shRNA 质粒，通过 UTMD 技术向体外培养的心肌细胞进行基因干扰。结果提示用 UTMD 技术沉默心肌细胞的 PHD2 基因后，能保护细胞中缺氧诱导因子（hypoxia-induced factor-1α，HIF-1α）免受降解，继而分泌大量抗缺氧和促进血管生成的细胞因子，提高细胞对缺氧的耐受能力。另一个研究团队利用阳离子 MBs 负载 miR-21，在猪的心肌缺血模型中以介入血管超选技术将载核酸 MBs 递送到心肌缺血部位，同时进行局部超声辐照实现缺血心肌的 miR-21 转染。缺血心肌高表达 miR-21 后，能下调程序性细胞凋亡因子 4（programmed cell death 4，PDCD），继而阻断 PDCD4/NF-κB/TNF-α 信号通路，减少心肌细胞凋亡。经过 UTMD 介导 RNAi 治疗后，实验动物的心功能恢复明显，较对照组提高 10% 以上。

2. 心肌重塑（remodeling）　心肌梗死后的积极治疗使缺血心肌局部的供血和供氧得到一定的恢复。但在缺血 - 再灌注损伤和不同细胞因子的多重刺激作用下，缺血心肌逐渐肥大、增厚，但其细胞数量无明显增多。表现为梗死部位的节段性心肌变薄和非梗死区节段性心肌肥厚，即心肌重塑，是导致心肌梗死后出现心室壁瘤、心脏破裂穿孔和心功能不全的重要原因。

文献指出在 50% 心功能不全患者的病变心肌中发现内源性的 miR-133 表达量明显降低，提示 miR-133 可能是一个潜在抵抗心肌重塑的重要调节分子。研究人员利用阳离子 MBs 负载 miR-133 的模拟物，通过 UTMD 在体外对心肌细胞进行基因干预。高表达 miR-133 的心肌细胞对体外心肌肥大诱导处理不敏感，5 天后 RNAi 处理的心肌细胞面积与正常细胞相当，并未发生心肌肥大。相似地，另一个课题组通过静脉注射丙二酰辅酶 A 脱羧酶（malonyl-CoA decarboxylase，MCD）相关的 miRNA 和 MBs，在心肌梗死动物模型的心区局部进行超声辐照转染 miRNA。治疗后 16 周，心肌梗死动物的心功能比对照组恢复明显，在显微镜下观察证实心功能的恢复是心肌肥大和心肌断裂减少的结果。

3. 血管重构 血管损伤后新生内膜形成（neointimal formation）导致的血管重构和内膜增厚，是引起冠状动脉硬化性心脏病介入治疗后再狭窄的主要原因之一。新生内膜形成的机制复杂，越来越多的研究表明新生内膜形成与炎症反应密切相关。介入治疗后引起的血管损伤促发炎症因子（如白细胞介素、肿瘤坏死因子等）大量释放，促进炎症细胞在损伤部位的聚集及血管平滑肌细胞、血管内皮细胞的增殖。因此，利用 RNAi 技术阻断血管损伤后炎症反应的进程，是抑制损伤后新生内膜形成、减轻血管重构的重要治疗策略。

日本 Isobe 课题组通过构建缺血动脉内皮损伤的动物模型，在损伤部位的血管标本中检测到大量炎症、增殖相关细胞因子（如 ICAM-1、MOMA-2、PCNA 等）呈高表达。该课题组利用 UTMD 技术将 NF-κB 的反义核苷酸序列或 ICAM-1 siRNA 递送到损伤部位的血管组织中。基因沉默后的血管组织炎症反应明显减低，最终可观察到损伤血管的内膜厚度明显比对照组薄，损伤后的再狭窄程度明显减低。此外，一个美国课题组以细胞增殖为切入点，针对与细胞增殖密切相关的原癌基因 c-myc 设计反义核苷酸序列，并负载于阳离子 MBs 表面。通过 UTMD 技术对损伤的主动脉进行 c-myc 基因干扰治疗。UTMD 处理后 45 天，通过血管内超声和病理检查发现治疗组的动脉狭窄率和内膜厚度比对照组分别下降 33% 和 28%。

（二）UTMD 介导 RNAi 技术在治疗缺血性病变中的应用

缺血性病变是广泛存在的一种疾病，病因多样，几乎可发生在所有组织器官。在多数情况下，缺血后再灌注能修复损伤的组织器官，使其功能得到恢复。但有时由于缺血时间过长、侧支循环建立不及时、组织对氧需求高及再灌注条件不佳，可能导致缺血组织恢复血流后组织损伤反而加重，甚至发生不可逆性损伤。这种特殊的组织缺血性病变称为缺血再灌注损伤（ischemia-reperfusion injury，IRI）。本部分重点介绍 UTMD 介导 RNAi 技术在心血管系统以外的缺血性病变中治疗的应用进展。

肢体缺血是糖尿病血管并发症的重要表现，感染率和致残率较高。由于病变部位血管损伤明显，对常规的治疗不敏感。有研究利用阳离子 - 脂质体（bubble-liposomes，BLs）作为核酸载体，对肢体缺血进行 RNAi 治疗。根据文献报道，miR-126 是与血管生成密切相关的内源性小 RNA，但在缺血部位表达量并未见明确提高。该课题组利用 BLs 负载 miR-126 对肢体缺血部位进行 UTMD 处理。高表达 miR-126 的缺血组织中抗缺氧及血管生成相关的细胞因子（如 HIF-1α、VEGF、Ang-1、bFGF 等）的表达量明显提高。治疗后第 19 天通过超声造影检查发现治疗组缺血部位的血流灌注比对照组明显提高，提示 UTMD 介导 RNAi 可能是一种治疗肢体缺血病变的有效新方法。

随着休克治疗、心肌梗死治疗、心脏外科体外循环、断肢再植和器官移植等多方面技术的进步，使许多组织器官在缺血后能重新得到血液再灌注，因此 IRI 的发生概率也有所提高。从发病机制来说，IRI 是一组局部组织损伤后，炎症反应被激活并发生级联方法，机体修复与炎症损伤的平衡被打破后出现组织进一步损伤的过程。目前对 IRI 治疗的方法主要是相关的对症支持治疗。近年来的研究发现，通过 RNAi 技术沉默炎症反应相关的关键基因，或许是 IRI 对因治疗、减轻组织损伤的途径。最近，日本一个研究团队同样利用 BLs 为核酸载体，负载针对炎症反应的关键信号因子 ICAM-1 制备载 ICMA-1 siRNA 的纳米级超声造影剂。该研究通过体外细胞实验和动物在体实验验证了 UTMD 在沉默肝细胞

ICAM-1 基因的可行性，并成功抑制 ICAM-1 下游相关因子的激活，在 IRI 过程中有效保护肝细胞免受炎症反应的损伤，IRI 后肝功能恢复明显。相似地，后续还可见 UTMD 介导针对热休克蛋白 RNAi 的肝 IRI 治疗和针对 TNF-α 的肾 IRI 治疗。这些动物实验结果足以证明 UTMD 介导 RNAi 在组织 IRI 治疗中的应用价值。

（三）UTMD 介导 RNAi 技术在治疗眼科病变中的应用

眼相对机体其他组织器官来说是非常特殊的器官：其光学配件（如角膜、晶状体、玻璃体）为乏血供组织，感受器视网膜的血管分布也受到严格的控制，一旦上述结构出现异常增生的血管，即对视力造成影响。因此，RNAi 技术在血管增生性病变（如增生性玻璃体视网膜病变等）中有潜在的应用价值。

在 UTMD 技术发展的进程中，有研究报道通过向玻璃体注射质粒 DNA 和 MBs 超声造影剂，在研究局部实施 UTMD 向视网膜转染质粒 DNA，结果提示 UTMD 技术在视网膜基因治疗过程中获得良好的基因转染效果，而且并未发生明确的并发症，生物安全性高。此外，一个类似的研究利用 UTMD 技术通过玻璃体向视网膜神经细胞转染荧光标记的 siRNA 获得相似的可行性和安全性数据，揭示了 UTMD 技术在视网膜基因治疗中的应用潜能。随后，两项体外实验分别将转化生长因子 β（transforming growth factor-β，TGF-β）的 shRNA 质粒和血小板衍化生长因子 BB（platelet-derived growth factor BB，PDGF-BB）的 siRNA 通过 UTMD 技术分别递送到视网膜色素上皮细胞中，相关基因沉默后的视网膜色素上皮细胞增殖受到明显抑制，为增生性玻璃体视网膜病变的 RNAi 治疗提供了可行依据。虽然目前尚未突破 UTMD 介导有功能的核酸片段对视网膜病变进行 RNAi 治疗，但上述结果均提示该技术的潜能，预计在不久的将来将能见到 UTMD 技术介导 RNAi 在眼科疾病治疗领域的突破。

（四）UTMD 介导 RNAi 技术在治疗其他病变中的应用

1. 中枢神经系统病变　中枢神经系统拥有独特的保护机制，致密的血脑屏障（blood brain barrier，BBB）使绝大部分大分子物质被隔绝在外，仅允许少量小分子通过。因此，对中枢神经系统进行药物或者基因治疗都非常困难。近年来聚焦超声（focused ultrasound）介导的 UTMD 在开放血脑屏障领域取得重大的突破。通过设置合适的超声辐照条件（强度、频率、聚焦位置等），在 MBs 的协助下可局灶性、暂时性地打开 BBB，使超声引导下药物和核酸片段的脑内递送成为可能。Burgess 及其研究团队用 UTMD 介导的 RNAi 技术对亨廷顿舞蹈病（Huntington’s disease，HD）进行基因治疗。该研究建立大鼠 HD 模型后，用头颅磁共振成像对大脑纹状体进行精准定位，经颈静脉缓慢注射靶向于亨廷顿蛋白（Huntingtin protein，Htt）的 siRNA 和 MBs，然后利用聚焦超声局部辐照纹状体。经基因沉默后纹状体的 Htt 表达量有所降低，病情有一定的缓解。虽然该研究尚处于初级阶段，但其体现出的潜在价值有望扩展至发病率更高、更有治疗价值的帕金森病、脑卒中等病变。

2. 纤维化病变　纤维化是机体损伤后的组织修复过程，但纤维化进程过度活跃即造成纤维化病变（如肝、肾、大血管等），严重时将影响组织器官的功能，对机体造成危害。肝纤维化是最常见的组织纤维化病变，是由于肝组织长期受到炎症和损伤刺激后产生过多的纤维组织而出现的病理变化。肝纤维化是肝硬化的前期表现，其进一步发展可能威胁生命。肝纤维化是一个复杂、长期的过程，与多种细胞、细胞因子密切相关。临床上对肝纤维化也缺乏有效的治疗方法，只能进行护肝、抗炎等对症治疗。研究报道指出，肝组织在炎症病变的过程中，组织生长因子（tissue growth factor，TGF）、结缔组织生长因子（connective tissue growth factor，CTGF）等在肝纤维化进程中起关键作用，针对 TGF 或 CTGF 的 RNAi 动物实验治疗研究取得了令人满意的结果。最近，有研究报道利用针对 CTGF 的 miRNA 进行 UTMD 介导 RNAi 进行肝纤维化治疗，取得良好的抗纤维化治疗效果。另一个课题组则利用 UTMD 介导 RNAi 转染 miR-29b 预防透析治疗后的腹膜纤维化，同样取得理想的治疗效果。

3. 类风湿关节炎（rheumatoid arthritis，RA）　同样是一种与炎症反应密切相关的常见病。受累关节滑膜内的巨噬细胞分泌大量炎症因子，启动炎症瀑布的级联放大效应，募集相关炎性细胞对关节滑膜甚至关节骨性结构进行破坏。因此，有研究报道利用 MBs 负载 TNF-α siRNA 并在 RA 病变的关节腔内局部注射，经 UTMD 后受累关节的炎症因子表达受到有效抑制，TNF-α 基因表达比对照组降低 55%，影像学评分也降低了 5%。此外，该研究还提出 UTMD 介导的 RNAi 是一种无创治疗方法，不会增加受治疗动物的痛苦，没有全身用药带来的毒副作用。该疗法是一种全身药物治疗的潜在替代疗法。

4. 干细胞改性　干细胞（stem cell）以其多向分化潜能，在临床上多种难治性疾病中获得令人鼓舞的治疗效果，已经成为各种疾病治疗的研究热点。干细胞如何在疾病治疗的过程中靶向聚集于病变部位（干细胞归巢）及如何提高干细胞在恶劣病变微环境中的存活和分化能力，是目前需要解决的难题。对干细胞进行基因改造，使其携带相应的蛋白，有利于其归巢（如 CXCR-4）和分化（如 FGF）。然而，干细胞是一种幼稚的细胞，传统的化学（如阳离子脂质体）方法转染效能低、病毒感染法有潜在的危险性、物理方法（如电穿孔、显微注射）技术难度大且细胞损伤明显，因此急需一种高效、安全的基因转染手段用于干细胞的基因改造。

目前已有一些文献报道通过 UTMD 技术将质粒 DNA 或信使 RNA（message RNA，mRNA）转染到干细胞内对其进行改造。但在 RNAi 方面相关研究依然较少。Otani 等利用聚焦超声和 MBs 为基础的 UTMD 技术介导干细胞的 RNAi，通过大量的实验条件摸索，使 siRNA 的转染效能达 39.1%。通过沉默干细胞的 PTEN 基因后，使干细胞激活 PI3K/PKB/Akt 细胞存活通路，提高干细胞的活性。目前不论是干细胞的研究还是 UTMD 介导 RNAi 技术研究，均有许多问题尚未解决。但对干细胞的改性在体外进行，不需要进行在体的 MBs 注射和超声处理，因此 UTMD 介导 RNAi 技术在干细胞改性领域的应用比其他领域更容易向临床转化。

（尹庭辉　郑荣琴）

第七节　超声靶向微泡破坏技术介导氧气递送

载氧微泡的研究始于 1994 年，Van Liew 首次提出载氧微泡可作为一种有效的、可行的局部氧传递的新方式，并研制了一种表面活性剂为外壳的载氧微泡（粒径 6μm），运用一种基于物理法则的数学模型，模拟了这种微泡被气体 X 缓慢渗透的稳定过程，证实了此种稳定微泡有潜力能有效的运输氧气（O_2），能在高氧分压下释放氧气到组织。但在后来长达 15 年的时期内，由于外壳的材料影响，氧气的弥散度高，氟碳气体的出现，使研究者们出于显像的目的，着眼于氟碳微泡的研制，而导致了载氧微泡研究的停滞。直至 2008 年 Bisazza 成功研制了壳聚糖外壳载氧微泡，再次提出了载氧微泡具备对缺氧组织局部氧传递的能力。此后，载氧微泡的制备推陈出新，出现了更多外壳成分及混合气体核的载氧微泡。

一、携氧微泡种类与制备

（一）种类

目前的载氧微泡主要是从制备材料上分类。

1. 从外壳材料分类　脂质类、糖类及表面活性剂类。

目前，载氧微泡根据其外部包裹的材料主要分为以下几类：①以磷脂类化合物为成膜材料的载氧微泡；②以糖类为成膜材料的载氧微泡；③以表面活性剂为成膜材料的载氧微泡。

（1）脂质类外壳：由于磷脂生物相容性好，极少引起人体过敏反应改为，并且原料易得，因此脂质微泡的研发是目前超声造影剂发展的主流，也成为制备载氧微泡的主要外壳材料。

脂质成分主要包括二棕榈酰磷脂酰胆碱（DPPC）、二棕榈酰磷脂酸（DPPA）、二棕榈酰磷脂酰乙醇胺（DPPE）、二硬脂酰磷脂酰胆碱（DSPC）、全氟烷基磷脂酰胆碱（F-PC）和二肉豆蔻酰磷脂酰胆碱（DMPC）等，同时需加入聚乙二醇（PEG40S、2000、5000）、Poloxamer 188 等表面活性剂。

研究对比了 DSPC、DPPE、DMPC 及 DPPC 四种脂质外壳在微泡气体交换中的参数，其中 DSPC 的抗收缩弹力及时域弛豫率均较好，能够较好地抵抗微泡在气体交换过程中大小形态的变化，起到稳定载氧的作用。对微泡细微结构的研究中证实，微泡气体核中的氧气渗透性与外壳脂质材料的酰基长度、界面密度（脂膜排列紧密）密切相关，脂质体酰基链越长、界面密度越大，气 - 水两相交界处界面膜强度较高，防止氧气溢出微泡壁，载氧的稳定性越好。DSPC+DPPE 被证实为微泡的优质外壳材料，其分子中分别含有 44 及 26 个碳原子，酰基链长，界面密度大，能稳定的携载氧气。此外，DSPC 及 DPPE 相变温度较高（>45℃），生理温度下是以难以被气体透过的凝胶形式存在；PEG 为水溶性大分子物质，可以提高界面膜强度和降低气 - 水两相界面张力，不仅有利于微泡的形成，还有利于增加微泡膜的厚度，使其高达 50nm 左右，但不利于气体核的溢出，同时有空间位阻作用、耐压缩能力及一定的扩张性，在界面膜受损时能产生修复作用。另外，经研究证实氟碳类磷脂与氟碳类气体具有协同作用，较单纯的氢化磷脂更易于稳定高效载氟。

（2）糖类外壳：糖类成分包括壳聚糖、葡聚糖、纳米环糊精葡聚糖。

糖类的优点在于无毒、具有生物可降解性；外壳足够薄，允许氧气对应于它的浓度梯度有效、可选择性地弥散，外壳可以连接能够靶向器官和组织的蛋白质或其他复合物。

（3）表面活性剂类外壳：表面活性剂目前有 ST 系列，常见的 ST 系列 UCA 有 ST44 和 ST68 2 种，这里 S 表示斯盘类活性剂，T 表示吐温类活性剂，ST44 是吐温 40 和斯盘 60 这

2 种表面活性剂的混合物，ST68 是吐温 60 和斯盘 80 的混合物，ST44 和 ST68 均以六氟化硫为气体材料。目前由单纯表面活性剂制备的微泡已经越来越少，通常在表面活性剂中会加入一些助剂，以制得性能优良的发泡剂以用于制备微泡，其作用机制是加强了形成液膜的分子之间的作用力。这些助剂一般是糖类、醇类、蛋白质类或这些物质的衍生物。

目前，研究者们重点着眼于糖类、脂质类为主要成分的微泡制备。但因为表面活性剂物质是一种性能优良的起泡、稳泡物质，以及其表面活性剂本身的特性，目前已制备出的超声造影剂中大都或多或少含有一些表面活性剂成分。

2. 从气体核成分分类 主要分为2类：单纯氧气微泡、氧气与氟碳气体的混合气体微泡。氟碳气体包括全氟丙烷（C_3F_8）、全氟正戊烷（C_5F_{12}）、全氟己烷（C_6F_{14}）。

脂质外壳或糖类外壳的单纯氧气微泡已被证实为一种性能良好的载氧微泡，而研究过程中有研究者发现含全氟碳的微气泡如果同时含有少量氧气会进一步促进微泡在血液中的稳定性，从而取得更强的心肌显影效果，这样开启了氧气与氟碳气体作为混合气体核的新的研制，研究证实气态氟碳气体比液态氟碳可溶解更多氧气，氧氟混合气体载氧微泡比单纯载氧微泡的稳定性、微泡形态、大小分布更好，载氧量更高。

（二）制备方法

常用的有机械振荡法、冷冻干燥法、声振空化法、高速剪切乳化法。

机械振荡法由于制备方式简单、快速，成泡率高，对材料损伤小的优势，成为目前基础研究前期实验研究中最常使用的制备方法，而实际上，机械振荡法并不利于微泡的长期保存及载氧浓度的维持，因此上述多种制备方式常会联合使用。冷冻干燥法是最优选择，它的优点在于冷冻干燥过程中可保留制备工程中产品的生物活性、保持产品形态结构不被破坏，并且可长期保存和易于使用，目前最常联合的方法是冷冻干燥法与声振法，常用的经典步骤为：将造影剂制备原材料溶解于一定量的 PBS 中，持续声振或机械振荡 3～5min，在声振前及声振时持续注入氟烷气体，提取微泡，冷冻干燥除去氟烷气体成粉末，封住小瓶形成真空，采用无菌空针注入氧气充满小瓶，使用前，并注入 2ml 去离子水复溶轻轻混合后得到载氧微泡。

二、载氧微泡体内代谢过程及增氧机制

（一）载氧微泡的体内运输可能的机制

研究证实载氧微泡在体内传输过程中，微泡氧气动力学上的减少通常发生在构型后 30min、1h 和 3h。氧气的释放在构型后 3h 没有改变，显示构型的稳定性，氧气的释放速率与不同类型外壳的厚度相关。释氧通常开始于严重缺氧条件，实际上 2min 内氧浓度可达到 3.7mg/L。

当微泡进入体内混合血液，氧气在数秒内可从载氧微泡传递给脱氧血红蛋白，研究发现，在具有脱氧血红蛋白存在的环境中，载氧微泡内不保留氧气，而当周围环境富有氧气，载氧微泡在循环中可能保持完整，直至遇见脱氧血红蛋白。可以证明这点的是，

快速静脉团注载氧微泡后，动脉内微泡可持续存在。

在体内缺氧环境下，注射载氧微泡后，脉搏血氧检测仪及氧合血红蛋白测定均显示载氧微泡可在数秒内迅速扭转缺氧状态，见图 7-7-1、图 7-7-2。

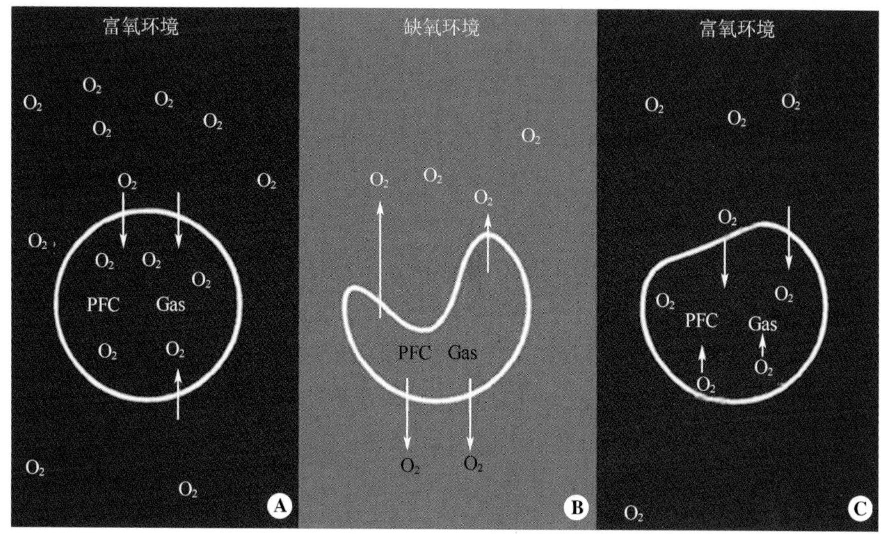

图 7-7-1　载氧微泡在体内循环的过程和变化

A. 富氧环境下，环境内氧气可弥散入微泡内；B. 缺氧环境下，微泡内氧气弥散至周围环境；C. 已释放氧气的微泡再循环至富氧环境，环境内氧气可再次弥散入微泡（引自 Unger EC，Porter T，Culp W，et al. 2004）

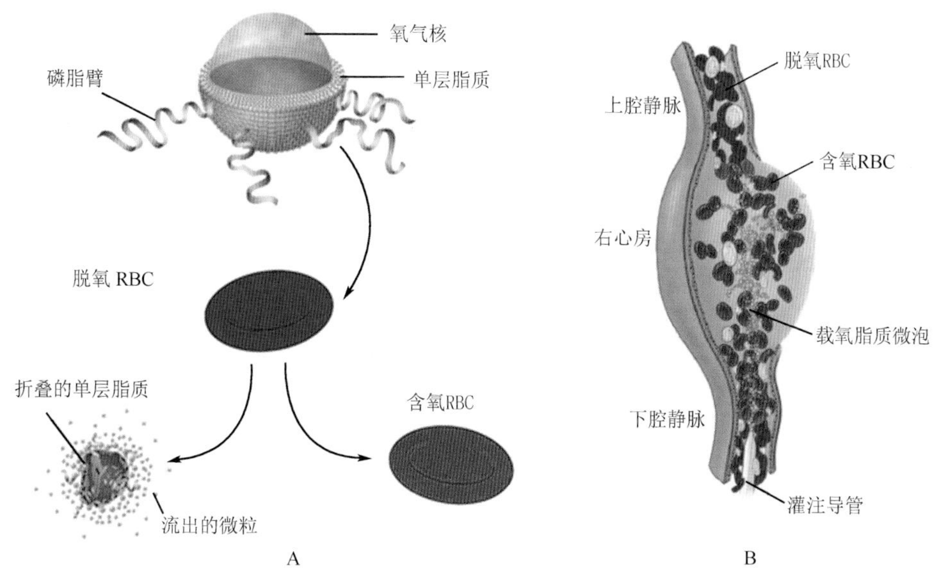

图 7-7-2　载氧微泡体内运载氧气的可能机制

A. 氧气被单层脂质外壳包裹，当氧气离开微泡与红细胞结合，微泡壳会被分解；B. 静脉注射载氧微泡后，体内出现的静脉血的氧化过程（引自 Kheir JN1，Scharp LA，Borden MA，et al. 2012）

（二）UTMD 载氧微泡组织增氧机制

UTMD 载氧微泡组织增氧机制主要有以下三方面：①微泡可替代血红蛋白作为氧气的载体，不仅可自身载氧，而且具有生理载氧的能力（可携带血液中的游离氧），可弥补体内血红蛋白浓度不足而携氧量有限的缺陷；②可视化声控能在靶区主动控制并多次破坏微泡，足够氧气的释放能更有效地达到靶向提高肿瘤组织的氧浓度和氧分压的目的；③从理论上来说，UTMD 产生的声孔效应能增加膜通透性，使胞膜表面形成可逆性孔隙，为氧分子弥散及载氧微泡进入细胞内、组织间提供了物理通道。

（三）载氧微泡抑制微环境缺氧应答变化的机制

缺氧环境中增加氧气的补给，氧浓度增加，会使细胞质内 HIF-1a 降解，因而可抑制缺氧应答，阻止缺氧信号传递。载氧微泡补充的氧抑制缺氧应答的机制如图 7-7-3 所示。

三、应用潜力与价值

静脉输注载氧微泡在医疗急救、纠正威胁生命的缺氧中具有重要意义，可阻止亚器官的缺氧损伤、减少心脏停搏和死亡。同时，载氧微泡对于诱发肿瘤化疗耐药或放疗抵抗的瓶颈之一的缺氧环境也有所改善，已被认为具有极其重要的应用价值。

近 5 年来，载氧微泡的制备已较为成熟与完善，粒径范围主要为 410nm ～ 6μm，无溶血性及细胞毒性，其在缺氧环境中能稳定、高效载氧，其能有效扩容，增加血氧浓度，缓解或减少急性输血。体外实验显示超声辐照能明显增加微泡的氧气释放量，能在缺氧溶液及缺氧鸡蛋中有效释氧，能为缺氧癌细胞有效供氧，降低缺氧诱导因子 1α 基因（HIF-1α）。基因的表达体内实验显示，载氧微泡在动物体内能显著增强肝脏组织回声显像并持续约 30min，超声靶向肿瘤组织辐照载氧微泡，能瞬间显著提高肿瘤组织的氧分压。因此，采用超声辐照可以实现局部靶向给氧，以超声微泡作为载体的携氧剂，能在超声诊断仪的作用下，实现实时动态显影，观察局部给氧组织的解剖结构及灌注情况，确定给氧范围，同时确定该区域的血管分布及血供情况，实现主动、靶向给氧；同时，未来开发靶向载氧微泡是可行的，可以通过微泡表面抗体结合内皮细胞抗原，进而在新生血管及炎症部位显影，达到分子成像。此外，以脂质材料为外壳的载氧微泡，其安全性已得到了临床证实。

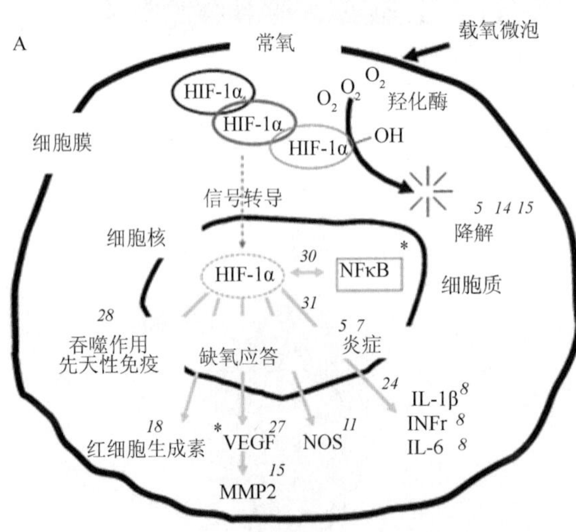

图 7-7-3 载氧微泡后的缺氧应答变化图

载氧微泡提高了微环境的氧含量，其补足的氧通过在细胞质内降解 HIF-1α 以抑制缺氧应答，阻止缺氧信号传递

（引自 Kawaguchi AT. 2014）

随着载氧微泡的制备成熟和完善，载氧微泡可作为一种血浆替代品，有望成为临床治疗性提高缺氧组织氧分压的一种新手段。它的用途被广泛开发研究，主要用于改善缺氧微环境的低氧状态。超声辐照载氧微泡一体化显像与治疗方式不仅可用于增敏缺氧肿

瘤的放化疗效果、纠正心肌缺氧缺血的治疗、增敏声动力治疗效果，而且还可用于促进治疗溃疡和伤口瘢痕愈合，以及纠正 CO 中毒产生绑定 Hb 和组织血红蛋白复合物的危险状况等。

（一）肿瘤化疗增敏

载氧微泡为肿瘤化疗提供了一种新的治疗方式，它可以与化疗药物一起被微泡携带，合成一种新型多功能微泡，协同化疗治疗肿瘤。研究已证实激发此种多功能载氧微泡对瘤体的抑制效果良好，可降低 HIF-1α、VEGF 及 P-gp 的表达。经过 7 天的处理，UTMD 辐照携紫杉醇载氧微泡组裸鼠体重增加最多，肿瘤的体积较其他治疗组显著减小，此组的肿瘤生长速率最低，肿瘤的抑制率（IR）显著地高于其他治疗组，这显示了新联合方案的优良治疗效果，肿瘤凋亡结果是 TUNEL 发现最强染色的是 UTMD 激发携紫杉醇载氧微泡组，与其他组比较，此组凋亡率最高。因此，证实了 UTMD 辐照破坏携紫杉醇载氧微泡可显著增加肿瘤的凋亡率。而免疫组化显示，UTMD 激发携紫杉醇载氧微泡组呈现 VEFG 的低表达，更多定量分析显示此组的 VEGF 表达最低。结果表明，UTMD 激发携紫杉醇载氧微泡组显著的抑制了肿瘤的血管生成。Western Blot 分析显示，治疗后 4h HIF-1α 和 P-gp 的表达，UTMD 激发携紫杉醇载氧微泡组呈现 HIF-1α 和 P-gp 的最低表达。UTMD 激发携紫杉醇载氧微泡显著扭转了肿瘤对化疗药物的抵抗。因此，基于初期的实验结果，载氧微泡可广泛应用于改善缺氧肿瘤的缺氧环境，增强化疗的疗效。

（二）肿瘤放疗增敏

新近研究提出载氧微泡可作为放疗的新型氧增敏剂，UTMD 可靶向激发载氧微泡定点提高组织氧分压。

肿瘤放射抵抗问题是放射治疗学家所面临的主要难题之一，而缺氧细胞一旦氧合，即可大幅度地提高肿瘤对放射的敏感性。已证实受照射的生物系统或分子的辐射效应随介质中氧浓度的增加而增加，这种现象称为氧效应。氧效应是放射生物学的基本现象之一，理论与实验表明，氧是一种强放射增敏剂，氧增敏放疗的作用机制可用下面的表达式说明：

$$H_2O \longrightarrow e^-_{\alpha q} + H\cdot + H_2 + OH\cdot + H_3O^+ + H_2O_2$$

$$e^-_{\alpha q} + O_2 \longrightarrow$$

从上式中可知，水在射线（X、γ 射线）的作用下产生水合电子（$e^-_{\alpha q}$）与自由基（H · 与 OH ·），自由基能损伤 DNA；如果没有氧（O_2），自由基便与水合电子作用，产生对 DNA 杀伤毫无作用的负自由基；如果有氧，水合电子便会首先与氧结合而使得自由基不能与水合电子作用，将放射性的损伤以化学的形式固定下来。因而，氧的作用是固定放射损伤。这也称为“氧固定假说”，认为电离辐射在靶分子中诱发了自由基，如果在照射的当时靶分子周围存在氧，那么这些辐射引起的自由基将迅速与氧结合，形成一个妨碍靶分子生物功能的基团。许多由 OH · 、H · 、$e^-_{\alpha q}$ 等诱导的靶分子自由基的寿命是极为短暂的，当照射前或照射当时有氧存在，氧便有效地与自由基起反应，使辐射损伤固定下来。另一方面，氧能稳定高活性的羟基自由基，引起 DNA 变性，因而减弱细胞修复

DNA 链改变的能力。研究显示，极少量的氧即可引起肿瘤的辐射致敏，并且随着氧张力的增加，辐射致敏作用越来越强。由于辐射引起的细胞化学反应是极其迅速的，可能在几毫秒内即可完成，所以在进行放射治疗时要求肿瘤细胞处于充分氧合状态。

载氧微泡有望作为良好的携氧增敏剂辅助肿瘤放疗。它能有效包载氧气，可被超声仪监测及破坏，具有经静脉主动、靶向给氧的能力。荷瘤鼠实验表明，UTMD 辐照载氧微泡能瞬间显著提高瘤体内的氧分压。而且，近期已有研究证实 UTMD 辐照氟碳微泡能局部增强肿瘤对放疗（2 ～ 8Gy）的敏感，通过干扰肿瘤内皮层，可优先对肿瘤组织降低放射剂量，达到降低周围正常组织的放射损伤及提高肿瘤组织的放疗效果。在上述研究中如果将氟碳微泡换为载氧微泡，可望进一步增强肿瘤的放疗效果。

（三）声动力增敏治疗

近期研究表明，超声辐照载氧微泡携带声敏剂可显著增加缺氧肿瘤的声动力治疗效果（图 7-7-4）。

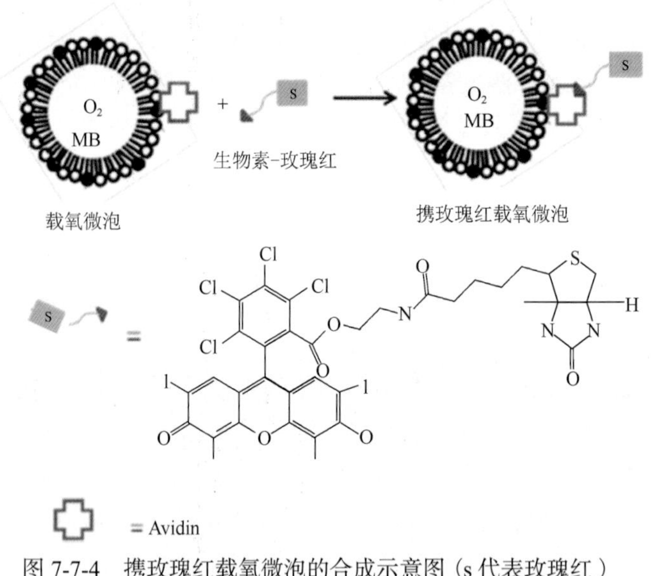

图 7-7-4　携玫瑰红载氧微泡的合成示意图（s 代表玫瑰红）

（引自 McEwan C，Owen J，Stride E，et al. 2015）

研究者制备了携玫瑰红（四碘四氯荧光素，RB）载氧的微泡复合物，结果发现载氧微泡能有效传送氧气到 PBS 溶液，超声可激发微泡释放氧气。实际上，超声辐照携 RB 载氧微泡在缺氧组织释放的氧是超声辐照单纯 RB 在缺氧组织产生单线态氧的 2 倍，此结果支持了在超声作用下传送氧的假设，证实载氧微泡增加了氧的单线态产量。同时，在模拟的缺氧细胞环境中证实了携 RB 载氧微泡产生单线态氧的能力。另外，细胞实验证实了携 RB 载氧微泡对胰腺癌细胞的细胞毒作用，结果显示超声介导复合微泡诱发的细胞毒效应具有显著地剂量依赖性增加，细胞的存活能力减少了 17%，而采用同样的超声辐照条件，同样浓度的携 RB 氟碳微泡，细胞的存活能力仅减少 4%。细胞毒性的增加可直接归因于载氧微泡的氧传递增强了声动力效应。

携 RB 载氧微泡增强了体内缺氧环境的声动力效应。体内治疗效果显示超声辐照携 RB 载氧微泡组肿瘤生长明显减少。治疗 5 天后，携 RB 载氧微泡辐照组肿瘤体积减少了 45%，而携 RB 载氧微泡组非辐照组同期肿瘤体积增加了 35%，单纯载 RB 微泡辐照或未辐照组相同处理时间内肿瘤体积增加超过 180%。数据表明肿瘤生长出现差异，80% 应直接归因于载氧微泡在声动力作用下提供了额外的氧作为活性氧底物。

总的来说，超声辐照携声敏剂载氧微泡成功地在细胞产生了更多的单线态氧，显著增强了缺氧肿瘤的声动力治疗效果，为更多深部病灶减少侵入性治疗打下了基础。

（四）心肌缺血缺氧

目前仍缺乏一种理想的静脉传递方式传送更多的氧气到血流灌注异常的心肌。由于氧气对全氟碳的高亲电子的氟化黏合优势，全氟碳乳剂作为氧气载体一直备受关注，近期研究证实了一种十二荧光戊烷纳米乳剂（平均粒径约 250nm）可作为良好的氧气载体，能携载氧气穿过阻塞部位。此项研究发现小鼠心肌梗死的平均面积对照组小鼠心肌与载氧纳米粒组比较，为 $(29.3\pm0.04)\%$ 与 $(11.7\pm0.02)\%$。在小鼠心肌梗死模型中戊烷纳米粒使心肌梗死面积减少了 60%。采用戊烷纳米粒传送氧气到心肌缺血缺氧组织取得的成功为未来载氧微泡传送氧气到缺血缺氧心肌组织提供了可能性。

小　　结

以超声微泡作为载体的携氧剂，能实现实时动态显影，确定给氧范围，同时确定该区域的血管分布及血供情况，实现主动、靶向给氧，以微泡为载体的携氧剂比其他几种人工载氧体有优势，应用前景更为广阔，除了辅助增敏肿瘤放化疗、声动力治疗及心肌缺血缺氧治疗，还可扩展应用于外伤、瘢痕修复、休克与急性失血等方面。但是，载氧微泡目前仅处于初步实验研究阶段，还需对其外壳材料进行优化，调整气体核内氟碳气体与氧气体积比，优化粒径至纳米级，使其更高效、稳定载氧，延长血液循环半衰期，达到持久、靶向给氧的目的。同时，要将载氧微泡作为人工血浆代用品应用于临床，还需进行大量、大规模的体内外实验研究，以确保在大剂量使用时不会出现气体栓塞、补体激活、沉箱病等副作用。

（唐　毅　杨春江）

第八节　超声相变液滴治疗技术

一、超声相变液滴—生物效应探讨

前面的章节已经介绍了相变液滴汽化的过程，说明相变液滴是由于超声在内部造成局部声场聚焦，诱发气核生成及空化效应，驱动过热全氟碳化合物进行相转变，并在十几微秒之内就形成接近粒径 5 倍大的气泡，虽然生成的气泡不如传统微泡稳定，但也具有提供超声显影及进行空化效应的能力。相变液滴作为超声药物递送的载体结合了物理及化学特性的优点，并且可以利用超声影像或特征信号的产生进行监控。然而要实现这些有潜力的应用，必须要探讨声致汽化的各种条件时可能会对周围组织造成伤害，目前已经有文献利用体外仿体模型及小鼠活体观察腔（mouse window chamber）进行声致相变液滴汽化的生物伤害效应评估，以下将做介绍。

（一）体外实验的组织侵蚀效应探讨

S. T. Kang 等在 2014 年利用不同软硬程度的体外血管仿体模型，针对声致相变液滴汽化的机械生物效应（mechanical bioeffects）进行研究，探讨可能发生的伤害及对应声场分布、声学参数改变的影响。先前已有研究使用琼脂仿体研究微泡进行空化效应对仿体造成侵蚀的现象，然而 S. T. Kang 等发现在一定的声压条件之上相变液滴汽化瞬间也会对周围组织造成类似的侵蚀现象，但形状及空间分布完全不同，因此值得进行深入的探讨。该研究的成果除了说明如何控制相变液滴在安全的参数汽化，也说明配合良好控制的高能聚焦式超声可能对肿瘤组织达到摧毁的效果，透过优化超声声学参数或者提供串接波形设计的策略，改变相变液滴以诊断或治疗导向的应用策略。

该研究的实验中使用前述的光学与声学整合的共焦系统，系统中的循环水槽水温控制维持在 37℃以模拟人体的体温。放置在物镜放置具有 1mm 细管柱琼脂仿体，借由改变重量百分浓度为 0.75% ～ 2% 来改变仿体的杨氏模量（Young's moduli）由（25.5 ± 2.41）kPa 至（240.1 ± 37.4）kPa 仿真不同组织内的血管。稀释后的相变液滴溶液经由注射泵以每小时 2.5ml 的固定流量（流速为 21.4mm/s）注入直径为 200μm 的流动式血管模拟仿体空腔。待稳定流动之后，利用中心频率为 2MHz、发射声压为 9MPa、脉冲长度为 3 个周期、脉冲重复频率为 18Hz 的正弦脉冲，激发相变液滴使其汽化。并且在不同声学参数之下观察仿体结构的改变，如声压强度为 6 ～ 10MPa、脉冲重复频率（PRF）为 18 ～ 72Hz，脉冲信号长度为 3 ～ 200cycles，施打时间为 5s。施打超声的同时以高速相机进行摄影，撷取序列光学影像进行观察。

图 7-8-1 显示仿体受到声学参数为声压 9MPa、脉冲重复频率 18Hz、脉冲长度 3cycles 的超声脉冲施打的过程，方向由左下至右上。在非常高浓度的相变液滴条件之下（图 7-8-1A ～图 7-8-1C），仿体的近端会逐渐形成明显的通道状的侵蚀，深度会往超声发射的方向持续延伸。然而在非常低浓度的相变液滴条件下（7-8-1D ～图 7-8-1F），才能在远程及近端同时产生侵蚀，却无法形成明显的通道缺口。使用序列的光学高速影像可以计算被侵蚀区域的深度，可以定量不同声学参数下的仿体往回侵蚀（backward erosion）程度。结果如图 7-8-2 所示，侵蚀深度随脉冲长度、脉冲重复频率、声压及相变液滴浓度的增加而上升。声压为 6MPa 的时候相变液滴不会汽化，声压为 7MPa 的时候相变液滴有汽化却不造成仿体侵蚀，然而提升至声压 8MPa 之后汽化造成的侵蚀就变得显著。在不同条件下，侵蚀深度都会随着组织仿真仿体的硬度上升而下降。

S. T. Kang 等的研究结果显示，想要降低相变液滴的生物伤害效应就必须使用非常接近声致相变液滴汽化的声压阈值进行汽化，1MPa 的声压差异区间就足以让相变液滴产生后的气泡形成剧烈的空化效应，提升造成组织伤害的风险。然而，相变液滴汽化所造成的往回侵蚀效应也值得利用在肿瘤组织的清除上，经过探讨后发现仿体管壁的往回侵蚀效应，是来自于相变液滴汽化的气泡，造成声场大量的反射，使得近场的声场变强，因而放大生物效应的伤害，而远处的仿体管壁则因为气泡所造成的声场衰减效应而受到屏蔽保护。配合声学散射信号的接收，也可发现宽带震波信号的存在，确定破坏性惯性空化效应的发生，相变液滴汽化所导致的气泡所进行的惯性空化效应，应是仿体侵蚀的机制，而气泡的存在影响了声场分布，改变了生物效应发生的区域，此研究对于控制相变液滴的机械生物伤害提供了多项充分重要的信息。

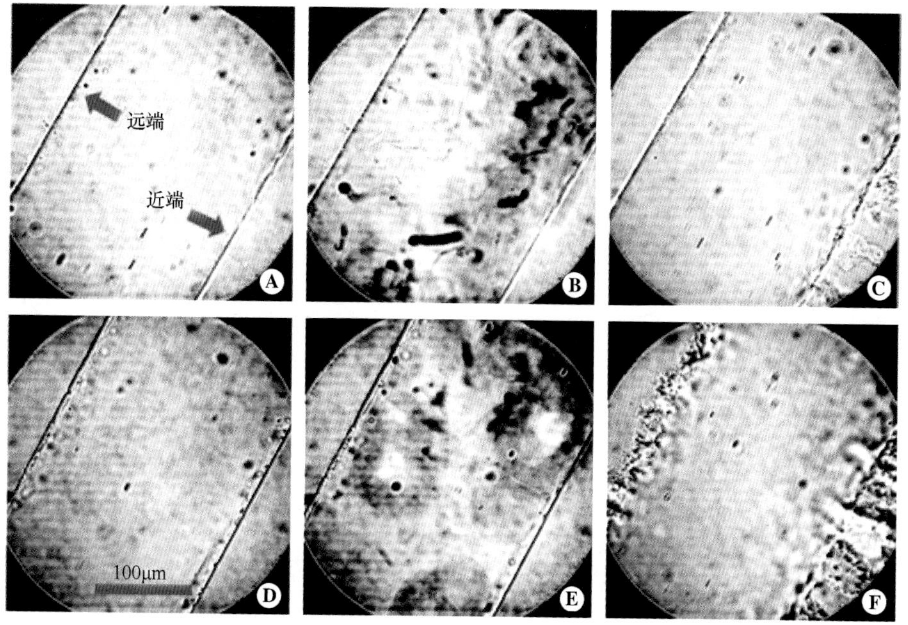

图 7-8-1　高浓度相变液滴（A ～ C）；低浓度相变液滴于仿体内汽化形成通道伤害（D ～ F）

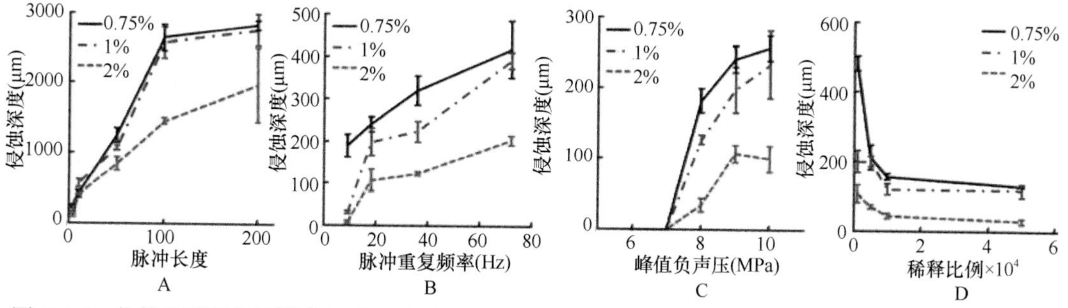

图 7-8-2　仿体往回的侵蚀深度与（A）脉冲长度（cycle number）A、脉冲重复频率（PRF）(B)、峰值负声压（peak negative pressure，PNP）(C) 及相变液滴浓度（D）之间的关系

（二）活体实验的血管破坏效应探讨

体外仿体实验所观察到的组织现象，对于活体组织的效应首当其冲的就是血管壁的破裂，除了 S. T. Kang 等在体外实验所探讨效应之外，亦有研究曾经提出相变液滴剧烈的体积膨胀会使得微小的血管壁被撑破，因此在活体应用上必须特别小心。然而这个血管破裂的现象其实从治疗的角度来想是有其好处的。纳米药物载体的发展，多用于探讨肿瘤血管的特异性研究，运用增强渗透与保留（enhanced permeability and retention，EPR）作用提升肿瘤药物的累积量，然而，受限于 EPR 作用的特定条件：肿瘤模型血管内皮细胞间隙、纳米药物载体的粒径间质流体压力、初期肿瘤模型等，并非所有的肿瘤模型都能经由 EPR 作用有良好的药物累积。过去研究曾提出使用传统微泡（microbubbles，MBs）产生的共振效果击破微血管壁（vascular disruption），使血液中的纳米粒子和红细胞一起进入并累积在组织中，并探讨以此方式增加药物递送至肿瘤深部的可行性。但由于 MBs 的体内有效存活时间过短，通常在 10min 内就已经消失殆尽，对于长时间进行多次药物递送有所限制，而且粒径过大，无法漏到更微小的微血管末梢或是组织间隙之间递送药物。延续先前在仿体所发现的生物机械效应，C. K. Yeh 团队观察相变液滴汽化时造成的血管伤害，运用纳米相变液滴（nanodroplets，NDs）的声学汽化，探讨击破血管进行肿瘤深部药物递送的可行性，概念如图 7-8-3 所示。

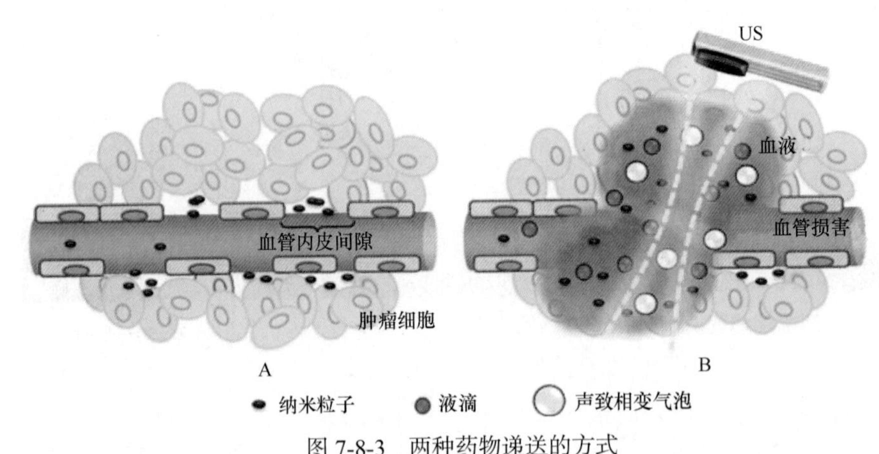

图 7-8-3 两种药物递送的方式

A. 肿瘤内的先天增强渗透与保留作用；B. 透过超声诱发纳米相变液滴汽化击破血管壁的作用

该研究使用高能超声振荡机，混合磷脂材料与全氟戊烷制作 NDs，量测平均粒径为 (357±54) nm。欲观察并记录活体中相变液滴汽化对于活体肿瘤血管造成的效应，该研究将 TRAMP 小鼠前列腺癌细胞种植于 C57BL/6J Narl 小鼠（年龄 6 ～ 8 周）背部皮肤，并在 7 天后当肿瘤直径生长至 3 ～ 4mm 时于肿瘤位置架设窗型观测腔，窗型观测腔为一对钛金属薄片组合而成的夹具，其能架设在动物背部皮肤，经由覆盖着圆形玻片的观测腔面，直接观察活体组织、肿瘤与血管形态。图 7-8-4A 可于窗型观测腔中直接看见肿瘤，在光学与声学整合的共焦系统上施打超声时，如图 7-8-4B 所示，能使用显微镜记录 NDs 汽化造成血管破裂的过程。该研究使用 DiI 红色荧光染剂模拟药物分子与 NDs 共同从以眼窝注射进小鼠体内，待循环 1min 后，每间隔 30min 施加超声（2MHz，10MPa，3cycles、single pulse），以白光影像观察血管形态、有无出血，以荧光影像观察药物动力学，并将荧光扩散面积与荧光强度进行量化，实验流程如图 7-8-4C。

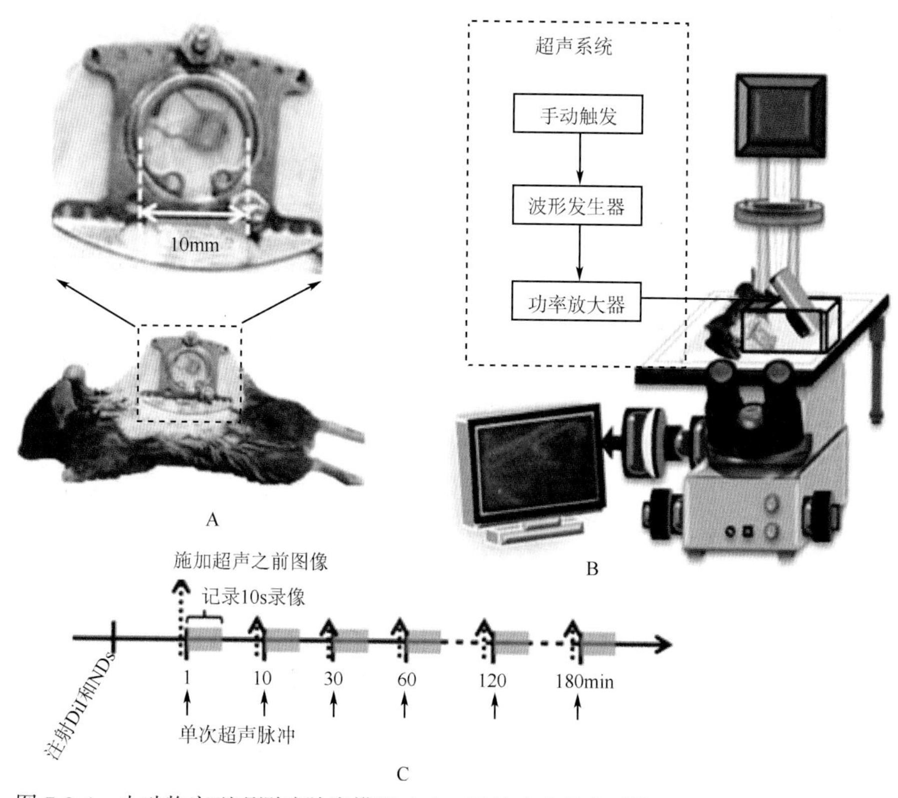

图 7-8-4　小动物窗型观测腔肿瘤模型（A）；活体光声共焦系统（B）；实验流程图（C）

为了比较 EPR 作用与 NDs 击破血管进行递送药物的行为，该研究将上述收集到的荧光影像进行量化分析，计算不同时间点、单一次超声脉冲照射后，DiI 荧光从血管边缘扩散至组织不同距离下的百分荧光强度，并将定量结果画成距离时间荧光图。量测方式与结果见图 7-8-5A，在相同百分荧光强度下，EPR 作用于 180min 时的扩散距离仅有 20μm，而 NDs 造成血管破裂使荧光扩散的距离超过 100μm。图 7-8-5B 分别为随时间累积的荧光扩散至组织中的面积与组织中的百分荧光强度的定量结果，EPR 在不同时间点的扩散面积都较 NDs 来得小（$p < 0.01$），NDs 于 180min 时的组织百分荧光强度为 EPR 的 2.2 倍。由这些结果可知，以声学诱发相变液滴汽化击破微血管管壁，并诱发血液中的荧光染剂扩散至肿瘤组织中的概念是可行的，相较于单纯的 EPR 作用，相变液滴的汽化能有较大的扩散距离、面积与荧光强度，能增加肿瘤中药物的累积量，并使药物扩散至距离血管较远的区域。未来发展，将评估此出血释药行为实际运用在肿瘤治疗上的效果，并期望能进一步将药物递送到肿瘤缺氧的区域去进行治疗。

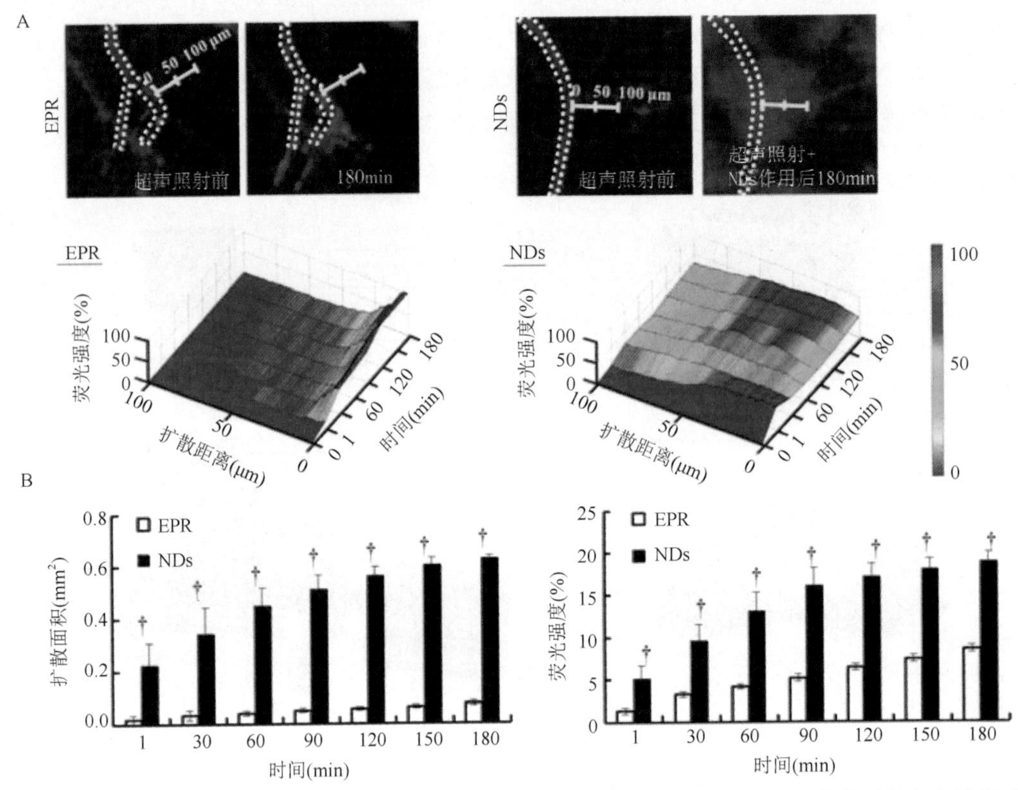

图 7-8-5　不同时间点下，距离时间荧光图（A）；荧光扩散至组织中的面积、组织中的百分荧光强度（B）

二、超声相变液滴—超声导引肿瘤治疗的机制

前面的章节已经介绍了相变液滴汽化的过程及可能造成的生物效应，微秒之间所形成的大气泡，具有提供超声显影及进行空化效应的能力，气泡的震动又可使气泡表面的药物进行释放，因此相变液滴作为超声药物递送的载体结合了物理及化学治疗的优势。目前已有一些团队使用声致相变液滴汽化的特性进行物理及化学治疗的可行性研究，以下将进行概括的介绍。

（一）物理治疗的应用

相变液滴受到超声脉冲施打，一旦声压超过特定阈值就会瞬间汽化为粒径 5 倍、体积成长 125 倍的微泡。根据瞬间产生大量的气泡及瞬间施予爆破性膨胀的能力，目前已发展出三种物理治疗方式。首先、ADV 所产生的气泡，可提升空化效应反应核（cavitation nuclei）的含量，增加超声烧灼（ultrasound ablation）治疗的效率。其次，组织侵蚀治疗术透过相变液滴与超声产生的惯性空化效应、瞬间产生的冲击波（shock wave）及微喷流（liquid jet）的机械力，使得周围的肿瘤组织碎裂。最后，透过相变液滴瞬间大量的气泡产生可以使得肿瘤微血管受到栓塞，进行气栓治疗（embolotherapy），堵塞血流抑制养分供给至多血管性的肿瘤，概念如图 7-8-6 所示。这三种中以气栓治疗的拥有最完整的活体研究，已经进入到较大型动物的实验验证上。

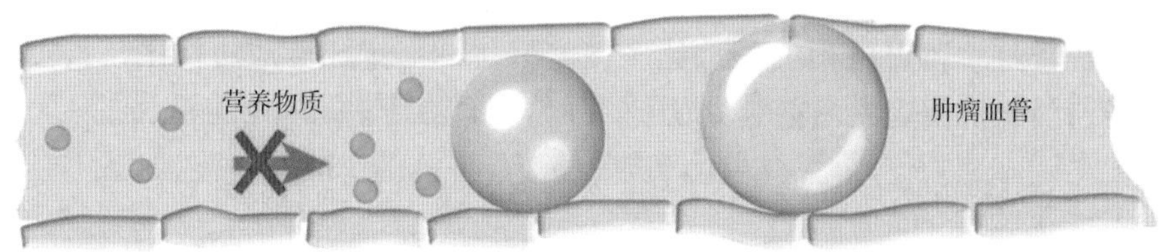

图 7-8-6 使用相变液滴进行肿瘤气栓治疗的概念图

栓塞治疗是指于肿瘤周遭置入塞剂，阻断肿瘤的氧气及养分的供给，进而抑制肿瘤的生长。传统的栓塞治疗主要应用于肝癌治疗，由于肝癌细胞养分有超过 90% 来自肝动脉，只要将堵塞肝动脉，将可抑制肝肿瘤细胞成长，而肝的正常组织仍可透过肝门静脉提供养分，根据患者的肝功能状况，较佳者可进行大范围栓塞，若为较差者，可分段进行栓塞治疗。传统的栓塞治疗塞剂有数种，碘化油、微粒球、明胶海绵、金属栓子、粒径至少为 50μm。手术前先将患者进行局部性麻醉，且为了了解肝肿瘤周围的环境，则会先以肝动脉血管摄影技术，确认癌细胞位置、肝脏血管分布、癌细胞扩散程度及供应肿瘤的血管等。透过导管由患者鼠蹊部穿刺进入股动脉，延股动脉进入腹部的大动脉，最后进入肝动脉，此时注入塞剂阻断供给养分的肝动脉。然而，现行的疗法仍存在许多问题，第一，具有侵入性，易造成患者的不便；第二，塞剂的选择若不具生物降解性（biodegradable），严重可能引发免疫反应。

超声可直接穿透表层皮肤，因此具非侵入性特点，可降低患者因手术带来的不适感；相反，相变液滴则提供了栓塞治疗的另一个可能性。相变液滴外部壳层结构属于磷脂，此材质与细胞膜成分相同，因此于生物体内能被分解且不具毒性。再加上相变液滴于体循环可稳定存在超过 6h，并且于超声施打之后体积将成长为数倍，因此，有研究团队想到：若可于相变液滴注入体内稳定循环后，并于肿瘤区域施打超声，透过相变液滴体积成长的特性，气泡塞满整个血管空间，阻断氧气及养分的供给，达到抑制肿瘤持续生长甚至使得肿瘤缩减进而凋亡，将有可能达栓塞治疗的目标。Kripfgans 等针对肾脏进行实验，总共使用 14 只新西兰白兔进行实验，此品种的肾脏半裸露于体外，相对容易进行器官定位，以 B-mode 搭配 color doppler 观察肾动脉血流流速，由结果上可发现，相变液滴汽化之后具有血液流动的区域明显减少了，表示相变液滴汽化确实造成栓塞的效果。由定量结果发现，局部区域血流改变量，施加超声之后，平均下降约 80%，显示相变液滴汽化的气泡造成栓塞的效果相当显著。因此，相变液滴搭配超声进行栓塞治疗是相当具有潜力的。

因为相变液滴汽化后气泡可强化超声影像对比，因此气栓治疗中当汽化后产生的气泡会随着时间胀大卡住血管，进而降低局部血流量的过程可以使用超声影像来做监控。Kripfgans 等于 2002 年将相变液滴注射于犬类的肾脏汽化，从 M-mode 影像上观察到在汽化区域较未汽化区域的亮度提升了 14dB，并可维持半小时以上，而亮度则是每分钟衰减 0.24dB。另外，在流经外肾脏的血流确实减少了 34%，证实相变液滴汽化后的气泡可进行超声影像导引的气栓治疗。同样团队在 2005 年使用兔子做气体栓塞的实验，利用超声使相变液滴于肾脏的小动脉做汽化，并使得此区域平均血流量减少 70% 以上，部分区域还平均血流量可缩减到 90% 以上，栓塞的时间也超过一小时。利用相变液滴汽化达到气栓治疗，只需要经由静脉注射并配合超声使之汽化，与传统栓塞法相比，其侵入性较低也较为方便；因此将相变液滴应用在临床的肿瘤栓塞治疗上是非常有潜力的。

（二）化学药物递送的应用

传统由微泡构成的超声造影剂，由于在体内循环时间较短，若在微泡表面修饰化疗药物来对肿瘤组织做超声控制递送较难达成足够的释药量。反观，相变液滴相较于微泡可稳定存在 37℃的环境内，以相变液滴壳层上附载化疗药物对肿瘤组织进行吸附与治疗会比传统超声造影剂更具有可行性。因此，已有研究团队将相变液滴承载药物与超声结合，以初步的细胞实验验证声致相变液滴汽化的可行性。未来希望凭借相变液滴汽化的空化效应、爆破性膨胀、壳层破裂将药物释放，达到对局部组织区域的药物输送。以相变液滴作为药物载体，于体内进行药物递送（drug delivery），提供了相当多的益处：①抗癌药物对于正常组织通常也具有毒性，因此若将药物包覆于相变液滴，可降低药物对于身体的副作用。②透过高能聚焦式超声将肿瘤周围相变液滴汽化，进行局部性的治疗，降低对正常组织的伤害性。③汽化后形成的气泡，对于超声而言是强散射体，因此可透过超声影像观察相变液滴产生气泡的位置，精准定位正在治疗的区域。④相变液滴为单层磷脂结构，药物可利用疏水作用吸附于表面，由于药物的位置相当接近载体表面，因此当相变液滴汽化并与血管发生接触的时候，更容易使得药物脱离载体进入癌细胞。⑤可于相变液滴壳层，修饰特定靶向分子，与特定细胞的细胞膜受体结合后，再透过药物释放进行靶向治疗（targeted therapy），降低载体与非目标细胞接触的机会，减少药物毒杀正常组织的副作用。综合上述，相变液滴作为药物载体的化学性治疗，相当具有潜力。以下介绍目前关于透过相变液滴进行药物递送的文献回顾。

2011 年，N. Rapoport 等利用相变液滴包覆药物紫杉醇，探讨相变液滴进行药物递送。紫杉醇（paclitaxel，缩写为 PTX），为脂溶性抗癌药物，作用机转为有丝分裂中的微管抑制剂，致使分裂快速的癌细胞于有丝分裂阶段被牢牢固定，导致癌细胞复制受阻而凋亡。Natalya 团队完成制备纳米级相变液滴，并承载抗癌药物于其中，搭配中心频率 1MHz 超声、声压 2MPa，针对大鼠的乳腺癌进行治疗，随着时间肿瘤体积逐渐缩小，于四周过后肿瘤大小平均减少 50%，显示治疗成果相当显著。此外，此团队也针对胰腺癌进行探讨，以胰脏原位肿瘤模型作为对象，为了降低伤害性，因此使用低能量非聚焦式超声，其结果显示：仅注射药物或仅注射相变液滴或注射包覆药物的相变液滴，对于肿瘤整体影响不大，唯有含药物的相变液滴搭配超声的组别，肿瘤才有缩减的趋势。此实验证实了相变液滴包覆药物搭配超声的化学性治疗，缺一不可。

2010 年，密歇根大学 Fabilii 等以亲脂性药物瘤克宁锭（chlorambucil，简称 CHL）包裹于相变液滴内，欲透过相变液滴搭配超声进行化学性治疗。CHL 为临床用抗癌药物，主要应用于慢性淋巴血癌、卵巢癌与乳腺癌，虽然可以直接透过口服摄入，然而受限于其神经毒性，因此欲透过相变液滴作为药物载体，希望借由相变液滴搭配超声可于局部区域，进行高剂量的药物释放，降低药物于全身性的毒性，进一步提升 CHL 的整体治疗成效，相对于仅单纯注入 CHL 溶液。作者为了确认亲脂性药物包覆于相变液滴的可行性，因此利用同样具有亲脂性质的荧光染剂 DiI 作为药物 CHL 替代物。由其光学影像发现 DiI 所散发的红色荧光环绕相变液滴，证实同样具有亲脂性的药物 CHL 具有包覆于相变液滴的可行性。由其实验结果了解，一方面，将相变液滴与中国仓鼠卵巢细胞（chinese hamster ovary cell）共培养 60min，细胞有（46.7±7.6）% 的比例成长被抑制；另一方面，受超声 6.3 MHz 照射的组别，有（84.3±3.8）% 的比例被抑制成长，于统计上具有显著差异性，由此可见超声有助于提升药物传递的效率。

三、超声相变液滴—肿瘤靶向治疗的前沿应用

借由相变液滴作为超声药物递送的载体所结合的物理及化学治疗优势，进行局部的、组织吸收效果增强的药物递送过程，如再搭配各种靶向导引的技术，更有助于提升相变液滴在肿瘤治疗的临床应用价值。以下将介绍各种靶向导引技术，增强声致相变液滴汽化进行药物递送治疗的研究。

（一）磁导引纳米相变液滴于肿瘤治疗

相变液滴除了可作为药物载体之外，也可承载更小的纳米粒子，如纳米金（gold nanoparticle）、纳米碳（carbon nanoparticle）、超顺磁氧化铁纳米粒子（superparamagnetic iron oxide nanoparticle，SPIO）等。其中超顺磁纳米氧化铁粒子已被证实可作为磁共振造影（magnetic resonance imaging）的显影剂及作为磁导引药物输送的纳米载体，若是将相变液滴与超顺磁纳米氧化铁粒子做结合搭配肿瘤血管的特异性，可借由磁力（magnetism-assisted targeting，MT）将相变液滴导引至肿瘤区域做吸附，将比单纯的 EPR 渗漏更有效率，若结合前述的肿瘤微血管击破能力，可将药物大量递送至肿瘤的深部组织间。2012 年 C. H. Wang 等的研究已经证实纳米相变液滴（NDs）搭载超顺磁纳米氧化铁例子，2015 年 C. K. Yeh 团队进一步验证体外磁力导引至肿瘤组织深部的可行性，此技术可望增强肿瘤内部化疗药物的累积量，并减少正常组织的毒性。

C. K. Yeh 团队的研究使用磷脂材料、全氟戊烷、超顺磁纳米氧化铁粒子及模拟药物的红荧光染剂 DiI 制作出复合纳米相变液滴（SPIO-NDs），如图 7-8-7 所示。使用动态光散射仪（dynamic light scattering，DLS）量测 SPIO-NDs 的平均粒径为（310±69）nm。实验是使用含有小鼠前列腺癌（transgenic adenocarcinoma mouse prostate，TRAMP）的活体窗型观察腔进行，去验证 SPIO-NDs 可否在活体内受到磁力导引后累积。相变液滴注入后会以磁铁放置 30min 做磁力导引，如图 7-8-8 所示，组别分为单纯的 EPR 作用组及受 0.38 Tesla 磁力导引的 MT 组互相比较，实验之后使用荧光显微镜拍摄活体影像，观察肿瘤组织中 SPIO-NDs 累积情形。除了使用活体窗型观察腔之外，也针对一般种有实体肿瘤的小鼠进行 IVIS 荧光影像系统的观察，追踪肿瘤内模拟药物荧光分子的累积程度。

活体观察腔的荧光影像结果如图 7-8-9A 所示，可知使用磁力导引的效果大幅的增加承载超顺磁纳米氧化铁粒子的相变液滴穿越血管之外进入组织大幅的累积，比起单纯地肿瘤 EPR 效应更明显。再经过超声脉冲（2MHz，3cycles，12MPa）诱发相变液滴汽化，

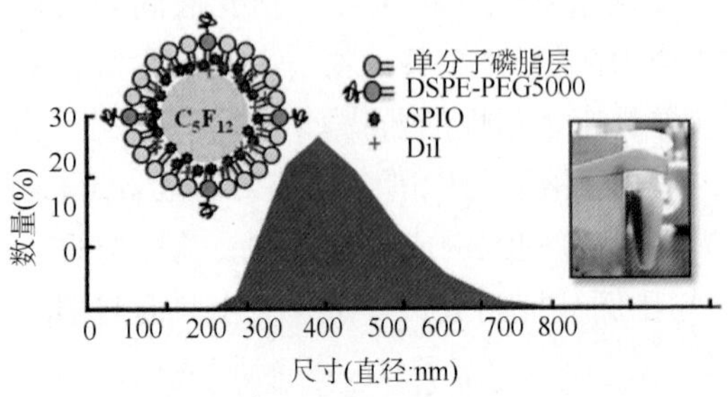

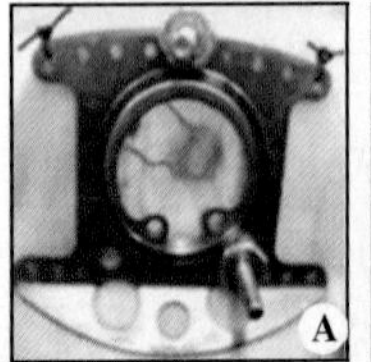

图 7-8-7　载有超顺磁纳米氧化铁粒子的纳米相变液滴（SPIO-NDs）的结构与粒径分布

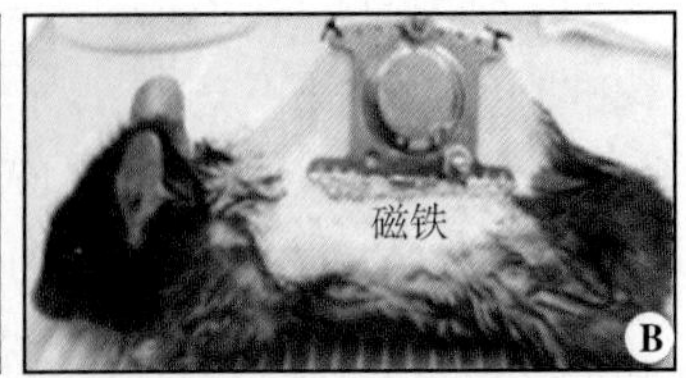

图 7-8-8　用小动物窗型观察腔

A. 背部肿瘤与血管型态；B. 于肿瘤位置进行体外磁力导引

可在光声共焦系统下，于血管中看见微泡的生成，并造成局部出血，如图 7-8-9B 箭头处，由此可知磁力导引使得相变液滴汽化发生在肿瘤更深层的组织，这将有助于深部缺氧的组织也接受到化疗药物的作用。接着在实体肿瘤的小鼠模型上，经过同样的治疗，若以 IVIS 量化正常脚与肿瘤脚的荧光强度，并观察不同时间至 24h 后的亮度比值变化。结果如图 7-8-10 所示，可知有注射超顺磁纳米氧化铁粒子的相变液滴的肿瘤鼠，24h 后拥有大量的荧光累积（影像中的左边的老鼠右腿），磁力导引使得更多的相变液滴进入肿瘤组织内聚集，避免代谢的问题。由该研究结果可知，使用磁力导引相变液滴，可超越正常肿瘤 EPR 所达到的累积程度，若未来运用于肿瘤治疗，可望增加实质肿瘤药物的累积量，并减少正常组织（特别是肝）接受到的化疗药物的毒性。

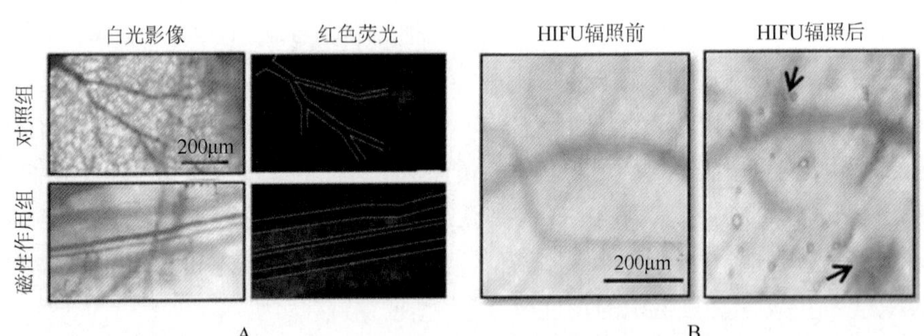

图 7-8-9　活体荧光影像比较对照与 MT 的 EPR 作用（A）；超顺磁纳米氧化铁粒子的相变液滴于组织间汽化产生微泡，并造成局部出血（黑色箭头处）(B)

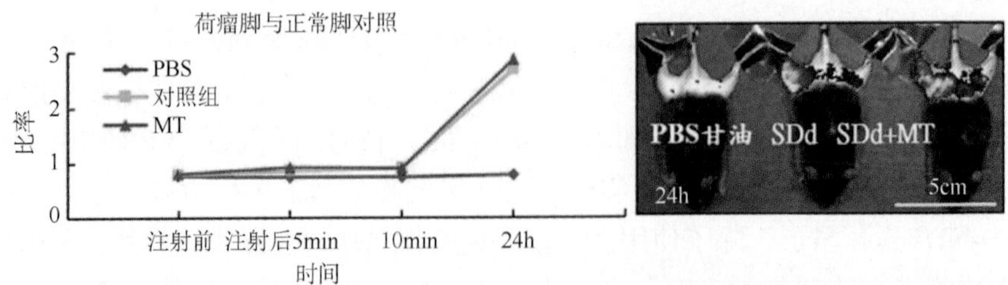

图 7-8-10　肿瘤脚（影像左侧、老鼠右脚）与正常脚（老鼠左脚）随时间的 IVIS 荧光强度比及实际影像

（二）核酸适体靶向导引纳米相变液滴于白血病癌细胞治疗

在相变液滴的研究领域内，靶向治疗（targeting therapy）与药物释放的应用方兴未

艾，目前相关文献仍不足，因此有相当大的发展空间。2012 年 C. H. Wang 与 S. T. Kang 等结合声致相变液滴汽化与肿瘤靶向治疗，将相变液滴表面修饰上核酸适体使其具有靶向吸附于肿瘤细胞的功能，核酸适体是使用可标定于 CCRF-CEM cell（T-cell，human acute lymphoblastic leukemia）的 sgc8c，整体概念如图 7-8-11 所示。传统由蛋白质构成的抗体容易引起免疫系统被加以排除，而核酸适体为经由人工筛选可吸附于肿瘤抗原的 DNA 序列，专一靶向吸附表现上更胜一般的抗体。核酸适体化学稳定性、空间结构障碍等性质优于蛋白质抗体，所以被视为新一代的靶向性分子。此外，DNA 容易大量生产对于未来在临床医学应用上有相当不错的优势。

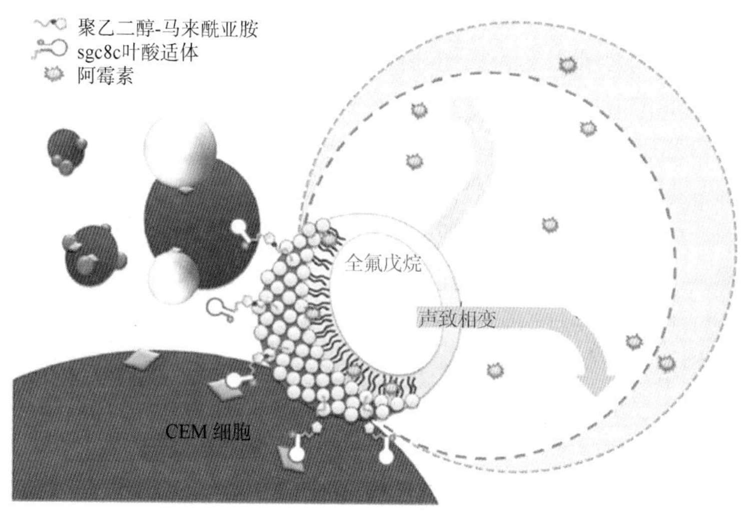

图 7-8-11　相变液滴表面修饰上 sgc8c 核酸适体使其具有靶向吸附于肿瘤细胞的功能标定于 CCRF-CEM 细胞（T-cell，human acute lymphoblastic leukemia），之后利用声致相变液滴汽化进行药物递送的概念图

该研究使用的制备过程为方便商业化进行了特殊设计，为增加保存时间，先将核酸适体进行生物修饰（bioconjugation）在磷脂材料上予以冻干，使用之前再注入溶剂以超声水化。方法是采用 thiol-maleimide 共价键结的修饰法，将具有官能团的磷脂与核酸适体修饰在一起，通过利用 TCEP [（tris（2-carboxyethyl）phosphine] 将核酸适体尾端修饰保护基（—S—SR）的双硫键还原切断，静置反应 20min 后，利用离心过滤装置将分子质量较低的 TCEP 与尾端修饰保护基加以过滤排除，之后将纯化后的核酸适体与具有 maleimide 的磷脂溶液混合，在常温下以水浴式超声振荡器加速反应 5min，随后静置待反应完全，再使用微量 2-ME（2-mercaptoethanol）将剩余 maleimide 给消耗掉，最后完成修饰。完成后的相变液滴将进行粒径分布的测试，并利用具有荧光特性的核酸适体来进行修饰效率的测试，以流式细胞仪、光声共焦系统来讨论修饰有核酸适体的相变液滴，吸附于肿瘤细胞并进行声学相变液滴汽化的能力，借以探讨相变液滴至病灶处的可行性，并在汽化程序中爆破所产生的机械力加强治疗效果的可能性。该研究中包覆药物先采用 DiI 亲脂荧光染剂作为模拟，再探讨包覆一线的抗癌药物阿霉素（doxorubicin，Dox）的稳定性，以便验证携带药物进行靶向地速药物的可行性。

使用流式细胞仪及荧光显微镜，针对包覆染剂 DiI 的相变液滴进行观察的结果如图 7-8-12 所示。流式细胞仪分析发现修饰上 sgc8c 的相变液滴才能有效让细胞的荧光强度增加，没有 sgc8c 控制组的相变液滴则无。显微镜观察的结果验证此荧光增加是因表面修饰 sgc8c 的相变液滴大量吸附于 CEM 细胞表面。进一步使用光学与声学系统整合的共焦系统（即超声照射视野与光学显微镜视野重叠），进行超高速摄影观察（100kfps）是否可将贴附在细胞表面的相变液滴加以气化。实验结果证实在超声脉冲（2MHz、3cycles、12MPa）的驱动下，靶向吸附于细胞上的相变液滴在超声照射之后汽化并提供一部分机械力对细胞进行拉扯（图 7-8-12），对细胞造成三种不同类型的机械伤害。受到多颗相变液滴平均吸附的细胞，在汽化过程中细胞能在极短的时间内受气泡的挤压而完全瓦解，见图 7-8-13A、图 7-8-13B，当仅有一颗相变液滴吸附的时候，细胞虽然不会被压碎，但会被汽化所产生的气泡拉扯而伸长，见图 7-8-13C，这是因为气泡表面仍具有原始液滴所拥有的表面材料，维持与细胞的靶向吸附状态。这些研究结果说明靶向吸附状态下的汽化不仅使汽化或是后续气泡所产生的机械力直接影响到细胞本身而造成伤害，气泡跟细胞的紧密连接也能增加液气接口上的药物被细胞吸收的机会。

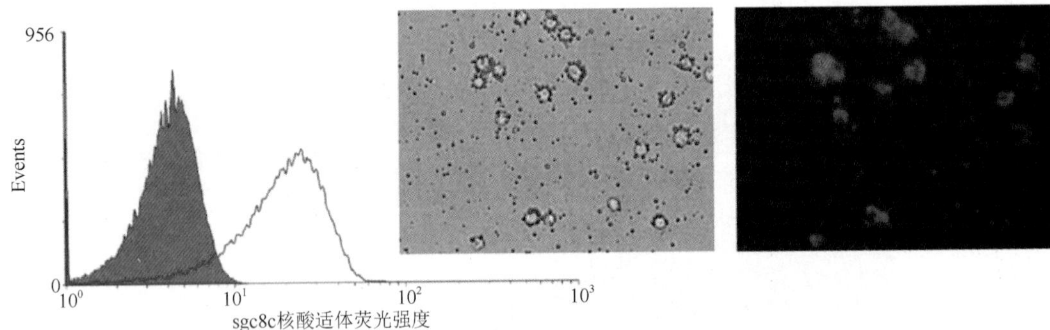

图 7-8-12　sgc8c 修饰相变液滴针对 CCRF-CEM 细胞目标的流式细胞仪量测结果，以及白光影像及荧光影像观察

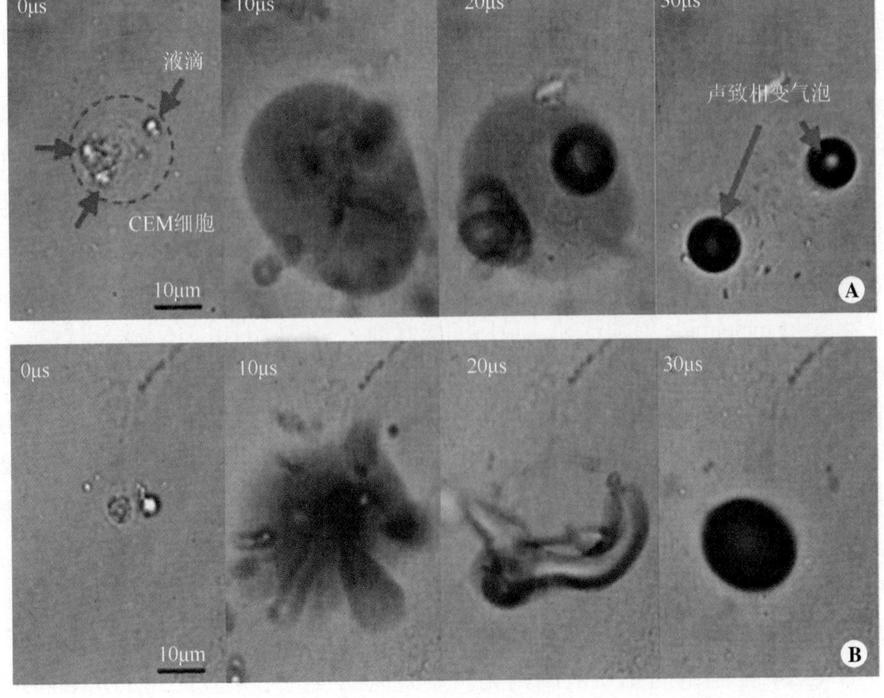

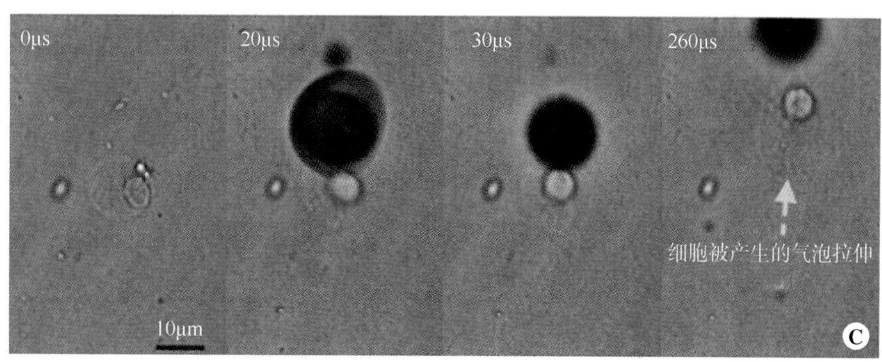

图 7-8-13　表面修饰 sgc8c 的相变液滴于超声脉冲激发汽化对细胞膜进行拉扯的序列影像，A、B 为该研究中观察到的三种不同形态的机械拉扯现象，使得 CEM 细胞产生伤害的机制。A、B. 细胞都被成功瓦解；C. 则显示单一液滴的汽化并不足以压碎细胞但却具有拉伸细胞的能力

接着该研究测试相变液滴内包覆 Dox 药物的稳定性，以及进行爆破药物释放对细胞活性的影响。结果发现在 100 ～ 600μg/ml 的范围间包覆效率固定，使得包覆总量呈线性上升，如图 7-8-14A 所示。稳定性测试的结果显示 3h 内整体系统的漏药程度即达到平衡，约有 10% 的药物渗漏于系统内，如图 7-8-14B 所示。细胞活性的实验结果则如图 7-8-15A 所示，当细胞被靶向性相变液滴标记后，液滴汽化对细胞本体所能提供的有效机械力将较非靶向性液滴高出许多，以细胞存活率来比较，则可以发现目标组具有 4.5 倍的细胞毒杀能力。原因承前面所描述过的，相变液滴汽化会拉扯细胞膜而导致细胞死亡，显示相变液滴可作为物理性破坏肿瘤细胞的治疗手段，而且核酸适体所造成的靶向累积能大幅度降低对于正常组织的伤害，将是一极具潜力的癌症治疗方式。接着进一步将相变液滴汽化后所释放的药物收集，与另一组的细胞在 37℃下进行培养 30min，再使用流式细胞仪分析释放的药物有无转染至细胞上。研究结果发现增加超声脉冲的声压、脉冲长度或是照射时间等，让相变液滴进行更完整的汽化，可在流式细胞仪上观察到更强的荧光位移，如图 7-8-15B 所示。证明了药物确实可以透过超声汽化的方式被释放出来，并能使用超声参数控制释放的效率来调控癌症细胞的吸收药量。

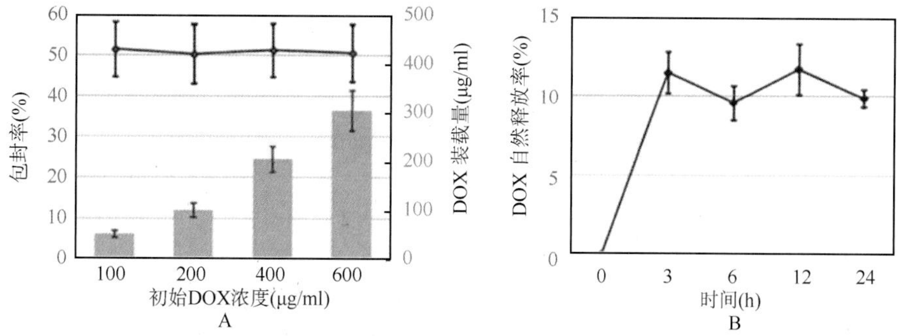

图 7-8-14　化疗药物 DOX 被相变液滴包覆的效率与包覆总量分析（A）。药物于保存中不同时间之下自然释放的百分占比分析（B）

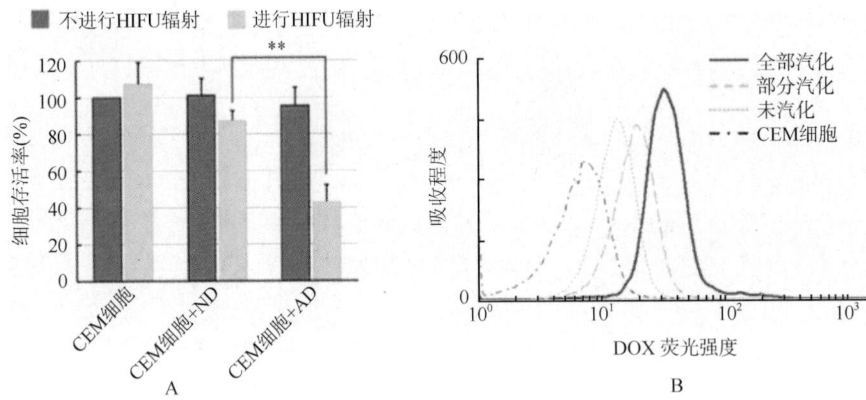

图 7-8-15　一般液滴（NDs）与修饰 sgc8c 的相变液滴（AD），汽化之后造成的细胞存活度变化（A）；不同汽化程度所释放的 DOX 被细胞吸收的程度（B）

最后，该研究也证实相变液滴汽化后确实能作为超声造影剂所使用，使用商用超声影像系统（model t3000，Terason，MA，USA）针对汽化后所产生的气泡做显影的结果如图 7-8-16 所示，比较不同浓度之下未汽化及汽化过后的相变液滴的影像亮度，发现在极低的浓度下，相变液滴汽化所能提供的对比度上升就已经非常明显，这是因为汽化造成的 125 倍膨胀，使得溶液中气体的总量大增，因此相变液滴的汽化可望在极低的浓度下于活体中被观测到。当浓度较高的状况下，液滴不需经过汽化也能提供一定程度的对比度。从另外一个角度考虑，若与传统超声造影剂（微泡）相比，相变液滴汽化所能产生的体积扩张相当大，因此考虑双方最后提供相同气体量的前提下，所需的相变液滴剂量可以非常的低，意味着未来活体应用只需要低剂量就能够达到高敏感度的超声显影侦测。

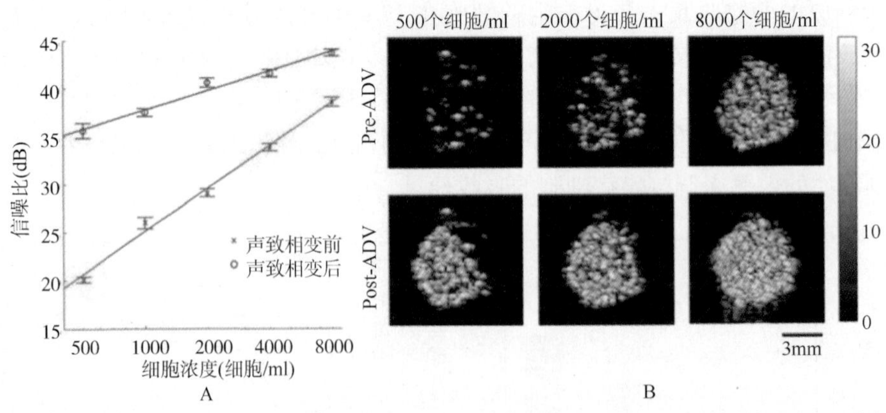

图 7-8-16　相变液滴于汽化前后所能提供的信噪比（signal-to-noise ratio，SNR）提升（A）；不同浓度相变液滴汽化后的超声影像（B）

（三）叶酸靶向导引纳米相变液滴于活体肿瘤治疗

前述几项体外、体内实验成果已充分展示相变液滴具有超声影像造影、肿瘤局部累积、局部物理性药物释放等功能。相较于传统微泡制作而成的超声造影剂，相变液滴中心是液态，除了解决气体逸散的问题，更能够抵抗外部压力制作成纳米级粒径的载体（nano-droplets，NDs），让这些承载着药物的相变液滴拥有足够的时间累积在肿瘤松散的组织间隙之间，进行被动式的靶向累积，而先前的研究验证了相变液滴的表面可修饰靶向分子，进行主动式的靶向吸附。若相变液滴能够同时拥有被动式及主动式的吸附功能，可大幅度增加特定疾病区域的吸附效率，甚至对于不同的病灶区进行选择性的治疗，并在超声诱发药物释放的同时提供足够的影像对比辨识度，以便使用超声进行同步监控及治疗（ultrasound theranostics）的过程。2015 年 W. T. Chen 及 S. T. Kang 等在国际期刊 *Biomaterials* 所发表的文章，使用种植两种肿瘤的小鼠模型上验证这个技术的可行性，该研究将包覆疏水性化疗药物喜树碱（camptothecin，CPT）的 NDs 上修饰叶酸分子（folic acid，FA），使其能够靶向吸附于过度表现叶酸受器（folate receptor，FR）的肿瘤中，接着使用种有两种不同叶酸受器表现不同程度肿瘤（FR-positive and FR-negative）的小鼠模型，验证此具有主动及被动吸附功能的相变液滴（简称 FA-CPT-NDs）是否能选择性地累积于特定肿瘤组织，提供更强的治疗及造影效果，整体概念如图 7-8-17 所示。

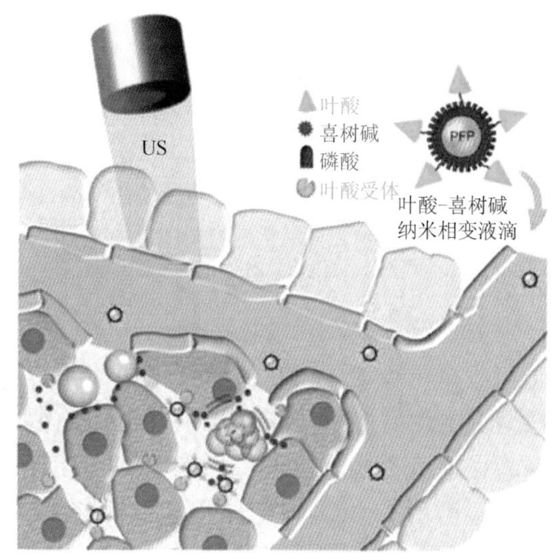

图 7-8-17 使用具有主动式及被动式靶向特性的相变液滴于实体肿瘤治疗示意图

该研究所利用的纳米级相变液滴（FA-CPT-NDs）外壳由单层磷脂构成、内部包覆全氟戊烷作为相变材质。制备过程的第一步先进行磷脂基底的制备，将 DSPC、DSPE-PEG 2000 加入样品瓶内均匀混合，再利用水浴式超声震碎仪振荡 5min，使磷脂薄膜分解成细小的脂质体结构。靶向分子的修饰及疏水药物包覆的部分，则是先利用胺基共价键将 DSPE-PEG2000-Amine 与 Folic acid 合成具有共价键的磷脂分子，制备在磷酸盐水溶液中，然后加入至前述的脂质体水溶液当中重新振荡混合，另外也加入了的喜树碱（camptothecin，CPT）的 DMSO 溶液及少量的椰子油以确保单薄的磷脂疏水内层能够稳定镶崁更多的喜树碱分子。接着将 100μl 的全氟戊烷加至均匀混合的溶液，再以超声震荡仪均匀振荡 5min 即完成修饰叶酸、包覆喜树碱的纳米相变液滴（FA-CPT-NDs）的制作。

为了测量 FA-CPT-NDs 药物包覆效率及稳定性，该研究使用细胞实验、双肿瘤小鼠模型验证 FA-CPT-NDs 用于超声药物递送的效果。两种癌细胞模型被用于鉴定叶酸受器的靶向效果，分别为具有叶酸受器过度表现的人类上皮癌细胞 KB 细胞（epidermal carcinoma cell line），以及缺乏叶酸受器表现的纤维肉瘤 HT-1080 细胞（fibrosarcoma cell line）。细胞实验在细胞盘内进行，而动物实验使用免疫缺乏的 NOD-SCID 公鼠进行小鼠肿瘤模型的制备，两种肿瘤细胞分别种植于左侧背及右侧背，因降低个体生理状况不同可能造成实验误差，然后在第 3 ～ 8 周进行超声的治疗及影像的监测。细胞与动物实验中使用的是临床等级超声影像系统（model Envisor，Phillips，Netherlands），搭配 10MHz 工作频

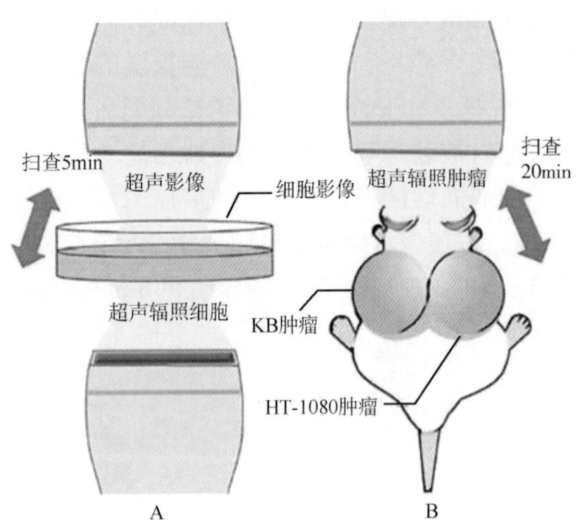

图 7-8-18　利用临床超声影像系统进行细胞实验（A）及双肿瘤小鼠模型治疗的示意图（B）

率的线性数组探头来诱发相变微滴汽化并同时进行观测，架构如图 7-8-18 所示，机器内建的高声压模式可发射达 4.43MPa 的声压，瞬间脉冲可打破磷脂壳层所维持的压力平衡状态，液态核心将体积膨胀形成微泡，过程中产生的冲击将诱发药物保护层的瓦解，并提供微泡的形成增加超声回散射的强度。

图 7-8-19A 显示的白光影像图与及荧光影像验证 FA-CPT-NDs 确实具有叶酸的成功修饰，图 7-8-19B 显示其粒径分布中心位于 700nm 左右，刚好界于可渗漏于肿瘤松散组织的上限粒径，图 7-8-19C 则显示喜树碱的包覆效率达（496.1±81.9）μg/ml，其包覆的稳定性由于椰子油的存在而大幅的提升，即便在体温的环境下也可维持至少 2h 没有明显的渗漏。接着为了在细胞实验中比较 FA-CPT-NDs 的效果，将 FA-CPT-NDs、没有叶酸的 CPT-NDs 或是没药物也没叶酸的 NDs 加入到 KB 细胞内，照射超声之后在 0h 及 24h 之后进行细胞存活度测试，如图 7-8-20 所示。比较各种不同组别的结果可得知，FA-CPT-NDs 本身的毒性不高，即便经过 24h 都没有明显的细胞死亡，但是在照射超声之后，所诱发的汽化机械力及药物释放，FA-CPT-NDs（与 CPT-NDs、NDs 相比）的靶向效果可以提供更直接的机械伤害及药物毒杀效果，这个特性可降低正常组织受伤害的风险。

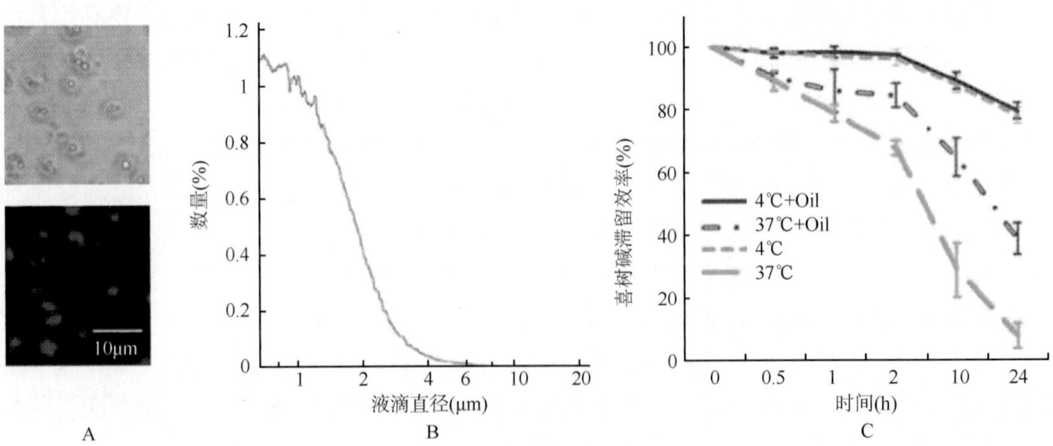

图 7-8-19　FA-CPT-NDs 的基本性质白光及荧光影像（A）、粒径分布（B）、CPT 包覆稳定性量测（C）

该研究证实，FA-CPT-NDs 的主动式靶向吸附能力在实体肿瘤中尤其能展现其选择性吸附的能力。使用双肿瘤小鼠进行实验测试的结果如图 7-8-21 所示，发现在每一次进行单剂注射搭配 20min 的超声疗程之内，在叶酸受器过度表现的 KB 肿瘤可以看到白点的形成，代表 FA-CPT-NDs 累积后产生的汽化，而在右侧缺乏叶酸受器的 HB-1080 肿瘤则鲜少有类似的现象，这些白点的位置对应到KB肿瘤切片的表层位置，属于肿瘤组织新生剧烈的区域。这些结果显示，纳米等级的粒径使得FA-CPT-NDs能够深入到肿瘤的松散组织内，提供进行被动式的肿瘤靶向累积，而叶酸的修饰更高度的强化FA-CPT-NDs停留特定肿瘤组织内的效率，因此能够做到选择性的细胞毒杀治疗，而且FA-CPT-NDs汽化后所提供的对比增强区域可直接作为治疗区域的判断。由于FA-CPT-NDs对KB肿瘤具有靶向吸附的功能，因此在经过6周的疗程之后，能够有效地抑制KB肿瘤的成长（图7-8-22A），而不影响HT-1080肿瘤的成长，跟没有经过治疗的控制组相比（图7-8-22B）有非常大的差异。统计分析显示，在为期6周、每周一次的疗程中，使用FA-CPT-NDs治疗的组别中KB肿瘤体积的成长一直受到压抑，与使用没靶向能力的CPT-NDs组别相差甚大（图7-8-22C），而HT-1080肿瘤因为缺乏叶酸受器的表现，所以FA-CPT-NDs组别跟CPT-NDs组别的治疗效果并没有显著的差异（图7-8-22D）。总结以上，透过FA-CPT-NDs的实验结果成功验证诸多靶向纳米载药相变液滴使用于肿瘤治疗的优势。

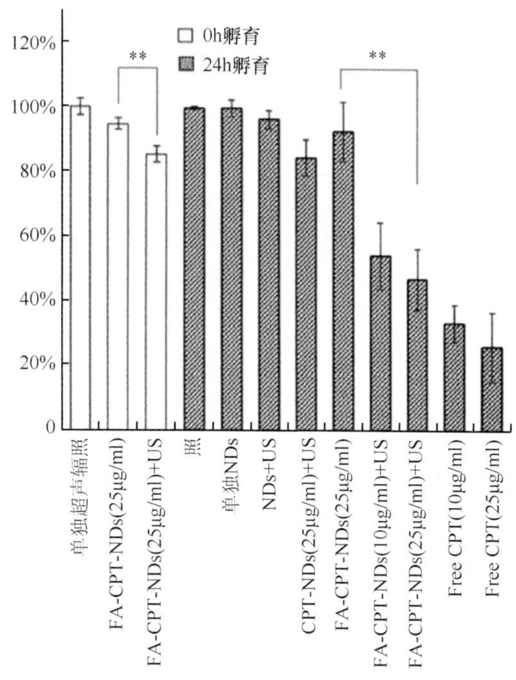

图7-8-20　FA-CPT-NDs、CPT-NDs、NDs超声照射前后0h及24h的细胞毒性测试

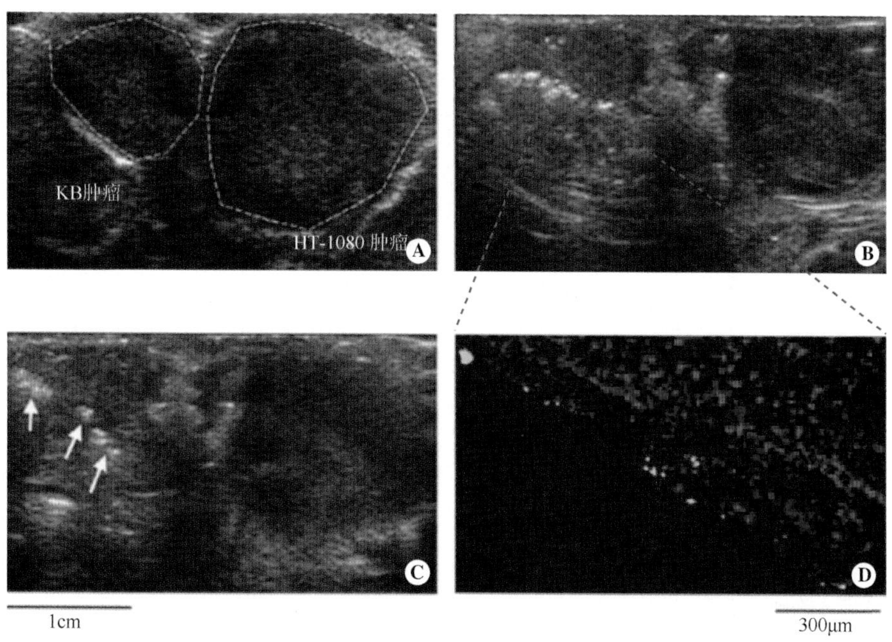

图7-8-21　KB及HT-1080双肿瘤小鼠模型，受单剂FA-CPT-NDs及20min超声疗程的影像监控过程（A～C）；对应（B）的肿瘤切片（D）

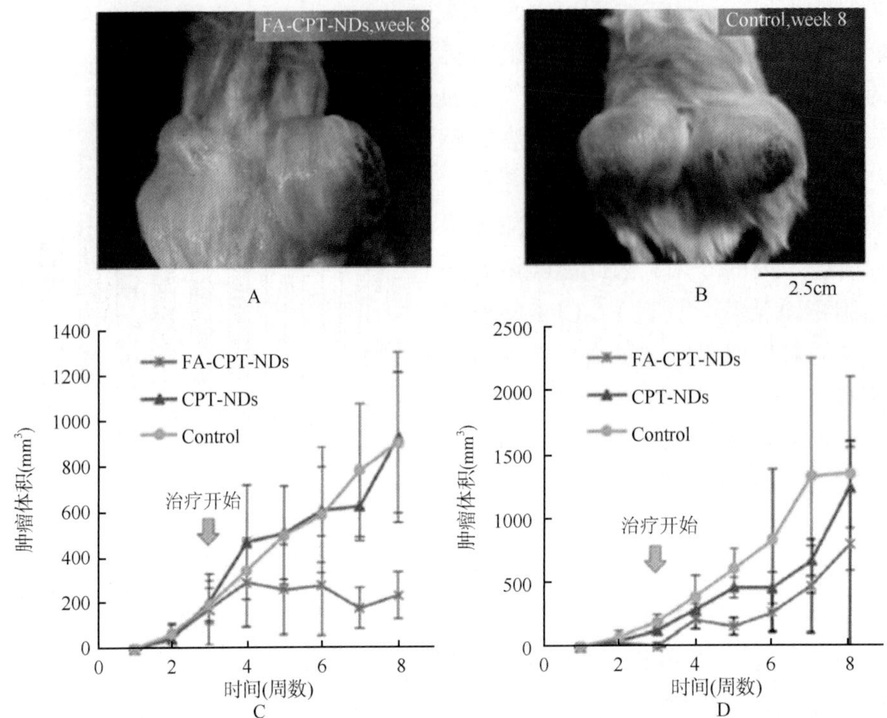

图 7-8-22 KB 及 HT-1080 双肿瘤小鼠模型经过 6 周 FA-CPT-NDs 及超声疗程后的实际外观（A）及其控制组（B）。6 周疗程中的肿瘤体积统计分析，C 为 KB 肿瘤，D 为 HT-1080 肿瘤

四、超声相变液滴—未来展望

总结以上章节，相变液滴本身虽不可完全取代传统微泡于传统超声造影在诊断上的应用，但在影像导引治疗及药物递送具有较佳的优势，相变液滴提供了结合化学及物理优势的治疗监控平台，多样化学制备过程如包覆药物、靶向分子修饰，使相变液滴可用于肿瘤治疗，特殊的物理行为如汽化及震动等则是提供了机械力进行物理性治疗或是加强化学药物治疗的效果。其中，介绍的相变液滴于肿瘤治疗的应用，结合了靶向及药物，并且展示了进行药物递送及监控造影的最终形态，成功地阐述了相变液滴作为可通过超声控制治疗的药剂优于传统微泡的优势：①相变液滴的液态核心，比较容易制作成纳米粒径并且维持高度的载体稳定性，也比较容易修改表面材料的组成加强药物包覆的稳定性，高度的稳定性确保相变液滴在活体内有较长的有效生存时间，因此可以用在需要长时间药物累积的化疗应用上。②传统微泡比较难制作成纳米粒径，当相变液滴制作成纳米粒径时，可提供的被动式肿瘤累积的能力（EPR），搭配靶向分子修饰提供的主动吸附能力加强吸附的效率，相辅相成地增加了相变液滴在肿瘤组织内（而非单纯血管内）所累积的浓度，将细胞毒杀效果集中于靶向分子所对应的组织区域，大大地提升了治疗的效果。③相变液滴汽化的气泡所提供的超声影像对比增强，只要非常低的浓度就能够产生很高的亮度，可用来辨识相变液滴在肿瘤组织所累积并发生药物释放的区域，因此可

以在超声治疗的同时以影像监控治疗的状况。

目前相变液滴仍是很新颖的研究课题，无论是在基本物理特性、化学制备方法上都还有很多需要深入研究的空间，尤其是不稳定气泡的产生是否会对活体造成潜在伤害，以及该如何去抑制，是商品化时会面临到的首要挑战，必须要审慎评估。比起传统微泡，相变液滴更需要超声硬件工程设备上的配合，如用来汽化的高能超声参数调节及影像算法的设计等，种种革命性的设计要实现在现有的临床级超声诊断系统上，并且同时符合医疗器材及医疗药品法规的规范，势必还有一段很长的路要走，未来还需要更多跨领域的研究学者、医疗人员、产业界来参与这项技术的实现。

（叶秩光）

参 考 文 献

戴旻 . 2008. 褪黑素以及人工氧载体对肿瘤血管新生的影响及其机制研究 . 北京：中国协和医科大学 .

全红，包尚联，邱晓光 . 2004. 氧增强放疗 . 国外医学（临床放射学分册），27（1）：57-60.

王龚，卓忠雄 . 2013. 超声靶向破坏微泡技术在肿瘤治疗中的研究进展 . 中国医学影像学杂志，21(11)：866-868.

吴盛正 . 2015. 超声联合载 SDF-1 微泡促 MSC 肾向归巢修复糖尿病肾病的实验研究 . 重庆：第三军医大学 .

香丽萍，穆玉明 . 2015. 靶向超声造影剂在干细胞移植中的研究进展 . 海南医学，26(6)：843-846.

徐亚丽 . 2009. 诊断超声联合微泡经静脉移植 MSCs 归巢缺血心肌及改善心功能的实验研究 . 重庆：第三军医大学 .

肖子文，刘丽萍，肖雁冰，等 . 2005. HIFU 联合氟碳乳剂损伤兔肝脏的实验研究 . 中国超声医学杂志，21(3).

徐芬芬，王志刚，李攀，等 . 2015. 载 10- 羟基喜树碱液态氟碳纳米粒的声致相变条件及释药性能 . 中国医学影像技术，31(2).

徐亚丽，高云华，刘政，等 . 2006. 超声联合微泡溶解体外血栓声像图改变与病理对照研究 . 中国超声医学杂志，22(3)：164-167.

许燕，周希瑗，王志刚 . 2007. 超声微泡介导 EGFP 质粒转染大鼠视网膜的实验研究 . 中国医学影像技术，23(2)：188-189.

薛静，王志刚，许川山，等 . 2009. 超声破坏微泡联合 G-CSF 促进心肌梗死大鼠血管新生的实验研究 . 第四军医大学学报，30(1)：29-32.

杨春江，王志刚，李攀，等 . 2006. 载药脂质微泡造影剂在小鼠体内的药代动力学及定位释放实验研究 . 临床超声医学杂志，8(9)：513-516.

杨静菲，刘苏，王志刚 . 2011. 超声微泡造影剂联合美金胺增强视神经损伤大鼠视网膜神经节细胞保护作用 . 中华眼底病杂志，27(6)：567-572.

杨映雪，周希瑗，高睿骐 . 2012. 超声微泡介导野生型 P53 联合 RB94 基因转染 HXO—Rb44 细胞的实验研究 . 中国超声医学杂志，28（7）：577-580.

张群霞，王志刚，冉海涛，等 . 2005. 超声破坏微泡促进骨骼肌血管新生的实验研究 . 中国超声医学杂志，21：172-174.

张群霞；王志刚；冉海涛，等 . 2005. 超声破坏微泡对心肌细胞膜通透性影响的研究 . 中国超声医学杂志，21(8)：564-566.

张群霞；王志刚；冉海涛，等 . 2005. 超声微泡介导 VEGF 基因治疗下肢血管闭塞 . 中国医学影像技术，21(4)：507-509.

张亚兴，王志刚，许川山，等 . 2008. 超声破坏微泡促进下肢缺血大鼠骨骼肌血管新生的时间 - 效应关系研究 . 中国介入影像与治疗学，5 (5)：399-402.

赵亮，李敏 . 2013. 间充质干细胞与组织工程血管 . 中国生物医学工程学报，32(2)：220-224.

赵应征，鲁翠涛，李校堃 . 2010. 超声介导药物靶向递送系统 . 北京：化学工业出版社，88-95.

赵元平，胡广全，滕中华，等 . 2013. 环 RGD 多肽靶向微泡用于动脉血栓成像 . 中国医学影像技术，29(6).

周希瑗，邓鑫，王志刚 . 2006. 超声微泡介导 EGFP 质粒对视网膜母细胞瘤细胞与传统转染方法效率对比 . 中国超声医学杂志，22（8）：564-566.

周洋，周鸿，叶鸣，等 . 2014. 相变型液态氟碳纳米粒造影剂的制备及相变超声显影研究 . 临床超声医学杂志，16(10).

庄金满，李选 . 2014. 下肢动脉硬化闭塞症的治疗进展 . 中国微创外科杂志，14 (9)：839-842.

Abe K, Saitoh T, Horiguchi Y, et al. 2005. Synthesis and neurotoxicity of tetrahydroisoquinoline derivatives for studying Parkinson' s disease. Biol Pharm Bull, 28: 1355-1362.

Afadzi M, Strand SP, Nilssen EA, el al. 2013. Mechanisms of the ultrasound-mediated intracellular delivery of liposomes and dextrans. IEEE Trans Ultrason Ferroelectr Freq Control, 60(1): 21-33.

Akgur FM, Zibari GB, McDonald JC, et al. 2000. Kinetics of P-selectin expression in regional vascular beds after resuscitation of hemorrhagic shock: a clue to the mechanism of multiple system organ failure. Shock, 13: 140-144.

Alkins RD Brodersen PM, Sodhi RN, et al. 2013. Enhancing drug delivery for boron neutron capture therapy of brain tumors with focused ultrasound. Neuro Oncol, 15: 1225-1235.

Alonso A, Reinz E, Leuchs B, et al. 2013. Focal Delivery of AAV2/1-transgenes Into the Rat Brain by Localized Ultrasound-induced BBB Opening. Mol Ther Nucleic Acids, 2: e73.

Andonian S, Coulthard T, Smith AD, et al. 2009. Real-time quantitation of Renal ischemia using targeted microbubbles: in-vivo measurement of P-selectin expression. J Endourol, 23: 373–378.

Bai YY, Xiu JC, Zha DG, et al. 2009. Targeted delivery of bone marrow mesenchymal stem cells by ultrasound-mediated microbubble destruction. Nan Fang Yi Ke Da Xue Xue Bao, 29(2): 199-201.

Bailey MR, Blackstock DT, Cleveland RD, et al. 1999. Comparison of electrohydraulic lithotripters with rigid and pressure-release ellipsoidal reflectors. Ⅱ. Cavitation fields. Journal of the Acoustical Society of America, 106(2): 1149-1160.

Banks WA, Terrell B, Farr SA, et al. 2002. Passage of amyloid beta protein antibody across the blood-brain barrier in a mouse model of Alzheimer' s disease. Peptides, 23: 2223-2226.

Bayfield MS, Lindner JR, Kaul S, et al. 1997. Deoxygenated blood minimizes adherence of sonicated albumin microbubbles during cardioplegic arrest and after blood reperfusion: experimental and clinical observations with myocardial contrast echocardiography. J Thorac Cardiovasc Surg, 113: 1100–1108.

Bekeredjian R, Chen S, Frenkel PA, et al. 2003. Ultrasound-targeted microbubble destruction can repeatedly direct highly specific plasmid expression to the heart. Circulation, 108(8): 1022-1026.

Belcik JT, Mott BH, Xie A, et al. 2015. Augmentation of limb perfusion and reversal of tissue ischemia produced by ultrasound-mediatedmicrobubble cavitation. Circ Cardiovasc Imaging, 8(4). pii: e002979.

Bendayan M. 2002. Morphological and cytochemical aspects of capillary permeability. Microsc Res Tech 57(5): 327-349.

Bennett MH, Feldmeier J, Smee R, et al. 2012. Hyperbaric oxygenation for tumour sensitisation to radiotherapy. Cochrane Database Syst Rev, 4: CD005007.

Bi B, Schmitt R, Israilova M, et al. 2007. Stromal cells protect against acute Tubular injury via an endocrine effect. J Am Soc Nephrol, 18 (9): 2486-2496.

Bisazza A, Giustetto P, Rolfo A, et al. 2008. Micro bubble-mediated oxygen delivery to hypoxic tissues as a new therapeutic device. Conf Proc IEEE Eng Med Biol SoC, 2067-2070.

Borden MA, Caskey CF, Little E, et al. 2007. DNA and polylysine adsorption and multilayer construction onto cationic lipid-coated microbubbles. Langmuir, 23(18): 9401-9408.

Bouakaz A, Versluis M, de Jong N. 2005. High-speed optical observations of contrast agent destruction. Ultrasound in Medicine and Biology, 31(3): 391-399.

Brandhorst H, Asif S, Andersson K, et al. 2010. A new oxygen carrier for improved long-term storage of human pancreata before islet isolation. Transplantation, 89(2): 155-160.

Brayman AA, Lizotte LM, Miller MW. 1999. Erosion of artificial endothelia in vitro by pulsed ultrasound: Acoustic pressure, frequency, membrane orientation and microbubble contrast agent dependence. Ultrasound in Medicine and Biology, 25(8): 1305-1320.

Brenner MP, Hilgenfeldt S, Lohse D. 2002. Single-bubble sonoluminescence. Reviews of Modern Physics, 74(2): 425-484.

Brujan EA, Ikeda T, Matsumoto Y. 2005. Jet formation and shock wave emission during collapse of ultrasound-induced cavitation bubbles and their role in the therapeutic applications of high-intensity focused ultrasound. Physics in Medicine and Biology, 50(20): 4797-4809.

Brujan EA, Nahen K, Schmidt P, et al. 2001. Dynamics of laser-induced cavitation bubbles near an elastic boundary. Journal of Fluid Mechanics, 433: 251-281.

Burgess A, Ayala-Grosso CA, Ganguly M, et al. 2011. Targeted delivery of neural stem cells to the brain using MRI-guided focused ultrasound to disrupt the blood-brain barrier. PLoS One, 6: e27877.

Burgess A, Huang Y, Querbes W, et al. 2012. Focused ultrasound for targeted delivery of siRNA and efficient knockdown of Htt expression. J Control Release，163(2)：125-129.

Burgess A，Huang Y，Querbes W，et al. 2013. Non-invasive delivery of small interfering ribonucleic acid for reduction of Huntingtin expression in the brain is achieved using focused ultrasound to disrupt the blood-brain barrier. J Acoust Soc Am，133：3408.

Burgess A，Hynynen K. 2013. Noninvasive and Targeted Drug Delivery to the Brain Using Focused Ultrasound. ACS Chem Neurosci，4(4)：519-526.

Burgess A，Nhan T，Moffatt C，et al. 2014. Analysis of focused ultrasound-induced blood-brain barrier permeability in a mouse model of Alzheimer' s disease using two-photon microscopy. J Control Release，192：243-248.

Burkard ME，Van Liew HD. 1994. Oxygen transport to tissue by persistent bubbles：theory and simulations，Journal of Applied. Physiology，77(6)：2874-2878.

Burke CW，Alexander E 4th，Timbie K，et al. 2014. Ultrasound-activated agents comprised of 5FU-bearing nanoparticles bonded to microbubbles inhibit solid tumor growth and improve survival. Mol Ther，22(2)：321-328.

Caplan AI，Dennis JE. 2006. Mesenchymal stem cells as trophic mediators. J Cell Biochem，98 (5)：1076-1084.

Carson AR，McTiernan CF，Lavery L，et al. 2011. Gene therapy of carcinoma using ultrasound-targeted microbubble destruction. Ultrasound Med Biol，37(3)：393-402.

Carson AR，McTiernan CF，Lavery L，et al. 2012. Ultrasound-targeted microbubble destruction to deliver siRNA cancer therapy. Cancer Res，72(23)：6191-6199.

Cavalli R，Akhter AK，Bisazza A，et al. 2010. Nan sponge formulations as oxygen delivery systems. International journal of pharmaceutics，402(1)：254-257.

Cavalli R，Bisazza A，Giustetto P，et al. 2009. Preparation and characterization of dextran nanobubbles for oxygen delivery. Int J Pharm，381(2)：160-165.

Cavalli R，Bisazza A，Rolfo A，et al. 2009. Ultrasound-mediated oxygen delivery from chitosan nanobubbles. Int J Pharm，378(1)：215-217.

Chappell JC，SongJ，Klibanov AL，et al. 2008. Ultrasonic microbubble destruction stimulates therapeutic arteriogenesis via the CD18-depende nt recruitment ofbone marrow-derived cells. Arterioscler Thromb Vasc Biol，28(6)：1117-1122.

Chatterjee D，Sarkar K. 2003. A Newtonian rheological model for the interface of microbubble contrast agents. Ultrasound in Medicine and Biology，29(12)：1749-1757.

Chen H，Kreider W，Brayman AA，et al. 2011. Blood vessel deformations on microsecond time scales by ultrasonic cavitation. Phys Rev Lett，106：034301.

Chen S，Shimoda M，Wang MY，et al. 2010. Regeneration of pancreatic islets in vivo by ultrasound-targeted gene therapy. Gene Ther，17(11)：1411-1420.

Chen Z，Liang K，Liu J，et al. 2009. Enhancement of survivin gene downregulation and cell apoptosis by a novel combination：liposome microbubbles and ultrasound exposure. Med Oncol，26(4)：491-500.

Chen Z，Xie M，Wang X，et al. 2008. Efficient gene delivery to myocardium with ultrasound targeted microbubble destruction and polyethylenimine. J Huazhong Univ Sci Technolog Med Sci，28(5)：613-617.

Chen ZY，Liang K，Qiu RX. 2010. Targeted gene delivery in tumor xenografts by the combination of ultrasound-targeted microbubble destruction and polyethylenimine to inhibit survivin gene expression and induce apoptosis. J Exp Clin Cancer Res，29：152.

Chen ZY，Qiu RX，Liang K. 2010. Targeted gene delivery in tumor xenografts by the combination of ultrasound-targeted microbubble destruction and polyethylenimine to inhibit survivin gene expression and induce apoptosis. J Exp Clin Cancer Res，29：152.

Chevalier RL，Thornhill BA，Wolstenholme JT，et al. 1999. Unilateral ureteral obstruction in Early development alters growth：dependence on the duration of obstruction. J Urol，161 (1)：309-313.

Chin CT，Lancee C，Borsboom J，et al. 2003. Brandaris 128：A digital 25 million frames per second camera with 128 highly sensitive frames. Review of Scientific Instruments，74(12)：5026-5034.

Cho EE，Drazic J，Ganguly M，et al. 2011. Two-photon fluorescence microscopy study of cerebrovascular dynamics in ultrasound-induced blood-brain barrier opening. J Cereb Blood Flow Metab，3：1852-1862.

Choi JJ，Pernot M，Brown TR，et al. 2007. Spatio-temporal analysis of molecular delivery through the blood-brain barrier using focused ultrasound. Phys Med Biol，52(18)：5509-5530.

Chomas JE，Dayton PA，May D，et al. 2000. Optical observation of contrast agent destruction. Appl Phys Lett，77(7)：1056.

Church CC. 1995. The effects of an elastic solid-surface layer on the radial pulsations of gas-bubbles. Journal of the Acoustical Society of America，97（3）：1510-1521.

Clement GT，Hynynen K. 2002. A non-invasive method for focusing ultrasound through the human skull. Phys Med Biol，47（8）：1219-1236.

Clement GT，Sun J，Giesecke T，et al. 2000. A hemisphere array for non-invasive ultrasound brain therapy and surgery. Phys Med Biol，45：3707-3719.

Clements BA，Hsu CY，Kucharski C，et al. 2009. Nonviral Delivery of Basic Fibroblast Growth Factor Gene to Bone Marrow Stromal Cells. ClinOrthop Relat Res，467（12）：3129-3137.

Coleman AJ，Saunders JE，Crum LA，et al. 1987. Acoustic cavitation generated by an extracorporeal shockwave lithotripter. Ultrasound in Medicine and Biology，13（2）：69-76.

Collis J，Manasseh R，Liovic P，et al. 2010. Cavitation microstreaming and stress fields created by microbubbles. Ultrasonics，50：273-279.

Cotzias GC，van Woert MH，Schiffer LM. 1967. Aromatic amino acids and modification of parkinsonism. N Engl J Med，176：374-379.

Creery TP，Sweitzer RH，Unger EC，et al. 2004. DNA delivery to cells in vivo by ultrasound. Methods Mol Biol，245：293-298.

Dayton P，Klibanov A，Brandenburger G，et al. 1999. Acoustic radiation force in vivo：a mechanism to assist targeting of microbubbles. Ultrasound Med Biol，25：1195-1201.

De Cock I，Zagato E，Braeckmans K，et al. 2015. Ultrasound and microbubble mediated drug delivery：acoustic pressure as determinant for uptake via membrane pores or endocytosis. J Control Release，197：20-28.

de Jong N，Bouakaz A，Frinking P. 2002. Basic acoustic properties of microbubbles. Echocardiography-a Journal of Cardiovascular Ultrasound and Allied Techniques，19（3）：229-240.

de Jong N，Hoff L. 1993. Ultrasound scattering properties of albunex microspheres. Ultrasonics，31（3）：175-181.

de Jong N，Hoff L，Skotland T，et al. 1992. Absorption and scatter of encapsulated gas filled microspheres-theoretical considerations and some measurements. Ultrasonics，30（2）：95-103.

de Saint Victor M，Crake C，Coussios CC，et al. 2014. Properties，characteristics and applications of microbubbles for sonothrombolysis. Expert Opin Drug Deliv，11（2）：187-209.

Deckers R，Moonen CT. 2010. Ultrasound triggered，image guided，local drug delivery. J Controll Release，148：25-33.

Deelman LE，Decleves AE，Rychak JJ，et al. 2010. Targeted renal therapies through microbubbles and ultrasound. Adv Drug Deliv Rev，62：1369-1377.

Deng Q，Hu B，Cao S，et al. 2015. Improving the efficacy of therapeutic angiogenesis by UTMD-mediated Ang-1 gene delivery to the infarcted myocardium. Int J Mol Med，36（2）：335-344.

Deng Z，Yan F，Jin Q，et al. 2014. Reversal of multidrug resistance phenotype in human breast cancer cells using doxorubicin-liposome–microbubble complexes assisted by ultrasound. J Control Release，174：109-116.

Deshpande MC，Prausnitz MR. 2007. Synergisticeffects of ultrasound and PEI on DNA transfection in vitro. J Control Release，118（1）：126-135.

Deutsch M，Green SB，Strike TA，et al. 1989. Results of a randomized trial comparing BCNU plus radiotherapy，streptozotocin plus radiotherapy，BCNU plus hyperfractionated radiotherapy，and BCNU following misonidazole plus radiotherapy in the postoperative treatment of malignant glioma. Int J Radiat Oncol Biol Phys，16（6）：1389-1396.

Downs ME，Buch A，Sierra C，et al. 2015. Long-Term Safety of Repeated Blood-Brain Barrier Opening via Focused Ultrasound with Microbubbles in Non-Human Primates Performing a Cognitive Task. PLoS One，10（5）：e0125911.

Du J，Shi QS，Sun Y，et al. 2011. Enhanced delivery of monomethoxypoly（ethylene glycol）-poly（lactic-co-glycolic acid）-poly l-lysine nanoparticles loading platelet-derived growth factor BB small interfering RNA by ultrasound and/or microbubbles to rat retinal pigment epithelium cells. J Gene Med，13（6）：312-323.

Duque S，Joussemet B，Riviere C，et al. 2009. Intravenous administration of self-complementary AAV9 enables transgene delivery to adult motor neurons. Mol Ther，17（7）：1187-1196.

Eisenbrey JR，Albala L，Kramer MR，et al. 2014. Development of an ultrasound sensitive oxygen carrier for oxygen delivery to hypoxic tissue. Int J Pharm，478（1）：361-367.

Emmer M，van Wamel A，Goertz DE，et al. 2007. The onset of microbubble vibration. Ultrasound in Medicine and Biology，33（6）：941-949.

Emmer M，Vos HJ，Goertz DE，et al. 2009. Pressure-dependent attenuation and scattering of phospholipid-coated microbubbles at low acoustic pressures. Ultrasound in Medicine and Biology，35(1)：102-111.

Endo-Takahashi Y，Negishi Y，Nakamura A，et al. 2013. pDNA-loaded Bubble liposomes as potential ultrasound imaging and gene delivery agents. Biomaterials，34(11)：2807-2813.

Endo-Takahashi Y，Negishi Y，Nakamura A，et al. 2014. Systemic delivery of miR-126 by miRNA-loaded Bubble liposomes for the treatment of hindlimb ischemia. Sci Rep-UK，4.

Enomoto S，Yoshiyama M，Omura T，et al. 2006. Microbubble destruction with ultrasound augments neovascularisation by bone marrow cell transplantation in rat hind limb ischaemia. Heart，92(4)：515-520.

Epstein PS，Plesset MS. 1950. On the stability of gas bubbles in liquid-gas solutions. Journal of Chemical Physics，18(11)：1505-1509.

Ezquer F，Ezquer M，Simon V，et al. 2009. Endovenous administration of bone marrow-derived. multipotent mesenchymal stromal cells prevents renal failure in diabetic mice. Biol Blood Marrow Transplant，15(11)：1354-1365.

Ezquer FE，Ezquer ME，Daniela B. et al. 2008. systemic administration of multipotent mesenchymal stromal cells reverts hyperglycemia and prevents nephropathy in type 1 diabetic mice. Biology of Blood and Marrow Transplantation，14：631-640.

Fan CH，Lin WH，Ting CY，et al. 2014. Contrast-enhanced ultrasound imaging for the detection of focused ultrasound-induced blood-brain barrier opening. Theranostics，4：1014-1025.

Fan CH，Liu HL，Huang CY，et al. 2012. Detection of intracerebral hemorrhage and transient blood-supply shortage in focused-ultrasound-induced blood-brain barrier disruption by ultrasound imaging. Ultrasound Med Biol，38：1372-1382.

Fan CH，Liu HL，Ting CY，et al. 2014. Submicron-bubble-enhanced focused ultrasound for blood-brain barrier disruption and improved CNS drug delivery. PLoS One，9：e96327.

Fan CH，Ting CY，Chang YC，et al. 2015. Drug-loaded bubbles with matched focused ultrasound excitation for concurrent blood-brain barrier opening and brain-tumor drug delivery. Acta Biomater，15：89-101.

Fan CH，Ting CY，Lin HJ，et al. 2013. Antiangiogenic-targeting drug-loaded microbubbles combined with focused ultrasound for glioma treatment. Biomaterials，34：2142-2115.

Fan CH，Ting CY，Lin HJ，et al. 2013. SPIO-conjugated，doxorubicin-loaded microbubbles for concurrent MRI and focused-ultrasound enhanced brain-tumor drug delivery. Biomaterials，34：3706-3715.

Fan Z，Liu H，Mayer M，et al. 2012. Spatiotemporally controlled single cell sonoporation. Proceedings of the National Academy of Sciences of the United States of America，109(41)：16486-16491.

Fechheimer M，Boylan JF，Parker S，et al. 1987. Transfection of mammalian cells with plasmid DNA by scrape loading and sonication loading. Proc Natl Acad Sci U S A，84(23)：8463-8467.

Feinstein SB，Cate FJ，Zwehl W，et al. 1984. Two-dimensional contrast echocardiography. I. In vitro development and quantitative analysis of echo contrast agents. Journal of the American College of Cardiology，3(1)：14-20.

Feinstein SB，Shah PM，Bing RJ，et al. 1984. Microbubble dynamics visualized in the intact capillary circulation. Journal of the American College of Cardiology，4(3)：595-600.

Ferrante EA，Pickard JE，Rychak J，et al. 2009. Dual targeting improves microbubble contrast agent adhesion to VCAM-1 and P-selectin under flow. J Control Release，140(2)：100-107.

Ferrara K，Pollard R，Borden M，et al. 2007. Ultrasound microbubble contrast agents：fundamentals and application to gene and drug delivery. Annu Rev Biomed Eng，9：415-447.

Fischer AJ，Stanke JJ，Omar G，et al. 2006. Ultrasound-mediated gene transfer into neuronal cells. J Biotechnol JT - Journal of biotechnology，122(4)：393-411.

Fischer K，McDannold NJ，Zhang Y，et al. 2009. Renal ultrafiltration changes induced by focused US. Radiology，253：697–705.

Fix SM，Borden MA，Dayton PA. 2015. Therapeutic gas delivery via microbubbles and liposomes. J Control Release，209：139-149.

Florinas S，Kim J，Nam K，et al. 2014. Ultrasound-assisted siRNA delivery via arginine-grafted bioreducible polymer and microbubbles targeting VEGF for ovarian cancer treatment. J Control Release，183：1-8.

Florinas S，Nam HY，Kim SW，et al. 2013. Enhanced siRNA Delivery Using a Combination of an Arginine-Grafted Bioreducible Polymer，Ultrasound，and Microbubbles in Cancer Cells. Mol Pharmaceut，10(5)：2021-2030.

Fokong S，Theek B，Wu ZJ，et al. 2012. Image-guided，targeted and triggered drug delivery to tumors using polymer-based microbubbles. Journal of Controlled Release，163(1)：75-81.

Forsberg F，Liu JB，Chiou HJ，et al. 2000. Comparison of fundamental and wideband harmonic contrast imaging of liver tumors. Ultrasonics，38(1-8)：110-113.

Fox JM，Chamberlain G，Ashton BA，et al. 2007. Recent advances into the understanding of mesenchymal stem cell trafficking. Br J Haematol，137（6）：491-502.

Frenkel V. 2008. Ultrasound mediated delivery of drugs and genes to solid tumors. Adv Drug Deliv Rev，60（10）：1193-1208.

Frinking PJ，Cespedes EI，Kirkhorn J，et al. 2001. A new ultrasound contrast imaging approach based on the combination of multiple imaging pulses and a separate release burst. IEEE Transactions on Ultrasonics Ferroelectrics and Frequency Control，48（3）：643-651.

Frinking PJ，de Jong N，Cespedes EI. 1999. Scattering properties of encapsulated gas bubbles at high ultrasound pressures. Journal of the Acoustical Society of America，105（3）：1989-1996.

Frinking PJ，Gaud E，Brochot J，et al. 2010. Subharmonic scattering of phospholipid-shell microbubbles at low acoustic pressure amplitudes. IEEE Transactions on Ultrasonics Ferroelectrics and Frequency Control，57（8）：1762-1771.

Fujii H，Matkar P，Liao C，et al. 2013. Optimization of Ultrasound-mediated Anti-angiogenic Cancer Gene Therapy. Mol Ther Nucleic Acids，2（5）：e94.

Gasser M，Waaga-Gasser AM，Grimm MW，et al. 2005. Selectin blockade plus therapy with low-dose sirolimus and cyclosporin a prevent brain death-induced renal allograft dysfunction. AmJ Transplant，5：662–670.

Geis NA，Katus HA，Bekeredjian R. 2012. Microbubbles as a vehicle for gene and drug delivery：current clinical implications and future perspectives. Curr Pharm Des，18（15）：2166-2183.

Gerber F，Waton G，Krafft MP，et al. 2007. Long lived micro bubbles for oxygen delivery. Artificial Cells Blood Substitutes and Biotechnology，35（1）：119-124.

Ghanem A，Steingen C，Brenig F，et al. 2009. Focused ultrasound-induced stimulation of microbubbles augments site-targeted engraftment of mesenchymal stem cells after acute myocardial infarction. J Mol Cell Cardiol，47：411-418.

Gill SL，O' Neill H，McCoy RJ，et al. 2014. Enhanced delivery of microRNA mimics to cardiomyocytes using ultrasound responsive microbubbles reverses hypertrophy in an in-vitro model. Technol Health Care，22（1）：37-51.

Goertz DE，Wright C，Hynynen K. 2010. Contrast agent kinetics in the rabbit brain during exposure to therapeutic ultrasound. Ultrasound Med Biol，36：916-924.

Grady DJ，Gentile MA，Riggs JH，et al. 2014. Improved arterial blood oxygenation following intravenous infusion of cold supersaturated dissolved oxygen solution. Clin Med Insights Circ Respir Pulm Med，8：11-16.

Gramiak R，Shah PM. 1968. Echocardiography of the aortic root. Invest Radiol，3（5）：356-366.

Greenleaf WJ，Bolander ME，Sarkar G，et al. 1998. Artificial cavitation nuclei significantly enhance acoustically induced cell transfection. Ultrasound in Medicine and Biology，24（4）：587-595.

Greeuleaf WJ，Bolander ME，Sarkar G，et al. 1998. Artificial cavitation nuclei significantly enhance acoustically induced cell transfection. Ultrasound Mad Biol，24（4）：587-595.

Guzman HR，McNamara AJ，Nguyen DX，et al. 2003. Bioeffects caused by changes in acoustic cavitation bubble density and cell concentration：a unified explanation based on cell-to-bubble ratio and blast radius. Ultrasound Med Biol，29（8）：1211-1222.

Hallow DM，Mahajan AD，McCutchen TE，et al. 2006. Measurement and correlation of acoustic cavitation with cellular bioeffects. Ultrasound in Medicine and Biology，32（7）：1111-1122.

Han L，Zhao J，Zhang X，et al. 2012. Enhanced siRNA Delivery and Silencing Gold-Chitosan Nanosystem with Surface Charge-Reversal Polymer Assembly and Good Biocompatibility. ACS Nano，6（8）：7340-7351.

Han X，Cheng W，Jing H，et al. 2012. Neuroepithelial transforming protein 1 short interfering RNA-mediated gene silencing with microbubble and ultrasound exposure inhibits the proliferation of hepatic carcinoma cells in vitro. J Ultrasound Med，31（6）：853-861.

He Y，Bi Y，Hua Y，et al. 2011. Ultrasound microbubble-mediated delivery of the siRNAs targeting MDR1 reduces drug resistance of yolk sac carcinoma L2 cells. J Exp Clin Canc Res，30（1）：104.

Herman B，Einav S，Vered Z. 2000. Feasibility of mitral flow assessment by echo-contrast ultrasound，part Ⅰ：Determination of the properties of echo-contrast agents. Ultrasound in Medicine and Biology，26（5）：787-795.

Hernot S，Klibanov AL. 2008. Microbubbles in ultrasound-triggered drug and gene delivery. Adv Drug Deliv Rev，60（10）：1153-1166.

Hilgenfeldt S，Lohse D，Zomack M. 2000. Sound scattering and localized heat deposition of pulse-driven microbubbles. Journal of the Acoustical Society of America，107（6）：3530-3539.

Hoff L，Sontum PC，Hovem JM. 2000. Oscillations of polymeric microbubbles：Effect of the encapsulating shell. Journal of the Acoustical Society of America，107（4）：2272-2280.

Hopewell JW, Gorlia T, Pellettieri L, et al. 2011. Boron neutron capture therapy for newly diagnosed glioblastoma multiforme: an assessment of clinical potential. Appl Radiat Isot, 69(12): 1737-1740.

Hsu CY, Hendzel M, Uludağ H. 2011. Improved transfection efficiency of an aliphatic lipid substituted 2 kDa polyethylenimine is attributed to enhanced Nuclear association and uptake in rat bone marrow stromal cell. J Gene Med, 13(1): 46-59.

Hu Y, Wan JM, Yu AC. 2013. Membrane perforation and recovery dynamics in microbubble-mediated sonoporation. Ultrasound in Medicine and Biology, 39(12): 2393-2405.

Huang L, Belousova T, Pan JS, et al. 2014. AKI after conditional and kidney-specific knockdown of stanniocalcin-1. J Am Soc Nephrol, 25(10): 2303-2315.

Huang Q, Deng J, Xie Z, et al. 2012. Effective gene transfer into central nervous system following ultrasound-microbubbles-induced opening of the blood-brain barrier. Ultrasound Med Biol, 38(7): 1234-1243.

Huang Q, Deng J, Wang F, et al. 2012. Targeted gene delivery to the mouse brain by MRI-guided focused ultrasound-induced blood-brain barrier disruption. Exp Neurol, 233(1): 350-356.

Hwang JH, Brayman AA, Reidy MA, et al. 2005. Vascular effects induced by combined 1-MHz ultrasound and microbubble contrast agent treatments in vivo. Ultrasound Med Biol, 31(4): 553-564.

Hynynen K, Clement G. 2007. Clinical applications of focused ultrasound-the brain. Int J Hyperthermia, 23(2): 193-202.

Hynynen K, McDannold N, Sheikov NA, et al. 2005. Local and reversible blood-brain barrier disruption by noninvasive focused ultrasound at frequencies suitable for trans-skull sonications. Neuroimage, 24(1): 12-20.

Hynynen K, McDannold N, Vykhodtseva N, et al. 2001. Noninvasive MR imaging-guided focal opening of the blood-brain barrier in rabbits. Radiology, 220: 640-646.

Hynynen K. 2008. Ultrasound for drug and gene delivery to the brain. Advanced Drug Delivery Reviews, 60(10): 1209-1217.

Hynynen K, Jolesz FA. 1998. Demonstration of potential noninvasive ultrasound brain therapy through an intact skull. Ultrasound Med Biol, 24(2): 275-283.

Imada T, Tatsumi T, Mori Y, et al. 2005. Targeted delivery of bone mononuclear cells By ultrasound destruction of microbubbles induces both angiogenesis and arteriogenesis response. Arterioscler Thromb Vasc Biol, 25(10): 2128-2134.

Inagaki H, Suzuki J, Ogawa M, et al. 2006. Ultrasound-microbubble-mediated NF-kappaB decoy transfection attenuates neointimal formation after arterial injury in mice. J Vasc Res, 43(1): 12-18.

Ingelsson M, Hyman B. 2002. Disordered proteins in dementia. Ann Med, 34: 259-271.

Inoue H, Arai Y, Kishida T, et al. 2014. Sonoporation-mediated transduction of siRNA ameliorated experimental arthritis using 3MHz pulsed ultrasound. Ultrasonics, 54(3): 874-881.

Ishida R, Kami D, Kusaba T, et al. 2016. Kidney-Specific Sonoporation-Mediated Gene Transfer. Mol Ther, 24(1): 125-134.

Isner JM, Asahara T. 1999. Angiogenesis and vasculogenesis as therapeutic strategies for postnatal neovascularization. J Clin Invest, 103(9): 1231-1236.

Iwamoto M, Mizuiri S, Arita M, et al. 2005. Nuclear factor-kappaB activation in diabetic Rat kidney: evidence for involvement of P-selectin in diabetic nephropathy. Tohoku J Exp Med, 206: 163–171.

Iwasaki M, Adachi Y, Nishiue T, et al. 2005. Hepatocyte growth factor delivered by ultrasound-mediated destruction of microbubbles induces proliferation of cardiomyocytes and amelioration of left ventricular contractile function in Doxorubicin-induced cardiomyopathy. Stem Cells, 23(10): 1589-1597.

Jemal A, Siegel R, Ward E, et al. 2006. Cancer statistics, 2006. CA Cancer J Clin, 56: 106-130.

Jiménez C, de Gracia R, Aguilera A, et al. 2008. In situ kidney insonation with microbubble contrast agents does not cause renal tissue damage in a porcine model. Ultrasound Med, 27: 1607-1615.

Jin Q, Wang Z, Yan F, et al. 2013. A novel cationic microbubble coated with stearic acid-modified polyethylenimine to enhance DNA loading and gene delivery by ultrasound. PLoS One, 8(9): e76544.

Johnson K, Cianciolo R, Gessner RC, et al. 2012. A pilot study to assess markers Of renal damage in the rodent kidney after exposure to 7MHz ultrasound pulse sequences designed to cause microbubble translation and disruption. Ultrasound Med Biol, 38 (1): 168-172.

Jordao JF, Ayala-Grosso CA, Markham K, et al. 2010. Antibodies targeted to the brain with image-guided focused ultrasound reduces amyloid-beta plaque load in the TgCRND8 mouse model of Alzheimer's disease. PLoS One, 5(5): e10549.

Jordao JF, Thevenot E, Markham-Coultes K, et al. 2013. Amyloid-beta plaque reduction, endogenous antibody delivery and glial activation by brain-targeted, transcranial focused ultrasound. Exp Neurol, 248: 16-29.

Juarez P, Vilchis-Landeros MM, Ponce-Coria J, et al. 2007. Soluble betaglycan reduces renal damage progression in db/db mice.

Am J Physiol Ren Physiol，292：321–329.

Juffermans LJ，Dijkmans PA，Musters RJ，et al. 2006. Transient permeabilization of cell membranes by ultrasound-exposed microbubbles is related to formation of hydrogen peroxide. American Journal of Physiology-Heart and Circulatory Physiology，291(4)：H1595-H1601.

Juffermans LJ，Meijering BD，Henning RH，et al. 2014. Ultrasound and microbubble-targeted delivery of small interfering RNA into primary endothelial cells is more effective than delivery of plasmid DNA. Ultrasound Med Biol，40(3)：532-540.

Kabalnov A，Klein D，Pelura T，et al. 1998. Dissolution of multicomponent microbubbles in the bloodstream：1. Theory. Ultrasound in Medicine and Biology，24(5)：739-749.

Kalantarinia K，Belcik JT，Patrie JT，et al. 2009. Real-time measurement of renal blood flow in healthy subjects using contrast-enhanced ultrasound. Am J Physiol Ren Physiol，97：1129–1134.

Kang C，Yuan X，Zhong Y，et al. 2009. Growth inhibition against intracranial C6 glioma cells by stereotactic delivery of BCNU by controlled release from poly(D，L-lactic acid) nanoparticles. Technol Cancer Res Treat，8：61-70.

Kankaanranta L，Seppälä T，Koivunoro H，et al. 2012. Boron neutron capture therapy in the treatment of locally recurred head-and-neck cancer：final analysis of a phase Ⅰ / Ⅱ trial. Int J Radiat Oncol Biol Phys，82(1)：e67-e75.

Karp JM，Leng Teo GS. 2009. Mesenchymal stem cell homing：the devil is in the details. Cell Stem Cell，4：206-216.

Kawaguchi AT. 2014. Artificial oxygen carrier to regulate hypoxic signal transduction. Artif Organs，38(8)：617-620.

Kawai T，Masaki T，Doi S，et al. 2009. PPAR-gamma agonist attenuates renal interstitial fibrosis and inflammation through reduction of TGF-beta. Lab Invest，89(1)：47-58.

Kawase Y，Ly HQ，Prunier F，et al. 2008. Reversal of cardiac dysfunction after long-term expression of SERCA2a by gene transfer in a pre-clinical model of heart failure. J Am Coll Cardiol，51(11)：1112-1119.

Kheir JN，Scharp LA，Borden MA，et al. 2012. Oxygen gas–filled microparticles provide intravenous oxygen delivery. Science translational medicine，4(140)：140ra88.

Kheirolomoom A，Dayton PA，Lum AF，et al. 2007. Acoustically-active microbubbles conjugated to liposomes：characterization of a proposed drug delivery vehicle. J Control Release，118(3)：275-284.

Khil MS，Kolozsvary A，Apple M，et al. 2000. Increased tumor cures using combined radiosurgery and BCNU in the treatment of 9l glioma in the rat brain. Int J Radiat Oncol Biol Phys，47：511-516.

Kim HJ，Greenleaf JF，Kinniek RR，et al. 1996. Ultrasound-mediated transfection of mammalian cells. Hum Gene Ther，7(11)：1339-1346.

Kinoshita M，McDannold N，Jolesz FA，et al. 2006. Targeted delivery of antibodies through The blood-brain barrier by MRI-guided focused ultrasound. Biochemical and Biophysical Research Communications，340：1085-1090.

Kinoshita M，McDannold N，Jolesz FA，et al. 2006. Targeted delivery of antibodies through the blood-brain barrier by MRI-guided focused ultrasound. Biochem Biophys Res Commun，340(4)：1085-1090.

Kinoshita M，McDannold N，JoLesz FA，et al. 2006. Noninvasive localized delivery of Herceptin to the mouse brain by MRI-guided focused ultrasound-induced blood-brain barrier disruption. Proc Natl Acad Sci U S A，103(31)：11719-11723.

Kinoshita M. 2006. Targeted drug delivery to the brain using focused ultrasound. Top Magn Reson Imaging，17(3)：209-215.

Kitaori T，Ito H，Schwarz EM，et al. 2011. Stromal cell-derived factor 1 /CXCR-4 Signaling is critical for the recruitment of mesenchymal stem cells to the fracture site during skeletal repair in a mouse model. Arthritis Rheum，60 (3)：813-823.

Klyachkin YM，karapetyan AV，Ratajczak MZ，et al. 2014. The role of bioactive lipids in stem cell mobilization and homing：novel therapeutics for myocardial ischemia. BioMed Research International，653543.

Koike H，Tomita N，Azuma H，et al. 2005. An efficient gene transfer method mediated by ultrasound and Microbubbles into the kidney. Gene Med，7：108–116.

Kondo I，Ohmori K，Oshita A，et al. 2004. Treatment of acute myocardial infarction by hepatocyte growth factor gene transfer：the first demonstration of myocardial transfer of a "functional" gene using Ultrasonic microbubble destruction. J Am Coll Cardiol，44：644–653.

Kooiman K，Foppen-Harteveld M，van der Steen AF，et al. 2011. Sonoporation of endothelial cells by vibrating targeted microbubbles. J Control Release，154(1)：35-41.

Korosoglou G，Hardt SE，Bekeredjian R，et al. 2006. Ultrasound exposure can increase the membrane permeability of Human neutrophil granulocytes containing microbubbles without causing complete cell destruction. Ultrasound Med Biol，32：297–303.

Korpanty G，Chen S，Shohet RV，et al. 2005. Targeting of VEGF-mediated angiogenesis to rat myocardium using ultrasonic destruction of microbubbles. Gene Ther，12 (17)：1305-1312.

Kotopoulis S，Dimcevski G，Gilja OH，et al. 2013. Treatment of human pancreatic cancer using combined ultrasound，microbubbles，and gemcitabine：A clinical case study. Medical Physics，40(7).

Kovacs Z，Werner B，Rassi A，et al. 2014. Prolonged survival upon ultrasound-enhanced doxorubicin delivery in two syngenic glioblastoma mouse models. J Control Release，187：74-82.

Kowalczuk L，Boudinet M，El Sanharawi M，et al. 2011. In vivo gene transfer into the Ocular ciliary muscle mediated by ultrasound and microbubbles. Ultrasound Med Biol，37(11)：1814-1827.

Kumar S，Ponnazhagan S. 2007. Bone homing of mesenchymal stem cells by ectopic a4 integrin expression. FASEB J，21 (14)：3917-3927.

Kwan JJ，Kaya M，Borden MA，et al. 2012. Theranostic oxygen delivery using ultrasound and micro bubbles. Theranostics，2(12)：1174.

Lan HY，Mu W，Tomita N，et al. 2003. Inhibition of renal fibrosis by gene transfer of inducible Smad7 using ultrasound-microbubble system in rat UUO model. J Am Soc Nephrol，14：1535-1548.

Lang AE，Lozano AM. 1998. Parkinson’s disease. First of two parts. N Engl J Med，339：1044-1053.

Lawrie A，Brisken AF，Francis SE，et al. 2000. Microbubble-enhanced ultrasound for vascular gene delivery. Gene Ther，7(23)：2023-2027.

Leinenga G，Götz J. 2015. Scanning ultrasound removes amyloid-β and restores memory in an Alzheimer’s disease mouse model. Sci Transl Med，7：278ra33.

Lemere CA，Maier M，Jiang L，et al. 2006. Amyloid-beta immunotherapy for the prevention and treatment of Alzheimer disease：lessons from mice，monkeys and humans. Rejuvenation Res，9(1)：77-84.

Leong-Poi H，Kuliszewski MA，Lekas M，et al. 2007. Therapeutic arteriogenesis by ultrasound-mediated VEGF165 plasmid gene delivery to chronically is chemic skeletal muscle. Circ Res，101(3)：295-303.

Li HL，Zheng XZ，Wang HP，et al. 2009. Ultrasound-targeted microbubble destruction enhances AAV-mediated gene transfection in human RPE cells in vitro and rat retina in vivo. Gene Ther，16(9)：1146-1153.

Li L，Wu S，Liu Z，et al. 2015. Ultrasound-targeted microbubble destruction improves the migration and homing of mesenchymal stem cells after myocardial infarction by upregulating SDF-1/CXCR4：a pilot study. Stem Cells Int，691310.

Li P，Cao LQ，Dou CY，et al. 2003. Impact of myocardial contrast echocardiography on vascular permeability：An in vivo dose response study of delivery mode，pressure amplitude and contrast dose. Ultrasound in Medicine and Biology，29(9)：1341-1349.

Li P，Gao Y，Zhang J，et al. 2013. Renal interstitial permeability changes induced By microbubble-enhanced diagnostic ultrasound。Journal of Drug Targeting，21(5)：507-514.

Li W，Liu S，Ren J，et al. 2009. Gene transfection to retinal ganglion cells mediated by ultrasound microbubbles in vitro. Acad Radiol，16(9)：1086-1094.

Li X，Wang Z，Ran H，et al. 2008. Experimental research on therapeutic angiogenesis induced by hepatocyte growth factor directed by ultrasound-targeted microbubble destruction in rats. J Ultrasound Med，27(3)：453-460.

Lin CY，Hsieh HY，Pitt WG，et al. 2015. Focused ultrasound-induced blood-brain barrier opening for non-viral，non-invasive，and targeted gene delivery. J Control Release，212：1-9.

Lin CY，Liu TM，Chen CY，et al. 2010. Quantitative and qualitative investigation into the impact of focused ultrasound with microbubbles on the triggered release of nanoparticles from vasculature in mose tumors. J Control Release，146(3)：291-298.

Lin WR，Brittan M，Alison MR. 2008. The role of bone marrow-derived cells in fibrosis. Cells Tissues Organs，188：178-188.

Lin WT，Chen RC，Lu WW，et al. 2015. Protective effects of low-intensity pulsed ultrasound on aluminum-induced cerebral damage in Alzheimer’s disease rat model. Sci Rep，5：9671.

Lindner JR，Song J，Christiansen J，et al. 2001. Ultrasound assessment of inflammation and renal tissue injury with microbubbles targeted to P-selectin. Circulation，104：2107-2112.

Liu HL，Hua MY，Chen PY，et al. 2010. Blood-brain barrier disruption with focused ultrasound enhances delivery of chemotherapeutic drugs for glioblastoma treatment. Radiology，255(2)：415-425.

Liu HL，Hua MY，Ynag HW，et al. 2010. Magnetic resonance monitoring of focused ultrasoundmagnetic nanoparticle targeting delivery of therapeutic agents to the brain. Proc Natl Acad Sci U S A，107：15205-15210.

Liu HL，Huang CY，Chen JY，et al. 2014. Pharmacodynamic and therapeutic investigation of focused ultrasound-induced blood-brain barrier opening for enhanced temozolomide delivery in glioma treatment. PLoS One，9(12)：e114311.

Liu HL，Wai YY，Hsu PH，et al. 2010. In vivo assessment of macrophage CNS infiltration during disruption of the blood-brain barrier with focused ultrasound：a magnetic resonance imaging study. J Cereb Blood Flow Metab，30(1)：177-186.

Liu HL，Yang HW，Hua MY，et al. 2012. Enhanced therapeutic agent delivery through magnetic resonance imaging-monitored focused ultrasound blood-brain barrier disruption for brain tumor treatment：an overview of the current preclinical status. Neurosurg Focus，32(1)：E4.

Liu HL，Hsu PH，Chu PC，et al. 2009. Magnetic resonance imaging enhanced by superparamagnetic iron oxide particles：usefulness for distinguishing between focused ultrasound-induced blood-brain barrier disruption and brain hemorrhage. J Magn Reson Imaging，29：31-38.

Liu HL，Hua MY，Chen PY，et al. 2010. Blood-brain barrier disruption with focused ultrasound/enhances delivery of chemotherapeutic drugs for glioblastoma treatment. Radiology，255(2)：415-425.

Liu HL，Hua MY，Yang HW，et al. 2010. Magnetic resonance monitoring of focused ultrasound/magnetic nanoparticle targeting delivery of therapeutic agents to the brain. Proc Natl Acad Sci U S A，107(34)：15205-15210.

Liu HL，Wai YY，Chen WS，et al. 2008. Hemorrhage detection during focused-ultrasound induced blood-brain-barrier opening by using susceptibility-weighted magnetic resonance imaging. Ultrasound Med Biol，34：598-606.

Liu L，Chang S，Sun J，et al. 2015. Ultrasound-mediated destruction of paclitaxel and oxygen loaded lipid microbubbles for combination therapy in ovarian cancer xenografts. Cancer Lett，361(1)：147-154.

Liu P，Wang X，Zhou S，et al. 2011. Effects of a novel ultrasound contrast agent with long persistence on right ventricular pressure：Comparison with SonoVue. Ultrasonics，51(2)：210-214.

Liu XB，Cheng Q，Geng W，et al. 2014. Enhancement of cisplatin-based TACE by a hemoglobin-based oxygen carrier in an orthotopic rat HCC model. Artif Cells Nanomed Biotechnol. 42(4)：229-236.

Liu Y，Li L，Su Q，et al. 2015. Ultrasound-Targeted Microbubble Destruction Enhances Gene Expression of microRNA-21 in Swine Heart via Intracoronary Delivery. Echocardiography，32(9)：1407-1416.

Lotsberg O，Hovem JM，Aksum B. 1996. Experimental observation of subharmonic oscillations in infoson bubbles. Journal of the Acoustical Society of America，99(3)：1366-1369.

Lungwitz U，Breuning M，Blunk T，et al. 2005. Polyethylenimine-based non-viral Gene delivery systems. Eur J Pharm Biopharm，60 (2)：247-266.

Luo J，Zhou X，Diao L，et al. 2010. Experimental research on wild-type p53 plasmid transfected into retinoblastoma cells and tissues using an ultrasound microbubble intensifier. J Int Med Res，38(3)：1005-1015.

Machavariani PT，Dzhalabadze XA，Areshidze TX，et al. 2013. Prospects of Stem cells application in patients with ischemicheart disease (review). Georgian Med News，44-49.

Manome Y，Nakayama N，Nakayama K，et al. 2005. Insonation facilitates plasmid DNA transfection into the central nervous system and microbubbles enhance the effect. Ultrasound Med Biol，31(5)：693-702.

Marmottant P，Hilgenfeldt S. 2003. Controlled vesicle deformation and lysis by single oscillating bubbles. Nature，423(6936)：153-156.

Marmottant P，van der Meer S，Emmer M，et al. 2005. A model for large amplitude oscillations of coated bubbles accounting for buckling and rupture. Journal of the Acoustical Society of America，118(6)：3499-3505.

Marosi C. 2006. Chemotherapy for malignant gliomas. Wien Med Wochenschr，156：346-350.

Marsden CD，Parkes JD. 1977. Success and problems of long-term levodopa therapy in Parkinson’s disease. Lancet，1：345-349.

Maxwell AD，Owens G，Gurm HS，et al. 2011. Noninvasive treatment of deep venous thrombosis Using pulsed ultrasound cavitation therapy (histotripsy) in a porcine model. J Vasc Interv Radiol，22(3)：369-377.

McDannold NJ，Vykhodtseva NI，Hynynen K，et al. 2006. Microbubble contrast agent with focused ultrasound to create brain lesions at low power levels：MR imaging and histologic study in rabbits. Radiology，241(1)：95-106.

McDannold N，Vykhodtseva N，Hynynen K. 2006. Targeted disruption of the blood-brain barrier with focused ultrasound：Association with cavitation activity. Phys Med Biol，51：793-807.

McDannold N，Vykhodtseva N，Raymord S，et al. 2005. MRI-guided targeted blood-brain barrier disruption with focused ultrasound：histological findings in rabbits. Ultrasound Med Biol，31(11)：1527-1537.

McEwan C，Owen J，Stride E，et al. 2015. Oxygen carrying microbubbles for enhanced sonodynamic therapy of hypoxic tumours. J Control Release，203：51-56.

McEwanC，OwenJ，StrideE，et al. 2015. Oxygen carrying microbubbles for enhanced sonodynamic therapy of hypoxic tumours. J Control Release，203：51-56.

Medwin H. 1977. Counting bubbles acoustically - review. Ultrasonics，15(1)：7-13.

Mehier-Humbert S，Bettinger T，Yan F，et al. 2005. Plasma membrane poration induced by ultrasound exposure：Implication for drug delivery. Journal of Controlled Release，104(1)：213-222.

Meijering BD，Juffermans LJ，van Wamel A，et al. 2009. Ultrasound and microbubble-targeted delivery of macromolecules is regulated by induction of endocytosis and pore formation. Circ Res，104(5)：679-687.

Meng L，Cai F，Jiang P，et al. 2014. On-chip targeted single cell sonoporation with microbubble destruction excited by surface acoustic waves. Applied Physics Letters，104(7).

Mesiwala AH，Farrell L，Wenzel HJ，et al. 2002. High-intensity focused ultrasound selectively disrupts the blood-brain barrier in vivo. Ultrasound Med Biol，28(3)：389-400.

Miller DL，Averkion MA，Brayman AA，et al. 2008. Bioeffects considerations for diagnostic ultrasound contrast agents. J Ultrasound Med，27：611-632.

Miller DL，Dou C，Wiggins RC，et al. 2007. An in vivo rat model simulating imaging of human kidney by diagnostic ultrasound with gas-body contrast agent. Ultrasound Med Biol，33 (1)：129-135.

Miller DL，Dou C，Wiggins RC. 2008. Frequency dependence of kidney injury induced by contrast-aided diagnostic ultrasound in rats. Ultrasound in Medicine and Biology，34(10)：1678-1687.

Miller DL，Dou C，Wiggins RC. 2010. In vivo gas body efficacy for glomerular capillary hemorrhage induced by diagnostic ultrasound in rats. IEEE Trans Biomed Eng. 57 (1)：169-174.

Miller DL，Quddus J. 2001. Lysis and sonoporation of epidermoid and phagocytic monolayer cells by diagnostic ultrasound activation of contrast agent gas bodies. Ultrasound in Medicine and Biology，27(8)：1107-1113.

Mitragotri S. 2005. Healing sound：the use of ultrasound in drug delivery and other therapeutic applications. Nat Rev Drug Discov，4：255-260.

Miyake Y，Ohmori K，Yoshida J，et al. 2007. Granulocyte colony-stimulating factor facilitates the angiogenesis induced by ultrasonic microbubble destruction. Ultrasound Med Biol，33(11)：1796-1804.

Morgan K E，Allen JS，Dayton PA，et al. 2000. Experimental and theoretical evaluation of microbubble behavior：effect of transmitted phase and bubble size. IEEE Trans Ultrason Ferroelectr Freq Control，47：1494-1509.

Nangaku M，Pippin J，Couser WG. 2002. C6 mediates chronic progression of tubulointerstitial damage in remnant kidney rats. J Am Soc Nephrol，13 (4)：928-936.

Negishi Y，Endo Y，Fukuyama T，et al. 2008. Delivery of siRNA into the cytoplasm by liposomal bubbles and ultrasound. J Control Release，132：124–130.

Newman CM，Bettinger T. 2007. Gene therapy progress and prospects：ultrasound for gene transfer. Gene Therapy，14(6)：465-475.

Nie F，Wang X，Zhao S，et al. 2015. Gene silencing of Rac1 with RNA interference mediated by ultrasound and microbubbles in human LoVo cells：evaluation of cell invasion inhibition and metastatic. J Drug Target，23(4)：380-386.

Norgren L，Hiatt WR，Dormandy JA，et al. 2007. Inter-Society consensus for the management of peripheral arterial disease（TASC Ⅱ）. J Vasc Surg，45(Suppl S)：S5-S67.

Nyborg WL. 2001. Biological effects of ultrasound：development of safety guidelines. Part Ⅱ：general review. Ultrasound Med Biol，27(3)：301-333.

O' Reilly MA，Huang Y，Hynynen K. 2010. The impact of standing wave effects on transcranial focused ultrasound disruption of the blood-brain barrier in a rat model. Phys Med Biol，55：5251-5267.

O' Reilly MA，Hynynen K. 2012. Blood-brain barrier：real-time feedback-controlled focused ultrasound disruption by using an acoustic emissions-based controller. Radiology，263：96-106.

Olin JW，Sealove BA. 2010. Peripheral artery disease：current insight into the disease and its diagnosis and treatment. Mayo Clinic Proc，85(7)：678-692.

Otani K，Yamahara K，Ohnishi S，et al. 2009. Nonviral delivery of siRNA into mesenchymal stem cells by a combination of ultrasound and microbubbles. J Control Release，133(2)：146-153.

Pardridge WM. 2005. The blood-brain barrier：bottleneck in brain drug development. NeuroRx，2(1)：3-14.

Park DH，Jung BK，Lee YS，et al. 2015. Evaluation of in vivo antitumor effects of ANT2 shRNA delivered using PEI and ultrasound with microbubbles. Gene Ther，22(4)：325-332.

Park EJ，Zhang YZ，Vykhodtseva N，et al. 2012. Ultrasound-mediated blood-brain/blood-tumor barrier disruption improves outcomes with trastuzumab in a breast cancer brain metastasis model. J Control Release，163：277-284.

Passineau MJ，L. Zourelias，Machen L，et al. 2010. Ultrasound-assisted non-viral gene transfer to the salivary glands. Gene Ther，17(11)：1318-1324.

Patnaik S，Arif M，Pathak A，et al. 2010. Cross-linked polyethylenimine-hexametaphosphatenanoparticles to deliver nucleic acids therapeutics. Nanomedicine，6 (2)：344-354.

Patterson CE，Rhoades RA，Garcia JG. 1992. Evans blue dye as a marker of albumin clearance in cultured endothelial monolayer and isolated lung. J Appl Physiol，72：865-873.

Peden CS，Burger C，Muzyczka N，et al. 2004. Circulating anti-wild-type adeno-associated virus type 2 (AAV2) antibodies inhibit recombinant AAV2 (rAAV2)-mediated，but not rAAV5-mediated，gene transfer in the brain. J Virol，78(12)：6344-6359.

Peijing Li，Yunhua Gao，Zheng Liu，et al. 2013. DNA transfection of bone marrow stromal cells using microbubble-mediated ultrasound and polyethylenimine an in vitro study. Cell Biochemistry and Biophysics，66：775-786.

Philipp A，Lauterborn W. 1998. Cavitation erosion by single laser-produced bubbles. Journal of Fluid Mechanics，361：75-116.

Picard N，Baum O，Vogetseder A，et al. 2008. Origin of renal myofibmblasts in The model of unilateral ureter obstrocfion in the rat. Histochem Cell Biol，130 (1)：141-155.

Pittenger MF，Mackay AM，Beck SC，et al. 1999. Multilineage potential of adult human mesenchymal stem cells. Science，284 (5411)：143-147.

Porter TR，Xie F，Knapp D，et al. 2006. Targeted vascular delivery of antisense molecules using intravenous microbubbles. Cardiovascular Revascularization Medicine，7(1)：25-33.

Porter TR，Xie F，Kricsfeld D，et al. 1996. Improved myocardial contrast with second harmonic transient ultrasound response imaging in humans using intravenous perfluorocarbon-exposed sonicated dextrose albumin. Journal of the American College of Cardiology，27(6)：1497-1501.

Postema M，van Wamel A，Lancee CT，et al. 2004. Ultrasound-induced encapsulated microbubble phenomena. Ultrasound in Medicine and Biology，30(6)：827-840.

Prentice P，Cuschierp A，Dholakia K，et al. 2005. Membrane disruption by optically controlled microbubble cavitation. Nature Physics，1(2)：107-110.

Price RJ，Skyba DM，Kaul S，et al. 1998. Delivery of colloidal particles and red blood cells to tissue through microvessel ruptures created by targeted microbubble destruction with ultrasound. Circulation，98：1264–1267.

Prosperetti A. 1997. A new mechanism for sonoluminescence. Journal of the Acoustical Society of America，101(4)：2003-2007.

Pu G，Longo ML，Borden MA. 2005. Effect of microstructure on molecular oxygen permeation through condensed phospholipid monolayers. Journal of the American Chemical Society，127(18)：6524-6525.

PuZ，YouX，XuQ，et al. 2011. ProteinExpression of mesenchymal stem cellsafter transfectionof pcDNA3. 1 — hVEGF(165) by ltrasound — targeted microbubble destruction. J Biomed Biotechnol，839653.

Qin S，Ferrara KW. 2006. Acoustic response of compliable microvessels containing ultrasound contrast agents. Phys Med Biol，51：5065-5088.

Qiu Y，Luo Y，Zhang Y，et al. 2010. The correlation between acoustic cavitation and sonoporation involved in ultrasound-mediated DNA transfection with polyethylenimine (PEI) in vitro. Journal of Controlled Release，145(1)：40-48.

Qiu Y，Luo Y，Zhang Y，et al. 2010. The correlation between acoustic cavitation and sonoporation involved in ultrasound-mediated DNA transfection with polyethylenimine (PEI) in vitro. J Control Release，145(1)：40-48.

Rahim A，Taylor SL，Bush NL，et al. 2006. Physical parameters affecting ultrasound microbubble-mediated gene delivery efficiency in vitro. Ultrasound Med Biol，32(8)：1269-1279.

Rapoport N，Christensen DA，Kennedy AM，et al. 2010. Cavitation properties of block copolymer stabilized phase-shift nanoemusions used as drug carriers. Ultrasound Med Biol，36(3)：419-429.

Rascol O，Payoux P，Ory F，et al. 2003. Limitations of current Parkinson’ s disease therapy. Ann Neurol，53 (suppl 3)：S3-S12，discussion S12-S5.

Raymond SB，Skoch J，Hynynen K，et al. 2007. Multiphoton imaging of ultrasound/Optison mediated cerebrovascular effects in vivo. J Cereb Blood Flow Metab，27：393-403.

Raymond SB，Treat LH，Dewey JD，et al. 2008. Ultrasound enhanced delivery of molecular imaging and therapeutic agents in Alzheimer’ s disease mouse models. PLoS One，3：e2175.

Reslan L，Mestas J，Herveau S，et al. 2010. Transfection of cells in suspension by ultrasound cavitation. J Control Release，142(2)：251-258.

Roy-Chaudhury P，Wu B，King G，et al. 1996. Adhesion molecule interactions in human glomerulonephritis：importance Of The tubulointerstitium. Kidney Int，49：127-134.

Rychak JJ，Klibanov AL，Ley KF，et al. 2007. Enhanced targeting of ultrasound contrast agents using acoustic radiation force.

Ultrasound Med Biol，33：1132-1139.

Samiotaki G，Acosta C，Wang S，et al. 2015. Enhanced delivery and bioactivity of the neurturin neurotrophic factor through focused ultrasound-mediated blood--brain barrier opening in vivo. J Cereb Blood Flow Metab，35：611-622.

Savolainen S，Kortesniemi M，Timonen M，et al. 2013. Boron neutron capture therapy（BNCT）in Finland：technological and physical prospects after 20 years of experiences. Phys Med，29(3)：233-248.

Sharma K，Jin Y，Guo J，et al. 1996. Neutralization of TGF-beta by anti-TGF-beta Antibody attenuates kidney hypertrophy and the enhanced extracellular matrix gene expression in STZ-induced diabetic mice. Diabetes，45：522-530.

Sharma K，McGowan TA. 2000. TGF-beta in diabetic kidney disease：role of novel signaling pathways. Cytokine Growth Factor Rev，11：115-123.

Shi F，Yang F，He X，et al. 2015. Inhibitory effect of epirubicin-loaded lipid microbubbles with conjugated anti-ABCG2 antibody combined with therapeutic ultrasound on multiple myeloma cancer stem cells. J Drug Target，24(1)：34-46.

Shimamura M，Sato N，Taniyama Y，et al. 2004. Development of efficient plasmid DNA transfer into adult rat central nervous system using microbubble-enhanced ultrasound. Gene Ther，11(20)：1532-1539.

Shimamura M，Sato N，Taniyama Y，et al. 2005. Gene transfer into adult rat spinal cord using naked plasmid DNA and ultrasound microbubbles. J Gene Med，7(11)：1468-1474.

Sica DA，2009. Can focused US with a diagnostic US contrast agent favorably affect renal function? Radiology，253：577–578.

Siminiak T，Czepcczynski R，Grygieska B. 2004. Evidence for extravasation of Intacoronary administered bone-marrow derived CD34+ stem cells in patients with Acute myocardial infarction. Circulation，110：Ⅲ-51.

Sirsi SR，Borden MA. 2012. Advances in ultrasound mediated gene therapy using microbubble contrast agents. Theranostics，2：1208-1222.

Sirsi SR，Borden MA. 2012. Advances in ultrasound mediated gene therapy using microbubble contrast agents. Theranostics，2(12)：1208.

Skyba DM，Price RJ，Linka AZ，et al. 1998. Direct in vivo visualization of intravascular destruction of microbubbles by ultrasound and its local effects on tissue. Circulation，98(4)：290-293.

Smith DA，Porter TM，Martinez J，et al. 2007. Destruction thresholds of echogenic liposomes with clinical diagnostic ultrasound. Ultrsound Med Biol，33(5)：797-809.

Song J，Cottler PS，Klibanov AL，et al. 2004. Microvascular remodeling and accelerated hyperemia blood flow restoration in arterially occluded skeletal muscle exposed to ultrasonic microbubble destruction. Am J Physiol Heart Circ Physiol，287(6)：2754-2761.

Song J，Qi M，Kaul S，et al. 2002. Stimulation of arteriogenesis in skeletalmuscle by microbubble destruction with ultrasound. Circulation，106(12)：1550-1555.

Sonoda S，Tachibana K，Uchino E，et al. 2006. Gene transfer to corneal epithelium and keratocytes mediated by ultrasound with microbubbles. Inves Opththalmol Vis Sci，47(2)：558-564.

Sordi V. 2009. Mesenchymal stem cell homing capacity. Transplantation，87(9suppl)：S42-S45.

Stieger SM，Caskey CF，Adamson RH，et al. 2007. Enhancement of vascular permeability with low-frequency contrast-enhanced ultrasound in the chorioallantoic membrane model. Radiology，243(1)：112-121.

Stokman G，Leemans JC，Stroo I，et al. 2008. Enhanced mobilization of bonemarrow cell does not ameliorate Renal fibrosis. Nephrol Dial Transplant，23 (2)：483-491.

Su Q，Li L，Liu Y，et al. 2015. Ultrasound-targeted microbubble destruction-mediated microRNA-21 transfection regulated PDCD4/NF-kappaB/TNF-alpha pathway to prevent coronary microembolization-induced cardiac dysfunction. Gene Ther，22(12)：1000-1006.

Sullivan JC，Wang B，Boesen EI，et al. 2009. Novel use of ultrasound to examine regional blood flow in the mouse kidney. Am J Physiol Ren Physiol，297：228-235.

Sun J，Yin M，Zhu S，et al. 2016. Ultrasound-mediated destruction of oxygen and paclitaxel loaded lipid microbubbles for combination therapy in hypoxic ovarian cancer cells. Ultrason Sonochem，28：319-326.

Sun RR，Noble ML，Sun SS，et al. 2014. Development of therapeutic microbubbles for enhancing ultrasound-mediated gene delivery. J Control Release，182：111-120.

Sundaram J，Mellein BR，Mitragotri S. 2003. An experimental and theoretical analysis of ultrasound-induced permeabilization of cell membranes. Biophysical Journal，84(5)：3087-3101.

Suzuki J，Ogawa M，Takayama K，et al. 2010. Ultrasound-microbubble–mediated intercellular adhesion molecule-1 small interfering ribonucleic acid transfection attenuates neointimal formation after arterial injury in mice. J Am Coll Cardiol，55(9)：904-913.

Suzuki R，Takizawa T，Negishi Y，et al. 2007. Gene delivery by combination of novel liposomal bubbles with perfluoropropane and ultrasound. J Control Release，117(1)：130-136.

Suzuki R，Takizawa T，Negishi Y，et al. 2008. Effective gene delivery with novel liposomal bubbles and ultrasonic destruction technology. Int J Pharmaceut，354(1-2)：49-55.

Suzuki R，Takizawa T，Negishi Y，et al. 2008. Tumor specific ultrasound enhanced gene transfer in vivo with novel liposomal bubbles. J Control Release，125(2)：137-144.

Swanson EJ，Borden MA. 2010. Injectable oxygen delivery based on protein -shelled microbubbles. Nano Life，1 (03n04)：215-218.

Swanson EJ，Mohan V，Kheir J，et al. 2010. Phospholipid-stabilized microbubble foam for injectable oxygen delivery. Langmuir，26(20)：15726-15729.

Swyer TW，Strom J，Larson DF. 2014. Nanoparticle oxygen delivery to the ischemic heart. Perfusion，29(6)：539-543.

Tachibana K，Uchida T，Ogawa K，et al. 1999. Induction of cell-membrane porosity by ultrasound. Lancet，353(9162)：1409

Takeuchi H，Ohmori K，Kondo I，et al. 2004. Interaction with leukocytes：phospholipid-stabilized versus albumin-shell microbubbles. Radiology，230：735–742.

Tanaka T，Matsumoto M，Inagi R，et al. 2005. Induction of protective genes by cobalt ameliorates tubulointerstitial injury in the progressive thy1 nephritis. Kidney Int，68 (6)：2714-2725.

Tang HL，Wang ZG，Li Q，et al. 2012. Targeted delivery of bone mesenchymal stem cells by ultrasound destruction of microbubbles promotes kidney recovery in acute kidney injury. Ultrasound in Med. & Biol，38(4)：661-669.

Tang Q，He X，Liao H，et al. 2012. Ultrasound microbubble contrast agent-mediated suicide gene transfection in the treatment of hepatic cancer. Oncol Lett，4(5)：970-972.

Tang Y，Gan X，Cheheltani R，et al. 2014. Targeted delivery of vascular endothelial growth factor improves stem cell therapy in a rat myocardial infarction model. Nanomedicine，10：1711-1718.

Taniyama Y，Tachibana K，Hiraoka K，et al. 2002. Local delivery of plasmid DNA into rat carotid artery using ultrasound. Circulation，105(10)：1233-1239.

Taniyama Y，Tachibana K，Hiraoka K，et al. 2002. Development of safe and efficient novel nonviral gene transfer using ultrasound：enhancement of transfection efficiency of naked plasmid DNA in skeletal muscle. Gene Ther 9(6)：372-380.

Taniyama Y，Tachibana K，Hiraoka K，et al. 2002. Local delivery of plasmid DNA into rat carotid artery using ultrasound. Circulation，105 (10)：1233-1239.

Tateishi-Yuyama E，Matsubara H，Murohara T，et al. 2002. Therapeutic angiogenesis for patients with limb ischaemia by autologous transplantation of bone-marrow cells：a pilot study and a randomized controlled trial. Lancet，360(9331)：427-435.

Teng Y，Bai M，Sun Y，et al. 2015. Enhanced delivery of PEAL nanoparticles with ultrasound targeted microbubble destruction mediated siRNA transfection in human MCF-7/S and MCF-7/ADR cells in vitro. Int J Nanomedicine，10：5447-5457.

Thevenot E，Jordao JF，O′ Reilly MA，et al. 2012. Targeted delivery of self-complementary adeno-associated virus serotype 9 to the brain，using magnetic resonance imaging-guided focused ultrasound. Hum Gene Ther，23(11)：1144-1155.

Ting CY，Fan CH，Liu HL，et al. 2012. Concurrent blood-brain barrier opening and local drug delivery using drug-carrying microbubbles and focused ultrasound for brain glioma treatment. Biomaterials，33：704-712.

Tögel F，Hu Z，Weiss K，et al. 2005. Administered mesenchymal stem cells protect against ischemic acute renal failure through differentiation-independent mechanisms. Am J Physiol Renal Physiol. 289 (1)：F31-F42.

Toma C，Fisher A，WangJ，et al. 2011. Vascular endoluminal delivery of mesenchymal stemcells using acoustic radiation force. Tissue Eng Part A，17(9-10)：1454-1457.

Toma C，Pittenger MF，Cahill KS，et al. 2005. Human mesenchymal stem Cells differentiate to a cardiomyocyte phenotype in the adult murine heart. Circulation，105：93-98.

Tong J，Ding J，Shen X，et al. 2013. Mesenchymal stem cell transplantation enhancement in myocardial infarction rat model under ultrasound combined with nitric oxide microbubbles. PLoS One，8(11)：e80186.

Treat L H，McDannold N，Vykhodtseva N，et al. 2007. Targeted delivery of doxorubicin to the rat brain at therapeutic levels using MRI-guided focused ultrasound. Int J Cancer，121(4)：901-907.

Treat L，Zhang Y，McDannold N，et al. 2008. MRI-guided focused ultrasound-enhanced chemotherapy of 9 l rat gliosarcoma：Survival study. Proc Intl Soc Mag Reson Med，16.

Tung YS，Vlachos F，Choi JJ，et al. 2010. In vivo transcranial cavitation threshold detection during ultrasound-induced blood-brain barrier opening in mice. Phys Med Biol，55：6141-6155.

Un K，Kawakami S，Suzuki R，et al. 2011. Suppression of Melanoma Growth and Metastasis by DNA Vaccination Using an Ultrasound-Responsive and Mannose-Modified Gene Carrier. Mol Pharmaceut，8(2)：543-554.

Un K, Kawakami S, Svzuki R, et al. 2010. Development of an ultrasound-responsive and mannose-modified gene carrier for DNA vaccine therapy. Biomaterials, 31(30): 7813-7826.

Un K, Kawakami S, Yoshida M, et al. 2012. Efficient suppression of murine intracellular adhesion molecule-1 using ultrasound-responsive and mannose-modified lipoplexes inhibits acute hepatic inflammation. Hepatology, 56(1): 259-269.

Unger EC, Hersh E, Vannan M, et al. 2001. Local drug and gene delivery through microbubbles. Prog Cardiovasc Dis, 44(1): 45-54.

Unger EC, McCreery T, Wu Y. 2003. Oxygen delivery agents and uses for the same. US Patent, 246.

Unger EC, McCreery T, Sweitzer R, et al. 1998. MRX 501: a novel ultrasound contrast agent with therapeutic properties. Acad Radiol, 5: 247-249.

V Shen, Clarence-Smith K, Hunter C, et al. 2013. Safety and Efficacy of Tetrabenazine and Use of Concomitant Medications During Long-Term, Open-Label Treatment of Chorea Associated with Huntington' s and Other Diseases. Tremor Other Hyperkinet Mov (N Y), 3.

van der Meer SM, Dollet B, Voormolen MM, et al. 2007. Microbubble spectroscopy of ultrasound contrast agents. Journal of the Acoustical Society of America, 121(1): 648-656.

Van Liew HD, Burkard ME. 1996. Relationship of oxygen content to PO_2 for stabilized bubbles in the circulation: theory. J Appl Physiol, 81(1): 500- 508.

Van Liew HD, Burkard ME. 1997. High oxygen partial pressure in tissue delivered by stabilized microbubbles: Theory. Adv Exp Med Biol, 411: 395- 401.

van Wamel A, Bouakaz A, Versluis M, et al. 2004. Micromanipulation of endothelial cells: ultrasound-microbubble-cell interaction. Ultrasound in Medicine and Biology, 30(9): 1255-1258.

van WamelA, Kooiman K, Harteveld M, et al. 2006. Vibrating microbubbles poking individual cells: Drug transfer into cells via sonoporation. Journal of Controlled Release, 112(2): 149-155.

Van Weel V, Deckers MM, Grimbergen JM, et al. 2004. Vascular endothelial growth factor overexpression in ischemic skeletal muscle enhance myoglobin expression in vivo. Circ Res, 95(1): 58-66.

Vandenbroucke RE, Lentacker I, Demeester J, et al. 2008. Ultrasound assisted siRNA delivery using PEG-siPlex loaded microbubbles. J Control Release, 126(3): 265-273.

Vanliew HD, Burkard ME. 1995. Behavior of bubbles of slowly permeating gas used for ultrasonic-imaging contrast. Investigative Radiology, 30(5): 315-321.

Verbeek X, Ledoux LA, Willigers JM, et al. 2000. Experimental investigation of the pulse inversion technique for imaging ultrasound contrast agents. Journal of the Acoustical Society of America, 107(4): 2281-2290.

Villanueva FS, Jankowski RJ, Klibanov S, et al. 1998. Microbubbles targeted to intercellular adhesion molecule-1 bind to activated coronary artery endothelial cells. Circulation, 98: 1-5.

Vlachos F, Tung YS, Konofagou EE. 2011. Permeability dependence study of the focused ultrasound-induced blood-brain barrier opening at distinct pressures and microbubble diameters using DCE-MRI. Magn Reson Med, 66: 821-830.

Volarevic V, Arsenijevic N, Lukic ML, et al. 2011. Cincise review: Mesenchymal stem cell treatment of complications of diabetes mellitus. Stem Cells, 29: 5-10.

Vykhodtseva N, McDannold N, Hynynen K. 2008. Progress and problems in the application of focused ultrasound for blood-brain barrier disruption. Ultrasonics, 48(4): 279-296.

Vykhodtseva N, Sorrentino V, Jolesz FA, et al. 2000. MRI detection of the thermal effects of focused ultrasound on the brain. Ultrasound Med Biol, 26(5): 871-880.

Wang C, Yang F, Xu ZH, et al. 2013. Intravenous release of NO from lipidic microbubbles accelerates deep vein thrombosis resolution in a rat model. Thrombosis Research, 131(1): E31-E38.

Wang DS, Panje C, Pysz MA, et al. 2012. Cationic versus neutral microbubbles for ultrasound-mediated gene delivery in cancer. Radiology, 264(3): 721-732.

Wang G, Zhuo Z, Zhang Q, et al. 2015. Transfection of CXCR-4 using microbubble-mediated ultrasound irradiation and liposomes improves the migratory ability of bone marrow stromal cells, Curr Gene Ther, 15(1): 1-11.

Wang H, Song Y, Hao D, et al. 2014. Ultrasound-targeted microbubble destruction combined with dual targeting of HSP72 and HSC70 inhibits HSP90 function and induces extensive tumor-specificapoptosis. Int J Oncol, 45(1): 157-164.

Wang L, Zhang M, Tan K, et al. 2014. Preparation of nanobubbles carrying androgen receptor siRNA and their inhibitory effects on androgen-independent prostate cancer when combined with ultrasonic irradiation. PLoS One, 9(5): e96586.

Wang ZQ, Pecha R, Gompf B, et al. 1999. Single bubble sonoluminescence: Investigations of the emitted pressure wave with a fiber optic probe hydrophone. Physical Review E 1999，59(2)：1777-1780.

Wei KC，Chu P C，Wang HY，et al. 2013. Focused ultrasound-induced blood-brain barrier opening to enhance temozolomide delivery for glioblastoma treatment：a preclinical study. PLoS One，8(3)：e58995.

White PJ，Clement GT，Hynynen K. 2006. Longitudinal and shear mode ultrasound propagation in human skull bone. Ultrasound Med Biol，32：1085-1096.

Wible JH Jr，Galen KP，Wojdyla JK，et al. 2002. Microbubbles induce renal hemorrhage when exposed to diagnostic ultrasound In anesthetized rats. Ultrasound Med Biol，28 (11-12)：1535-1546.

Wiedemair W，Tukovic Z，Jasak H，et al. 2012. On ultrasound-induced microbubble oscillation ina capillary blood vessel and its implications for the blood-brain barrier. Phys Med Biol，57：1019-1045.

Williams AR，Wiggins RC，Wharram BL，et al. 2007. Nephron injury induced by diagnostic ultrasound imaging at high mechanical index with gas body contrast agent. Ultrasound Med Biol，33：1336-1344.

Wu H，Zhu Q，Cai M，et al. 2014. Effect of Inhibiting Malonyl-CoA Decarboxylase on Cardiac Remodeling after Myocardial Infarction in Rats. Cardiology，127(4)：236-244.

Wu J，Nyborg WL. 2008. Ultrasound，cavitation bubbles and their interaction with cells. Advanced Drug Delivery Reviews，60(10)：1103-1116.

Wu J，Nyborg WL. 2008. Ultrasound，cavitation bubbles and their interaction with cells. Adv Drug Deliver Rev，60(10)：1103-1116.

Wu SZ，Li L，Wang G，et al. 2014. Ultrasound-targeted Stromal Cell-derived factor-1-loaded Microbubble Destruction Promotes Mesenchymal Stem Cell Homing to Kidneys in Diabetic Nephropathy Rats. International Journal of Nanomedicine，9(1)：5639-5651.

Xenariou S，Griesenbach U，Liang HD，et al. 2007. Use of ultrasound to enhance nonviral lung gene transfer in vivo. Gene Ther，14(9)：768-774.

Xie F，Boska MD，Lof J，et al. 2008. Effects of transcranial ultrasound and intravenous microbubbles on blood brain barrier permeability in a large animal model. Ultrasound Med Biol，34：2028-2034.

Xie W，Liu S，Su H，et al. 2010. Ultrasound microbubbles enhance recombinant adeno-associated virus vector delivery to retinal ganglion cells in vivo. Acad Radiol，17(10)：1242-1248.

Xu Y，Xie Z，Zhou Y，et al. 2015. Experimental endostatin-GFP gene transfection into Human retinal vascular endothelial cells using ultrasound-targeted cationic Microbubble destruction. Mol Vis，21：930-938.

Xu YL，Gao YH，Liu Z，et al. 2010. Myocardium-targeted transplantation ofmesenchymal stem cells by diagnostic ultrasound-mediated microbubbles destruction improves cardiac function in myocardial infarction of New Zealand rabbits. Int J Cardiol，138：182-195.

Yamamoto T，Manome Y，Miyamoto A，et al. 2003. [Development of a novel gene therapy using surviving antisense expressing adenoviral vectors]. Gan To Kagaku Ryoho，30(11)：1805-1808.

Yan C，Zhu D，Huang D，et al. 2015. Role of ultrasound and microbubble-mediated heat shock protein 72 siRNA on ischemia-reperfusion liver injury in rat. Int J Clin Exp Med，8(4)：5746-5752.

Yang D，Gao YH，Tan KB，et al. 2013. Inhibition of hepatic fibrosis with artificial microRNA using ultrasound and cationic liposome-bearing microbubbles. Gene Ther，20(12)：1140-1148.

Yang FY，Chen YW，Chou FI，et al. 2012. Boron neutron capture therapy for glioblastoma multiforme：enhanced drug delivery and antitumor effect following blood-brain barrier disruption induced by focused ultrasound. Future Oncol，8(10)：1361-1369.

Yang FY，Lin YL，Chou FI，et al. 2014. Pharmacokinetics of BPA in gliomas with ultrasound induced blood-brain barrier disruption as measured by microdialysis. PLoS One，9(6)：e100104.

Yang FY，Fu WM，Yang RS，et al. 2007. Quantitative evaluation of focused ultrasound with a contrast agent on blood-brain barrier disruption. Ultrasound Med Biol，33：1421-1427.

Yang L，Shirakata Y，Tamai K，et al. 2005. Microbubble-enhanced ultrasound for gene transfer into living skin equivalents. J Dermatol Sci，40(2)：105-114.

Yin HB，Tian X，Yang CH，et al. 2014. Mesenchymal stem cells：biological characteristics and clinical application. Chinese Journal of Tissue Engineering Research，18(14)：2282-2287.

Yin T，Wang P，Li J，et al. 2013. Ultrasound-sensitive siRNA-loaded nanobubbles formed by hetero-assembly of polymeric micelles and liposomes and their therapeutic effect in gliomas. Biomaterials，34(18)：4532-4543.

Yin T，Wang P，Li J，et al. 2014. Tumor-penetrating codelivery of siRNA and paclitaxel with ultrasound-responsive nanobubbles hetero-assembled from polymeric micelles and liposomes. Biomaterials，35(22)：5932-5943.

Yin X，Hynynen K. 2005. A numerical study of transcranial focused ultrasound beam propagation at low frequency. Phys Med Biol，50(8)：1821-1836.

Yoshida J，Ohmori K，Takeuchi H，et al. 2005. Treatment of ischemic limbsbased on loca lrecruitment of vascular endothelial growth factor-producing inflammatory cells with ultrasonic microbubble destruction. Am Coll Cardiol，46(5)：899-905.

Yu JW，Duan WJ，Huang XR，et al. 2014. MicroRNA-29b inhibits peritoneal fibrosis in a mouse model of peritoneal dialysis. Lab Invest，94(9)：978-990.

Yu M，Dai M，Liu Q，et al. 2007. Oxygen carriers and cancer chemo- and radiotherapy sensitization：bench to bedside and back. Cancer Treat Rev，33(8)：757-761.

Yuan QY，Zhu ZW，Wang Z，et al. 2012. A novel method of augmenting gene expression and angiogenesis in the normal and ischemic canine myocardium. Heart Vessels，27(3)：316-326.

Zarnitsyn V，Rostad CA，Prausnitz MR，et al. 2008. Modeling transmembrane transport through cell membrane wounds created by acoustic cavitation. Biophys J，95(9)：4124-4138.

Zen K，Okigaki M，Hosokawa Y，et al. 2006. Myocardium-targeted delivery of endothelial progenitor cells by ultrasound-mediated microbubble destruction improves cardiac function via an angiogenic response. J Mol Cell Cardiol，40(6)：799-809.

Zhang L，Sun Z，Ren P，et al. 2015. ultrasound-targeted microbubble destruction（UTMD）assisted delivery of shRNA against PHD2 into H9C2 Cells. PLoS One，10(8)：e134629.

Zhang Q，Wang Z，Ran H，et al. 2006. Enhanced gene delivery into skeletal muscleswith ultrasound and microbubble techniques. Acad Radiol，13(3)：363-367.

Zhang Y，Chang S，Sun J，et al. 2015. Targeted microbubbles for ultrasound mediated short hairpin RNA plasmid transfection to inhibit survivin gene expression and induce apoptosis of ovarian cancer A2780/DDP cells. Mol Pharm，12(9)：3137-3145.

Zhang Y，Ye C，Wang G，et al. 2013. Kidney-targeted transplantation of mesenchymal stem cells by ultrasound-targeted microbubble destruction promotes kidney repair in diabetic nephropathy rats. BioMed Res Int，526367.

Zhang Y，Ye C，Xu Y，et al. 2014. Ultrasound-mediated microbubble destruction increases renal interstitial capillary permeability in eaaly diabetic nephropathy rats. Ultrasound Med. Biol. 40(6)：1273-1281.

Zhao YZ，Du LN，Lu CT，et al. 2013. Potential and problems in ultrasound-responsive drug delivery systems. Int J Nanomedicine，8：1621-1633.

Zheng MM，Zhou XY，Wang LP，et al. 2012. Experimental research of RB94 gene transfection into retinoblastoma cells using ultrasound-targeted microbubble destruction. Ultrasound Med Biol，38(6)：1058-1066.

Zheng X，Du L，Wang H，et al. 2012. novel approach to attenuate proliferative vitreoretinopathy using ultrasound-targeted microbubble destruction and recombinant adeno-associated virus-mediated RNA interference targeting transforming growth factor-β2 and platelet-derived growth factor-B. J Gene Med，14(5)：339-347.

Zheng X，Ji P，Hu J. 2011. Sonoporation using microbubbles promotes lipofectamine-mediated siRNA transduction to rat retina. Bosn J Basic Med Sci，11(3)：147-152.

Zheng XZ，Li HL，Du LF，et al. 2009. Comparative analysis of gene transfer to human and rat retinal pigment epithelium cell line by a combinatorial use of Recombinant adeno- associated virus and ultrasound or/and microbubbles. Bosn J Basic Med Sci，9(3)：174-181.

Zhigang W，Zhiyu L，Haitao R，e al. 2004. Ultrasound-mediated microbubble destruction enhances VEGF Gene delivery to the infarcted myocardium in rats. Clin Imaging，28：395–398.

Zhong P，Zhou YF，Zhu SL. 2001. Dynamics of bubble oscillation in constrained media and mechanisms of vessel rupture in SWL. Ultrasound in Medicine and Biology，27(1)：119-134.

Zhong S，Shu S，Wang Z，et al. 2012. Enhanced Homing of mesenchymal stem cells to the ischemic myocardium by ultrasound-targeted microbubble destruction. Ultrasonics，52：281-286.

Zhou XY，Liao Q，Pu YM，et al. 2009. Ultrasound-mediated microbubble delivery of Pigment epithelium-derived factor gene into retina inhibits choroidal neovascularization. Chin Med J（Engl），122(22)：2711-2717.

Zhou Y，Gu H，Xu Y，et al. 2015. Targeted antiangiogenesis gene therapy using targeted cationic microbubbles conjugated with CD105 antibody compared with untargeted cationic and neutral microbubbles. Theranostics，5：399-417.

Zhou Y，Yang K，Cui J，et al. 2012. Controlled permeation of cell membrane by single bubble acoustic cavitation. J Control Release，157(1)：103-111.

Zhou Z，Zhang P，Ren J，et al. 2013. Synergistic effects of ultrasound-targeted microbubble Destruction and TAT peptide on gene transfection：an experimental study in vitro and in vivo. J Control Release，170（3）：437-444.

Zhu B，Xu D，Deng X，et al. 2012. CXCL12 enhances human neural progenitor cell survival through a CXCR7- and CXCR4-mediated endocytotic signaling pathway. Stem Cells 30：2571-2583.

Ziyadeh FN，Hoffman BB，Han DC，et al. 2000. Long-term prevention of renal insufficiency，excess matrix Gene expression，and glomerular mesangial matrix expansion by treatment with monoclonal antitransforming growth factor-beta antibody in db/db diabetic mice. Proc Natl Acad SciVSA97：8015-8020.

第八章　声动力治疗

声动力治疗的前提和基础是光动力治疗（photodynamic therapy，PDT），1978 年美国学者首次发现并报道了激光可激活血卟啉及其衍生物，从而产生明显的抗肿瘤作用，并将其称为光动力疗法，其基本原理是特定波长的激光，能够激活在肿瘤组织内富集并潴留的光敏类药物，引发一系列光化学反应，产生细胞毒性物质，起到杀伤肿瘤细胞的作用。然而光动力疗法仍存在缺陷，最明显的则是由于激光的组织穿透能力差，无法对深部组织的肿瘤产生作用，大大局限了它的治疗范围。因此，能否找到一种可选择性作用于深部肿瘤的治疗方法成为人们关注的焦点，1989 年日本学者在光动力治疗的基础上首先发现超声联合声敏剂血卟啉能够发挥协同作用抑制小鼠移植肿瘤的生长，表现为单用血卟啉无抑制作用，单用超声仅有轻微抑制作用，而两者合用则有明显抑制作用，其效果并非利用超声声能的热效应发挥治疗作用，而是利用超声能够穿透生物组织，激活肿瘤细胞内富集并长时间潴留的声敏剂——血卟啉，产生具有高氧化活性的自由基，从而导致肿瘤细胞产生不可逆性损伤，这种新型肿瘤治疗方式被命名为声动力治疗（sonodynamic therapy，SDT）。

自声动力治疗提出之后，陆续有大量实验表明声动力治疗对多种肿瘤细胞有杀伤作用。1997 年 Uchida 等研究了卟吩姆钠联合超声对白血病细胞的杀灭作用，他们设立了白血病细胞组和正常细胞组，分别进行 450kHz、500W/cm^2 单纯超声辐照及超声加卟吩姆钠，处理后以细胞存活率作为评价标准，在白血病细胞组，超声加卟吩姆钠辐照远比单纯超声细胞存活率低，而正常细胞组、超声加卟吩姆钠辐照与单纯超声的细胞存活率无明显差别，各组均无明显细胞毒反应，结果表明声动力治疗能选择性作用于白血病细胞且无明显毒性反应。1999 年 Sakusabe 等又发现一些非甾体抗炎药物如替诺昔康、吡罗昔康可在声动力作用下明显地减少肿瘤细胞的存活率。2004 年 Huang 等通过试验得出喹诺酮类抗生素也可介导超声产生有效的抗肿瘤作用。2010 年岳武等提出声动力治疗对体内胶质瘤的杀伤有血管靶向作用。

与传统治疗方式相比，声动力治疗具有以下优势：①靶向性强：与正常细胞不同，恶性肿瘤细胞过表达与卟啉类化合物具有高度亲和力的低密度脂蛋白受体，因此可以实现声敏剂在恶性胶质瘤细胞内的靶向聚积，另外通过聚焦超声可以准确地将超声波聚集于靶区；②安全性高：以血卟啉为代表的卟啉类声敏剂，分子质量小，可有效进入肿瘤组织甚至可以跨血脑 / 血瘤屏障进入中枢神经系统，在 20 世纪 90 年代就已获美国 FDA 批准，在临床上安全使用多年，而超声波为机械振荡波可以无创伤的穿透深部组织，聚焦后仅影响靶区内的组织细胞，对周围组织不产生明显损伤；③多途径抗肿瘤效应：超声激活声敏剂产生的自由基，既可以直接导致肿瘤细胞坏死和凋亡，又可以损伤肿瘤内的血管内皮细胞，影响肿瘤细胞血供，间接地导致肿瘤细胞坏死和凋亡；④治疗无“禁区”：随着医学工程技术的进步，一些曾被视为超声波“盲区”的器官如颅内，由于半球形超声相控阵列换能器的出现，超声波已可以完全覆盖颅骨的外表面，并能够将声能准确地、安全地聚焦于颅内靶区。

与单纯超声相比，声动力治疗降低了单纯超声致细胞死亡的作用阈值，对治疗肿瘤尤其是组织深部肿瘤有较强的靶向性和安全性，且超声治疗装置简单、造价低廉、操作简便，因此，声动力治疗抗肿瘤研究具有重要的理论意义和潜在的临床应用前景。

一、基本原理、机制

（一）声动力治疗的基本原理

声动力治疗是对肿瘤细胞先给予声敏剂，再用超声辐照肿瘤细胞，产生一系列声化学反应，激活声敏剂分子进而杀伤肿瘤细胞。由于声敏剂的无毒或低毒性及其在肿瘤组织的聚集性，加之超声的可聚焦性、穿透性和辐照部位的选择性，使声动力治疗能够特异性地杀伤肿瘤细胞，而对周围正常组织的损害很小。

（二）声动力治疗的主要作用机制

传统的放疗、化疗在杀伤肿瘤细胞的同时也极大地损害了正常细胞，并且直接使大量肿瘤细胞坏死，导致局部乃至全身产生严重的炎性反应，患者的不良反应很大。近年来，人们逐渐认识到诱导肿瘤细胞凋亡是更加理想的肿瘤治疗方法，因为细胞凋亡不同于细胞坏死，后者出现细胞膜消失、细胞溶解、线粒体肿胀、染色体固缩，以及引起周围活组织炎性反应等病理变化，而细胞凋亡也称程序性细胞死亡，这种死亡过程不发生线粒体、细胞膜及溶酶体破裂，没有内容物外溢，因此不会引起炎性反应。由此可见，通过诱导肿瘤细胞凋亡的方法治疗肿瘤可以极大地减轻炎性反应，从而减小对患者的不良反应。令人欣喜的是，近年的研究表明，声动力治疗可以很好地诱导多种肿瘤细胞凋亡，已有多位学者分别用不同的声敏剂研究声动力疗法对肺癌、肝癌、胃癌、结肠癌、胰腺癌、乳腺癌、鼻咽癌、白血病、前列腺癌、黑色素瘤、肉瘤细胞等的作用，他们发现声动力治疗作用后的细胞出现了凋亡形态学特征，包括泡状突起、核物质凝集等，并且发现细胞色素c氧化酶活性的改变，由此他们提出了很多声动力治疗作用于肿瘤细胞的机制，目前公认的作用机制主要有以下几个方面。

1. 超声热效应　一些学者认为声动力治疗肿瘤的部分机制是利用超声的生物热效应来杀伤或抑制肿瘤细胞。超声能够聚焦并在聚焦范围内产生能量，同时由于肿瘤组织细胞的异质性，使其吸声系数约为正常组织细胞的2倍，当超声能量到达肿瘤组织时，细胞吸收的能量使肿瘤组织温度快速升高。肿瘤组织血管生长紊乱、血流缓慢，这种局部高热不能通过血流向周围组织扩散，导致肿瘤组织细胞增殖和代谢必需的DNA、RNA及蛋白质的合成受阻，细胞膜的通透性增高等事件的发生，这些最终导致肿瘤细胞死亡。

2. 超声空化效应　当超声波辐照液体时，各处的声压都将发生变化，液体处于强大负压下，当拉力超过液体的内聚力，液体发生“断裂”而产生微小空泡，随后到来的正声压则使空泡破灭，并伴随高温、高压等现象，这就是超声波的空化效应。超声诱导空化效应引起的声光效应和超声化学反应已经被在宏观和微观上所确定，声动力治疗后肿瘤细胞会发生一些形态学改变，如细胞皱缩、胞膜出泡、染色质浓缩、核碎片和凋亡小体形成等。

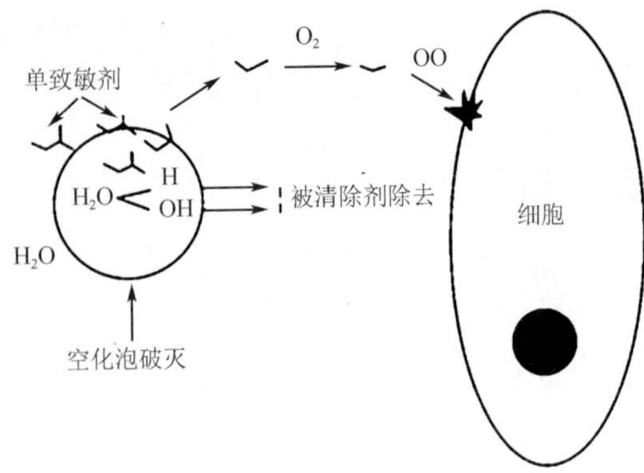

图 8-0-1　单线态氧机制示意图

3. 单线态氧机制　研究者对超声结合血卟啉致 S180 细胞坏死的机制进行了研究，实验发现超声激活血卟啉对 S180 细胞的杀伤作用可被活性氧（reactive oxygen species，ROS）清除剂——组氨酸所抑制，从而提出了超声波活化血卟啉产生的单线态氧是声动力治疗杀伤肿瘤细胞重要因子的理论即“单线态氧机制”（图 8-0-1）。该理论认为超声波辐照过程中空化效应导致声致发光，从而由光激活空化泡内或邻近的光敏剂分子而产生具有细胞毒性作用的单线态氧。Hey 等在超声激活血卟啉对人神经胶质瘤作用的研究中，采用单线态氧的选择性化学发光探针 FCLA 检测到了单线态氧的产生，进一步证实了单线态氧在声动力治疗中的作用。

单线态氧的作用机制主要在于：①能够穿透线粒体膜，参与电子传递和氧化作用，从而影响线粒体的呼吸链；②能够穿透核膜，造成 DNA 损伤；③与组蛋白作用，组氨酸残基经单线态氧氧化作用后，产生了与细胞损伤、死亡正相关的新的光产物；④单线态氧还可使细胞内蛋白变性，并影响酶活性。

4. 自由基理论　近年来，有学者对“单线态氧机制”提出质疑，他们通过 EPR 技术及使用特异性单线态氧捕捉剂 DRD156，发现当用超声辐照含有 DRD156 和血卟啉衍生物、四碘四氯荧光素的肿瘤细胞悬液时，检测不到单线态氧的存在，由此他们得出声动力治疗的机制并非在于单线态氧机制，而是由于超声的空化效应激活空化泡内和（或）附近的声敏剂分子，产生自由基（主要是以碳为中心的自由基），这些自由基再与氧分子反应生成过氧化氢和烷氧基等自由基对细胞产生杀伤效应，从而提出这些自由基可能在声动力治疗中起着主要作用即“自由基理论”。Jeffers 等研究了非毒性浓度的 DMF、MMF、DMSO 对培养人早幼粒细胞白血病细胞 HL-60 的声动力学效应，并将这种毒性效应归功于超声空化产生某些来源于这些物质的、未知的、短效的活性物，经进一步的研究证实，在氮饱和的水溶液中检测到以碳为中心的自由基，而在空气饱和的水溶液中检测到相应的过氧基。随后 Yumita 等在研究超声联合 ATX-70 对离体培养的人白血病细胞 HL-525 和 HL-60 的作用时又发现，ATX-70 优先在空化泡的气液界面富集，在瞬时空化的作用下而分解产生了来源于 ATX-70 的自由基。

综合以往研究成果，学者们认为声动力学效应是由于超声的空化作用激活空化泡内或邻近的声敏剂，通过直接高温分解或与水热分解形成的 · H 和 · OH 反应，产生声敏剂来源的自由基，再与氧气反应形成过氧基和烷氧基。与 · H 和 · OH 不同，过氧基和烷氧基与溶液中的有机分子反应活性低，因此更容易到达肿瘤细胞表面而发挥杀伤作用。

5. 活性氧机制　有的学者把那些虽然不是自由基但氧化作用较强，能产生自由基或涉及自由基反应的化合物如过氧化氢、单线态氧、脂氢过氧化物也列入自由基范畴，统称为活性氧。活性氧对生物机体可产生一系列的有害作用，如进攻不饱和脂肪酸可引起脂质过氧化，导致生物膜结构和功能的改变，损伤蛋白质的硫氢基和氨基酸，可使蛋白质变性、交联，DNA 链断裂，也参与或影响细胞内的信号转导和基因表达。研究表明许多可诱发细胞凋亡的物理、化学因素（如离子辐射、抗癌药物等）也可诱发细胞产生活性氧中间产物，而抗氧化剂则可以抑制不同的细胞发生凋亡。目前认为声动力治疗诱导细胞凋亡，活性氧机制的存在是肯定的。根据细胞凋亡过程中活性氧作用的靶点，现认为可能通过以下途径导致细胞凋亡：①活性氧作用于细胞膜及细胞器膜，诱发脂质过氧化从而影响细胞信号传导系统，激发有关的调控基因导致细胞凋亡；②活性氧直接损伤 DNA 而诱导凋亡；③活性氧可攻击蛋白质，导致许多具有酶活性的蛋白质的功能丧失，从而诱导凋亡；④活性氧的大量生成可导致细胞内氧化还原状态失衡，诱导某些基因的表达而引起凋亡。

6. 增强抗肿瘤免疫　有学者认为声动力治疗能增强机体抗肿瘤免疫，其作用机制主要有：①促使肿瘤内 M2 巨噬细胞转变为 M1 巨噬细胞；②使肿瘤微环境中的树突状细胞趋于成熟；③肿瘤内的 INF-γ、TNF-α 和 IL-10 在声动力治疗后显著增多；④声动力治疗能使巨噬细胞和树突状细胞主动识别、杀伤肿瘤，加强了早期炎症反应。

（三）影响声动力治疗的主要理化参数

目前，声动力治疗研究所涉及的超声波类型、超声参数国际上尚无统一标准，所应用的声敏剂结构不同、性质各异，所研究的生物系统模型包括在体和离体的不同肿瘤组织和细胞，因此声动力治疗的机制很可能不是由单一通用的机制来控制，而是受多种因素影响，包括超声辐照的参数、声敏剂的性质和生物模型的种类等。

1. 超声参数　超声参数是影响声动力治疗生物学效应的重要因素，在一定程度上决定了细胞的存活或死亡。过高的声功率导致细胞瞬时裂解，过低的声功率则没有抑制作用。超声损伤肿瘤细胞存在剂量阈值，当声波剂量大于此值时，随着声强加大和辐照持续时间延长，细胞存活率下降，而声强愈大，剂量 - 效应关系愈明显。实验证明，随着超声能量的增大空泡效应产生的机械压对细胞膜损毁会增加，活性氧的产量也会随之增多。高能量的超声在不可逆的损伤细胞膜的同时产生大量活性氧，立即杀死细胞，而低能量超声只会造成细胞膜通透性暂时增大（在几个小时内恢复正常），同时产生适量活性氧诱导靶细胞凋亡，并保护周围正常细胞不受伤害，低频率超声可以可逆地开放血管内皮的紧密连接，打开血 - 肿瘤屏障，有利于抗肿瘤药物的传递，而且该血管内皮紧密连接会在 12h 内恢复正常。为减少非靶细胞的损伤、增强治疗效果，声动力治疗应该选择低能量、低频率超声。

超声波的类型也是影响声动力治疗疗效的因素之一，超声二次谐波和基波叠加可以增强声化学反应中的空化效应，可能是由于复频超声辐照时液体中的溶解气体向空化核内进行的定向扩散率比使用单频超声时大得多，从而加快了空化核的膨胀过程，使声化学产额增加，提高了声敏化效率。

另外，超声的细胞生物学效应还依赖于超声辐照时所采用的容器及其运动方式，旋转超声处理系统较静止系统导致的细胞裂解水平明显提高，而超声作用介质中的氧气含量越高，介质的张力越低，肿瘤细胞对超声的敏感性越强。

声动力治疗的最佳适宜超声参数是一个多变量、多种因素综合影响的复杂问题，因为它不仅与超声类型、频率、能量等有关，还与声敏剂的性质、生物模型的种类有关（不同的生物模型对不同声敏剂的吸收率不一样），需要在统一实验条件下的大量实验分析加以确定。

2. 声敏剂 主要分为卟啉类化合物、氧杂蒽酮化合物、抗肿瘤药物、非甾体抗炎药和其他类型声敏剂。

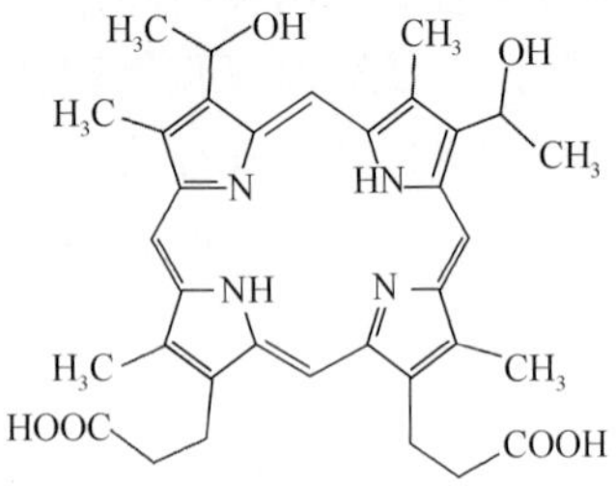

图 8-0-2 血卟啉的化学结构

(1) 卟啉类化合物包括血卟啉、血卟啉单甲醚、原卟啉和 ATX-70 等。血卟啉结构式为 $C_{34}H_{38}O_6N_4$（图 8-0-2），可选择性聚集在肝、肾、脾、肺、皮肤、肌肉等组织，正常组织中的血卟啉在数小时后基本清除；但肿瘤组织却因血流灌注量大和血管通透性增大，血卟啉易与血清成分一起漏出血管到达肿瘤组织，结合于肿瘤细胞表面，故可在肿瘤组织中滞留较长时间。它是最早应用于光动力抗肿瘤治疗的药物，后被应用于声动力治疗，血卟啉单独使用时没有抗肿瘤作用，经超声激活后对肿瘤细胞的形态及功能有明显的破坏作用，使细胞的显微结构、超微结构、酶活性均发生变化，最终导致肿瘤细胞生长抑制及死亡，其主要机制是通过超声空化效应和产生活性氧杀伤肿瘤细胞。

(2) 氧杂蒽酮化合物是一系列染色剂，其中包括赤藓红 B、玫瑰红和荧光染料等，早期研究发现赤藓红 B 和玫瑰红经过超声辐照后能够增强细胞毒性。后来进一步的实验研究，确认了在鼠脑胶质瘤模型中用声动力结合玫瑰红治疗，可在实验室条件下损伤恶性神经胶质细胞瘤而不伤害正常脑组织。氧杂蒽酮化合物是一种很有潜力的声敏剂，但是由于它在肿瘤组织中的积蓄浓度不高，限制了其进一步的临床应用。它的作用机制可能是超声辐照后氧杂蒽酮能产生单态氧杀伤肿瘤细胞。

(3) 抗肿瘤药物作为声敏剂已经大量应用于声动力治疗中。多柔比星（阿霉素）是声动力治疗中研究得最多的一种抗肿瘤药物，它可以引起 DNA 的损伤、细胞凋亡，产生氧自由基和羟自由基，还能增强空化效应。

(4) 一些非甾体抗炎药结合超声辐照也有协同抗肿瘤效应，如使用第二代氟喹诺酮药物作为声敏剂可在体外抑制 S180 肉瘤细胞株生长，其作用机制可能涉及单态氧的产生。在另一项实验中观察到司帕沙星经超声辐照后也可引起肿瘤细胞的形态学改变，特别是细胞膜的改变非常明显。

(5) 其他常见的声敏剂还包括 5-ALA、新型纳米粒子和亚甲蓝等。

5- 氨基乙酰丙酸（5-aminolevulinic acid，简称 5-ALA）是原卟啉Ⅸ的前体，它作为第二代光敏剂已广泛应用于痤疮、光化性角化病、各种皮肤病、膀胱癌、尖锐湿疣、上消化道癌、直肠癌、乳腺癌、鲜红斑痣、老年性黄斑变性、类风湿关节炎等疾病的治疗。作为一种声敏剂，在体外实验中已观察到 5-ALA 对胰腺癌细胞有抗肿瘤效应，并观察到 Bax 的表达上调、Bcl-2 的表达下调和线粒体膜电势的降低，其作用机制也与活性氧的生成有关。

各种新型纳米粒子也越来越多地应用于声动力治疗，TiO_2 是一种新兴纳米材料，具有分子质量小、易通过细胞膜的特性，实验证明细胞内 TiO_2 接受超声辐照后能产生活性羟基离子，从而杀伤肿瘤细胞。新型纳米材料能够更容易地通过细胞膜，具有细胞内浓度高的特性，常作为声敏剂的载体。

亚甲蓝也是一种潜在的声敏剂，亚甲蓝结合超声对卵巢癌 HO-8910 细胞株进行处理，观察到实验组线粒体膜电势极度降低，线粒体损毁，对照组线粒体仅轻度增大。

声敏剂的选择必然影响声动力治疗的抗肿瘤效果。自发现超声激活血卟啉协同抗肿瘤作用以后，人们一直在努力寻找合适的声敏剂。理想的声敏剂不但要求化学的纯性和有效的声敏化作用，还要对肿瘤组织有较好的选择性，低毒或无毒，可以在体内迅速降解和排除等。目前认为较好的声敏剂仍是以卟啉类为主，与抗肿瘤药物相比，在没有超声作用下，卟啉是无毒的，部分卟啉及其衍生物在生物体的正常代谢中发挥一定作用。在自然界，卟啉化合物构成了血红蛋白、细胞色素及叶绿素等生物大分子的核心部分，参与生物体内一系列重要过程。而且卟啉类声敏剂是由 4 个吡咯环和 4 个次甲基桥连起来的大分子共轭体系，具有独特的生物活性和结构特征，与肿瘤细胞有特殊的亲和力。

另外，声敏剂剂量、注入体内的方式、在体内的药代动力学特征、注射间隔时间、超声辐照时间等因素都能影响声动力治疗的效果，因此通常需要进行大量实验才能筛选出声敏剂的合理使用方案。

3. 生物模型　研究表明，恶性肿瘤细胞比正常细胞对超声的敏感性更强，其可能原因是由于肿瘤组织中处于分裂期的细胞比例高，DNA、RNA 和蛋白质合成旺盛，因而为超声损伤细胞提供了更多的靶点。另外，恶性肿瘤细胞对声敏剂的吸收通常强于正常细胞，由此奠定了声动力治疗肿瘤的靶向性和安全性基础。不同肿瘤细胞由于在各自结构与功能上的差异而对声动力治疗应答的敏感性有所不同。实验表明同等超声处理条件下，S180 腹水瘤（sarcoma 180，S180）、艾氏腹水瘤（ehrlich ascites cancer，EAC）和小鼠肝癌 H-22 腹水瘤（hepatoma 22，H-22）对超声的敏感性依次为 S180 ＞ H-22 ＞ EAC，这与 3 种瘤株的恶性程度及肿瘤细胞膜的流动性不同相关。

二、研 究 概 况

目前，声动力治疗研究多停留在细胞和动物实验的研究层面上，缺乏大量临床病例的支持。由于声波波长较光波波长长，使得声波具有散射和衍射等与光波所不同的物理学特性，这些特性使得全身注射声敏剂后，无法保证病变之外的区域不受到超声辐照、不产生细胞杀伤效应，这些可能限制了其临床应用。因此，如何保护病变之外的组织不受到损伤是限制声动力治疗发展的瓶颈之一，也是声动力治疗研究的重要课题。此外，声动力治疗的缺陷还有声动力治疗对于含气器官不起作用，且声动力治疗时间较长等局限性。虽然仍有上面的种种不足，但由于声动力治疗具有无创性和对靶细胞的选择性和特异性的优势，仍使得它拥有广泛的应用领域和光明的前景。

1. 声动力治疗肝癌　研究表明超声与声敏剂两者协同杀伤肝癌细胞的作用效果较单纯超声作用明显增强，细胞存活率显著下降，细胞膜表面及细胞内部膜系统超微结构明显改变，其机制是线粒体等膜性细胞结构受损，细胞代谢发生阻碍，细胞内活性氧含量增多，产生的大量活性氧自由基攻击细胞膜系统及其他组分，使细胞脂质过氧化程度增加，进而引起细胞损伤乃至死亡。

给 H-22 肝癌荷瘤小鼠尾静脉注射血卟啉后，在不同时间点取材，采用荧光分光光度法测定肝脏组织提取液中血卟啉的荧光强度，结果发现静脉注射血卟啉 24h 时血浆中血卟啉含量较低，而肝癌组织中血卟啉含量较高，因此认为可选择在静脉注射 24h 后进行超声辐照，其为超声结合血卟啉治疗肝癌的最佳超声作用时间点，此时对周围正常组织损伤较小，而又能有效地杀伤肝癌组织。

另外，用超声联合载血卟啉的高分子纳米粒治疗小鼠肝癌皮下移植瘤，能够抑制活体内 H-22 肿瘤的生长，相比单纯血卟啉优先聚集于肿瘤组织的特性，超声辐照载声敏剂的纳米粒能使更多的声敏剂传递进入辐照区域肿瘤组织甚至进入肿瘤细胞中发挥抗癌作用，且纳米粒具有缓释长效的特性，更延长了声敏剂在肿瘤中储留的时间，能够进一步增强声动力治疗效果（图 8-0-3）。

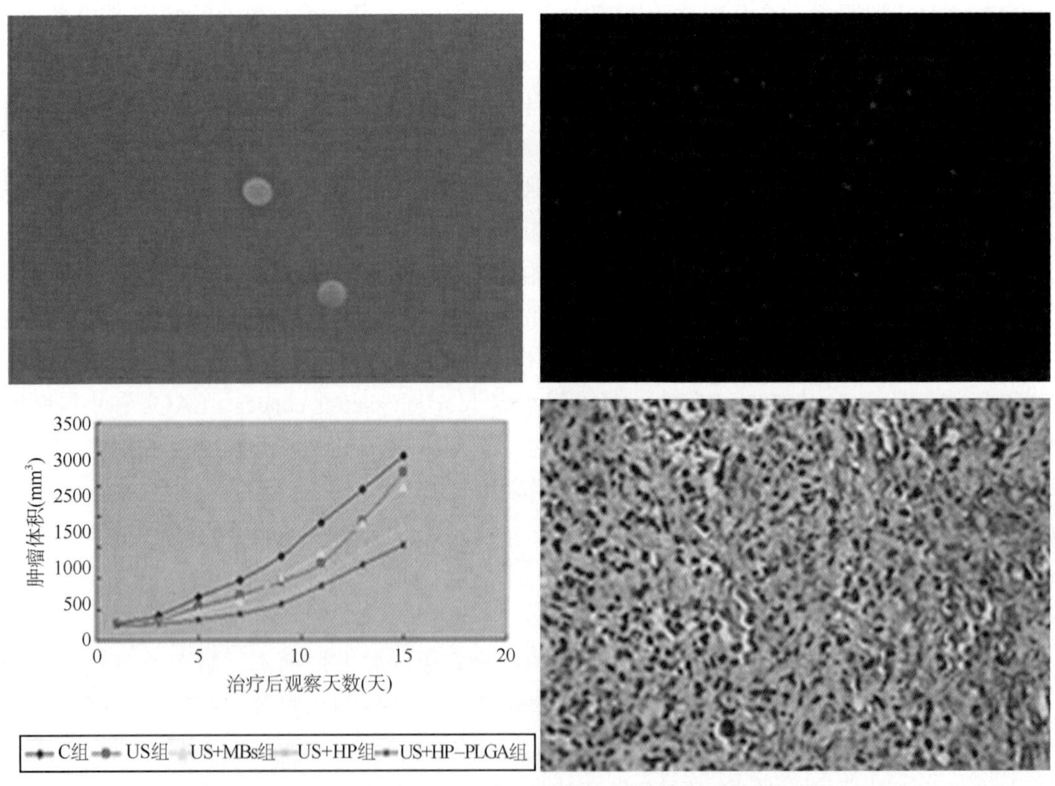

图 8-0-3　载血卟啉高分子纳米粒的电镜、荧光成像及肿瘤抑制作用

2. 声动力治疗乳腺癌　大量实验已证实声动力治疗可以诱导乳腺癌细胞凋亡，有研究将具有低毒、肿瘤特异性聚集高、在正常组织中清除快和光不良反应低等特点的光敏剂二氢卟吩 e6 作为声敏剂，对乳腺癌细胞进行声动力治疗研究，结果显示乳腺癌细胞的死亡率明显增加。

另外，有研究将声敏剂血卟啉单甲醚结合超声微泡，发现声动力治疗不仅能在急性期杀伤乳腺癌细胞，对于存活细胞的增殖也有抑制作用，还可能通过诱导细胞进一步凋亡，造成细胞生长缓慢的表象。其机制可能是通过氧自由基影响不同细胞器，从 DNA 转录、蛋白质表达等不同水平进行干预，影响调控细胞生长及克隆形成的基因及其蛋白质产物表达，干扰 MMPs 的合成表达，或直接破坏裂解生成的 MMPs，从而起到抑制乳腺癌细胞生长、抑制其克隆形成，并显著降低其侵袭性的作用。

3. 声动力治疗血液肿瘤　在细胞实验中已证实环孢素 B 结合超声波可以选择性杀伤血清中的 U937 细胞株，环孢素 B 可以抑制肌动蛋白的生产，阻止肿瘤细胞的分裂，使肿瘤细胞变得大且多核，而正常细胞几乎不受影响，超声波对体积大的细胞有选择性杀伤作用，说明声动力治疗也有治疗血液肿瘤的潜力。

4. 声动力治疗脑胶质瘤　脑胶质瘤恶性程度高，呈浸润性生长，病变与正常组织边界不清，手术完全切除困难，容易复发；发生于脑干等低位重要功能区根本无法进行手术；由于血脑屏障存在，化疗药物在病灶难以达到有效浓度；大多脑胶质瘤对放射治疗不敏感，传统抗肿瘤治疗对脑胶质瘤疗效差，因此声动力治疗作为一种具有良好穿透力，并且对肿瘤组织具有选择性和特异性杀伤的无创治疗手段，可能是未来治疗脑胶质瘤的优先选择。我国有些医院正在开展声动力治疗脑胶质瘤的临床试验，体外细胞学实验已证实声动力治疗产生的活性氧和机械压力可破坏细胞膜杀伤 C6 胶质瘤细胞，热效应可抑制 C6 胶质细胞瘤的生长，同时动物实验证实，声动力治疗对荷瘤鼠脑胶质瘤有促凋亡作用。

5. 声动力治疗动脉粥样硬化　研究表明，声动力治疗主要通过 2 种机制治疗动脉粥样硬化。一方面，声动力治疗可促进动脉粥样硬化斑块中巨噬细胞凋亡及炎症消退：5- 氨基酮戊酸（5-aminolevulinic acid，ALA）作为声敏剂注入动物身体后，其代谢后产生的代谢产物原卟啉Ⅸ（protoporphyrin Ⅸ，Pp Ⅸ）可选择性的聚集在动脉粥样硬化斑块的巨噬细胞中，这是因为巨噬细胞缺乏将 Pp Ⅸ转化为血红素的亚铁螯合酶；ALA-Pp Ⅸ介导的声动力治疗诱导 Pp Ⅸ斑块巨噬细胞主要是经线粒体途径的凋亡，这可能是因为线粒体膜蛋白的缺失继而活化 caspase-9 和 caspase-3 从而引起巨噬细胞凋亡；由于 ALA-Pp Ⅸ更多的聚集在斑块巨噬细胞，可清除巨噬细胞而对平滑肌细胞及内皮细胞无明显影响，这种高效选择性清除作用，使得声动力治疗更为有效及安全；声动力治疗诱导的巨噬细胞凋亡通过 caspase 依赖的 ATP 释放，促进单核细胞趋化及凋亡细胞的清除，增加斑块炎症消退，最终改善斑块炎症环境。另一方面，声动力治疗可以减小及稳定动脉粥样硬化斑块，临床中经常遇到的急性血管事件主要是动脉粥样硬化斑块的破裂形成血栓阻塞血管，声动力治疗兔股动脉粥样硬化斑块后 1 周及 4 周，斑块中巨噬细胞及脂质含量明显降低，平滑肌细胞及胶原含量明显增加，表明声动力治疗通过改变斑块成分使斑块趋于稳定；而且声动力治疗可减小斑块破裂及血栓形成的发生率，为声动力治疗稳定动脉粥样硬化斑块提供了更为直接的证据；在声动力治疗后 8 周及 12 周，同样观察到巨噬细胞的减少及平滑肌细胞和胶原的增加，声动力治疗稳定斑块的长期效果亦得到证实。

6. 消除增殖性瘢痕　用声动力治疗兔耳上的增殖性瘢痕可使瘢痕变平、颜色变淡，病理切片显示成纤维细胞发生凋亡，同时胶原减少，显示出声动力治疗增殖性瘢痕具有较好的应用前景。

7. 杀灭病原微生物　利用声敏剂会在病原微生物内优先蓄积的特性及声动力治疗中产生的活性氧可直接杀灭病原微生物的潜能，可运用声动力治疗杀死病原微生物，但还未见临床应用的报道。

三、临床治疗中的应用

目前声动力治疗的临床应用还较少，最早的临床研究是应用于肝癌。国内有学者在2002年，利用超声作为动力源激活血卟啉治疗了2例男性肝癌患者。其治疗方法：血卟啉以5mg/kg的剂量进行静脉输注，输注速度为40滴/分，72h后肝癌组织内血卟啉浓度达到高峰，此时即开始第1次超声辐照，患者取平卧位，将右上腹暴露，操作者根据肿瘤大小确定超声直径，一般每次20min，一日2次，连续超声辐照21天。治疗效果：一例患者年龄71岁，为原发性肝癌，治疗1个月后肿瘤较治疗前有所减小；另一例患者年龄45岁，为十二指肠平滑肌肉瘤肝转移，经2个月治疗后，B超显示肝内占位未见增大，肝穿刺活检显示肿瘤细胞有凋亡，细胞明显畸形。

高强聚焦超声是近20年发展起来的一种物理治疗手段，它是利用超声波的穿透性、聚焦性，通过聚焦形成高热量的焦域，聚焦到体内肿瘤，使实体肿瘤蛋白质凝固坏死，达到杀灭靶细胞的目的，目前高强聚焦超声已广泛应用于实体肿瘤的治疗中。临床上已采用超声聚焦刀联合声敏剂治疗肝胆管细胞癌，先行声敏剂治疗（每天二氢卟吩e6口服20mg/kg），共2天，再行高强度聚焦超声治疗1次/天，共3天；间隔2天行第2疗程，共治疗27次，取得了较好的临床局部杀伤肿瘤的疗效，治疗后原病灶范围较前缩小，代谢较前明显减低，考虑肿瘤活性部分受抑，并且无明显肝肾、血液系统毒副作用。

另外，近年来已有临床病例报道包含声动力的综合治疗对乳腺癌患者有良好的疗效。2012年王晓怀等报道了9例经传统放疗、化疗、激素治疗无效的乳腺癌晚期患者，使用光动力与声动力结合治疗取得临床缓解的病例，说明包含声动力治疗的综合治疗在人体上治疗乳腺癌是有效的，且具有不良反应小，有诱导患者抗肿瘤免疫的优势。2014年日本德岛大学报道了对1例55岁老年女性乳腺癌晚期胸膜转移患者进行声动力治疗、巨噬细胞活化疗法和激素治疗综合治疗，治疗9个月后复查CT显示，该患者胸腔积液完全吸收，胸膜内右侧肺叶上的肿瘤结节消失，该综合治疗显著增加了患者单核细胞的比例和数量，在治疗期间快速地降低了肿瘤标志物的浓度，除激素治疗使用的依西美坦芳香化酶抑制剂引起的轻微关节疼痛外，没有引起其他严重的不良反应。

继光动力治疗而兴起的声动力治疗在国内外起步不久，声动力治疗的远期疗效及安全性仍有待长期随访资料和大样本的临床实践资料，目前临床上尚无安全合适的声动力装置，限制了声动力治疗在临床上的应用，且在给定相同声敏剂剂量、药物代谢时间、剂量或超声参数的情况下，声动力治疗的实际临床疗效往往会因为患者的个体差异而呈现显著差异，如何精确量化声动力治疗中的药物剂量，并根据患者的个体差异进行剂量的实时调整和优化已成为亟待解决的挑战性难题。我们相信随着超声医学的发展和成熟，以及副作用小、新型靶向、特异性强的声敏剂的开发，在不久的将来，临床将诞生一系列以声动力治疗为中心的新型治疗方法。

（徐忠烨　成　涓）

参考文献

黄雪琴，周娟，张为民，等 . 2011. 声敏剂联合超声聚焦刀治疗肝胆管细胞癌 1 例 . 临床肿瘤学杂志，16(8)：767-768.

宋大勇，岳武，魏盾 . 2010. 声动力化学疗法促大鼠脑胶质瘤细胞凋亡及抗血管作用的实验研究 . 中风与神经疾病杂志，27(12)：1082-1085.

伊兰茹，张春丽 . 2002. 超声血卟啉治疗肝癌的护理 . 武警医学院学报，11(21)：661-662.

He Y，Xing D，Yang G，et al. 2002. FCLA chemiluminescence from sonodynamic action in vitro and in vivo. Cancer Letters，182(2)：141-145.

Huang D，Okada K，Komori C，et al. 2004. Enhanced antitumor activity of ultrasonic irradiation in the presence of new quinolone antibiotics in vitro. Cancer Sci，95(10)：845-549.

Inui T，Makita K，Miura H，et al. 2014. Case report：A breast cancer patient treated with GcMAF，sonodynamic therapy and hormone therapy. Anticancer Res，34(8)：4589-4593.

Jeffers RJ，Feng RQ，Fowlkes JB，et al. 1995. Dimethylformamide as an enhancer of cavitation-induced cell lysis in vitro. Journal of the Acoustical Society of America，97(1)：669-676.

Li YJ，Huang P，Jiang Ch，et al. 2014. Sonodynamically Induced Anti-tumor Effect of 5-Aminolevulinic Acid on Pancreatic Cancer Cells. Ultrasound in Medicine Biology，40(11)：2671-2679.

Ninomiya K，Noda K，Ogino C，et al. 2013. Enhanced OH radical generation by dual-frequency ultrasound with TiO2 nanoparticles：its application to targeted sonodynamic therapy. Ultrasonics Sonochemistry，21(1)：289-294.

Sakusabe N，Okada K，Sato K，et al. 1999. Enhanced sonodynamic anti-tumor effect of ultrasound in the presence of nonsteroidal anti-in-flammatory drug. Jpn J Cancer Res，90(10)：1146-1151.

Uchida T，Tachibana K，Hisano S，et al. 1997. Elimination of adult T cell leukemia cells by ultrasound in the presence of porfimer sodium. Anticancer Drugs，8(4)：329-335.

Wang X，Li LQ，Zhang W，et al. 2012. Sonodynamic and photodynamic therapy in advanced refractory breast cancer. Journal of Clinical Oncology，30(27)：118.

Wang X，Liu Q，Wang P，et al. 2009. Comparisons among sensitivities of different tumor cells to focused ultrasound in vitro. Ultrasonics，49(6-7)：558-564.

Xiang J，Leung AW，Xu C，2014. Effect of ultrasound sonication on clonogenic survival and mitochondria of ovarian cancer cells in the presence of methylene blue. Journal of Ultrasound in Medicine Official Journal of the American Institute of Ultrasound in Medicine，33(10)：1755-1761.

Yumita N，Sakata IS，Umemura S，et al. 2003. Ultrasonically induced cell damage and active oxygen generation by 4-formyloximeetylidene-3-hydroxyl-2-vinyl-deuterio-porphynyl(IX)-6-7-diasp artic acid：on the mechanism of sonodynamic activation. Biochimica Et Biophysica Acta，1620(1-3)：179-184.

第九章　声化学及应用

声化学（sonochemistry）和热化学、电化学、光化学及辐射化学一样是能化学的一个分支。它是20世纪80年代中期迅速发展形成的一门交叉学科，是声学与化学相互交叉渗透而发展起来的一门新兴边缘科学。声化学主要是利用超声能够加速和控制化学反应、提高反应产率、改变反应历程和改善反应条件及引发新的化学反应等。声化学又被称为超声波化学或高能化学。

第一节　声化学发展历史

早在1927年美国学者Richards和Loomis首次报道超声化学，他们在实验室发现超声辐照能明显加速反应，但没有引起当时科学界的重视。1934年，研究者发现超声能加大电解水的速率，到20世纪40年代有关超声能加速化学聚合的报道出现，50年代模拟空化气泡第一次用计算机进行计算，60年代有关超声生物效应方面的报道也接着出现。1964年，Flynn提出了“瞬时空化”和“稳态空化”的术语，1980年，Neppiras首次在声空化的综述中用到了超声化学。到80年代，在英国学者Mason等的大力倡导下，作为利用超声提高化学反应速度及提高化学物生成率或降解率一门新兴学科——超声化学建立。到1986年4月在英国沃里克召开了第一届国际声化学学术会议，此次大会标志着超声化学的诞生。

1988年，英国的Timothy J、Mason J与Phillip L共同编写出版*Sonochemistry Theory*，*Application and Use of Ultrasound in Chemistry*一书，这是第一本系统全面介绍声化学的著作。1990年，Suslick在美国*Nature*杂志上发表文章“Sonochemistry”进一步扩大了声化学这门学科的影响。1990年夏，欧洲声化学协会成立，并进行了首次学术交流会议。1994年，第一个学术刊物*Ultrasonics Sonochemistry*出版。1998年5月在德国召开了第六届声化学年会，盛况空前，来自欧洲、美国、澳大利亚、日本、韩国等共21个国家和地区的100多位代表参加了这次会议，声化学的研究队伍日益壮大。

超声化学是利用超声波加速化学反应、提高化学产率的一门交叉学科，也是目前化学研究的前沿之一。声化学反应不是来自声波与物质分子的直接相互作用，因为在液体中常用的声波为15kHz～10MHz，远大于分子尺度。声化学反应主要源于声空化效应，即超声波作用液体后，液体中气泡的形成、生长和急剧崩溃。气泡的突然崩溃会产生局部热，它是通过塌缩气泡气相中的绝热压缩或冲击波所导致的结果，实验测定热点中的瞬态温度约5000K，压力约为5×10^7Pa，温度变化率大于10^9K/s，并伴生强烈的冲击波和（或）时速达400km的射流，这为一般条件下难以实现的化学反应提供了一种新的特殊物理环境，开启了新的化学反应通道。

第二节　声化学的机制问题

一、声空化和声化学的两大类型

声化学反应从讨论其反应机制出发，可以将所有的声化学反应分成超声波可加速反应的化学反应和只有施加超声波才会发生的化学反应两大类型。属于前一种类型的反应很多，如酯的水解、乙炔加氢和乙醛还原、碳酸钙与酸的反应、重氮化合物的分解和使用固体催化剂的反应等。当然，各种声化学反应的速度和产率也会因非声学条件的不同而改变。属于后一种反应类型的例子有：聚合物的降解和聚合反应；在四氯化碳条件下从碘化物中释放碘；在以空气饱和的水中形成 H_2O_2、HNO_2 和 HNO_3 和在芳烃的水溶液中形成羟基芳烃化合物等。

关于声化学的机制，以及在化学或者声学条件改变时发生的化学动力学行为等问题，仍然没有确切的说法。较统一的认识是，声空化在大多数声化学反应中起着重要乃至主要的作用，声空化机制如图 9-2-1 所示。但必须指出，声空化是聚集声场能量并瞬间释放的一个极其复杂的物理过程，迄今对它的认识还不够透彻，目前对它的研究仍然是非线性声学中的一个热门课题。声空化的效应也是多方面的，既有物理的，也有化学的，如果声空化发生在生物体内的流体组分上，还可能引起生物效应。基于这种较为统一的认识基础，就有理由推断，溶液中的声化学过程可能引发 3 个不同区域的化学反应，如图 9-2-2 所示，①流体空化泡中；②在空化泡与液体的气（汽）液界面上；③发生在空化冲击波传播的流体里。在这 3 个区域中，主要的反应一般都在气相区和气液过渡区中进行。气泡崩灭瞬间产生的高温高压环境会促使水活化为 H_2O_2，还有大量的 · OH 和 · H 自由基，这些自由基主要分布于气相区和气液过渡区，这些自由基活性很高，可以与很多物质在较低的活化能下发生反应，从而促使化学反应的导通。液相区基本处于环境条件，在前 2 个区域内未被消耗的自由基可在该区域继续与溶质反应，但反应量较小。

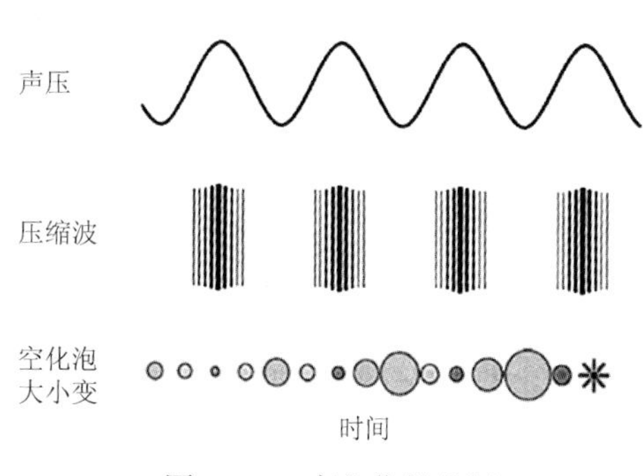

图 9-2-1　声空化的机制

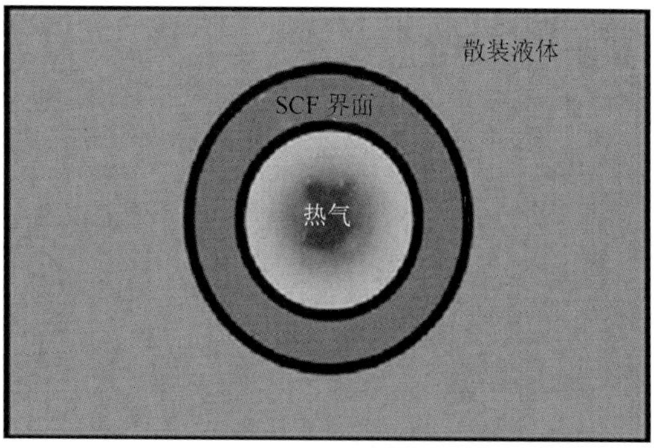

散装液体
SCF 界面
热气

图 9-2-2　空化泡中发生反应的区域

二、声化学机制问题的实验研究

1950 年，Miller 用 500kHz 超声波使以空气饱和的 Fe^{2+} 氧化成 Fe^{3+}，试验时发现了一些现象，第一，在 10min 超声辐照时间内，Fe^{3+} 的产率与辐照时间成正比；10min 后则没有正比关系；如果再次对溶液充气，这种正比关系又会重现。因而认为超声波的除气作用使这种氧化过程表现出非线性特征。第二，当 Fe^{2+} 浓度大于 5×10^{-4}mol/L 时，Fe^{3+} 的产率与 Fe^{2+} 浓度的初始值无关，Miller 提出这种氧化过程是按照下述方式间接进行的。

$$Fe^{2+} + \cdot OH \rightarrow Fe^{3+} + OH^-$$

式中羟基自由基·OH 是声致水解的产物，即 H_2O（经超声辐照）→ H·+·OH。
第三，反应容器形状（尤其是容器的底部）不同，以及实验时容器运动与否，其实验结果都不同。解释为：由于声场分布发生了变化，有效声功率不同所致。

1983 年，Makino、Mossoba 和 Riesz 公布的实验结果显得极为重要。它最终直接证明了水经超声辐照产生了氢自由基和羟基自由基。而且这些自由基是在空化泡内形成的，这就为声化学的机制研究提供了可靠依据。他们采用的是 50kHz、600W/cm^2 超声清洗设备，实验温度 30℃，实验的水样品含有不同的自旋捕集分子，而且实验时向液体不断灌充 0.5dm/min 流量的氩气，通过电子自旋共振（ESR）技术检测氢自由基和氢氧根自由基。实验还表明，丙酮和 2- 甲基 -2- 亚硝基丙烷明显地减少了加成产物的形成。可以认为，这一类清除剂因其蒸汽压较高而进入空化泡，结果提高了清除效果；或者认为，他们在空泡内对空化泡的爆聚起缓冲作用，从而减少了自由基的形成。

第三节　声化学的应用研究

一、声化学一般研究领域

（一）有机合成

根据 Einhorn 等归类方法可以分为以下几种反应：均相声化学、液 - 液多相反应、非金属有机固 - 液反应和有金属参加的多相反应。有机合成的机制是超声空化效应。

（二）超声降解

环境保护和污染物处理问题成为当今的研究热点，超声降解逐渐引起人们的关注，成为热门的研究方向。尤其是对有毒有机物的降解处理，超声具有低功耗、效率高、二次污染小等优点，其反应的主要机制也是声致空化。

（三）超声催化

超声独特的高能量导入效应能够促进某些化学反应的速度、提高化学反应速率。有些化学反应在超声的作用下会获得更好的反应效率和产率。

实验化学家可以在一系列的应用领域中发挥功率超声的作用，并可望从中获得一种或数种益处，这些益处可表现为以下几点。

(1) 加速化学反应或软化所需的反应条件。

(2) 声化学与一般的技术相比，对试剂规格的要求常常会降低。

(3) 反应常常由超声引发，勿需加添加剂。

(4) 合成程序中通常所要求的步骤会减少。

(5) 在某些情况下，反应可能完全遵循另外的途径进行。

例如，2015 年发表在 *Ultrasonics Sonochemistry* 杂志的两篇文章，了解超声化学在有机合成中的应用。B. Shanthi 报道了超声作用下间苯二酚与二氧化碳反应合成 2，4- 二羟基苯甲酸的研究工作（图 9-3-1）。每年大约有 30 亿吨二氧化碳排入空气中，这导致全球变暖和气候改变，严重危害地球生存环境，充分利用二氧化碳来合成有用的有机化合物一直是研究热点。传统的施密特反应是间苯二酚在氢氧化钾水溶液中，与二氧化碳反应生成 2，4- 二羟基苯甲酸。B. Shanthi 研究工作比较了在超声作用和没有超声作用的施密特反应，产率由 30% 提高到 65%，合成条件更温和，时间更短，反应器如图 9-3-2 所示。

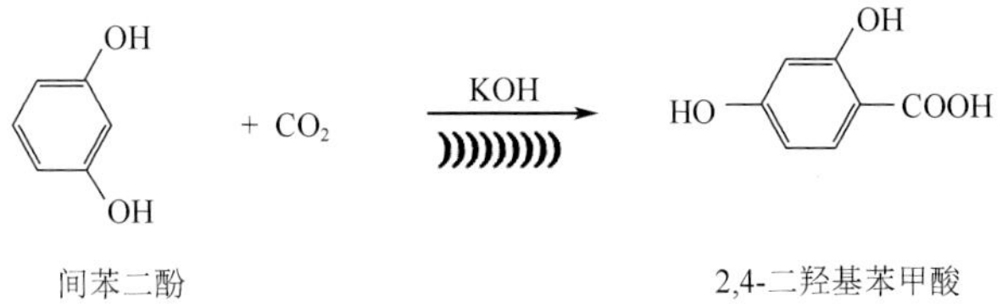

间苯二酚 + CO_2 $\xrightarrow{KOH}$ 2,4-二羟基苯甲酸

图 9-3-1　间苯二酚合成 2，4- 二羟基苯甲酸路线

Luca Cappelletti 等研究者报道超声作用下二茂铁甲醛的反应比例为 1 和不同的亲核试剂 (2a-r) 在铟催化下进行一锅煮巴比耶反应，合成 18(3a-r) 个新衍生物的研究工作（图 9-3-3）。C—C 键的合成反应在有机化学领域一直处于十分重要的地位。巴比耶反应是指羰基化合物与卤代烃和镁、铝、锡、铟、锌等金属或者其盐类等作用生成的有机金属试剂，生成仲醇或者叔醇的反应。巴比耶反应是一个亲核加成反应，使用的是对水不活跃和相对便宜的金属（相比格氏试剂和有机锂试剂），因此成本相对较低，而且很多情况下反应可以在水中进行，符合绿色化学的标准。Luca Cappelletti 研究工作中的一锅煮巴比耶反应，是在普通的玻璃容器中进行，使用了 3 种不同强度的超声反应探头：超声浴探头 20.3kHz(60W)，2 个杯型工作探头 19.9kHz(75W) 和 300.5kHz(70W)。研究成果表明 19.9kHz(75W) 超声反应器是最好的合成条件，产率高，条件温和。

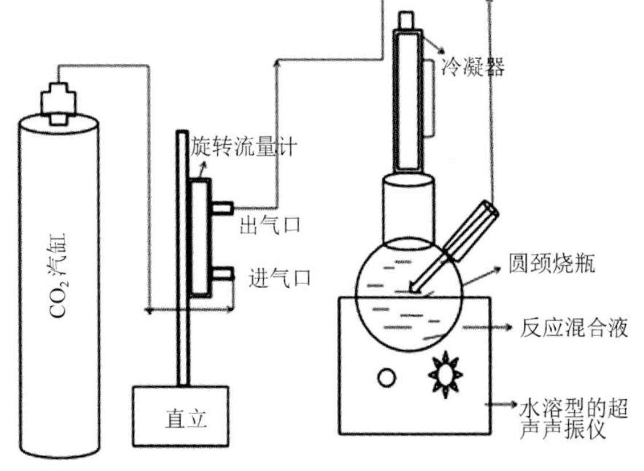

图 9-3-2　合成 2，4- 二羟基苯甲酸的反应器示意图

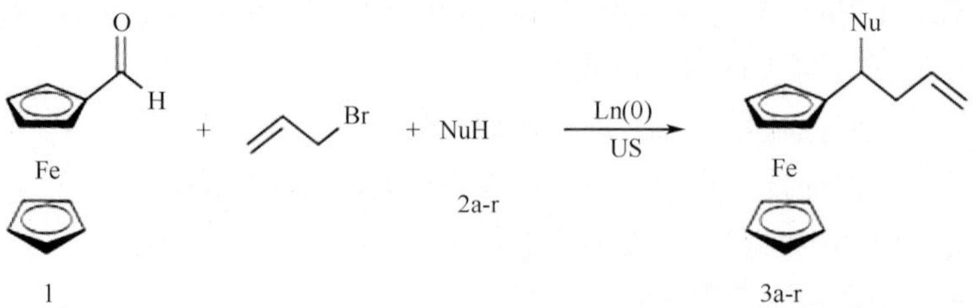

图 9-3-3　铟催化下二茂铁甲醛参与的三组分一锅煮多米诺烯丙基化反应

二、声化学应用新进展——纳米材料的制备

自从 1990 年 7 月在美国巴尔的摩召开了第一届纳米科学技术国际会议以后，纳米材料科学作为一个相对独立的学科诞生了，从此以后，纳米材料引起了世界各国材料界、物理界和化学界的极大兴趣和广泛重视，很快形成了世界范围的“纳米热”。

纳米材料的稳定性、粒子的大小及物理化学性能均与制备方法密切相关，分子束外延、化学气相沉积、电离辐射还原、有机溶剂热分解、反向胶束的化学还原或光致还原、模板法、自组装法等方法都已被用于纳米材料的制备研究中。近年来，超声技术已被广泛地用来制备具有特殊性能的纳米材料的研究中。纳米材料的超声制备属于物理化学综合法。主要包括超声声解法、声化学还原法、超声共沉淀法、超声微乳液法等。声化学处理已被证明是一种制备特异性能纳米新材料的十分有效的技术。

（一）超声声解法

超声的化学效应源于声空化，由气泡塌缩过程中所产生的特殊条件已被用于分解金属 - 羰基化合物，以制备非晶态金属、合金、金属碳化物、氮化物及氧化物等。挥发性金属有机化合物的声解速率与各种实验参数有关，例如反应前体的蒸汽压力、溶液的蒸汽压和反应器种类等。为获得较高的声化学产率，反应前体应该是高挥发性的，这是因为最初的声化学反应是在空化泡中进行的。由于分解反应仅在空化过程中发生，所以反应前体的热稳定性也很重要。另外，气泡内大量的溶剂蒸汽会削弱气泡的崩溃效率，所以溶剂的蒸汽压力在声处理温度时应较低。含有挥发性过渡金属的无机化合物，如 $Fe(CO)_5$，$Ni(CO)_4$ 和 $Co(CO)_3(NO)$ 等进行超声处理时，可制备纳米尺寸的非金属多孔聚集体。早在 1981 年，Suslick 及其合作者就进行了超声对金属羰基化合物的作用研究。当用超声辐照 $Fe(CO)_5$ 的癸烷溶液（通入 Ar 气），伴随 $Fe(CO)_{12}$ 聚集体的形成还生成了非晶态纳米铁。研究结果表明，所得非晶态 Fe 粒子的大小可简单地通过控制 $Fe(CO)_5$ 浓度而改变，且浓度越低，所得铁微粒的尺寸也越小。声化学技术也可用于制备纳米结构合金，Suslick 等首先采这种方法合成了 Fe-Co 合金，且合金的组成可简单地通过改变 $Fe(CO)_5$ 和 $Co(CO)_3(NO)$ 的浓度比例来控制。Gedanken 的研究小组已制备出了 Co-Ni 和 Fe-Ni 的纳米结构合金。

若体系中含有高分子配体（如聚乙烯吡咯烷酮，PVP），可制得稳定的纳米金属胶体。当对含有无机载体（如二氧化硅、氧化铝）的反应前体进行声处理时，能制得多种活泼的载体型多相催化剂。另外，在碳化物、氯化物、硫化物、主族金属氧化物和过渡金属氧化物及纳米碳管的制备中也具有重要的作用。

超声声解技术在金属 / 高分子复合材料的制备方面也具有十分突出的作用。王琪等发明了一种超声制备聚合物，无机纳米粒子的方法，利用超声波的分散、粉碎、活化、引发等多重作用，在实现了无机纳米粒子在液相中纳米分散的同时，实现了单体在纳米粒子表面的聚合。Gedanken 小组用超声辐照的方法同步合成出具有核 - 壳结构的复合无机、有机纳米材料，其中核为 $FeCl_3$，壳为有机硅聚合物。Y.N. Xia 课题组开展了声解法反应制备无定型硒纳米线（a-Se）和角型硒纳米线（t-Se）的研究，通过固相 - 液相 - 固相声化学反应，无定型硒纳米线（a-Se）转化为角型硒纳米线（t-Se）。纳米硒线的不同形成期如图 9-3-4 所示。

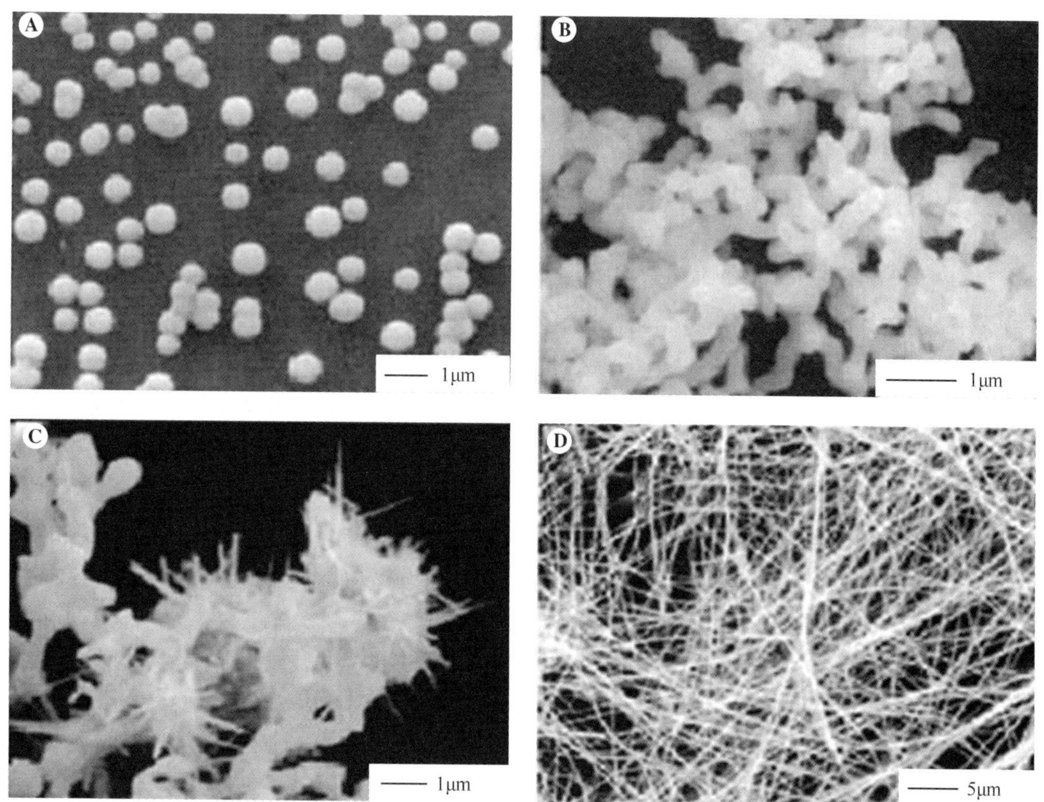

图 9-3-4　t-Se 纳米线生长过程的电镜图

A. 亚硒酸与肼反应合成球星胶粒 a-Se；B. 超声处理 30s 在乙醇分散液中胶粒重建；C. 初始纳米线样板形成，说明纳米线产生于 a-Se 种粒的表面；D. 所有 a-Se 胶粒完全转化成一定直径的 t-Se 纳米线

（二）超声还原法

声化学制备纳米结构金属的另一种方法，是利用超声的空化作用使得水溶液或醇溶液中产生还原剂，从而还原相应的金属盐制备纳米材料。水溶液中的声化学过程可发生在 3 个不同的区域，如图 9-2-2 所示，即①崩溃气泡的内部环境（气相区），具有极高的温度和压力，足以引起水的汽化，并进一步热解为 · H 和 · OH 自由基；②空化泡和本体

溶液的边界区域，温度较气相区低，但仍能诱发声化学反应的进行；③本体溶液区处于环境温度的条件，能发生反应物分子与 · OH 或 · H 自由基的反应。在 3 个区域中，边界区和本体溶液区是声化学反应进行的主要区域。例如，声化学还原 $AuCl_4$ 溶液可制得胶体金，其粒径约 10nm。用一般的表面活性剂就能稳定数月。Grieser 与其合作者发现，添加脂肪醇后会显著地提高胶体的形成速率，而且醇的疏水性越强，这种影响作用也越大，原因是自由基还原剂是由醇在围绕空化泡的边界区域产生的。

近年来，人们通过这种声化学还原的方法已制备出了纳米银粒子（粒径约 20nm）、纳米晶 $MoSi_2$、固定在 Al_2O_3 上的大小可控且高度分散的纳米钯（Pd）粒子、具有催化活性的核 - 壳结构的金 / 钯纳米粒子、纳米晶硒化物等。

（三）超声沉淀法

超声空化作用所产生的高温高压环境为微小颗粒的形成提供了所需的能量，使得沉淀晶核的生成速率可以提高几个数量级，沉淀晶核生成速率的提高使沉淀颗粒的粒径减小，而且，超声空化作用产生的高温和在固体颗粒表面的大量气泡也大大降低了晶核的比表面自由能，从而抑制了晶棱的聚结和长大。另外，超声空化作用产生的冲击波和微射流的粉碎作用使得沉淀以均匀的微小颗粒存在。

梁新义等的研究发现，未经超声处理所制备的 $LaCoO_3$ 晶体不均匀，且颗粒较大，平均粒径约为 30nm，但经超声制备的 $LaCoO_3$ 晶体均匀，颗粒也较小，当超声波频率为 33kHz 时，平均粒径约 20nm；超声波频率为 50kHz 时，平均粒径为 12nm。从电子衍射照片发现，经超声制备的 $LaCoO_3$ 样品的衍射光斑较强。说明晶体较为完整，在较低的温度下就形成了钙钛型复合氧化物 ABO 结构（A 为稀土或碱土金属，B 为过渡金属）。比表面分析结果表明，超声共沉淀制备的样品具有较大的比表面，在实验范围内随超声频率的增加（33kHz、40kHz、50kHz），样品的比表面积也增加。由此进一步说明超声作用是改善共沉淀阶段的条件，从而影响 $LaCoO_3$ 的物理化学性质。

崔海宁等研究超声化学法制备 CdS 膜，他们选用频率为 34.4kHz、功率为 50W 的超声波作用于反应溶液来控制薄膜生长的过程，通过对在 5min、9min、19min 和 60min 所制备的薄膜进行扫描电镜（SEM）观察发现，超声化学法生长的 CdS 膜的表面形貌不随沉积时间而变，所生成的薄膜结构是线状微晶且排列紧密，无针孔、致密、光亮，且质量稳定，与以往的 CdS 和 LB 膜相比，具有两者的优势。

Jung 等采用超声化学沉淀法制备 ZnO 纳米材料，通过对所制备粉体进行扫描电镜和高分辨率透射电镜分析（HRTEM）发现，随着超声处理的时间及引入阴离子的化学试剂不同，所得产物的形貌有很大改变。在不同的条件下，可以得到诸如纳米花、纳米棒、纳米杯等不同的形貌，见图 9-3-5。他们还在 Si 基片上运用超声化学沉淀技术可控生长了图案化的 ZnO 纳米棒阵列。通过在 Si 基片上用 UV 选择性地曝光出不同的图案，再在图案上溅射一层 Ti 和 Zn 的薄膜作为晶种。把 Si 基片浸入浓度为 0.01mol/ml 的 $Zn(NO_3)_2{\cdot}6H_2O$ 和 $(CH_2)_6N_4$ 溶液中超声作用 1h 即可得到图案化的 ZnO 纳米棒阵列，见图 9-3-6。

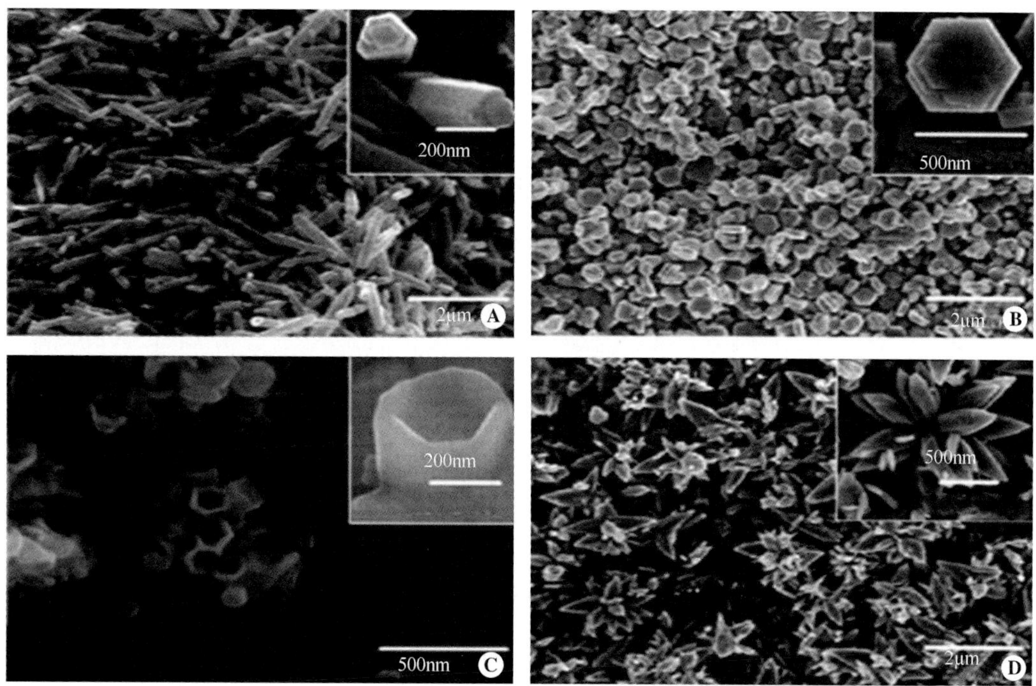

图 9-3-5　超声化学沉淀法制备的各种形貌的 ZnO 纳米材料的 SEM 图

A. 纳米棒；B. 纳米盘；C. 纳米杯；D. 纳米花

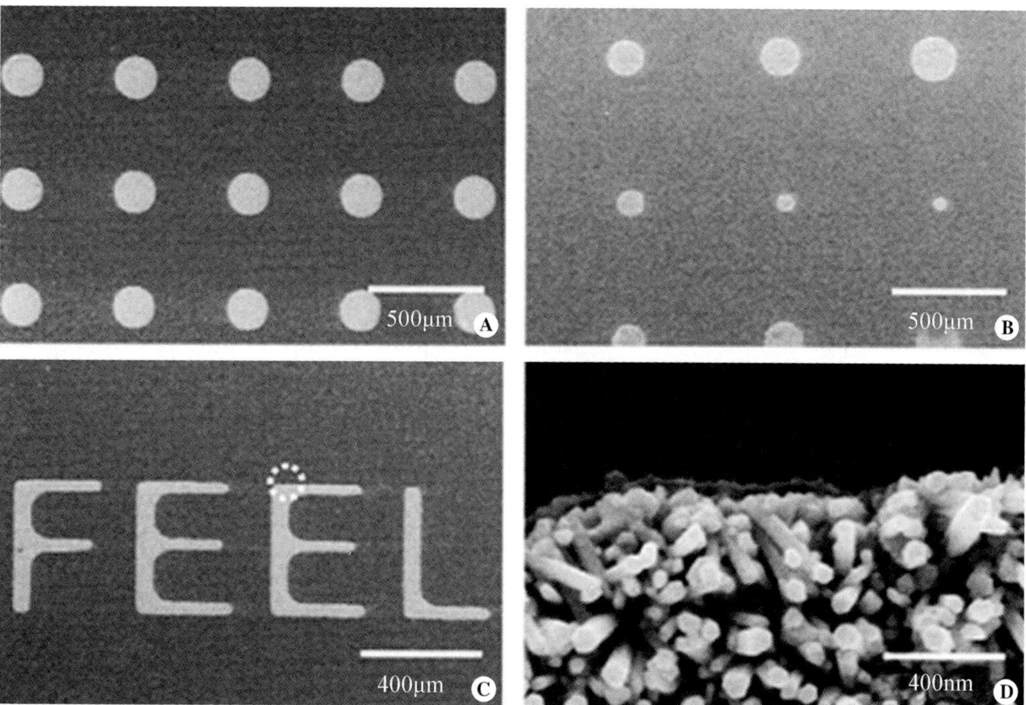

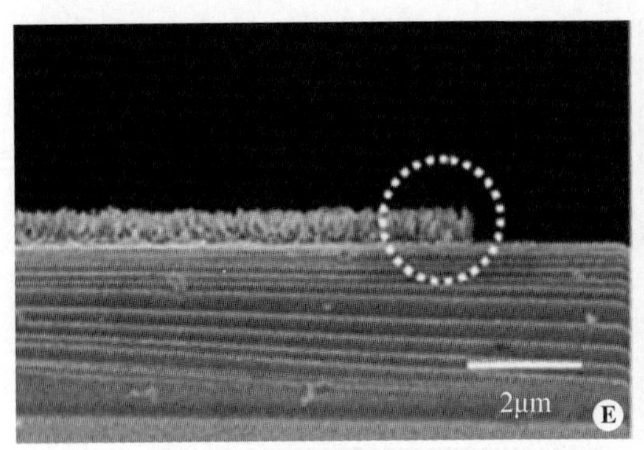

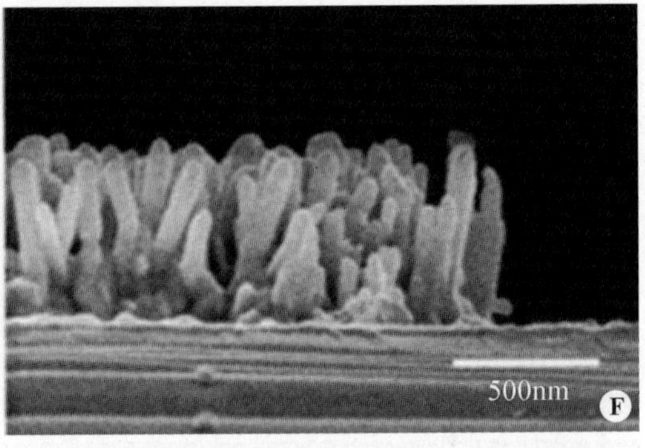

图 9-3-6 超声化学沉淀法制备的 ZnO 纳米棒阵列的 SEM 图

三、声化学应用的新进展——声致发光的生物组织成像研究

（一）声致发光及生物医学光学成像研究进展

1934 年，Frenze 等发现水溶液在声场作用下有可见光发射出来，这种新的发光现象引起了研究者的极大兴趣。一般认为分子的电子能级跃迁才能导致光学辐射，但超声作为一种波长为厘米量级的机械波，其能量显然不能与分子能级直接耦合。声能是如何转化为光的呢？随后的研究发现，当声场在水中传播时，液体中某些地方形成的声压超过某个阈值，液体中会产生大量的气泡，这种现象称为空化。当声场的负半相到达气泡时，压力的减小使气泡从几微米扩张至约 50μm，内部充满了水蒸气和其他气体，随后其正半相到达时，压力骤然增大，将气泡瞬间压缩致破裂，在破裂的一瞬间辐射出强烈的可见光。在这一过程中，气泡内温度可比太阳表面温度还要高，其压力可达大气压的数万倍，这种不定位的大量空化泡的爆炸发光现象称为多泡声致发光。多年来鉴于多气泡之间存在极为复杂的相互作用，声致发光辐射机制的研究无从下手。直到 1988 年，Gaitan 发现声场下液体中单气泡存在并辐射声致发光的条件，才出现了转机。Gaitan 巧妙地将水去气，通过声悬浮产生单个气泡观察到了单泡声致发光。单泡声致发光在空间上可以定位，且实验可以重复。Crum 等从实验中发现气泡半径塌缩到微米级时仍能保持良好的对称性，能量密度上升 12 个数量级。单泡破裂可导致局部产生 10^5K 以上的高温、10^7bar（1bar=100kPa）以上高压及持续时间小于 50ps 的发光，这种光的光谱为平滑的连续谱，频带很宽，用肉眼可观察到。这些特征使得单泡声致发光自 20 世纪 90 年代以来一直是声学界和物理学界的热门课题。

在声致发光的应用方面，由于声致发光谱的特征主要取决于声作用的对象，用血液的声致发光光谱有可能诊断出癌症及一些特殊疾病。由于声致发光的机制及应用研究分别可以和热核反应的点火方法及疾病的早期诊断等联系起来，因此声致发光现象的研究受到了特别重视，目前仍在不断深入。关于国内对声致发光的研究，中国科学院汪承撷、张德俊早在 20 世纪 60 年代已对瞬态的单一空化气泡进行了测量，但该气泡的物理化学性质更类似于多泡声致发光。20 世纪 80 年代以来，冯若、李化茂等则在多气泡及其在声化学领域的作用方面做了大量工作。南京大学由魏荣爵领导的研究小组于 20 世纪 90 年代率先开展了对单泡声致发光的研究，在实验上实现了对稳定气泡及发光的动态测量，在理论上提出了一种非绝热的均匀模型，进行了计算机数值模拟。华南师范大学、清华大学、上海交通大学、华中理工大学等单位也开展了有关这方面研究。总之，声致发光及其应用已经越来越受到国际国内声学、光学学术界的重视。

客观上存在着两种不同类型的声致发光，美国声学学会主席、华盛顿大学 L.A.Crum 教授将声致发光区分为多泡声致发光（multiple-bubble）和单泡（single-bubble）声致发光。这两种声致发光可能存在不同的发光机制。

声致发光的光谱一直是人们研究它的主要手段之一。而对其光谱测量的实验表明，多泡声致发光和单泡声致发光的发射光谱明显不同，如图 9-3-7 所示。

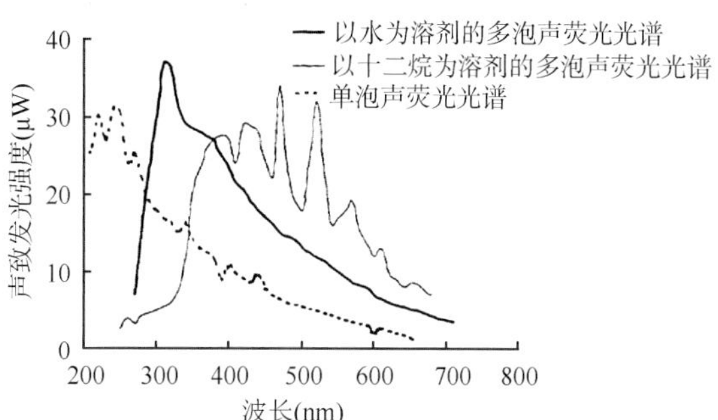

图 9-3-7 单泡声荧光光谱和多泡声荧光谱实验曲线

Susliek、Flint 等实验观察到的声致发光光谱源于多泡声致发光，其光谱的连续谱线上存在明显的分立谱峰，多谱峰恰好可对应于宿主液体而不是气体的原子跃迁。近年 Hiller 等观察到的单泡声致发光谱线没有明显的峰，但发射波长已经扩延到紫外区。同样 Matula 等观察了空气泡在 0.1mol/L 氯化钠溶液中的单泡和多泡声致发光的典型光谱。也发现多泡发光谱线在 310nm 和 589nm 处有明显的谱峰，其中 310nm 处的谱峰来自氢氧根离子的辐射，589nm 处的谱峰来自钠离子的辐射。而单泡发光谱线则呈平滑状，没用相应的谱峰。类似的现象人们在氯化钾溶液中也可观察到，受激钾离子的 770nm 处的辐射谱峰可在多泡发光中出现，但在单泡发光中却没有。

Crum 认为，Flint 等的实验光潜是声化学过程产生的。声场进入液体，并由较高的超声功率所驱动，声场传播的区域内可以形成大量空化泡，它们都是瞬时空化的，声致发光可扩充到几乎整个液体，是由于随机瞬态多泡空化产生的。此过程中，由于空化泡之间的相互作用，以及受容器等边界的影响，这类空化泡的爆裂是不对称的，部分宿主液体趁此流入气泡中心，即这种非对称的张缩振动有可能把周围溶液溅入气泡中形成一个悬浮的液滴，该液滴被随后的绝热压缩加热最终产生了氢氧根离子和溶液中所含金属离子的谱峰。由于这种在空化区中的多泡发光进行的是非对称的搏动，无法产生会聚激波，内部温度较低，人们估计多泡发光的有效温度大约为 5100K。

HiHer 等的实验光谱单泡声致发光光谱类似于等效温度近 40 000K（由于溶液对紫外光的吸收作用及高温高压的平滑作用，实际温度有可能更高）的黑体辐射所具有的光谱特征，即单光声致发光是纯物理过程产生的。单个气泡通过声悬浮方法，使它置于声学谐振腔内的液体中。在较强的功率超声作用下，该气泡以其平衡体积为中心做大径向的持续振荡，即稳定空化。这种振荡可持续几百万个声周期，每一周期中均出现一次闪光，而且与驱动声波同步。此过程中，可能单个气泡在塌缩时可保持高度的球对称性，并最终在气泡内的气体可能形成了内聚激波，这就是单泡声致发光时极高温度和压力产生的主要原因。这些高温高压将多泡发光时 310nm 处氢氧根离子的谱峰平滑了，此时光谱特征主要由气体决定。

1. 观察声致发光的实验装置 怎样在实验中获得声致发光呢？对于多泡声致发光来说，只要声场达到一定的强度（高于空化闭值），就可以观测到发光现象，而单泡声致发光则并不易得到。如图 9-3-8 所示，Gaitan 在产生稳定的单泡声致发光的实验中，用一个充满水的球形或柱形透明（石英或玻璃）容器，压电陶瓷换能器粘贴在器壁上。换能器将振荡电压转换为机械振动，适当调节振荡频率，在水中建立一个驻波声场。这时在水中产生一个微小气泡的驻波声场，一方面将气泡悬浮在溶液中，同时驱动气泡做周期性地膨胀和压缩运动。为了获得气泡的稳定运动及声致发光，声压必须足够强以得到相对大的气泡半径变化，但又不能太强而导致气泡破灭。如果将声压从小到大逐渐增强，气泡将按图 9-3-9 所示过程演变。首先在较低的声压驱动下，气泡在驻波场的波节和波腹之间的位置处做幅度较小的径向振动，此处气泡所受的浮力和声场的压力平衡。如果逐渐增长声压幅度，气泡将向波腹移动，并做一种非球形对称的径向振动，这会导致气泡破裂而变为几个小气泡而无法达到一种稳定的运动状态。然而这是水中溶解气体较多的情况，如果将水充分除气，使气体饱和度低于 10% 时，上述的气泡破裂则不会发生。当进一步提高驱动声压至 0.11MPa 时，气泡将非常稳定地运动并发出微弱的闪光。随着声压的逐步提高，闪光将越来越明亮，最终亮到可以在一个有光线的室内用肉眼观察到。然而，当声压继续增大到超过 0.5MPa 时，气泡闪光会突然消失。

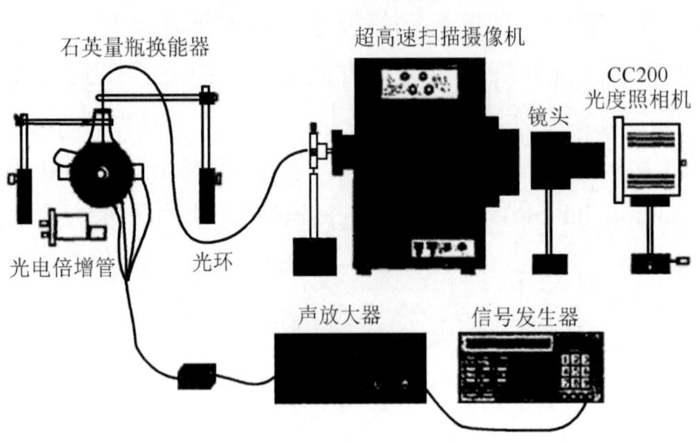

图 9-3-8 观察声致发光的实验装置

图 9-3-9 所示的气泡变化规律可能与气体扩散有关，即气泡内气体与液体内气体的交换。一个在液体内振荡的气泡，在其扩大时，液体内的气体将扩散到泡内。相反，在其收缩时，泡内的气体则扩散到液体内。在较小的声压时，气泡振动较小且缓慢，在一个声周期内向泡内扩散气体与向外扩散的气体总量相等，此时由于表面张力的作用，气泡将缓慢缩小，最后溶解消失。而在声压较大时，由于气泡扩张的时间大于其收缩的时间，所以在一个声周期内向泡内扩散气体总量大于向外扩散的气体总量，此时气泡将渐渐扩大，此时为一种稳定的状态。当水中溶解气体较少时，由于气泡的非线性变化，气体扩散能达到一种稳定的平衡状态。

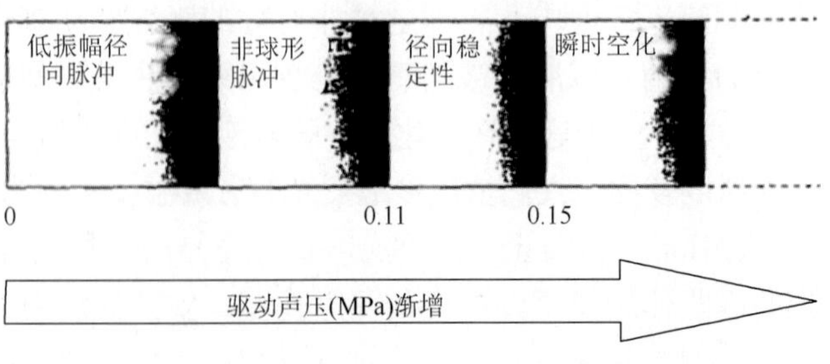

图 9-3-9 随着驱动声压增大，气泡运动形式的变化
当声压为 0.11 ～ 0.15MPa 时气泡能作径向稳定的扩张和收缩运动

2. 尚未解决的问题 单泡声致发光尽管很易产生并非常稳定，但它对可控的实验参

数却是高度敏感的。例如，20% 的气泡半径的变化会导致辐射光强度成百倍的变化，当液体温度从 35℃降到 0℃时，闪光的光量将增加 200 倍，当液体温度不变时，声致发光强度将随驱动声场幅度增加而急剧上升。惰性气体在声致发光中起着一种特殊的作用。人们发现在纯氮气泡中只发出非常微弱的光，但加入 1% 的氩（相当于空气中氩气的含量），则发光恢复到空气泡的水平，加氙气可更亮些，并在 300nm 处有一个极大值，加入氦气则暗些。目前对空气泡来说，除水外还未发现其他适合发光的液体，但 Weninger 在 1995 年发现氙气可在十二烷、戊醇、丙醇、甲醇等液体中发光，并且拥有和空气泡完全不一致的参数空间。这些现象说明单泡声致发光的机制极其复杂，许多未解之谜有待我们去研究。

对声致发光的分类也还存在着不确切性。“多泡”的说法本身就很含糊。实际上，如 Suslick 的声化学方法所得到的多泡声致发光，也不都具有充盈整个宿主液体的特性。既然多泡声致发光的结果与多泡之间的相互作用密切相关，那么多量的空化泡和少量的空化泡，或者说，空化泡的分布密度不同时，多泡声致发光的结果，如等效温度就可能不同，激发出宿主液体的光发射也会有差异。上述 Flint 等的实验还说明，这种多泡的分布和空化是极不均匀的，所以很难保证所测光谱的一致性，也就增加了确认多泡声致发光机制的难度。另一种可能就是，在驻波声场作用的液体中悬置多个彼此孤立的气泡，每个气泡如同单泡一样发光。也就是说，此时多泡空化发光的光谱还是如同单泡声致发光。所以说，多泡声致发光和单泡声致发光的区分是有局限性的。多泡声致发光的说法也不够严谨。

有人提出用瞬态空化声致发光（transient cavitation sonoluminescence，TCSL）和稳态空化声致发光（stable cavitation sonoluminescence，SCSL）来区分前述的 2 类声致发光，较能反映这 2 种有明显区别的空泡动力学过程及其声致发光等物理、化学效应。当然，如果在同一个驻波声场中稳定空化多个气泡，检测并证明同多个稳定空化气泡和单个稳定空化气泡的声致发光具有相同的光谱特征，这种分类才有意义。

（二）声空化及声致发光应用

多泡声致发光和单泡声致发光的特征和机制的不同，已被越来越多的科学家所承认，但离完全确认还有一段距离。因为实验报道仍显不足，尤其在声致发光的机制研究上还处在一个不断修正的阶段。近年来，声空化及声致发光的应用研究也已逐渐引起关注。对多泡空化及发光而言，产生装置简单，价格低廉，可以大规模工业化实施。对于单泡来说，如果可以确认单泡稳定空化发光时可以达到 40 000K 的温度，那么其学术价值和应用价值更是巨大。在这里选取几个声致发光的热门应用领域做一些初步定性介绍。

1. 单泡声空化在核反应中的应用　2002 年 3 月，美国 Oak Ridge 国家重点实验室 Taleyarkhan 等在著名杂志 *Science* 上报道了声空化过程中存在核辐射的证据。

在他们的实验中，将含有氘的丙酮在超声作用下空化时，可观测到氚衰变，同时检测到可能来自于氘 - 氘聚变的能量约 2.5M 电子伏特的中子辐射。而在用普通丙酮的对照实验中则没有检测到这些结果。同时他们用流体力学理论模拟结果也支持其实验结果，高度压缩至破裂的气泡内温度高达 $10^6 \sim 10^7$K，可满足核聚变反应的条件。

2. 多泡声空化在声化学中的应用 化学是物质和能量的相互作用。不同化学反应条件下物质和能量的相互作用强度见图 9-3-10，可见声空化作为一种新型的化学反应环境，其反应在时间、压力、和能量上与传统化学不同。

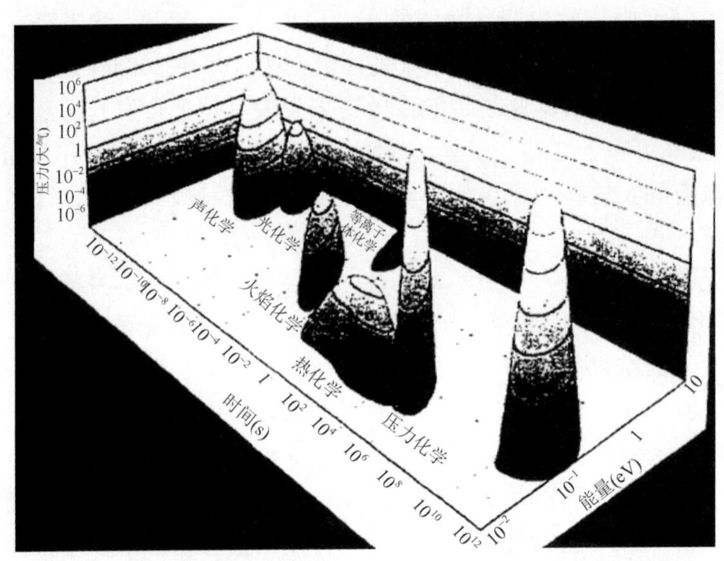

图 9-3-10 不同化学反应条件下物质和能量的相互作用强度图

超声空化过程中在气泡内在产生的高温高压，会发生剧烈而复杂的化学反应。一般认为，首先是水分子的裂解，产物有 H_2、H_2O_2 和其他一些高能瞬态分子（自由基），如 HO_2、·H、·OH、e^- 等。由于水分子的裂解产生强氧化剂和强还原剂，可以进一步引发更复杂的次级氧化还原反应。利用声空化的这些极端反应条件，Suslick 等将有机金属化合物在空化气泡内分解，使其产物合成一系列纳米材料。通过简单地改变溶质和溶剂，就可以合成不同的包括金属颗粒、合金颗粒、碳纳米材料等材料。

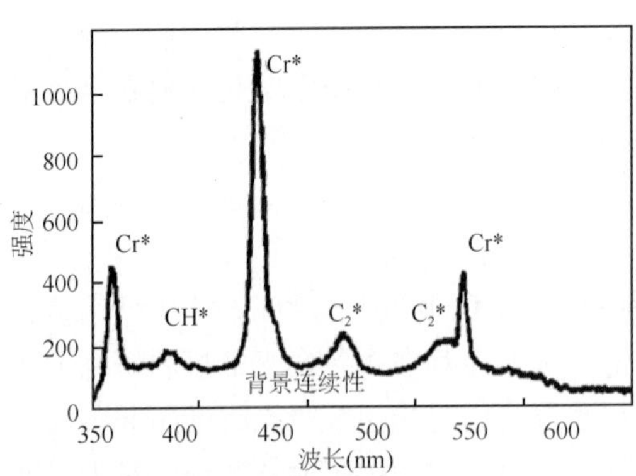

图 9-3-11 硅油中溶有羰基金属的溶液声致发光光谱曲线

多泡声致发光光谱应用于分析化学，可以对溶剂、溶质的化学成分进行鉴定，对它们的含量进行分析。如图 9-3-11 为硅油中溶有羰基金属的溶液声致发光光谱，可以对其谱峰和强度进行分析得到其中的成分。

3. 在生物医学成像中的应用 在上述声致发光的应用中，超声强度均较大，超过生物体损伤阈值，不适合生物体的在体应用，而下面将要介绍的为对人体无害的弱超声所产生的生物组织声致发光在生物医学成像诊断中的应用。

1998 年，Wang 等首次进行了声致发光成像。他们用频率为 1MHz，焦距为 3.68cm 的聚焦超声辐照高散射介质，比较了加入 Lumioul 等化学增强剂和没加化学增强剂声致发光效果的差异。用 CCD 相机得到的图像表明：声致发光与声场分布密切相关，声焦斑的大小将影响图像分辨率。此外，他们用超声扫描，用 PMT 接收声致光信号经 DC 放大后送入计算机处理，实现了生物组织液体模型中隐藏异物的声致发光成像测量，空间分辨率为 2 ～ 3mm。

2002 年，He 等利用非聚焦超声结合可在体使用的化学发光试剂 FCLA 通过 CCD 对活裸鼠进行了声致发光成像研究。实验中声强在安全剂量范围。此外 He 等还利用了声敏剂对肿瘤进行定位并结合 FCLA 对荷瘤裸鼠进行了声致化学发光成像，结果显示肿瘤部位发光明显较其他部位强。声致发光成像克服了光学检测方法不能对组织内部特定区域进行激发的不足，而且除可获取生物组织的声、光特性外，还可得到生物组织内声能转化为光能的特性。该方法易于实现，尤其是多泡声致光更易实现，因此具有很好的应用前景。此外，声致发光在生物医学的应用还包括：癌症、艾滋病和结核病等患者血液的声致发光光谱分析（多泡声致发光的光谱特征主要取决于宿主液体）用于作为这些病症的一种早期预测或诊断方法。最近，有人利用声致发光作为一种反映细胞膜破坏程度的指标，应用到医学超声治疗和生物基因转导等研究中。

总之，声致发光这一奇妙的现象不仅引起了物理学家的足够重视，也正逐渐成为化学家、数学家们的热门研究领域，相信在不久的未来能够有重大突破。

目前在医学影像诊断中普遍使用的成像技术中，X 线透射成像，X 线断层扫描（CT）、磁共振成像等均对人体组织有较大程度的损伤，而且 X 线断层扫描仪、磁共振成像仪的造价比较昂贵；超声成像对人体基本没有损伤，而且超声成像仪的造价亦较低，但由于是组织界面反射成像，所以无法实现层析，且分辨率较低（对简单结构的体内组织，最好的分辨率为几毫米），对比度较差。光学成像技术（包括时间分辨光学成像、频域光学成像、光学相干层析术等）具有对人体无损伤、分辨率高等特点，已经引起广泛的重视。人们致力的目标是：发展无辐射损伤、高分辨率的生物组织光学成像方法与技术，同时应具有非侵入式、实时、安全、经济、小型且能监测活体组织内部处于自然状态化学成分的特点。目前研究工作主要集中在以下几个方面：①时间分辨成像技术；②相干分辨成像技术（OCT）；③散射光子密度波成像技术；④光致声波、热波及声调制光学层析成像技术；⑤图像重建技术。

由于上述的光学成像方法都是利用外部光源，而生物组织对外源光有强烈散射和吸收，目前的技术水平只能达到对深度为毫米量级的浅层生物组织成像，同时，这些方法成像都是利用组织的光学特性来实现的，其成像对比度仅仅单一地来源于组织的光学特性差异。

利用声致发光、声致化学发光等的生物组织成像方法结合了超声对机体具有较强的穿透能力及光学成像具有高分辨、无损伤等优点，不会对生物体产生损伤。其对比度来源于组织与声场相互作用、组织与光场相互作用及组织的声致发光（声化学发光）产生的特性三者之和，传统的光学成像方法仅有单一的对比度来源，因此这些成像方法的对比度有很大提高。

（三）声化学动力学发光在肿瘤成像诊断中的应用展望

在光动力学诊断方面，国内外的研究工作都远比治疗的研究少。主要是因为光动力学诊断技术存在以下难以解决的问题。

1. 自体荧光干扰（autofluorescence interference）　是光动力学诊断技术中存在的最大的障碍。生物组织中分子成分极为复杂，很多大分子都含有荧光色团，它们受到激发时会发出各自的特征性荧光，但从生物组织整体上表现出的荧光就非常复杂而且强度也较大，这些荧光统称为生物组织的自体荧光。目前国内外的研究都还远不能完整地揭示生物组织的光学特性，虽然探索组织特异性荧光峰的工作也有多，但均具有偶然性，缺乏更深的光谱学依据，实验的可重复性也较差。一般地说，为了落入光敏剂的吸收主峰以提高激发效率，用于光动力学诊断光源波长均较短，例如光敏剂选择 HpD 时，激发光源选用 Kr^+ 激光（405nm），这样自体荧光也更容易被激发出来。所以光动力学诊断中作为信号的药物荧光总是要建立在非常复杂的自体荧光的背景噪声之上，故诊断的灵敏度大大受限。

2. 激发效率低　由于光动力学诊断所选用的激发光源波长较短，其穿透生物组织的能力很差，谢树森等的工作指出，新鲜正常组织对波长为 406nm 的激光的吸收系数为 4.63，有效散射系数为 6.62，有效衰减系数为 11.90，光穿透深度为 0.08mm。故基本只能实现光照射面上的激发。

声致发光的研究是一个自 20 世纪 90 年代才新兴的热门领域，而应用声致发光在高散射介质中成像更是到 1998 年才见报道。近几年声致发光在活体生物组织内成像，属于开拓性的工作。鉴于声场激发有着穿透能力极强、可以任意聚焦等光场无可比拟的优势，所以声致发光成像克服了光学检测方法不能对组织内部特定区域进行激发的不足，而且除可获取生物组织的声、光特性外，还可得到生物组织内声能转化为光能的特性。该方法易于实现，尤其是多泡声致光更易实现，因此声致发光成像方法可望将来在临床诊断的各个方面得到广泛的应用。

声致化学发光法是利用化学发光探针来检测活性氧。化学发光探针是人工合成的荧光素类化合物，它可以与活性氧特异性反应，生成激发态的产物，进而激发射出光子呈现特异性荧光。例如，光敏剂探针 FCLA（fluoresceinyl cypridina luciferin analog）能选择性的与活性氧（ROS）系列中的超氧阴离子、单态氧反应，产生 532nm 的绿色波段的化学发光，可用普通的光电倍增管检测到，且有对组织无毒性的作用，易于被组织细胞吸收的优点，提供了用于细胞和活体检测的可能性。根据反应动力学，化学发光的强度计量了活性氧的产率，故根据化学发光的强度和光子积累就可以得到活性氧的产率和产量。

用超声代替光源，辐照溶液产生自由基被化学发光试剂捕获后呈现荧光显像，对生物组织进行诊断与检测。声化学动力学发光在肿瘤成像诊断中的应用近几年成为研究热点。

举例来说，声致发光成像技术特别适合对于女性乳房组织病变的检测。如前所述，脂肪组织基本上不产生声致发光，因而不会干扰来自其他正常组织和病变组织的声致发光信号及其差异。而且利用价廉的超声发生装置和弱光探测装置就可以实时快速在体检测到声致发光信号而进行成像诊断。此外，还可以利用声致发光或声致化学发光来检测声场强度的分布，继而可以对现有的超声成像技术加以改进。

借助荧光素 FCLA 等的声动力学荧光法诊断，是用超声取代光源来诱发敏化反应产生单线态氧，是一个新的概念，但真正实现声动力学化学荧光肿瘤诊断方法，即最终在临床医学中检验肿瘤病变，还有大量工作要做。

第四节　声化学未来发展趋势

因为声化学效应的不稳定性，以及声化学主要机制——声空化没有统一的定量表述，因而无法得到声空化的具体规律，使得声化学的研究长期以化学为核心。声化学研究者大多以研究化学效应为目的，只把声作为一种手段或者辅助方法来进行研究。声化学作为一种边缘或前沿交叉学科，有自己的特色，积极与相邻各学科合作，一定有创新成果。声化学的发展必须有声空化等声化学基础理论的支持。近几年声化学研究的几个热点如下。

一、声化学处理进程和声化学反应器研究

在电化学、绿色化学及污水和废物处理等方面应用。

二、以人体健康为目的的基因学和生物技术

与声化学相关的生物技术应用如高聚焦超声（High-intensity focused ultrasound，HIFU）技术、纳米粒增效高聚焦超声技术、声动力治疗（SDT）、超声药物导入等。2013年国际微无创医学长江论坛在重庆举行，与会专家王志彪、张练等做了精彩的报告，并且报告内容以专刊的形式发表在2015年《声化学杂志》上。声化学在微无创、绿色医学中的应用和研究得到了广泛的认知。

三、纳米技术和纳米科学

随着材料科学的发展，利用超声特有力学机制制造纳米材料更将成为声化学研究的热点。在超声分子成像所需靶向造影剂的制备及功能性的修饰方面具有可观的前景。

四、食物质量和安全

超声具有无污染生产或检测的优点，利用超声检验食物质量或相关处理也成为绿色科技的一个亮点。

作为一门新兴的交叉学科，声化学的研究与发展具有很大的潜力和广阔的前景。尤其是与新兴医学科技和环保相结合后，声化学更展现出其独特的优点。

（郝　兰　曹　阳）

参 考 文 献

崔海宁，钟江帆，王荣，等 . 1999. 化学溶液法和超声化学法制备硫化镉薄膜 . 材料研究学报，13(4)：419-422.

冯若，李化茂 . 1992. 声化学及其应用 . 安徽：安徽科学技术出版社 .

梁新卫，秦永宁 . 1998. 超声共沉淀法制备 LaCoO3 纳米微晶的研究 . 化学物理学报，11(4)：375-378.

石海信 . 2006. 声化学反应机理研究 . 化学世界，10：635-638.

万明习，宋瑜瑾，王素品 . 2010. 生物医学超声学 . 北京：科学出版社 .

杨强，黄剑锋 . 2010. 超声化学法在纳米材料制备中的应用及其进展 . 化工进展，6：1091-1095.

张涛，常琳，吴霄 . 2008. 超声声化学的发展与应用 . 技术与创新管理，29(5)：523-525.

赵应征，鲁翠涛，李校堃，等 . 2010. 超声介导药物靶向递送系统 . 北京：化学工业出版社 .

Aqil A，Serwas H，Delplancke JL，et al. 2008. Preparation of stable suspensions of gold nanoparticles in water by sonoelectrochemistry. Ultrasonics Sonochemistry，15(6)：1055-1061.

Askarinejad A，Morsali A. 2009. Direct ultrasonic- assisted synthesis of sphere-like nanocrystals of spinel Co_3O_4 and Mn_3O_4. Ultrasonics Sonochemistry，16(1)：124-131.

Cappelletti L，Vaghi L，Rinaldi L. et al. 2015. One-pot sonochemical synthesis of ferrocenyl derivatives via a three-component reaction in aqueous media. Ultrasonics Sonochemistry，27：30-36.

Gedanken A. 2004. Using sonochemistry for the fabrication of nanomaterials. Ultrasonics Sonochemistry，11(2)：47-55.

Jung Seung Ho，Jeong Soo Hwan. 2008. Selective area growth of ZnO nanorod arrays via a sonochemical route. Materials Letters，62(21-22)：3673-3675.

Kim KH，Kim KB. 2008. Ultrasound assisted synthesis of nano-sized lithium cobaltoxide. Ultrasonics Sonochemistry，15(6)：1019-1025.

Seung HO，Eugene OH，Lee Kun Hong，et al. 2008. Sonochemical preparation of shape selective ZnO nanostructures. Crystal Growth Design，8(1)：265-269.

Shanthi B，Palanivelu K. 2015. Conversion of carbon dioxide to resorcylic acid under ultrasonication by Kolbe–Schmitt reaction. Ultrasonics Sonochemistry，27：268-276.

Taghvaei V，Habibi Yangjeh A，Behboudnia M. 2009. Preparation and characterization of SnO_2 nanoparticles in aqueous solution of [EMIM][$EtSO_4$] as a low cost ionic liquid using ultrasonic irradiation. Powder Technology，195(1)：63-67.

Xing R，Zhang L. 2015. The 1st Yangtze International Summit of Minimally-invasive and Noninvasive Medicine：Clinical Applications of HIFU. Ultrasonics Sonochemistry，27：646-707.

Zhang K，Fu Q，Fan J，et al. 2005. Preparation of Ag/PS composite particles by dispersion polymerization under ultrasonic irradiation. Materials Letters，59(28)：3682-3686.

第十章　聚焦超声联合超声造影剂

第一节　聚焦超声治疗增效剂

一、超声治疗与纳米生物技术

随着社会经济的发展，人们对健康的追求越来越高。然而，我国的肿瘤发病率和死亡率呈现逐年上升的趋势。统计数据显示在过去的十年间，肿瘤的死亡率增加了近80%，占全部疾病死亡率的20% ～ 25%。其中恶性肿瘤的患者已达数百万，且每年的新生肿瘤患者也接近百万左右。目前如何有效地对肿瘤进行早期诊断和高效治疗，并且降低肿瘤的死亡率已经成为重大的社会问题，同时也带来了潜在的巨大市场前景。目前临床肿瘤的治疗主要分为化疗、放疗和手术切除。化疗和放疗会引起严重的毒副作用，且治疗过程容易引发肿瘤细胞的耐药、转移和缺氧，降低化疗和放疗的疗效。传统的手术切除引起大面积手术创伤，且难以实现肿瘤的完全手术切除，副作用大。因此，发展毒副作用小、无创的肿瘤治疗新方法和新技术成为社会的重大需求。具有无辐射、无创、适形热消融、实时影像监控等技术特点的聚焦超声治疗顺应这一发展要求。聚焦超声治疗因具有无辐射、无创（保留器官和肢体）、部分肿瘤可门诊手术（如子宫肌瘤）、设备市场和医疗市场前景广阔等特点，引起了国际上许多国家政府、高校、科研机构和GE、Siemens、Philips等医疗器械巨头的关注，并不断加大科研投入。2009年3月美国专门立项鼓励开展“非侵入性聚焦超声技术和其他有创、微创治疗技术的比较研究”。20世纪90年代末，我国率先将聚焦超声用于临床治疗肝癌、乳腺癌、肾癌、骨肿瘤，展示出良好的有效性和安全性。聚焦超声已在肿瘤无创治疗方面形成了蓬勃的发展趋势。特别是高强度聚焦超声（HIFU）消融提供了一个可精确聚焦治疗肿瘤却没有皮肤切口的无创治疗方法，被誉为“不流血的手术刀”。

HIFU技术的原理是基于体外发射的超声能量聚焦到体内病灶组织，产生瞬态高温和空化、机械效应，从而使得病变组织发生凝固性坏死，最终实现切除病灶组织的目的。目前聚焦超声在原发性肝癌、肾癌、乳腺癌、骨肉瘤、胰腺癌等肿瘤的聚焦超声治疗临床治疗上取得良好疗效。然而，对于一些深层病变组织，HIFU要起到消融靶向病变组织的目的，必须要有足够的超声能量沉积才能发挥出效果。简单通过提高超声发射的功率来增大超声能量沉积会带来声通道上正常组织受到损伤的风险。因此要寻找其他的方法来提高超声能量在靶向病变组织中的沉积，从而提高HIFU的治疗效果。HIFU的高效治疗要实现提高超声在靶向病变部位的能量沉积，从而尽可能地在低超声辐照功率下获得满意的治疗效果。此外，要有效地通过临床分子影像精确地区分病变部位和正常组织部位，从而将聚焦超声作用于靶向组织，减少对正常组织的损伤。这两个问题的解决一方面可以减少超声治疗带来的副作用，另一方面可以提高超声治疗的效率。

纳米生物技术的发展为提高聚焦超声的治疗效果提供了新的途径。目前纳米生物技术是国际生物技术领域的前沿和研究热点课题，在人类健康、医药卫生领域有着重大的应用价值和产业化前景。例如基于纳米材料与纳米技术的药物载体的制备研究及其抗癌药物在载体材料中的装载、可控释放及靶向传输对人类重大疾病的化学治疗具有重大的意义，可以有效地提高化疗效果并降低毒副作用。很多生物相容性纳米材料被开发出来，主要包括有机材料、无机材料和有机无机杂化材料体系。这些纳米材料在药物输运、分子影像、生物传感和组织工程等方面得到了广泛的应用。本章主要介绍基于纳米生物技术和微纳米材料实现聚焦超声的增效治疗，即利用微纳米材料的结构、组成和功能的设计，实现肿瘤的增效治疗。如图 10-1-1A 所示，在外界影像的引导下（如超声成像引导），聚焦超声可以靶向定位到肿瘤组织。微纳米材料可以自由地在血管中流动，并靶向富集到肿瘤组织（图 10-1-1B）。在超声的作用下产生超声微泡，并对 HIFU 进行增效。此外，微纳米材料可以设计为抗癌药物输运系统，在超声的作用下，抗药药物释放进行化疗，并通过增效剂同时实现 HIFU 增效和化疗协同作用，因此具有高的治疗肿瘤效果。

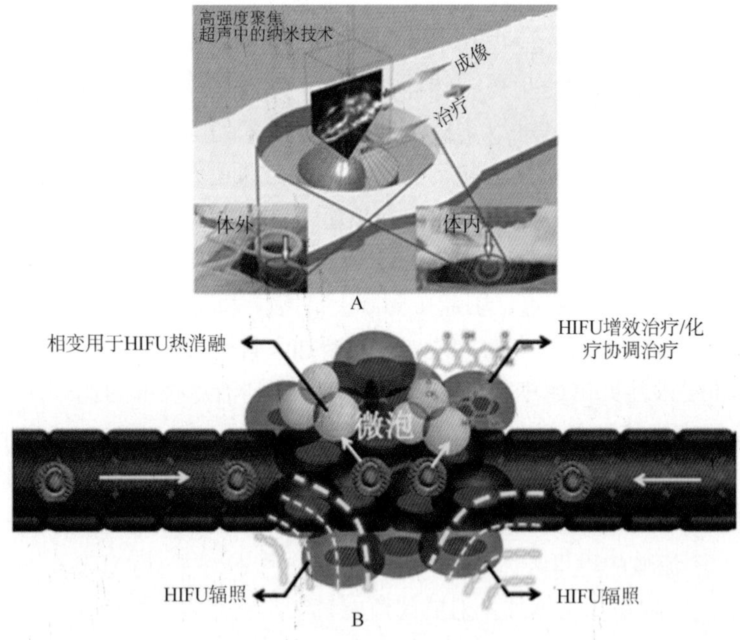

图 10-1-1　超声引导下的 HIFU 治疗示意图和典型的离体和活体评价示意图（A）；基于微纳米材料实现 HIFU 的肿瘤增效治疗和 HIFU/ 化疗协同治疗示意图（B）

（引自 Chen Y，Chen H，Shi J. 2015）

然而，将纳米生物技术和微纳米生物材料运用到超声成像和超声治疗领域需要多学科领域的交叉和合作，国际上相关研究较少。微纳米生物材料增强 HIFU 治疗效果通过以下几个途径实现：首先，微纳米生物材料可以作为超声成像 / 磁共振成像等临床分子影像的造影剂，为后一步的聚焦超声定位治疗提供精确的靶点。此外，纳米生物材料可以增加靶向病变组织对超声能量的沉积，从而有效地提高超声治疗的效率（称为超声增效剂）。中国目前在超声成像和治疗领域的研究处于国际领先地位，特别是在超声成像 / 磁共振成像模式导向下的高强度聚焦超声（HIFU）治疗领域，不管是在基础研究还是医疗器械开发上，都有很强的优势。进一步增强基于聚焦超声的基础和应用研究，将可以有效地推动这一新型的无创治疗技术造福于人类。

二、有机超声治疗增效剂

有机微纳米生物材料（如脂质体、微乳液、合成高分子等）具有较高的生物相容性和可降解性，可以迅速地实现临床转化和应用。因此，多种有机微泡被成功地制备出来实现超声响应性成像和治疗。然而，有机微泡的粒径较大，无法进入肿瘤组织，只能实现血池造影。纳米尺度的粒子虽然可以有效地进入肿瘤组织和细胞，但是较小的粒径使得这些纳米粒子对超声的响应程度较低，无法实现超声的造影和增效治疗。因此实现HIFU 的高效增效治疗需要同时实现微纳米材料在肿瘤组织的高量富集和较高的超声响应。解决这一问题的途径之一是采用“由小到大”的策略，即当微纳米粒子在血管中循环时呈现出纳米尺度，可以获得较高的肿瘤富集量。当在超声的作用下，纳米粒子发生相变，产生粒径较大的微粒，这些微粒对超声具有较高的响应性，因此可以实现超声治疗的增效。这种“由小到大”的策略是目前获得高的 HIFU 增效效果的通用方法之一。

重庆医科大学郑元义教授等采用脂质作为壳层，液态氟碳分子全氟己烷（PFH）作为内核，基于双步乳化法制备出脂质包覆靶向 PFH 纳米乳液（简称为 TNEs，图 10-1-2），实现了“由小到大”的效应。该纳米 TNEs 能够有效地基于 EPR 效应和叶酸主动靶向实现肿瘤的高量富集。当在 HIFU 的辐照下，PFH 内核在 HIFU 的热效应下发生相变，产生微泡，利用产生的微泡改变肿瘤组织的微环境，从而达到 HIFU 增效的目的。体内荧光成像研究结果显示靶向 TNEs 能够高效地富集到肿瘤组织，当 HIFU 辐照时，可以通过超声成像清晰地观察到在热效应作用下微泡的产生。产生的微泡使得 HIFU 热消融肿瘤的体积得到了较大程度的提高。

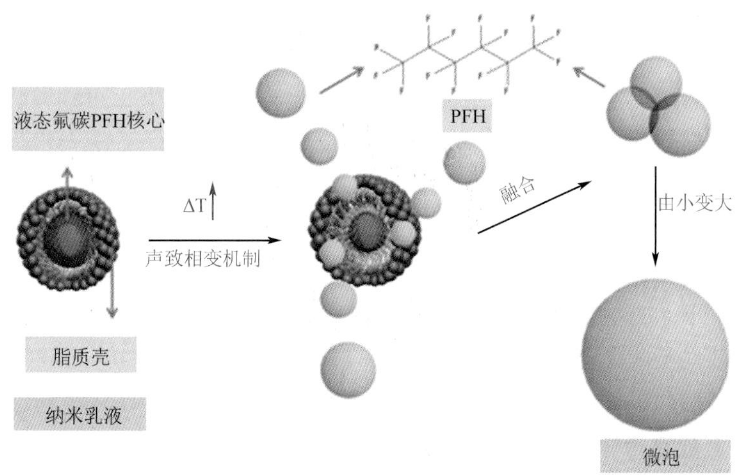

图 10-1-2　基于温敏气化机制实现“由小到大”的策略，用于 HIFU 增效
（引自 Zhou Y，Wang Z，Chen Y，et al. 2013）

“由小到大”的策略不仅可以通过超声的辐照和刺激得以实现（声致相变），还可以

通过光的激发引起相变得到实现（光致相变）。Kolios 教授在有机聚乳酸 - 羟基乙酸共聚物（polylacticoglycoticacid，PLGA）纳米胶囊中包覆 Au 纳米粒子，在激光的激发下，Au 纳米粒子具有吸收光的能力，从而激发内核中包覆的 PFH 的相变，实现光响应超声成像。然而，传统的球形 Au 纳米粒子只发生在可见光波段的光响应，极大地限制了体内的应用转化。近些年，近红外光诱导的光热诊疗作为一种优异的非侵入性癌症治疗方法备受瞩目。它利用光热转换剂吸收近红外光光能，并将其转化为局部热能，从而升高肿瘤区域的温度来直接烧死癌细胞或者应用与肿瘤光声 / 超声成像。同时，成像引导下的光热治疗由于其提高了治疗效率和安全性而得到了广泛关注。多模式成像手段的联合能够弥补单一成像模式的不足，从而提供更加丰富和全面的诊断信息。超声成像、近红外热成像和光声成像由于其各自的成像优势而在癌症诊断中得到广泛的应用和关注，这三种成像手段的联合能够提供分辨率、灵敏度更高和成像速度更快的成像图片。然而，目前的成像技术均各自使用不同的造影剂，多模式成像手段的联合需要一种多功能的造影剂。另外，人们希望造影剂在诊断的同时能够作为一种治疗剂，从而实现诊疗一体化。这对未来纳米诊疗剂的发展提出了新的要求。包裹氟碳化合物的有机脂质体已被广泛用作超声成像造影剂，但存在尺寸较大、不稳定等缺点。纳米硫化铜由于表面等离子体共振效应而在近红外区域具有强光学吸收特性，可以同时作为一种近红外热 / 光声成像造影剂和光热治疗剂。

为了克服单纯有机脂质体的不稳定性和无机硫化铜生物相容性差的缺点，实现同一波长激光激发下的超声 / 近红外热 / 光声多模式成像引导光热治疗，进而提高癌症诊疗效率和安全性，需要研究一种同时包裹氟碳化合物和硫化铜的脂质体制备方法并探索其在癌症诊疗中的应用。最近的研究从材料组成、结构设计和功能化修饰出发，通过有机无机复合，成功构建了基于光致相变的有机无机复合脂质体用于超声 / 光声 / 近红外热成像引导下的光热治疗诊疗体系。设计思路如图 10-1-3 所示。以有机脂质体为载体，包裹在近红外光处具有强吸收光学特性的硫化铜和能发生相变的氟碳（PFP，相变温度为 29℃）。硫化铜吸收光能将其转化为热能。局部高热能够使 PFP 发生相变，PFP 由液态变为气态，产生的气泡可增强超声成像造影能力。而硫化铜本身可以作为近红外热 / 光声成像造影剂和光热治疗剂。因此，该复合脂质体在近红外光诱导下，可同时作为超声 / 近红外热 / 光声多模式成像造影剂和光热治疗剂。首先分别采用薄膜旋蒸法和低温氧化还原法合成了空白脂质体和油胺包裹的疏水超小硫化铜纳米点。该空白脂质体呈现囊泡状结构，为多室脂质体，为 PFP 和超小硫化铜的装载提供了有利空间。该超小硫化铜纳米点粒径小于 5nm，符合进入脂质体双分子层的尺寸要求。随后采用薄膜旋蒸和微乳液两步法合成了同时包裹 PFP 和超小硫化铜纳米点的脂质体。该脂质体粒径为 100nm。该复合脂质体在近红外出现强吸收，最大吸收峰位于 1064nm 波长处，且在 1064nm 的吸光度随着浓度增加呈现线性吸收。进一步用激光照射该复合脂质体，观察到了气泡的产生，为后续超声成像提供了基础。单装载 PFP 的脂质体在激光照射后没有观察到超声造影增强，而共装载 PFP 和硫化铜的复合脂质体在激光照射后观察到了明显的超声造影增强，说明光致相变复合脂质体确实能够增强超声成像造影能力。由于硫化铜具有强近红外吸收能力和高的光热转化效率，该复合脂质体能够明显增强近红外热成像和光声成像。

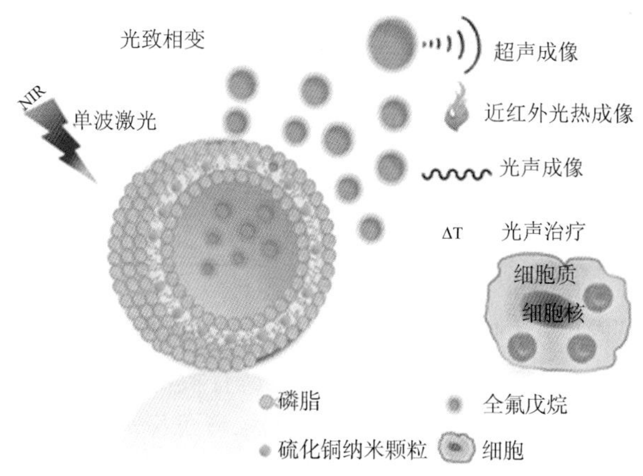

图 10-1-3　基于光致相变的多模式成像引导下的光热治疗纳米诊疗体系的设计策略

（引自 Mou J，Chen Y，Ma M，et al. 2015）

除了“由小到大”的策略外，粒径在 885.6nm 的 PLGA 纳米胶囊注射到兔 VX2 肝肿瘤模型后，当在 HIFU 的辐照下，可以有效地提高聚焦超声对肿瘤组织体积的消融。这一增效的机制归因于 PLGA 纳米粒子的引入改变了肿瘤组织的声学环境，从而增加了超声能量在肿瘤组织中的沉积。此外，PLGA 的形成过程易于实现其他功能纳米粒子的整合，例如整合磁性 Fe_3O_4 用于磁共振成像。PLGA 自身可以作为超声成像的造影剂。有机超声增效剂声学相容性和降解性较好，且所用材料大多数已经在临床中得到广泛使用，因此具有较高的临床转化前景。然而，有机增效剂的体内稳定性较差，在聚焦超声的辐照下结构容易坍塌，难以实现对聚焦超声的持续增效。

三、无机超声治疗增效剂

关于提高超声成像效果的造影剂和聚焦超声治疗效果的增效剂主要集中在有机微泡和有机脂质体包裹氟碳纳米颗粒等。然而这些有机造影剂和增效剂虽然生物相容性和生物降解性良好，但是均存在一定的不足之处。有机脂质体粒子粒径较大，稳定性较差，且没有靶向性，缺乏对肿瘤组织的靶向性，除此之外超声响应特性欠佳，体内造影的灵敏度和增效的效果有待于进一步提高。液态氟碳纳米粒主要通过聚集的方式增强显像，其增强效果远远弱于微泡类造影剂。因此进一步探寻生物安全性高、粒径在纳米尺度的超声造影剂和增效剂，同时具备成像及 HIFU 增效、能够载药并准确有效地进行协同化疗，对推动临床聚焦超声消融肿瘤具有重要的意义。

有序介孔氧化硅（SiO_2）材料由于具有大的比表面积、高的孔容量、规整的孔道结构和优异的化学及热稳定性，在催化、吸附分离、药物传输和重大疾病早期诊断与治疗等领域显示出很好的应用前景。自 2001 年 MCM-41 型介孔材料被发现具有药物的高效储存和缓释特性以来，介孔材料作为药物载体引起了全世界科学家的极大关注。系统的体外细胞层面和体内动物研究结果显示，介孔氧化硅材料具有良好的组织、血液相容性和可降解性，这为介孔材料的应用拓展到纳米生物技术和纳米医学领域提供了重要的基础和依据。近年来介孔材料作为药物或基因载体进行药物或基因传输治疗，或作为生物传感器有效捕捉生物信号，以及对介孔材料表面进行化学改性后嫁接荧光分子 / 造影剂分子进行细胞的荧光标记和示踪等方面的研究引起了化学、材料、医学、生物学等学科研究者的极大兴趣。此外，SiO_2 作为口服药物的辅料已经在临床上得到了广泛使用，其安全性已经得到美国 FDA 的认可。静脉给药的 SiO_2 纳米粒子（cornell dots）已经获得 FDA 批准成功进入临床一期实验用于肿瘤的早期诊断，这有力地说明了 SiO_2 基纳米生物材料的良好生物相容性和潜在的临床应用前景。特别是具有空心结构的介孔氧化硅纳米粒子（hollow mesoporous silica nanoparticles，简称 HMSNs），由于具有特殊的空心结构、可控的化学组成、大的比表面积、高的孔容和均匀可调的孔径，在超声成像与 HIFU 增效治疗中显示出良好的性能。近几年基于介孔氧化硅的 HIFU 增效材料的发展尤为迅速。

前面提到，相对于传统的肿瘤治疗模式（化疗、放疗等），HIFU 治疗的副作用小，并且能够在实时成像引导下实现精确的点 - 线 - 面肿瘤消融治疗，从而引起了生物领域和医学领域研究人员的极大的研究兴趣。但当前，HIFU 治疗的分辨率及效率还不足以满足当前医学临床应用的要求。通常，研究均采用超声成像的微泡材料来增效 HIFU 的消融效率。HIFU 治疗机制中最主要的生物学效应，即空化效应，能够引起细胞膜损伤或瞬间通道增加，同时释放自由基，从而造成细胞的凋亡。上述过程的完成均要求气泡到达靶向细胞膜周围并实现有效的富集，而大尺寸的微泡材料不能通过血管上皮细胞间隙，很难到达靶向区域。陈航榕研究团队在其长期多功能纳米氧化硅生物学研究基础上，提出了一种以无机介孔氧化硅纳米胶囊（MSNCs）为载体，真空装载温敏液态氟碳化合物（PFH，相变温度 56℃）的思路，制备粒径更加均一可控、具有更加优良表面特性的稳定的纳米 HIFU 增效剂 MSNC-PFH 材料。利用纳米胶囊更大的孔道 / 空腔担载更多氟碳客体分子，而采用真空灌注方法更有利气泡的产生、释放及聚集长大过程，最终形成稳定的微米级气泡响应超声诊疗的应用。

如图 10-1-4A ～图 10-1-4D 所示，低功率下（70W、10s）各损伤区大小相差不大，经过 120W、5s 消融后，MSNC-PFH 组呈现出最大的消融面积，约为相同功率下 MSNCs 和 PBS 对照组的 2 倍。经过温度测试也发现，此功率下焦点处的温度可达到 60℃左右，已经达到了 PFH 的相变点，MSNCs 空腔中的液态 PFH 相变产生气泡增效 HIFU 的消融，这也充分显示出 PFH 气泡空化作用对 HIFU 消融的增效作用。MSNC-PFH 显示出优良的增效 HIFU 治疗的能力。进一步体内消融结果如图 10-1-4E ～图 10-1-4F 所示，当耳静脉注射 PBS 后，采用高达 400W-2s 的功率辐照后，由于 PBS 本身没有增效的能力及短的辐照时间（2s）不足以形成热量的富集，肿瘤组织中密实排列的细胞核和周围组织没有受到任何损伤。相反地，当 MSNC-PFH 增效剂材料注入后，经过低的功率 120W、2s 辐照后，肿瘤区产生明显的回声信号，显示出声学环境强烈的改变。其病理切片中没有完整的肿瘤细胞存在视野中，损伤的肿瘤细胞到处存在着大的液泡和不规则扩散的细胞边界。这也验证了这种新型无机 HIFU 增效剂的理念，即利用 MSNC-PFH 增效剂材料后，HIFU 可以实现安全功率下的对肿瘤区域的增效消融，而周围无增效剂材料富集的正常组织却不受损伤，也就是更加安全、高效的消融治疗。

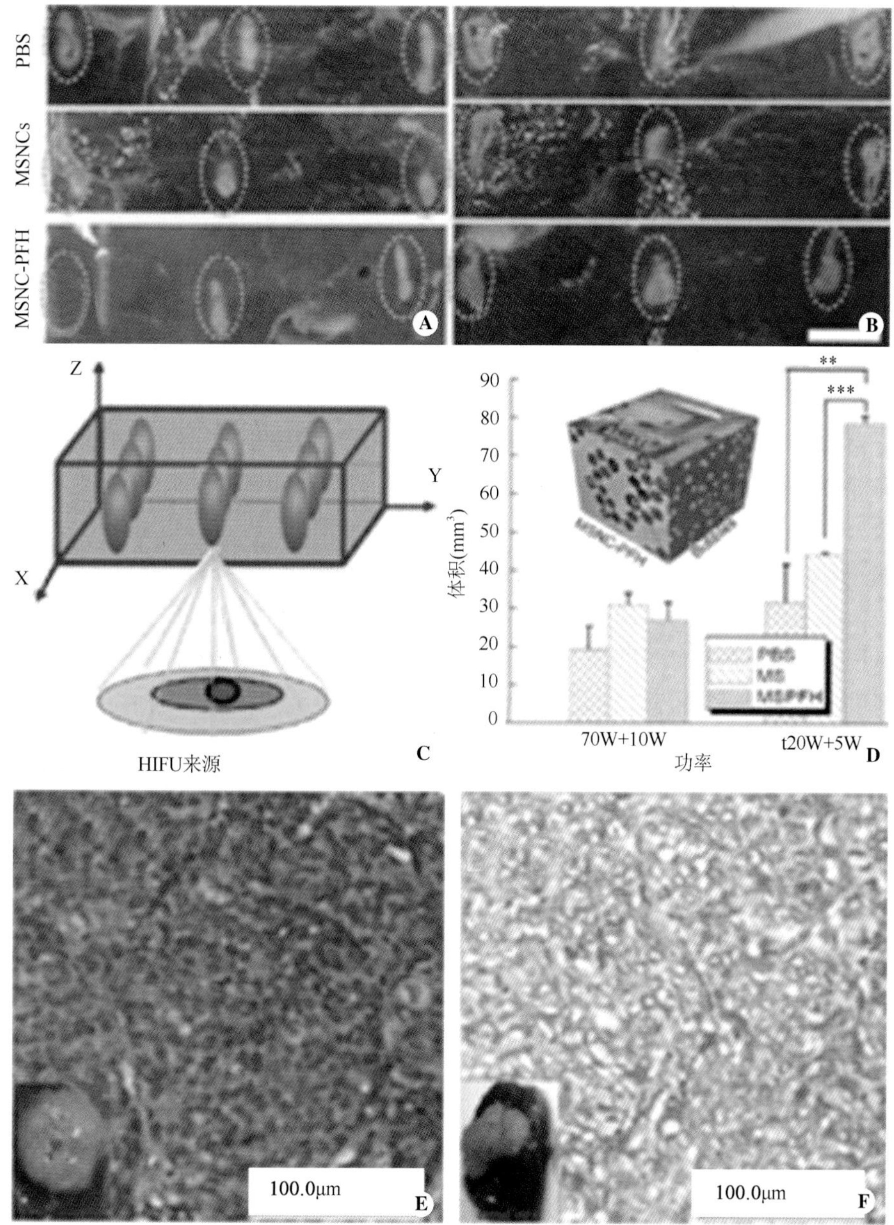

图 10-1-4 体外牛肝消融实验

A. 将 PBS、MSNCs 和 MSNC-PFH 溶液注射到脱气牛肝后，经过 70W 消融 10s(A) 和 120W 消融 5s(B) 的牛肝损伤区消融照片；C. 为消融的示意图；D. 为不同功率下消融的体积柱状图，每一个数据为 3 个数值的平均值（图中标尺为 1cm。** 和 *** 分别表示 MSNC-PFH 与 MSNCs 及 PBS 增效消融体积直接的显著性差异性分别为 $P \leqslant 0.01$ 和 $P \leqslant 0.001$)；体内消融兔 VX2 肿瘤实验：耳静脉注射 PBS 后经过 400W、2s(E) 及注射 MSNC-PFH 后经过 120W、2s(F) 消融后的肿瘤病理切片，插图为相应的辐照区域的数码照片（引自 Wang X，Chen HR，Chen Y，et al. 2012）

如何基于临床 HIFU 消融的特点——多点连续辐照，实现可一次给药多次增强 HIFU 消融体积及降低 HIFU 功率和时间，需要对 HIFU 增效剂进行结构和功能化设计。例如近期陈航榕研究团队在纳米尺度上设计了一种具有 HIFU 激励的药物释放和持续增强超声成像功能，同时兼具一次给药多次增强消融体积的纳米诊疗剂。首先采用“结构差异选择性刻蚀法”制备具有空腔结构的介孔氧化硅空心纳米粒子，接着利用薄荷醇的固液相变性质和易与药物分子混溶的特点，在其处于液态状态下担载进入介孔氧化硅纳米颗粒，然后冷却使液态薄荷醇固化于介孔氧化硅中。因此，该 HIFU 诊疗剂具有如下功能：首先，包裹的薄荷醇在 HIFU 激励下可实现由固态到液态到气态的持续三相转变，产生薄荷醇气泡，实现超声造影功能，为 HIFU 的精确定位提供靶点；其次，包裹药物可同时释放，实现 HIFU 激励的药物释放；最后产生薄荷醇气泡空化，增强 HIFU 消融体积，且连续的三相转换可实现一次注射后，即使多次 HIFU 辐照，每次都可增强 HIFU 消融体积。体外光学和超声图像都可证明三相转变发生，以及持续增强超声成像，体外和细胞层面也可证实包裹药物的 HIFU 刺激响应释放。离体组织层面 HIFU 增效结果显示注射薄荷醇负载的介孔氧化硅纳米颗粒（HMSN-LM）经历第二次和第三次的 HIFU 辐照，其每次辐照后的灰度都比辐照前的灰度值增加明显。这一结果显示在 HMSN-LM 的连续增效作用下，低功率 HIFU 辐照多次，每次在前次基础上都可实现消融体积的增加，其增加幅度明显比其他 3 种高很多。该超声导航下的 HIFU 增效设计通过影像和治疗设备的连用，再结合纳米生物技术，同时实现了精确导航和增效治疗。

低强度超声由于热效应、空化效应低，一直仅限用于刺激药物输运，实际直接应用于治疗的例子较少，而纳米生物技术的发展可放大低强度超声的空化效应，提高能量利用率，使其直接应用于肿瘤物理治疗成为可能。基于环境领域常见的胺类分子对 CO_2 可逆吸附的原理以天然的 L- 精氨酸为原料及中空介孔氧化硅为载体，成功构建了一种可实现温度和 pH 响应的 CO_2 纳米炸弹。首先采用“结构差异选择性刻蚀法”制备具有空腔结构的介孔氧化硅空心纳米粒子，然后通过静电吸附和氢键作用吸附并担载 L- 精氨酸，最后通过鼓泡方式使 CO_2 与精氨酸中的胍胺反应生成介稳态和不稳定的氨基甲酸盐或碳酸盐，使 CO_2 吸附和固定，构建出 CO_2 纳米炸弹。因此，该 CO_2 纳米炸弹具有如下功能：在温度升高或是 pH 降低的情况下，该纳米炸弹可以持续地释放出 CO_2 气泡，实现增强超声造影成像，进一步在超声作用下 CO_2 气泡在未溶解前爆炸，产生空化效应，摧毁肿瘤细胞和肿瘤处血管，达到抑制肿瘤生长的目的。体外光学和超声图像都可证明 CO_2 产生及持续增强超声成像，同时证明 CO_2 的爆炸，空化剂量测试可直接证明 CO_2 气泡在低强度超声激励下的空化效应。当经静脉注射到裸鼠中，流经肿瘤处的一部分 CO_2 纳米炸弹在低强度超声刺激下释放 CO_2，增强 EPR 效应，更多的 CO_2 纳米炸弹穿越血管壁进入细胞间隙或者细胞中，在肿瘤酸性微环境和聚焦超声联合刺激下进一步释放 CO_2，上述血管内，血管外和细胞内释放的 CO_2 气泡在超声激励下爆炸，摧毁血管和肿瘤细胞，最大限度地抑制肿瘤生长，摧毁的血管可进一步切断血供，停止细胞生长的营养供应，进一步增强抑制效果。这一研究结果显示微纳米生物材料不仅可以用增效高强度聚焦超声，还可以用于提高低强度超声的对肿瘤的治疗效果，这主要取决于对材料组成、结构和功能的精细设计和调控。

四、有机／无机杂化超声治疗增效剂

目前基于微纳米材料的超声造影剂／增效剂主要集中在微泡或有机脂质体等，其较差稳定性是限制实际应用的一个重要瓶颈。近几年发展起来的无机造影剂／增效剂引起了科学家广泛的关注。然而无机材料虽然稳定性较好，但是其较低的生物降解性和较高的生物惰性限制了其进一步的临床转化应用。有机／无机杂化造影剂／增效剂可以结合传统有机载体和无机载体的优点，并克服其各自的缺点，因此具有更为广泛的应用前景。基于此，几种结构新颖的集超声造影显像（或者磁共振显影）、组织消融为一体的多功能有机／无机杂化复合介孔纳米结构超声成像造影剂和超声治疗增效剂被成功开发出来。它一方面结合新型介孔氧化硅纳米胶囊高度分散性（可用于静脉注射）、表面的可修饰性、优异的稳定性等优点；另一方面发挥 HIFU 热效应作用下可相变形成超声敏感微泡的生物相容性的温敏聚合物材料（如 PFH），实现聚能增效的特点；共同起到实现良好的实时超声造影（或者磁共振成像）和增强 HIFU 焦域处肿瘤组织损伤的目的。此外，将超声控释化疗和聚焦超声治疗结合起来，通过聚焦超声的手术治疗，并结合化疗的优势，为临床恶性肿瘤的治疗提供新型高效的肿瘤治疗方案。

前面提到，有机微泡材料本身是微米级的尺寸，只能实现超声的“血池造影”，不能进入肿瘤组织。因此，为了实现更加安全、有效的超声引导的 HIFU 治疗，设计制备更加高效、稳定的纳米诊疗剂材料具有重要的科学意义和应用价值。通过正电荷的聚乳酸－羟基乙酸共聚物（PLGA）纳米胶囊诱导二氧化硅自组装聚合的途径，合成了一种新颖的有机无机复合药物载体，实现了喜树碱药物和温敏氟碳消融增效剂全氟溴烷（PFOB）的高效装载（图 10-1-5）。通过二氧化硅囊泡壳层厚度的有效控制，不仅克服了传统纯无机质二氧化硅骨架的降解慢、生物相容性不理想等缺点，同时有效地降低了崩解氧化硅壳层所需的 HIFU 激发功率，实现了安全功率下的 HIFU 控制释放。相对于传统的有机微泡增效剂，该纳米复合囊泡在血循环中具有明显的结构稳定性和较低的药物泄露速率，有效地提高了疏水药物的利用率并减小了化疗毒副作用。该材料二氧化硅壳层具有致密的超薄结构，同时其厚度小于 4nm，在常态下结构完整，药物具有极低的释放速率，而在 HIFU 低功率刺激下球壳破碎同时实现药物的快速释放，其在 3min 内药物的释放量超过 50%；在功率为 140W 时，药物在 5min 内即可实现完全释放，说明了该复合结构表现了优异的 HIFU 控释药物的性能。同时，HIFU 消融离体牛肝实验证明，在 80W 时复合纳米囊泡（CPT/PFOB@SNCs）消融牛肝的体积是不含氟碳液滴载体（CPT@SNCs）消融体积的 7.6 倍，证实了该复合纳米囊泡结构对肿瘤组织产生的明显的增效消融作用主要来自氟碳液滴的“液－气”相变后产生的空化作用。进一步体内消融兔 VX2 肿瘤实验说明经耳静脉注射该材料后，在 400W 时产生了明显的肿瘤消融效果，而生理盐水对照组无明显损伤，证实了该囊泡材料具有高效的 HIFU 增效消融能力。同时，肿瘤体积变化和病理分析结果证实了含有抗癌药物 CPT 的复合纳米囊泡材料对 HIFU 消融后存活的肿瘤细胞具有明显的药效作用。以上研究表明有机／无机复合纳米囊泡不仅可以通过氟碳化合物的相变作用提高材料的 HIFU 消融效果，同时可以通过药物治疗有效抑制肿瘤的复发。此方法实现了更加安全、高效的癌症治疗，具有显著的现实意义和临床应用潜力。

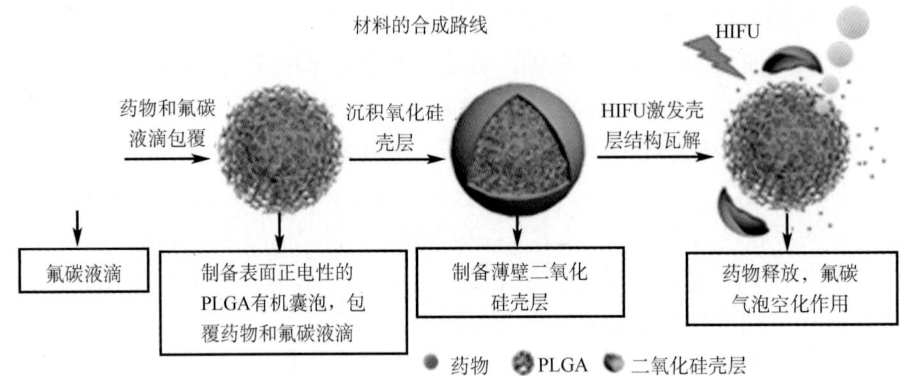

图 10-1-5 通过正电荷的 PLGA 纳米胶囊诱导二氧化硅自组装聚合形成薄壁二氧化硅胶囊的合成和在 HIFU 治疗中应用示意图

PLGA 是目前研究非常广泛的一种多聚有机物材料，其具有良好的可降解性和生物相容性，已被美国 FDA 批准应用于临床及生物制药中。PLGA 具有良好的降解特性，在正常情况下，PLGA 进入人体后，通过酶的水解作用，其能够被迅速降解为可代谢物的前体如乙醇酸和乳酸等，进而参与机体进一步的代谢，最终通过枸橼酸循环排出体外，只有一小部分以原型经过肾脏以尿液形式排出体外。基于其良好的生物安全性和生物可降解特性，PLGA 生物材料是生物医药工程研究中设计多功能可降解生物材料所不可缺少的组成部分，例如 PLGA 与造影剂的复合物 PLGA-Gd_2O_3 造影剂用于磁共振及细胞示踪，磁性氧化铁 /PLGA 纳米微囊用于超声及磁共振成像等。前面提到，PLGA 纳米微球自身具有优良的结构特征，还可有效改变声场环境，提高 HIFU 空化效应，被用于 HIFU 增效剂的研究中。目前，以 PLGA 微球为载体搭载相关纳米材料，通过对 PLGA 的功能化设计，可以赋予其特殊的功能，不仅可以引用于 HIFU 增效，还可以应用于放疗增敏和药物可控释放，实现肿瘤的协同治疗。

壳层分布 Bi_2S_3 纳米颗粒的 PLGA 多功能复合纳米微囊（命名为 Bi_2S_3/PLGA 纳米微囊，图 10-1-6）被成功制备出来。这种复合纳米生物材料的诊疗特性通过一系列体内、体外实验评价其 HIFU 增效及放疗增敏得到证实。首先，采用微乳液法制备壳层分布 Bi_2S_3 纳米颗粒的 PLGA 复合材料纳米微囊，体外成像结果显示这一复合纳米胶囊具有良好的超声造影成像特性。细胞层面和动物实验结果证实其具有良好的生物安全性。此外，构建荷人前列腺癌 PC-3 裸鼠移植瘤模型，评估 Bi_2S_3/PLGA 纳米微囊对 HIFU 的增效特性。最后，评价 Bi_2S_3/PLGA 纳米微囊对于放疗的增敏效果，通过在动物水平，细胞水平及

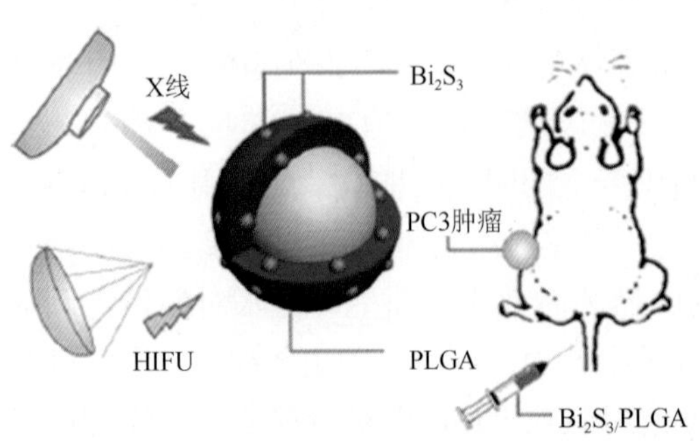

图 10-1-6 Bi_2S_3/PLGA 复合材料结构示意图
（引自 Yao MH，Ma M，Chen Y，et al. 2014）

分子生物水平等多层面的结果，评估 Bi_2S_3/PLGA 纳米微囊的 HIFU 增效及放疗增敏特性。研究结果显示 Bi_2S_3/PLGA 纳米微囊可以显著提高 HIFU 消融肿瘤组织的效果，并可以实现对放疗的增敏，达到 HIFU/ 放疗增敏高效协同治疗肿瘤的目的。

五、具有影像导航功能的超声治疗增效剂

大量的研究结果证实，微纳米材料的引入可以有效地改变组织的声学环境，从而提高病变对聚焦超声的响应，增强 HIFU 的治疗效果。然而，在聚焦超声辐照前，需要对病变组织进行精确地定位，为 HIFU 治疗提供精确的靶点。这样可以通过影像设备对靶向病变组织高分辨成像，实现病变组织和正常组织的边界成像，进一步利用聚焦超声消融掉病变组织与正常组织的结合边界，切断病变肿瘤的血供和营养供应。这种“削梨皮”式的 HIFU 消融模式可以高效地实现肿瘤内部的自然消亡转归，增强 HIFU 的治疗效果，并尽可能减少患者的痛苦和 HIFU 的副作用。分子显像是近年来生物医学领域中快速兴起的一种非侵入性显像模式，可以进一步拓展为 HIFU 的精确导航。目前临床上有两种成像和诊断的模式被整合到 HIFU 治疗中，分别为超声成像（US）与磁共振成像（MRI）。相比较而言，US 较为便捷，便于携带，且成本较低。然而，其有限的灵敏度和空间分辨率阻碍了其在影像引导下 HIFU 治疗中的进一步应用。MRI 由于具有高的空间和组织解剖学上的分辨率，因此在定位具有较小体积的病变组织时显得更为重要。上述提到的问题除了利用代价昂贵的设备升级换代以外，采用近几年发展起来的纳米生物技术可以有效地解决这一问题，即基于分子影像技术使用纳米造影剂为 HIFU 的辐照提供导航。

如何基于纳米生物技术在增强 HIFU 热消融之前，实现肿瘤组织的精确定位，需要对微纳米生物材料进行组成、结构和功能的设计。例如，近期陈航榕研究团队在纳米尺度设计了一种同时具有磁共振成像（MRI）导航和 HIFU 增效功能的多功能介孔纳米复合胶囊（简称为 MCNCs），其设计示意图如图 10-1-7 所示。首先采用“结构差异选择性刻蚀法”制备具有空腔结构的介孔氧化硅空心纳米粒子，接着利用介孔孔道的表面活性剂的还原性与具有强氧化性的 MnO_4^- 发生氧化还原反应，原位在介孔孔道中引入 MnO_x 纳米粒子。因此，多功能 MCNCs 具有双重功能：首先介孔孔道中的 MnO_x 纳米粒子可以作为 T_1 加权 MRI 的造影剂使用，为 HIFU 的精确定位提供靶点；其次，MCNCs 中的空腔结构可以用于包覆温敏型氟碳有机分子，用于 HIFU 增效。MRI 结果显示荷瘤兔耳静脉注射 MCNCs 后，肝脏和肿瘤区域的信号显著强化，肿瘤与周围正常组织的边界在 MCNCs 作为造影剂的作用下清晰地显示出来，为后续 HIFU 的辐照提供了精确定位。离体组织实验结果显示 HIFU 增效结果显示注射 PFH 负载的 MCNCs 引起的牛肝损伤体积远远大于注射 MCNCs 和 PBS 引起的牛肝损伤体积。这一结果显示在 MCNCs 的增效作用下，低功率 HIFU 负载可以达到无增效剂作用下高功率治疗的效果。该 MRI 导航下的 HIFU 增效设计将超声换能器和 MRI 磁场结合在一起，通过影像和治疗设备的连用，再结合纳米生物技术，同时实现了精确导航和增效治疗。随着 MCNCs 纳米胶囊在肿瘤组织内的富集，肿瘤组织的 MRI 信号逐渐增强，说明 MCNCs 可以有效地进入肿瘤组织，为后续的 HIFU

增效打好基础。体内增效结果显示注射 PFH 负载的 MCNCs 多功能纳米胶囊可以获得单纯注射 PBS 和 MCNCs 大约 9.3 倍和 2.8 倍的肿瘤消融体积，证明其较高的增效效果。

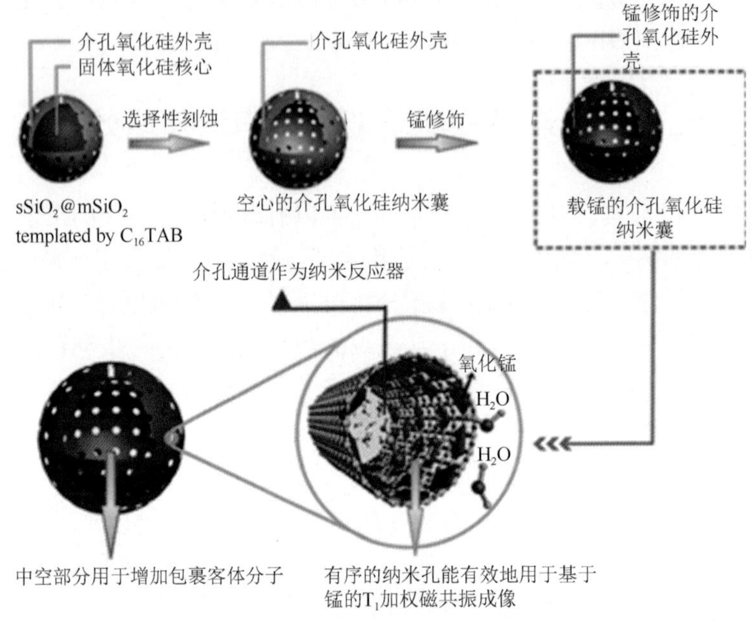

图 10-1-7　制备 MCNCs 的示意图和相应的功能用于 MRI 导航下的 HIFU 增效治疗

（引自 Chen Y，Chen HR，Sun Y，et al. 2011）

目前，主要是采用超声成像（USgHIFU）和 MRI 技术（MRIgHIFU）来引导 HIFU 消融治疗。相对于 MRI 更高的分辨率来说，超声成像技术在 HIFU 治疗过程中实时（200 帧 / 秒）反映肿瘤区的变化，为手术中治疗效果的检测带来了方便，也发挥着其无可比拟的作用。随着纳米技术与分子生物学的发展，纳米级超声造影剂的开发引起人们极大的关注，因为纳米级造影剂通过粒径在几十至几百纳米范围内调控，克服了微泡类造影剂仅能发生血池内超声显像的局限性，使得它可以穿越血管内皮间隙，从而大大提高了对血管外病变组织的早期诊断能力。最近一类液态氟烷纳米粒 / 乳剂纳米造影剂以其分子小、穿透力强的突出特性，引起了极大关注。陈航榕研究团队进一步构建一种多功能的纳米无机 HIFU 诊疗剂材料（MPH_{SS}-PFH），它具有优良的稳定性、肿瘤靶向功能、还原性响应的客体分子释放及超声增强，以及增强超声引导下的 HIFU 增效治疗等特点。这种诊疗剂材料是基于纳米胶囊载体，装载超声敏感的氟碳化合物全氟己烷（PFH），表面修饰还原性响应的聚乙二醇 - 双硫化的透明质酸（PEG-HA_{SS}），这种智能的超声诊疗剂材料在肿瘤区还原性环境下，将由“交联态”转变为“解交联态”，实现肿瘤响应性的超声增强成像，以及成像引导下的增效 HIFU 消融治疗。如图 10-1-8A、图 10-1-8B 所示，消融前肿瘤的平均灰度值随着时间（0、5min、30min）的延长而不断增加。在前 5min 的循环，灰度值没有明显增加（从 52 到 56），经过 30 min 循环后，肿瘤内平均灰度值显著增加（约为 87），响应性增强的超声成像效果也验证了材料在肿瘤部位的有效富集及材料表面响应性聚合物肿瘤区响应性的变化。在对肿瘤区域实现成像定位后，采用 HY2900 HIFU system 进行 HIFU 消融过程。HIFU 消融前（图 10-1-8C）及消融后（图 10-1-8D）肿瘤的图片也由 B 模式超声记录。肿瘤的轮廓及消融过程还可以通过 B 模式超声的横截面成像图观察（图 10-1-8C 和图 10-1-8D）。对肿瘤组织经过 HIFU 点 - 线 - 面的治疗过程后，肿瘤区的灰度值大大增加，计算得到，平均灰度值急剧增加（约为 177），实现了肿瘤高效的消融治疗效果。纳米诊疗剂材料 MPH_{SS}-PFH 具有优异的成像稳定性，能够有效地富集到肿瘤部位，并在肿瘤部位产生解交联态的增强的超声成像效果，HIFU 治疗过程中的肿瘤空间定位准确性可以得到保证，同时可以实现实时成像引导下的肿瘤消融及治疗后的效果评估。

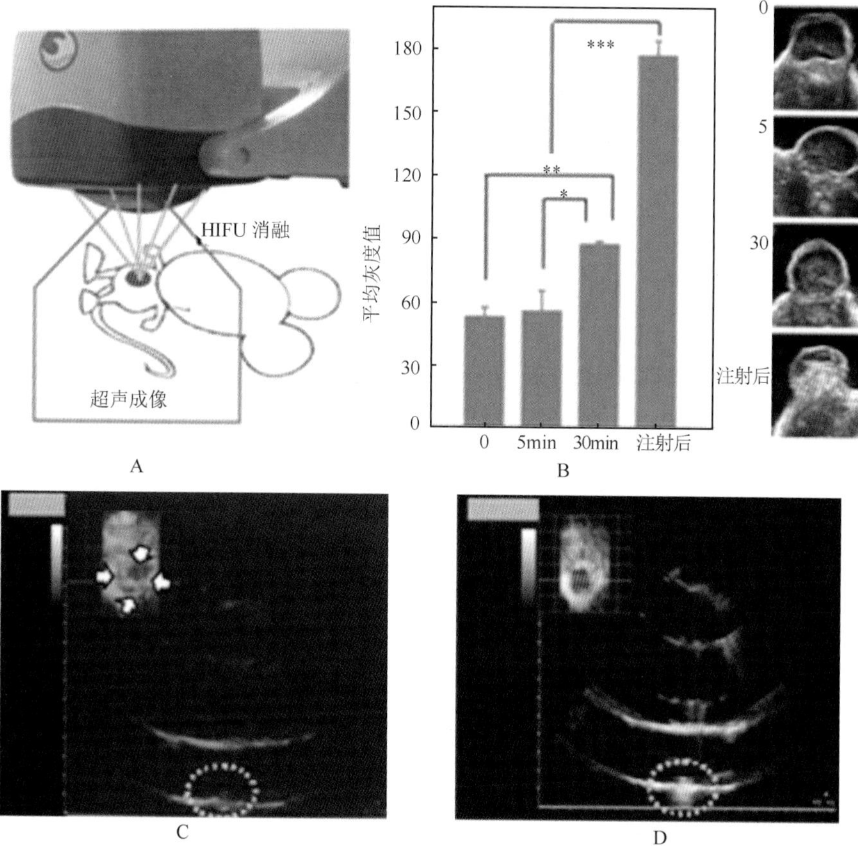

图 10-1-8　种植 Hela 肿瘤的裸鼠尾静脉注射 MPH_{SS}-PFH（100μl，5mg/ml）30min 后增强超声引导下 HIFU 的消融

A. 尾静脉注射材料后超声引导 HIFU 消融的示意图；B. 采用 Mylab 便携式超声采集的注射材料不同时间后（0、5min、30min）及消融后肿瘤的超声图片及平均灰度值；HY2900 HIFU 系统上装配的实时监控 B 模式超声采集的 HIFU 消融前（C）及消融后（D）超声图片；C、D 的插图分别为消融前（箭头所示）及后肿瘤横截面图，消融前后肿瘤区域灰度值增加如虚线圈所示（引自 Wang X，Chen H，Zhang K，et al. 2013）

超顺磁性 Fe_3O_4 和全氟溴辛（PFOB）共负载的有机 / 无机杂化纳米材料最近被成功制备出来用于超声和 MRI 双模式导向下的 HIFU 增效肿瘤治疗。采用自组装和溶胶 - 凝胶化学工艺相结合的过程，成功将氟碳分子（PFOB）和超顺磁性 Fe_3O_4 纳米粒子嵌入到两亲性嵌段共聚物 PS-b-PAA 中，并在表面包裹上一层较薄的有机硅壳层提高稳定性。进一步通过

PEG 化提高载体在生理条件下的悬浮稳定性。制备出的 P-Fe_3O_4/PFOB@OIHVs 可以同时作为超声成像和 MRI 成像的造影剂。体外离体牛肝消融结果显示 P-Fe_3O_4/PFOB@OIHVs 可以有效地提高 HIFU 的组织消融体积。体内评价结果显示采用 MRI 导航下的 HIFU 消融体积在 P-Fe_3O_4/PFOB@OIHVs 的增效下可以提高接近 20 倍。因此，制备出的 P-Fe_3O_4/PFOB@OIHVs 可以作为超声和 MRI 双模式成像导向下的 HIFU 增效剂。

HIFU 消融治疗时难以实现对肿瘤组织和癌细胞的彻底清除，为肿瘤的复发埋下了隐患。如果能够实现在 HIFU 消融治疗的基础上，辅助化学疗法，可以有效地杀死残余的肿瘤细胞，为彻底治愈肿瘤提供了新的途径。在现有的药物响应释放体系中，HIFU 因为其独特的热效应和机械效应，以及良好的组织穿透深度，可以有效地控制纳米药物运输体系在体内的药物释放。因此，开发一种集超声响应成像、超声成像导航下 HIFU 增效治疗和药物响应释放的新型纳米超声诊疗剂成为研究的热点。基于 HIFU 的热效应，包裹了抗癌药物盐酸阿霉素的温敏型脂质体 TSLs 被制备出来用于 HIFU 药物控释。同时，Gd 的络合物 Gd(HPDO3A)(H_2O) 被包覆于 TSLs 中用于 MRI 导航和原位观察。体内结果显示在 HIFU 作用下，当温度上升到 42℃时，盐酸阿霉素和 Gd(HPDO3A)(H_2O) 被同时释放出来。而当温度在 37℃时，未观察到抗癌药物和 Gd(HPDO3A)(H_2O) 释放。这一研究结果显示 HIFU 可以用于基于纳米药物载体的抗癌药物的释放。基于此，可以设计 HIFU 增效剂，用于 HIFU 热消融和化疗的协同高效肿瘤治疗。PLGA 包裹抗癌药物甲氨蝶呤后注射到 JEG-3 肿瘤模型后，在 HIFU 的辐照下，PLGA 可以有效地提高聚焦超声的消融肿瘤组织的效果，释放出的抗癌药物甲氨蝶呤进一步提高了消融残留的肿瘤细胞的凋亡。PLGA 表面嫁接的 anti-HLA-G 抗体进一步提高了 PLGA 增效剂在肿瘤组织的富集量。

此外，基于聚焦超声的机械效应，可以实现抗癌药物在载体中的可控释放。例如，双硫键杂化的介孔有机硅空心纳米粒子包覆抗癌药物盐酸阿霉素后，在聚焦超声 HIFU 的刺激下，发生脉冲式药物释放。在 HIFU 作用时，药物加快释放，在 HIFU 作用撤销后，药物的释放停止。这一脉冲式药物释放有利于降低抗癌药物的毒副作用并提高其药效。当包覆了药物的载体在血管中流动时，药物不发生释放，因此不会对正常的血液和组织产生毒性。当载体富集到肿瘤后，在 HIFU 的辐照下定点释放药物，从而产生高的药效杀死肿瘤细胞。此外聚焦超声具有高的组织穿透性，相比于其他外源性药物控释体系（如光控、温度调控、磁场调控、电场调控等）具有更高的临床转化前景。

六、总结与展望

高强度聚焦超声（HIFU）在无创治疗肿瘤等重大疾病中显示出良好的治疗效果和低的毒副作用，因此有望取代传统的外科手术治疗方法，为肿瘤的治疗提供新的策略。纳米生物技术与 HIFU 的结合可以实现 HIFU 增效治疗的目的，有效地解决了 HIFU 治疗过程中高效性和安全性的难题。此外，纳米载体的设计可以实现 HIFU 增效治疗和协同化疗的目的。这一新兴领域的兴起也极大地促进了纳米合成化学、纳米生物技术和生物医学工程等学科的发展。因此聚焦超声增效剂具有十分重要的科学研究价值和实际应用意义。然而，真正需要实现 HIFU 增效剂的实际临床应用，还需要解决以下几个难题。

（1）基于微纳米材料的 HIFU 增效剂的生物安全性评价还比较匮乏。这些 HIFU 增效剂的生物安全性评价包括组织毒性、血液相容性、体内代谢途径、降解性等。只有当系统的生物毒性和生物安全性的评价完成后，才能确保 HIFU 增效剂真正实现临床的转化和应用。

（2）HIFU 增效剂的靶向肿瘤富集能力需要进一步提高，从而保证在最小的剂量下，获得最大的增效效果。传统的提高肿瘤富集量的方法是基于 EPR 效应的被动靶向。该被动靶向效率较低，富集量少。因此具有更高的靶向效率的主动靶向需要整合到 HIFU 增效剂中，进一步提高肿瘤的富集量。

（3）HIFU 增效剂与其他肿瘤治疗方式的联合治疗探索还较少。虽然目前已有将 HIFU 增效治疗和肿瘤的化疗结合并取得了良好的结果，但是 HIFU 增效方法和其他治疗模式的联合，例如 HIFU/ 放疗、HIFU/ 基因治疗、HIFU/ 射频治疗等还没有相关的研究报道。可以预测，HIFU 增效治疗方法和其他多种传统治疗方法的联合可以带来更高的治疗效果。

随着医学的发展，具有高效性和安全性的无创治疗方法无疑是最具有临床发展前景的肿瘤治疗方法。聚焦超声作为无创治疗方法中最具有大规模临床前景的技术，已经在数种肿瘤的治疗中得到了应用。同时，将纳米生物技术（微纳米增效剂）与聚焦超声的结合，进一步提高了聚焦超声的临床治疗效果，这一方向目前也是国际上重要的研究前沿之一，也将会为人类攻克肿瘤提供全新的、高效的治疗策略。

（陈　雨　陈航榕）

第二节　微泡在 HIFU 治疗中的应用

一、背　　景

聚焦超声在医学上的应用包括诊断超声和治疗超声，统称为超声医学。在聚焦超声治疗方面，又可分为低强度、中强度和高强度超声。至于低强度超声、中强度超声和高强度超声分类或分级标准尚无定论，有学者提出可根据治疗超声声强的高低将其分为低强度聚焦超声、中强度聚焦超声、高强度聚焦超声，不过，多高的声强范围对应于某一分级仍不明了。通常情况下，高强度聚焦超声（high intensity focused ultrasound, HIFU）技术主要用于良、恶性实体肿瘤的治疗。HIFU 治疗实体组织，器官或结构的良、恶性实体肿瘤也是这十几年发展起来的新技术，它与 X 线、γ 射线、射频、微波等治疗技术一样，属于物理治疗肿瘤的技术。聚焦超声治疗与 HIFU 治疗的概念有所不同。在临床上，凡是用超声波来治疗疾病的技术都可称为超声治疗技术或聚焦超声治疗技术，这其中包括了 HIFU 治疗技术。区别在于，HIFU 技术通常用于良、恶性实体肿瘤的治疗，它的声强非常高，声功率可达到 25 000W/cm^2，是超声治疗非肿瘤性疾病的成百上千倍。

HIFU 的工作原理：换能器（治疗头）在体外发射低强度的超声波，并将超声波聚焦，聚焦后形成高能聚焦点，移动焦点到达靶组织或肿瘤组织，焦点处高能量超声波作用于靶组织或生物组织，产生声热转换，形成 60℃以上的高温，即所谓热效应，有人也称高温效应或高热效应，导致靶组织瞬间发生不可逆性凝固性坏死，从而达到治疗肿瘤的目的。当然，HIFU 作用于生物组织起治疗作用的生物学效应是多方面的如热效应、空化效应、机械效应、声化学效应等。目前，用于临床治疗肿瘤的 HIFU 技术主要是利用的热效应。

HIFU 治疗肿瘤技术在临床应用中，多方面涉及超声造影剂或超声微泡造影剂的应用。在筛选 HIFU 治疗的适宜病例时，需要声学造影进一步明确肿瘤数量、边界、血供丰富程度等信息。在 HIFU 治疗定位时，有时需声学造影确定和识别肿瘤边界，以缩短定位和治疗时间。在 HIFU 治疗过程中，可通过超声微泡造影剂（增效剂）提高疗效。在治疗结束时，需要声学造影进行实时疗效评价。在 HIFU 治疗后的疗效随访中，可通过声学造影评价治疗效果和有无复发等。

二、声学造影筛选 HIFU 治疗病例

众所周知，HIFU 治疗技术需要影像学技术引导。目前应用的 HIFU 治疗设备主要是超声和 MRI 技术引导。超声影像技术的优点在于成像速度快，成像方位灵活，并可同时观察血管分布及检测血流动力学指标，超声监控的 HIFU 治疗设备在国内外使用最为广泛。不过，二维超声图像的分辨力较差，加之 HIFU 技术用的超声影像监控设备属中档产品。当肿瘤边界欠清晰时，超声监控图像很难识别。

在临床上，很多恶性肿瘤患者是因为某医院有 HIFU 治疗技术而就诊的，因此，在患者入院以前，常常需要用 HIFU 监控的超声影像设备进行复查，如遇肿瘤边界模糊不清时，就必须通过声学造影确认肿瘤的边界，若声学造影能识别肿瘤的边界，这类患者也可用超声监控的 HIFU 治疗技术进行治疗，声学造影所用的造影剂、剂量和给药方法与超声诊断用声学造影相同。若肿瘤的边界仍不清楚，就应放弃超声监控的 HIFU 治疗，或改用 MRI 监控的 HIFU 治疗技术引导治疗。因为 HIFU 治疗肿瘤的前提是监控的影像技术必须清晰显示或识别肿瘤的边界，否则无法进行 HIFU 治疗。

三、HIFU 治疗前定位与声学造影

微泡造影剂作为一种血管或血池显影剂，可清楚的显示组织的血流灌注状态，为肿瘤血供情况的评估提供依据。因为肿瘤的血供丰富程度直接关系到 HIFU 的治疗方案和治疗效果。肿瘤血供越丰富，HIFU 治疗的声功率越高、治疗时间越长、治疗效率与效果也越差；同时也提示血供丰富的肿瘤在 HIFU 治疗前应采取减少或阻断血供的辅助治疗措施。

应用微泡造影剂行超声造影检查，可增强肿瘤的血流信号显示，反应肿瘤组织的血流灌注，提高超声图像对肿瘤的分辨率。就子宫肌瘤而言，如将 CEUS 用于诊断不典型肌瘤及判断肌瘤变性上远远优于常规超声检查。因为较大的肌瘤常发生不同类型的变性如玻璃样变性、脂肪变性、囊性变及钙化，部分可发生恶性变即肉瘤样变性。肌瘤变性

通常是从中心开始向四周播散，伴有内部组织的出血和坏死，在超声造影时可见大片造影剂充盈缺损区。良性变性（玻璃样变性、脂肪变性等）呈片状充盈缺损；恶性变性（肉瘤样变性）时，CEUS 表现为病灶区不均匀高增强。

HIFU 治疗定位：当监控声像图显示肿瘤边界清晰时，定位会很快完成，并即刻展开治疗。若肿瘤边界模糊或似是而非时，仅凭二维声像图很难准确定位，有时为定位就可能耽误或延长 1 ～ 2h 的治疗时间。由于定位完成即开始治疗，患者已处于麻醉状态，如定位花的时间太长，会增加麻醉的风险。对这类患者，应用声学造影来识别和判断肿瘤的边界，可明显缩短定位的时间，有助于 HIFU 治疗，降低麻醉风险。声学造影所用的造影剂、剂量和给药方法与超声诊断用声学造影相同。

四、HIFU 治疗与微泡增效

HIFU 具有靶向性好、适形性强、实时监控及非侵入性等优势，适应证广且疗效肯定，具有广泛应用前景。但 HIFU 治疗技术的应用也受到了诸多因素的制约。由于超声波在组织中的衰减特性，到达深部靶组织的能量明显降低；靶组织结构较均匀，声阻抗差小，亦不利于超声能量的沉积；加之肿瘤病灶血供常较丰富，随血流丧失的温度或靶组织温度提升慢等；均导致 HIFU 治疗时间延长，效率降低，副作用或并发症增加，这些都影响治疗的安全性和有效性。为此，HIFU 增效剂的需求应运而生。

1. 引入高声阻抗物质，增加能量吸收 超声微泡造影剂里面包裹的微气泡，对超声波而言，是一种高声阻抗物质，将这种高声阻抗物质引入靶组织，通过声阻抗差等诸多因素，改变组织的密度及声速等，有助于声能转变为热能，从而起到增效作用。高声阻抗物质除了微气泡以外，还有碘化油、纳米磁性颗粒、羟基磷灰石等。有学者用离体猪肝进行实验，向靶区注入碘化油，发现不同声功率超声辐照，碘化油组靶区升温、靶组织破坏程度及坏死范围均显著提高，证实了碘化油对 HIFU 的协同增效作用。为进一步研究碘化油的在体增效作用及为肝癌临床治疗提供依据，有学者将碘化油注入裸鼠皮下 LTNM4 肝癌移植瘤模型后行 HIFU 辐照，与单独 HIFU 辐照组比较，病理切片提示对照组 33% 病灶有残存癌细胞小岛，实验组肿瘤细胞大片坏死，无残存。进一步证实碘化油可增加 HIFU 的杀伤破坏程度，具有 HIFU 增效作用。基于声阻抗差的概念，有人用纳米磁性颗粒进行实验，向标本内注入 200 ～ 300nm 的磁性颗粒，然后进行 HIFU 辐照，靶组织的损伤范围增大数倍。

2. 引入微泡造影剂，增加空化损伤效应 研究表明，在 HIFU 治疗过程中注入微泡可以增强兔肝脏和肾脏的消融，消融率得到提高；增强的机制主要是增强了热量的沉积和空化效应。一组资料显示，给予微泡造影剂后，CHIFU（连续波 HIFU）与 PHIFU（脉冲波 HIFU）辐照时其凝固性坏死的发生时间和体积增长趋势不同。CHIFU 辐照时，持续高声强作用于组织，高热效应明显，靶组织凝固性坏死出现较早。PHIFU 辐照时，由于间歇给予高声强能量，导致靶区热量扩散，故凝固性坏死发生较晚，且体积较小。PHIFU 的靶区温度升高速度和最高温度值低于 CHIFU 组。首先，微气泡是一种高声阻抗物质，易于使声能转换为热能；其次，微气泡的存在有利于空化作用的产生，而空化作用即可增效。有学者证实，对兔 VX2 荷瘤肝癌模型团注微泡造影剂声诺维后给予 HIFU 辐照，肿瘤组织被消融范围更大，坏死更彻底，HIFU 辐照能量更低。在相同辐照剂量下，联合应用超声造影剂组焦点区组织损伤的体积较单纯 HIFU 辐照组大 2 ～ 3 倍，病理检查可见大量大小不等的空腔，表明微泡造影剂可以提升 HIFU 的治疗效果。

由于常用的超声微泡造影剂存在靶组织安全性问题，近年来，液气相变的增效剂越来越受到关注如液态氟碳等。Schad 等制备微米级液态氟碳乳液（ADV），用不同声强超声辐照 10ms，ADV 相变为气泡，达到了微泡增效效果，减少 HIFU 作用时间和声功率。同时，ADV 还可栓塞肿瘤血管，减少血流带走的热量。

空化的强度取决于声波的强度，频率和持续时间。更高的强度和更低的频率有利于空化的发生。微泡在 HIFU 作用下会不可避免地发生破裂，破裂率会随着强度和辐照时间的延长而增加。一旦微泡消耗殆尽，将不能诱导足够的空化产生。这就需要限制声强度和辐照持续时间。

3. 温度与微泡增效的关系　Oliver D. 认为，对于 HIFU，微气泡的热贡献非常显著。用 HIFU 辐照液态氟碳，当辐照声压高于汽化阈值，会产生微气泡，导致局部声吸收增强，因此，引起的升温被局限于辐照声压高于汽化阈值的声焦点处，这样，较低的声强和（或）较短的辐照时间即可实现治疗的目的。同时，微气泡增加焦点处声吸收，降低透射的超声波能量，相应地也降低了声焦点深面或远侧组织损伤的风险。

有研究表明，不论是 CHIFU 组或 PHIFU 组，给予纳米微泡后，温度都有明显的升高。值得关注的是，似乎纳米微泡是通过升温来起到增效作用的，可能是微泡内的气体阻挡超声波，以提高声热转换效率所致。有人认为，微泡所致的温度升高是通过对折射波的吸收而实现的。总之，不论是 CHIFU 或 PHIFU，在相同辐照条件下，联合应用纳米微泡，凝固性坏死体积均大于单纯 HIFU 辐照，CHIFU 联合纳米微泡所致的靶组织坏死体积更大。也许是因为低频率高声强的超声波有利于微泡空化的发生，或因微泡本身内含气体，阻挡超声波通过等因素而增效。

4. 增效　目前，可用于 HIFU 增效的方法包括：①引入高声阻抗物质，提高靶组织对超声能量的吸收；②改变靶区组织的声学特性，增加其对声能的吸收；③改变靶区组织的血供状态。而超声造影剂作为一种高阻抗物质，应用于 HIFU 治疗中，并非应用其超声显像的功能，而是利用其增效 HIFU 治疗强度的功能，可将其称为 HIFU 治疗中的增效剂，其主要作用为：①超声微泡造影剂是一种内部含有气体的高阻抗物质，随着血液进入组织后，与肿瘤组织声阻抗差极大，会使肿瘤组织内声阻抗高度不匹配，当 HIFU 辐照肿瘤靶区组织，可大大提高肿瘤组织对超声波的散射、反射，使更多超声波能量沉积在肿瘤组织内，激发肿瘤靶区组织高温，将更多的声能转化为热能，增强热效应；②微气泡作为空化核，经血液进入肿瘤组织后，可降低组织的空化阈值并增加空化核浓度，故而增强 HIFU 治疗中产生的空化效应，而空化效应对靶组织具有直接损伤作用，故而提高 HIFU 对病灶的治疗效果。

超声微泡造影剂增效 HIFU 治疗效果已有大量基础研究，且部分已应用于 HIFU 对恶性肿瘤的治疗中。近年来，超声微泡造影剂作为增效剂已开始初步用于 HIFU 治疗子宫肌瘤。有研究发现，靶组织凝固性坏死体积随声诺维剂量的增加而逐渐增大。微泡造影剂能够增强 HIFU 消融的声热转换，使得靶区组织温度快速升高；同时微泡的爆裂产生的巨大震波、高速射流、自由基和强大的剪切力可破坏细胞和组织。微泡造影剂的剂量越大，凝固性坏死的体积越大，增效越显著。有人将靶向微米级造影剂及纳米级造影剂用于兔 VX2 乳腺移植瘤 HIFU 辐照实验中发现，实验组辐照区域平均灰度差明显高于对照组。有学者应用HIFU联合微泡的方法辐照兔的肾脏，观察监控声像图出现靶区回声增强的比率，结果显示对照组仅为 60%，实验组达到 82%。蔡辉等发现，单纯 HIFU 辐照可使包虫囊肿的囊壁生发层及角质层部分破坏，而联合应用超声微泡造影剂后，囊壁生发层和角质层几乎完全破坏，其中角质层破坏程度更严重。这些都表明 HIFU 联合微泡消融效果更为显著。

目前，HIFU 联合微泡增效在子宫肌瘤方面研究较多。将因子宫肌瘤切除的新鲜离体子宫肌瘤标本行体外灌注，按微泡造影剂灌注的浓度不同分组，使用相同功率及辐照时间，引入不同辐照深度进行单点辐照对比。结果显示在不同辐照深度，均显示造影剂浓度越大，则消融体积越大，而能效因子随造影剂浓度的增加而降低。在相同造影剂浓度条件下，辐照深度增加，消融体积减小。通常情况下，在 HIFU 治疗子宫肌瘤前经静脉团注超声造影剂声诺维 2ml，10min 后开始 HIFU 治疗。Song Peng 等发现，使用声诺维后肌瘤平均消融率及治疗中出现灰度变化的发生率均高于未使用者，且灰度增强出现的时间早于未使用者，消融相同体积所需时间少于未使用者，说明超声微泡造影剂能提高 HIFU 治疗子宫肌瘤的效率，减少治疗时间。Nan Jiang 等也得出相似的结论，并发现应用声诺维组患者在治疗中出现腿痛的例数减少，疼痛程度减轻，表明微泡造影剂用于 HIFU 的治疗不但能增效，也提升了安全性。

微泡造影剂联合 HIFU 治疗子宫肌瘤的时机：一组资料显示，在 HIFU 治疗前 3min 静脉推注微泡造影剂相较治疗前 8min 静脉推注微泡造影剂增效更为明显，且未增加不良反应发生的概率。有学者对微泡造影剂在子宫肌瘤内的灌注进行了观察，绘制给予造影剂后 5 ～ 8min 的时间 - 强度曲线，发现声诺维在肌瘤中灌注开始的时间为注射后（10.93±2.40）s，灌注达到峰值的时间为（32.30±9.08）s。理论上讲，在灌注峰值时间，肌瘤内存在的微泡数量最多，若此时进行 HIFU 治疗，其增效最明显。但这时由于高浓度微泡不仅仅存在于靶组织中，肌瘤周围正常组织内也存在大量的微气泡，若此时进行 HIFU 治疗，肌瘤周边组织发生损伤的风险极大。为谨慎起见，临床上常选择在团注微泡 3min 后开始治疗。Jiang N 也认为，团注微泡 5min 后开始 HIFU 照射，并未增加不良反应的发生率。

五、实时疗效评价

在 HIFU 治疗过程中，除了用 B 超、CDFI 及增强 MRI 进行实时疗效评价外，还有声学造影技术，应该说，声学造影较其他几种方法更为简便而准确。声学造影显示治疗区无充填表明无血供，可结束治疗，见图 10-2-1 与图 10-2-2；若治疗区存在部分灌注，表明治疗不完全或有残留，应即刻追加治疗。一组针对子宫肌瘤 HIFU 治疗中声学造影实时疗效评价的资料显示：16/92 例治疗结束前行 CEUS（第一次 CEUS）显示肌瘤消融范围未达到治疗要求，在造影 8 ～ 10min 后再次对肌瘤残余灌注区进行补充治疗，残余灌注区声像图回声明显增强后再次行 CEUS（第二次 CEUS），没有再见到残余灌注区而结束治疗（图 10-2-3），不但保证了疗效，也避免或减少了患者再次行 HIFU 治疗的概率。

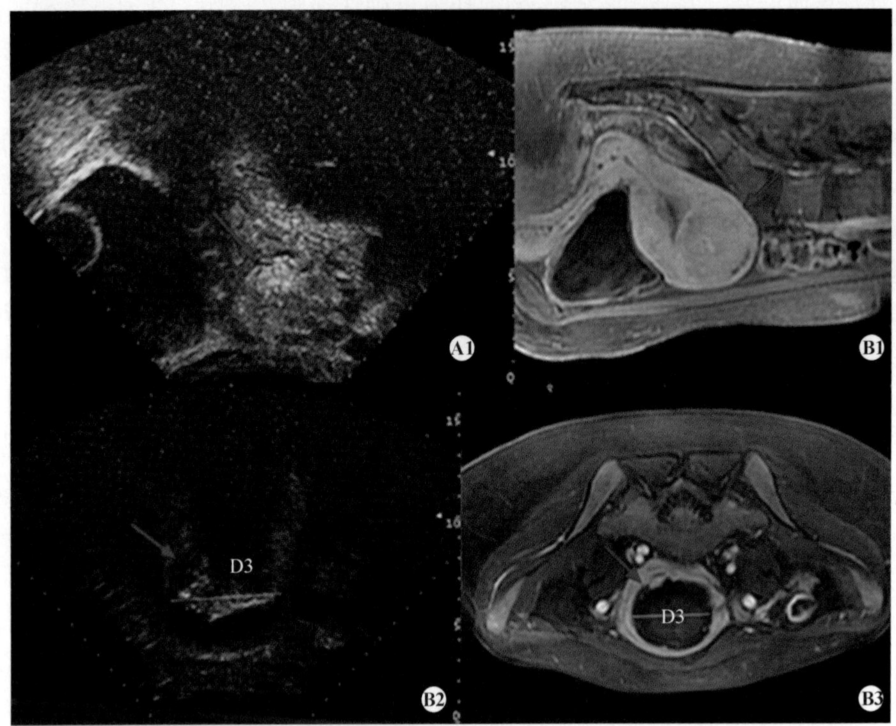

图 10-2-1　HIFU 治疗前、治疗后 CEUS 与 MRI 结果对比

A1. 治疗前 CEUS 显示肌瘤明显灌注（箭头处）；B1. 治疗前增强 MRI 显示肌瘤明显强化（箭头处）；B2、B3. 治疗后 CEUS 与增强 MRI 均显示肌瘤内部无灌注（箭头处）

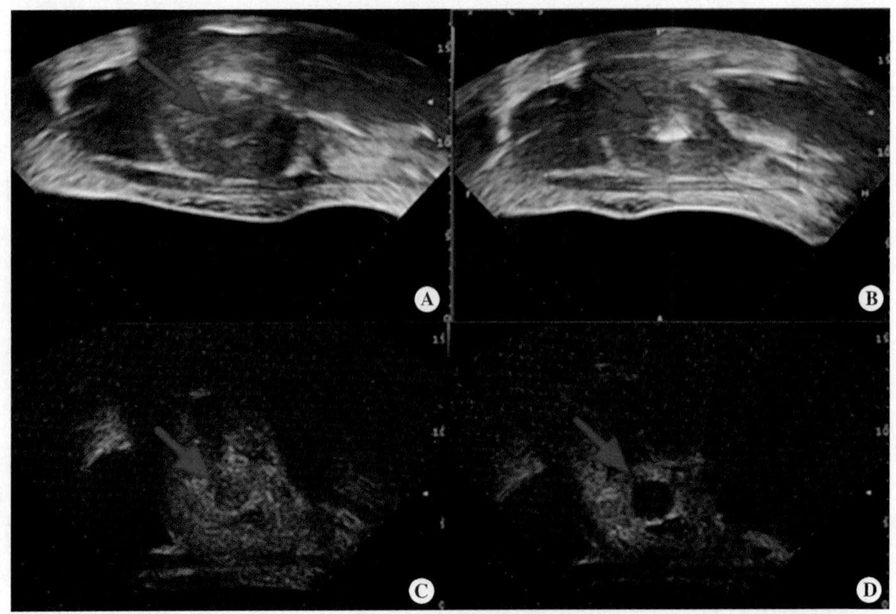

图 10-2-2　HIFU 治疗子宫肌瘤出现明显回声增强

A. 治疗前超声图像显示肌瘤为略低回声（箭头处）；B. 超声声像图显示治疗时出现明显回声增强（箭头处）；C. 超声造影图像显示治疗前肌瘤有灌注（箭头处）；D. 超声造影图像显示治疗后肌瘤无灌注区（箭头处）

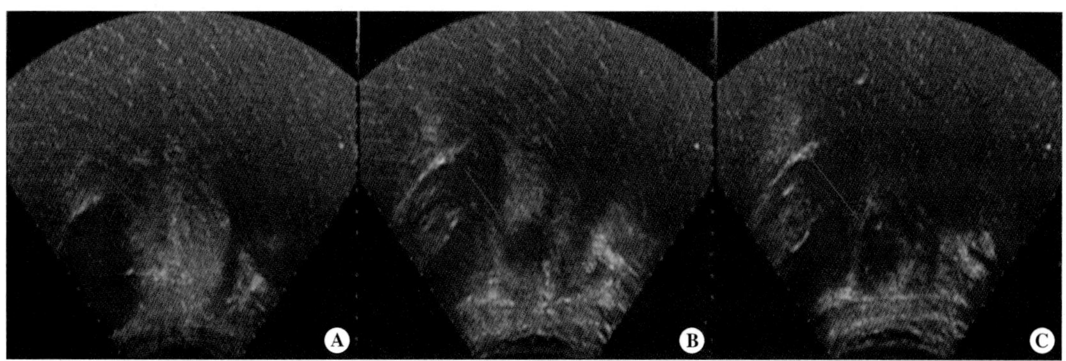

图 10-2-3　超声造影追加治疗后消融效果对比

A. HIFU 治疗前肌瘤灌注明显（箭头处）；B. HIFU 治疗结束第一次 CEUS 显示消融仍有灌注，效果欠佳（箭头处）；C. 追加消融后 CEUS 显示无灌注区扩大（箭头处）

微泡造影剂增效 HIFU 治疗子宫肌瘤是安全有效的，且增效时机和给药后开始行 HIFU 治疗的间隔时间有密切关系。理论上讲，在微泡的浓度达到峰值时，间隔时间越短，增效的效果越好，但存在损伤周边组织的安全性隐患。

针对声学造影对 HIFU 治疗的疗效评价而言，治疗中的实时疗效评价更具重要意义。当然，它也可用于 HIFU 治疗后的疗效随访。

六、疗 效 随 访

对 HIFU 治疗后的患者的疗效随访中，声学造影同样具有一定的价值。通常情况下，被 HIFU 彻底消融的肿瘤，其内部无造影剂灌注或充填；如存在部分灌注，表明消融不彻底或疗效不佳；如完全被造影剂灌注或充填，表明治疗无效。

七、问题及展望

HIFU 联合微泡增效的效果是肯定的，其机制是多方面的如微泡空化的发生及热效应的增强等。主要问题是如何掌握微泡的给予量及如何解决安全性问题。与用于诊断的声学造影不同，因为 HIFU 治疗的时间较长。一方面，如微气泡的量不足，持续时间不长，则增效作用不显著；如微气泡的量过了，会直接导致患者的生命危险。另一方面，目前尚无只针对肿瘤的真正意义上的靶向超声微泡造影剂（或增效剂）面世，现在能用于患者的声诺维，其微气泡除在肿瘤组织内浓聚外，肿瘤周边的正常组织内也存在，容易导致 HIFU 治疗的边界不可控或易损伤周边的正常组织。到目前为止，在 HIFU 联合微泡增效方面做了大量的基础研究工作，对新型的靶向和液气相变微泡造影剂（增效剂）的研究也受到学者的广泛关注，但对用于 HIFU 增效的微气泡的剂量和联合应用时机等方面涉及甚少，只有当这些问题得到解决才能将微气泡真正用于 HIFU 治疗的增效。

（邹建中）

第三节 相变超声造影剂在增效 HIFU 中的应用

一、HIFU 的应用简述

高强度聚焦超声（high intensity focused ultrasound，HIFU）是新近崛起的无创治疗手段之一，在多种肿瘤和非肿瘤疾病的治疗中取得了良好的效果。HIFU 治疗主要通过超声波的热效应、空化效应及机械效应来达到杀灭病灶的目的。在各种监控方式（如超声，磁共振）的引导下，HIFU 对病变组织实施从点到立体消融，最大范围地使得病变组织内的细胞出现凝固性坏死，并且不破坏毁损肿瘤周边的正常组织结构。HIFU 被认为是无创治疗体积较大肿块的最有效的方式之一。

然而，在 HIFU 治疗实施过程中，无可避免地面临着一系列挑战。有研究表明，在 650W/cm^2 的 HIFU 强度下消融 20s，一次仅能造成最大范围约 4mm^3 的消融。所以当 HIFU 用于较大的肿瘤组织的治疗时，需要进行多点、多次反复消融，使得消融灶融合达到彻底杀灭肿瘤的目的；并且，HIFU 在用于深部组织病变的消融过程中，由于声通道内不可避免的能量衰减，以及肋骨的阻挡、体内气体的强反射，从而引起到达治疗靶区的声能不足；此外，当肿瘤组织及周边血供丰富时，血液循环将带走较多的热量，影响细胞凝固性坏死的发生，以上原因都会导致 HIFU 疗效减低。因此，为了取得更好的治疗效果，HIFU 治疗中需要增加作用功率和延长治疗时间来补偿以达到预期消融效果，这将势必导致焦点外加热、周围组织损伤、皮肤灼伤等一系列副作用的发生概率增加。

二、HIFU 增效剂的研究

目前，学者普遍认为 HIFU 的消融效果与 HIFU 能量在组织中的沉积有关。后者取决于组织的生物学特性，因此，相关学者通过 HIFU 增效剂如用碘油、羟基磷灰石液改变组织的声环境，TACE 减少肿瘤的血供增加能量沉积，用超声造影剂——超声微泡改变声环境、增加空化作用、增加能量沉积和温升作用等来增效 HIFU 的治疗。其中，超声微泡被认为是最有效的手段。较多研究证实，HIFU 治疗过程中微泡的使用能明显扩大靶区损伤范围，缩短治疗时间，降低 HIFU 治疗中的作用功率，且微泡内的气体能阻挡声束的传播，减低聚焦点后方组织损伤。

三、普通超声微泡增效 HIFU 存在的问题

普通超声微泡在用于增效 HIFU 的临床转化中受制于其固有的缺陷：①普通超声微泡通常由蛋白质、高分子材料或脂质包裹气体（通常是氟碳气体）构成，其稳定性较差，在体内血液循环中存留时间较短（数十分钟），而对于较大肿瘤的 HIFU 消融，往往需要数小时的时间，单次注射微泡显然无法在较长时间内达到增效效果，如果采用持续滴注的方式来增效 HIFU，不仅操作相对麻烦，更重要的是，微泡在血管内持续存在，惯性空

化将可能导致不可预计的损伤，并且血管内的微泡还可能潜在阻挡声能的传递。②单个微泡的体积通常在微米级，不能通过血管内皮间隙以更均匀地分布于肿瘤组织，达到更好的增效效果。因此，学者试图采用纳米级的超声微泡来改进以上缺陷。但是，纳米级的超声微泡不仅制作工艺繁琐、产率不高，而且其对低频率超声的反应也明显减弱。③微泡在血管内起作用时会影响超声聚焦，导致靶区的移位和非靶区正常组织的损伤。④大剂量的微泡在用于 HIFU 增效过程中，会形成所谓的蝌蚪样毁损，使得毁损组织的形状难以控制，不利于 HIFU 消融灶的准确融合和消融方案的制订。有学者将超声微泡造影剂 Definity 用在乙酸纤维凝胶的 HIFU 消融研究中，结果产生了预计之外的消融灶。随着浓度的逐渐增加，毁损灶形状有逐渐变扁的趋势，即横径大于纵径，且消融灶向着靠近声源的方向移动，当浓度增加到最大时，消融灶在近场凝胶表面扩散，以至于遮挡声能到达深部组织，导致焦点范围没有消融灶形成。

四、相变超声造影剂应用

基于以上，迫切需要研究出一种新型 HIFU 增效剂，在克服超声微泡固有缺陷的基础上，最大程度发挥超声微泡增效 HIFU 的能力。相变造影剂（phase change contrast agents，PCCAs）可能成为一种选择。研究表明，在 HIFU 治疗中引入性质稳定、粒径较小的具备相变能力的超声造影剂，在靶组织内通过 EPR 效应聚集，在一定条件的超声作用下发生相变，在原位产生微泡达到甚至优于普通超声微泡增效 HIFU 的效果，即明显提高 HIFU 在靶区的能量沉积、降低 HIFU 作用功率、增加单次治疗的毁损范围、缩短治疗时间和有效避免焦点外加热损伤。

五、PCCAs 用于增效 HIFU 作用的研究

PCCAs 最早用于增强超声显影，之后学者将 PCCAs 在一定条件下相变产生的微球用于血管栓塞，从而达到治疗疾病的目的。将 PCCAs 用于 HIFU 增效的研究较多集中于最近 5 年，但取得的效果比较显著，其优势主要体现在以下几方面。

（一）增加单次治疗的毁损范围

HIFU 消融通过多次消融灶的融合来“切除”肿瘤，单个消融灶的范围直接影响 HIFU 的消融肿瘤的效率，PCCAs 的加入，在相变后产生的微泡能扩大单次消融的毁损范围。

Linsey C. Phillips 将 DFB 和 DDFP 采用 1 ∶ 1 的比例混合，并用脂质包裹制备出纳米级（平均粒径 240nm±65nm）的相变造影剂，之后将其以不同的浓度（0.005 ～ 0.2μl/ml）分散在丙烯酰胺 - 白蛋白凝胶中，同样方式将普通超声微泡以同样的浓度梯度分散于凝胶，最后将两者与不含有超声微泡和 PCCAs 的凝胶作对照。凝胶以不同峰值负压的 HIFU（2 ～ 4MPa）进行消融，当温度升高至 60℃以上后，其内的白蛋白将发生变性，产生该变化后的消融范围可以被肉眼或者超声显影、MRI 所显示。研究结果显示，在浓

度约 0.01μl/ml，在频率 1MHz，2MPa 以上峰值负压的 HIFU 作用 20s 以上时，凝胶内的 PCCAs 将发生相变产生气泡，并且，在峰值负压 4MPa 的 HIFU 连续作用 20s 后，含有 PCCAs 的凝胶内可造成 (52.8±14.2) mm^3 的消融体积，同浓度的微泡产生的消融体积为 (80.4±33.1) mm^3，然而，在没有相变造影剂和微泡的空白对照组凝胶内，仅可产生 (1.0±0.8) mm^3 的消融体积（图 10-3-1）。研究结果证实，HIFU 结合一定浓度的 PCCAs 能够明显增加单次消融的范围。

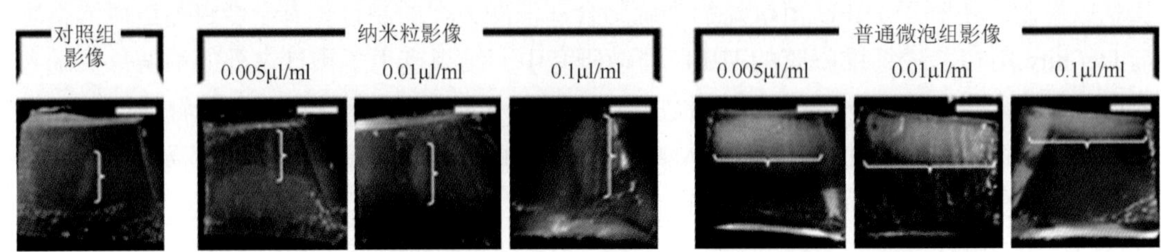

图 10-3-1　含有不同浓度的 PCCAs 及普通微泡的凝胶 HIFU 消融后大体图

对照组凝胶内消融灶呈现规则“香烟状”，含有 PCCAs 和普通微泡的凝胶内消融灶随着浓度增加而增大，含有普通微泡的凝胶消融灶向着靠近探头的方向移位

Oliver D. Kripfgans 将具有相变能力的微液滴 (2.0±0.1) μm 分散到鸡蛋白仿组织体模中 (10^5 个 /ml)，分别用实验系统 HIFU 和临床 HIFU 设备对体模进行研究。首先用低剂量的超声（频率 1.44MHz，10 个周期，0.25% 占空比）形成相变，再用 HIFU（频率 1.45 MHz，功率 30 ～ 200W，负压峰值 1.12 ～ 15.9MPa）辐照，形成线性和螺旋排列的消融灶。MRI（由于加热导致蛋白质变性，使得 T_2 缩短）和大体观察显示，在含有相变材料的凝胶中，HIFU 辐照 1s 后形成 19.9mm^3 的消融灶，55.4s 后形成体积约 3.25ml 的规则消融灶，并且，HIFU+PCCAs 消融形成的消融灶体积也达单纯消融的 4 倍。

Linsey C. Moyer 制备了脂质包裹 DDFP 和 DFB 混合的 PCCAs 纳米粒（平均粒径 240nm±65nm），尾静脉注射后，用 HIFU（频率 1.1MHz，峰值负压 4.1MPa）消融大鼠肝脏，采用磁共振测温观察温度及切除范围、焦点内及焦点前方加热情况。结果显示，PCCAs 组切除面积约为空白对照组的 30 倍。并且，当采用 15W 的 HIFU 辐照 15s，未见到明显的加热和热损伤，与之相对应的是，PCCAs 和微泡组能看到明显的组织加热。

Jonathan A. Kopechek 研究制备了脂质包裹 PFP 的纳米乳，将其用于 HIFU 增效，消融兔大腿肌肉内种植的 VX2 肿瘤。在 HIFU 作用前 2h，从兔耳缘静脉注射 (0.5ml/kg) PCCAs 溶液，之后用 100 个循环的功率约 90W（峰值负压约 15.5MPa）的声脉冲作用促进 PCCAs 相变，消融采用功率 3.0W、4.1W、5.2W（峰值负压分别 2.8MPa、3.3MPa 和 3.7MPa）的能量消融，然后采用 1.5MHz 的 HIFU 辐照 30s，并且用磁共振测温监控温度，被动空化检测装置记录空化释放。结果显示，由于 PCCAs 的注射，当在 5.2W 的声能作用下，PCCAs 温度改变 46%±22%(17.8℃ ±2.1℃ vs 12.2℃ ±2.7℃)；肿瘤内温度超过 43℃的区域当量在 PCCAs 中有 4.9mm^2，而没有的则 1.3mm^2，表明 PCCAs 能通过相变增加 HIFU 热量产生（图 10-3-2）。因此作者认为，随着声能增加，平均温度，平均热量及切除范围都增加。

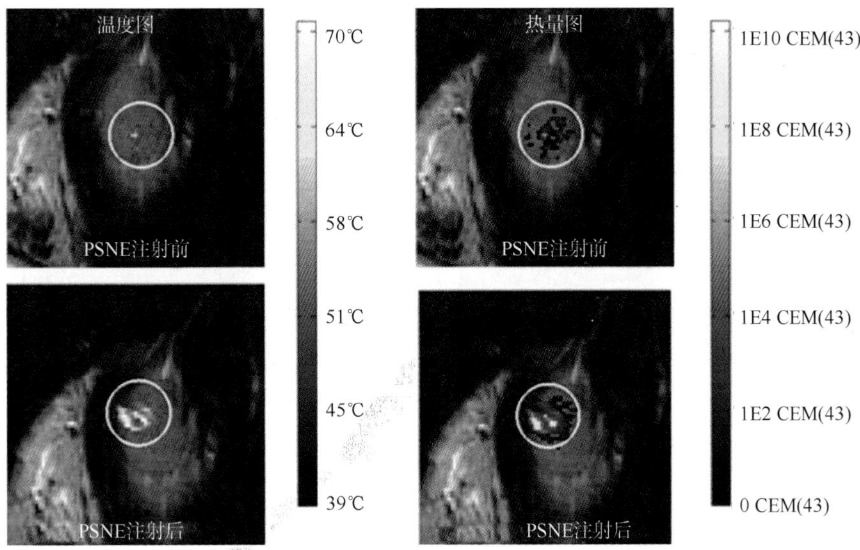

图 10-3-2　兔大腿肌肉内 VX2 肿瘤内注射 PCCAs 前后的磁共振测温图

Zhu Meili 制备了脂质包裹的微米级（平均粒径约 1.2μm）相变乳，并用于消融裸鼠皮下种植瘤，其所用的肿瘤均为经过超声造影筛选的、没有明显坏死的 15 天的裸鼠皮下种植瘤。研究采用尾静脉注射 100μl 的浓度约 1.5×10^7 个 /ml 的 PCCAs 乳液或生理盐水，用 HIFU（频率 1.5 MHz，焦点声强 2344W/cm^2）辐照 5min，空白对照组采用同样剂量的 HIFU 直接辐照。结果发现，PCCAs 组肿瘤内回声强度明显增高（图 10-3-3），消融坏死面积约为单独使用 HIFU 时的 2.9 倍。TTC 染色显示，正常对照组呈现整体红色，表明细胞增殖活跃，单纯 HIFU 组 36% 组织出现白色，且位于肿瘤中间部分，但周边部分却被染成红色。而 HE 染色证明肿瘤中间部分的细胞明显坏死，而周边仍代谢活跃。PCCAs+HIFU 组则 TTC 染色为整个肿瘤全部呈现白色，HE 染色为绝大多数多数细胞坏死（图 10-3-4）。随访观察，单纯 HIFU 组治疗后 3 天肿瘤缩小，但是第 4 天就开始增大。由于肿瘤周边的不全消融，PCCAs+HIFU 组与单独 HIFU 组和空白对照组肿瘤大小明显差别，约 30 倍，而后两组间没有差别。肿瘤周边由于血流丰富，此处的 PCCAs 较多，相变产生的微泡也相应较多，引起空化作用导致的加热更显著，使得肿瘤细胞，尤其是靠近周边的肿瘤细胞灭活更彻底，有效控制了肿瘤的生长侵袭。

（二）提高 HIFU 在靶区的能量沉积和温度升高，减少焦点外加热

普通微泡的加入能够作为外源性空化核，有利于惯性空化的发生，增加 HIFU 在靶区的能量沉积，促进局部迅速升温，但是，血管内的微泡却可能导致焦点前加热引起不必要的损伤。PCCAs 的重要优势之一在于克服微泡增效过程中的这一缺点，起到更高效的增效作用。Linsey C. Phillips 的研究中，HIFU（频率 1MHz，峰值负压 4.69MPa，时间 60s）辐照后，在含有超声微泡和 PCCAs 的凝胶中均可见到明显的升温，相应的靶区峰值温度分别增加了 16.9% 和 37.0%。更重要的是，在分散微泡的凝胶中可观察到

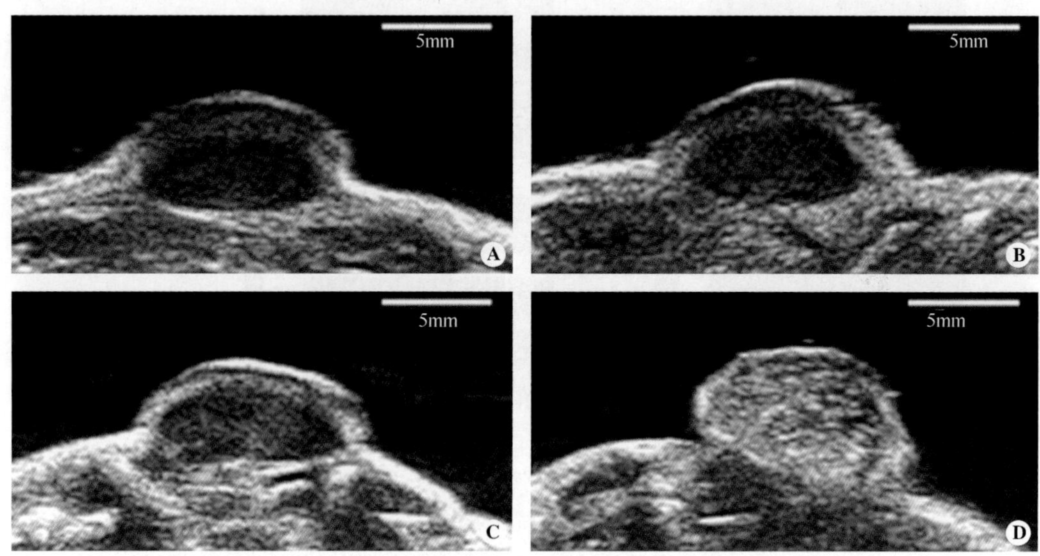

图 10-3-3　裸鼠移植瘤 HIFU 加热前后的超声显影

HIFU 加热前后，单纯消融组（A、B）肿瘤内回声无明显变化，PCCAs+HIFU 组 HIFU（C、D）作用后，纳米粒发生相变，表现为肿瘤内回声强度的增高

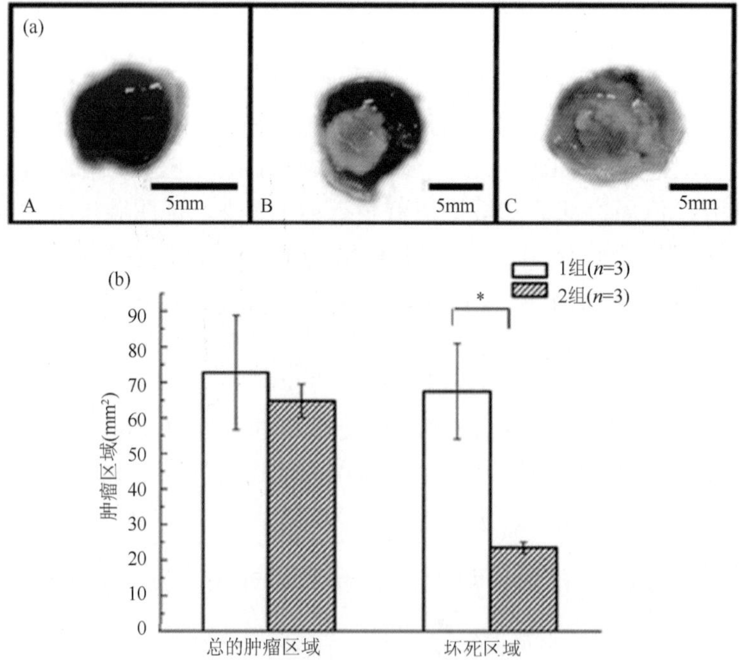

图 10-3-4　裸鼠移植瘤经过不同条件的 HIFU 辐照后的 TTC 染色（a）及肿瘤总面积和消融坏死面积（b）

A. 对照组；B. 单纯 HIFU 组；C. HIFU+PCCAs 组

明显的焦点外加热，而相变纳米粒中却未看到显著的焦点外加热。含有微泡的凝胶表面温度明显增加（ΔT=50℃），含有 PCCAs 的凝胶表面，在加热 40s 后才出现轻微的加热（ΔT=19℃）。

Linsey C. Moyer 用 PCCAs 纳米粒增效 HIFU 消融大鼠肝脏，PCCAs 组温度升高 130%（图 10-3-5）。研究中对照组的加热轮廓沿着声束长轴方向（1 ～ 10mm），表面加热明显（13.4℃ ±3.6℃），而 PCCAs 组则集中在 4 ～ 10mm 范围内，即聚焦范围（最高温度升高 51.5℃ ±12.5℃），是对照组的 2.3 倍（最高温度升高 22.4℃ ±2.8℃）。而微泡的加热集中在较浅的部位，甚至靠近肝脏表面，比对照高 38℃。微泡的存在也能产生显著的热量传递，但是微泡会导致焦点前方加热，加热多接近动物的表面，导致皮肤烧伤，并且，微泡只有在 95min 时候有靶点区域的加热（图 10-3-6）。热效果甚至不如在 95min 时的对照组。因此认为，PCCAs 相变能充分地增强 HIFU 在焦点范围的热传递，避免焦点前的加热，采用 PCCAs 增效 HIFU，能有效减少 HIFU 作用时间，避免焦点前加热。并且，PCCAs 非常稳定，能在至少注射 1.5h 后用于 HIFU 增效。

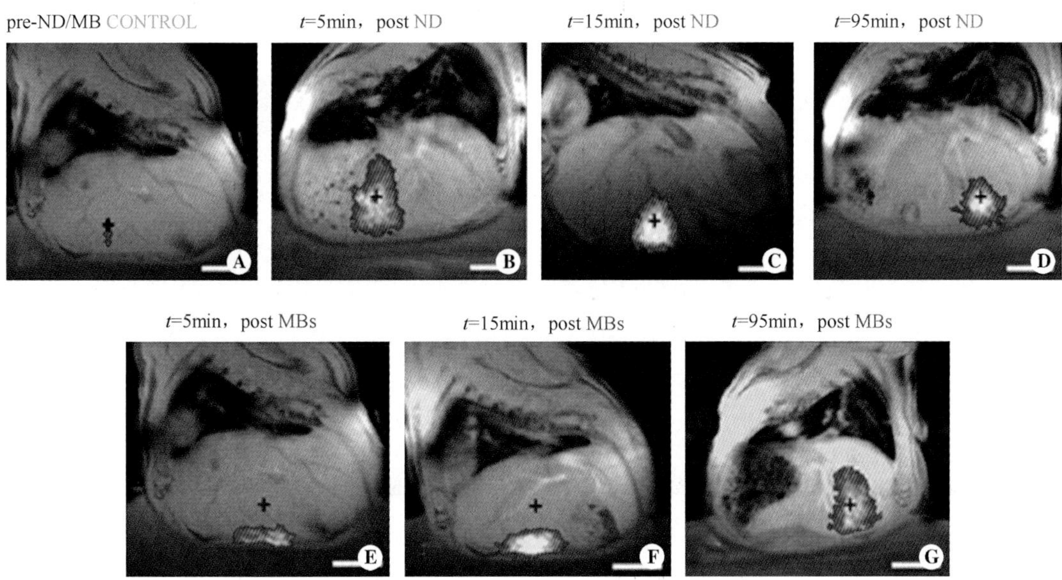

图 10-3-5 大鼠肝脏磁共振测温图

A. 注射 PCCAs 或微泡前、对照组：温度最高区域在焦点区域；B ～ D. PCCAs 组不同时间温度：温度最高区域均在焦点区域；E ～ G. 普通微泡组不同时间温度：5min 和 10min 温度最高区域逐渐向体表移位，仅 95min 时，温度最高区域在焦点附近

Oliver D. Kripfgans 的体外实验中磁共振共振测温显示，HIFU 辐照后脉冲超声预照相变的焦点区域，温度可达到 83℃，此温度足以引起蛋白质变性造成组织损伤，相变微泡的存在阻挡了声能的传播，避免了焦点后方无法预料的组织加热。

Jonathan A. Kopechek 在制备了脂质包裹磁共振显影的钆（Gd）剂的 DDFP（粒径约 189nm），并且用于兔大腿肌肉 VX2 肿瘤（图 10-3-6），在耳缘静脉注射造影剂后，磁共振测温显示，含有 PCCAs 的肿瘤内最高温度 60℃，而不含有 PCCAs 的对照组肿瘤内仅 56℃。虽然这一差异比较细微，但是，可以造成 3650 的累计分钟当量，有另外学者的研究认为，当温度达到 55 ～ 60℃，加热时间从 30s 缩短到 5.1s，240 累计分钟当量（43℃）即可造成组织损伤，因此，PCCAs 组可以造成明显的肿瘤组织坏死。

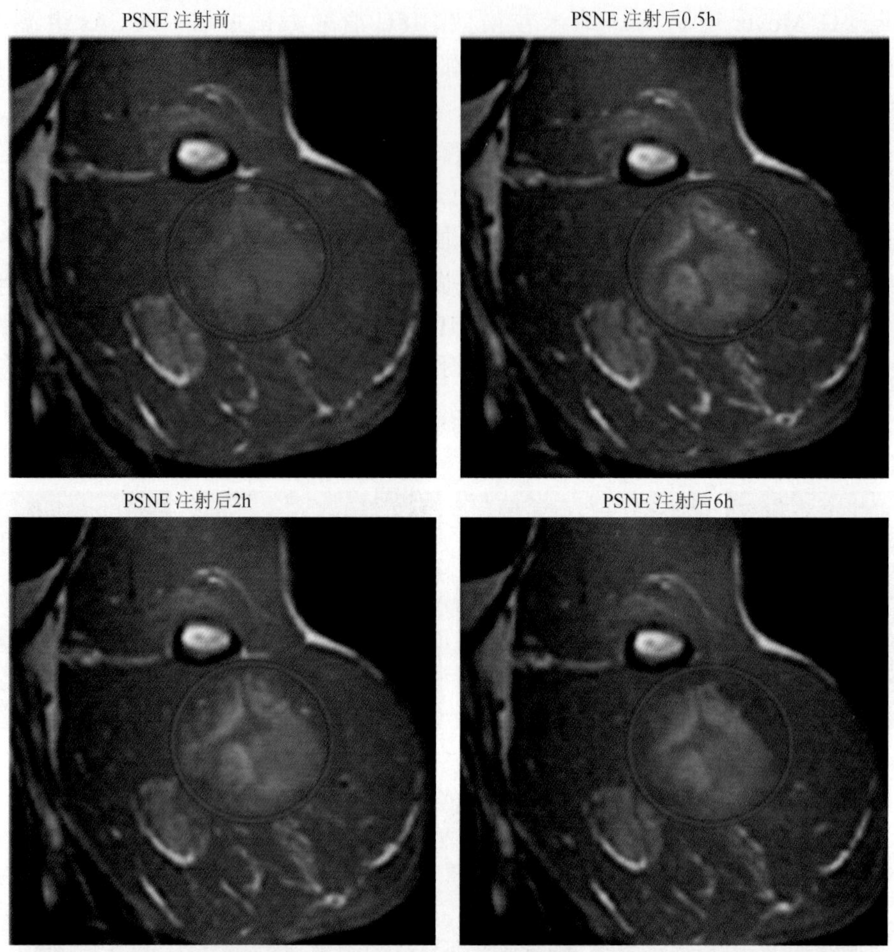

图 10-3-6 注射 PCCAs(PSNE) 后，兔大腿肌肉磁共振显影（T_1- weighted）

注射前，肿瘤内呈现稍高信号；注入 PCCAs 后 0.5h，肿瘤内信号增强，2.0h 后继续增强，而 6.0h 后信号与 2.0h 无显著差异

（三）降低 HIFU 作用功率

在治疗深部组织或者血液丰富的组织内的肿瘤时，不得不加大 HIFU 的作用功率，以弥补声能的衰减、气体反射及血液流动带走热量所造成的 HIFU 效率损失。PCCAs 的加入，能够增加 HIFU 能量在靶区的沉积，减低作用功率。

Zhang Peng 脂质包裹 DDFP 纳米粒制备 173nm 的 PCCAs，分散在仿组织体模中，体模中的白蛋白变性不透明，可以在透明的凝胶中观察到，在相变微泡存在的情况下，造成 $9mm^3$ 的病灶的所需能量减低 72%，Jonathan A. Kopechek 在消融兔大腿肌肉内 VX2 肿瘤的研究中结果显示，PCCAs 组用功率 15.7W 的 HIFU 辐照 10s，可造成 $2.1mm^2$ 的坏死，而对照组以功率 16.5W 的 HIFU 辐照同样时间没有坏死，只有以功率 38.5W 的 PCCAs 辐照才造成 $3.1mm^2$ 的坏死灶，直接证实 PCCAs 有利于降低作用功率。

（四）缩短治疗时间

PCCAs 的加入，有利于 HIFU 对靶区的温升作用，从而缩短治疗时间。Linsey C.

Phillips 的研究中，对照组凝胶焦点区域温度升高至最大值（ΔT=15℃）需要 60s，而在含有 0.01μl/ml PCCAs 的凝胶中，升至同样温度仅需要 20s，说明相变造影剂使得 HIFU 加热时间缩小至 1/3，且能有效增加能量沉积。Oliver D. Kripfgans 采用相变形成微泡后，使得消融灶时间比单独消融快 4 倍（17.0s/ml vs 176s/ml），体积也为单独消融灶总和的 14 倍，增加 1400% 的消融体积，仅需要增加 37% 的消融时间。Zhang Peng 的研究中，PCCAs 组在 2.5s 就能见到有消融灶的形成，而没有空化的则需要 7.5s（图 10-3-7）。

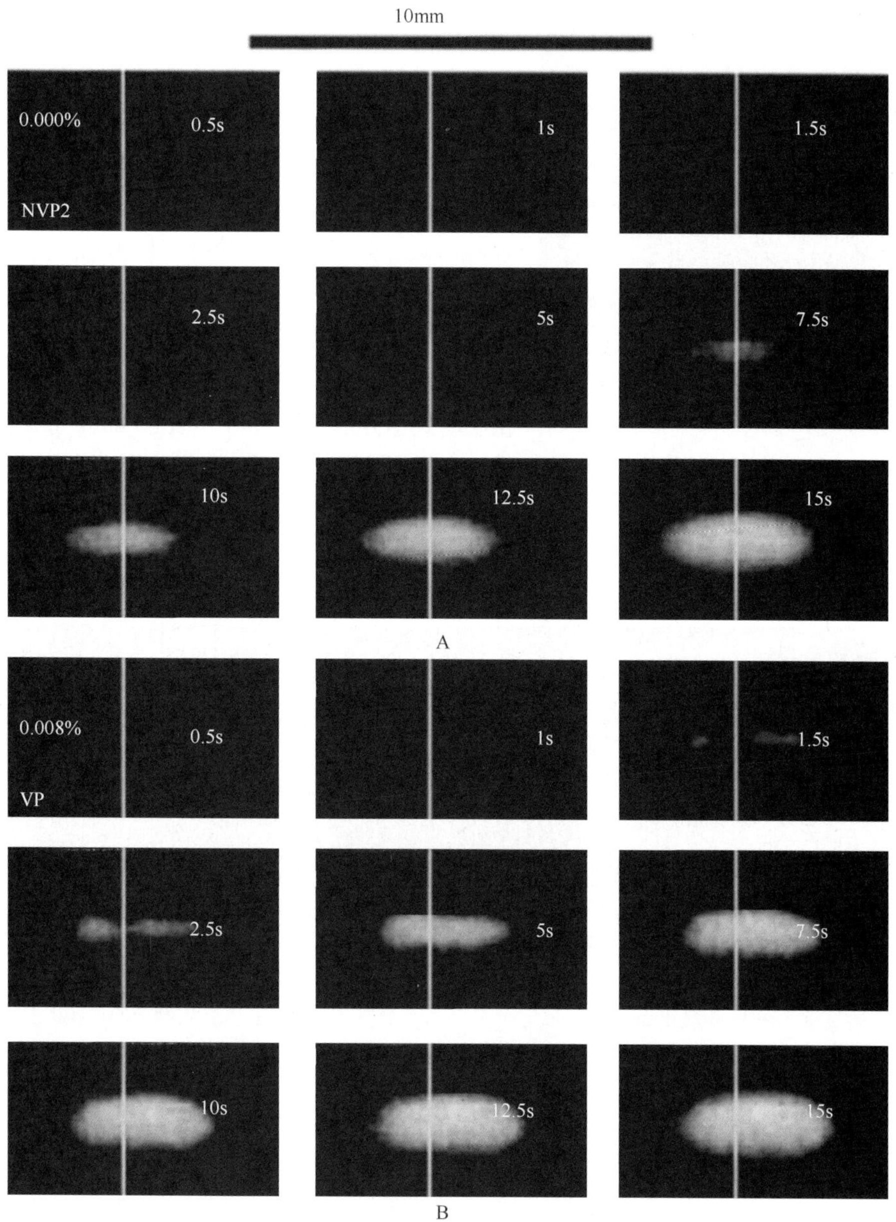

图 10-3-7 凝胶内不同时间点的消融情况

A. 非相变组 高剂量 HIFU 辐照 7.5s 后才见到消融灶形成；B. 相变组 2.5s 即可见到明显的消融灶形成，且同一时间点消融灶明显大于非相变组

（五）单次消融形状的控制

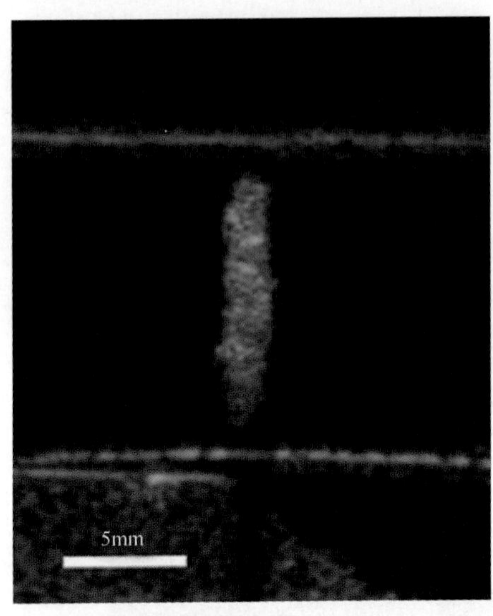

图 10-3-8　理想的单次 HIFU 消融灶
理想的单次 HIFU 消融灶呈“香烟状”，形态规则，边缘光滑

HIFU 治疗肿瘤，需要多点多次消融，通过消融灶的融合来达到彻底消融肿瘤组织的目的，因此，要求消融灶的形状尽量规整，以便 HIFU 治疗操作的精确实施，在单纯单次 HIFU 消融时，形成一个由近及远的“香烟状”条形消融灶（图 10-3-8）。越来越多的研究表明，用微泡增效 HIFU 的消融灶则表现为形态不规则，后方呈现蝌蚪尾样特征，因此，为了达到更好的消融效果，必须有效控制 HIFU 单次消融的形状。Oliver D. Kripfgans 在体外凝胶实验中，采用 2 种不同方式进行 HIFU 辐照，在预先加入超过 PCCAs 相变阈值的短脉冲处理的凝胶中，消融灶形态规则，边缘整齐、光滑，与之对应的是，未预先发生相变的凝胶内消融灶形态不规则，后方可见到“蝌蚪尾”样消融（图 10-3-9）。然而，PCCAs 相变增效也并非无懈可击，Peng Zhang 等研究表明，采用较高能量（> 830W/cm^2）HIFU 辐照凝胶时，随着能量的增加，消融灶的形状同样会发生从“香烟状“到“蝌蚪尾”的改变和消融中心移位，影响 HIFU 消融的准确性（图 10-3-10）。

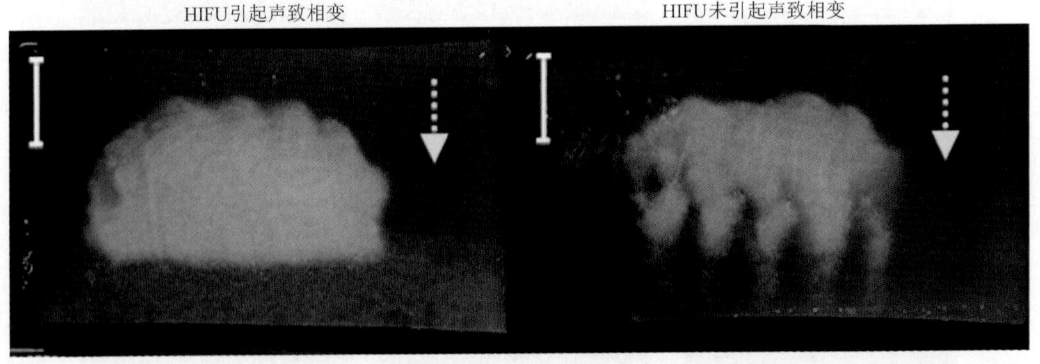

图 10-3-9　相变与否对 HIFU 消融灶的形态影响
预先加入相变脉冲后，HIFU 消融灶形态规则，边缘清晰锐利，后方整齐；若未加入相变脉冲，则 HIFU 消融灶呈“蝌蚪尾”状，形态不规则，边缘毛糙

Connor Puett 采用 HIFU（频率 1MHz；峰值负压 2 ～ 4MPa），不同辐照时间（5s、10s、15s、20s），不同间隔时间（2s、4s、6s）的方式辐照含有 DFB 和 DDFP 的混合凝胶（浓度 10^5 个 /ml 和 10^8 个 /ml）或者空白对照，结果显示，对照组在焦点处产生“香烟样”消融灶，PCCAs 组消融的形状和位置随着浓度的增加和声能的加强≤ 650W/cm^2 而发生改变，采用最大浓度和声能组合产生可控的形状（图 10-3-11、图 10-3-12）。相变范围（20 ～ 240mm^3）和其内相应的消融范围（1 ～ 135mm^3），如果要得到

理想的消融，应该控制消融的时间和能量，且每次消融中间隙 3 ～ 5s 有利于避免周围组织的损伤。

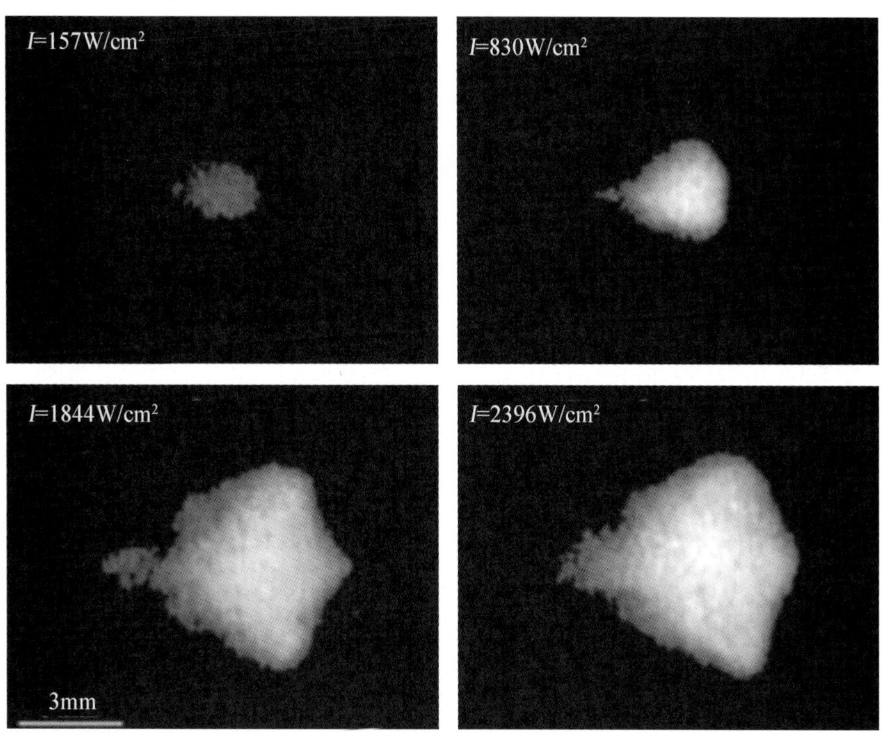

图 10-3-10　PCCAs 相变后，不同能量 HIFU 辐照凝胶后消融灶形态

当 HIFU 能量为 157W/cm² 时，消融灶形态呈 “香烟状”，超过 830W/cm²，消融灶呈 “蝌蚪尾状”

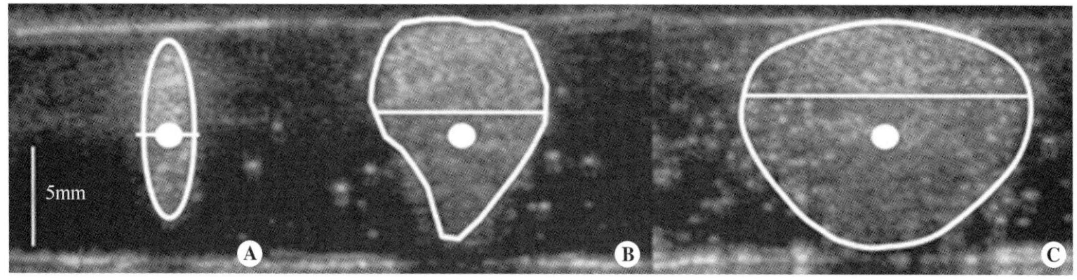

图 10-3-11　不同浓度 PCCAs

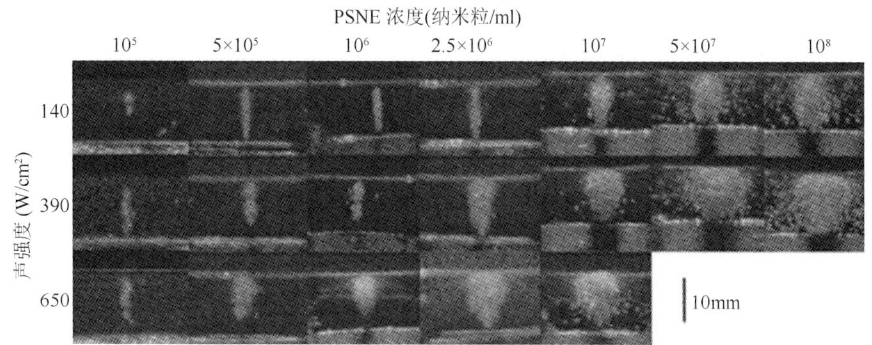

图 10-3-12　不同浓度 PCCAs 在不同强度 HIFU 辐照后的超声显影图

六、相变造影剂用于增效 HIFU 的机制研究

目前认为，惯性空化能通过产生宽带声释放，从而增加 HIFU 治疗过程中的能量沉积，加速 HIFU 治疗的过程。然而，要触发惯性空化（inertial cavitation，IC），需要较高的声压阈值，且难以控制。微泡的引入不仅能遮挡声能传播，而且作为内在空化核有利于惯性空化的发生。既往较多的研究表明，加热的相变微（纳）粒能够在某一声压阈值的短脉冲超声作用下发生相变。Kelly C. Schad 用脂质包裹 DDFP 制备了 1.23μm 的微球（浓度 8×10^6）加入透明管，以 0.578MHz、1.736MHz 及 2.855MHz 的 HIFU 辐照透明管，发现液滴不能在低频率的超声中相变。并且，压力阈值与频率增高呈反比，分别是 2.9MPa、4.4MPa、5.3MPa 对应 578MHz、1736MHz、2.855MHz，而与粒径无关。

Zhang Peng 用 DDFP 制备脂质包裹的纳米级 260nm 的相变造影剂，按照不同浓度（0.15%、0.20%、0.30%、0.40%）分散到仿组织体模中，用 2MHz 的 HIFU 以不同条件（周期：5、40、80；负压峰值：0.47 ～ 8.71MPa）辐照来研究相变的阈值条件，当检测到宽频的发射信号时，证明产生了空化（图 10-3-13）。结果显示相变阈值与温度升高呈反比，而与脉冲长度和浓度无关，在加入 ADV 脉冲前，连续波超声和引起 ADV 超声作用的升温过程一致，当切换加入脉冲后，后者温度出现短暂的温度下降（与切换时间一致），之后在 1 ～ 2s 急剧升温，并且温度明显高于前者（图 10-3-14）。这与超声微泡增效 HIFU 的研究的表现一致，即遮挡声能传播，作为内在空化核。Linsey C. Moyer 的研究有类似的结果，相变产生的微泡可以降低 IC 阈值（从 8.67MPa±0.44MPa 到 0.94Pa±0.13Pa），从而提高 HIFU 能量的沉积，以实现高质量的 HIFU 增效。在另一研究中，Zhang Peng 将脂质包裹 DDFP 纳米粒分散在仿组织体模中，（频率 6.4W，声强 $4586W/cm^2$）的 HIFU 辐照引起相变，之后用连续的 HIFU（频率 3.2MHz，声强 $550W/cm^2$）治疗消融 15s。对照组不施加引起相变的脉冲。结果显示，在相变脉冲之后，HIFU 焦点区域产生了微泡，且与检测到的惯性空化同时发生，说明惯性空化在微泡加热中的重要意义（图 10-3-15）。

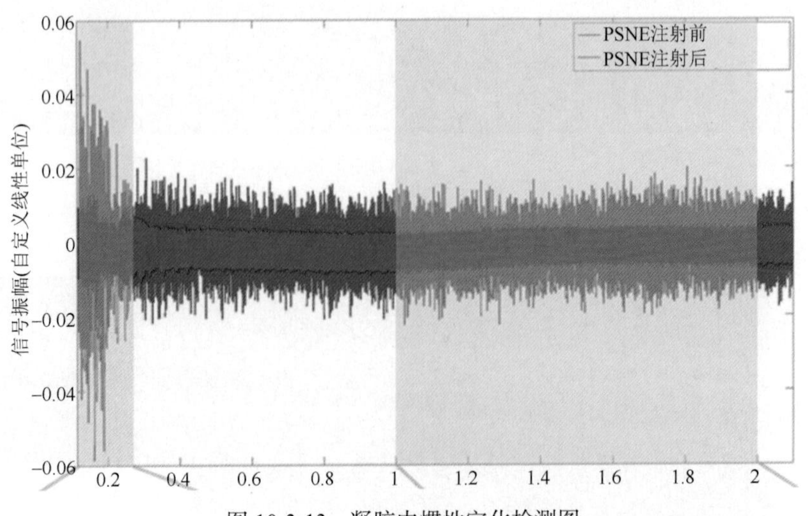

图 10-3-13　凝胶内惯性空化检测图

注射 PCCAs 后，凝胶内宽带释放振幅加大，提示惯性空化增强

Jonathan A. Kopechek 用 PCCAs 增效 HIFU 治疗兔大腿 VX2 移植瘤的研究中，注射 PSNE 后，肿瘤靶区空化释放明显增加，表现为振幅的增加，证明了相变的产生和惯性空化的产生，释放的温度明显增高。然而，在不同声能下宽带振幅的量却没有明显差异。此外，作者研究了空化剂量与加热的关系，超过 (7.5×10^2) 后，热量明显增加，HE 染色组织学证实，没有相变时，仅小范围细胞死亡，也没有热损伤和血管渗血或破裂，在观察到相变所致的空化的肿瘤中，则观察到更大热沉积范围，存在上述组织细胞的损伤，可能是由微泡导致偶然声波散射或者声能辐射引起的。虽然如此，HIFU 加热的范围却限于聚焦区以内，可能是由于产生的微泡的量较少，没有发现朝着声源的方向移动这一现象。

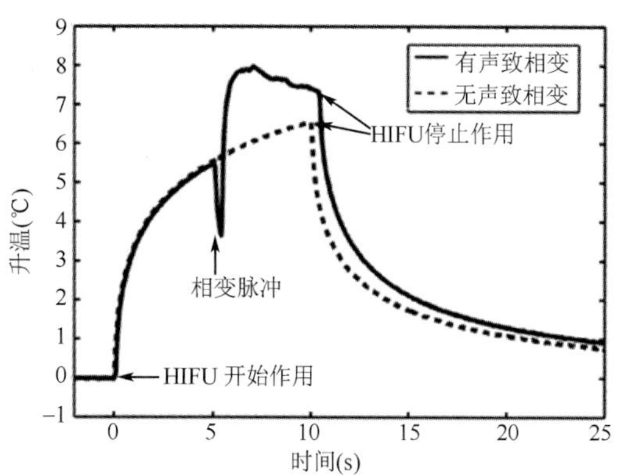

图 10-3-14　凝胶内相变对 HIFU 温升作用的影响图

此为典型的温度升高曲线。加入相变脉冲后，温度在 2s 内迅速上升，而脉冲停止后，温度有所降低，但在持续超声的作用下，温度仍然持续一个比较长的时间

Qiao Yangzi 在体外实验中详细研究了 PCCAs 相变在 HIFU 消融中实现增效的过程，认为精细控制的空化作用有助于实现低剂量的 HIFU 消融。空化逐层发生并朝着照射探头移动，当输入能量增加的时候，PCCAs 能加速焦点近面的空化和切除。但是消融分为两部分，第一部分是焦点前，相变主要在第一个脉冲后在焦点产生，释放明亮的 SL，之后超声波被形成的微泡反射，造成能量在焦点前方沉积，再导致相变产生微泡，之后又反射能量。较早形成的微泡相当于一堵墙，遮挡了能量漏出到焦点后方引起相变和空化的产生，如此循环（图 10-3-16 ～图 10-3-19）。此外，作者还研究了占空比对 HIFU 消融的影响，高占空比导致病灶增大，微泡没有足够的时间溶解，反射超声波，导致能量减少，而当占空比较小时，较多的微泡溶解，不能反射超声波，引起能量传递到微泡云之内。

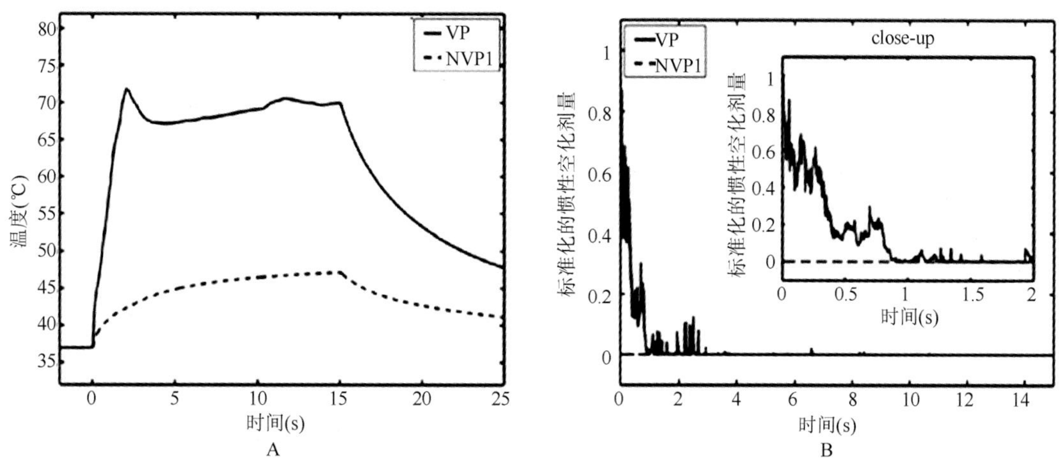

图 10-3-15　凝胶内温度升高即惯性空化检测图

A. PCCAs 相变后，凝胶内温度迅速升高且明显高于对照组；B. 与相变时间比较对应的惯性空化检测

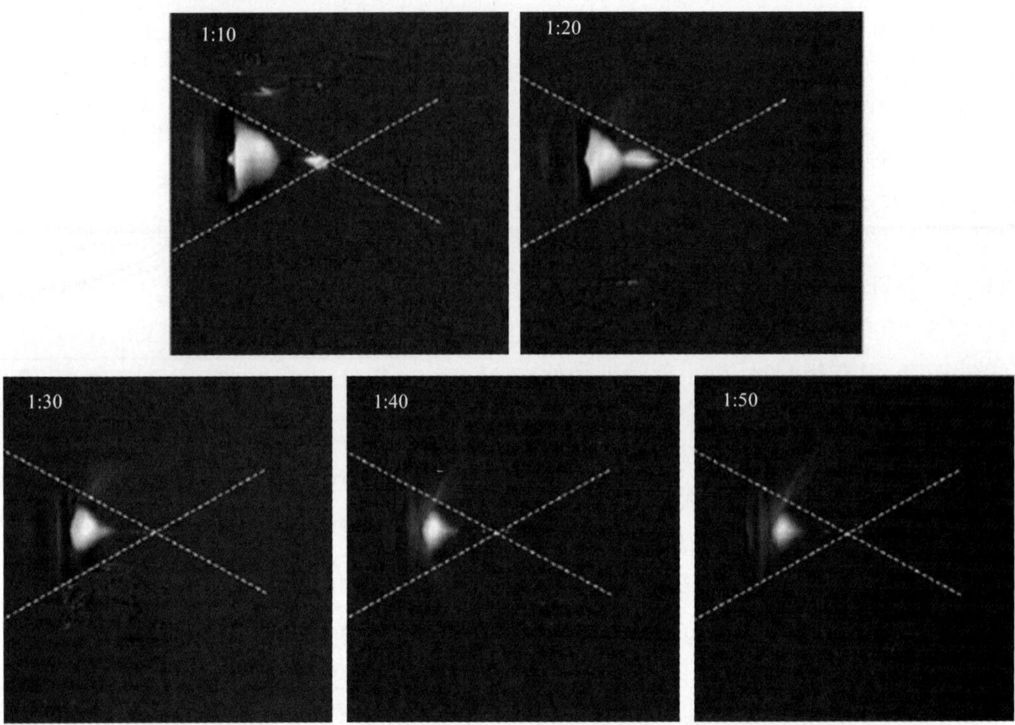

图 10-3-16 不同占空比的 HIFU 辐照后的消融灶形态和位置图

随着 HIFU 占空比的缩小，消融灶缩小，当 HIFU 能量＜1 ∶ 30 时可见到显著的相变微泡对声能的遮挡，引起消融灶明显缩小

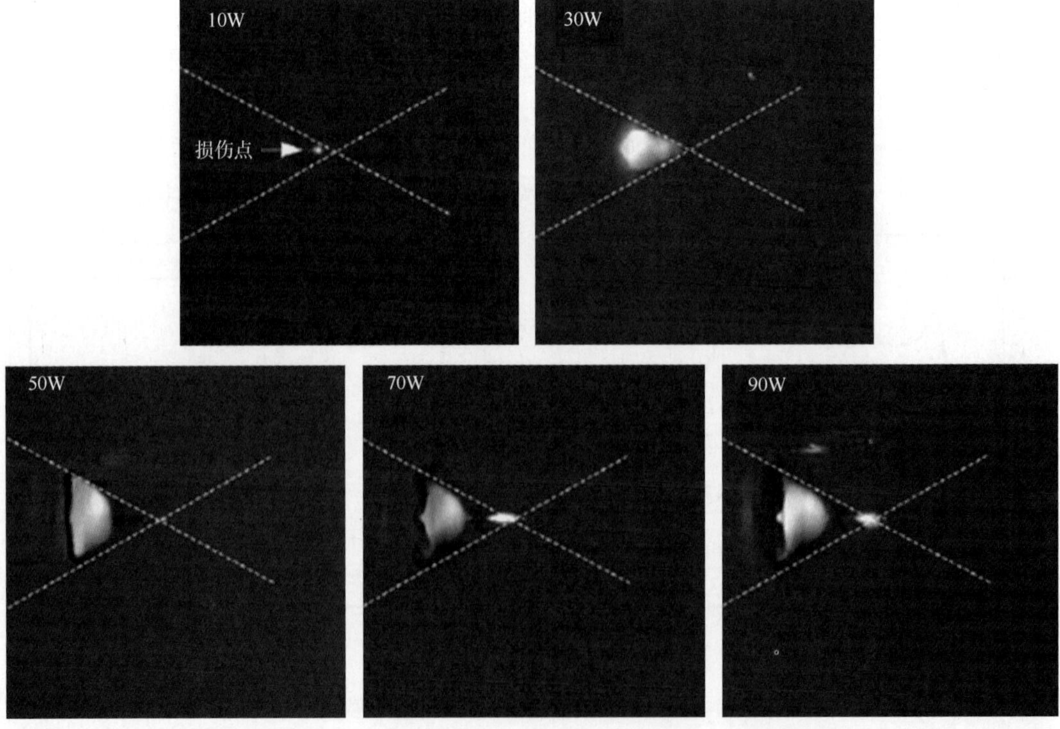

图 10-3-17 不同能量的 HIFU 辐照后的相变形态和位置图

随着 HIFU 能量增加，相变区扩大，当 HIFU 能量为 10W 时呈点状消融，30W 消融灶扩大并向着探头方向移动，当能量在 50W 时，产生明显相变区与焦点分离

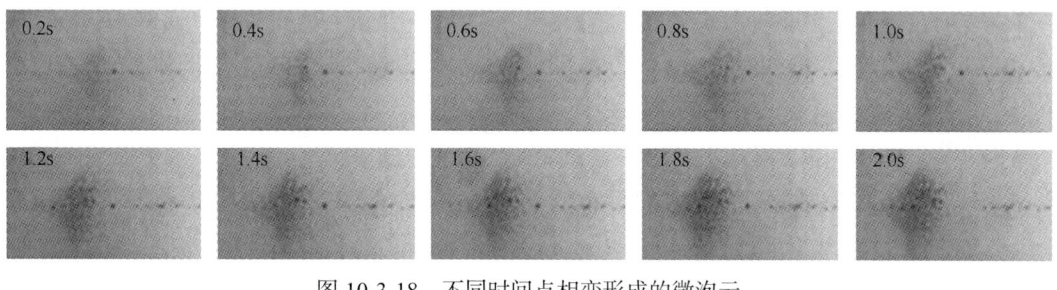

图 10-3-18　不同时间点相变形成的微泡云

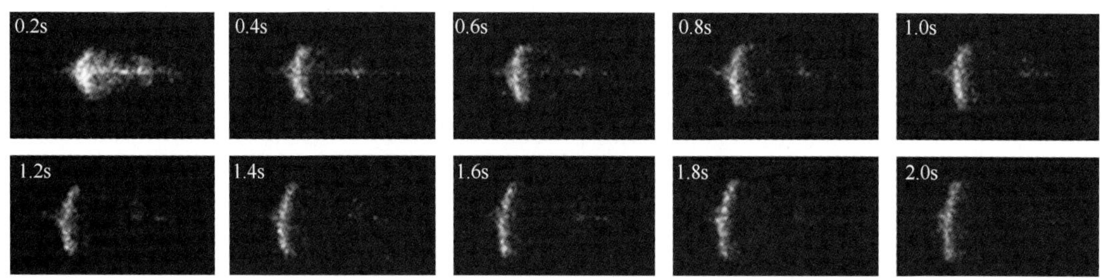

图 10-3-19　不同时间点相变引起的空化

七、PCCAs 浓度与增效的关系研究

增效剂的浓度有利于 HIFU 靶区空化核数量的增多，从而增加 HIFU 能量的沉积，加速 HIFU 的升温作用，Linsey C. Phillips 的研究中，在 4MPa 的 HIFU 作用下，含有 0.1μl/ml 的微泡的凝胶内产生的消融体积最大，约 300mm³，随着微泡浓度升高，坏死范围在声束方向上纵径减少，横径增加，体积反而减小，到达 1μl/ml 时候，则仅在表面有毁损。在含有同样浓度的 PCCAs 的凝胶中消融体积约 150mm³，与之不同的是，PCCAs 组，在很大范围内（≤ 2μl/ml）内，随着浓度增加，消融灶范围增加。Oliver D. Kripfgans 用到的浓度是 10^5 个 /ml，以 70kg 体重人的肝脏为例进行推算，需要 2.3×10^7 的量，远远低于 6.5×10^8/kg 的耐受量，说明用于临床增效是可行的。Zhang Peng 的研究中，在 500W 的 HIFU 能量下，当度在 0.004% 及以下没有病灶形成，不同浓度（0.008% ～ 0.020%）PCCAs 之间没有差别。

Jonathan A. Kopechek 设计实验研究了 PCCAs 在肿瘤内的确切分布。实验中，在注射包含 Gd 的 PCCAs 30min 后，于肿瘤血供丰富的周缘部位可见到明显的磁共振增强（T_1-weight MRI），30min 开始增强，2h 达到高峰，6h 没有明显差异。而在血供欠佳的肿瘤中央部位，则没有显著的增强，由于肿瘤的侵袭性和远处转移与血供分丰富的周缘部位密切相关，因此，HIFU 消融后，周缘部位聚集的 PCCAs 能够在原位相变，增加 HIFU 消融效果，使得肿瘤的侵袭性得以有效控制。

八、特殊的相变材料在增效 HIFU 中的应用

基于 PCCAs 浓度对 HIFU 增效效果的影响，有学者探索采用靶向肿瘤的方式来增加 PCCAs 在肿瘤内的沉积。Zhou Yang 用脂质包裹 PFH 制备了平均粒径约 230nm 的叶酸受体靶向的相变造影剂，用 $180W/cm^2$（$149.27mm^3$）的 HIFU 辐照 2s，坏死牛肝的体积明显大于同样剂量 HIFU 辐照注射生理盐水（$34.47mm^3$）和脂质（$37.68mm^3$）后的牛肝体积。作者进一步将相变造影剂注射入荷人卵巢癌的裸鼠尾静脉中，用活体荧光证实其靶向分布于肿瘤内部的性能（图 10-3-20），在此基础上，用 PBS，$120W/cm^2$ 的 HIFU 辐照 5s，观察到靶向组（250.7±63.6）mm^3 坏死体积明显大于非靶向组（39.9±18.1）mm^3。

目前 HIFU 用超声和 MRI 来引导治疗和实时监控。MRI 能够监控治疗过程中靶区的温度变化，然而，传统的 MRI 引导的 HIFU 消融如不使用增效剂，则缺乏良好的消融效果和精确的引导，为了能达到满意的消融，Chen Yu 用多介孔硅壳制备了 MnO_x NPs 用于 T_1-weighted MRI 和增效剂，该增效剂比传统的 Gd 增效剂有更好的生物相容性，并且有酸刺激敏感的特性，并且包被 PFH 后，可以用作增效 HIFU 治疗。PFH-MCNCs 应用后，能清晰地分辨正常组织和肿瘤组织，离体牛肝显示，能取得较好的 HIFU 消融增效效果（150W/5s，$86.5mm^3$）vsPBS，（250W/5s，$66.6mm^3$），体内消融兔 VX2 肿瘤表明，能明显增加消融体积 $10.2mm^3$vs$1.1mm^3$。

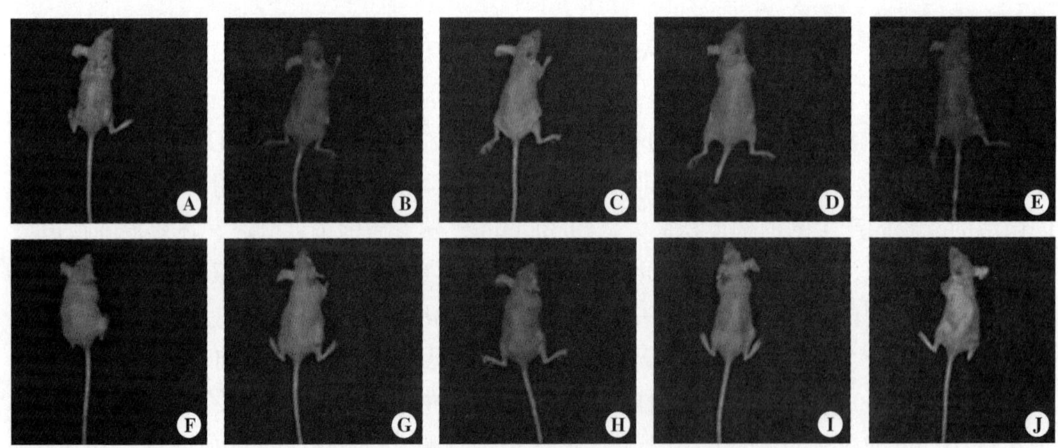

图 10-3-20　注射 PCCAs 后荷瘤裸鼠活体荧光图

A ～ E. 靶向组；F ～ J. 非靶向组

目前用于 HIFU 增效的 PCCAs 多采用全氟戊烷 PFP 和全氟己烷 PFH 等液态氟碳为核心制备，容易受到高温高压高振荡的影响，且 HIFU 增效中，由于液态氟碳的一次性消耗，无法再一次增效 HIFU。传统的液 - 气相变增效剂容易影响治疗的精确性，不可避免地损伤周围正常组织。Zhang Kun 等用多介孔硅壳包裹 L- 薄荷醇制备出一种固态 - 液态 - 气态（SLG）的三相相变的特殊物质取代传统的液态 - 气态相变的增效剂。此相变材料能在体内存在较长时间，且在 24h 内逐渐蓄积。研究表明，三相相变能在远低于其沸点的温度（212℃）持续稳定地释放气泡，这有别于液 - 气相变的突释，当 350W 的 HIFU 辐照 5min 后，三相变材料可导致 $146mm^3$ 的消融体积，而单纯 HIFU 组则仅有 $58mm^3$，且三相表材料组

第二次照射后增加的消融体积最明显（图 10-3-21）。

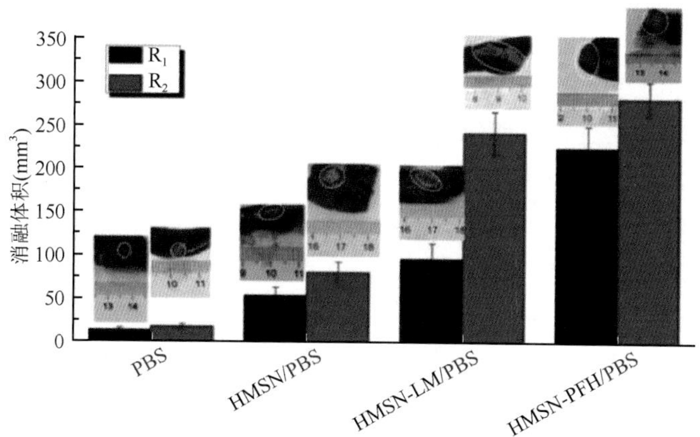

图 10-3-21　注射不同材料后 HIFU 消融灶的比较

虽然无机材料增效剂取得良好的消融增效效果，但是其生物安全性仍然是不可回避的问题。因此 Liu Dechao 制备了有机和无机混合的材料 P-Fe_3O_4/P-Fe_3O_4/PFOB@OIHVs 来增效，兼具有机材料的生物安全性和无机材料的稳定性（Pegylation 增加水溶性和稳定性，Fe_3O_4 可用于 MRI T_2 显影，PFOB 为一种液态氟碳，用于相变后增效 HIFU），该材料能在体内清楚地显示肿瘤组织和周围正常组织，将其用于体外牛肝和体内兔肝脏 VX2 肿瘤的 HIFU 消融增效，用脱气 PBS 作为对照，结果显示了消融体积分别为（128.6 ± 3.1）mm^3 与（22.9 ± 1.3）mm^3 时的效果。

九、总结与展望

有了以上的研究基础，在以后的临床工作中，或许可以在 HIFU 治疗前采取静脉注射 PCCAs，通过血液循环、EPR 效应或者配体受体的主动靶向作用在肿瘤内聚集，加入短的声脉冲使得肿瘤内 PCCAs 原位相变，形成微泡并作为空化核，增强 HIFU 加热和治疗。但是，PCCAs 用于 HIFU 增效研究仍处于初级阶段，在临床应用之前，必须对以下几方面进行细化研究，例如人体内最适 PCCAs 浓度的使用和最佳 HIFU 辐照条件（包括频率、功率、声能、时间、占空比等），加入 PCCAs 后单次消融灶的确切大小和形状控制，PCCAs 增效 HIFU 对肿瘤及人体内环境的远期影响等。

（郑元义　李　奥　周　洋）

第四节　低功率聚焦超声联合载药微泡介导药物控释

一、药物递送系统发展简史

药物递送系统（drug delivery systems，DDS）的概念最早出现于 20 世纪 70 年代初，是指运用现代制剂技术（膜控释、脂质体、毫微囊与微球制备、血细胞包封、单克隆抗体等生物工程技术等）和高分子材料或聚合物，将药物分散在结构特殊、复杂而巧妙的体系中，以达到按预期方式、速率释出药物并运输至期望部位或靶位的目的。

药物递送系统的发展阶段大致可归为以下 5 个方面。

(1) 传统的药物递送系统，即经简单加工的口服和外用药物（丸、膏等）。

(2) 供给患者口服或外用的片剂、颗粒剂、胶囊剂等。

(3) 缓释、控释药物递送系统，其优势在于不需要频繁给药的情况下能在机体内维持较长时间的药物浓度，达到治疗的目的。

(4) 靶向药物递送系统（targeted drug delivery systems，TDDS），其可使药物在特定的靶器官、靶组织、靶细胞释放，提高靶区域的药物浓度达到既可提高靶区域的药物疗效又可避免药物毒副作用。

(5) 脉冲式药物递送系统，它可根据自身接收的反馈信息自动调节给药，即在发病期内自动调节给药。

近年来，随着分子药理学、生物药物分析、细胞药物化学、药物分子传递学及系统工程学等多学科的发展、渗入及新技术的不断涌现，靶向药物递送系统成为药物剂型和制剂的研究热点。被动靶向药物递送系统是指在未进行特定抗体和配体标记的情况下，药物载体被机体清除系统——吞噬细胞自然吞噬实现靶向给药的目的。主动靶向药物递送系统是指将药物载体表面特殊修饰后连接特异性配体，这些特异性配体可与靶细胞表面的受体相结合从而达到药物递送的目的。物理化学靶向药物递送系统是指借助于某种物理或化学方法使药物载体在特定部位发挥药效。牵制型靶向药物递送系统是指为了避免药物载体被巨噬细胞吞噬，在注射制剂前使用硫酸葡聚糖等巨噬细胞抑制剂，以降低网状内皮系统对药物载体的吞噬能力。

随着超声分子影像学的发展，超声靶向微泡破坏（ultrasound targeted microbubble destruction，UTMD）技术已成为一种极具发展潜力的靶向给药运输系统。其原理是将载药物微泡经外周血管静脉注射后，其可随血流达到靶向组织，利用超声监控其在靶组织聚集后，经体表采用一定能量的超声波辐照，载药物微泡可在靶向部位破坏并释放所携带的药物，同时，超声破坏微泡所产生的“声孔效应”可使局部微血管和细胞膜通透性增高，促进局部组织药物或基因的渗透和吸收，从而达到药物体内定位释放和增强治疗效果的目的，因而超声及超声微泡造影剂是 UTMD 技术的必备条件。

通常将治疗超声分为能量为 0.125 ～ 3W/cm^2 的低强度超声和高于 5W/cm^2 的高强度超声。低强度超声主要用于刺激机体对损伤的生理反应及加速药物递送过程。高强度超声的应用在于通过某种可控方式达到选择性破坏组织的目的。低强度聚焦超声是基于聚焦超声原理，采用低能量的超声波通过皮肤将超声波能量聚集于体内任何部位而不会引起皮肤损伤。

二、低强度聚焦超声联合载药微泡介导肿瘤靶向药物治疗

恶性肿瘤严重威胁着人类的健康，化疗药物具有诱导肿瘤细胞凋亡，抑制肿瘤细胞增殖的能力，然而临床上用的化疗药物大多为非选择性药物，在杀伤肿瘤细胞的同时对

正常组织细胞也有杀伤作用，因而化疗药物的体内疗效仍不理想。正常组织细胞与细胞之间是紧密连接的，以防止分子、离子穿过细胞间隙，而肿瘤血管内皮细胞之间的间隙较大，因此可允许大的分子、离子通过。肿瘤靶向药物治疗是肿瘤治疗的方式之一，超声靶向微泡破坏肿瘤治疗是利用外部物理力量 - 超声进行肿瘤内药物载体递送。超声靶向微泡破坏技术是当前靶向给药技术的研究热点。超声辐照可增加细胞膜的通透性，从而增加细胞对药物的吸收，超声靶向微泡破坏能在微泡破坏的瞬间局部释放药物并同时增加该部位细胞膜的通透性，在增加局部药物吸收量的同时一定程度上降低了正常组织对药物的吸收，从而增加局部组织的药效。由于非聚焦超声发射的超声波为平面波，平面波不仅会使声场内大部分微泡破坏，且微泡破坏产生的一系列生物学作用对正常组织的影响也不可忽视，与此同时，正常组织的微泡所携带的药物释放对正常组织产生毒性作用，与非聚焦超声相比，聚焦超声可将超声束聚集于体内感兴趣区域，在特定的靶组织区域产生超声的生物学效应。Gong 等基于低强度聚焦超声联合微泡可开通血脑屏障进行药物递送等研究的基础上，对能否利用低强度聚焦超声的声能聚焦特点联合载药微泡复合体抑制兔肝癌移植瘤进行研究。他们首先将聚焦超声与非聚焦超声体外破坏微泡的能力进行了对比，结果与预想的一样，非聚焦超声可使声场范围内大部分微泡破坏，而聚焦超声却引起局部范围内的微泡破坏（图 10-4-1）。然后他们将低强度聚焦超声联合自制的载药复合体进行体内肝脏释药研究发现，焦点区域的药物量显著高于非焦点区域，且离焦点区域越远，该部位的药物量越低，由此证实低强度聚焦超声联合微泡具备体内外局部释药的能力（图 10-4-2）。最后，他们对低强度聚焦超声联合阿霉素微泡复合体体内抑制

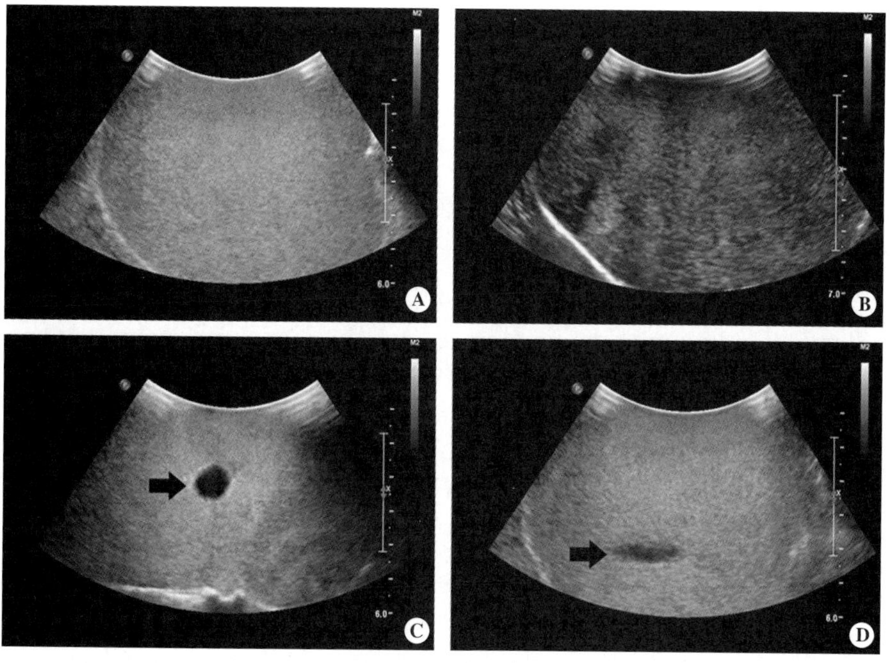

图 10-4-1　不同条件下单纯微泡的声像图

A. 微泡破坏前的超声图像；B. 诊断超声破坏后的为微泡声像图；C. 低强度聚焦超声破坏后，与超声波发射方向垂直的微泡声像图；D. 低强度聚焦超声破坏后，沿超声波发射方向的微泡声像图

兔肝脏移植瘤的效果进行了对比，发现在超声参数设置尽量一致的情况下，与非聚焦超声相比，低强度聚焦超声有显著地抑瘤效果（图 10-4-3 ～图 10-4-6）。因此我们可以推断低强度聚焦超声具备局部靶向破坏微泡释药的能力，达到靶组织区域靶向破坏微泡达到治疗的目的，为体内其他实体肿瘤的临床治疗提供了思路。

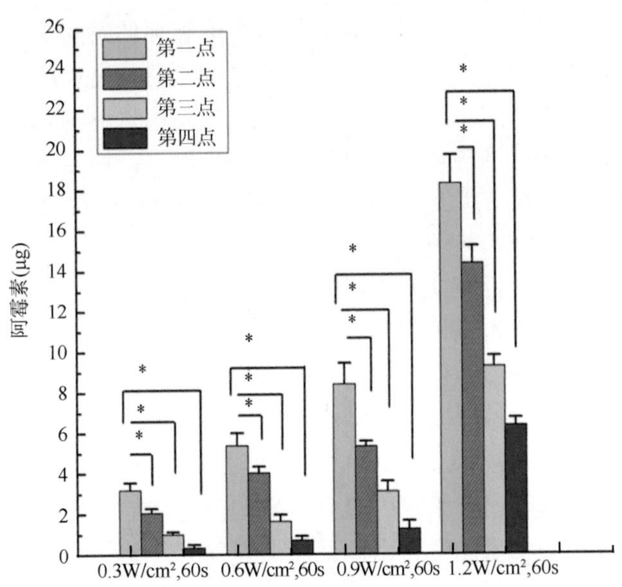

图 10-4-2　不同声强的低强度聚焦超声触发后，距焦点不同位置处的阿霉素水平

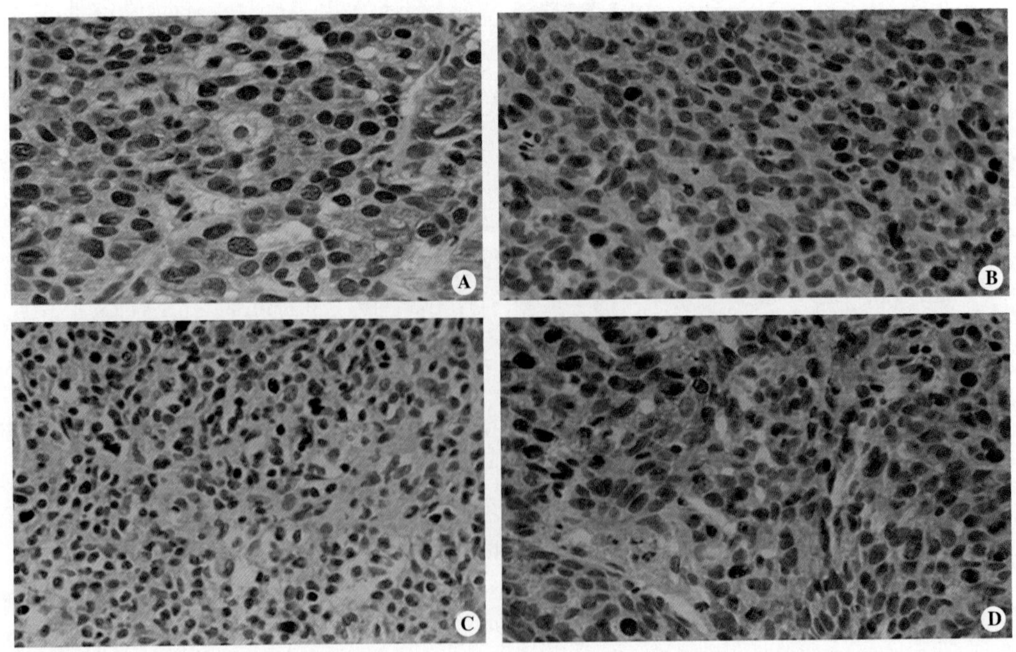

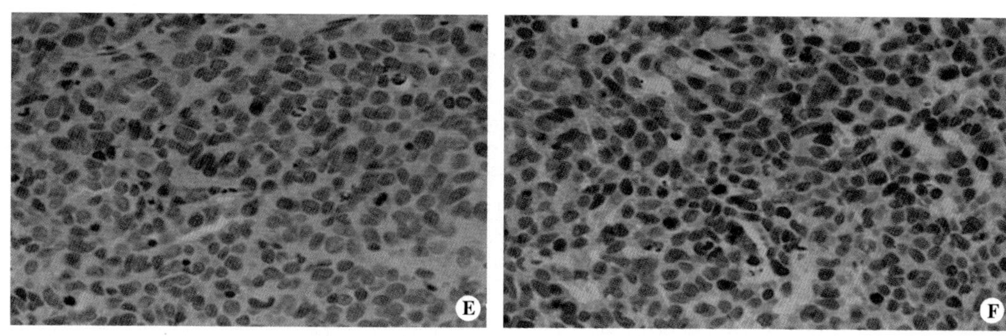

图 10-4-3　免疫组化法检测兔 VX2 肝脏肿瘤组织中的 PCNA 表达

A. 空白对照组；B. ADM-NPs +LIFU 组；C. MBs+LIFU 组；D. ADM-NPs + MBs + LIFU 组；E. ADM-NMCs + LIFU 组；F. ADM-NMCs + Non-FUS 组；可见 ADM-NMCs + LIFU 组的 PCNA 表达量最低，空白对照组最高

三、低强度聚焦超声联合药物载体开通血脑屏障

（一）低强度聚焦超声联合药物载体通过血脑屏障治疗脑肿瘤

血脑屏障的发现源于 19 世纪末的德国药理、生理学家 P.Ehrlich，他通过注射苯胺染料发现除了脑之外的各个脏器均可着色。Goldmann将铁氰化钠注射到动物脑脊液中，结果发现脑内的细胞着色而其他器官均未着色，从而证实了血脑屏障的存在。Brightman等通过静脉注射辣根过氧化物酶，结果辣根过氧化物酶被脑血管上皮细胞及细胞间的紧密连接局限在血管腔内，从而证明脑血管上皮细胞及细胞间的紧密连接是构成血脑屏障的结构基础。

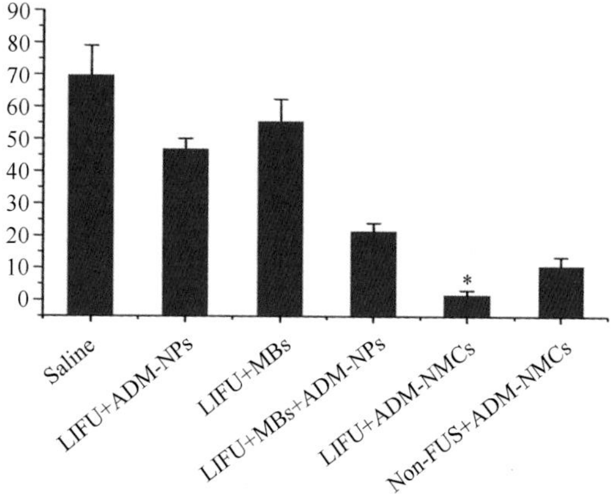

图 10-4-4　免疫组化法检测兔 VX2 肝脏肿瘤组织中的肿瘤细胞增殖指数

ADM-NMCs + LIFU 组与其他各组相比，*$P < 0.05$

血脑屏障是高等动物在长期进化过程中形成的，是血液与脑、脊髓的神经元细胞之间的一种调节界面，对中枢神经系统和外周血液之间的物质交换起着重要作用。血脑屏障是抵御大脑外来物质的第一道防线，是由专门的毛细血管内皮细胞构成的。由于毛细血管内皮细胞之间是通过复杂的紧密连接在一起的，血液中的物质不能由细胞旁路通过毛细血管，只能穿过细胞，毛细血管内皮细胞的厚度大约有 200nm，因而通过血脑屏障意味着要通过两层细胞膜：内皮细胞内膜和外膜。血脑屏障还包括基膜，基膜对内皮细胞、周围细胞、星形胶质细胞起支持作用，因此可以说血脑屏障是由致密的内皮细胞、周围细胞、星形胶质细胞一起构成了血脑屏障的结构。98% 的小分子物质，100% 的大分子物质都不能通过血脑屏障。脑毛细血管内皮细胞是构成血脑屏障的关键结构，其形态决定了只

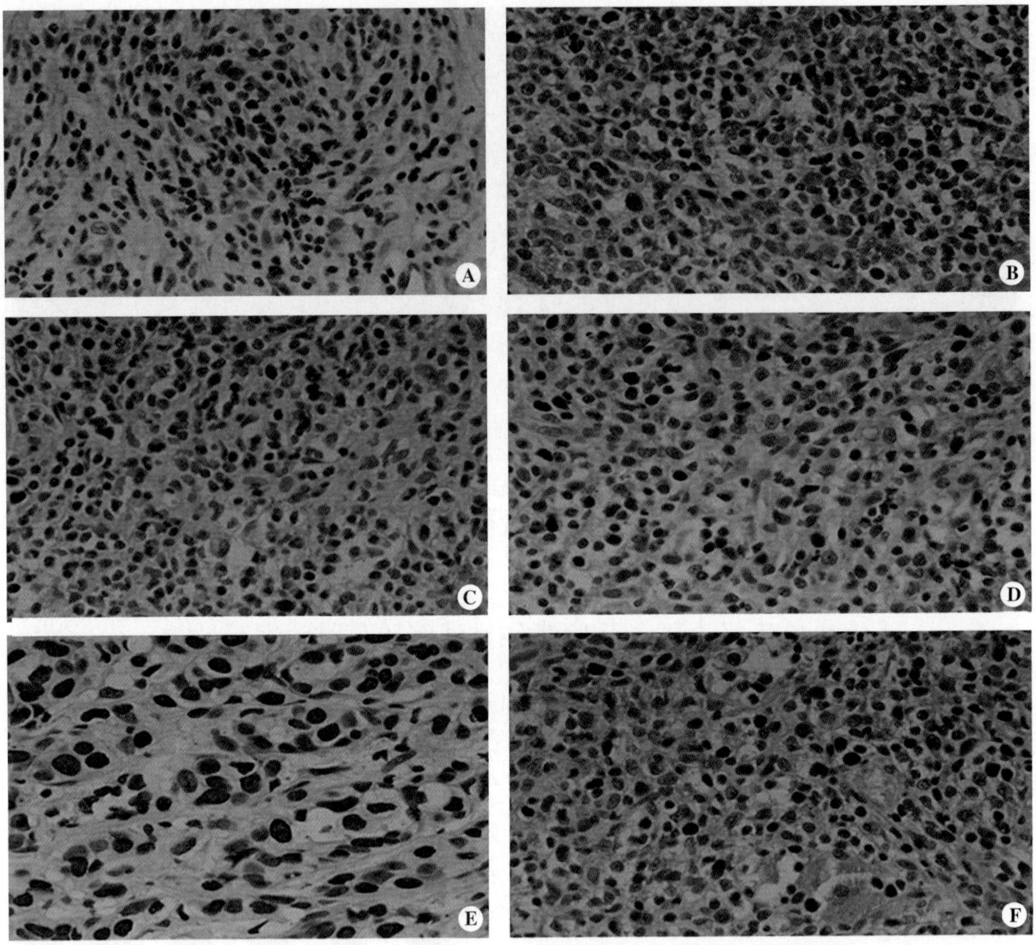

图 10-4-5 TUNEL 法检测兔 VX2 肝脏肿瘤组织中的肿瘤细胞凋亡情况

A. 空白对照组；B. ADM-NPs + LIFU 组；C. MBs + LIFU 组；D. ADM-NPs + MBs + LIFU 组；E. ADM-NMCs + LIFU 组；F. ADM-NMCs + Non-FUS 组；可见 ADM-NMCs + LIFU 组的凋亡细胞最多

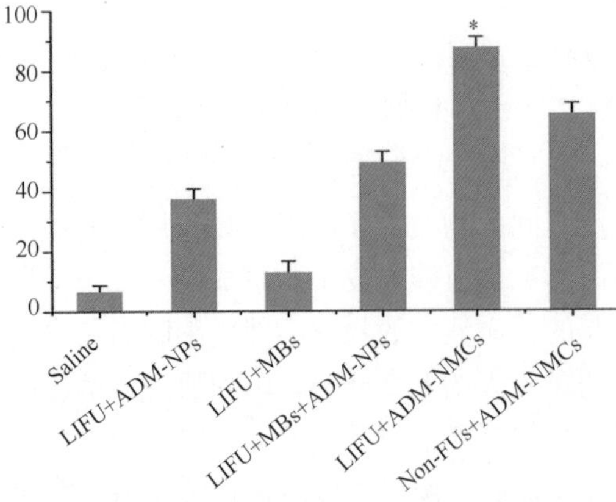

图 10-4-6 TUNEL 法检测兔 VX2 肝脏肿瘤组织中的肿瘤细胞凋亡指数

ADM-NMCs + LIFU 组与其他各组相比，$^*P < 0.05$

有足够小的亲脂性药物及分子质量介于 400 ～ 500kDa 的小分子物质才能透过血脑屏障，某些血源性的神经递质由于酶的降解作用限制了其的摄入。小分子亲脂性药物只对抑郁、癫痫类疾病有效，而对严重威胁人类健康的脑部肿瘤、脑卒中、脑 - 脊髓损伤及儿童时期的孤独症、失明等仍没有有效的治疗方法。

以上很多疾病都可以用具有应用前景的药物如大分子药物、酶类、基因等药物治疗，然而这些药物都不能通过血脑屏障。传统的大脑给药方式是小分子亲脂性药物、通过创伤式经颅给药、通过血脑屏障给药。小分子给药方式针对的疾病范围小，且对大多数疾病无效。创伤式经颅给药需要精细神经外科手术将导管植入脑部，脑部渗透的药量有限，且药物被脑组织快速清除使这种给药方式受到局限。因此开通血脑屏障对脑部疾病的治疗至关重要。有研究发现可通过颈动脉注射高渗性溶液、血管活性药物或细胞激素等药物可逆性开通血脑屏障达到给药的目的。然而这种给药方式导致药物在脑部广泛扩散且脑组织会吸收更多对神经元细胞有害的血浆白蛋白及其他蛋白成分。

Yang 等利用普通诊断超声辐照胎鼠脑部发现诊断超声可影响血脑屏障的通透性。然而超声在经颅辐照脑组织的同时大部分超声能量被骨组织吸收影响了靶向区域超声波的传递。大量的实验数据表明聚焦超声可在图像监控下通过颅骨将超声波传递到靶向区域。聚焦超声介导的血脑屏障开通为脑部疾病的大分子及小分子药物的递送提供了新的解决方法。Vykhodtseva 等提出高强度聚焦超声是通过空化作用开通血脑屏障，后来她利用超过空化阈值的聚焦超声辐照鼠脑，结果发现并未对鼠脑产生损伤作用，从而验证了之前提出的空化作用开通血脑屏障的理论。Mesiwala 等通过利用高强度聚焦超声辐照鼠脑得到了同样的结果。

Hynynen 等提出利用聚焦超声联合含气微泡开通血脑屏障的方法。如果血脑屏障的开通与声场和微泡的相互作用有关，那么所应用的聚焦超声能量将大大降低，因为有了微泡的存在，没有必要在脑血管内产生气泡，但脑血管内气泡的产生需要较高的超声能量。低能量的超声波不至于使颅骨过热，因而对颅骨起到保护作用。此外，利用含气微泡降低了超声对血管内皮细胞的作用，从而降低了对其他脑组织的损伤。他们研究发现 0.7 ～ 1MPa 机械声压、100ms 脉冲波、脉冲重复频率 1Hz 持续作用鼠脑 20s 可重复性地开通靶向区域的血脑屏障。他们还发现靶向区域的血脑屏障开通在声波作用后 2h 出现可持续到 48h。通过组织病理学发现仅有少量红细胞溢出分散在靶向区域周围，提示这种作用对毛细血管的影响甚微。只有少数细胞发生了凋亡和局部缺血，提示这种作用对脑组织的损伤作用可以忽略不计。McDannold 等通过延长超声作用时间未发现对神经元的损伤，从而进一步证实聚焦超声联合微泡开通血脑屏障的安全性。他们通过磁共振造影和组织学研究证实超声作用后 4 周也未发现延迟损伤的证据，也未发现任何缺血或凋亡区域。开通血脑屏障后，研究发现，磁共振显像剂如 Magnevist、台盼蓝、某些抗体均可通过血脑屏障到达聚焦区域。因此，低强度聚焦超声联合微泡短暂性开通血脑屏障是可行的，为临床上脑部疾病的药物或基因递送提供了依据。

单克隆抗体可与靶向细胞表面的特殊受体结合，这些抗体还可携带药物、毒素或放射性物质到达靶向细胞。Kinoshita 等在磁共振介导下通过聚焦超声开通血脑屏障的方法实现了抗体的递送。他们通过静脉注射抗 - 多巴胺 D4 受体抗体，注射超声微泡的同时启动低强度聚焦超声辐照，然后利用磁共振造影和聚焦区域分布的台盼蓝证实血脑屏障开通，然后用抗兔 IgG 抗体对脑组织染色发现着色区域与之前台盼蓝着色区域相同，因此证实抗 - 多巴胺 D4 受体抗体被成功递送到靶向组织区域。

Kinoshita 等采用相同的方法递送赫赛汀到脑组织，赫赛汀是重组人单克隆 IgG 抗体药物，可与 HER2/neu（erb-B2）受体结合。这种受体高度表达于乳腺癌细胞的表面，乳腺癌易于引起脑转移或其他中枢系统疾病。对于乳腺癌中枢系统转移的患者，赫赛汀由于不能通过血脑屏障使其作用受到限制。在磁共振介导下的低强度聚焦超声开通血脑屏障的前提下，赫赛汀可被成功递送至鼠的脑组织中。在焦点区域检测到赫赛汀的存在，而其他区域未检出赫赛汀。靶组织区域赫赛汀的含量与磁共振观察到的血脑屏障的开通程度密切相关，因此可以用此种方法间接评估赫赛汀的递送量。

同样，有学者报道了磁共振介导下低强度聚焦超声开通血脑屏障成功将阿霉素递送到脑组织。阿霉素被证实具有潜在的体内外抗胶质瘤细胞和中枢神经系统疾病的能力，然而阿霉素被血脑屏障局限在血管内及其严重的心毒性使其肿瘤化疗作用受到限制。Treat LH 等将阿霉素包裹在脂质体内，观察在低强度聚焦超声和微泡的介导下将脂质体内的阿霉素递送到脑组织的可行性，他们发现以阿霉素脂质体的形式不仅将阿霉素成功递送到靶向区域，而且在非靶向区域仅检测到少量的阿霉素，提示此种形式可降低非靶向区域的神经毒性作用。更为重要的是，磁共振的信号强度与靶向区域的阿霉素含量密切相关，提示磁共振造影可用来评估治疗效果。

卡莫司汀广泛应用于脑肿瘤的治疗，有学者利用自制的载卡莫司汀微泡联合低强度聚焦超声开通血脑屏障进行鼠神经胶质瘤的治疗。他们首先对低强度聚焦超声联合载卡莫司汀微泡能否开通血脑屏障进行了证实，在低强度聚焦超声触发之前将伊文思蓝注射于体内，伊文思蓝的分子质量与白蛋白相近，且在血液中与白蛋白具有很高的亲和力，因此可以通过对伊文思蓝的定量检测来证实血脑屏障的开通程度。取动物的脑组织冷冻后切片就可看到血脑屏障开通区域被伊文思蓝着色。然后他们对低强度聚焦超声联合载卡莫司汀微泡进行靶向区域脑组织释药量进行了研究，结果发现与对照组（超声 + 空白微泡 + 卡莫司汀）相比，靶向区域的药物含量显著高于对照组，非靶向区域的药物含量为对照组的 0.5 倍，说明低强度聚焦超声联合载卡莫司汀微泡可提高靶向区域的药物含量。最后，他们对低强度聚焦超声联合载卡莫司汀微泡体内治疗神经胶质瘤的效果进行了评估，从而证实低强度聚焦超声联合载卡莫司汀微泡对神经胶质瘤的生长具有较好的抑制效果。

之前低强度聚焦超声介导的血脑屏障开通的研究都是在磁共振监控下完成的，即 T_1 加权相用来证实钆穿过血脑屏障，T_2 加权像用来证实血脑屏障开通的过程未对脑组织造成水肿和损伤。然而磁共振的空间分辨率限制了其对小容量的脑组织血脑屏障开通的监控。为了充分认识血脑屏障开通的微观机制，Nhan 等提出通过双光子显微镜成像定量分析观察血脑屏障开通的微循环的瞬间变化。他们发现除了分子质量为 1kDa 的钆以外，10kDa 甚至 70kDa 的物质均可在血脑屏障开通的瞬间穿过血脑屏障。由此他们推测出大于 70kDa 的物质也可通过血脑屏障，只是渗透率要低于小分子物质。他们还发现渗透常数与所应用的声压呈线性正相关，而与血脑屏障的开通呈负相关。他们通过将血脑屏障开通时的渗透模式分为快渗透型和慢渗透型，推测快渗透型是由于开通细胞间的紧密连接导致的，此外快渗透型与细胞的声孔效应有关，而慢渗透型是由转胞吞作用导致的。血脑屏障开通的程度与血管的直径呈负相关，他们推测当微泡在小血管内吸收时，小血管遭受的剪切力更高且更易于导致血脑屏障开通。因此，快渗透型多发生于小血管，而慢渗透型多发生于大血管。这与 Sheikov 等的研究结果一致。渗透性的增加、血脑屏障开通的时间及渗透动力学都与声压密切相关，因此，在药物递送时可通过调节超声参数设置来调节药物的类型及达到靶组织的药量。

Hsu 等提出一种无创性脑疾病基因治疗方式，即利用聚焦超声联合微泡促进局部血脑屏障开通并递送重组腺病毒使之在特定靶向脑组织区域表达。他们通过研究发现，在超声介导下，脑内直接注射重组腺病毒和静脉注射重组腺病毒量一致的情况下，绿色荧光蛋白的表达量相同。因此，与传统的局部脑内注射病毒进行基因递送相比，超声联合静脉注射病毒开通血脑屏障进行基因递送为脑部疾病治疗提供了一种无创的治疗模式。神经干细胞治疗对神经变性疾病、脑损伤、缺血性脑卒中等疾病有潜在的治疗效果。Burgess 等使用低强度聚焦超声在磁共振介导下使血脑屏障开通后将神经干细胞运送到靶向脑组织，他们发现血脑屏障开通后荧光标记的神经干细胞会出现于超声作用区域且长达 24h，超声作用 4h 后，荧光标记的神经干细胞表达多唾液酸和巢蛋白，超声作用 24h 后，荧光标记的神经干细胞会呈现出神经元的形态，有些会表达神经元的标志物——双肾上腺皮质激素。与传统的脑内移植神经干细胞相比，低强度聚焦超声开通血脑屏障递送神经干细胞不需要进行颅内有创性操作，减少了感染和颅内出血的风险，低强度聚焦超声开通血脑屏障的可逆性和无创性可使患者多次接受治疗直至康复。低强度聚焦超声可在磁共振的监控下，使神经干细胞递送到感兴趣或更复杂结构的组织区域如纹状体、海马回等。

在阿尔茨海默病患者中，脑内的 β- 淀粉样肽链聚集形成细胞外斑块、血液中的内源性抗体（IgG、IgM）可使 β- 淀粉样纤维分解。Jordão 等利用聚焦超声作用于鼠阿尔茨海默症模型，结果发现超声作用 4 天后作用区域的 β- 淀粉样斑块面积减少，他们推测这是由于内源性抗体通过血脑屏障渗透到作用区域的脑组织并结合到斑块上所致，此外，他们认为激活的神经胶质细胞对 β- 淀粉样的降解和清除有关。赫赛汀靶向免疫对颅外的肿瘤具有良好的抗肿瘤效果。Alkins 等对低强度聚焦超声联合微泡开通血脑屏障后赫赛汀靶向 NK-92 细胞能否穿过血脑屏障在脑移植瘤模型中进行了研究，结果发现超声作用后 16h 经磁共振监测发现赫赛汀靶向 NK-92 细胞聚集在肿瘤区域，为脑转移瘤的治疗提供了新的治疗思路。

（二）血脑屏障开通的物理学机制

尽管越来越多的研究致力于聚焦超声联合微泡开通血脑屏障进行药物或基因递送，然而血脑屏障开通的确切机制仍然不明了。其机制有可能与空化效应和声辐射作用有关，稳态空化效应是由声辐射力以微射流的形式作用于细胞和大分子所致。超声微泡在声辐射力的作用下沿着超声传播方向影响邻近的血管内皮细胞。此外，辐射压被认为是激活拉伸敏感离子通道或机械敏感离子通道从而引起血脑屏障的开通。这些通道会由于局部细胞膜的拉伸作用导致的结构改变而被激活。以上任何一个作用都有可能影响毛细血管和血流，从而导致血脑屏障的开通。当微泡靠近内皮细胞时，超声使其破坏后会使细胞膜上产生孔道，从而在不影响细胞活性的前提下提高药物或基因进入细胞的速率，即声孔效应。

微泡振荡的过程中引起的细胞形变被认为与增强细胞膜的通透性有关。目前关于微泡和超声相互作用的理论知识大多数都源于微泡存在于比较宽敞的环境如大血管中。然而，这些理论却并不适用于微泡存在于毛细血管中的作用。有学者通过对微泡在狭窄空间的作用，发现微泡的振荡频率与血管的宽度和内径有关。当声场的频率等同于微泡振荡的频率时，声场的能量会有效地转移到微泡上。微泡在发生瞬态空化效应时会瞬间膨胀，而在毛细血管内由于管径较小限制了微泡的瞬间膨胀，因此微泡膨胀直至破裂需要更大的超声压力阈值，因而血管内径越小，微泡瞬态空化的阈值会越高。有学者通过高速摄像机观察发现，在管径小的血管中微泡会沿着管壁发生不对称膨胀。微泡沿着管壁膨胀的这种行为会导致管壁膨胀直至破裂。因此，瞬态空化会对管壁产生破坏作用而不是血脑屏障开通所必需。低强度聚焦超声联合微泡在开通血脑屏障的同时产生的瞬态空化作用可引起少量红细胞的渗出。Tung 等证实可在鼠和灵长类动物体内检测到空化作用的发生，然而聚焦超声联合微泡开通血脑屏障的同时产生的瞬态空化作用并不是开通血脑屏障所必需的。Wang 等发现微泡的类型或分散程度可能影响低声压条件下的血脑屏障开通程度。

以上研究均证实超声联合微泡产生的稳态空化作用对血脑屏障的开通起着主要作用，红细胞的渗出会随着声压的增加而增加，这是由声压增加引起的瞬态空化所导致的。Fan 等提出利用亚微米气泡联合聚焦超声来减少血脑屏障开通过程中瞬态空化的产生及相应导致的红细胞渗出。他们研究发现 1MHz 的聚焦超声联合微泡在开通血脑屏障的同时可产生瞬态空化作用，且声压调节到足够高时这种作用也会相应增高，也就是说如果我们优化低强度聚焦超声的参数及微泡的条件，血脑屏障开通时伴随的红细胞渗出是完全可以避免的。他们将采用 1MHz 的聚焦超声触发，将自制的亚微米气泡与声诺维开通血脑屏障的效果进行了对比，结果发现，自制的亚微米气泡在相同条件下导致红细胞渗出的声压阈值要高于声诺维，原因可能是粒径小的亚微米气泡在到达血管内皮细胞之前已经破坏，而粒径大的声诺维（六氟化硫）微泡在到达血管内皮之前先膨胀，膨胀到一定程度在邻近血管内皮细胞时发生破裂。然后他们将频率分别为 10MHz 和 1MHz 的聚焦超声做对比，发现 10MHz 的超声在开通血脑屏障需要的声压阈值高于 1MHz 的声压阈值。他们在血脑屏障开通时对次谐波信号进行了监测，发现次谐波信号的强度与伊文思蓝的渗出程度密切相关，因此次谐波信号的检测有利于评价血脑屏障的开通水平，预测血脑屏障开通的时间。

（三）血脑屏障开通的生物学机制

经脑部电子显微镜观察证实，血脑屏障局部开放后，声振作用引起细胞跨膜转运通过跨细胞作用和细胞旁路作用。已经被证实的经毛细血管通路有转胞吞作用，内皮细胞细胞质膜通道，通过打开紧密连接通道，通过损伤的内皮细胞自由转运。有学者研究证实细胞间的紧密连接可被超声打破后增强物质的细胞旁路转运。毛细血管收缩通过改变脑血流量从而改变血脑屏障的通透性，这是由于毛细血管的短暂性收缩可引起短暂性脑缺血而使血脑屏障开通。

四、低强度聚焦超声进行神经调节和大脑刺激

（一）低强度聚焦超声对神经调节和大脑刺激的优势及发展现状

神经调节技术对药理学的发展起到了推进作用，因为神经调节技术可更直接地影响

大脑神经环。然而，当前的神经调剂及大脑刺激技术的应用仍被局限。目前常用的神经调节方式有深部脑刺激、经颅电刺激、迷走神经刺激等。深部脑刺激需要相当复杂的神经外科手术，神经刺激要频繁更换电池。迷走神经刺激不仅是创伤性刺激方式，空间分辨率也极差。功能磁共振介导下的深部脑刺激有较好的空间分辨率然而其安全性却令人担忧，功能磁共振定位不仅笨重而且危害极大。典型的焦点直径通常为几厘米，如果不刺激邻近的组织很难靶向更深距离的焦点。另外，大脑的穿透力的有限性限制当前神经调节技术的发展。Alexander 等于 2002 年提出将低强度聚焦超声用于神经调节。研究证实超声能够可逆地引起神经的生物学作用，Fry 的团队研究证实在兴奋或者抑制神经组织的同时超声辐照区域均未产生组织变化。Cavrilov 团队研究证实低强度聚焦超声能够刺激人或动物的内耳结构而且能够直接刺激听觉神经。其他团队通过用低强度聚焦超声刺激证实了同样的结果。以上研究结果均证实，低强度聚焦超声能够可逆的兴奋或抑制脑片或外围神经的活动，并通过组织研究证实未引起空化作用或热作用产生的组织损伤作用。近十年来，随着多阵列经颅超声及作为监控功能的成像模式的发展，低强度聚焦超声对人脑电图的描绘越来越近。Tsui 等研究发现超声参数可影响外围神经动作电位的变化。短脉冲会兴奋动作电位的振幅和速度，而长脉冲会抑制动作电位的振幅和速度。Tyler 等不仅证实低强度聚焦超声可调节鼠海马趾的神经调节，并且提出该作用机制可能是低强度聚焦超声影响了钠离子或钙离子门控通道。Tufail 等应用低强度聚焦超声脉冲波聚焦于鼠的大脑运动皮层区域，他们发现可诱导鼠爪的活动。他们同样将低强度聚焦超声聚焦于鼠的海马旁回，结果发现海马的尖峰动作电位增强。在这些过程中没有发现血脑屏障破坏或坏死的证据。Colucci 等研究了低强度聚焦超声牛蛙坐骨神经抑制动作电位的阈值，他们发现低强度聚焦超声能可逆性地抑制动作达到 45min 之久。Yoo 等发现低强度聚焦超声可改变血氧依赖水平的磁共振信号，且通过改变低强度聚焦超声的参数可以兴奋或抑制血氧依赖水平的磁共振信号。他们还发现用低强度聚焦超声可抑制四氮唑诱导的癫痫发作。

（二）细胞作用机制

超声波在组织传播过程中会产生机械压力波，高强度聚焦超声起作用的生物学效应主要为热效应，这些热效应会引起组织的同质化、蛋白变性、DNA 片段断裂。而低强度聚焦超声不是通过热效应起作用。Heckman 等认为低强度超声可传递的短脉冲能够降低组织的时间平均强度，因此可改变神经传递并通过机械效应引起组织潜在的变化。Bailey 等认为空化效应和气泡产生的冲击波形式也是神经调节的机制。然而，Wall 和他的团队研究发现空化作用并不是超声进行神经调节的主要机制，他们通过组织分析发现低强度超声的神经调节并没有引起空化效应和热效应特征性的细胞损伤。Mihran 等通过短脉冲超声波刺激青蛙坐骨神经的兴奋性和降低动作电位的研究，证实了神经调节的过程与热效应和机械效应无关。众所周知的是，与灰色神经组织和脉管系统相比，神经体细胞和神经纤维束对超声作用更敏感。有专家认为超声通过对脂质双分子层的机械牵拉作用从而引起神经调节作用。机械敏感通道会对脂质双分子层跨膜区的局部脂肪酸含量做出反应。这些通道会将渗透压刺激转换成离子流，低强度聚焦超声引起的机械压激活了整个过程。低强度聚焦超声引起的兴奋作用也有可能是由机械作用和牵拉作用激活了钠离子通道的结果。研究表明，钠离子通道阻滞剂河豚毒素可减弱这些影响。同样，低强度聚焦超声也可通过牵拉作用激活钙离子通道从而引起兴奋。研究证实通过机械压力可显著增强或降低鼠坐骨神经和狗腓骨神经的复合动作电位。超声对血管舒张被认为是介导了一氧化氮的释放。这些因素也有可能对增强组织的兴奋性起到了重要作用。

（三）低强度聚焦超声用于神经调节面临的问题

研究发现低强度聚焦超声即使连续作用神经元长达 48h，神经元细胞的结构都不会发生变化。为了进一步证实低强度聚焦超声的体内安全性，有些学者利用较高能量的聚焦超声联合超声造影剂来开通血脑屏障，结果发现焦点外的组织未发生任何损伤。即使血脑屏障破坏后，焦点区域除了发生反应性炎症外，没有任何坏死或缺血现象发生。总而言之，超声介导的组织损伤表面上看来是由热效应引起的，然而对温度的升高与否与神经活动的影响无关。因此，低强度聚焦超声在调节神经活动的过程中不会引起组织的损伤。在超声进行脑部调节神经近 50 年的科学研究中发现低强度 聚焦超声是安全的而且极有可能被应用引人体试验中。Yoo 等在低强度聚焦超声进行神经调节的过程中对焦点温度进行了监测，他们发现在整个刺激过程即使延长刺激时间均未发现焦点区域温度的升高。他们已经成功发现兴奋或抑制动作电位的超声设置参数，并成功应用于鼠或兔子体内。然而低强度聚焦超声应用于人体试验研究还需要很长的路要走。将来的研究重点应致力于探索低强度聚焦超声经人颅的超声参数设置。然而，关于低强度聚焦超声能否传播到人脑中的深部组织及通过紧密连接的骨组织精确聚焦于某一部位尽管从理论上讲这是可行的但还有待进一步研究。截至目前，低强度聚焦超声对体积较大的脑组织的神经调节功能还没有报道。即使低强度聚焦超声将焦点准确定位于人脑等复杂结构的某一部位很难达到，但成像技术有可能为低强度聚焦超声的体内应用提供重要条件。

五、低强度聚焦超声联合微泡制造脑损伤

高强度聚焦超声（HIFU）是近年来新兴的外科技术，它是通过聚焦原理，将体外低能量的超声波聚焦于体内某一特定的靶区，利用热效应使靶区内的温度瞬间达到 60℃以上，达到杀灭肿瘤细胞的目的。HIFU 作为一个神经外科工具将超声波经颅聚集于深部脑组织对脑部疾病进行治疗。然而，对于离颅骨距离较近的病灶区域，HIFU 虽然可以达到对病灶的热消融治疗作用，与此同时邻近的颅骨也可能吸收热能导致过热，这显然与我们的治疗目的相悖。为了解决以上问题，Huang 等利用频率为 558kHz、声功率为 0.47 ～ 1.3W 的低强度聚焦超声联合微泡作用于鼠脑，结果发现减低超声功率的情况下再联合超声微泡可对邻近颅骨的脑组织造成损伤。

六、低压聚焦超声联合超声微泡促进抗肿瘤免疫应答

大量的研究数据证实，HIFU 除了可对肿瘤产生热消融的作用，此外，还可促进 $CD4^+$、$CD8^+$ 等细胞的抗肿瘤免疫应答。这一效应能够潜在地抑制肿瘤再生和转移，尤其对于那些低抗肿瘤免疫的肿瘤细胞。有研究表明，聚焦超声联合微泡可以增加血液脉管系统的渗透性，渗透性的增加有利于通过改变肿瘤组织的微环境促进抗肿瘤免疫应答。Liu 等利用机械指数为 0.6 ～ 1.4MPa 的聚焦超声联合微泡作用于 280 只荷瘤裸鼠以证实能否增加肿瘤微循环的渗透性。在有微泡存在的前提下，聚焦超声能够明显增强 60kDa 的 FITC 渗透到肿瘤组织中，以上结果为低压聚焦超声联合微泡增加肿瘤血管的渗透性提供了直接依据。此外，他们通过流式细胞技术证实免疫细胞聚集在肿瘤区域。

聚焦超声联合微泡有可能是触发了热休克蛋白或其他免疫调节因子的过表达从而激发了 TIL 细胞的渗出。有研究证实热休克蛋白不仅可由热触发，也可由机械压力触发。Liu 等发现聚焦超声作用区域的热休克蛋白的表达量确实高于对照组。除了热休克蛋白或其他免疫调节因子过表达的机制，聚焦超声导致其作用区域的血管破坏有可能是直接或间接抑制肿瘤生长的另一机制。传统的 $CD4^+$T 细胞在 CTLs 细胞的成熟和 $CD8^+$T 细胞的长期存在起着重要的作用。在长期感染鼠病毒模型中，$CD4^+$T 细胞可有效地翻转耗尽的 $CD8^+$T 细胞的能力。聚焦超声联合微泡有利于 $CD4^+$T 细胞通过 $CD8^+$T 细胞进行合适的调节作用，这与研究证实的 $CD4^+$T 细胞具有抑制肿瘤生长作用的研究结果是一致的。第 3 天及第 18 天逐渐增加的 $CD8^+$T 细胞是由迅速涌现的 $CD4^+$T 细胞导致的。Sato 等报道，在卵巢癌的患者中，$CD8^+$ 与 $CD4^+$ 细胞的比例增高的同时生存率也增高，而 T 调节细胞与预后没有明显的关系。因此，$CD8^+$ 与 $CD4^+$ 细胞的比例与患者的预后有着直接的关系。低压聚焦超声联合微泡在触发机体免疫应答的过程中起着关键的作用，机械指数是细胞破坏的良好指标。强度为 0.66 ～ 5W/cm^2 的超声转换成机械指数范围为 0.68 ～ 1.9。我们知道，低压超声触发免疫应答的能力是非常有限的。即使延长低强度聚焦超声的作用时间也不能影响细胞活力。聚焦超声联合微泡抑制肿瘤生长的同时，他们发现非调节性 $CD4^+$T 细胞与 $CD8^+$T 细胞的比例增高，提示肿瘤微环境中细胞总体的数量影响着肿瘤的生长。

七、聚焦超声联合微泡促进渗出

超声联合脂质微泡可改变白蛋白通过血管的渗出率。Böhmer 等采用聚焦超声分别联合低破坏阈值的超声微泡及高破坏阈值的高分子微泡来观察渗出现象。他们通过体外研究发现不同的超声参数导致不同的超声破坏形式。然后用伊文思蓝标记白蛋白体内观察聚焦超声促进白蛋白的渗出。他们发现在机械指数为 0.2 时，聚焦超声即可引起凝胶模型中的脂质微泡破坏。有研究证实，在水浴中，对于壳核比为 1 ∶ 8 的高分子微泡破坏需要的机械压力为 0.5MPa。本研究证实在凝胶模型中同样壳核比的凝胶中的高分子微泡破

坏需要的机械指数为 1。因此对于壳膜比较厚的微泡来说，超声破坏所需要的机械指数也较高。根据这一结果，提示我们可以根据焦点区域所需要递送的药物条件调整微泡的壳膜厚度及超声的机械指数参数设置。在高压力条件下，微泡破坏的形状各有特点，1MPa 以上的聚焦超声在引起焦点区域的微泡破坏的同时，焦点以外区域的微泡也被破坏。对于壳核比为 1 ∶ 8 的高分子微泡破坏需要的声压为 3MPa 以上，而壳核比为 1 ∶ 5 的高分子微泡的破坏需要 4MPa 的声压。声压增加的同时微泡破坏的范围也会增加。不同的声脉冲长度及脉冲循环周期对微泡破坏的影响没有差异。然而循环周期的数量对微泡破坏的范围有影响，这是因为下一个脉冲波的到来可以破坏更多的微泡。尽管循环周期在体内引起伊文思蓝着色强度没有差异，但循环周期为 10 000 的聚焦超声骨骼肌内伊文思蓝着色长度显著长于循环周期为 100 的聚焦超声。这是因为白蛋白易于通过肌肉组织扩散。Hancock 已经证实在微泡存在的前提下，超声作用下可使物质通过增宽的肌纤维细胞溢出。且被证实，肌纤维内皮细胞间距增宽的时间可长达 1h，在这段时间内，注射伊文思蓝会发现更多的伊文思蓝渗出。

八、低强度聚焦超声通过降低非折叠蛋白应答以增强 17AAG 对前列腺癌的杀伤作用

17AAG 是热休克蛋白 90（HSP90）的抑制子，含氧量低的肿瘤微环境会对内质网产生压力，从而导致蛋白错折叠及未折叠蛋白应答，未折叠蛋白应答会导致一系列分子伴侣包括 HSP90 等产生，HSP90 会纠正错折叠蛋白从而增强肿瘤的生存能力。因此，17AAG 具有抑制肿瘤生长的能力。Saha 等利用低强度聚焦超声可诱导人、鼠前列腺肿瘤的内质网压力和非折叠蛋白应答而对肿瘤未产生杀伤作用。然后通过腹腔内注射低剂量的 17AAG 发现低强度聚焦超声联合 17AAG 可降低 XBP1 的剪接，提示对促活作用的未折叠蛋白应答具有抑制作用，低强度聚焦超声联合 17AAG 还可诱导磷酸化 PERK 和 eIF2α 的产生，增强内质网压力和 CHOP 蛋白的表达。PERK 的激活可促进细胞凋亡并且降低对肿瘤细胞具有保护能力的未折叠蛋白应答。他们同时发现低强度聚焦超声联合 17AAG 还可降低溶酶体受体 LAMP-2A 的表达，LAMP-2A 是 CMA 的标志物。研究证实 CMA 与肿瘤的生长、发展、转移有着密切的关系。Kon 等研究证实通过选择性敲除人肺癌细胞的 shRNA 可降低移植瘤的生长和肺内转移的能力。癌细胞源是阻碍肿瘤化疗和放疗的主要靶点。低强度聚焦超声联合 17AAG 还可降低前列腺癌细胞源表面标志物如 CD133、CD44、Sca1 和 $\alpha_2\beta_1$ 整合素的表达，此外，低强度聚焦超声联合 17AAG 降低了癌源细胞转录因子 mRNA 的表达，这为临床肿瘤治疗提供了新思路。

（冉海涛　宫玉萍）

参 考 文 献

蔡辉，赵海龙，叶彬，等 . 2014. 超声造影剂对高强度聚焦超声破坏棘球蚴囊壁的增强作用 . 中国人兽共患病学报，30(2)：135-139.

陈建科，刘学明，张闻，等 . 2010. 子宫肌瘤超声造影增强类型与高强度聚焦超声治疗疗效的关系 . 中国介入影像与治疗学，7(4)：428-431.

程树群，周信达，汤钊猷，等 . 1997. 碘化油与高功率聚焦超声破坏肝组织的协同升温效应研究 . 中国超声医学杂声，13(4)：1-4.

程树群，周信达，汤钊猷，等 . 1998. 碘化油协同高功率聚焦超声对肝癌的治疗作用 . 中华实验外科杂志，15(1)：23-24.

伏钢，吴曙军，陈迎祯 . 2011. 超声造影在高强度聚焦超声治疗子宫肌瘤中的应用. 齐齐哈尔医学院学报，32(15)：2420-2421.

付丽媛，李发琪，王智彪，等 . 2009. 不同剂量微泡造影剂在高强度聚焦超声消融活体羊肝组织中的增效效应 . 中华超声影像学杂志，18(4)：343-345.

贺雪梅，熊欣，陈菲，等 . 2010. 微泡造影剂与超声消融子宫肌瘤能效关系的研究 . 临床超声医学杂志，12(9)：577-580.

黄冬梅，张新玲，张波，等 . 2008. 超声造影在不同类型子宫肌瘤诊断中的应用 . 中华超声影像学杂志，17(10)：876-878.

计晓娟，李锦青，邹建中，等 . 2006. 超声造影剂联合高强度聚焦超声损伤兔肝 VX2 移植瘤的可行性研究 . 中国医学影像技术，22(7)：1006-1008.

郎景和 . 石一复 . 王智彪 . 2014. 子宫肌瘤 . 北京：人民卫生出版社，p219-220.

李红阳，周世骥，刘长安，等 . 2013. 不同浓度载 HSVl—TK 基因的超声靶向微泡造影剂对 HIFU 治疗后裸鼠肝癌的影响. 中国医科大学学报，42(1)：31-37.

李立华 . 2014. 医学超声微泡造影剂空化效应的研究进展 . 临床超声医学杂志，16(1)：41-44.

李全义，李发琪，秦艳，等 . 2009. 纳米磁性颗粒增强 HIFU 治疗效率的研究 . 重庆医科大学学报，34(1)：63-65.

刘艳林，吴光平，张焰 . 2012. 超声消融治疗子宫肌瘤后早期疗效观察 . 临床超声医学杂志，14(8)：562-564.

王冬，杨珂，闵加艳，等 . 2012. 高强度聚焦超声联合纳米微泡造影剂对兔 VX2 乳腺移植瘤辐照效果的影响 . 中国介入影像与治疗学，9(3)：213-216.

王雁，邹建中 . 2011. 超声空化的生物学效应机制及其应用 . 中华物理医学与康复杂志，33(3)：224-226.

王智彪 . 2010. 高强度聚焦超声技术—21 世纪的无创医疗技术 . 微创医学，5(1)：7-9.

肖雁冰，刘丽萍，肖子文，等 . 2007. 高强度聚焦超声联合乳化碘油损伤不切肋骨山羊肝脏组织的实验研究 . 中国超声医学杂志，23(1)：15.

肖雁冰，王志彪，李发琪 . 2005. 高强度聚焦超声（HIFU）增效剂及研究现状 . 临床超声医学杂志，7(1)：39-41.

谢斌，王亚琴，左鹏，等 . 2013. 超声造影在高强度聚焦超声治疗子宫肌瘤中的作用评价 . 中国超声医学杂志，29(8)：754-757.

杨含，白晋，刁庆春，等 . 2013. 连续高强度聚焦超声与脉冲高强度聚焦超声的生物学效应对比 . 中国介入影像与治疗学，10(2)：69-72.

姚元志，王志刚，周旋，等 . 2014. 对比观察纳米微泡与微米微泡在高强度聚焦超声消融新鲜离体牛肝中的增效作用 . 临床超声医学杂志，16(12)：797-799.

易良波，王琦，王智彪，等 . 2014. 对比观察 SonoVuc 与包裹全氟戊烷的介孔二氧化硅纳米微球在蛋清体模中的高强度聚焦超声增效作用 . 中国介入影像与治疗学，11(2)：103-106.

袁在贤，王爱琴，丁明跃，等 . 2010. 医学超声造影剂研究进展 . 北京生物医学工程，29(6)：650-654.

张新玲，郑荣琴，黄冬梅，等 . 2007. 超声造影在子宫肌瘤与子宫腺肌病鉴别诊断中的价值 . 中国超声医学杂志，23(01)：55-57.

邹建中，张炼，朱辉，等 . 2012. 超声治疗技术与临床应用 . 重庆：重庆出版社，33-37.

邹建中，张炼，朱辉，等 . 2012. 临床超声治疗学 . 重庆：重庆出版社，63-74.

邹晓燕 . 2013. 常规超声与超声造影对子宫肌瘤诊断价值的比较 . 中外健康文摘，10(29)：135-136.

Adrianov OS，Vykhodtseva NI. Gavrilov LR. 1984. Use of focused ultrasound for local effects on deep brain structure. Fiziologicheskii zhurnal SSSR imeni IM Sechenova，70(8)：1157-1166.

Ajay，Bemis GW，Murcko MA. 1999. Designing libraries with CNS activity. Journal of Medicinal Chemistry，42(24)：4942-4951.

Al-Bataineh O，Jenne J，Huber P. 2012. Clinical and future applications of high intensity focused ultrasound in cancer. Cancer Treat Rev，38：346-353.

Alkins R，Burgess A，Ganguly M，et al. 2013. Focused ultrasound delivers targeted immune cells to metastatic brain tumors. Cancer research, 73 (6): 1892-1899.

Allen TM, Cullis PR. 2004. Drug delivery systems: Entering the mainstream. Science, 303: 1818-1822.

Ambrogio MW, Thomas CR, Zhao YL, et al. 2011. Mechanized silica nanoparticles: a New frontier in theranostic nanomedicine. Accounts of Chemical Research, 44: 903-913.

Ananta JS, Godin B, Sethi R, et al. 2010. Geometrical confinement of gadolinium-based contrast agents in nanoporous particles enhances T-1 contrast. Nat Nanotechnol, 5: 815-821.

Ansari S, Chaudhri K, Al Moutaery KA. 2007. Vagus nerve stimulation: indications and limitations. Operative Neuromodulation Supple, 97 (Pt2): 281-286.

Anthony D, Dempster R, Fearn S et al. 1998. CXC chemokines generate age-related increases in neutrophil-mediated brain inflammation and blood–brain barrier breakdown. Current biology, 8 (16): 923-926.

Aubert RD, Kamphorst AO, Sarlcar S, et al. 2011. Antigen-specific CD4 T-cell help rescues exhausted CD8 T cells during chronic viral infection. Proceedings of the National Academy of Sciences, 108 (52): 21182-21187.

Bai J, Liu Y, Jiang X. 2014. Multifunctional PEG-GO/CuS nanocomposites for near-infrared chemo-photothermal therapy. Biomaterials, 35: 5805-5813.

Bailey MR, Dalecki D, Child SZ. et al. 1996. Bioeffects of positive and negative acoustic pressures in vivo. The Journal of the Acoustical Society of America, 100 (6): 3941-3946.

Baker KB, Tkach J, Hall JD, et al. 2005. Reduction of magnetic resonance imaging-related heating in deep brain stimulation leads using a lead management device. Neurosurgery, 57 (4): 392-397.

Banerjee R. 2001. Liposomes: Applications in medicine. Journal of Biomaterials Applications, 16: 3-21.

Bekeredjian R, Kroll RD, Fein E, et al. 2007. Ultrasound targeted microbubble destruction increases capillary permeability in hepatomas. Ultrasound in medicine biology, 33 (10): 1592-1598.

Bendell JC, Domchek SM, Burstein HJ, et al. 2003. Central nervous system metastases in women who receive trastuzumab - based therapy for metastatic breast carcinoma. Cancer, 97 (12): 2972-2977.

Bevan MJ. 2004. Helping the $CD8^+$ T-cell response. Nature Reviews Immunology, 4 (8): 595-602.

Bioley G, Lassus A, Bussat P, et al. 2012. Gas-filled microbubhle-mediated delivery of antigen and the induction of immune responses. Biomaterials, 33 (25): 5935-5946.

Bitounis D, Ali-Boucetta H, Hong BH, et al. 2013. Prospects and Challenges of Graphene in Biomedical Applications. Adv Mater, 25: 2258-2268.

Böhmer MR, Chlon CH, Raju BI, et al. 2010. Focused ultrasound and microbubbles for enhanced extravasation. Journal of Controlled Release, 148 (1): 18-24.

Boisselier E, Astruc DC. 2009. Gold nanoparticles in nanomedicine: preparations, imaging, diagnostics, therapies and toxicity. Chem Soc Rev, 38: 1759-1782.

Boland LM, Drzewiecki MM. 2008. Polyunsaturated fatty acid modulation of voltage-gated ion channels. Cell Biochemistry and Biophysics, 52 (2): 59-84.

Bolton SJ, Anthony DC, Perry VH. 1998. Loss of the tight junction proteins occludin and zonula occludens-1 from cerebral vascular endothelium during neutrophil-induced blood–brain barrier breakdown in vivo. Neuroscience, 86 (4): 1245-1257.

Brightman MW, Klatzo I, Olsson Y, et al. 1970. The blood-brain barrier to proteins under normal and pathological conditions. Journal of the neurological Sciences, 10 (3): 215-239.

Burgess A, Ayala-Grosso CA, Ganguly M, et al. 2011. Targeted delivery of neural stem cells to the brain using MRI-guided focused ultrasound to disrupt the blood-brain barrier. PloS one, 6 (11): e27877.

Burke CW, Klibanov AI, Sheehan GP, et al. 2011. Inhibition of glioma growth by microbubble activation in a subcutaneous model using low duty cycle ultrasound without significant heating. Journal of Neurosurgery, 114 (6): 1654-1661.

Burstein, HJ, Lieberman G, Slamon DJ, et al. 2005. Isolated central nervous system metastases in patients with HER2-overexpressing advanced breast cancer treated with first-line trastuzumab-based therapy. Annals of oncology, 16 (11): 1772-1777.

Bystritsky A. 2007. Methods for modifying electrical currents in neuronal circuits, Google Patents.

Cersosimo RJ. 2003. Monoclonal antibodies in the treatment of cancer, part 2. American journal of health-system pharmacy, 60 (16): 1631-1641.

Chen TS. 2010. Overcoming drug resistance by regulating nuclear receptors. Adv Drug Deliv Rev, 62: 1257-1264.

Chen Y, Chen H, Shi J. 2014. Inorganic nanoparticle-based drug codelivery nanosystems to overcome the multidrug resistance of cancer cells. Molecular Pharmaceutics, 11: 2495-2510.

Chen Y, Chen H, Shi J. 2014. Nanobiotechnology promotes noninvasive high-intensity focused ultrasound cancer surgery. Adv Healthc Mater 4(1): 158-165.

Chen Y, Chen HR, Guo LM, et al. 2010. Hollow/rattle-type mesoporous nanostructures by a structural difference-based selective etching Strategy. ACS Nano, 4: 529-539.

Chen Y, Chen HR, Guo LM, et al. 2011. Magnetic hollow mesoporous silica nanospheres: facile fabrication and ultrafast immobilization of enzymes. J Nanosci Nanotechnol, 11: 10844-10848.

Chen Y, Chen HR, Shi JL. 2013. In vivo bio-safety evaluations and diagnostic/therapeutic applications of chemically designed mesoporous silica nanoparticles. Adv Mater, 25: 3144-3176.

Chen Y, Chen HR, Shi JL. 2014. Construction of homogenous/heterogeneous hollow mesoporous silica nanostructures by silica-etching chemistry: principles, synthesis, and applications. Accounts of Chemical Research, 47: 125-137.

Chen Y, Chen HR, Sun Y, et al. 2011. Multifunctional mesoporous composite nanocapsules for highly efficient MRI-guided high-intensity focused ultrasound cancer surgery. Angew Chem-Int Edit, 50: 12505-12509.

Chen Y, Chen HR, Zeng DP, et al. 2010. Core/shell structured hollow mesoporous nanocapsules: a potential platform for simultaneous cell imaging and anticancer drug delivery. ACS Nano, 4: 6001-6013.

Chen Y, Chu C, Zhou YC, et al. 2011. Reversible pore-structure evolution in hollow silica nanocapsules: large pores for siRNA ddlivery and nanoparticle collecting. Small, 7: 2935-2944.

Chen Y, Gao Y, Chen HR, et al. 2012. Engineering inorganic nanoemulsions/nanoliposomes by fluoride-silica chemistry for efficient delivery/co-delivery of hydrophobic agents. Adv Funct Mater, 22: 1586-1597.

Chen Y, Jiang L, Wang R, et al. 2014. Injectable smart phase-transformation implants for highly efficient in vivo magnetic-hyperthermia regression of tumors. Adv Mater, 26: 7468-7473.

Chen Y, Shi J. 2015. Mesoporous carbon biomaterials. Science China Materials, 58: 241-257.

Chen Y, Tan C, Zhang H, et al. 2015. Two-dimensional graphene analogues for biomedical applications. Chem Soc Rev, 44: 2681-2701.

Chlon C, Guédon C, Verhaaqen B, et al. 2009. Effect of molecular weight, crystallinity, and hydrophobicity on the acoustic activation of polymer-shelled ultrasound contrast agents. Biomacromolecules, 10(5): 1025-1031.

Choi J J, Pernot M, Small SA, et al. 2007. Noninvasive, transcranial and localized opening of the blood-brain barrier using focused ultrasound in mice. Ultrasound in medicine biology, 33(1): 95-104.

Chung DJ, Cho SH, Lee JM, et al. 2012. Effect of microbubble contrastagent during high intensity focused ultrasound ablation on rabbit liver in vivo. Eur J Radiol, 81(4): 519-523.

Chung DJ, Cho SH, Lee JM, et al. 2012. Effect of microbubble contrastagent during high intensity focused ultrasound ablation on rabbit liver in vivo. Eur J Radiol, 81: e519-e523.

Coakley W, Dunn F. 1971. Degradation of DNA in High - Intensity Focused Ultrasonic Fields at 1 MHz. The Journal of the Acoustical Society of America, 50(6B): 1539-1545.

Colucci V, Strichartz G, Jolesz F, et al. 2009. Focused ultrasound effects on nerve action potential in vitro. Ultrasound in medicine biology, 35(10): 1737-1747.

Coussios CC, Farny CH, Haar GT, et al. 2007. Role of acoustic cavitation in the delivery and monitoring of cancer treatment by high-intensity focused ultrasound (HIFU). Int J Hyperthermia. 23(2): 105-120.

de Las Heras Alarcon C, Pennadam S, Alexander C. 2005. Stimuli responsive polymers for biomedical applications. Chem Soc Rev, 34: 276-285.

de Smet M, Heijman E, Langereis S, et al. 2011. Magnetic resonance imaging of high intensity focused ultrasound mediated drug delivery from temperature-sensitive liposomes: an in vivo proof-of-concept study. J Control Release, 150: 102-110.

De Temmerman ML, Dewitte H, Vandenbroucke RE, et al. 2011. mRNA-Lipoplex loaded microbubble contrast agents for ultrasound-assisted transfection of dendritic cells. Biomaterials, 32(34): 9128-9135.

DeLong MR. 2001. Deep brain stimulation for Parkinson's disease. Annals of Neurology, 49(2): 142-143.

Deng CX, Sieling F, Pan H, et al. 2004. Ultrasound-induced cell membrane porosity. Ultrasound in Medicine Biology, 30(4): 519-526.

Deng J, Zhang Y, Feng J, et al. 2010. Dendritic cells loaded with ultrasound-ablated tumour induce in vivo specific antitumour immune responses. Ultrasound in Medicine Biology, 36(3): 441-448.

Denys D, Mantione M. 2009. Deep brain stimulation in obsessive-compulsive disorder. Progress in Brain Research, 175: 419-427.

Dietz GP, Bähr M. 2004. Delivery of bioactive molecules into the cell: the Trojan horse approach. Molecular and Cellular

Neuroscience，27(2)：85-131.

Dillman RO. 1984. Monoclonal antibodies in the treatment of cancer. Critical Reviews in Oncology/Hematology，1(4)：357-385.

Dong SY，Wang S，Zheng CH，et al. 2011. An in situ-forming，solid lipid/PLGA hybrid implant for long-acting antipsychotics. Soft Matter，7：5873-5878.

Dormont D，Seidenwurm D，Galanaud D，et al. 2010. Neuroimaging and deep brain stimulation. American Journal of Neuroradiology，31(1)：15-23.

Dowling J. 2008. Deep brain stimulation：current and emerging indications. Mo Med，105(5)：424-428.

Dudley ME，Wunderlich JR，Robbins PF，et al. 2002. Cancer regression and autoimmunity in patients after clonal repopulation with antitumor lymphocytes. Science，298(5594)：850-854.

Ellis TL，Stevens A. 2008. Deep brain stimulation for medically refractory epilepsy. Neurosurg Focus，25(3)：E11.

Fry WJ. 1958. Intense ultrasound in investigations of the central nervous system. Adv Biol Med Phys，6：281-348.

Fan CH，Liu HL，Ting CY，et al. 2014. Submicron-bubble-enhanced focused ultrasound for blood–brain barrier disruption and improved CNS drug delivery. PLoS One，9(5)：e96327.

Farokhzad OC，Langer R. 2009. Impact of Nanotechnology on Drug Delivery. ACS Nano，3：16-20.

Fenner M，Possinger K. 2002. Chemotherapy for breast cancer brain metastases. Oncology Research and Treatment，25(5)：474-479.

Ferrara K，Pollard R，Borden M. 2007. Ultrasound microbubble contrast agents：fundamentals and application to gene and drug delivery. Annu Rev Biomed Eng，9：415-447.

Frenkel V，Li K C. 2006. Potential role of pulsed-high intensity focused ultrasound in gene therapy. Future Oncol，2(1)：111-119.

Fry FJ. 1958. Precision high intensity focusing ultrasonic machines for surgery. American Journal of Physical Medicine Rehabilitation，37(3)：152-156.

Fry WJ，Barnard W，Fry FJ，et al. 1955. Ultrasonically produced localized selective lesions in the central nervous system. American Journal of Physical Medicine Rehabilitation，34(3)：413-423.

Fry WJ，Mosberg WH Jr，Barnard JW，et al. 1954. Production of focal destructive lesions in the central nervous system with ultrasound. Journal of neurosurgery，11(5)：471-478.

Fry W J. 1958. Use of intense ultrasound in neurological research. American Journal of Physical Medicine Rehabilitation，37(3)：143-147.

Gao W，Chan JM，Farokhzad OC. 2010. pH-Responsive nanoparticles for drug delivery. Molecular Pharmaceutics，7：1913-1920.

Gasselhuber A，Dreher MR，Partanen A，et al. 2012，Targeted drug delivery by high intensity focused ultrasound mediated hyperthermia combined with temperature-sensitive liposomes：Computational modelling and preliminary in vivo validation. Int J Hyperthermia，28：337-348.

Gavrilov LR，Gersuni GV，Ilyinsky OB，et al. 1976. The effect of focused ultrasound on the skin and deep nerve structures of man and animal. Progress in brain research，43：279.

Gavrilov LR，Tsirulnikov EM，Davies IA. 1996. Application of focused ultrasound for the stimulation of neural structures. Ultrasound in Medicine Biology，22(2)：179-192.

Gavrilov LR，Tsirul'nikov EM，Shchekanov EE. 1975. Responses of the auditory centers of the frog midbrain to labyrinth stimulation by focused ultrasound. Fiziologicheskii zhurnal SSSR imeni IM Sechenova，61(2)：213.

Gavrilov L. 1984. Use of focused ultrasound for stimulation of nerve structures. Ultrasonics，22(3)：132-138.

Gerber DE，Laterra J. 2007. Emerging monoclonal antibody therapies for malignant gliomas. Expert Opin Investig Drugs，16(4)：477-494.

Ghose AK，Viswanadhan VN，Wendoloski JJ，et al. 1999. A knowledge-based approach in designing combinatorial or medicinal chemistry libraries for drug discovery. 1. A qualitative and quantitative characterization of known drug databases. Journal of Combinatorial Chemistry，1(1)：55-68.

Gögel S，Gubernator M，Minger SL. 2011. Progress and prospects：stem cells and neurological diseases. Gene therapy，18(1)：1-6.

Gong Y，Wang Z，Dong G，et al. 2014. Low-intensity focused ultrasound mediated localized drug delivery for liver tumors in rabbits. Drug delivery，(0)：1-10.

Goren D，Horowitz AT，Tzemach D，et al. 2000. Nuclear delivery of doxorubicin via folate-targeted liposomes with bypass of multidrug-resistance efflux pump. Clinical Cancer Research，6：1949-1957.

Grover PJ，Pereira EA，Green AL，et al. 2009. Deep brain stimulation for cluster headache. Journal of Clinical Neuroscience，16(7)：861-866.

Guerin C，Olivi A，Weingart JD，et al. 2004. Recent advances in brain tumor therapy：local intracerebral drug delivery by polymers. Investigational new drugs，22(1)：27-37.

Gupta B，Torchilin VP. 2007. Monoclonal antibody 2C5-modified doxorubicin-loaded liposomes with significantly enhanced therapeutic activity against intracranial human brain U-87 MG tumor xenografts in nude mice. Cancer Immunology Immunotherapy，56(8)：1215-1223.

Hall WA，Doolittle ND，Daman M，et al. 2006. Osmotic blood–brain barrier disruption chemotherapy for diffuse pontine gliomas. Journal of Neuro-oncology，77(3)：279-284.

Hancock HA，Smith LH，Guesta J，et al. 2009. Investigations into pulsed high-intensity focused ultrasound–enhanced delivery：preliminary evidence for a novel mechanism. Ultrasound in Medicine Biology，35(10)：1722-1736.

Harris M. 2004. Monoclonal antibodies as therapeutic agents for cancer. The Lancet Oncology，5(5)：292-302.

Hatayama T，Takigawa T，Takeuchi S，et al. 1997. Characteristic expression of high molecular mass heat shock protein HSP105 during mouse embryo development. Cell Structure and Function，22(5)：517-525.

He QJ，Shi JL，Zhu M，et al. 2010. The three-stage in vitro degradation behavior of mesoporous silica in simulated body fluid. Microporous Mesoporous Mat，131：314-320.

He QJ，Shi JL. 2011. Mesoporous silica nanoparticle based nano drug delivery systems：synthesis，controlled drug release and delivery，pharmacokinetics and biocompatibility. J Mater Chem，21：5845-5855.

He QJ，Zhang ZW，Gao F，et al. 2011. In vivo biodistribution and urinary excretion of mesoporous silica nanoparticles：effects of particle size and PEGylation. Small，7：271-280.

He QJ，Zhang ZW，Gao Y，et al. 2009. Intracellular localization and cytotoxicity of spherical mesoporous silica nano- and microparticles. Small，5：2722-2729.

He W，Wang W，Peng S. 2013. Microbubbles enhanced HIFU ablation on rabbit hepatic VX2 tumors：detecting residual tumor with contrast-enhancedultrasound and spiral CT. Zhejiang Da Xue Xue Bao Yi Xue Ban，42(3)：337-344.

He W，Wang W，Zhou P，et al. 2011. Advanced ablation of high intensity focused ultrasound with microbubbles：an experimental study on rabbits hepatic VX2 tumors. Cardiovasc Intervent Radiol，34(5)：1050-1057.

Heckman JD，Ryaby JP，McCabe J，et al. 1994. Acceleration of tibial fracture-healing by non-invasive，low-intensity pulsed ultrasound. The Journal of Bone Joint Surgery，76(1)：26-34.

Henderson JM，Tkach J，Phillips M，et al. 2005. Permanent neurological deficit related to magnetic resonance imaging in a patient with implanted deep brain stimulation electrodes for Parkinson' s disease：case report. Neurosurgery，57(5)：E1063.

Hou CC，Wang W，Huang XR，et al. 2005. Ultrasound-microbubble-mediated gene transfer of inducible Smad7 blocks transforming growth factor-β signaling and fibrosis in rat remnant kidney. The American journal of pathology，166(3)：761-771.

Hsu PH，Wei KC，Huang CY，et al. 2013. Noninvasive and targeted gene delivery into the brain using microbubble-facilitated focused ultrasound.PLoS One，8(2)：e57682.

Huang Y，Vykhodtseva NI，Hynynen K. 2013. Creating brain lesions with low-intensity focused ultrasound with microbubbles：A rat study at half a megahertz. Ultrasound in Medicine Biology，39(8)：1420-1428.

Hwang JH，Crum LA. 2009. Current status of clinical high-intensity focused ultrasound. Conf Proc IEEE Eng Med Biol Soc，2009：130-133.

Hynynen K，McDannold N，Clement G，et al. 2006. Pre-clinical testing of a phased array ultrasound system for MRI-guided noninvasive surgery of the brain—a primate study. European journal of radiology，59(2)：149-156.

Hynynen K，McDannold N，Vykhodtseva N，et al. 2003. Non-invasive opening of BBB by focused ultrasound. Acta Neurochir Suppl，86：555-558.

Hynynen K，McDannold N，Martin H，et al. 2003. The threshold for brain damage in rabbits induced by bursts of ultrasound in the presence of an ultrasound contrast agent（Optison®）. Ultrasound in Medicine Biology，29(3)：473-481.

Hynynen K，McDannold N，Sheikov NA，et al. 2005. Local and reversible blood–brain barrier disruption by noninvasive focused ultrasound at frequencies suitable for trans-skull sonications. Neuroimage，24(1)：12-20.

Hynynen K，McDannold N，Vykhodtseva N，et al. 2006. Focal disruption of the blood-brain barrier due to 260-kHz ultrasound bursts：a method for molecular imaging and targeted drug delivery. Journal of neurosurgery，105(3)：445-454.

Hynynen K，McDannold N，Vykhodtestva N，et al. 2001. Noninvasive MR Imaging-guided Focal Opening of the Blood-Brain Barrier in Rabbits 1. Radiology，220(3)：640-646.

Hynynen K，McDannold N，Vykhodtseva N，et al. 2002. Noninvasive MRI-guided focal opening of the blood brain barrier：Demonstration of large particle penetration//Proceedings of the 10th Meeting of the International Society for Magnetic Resonance in

Medicine. Honolulu, HI, USA.

Iida K, Luo H, Haqisawa K, et al. 2006. Noninvasive low-frequency ultrasound energy causes vasodilation in humans. Journal of the American College of Cardiology, 48(3): 532-537.

Ishibashi K, Shimada K, Kawato T, et al. 2010. Inhibitory effects of low-energy pulsed ultrasonic stimulation on cell surface protein antigen C through heat shock proteins GroEL and DnaK in Streptococcus mutans. Applied and Environmental microbiology, 76(3): 751-756.

Jiang N, Xie B, Zhang X, et al. 2014. Enhancing ablation effects of a microbubble-enhancing contrast agent ("Sonovue") in the treatment of Uterine Fibroids with High-Intensity Focused Ultrasound: a Randomized controlled trial. Cardiovasc Intervent Radiol, 37(5): 1321-1328.

Jordão JF, Thévenot E, Markham-Coultes K, et al. 2013. Amyloid-β plaque reduction, endogenous antibody delivery and glial activation by brain-targeted, transcranial focused ultrasound. Experimental neurology, 248: 16-29.

Juffermans LJ, Dijkmans PA, Musters RJ, et al. 2006. Transient permeabilization of cell membranes by ultrasound-exposed microbubbles is related to formation of hydrogen peroxide. American Journal of Physiology-Heart and Circulatory Physiology, 291(4): H1595-H1601.

Jun YW, Lee JH, Cheon J. 2008. Chemical design of nanoparticle probes for high-performance magnetic resonance imaging. Angew Chem-Int Edit, 47: 5122-5135.

Jung SH, Kim SH, Lim JY, et al. 2008. Application of PLGA/keratin scaffold for tissue engineered articular cartilage. Tissue Engineering Part A, 14: 809-809.

Kaneko Y, Maruyama T, Takegami K, et al. 2005. Use of a microbubble agent to increase the effects of high intensity focused ultrasound on liver tissue. European Radiology, 15: 1415-1420.

Karshafian R, Bevan PD, Williams R, et al. 2009. Sonoporation by ultrasound-activated microbubble contrast agents: effect of acoustic exposure parameters on cell membrane permeability and cell viability. Ultrasound in Medicine Biology, 35(5): 847-860.

Kennedy JE, ter Haar GR, Cranston D. 2003. High intensity focused ultrasound: surgery of the future? British Journal of Radiology, 76: 590-599.

Kennedy JE. 2005. High-intensity focused ultrasound in the treatment of solid tumours. Nat Rev Cancer, 5: 321-327.

Kim HJ, Matsuda H, Zhou HS, et al. 2006. Ultrasound-triggered smart drug release from a poly(dimethylsiloxane)-mesoporous silica composite. Adv Mater, 18: 3083-3088.

Kinoshita M, McDannold N, Jolesz FA, et al. 2006. Noninvasive localized delivery of Herceptin to the mouse brain by MRI-guided focused ultrasound-induced blood–brain barrier disruption. Proceedings of the National Academy of Sciences, 103(31): 11719-11723.

Kinoshita M, McDannold N, Jolesz FA, et al. 2006. Targeted delivery of antibodies through the blood-brain barrier by MRI-guided focused ultrasound. Biochemical and Biophysical Research Communications, 340(4): 1085-1090.

Kon M, Kiffin R, Koga H, et al. 2011. Chaperone-mediated autophagy is required for tumor growth. Science Translational Medicine, 3(109): 109ral17.

Kooiman K, Böhmer MR, Emmer M, et al. 2009. Oil-filled polymer microcapsules for ultrasound-mediated delivery of lipophilic drugs. Journal of Controlled Release, 133(2): 109-118.

Kopechek J, Park E, Mei CS, et al. 2013. Accumulation of phase-shift nanoemulsions to enhance MR-guided ultrasound-mediated tumor ablation in vivo. J Healthc Eng, 4(1): 109-126.

Kopechek JA, Park EJ, Zhang YZ, et al. 2014. Cavitation-enhanced MR-guided focused ultrasound ablation of rabbit tumors in vivo using phase shift nanoemulsions. Phys Med Biol, 59(13): 3465-3481.

Krewson CE, Klarman ML, Saltzman WH. 1995. Distribution of nerve growth factor following direct delivery to brain interstitium. Brain research, 680(1): 196-206.

Kripfgans OD, Zhang M, Fabiilli ML, et al. 2014. Acceleration of ultrasound thermal therapy by patterned acoustic droplet vaporization. J Acoust Soc Am. Jan; 135(1): 537-544.

Kroll RA, Neuwelt EA. 1998. Outwitting the blood-brain barrier for therapeutic purposes: osmotic opening and other means. Neurosurgery, 42(5): 1083-1099.

Kudo N, Okada K, Yamamoto K. 2009. Sonoporation by single-shot pulsed ultrasound with microbubbles adjacent to cells. Biophysical Journal, 96(12): 4866-4876.

Lai JP, Mu X, Xu YY, et al. 2010. Light-responsive nanogated ensemble based on polymer grafted mesoporous silica hybrid nanoparticles. Chem Commun, 46: 7370-7372.

LaVan DA，McGuire T，Langer R. 2003. Small-scale systems for in vivo drug delivery. Nat Biotechnol，21：1184-1191.

Lawrence MJ，Rees GD. 2000. Microemulsion-based media as novel drug delivery systems. Adv Drug Deliv Rev，45：89-121.

LeBlang SD，Hoctor K，Steinberg FL. 2010. Leiomyoma shrinkage after MRI-guided focused ultrasound treatment：report of 80 patients. AJR Am J Roentgenol，194(1)：274-280.

Lee JH，Huh YM，Jun YW，et al. 2007. Artificially engineered magnetic nanoparticles for ultra-sensitive molecular imaging. Nat Med，13：95-99.

Lefaucheur JP. 2009. Methods of therapeutic cortical stimulation. Neurophysiologie Clinique/Clinical Neurophysiology，39(1)：1-14.

Leighton T. 2012. The acoustic bubble. London：Academic press.

Lele P. 1963. Effects of focused ultrasonic radiation on peripheral nerve，with observations on local heating. Experimental neurology，8(1)：47-83.

Leo E，Schlegel PG，Lindemann A. 1997. Chemotherapeutic induction of long-term remission in metastatic medulloblastoma. Journal of Neuro-oncology，32(2)：149-154.

Levkovitz Y，Roth Y，Harel EV，et al. 2007. A randomized controlled feasibility and safety study of deep transcranial magnetic stimulation. Clinical Neurophysiology，118(12)：2730-2744.

Li WF，Wang XP，Wang K，et al. 2014. A Novel of Biodegradable Implants Based on PLGA for Control Delivery of Cisplatin. Int J Polym Mater Polym Biomat，63：368-373.

Li Y，Duc HL HO，Tyler B，et al. 2005. In vivo delivery of BCNU from a MEMS device to a tumor model. Journal of Controlled Release，106(1)：138-145.

Li Y，Lu W，Huang Q，et al. 2010. Copper sulfide nanoparticles for photothermal ablation of tumor cells. Nanomedicine，5：1161-1171.

Liberman A，Martinez HP，Ta CN，et al. 2012. Hollow silica and silica-boron nano/microparticles for contrast-enhanced ultrasound to detect small tumors. Biomaterials，33：5124-5129.

Lin CY，Pitt WG. 2013. Acoustic droplet vaporization in biology and medicine. Biomed Res Int，404361.

Lin JH，Li H，Zhang Y，et al. 2009. Divergent effects of PERK and IRE1 signaling on cell viability. PloS One，4(1)：e4170-e4170.

Lin JH，Li H，Yasumura D，et al. 2007. IRE1 signaling affects cell fate during the unfolded protein response. Science，318(5852)：944-949.

Liu HL，Hsieh HY，Lu LA，et al. 2012. Low-pressure pulsed focused ultrasound with microbubbles promotes an anticancer immunological response. J Transl Med，10：221.

Ma M，Chen H，Shi J. 2015. Construction of smart inorganic nanoparticle-based ultrasound contrast agents and their biomedical applications. Science Bulletin，60：1170-1183.

Ma M，Xu H，Chen H，et al. 2014. A drug-perfluorocarbon nanoemulsion with an ultrathin silica coating for the synergistic effect of chemotherapy and ablation by high-intensity focused ultrasound. Adv Mater，26：7378-7385.

Malvindi MA，Greco A，Conversano F，et al. 2011. Magnetic/silica nanocomposites as dual-mode contrast agents for combined magnetic resonance imaging and ultrasonography. Adv Funct Mater，21：2548-2555.

Martin TA，Jiang WG. 2009. Loss of tight junction barrier function and its role in cancer metastasis. Biochimica et Biophysica Acta (BBA)-Biomembranes，1788(4)：872-891.

Martinez HP，Kono Y，Blair SL，et al. 2010. Hard shell gas-filled contrast enhancement particles for colour Doppler ultrasound imaging of tumors. Medchemcomm，1：266-270.

McDannold N，Vykhodtseva N，Hynynen K. 2006. Targeted disruption of the blood–brain barrier with focused ultrasound：association with cavitation activity. Physics in Medicine and Biology，51(4)：793.

McDannold N，Vykhodtseva N，Jolesz FA，et al. 2004. MRI investigation of the threshold for thermally induced blood–brain barrier disruption and brain tissue damage in the rabbit brain. Magnetic Resonance in Medicine，51(5)：913-923.

McDannold N，Vykhodtseva N，Raymond S，et al. 2005. MRI-guided targeted blood-brain barrier disruption with focused ultrasound：histological findings in rabbits. Ultrasound in Medicine Biology，31(11)：1527-1537.

Medintz IL，Uyeda HT，Goldman ER，et al. 2005. Quantum dot bioconjugates for imaging，labelling and sensing. Nat Mater，4：435-446.

Mesiwala AH，Farrell L，Wenzel HJ，et al. 2002. High-intensity focused ultrasound selectively disrupts the blood-brain barrier in vivo. Ultrasound in Medicine Biology，28(3)：389-400.

Mihran RT，Barnes FS，Wachtel H. 1990. Temporally-specific modification of myelinated axon excitability in vitro following a single ultrasound pulse. Ultrasound in Medicine Biology，16(3)：297-309.

Mihran RT，Barnes FS，Wachfel H. 1990. Transient modification of nerve excitability in vitro by single ultrasound pulses. Biomedical Sciences Instrumentation，26：235-246.

Miller DL. 1987. A review of the ultrasonic bioeffects of microsonation，gas-body activation，and related cavitation-like phenomena. Ultrasound in Medicine Biology，13(8)：443-470.

Min BK，Bystritsky A，Jung KI，et al. 2011. Focused ultrasound-mediated suppression of chemically-induced acute epileptic EEG activity. BMC Neuroscience，12(1)：23.

Morris CE，Juranka PF. 2007. Nav channel Mechanosensitivity：activation and inactivation accelerate reversibly with stretch. Biophysical Journal，93(3)：822-833.

Morris GL，Mueller WM. 1999. Long-term treatment with vagus nerve stimulation in patients with refractory epilepsy. Neurology，53(8)：1731-1731.

Morrison PF，Laske DW，Bobo H，et al. 1994. High-flow microinfusion：tissue penetration and pharmacodynamics. American Journal of Physiology-Regulatory，Integrative and Comparative Physiology，266(1)：R292-R305.

Mou J，Chen Y，Ma M，et al. 2015. Facile synthesis of liposome/Cu2- x S-based nanocomposite for multimodal imaging and photothermal therapy. Science China Materials，58：294-301.

Moyer LC，Timbie KF，Sheeran PS，et al. 2015. High-intensity focused ultrasound ablation enhancement in vivo via phase-shift nanodroplets compared to microbubbles. J Ther Ultrasound，3：7.

Muldoon LL，Neuwelt EA. 2003. BR96-DOX immunoconjugate targeting of chemotherapy in brain tumor models. Journal of Neuro-oncology，65(1)：49-62.

Mura S，Nicolas J，Couvreur P. 2013. Stimuli-responsive nanocarriers for drug delivery. Nat Mater，12：991-1003.

Na HB，Song IC，Hyeon T. 2009. Inorganic Nanoparticles for MRI Contrast Agents. Adv Mater，21：2133-2148.

Nadal A，Fuentes E，Pastor J，et al. 1995. Plasma albumin is a potent trigger of calcium signals and DNA synthesis in astrocytes. Proceedings of the National Academy of Sciences，92(5)：1426-1430.

Nakano M. 2000. Places of emulsions in drug delivery. Adv Drug Deliv Rev，45：1-4.

Napoli A，Anzidei M，Ciolina F，et al. 2013. MR-guided high-intensity focused ultrasound：current status of an emerging technology. cardiovasc interv radiol，36：1190-1203.

Neuwelt EA，Barnett PA，McCormick CI，et al. 1985. Osmotic blood-brain barrier modification：monoclonal antibody，albumin，and methotrexate delivery to cerebrospinal fluid and brain. Neurosurgery，17(3)：419-423.

Nhan T，Burgess A，Oho EE，et al. 2013. Drug delivery to the brain by focused ultrasound induced blood–brain barrier disruption：quantitative evaluation of enhanced permeability of cerebral vasculature using two-photon microscopy. Journal of Controlled Release，172(1)：274-280.

Nitsche MA，Boggio PS，Fregni F，et al. 2009. Treatment of depression with transcranial direct current stimulation（tDCS）：a review. Experimental Neurology，219(1)：14-19.

Niu DC，Wang X，Li YS，et al. 2013. Facile synthesis of magnetite/perfluorocarbon co-loaded organic/inorganic hybrid vesicles for dual-Modality ultrasound/magnetic resonance imaging and imaging-guided high-intensity focused ultrasound ablation. Adv Mater，25：2686-2692.

Nyborg W. 2001. Biological effects of ultrasound：development of safety guidelines. Part Ⅱ：general review. Ultrasound in Medicine Biology，27(3)：301-333.

Nyborg WL. 1965. Acoustic Streaming//Mason WP. Physical Acoustics. New York：Academic Press.

O' Reilly MA，Waspe AC，Ganguly M，et al. 2011. Focused-ultrasound disruption of the blood-brain barrier using closely-timed short pulses：influence of sonication parameters and injection rate. Ultrasound in Medicine Biology，37(4)：587-594.

Ochs S，Pourmand R，Si K，et al. 2000. Stretch of mammalian nerve in vitro：effect on compound action potentials. Journal of the Peripheral Nervous System，5(4)：227-235.

Oeffinger BE，Wheatley MA. 2004. Development and characterization of a nano-scale contrast agent. Ultrasonics，42：343-347.

Oerlemans C，Deckers R，Storm G，et al. 2013. Evidence for a new mechanism behind HIFU-triggered release from liposomes. J Control Release，168：327-333.

Orsi F，Arnone P，Chen WZ，et al. 2010. High intensity focused ultrasound ablation：A new therapeutic option for solid tumors. J Canc Res Ther，6：414-420.

Pardridge WM. 2003. Blood-brain barrier drug targeting：the future of brain drug development. Molecular interventions，3(2)：90.

Pardridge WM. 2005. The blood-brain barrier：bottleneck in brain drug development. NeuroRx，2(1)：3-14.

Park JI, Jagadeesan D, Williams R, et al. 2010. Microbubbles laded with nnoparticles: a rute to mltiple iaging mdalities. ACS Nano, 4: 6579-6586.

Park MJ, Kim YS, Rhim H, et al. 2014. Safety and therapeutic efficacy of complete or near-complete ablation of symptomatic uterine fibroid tumors by MR imaging-guided high-intensity focused US therapy. J Vasc Interv Radiol, 25(2): 231-239.

Patel K, Angelos S, Dichtel WR, et al. 2008. Enzyme-responsive snap-top covered silica nanocontainers. J Am Chem Soc, 130: 2382-2383.

Patra CR, Bhattacharya R, Mukhopadhyay D, et al. 2010. Fabrication of gold nanoparticles for targeted therapy in pancreatic cancer. Adv Drug Deliv Rev, 62: 346-361.

Peng S, Xiong Y, Li K, et al. 2012. Clinical utility of a microbubble-enhancing contrast ("SonoVue") in treatment of uterine fibroids with high intensity focused ultrasound: a retrospective study. Eur J Radiol, 81(12): 3832-3838.

Phillips LC, Puett C, Sheeran PS, et al. 2013. Phase-shift perfluorocarbon agents enhance high intensity focused ultrasound thermal delivery with reduced near-field heating. J Acoust Soc Am, 134(2): 1473-1482.

Puett C, Phillips LC, Sheeran PS, et al. 2013. In vitro parameter optimization for spatial control of focused ultrasound ablation when using low boiling point phase-change nanoemulsions. J Ther Ultrasound, 1: 16.

Qiao Y, Zong Y, Yin H, et al. 2014. Spatial and temporal observation of phase-shift nano-emulsions assisted cavitation and ablation during focused ultrasound exposure. Ultrason Sonochem, 21(5): 1745-1751.

Quesada M, Muniesa C, Botella P. 2013. Hybrid PLGA-Organosilica Nanoparticles with Redox-Sensitive Molecular Gates. Chem Mat, 25: 2597-2602.

Quesson B, Laurent C, Maclair G, et al. 2011. Real-time volumetric MRI thermometry of focused ultrasound ablation in vivo: a feasibility study in pig liver and kidney. NMR Biomed, 24: 145-153.

Rauch SL, Dougherty DD, Malone D, et al. 2006. A functional neuroimaging investigation of deep brain stimulation in patients with obsessive-compulsive disorder. Journal of Neurosurgery, 104(4): 558-565.

Raymond SB, Skoch J, Hynynen K, et al. 2007. Multiphoton imaging of ultrasound/Optison mediated cerebrovascular effects in vivo. Journal of Cerebral Blood Flow Metabolism, 27(2): 393-403.

Riehemann K, Schneider SW, Luger TA, et al. 2009. Nanomedicine-Challenge and Perspectives. Angew Chem-Int Edit, 48: 872-897.

Rinaldi PC, Jones JP, Reines F, et al. 1991. Modification by focused ultrasound pulses of electrically evoked responses from an in vitro hippocampal preparation. Brain research, 558(1): 36-42.

Rosenberg SA, Restifo NP, Yang JC, et al. 2008. Adoptive cell transfer: a clinical path to effective cancer immunotherapy. Nature Reviews Cancer, 8(4): 299-308.

Rossi F, Cattaneo E. 2002. Neural stem cell therapy for neurological diseases: dreams and reality. Nature Reviews Neuroscience, 3(5): 401-409.

Saha S, Bhanja P, Partanen A, et al. 2014. Low intensity focused ultrasound (LOFU) modulates unfolded protein response and sensitizes prostate cancer to 17AAG. Oncoscience, 1(6): 434.

Sassaroli E, Hynynen K. 2004. Forced linear oscillations of microbubbles in blood capillaries. The Journal of the Acoustical Society of America, 115(6): 3235-3243.

Sassaroli E, Hynynen K. 2005. Resonance frequency of microbubbles in small blood vessels: a numerical study. Physics in medicine and biology, 50(22): 5293.

Sato E, Olson SH, Ahn J, et al. 2005. Intraepithelial CD8+ tumor-infiltrating lymphocytes and a high CD8+/regulatory T cell ratio are associated with favorable prognosis in ovarian cancer. Proceedings of the National Academy of Sciences of the United States of America, 102(51): 18538-18543.

Scarponi C, Nasorri F, Favani F, et al. 2009. Low-frequency low-intensity ultrasounds do not influence the survival and immune functions of cultured keratinocytes and dendritic cells. BioMed Research International, 193260.

Schad KC, Hynynen K. 2010. In vitro characterization of perfluorocarbon droplets for focused ultrasound therapy. Phys Med Biol, 55(17): 4933-4947.

Schmaljohann D. 2006. Thermo- and pH-responsive polymers in drug delivery. Adv Drug Deliv Rev, 58: 1655-1670.

Schneeberger EE, Lynch RD. 2004. The tight junction: a multifunctional complex. American Journal of Physiology-Cell Physiology, 286(6): C1213-C1228.

Schneider. M. 2008. Molecular imaging and ultrasound-assisted drug delivery. Journal of Endourology, 22(4): 795-802.

Schutt EG, Klein DH, Mattrey RM, et al. 2003. Injectable microbubbles as contrast agents for diagnostic ultrasound imaging: The key role of perfluorochemicals. Angew Chem-Int Edit，42：3218-3235.

Sheikov N，McDannold N，Jolesz F，et al. 2006. Brain arterioles show more active vesicular transport of blood-borne tracer molecules than capillaries and venules after focused ultrasound-evoked opening of the blood-brain barrier. Ultrasound in Medicine Biology，32(9)：1399-1409.

Sheikov N，McDannold N，Sharma S，et al. 2008. Effect of focused ultrasound applied with an ultrasound contrast agent on the tight junctional integrity of the brain microvascular endothelium. Ultrasound in Medicine Biology，34(7)：1093-1104.

Sheikov N，McDannold N，Vykhodtseva N，et al. 2004. Cellular mechanisms of the blood-brain barrier opening induced by ultrasound in presence of microbubbles. Ultrasound in Medicine Biology，30(7)：979-989.

Shpak O，Verweij M，Vos HJ，et al. 2014. Acoustic droplet vaporization is initiated by superharmonic focusing. Proc Natl Acad Sci U S A，111：1697-1702.

Sivakumar S，Bansal V，Cortez C，et al. 2009. Degradable，surfactant-free，monodisperse polymer-encapsulated emulsions as anticancer drug carriers. Adv Mater，21：1820.

Skrabalak SE，Chen J，Au L，et al. 2007. Gold nanocages for biomedical applications. Adv Mater，19：3177-3184.

Skrabalak SE，Chen JY，Sun YG，et al. 2008. Gold nanocages：synthesis，properties，and applications. Accounts of Chemical Research，41：1587-1595.

Stan A，Casares S，Radu D，et al. 1998. Doxorubicin-induced cell death in highly invasive human gliomas. Anticancer Research，19(2A)：941-950.

Stride EP，Coussios CC. 2010. Cavitation and contrast：the use of bubbles in ultrasound imaging and therapy. Proc Inst Mech Eng H，224(2)：171-191.

Suh WH，Suh YH，Stucky GD. 2009. Multifunctional nanosystems at the interface of physical and life sciences. Nano Today，4：27-36.

Sun J，Hynynen K. 1998. Focusing of therapeutic ultrasound through a human skull：a numerical study. The Journal of the Acoustical Society of America，104(3)：1705-1715.

Sun Y，Zheng YY，Ran HT，et al. 2012. Superparamagnetic PLGA-iron oxide microcapsules for dual-modality US/MR imaging and high intensity focused US breast cancer ablation. Biomaterials，33：5854-5864.

Ter Haar G. 1999. Therapeutic ultrasound. European Journal of Ultrasound，9(1)：3-9.

Thomas CR，Ferris DP，Lee JH，et al. 2010. Noninvasive Remote-Controlled Release of Drug Molecules in Vitro Using Magnetic Actuation of Mechanized Nanoparticles. J Am Chem Soc，132：10623-10625.

Thorburn A，Debnath J. 2011. Targeting chaperone-mediated autophagy in cancer. Science Translational Medicine，3(109)：109ps145.

Tian Q，Tang M，Sun Y，et al. 2011. Hydrophilic Flower - Like CuS Superstructures as an Efficient 980 nm Laser - Driven Photothermal Agent for Ablation of Cancer Cells. Adv Mater，23：3542-3547.

Ting CY，Fan CH，Liu HL，et al. 2012. Concurrent blood–brain barrier opening and local drug delivery using drug-carrying microbubbles and focused ultrasound for brain glioma treatment. Biomaterials，33(2)：704-712.

Treat LH，McDannold N，Vykhodtseva N，et al. 2007. Targeted delivery of doxorubicin to the rat brain at therapeutic levels using MRI - guided focused ultrasound. International Journal of Cancer，121(4)：901-907.

Tsui，PH，Wang SH，Huang CC. 2005. In vitro effects of ultrasound with different energies on the conduction properties of neural tissue. Ultrasonics，43(7)：560-565.

Tufail Y，Matyushov A，Baldwin N，et al. 2010. Transcranial pulsed ultrasound stimulates intact brain circuits. Neuron，66(5)：681-694.

Tung YS，Choi JJ，Baseri B，et al. 2010. Identifying the inertial cavitation threshold and skull effects in a vessel phantom using focused ultrasound and microbubbles. Ultrasound in Medicine Biology，36(5)：840-852.

Tung YS，Vlachos F，Choi JJ，et al. 2010. In vivo transcranial cavitation threshold detection during ultrasound-induced blood–brain barrier opening in mice. Physics in Medicine and Biology，55(20)：6141.

Tyler WJ，Tufail Y，Finsterwald M，et al. 2008. Remote excitation of neuronal circuits using low-intensity，low-frequency ultrasound. PloS One，3(10)：e3511.

Tyler WJ，Tufail Y，Pati S. 2010. Pain：Noninvasive functional neurosurgery using ultrasound. Nature Reviews Neurology，6(1)：13-14.

Unger EC，Porter T，Culp W，et al. 2004. Therapeutic applications of lipid-coated microbubbles. Adv Drug Deliv Rev，56：1291-1314.

Velling V，Shklyaruk S. 1988. Modulation of the functional state of the brain with the aid of focused ultrasonic action. Neuroscience and Behavioral Physiology，18(5)：369-375.

Vlachos F，Tung Y，Konofagou E. 2010. Permeability assessment of the focused ultrasound-induced blood–brain barrier opening using dynamic contrast-enhanced MRI. Physics in Medicine and Biology，55(18)：5451.

Vlachos F，Tung YS，Pati S. 2011. Permeability dependence study of the focused ultrasound - induced blood–brain barrier opening at distinct pressures and microbubble diameters using DCE - MRI. Magnetic Resonance in Medicine，66(3)：821-830.

Vykhodtseva N，Hynynen K，Damianou C. 1995. Histologic effects of high intensity pulsed ultrasound exposure with subharmonic emission in rabbit brain in vivo. Ultrasound in Medicine Biology，21(7)：969-979.

Vykhodtseva N，McDannold N，Hynynen K. 2008. Progress and problems in the application of focused ultrasound for blood–brain barrier disruption. Ultrasonics，48(4)：279-296.

Wagner V，Dullaart A，Bock AK，et al. 2006. The emerging nanomedicine landscape. Nat Biotechnol，24：1211-1217.

Wall PD，Fry WJ，Stephens R，et al. 1951. Changes produced in the central nervous system by ultrasound. Science，114(2974)：686-687.

Wan Y，Zhao DY. 2007. On the controllable soft-templating approach to mesoporous silicates. Chem Rev，107：2821-2860.

Wang CH，Huang YF，Yeh CK. 2011. Aptamer-conjugated nanobubbles for targeted ultrasound molecular imaging. Langmuir，27：6971-6976.

Wang D，Yang K，Gao YH，et al. 2010. Preparation and characterization of a nanoscale ultrasound contrast agent. Clin Imaging，34(4)：288-292.

Wang S，Samiotaki G，Olumolade O，et al. 2014. Microbubble type and distribution dependence of focused ultrasound-induced blood-brain barrier opening. Ultrasound in Medicine Biology，40(1)：130-137.

Wang X，Chen H，Chen Y，et al. 2012. Perfluorohexane-encapsulated mesoporous silica nanocapsules as enhancement agents for highly efficient high intensity focused ultrasound (HIFU). Adv Mater，24(6)：785-791.

Wang X，Chen H，Zhang K，et al. 2013. An intelligent nanotheranostic agent for targeting，redox-responsive ultrasound imaging，and imaging-guided high-intensity focused ultrasound synergistic therapy. Small，10(7)：1403-1411.

Wang X，Chen HR，Chen Y，et al. 2012. Perfluorohexane-encapsulated mesoporous silica nanocapsules as enhancement agents for highly efficient high intensity focused ultrasound (HIFU). Adv Mater，24(6)：785-791.

Wang X，Chen HR，Zheng YY，et al. 2013. Au-nanoparticle coated mesoporous silica nanocapsule-based multifunctional platform for ultrasound mediated imaging，cytoclasis and tumor ablation. Biomaterials，34：2057-2068.

Wang X，Shi J. 2014. A continuous tri-phase transition effect for HIFU-mediated intravenous drug delivery. Biomaterials，35(22)：5875-5885.

Wang Y，Shim MS，Levinson NS，et al. 2014. Stimuli-responsive materials for controlled release of theranostic agents. Adv Funct Mater，24：4206-4220.

Ward M，Wu J，Chiu JF. 1999. Ultrasound-induced cell lysis and sonoporation enhanced by contrast agents. The Journal of the Acoustical Society of America，105(5)：2951-2957.

Weld KJ，Landman J. 2005. Comparison of cryoablation，radiofrequency ablation and high-intensity focused ultrasound for treating small renal tumours. BJU Int，96：1224-1229.

West EE，Youngblood B，Tan WG，et al. 2011. Tight regulation of memory CD8+ T cells limits their effectiveness during sustained high viral load. Immunity，35(2)：285-298.

Westphal M，Hilt DC，Bortey E，et al. 2003. A phase 3 trial of local chemotherapy with biodegradable carmustine (BCNU) wafers (Gliadel wafers) in patients with primary malignant glioma. Neuro-oncology，5(2)：79-88.

Whitnall W，Asefa T，Ozin GA. 2005. Hybrid periodic mesoporous organosilicas. Adv Funct Mater，15：1696-1702.

Williams CR，Tabios R，Linehan WM，et al. 2007. Intratumor injection of the Hsp90 inhibitor 17AAG decreases tumor growth and induces apoptosis in a prostate cancer xenograft model. The Journal of urology，178(4)：1528-1532.

Wu F，Wang ZB，Chen WZ，et al. 2004. Extracorporeal high intensity focused ultrasound ablation in the treatment of 1038 patients with solid carcinomas in China：an overview. Ultrason Sonochem，11：149-154.

Wu M，Meng Q，Chen Y，et al. 2014. Ultrasmall Confined Iron Oxide Nanoparticle MSNs as a pH-Responsive Theranostic Platform. Adv Funct Mater，24：4273-4283.

Wu SH，Mou CY，Lin HP. 2013. Synthesis of mesoporous silica nanoparticles. Chem Soc Rev，42：3862-3875.

Wu X，Wang ZG，Hu B，et al. 2010. Targeting an Ultrasound Contrast Agent to Folate Receptors on Ovarian Cancer Cells Feasibility Research for Ultrasonic Molecular Imaging of Tumor Cells. Journal of Ultrasound in Medicine，29：609-614.

Wu F, Wang ZB, Lu P, et al. 2004. Activated anti-tumor immunity in cancer patients after high intensity focused ultrasound ablation. Ultrasound in Medicine Biology, 30(9): 1217-1222.

Xu JS, Huang JW, Qin RG, et al. 2010. Synthesizing and binding dual-mode poly (lactic-co-glycolic acid) (PLGA) nanobubbles for cancer targeting and imaging. Biomaterials, 31: 1716-1722.

Xu ZL, Zhu XQ, Lu P, et al. 2009. Activation of tumor-infiltrating antigen presenting cells by high intensity focused ultrasound ablation of human breast cancer. Ultrasound in Medicine Biology, 35(1): 50-57.

Xu Q, Schett G, Li C. et al. 2000. Mechanical stress–induced heat shock protein 70 expression in vascular smooth muscle cells is regulated by Rac and Ras small G proteins but not mitogen-activated protein kinases. Circulation Research, 86(11): 1122-1128.

Xue LY, Lu Q, Huang BJ, et al. 2013. Evaluation of renal urothelial carcinoma by contrast - enhanced ultrasonography, 2013, 82(4): 151-157.

Yang F, Hu SL, Zhang Y, et al. 2012. A hydrogen peroxide-responsive O_2 nanogenerator for ultrasound and magnetic-resonance dual modality imaging. Adv Mater, 24: 5205-5211.

Yang FY, Lin GL, Horrng SC, et al. 2012. Prenatal exposure to diagnostic ultrasound impacts blood-brain barrier permeability in rats. Ultrasound in Medicine Biology, 38(6): 1051-1057.

Yang K, Xu H, Cheng L, et al. 2012. In vitro and in vivo near-infrared photothermal therapy of cancer using polypyrrole organic nanoparticles. Adv Mater, 24: 5586-5592.

Yang P, Zhao F, Ding J, et al. 2014. Bubble-in-bubble strategy for high-quality ultrasound imaging with a structure coupling effect. Chem Mat, 26: 2121-2127.

Yao MH, Ma M, Chen Y, et al. 2014. Multifunctional Bi 2 S 3/PLGA nanocapsule for combined HIFU/radiation therapy. Biomaterials, 35: 8197-8205.

Yavuz MS, Cheng YY, Chen JY, et al. 2009. Gold nanocages covered by smart polymers for controlled release with near-infrared light. Nat Mater, 8: 935-939.

Yoo S, Lee J. 2008. FUS-mediated reversible modulation of region-specific brain function. Proceedings of MRgFUS, 10.

Yoo SS, Bystritsky A, Lee JH, et al. 2011. Focused ultrasound modulates region-specific brain activity. Neuroimage, 56(3): 1267-1275.

Yu T, Hu D, Xu D, et al. 2008. Microbubbles improve the ablation eficiency of extracorporeal high intensity focused ultrasound against kidney tissues. World J Urol, 26(6): 631-636.

Yu T, Wang G, Hu K, et al. 2004. A micro- bubble agent improves the therapeutic efficiency of high intensity focused ultrasound: A rabbit kidney study. U rol Res, 32(1): 14.

Zha Z, Wang S, Zhang S, et al. 2013. Targeted delivery of CuS nanoparticles through ultrasound image-guided microbubble destruction for efficient photothermal therapy. Nanoscale, 5: 3216-3219.

Zhang K, Chen H, Li F, et al. 2013. Microbubbles from gas-generating perfluorohexane nanoemulsions for targeted temperature-sensitive ultrasonography and synergistic HIFU ablation of tumors. Adv Mater, 25(30): 4123-4130.

Zhang K, Chen H, Li F, et al. 2014. A continuous tri-phase transition effect for HIFU-mediated intravenous drug delivery. Biomaterials, 35: 5875-5885.

Zhang K, Xu H, Chen H, et al. 2015. CO_2 bubbling-based'Nanobomb'System for Targetedly Suppressing Panc-1 Pancreatic Tumor via Low Intensity Ultrasound-activated Inertial Cavitation. Theranostics, 5: 1291.

Zhang L, Chen WZ, Liu YJ, et al. 2010. Feasibility of magnetic resonance imaging-guided high intensity focused ultrasound therapy for ablating uterine fibroids in patients with bowel lies anterior to uterus. Eur J Radiol, 73(2): 396-403.

Zhang M, Fabiilli M, Carson P, et al. 2010. Acoustic droplet vaporization for the enhancement of ultrasound thermal therapy. Proc IEEE Ultrason Symp, 2010: 221-224.

Zhang P, Kopechek JA, Porter TM. 2013. The impact of vaporized nanoemulsions on ultrasound-mediated ablation. See comment in PubMed Commons belowJ Ther Ultrasound, 1: 2.

Zhang P, Porter T. 2010. An in vitro study of a phase-shift nanoemulsion: a potential nucleation agent for bubble-enhanced HIFU tumor ablation. Ultrasound Med Biol, 36(11): 1856-1866.

Zhang Q, Wang Z, Ran H, et al. 2006. Enhanced gene delivery into skeletal muscles with ultrasound and microbubble techniques. Academic radiology, 13(3): 363-367.

Zhang X, Zheng Y, Wang Z, et al. 2014. Methotrexate-loaded PLGA nanobubbles for ultrasound imaging and synergistic targeted therapy of residual tumor during HIFU ablation. Biomaterials, 35: 5148-5161.

Zhang ZJ, Wang LM, Wang J, et al. 2012. Mesoporous Silica-Coated Gold Nanorods as a Light-Mediated Multifunctional

Theranostic Platform for Cancer Treatment. Adv Mater，24：1418-1423.

Zhao WR，Chen HR，Li YS，et al. 2008. Uniform rattle-type hollow magnetic mesoporous spheres as drug delivery carriers and their Sustained-Release Property. Adv Funct Mater，18：2780-2788.

Zhao YN，Vivero-Escoto JL，Slowing II，et al. 2010. Capped mesoporous silica nanoparticles as stimuli-responsive controlled release systems for intracellular drug/gene delivery. Expert Opin Drug Deliv，7：1013-1029.

Zhigang W，Zhiyu L，Haitao R，et al. 2004. Ultrasound-mediated microbubble destruction enhances VEGF gene delivery to the infarcted myocardium in rats. Clinical imaging，28（6）：395-398.

Zhong P，Zhou Y，Zhu S. 2001. Dynamics of bubble oscillation in constrained media and mechanisms of vessel rupture in SWL. Ultrasound in Medicine Biology，27（1）：119-134.

Zhong YN，Wang C，Cheng L，et al. 2013. Gold nanorod-cored biodegradable micelles as a robust and remotely controllable doxorubicin release system for potent inhibition of drug-sensitive and-resistant cancer cells. Biomacromolecules，14：2411-2419.

Zhou M，Zhang R，Huang M，et al. 2010. A chelator-free multifunctional ^{64}[Cu] CuS nanoparticle platform for simultaneous micro-PET/CT imaging and photothermal ablation therapy. J Am Chem Soc，132：15351-15358.

Zhou Y，Wang Z，Chen Y，et al. 2013. Microbubbles from gas-generating perfluorohexane nanoemulsions for targeted temperature-sensitive ultrasonography and synergistic HIFU ablation of tumors. Adv Mater，25：4123-4130.

Zhu M，Jiang L，Fabiilli ML，et al. 2013. Treatment of murine tumors using acoustic droplet vaporization-enhanced high intensity focused ultrasound. Phys Med Biol，58（17）：6179-6191.

Zhu S，Chen C，Chen Z，et al. 2011. Thermo-responsive polymer-functionalized mesoporous carbon for controlled drug release. Mater Chem Phys，126：357-363.

Zhu YF，Shi JL，Shen WH，et al. 2005. Stimuli-responsive controlled drug release from a hollow mesoporous silica sphere/polyelectrolyte multilayer core-shell structure. Angew Chem-Int Edit，44：5083-5087.

第十一章　超声造影的临床应用

第一节　超声造影在肝脏疾病诊断中的应用

一、引　　言

微泡超声造影剂的发展克服了传统B超和多普勒超声技术在肝脏应用的一些局限性，能够显示实质组织的微血管结构和血流灌注。病变部位的增强模式可以在所有血管时相中显示（动脉期、门脉期和延迟期 / 血管后期），这与增强 CT(CECT) 和增强MRI(CEMRI) 的显示相似，但超声造影可实时显影并在超声操作者的完全控制下进行。超声造影剂与常用的CT和MRI对比剂的药物代谢动力学特征不同，目前临床使用的超声造影剂只停留于血管内，而大多数的CT和MRI的对比剂会迅速从血池清除进入到细胞外间隙。另外，一些超声造影剂可保留在肝脏和脾脏，具有延迟相或血管后期相。

超声造影的一个固有优点在于其可以对增强模式进行实时评估，其时间分辨率也比其他成像技术高很多，所以对病灶进行动态超声造影评价时，不需要预先设置扫描时间点或者进行团注追踪。而且，超声造影剂具有很好的耐受性和安全性，需要时可以在间隔很短时间后重复注射。

超声造影剂的局限性和其他类型的超声成像一样，一般来说，如果超出超声基波的显示范围，超声造影效果通常也不理想。

（一）肝脏超声造影应用有如下局限性

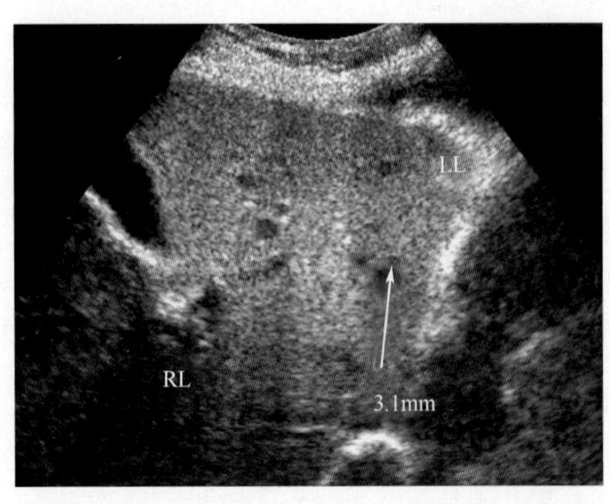

图 11-1-1　转移性肝癌，超声造影显示最小病灶为3.1mm（箭头）

(1) 超声造影分辨率或者特定的扫描限制，即最小可探测病灶的直径范围为3 ～ 5mm（图 11-1-1）。

(2) 非常小的肝脏局灶性病变可能漏诊。

(3) 膈下病灶，尤其是S7和S8段病灶，常规超声和超声造影都可能探测不到，如换成肋间扫查或者让患者左侧卧位有助于减少这种盲区限制（图 11-1-2）。

(4) 因为超声造影穿透力有限，尤其是在脂肪肝的患者，位置深的病灶就可能探测不到。同样，左侧卧位扫查能够使肝脏更靠近探头，从而克服这一局限性，因此该操作在常规检查中应该是必需的。

(5) 镰状韧带和周围脂肪组织由于血管较少，超声造影呈低增强，可能会与肝脏局灶性病变混淆（图 11-1-3），应注意观察和区别。

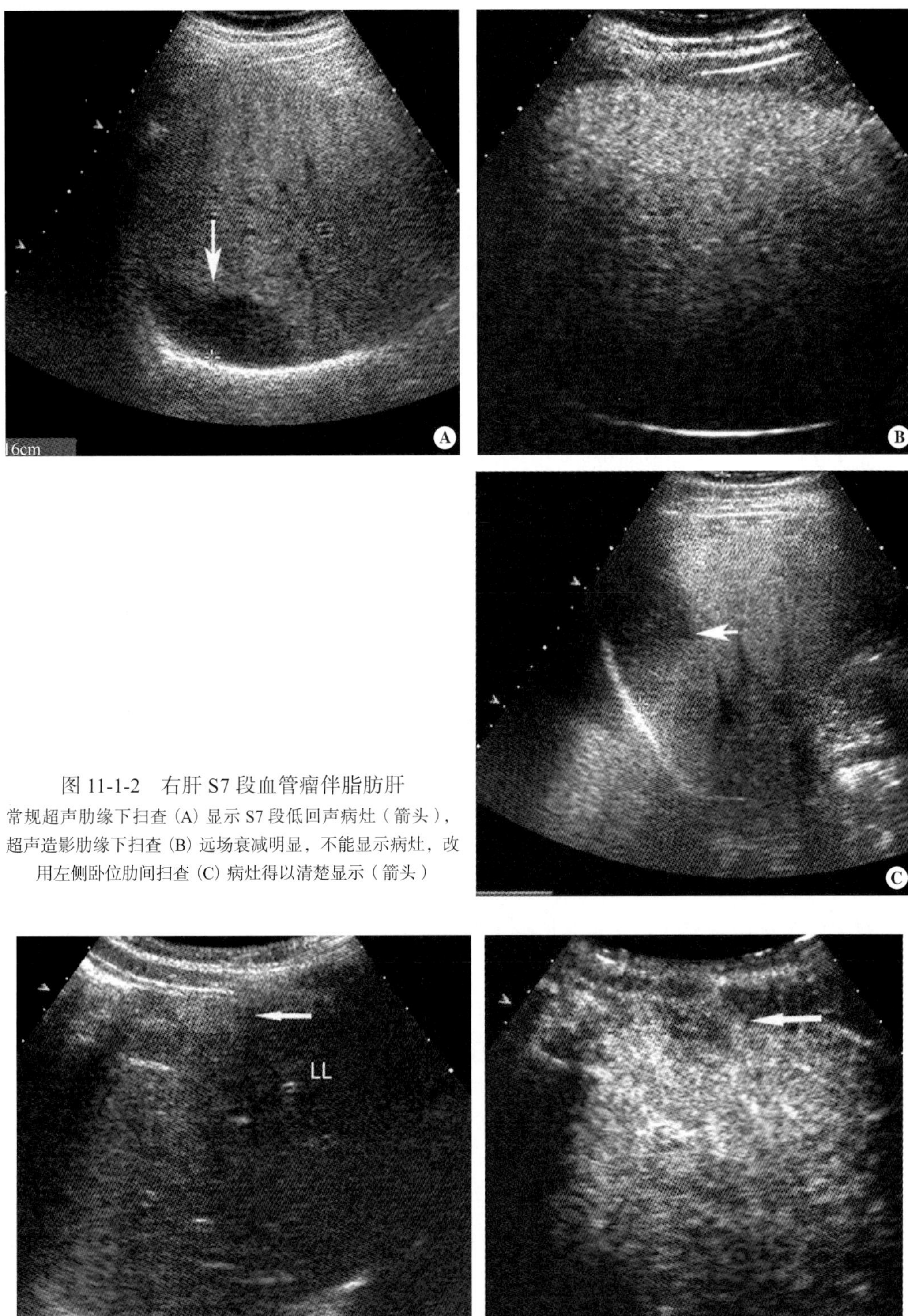

图 11-1-2　右肝 S7 段血管瘤伴脂肪肝

常规超声肋缘下扫查（A）显示 S7 段低回声病灶（箭头），超声造影肋缘下扫查（B）远场衰减明显，不能显示病灶，改用左侧卧位肋间扫查（C）病灶得以清楚显示（箭头）

图 11-1-3　镰状韧带和周围脂肪组织，常规超声（A）显示为高回声（箭头），超声造影（B）为低增强

（二）超声造影剂的背景及造影特异性成像模式

不管微泡处于流动还是静止状态，超声造影剂都能明显增强超声的背向散射。目前批准上市的含低溶解度气体的超声造影剂稳定性较高，并能在低声压下获得较好的谐振行为，这使得最低限度破坏微泡的造影特异性成像成为可能，并可以对几分钟内显示的实时动态增强影像进行有效的分析。

由于微气泡的物理尺寸小于或等于红细胞的物理尺寸，故超声造影剂作为血池显影剂，可以显示大血管和微血管系统。尽管它们的理化成分不同，但所有的超声造影剂的成像方式都相似，在静脉注射后可以迅速地增强血管池，并且在 5min 以上才缓慢消失。Sonazoid 可产生一种特殊的增强行为，它有一个延长的延迟期，即可在肝脏和脾中持续存在数小时，称为“血管后期”，其实这时微气泡已经从可探测的血池中廓清很久。由于 Sonazoid 被库普弗细胞（Kupffer cells）所吞噬，所以其可在肝脏中长久停留，因此血管后期通常指的就是“库普弗期”。

超声造影特异性成像模式去除了组织的线性信号，并接收微气泡产生的非线性回波信号而成像，这种非线性的微气泡信号的产生基于以下两种不同机制。

(1) 低声压条件下稳定的非线性振动，这是目前大多数超声造影检查的基本模式。

(2) 在较高的声压条件下微泡破坏产生宽频带的非线性信号。

超声非线性谐波信号也可来自于声波在组织传播过程中的失真。这些“组织谐波”随声压增加而增强，声压可以粗略地用机械指数（MI）来表示。为了最大限度地减少对微泡的破坏，连续实时成像通常选择低 MI。低 MI 通常指 MI ≤ 0.3，但多数超声仪在远低于 0.3MI 下（甚至低至 0.05）都可有良好显影。

目前造影特异性成像技术能够有效地消除组织的干扰，产生几乎单一的微泡影像，各生产厂家已为此技术申请专利。有效的组织消除使肝实质在超声上基本不显影，即使像血管结构、膈肺间隙等强反射组织也几乎不显影。正确的设置超声显像和扫描方式对避免产生伪影很重要，不适宜的高 MI 和增益设置是组织显影不佳的两个最常见的原因。

（三）各种增强影像模式的对比

对于肝脏局灶性病变定性的描述，一方面，超声造影、CT 和 MRI 的动脉期、门脉期和延迟期的增强方式一般都是类似的。不同之处在于超声造影可以实时显示动脉早期增强特点，而 CT 和 MRI 由于低帧频有时会遗漏。另外，某些病变由于 CT 和 MRI 对比剂在门脉期和延迟期扩散到肿瘤细胞间质，从而掩盖了其廓清，导致诊断不一致。另一方面，Sonazoid 的血管后期成像与超顺磁性氧化铁（SPIO）增强 MRI 成像模式相似。

（四）安全注意事项

总体来说，超声造影剂是安全的，不良反应发生率很低。无心、肝或肾毒性，因此，使用前无须进行肝或肾功能检查。

超声造影剂严重的过敏反应的发生率明显低于目前的X线对比剂，与MRI对比剂相近。已有报道显示在腹部检查时，致命性的过敏反应发生率为0.001%，超过23 000例患者使用后未发生死亡病例。尽管如此，操作人员也应接受复苏抢救的培训，并准备好必要的抢救设备。

目前也有危重患者在心脏超声造影检查时死亡的报道，但没有证据表明其发生因果关系。2004年欧洲药品管理局（EMA）制定了SonoVue应用禁忌证。2007年，美国FDA公布了对有严重心肺疾病患者禁止使用Definity和Optison（GE Healthcare公司生产，批准用于心脏造影），还要求在药物注射后30min内进行心电监护（US-FDA警告10/2007）。2008年5月，FDA在审核了生产厂商根据其要求提交的近期不良反应研究报告和上市后的研究，将这个禁忌证降级调整为警告。2011年，药物注射后进行30min心电监护的规定也被取消。许多后续的研究也关注超声造影剂在心脏应用上的不良反应，这些研究都表明超声造影剂具有良好的安全特性。一项较大的研究报道：与接受非增强超声心动图检查的患者相比，接受超声造影剂检查的急性心脏疾病患者具有更好的生存率。

虽然理论上存在诊断用超声和超声造影剂相互作用产生生物学效应的可能性，但没有临床证据证明它会对肝脏产生不良影响。在体外，可观察到如声孔效应、溶血和细胞死亡等的细胞反应。来自小动物模型的数据表明，当微泡受声压作用时，微血管会发生破裂。因此，一般来说，肝脏的超声造影应首选低MI。如果必需应用相对较高的MI才可获得诊断信息，应权衡利弊，选择对患者受益最高的模式。

超声造影剂在妊娠、哺乳期间或在儿科使用的有关数据较少。必要时，根据临床判断并获得知情同意的情况下，可以不受隐含的禁忌证的限制。

所有有关超声造影剂的管理和使用应符合当地法规要求。

一般性的建议包括以下几点。

(1) 在所有的超声诊断过程中，操作人员应注意选择低MI和避免不当的长时间暴露。

(2) 对有严重的冠状动脉疾病患者，使用超声造影剂时需谨慎。

(3) 和所有对比剂一样，必须配备心肺复苏设备。

(4) 体外冲击波治疗前24h，应避免使用超声造影剂。

（五）肝脏超声造影术语

在肝脏病灶或感兴趣区，应描述其增强的程度和时相（相位）。

1. 增强程度　从组织学的角度来看，以区域内血管密度（如富血管、乏血管）来描述是不正确的，用增强强度来描述则较为恰当。

(1) 增强是指相对于周围实质的信号强度：或等于，即“等增强”；或大于，即“高增强”；或小于，即“低增强”（图11-1-4）。

(2) “持续增强”通常是指病变随着时间的推移而持续增强。

(3) 完全的增强缺失可被描述为“无增强”（图11-1-4），在临床实际应用中，使用Sonazoid时，当病灶在血管后期无增强时，常用术语“增强缺失”表示。

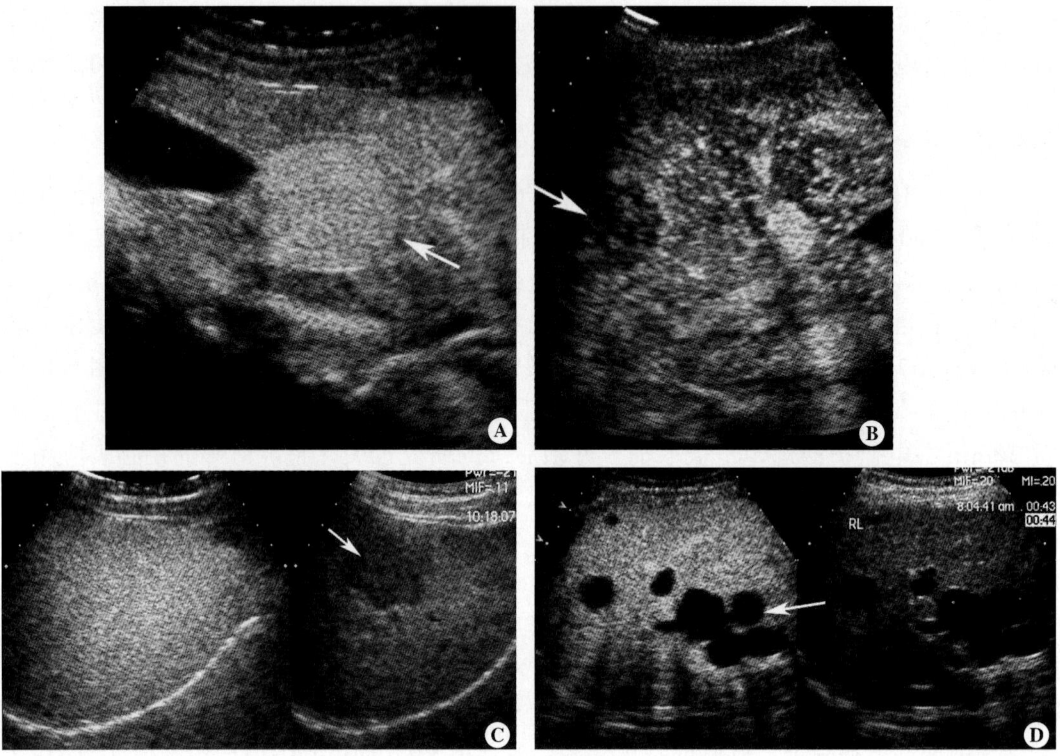

图 11-1-4 超声造影显示病灶 4 种增强程度：分别为高增强（A）、低增强（B）、等增强（C，双幅显示，箭头所指低回声为对应的常规超声图像）及无增强（D）

2. 强化时相

（1）增强模式应该按时相分别描述，其中肝脏包括动脉期、门脉期和延迟期。在应用 Sonazoid 时，还有血管后期。但这些时相之间通常没有一个明显的时间分隔点。

（2）“充盈”用于定性和定量分析，是指微泡从到达感兴趣区直至达到“增强峰值”的渐进增强过程。“廓清”是指峰值后增强程度逐渐下降的过程。

机械指数（MI）是指超声仪的机械指数，是声压脉冲对组织最大振幅的一个估计，反映了超声仪的功率。简而言之，高 MI 表示声压较高，能让微泡更快地破裂。在物理术语中，MI 被定义为：

$$\mathrm{MI} = \mathrm{PNP}\sqrt{\mathrm{Fc}}$$

其中 PNP 为超声波的峰值负声压（单位 MPa），Fc 是超声波的中心频率（MHz）。

二、超声造影定性诊断肝脏局灶性病变

超声造影作为一种常规的超声检查，应与其他影像、患者信息、临床病史相结合，这一点对于病灶的定性诊断尤为重要。因为肝硬化和非肝硬化肝脏的肿瘤类型是不同的，故肝脏局灶性病变的定性诊断应分为肝硬化患者和非肝硬化患者。

（一）非肝硬化患者肝脏局灶性病变的定性诊断

1. 背景　肝脏由于肝动脉（25% ～ 30%）和门静脉（70% ～ 75%）的双重血供导致超声造影检查中出现相互重叠的三个血管期（表 11-1-1）。

表 11-1-1　肝脏超声造影的血管时相（注射后显影时间）

时相	开始（s）	结束（s）
动脉期	10 ～ 20	30 ～ 45
门脉期	30 ～ 45	120
延迟期	＞ 120	微泡消失（4 ～ 6min）

（1）动脉期显示的是肝动脉供血的程度和方式。根据人体的血液循环状态，动脉期一般开始于注射后 20s 内，持续至 30 ～ 45s。此阶段可能会发生得非常快速，需要动态录像捕捉超声造影这一实时特性的影像过程，并且通过慢速回放更好地分析存储的影像。

（2）门静脉期通常会持续到注射造影剂后 2min，不同超声造影剂（SonoVue，Definity，Sonazoid）在这两个早期阶段中的表现是非常相似的。

（3）延迟期一直持续到造影剂从循环系统中清除，一般不超过 4 ～ 6min。Sonazoid 额外的血管后期（或 Kupffer 相）从注射后 10min 开始，并持续 1h 或更长时间，为确保不和延迟期重叠，血管后期扫描应当不早于注射后 10min。

如果肝脏连续成像，即使在低 MI 下，所有这些时相都可能由于微泡破坏而缩短。

延迟期和血管后期增强为病灶特征提供了重要的信息，因为在此期间大多数恶性病变是低增强的，而大部分的实性良性病变则是等增强或高增强的。

门脉期和延迟期在前一期结束后开始，血流动力学的个体差异和其他因素（如注射部位）可能会影响门脉期和延迟期的开始时间。

2. 检查步骤　低 MI 造影特异性成像技术，可以动态评估所有超声造影剂的三个血管时相，还包括 Sonazoid 的血管后期。

（1）所有检查必须先行常规 B 型和多普勒超声扫查。

（2）确定病变目标后，探头保持不动，超声仪切换至低 MI 造影特异性成像模式。

（3）双幅模式显示低 MI 的灰阶图像和造影图像，这种模式可帮助解剖定位，尤其对小病灶甚为有用，能保证在进行超声造影检查时目标病灶始终在扫查切面内。双幅模式显示的缺点是低 MI 同时用于两种图像，这意味着灰阶图像比较模糊，小病灶和低对比度的病灶难以显示。某些超声仪的灰阶图像和造影图像并不分屏，只是以不同颜色叠加在一起。

（4）超声造影剂以团注方式注射，随之用 0.9% 生理盐水冲洗，一般的用量为 5ml。

（5）理想状况下，静脉留置针的直径应不小于 20G，以避免注射时因机械冲击产生的微泡破裂。植入式中央静脉给药系统需要较高的推注压力，如果不带过滤器，这种输液装置可以使用，但造影剂的到达时间会缩短。

（6）超声造影剂开始注射时，应记录时间。

（7）由于超声造影的实时动态特性，应存储每个血管时相的重要信息。

(8) 动脉期和门脉期应连续评估。延迟期可使用间歇扫查，直至观察到超声造影剂从肝脏的微血管中消失。在某些情况下，特别是对肝癌，因为廓清可能会延迟，所以检查可能需要持续长达 5min。

(9) 如果在门脉期或在延迟期 / 血管后期扫查到病灶，需要观察病灶动脉期情况及遇到多发局灶性病变的病例，可重复注射造影剂。重复注射造影剂应该在大部分微泡消失、超声造影屏幕变黑以后，如使用 SonoVue 和 Definity，则在 6 ～ 10min 之后。

增强模式的总结见表 11-1-2。

表 11-1-2　非肝硬化和肝硬化肝脏良性局限性病变的增强模式

病变	动脉期	门脉期	延迟期
A. 非肝硬化肝脏			
血管瘤			
典型特征	周边结节状增强	部分 / 全部向心性填充	整体增强
附加特征	小病灶：快速向心性整体增强		见无增强区
局灶性结节增生（FNH）			
典型特征	早期从中心开始的整体高增强	高增强	等 / 高增强
附加特征	见辐轮状供血动脉	见无增强中央瘢痕区	见无增强中央瘢痕区
肝细胞腺瘤			
典型特征	整体高增强	等增强	等增强
附加特征	见无增强区	高增强 见无增强区	轻度低增强 见无增强区
局灶性脂肪浸润			
典型特征	等增强	等增强	等增强
局灶性脂肪缺失			
典型特征	等增强	等增强	等增强
肝脓肿			
典型特征	周边增强 见中央无增强区	边缘高 / 等增强 见中央无增强区	边缘低增强 见中央无增强区
附加特征		边缘低增强	
	内部分隔增强	内部分隔增强	
	肝段高增强	肝段高增强	
单纯性囊肿			
典型特征	无增强	无增强	无增强
B. 肝硬化肝脏			
再生结节（不典型增生）			
典型特征	等增强	等增强	等增强
附加特征	低增强		

注：在肝硬化肝脏可见单纯囊肿、血管瘤和脓肿的病例，其增强方式与非肝硬化肝脏相同，其他病变在肝硬化肝脏中罕见。

3. 肝脏良性病变

（1）血管瘤（hemangioma）：是非肝硬化患者最常见的肝脏局灶性病变。超声造影可显著提高血管瘤诊断的准确性，约95%的病例可明确诊断。血管瘤超声造影的典型表现是动脉期周边结节状增强，然后部分或全部向心性填充（图11-1-5，图11-1-6）。填充持续数秒至数分钟，较小的病变则更快，在延迟期和血管后期持续增强。

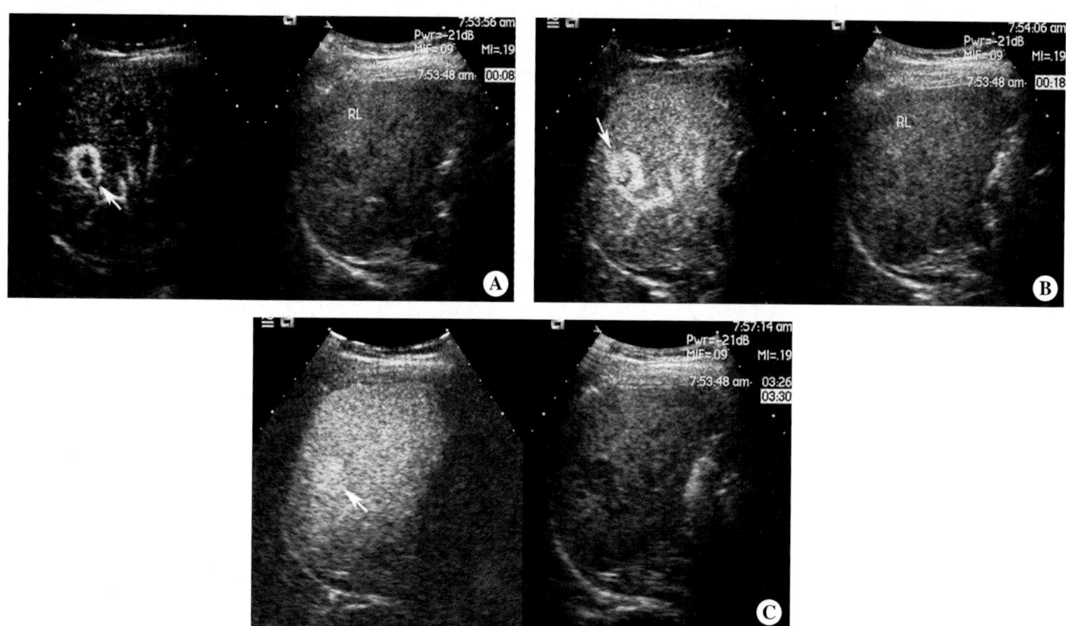

图11-1-5 右肝血管瘤

常规超声为低回声结节（双幅显示），超声造影动脉相周边见环状及结节状增强（A，箭头），门脉相可见向心性增强（B），延迟相为整体高增强（C）

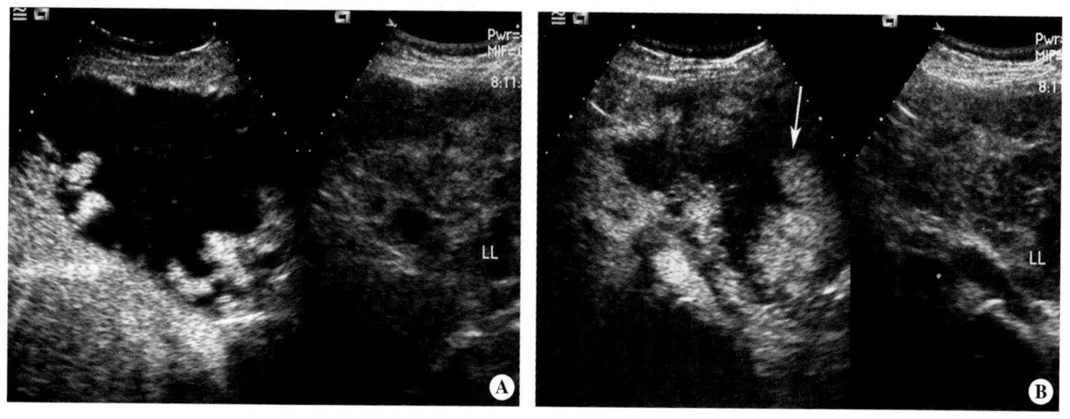

图11-1-6 左肝血管瘤

常规超声为高回声结节（双幅显示），超声造影动脉相周边见环状及结节状增强（A），延迟相可见向心性增强（B，箭头），但病灶中心始终未见增强，病理检查见肿瘤中心大片纤维化改变

高灌注（或分流）的血管瘤在动脉期快速均匀的高增强，易与局灶性结节性增生（FNH）混淆（图11-1-7）。有时还会与肝细胞腺瘤或高分化肝癌相混淆，含血栓或纤维化

的血管瘤由于其血栓形成或纤维组织部位无增强，有可能被误认为是廓清，所以会与恶性肿瘤相混淆（图 11-1-8）。

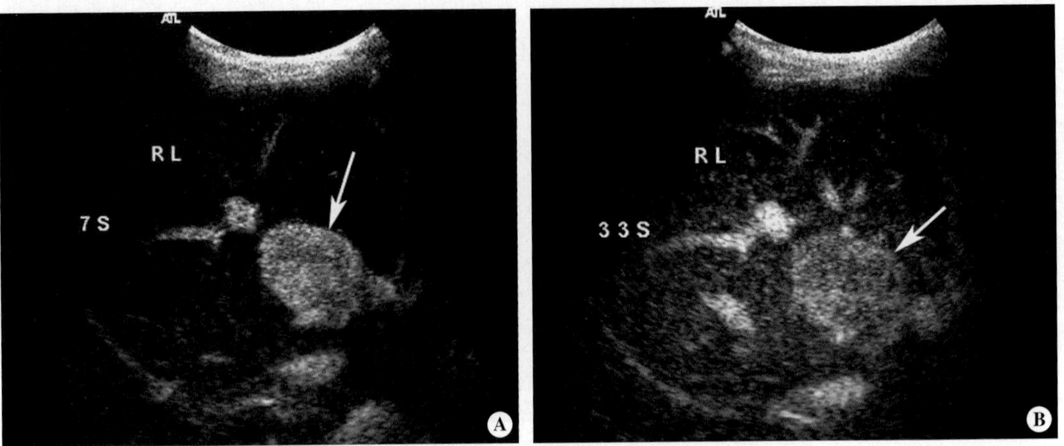

图 11-1-7　右肝高灌注型血管瘤

超声造影动脉相早期呈快速整体高增强（A，箭头），门脉相（B）及延迟相仍然为高增强

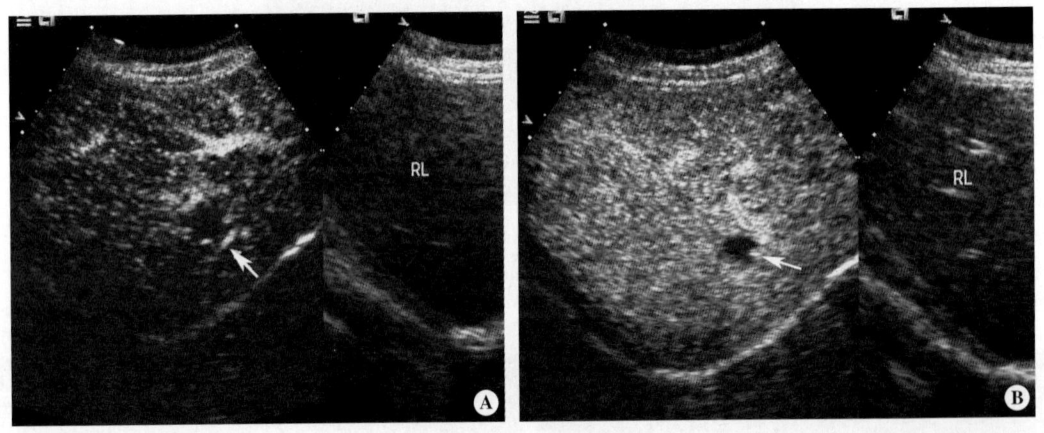

图 11-1-8　右肝血管瘤

超声造影动脉相周边见结节状增强（A，箭头），延迟相依然可见周边结节状增强（B，箭头），但病灶中心始终未见向心性增强，病理显示病灶内部纤维化伴透明变性

(2) 局灶性结节性增生（focal nodular hyperplasia，FNH）：是一种良性肝脏病变，是非肝硬化患者第二常见的肝脏局灶性病变，通常是偶然发现的。大多数患者采取保守治疗。通过彩色多普勒技术我们可以看见有轮辐状的血管图像，这将极大地提高超声造影对局灶性结节性增生诊断的灵敏性，特别是在与最大密度投影（MIP）技术相结合的时候。

局灶性结节性增生的超声造影典型表现为各时相呈均匀性高增强。高增强很明显，动脉期通常伴有从中心向外围的快速增强（70%），或伴有偏心性的血管供应（30%）。在门脉期和延迟期，局灶性结节性增生可能保持轻度高增强或变为等增强（图 11-1-9），部分局灶性结节性增生也可见低增强的中央星状瘢痕（图 11-1-10）。对于较小的或深部的病灶，可在超声造影后切换到彩色多普勒技术，用剩余的微气泡来增强多普勒信号以帮助提高对典型的轮辐状血管的显示。血管后期（Sonazoid）表现为等增强或高增强。

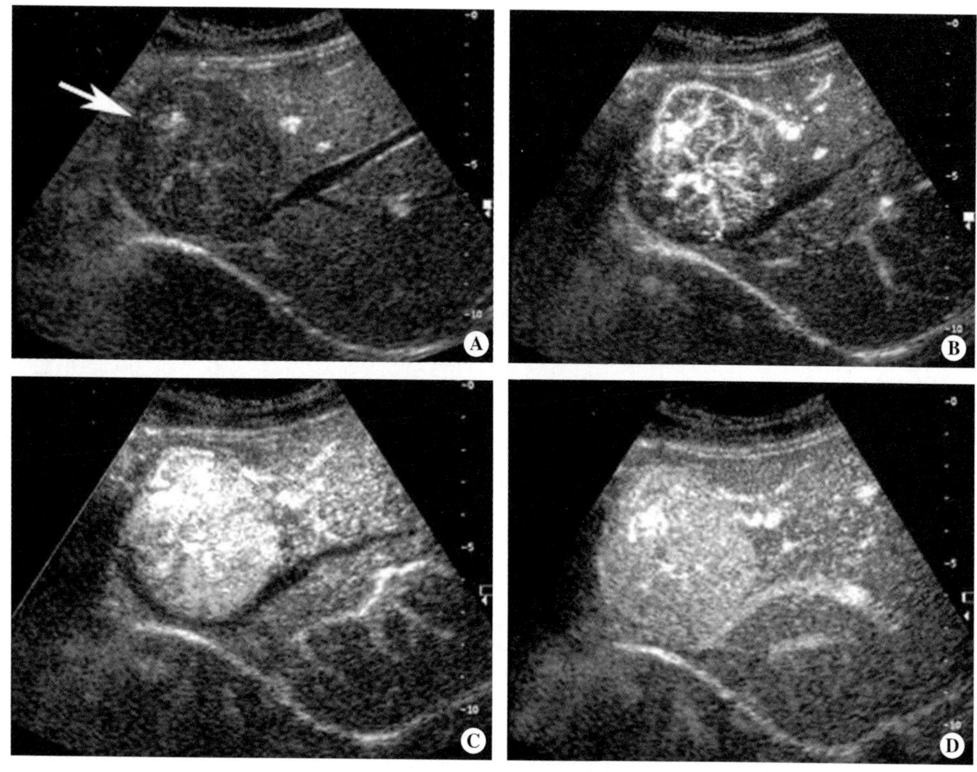

图 11-1-9　局灶性结节性增生

常规超声显示类圆形不均匀低回声病灶（A），超声造影动脉相见典型的轮辐状增强（B），门脉相（C）及延迟相（D）均为不均匀高增强

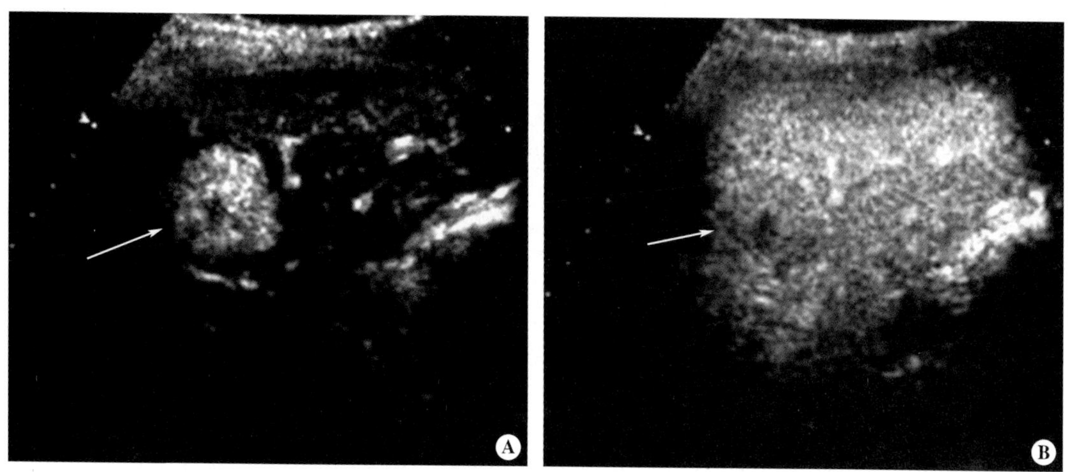

图 11-1-10　部分局灶性结节性增生

超声造影动脉相（A）及门脉相（B）均可见低增强的中央星状瘢痕

（3）肝细胞腺瘤（hepatocellular adenoma）：是一种良性的雌激素依赖性肿瘤，通常是偶然发现的。肝细胞腺瘤具有外科手术指征，尤其是当直径大于 5cm，具有出血和恶变的风险。

超声造影时，肝细胞腺瘤表现为动脉期高增强，通常从外周开始，然后迅速向中心填充，与肝局灶性结节性增生方向相反。然而，这种动脉增强方式也可以在肝细胞肝癌和高增强的转移癌中见到，并不是肝细胞腺瘤的特征性表现。动脉期高增强到等增强的过渡发生在门脉期开始，通常比肝局灶性结节性增生提前发生。在大多数情况下，肝细胞腺瘤在门脉相及延迟相表现为等增强（图 11-1-11）。发生延迟期廓清的增强方式提示有恶变可能，这在超声造影上不太可能发生假阳性。

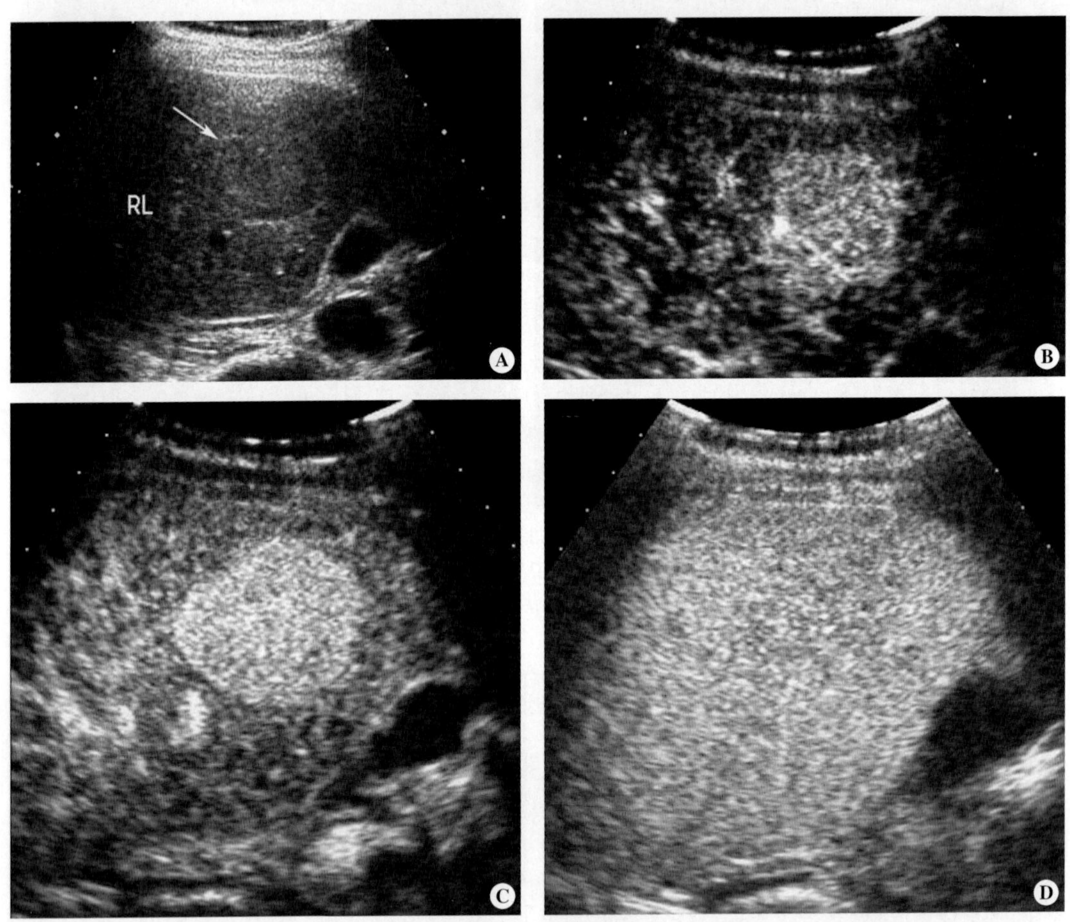

图 11-1-11　肝细胞腺瘤

常规超声表现为类圆形等回声病灶，周边可见线状高回声（A，箭头），超声造影动脉相（B）及门脉相（C）均为高增强，延迟相为等增强（D）

(4) 肝血管平滑肌脂肪瘤（hepatic angiomyolipoma，HAML）：通常认为是一种罕见的良性间叶性肝肿瘤，但根据笔者在医院的统计，其检出率超过肝细胞腺瘤，为非肝硬化肝脏局灶性病变的第三常见者，与西方国家的统计不同，这可能与我国使用避孕药的妇女比例远低于西方国家有关。近年来有发现显示少数肝血管平滑肌脂肪瘤手术切除后发生了复发和转移，故目前认为肝血管平滑肌脂肪瘤是一种具有恶性病变风险的肿瘤，对于较大的肝血管平滑肌脂肪瘤，一旦诊断明确，就具备手术指征。肝血管平滑肌脂肪瘤在常规超声下可表现为不同类型的回声，但多数为不均匀高回声。超声造影表现与肿瘤成分有密切关系，多数病例动脉期呈不均匀高增强，门脉期及延迟期呈持续不均匀高增强（图 11-1-12）。结合常规超声和超声造影的特点，在非肝硬化患者中诊断肝血管平滑肌脂肪瘤的灵敏度为 75.61%，特异度为 99.88%，优于 CECT 和 CEMRI。

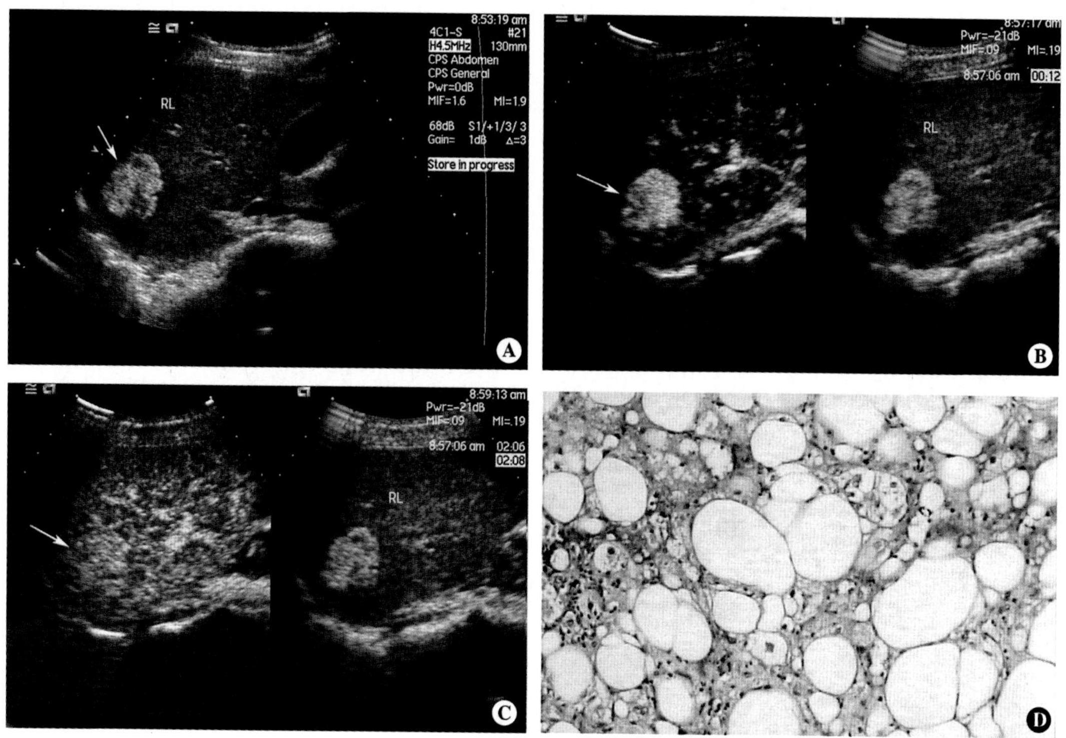

图 11-1-12 右肝血管平滑肌脂肪瘤

常规超声呈边界清楚的不均匀高回声（A，箭头），超声造影动脉相（B，箭头）呈不均匀高增强，延迟相依然保持不均匀高增强（C，箭头）。病理标本见肿瘤内脂肪、血管及平滑肌成分相间，以脂肪成分为主（D）

（5）胆管细胞腺瘤（cholangiocellular adenoma or bile duct adenoma）：是一种罕见的病变，通常较小（90% < 1cm）。超声造影可表现为动脉期高增强，门脉期和延迟期廓清（缺乏门静脉供血），这也会错误诊断为恶性病变（图 11-1-13）。

（6）局灶性脂肪变（focal fatty change）：有两种情况：局灶性脂肪浸润（focal fat infiltration），在常规超声中表现为高回声；而局灶性脂肪缺失（focal fat sparing）表现为低回声，鉴别诊断是非常重要的，尤其是患者有潜在恶性疾病或非典型部位的可疑局灶性脂肪变。

局灶性脂肪浸润及局灶性脂肪缺失的超声造影表现相同，即所有时相的增强方式与邻近的肝实质的增强方式完全一样，均为等增强（图 11-1-14，图 11-1-15），超声造影后即可做出明确的诊断

（7）感染：蜂窝织炎的超声造影表现具有多变性，有时令人困惑，随着疾病进展而变化，早期病变呈高增强，成熟病变随液化过程而变为低增强和无增强。

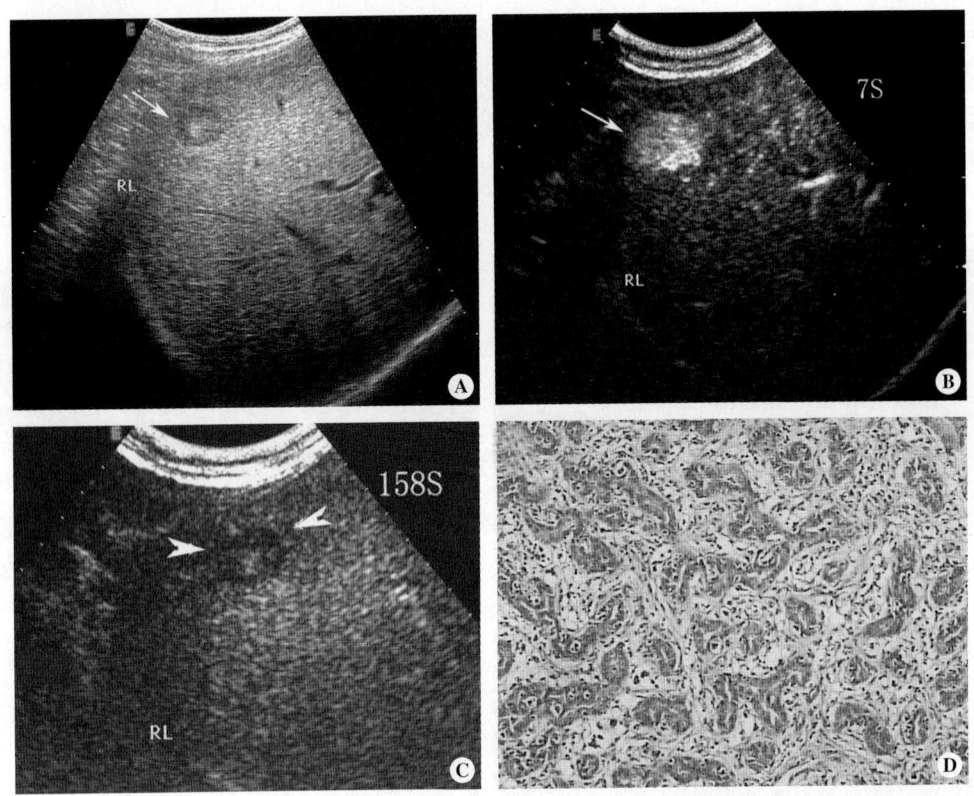

图 11-1-13　常规超声显示右肝一个不均匀低回声结节（A，箭头），超声造影动脉相病灶呈整体高增强（B，箭头），门脉相消退为低增强（C，箭头），诊断为肝癌。手术后病理标本为胆管细胞腺瘤（D）

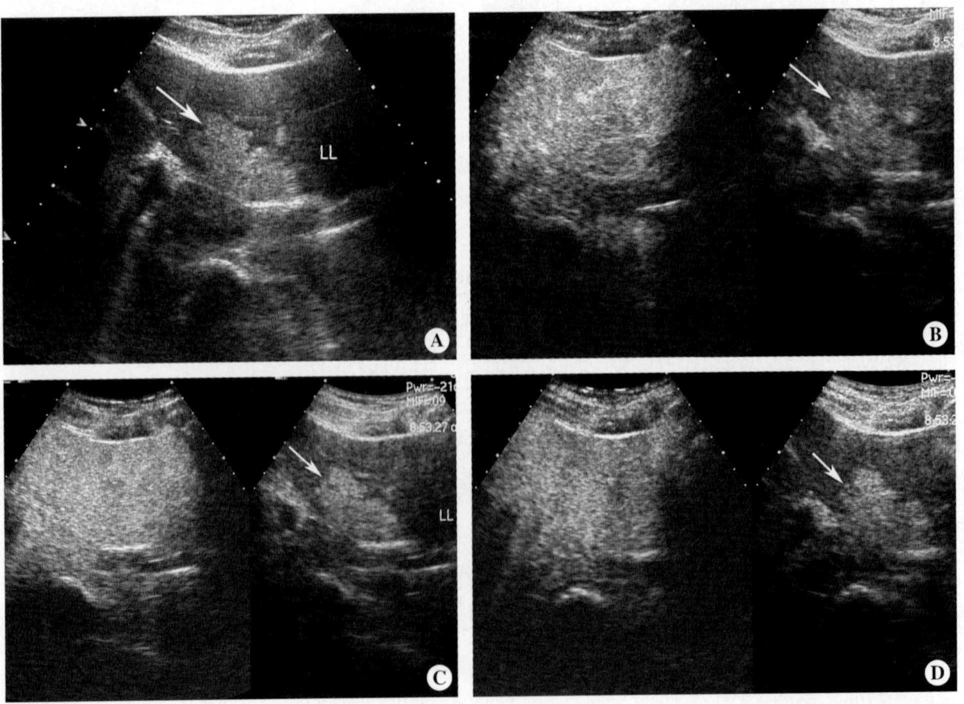

图 11-1-14　局灶性脂肪浸润

常规超声见左肝一个形态不规则高回声病灶（A，箭头），超声造影动脉相（B）门脉相（C）及延迟相（D）该病灶均为等增强（双幅显示，右侧箭头所指为对应的常规超声图像，左侧为超声造影图像）

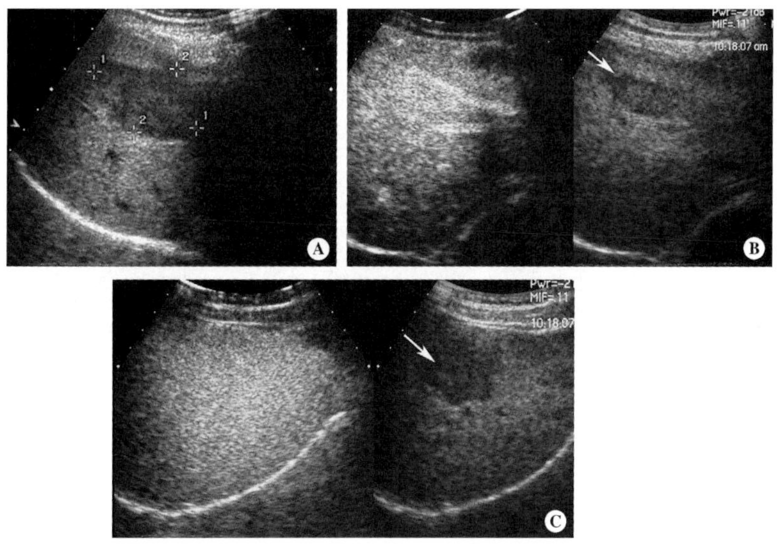

图 11-1-15　局灶性脂肪缺失

常规超声见右肝一个形态不规则低回声病灶（A），超声造影动脉相（B）门脉相及延迟相（C）该病灶均为等增强（双幅显示，右侧箭头所指为对应的常规超声图像，左侧为超声造影图像）

成熟的脓肿通常在动脉期出现边缘增强，有时会伴内部分隔的增强，有些病例可以伴有脓肿所在肝段的邻近肝组织增强，静脉期表现为低增强，液化部分呈无增强是其最突出的特点（图 11-1-16，图 11-1-17）。

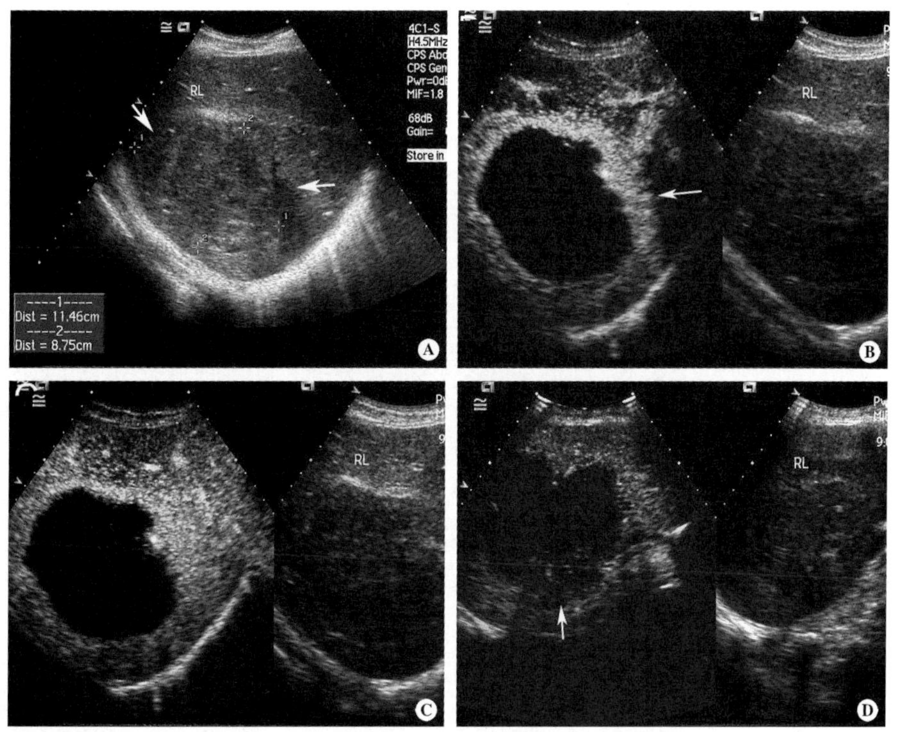

图 11-1-16　右肝脓肿

常规超声显示为不均匀低回声病灶（A），超声造影动脉相（B）及门脉相（C）该病灶周边均可见环状高增强，内部坏死液化为大片无增强，延迟相（D）病灶周边消退为低增强

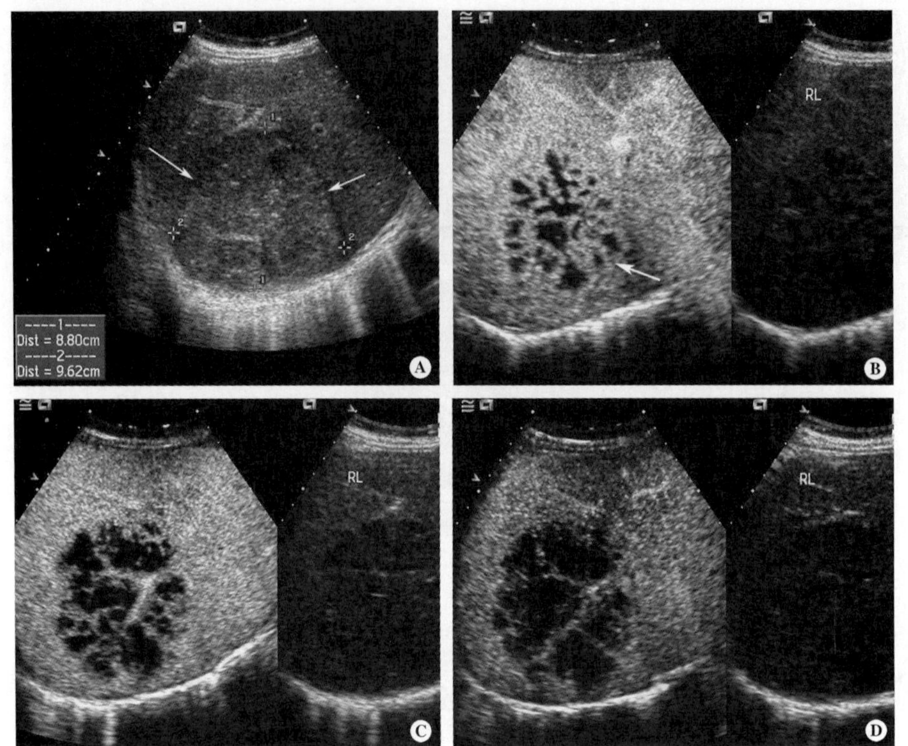

图 11-1-17 右肝脓肿

常规超声显示为不均匀低回声病灶（A），超声造影动脉相（B）及门脉相（C）该病灶内均可见分隔增强与无增强区相间，呈蜂窝状改变，延迟相（D）病灶内分隔消退为低增强

肉芽肿和局灶性结核的超声造影表现是多变的，但多数在动脉期表现为外周增强或不均匀增强，门脉期和延迟期廓清（图 11-1-18，图 11-1-19），这可能难以与恶性肿瘤相区别。临床病史非常重要，最终诊断通常需要病理组织学或微生物学证实。

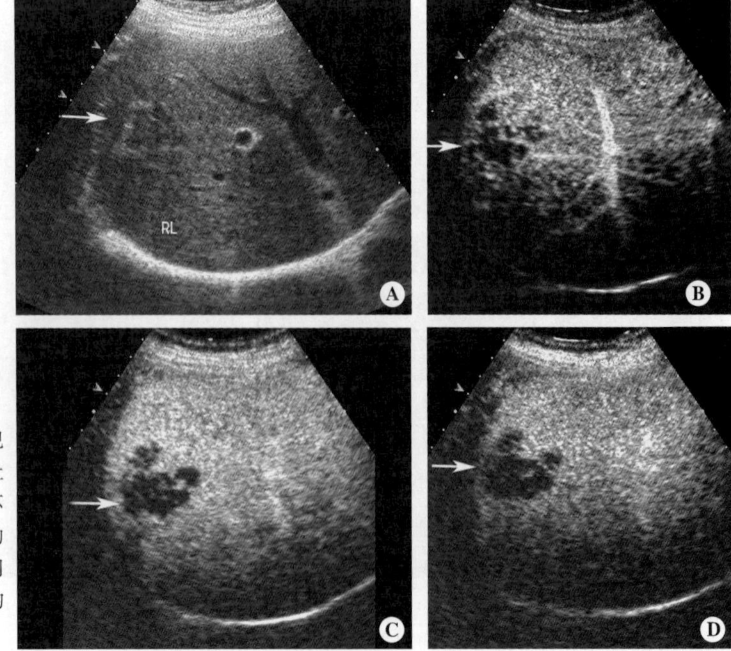

图 11-1-18 右肝炎性肉芽肿

常规超声显示为形态不规则的不均匀低回声病灶（A），超声造影动脉相为不均匀增强，可见不规则的低增强和无增强区（B），门脉相（C）及延迟相（D）均为低增强

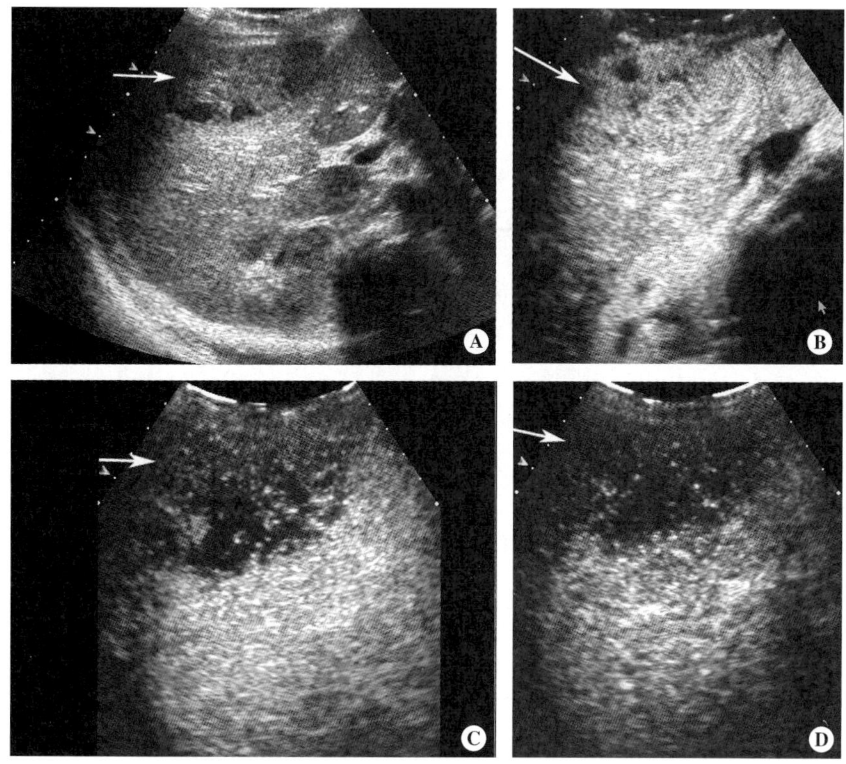

图 11-1-19　右肝结核

常规超声显示为形态不规则的不均匀低回声病灶（A），超声造影动脉相为不均匀增强，可见小片状不规则的低增强和无增强区（B），门脉相（C）及延迟相（D）消退为低增强

炎性假瘤是一种罕见的疾病，多数在动脉期表现为不均匀高增强，门脉期及延迟期消退为低增强，与恶性肿瘤的鉴别需要参考病史和实验室检查，必要时行超声引导穿刺活检，才能明确诊断。

（8）肝脏创伤（hepatic trauma）：肝脏创伤后活动性出血可见造影剂外溢，而血肿表现为无增强（图 11-1-20）。血肿机化后形成肉芽组织，超声造影可见散在不均匀增强。

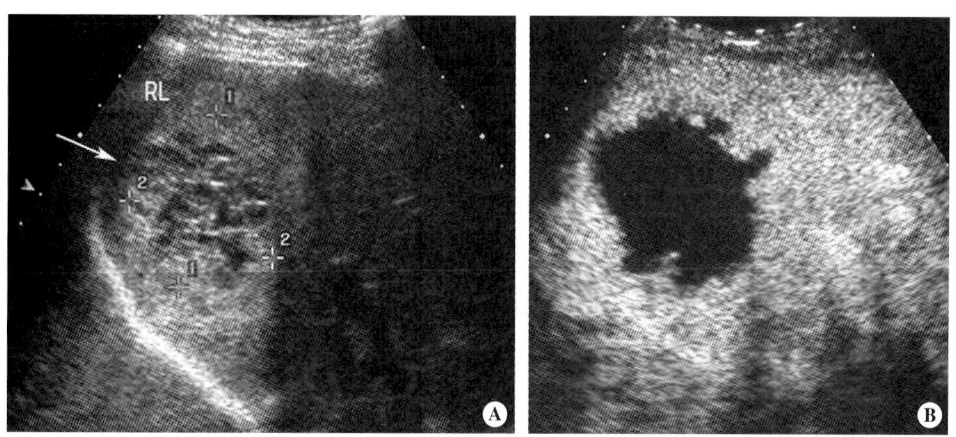

图 11-1-20　车祸伤 2 天后肝脏血肿，右肝见一个不规则杂乱回声病灶（A），超声造影为无增强（B）

(9) 肝囊肿 (hepatic cyst)：其超声造影为边界清楚的完全无增强（图 11-1-21）。对于单纯性囊肿无需超声造影，但对于复杂性或非典型性囊肿，超声造影是非常有用的。

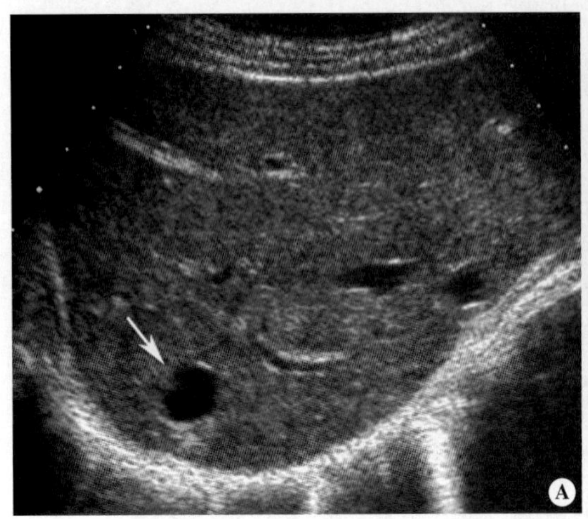
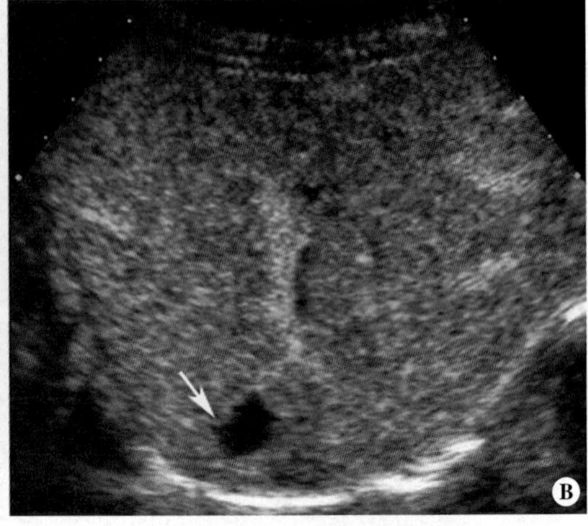

图 11-1-21　右肝囊肿，常规超声 (A) 呈边界清楚的无回声，后方回声增强，超声造影病灶呈边界清楚的无增强 (B)

4. 肝脏恶性病变　肝脏恶性实性占位病变表现为延迟期和血管后期低增强并伴随廓清现象，不管动脉期增强方式如何，几乎大部分的转移癌也都表现为这种特点，只有极少数例外，主要为非典型肝细胞肝癌（表 11-1-3）。

表 11-1-3　非肝硬化和肝硬化肝脏恶性局灶性病变的增强方式

病变	动脉期	门脉期	延迟期
A. 非肝硬化			
转移癌			
典型特征	环状增强	低增强	低 / 无增强
附加特征	整体增强	见无增强区	见无增强区
	高增强		
	见无增强区		
肝细胞肝癌			
典型特征	高增强	等增强	低 / 无增强
附加特征	见无增强区	见无增强区	见无增强区
胆管细胞癌			
典型特征	环状样高增强	低增强	明显低增强
	中央低增强		
附加特征	见无增强区	见无增强区	见无增强区
	不均匀增强		
	高增强		
B. 肝硬化			
肝细胞肝癌			

续表

病变	动脉期	门脉期	延迟期
典型特征	整体高增强	等增强	低增强（轻或中度）
	见无增强区（如果较大）	见无增强区	
附加特征	花篮状或杂乱扭曲的血管网状增强		
	有增强的癌栓		
	低 / 无增强	无增强	无增强

（1）非肝硬化患者的肝细胞肝癌（hepatocellular carcinoma）：主要发生在慢性肝炎患者中，通常在动脉期表现为高增强，一般为杂乱扭曲的血管网状增强模式（图 11-1-22），在门脉期和延迟期，肝细胞肝癌通常显示为低增强（图 11-1-23），但也有分化良好的肝细胞肝癌，可能呈等增强或稍高增强。动脉期的高增强是从外周开始均匀填充，较小的肿瘤可以呈整体增强，而大的肿瘤通常伴有坏死出血，表现为不均匀增强。纤维板层样肝细胞肝癌很少见，在 B 型超声上具有非特异性表现，根据专家的意见和个案报道，它在动脉早期呈非均匀的高增强，随后造影剂迅速廓清。

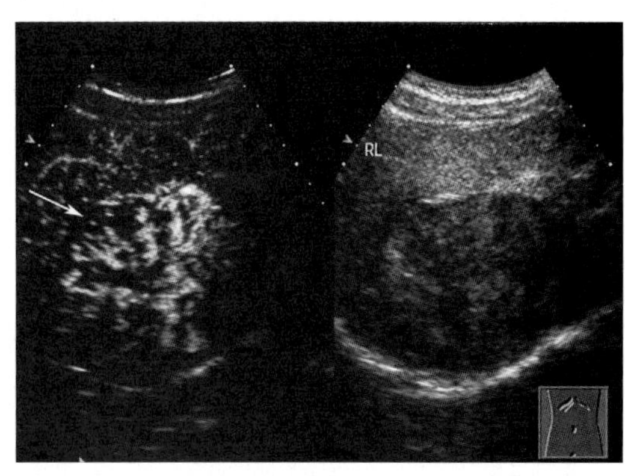

图 11-1-22　非肝硬化患者，右肝肝细胞肝癌。早期动脉相肿瘤内可见杂乱扭曲的血管网状增强（箭头）

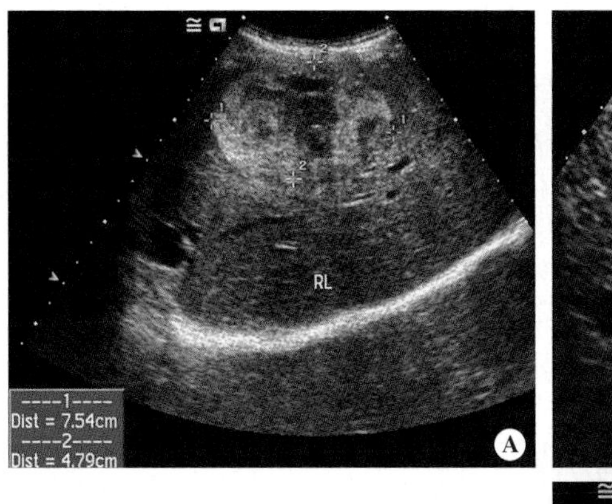

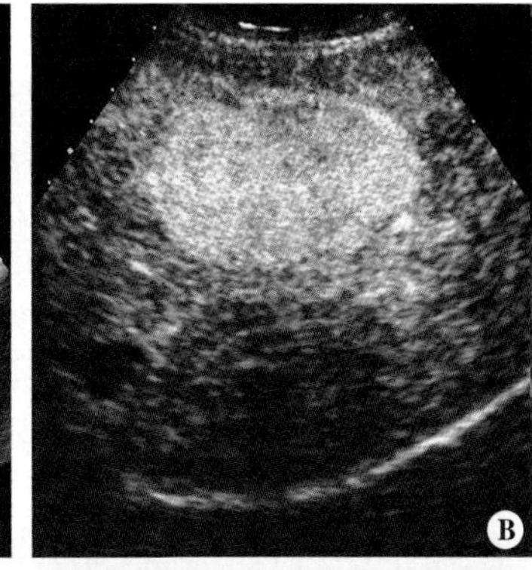

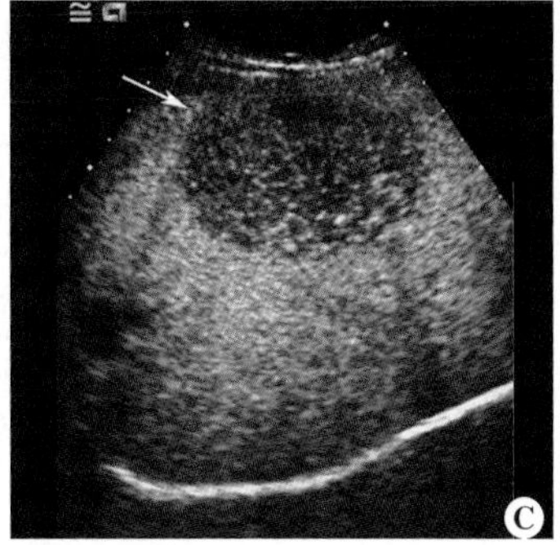

图 11-1-23　非肝硬化患者，体检发现不均匀高回声结节，边界清楚，甲胎蛋白阴性，考虑血管瘤（A）。超声造影动脉期呈整体高增强（B），延迟期消退为低增强（C），提示肝癌，手术病理诊断为中分化肝细胞肝癌

(2) 非肝硬化患者的肝内胆管细胞癌 (intrahepatic cholangiocarcinoma)：在动脉期有不同的增强模式，主要有周边环状高增强、不均匀高增强及整体高增强，但都在门脉期或延迟期廓清，呈明显低增强（图 11-1-24，图 11-1-25），这与 CECT 或 CEMRI 延迟

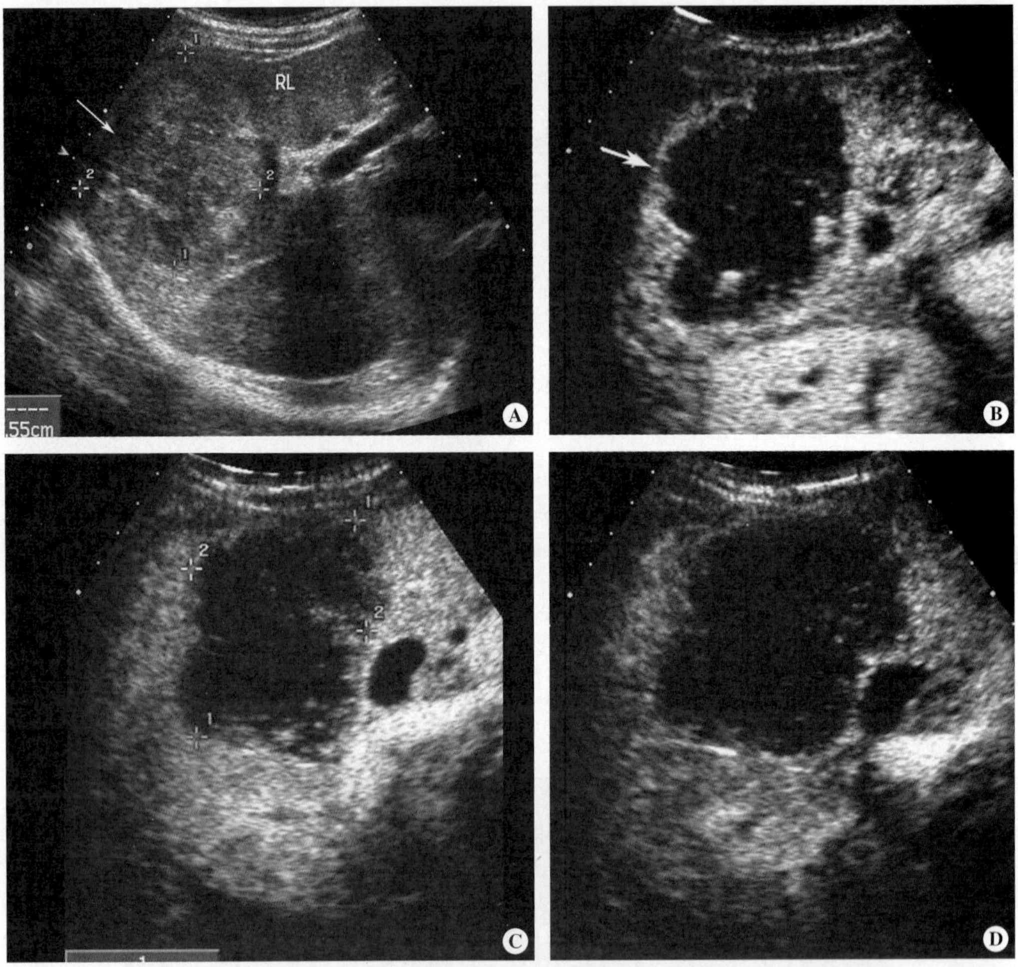

图 11-1-24　非肝硬化患者，肝内胆管细胞癌

常规超声呈不均匀稍高回声病灶 (A)，超声造影动脉相周边可见不规则的环状增强，内部见散在点状增强 (B)，门脉相 (C) 及延迟相 (D) 消退为明显低增强

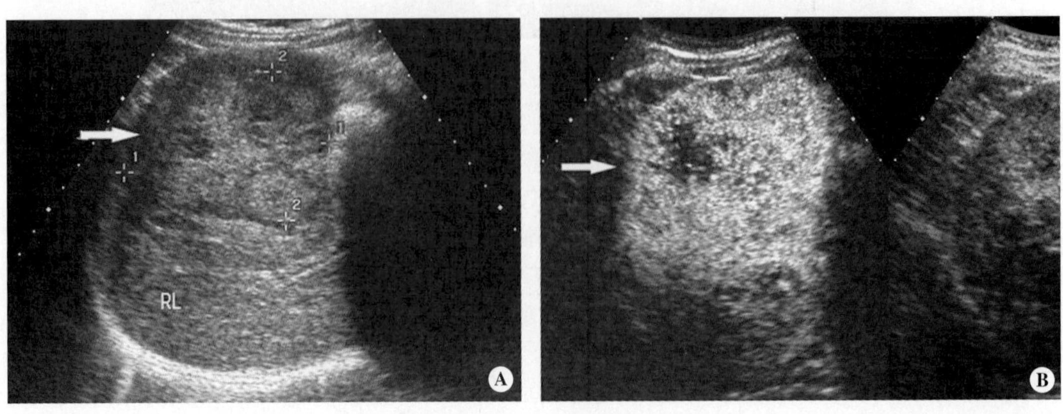

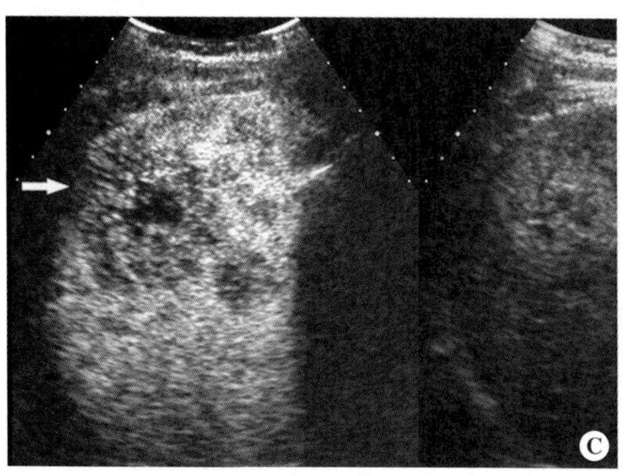

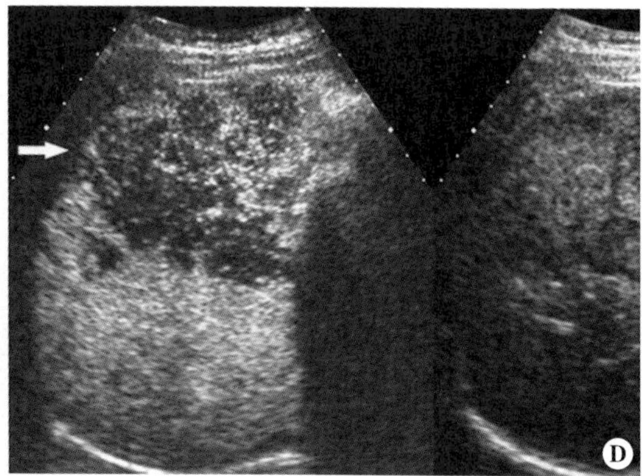

图 11-1-25　非肝硬化患者，肝内胆管细胞癌

常规超声呈不均匀低回声病灶（A），超声造影动脉相周边可见不均匀高增强（B），门脉相造影剂开始消退（C），延迟相呈明显低增强（D）

期高增强正好相反。肝内胆管细胞癌 CECT 或 CEMRI 可以表现为延迟强化。超声造影比 CECT 或 CEMRI 能更好地显示恶性肿瘤的增强模式。周围型胆管细胞癌位于肝边缘，可见包膜凹陷的“脐凹”征，部分患者可见肿瘤周边胆管扩张，有助于肝内胆管细胞癌的诊断，但其显示率不高。

（3）转移癌（metastasis）：在动脉期至少会表现出一定程度的高增强，有时这种高增强是显著的，呈杂乱扭曲的增强模式。转移性肝癌可以分为富血管和乏血管两种类型，富血管型转移癌动脉相呈整体高增强，乏血管型呈周边环状或“面包圈”状高增强模式，而门脉期和延迟期均表现为明显低增强（图 11-1-26，图 11-1-27）。依据这些特点，结合肝外肿瘤病史，可以准确检出和定性肝转移癌。门脉早期廓清是转移性肝癌的特点。因此，它们表现为均匀增强的正常肝背景下的“黑洞”。有时可以看到肿瘤内有呈线状增强的粗大穿越血管，但是它们并不是肿瘤组织，因此具有肝脏主要血管的血流动力学特征，与肝实质同步廓清而不滞留。延迟期，即使是很小转移癌也可能清晰地显影，常常可以检出灰阶超声图像上不能显示的病灶（图 11-1-28）。

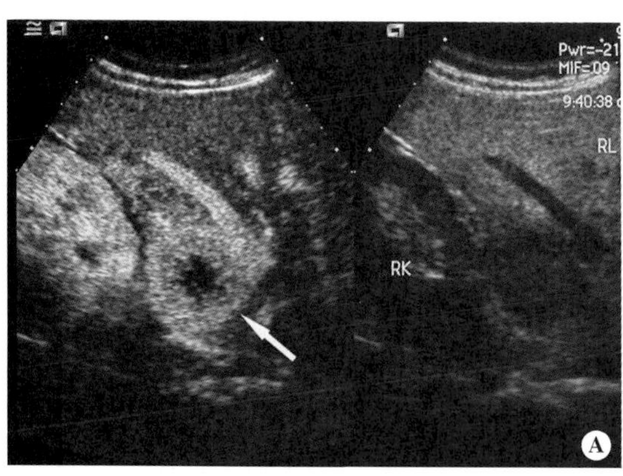

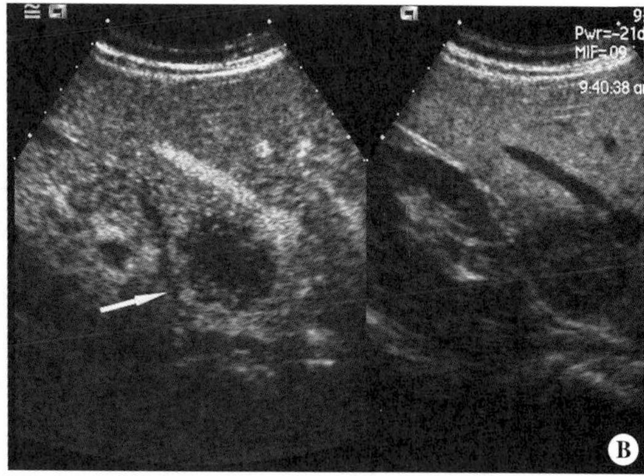

图 11-1-26　乏血管型转移性肝癌

动脉相周边厚环状增强呈“面包圈”征（A），门脉相消退为明显低增强（B）

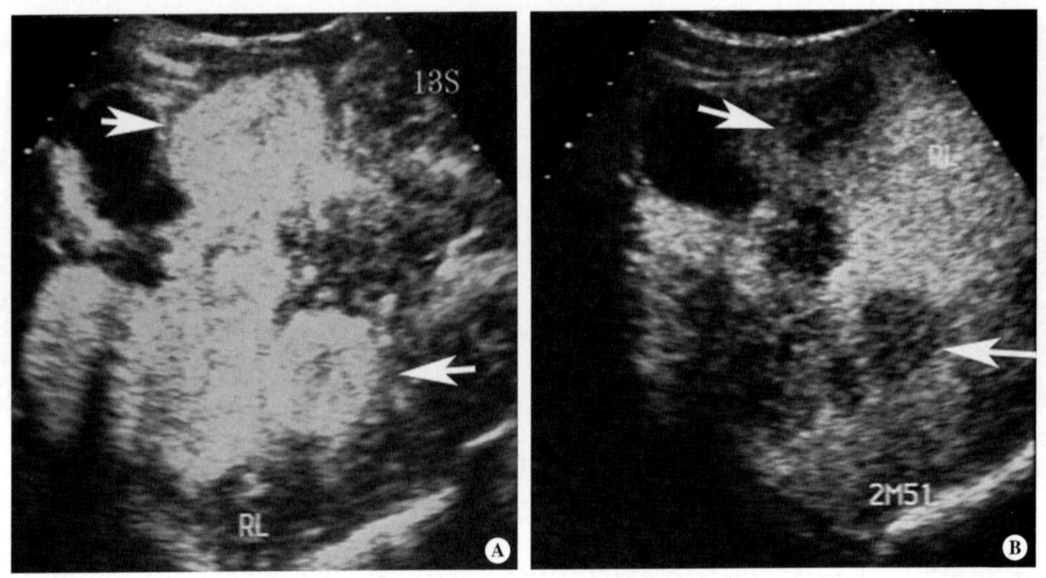

图 11-1-27 富血管型转移性肝癌

动脉相呈整体高增强（A），门脉相消退为明显低增强呈“黑洞征”（B）

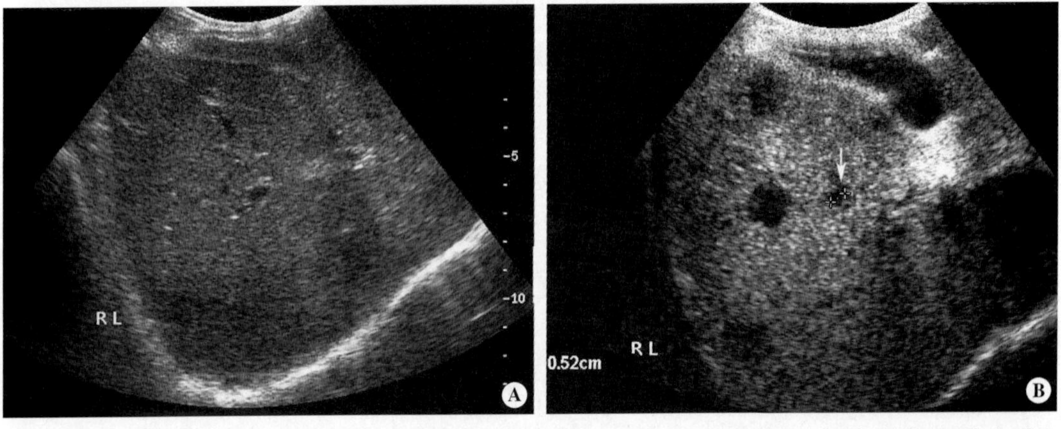

图 11-1-28 胰腺癌患者，常规超声检查肝脏未见明显异常（A），同一扫查切面，超声造影显示多个明显低增强转移灶，最小者 5mm（B）

超声造影与 CECT 相比，在显示转移性肝癌的肿瘤新生血管方面具有一定的优势，约 40% 的转移性肝癌在 CECT 中表现为乏血管型肿瘤，而在超声造影时显示为富血管型肿瘤（图 11-1-29）。肿瘤新生血管的显示，对于判断转移性肝癌非手术治疗（如抗血管治疗、化疗、TACE 等）的效果具有重要的价值。

只有少数假阳性结果的报道，主要来自于脓肿或坏死、陈旧纤维化的局灶性结节性增生、肉芽肿及炎性假瘤，因此了解肝外肿瘤病史对鉴别诊断大有帮助。

肝转移癌患者中良性病变如囊肿、钙化、血管瘤、肝局灶性结节性增生和腺瘤的发病率与健康人群相同（5%～20%）。因此，必须牢记，诊断早期肝癌，尤其是病灶直径＜2cm 时，要考虑到良性肝局灶性病变的可能性。

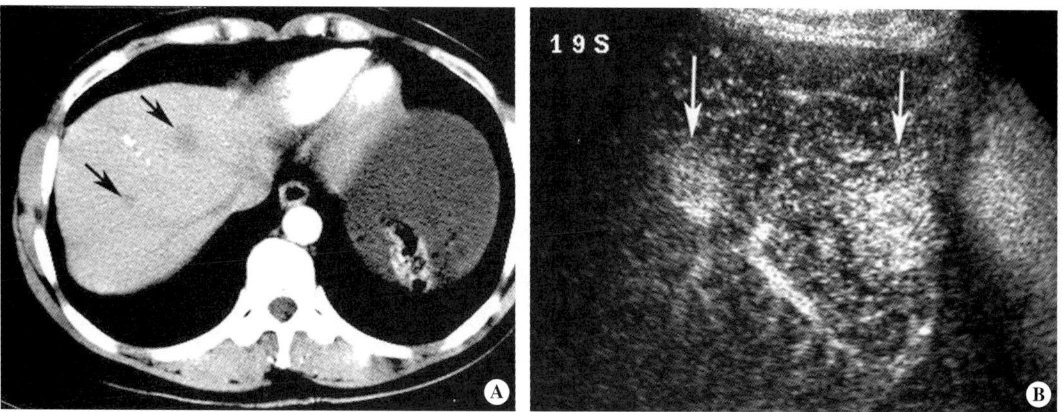

图 11-1-29　结肠癌肝转移

CECT 动脉相呈低增强的乏血管型肿瘤（A），而超声造影动脉相显示为整体高增强的富血管型肿瘤（B）

（4）淋巴瘤：是一种很少见的肝脏恶性肿瘤，动脉期增强模式多样，但特异性的门脉期和延迟期廓清特征，可以作为恶性病变的预判指标（图 11-1-30）。

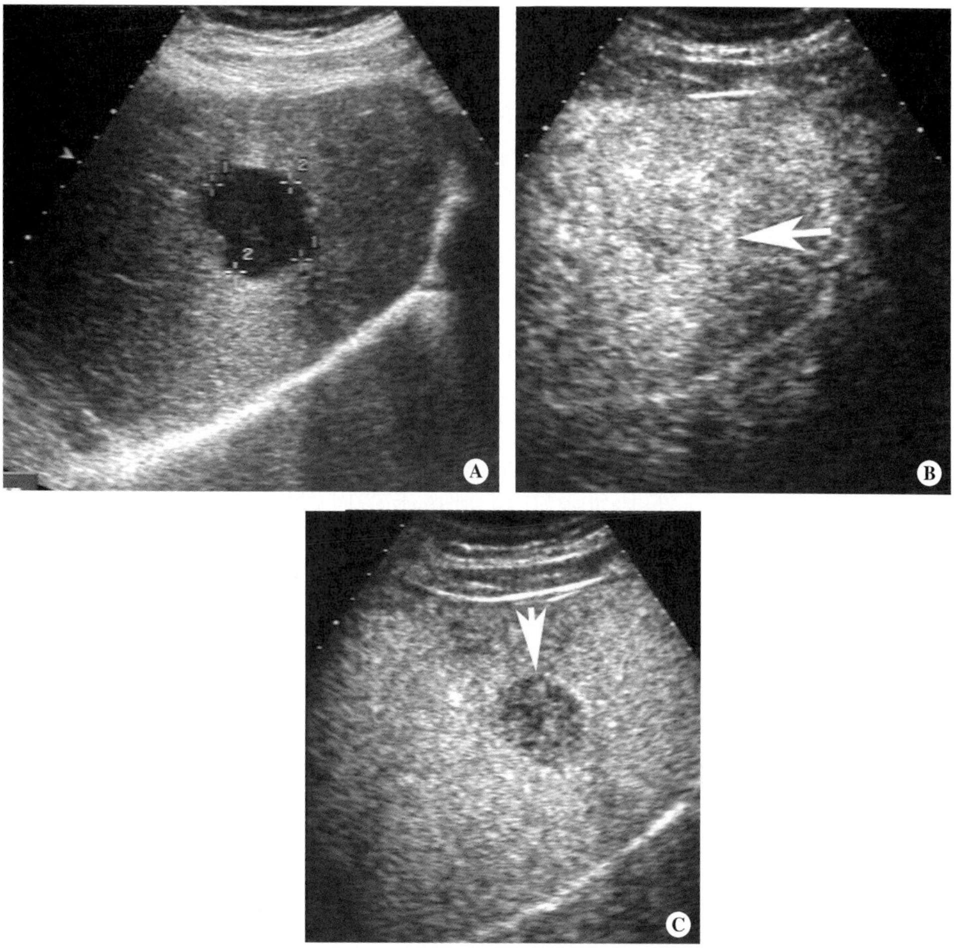

图 11-1-30　肝脏淋巴瘤

常规超声显示一个类圆形明显低回声病灶，边界清楚，后方回声增强（A），超声造影动脉相为轻度不均匀增强（B），门脉期消退为低增强（C）

5. 使用建议和适应证 在进行超声造影的实施和结果分析时应结合患者的临床资料和实验室检查结果。当超声造影呈典型的增强模式时结合相应的临床资料，可对血管瘤、肝局灶性结节性增生、局灶性脂肪变和恶性肿瘤做出明确的诊断结果。如果肝局灶性病变的超声造影增强模式不典型，则需要进一步检查，主要包括 CECT 和（或）CEMRI。

以下情况下为超声造影的适应证。

(1) 常规超声偶然发现的病灶。

(2) 有恶性肿瘤病史的患者常规超声发现病灶或可疑病灶，可选择超声造影替代 CT 或 MRI。

(3) 需要增强影像检查但有 CECT 和 CEMRI 检查禁忌证的患者。

(4) MRI/CT 未能给出明确诊断的患者。

(5) 细胞学 / 组织学未能给出明确诊断的患者。

但对于中度或重度脂肪肝及深部病灶的病例，超声造影的特异性和敏感性都降低。

（二）肝硬化患者肝脏局灶性病变的定性诊断

1. 背景 肝硬化背景的肝脏局灶性病变的类型：肝硬化背景肝局灶性病变包含肝细胞肝癌（＞ 90%）、肝内胆管细胞癌、淋巴瘤和血管瘤，其他病变少见，原因不明。

B 型超声可以显示恶性肿瘤的典型特征（如浸润邻近组织，包括血管），但这些典型特征通常只在大结节（＞ 5cm）时可见，所以不适用于小结节。

2. 肝细胞肝癌的发展过程 2009 年肝细胞肝癌国际共识指出，约 90% 的病例中肝细胞肝癌的发展是按照如下所列的多级路径演变。

(1) 大再生结节。

(2) 低或高分化的不典型增生结节。

(3) 不典型增生结节伴灶性癌变。

(4) 高分化的肝细胞肝癌。

(5) 中到低分化的肝细胞肝癌。

随着肿瘤的演变，正常的肝动脉和门静脉血流减少，结节内正常血管消失。伴随着正常血管的减少，新生肿瘤血管（血管生成）的动脉血供开始逐渐增加。因此，不同分化程度的肝细胞肝癌均表现为动脉期高增强。这些变化对于肝硬化基础上的肝细胞结节的定性诊断来说是至关重要。

除了血管的改变，肝细胞肝癌的结节往往缺乏网状内皮细胞（Kupffer 细胞），特别是从高分化向中分化和低分化发展的阶段，这成为血管后期造影剂缺失的重要原因，该期肝细胞肝癌表现为无增强。

随着结节大小的增加肝细胞肝癌的可能性亦增大，根据美国肝病研究学会（AASLD）指南，结节＜ 1 cm 很少为恶性，超声随访（3 个月 1 次）即可。结节增大到超过 1cm 时，应开始进一步检查。直径 1 ～ 2cm 的结节，肝癌的可能性是 66%；直径 2 ～ 3cm 的结节，肝癌可能性增至 80% 以上；直径大于 3cm 的结节，肝癌可能性是 92% ～ 95%，因此，对于影像学检查来说，最具挑战性的是直径 1 ～ 3cm 结节的诊断。

3. 检查步骤 肝局灶性病变检查的常规建议同前。此外，对于肝硬化患者，应注意以下几点。

动脉期的显影对于肝硬化患者至关重要。因此，正常呼吸时如果能获得结节的灌注影像是最好的。如果不能获得，就要让患者进行呼吸配合，使结节在患者屏气时可以清晰地显示，屏气最好在注射造影剂 10s 后开始，并保持 15 ～ 30s。

尽管使用了低 MI，微泡还是会破裂。所以为了保证造影剂持续存在直至延迟晚期（超过 3 ～ 4min），在保证足够的信号强度的情况下，应当把声输出功率尽可能地降低，这对肝细胞肝癌的诊断非常关键。此外，动脉期结束后，为了尽量减少微泡的破裂，应间断性地扫查病灶，而不是连续扫查，否则可能会引起延迟期廓清不明显而造成图像分析困难。

4. 图像分析和评估

（1）肝细胞肝癌超声造影特点和诊断：肝细胞肝癌的超声造影特点和诊断见表 11-1-3。

肝硬化肝细胞肝癌的诊断要点是动脉期高增强，延迟期廓清呈低增强，多数肝细胞肝癌病例的超声造影符合这种增强模式（图 11-1-31）。然而，这种增强模式在胆管细胞型肝癌和肝淋巴瘤中也有报道，这两种病变构成剩余的 1% ～ 3% 的病例。

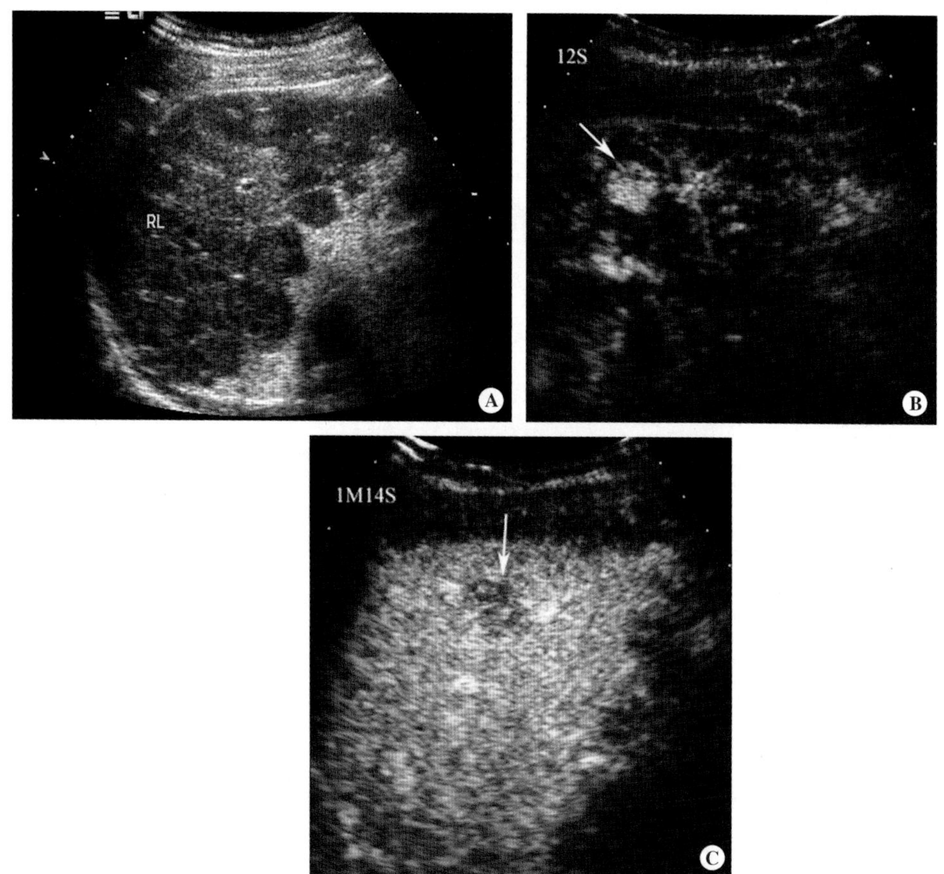

图 11-1-31 大结节型肝硬化患者，AFP 明显升高，常规超声显示多个低回声结节（A），超声造影动脉相显示其中一个结节呈整体高增强（B），门脉相消退为低增强（C），超声引导穿刺活检病理为中分化肝细胞肝癌

肝细胞肝癌在动脉期的高增强通常是均匀、明显的，但在较大的结节（＞ 5cm），因包

含坏死区域，增强也可能是不均匀的（图 11-1-32）。环状强化是肝细胞肝癌的非典型表现。

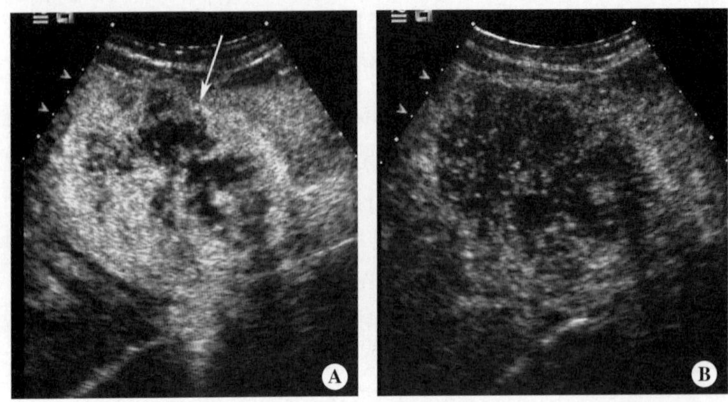

图 11-1-32　肝硬化合并大肝癌患者，超声造影动脉相肿瘤呈不均匀高增强（A），延迟相消退为低增强（B）

肝硬化患者中，约 50% 的肝细胞肝癌病例可以观察到廓清，但非常小的结节其廓清相对少见（1 ～ 2cm 结节 20% ～ 30%；2 ～ 3cm 结节 40% ～ 60%）。分化较差的肝细胞肝癌较分化好的肝细胞肝癌更易观察到廓清，高分化的肝细胞肝癌延迟期可以表现为等增强（图 11-1-33）。动脉期高增强后如果没有伴随廓清的表现，也应高度怀疑为肝细胞肝癌，主要是分化较高的肝细胞肝癌，但不能确诊。

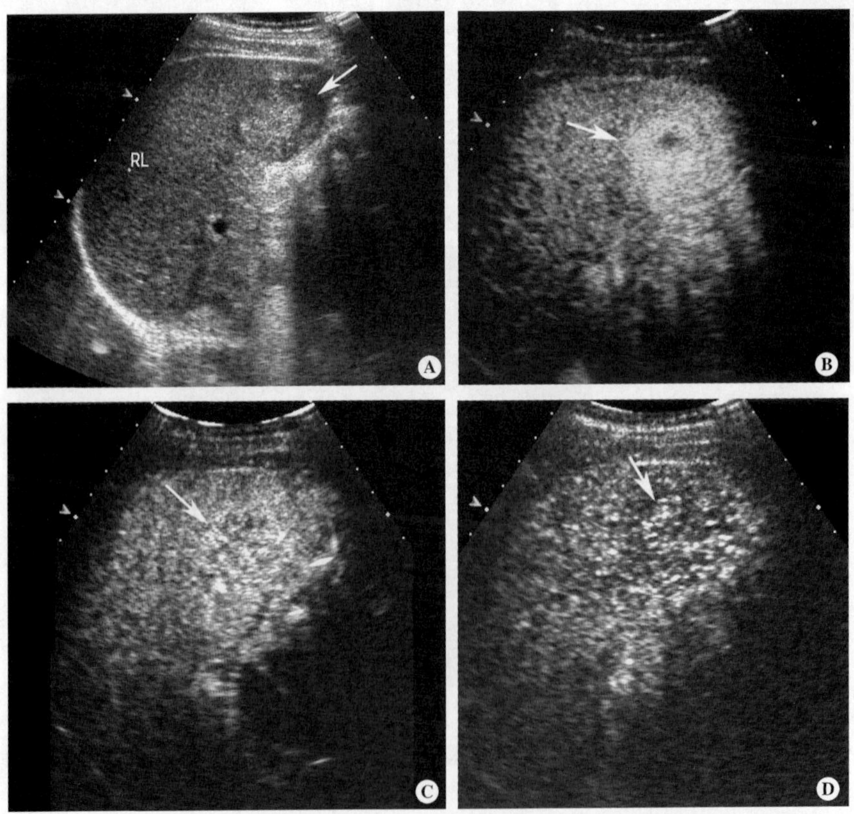

图 11-1-33　肝硬化患者，常规超声检查见右肝一个类圆形稍高回声结节，周边有声晕（A），超声造影动脉相呈不均匀高增强（B），门脉相为稍高增强（C），延迟相（D，3m33s）呈等增强，手术切除病理诊断为高分化肝细胞肝癌

和其他原发肿瘤或肝脏转移癌相比，肝细胞肝癌在延迟期的低增强通常不太明显。实际上，肝细胞肝癌的廓清一般较晚，通常发生在注射造影剂 60s 后，约 25% 的病例廓清甚至在 180s 以后。因此，对于肝硬化患者，病变至少观察大于 4min 以上，这一点非常重要，有助于提高肝细胞肝癌诊断的敏感性（图 11-1-34）。有报道称早期廓清（＜ 60s）可发生在低分化的肝细胞肝癌，或提示为非肝细胞来源的恶性肿瘤，常见为周围型胆管细胞癌。

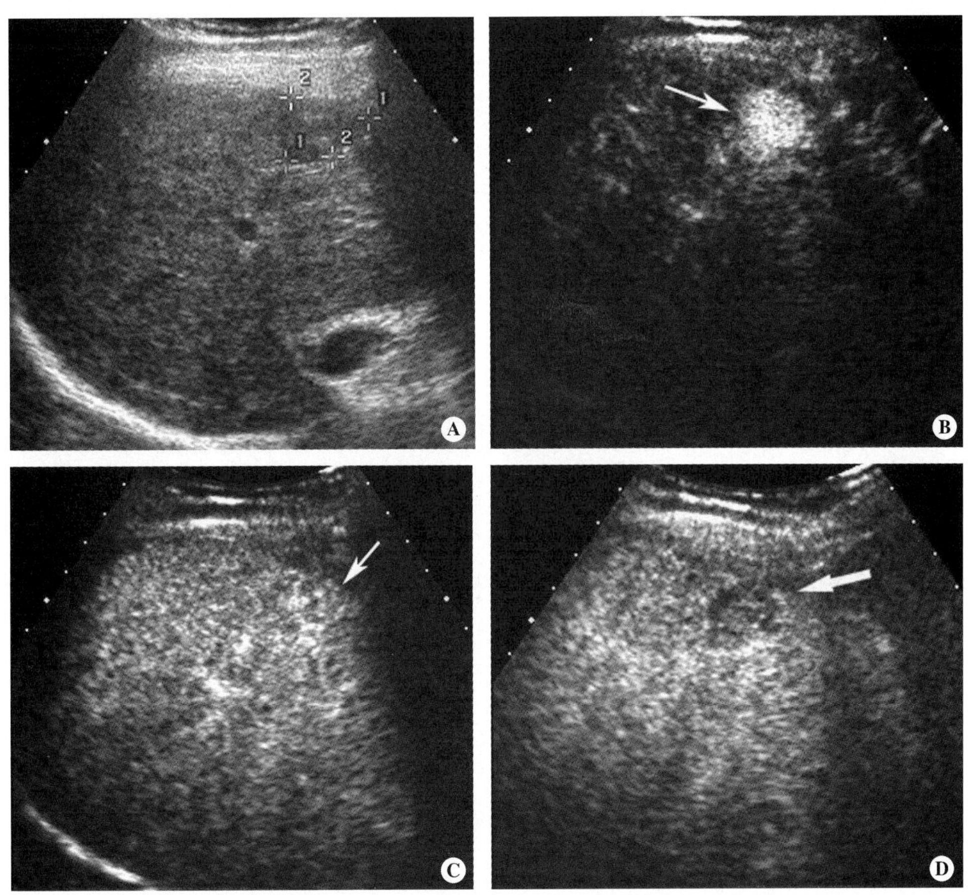

图 11-1-34　肝硬化背景下的小肝细胞肝癌

常规超声为类圆形低回声结节（A），超声造影动脉相呈整体高增强（B），延迟相开始为等增强（C，2min 12s），直到延迟相末，才出现轻度消退（D，4min 13s）

如果超声造影发现一个不确定的病灶，不能排除恶性肿瘤，应及时行其他影像（CT 或 MRI）检查。如果这些检查还不能确诊，则有必要进行活检。如果结果为阴性，应对结节定期随访，每 3 个月（至少前两年）一次。如果病灶增大或增强模式有所改变，必须重复以上诊断流程。如果任何影像检查出现动脉期增强，即使大小或增强模式未变，也应考虑重复活检。

血管瘤在肝硬化患者和非肝硬化患者中具有相同的超声造影表现，故辅助的 MRI 扫描对这种病灶的确诊是有帮助的。肝硬化肝脏可发生脓肿，通常是介入手术的并发症。

在超声造影中，动脉期扫查全肝去探查高增强结节是有困难的，所以肝细胞肝癌患者的分期必须进行 CECT 或 CEMRI 检查。应用 Sonazoid 造影剂，血管后期的扫查可能有利于判断疾病的分期。

超声造影能显示胆管细胞型肝癌的典型表现，而 CECT 和 CEMRI 有时却不能确诊。

(2) 肝内胆管癌超声造影特点和诊断：肝内胆管癌的发病率近年来不断上升，肝硬化及慢性肝炎被认为是重要的高危因素，与肝细胞肝癌的高危因素趋同，这就增加了两者鉴别诊断的困难。

肝内胆管癌超声造影动脉期增强模式受到肝脏疾病背景及肿瘤大小的明显影响，肝硬化及慢性肝炎背景的肝内胆管癌多表现为不均匀或均匀的高增强，而在无肝硬化及慢性肝炎背景的肝内胆管癌，多表现为环状高增强。＜ 3cm 的肝内胆管癌多表现为均匀的高增强，而较大的肿瘤，多表现为不均匀的高增强。无论动脉期增强模式如何，肝内胆管癌门脉期大多数肿瘤表现为低增强，延迟期几乎全部为低增强。肝内胆管癌的典型造影剂廓清表现，可以避免将肝内胆管癌误诊为良性肿瘤。但是，由于肝硬化背景下的肝内胆管癌动脉期多数表现为不均匀或整体高增强，与肝细胞肝癌类似，容易误诊为肝细胞肝癌。肝硬化背景下的肝内胆管癌与肝细胞肝癌的治疗原则和预后存在明显不同，因而两者的鉴别诊断是临床十分关注的问题。

笔者的研究发现，通过对造影剂消退过程的详细分析，有助于提高鉴别诊断的准确性。与肝细胞肝癌相比，肝硬化背景下的肝内胆管癌造影剂廓清更快更明显（图 11-1-35，图 11-1-36）。

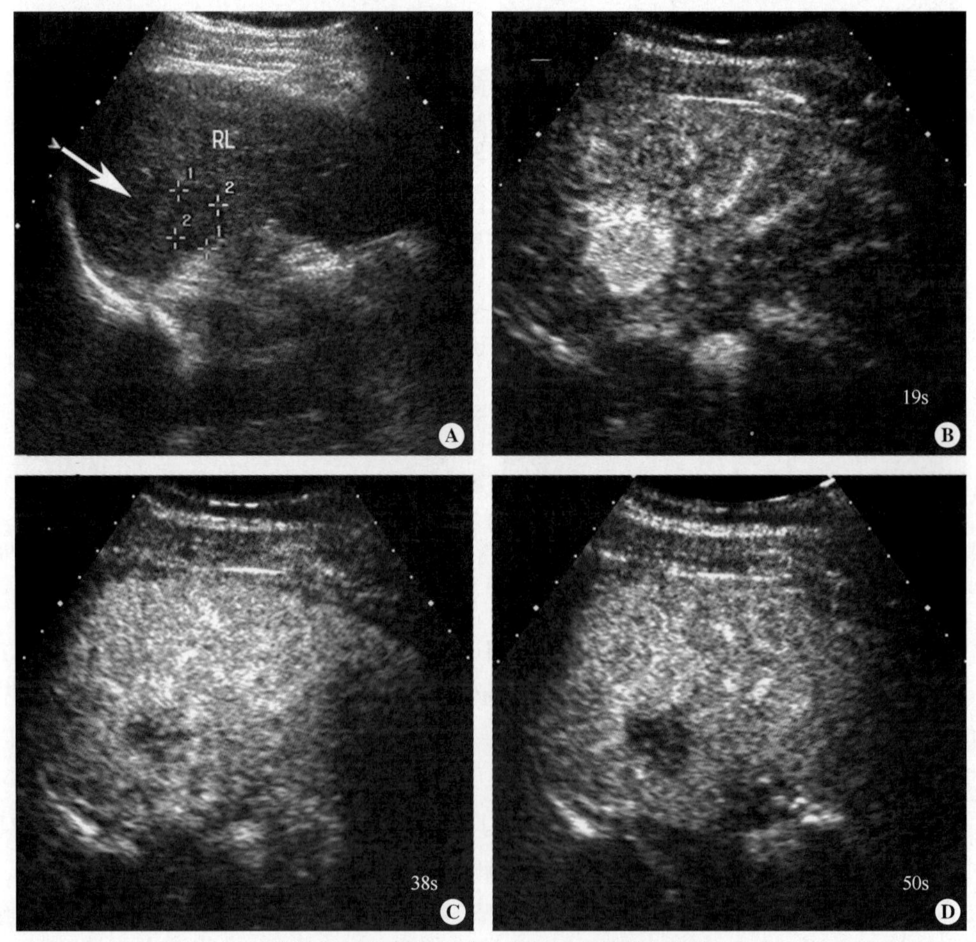

图 11-1-35　肝硬化背景下的肝内胆管细胞癌

常规超声为类圆形低回声结节（A），超声造影动脉相呈整体高增强（B），门脉相开始时就显示造影剂消退（C，38s），50s 时已消退为明显低增强（D）

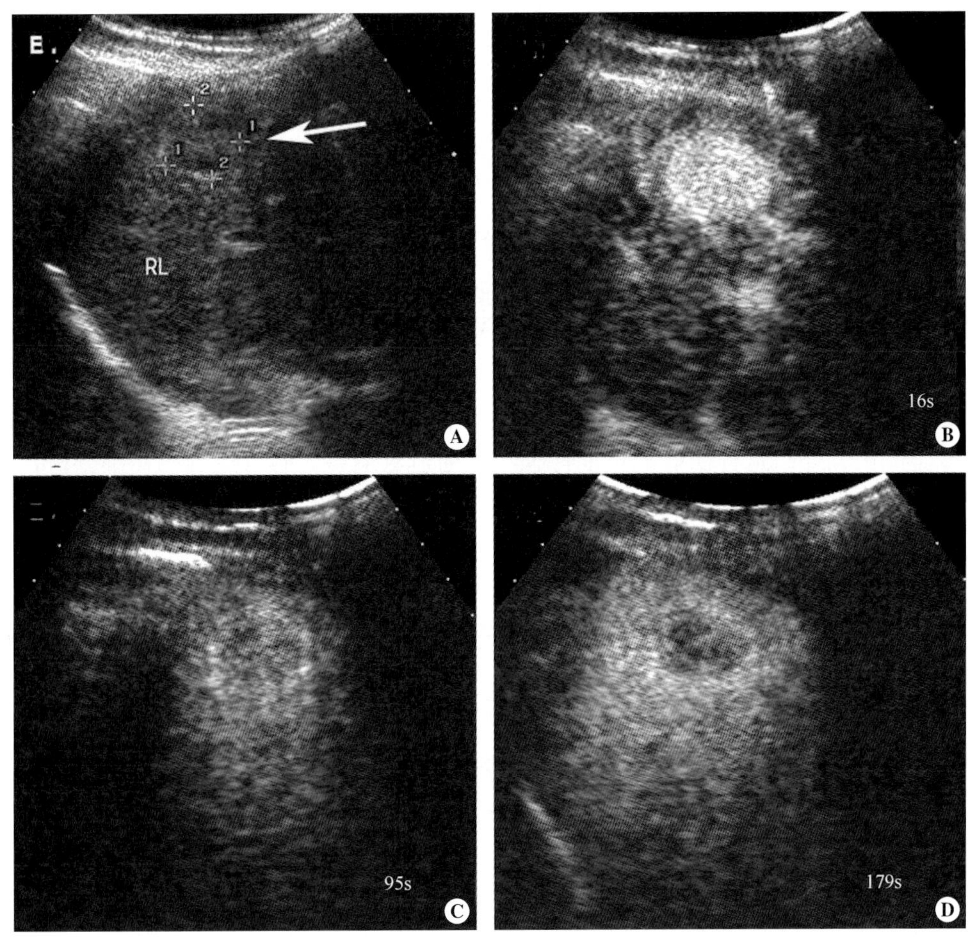

图 11-1-36 肝硬化背景下的肝细胞肝癌

常规超声为类圆形低回声结节（A），超声造影动脉相病灶呈整体高增强（B），95s 显示造影剂开始消退（C），延迟相（D，179s）呈轻度消退

以造影剂廓清开始时间内（＜60s），到门脉相晚期（90～120s）消退为明显低增强为标准，鉴别肝硬化背景下的肝内胆管癌与肝细胞肝癌，灵敏度为 78.8%，特异度为 88.0%，略高于 CECT（64.5%，81.3%）。

5. 超声造影使用建议、适应证和局限性

（1）使用建议

1）当结节位置较深（＞8cm），且传统 B 型超声显示较差，由于微泡的衰减，超声造影对病灶的显示可能变差。如果增加造影剂的使用剂量，会同时增加病灶和近场肝实质的回声信号，反而不会使病灶显示清楚，效果甚至更差。无论使用哪种造影剂，应当避免大剂量以免影响各血管时相显影的穿透力。

2）当 B 型超声肝实质显示粗糙时，可能会难以发现小结节，从而导致超声造影动脉期很难选择固定的扫查区域。

3）对于因门脉血栓而完全堵塞的肝内结节，肝实质灌注完全依赖于动脉供血，减少造影剂剂量（常用剂量的一半或更少），可以降低信号的饱和度和提高肿瘤的显影。

(2) 适应证和局限性

1) 监测和对常规超声中发现的所有结节的定性诊断。

2) 肝硬化肝内结节定性和肝细胞肝癌的诊断。

超声造影是非常有价值的，特别是在发现结节后即刻行超声造影检查，即能做出快速诊断。然而，在确定治疗方案之前，行 CT 或 MRI（除非禁忌）检查对疾病进行分期还是必要的。

3) 超声造影是否能与CT和MRI一样作为一线的检查手段，各国指南规定不同。例如，在日本超声造影被写进肝细胞肝癌诊断指南中，而在美国指南中被删除。部分原因是目前没有任何超声造影剂被美国批准应用于肝脏，此外是因为单独使用超声造影会有将胆管细胞型肝癌和肝细胞肝癌误诊的风险性（1% ～ 2%）。实际上，如果操作超声造影的医生有经验的话，那么这种误诊的可能性很小，通过对造影剂廓清过程的详细分析，可以明显减低肝内胆管细胞癌误诊为肝细胞肝癌的风险。

4) 用于 CT 或 MRI 不能确诊的病例，特别是不适合穿刺活检的结节。

5) 当结节为多发或者具有不同的增强模式时，可用于筛选需穿刺的结节。

6) 对未诊断为肝细胞肝癌但需要随访监测的结节，造影可监测其大小和增强模式的变化。

7) 病理诊断不明确的病例。

6. 肝硬化肝内结节血管后期超声造影影像

(1) 技术和诊断特点：Sonazoid 不同于单纯的血池超声造影剂，除了动脉期和门脉期，还有一个注射后 10min 开始的血管后期时相。同 SPIO MRI 对比剂相似，Sonazoid 被网状内皮细胞，特别是 Kupffer 细胞所摄取，微泡即使在细胞内，也可以被超声检测到。

恶性病变的间质通常没有网状内皮细胞（Kupffer 细胞），这与正常肝实质、肝硬化肝实质和大部分良性肝脏实性占位不同。Kupffer 细胞的缺失会导致在血管后期 Sonazoid 的摄取缺失（图 11-1-37），因此这就是一种分子成像技术。Sonazoid 的超声造影与 SPIO 的 CEMRI 在血管后期的诊断能力相似，Sonazoid 超声造影已得到日本肝细胞肝癌诊疗指南的认可。

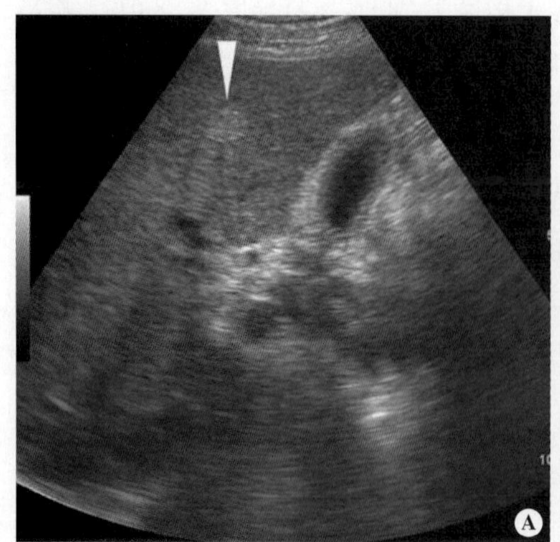

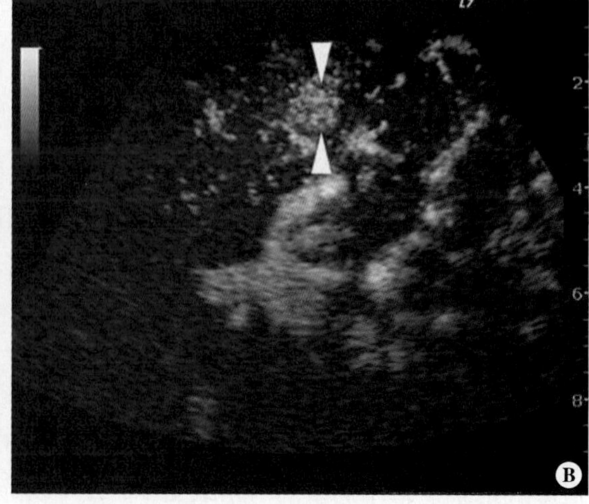

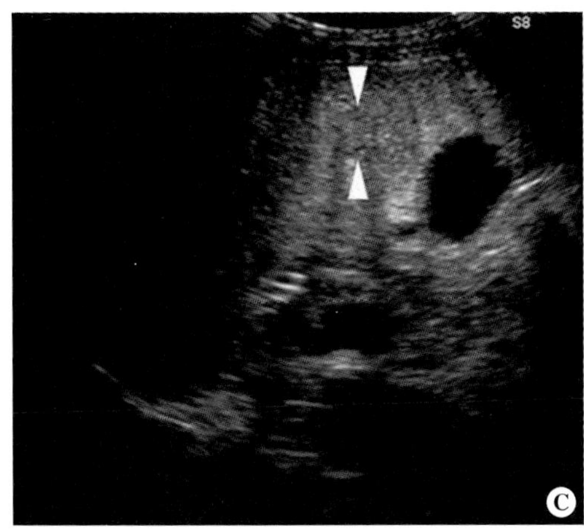

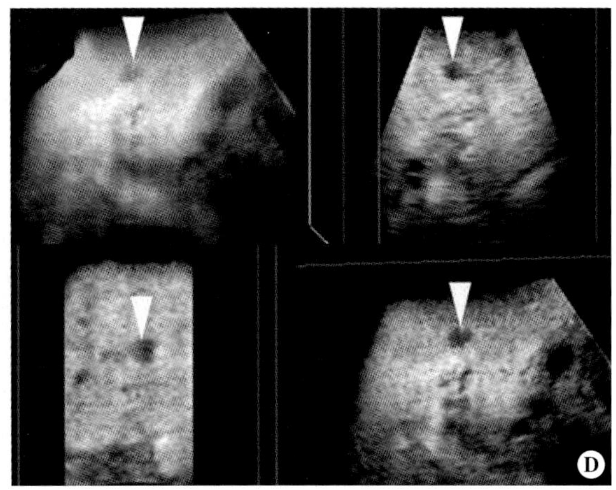

图 11-1-37　具有肝硬化背景的早期肝细胞肝癌

常规超声检查见右肝一个 1cm 类圆形稍高回声结节（A），注射 Sonazoid 动脉期结节呈整体高增强（B），延迟期结节呈等增强（C）不能明确其性质，血管后期（Kupffer 细胞期）结节呈无增强，提示 Sonazoid 造影剂摄取缺失，符合肝癌表现（D，三维多切面显示）

（2）血管后期超声造影检查步骤

1）静脉注射 Sonazoid 后，连续扫查 30 ～ 60s，以获取动脉期和门脉期影像。

2）日本学者认为延迟期相对较短，多被血管后期所取代，为了评估血管后期图像，应在注射 Sonazoid 10min 后开始扫描，以便造影剂从血池中清除。

3）门脉期结束在进入血管后期之前，应停止扫查以减少微泡在声压作用下的破裂。

4）血管后期一直持续到微泡消失，因此，应有足够的时间对全肝进行彻底的扫查，探测是否有增强缺失的区域，增强缺失提示结节为恶性。

5）血管后期扫查到增强缺失的区域，可以进行二次注射，观察该区域动脉期表现。这个过程被称为“缺失再灌注成像”或“缺失再注射技术”。

（3）图像分析：Sonazoid 的血管后期的图像判读见表 11-1-4。肝硬化患者结节血管后期增强缺失即低增强结节，应高度怀疑恶性。但大约 70% 分化较好的早期肝细胞肝癌在动脉期和血管后期都表现为等增强。不能单独只凭血管后期影像来定性结节，动脉期的评估仍是基准。

表 11-1-4　Sonazoid 超声造影肝硬化肝脏局灶性病变血管后期增强模式

病灶	Sonazoid 造影血管后期增强模式
囊肿	无增强
血管瘤	无增强
肝脏局灶性结节性增生	等增强至高增强
再生结节	
典型特征（但非特异性）	等增强
附加特征（但非特异性）	轻度低增强或高增强
不典型增生结节	等增强
胆管细胞性肝癌	

续表

病灶	Sonazoid 造影血管后期增强模式
典型特征	无增强或低增强
附加特征	无报道
转移癌	
典型特征	无增强或低增强
附加特征	无报道

Sonazoid 动脉期和门脉期表现与其他造影剂一样。胆管细胞型肝癌和转移癌及分化较差的肝细胞肝癌相似。转移癌可能与胆管细胞型肝癌及分化较差的肝细胞肝癌相似。

(4) Sonazoid 造影推荐适应证

1) 用于肝硬化肝内结节的定性诊断，同时评估血管期和血管后期。

Sonazoid 超声造影被日本肝细胞肝癌诊疗指南所采用，用于探查那些 CT 或 MRI 发现的、而 B 型超声不能定性的结节。

2) 用于肝硬化肝细胞肝癌的筛查。然而，迄今尚无该临床应用的成本 - 效益分析证据。

3) 可用于肝细胞肝癌的分期。然而，迄今为止并没有数据证明超声造影可以取代 CT 或 MRI。

7. 门静脉栓子定性诊断

(1) 定义：门静脉血栓是门静脉管腔任何部位所形成的实性物质。管腔可完全闭塞或未闭塞，可能会涉及整个门静脉系统或任何一段。主要有两种分类。

1) 稳定的栓子（血栓）形成是指静脉内存在的单一凝血块，它往往是静止的，而且无明显临床症状。

2) 恶性栓子（癌栓）的形成大多是肝细胞肝癌的并发症，对它的鉴别意义重大，癌栓的出现会导致治疗方案的转变和疾病分期的升级。

(2) 基础超声和多普勒技术：栓塞的门静脉有时可能会看似正常，但实际上充满血栓。然而，更多的时候栓子产生的反射回声使管腔内显示为低回声，而不是无回声。常规扫描应包括门静脉彩色多普勒和频谱多普勒。即使优化为缓慢血流条件，完全栓塞（闭塞）的门静脉管腔内也探测不到血流信号。多普勒频谱检查中，如果栓子内可检测到动脉频谱则高度怀疑为癌栓，但这种方法的灵敏度不足。

(3) 超声造影：稳定的血栓其内部是没有血供的，在超声造影各期均表现为在增强的肝实质背景下的无增强区，尤其门静脉期显影最明显（图 11-1-38）。癌栓与其来源的恶性肿瘤表现为相同的增强特点，包括动脉期快速高增强（图 11-1-39）。大部分癌栓廓清速度较快，但也可见门脉期廓清缓慢而不明显的癌栓。

扫查时，应关注静脉内可疑栓子造影剂的充盈情况，因为癌栓内的血流灌注应该与肝动脉的微泡灌注相平行。门脉期在矢状面和轴面应仔细地扫查肝脏，往往可以显示最佳的门脉各分支内已廓清的肿瘤。

门静脉恶性栓子来源于哪个肿瘤有时很明显，而有时即使借助于超声造影也很难分辨。超声造影动脉期和门脉期的扫查可能会有所帮助。如果看见廓清区域，应当进行重复造影以显示该区域动脉期的增强方式。怀疑为癌栓的门静脉栓子应当在超声引导下穿刺活检，尽可能取栓子内造影增强的区域。

8. 超声造影在肝硬化组织和正常肝组织活检中的应用　超声造影可以提高穿刺活检的阳性检出率约 10%，降低假阴性率，避开较大肿瘤的坏死区。超声造影有助于更准确地定位穿刺区域，取到肿瘤内有血流灌注（有活性）的部分，避开坏死区。单独应用常规超声很难分辨这两种区域。有时超声造影还能检出常规超声不显影的病灶。

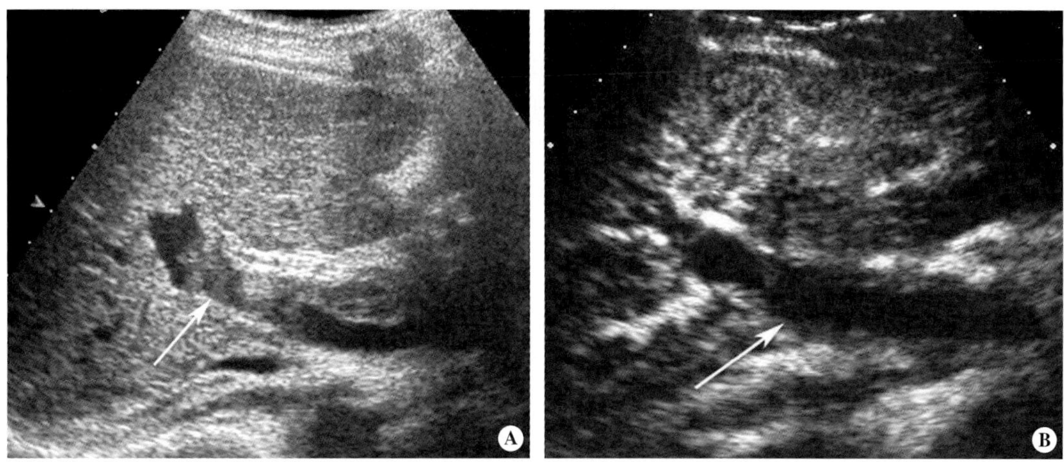

图 11-1-38　肝硬化合并门脉血栓，常规超声检查见门脉管腔内低回声（A），超声造影门脉管腔内低回声呈无增强（B）

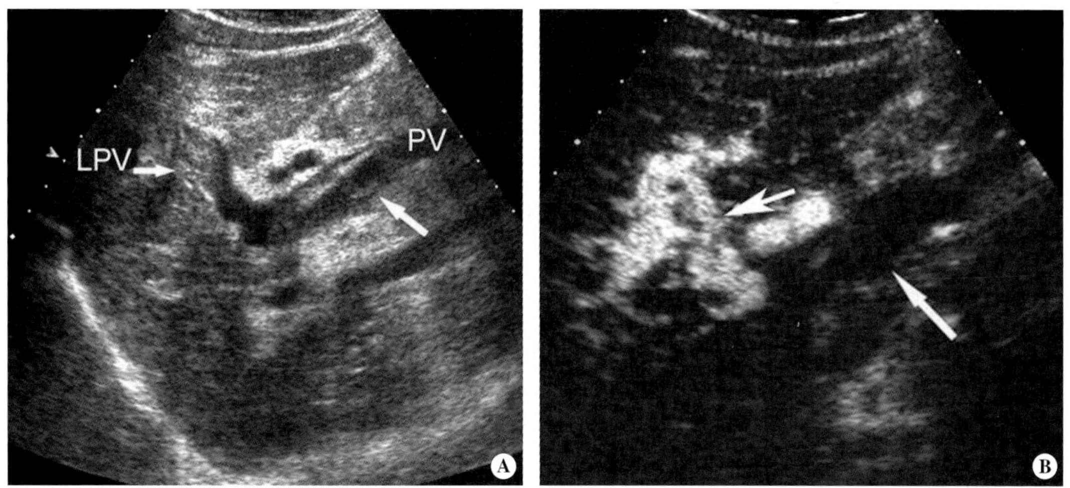

图 11-1-39　肝硬化合并肝细胞肝癌患者，常规超声检查（A）门脉左支（LPV）内见稍高回声，门脉主干（PV）内见低回声。超声造影动脉相（B）门脉左支内稍高回声呈明显高增强，提示癌栓，而门脉主干内低回声呈无增强，提示血栓

三、恶性肝脏局灶性病变的检出

（一）经腹途径

1. 背景　常规超声是检查腹部器官包括肝脏最常用的成像方式，但其对肝占位性病

变的敏感性不如CECT、CEMRI或术中超声，主要原因是检测小的和等回声病变存在困难，特别是当它们位置较深或在解剖复杂区域时。

相关报道证明超声造影与常规超声相比，显著地提高了对转移癌的检出。超声造影最大的特点在于可探测到肝恶性病变在门脉期、延迟期和血管后期的廓清，有时病灶在动脉晚期就会出现廓清。

2. 检查步骤

(1) 超声造影对病灶的扫查至少需要 3 ～ 4min，这段时间内大多数微泡不会破裂。

(2) 在使用血管后期的造影剂 (Sonazoid) 时，有可能会探测到很晚才廓清的病灶。

(3) 二次造影（再注射技术）用于延迟期扫查到的廓清病灶的性质确认，可以在廓清后再次观察病灶动脉增强方式。

3. 转移病灶的检出　转移癌典型且几乎固定不变的增强模式是门脉期、延迟期和血管后期的局灶性低增强。但其动脉期增强模式多变，动脉期的扫查可以帮助定性但是对病灶的检出作用有限。

有研究表明，当条件允许对肝所有区段进行扫查时，使用血池造影剂 SonoVue 和 Definity。进行超声造影检查，其转移癌检出的准确率与 CECT 或 CEMRI 相当。

4. 肝细胞肝癌和肝内胆管细胞癌的检出　目前应用各种造影剂 (SonoVue，Definity，Sonazoid)，大多数肝细胞肝癌基本上都表现为动脉期进行性高增强，但这一时相持续时间较短，无法扫查整个肝脏，至少现有技术无法实现。延迟期持续时间较长，有足够长的时间来扫查全肝，并非所有肝细胞肝癌在延迟期都廓清，这就限制了超声造影对肝细胞肝癌检出的敏感度。因此，不建议使用血池造影剂来常规探查肝细胞肝癌。

使用血管后期的造影剂 (Sonazoid)，在注射造影剂 10min 之后或更迟进行整个肝脏的扫查可以帮助探查恶性结节，因为典型的肝细胞肝癌表现为增强缺失。然而血管后期的增强缺失并不是特异性指标，需要再次注射 Sonazoid 观察相应的动脉期影像来诊断肝细胞肝癌。此外，大约有一半的分化良好的肝细胞肝癌在血管后期没有增强缺失。

单独使用 B 型超声描述肿瘤局部复发和消融后的残留比较困难。重复使用血池造影剂进行动脉期扫查，通常可发现在消融区旁出现的复发高增强区，这种方法同样可以用来发现新病灶。在这两种情况下，都可以用来定位病灶并指导治疗。

胆管细胞型肝癌与转移癌的表现相似，无论动脉期如何，病灶延迟期廓清迅速表现为增强缺失。这种灌注模式有助于检出大病灶旁的卫星结节，而这些卫星结节在常规超声下通常不显影。

5. 使用建议，适应证和局限性　以下情况推荐使用超声造影。

(1) 对 CECT 或 CEMRI 未确诊的病灶（通常很小）进行定性诊断。

(2) 用于排除肝转移癌或脓肿，除非常规超声有典型表现。

(3) 单独使用或者和 CECT/CEMRI 结合，用于制订治疗方案，包括评估转移癌的数量和位置。

(4) 用于监测那些治疗前能够在超声造影上显影的肿瘤患者的复发情况。建议结肠直肠癌肝转移的化疗后评估由常规超声更换为超声造影。

(5) 血池造影剂超声造影不适于探查肝细胞肝癌和进行分期。使用 Sonazoid 超声造影进行血管后期扫查，当图像质量较好时可以用于肝细胞肝癌的分期。然而，并没有证据表明超声造影能取代 CT 或 MRI 对疾病进行分期。

(6) 超声造影存在一个潜在风险，在常规超声上未扫到的小囊肿有时能在延迟期或血管后期检出。重新对常规超声仔细评估可以帮助确定囊肿性质。如果不能确定，建议第二次注射造影剂，观察动脉期情况，如显示为动脉期高增强则提示肿瘤性病变。

（二）术中超声造影

1. 背景　适合作肝脏手术切除的患者即使术前已做了标准的影像学检查其实也是不够的，术中超声被认为是指导手术切除方案的金标准。早期肝细胞肝癌的患者建议肝移植或手术切除。同样的，对于结肠直肠癌肝转移的患者，手术切除是一种治疗选择，5 年生存率达 60%。然而，有 75% 的患者切除术后会复发（50% 发生在肝脏），大部分患者在 2 年内复发。所以，需要一种更准确的影像学检查方法。

近期研究表明，应用不同造影剂的术中超声造影，在确定肿瘤（转移癌或肝细胞肝癌）是否适合切除时，比术中超声、CT 或 MRI 有更好的敏感性、特异性和准确性（图 11-1-40），达 30% 的病例由于使用术中超声造影而改变了手术方案。目前，大家公认为切除范围越大的外科手术，术中超声造影的作用越大。

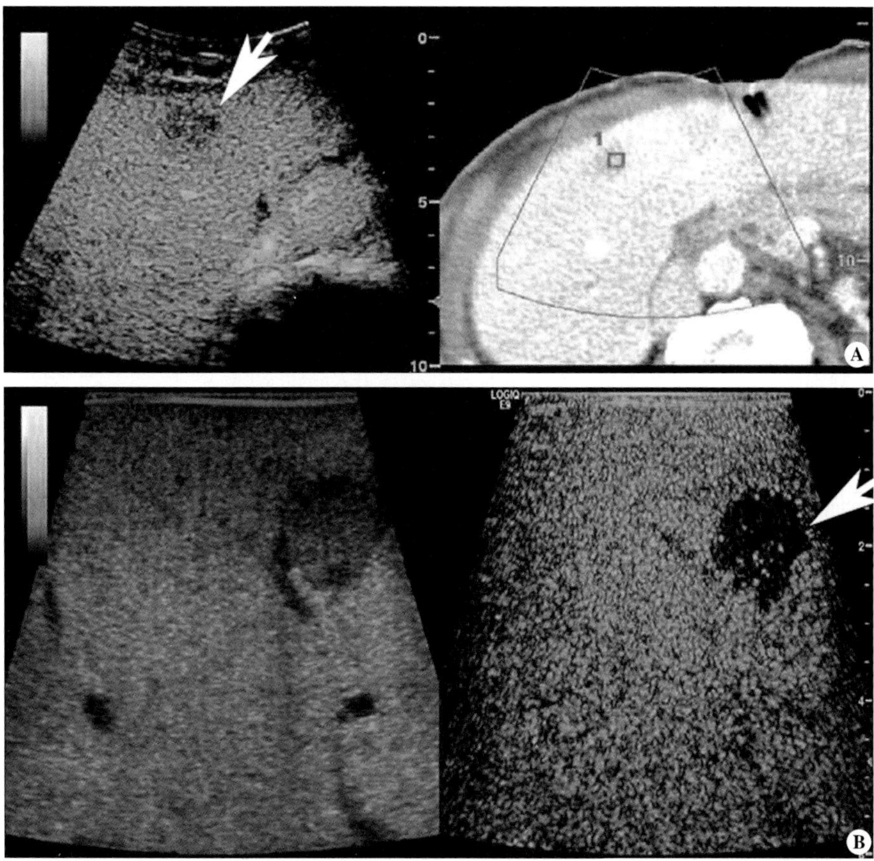

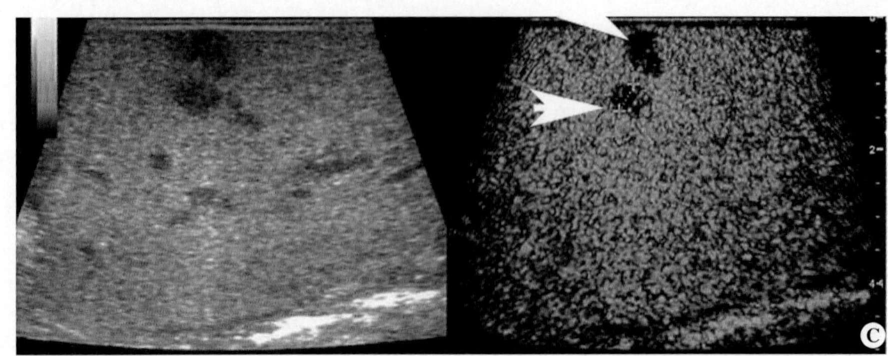

图 11-1-40 肝癌患者，术前超声造影及 CECT 显示 1 个肿瘤（A），术中超声造影除了显示术前超声造影探及的较大肿瘤外（B），在其他肝段探及另外 2 个亚厘米肝癌（C，直径分别为 5mm 及 4mm），手术方案因此而改变

2. 术中超声造影技术 具有特殊造影功能的术中专用高频率探头是必不可少的，包括含有耦合剂的探头套、导线的无菌长外套及无菌超声仪控制面板外套。有些厂家可以提供用气体消毒的术中探头，就不再需要无菌探头套。

术中检查时，所有患者都应进行腹部和盆腔探查，确定有无肝外病变，然后分离肝脏与膈肌，以获取超声扫查路径。接着对肝脏行双手触诊，之后行全肝术中超声造影检查，寻找术前诊断的病灶，探查新病灶，确认病灶是否累及大血管或胆道。

对于血池造影剂（SonoVue 和 Definity）超声造影应用同之前提到的经腹途径。正常肝脏术中超声造影延迟期的持续时间比经皮超声要短，为了扫描全肝并获取病灶动脉期增强方式，对已检出的病灶进行定性诊断，常需重复注射造影剂。不论哪种造影剂，都应避免过大剂量，以免导致各时相超声波穿透性降低。

对于有血管后期造影剂（Sonazoid）的超声造影检查，恶性肝脏局灶性结节（FLL）的探查应从造影剂注射 10min 后开始。为确认是否是转移性病变，可再次注射造影剂观察动脉期增强。

3. 图像分析 图像分析同经腹途径

4. 使用建议和局限性 术中超声造影可用于以下几个方面。

（1）所有接受肝切除术患者的转移癌探查。

（2）对因肝细胞肝癌接受肝切除术的肝硬化患者的肝内结节进行定性诊断，尤其是术中新探查到的结节。

（3）对接受肝切除术联合消融治疗的患者的肝内隐匿性病灶的靶点进行确定。

术中超声造影的局限性是增强持续时间较短。

四、射频消融治疗监测

（一）局部消融术前评估与治疗监测

1. 背景 局部治疗通常包括消融（无论使用何种仪器）、经动脉化疗 / 放疗栓塞治疗，在肝脏恶性肿瘤包括肝细胞肝癌和转移癌的治疗中发挥着重要作用。

常规超声常用于消融引导。它使用方便、应用广泛。然而，即使结合彩色多普勒技术，常规超声也不能提供消融范围的信息。组织灌注的评估对于鉴别消融坏死区和残余肿瘤是至关重要的。

超声造影对下面的每一个过程都可以提供重要信息。

(1) 评估拟行消融治疗的病灶（包括病灶数量、大小和增强均匀性，以及滋养血管），以确定患者是否适合消融治疗和拟定最佳治疗方案。

(2) 通过融合成像探查常规超声未能检测到的病灶，并可以引导消融进针。

(3) 探查肿瘤局部治疗（消融治疗或化疗 / 放疗栓塞治疗）后的残留存活病灶。

2. 检查步骤

(1) 术前超声造影：肿瘤大小的评估必须包括病灶周围有廓清的富血供晕环。超声造影与常规超声相比，因其使得肿瘤与周围组织的分界更清楚，所以能更准确地确定肿瘤边界，显示肿瘤的真实范围，超声造影的动脉相及延迟相也可以显示更多常规超声不清楚的肝内转移灶（图 11-1-41）。56.4% 的 HCC 患者超声造影后病灶测量值增大，49.1% 的 HCC 患者超声造影后病灶形态更不规则，13.4% 的患者超声造影发现更多的病灶， 14% 的患者超声造影后避免了不必要的 RF 治疗。超声造影对于制订最佳治疗方案和减少并发症具有重要的临床价值。

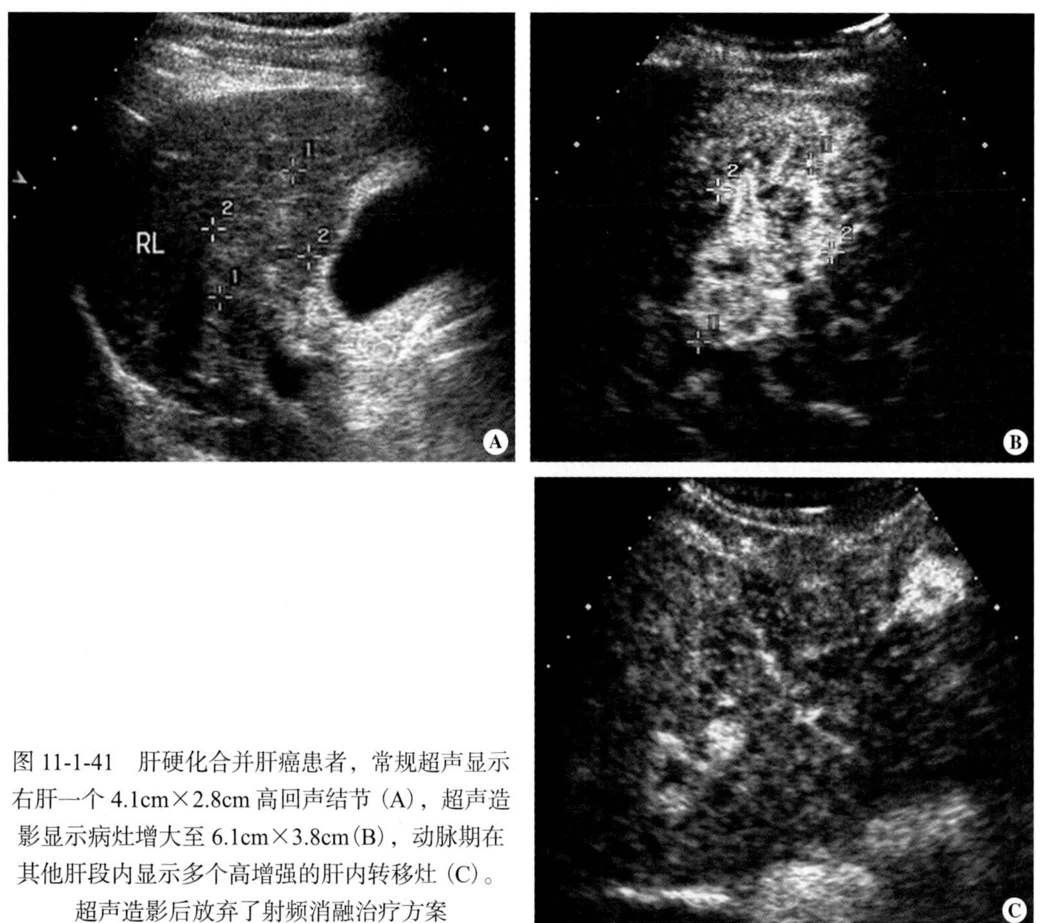

图 11-1-41　肝硬化合并肝癌患者，常规超声显示右肝一个 4.1cm×2.8cm 高回声结节 (A)，超声造影显示病灶增大至 6.1cm×3.8cm (B)，动脉期在其他肝段内显示多个高增强的肝内转移灶 (C)。超声造影后放弃了射频消融治疗方案

融合影像包括 CT、MRI、超声造影，其可以完善正确的术前消融方案，因为融合影

像能提供准确的肿瘤空间信息，确定需覆盖肿块消融区的数量和体积，从而达到足够的消融安全边界。

术前超声造影可以与术后超声造影对比评估疗效。

术前超声造影的各项造影参数包括扫描深度、扫描平面、增益和 MI 都需要预先设定好。术前超声造影图像和（或）视频格式应妥善保存以便与术后造影相对比。

(2) 消融设备的定位：当消融病灶显示清楚时插入消融针或消融电极。当目标病灶定位困难时（如病灶较小、位置较复杂），可以应用超声造影与 CT 或 tMRI 的融合成像进行引导消融。融合成像超声造影图像上可显示虚拟消融针道，为消融治疗提供便利。

3. 图像分析与疗效评估 实体肿瘤疗效评估标准指南（RECIST）已经不适合应用于肿瘤局部治疗的疗效评估，这是因为治疗后坏死区和肿瘤大小关系不密切。热消融治疗后，坏死的肿瘤大小仍保持不变，而那些收缩的肿瘤也有可能还有部分的存活。

RECIST 标准已在肝细胞肝癌方面进行了修订，强调完全消融的影像指标是术前任何超声造影图像上显示的增强区域的消失，必须对每个消融肿瘤做整体容积的全面评估。消融坏死区的体积应与术前肿瘤的体积相比较。如果同步显示组织和造影灌注，那么对治疗的病灶随访尤其有价值。通过 CECT 或 CEMRI 的实时融合成像可以对比评估同一病灶的坏死区体积和术前肿瘤体积。

对于低增强的病灶（如大多数转移性肝癌）治疗彻底程度的评估，可以通过比较病灶治疗前和治疗后凝固或坏死区的大小和位置来评估，也可以看是否达到足够的消融安全边界来判定。小的肝细胞肝癌周边（肿瘤 5 ～ 10mm）常出现卫星灶，建议肝转移癌和肝细胞肝癌的消融治疗都要考虑其安全边界的厚度。

4. 术中治疗反应的评估 常规超声可监测热消融引起的强回声“云”气体团的消散，消散通常需要 5 ～ 15min。

对于每个治疗病灶，术中评估的参数设置同术前。扫查影像应以图片和（或）视频格式存储以便与消融术前存储影像相比较。如果进行补充消融，应再注射造影剂进行评估。

（二）肿瘤复发评估的跟踪随访

仅靠 B 型超声往往很难显示肿瘤消融后的局部复发。延迟期或血管后期扫查与随后二次注射造影剂的动脉期扫查，在任何可疑区域确定有无肿瘤特性的增强，有助于鉴别消融区周边肿瘤的复发。超声造影可以用来引导活检穿刺和其他治疗。虽然超声造影对确定局部复发非常有用，但 CT 和 MRI 可以更好地整体性观察肝脏，探测远处的肝内或肝外肿瘤病灶，这方面不能被超声造影所取代。

在消融后的早期（前 30 天）评价中，沿坏死区域边缘可见一条薄而均匀的环形增强，与 CECT 上所见相似，通过对比消融前和消融后的图像，可以避免把消融区周边充血带误诊为残存肿瘤病灶。

（三）超声造影使用建议和适应证

(1) 作为 CECT/CEMRI 的补充方法，对目标病灶进行治疗前分期和血供的评估（图 11-1-42）。

(2) 引导在常规超声中边界显示不完全或不清晰的病灶的穿刺定位。

(3) 消融后即刻进行疗效评估，并引导对残留的未被消融的肿瘤即刻补充治疗（图 11-1-43），有报道通过这种方法可使第一疗程中肿瘤的不完全消融率从 16% 降至 6%。

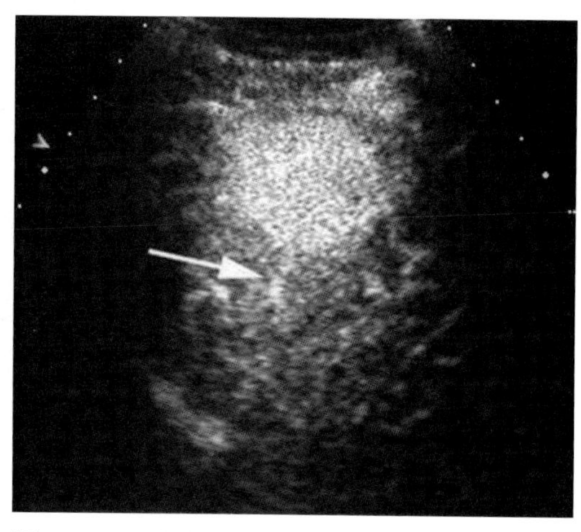

图 11-1-42　超声造影清楚显示肝癌滋养动脉，引导穿刺先消融肿瘤滋养动脉，再消融肿瘤，降低热沉降效应

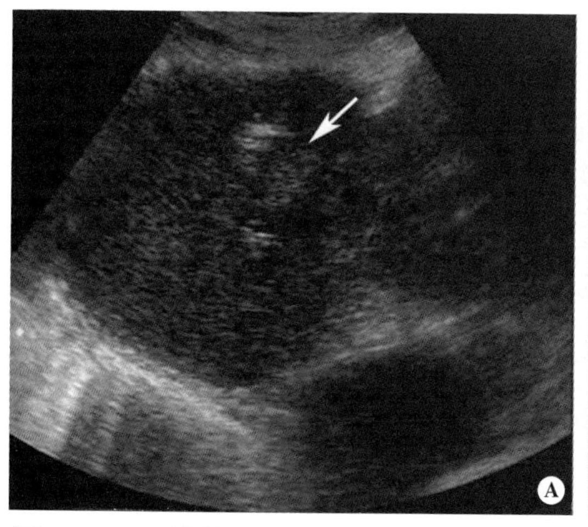

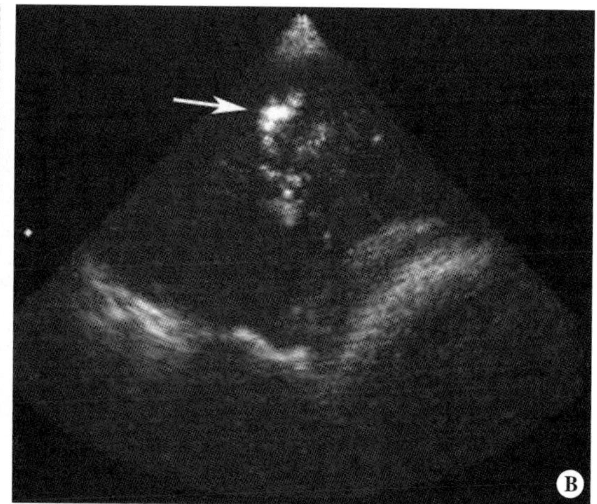

图 11-1-43　肝癌射频消融后 15min，常规超声显示病灶为不均匀稍高回声（A），超声造影动脉相见病灶周边有结节状高增强（B），提示肿瘤残留，随即行二次消融

(4) 术后随访有 CECT 或 CEMRI 禁忌证或结果不明确时，可用超声造影跟踪肿瘤局部的进展。除 CECT 和（或）CEMRI 之外，随访过程中也可以应用超声造影（图 11-1-44，图 11-1-45）。

五、肝　移　植

（一）背景

肝移植是目前已建立的对急性或慢性终末期肝病患者的一线治疗方法，但术后并发症可能会影响其远期疗效；另外，它们的早期发现对于移植脏器和患者生存率来说至关重要。

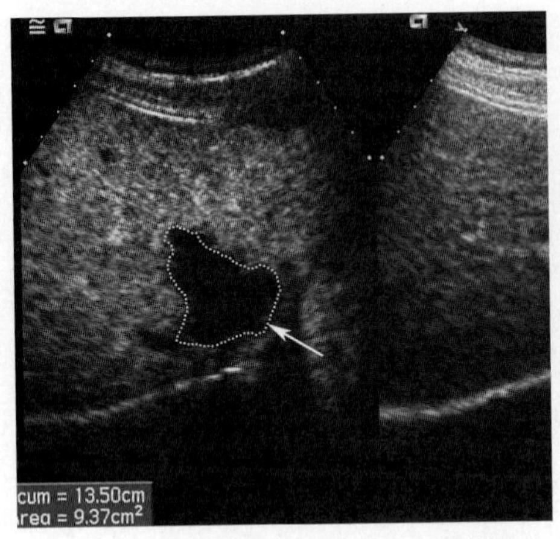

图 11-1-44 肝癌射频消融后 1 个月复查，超声造影原病灶区呈无增强，提示肿瘤完全坏死

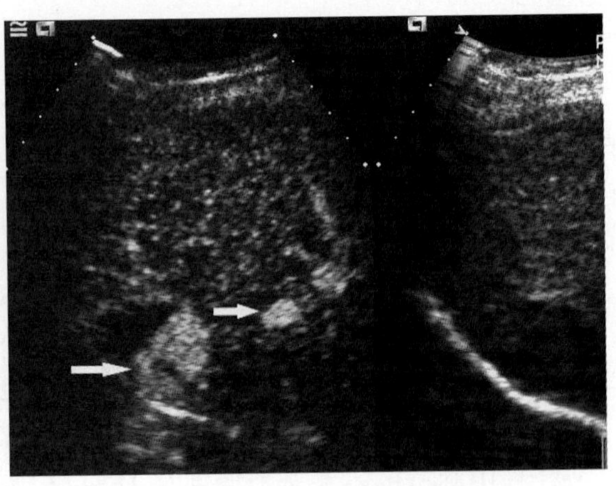

图 11-1-45 另一个肝癌患者肝癌射频消融后 1 个月复查，超声造影原病灶周边位置见较大范围高增强，邻近的肝组织内出现一个新的高增强结节，提示肿瘤复发

肝动脉（HA）血栓形成，是最常见和最严重的血管并发症，在成人肝移植中发生率为 3% ～ 8%。急性肝动脉血栓将会导致梗死，最终形成脓肿，从而导致移植失败。如果肝动脉狭窄不及时纠正，可加速血栓的形成，导致肝脏缺血和胆道损伤。虽然门静脉（PV）和肝静脉、下腔静脉血栓不常见，但它们也是严重的术后并发症，可能导致移植失败。血管并发症的临床症状通常是非特异性的，最好在症状出现前诊断，这就需要依赖影像学检查。超声通常是血管并发症和长期随访的首选检查手段。

虽然多普勒技术是有用的，但它对未闭塞肝动脉的缓慢血流显示不敏感，尤其是当患者有术后吻合口水肿、成角，血管收缩或无法配合检查时。当无法确认肝动脉是否有血流时，目前还是需要进行有风险的 CECT 或有创的血管造影来明确诊断。但超声造影可以代替一线的检查，在床旁即可开展，它通常能够克服多普勒超声的局限性，减少不必要的 CECT 或血管造影（图 11-1-46）。

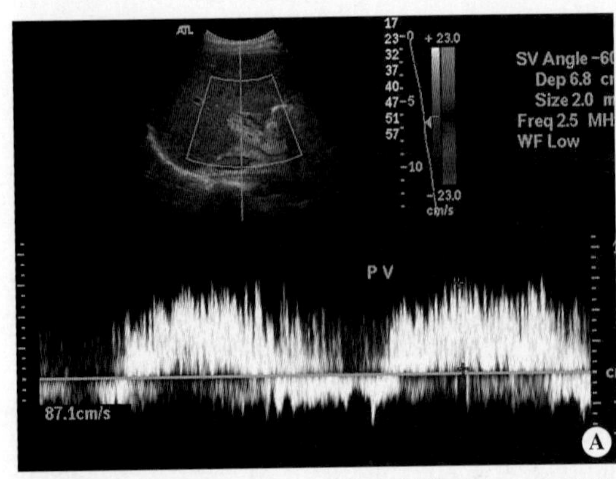

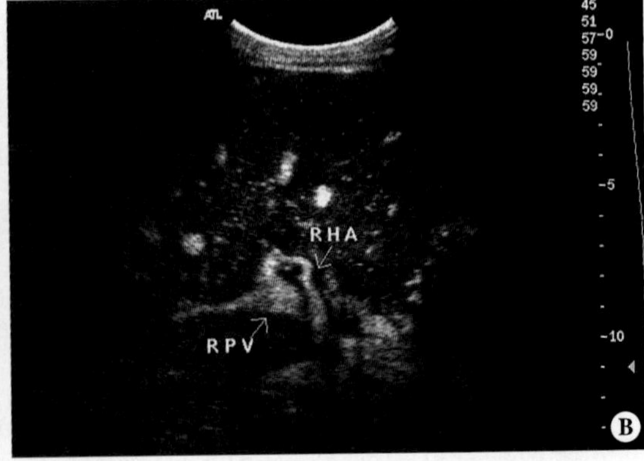

图 11-1-46 肝移植术后，床旁多普勒超声未显示肝动脉血流信号，而门静脉血流速度明显加快（87.1cm/s），高度怀疑肝动脉血栓（A）。超声造影动脉相清晰显示右肝动脉（RHA）及门静脉右支（RPV），不必要进行 CECT 或血管造影检查

（二）检查步骤

在微泡到达门静脉系统之前的肝动脉早期，肝内动脉树状分布显示清晰。右侧肋间切面可见肝右动脉位于门脉右支前方，仰卧位上腹部切面可见肝左动脉位于门脉左支分叉处。门静脉期可扫查门脉主干及其分支，随后肝实质增强，可探查有无无增强梗死区。随后可探查肝静脉。如果只探查血管，减少造影剂注射剂量可防止回声信号过于饱和，从而改善显影效果。

（三）图像分析

在门脉增强之前发现肝动脉树状结构显影缺失，则提示肝动脉完全闭塞，其具有很高的阳性预测值（图 11-1-47）。常规多普勒无效的情况下，超声造影可确定肝动脉分支，使得后续的定点多普勒再评估成为可能，这一检查对于区分血栓和缓慢血流（因血管收缩，或栓塞后 / 狭窄后再通的脾盗血）是很有必要的。当肝动脉主干显影时，超声造影可以描绘其管腔形状及走行，有可能判别常发生于吻合口的狭窄。超声造影也可以观察下腔静脉和门静脉吻合的形状和通畅性。

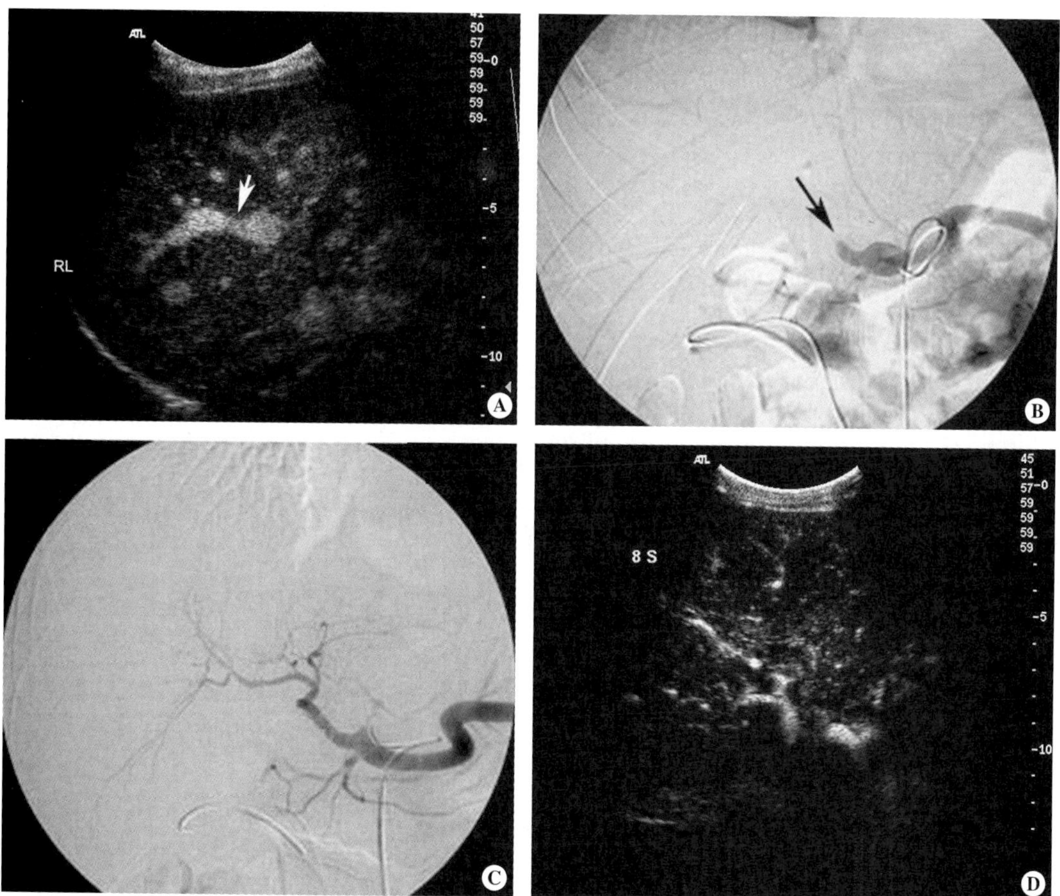

图 11-1-47　肝移植术后，床旁超声造影仅显示门静脉分支，未见肝动脉分支显影，提示肝动脉血栓（A），X 线血管造影显示肝动脉吻合口栓塞，肝动脉肝内分支未显影（B），溶栓治疗后 X 线血管造影肝动脉肝内分支得以显示（C），超声造影早期动脉相（8s）肝动脉肝内分支明显增强（D）

（四）超声造影推荐适应证及局限性

1. 适应证 超声造影可用于肝移植前肝硬化门静脉血栓的评估和肝内局灶性病变的定性。肝移植术后，超声造影可以在床旁或ICU进行，避免了CECT或血管造影所带来的风险。

超声造影适用于以下几点。

(1) 当多普勒超声无法确诊肝脏血管情况时，应用超声造影可确认肝内肝动脉、门静脉、肝静脉和下腔静脉的闭塞。超声造影无法完整地观察肝外动脉树状结构，需要结合肝外动脉多普勒超声才能确认肝动脉血流是否通畅。延迟期可切换至多普勒超声，通过残留的微泡增强多普勒血流信号，观察非增强时未发现的小血管。

(2) 确定是否存在积液并判断积液性质，如果是最近发生的血肿，判断是否有活动性出血。

(3) 怀疑有梗死排除灌注缺损。

(4) 在ICU内监测肝动脉闭塞后溶栓治疗的效果。

2. 局限性

(1) 在术后早期，伤口、外科敷料及皮下气肿会影响检查透声窗。

(2) 对劈裂式肝移植或活体部分肝移植患者，因局部解剖结构复杂可造成检查困难。

(3) 通常肝前叶因手术切口或肠气遮挡，局部肝动脉及门静脉显影困难。

3. 提醒事项

(1) 当下腔静脉侧-侧吻合时，供体静脉远端会形成血栓，易误诊为包膜下血肿。

(2) 腹腔积液常聚集在肝圆韧带周围，随访检查中易误诊为复杂性囊肿。

(3) 了解外科手术过程，包括是否使用补片，复杂的吻合技术和供体肝脏的状态，有助于进行分析。

(4) 当用超声造影观察管腔形态时，需要结合多普勒超声判断血液流动状态。

六、造影定量分析与恶性肿瘤疗效检测

（一）背景

对于超过2～3mm的肿瘤来说，肿瘤新生血管形成是肿瘤生长的关键阶段。肿瘤的新生血管是目前着重于破坏和限制肿瘤血管生长的新型抗癌治疗和多种抗新生血管生成或抗血管治疗的重点观察目标。动态超声造影作为一项新的临床应用手段，可以监测化疗药物的疗效。早期，这种监测只依赖于定性分析。最近，定量分析指标已经确定。为获取准确的结果，需要设定标准严格的切面。

（二）定量分析方法和设备

1. 数据采集 特异性造影成像可以区别微泡信号和组织信号。非线性灰阶超声模式可以获得最佳时间及空间分辨率。传统的多普勒超声无法显示小于100μm的血管，但超声造影可以检测到40μm的血管。因此，超声造影提供了一个更好地评估血管生成程度的

方法。

2. 定量分析软件 早期应用已有视频资料进行增强的动力学参数分析（如时间-强度曲线，TIC），需要去除肝实质背景信号的衰减影响，并提取可信的时间基础增强参数，如达峰时间、平均渡越时间等。但是，对原始信号进行非线性压缩处理（以视频方式播放）会扭曲基于振幅的时间-强度曲线特征（如峰值强度和曲线下面积）。

大多数分析软件使用未经压缩的波束形成后的数据（射频数据不需要，因为时相信息不是必需的）。基于原始数据分析的时间-强度曲线就可以准确评估时间和振幅之类的参数。所有超声仪都会提供内置式定量分析模块，离机分析软件也可适用。

3. 造影剂给药方式和定量分析

（1）团注：功能性超声造影检查是基于检测增强信号的时间序列，通常为静脉团注造影剂后 1 ～ 3min，也可以横跨一个较大的感兴趣区如整个肿瘤，或基于像素间分析。时间-强度曲线是根据造影剂的进出和血流速度与血流量相关的特点得出的。通过测定相应的时间-强度曲线的参数而实现时间-强度曲线的定量分析，可以应用或不用曲线拟合，部分功能参数如下 4 个方面。

1）和血容量相关的参数：峰值强度（PI）、曲线下面积（AUC）、充盈区面积（AUWI）、廓清区面积（AU\NO）。

2）和血流量相关的参数：达峰时间（TPI）、上升支斜率（SWI）。

3）和渡越时间相关的参数：平均渡越时间（MTT）。

4）另外也可以绘制随时间变化的时间-强度曲线特征图像，并以彩色编码加以显示。

（2）微泡破坏或再灌注方法：造影剂注射后，用高强度诊断序列声波扫查含造影剂的组织，破坏其内的微泡。随后迅速切换至低 MI，用造影模式显示组织微循环再灌注。再灌注模式为上升的指数曲线，其斜率 D 与血液流速相关，而峰值强度 A 与血容量相关，它们的乘积即反映了组织的灌注水平。

造影剂滴注的优势在于可以保持其浓度的均一性，使之更容易直接对比不同区域的灌注。破坏再灌注方法只适用于造影剂灌注的阶段，这限制了其应用。

4. 肝静脉渡越时间 造影剂到达肝动脉、门静脉及肝静脉的时间可以测量并计算其渡越时间。肝脏恶性肿瘤肝动脉/门静脉至肝静脉的渡越时间会缩短，可能是由于恶性肿瘤导致的肝内分流所致。但这种情况也可以发生在肝硬化患者中，因此这是非特异性的，使其诊断价值受到限制。对慢性肝炎分期诊断方面的使用同样也受到了一定程度的限制，因为肝炎不同的阶段是有一部分重叠的，尽管各组间有统计学差异。

5. 抗癌药物疗效评估 虽然抗血管生成药物治疗常导致组织坏死，但是肿瘤并不迅速缩小，所以功能性超声造影成像可以适用于早期疗效评估。RECIST 和 WHO 制定的疗效评估标准已不能满足临床的需求。

通过对各种类型肿瘤的抗血管生成药物治疗，研究证实了动态超声造影可以早期评估药物疗效（图 11-1-48 ～图 11-1-50），对于抗血管生成药物治疗反应不佳的患者应及时调整治疗方案，减少病情延误和昂贵治疗费用的浪费。

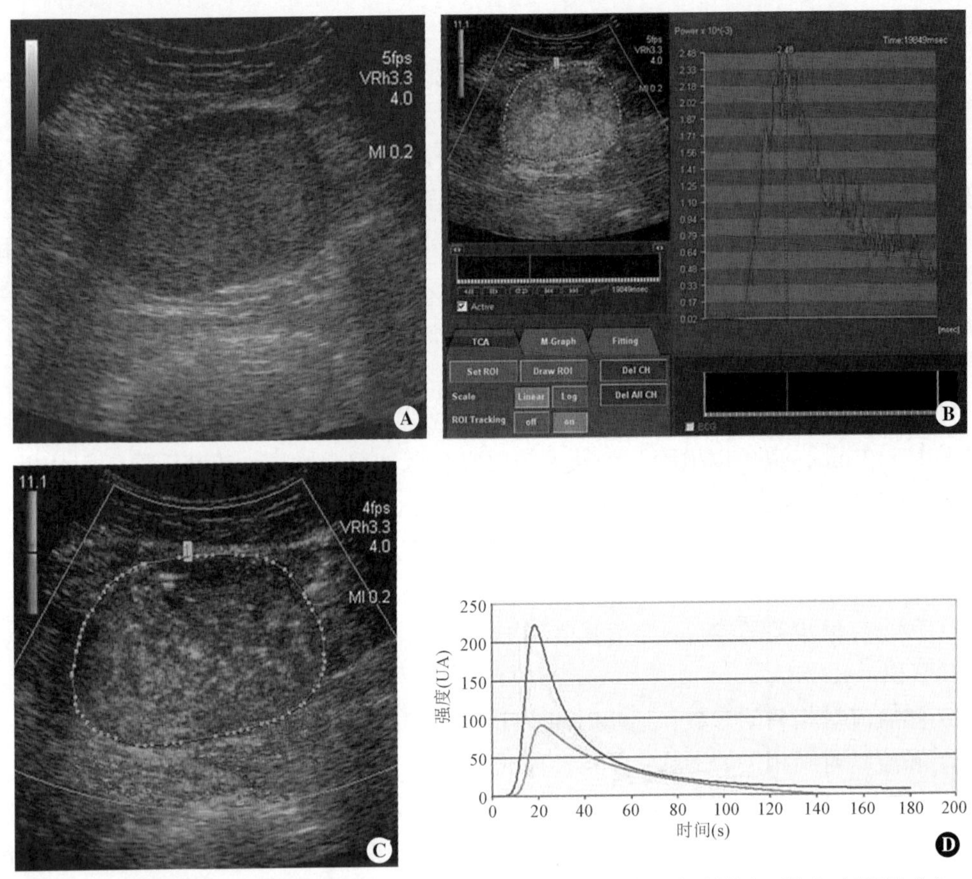

图 11-1-48 肝癌常规超声呈类圆形低回声结节（A），抗血管治疗前超声造影为不均匀高增强（B），贝伐单抗（bevacizumab）治疗后 3 天，超声造影肿瘤增强程度明显降低（C），时间 - 强度曲线分析显示治疗后 3 天造影剂曲线下面积明显缩小（D），提示肿瘤新生血管减少，患者治疗反应良好

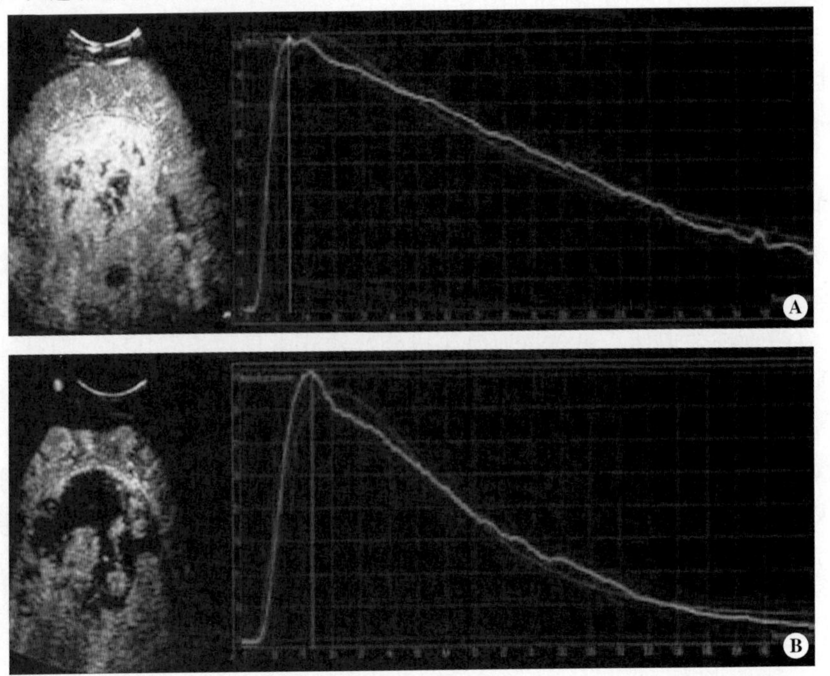

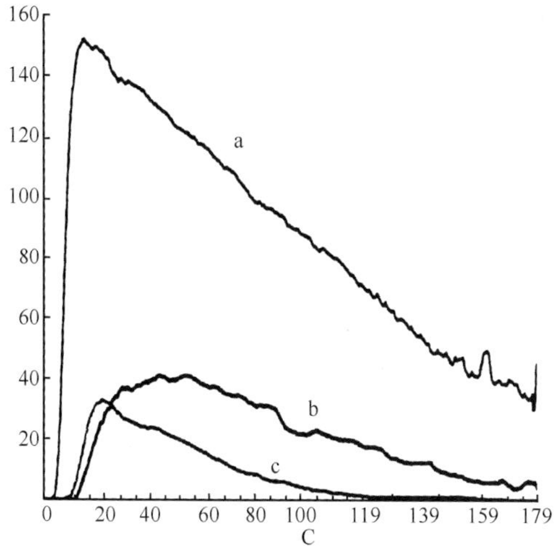

图 11-1-49　肝细胞肝癌 sorafenib 治疗后 15 天（A）及 30 天（B）超声造影显示肿瘤内高增强区域逐渐缩小，以无增强增大，造影剂曲线下面积明显下降（C，曲线 a 为 sorafenib 治疗前，b 为 sorafenib 治疗后 15 天，c 为 sorafenib 治疗后 30 天），提示患者对 sorafenib 治疗反应良好

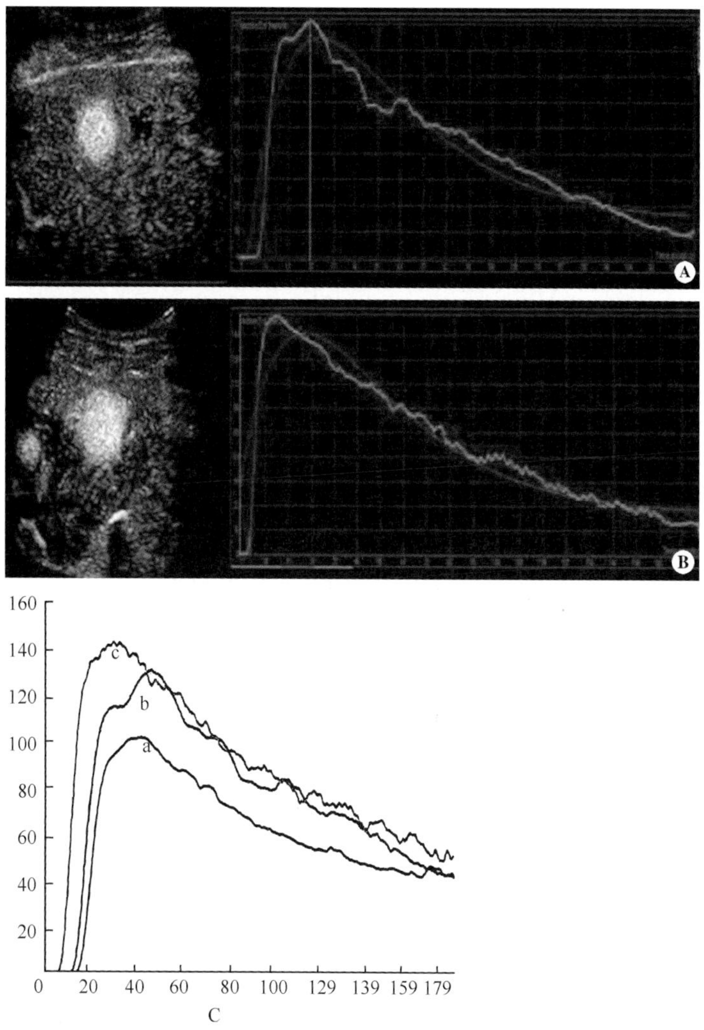

图 11-1-50　肝细胞肝癌 sorafe-nib 治疗后 15 天（A）及 30 天（B）超声造影显示肿瘤内高增强区域逐渐扩大，增强程度升高，造影剂曲线下面积明显下降（C，曲线 a 为 sorafenib 治疗前，b 为 sorafenib 治疗后 15 天，c 为 sorafenib 治疗后 30 天）提示患者对 sorafenib 治疗反应不好，治疗无效，应及时更改治疗方案

（李　锐）

第二节　超声造影在胆囊疾病诊断中的应用

一、胆囊的解剖

胆囊是一个空腔脏器，位于肝脏右叶脏面的胆囊窝内，为梨形的囊形器官。胆囊可分为胆囊颈、胆囊体和胆囊底三部分。胆囊壁从外到内有外膜层、肌层和黏膜层组成，厚度一般小于 3mm。胆囊、胆囊管由胆囊动脉和肝固有动脉的分支供血。此外，肝内也有一些小动脉经胆囊床参与胆囊壁的血供。

二、胆囊超声造影（CEUS）的适应证

为了保证胆囊 CEUS 能发挥更大的作用，避免不适当或过度的开展胆囊 CEUS，建议对符合以下适应证的患者实施胆囊 CEUS 检查。

(1) 胆囊内不移动的胆泥、血块或 CEUS 不明显的结石与隆起性或实质性占位病变（息肉、腺瘤、癌等）鉴别。

(2) 胆囊息肉型病变的良恶性鉴别（胆固醇性息肉、局限性腺肌增生症、腺瘤等良性病变与息肉型胆囊癌鉴别）。

(3) 胆囊厚壁型病变的良恶性鉴别（胆囊炎、腺肌增生症等良性病变与厚壁型胆囊癌鉴别）。

(4) 胆囊癌浸润范围及肝转移情况的判断。

(5) 胆囊炎急性发作怀疑穿孔时帮助明确诊断。

(6) 急性胆囊炎了解周围肝脏或腹腔内积液或脓肿形成情况。

(7) 充满型胆囊结石合并胆囊壁增厚时排除胆囊癌。

三、胆囊 CEUS 检查方法

（一）患者准备

(1) 检查前患者空腹 8h 以上，避免使用影响胆囊收缩的药物，以保证胆囊内有足够的胆汁充盈、同时不受肠气的干扰。

(2) 了解受检者临床资料，排除禁忌证；签署知情同意书。

(3) 建立外周静脉通道。

（二）仪器及造影剂准备

目前主流的带有 CEUS 功能的超声仪器均能完成胆囊的 CEUS 检查。探头一般选用常规腹部凸阵探头，为了更清楚地观察胆囊底部病变，可选用高频的线阵探头。

（三）CEUS 的实施

(1) 一般采用平卧位。必要时可根据实际情况采取左侧卧位或右侧卧位以观察病灶随

体位变化的情况。

(2) 多选用右侧第 6 或第 7 肋间斜向扫查，显示胆囊及病灶最大切面，对胆囊内隆起性病变应注意同时显示病变基底部。也可根据实际情况选择纵向扫查或横向扫查。

(3) 仪器调节及基本操作

1) 常规超声检查：先对胆囊行常规超声扫查，记录胆囊壁厚度及其完整性，囊内病变的数目、大小、部位、形态、回声、血供、与囊壁关系、基底部等特点，选取合适的扫查方向。怀疑恶性病变时，应常规扫查肝脏、肠道、邻近胆管、肝门、后腹膜淋巴结以了解有无转移情况。

2) 造影成像模式：固定探头，调节聚焦点置于观察目标底部水平，机械指数一般小于 0.2。因胆囊病变多数较小，推荐采用双幅同步模式，并可局部放大以便观察。扫查中注意与患者的呼吸配合，必要时嘱其屏气，尽量保证观察部位位于图像正中。

3) 给药剂量及方法：给药途径及方法基本同肝脏 CEUS，使用的剂量与所用仪器及探头种类的不同而有所区别，但同一条件下应基本固定。

4) 注入造影剂同时启动计时器，对胆囊连续观察不少于 2min，延迟期行全肝扫查了解有无肝内转移，整个造影过程连续观察至少 3min，并将所有静态及动态图像均存储于硬盘中。

四、胆囊 CEUS 观察的内容

（一）时相分期

胆囊 CEUS 的时相分期尚无定论，部分文献以肝脏分期作为参考，分为动脉期、门脉期及延迟期，但此分期方法存在明显的问题，即是胆囊并无门脉供血何来门脉期。目前多数文献并未将胆囊 CEUS 划分时相，或以 25 ～ 40s 为界分为增强早晚期。比较简洁的分期方法是将开始注入造影剂至第 30s 定义为增强早期（动脉期），第 31s 至不少于 180s 定义为增强晚期（静脉期）。

（二）参照对象

因胆囊壁很薄，实际应用中不易观察病变与胆囊壁增强水平的差异，所以一般仍以周围肝实质为参照。

（三）增强开始时间

增强开始时间是指胆囊壁、胆囊病变区域及周围肝实质开始增强的时间，即造影剂的到达时间。

（四）增强水平

建议同意常用“增强”一词来描述胆囊病变的 CEUS 表现，不建议采用意义含糊不清的“富 / 乏血供”或“回声”等术语。

一般与同一深度周围肝实质增强水平对照，分为无增强、低增强、等增强及高增强，分别代表内部无造影剂进入、增强水平低于、等于及高于周围肝实质。

当病灶内部增强水平不一时应以内部最高增强水平为准，即使该增强部分范围较小。而对于内部增强水平不一的特征则在造影剂分布特征中加以描述。

（五）病变区域内血管

增强早期造影剂刚进入时，部分胆囊病变内部可以观察到血管形态，特别是在微血管成像模式等特殊模式下显示的更为清晰。这些血管形态一般可分为点状、短棒状、条状、树枝状等。

（六）造影剂分布特征

造影剂的分布可分为均匀或不均匀分布，一般以增强早期病灶内部的造影剂分布特征为准。均匀增强是指病灶内部增强处于同一水平。不均匀增强是指病灶内部可见不同增强水平的区域，各种增强水平的比例及分布不一。此外，在少数病例可观察到周边环状增强的形态，多可见局限性胆囊腺肌增生症或局限性胆囊壁炎症。

（七）增强模式

增强模式是反映增强水平或造影剂的分布形态随时间的演变过程。一般胆囊病变造影剂的分布特征变化不大，故主要观察病变区域增强水平的变化。从增强早期到增强晚期的变化主要有：高增强→高增强、高增强→等增强、高增强→低增强、等增强→等增强、等增强→低增强、低增强→低增强或持续无增强等多种形式。

（八）囊壁完整性

囊壁完整性分为完整和不完整。胆囊壁完整时表现为可清晰显示的胆囊内壁及外壁的线样结构，连续不中断。胆囊壁不完整是指胆囊壁的完整性被破坏，常表现为：外壁显示不清，并与肝组织无法区分；或胆囊内壁显示不清，与肿物无法区分；或内壁、外壁均显示不清。胆囊壁完整多见于良性病变，不完整的情况多见于胆囊癌或一些炎性病变。尤其应注意观察胆囊基底部处的囊壁特征。

（九）图像观察内容

综上所述，胆囊 CEUS 需观察以下内容。

(1) 胆囊壁、胆囊病变区域开始增强的时间、达峰时间；增强变高、变等及变低的时间。

(2) 病变的增强水平，造影剂的分布特征。

(3) 病变内部血管构筑形态。

(4) 囊壁及病变增强水平及造影剂分布特征随时间的变化。

(5) 病变基底部胆囊壁的连续性和完整性，胆囊壁各层次结构的显示情况。

(6) 胆囊病变的边界，与周围肝实质的关系。

(7) 胆囊周围部分肝实质的增强水平、造影剂分布特征及变化情况及有无转移或直接浸润征象。

(8) 增强晚期扫查肝脏，观察有无转移。

五、胆囊疾病的 CEUS 表现

（一）正常胆囊

注入超声造影剂后，正常胆囊壁迅速明显高增强，较肝实质出现增强时间早，呈均匀的亮线状，囊壁厚薄一致，连续且完整，与周围肝实质分界清晰。大多数情况下可清晰地显示胆囊外壁及内壁的线状高增强，内壁和外壁之间的组织增强程度稍低，因此由内至外表现为高 - 等 - 高增强的形态。至增强晚期胆囊壁逐渐消退为等或低增强。胆囊内为无增强区。

（二）胆囊炎

1. 临床病理　分为急性胆囊炎和慢性胆囊炎。急性胆囊炎的临床表现为胆绞痛，常合并胆石症。典型病例出现腹痛、恶心、呕吐、发热、白细胞增多和轻度黄疸等征象。大体上表现为胆囊增大膨胀，浆膜下血管充血、浆膜渗出，以水肿和出血为特征时胆囊壁增厚、黏膜渗出和溃疡，腔内可见混浊胆汁或积脓。组织学改变是胆囊壁水肿、充血、出血和纤维素沉积，中性粒细胞增多，严重者可见黏膜和胆囊壁坏死。慢性胆囊炎症状轻重不一，大体上胆囊常收缩，壁增厚，组织学改变有淋巴细胞浸润、纤维化等。

2. 超声表现

(1) 急性胆囊炎：胆囊壁增厚（壁厚大于 3mm），胆囊壁呈“双边影”征（壁增厚呈高回声，其间出现间断或连续的弱回声），胆囊积液肿大。超声显示墨菲征阳性，合并胆囊结石常见。

(2) 慢性胆囊炎：胆囊大小不等，部分反复发作后胆囊缩小变形，甚至囊腔完全消失，在胆囊区出现实性回声。胆囊壁增厚，毛糙。胆囊内透声差，可出现强弱不等的点状、云雾状或团块状回声，代表胆泥或炎性坏死物质。胆囊收缩差或者无功能。多合并胆囊结石。

(3) 胆囊壁脓肿：多数体积较小，可单发或多发，有时仅表现为胆囊壁增厚，与慢性胆囊炎及胆囊癌较难区分。

3. CEUS 表现

(1) 胆囊壁与肝动脉同步强化，早于肝实质，黏膜层和外膜首先强化，有时黏膜层增强快于外膜，呈亮线状，连续不中断，而两层中间呈低增强带，显示“双轨征”。

(2) 胆囊壁增厚不明显者可见胆囊壁全层明显均匀强化。层次分明，边界清楚，与肝脏或周围组织分界清晰。

(3) 消退较肝实质早，呈低增强，直至造影剂廓清。

(4) 部分病例可见胆囊内壁或外壁增强出现中断或不连续的现象，出现穿孔时表现为高增强的胆囊壁中间出现节段性的无增强带，代表胆囊壁受到破坏，同时在胆囊周围的腹腔观察到无增强的外溢胆汁。

(5) 长期的慢性胆囊炎的急性发作也可导致胆囊壁层次不清，表现为内壁、外壁与周围组织分界不清。

(6) 部分胆囊炎可见周围肝组织增强早期充血性改变，呈片状不规则高增强，到晚期多呈等增强。

(7) 如合并结石、胆泥或血块形成，表现为持续的无增强。

(8) 如合并肝脓肿则参考肝脓肿的 CEUS 表现。

(9) 胆囊壁脓肿形成时，表现为快速高增强的胆囊壁内不规则的无增强区，黏膜层及外层多清楚，连续。

4. 临床价值 急性胆囊炎一般不是 CEUS 的指征。但在怀疑胆囊穿孔时可帮助明确诊断。此外，如需了解胆囊壁的破坏程度，判断炎症程度，也可行 CEUS 检查。怀疑合并肝脓肿时，CEUS 也能提供帮助。

CEUS 对于某些慢性胆囊炎与胆囊癌的鉴别有较高的应用价值，由于长期慢性胆囊炎致胆囊壁明显增厚且厚壁不一，与周围组织粘连，边界不清，长期胆汁淤积致囊内胆泥或结石形成而表现为实性回声填充，普通超声常易误诊为胆囊癌。CEUS 能清晰显示炎性水肿的胆囊壁各层次结构，呈“双轨征”，且囊壁无中断，而囊内实性回声如为胆泥则表现为无增强。相反，胆囊癌在 CEUS 上表现为囊壁中断、破坏、层次不清，周围肝实质受侵犯，因而鉴别诊断的准确率较常规超声明显提高。

（三）胆囊内胆泥

1. 临床病理 本质上为泥沙型的胆结石，成分可为胆固醇、胆色素和胆盐。临床症状各异，可无症状，亦可表现为剑突下或上腹部疼痛，常伴有胆囊炎。

2. 超声表现 常规超声表现为不规则的低、等或高回声区，内部可见细小强回声光点，常位于胆囊底部或体部，改变体位可缓慢移动。有时可充满或占据大部分胆囊腔，或因附壁而无法移动，此时较难与胆囊占位鉴别。彩色多普勒上无血流信号显示，但可见闪烁伪像，可帮助与胆囊占位鉴别。

3. CEUS 表现

(1) 胆泥在增强早期与增强晚期均为无增强。

(2) 如合并胆囊炎或胆囊癌等疾病会出现相应的 CEUS 表现。

4. 临床价值 胆囊胆泥一般常规超声可确诊。部分胆泥不随体位改变而移动，较难与胆囊肿物相鉴别；部分充满胆囊腔的胆泥也与胆囊癌较难区分。同时，胆囊结石合并胆泥时也应除外胆囊癌，此时 CEUS 可发挥重要作用。胆囊癌病灶 CEUS 早期多见高增强，胆泥则呈无增强。

（四）胆囊腺肌增生症

1. 临床病理 胆囊腺肌症以黏膜上皮广泛延伸至增厚的胆囊肌层（Rokitansky-Aschoff 窦），而且常常延伸至肌层外为特征。憩室内可见浓缩的胆汁凝结物。通常有不同程度的上皮增生，少数情况下还可见到化生性改变。可分为普通型（弥漫性或腺样增生性胆囊炎）、节段型、局灶型（腺肌瘤）。在普通型和节段型，胆囊壁的厚度可以达到正常的5倍，黏膜表面呈天鹅绒状。几乎所有的局灶型病例均见于胆囊底，结节切面呈灰白色，常常含有多发性囊肿。结节无包膜。镜下检查见内衬柱状到立方上皮的腺体包埋在平滑肌束中。上皮常常呈乳头状结构，病变境界清楚，核缺乏异型性。

2. 超声表现

（1）局限型：胆囊壁节段性增厚，囊壁向腔内突入形成所谓的“三角征”。

（2）节段型：胆囊底部呈圆锥状增厚，常发生在底部和体部。

（3）弥漫型：胆囊壁广泛增厚，内腔狭窄。

（4）增厚的胆囊壁内有小的无回声的囊腔（图11-2-1A），囊腔内有结石时，显示囊内强回声伴彗星尾征。脂餐试验，出现胆囊收缩亢进。

3. CEUS表现　病变周围的胆囊壁显示由高增强的黏膜层和外膜及中间低增强组成的“双轨征”。病变处增强早期常表现为稍高增强，增强程度可稍低于周围正常胆囊壁的高增强（图11-2-1B）。可见黏膜层与外膜完整性保存完好。晚期减退为低增强（图11-2-1C），在黏膜层与外膜之间区域的低增强带较厚。

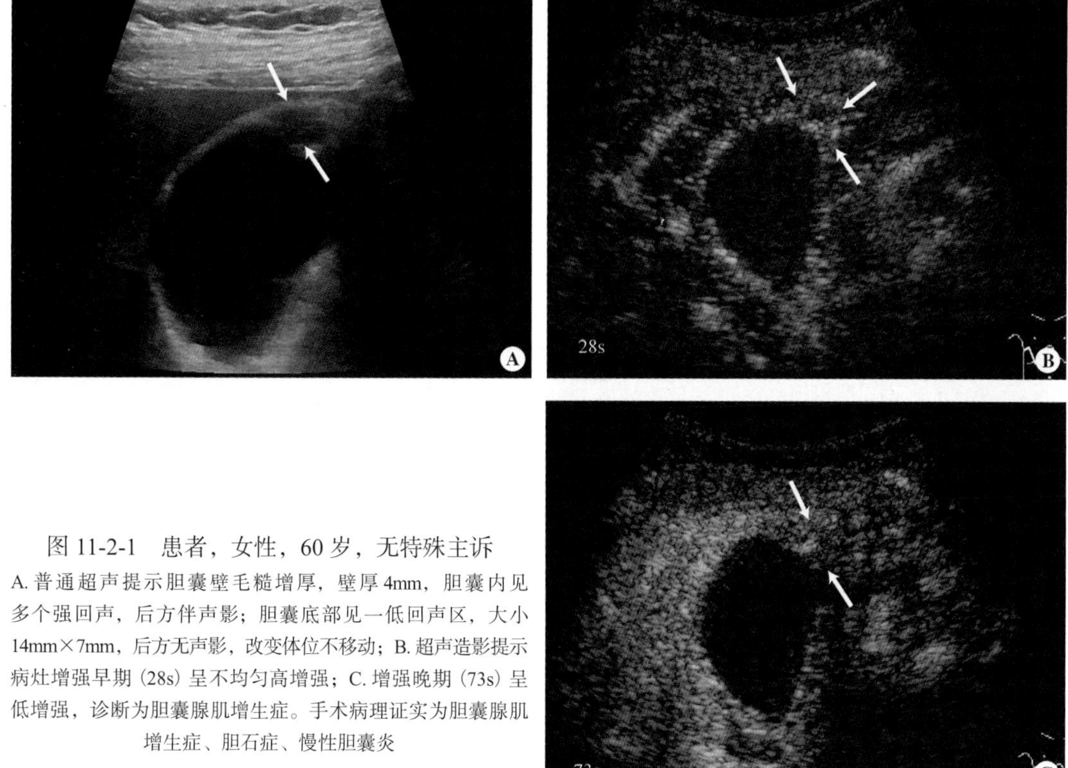

图11-2-1　患者，女性，60岁，无特殊主诉

A. 普通超声提示胆囊壁毛糙增厚，壁厚4mm，胆囊内见多个强回声，后方伴声影；胆囊底部见一低回声区，大小14mm×7mm，后方无声影，改变体位不移动；B. 超声造影提示病灶增强早期（28s）呈不均匀高增强；C. 增强晚期（73s）呈低增强，诊断为胆囊腺肌增生症。手术病理证实为胆囊腺肌增生症、胆石症、慢性胆囊炎

4. 临床价值　胆囊腺肌增生症在常规超声上表现有一定的特点，诊断不难，因此CEUS对本病的定性诊断优势不明显，主要用途仍是用于与胆囊癌鉴别。

（五）胆囊胆固醇性息肉

1. 临床病理　较为常见，占良性息肉的 50% ～ 90%，病理特征是小、多发、软、黄色、有蒂，常呈多叶状。增生性 / 化生性息肉约占 25%，可以有蒂或无蒂，常多发，它们是增生性 / 化生性黏膜内的局灶性隆起，呈颗粒状或绒毛状。

2. 超声表现　胆固醇性息肉，多发，体积小，一般小于 1cm，乳头状或桑葚状高回声团附着在囊壁上，带蒂或基底部窄，不随体位移动（图 11-2-2A）。彩色多普勒血流成像（CDFI）上病灶内部一般无血流显示（图 11-2-2B）。

3. CEUS 表现　病灶与胆囊壁同步增强，早于肝实质，呈迅速均匀高增强（图 11-2-2C）。消退快于肝实质，一般在造影剂注射 50s 后变为均匀低增强，边界清楚，与胆囊壁分界清楚（图 11-2-2D）。有窄基底与胆囊壁相连，较大的息肉可见一支细小血管经息肉的蒂从胆囊壁延伸入息肉内。基底部胆囊壁连续性完整，未见中断，可见黏膜及外壁的线状高增强形态。

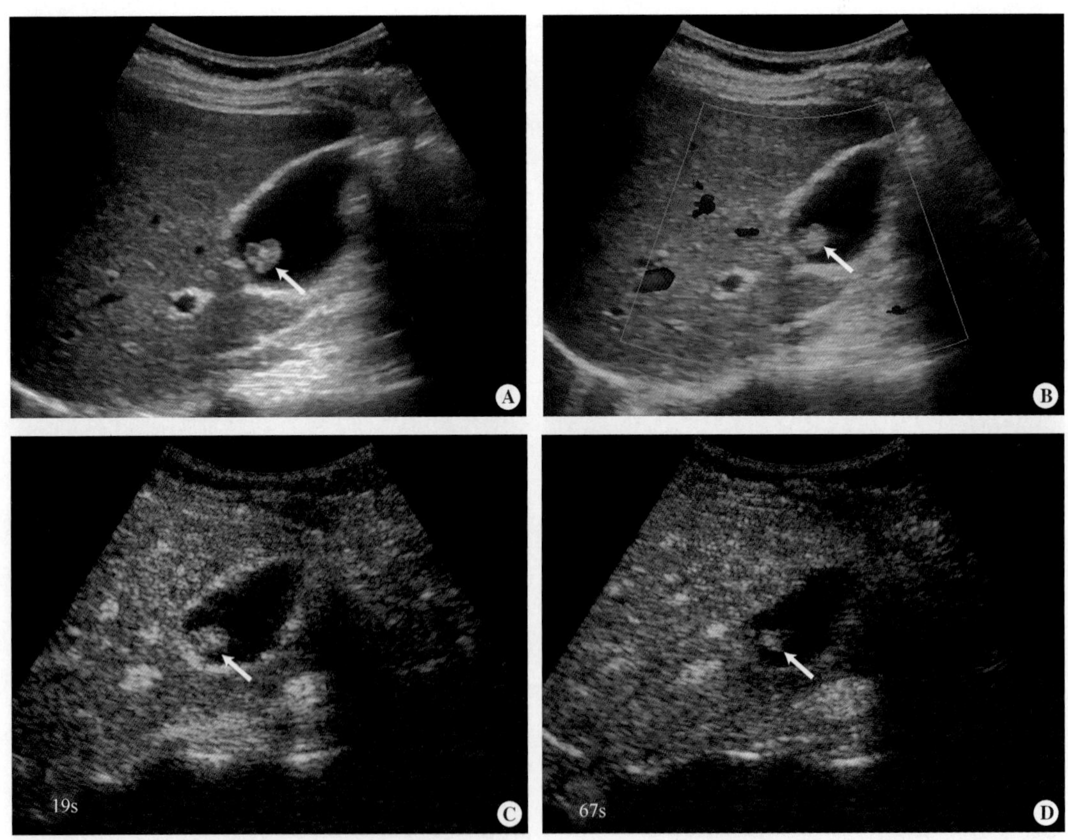

图 11-2-2　患者，女性，52 岁，体检发现胆囊内结节

A. 普通超声提示胆囊壁毛糙增厚，壁厚 4mm，胆囊附壁见多个高回声，较大者大小 13mm×7mm，边界清，形态规则，后方无声影，改变体位不移动；B. 彩色多普勒超声提示内部未见血流信号；C. 超声造影提示病灶增强早期（19s）与胆囊壁同步增强，早于肝实质，呈迅速均匀高增强；D. 增强晚期（67s）呈等增强，诊断为胆囊息肉。手术病理为胆囊胆固醇息肉、慢性胆囊炎

4. 临床价值　胆囊息肉多数靠常规超声已能确诊。较大的胆囊息肉在 CEUS 上表现与腺瘤及息肉型胆囊癌相近，鉴别存在困难，仔细观察基底部囊壁的连续性可能会对诊

断提供帮助。

（六）胆囊炎性息肉

1. 临床病理 相对少见，仅占 15%，无蒂、单发或多发，特征性组织学改变是慢性炎性肉芽组织，可见到较丰富的纤维组织。

2. 超声表现 炎性息肉体积较小，长径一般为 0.5 ～ 1cm，体积较大者与恶性病变较难鉴别，带蒂或不带蒂的情况均可出现。CDFI 上病灶内部一般无血流显示。

3. CEUS 表现 病变区域与胆囊壁同步增强，早于肝实质，呈迅速均匀高增强，增强晚期消退较慢。基底部胆囊壁连续性完整，可见黏膜及外壁的线状高增强形态。

4. 临床价值 较大的炎性息肉与胆囊癌易混淆，仔细观察基底部囊壁的连续性可能会对诊断提供帮助。

（七）胆囊腺瘤

1. 临床病理 腺瘤较少见，有短蒂或无蒂，典型者为单发，红棕色，直径较大。表面可光滑或桑葚状、颗粒状。患者无明显临床症状。病理上根据其结构特征可分为管状型、乳头状型和管状乳头状型。胆囊腺瘤有恶变倾向，尤其乳头状腺瘤被认为是癌前病变。

2. 超声表现 胆囊内壁见圆形或乳头状实性中等回声，一般约为 1cm，大者可达 4 ～ 5cm。基底部较宽，偶见有蒂，不随体位移动（图 11-2-3A）。CDFI 上内部血流一般较丰富，可检出动脉性血流频谱。

3. CEUS 表现 胆囊腺瘤的 CEUS 表现与息肉相同，但肿物直径较大，基底较宽，早期快速均匀高增强（图 11-2-3B），但增强消退缓慢，病灶增强变低时间平均为 50s 以上，晚期逐渐减退为低或等增强（图 11-2-3C）。基底部胆囊壁连续性完整，未见中断，可见黏膜及外壁的线状高增强形态。

4. 临床价值 由于胆囊腺瘤有恶变倾向，因此良恶性的鉴别尤为重要，CEUS 能更清楚地显示内部血管构筑形态及囊壁完整性的信息，鉴别诊断能力较常规灰阶超声有明显提高。

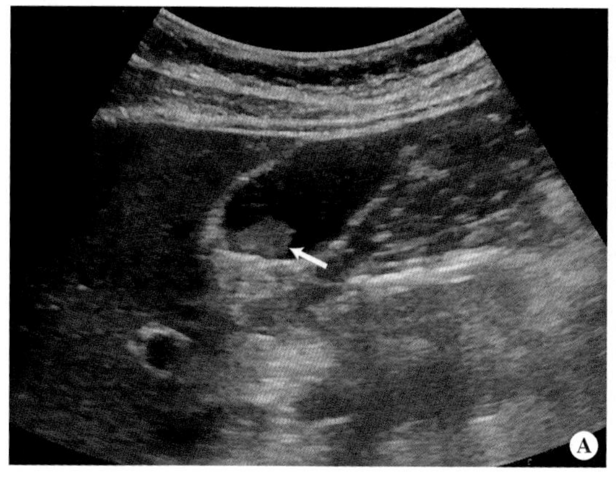

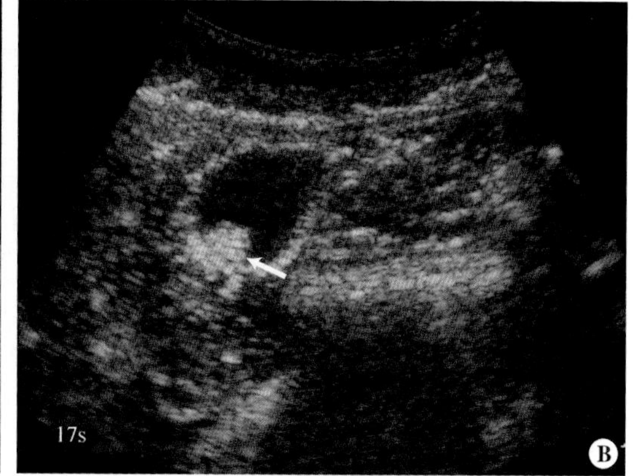

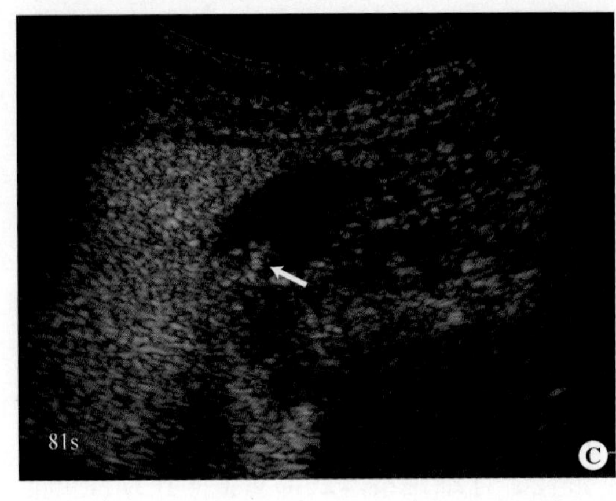

图 11-2-3 患者，男性，63 岁，无不适主诉，体检偶然发现

A. 普通超声提示胆囊内见一中等回声区，大小 14mm×9mm，基底较宽，后方无声影，改变体位不移动；B. 超声造影提示病灶增强早期（17s）呈高增强；C. 增强晚期（81s）呈低增强，诊断为胆囊腺瘤。手术病理为胆囊管状腺瘤、慢性胆囊炎

（八）胆囊癌

1. 临床病理 胆囊癌少见，早期多无临床表现，肿瘤浸润周围组织可引起疼痛、黄疸、厌食和体重下降，发现时多为晚期。大多数肿瘤呈浸润性灰白色肿块样生长，典型的乳头状肿瘤表现为大块的腔内息肉样病变，且大多位于胆囊底。根据肿瘤病理大体表现可分为四种类型：结节型、肿块型、厚壁型、混合型。组织学类型多为腺癌。

2. 超声表现

(1) 结节型：囊壁的肿瘤结节向胆囊腔内突出，呈分叶状或蕈伞状，直径多大于 1cm，基底宽，边缘不规则，内部回声不均匀，多为弱或中等回声，不随体位改变而移动。

(2) 肿块型：胆囊内无回声缩小或消失，胆囊整个表现为低或中等实性回声肿块，内部回声不均匀（图 11-2-4A，图 11-2-4B）。

(3) 厚壁型：胆囊壁呈局限性或弥漫型不均匀增厚，常为等或高回声，胆囊僵硬变形。

(4) 混合型：厚壁型和结节型同时存在。

3. CEUS 表现 绝大多数胆囊癌增强早期呈迅速高增强，较周围肝实质快，并迅速减退为低增强，增强变低时间为 20 ～ 40s，早于胆囊良性病变，肿瘤边界显示更清楚。肿瘤血供较丰富，常可见滋养血管伸入。

不同类型胆囊癌增强形态亦有差异，其中结节型较小，呈圆形或椭圆形，边界清楚，肿瘤强化均匀，局限于胆囊腔内，甚至胆囊壁可保持连续完整（图 11-2-4C，图 11-2-4D）。

肿块型病灶较大，增强早期强化不均匀，常侵犯周围肝实质形成不规则肿块。边界不清，胆囊壁连续性及完整性破坏，各层次结构不清，甚至胆囊腔消失。增强晚期减退为低增强后肿瘤边界显示更清楚，侵犯范围更明确。

厚壁型则不形成明确肿块，表现为胆囊壁明显增厚，厚度多超过 1.0cm。增强早期呈高增强，囊壁层次不清，正常“双轨征”消失。晚期呈边界清楚的低增强。受侵犯的周围肝实质在增强晚期亦呈低增强。

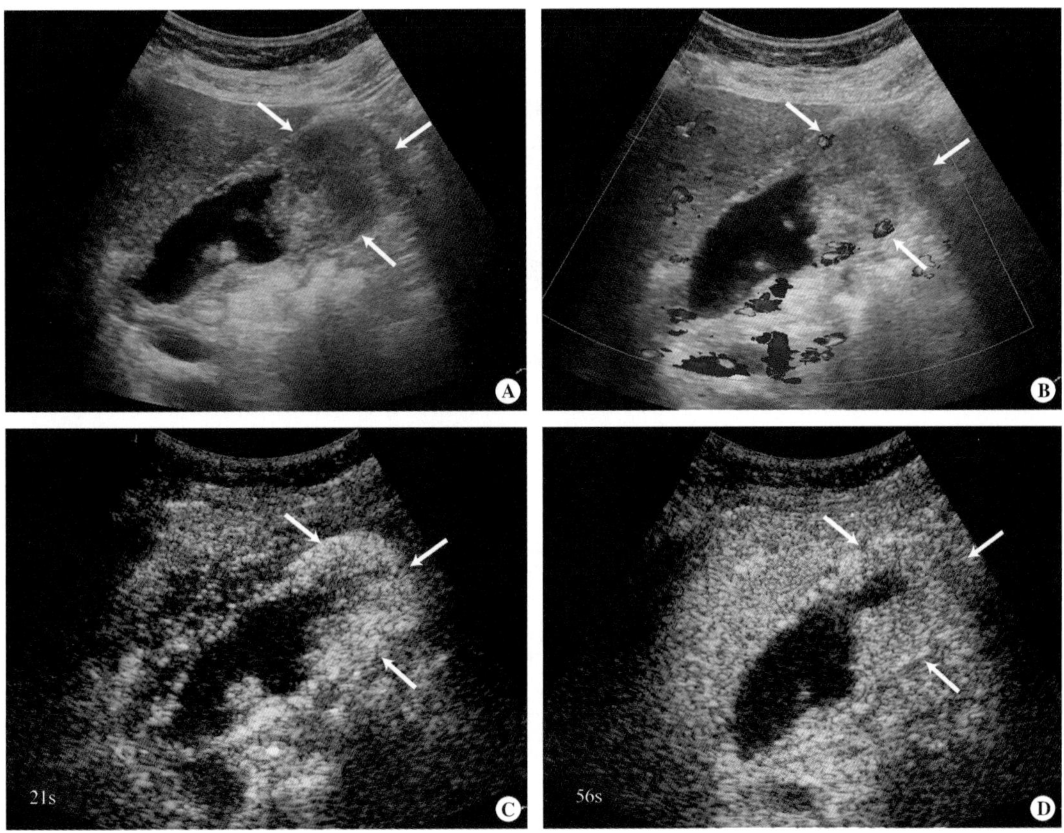

图 11-2-4　患者，女性，63 岁，因“上腹部不适”就诊

A. 普通超声提示胆囊底部见一低回声团块，大小 49mm×38mm，形态不规则，边界不清楚；B. 彩色多普勒超声提示内部见血流信号；C. 超声造影提示病灶增强早期（21s）呈不均匀高增强；D. 增强晚期（56s）呈低增强，诊断为胆囊癌。手术病理为胆囊中分化腺癌，息肉型，癌组织浸润胆囊壁全层达膜外

胆囊癌易转移至肝脏，延迟期扫查肝脏可见肝内多发圆形低增强病灶，造影剂廓清较明显，多呈“黑洞征”。

4. 临床价值　超声造影鉴别胆囊疾病良恶性较常规超声更准确，尤其是对于相对较小、未侵犯肝实质的肿瘤明确其良恶性帮助更大。此外还可准确鉴别胆囊癌与胆囊内凝血块、胆泥团等。对于已侵犯肝实质形成较大肿块者，常规超声诊断胆囊癌并不困难，但肿块边界常显示不清，CEUS 可明确其浸润范围。另外，CEUS 对肝脏转移瘤的检出率已证实较常规超声明显提高，胆囊癌肝转移的病例也一样，可较常规超声发现更多更小的病灶。

六、小　　结

近年来，胆囊 CEUS 的文献日益增多，根据上海同济大学附属第十人民医院牵头国内多家医院完成的胆囊 CEUS 多中心研究结果，预测胆囊癌的危险因素主要包括患者年龄及 CEUS 的征象如病灶内血管构筑、造影剂廓清时间和胆囊壁的连续性。对胆囊息肉样病变，尽管 CEUS 对诊断的敏感度及观察者间一致性有明显提高，但对于直径＜ 1.0cm 的胆囊息肉样病变，胆囊 CEUS 似乎并未提供更多帮助。因此对于此类病变，不提倡过度开展 CEUS 检查。对于表现为厚壁型的胆囊病变，局部胆囊壁增厚、CEUS 内层不连续和外层不连续是厚壁型胆囊癌的危险预测因素。因此，胆囊良恶性疾病的鉴别要点可归纳如下（表 11-2-1）。

表 11-2-1　胆囊良恶性病变 CEUS 鉴别要点

CEUS 所见	良性病变	恶性病变
大小	较小，常＜ 2cm	较大，常＞ 2cm
边界	清楚	不清
造影剂分布特征	均匀	不均匀
病变内血管构筑	无，点状	短线状、条状、树枝状
增强变低时间	较慢，常＞ 50s	较快，常＜ 35s
基底部胆囊壁完整性	连续、完整	连续性破坏、不完整
与周围组织（肝脏）关系	分界清晰	侵犯周围组织
肝脏转移	无	有

（徐辉雄　郭乐杭）

第三节　超声造影在胰腺疾病诊断中的应用

一、胰腺的解剖

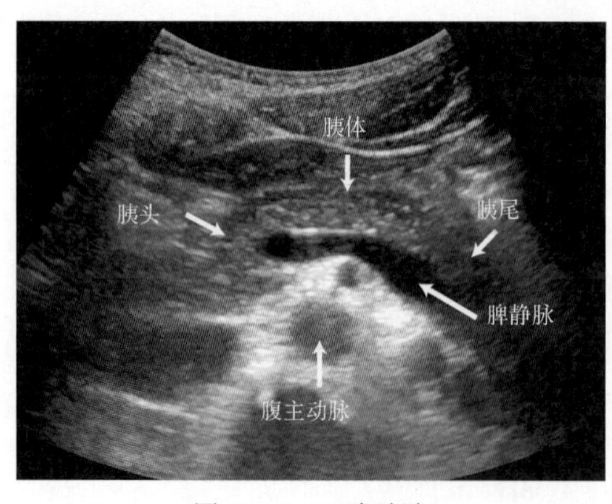

图 11-3-1　正常胰腺

胰腺形态呈长棱柱状（图 11-3-1），长 12 ～ 25cm，位于上腹部腹膜后间隙，紧贴腹后壁，第 1、2 腰椎体的前方。胰腺可分为头部、颈部、体部和尾部。内含胰管，其中主胰管横贯胰体，内径为 2 ～ 3mm，与胆总管汇合于十二指肠降部的乳头处，或单独开口于十二指肠降部的乳头。

胰腺血供主要由来自腹腔动脉的分支胰十二指肠上、下动脉和脾动脉的分支供应。胰腺的静脉一般与同名动脉伴随走行。

二、胰腺 CEUS 检查适应证

（1）普通超声发现的胰腺病变，不能明确性质者：包括胰腺局灶性肿块、胰腺不规则肿大、胰管扩张等。

(2) 胰腺肿大，形态不规则，或回声不均匀，需要进一步排除胰腺占位者。

(3) 其他影像学如 CT、MRI 检查发现的上述胰腺病变但性质不能明确者。

(4) 怀疑胰腺恶性肿瘤且伴血清肿瘤标志物升高者。

(5) 怀疑胰腺内分泌肿瘤并伴有相应症状及实验室检查异常者。

(6) 腹部外伤，怀疑胰腺损伤的患者。

(7) 急性胰腺炎需了解胰腺组织坏死程度者。

(8) 评估胰腺移植患者的血流灌注情况。

(9) 需要评估胰腺癌在全身化疗或 HIFU、粒子植入、射频消融等局部治疗后的疗效者。

(10) 怀疑胰周积液、假性囊肿、积脓等病变需要进一步鉴别者；病变来源于胰腺或胰腺外组织需要进一步明确者。

三、胰腺 CEUS 的检查方法

（一）患者准备

(1) 检查前一天晚餐吃清淡少渣饮食后禁食，对腹部胀气或便秘者，可服缓泻剂或灌肠。检查前可饮水 500 ～ 1000ml，使胃作为透声窗，以便更好地显示胰腺。

(2) 了解受检者临床资料，排除禁忌证，签署知情同意书。

(3) 建立外周静脉通道：一般选择上肢的外周静脉如肘静脉、手背部静脉。造影剂注射前需再次振荡，经由带有三通的静脉通道团注，并用适量生理盐水冲洗。

（二）仪器及造影剂准备

(1) 以声诺维（SonoVue）为例，使用前向瓶内注入生理盐水 5ml，振摇直至冻干粉末完全分散成乳白色混悬液体。

(2) 仪器：选用带有 CEUS 功能的超声仪器。一般选用凸阵经腹探头，频率范围一般为 2 ～ 5MHz，体型较瘦或病变较小时可酌情选用线阵高频探头。常规超声检查确定感兴趣区域后，固定探头不动，将成像条件切换至低机械指数特异造影成像模式，调节聚焦点置于靶病灶底部水平，机械指数范围一般小于 0.2。采用双幅同步模式。

（三）检查方法

(1) 普通超声检查：常规行灰阶超声和彩色多普勒超声检查，确定有无病灶及其位置、大小、形状、边界、回声特征等。彩色多普勒检测病灶内部的血流信号。

(2) 造影条件设置：进入造影剂特异性的低机械指数检查模式。

(3) CEUS：探头切面置于感兴趣区，目标病灶尽可能位于图像中部。经肘前静脉团注推荐剂量的造影剂。观察病灶和周围胰腺组织的增强情况及其动态变化过程至少 3min。延迟期扫查肝脏，注意观察肝脏有无异常增强区。造影过程中存储动态图像。

四、胰腺 CEUS 的观察内容

(1) 时相分期: 根据造影剂进入和排出的时间分为增强早期和增强晚期。增强早期（动脉期）指造影剂注入后的 30s 内，增强晚期（静脉期）指造影剂注入后的 31 ～ 120s。

(2) CEUS 图像观察内容

1) 病灶和周围胰腺组织的造影剂到达时间、达峰时间、消退时间。

2) 造影各时相病灶的增强水平：以邻近的正常胰腺组织增强水平作为参照，病灶的增强水平可分为高增强、等增强、低增强和无增强。

3) 病灶内造影剂分布特征：一般以增强早期为准，分为均匀增强或不均匀增强。均匀增强是指病灶内部增强处于同一水平。不均匀增强指病灶内部可见不同增强水平的区域。此外，在一些病例中可出现包膜增强、环状增强、线状增强等，可予以专门描述。

4) 病变区域增强水平的变化：指从增强早期病灶内增强水平到增强晚期病灶内增强水平的变化。

5) 增强晚期的末期扫查肝脏，观察肝脏内有无异常增强区。

五、胰腺疾病的 CEUS 表现

（一）正常胰腺

经外周静脉注入超声造影剂，到达胰腺后胰腺组织开始增强，并迅速均匀弥散到全胰腺（图 11-3-2A）。30s 后进入增强晚期，60s 后增强水平慢慢减低（图 11-3-2B），120s 后造影剂几乎都流出胰腺实质，只能检测到微弱的增强。

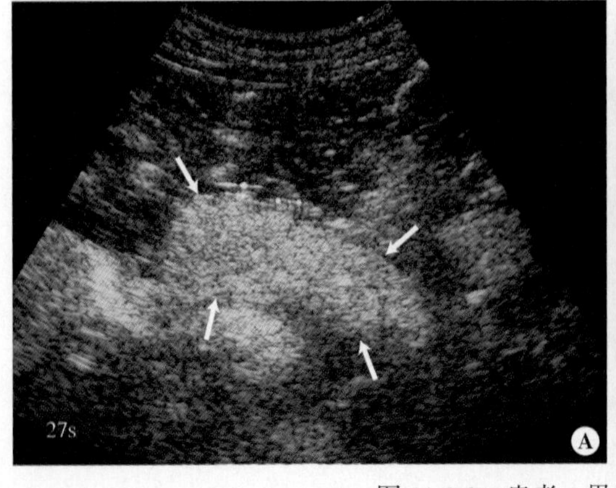

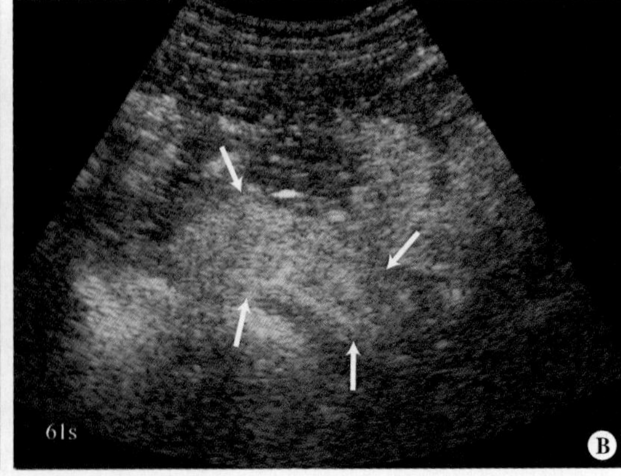

图 11-3-2　患者，男性，慢性胰腺炎病史

A. 增强早期（27s）；B. 增强晚期（61s）

（二）急性胰腺炎

1. 临床病理　急性胰腺炎是一种常见的急腹症，一般认为是由胰腺消化酶激活后对胰腺组织自身消化所引起的化学性炎症。病因包括胆道系统疾病（如胆道结石、炎症等）、乙醇中毒和暴饮暴食等。急性胰腺炎的临床表现有急性上腹痛、恶心、呕吐、发热、黄疸、腹胀、肠麻痹、腹水、胸腔积液、肺炎、电解质紊乱、出血、皮下瘀斑及休克，甚至猝死等，伴有血清、尿淀粉酶增高。

病理学方面可分为急性水肿型胰腺炎和急性出血坏死型胰腺炎两型。前者症状较轻，表现为胰腺肿大，病变累及部分或整个胰腺，无明显胰实质坏死和出血。后者症状较重，有较大范围的腺泡、脂肪组织和血管坏死、出血，可伴发化脓性炎症或脓肿、假性囊肿和瘘管形成等。急性胰腺炎可转化为慢性胰腺炎。

2. 普通超声表现

(1) 胰腺大小：大小不一。常表现为弥漫性体积肿大，以前后径（厚度）增加为主，个别表现为局部肿大。急性出血性胰腺炎胰腺肿大更明显，有的厚度可达5cm左右。

(2) 胰腺形态、边缘：表现为不同程度的肿胀和饱满，由于肿大胰腺的压迫，有时下腔静脉形成压迹，肠系膜上静脉和脾静脉不易显示。水肿型大多数边缘光滑，出血坏死型大多数边缘不规则，与周围组织分界不清。

(3) 内部回声：水肿型因水肿和充血呈典型的低回声型。出血坏死型因有出血、坏死及皂化等各种混杂的病理改变，大多数回声分布不均匀，或表现为混合回声。

(4) 主胰管扩张：可伴主胰管轻度扩张，随着炎症的消退逐渐恢复正常。若胰管明显扩张或不规则呈串珠状等，应考虑合并存在胰腺癌或慢性复发性胰腺炎。

(5) 其他：可有包裹性积液、假性囊肿、胰腺脓肿，继发肝外胆道梗阻、腹水、胸腔积液和肠麻痹等超声表现。

(6) 彩色多普勒超声：因多合并肠气，血流显示困难。

3. CEUS表现　由于胰腺水肿、坏死、与周围组织分界不清、肠气增加等因素影响，急性期CEUS图像质量多不佳。急性水肿型胰腺炎CEUS可见胰腺均匀增强，边界清晰。急性坏死型胰腺炎CEUS表现胰腺不均匀增强，边界不清，形态不规则，可见不同范围的无增强区（坏死区）。部分病例可合并包裹性积液或假性囊肿，表现为增强早期及增强晚期均呈无增强。

4. 临床价值　早期正确的病情评估和分级诊断对急性胰腺炎临床治疗方案的制订有重要的指导作用。目前，增强CT仍是公认的对急性胰腺炎诊断及轻重分级的金标准，尤其对胰腺实质坏死和积液的显示。与增强CT比较，CEUS具有无放射性、无肾毒性等特点，同时可以反映胰腺组织的血供状态和坏死范围。有文献报道CEUS诊断急性重症胰腺炎的灵敏度、特异度分别为82%、89%，优于普通超声。

（三）慢性胰腺炎

1. 临床病理　慢性胰腺炎国内最常见的病因是胆道感染与胆石症等，国外多与长期饮酒有关。本病好发于中年，男性多于女性。本病分为慢性复发性胰腺炎和慢性无痛性胰腺炎。前者具有慢性发作性上腹痛和消化障碍，严重病例出现脂肪泻和糖尿病。后者很少出现严重上腹痛，只是出现胰腺外、内分泌功能不足，或出现腹水，或在腹部 X 线片上显示胰腺部位钙化。

慢性胰腺炎病程早期因胰腺水肿、脂肪坏死和出血而引起胰腺肿大，以后胰腺呈结节状，晚期整个胰腺因硬化而变小、变硬，有弥漫性纤维组织增生或钙化，胰管内有结石，引起胰管不规则扩张和狭窄，常并发假性囊肿。病理上慢性胰腺炎可分为三种类型。①慢性钙化型；最多见，以胰腺的硬化、钙化、胰腺体积缩小、胰腺结石形成为特点。②慢性梗阻型：我国此种类型多见，多合并胆道系统疾病，主要表现为慢性炎症细胞浸润，纤维组织增生。③慢性炎症型：仅有炎症细胞浸润，较罕见。

2. 普通超声表现

（1）胰腺大小：部分患者（28% ～ 58.7%）胰腺大小正常，其余弥漫性肿大或局限性肿大，但其肿大程度不如急性胰腺炎（图 11-3-3A）。少数至病程晚期胰腺缩小。

（2）胰腺形态、边缘：形态僵硬、饱满，边缘不整齐，与周围组织分界不清楚。

（3）胰腺内部回声：在病程的早期及炎性水肿（急性发作期）或纤维化致弥漫性胰腺肿大时可出现不均匀低回声，比较粗糙。慢性钙化型伴有回声增高或呈斑点状强回声，是胰腺钙化的标志。部分慢性胰腺炎因胰实质钙化产生粗大、致密强回声，较大的钙化灶大多伴有声影。部分慢性胰腺炎的胰腺实质回声可无明显异常。

（4）主胰管：约一半的主胰管不规则扩张，粗细不均、迂曲，管壁不规则，管腔内有结石。主胰管扩张需注意有无胰腺肿瘤。

（5）胰腺结石：于主胰管多见，对慢性胰腺炎有确诊价值。大的胰腺结石呈粗大的圆形、椭圆形或弧形致密强回声，其后伴声影；有的小结石表现为点状强回声，伴“彗星尾”征。但大多数的胰腺小结石表现为无声影的点状强回声，无法与胰腺实质的小钙化灶鉴别。

（6）其他：可伴有胰腺假性囊肿、胰腺局限性炎性肿块，同时可合并胆结石、胆道扩张梗阻、胸腔积液、腹水等。

（7）彩色多普勒超声：无特殊表现（图 11-3-3B）。

3. CEUS 表现　一般慢性胰腺炎表现为胰腺增强早期及增强晚期均呈等增强，形态不规则，包膜不完整。胰腺弥漫纤维化严重时，血流减少，可表现为全胰腺增强减低。

慢性局限性胰腺炎多见于胰头，大多数（90%）与胰腺实质同时增强，增强早期及晚期均呈等增强（图 11-3-3C，图 11-3-3D）。如病程较长，病灶内纤维成分较多，病灶增强早期及晚期亦可呈低增强。此时与胰腺癌很难鉴别，需结合肿瘤标志物、CT 或 MRI 等其他检查综合判断。

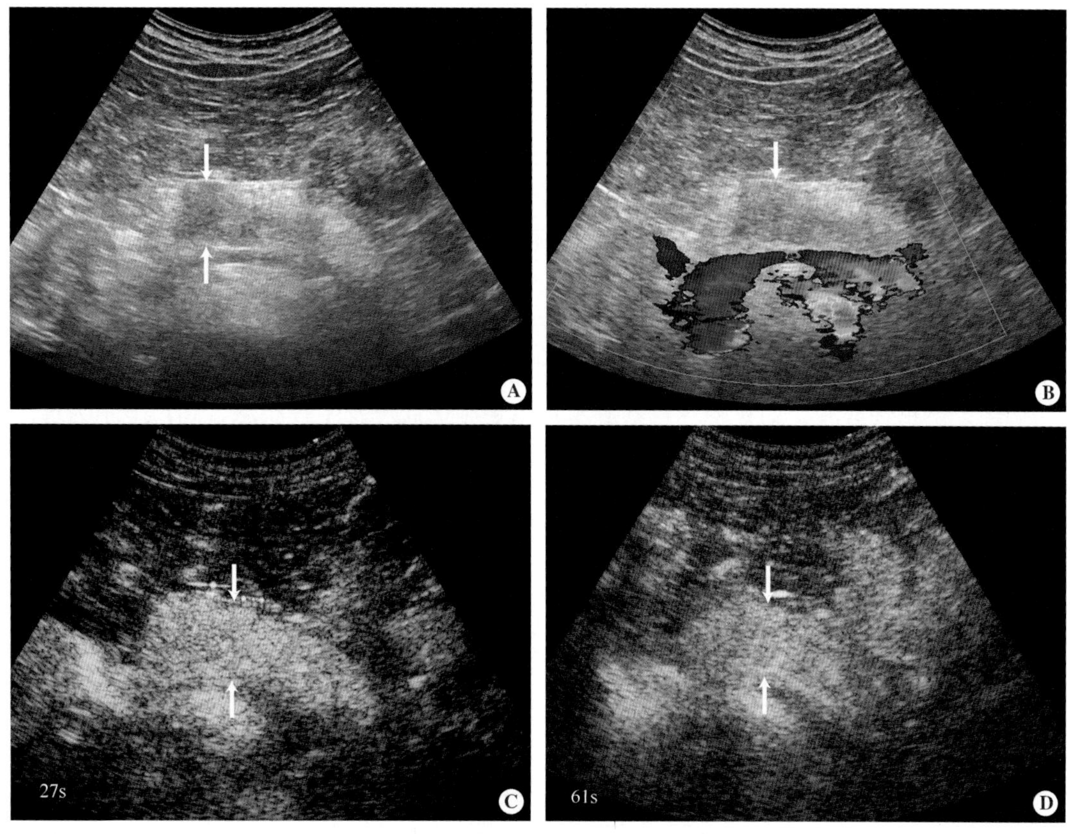

图 11-3-3　患者，男性，60 岁，因“上腹部不适”就诊

A. 普通超声提示胰腺体部厚约 20mm，胰腺体部见一低回声区，范围 42mm×16mm，边界欠清，内部回声不均匀；B. 彩色多普勒超声提示内部未见血流信号；C. 超声造影提示病灶增强早期（27s）呈等增强；D. 增强晚期（61s）呈等增强，诊断为慢性局限性胰腺炎

4. 临床价值　CEUS 可反映胰腺血流灌注情况，可清楚直观地显示慢性胰腺炎胰腺的大小、形态、包膜等情况。慢性局限性胰腺炎多表现为局限性低回声区，增强早期及增强晚期均呈等增强，以此为标准 CEUS 诊断慢性胰腺炎灵敏度、特异度可达 75%、100%；此外，慢性局限性胰腺炎的峰值强度与周围胰腺组织接近，高于胰腺癌的峰值强度。因此，CEUS 有助于慢性局限性胰腺炎与胰腺癌的鉴别诊断。有文献报道 CEUS 诊断该两种疾病与增强 CT 的准确性相当（88.9% vs 90.0%，$P > 0.05$）。

（四）胰腺囊肿

1. 临床病理　胰腺囊肿分为胰腺真性囊肿和假性囊肿。

胰腺真性囊肿较少见。胰腺真性囊肿按其病因又分为：①先天性囊肿（因胰腺导管、胰泡的发育异常所致），多见于儿童；②潴留性囊肿，大多体积不大，位于主胰管附近的胰实质内，多见于成年人；③寄生虫性囊肿（主要为细粒棘球蚴囊肿）。一般无特殊临床表现。

胰腺假性囊肿较常见。常因胰腺炎症、外伤或手术流出的胰液、渗出液、血液和坏死物等积聚于腺泡内或胰腺周围及小网膜囊内，形成一纤维性囊壁，内含液体，囊壁内层无上皮细胞。部分患者无病史。较小的囊肿常无症状，囊肿较大时，出现腹痛、腹胀、触及肿块等。

2. 普通超声表现

(1) 胰腺真性囊肿

1) 先天性囊肿：在胰实质内有单发或多发的较小的圆形或椭圆形无回声区，壁薄，囊液透声好，常合并肝和（或）肾的多囊性病变。

2) 潴留性囊肿：胰实质内无回声区，大多数较小，单发性多见，囊肿本身与先天性囊肿无区别。有时可见扩张的胰管与囊肿交通，也可合并存在胰管结石和胰腺钙化等慢性胰腺炎的超声征象，有助于囊肿病因的鉴别。

3) 寄生虫性囊肿：细粒棘球蚴囊肿（包虫囊肿）偶可发生在胰腺，超声显示为透声性的囊性肿物，囊壁不规则增厚。囊中有囊，囊壁上不规则的点片状高回声是重要特点。

(2) 胰腺假性囊肿

1) 单发或多发，形态呈类圆形，大多为单房，少数为分隔状和蜂窝状（图 11-3-4A，图 11-3-4B）。大多数表现为典型的无回声，若囊内有坏死组织或合并出血、感染时，可出现多发的点状和（或）块状低、中强度回声。

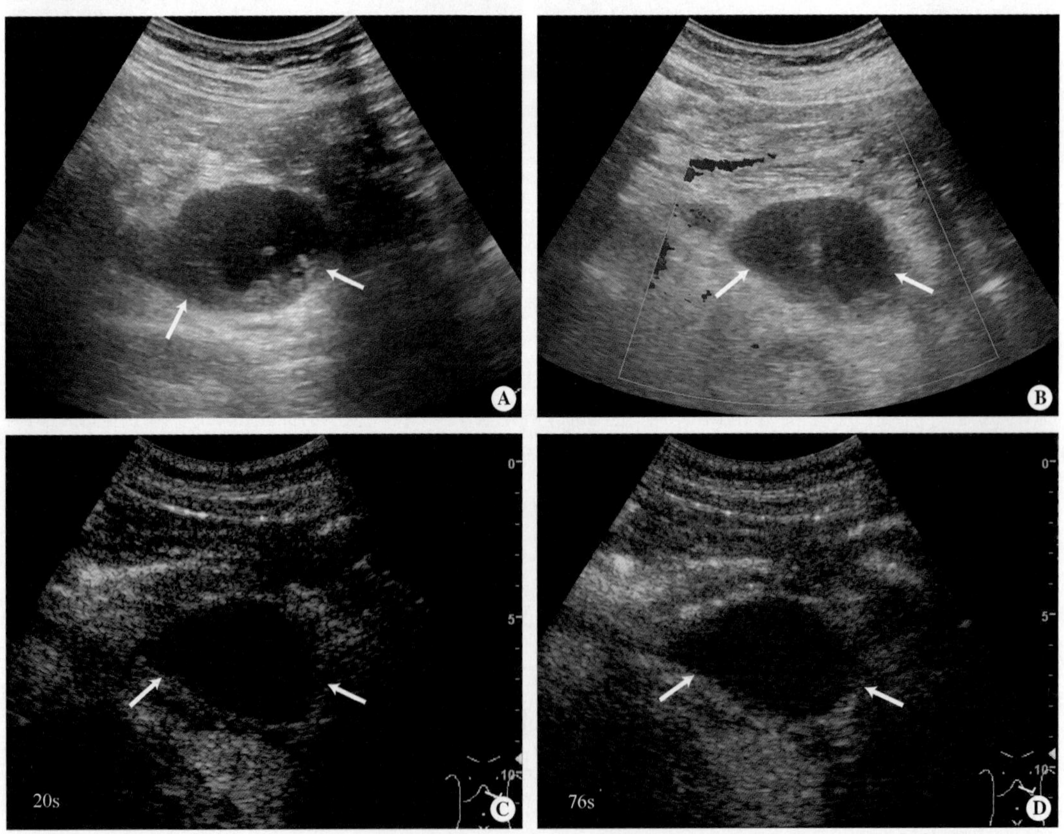

图 11-3-4　患者，男性，40 岁，急性胰腺炎病史，复查

A. 普通超声提示胰腺尾部见一混合回声区，范围 48mm×38mm，内部大部分呈无回声，可见分隔；B. 彩色多普勒提示内部无血流信号；C. 超声造影提示病灶增强早期（24s）呈无增强；D. 增强晚期（76s）呈无增强，结合病史诊断为胰腺假性囊肿

2）囊肿壁可轻度增厚，偶尔囊壁有强回声钙化斑。

3）巨大假性囊肿可挤压、推移胰腺周围的胃肠道等脏器。

4）部分假性囊肿能自行吸收或经与囊肿交通的胰管内引流至肠道而消失，发生自发性破裂时显示囊肿相应的突然变小，并出现腹水的声像图变化。

3. CEUS 表现　胰腺真性囊肿一般较小，CEUS 表现为圆形或椭圆形的无增强区，增强早期及增强晚期均呈无增强。

胰腺假性囊肿一般较大，囊壁较厚，常伴有囊内纤维分隔，CEUS 表现为类圆形或不规则形的无增强区，囊内混合回声部分及实性部分均全期呈无增强（图 11-3-4C，图 11-3-4D）。

4. 临床价值　关于胰腺真性囊肿，CEUS 有助于其与胰管囊性扩张的鉴别，以及囊肿的边界、包膜、与胰管是否相通。

CEUS 对胰腺假性囊肿的诊断及鉴别诊断具有较大的价值，有助于判断胰腺假性囊肿的边界、有无分隔、血流情况，以及与胰腺其他囊性病变的鉴别。

（五）胰腺囊腺瘤和囊腺癌

1. 临床病理　胰腺囊腺瘤与囊腺癌是源于胰导管上皮的肿瘤，较少见，均好发于胰体、尾部，中年多见，一般女性多于男性。胰腺囊腺瘤生长缓慢。一般较大，但也有小至 1～2cm 的，多房性或蜂窝状囊腔，与胰管不通。囊腔内有黏液或浆液，一般不含胰酶。乳头状囊腺瘤较易恶变为囊腺癌，但恶变过程一般较长。胰腺囊腺癌呈多囊腔，囊壁细胞呈高柱状或乳头状生长伸入腔内，甚至充满囊腔。

胰腺囊腺瘤和囊腺癌早期多无症状，仅有轻微的腹痛和消化道症状。若肿瘤较大，可压迫或浸润胆总管和胃肠道等邻近器官，引起上腹痛、胃肠道出血和梗阻性黄疸等，偶尔触及腹块。但远隔脏器转移较晚，预后较胰腺导管腺癌好。

2. 普通超声表现

（1）胰腺囊腺瘤：分为黏液性囊腺瘤和浆液性囊腺瘤。

1）黏液性囊腺瘤：为圆形或椭圆形，边缘规则或呈分叶状。小的胰腺囊腺瘤多呈多房性或蜂窝状无回声囊腔，囊壁回声增强，也可表现为类似实质性肿块的高回声或低回声病灶。大的胰腺囊腺瘤多表现为囊性为主的肿物，内部呈无回声区，可有分隔，并伴有肿瘤实质性部分的团块状高回声。囊壁回声增强，不规则增厚，有的呈乳头状突向腔内。在肿瘤内部和囊壁可见钙化灶。

2）浆液性囊腺瘤：圆形或类圆形，含多个小囊，囊壁薄，呈蜂窝状结构，无乳头状凸起。肿瘤后方回声不衰减。

（2）胰腺囊腺癌：胰腺囊腺癌的超声声像图表现与囊腺瘤难以鉴别。胰腺囊腺癌边缘模糊、不整齐，壁增厚，囊壁见乳头状凸起，实性成分明显增加。常伴癌肿浸润征象及局部淋巴结和肝脏等脏器的转移病灶。

3. CEUS 表现　多数黏液性胰腺囊腺瘤在 CEUS 上表现为实质部分与周围胰腺组织同时均匀增强，增强早期呈等增强或稍高增强，增强晚期呈稍低增强，内部见无增强区。肿瘤边界清晰，囊壁增厚，有分隔。

浆液性囊腺瘤实质部分增强早期及增强晚期呈等增强，内部无增强区呈蜂窝状结构，囊壁薄且没有乳头状隆起。

胰腺囊腺癌增强早期常表现为等增强或高增强，增强消退较快，增强晚期多数为低增强，囊壁和分隔不均匀增厚，病灶实性成分增多，壁上可见乳头状增强灶。实性部分增强不均匀，有时亦与不典型导管腺癌很难鉴别。

4. 临床价值 胰腺囊腺瘤与囊腺癌极为少见，临床表现也无特殊性，诊断较困难。胰腺囊腺瘤乳头状增生结节较小或与周围组织回声接近时，普通超声上较难鉴别。CEUS 可清楚地显示肿瘤的大小、形状、边界、有无侵犯、血流灌注情况，有利于明确结节的性质，为术前评估提供帮助。同时，CEUS 有助于胰腺囊腺瘤 / 囊腺癌及与其他疾病如胰管内沉积物等鉴别。

（六）实性假乳头状瘤

1. 临床病理 胰腺实性假乳头状瘤是一种较罕见的良性或低度恶性的胰腺肿瘤，是一种囊实性肿瘤，多发生于年轻女性，病因机制尚不清楚。部分患者无临床表现，有症状者常表现为上腹部不适、上腹部肿块或上腹部疼痛，仅在常规检查时发现有胰腺内病灶，一般各项生化检查均正常。

胰腺实性假乳头状瘤同时具有实性和假乳头两种组织学特点，一般认为乳头状结构是由于肿瘤细胞的退行性变及细胞的黏着力下降和囊腔所形成的假乳头。

2. 普通超声表现 可发生于胰腺任何部位，胰头及胰尾常见。肿瘤体积通常较大，包膜完整。由于肿瘤内部常有出血、坏死，超声图像上多表现为囊实性占位。有分隔，很少引起胰管和胆管扩张。

3. CEUS 表现 胰腺实性假乳头状瘤 CEUS 增强早期常呈病灶周围包膜样环状等增强，增强晚期为等增强或消退为低增强，内含多个无增强区。

4. 临床价值 胰腺实性假乳头状瘤是一种少见的胰腺交界性肿瘤，低度恶性，一般预后较好，手术治疗是目前治疗本病的主要手段，早期诊断对于临床治疗、判断预后具有重要意义。胰腺实性假乳头状瘤一般体积较大包膜完整，多呈囊实混合性回声，常规超声表现不典型者，CEUS 有很大帮助。

（七）胰腺胰管内乳头状黏液性瘤

1. 临床病理 胰腺胰管内乳头状黏液性瘤是胰管内分泌黏液蛋白的上皮细胞呈乳头状增生的一种肿瘤，发病率极低，好发于老年人，男性多于女性。病理上起源于主胰管或分支的上皮细胞，主胰管常见，沿胰管内生长，分泌过多的黏液，引起主胰管和（或）分支胰管进行性扩张或囊变。临床上常表现不典型。胰腺导管扩张明显，产生黏液的量大时，可表现为上腹部疼痛、乏力、慢性腹泻等，部分伴有胰淀粉酶升高。恶性程度低，预后较好。

2. 普通超声表现 胰腺导管扩张是最常见的表现，导管内径常大于 1cm。肿瘤一般较小，部分肿瘤难以被普通超声检出。肿瘤沿胰管内生长，呈乳头状或形状不规则，彩色多普勒超声可检出血流信号（图 11-3-5A，图 11-3-5B）。

3. CEUS 表现　大部分胰腺胰管内乳头状黏液性瘤 CEUS 呈全期无增强。显著扩张的胰管内可见增强的乳头状结节，乳头状结节增强早期呈高增强或等增强，增强晚期呈低增强。内部含无增强区（图 11-3-5C，图 11-3-5D）。

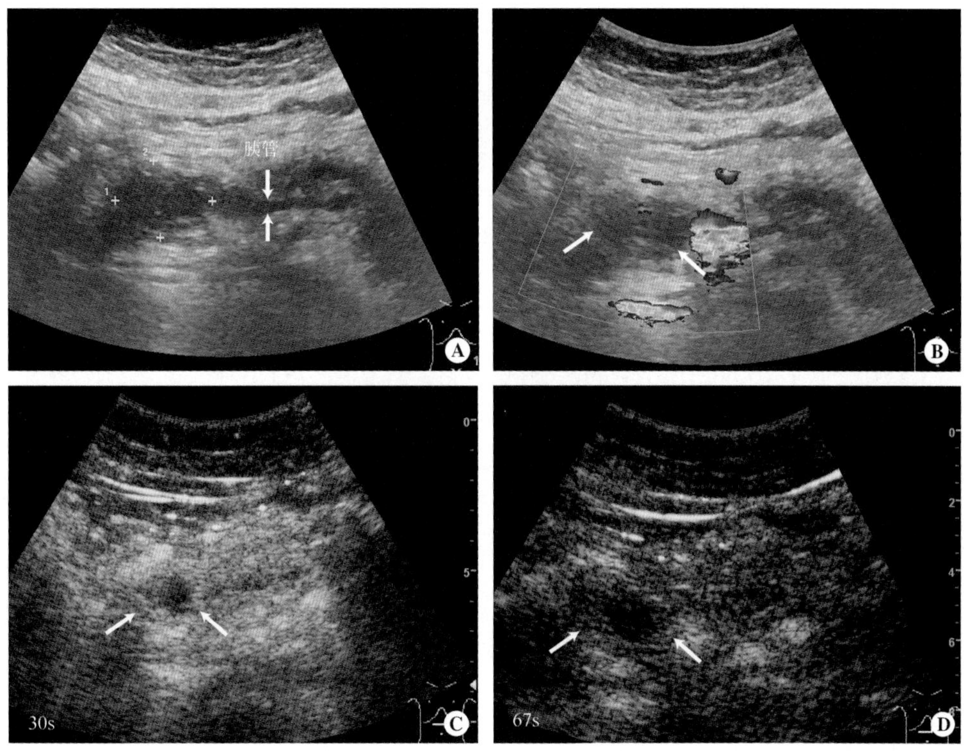

图 11-3-5　患者，女性，51 岁，病史无特殊，体检偶然发现

A. 普通超声提示胰头区一混合回声区，大小 30mm×23mm，形态规则，边界清晰，内部大部分呈无回声，后方回声增强。胰管扩张，内径 6mm；B. 彩色多普勒超声提示内部未见明显血流信号。C. 超声造影提示病灶增强早期（30s）呈环状等增强，内部无增强；D. 增强晚期（67s）呈不均匀低增强，呈环状等增强，内部无增强，无增强区与扩张的胰管相通，诊断为胰腺胰管内乳头状黏液性瘤。手术病理证实为胰腺胰管内乳头状黏液性肿瘤，伴导管上皮重度异型增生

4. 临床价值　常规超声诊断胰腺胰管内乳头状黏液性瘤较为困难，CEUS 有助于胰腺胰管内乳头状黏液性瘤的检出。CEUS 还有助于辨别肿瘤的大小、范围，与其他囊性肿瘤的鉴别，可作为术前评估手段。

（八）神经内分泌肿瘤

1. 临床病理　胰腺神经内分泌肿瘤好发于中年人。常见的胰腺神经内分泌肿瘤包括胰岛细胞瘤、胰高血糖素瘤、胃泌素瘤等，恶性程度低，生长缓慢。

胰岛细胞瘤最常见，多数为良性，10% ～ 20% 为恶性；分功能性和非功能性胰岛细胞瘤。功能性胰岛细胞瘤，以胰岛素瘤最多见。多发生在胰体尾部，多数为单发。瘤体的直径一般为 1 ～ 1.5cm，最小者仅数毫米。肿瘤细胞含有胰岛素，常因胰岛素分泌亢进而引起低血糖综合征。非功能性胰岛细胞瘤是指无内分泌功能紊乱的胰岛细胞瘤，临床上少见。其体积一般较大，瘤内常有不同程度出血和囊性变。一般体检发现或诉腹部肿块。

胃泌素瘤是一种发生于胰腺内具有分泌胃泌素功能的肿瘤。目前病因不明，好发于青中年男性，常见于胰头、胰尾部，常为多发。多数为恶性。临床上表现为难治性、反复发作或不典型部位的消化性溃疡、高胃酸分泌。

胰高血糖素瘤较少见，好发于中老年女性。肿瘤直径一般为 1.5 ～ 3cm，也可侵及整个胰腺。多数为单发、恶性，常伴早期转移。肿瘤分泌大量的胰高血糖素，使血糖升高。临床上主要表现为皮肤游走性、坏死溶解性红斑、糖尿病、贫血、舌炎及口角炎、外阴阴道炎、低氨基酸血症等。

2. 普通超声表现

1）一般体积较小，常表现为低回声的类圆形肿瘤，边界清楚（图 11-3-6A）。少数为强回声或等回声型。较大的肿瘤内部，可见高回声区，或合并出血和囊性变的边缘不整齐的无回声区，偶有钙化的斑块状强回声。

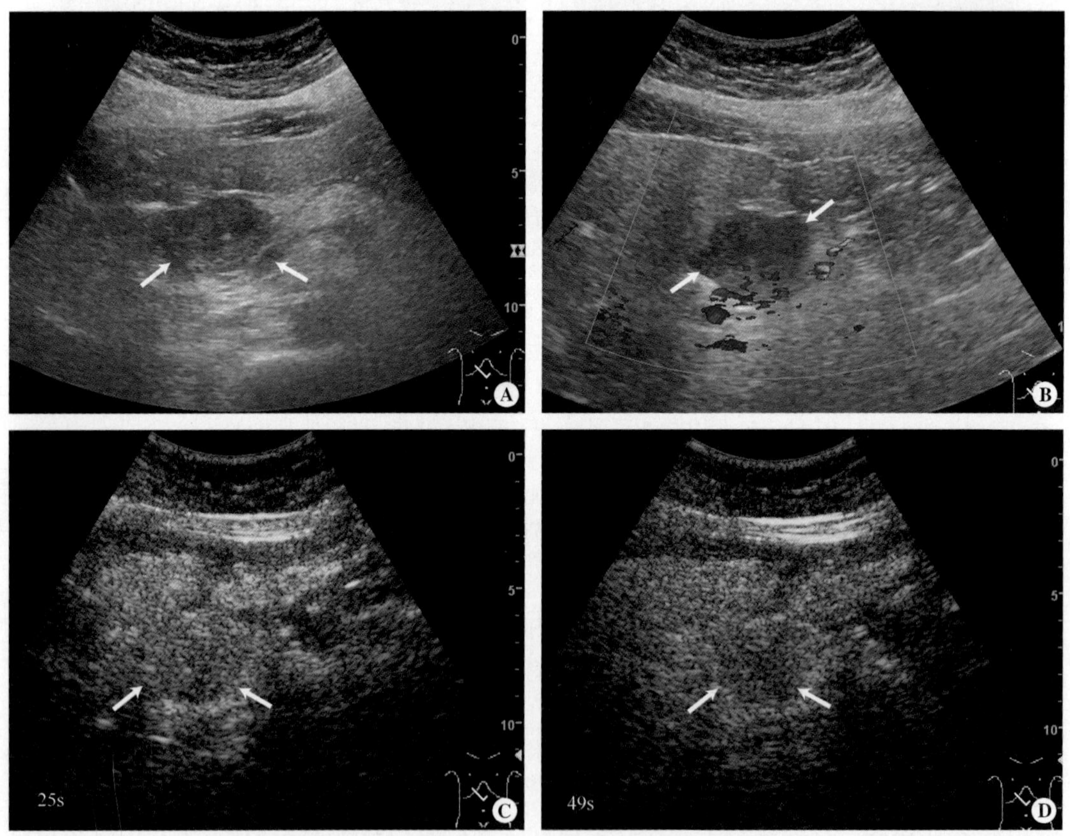

图 11-3-6　患者，女性，61 岁，病史无特殊，体检偶然发现

A. 普通超声提示胰头区一低回声区，大小 37mm×29mm，形态规则，边界清晰；B. 彩色多普勒超声提示内部血流信号；C. 超声造影提示病灶增强早期（25s）较胰腺组织呈不均匀高增强；D. 增强晚期（49s）呈低增强，诊断为胰腺肿瘤，性质待定。手术病理证实为（胰腺头部及十二指肠间）神经内分泌肿瘤，g2（非典型类癌）

2）一般无胰管和（或）胆道扩张及周围脏器的压迫征象。

3）恶性肿瘤的体积较大，生长迅速，边缘不规则，瘤体内常有出血、坏死及周围淋巴结和肝脏的转移病灶。

4) 彩色多普勒超声显示肿瘤内部丰富血流信号（图 11-3-6B）。

3. CEUS 表现　多数神经内分泌肿瘤增强早期呈高增强（图 11-3-6C），大的无功能的内分泌肿瘤因坏死和囊性变可表现为不均质高增强。增强晚期肿瘤消退为低增强或等增强（图 11-3-6D）。

4. 临床价值　胰腺神经内分泌肿瘤为血供丰富的肿瘤，CEUS 常表现为增强早期快速高增强，增强晚期消退为等增强或低增强，有助于与胰腺癌鉴别。以高增强诊断胰腺神经内分泌肿瘤准确率可达 90.5%。同时，CEUS 有助于检出胰腺内等回声肿瘤，提高检出率。但是，对于胰尾部、钩突等位置隐蔽的部位，CEUS 检出有一定困难。对于小于 1cm 的肿瘤，超声不易发现，CEUS 检出率仅为 60%，低于内镜超声及磁共振。

（九）导管腺癌

1. 临床病理　导管腺癌是胰腺癌最常见的类型，约占 90%。导管腺癌病因不明，可能与吸烟、饮酒、高脂肪和高蛋白饮食、过量饮用咖啡、环境污染及遗传因素有关。好发于中老年人，男性稍多于女性。约半数导管腺癌发生在胰头部，胰体和尾部约占 1/4，其余为弥漫性胰腺癌。导管腺癌恶性程度高，发病率和死亡率近年逐渐上升，预后差。早期临床症状不典型，表现为腹部不适、食欲不振、乏力等。中晚期出现腹痛、腰背痛、进行性黄疸、消瘦、上腹部肿块和胆囊肿大等。胰头癌出现症状较早，胰体和胰尾癌较晚，一旦出现症状病程已属晚期。

根据来源病理学上胰腺癌分为来自胰管上皮细胞的导管腺癌（90%）、腺泡细胞癌、胰岛细胞癌等。早期胰腺癌常不大，肉眼不易看到。当癌肿增大后，多数呈坚硬的局限性实质性肿块，少数可浸润全胰组织。

2. 普通超声表现

(1) 癌肿：小于 2cm 的导管腺癌常表现为均匀低回声的圆形或类圆形，无包膜，边界尚清楚。较大的导管腺癌多数表现为低回声（图 11-3-7A，图 11-3-7B），部分病例可因瘤体内出血、坏死、液化或合并胰腺炎 / 结石等病理改变，其内出现不均匀的斑点状高回声、强回声，或表现为混合回声及边界不规则的较大的无回声区等，后方可出现回声衰减。

(2) 胰腺大小：局限性胰腺癌显示胰腺局限性肿大，呈结节状或不规则状。弥漫性胰腺癌（全胰癌）表现胰腺弥漫性肿大、形态失常。小于 2cm 的导管腺癌多呈圆形或类圆形，大多数不引起胰腺大小与形态变化。

(3) 胰管：导管腺癌压迫阻塞主胰管，引起主胰管均匀性或串珠状扩张、迂曲（图 11-3-7A）。小的导管腺癌不累及胰管时，则无胰管扩张。若癌肿浸润胰管，可使胰管闭塞而不能显示。

(4) 其他征象：大多数胰头癌可压迫和（或）浸润胆总管，引起肝外胆道梗阻；胰周围血管和脏器受压、浸润和转移；导管腺癌可引起胰周、肝门、脾门、腹腔动脉旁的淋巴系统转移。

3. CEUS 表现

(1) 多数导管腺癌在 CEUS 增强开始时间晚于周围胰腺组织，增强早期呈不均匀低增强（图 11-3-7C），部分呈等增强。增强晚期呈不均匀低增强（图 11-3-7D），肿瘤轮廓更加清晰。伴有液化坏死时肿瘤内出现无增强区。伴肝脏转移时，可见增强晚期肝脏内低增强区。

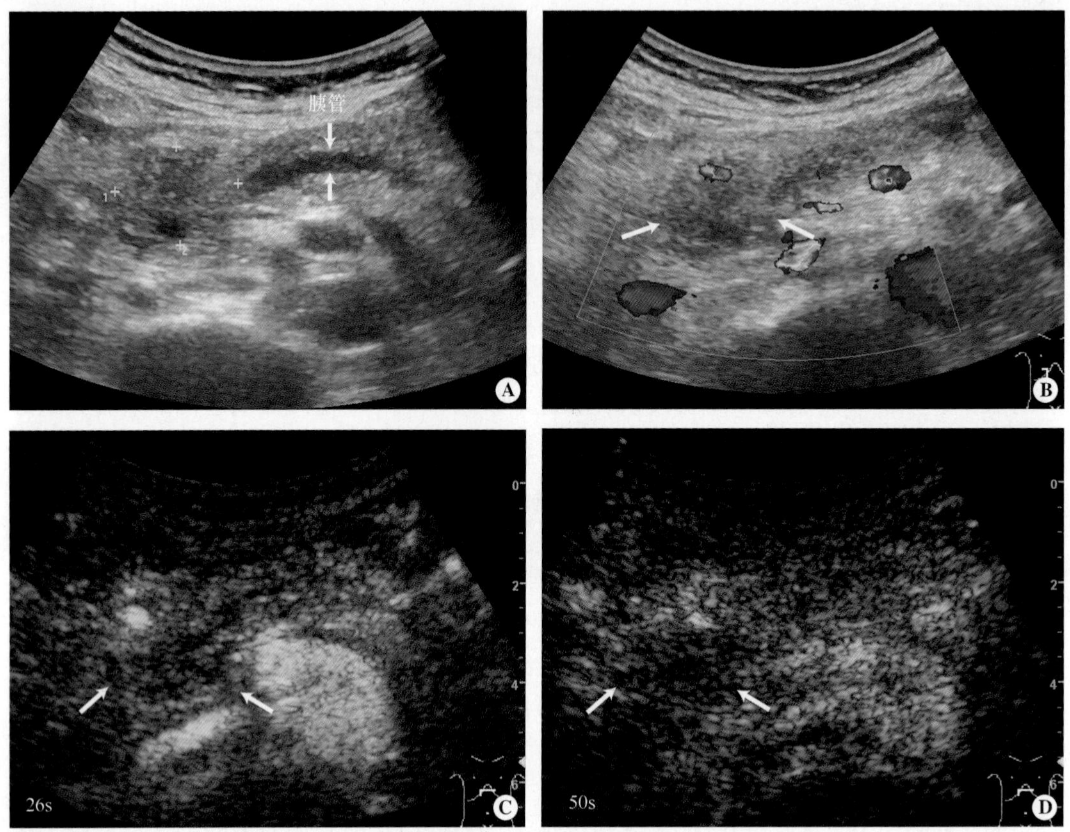

图 11-3-7　患者，男性，52 岁，因"腹痛、黄疸"入院

A. 普通超声提示胰头区一低回声区，大小 31mm×26mm，形态不规则，边界不清晰，与周围组织分界不清楚。胰管扩张，内径 5mm。同时伴胆囊、肝外胆管扩张；B. 彩色多普勒超声提示内部血流信号；C. 超声造影提示病灶增强早期（26s）呈不均匀低增强；D. 增强晚期（50s）呈不均匀低增强，诊断为胰腺癌。手术病理证实为（胰头）中分化导管腺癌

(2) CEUS 定量分析：导管腺癌病灶整体血流量低于周围胰腺组织，最大增强水平低于周围胰腺组织，且病灶增强延迟，病灶时间 - 强度曲线形态较周围正常胰腺实质低且平缓。动态血管模型曲线以胰腺实质增强水平作为基线，病灶增强模型大多数为负向型。

4. 临床价值　多数导管腺癌 CEUS 增强早期呈均匀或不均匀低增强，以此来诊断导管腺癌的准确性可达 87.8%。有文献报道 CEUS 诊断导管腺癌的准确性与增强 CT 无统计学差异（87.5% vs 81.8%），均明显高于普通超声（56.9%）。

与普通超声相比较，CEUS 对于胰腺癌能提供更多的信息。

(1) 与其他胰腺疾病鉴别诊断：多数导管腺癌增强早期及晚期呈不均匀低增强。

(2) 评估导管腺癌是否可切除：利用 CEUS 检查了解胰腺癌侵犯周围血管的情况，评估、胰腺肿瘤是否可切除，可为手术方案的制订提供参考。

(3) 转移：了解胰周、肝脏、脾脏等处有无转移。

(4) 评估疗效：通过显示血流灌注情况，CEUS 可用于评估胰腺导管腺癌化疗、粒子植入术后、高强度聚焦超声（HIFU）术后的疗效。通过观察 HIFU 术后病灶内无增强区的范围，来估计胰腺肿瘤的坏死面积比（图 11-3-8）。

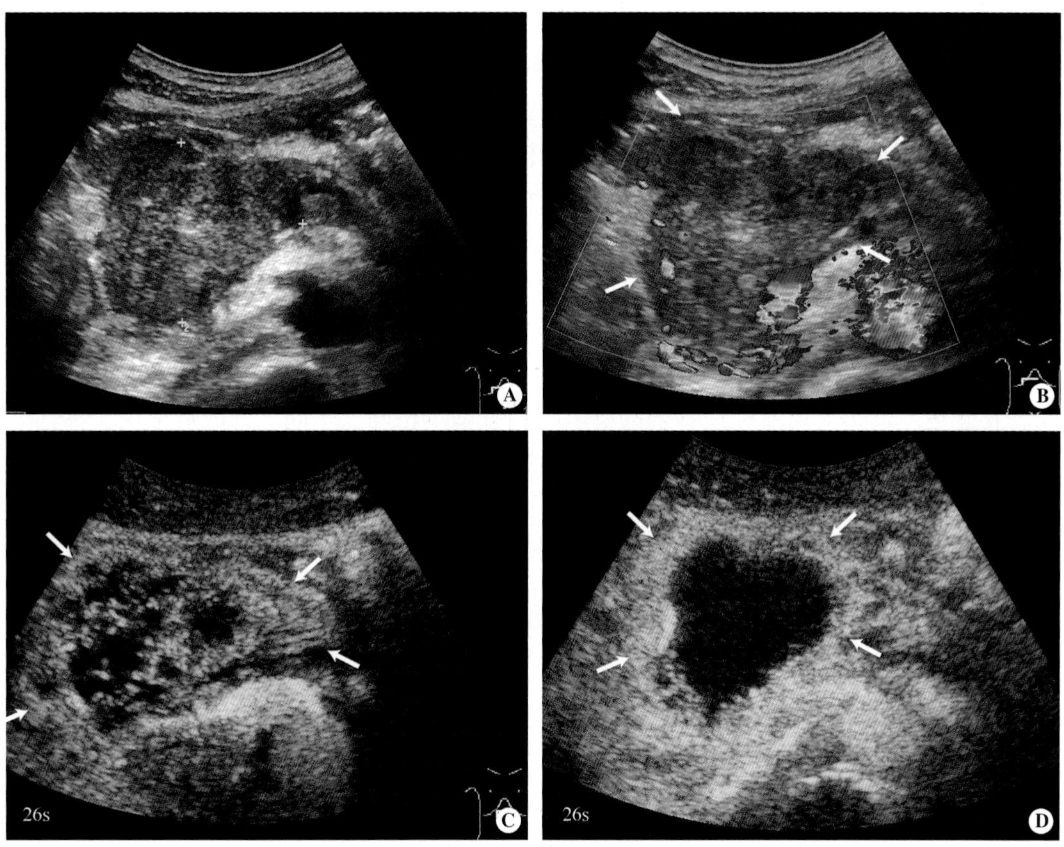

图 11-3-8　患者，男性，58 岁，确诊为胰腺癌一月余

A. 普通超声提示胰腺头颈部见一低回声区，大小 68mm×54mm，形态不规则，边界尚清晰，内部回声尚均匀；B. 彩色多普勒提示内部血流信号；C. 超声造影提示病灶增强早期（26s）呈不均匀低增强，内见无增强区，诊断为胰腺癌伴局部坏死；D.HIFU 术后 1 天，超声造影提示病灶增强早期（26s）呈不均匀低增强，内部大部分呈无增强，范围 50mm×52mm，坏死面积 70%～80%

（徐辉雄　刘博姬）

第四节　超声造影在肾脏疾病诊断中的应用

通过十多年的努力发展，超声造影（contrast enhanced ultrasound，CEUS）技术逐渐被临床所接受。其可以实时评价微血管结构的能力是常规灰阶和彩色多普勒超声所无法比拟的——多普勒超声的空间分辨率可以显示直径 100μm 的血管，而 CEUS 技术将此提高到 40μm。因此，CEUS 应用日益广泛，尤其是在鉴别肾脏病变与组织灌注、实性肿瘤与假性肿瘤样病变、囊性与实性病变中具有越来越重要的作用。其中 CEUS 对肾脏复杂性

囊性占位的分级（Bosniak 分级法），以及对肾实质缺血、感染和创伤破裂、肾动脉狭窄等病变的显像尤为出色。而且，CEUS 在肾脏病变经皮介入治疗围术期的术前评价、术中监控、术后随访过程中也是无可替代的影像学工具。尽管对于某些肾脏肿瘤性病变的诊断和鉴别诊断仍依赖增强 CT 和增强 MRI 作为主要工具，相较而言，CEUS 的优势首先在于超声造影剂是血池示踪剂，不会影响肾脏功能，可以用于那些对于增强 CT 或增强 MRI 为禁忌证的患者，特别是肾功能损害或尿道梗阻的患者。其次它可以实时、快速、便捷地在临床使用而且费用相对低廉。自 CEUS 显像技术面世以来，医学界很快地在肾脏疾病诊断中予以应用，并且积累了一定的经验，诊断和鉴别诊断水平不断提高。

一、超声仪器、造影剂和安全性

肾脏超声造影对仪器和造影剂的要求与肝脏基本相同。不同厂商的造影剂，稀释方法和要求不尽相同，需要严格按照说明进行操作。目前国内可用于临床的微泡造影剂主要是声诺维（SonoVue，意大利 Bracco 公司）。超声造影剂在体内的代谢较快，其气体成分在短时间内经肺脏排出，微泡的壳膜主要在肝脏内代谢。目前国内外众多研究报告均未发现声学超声造影剂对肾脏功能有损害。

另外，超声造影必须具备超声造影模式和功能的仪器，才能获取优良的动态影像，从而提高诊断的准确性。目前各大超声设备厂商多数仪器均具备低机械指数超声造影功能，造影过程中均采用双幅实时显示（Dual View Mode）——其中一幅显示低机械指数灰阶图像，另一幅同时显示造影图像。

超声声学造影剂不通过肾脏代谢和排出，所致不良过敏反应约 0.014%，远低于 CT 和 MRI 造影剂（0.035% ～ 0.095%），安全性非常高。一方面，对于肾功能不全患者，医生若想通过影像学评价其肾脏血流灌注，超声造影是唯一选择。另一方面，根据美国 FDA 发布的超声造影剂风险提示，下列患者近期发生过心肺疾病的人群中应禁用，包括心肌梗死、持续性或周期性发作心绞痛、冠脉血管介入术后短期内、严重心功能不全、严重肺部疾病包括呼吸困难。

二、造影方法

肾脏超声造影患者无需特殊准备。检查体位要求能够清楚显示病变并便于操作。肾脏的超声造影检查必须包括常规灰阶超声和彩色多普勒超声的初步扫查。进行彩色多普勒超声检查时，应注意显像条件参数，如速度标尺、壁滤波等设置。常规超声评估之后，选取感兴趣区进行超声造影检查。由于肾脏的血供丰富，体积小而血流量大，造影剂用量一般为 1 ～ 2.4ml，这取决于超声仪器的类型和患者的体质。若剂量过大，过强的回声会导致视频的非线性饱和，不仅严重影响病变细节的显示，而且会因浅层肾皮质内过高的微泡浓度引起明显声衰减现象，影响深部肾组织的显像和观察。

造影剂注射方法包括团注法和静脉持续滴注法。一般采用低机械指数成像模式。

造影步骤主要包括：①常规灰阶及彩色多普勒超声检查，并存储图像。②训练患者呼吸配合。③选择仪器造影条件，进入造影程序。应用低机械指数造影的关键是尽可能减少本底组织回声并保持足够的显像深度，仅显示主要的血管结构和一些解剖标记，将聚焦区置于观察目标深方。存储时间设置足够长以便连续观察肾脏组织增强和廓清过程。④外周静脉注射造影剂，显示欲观察的肾脏断面，使用同屏双幅同步显示，按常规方法开始推注造影剂，开始计时和图像存储。

三、正常肾脏超声造影影像特征

超声与CT和MR显像所用的造影剂不同，是不被肾脏排泌的纯血池示踪剂，在间质期超声造影剂微泡仍存留在整个血管床内，因此超声造影不会出现间质期或分泌期，只能用于观察肾脏的血管及血流灌注状态，不适用于评价肾脏的分泌功能。

肾脏是全身血流量最大的器官，按单位体积计算，是脑组织的7倍，心肌的5倍。在肾脏中，以皮质血流最多，占全肾血流量的90%～95%，达4000～5000ml/(min·kg)。髓质血流量相对皮质较少，占5%～10%，外髓质约1200ml/(min·kg)，内髓质约250ml/(min·kg)。血液不仅在肾实质的分布不均，流过肾实质的速度相差也很大，流过皮质仅2～3s，而流过髓质乳头几乎需要60s。造成分布不均的主要原因是由于髓质内小动脉细长，且有平滑肌及交感神经支配，血流阻力大，黏滞度也高。以上肾脏的血流特点，决定了肾脏超声造影血流灌注的影像特征。

经上肢浅静脉团注微泡造影剂9～12s后，首先出现皮质回声增强（皮质增强期），呈均匀高回声，而肾髓质无明显增强，肾脏表现为高回声皮质内放射状镶嵌的弱回声髓质。肾盂肾盏集合区为弱回声内穿行的段动脉回声。团注20～40s后，肾髓质自周边向中央逐渐增强。团注40～50s后，皮质和髓质回声增强程度逐渐趋同，整个肾实质呈较均匀的高回声(40～120s)。约120s后，造影剂开始廓清，表现为肾髓质增强减弱，然后出现肾皮质回声逐渐减弱。直至实质内造影剂接近全部消退。通过声学造影，可以实时动态显示肾脏皮、髓质分界清晰的早期皮质增强期、髓质增强期、肾脏皮、髓质都均匀增强的晚期皮髓质增强期及消退期。实质增强的持续时间长短受患者血管状态、年龄、肾血流量及超声设备的敏感性等因素影响。

四、超声造影特征性表现在肾脏疾病诊断中的作用

1. 实质性占位和假性肿瘤样结构的鉴别诊断　无论如何，肾脏肿瘤与正常肾实质血管分布都有所不同，所以至少在一个血管相两者回声增强程度有明显不同。而假性肿瘤样结构的造影增强与周围肾实质在各个造影时相里都一致。最明显的例子是先天性发育异常（如肾柱肥大、肾叶畸形等），因为其血流灌注与正常肾组织相同，在超声造影表现为同步等增强并同步廓清，与肾脏肿瘤容易鉴别。

2. 肾脏恶性肿瘤与良性肿瘤的鉴别诊断　肾脏实质性肿瘤发病率不高，但是绝大多数(80%以上）为恶性。良性实质性肿瘤较少见。成人恶性肿瘤中最常见的是肾细胞癌，

儿童最常见的则是肾母细胞瘤，其他恶性肿瘤较少见。肾良性实质性肿瘤以血管平滑肌脂肪瘤较多见。此外，尚有血管瘤、纤维瘤等。肾盂肿瘤主要为移行上皮癌，鳞状上皮癌及腺癌均少见。

不像肝脏良恶性肿瘤各自的声学造影特征明显，鉴别诊断准确性高。尽管有大量研究报道，关于实质性良恶性肾脏肿瘤的超声造影特征不同，但实际上仅凭超声造影鉴别两者仍然有难度。尽管如此，利用超声造影识别肾脏恶性肿瘤侵袭肾静脉并不困难，其准确性与增强 CT 相当——癌栓可以在超声造影中回声明显增强，而血栓不具备这种表现特征。与此类似的是，在肾脏集合系统内的肿瘤新生物也很容易与炎性物质区别开来（图 11-4-1）。

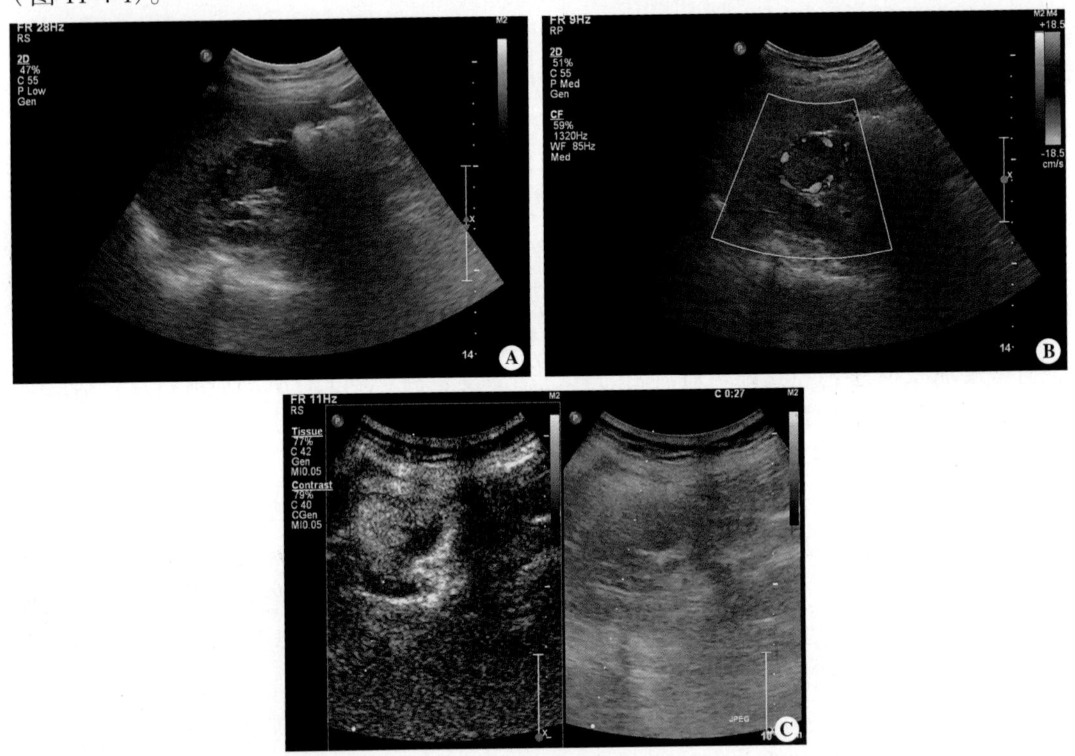

图 11-4-1　肾癌超声造影

A. 常规二维灰阶超声显示右肾上份低回声实性占位；B.CDFI 显示实性占位周边网篮状血流信号；C. 超声造影显示动脉期肿瘤回声迅速增强，明显快于周围肾实质

3. 肾脏囊性占位与实质性占位的鉴别诊断　超声造影（CEUS）非常适于评价不典型肾脏囊肿或囊肿样病变（极低回声实性肿瘤），因为两者都是乏血供病变，准确性优于增强 CT。因为囊肿样病变是实质性占位，尽管回声强度非常低，甚至接近无回声，但是在造影过程中，其内部回声仍有增强（尽管增强程度可能比较微弱）。而不典型囊肿，其囊腔内即使有碎片样物质，在造影中囊腔内也不会出现增强。而且，CEUS 在识别囊性肾细胞癌的准确性也高于增强 CT 和增强 MRI，局部容积效应会导致后两者诊断效力下降。

4. 肾脏复杂囊肿的诊断　肾脏单纯囊肿通过二维灰阶超声和彩色多普勒超声很容易识别。而复杂囊肿因为囊壁厚或伴附壁结节，囊腔内有粗细不等的分隔，或有不同形态钙化灶（意味着潜在恶性可能），所以其治疗依据和策略无法依靠常规二维和彩色多普勒超声获得。20 世纪 80 年代，根据增强 CT 和增强 MRI 影像学特征，针对肾脏复杂囊肿提出了 Bosniak 分级标准。作为复杂囊肿是否接受手术或仅随访的重要判断标准，CEUS 也据此分类。由于 CEUS 显示囊壁、囊内分隔中微泡所致回声增强（微血管血流信号）较增强 CT 更敏感，因此较后者有相同甚至更高的准确性——有些复杂囊肿通过增强 CT 无法分级，但可由 CEUS 得到准确评价。在囊性包块分级评价中，CEUS 完全可以替代增强 CT，后者的合理应用在于基于 CEUS 检查后，对怀疑恶性的复杂囊肿的分期进行评价。

另外，在 Bosniak 分级系统中，较为困难的是对Ⅱ级和Ⅲ级囊肿的鉴别，而且这又是涉及采用手术或随访的重要依据点。通过 CEUS 检查，发现复杂囊肿的外壁回声增强、囊内厚的分隔和附壁结节等特征，可以提示该包块的恶性影像特征（约有 10% 的肾细胞癌表现为复杂囊肿）。而良性囊肿的囊内分隔较细。炎性或出血性囊肿只显示外壁出现微泡回声，而囊内没有分隔。所以容易与恶性囊性包块鉴别。良性囊肿可能是由于感染、出血、炎性或缺血改变导致其可能呈现出复杂囊肿的表现。对于复杂囊肿，CEUS 的局限在于可能会受病灶位置较深及肠道气体干扰而导致显像质量差，另外，弥漫性囊壁钙化也导致声衰减明显而难以清晰显示病灶。

总之，对于复杂囊肿的分级评价，完全可以采用 CEUS 而获得准确结果。而对于 CEUS 提示恶性囊肿的患者，依然需要增强 CT 检查获得病变分期依据（图 11-4-2）。

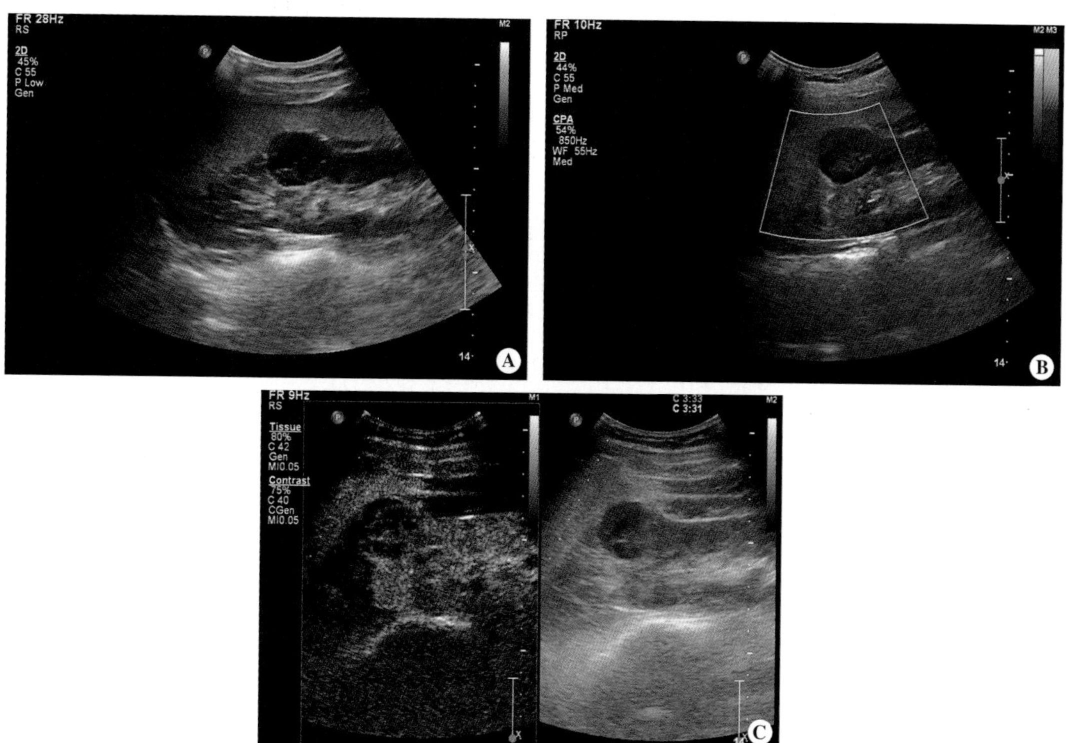

图 11-4-2　囊性肾癌超声造影表现

A. 常规二维灰阶超声显示右肾上份囊性占位，内部见无回声和条带状分隔；B. 彩色多普勒血流显像示囊内分隔上血流信号，C.CEUS 显示囊性占位内部分隔多且厚，根据 Bosniak 分级提示恶性病变

5. 肾脏感染性病变的诊断　急性肾盂肾炎的诊断主要依靠临床病史、症状、体征和实验室检查结果，无需影像学检查。超声影像只是用来发现是否有肾结石或泌尿道梗阻的征象。对于局限性肾盂肾炎，CEUS 可显示病灶处回声增强程度较周围正常组织低，这是因为病变处水肿。如果局部脓肿形成，则此处没有造影回声增强表现。而且 CEUS 还用于患者的随访。

6. 肾脏外伤的诊断　腹部实质性器官包括肝脏、肾脏、脾脏和胰腺实质较脆，容易发生损伤。肾脏外伤占所有腹部外伤的 8% ～ 10%，严重威胁患者生命。对肾脏损伤的及时诊断及对损伤程度的准确分级是选择合理治疗的基础。依据美国外科创伤协会的标准将其分为五级：

Ⅰ级，肾挫伤，包膜下血肿，无皮质裂伤，肉眼或镜下血尿。

Ⅱ级，肾裂伤，深度≤ 1cm，未延伸入髓质，肾周围血肿局限于腹膜后间隙，不扩散，无尿液外渗。

Ⅲ级，肾裂伤，深度＞ 1cm，超过皮髓质交界，但未进入集合系统，无尿液外渗。

Ⅳ级，肾裂伤深入至集合系统，伴主要肾动脉或静脉出血。

Ⅴ级，肾碎裂、肾蒂撕裂伤或肾动脉主干栓塞。

对肾损伤分级的传统影像学检查包括超声检查、CT 和静脉尿路造影（intravenous urography，IVU）。绝大多数创伤患者都可以根据 FAST 流程（focused assessment with sonography in trauma）进行常规超声检查，可以迅速了解患者有无腹水、胸腔和心包积液。但其对实质器官损伤的敏感性很低，因为器官组织内的出血可以表现为等回声。另外有 1/3 以上的腹部实质器官外伤患者没有腹腔积液的表现，导致常规超声检查容易漏诊病变。临床多依靠螺旋 CT 快速薄层扫描，其可以凭借高分辨率的图像提供可靠的诊断依据。但是 CT 费时，对于外伤患者来说，时间的消耗可能是致命的。同时 CT 造影剂也有过敏反应等并发症存在的潜在危险，也可能导致患者肾功能损伤。患者由于创伤导致检查时不合作，或身体上各种插管、监护仪电极线等均可造成不能获得满意的 CT 图像。

对于部分损伤程度相对较轻的患者，CEUS 可以提供价值高的诊断依据。造影微泡注射后，肾实质内由于创伤撕裂形成的血肿处没有造影增强的表现，与周围组织形成鲜明对比，很容易区别。而且利用造影剂在体内不同实质性器官存留时间差异性的特点，可以在一次造影条件下迅速实现多个脏器的观察评价。例如，左侧外伤的患者，可以在右侧卧位实时 CEUS，在造影开始后 2 ～ 3min 的时间段用于扫查评价左肾有无破裂，然后利用余下的 5min 扫查脾脏；反之，右侧外伤的患者，在左侧卧位先扫查右肾，然后利用余下的 3 ～ 5min 扫查肝脏。

对肾脏外伤患者，CEUS 的局限性在于微泡造影剂只是血池示踪剂，无法通过肾脏排泄至集合系统内，所以无法探查了解肾盂肾盏和泌尿道有无损伤。

总之，在外伤患者评估方面，CEUS 不能取代增强 CT，但可以减少后者的应用数量。低强度外伤且生命体征稳定患者可以利用 CEUS 进行检查评价。CEUS 也是良好的随访评价方法。

7. 肾动脉狭窄的诊断　肾动脉狭窄的初始影像学检查主要依赖超声彩色血流显像和

多普勒超声检查，但敏感性、特异性有限。最有价值的诊断方法依然是增强 CT 和增强 MRI。基于此，CEUS 在肾动脉狭窄评价中不具有优势，所以不是临床常规使用方法。

8. 经皮肾脏病灶切除术　近年来，肾脏肿瘤经皮微创切除术日益增多。CEUS 可在术中实时显示肿瘤病灶切除范围，外科医生可以据此了解病灶是否完全切除、是否有残留——残留肿瘤组织的造影增强特征与正常组织不同，据此可资鉴别。

五、小　　结

肾脏血供很丰富的特点为 CEUS 提供了良好基础条件。不仅可以较好地发现肾脏局灶性病变，而且对这些病变的鉴别诊断有较大的潜能。另一方面，CEUS 本身是一种非常敏感的血池示踪技术，对肾脏无毒性作用，特别适用于已有肾功能损害的患者，有望在评价肾脏血流灌注方面发挥较大优势。CEUS 检查实时、无创、价格低廉、操作方便的特点，相较增强 CT 和增强 MRI 技术，具备独特优势，但也有明显的局限性。尽管如此，相信 CEUS 在肾脏疾病中的应用将日益广泛而深入。

（卢　岷）

第五节　超声造影在前列腺疾病诊断中的应用

前列腺癌（prostate cancer，PCa）是男性生殖系统最常见的恶性肿瘤，是欧美男性癌症死亡的主要原因之一。我国 PCa 的发病率较低，但随着我国国人生活方式的变化、人均寿命延长及 PCa 诊断方法的不断改进，PCa 在我国发病率迅速增长，尤其现在老龄化程度在中国的逐渐加重，PCa 已严重影响到老年男性的生活质量和健康，因此提高前列腺肿瘤的诊断及鉴别诊断显得尤为重要。

医学影像技术是前列腺疾病尤其是 PCa 筛查的常规手段。经直肠超声探查（TRUS）常用于前列腺大小的测量、结节性病变的检测及引导系统化的穿刺活检等，但其在前列腺良恶性肿瘤的诊断及鉴别诊断方面能力有限。由于 PCa 发病机制复杂，易恶化转移，大多数 PCa 诊断时已是进展期或晚期，因此，如何提高前列腺良恶性肿瘤的诊断及鉴别诊断已成为临床上关注的焦点。

有研究发现，PCa 的生长依赖于肿瘤血管的生成，PCa 组织内微血管的数量较前列腺良性组织显著增多，分布较良性组织均匀、且微血管内径小。肿瘤血管的生成在实体肿瘤发生、发展、浸润及转移的各个阶段中起着重要的作用，对指导临床治疗和预测预后有着密切的关系。常规多普勒超声成像技术仅能显示 PCa 组织内较大的滋养血管，不能显示 PCa 微血管密度。超声造影技术是在常规超声检查基础上将与机体组织声学特性明显不同的超声造影剂注入体内，增强血流与组织回声对比，利用待查病灶与周围组织血流灌注的差异来确定待检查病灶并进行定性诊断的一种检查方法。超声造影技术的应用使图像的对比分辨率及超声成像检查的敏感性、特异性得到提高，达到了诊断疾病的目的。超声造影除了能有效地显示细小和低速血流之外，还可以客观评价前列腺病变血流的半定量参数的变化情况。与常规灰阶超声及能量多普勒超声比较，可明显提高诊断 PCa 的敏感性。超声造影比普通超声及彩色多普勒超声提供了更丰富、更明确的诊断信息，也被誉为无创性微循环血管造影。其对肿瘤的良恶性能做出更准确的鉴别诊断主要是根据良恶性肿瘤血流灌注特征及定量参数的差异，极大地提高了早期肿瘤的检出率。

一、前列腺超声造影检查技术

1. 检查方法

(1) 选用端扫式经直肠腔内探头及具有造影成像功能的超声仪器（以 Philips IU22 彩色多普勒超声诊断仪为例）。

(2) 患者准备后，取左侧卧位，弯腰屈膝。首先行经直肠超声检查，确定病灶常规超声一般情况（包括病灶位置、大小、形状、边界、回声特征等），再用彩色多普勒超声成像 (CDFI)、能量多普勒超声成像 (PDI) 和频谱多普勒检测病灶的血流信号和阻力指数 (resistance index，RI)。弥漫性前列腺癌及中重度前列腺增生患者造影时选择一常规超声检查最大切面，固定探头位置。

(3) 采用意大利 Bracco 公司生产的第二代超声造影剂 SonoVue。用生理盐水稀释 1 支超声造影剂冻干粉成 5ml，振荡混匀，然后抽出 2.4ml 混悬液，经左上臂肘静脉团注后尾随 5ml 生理盐水冲洗，注入时同步启动造影模式连续动态观察，持续 3min，在谐波状态下实时观察整个增强过程。造影中观察内容包括病灶增强方式、增强程度、增强随时相的变化。全造影过程实时同步存储图像以备回放分析和存档。

(4) 应用时间 - 强度曲线 (TIC) 分析其血流动力学状态。首先回放造影全过程，前列腺外周带结节患者在结节灌注强的部位（高灌区）及邻近周边正常外腺区取样，弥漫性前列腺癌及中重度前列腺增生患者在前列腺的内、外腺区同水平灌注强的部位（高灌区）取样，随后仪器显示取样部位的时间 - 强度曲线图，通过曲线测量获得各部位造影剂灌注参数：峰值强度 (peak intensity，PI) 及达峰时间 (time to peak，TTP)。每幅图像均选择同样大小 ROI，且对时间 - 强度曲线分析 3 次取均值。

2. 适应证和禁忌证

(1) 符合超声造影剂使用范围者。

(2) 指诊触及前列腺可疑结节。

(3) 患者血清 PSA 水平≥ 4ng/ml。

(4) 既往前列腺活检可疑癌性病变。

(5) 超声检查显示前列腺实质内可疑病灶。

(6) 其他影像学检查如 MRI 或 CT 等显示前列腺实质内可疑病灶。

(7) 进一步探查及定位前列腺可疑病灶引导穿刺活检。

符合第一条及其余任何一条者，均可进行经直肠前列腺超声造影检查。

对造影剂成分过敏者；严重心脏疾病，如急性冠脉综合征、进行性心肌梗死、急性心脏衰竭、严重的心律不齐、近期行冠状动脉介入治疗患者；其他疾病，如中毒、肺动脉高压、顽固性高血压、成人呼吸窘迫综合征等为超声造影检查禁忌证。

二、超声造影在前列腺疾病中的应用

1. 前列腺良性病变

(1) 良性前列腺增生 (BPH)：是老年男性常见病，严重影响患者生活质量。目前，BPH 的灰阶超声表现为内腺显著增大为外腺受压变薄。经直肠超声造影显示内腺造影剂峰值强度明显高于外腺，而内腺造影开始增强时间及达峰时间均早于外腺。中重度 BPH 呈均匀有规律增强：内腺包膜及尿道周围区最先灌注，之后内腺快速增强，随后外腺包膜、外腺增强，造影剂消退顺序则相反。前列腺的超声造影定量分析结果表明前列腺内外腺造影特征存在明显差异，因此，在对前列腺内病灶进行造影分析时，要选择病灶所在位置的实质作为对照进行分析，即内腺病灶与内腺实质比较，外腺病灶与外腺实质进行比较。

(2) 良性增生结节：经直肠超声造影显示多数内腺良性增生结节表现为早期由周边向中央增强或内部均匀增强，呈现与周围前列腺组织同步灌注的均匀增强；而外腺增生结节多表现为与周围前列腺组织同步灌注的均匀增强，少数呈现为结节内部无灌注，周边可见环状增强，增强强度低于外腺实质。内外腺良性增生结节超声造影参数如 PI、AT、TTP 等均有显著性差异。由于内腺增生结节的微血管密度显著高于外腺增生结节，因此，与内腺增生结节比较，外腺增生结节的增强强度明显低于内腺增生结节，开始增强时间及达峰时间均明显延长。

(3) 慢性前列腺炎：经直肠超声造影显示慢性前列腺炎多表现为与周围实质同步增强，增强强度等于或低于周围实质。

2. 前列腺恶性病变

(1) 局灶性病变

1) 内腺局灶性病变：前列腺内腺癌灶与内腺增生结节往往同时存在，当经直肠超声造影时，如果出现“快进快出”的增强模式的病灶时，往往提示为 PCa。

2) 外腺局灶性病变：经直肠超声造影显示，大多数外腺癌灶呈现“快进快出”的高增强的灌注特征，少数呈现低增强或无增强。

(2) 弥漫性病变：经直肠超声造影显示，弥漫性 PCa 病灶灌注呈整体快速不均匀高增强，病灶内可存在无增强区。弥漫性前列腺癌内、外腺病灶灌注峰值强度分别高于中重度前列腺增生组内、外腺峰值强度，达峰时间分别短于中重度前列腺增生组内、外腺达峰时间。

有研究发现，PCa 造影增强表现与前列腺增生造影增强表现相比存在显著差异，主要表现在 PCa 造影增强表现为快速增强、高增强及不均匀增强，增强后病变边界清楚，部分病灶内存在无增强区。由于肉眼只能对造影结果进行主观性的观察，所以定量分析经直肠前列腺超声造影的研究一直受到关注。利用时间 - 强度曲线对 PCa 组织灌注的增强强度、增强快慢及造影参数进行定量分析能真实地反映造影剂充盈灌注及消退的整个过程，可为前列腺癌良恶性肿瘤的诊断及鉴别诊断提供较为客观的依据，超声造影定量分析对 PCa 病灶具有显示快进快出、快速达峰、高增强的血流灌注的特点，有利于前列腺良恶性病变的鉴别。

三、前列腺超声造影研究现状及前景展望

经直肠前列腺超声造影的研究及临床应用仍处于初级阶段，但已展现出较大的应用潜力。经直肠前列腺超声造影在 PCa 与前列腺增生的增强方式上有其不同的特点，对前列腺良、恶性结节的鉴别诊断有较高的实用价值；该技术在通过肿瘤的微血管提高超声对肿瘤显示的优点上是常规灰阶超声及彩色多普勒超声所无法比拟的，因此通过开展超声造影客观反映弥漫性 PCa 的微血管及其血流特征研究具有非常重要的临床意义，因此，超声造影技术的未来发展除了应用于前列腺肿瘤诊断与鉴别诊断，还有望用于前列腺疾病的治疗和疗效评估中。

近年来，针对超声造影剂的深入研究表明，造影剂微泡是一种高效的空化核，经外周静脉注入后，可显著增强超声空化效应。超声空化效应可产生明显的生物学效应，导致细胞膜通透性的改变，增高血管内皮细胞的紧密连接开放等。微泡造影剂诱导增强的超声空化效应可增强前列腺组织的通透性，改变血 - 前列腺屏障的通透性状态，利用这种无创伤的方法，可以提高前列腺药物疗效及靶向给药的可能性。

（冉海涛　朱叶锋）

第六节　超声造影在甲状腺疾病诊断中的应用及病例分析

一、甲状腺解剖及淋巴引流

1. 甲状腺解剖　甲状腺是人体最大的内分泌腺，位于甲状软骨下方，紧贴于气管第 3、4 软骨环前面，平均重量成人为 15 ～ 30g，分左右两侧叶，中间以峡部连接，侧叶长 3 ～ 6cm，宽 2 ～ 3cm，厚 1 ～ 2cm，峡部长、宽 1.25 ～ 2cm。甲状腺的大小、形态和位置高低变化较多，8% ～ 14% 可有峡部缺如，30% ～ 50% 可有锥状叶，少数甲状腺下极可达胸骨柄后方。

甲状腺由两层被膜包裹，内层薄，紧贴于甲状腺实质，为甲状腺固有被膜，固有被膜伸入腺体内，将甲状腺分为大小不一的小叶，外层较厚，称甲状腺外科被膜。两层被膜间为疏松结缔组织，其内有血管、神经、淋巴管、淋巴结及甲状旁腺。甲状腺借外层被膜固定于气管和环状软骨上，借左、右两叶上极内侧的悬韧带悬吊于环状软骨上。因此，吞咽时甲状腺亦上、下移动。

甲状腺血供丰富，主要有四条动脉供血，即双侧甲状腺上、下动脉。甲状腺上动脉多来自颈外动脉，向内下行至甲状腺上极，分为前、后支分别从腺体的前、背面进入腺体内。甲状腺下动脉由锁骨下动脉的甲状颈干发出，呈弓形横过颈总动脉的后方，分支进入甲状腺的背面和甲状旁腺。正常人中约 10% 有甲状腺最下动脉，发自主动脉弓，供应甲状腺下极和峡部。甲状腺上下动脉间、咽喉部、气管、食管动脉间有广泛的吻合支，手术中若将甲状腺上、下动脉全部结扎，也不会发生残留甲状腺及甲状旁腺缺血。甲状腺表面丰富的静脉网汇成上、中、下静脉干，上干与甲状腺上动脉伴行，汇入颈内静脉，中干常单行，横过颈总动脉的前方，亦汇入颈内静脉，下干数目较多，于气管前汇入无名静脉（图 11-6-1）。

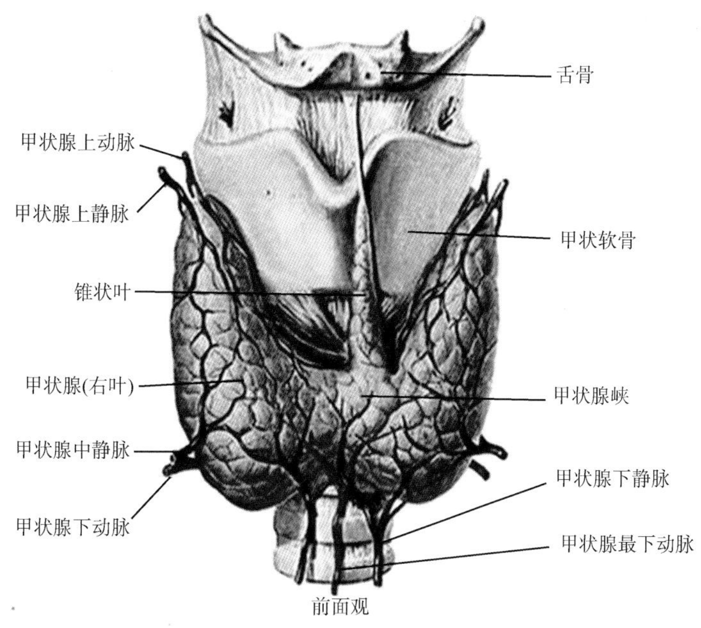

图 11-6-1 甲状腺解剖图

2. 甲状腺的淋巴引流 甲状腺的淋巴管起源于甲状腺滤泡周围，于腺体内形成丰富的淋巴网。甲状腺中、上部淋巴液引流入颈深中部淋巴结、喉前淋巴结、气管前淋巴结（位于气管前甲状腺峡部下方），向下与上纵隔及气管前淋巴结相连注入颈深下淋巴结，甲状腺下部的淋巴液直接注入颈深下淋巴结、气管旁淋巴结或直接注入胸导管（图 11-6-2）。

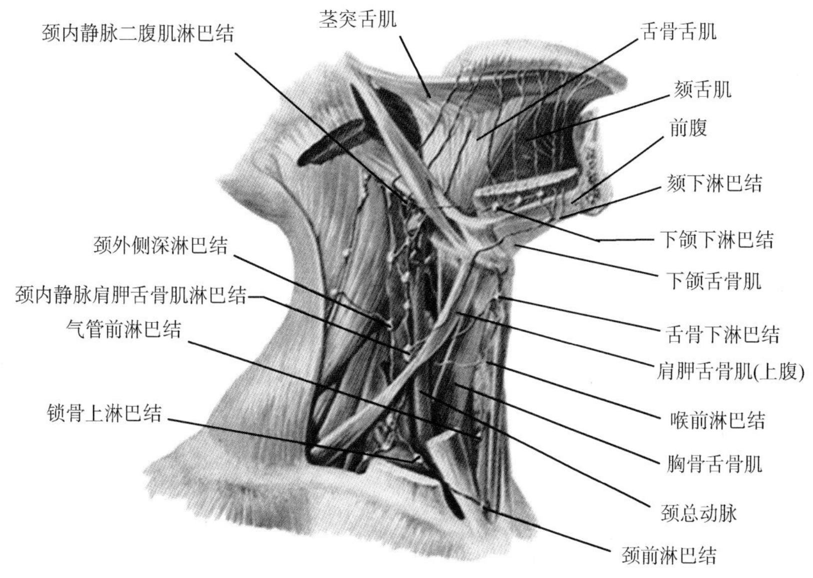

图 11-6-2 颈部淋巴结

二、甲状腺超声造影概述

1. 超声造影技术　超声造影是近年来超声医学的主要进步之一，其原理是通过外周静脉注射超声造影剂、增加血液的散射成分，从而达到增强显影的目的。目前实用的超声造影为血池显像，造影剂随血流到达全身各组织器官，通过对造影后病灶有无增强、增强程度、增强模式等多方面的分析来鉴别病灶的性质，在甲状腺及肝脏肿瘤良恶性的鉴别上其价值已得到公认。

超声成像是甲状腺疾病的首选影像学检查方法。普通二维超声可显示甲状腺的大小、形态及实质回声特点，甲状腺内有无病灶，病灶的数目、位置、大小、形态、边界、回声情况等，彩色多普勒超声可显示病灶血流分布状态，而超声造影对病灶的血流灌注更敏感，可动态显示病灶的微循环状态，为临床提供有关病灶血流灌注情况的更全面、更准确的信息。

2. 甲状腺超声造影仪器条件及准备

(1) 仪器：超声诊断仪具有超声造影成像技术，同时超声造影成像技术支持高频探头，并配有与造影成像技术相匹配的高频探头，具有相应的定性、定量分析软件。

(2) 条件：选择甲状腺超声造影条件，采用低机械指数（MI 为 0.05 ～ 0.08）造影，单点聚焦，聚焦点位于病灶深部边缘，降低增益，抑制甲状腺背景回声，气管、筋膜等维持在可见水平。

(3) 准备：造影前的准备包括：①询问病史，了解甲状腺超声造影的禁忌证及适应证；②医生向患者及家属谈话，告知超声造影的大致操作过程、造影目的、可能的并发症及风险等，并签署知情同意书。

3. 造影检查及报告书写

第一步：常规超声检查，包括二维超声及彩色多普勒超声，并存图，筛选需要造影的病灶。

第二步：显示需要造影病灶的最大断面及部分周围甲状腺实质，尽量采取纵切面，减少呼吸导致的病灶脱靶，降低增益，抑制甲状腺背景回声，焦点位置设在病灶深部，然后切换到造影模式，采用低机械指数进行造影，连续实时观察病灶及周围甲状腺实质造影剂的灌注和消退情况，并进行图像存储。

第三步：造影图像的分析及报告的书写。目前甲状腺超声造影评价方法及指标尚无统一标准，但多以定性观察分析为主，与周围甲状腺组织相比，可观察结节的增强模式（同进同退、快进快退、快进慢退、慢进快退、慢进慢退等）、增强强度（高增强、等增强、低增强、无增强）、增强均匀与否、周边有无环状高增强或低增强等。

三、正常甲状腺超声图像及造影表现

1. 正常甲状腺超声图像　正常甲状腺二维声像图上包膜完整、光滑，呈线状中强回声，实质呈均匀等回声，横切面呈“蝴蝶状”（图 11-6-3），纵切面近似长椭圆形（图 11-

6-4)，彩色多普勒显像实质内可见散在分布的条状及短棒状血流信号（图 11-6-5)，甲状腺上、下动脉内径＜ 2mm，频谱曲线上升陡直，峰值流速一般在 20 ～ 35cm/s，舒张期流速较高，RI 为 0.55 ～ 0.7（图 11-6-6)。

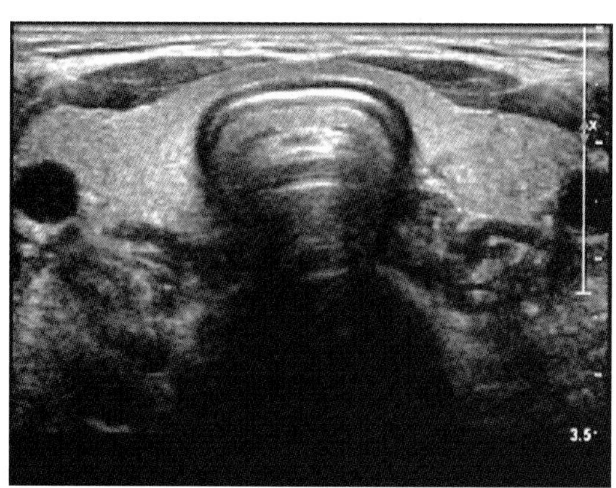

图 11-6-3　正常甲状腺横切面二维图像

呈“蝴蝶状”，包膜光滑，回声均匀

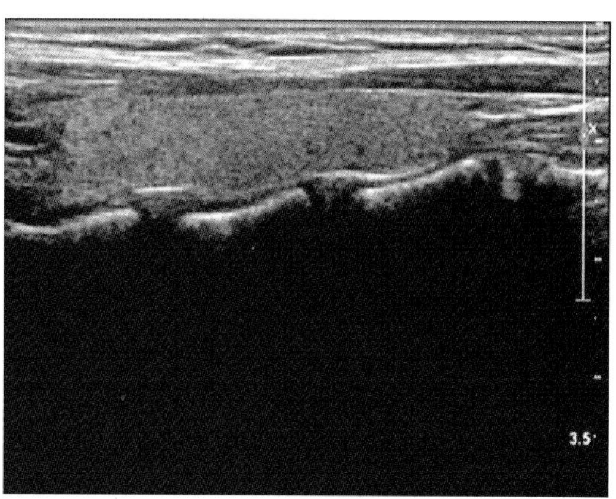

图 11-6-4　正常甲状腺纵切面二维图像

近似长椭圆形，包膜光滑，回声均匀

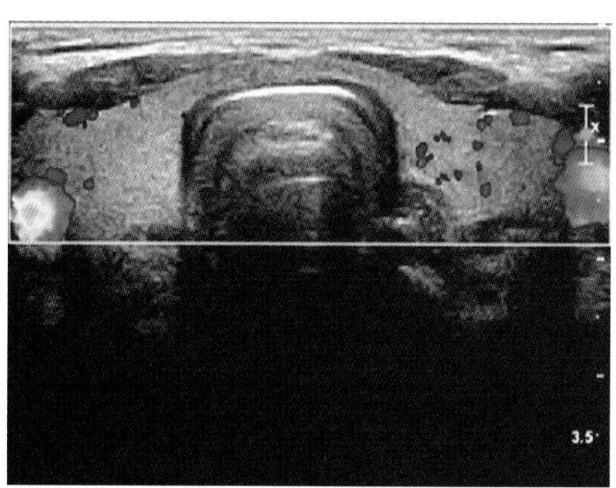

图 11-6-5　正常甲状腺彩超图像

实质内见散在分布的条状及短棒状血流信号

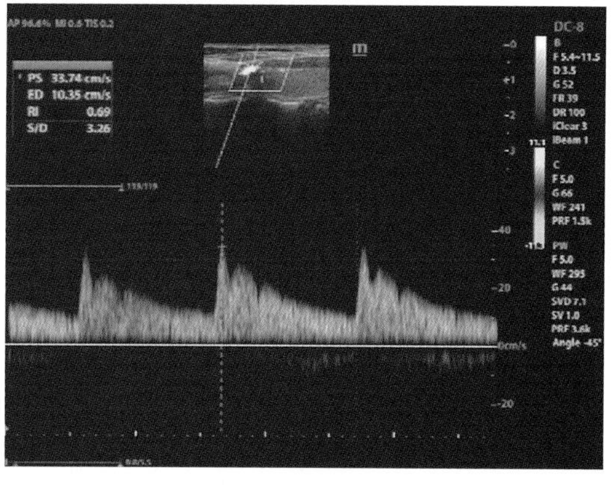

图 11-6-6　正常甲状腺上动脉频谱图像

频谱呈单向低阻型，峰值流速 33.7cm/s，RI 0.69

2. 正常甲状腺超声造影表现　注射造影剂后 6 ～ 12s 开始增强，12 ～ 18s 整个甲状腺实质快速均匀增强并达峰，15 ～ 21s 左右开始均匀消退（图 11-6-7)。

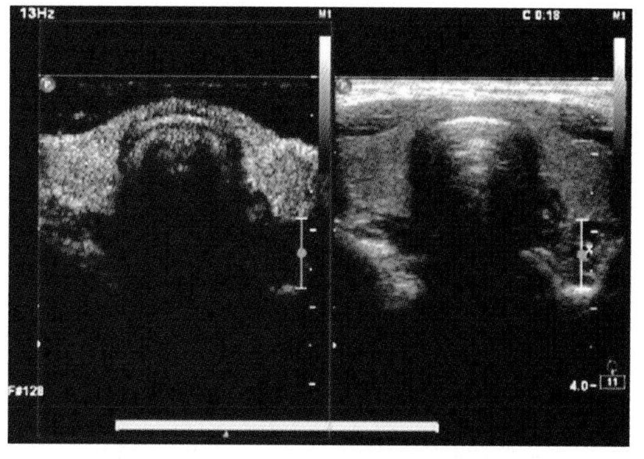

图 11-6-7　正常甲状腺超声造影表现

注射造影剂后 18s 实质呈弥漫性均匀增强

四、甲状腺病变超声造影表现

（一）慢性淋巴细胞性甲状腺炎

1. 病因、病理及临床　慢性淋巴细胞性甲状腺炎 (chronic lymphocytic thyroiditis,

CLT)，是甲状腺炎中最多见的一种，因日本学者 Hashimoto 首先报道而又命名为 Hashimoto thyroiditis（HT），译为桥本甲状腺炎，是一种以自身甲状腺组织为抗原的慢性炎症性自身免疫性疾病，40 岁以上女性好发，男女发病比例为 1 ：（10 ～ 20）。多数 CLT 最终会导致甲状腺功能减退。

（1）病因：CLT 发病原因不明，由于有家族聚集现象，并常合并其他自身免疫性疾病，故目前认为是遗传因素、自身免疫和环境因素共同作用的结果。环境因素的影响主要包括感染和膳食中过量的碘化物。近年来，较多研究表明，易感基因在发病中起一定作用。

（2）病理：CLT 病理表现为甲状腺弥漫性对称性肿大，少数甲状腺肿大不对称，不侵犯包膜，镜下实质内见大量淋巴细胞及不等量的嗜酸粒细胞浸润、淋巴滤泡萎缩、纤维组织增生。因病变中淋巴组织浸润与纤维组织增生的比例不同，可分为以下三种类型。①淋巴样型：以淋巴细胞浸润为主，纤维组织增生相对较轻，仅有少数滤泡残留。②纤维型：以纤维组织增生为主，增生的纤维组织常发生玻璃样变，可能是本病的晚期表现。③纤维 - 淋巴样型：淋巴组织和纤维组织均增生，构成比相近。

（3）临床：CLT 发展缓慢，病程较长，早期无症状，当出现甲状腺肿时，病程平均已达 2 ～ 4 年。甲状腺随病程发展而逐渐增大，但很少压迫气管、食管出现呼吸和吞咽困难，晚期甲状腺萎缩变小。实验室检查：血清 T_3、T_4、FT_3、FT_4 一般正常或偏低，甲状腺球蛋白抗体（TGAb）、甲状腺微粒体抗体（TMAb）和过氧化物酶抗体（TPOAb）均升高。

2. 超声表现

（1）二维超声表现：①甲状腺两侧叶弥漫性中度增大，部份峡部增厚明显。②甲状腺上下缘变钝，包膜完整，与周围界限清楚，但增厚且不光滑，回声增强，甚至呈结节状突起。③实质回声增粗，多数降低，少数可增强，并可见细线样或条索样中强回声，可能与纤维组织增生有关，部分病例似见结节样低回声或高回声，但边界不清，不能在多切面上重复。淋巴样型者甲状腺增大明显，多呈低回声，条索样中强回声较少，纤维型者甲状腺常缩小，实质回声增粗增强明显，并见较多条索状回声，纤维 - 淋巴样型者低回声与条索状高回声相间分布，呈“豹纹征”或“网格样”改变。

（2）彩色多普勒超声表现：甲状腺实质血流信号增多，有时可呈“火海征”，甲状腺上动脉增粗、流速加快，但程度明显低于原发性甲状腺功能亢进。

（3）超声造影表现：造影剂在 7 ～ 10s 时进入，约 15s 达峰值，20s 左右消退。甲状腺实质呈弥漫性同步增强、达峰及消退，达峰时呈均匀高增强。

病例 1

病史摘要：患者，女性，38 岁，因“体检发现甲状腺实质回声不均”就诊。

专科检查：颈软，对称，气管居中，双侧甲状腺未扪及明显结节，双侧颈部未扪及肿大淋巴结。

常规超声：甲状腺左右叶饱满，实质回声不均，其内见较多小片状低回声及少许线样高回声（图 11-6-8）。CDFI：实质内见少许星点状及短棒状血流信号（图 11-6-9）。

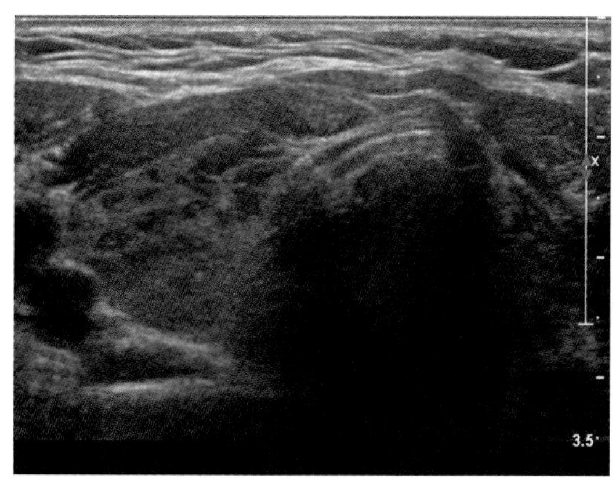

图 11-6-8　甲状腺二维超声图像

实质回声不均，内见较多小片状低回声及少许线样高回声

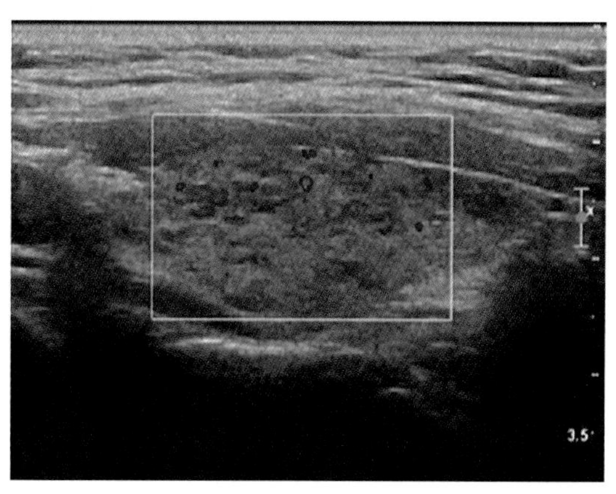

图 11-6-9　甲状腺彩超图像

实质内见少许星点状血流信号

超声造影：经肘静脉团注声诺维 2.0ml 后，甲状腺实质 8s 开始增强，16s 达峰，20s 开始消退。造影早期，实质呈不均匀整体增强，达峰时呈弥漫性高增强，基本均匀，未见明显局限性异常灌注区（图 11-6-10）。

超声结论：甲状腺弥漫性病变，符合慢性淋巴细胞性甲状腺炎。

病理诊断：慢性淋巴细胞性甲状腺炎。

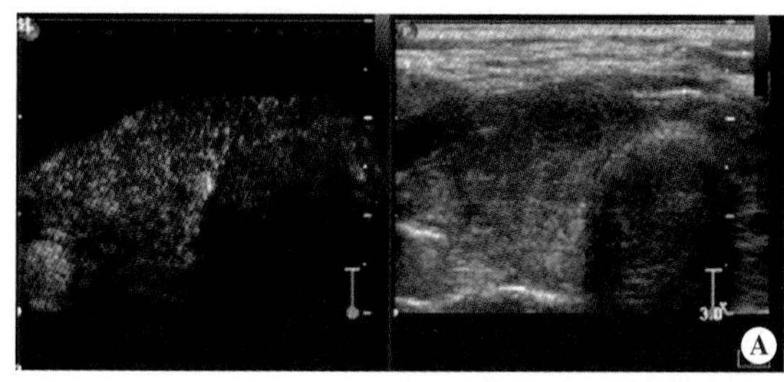

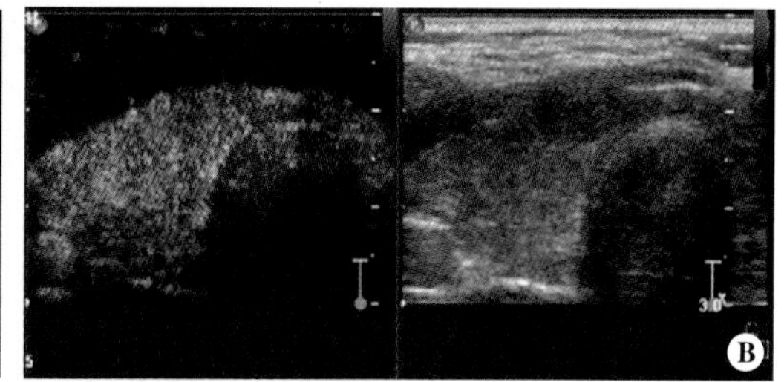

图 11-6-10　甲状腺造影图像

实质弥漫性均匀增强，箭头所指低回声处与周围实质同步均匀增强与消退。A.10s；B.13s

病例 2

病史摘要：患者，女性，62 岁，因“颈前包块 23 年”就诊。

专科检查：颈部饱满，甲状腺Ⅲ度肿大，对称，右叶扪及大小约 50mm×50mm 结节，左叶扪及大小约 45mm×35mm 结节，质硬，无压痛，形态不规则，随吞咽上下移动。

常规超声：甲状腺不对称性增大，形态不规则，表面不光滑，实质回声增强不均匀，有结节感（图 11-6-11）。CDFI：甲状腺实质血流信号明显增多，近似“火海征”（图 11-6-12）。

超声造影：经肘静脉团注声诺维 2.0ml，甲状腺实质呈快速整体弥漫性高增强，整体同步消退。未见明显局限性异常灌注区（图 11-6-13）。

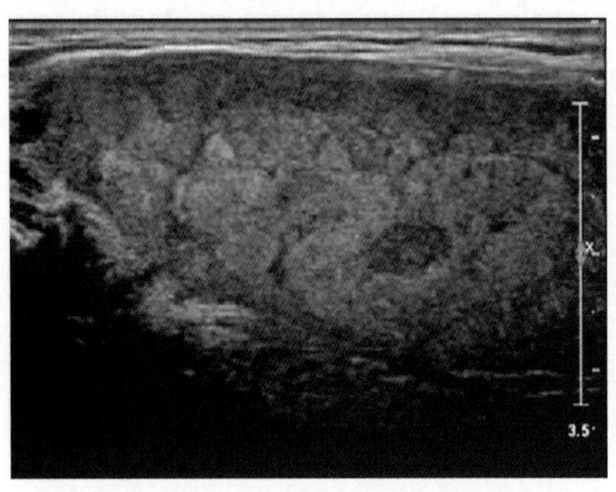

图 11-6-11　甲状腺二维超声图像

实质回声增粗不均，有结节感

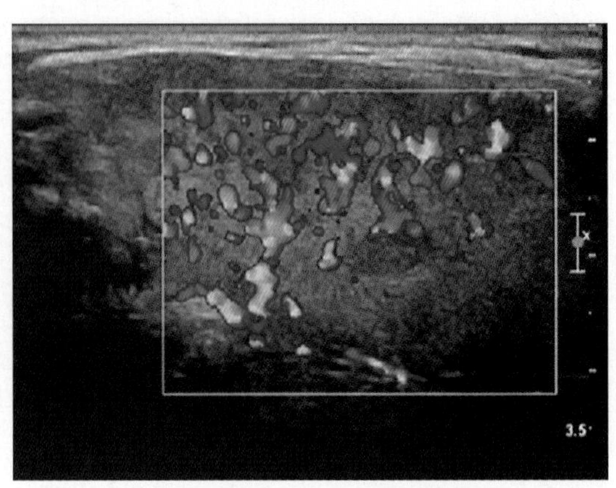

图 11-6-12　甲状腺彩超图像

实质血流信号明显增多，近似“火海征”

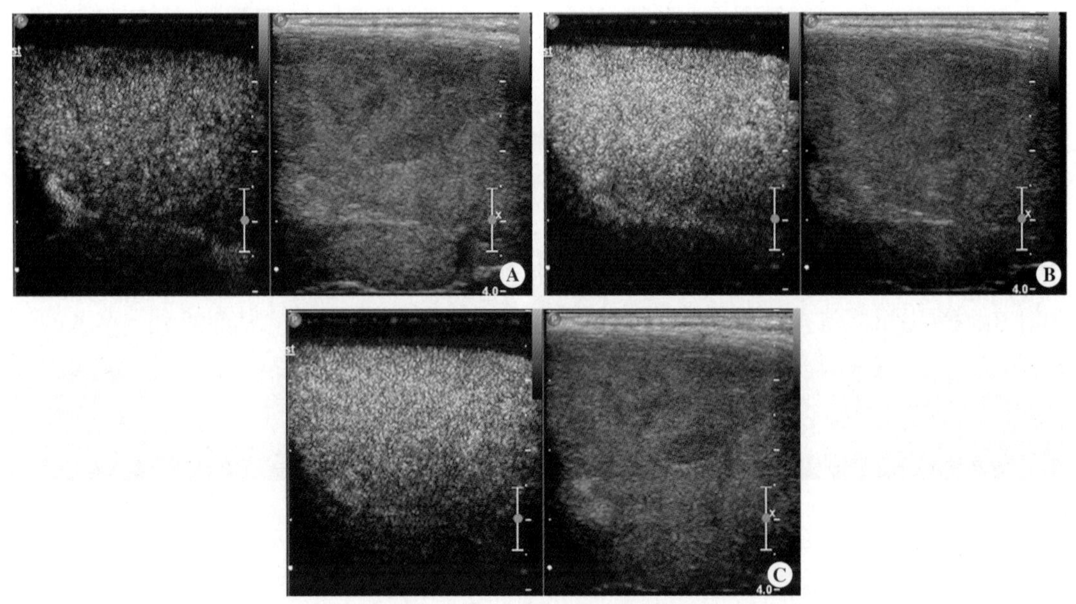

图 11-6-13　甲状腺造影图像

实质弥漫性均匀增强，箭头所指低回声处与周围实质同步均匀增强与消退。A.8s；B.15s；C.31s

超声结论：甲状腺肿大，实质回声不均，符合慢性淋巴细胞性甲状腺炎。

病理诊断：慢性淋巴细胞性甲状腺炎。

小结：CLT 造影表现为甲状腺实质弥漫性同步增强、达峰及消退，达峰时呈均匀高增强。CLT 患者二维超声上甲状腺实质内有时可见斑片状低回声区，CLT 患者也可合并其他甲状腺占位。以上两例患者甲状腺实质内见局灶性低回声区，该低回声区造影表现为与周围实质呈同步增强、达峰及消退，不支持占位性病变，后经术后病理证实，说明超声造影在 CLT 患者可疑病灶的鉴别诊断上有较高价值。

（二）亚急性甲状腺炎

1. 病因、病理及临床　亚急性甲状腺炎（subaeute thyroiditis，ST）是一种常见的甲状腺疾病，近几年，其发病率呈明显上升趋势。目前病因尚未完全阐明，一般认为与病毒感染有关。显微镜镜下见病变呈灶性分布，早期可见滤泡破坏、基膜碎裂、胶质减少或消失，中性粒细胞可浸润到被破坏的滤泡内，形成微小脓肿。病变进一步发展，滤泡内可见组织细胞和多核巨细胞，围绕胶质形成肉芽肿，病变与结核结节相似，但无干酪样坏死，间质水肿，有淋巴细胞、浆细胞、嗜酸粒细胞和组织细胞浸润。甲状腺滤泡上皮破坏和滤泡完整性丧失，导致甲状腺激素和异常碘化物释放入血，从而引起相应的临床表现。发病前患者常有上呼吸道感染病史，随后出现颈部疼痛和压痛，早期可伴甲状腺功能亢进、中期可伴甲状腺功能减退，之后甲状腺功能逐渐恢复，进入恢复期，数月后炎症逐渐消退，后纤维化而痊愈。实验室检查：红细胞沉降率增加，常＞50mm/h，血清甲状腺激素滴度升高，但甲状腺摄碘率下降，出现双向分离现象。该病多见于中年妇女，发病常有季节性，夏季为发病高峰期。

2. 超声表现

(1) 二维超声表现：甲状腺肿大，可不对称，病变程度和范围不一，常先从一叶开始，逐渐扩散至另一叶，病变处压痛。病灶外形不规则，边界不清，无包膜和声晕，呈低回声，有人形容其为“云雾状”低回声或“冲洗征”，如病灶靠近甲状腺包膜，该处颈前肌间隙模糊或消失，具有一定特征性。

(2) 多普勒超声表现：病灶内血流信号可稍增多、减少或正常，动脉多呈低速低阻型。甲状腺上动脉不扩张。

(3) 弹性成像：因间质水肿，病灶张力较高，导致弹性成像硬度增加。

(4) 超声造影：病灶与周围正常实质同步或略晚于周围正常实质增强，达峰时多呈弥漫性低增强，较均匀，略早于周围实质消退。病灶若靠近甲状腺包膜，达峰时可清晰显示甲状腺包膜，并见包膜光滑、完整，无破坏。

病例 3

病史摘要：患者，女性，44 岁，因“体检发现甲状腺左叶包块 6 个月”就诊。

专科检查：颈软，对称，双侧未扪及明显甲状腺包块。

常规超声：甲状腺左叶下份实质内探及多个片状低回声区，最大约 13mm× 11mm，边界不清，形态不规则，回声欠均质，该处甲状腺与其邻近的颈前肌间隙模糊（图 11-6-14）。CDFI：异常回声周边及内部见点状血流信号，取样困难（图 11-6-15）。

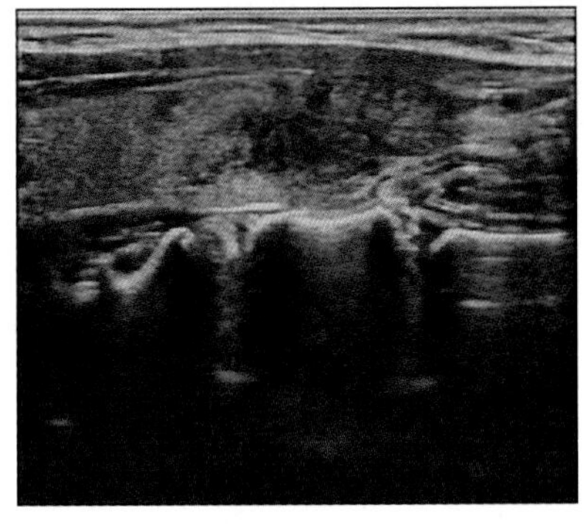

图 11-6-14　甲状腺左叶二维超声图像

下份实质内片状低回声区，边界不清，形态不规则，该处甲状腺与其邻近的颈前肌间隙模糊

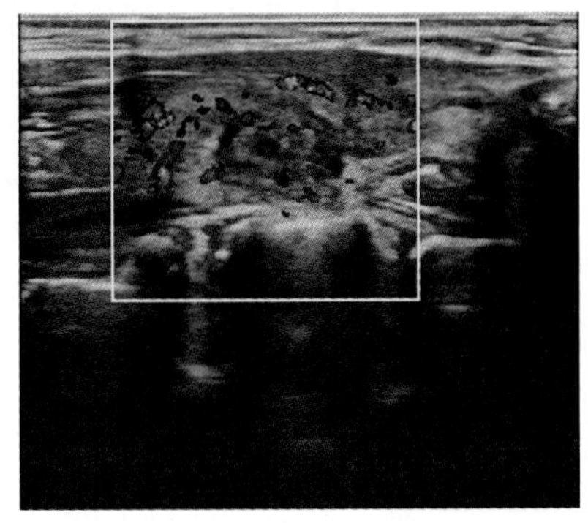

图 11-6-15　甲状腺左叶彩超图像

异常回声周边及内部见点状血流信号

弹性成像：病灶以蓝为主，蓝绿相间，弹性评分 2 分（图 11-6-16）。

超声造影：经肘静脉团注声诺维 2.0ml，甲状腺左叶中下份异常低回声略晚于周围实质增强，同步达峰，达峰时呈不均匀等增强，略早于周围实质消退（图 11-6-17）。

超声结论：甲状腺左叶内异常回声，考虑亚急性甲状腺炎。

病理诊断：亚急性甲状腺炎。

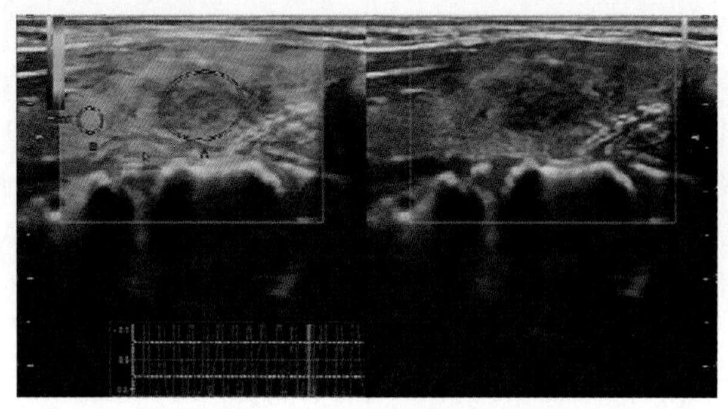

图 11-6-16　甲状腺左叶弹性图像

病灶呈蓝绿相间，弹性评分 2 分

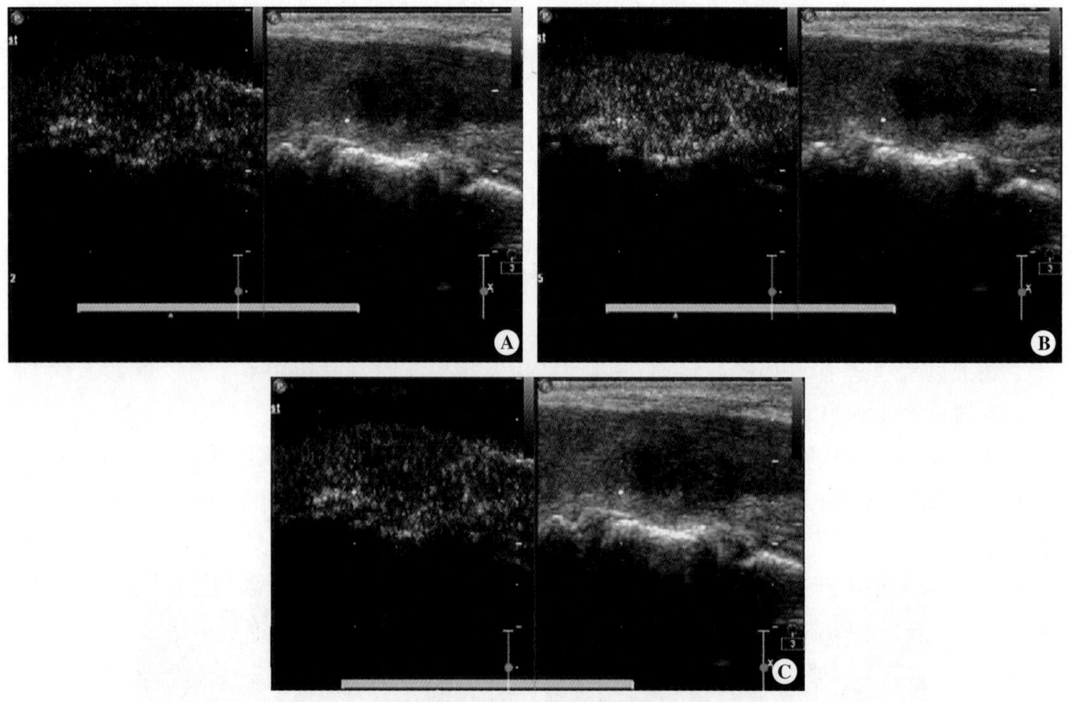

图 11-6-17　甲状腺左叶造影图像

异常低回声略晚于周围实质增强，同步达峰，达峰时呈不均匀等增强，略早于周围实质消退。A.13s；B.17s；C.21s

病例 4

病史摘要：患者，女性，52 岁，因“咽痛 5 天”就诊。

专科检查：气管居中，右颈前区饱满，质地较硬，右甲状腺区触痛，压痛明显，转颈、吞咽时疼痛加重，无声音嘶哑及吞咽困难。

常规超声：甲状腺右叶下份实质内见数个斑片状低回声，最大约 19mm×13mm，边界不清楚，形态不规则，回声欠均质（图 11-6-18）。CDFI：其周边及内部见星点状血流信号（图 11-6-19）。

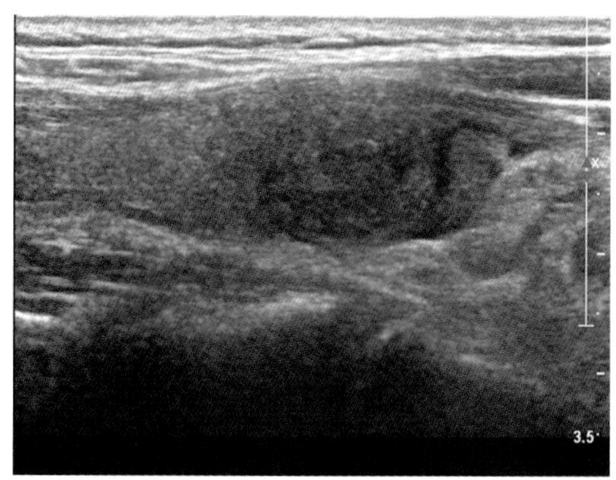

图 11-6-18　甲状腺右叶二维图像

右叶下份实质内数个斑片状低回声，边界不清楚，形态不规则，回声欠均质

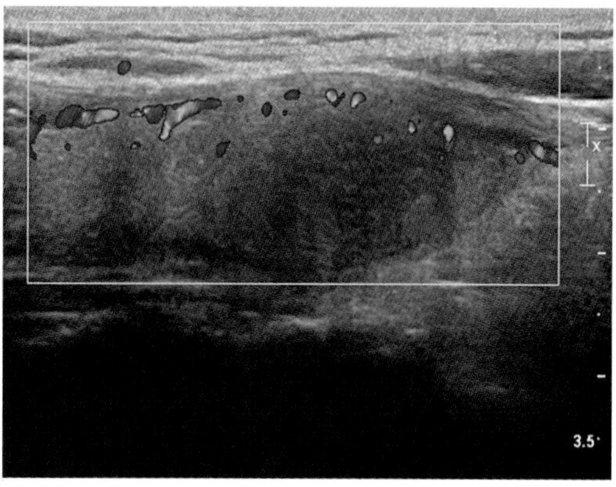

图 11-6-19　甲状腺右叶彩超图像

低回声周边及内部见星点状血流信号

弹性成像：病灶以蓝为主，蓝绿相间，弹性评分为 3 分（图 11-6-20）。

超声造影：经肘静脉团注声诺维 2.0ml，甲状腺右叶下份异常回声晚于周围实质增强，达峰时呈不均匀低增强，边界不清，早于周围实质消退（图 11-6-21）。

超声结论：甲状腺右叶异常回声，考虑亚急性甲状腺炎。

病理诊断：亚急性甲状腺炎。

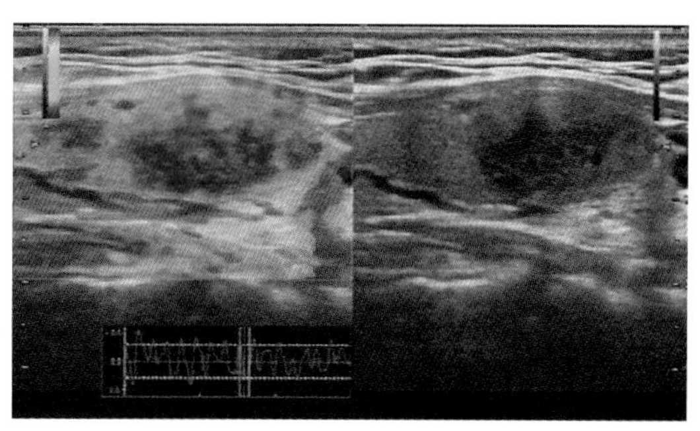

图 11-6-20　甲状腺右叶弹性图像

病灶以蓝为主，蓝绿相间，弹性评分为 3 分

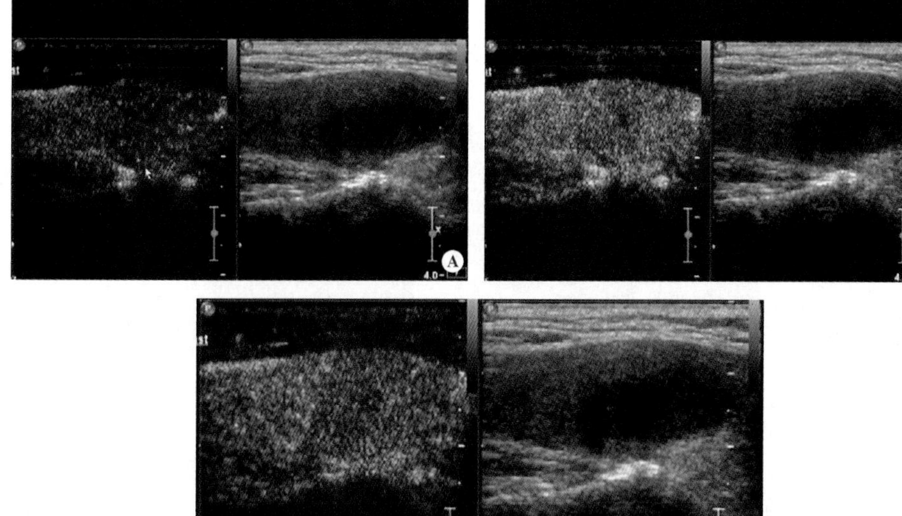

图 11-6-21　甲状腺右叶弹性图像

异常回声晚于周围实质增强，达峰时呈不均匀低增强，边界不清，略早于周围实质消退。A.10s；B.14s；C.19s

小结：亚急性甲状腺炎超声表现较具特征性，病灶呈云雾状低回声，边界不清，外形不规则，无包膜和声晕，如病灶靠近甲状腺包膜，则该处甲状腺与颈前肌之间的间隙模糊或消失，病灶内血流信号稀少，结合临床表现及实验室检查，一般诊断不难。但当图像表现不典型、患者颈前区疼痛又不明显时，诊断较为困难，此时超声造影及弹性成像可提供病灶微循环灌注及硬度信息，特别当病灶靠近甲状腺包膜时，造影可清晰显示病灶与包膜的关系，有助于病灶的鉴别诊断。造影时，亚急性甲状腺炎病灶与周围正常实质同步或略晚于周围正常实质增强，达峰时多呈弥漫性低增强，较均匀，略早于周围实质消退。病灶若靠近甲状腺包膜，达峰时可清晰显示甲状腺包膜，并见包膜光滑、完整，无破坏。

（三）结节性甲状腺肿

1. 病因、病理及临床 结节性甲状腺肿又称腺瘤样甲状腺肿，是地方性甲状腺肿和散发性甲状腺肿的晚期。发病率高，女性多于男性，多认为与缺碘有关。患者因缺碘致血中 T_3、T_4 下降，继而促甲状腺激素（TSH）升高，甲状腺滤泡上皮增生，甲状腺弥漫性肿大，随病程进展，滤泡上皮由普遍性增生转变为局灶性增生，部分区域则出现退行性变，最后由于长期的增生性病变和退行性病变反复交替，腺体内出现不同发展阶段的结节。部分结节可出现功能自主性，称为毒性结节性甲状腺肿或称 Plummer 病。有些结节由于上皮细胞过度增生，可以形成胚胎性腺瘤或乳头状腺瘤，也可形成甲状腺癌。临床上甲状腺不同程度肿大，多不对称，结节多为多发性，数目及大小不等，质软或稍硬，光滑，无触痛。触诊甲状腺表面不规则或可触及多个结节。病情进展缓慢，病程较长，多数患者无症状，甲状腺肿大明显时可引起压迫症状，出现呼吸困难、吞咽困难和声音嘶哑等。结节内急性出血可致肿块突然增大及疼痛，症状可于几天内消退，增大的肿块可在几周或更长时间内减小。

2. 超声表现

(1) 二维超声表现：甲状腺大小正常或不对称性增大，实质内见较多大小不等、回声不一的异常回声。囊性者边界多清晰，囊内多数可见点状强回声伴“彗星尾征”（图 11-6-22），部分壁上可见乳头状中强回声（图 11-6-23），实性者往往边界欠清晰，无包膜，

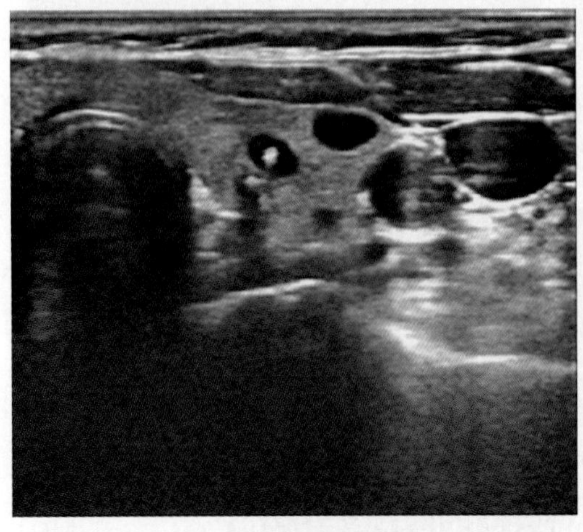

图 11-6-22 结节性甲状腺肿二维超声图像

病灶呈囊性，边界清晰，囊内见点状强回声伴“彗星尾征”

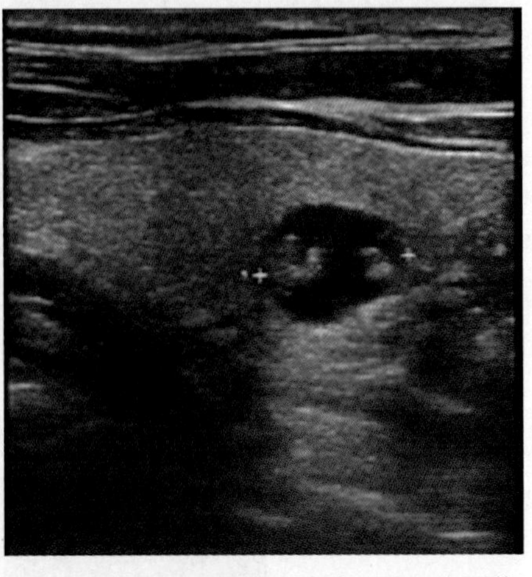

图 11-6-23 结节性甲状腺肿二维超声图像

病灶呈囊性，边界清晰，壁上见乳头状中强回声

等回声多见（图 11-6-24），混合性病灶往往中强回声与片状无回声混杂，可呈蜂窝状或海绵状，边界多较清晰，外形多较规则（图 11-6-25）。部分异常回声内可伴钙化，多为粗大钙化，或呈环状、弧形位于病灶周边。

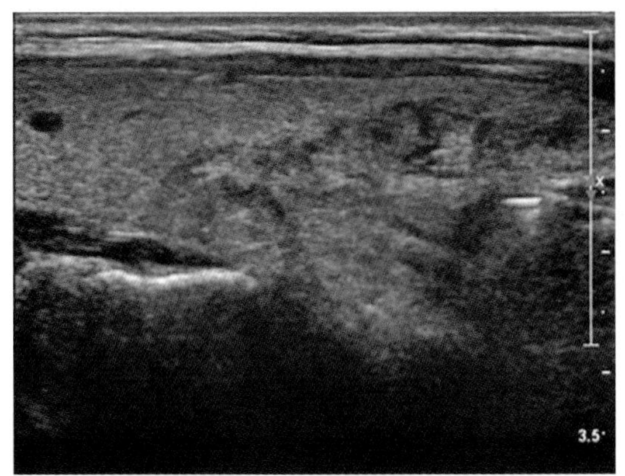

图 11-6-24　结节性甲状腺肿二维超声图像

病灶呈实性，边界欠清晰，无包膜，呈等低回声

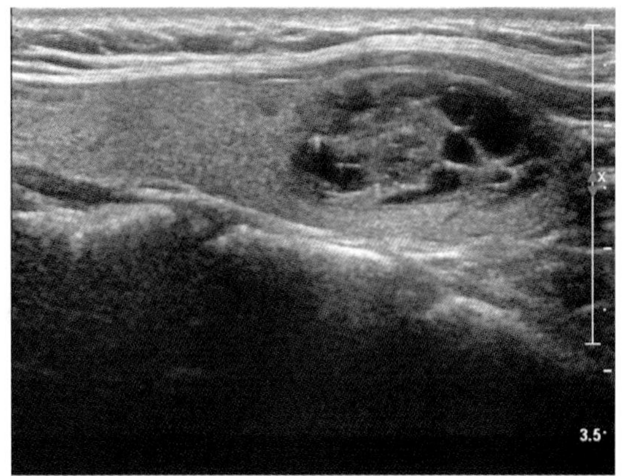

图 11-6-25　结节性甲状腺肿二维超声图像

病灶呈混合性，边界较清晰，外形较规则，中强回声与片状无回声混杂，呈蜂窝状

(2) 彩色多普勒超声表现：不同性质病灶血流信号表现不一，囊性者多不能探及血流信号，实性者血供多较丰富，分布较规则（图 11-6-26），有时可见环状血流信号，混合性者壁上及分隔上多可见不丰富的血流信号（图 11-6-27）。

(3) 超声造影表现：造影表现多样，与病灶性质有关。囊性者无增强；实性者与周围甲状腺实质多呈同步等增强；混合性者呈不均匀增强，液性区无增强，部分周边可见环状增强，增强后结节边界清楚，形态规则，病灶大小与二维图像相比无明显变化（图 11-6-28）。

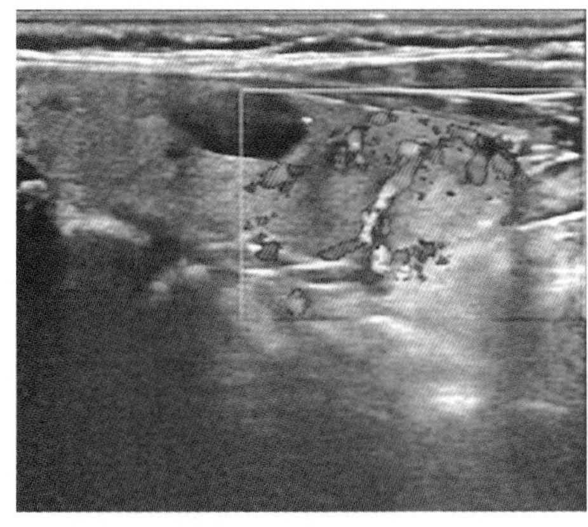

图 11-6-26　结节性甲状腺肿彩超图像

甲状腺实质内见两个异常回声，中份囊性者未探及血流信号，下份实性者内探及较丰富血流信号

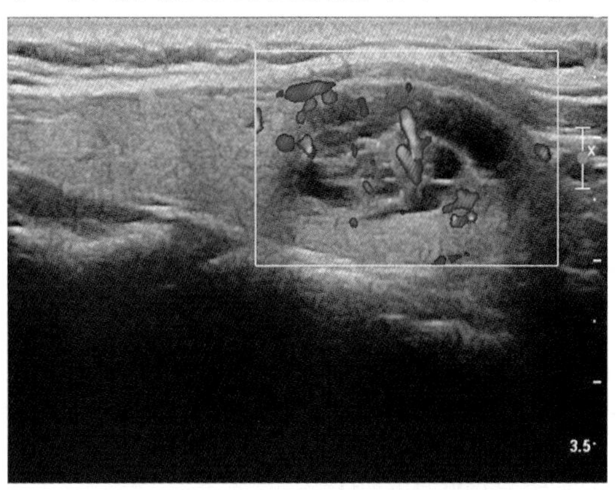

图 11-6-27　结节性甲状腺肿彩超图像

病灶呈混合性，壁上及分隔上见少许血流信号

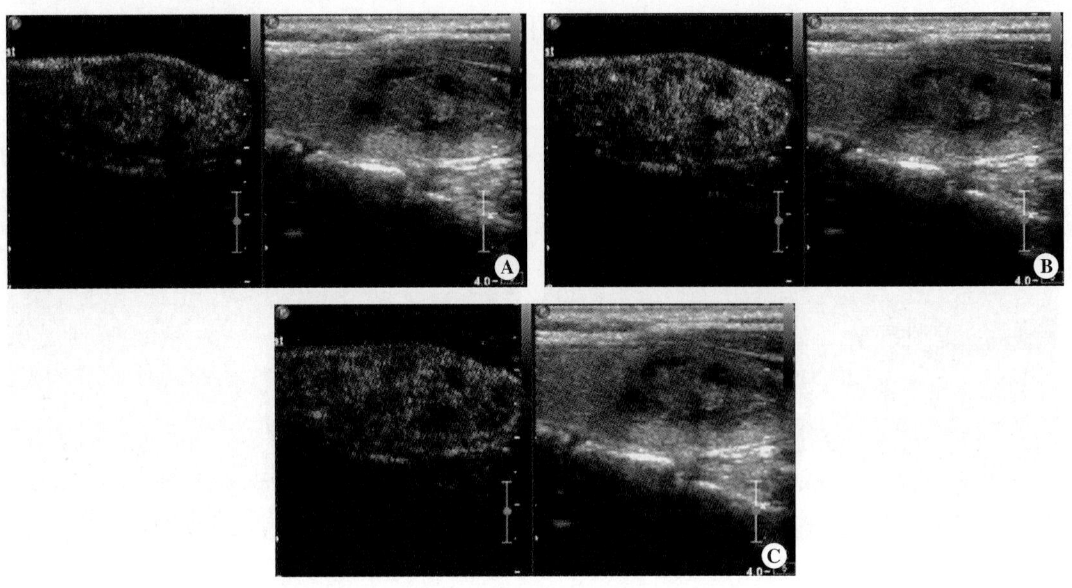

图 11-6-28 结节性甲状腺肿造影图像
实性部分与周围甲状腺实质呈同步等增强。A.10s；B.12s；C.17s

病例 5

病史摘要：患者，女性，58 岁，因“体检发现右侧甲状腺包块 20 天”入院。

专科检查：颈软，甲状腺右叶可扪及一大小约 20mm ×10mm 的包块，质软，边界清楚，无压痛，随吞咽活动，左叶未扪及包块。

常规超声：甲状腺右叶下份实质内异常回声，大小约 22mm×9mm，边界清楚，形态规则，以等回声为主，内见少许散在点状强回声，部分后伴“彗星尾征”（图 11-6-29）。CDFI：异常回声周边及内部见条状血流信号（图 11-6-30）。

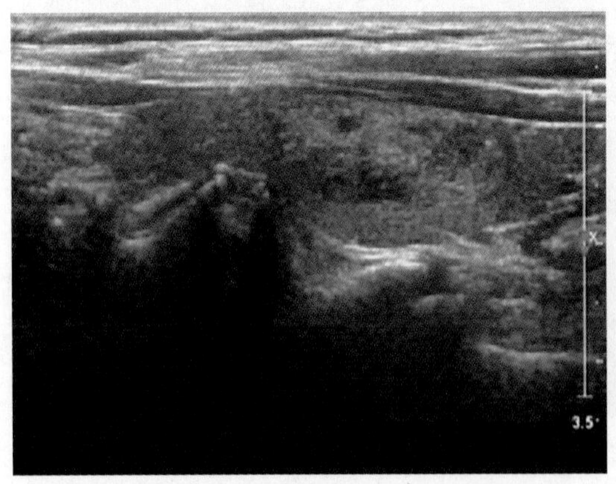

图 11-6-29 甲状腺右叶二维图像
病灶呈实性，边界清楚，形态规则，呈等回声，内见少许散在点状强回声

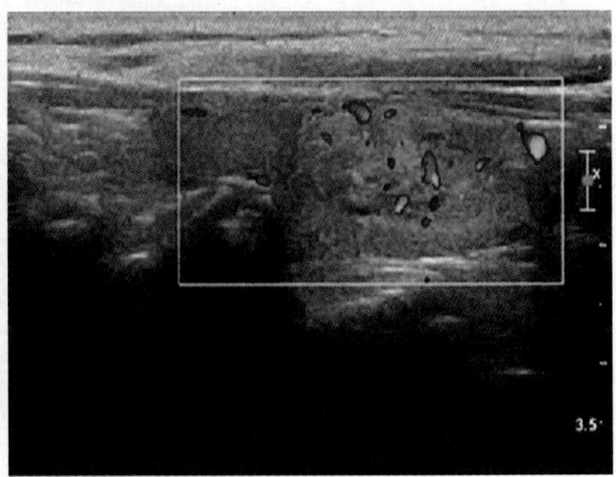

图 11-6-30 甲状腺右叶彩超图像
病灶周边及内部见条状血流信号

弹性成像：病灶以绿色为主，蓝绿相间，弹性评分 2 分（图 11-6-31）。

超声造影：经肘静脉团注声诺维 2.0ml，甲状腺右叶下份异常回声与周围实质同步弥漫性增强，同步达峰，达峰时呈不均匀等增强，偏心部可见小片状低增强区，周边似有环状增强，消退略早于周围实质（图 11-6-32）。

超声结论：甲状腺右叶内实性占位性病变（考虑良性病变）。

病理诊断：结节性甲状腺肿。

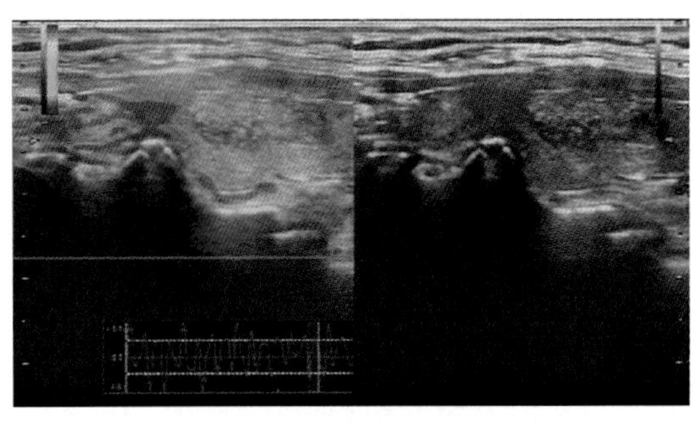

图 11-6-31　甲状腺右叶弹性图像

病灶以绿为主，蓝绿相间，弹性评分 2 分

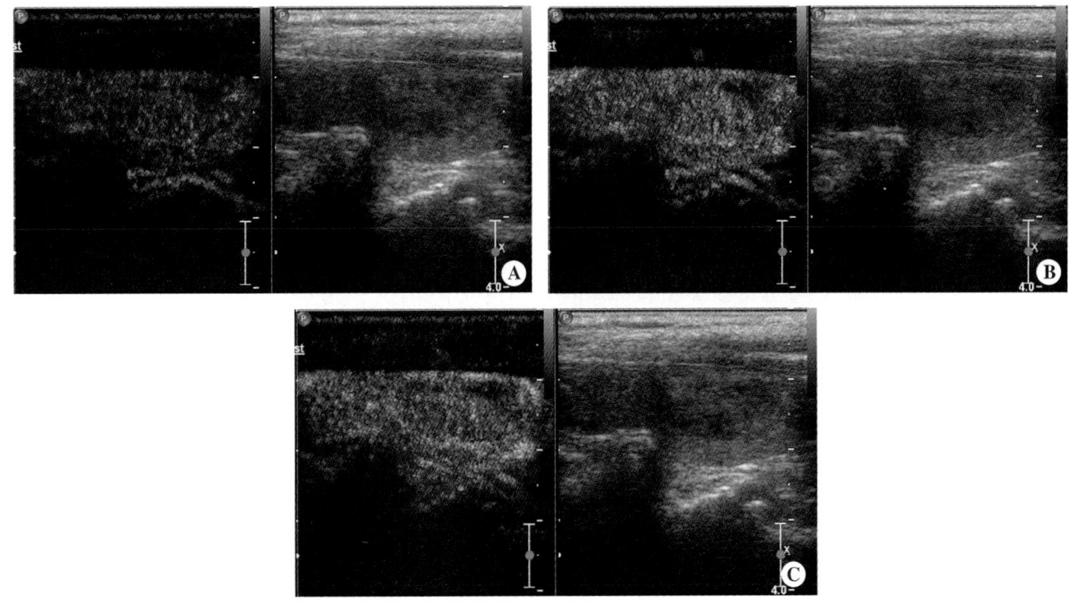

图 11-6-32　甲状腺右叶造影图像

达峰时呈不均匀等增强。A.14s；B.16s；C.20s

病例 6

病史摘要：患者，女性，39 岁，因“发现颈部包块 3 个月”入院。

专科检查：颈软，对称，甲状腺右叶可扪及大小约 40mm×10mm 的融合包块，质中，边界不清，无压痛，可随吞咽活动。甲状腺左叶可扪及大小约 20mm×10mm 的包块，质中，边界不清，无压痛，可随吞咽活动，双颈部无肿大淋巴结。

常规超声：甲状腺形态饱满，左右叶均见数个异常回声，右侧者融合成片状，范围约 36mm×10mm，左侧最大约 22mm× 9mm，边界清楚，形态不规则，呈等回声，较均质（图 11-6-33）。CDFI：异常回声周边及内部见少许短棒状血流信号（图 11-6-34）。

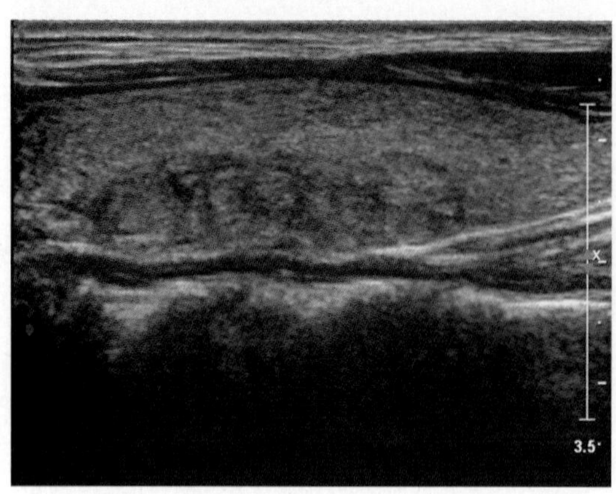

图 11-6-33　甲状腺右叶二维图像

病灶呈实性，边界清楚，形态不规则，呈等回声，较均质

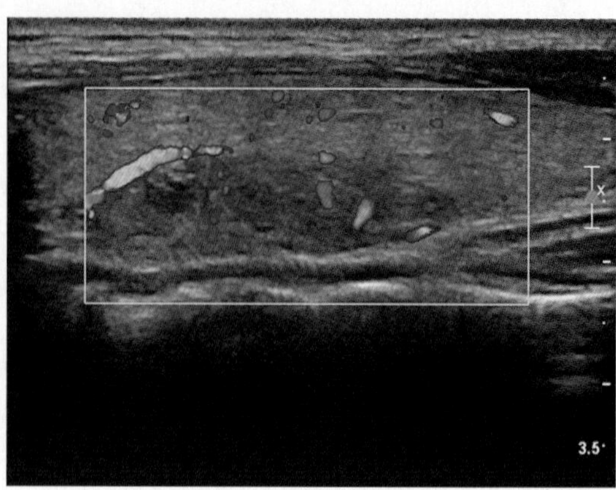

图 11-6-34　甲状腺右叶彩超图像

病灶周边及内部见少许短棒状血流信号

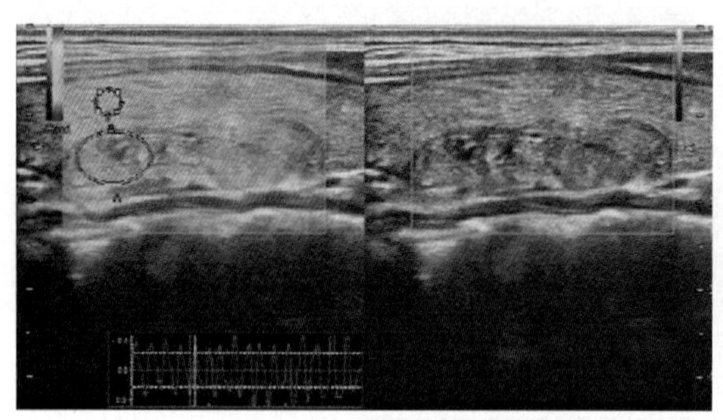

图 11-6-35　甲状腺右叶弹性图像

病灶以绿为主，蓝绿相间，弹性评分 2 分

弹性成像：甲状腺左右叶异常回声呈蓝绿相间，以绿为主，弹性评分 2 分（图 11-6-35）。

超声造影：经肘静脉团注造影剂声诺维 2.0ml，甲状腺左叶异常回声与周围甲状腺实质同步弥漫性增强，同步达峰，达峰时呈不均匀高增强，边界欠清楚，外形欠规则，部分切面可见半环状增强，消退略晚于周围实质（图 11-6-36）。

超声结论：甲状腺内异常回声，考虑良性病变（符合结节性甲状腺肿）。

病理诊断：结节性甲状腺肿。

分析与小结：结节性甲状腺肿回声不一，可伴囊变，钙化，结晶形成，血流较稀少。造影表现也变化多端。多数结节与周围腺体呈弥漫性同步等增强，同步消退，也有部分早于或晚于周围腺体增强，达峰时呈高增强或低增强，增强后结节边界清楚，形态规则，部分周边可见增强环，病灶大小与二维图像相比无明显变化，具有一定鉴别诊断价值。

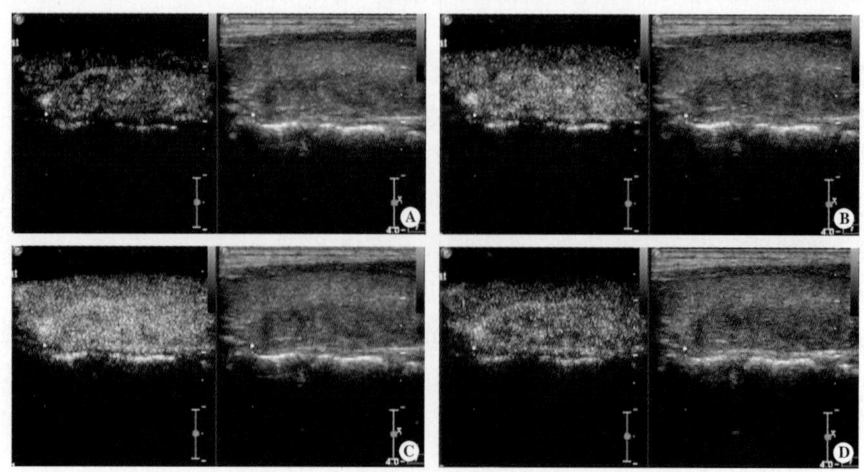

图 11-6-36　甲状腺右叶造影图像

病灶与周围实质同进慢退，达峰时呈不均匀高增强。A.10s；B.12s；C.15s；D.30s

（四）甲状腺腺瘤

1. 病因、病理及临床　甲状腺腺瘤（thyroid adenoma，TA）是最常见的甲状腺良性肿瘤，起源于甲状腺滤泡细胞。其原因不明，可能与性别、遗传因素、射线照射（主要是外放射）及 TSH 长期过度刺激有关。组织学类型有滤泡性腺瘤（follicular thyroid adenoma，FTA）、乳头状腺瘤（papillary thyroid adenoma，PTA）和非典型腺瘤三种，前者多见。本病多见于 40 岁以下女性，病程缓慢，常单发，圆形或椭圆形，质地中等，表面光滑，无压痛，随吞咽上下移动。少数患者可因瘤内出血造成瘤体突然增大、张力增高而"质硬"，并有压痛。瘤体可发生囊性变，病程较长者，可出现钙化而使瘤体坚硬，部分可发展为功能自主性腺瘤，引起甲状腺功能亢进，部分可发生恶变，具有下列情况者，应警惕恶变的可能：①肿瘤短期内迅速增大；②瘤体活动受限或固定；③出现声音嘶哑、呼吸困难等压迫症状；④肿瘤硬实、表面粗糙不平；⑤出现颈部淋巴结肿大。

2. 超声表现

(1) 二维超声：甲状腺大小正常或局限性增大，实质内见异常回声，常单发，形态规则，多呈椭圆形，纵横比＜1，边界清楚，有包膜，周边可见厚 2 ～ 3mm 的低回声晕环，认为可能是因小血管绕行或周围组织水肿所致，内多呈等回声，少数呈中强回声，均质（图 11-6-37），后方回声增强或无变化，一般无衰减，合并囊性变、出血及坏死时可呈混合回声（图 11-6-38）。

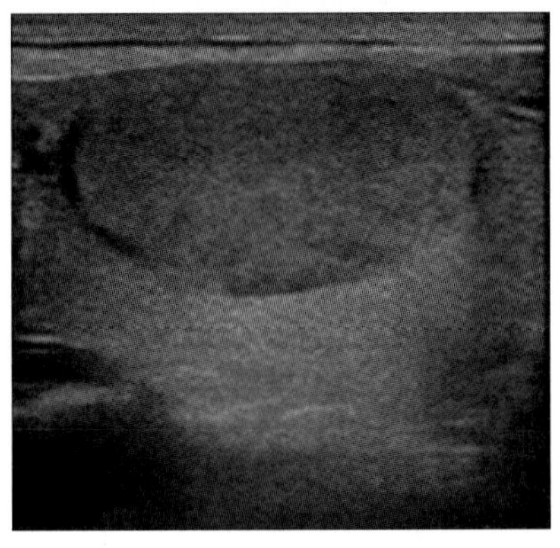

图 11-6-37　甲状腺腺瘤二维超声图像

病灶呈椭圆形，纵横比＜ 1，边界清楚，有包膜，周边见低回声晕环，内呈均质等回声，后方回声增强

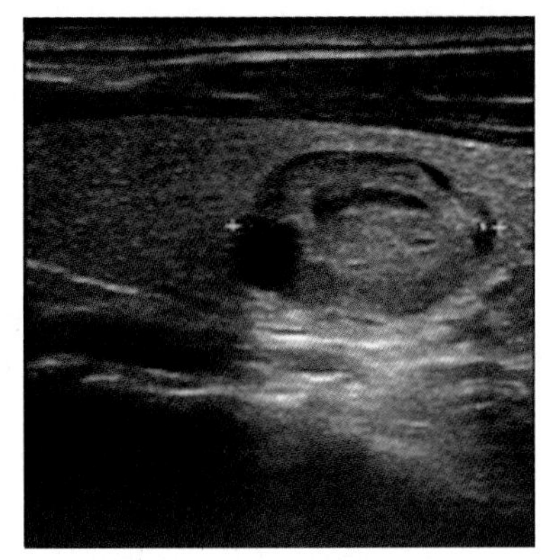

图 11-6-38　甲状腺腺瘤二维超声图像

病灶内见无回声，呈实性为主的混合回声

(2) 多普勒超声：瘤体周边可见较丰富的血流信号，呈环状分布（＞ 1/2 环）（图 11-6-39），内部血供程度不等，可呈网状、彩球状，多可测及高速低阻的动脉血流信号，高功能腺瘤血流信号丰富，峰值流速较高，一般可达 40cm/s 以上，但 RI ＜ 0.7（图 11-6-40）。

(3) 超声造影：瘤体早于周围甲状腺实质呈弥漫性快速增强，达峰时多呈均匀高增强或等增强，囊性部分无增强。由于瘤体周边血管粗大，血供相对丰富，而瘤体内部血管相对较细，导致造影剂注入后周边呈高增强环，瘤体内造影剂消退晚于周围甲状腺实质，呈持续高增强，但瘤体内造影剂消退快于周边高增强环，故高增强环于消退期更明显（11-6-41）。

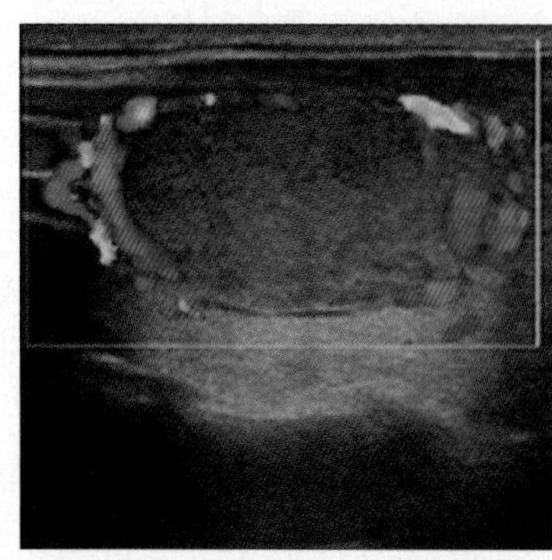

图 11-6-39　甲状腺腺瘤彩超图像
病灶血供丰富，周边见环状血流信号

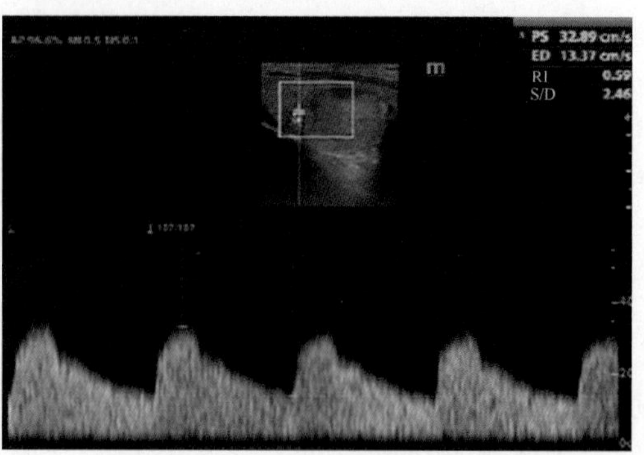

图 11-6-40　甲状腺腺瘤频谱图
S：32.89 cm/s，D：13.37 cm/s，RI：0.59

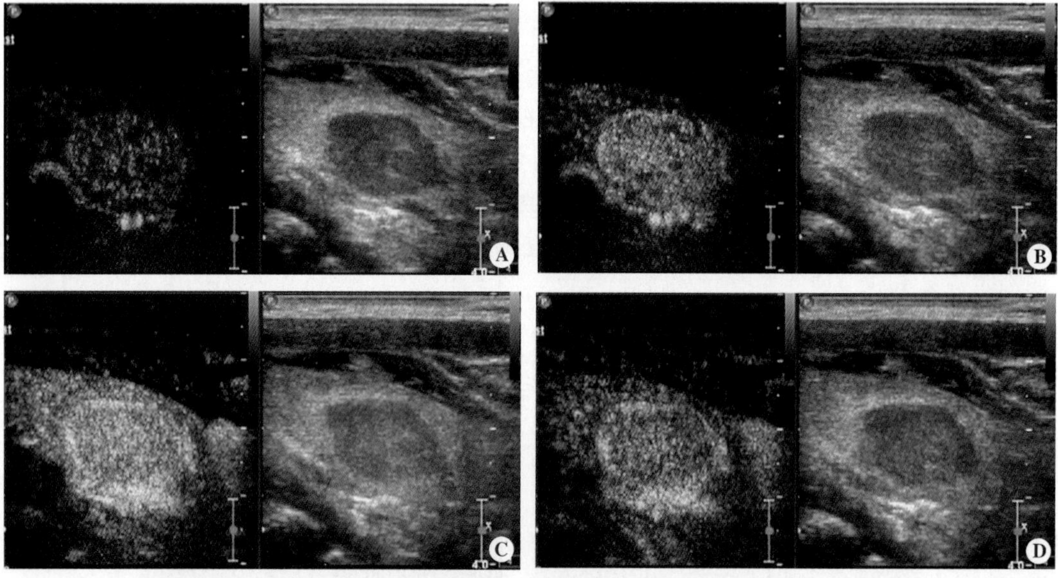

图 11-6-41　甲状腺左叶结节造影图像
A.14s；B.15s；C.21s；D.37s

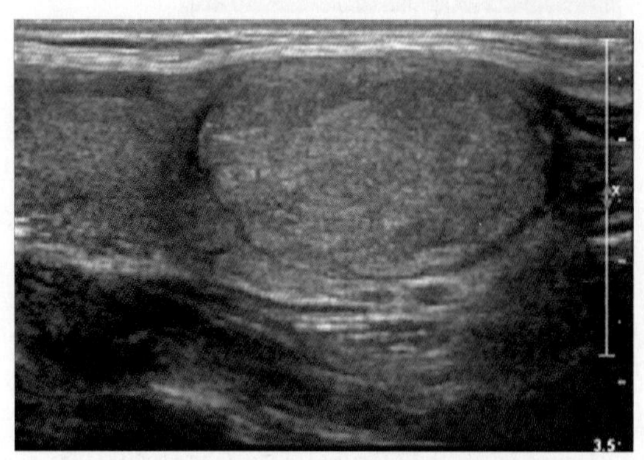

图 11-6-42　甲状腺左叶二维图像
下份实质内见一异常等回声，其纵横比＜1，边界清楚，形态规则，周围见低回声晕，内回声均质，后方回声无改变

病例 7

病史摘要：患者，女性，33 岁，因“发现甲状腺左叶包块 1 周”就诊。

专科检查：颈软，气管居中，甲状腺左叶触及大小约 30mm×20mm 肿块，质中，表面光滑，随吞咽上下活动，甲状腺右叶未及肿块，双颈部未扪及明显肿大淋巴结。

常规超声：甲状腺左叶下份实质内见一异常等回声，大小约 30mm×19mm，纵横比＜1，边界清楚，形态规则，周围见低回声晕，内回声均质，后方回声无改变（图 11-6-42）。CDFI：其周边及内部见较丰富血流信号（图 11-6-43）。

弹性成像：甲状腺左叶异常回声为蓝绿相间，以绿为主，应变率比值约为 2.4（图 11-6-44）。

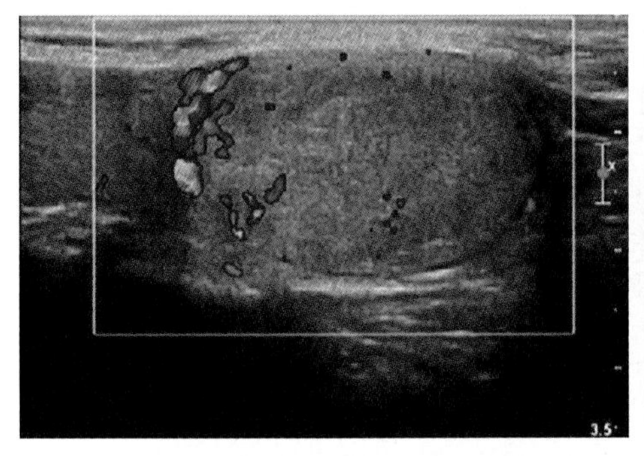

图 11-6-43　甲状腺左叶彩超图像

异常回声周边及内部见较丰富血流信号

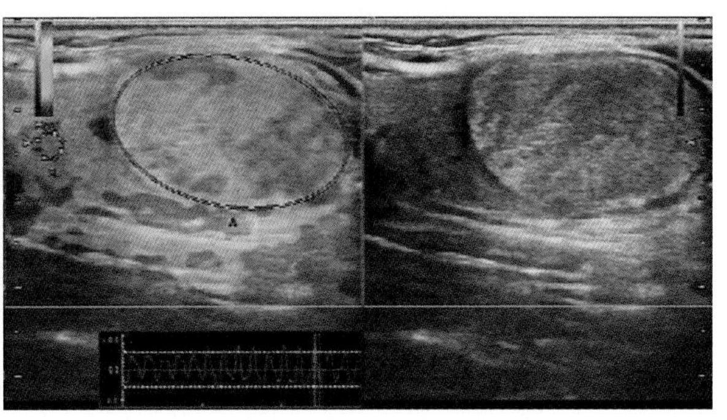

图 11-6-44　甲状腺左叶弹性图像

异常回声为蓝绿相间，以绿为主，应变率比值约 2.4

超声造影：经肘静脉团注声诺维 2.0ml，左叶异常回声早于周围甲状腺实质增强、达峰，达峰时呈均匀性高增强，边界清，周边见环状增强，造影剂消退晚于周围甲状腺实质（图 11-6-45）。

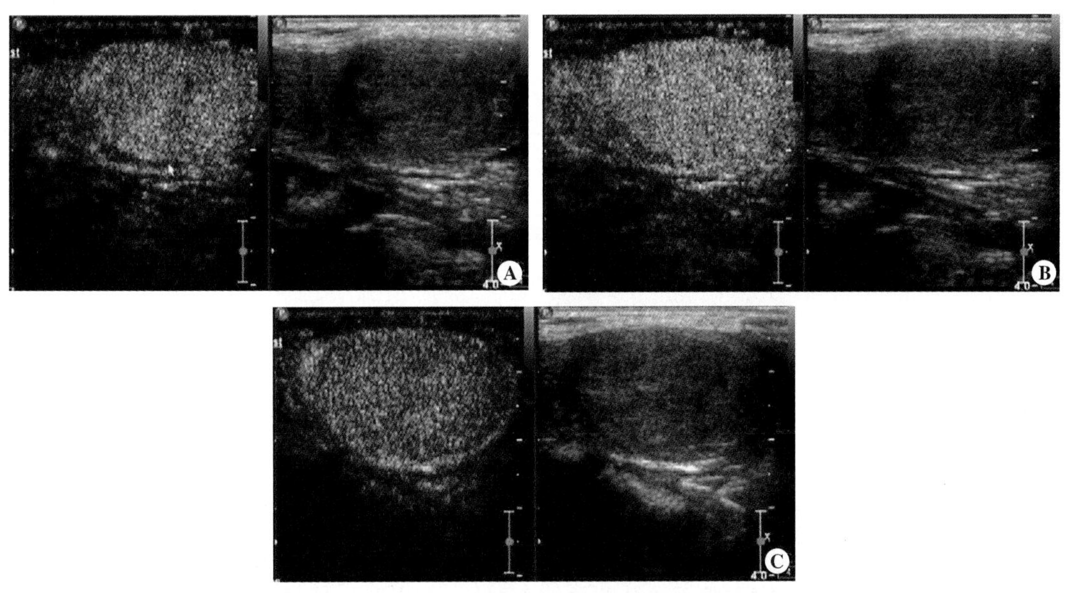

图 11-6-45　甲状腺左叶造影图像

A.6s；B.9s；C.26s

超声结论：甲状腺左叶实性占位性病变，考虑良性病变（腺瘤可能性大）。

病理诊断：左侧甲状腺腺瘤。

病例 8

病史摘要：患者，女性，47 岁，因“发现右颈前包块 20 天”就诊。

专科检查：颈软，对称，气管居中，甲状腺右叶扪及大小约 30mm×20mm 包块，质软，界清，无压痛，随吞咽上下移动，甲状腺左叶未扪及肿块。

常规超声：甲状腺右叶下份实质内见一异常等回声，大小约 30mm×20mm，纵横比＜ 1，边界清楚，形态规则，周围见低回声晕，内回声欠均质，后方回声轻度增强（图 11-6-46）。CDFI：其周边及内部见丰富血流信号，周边见环状血流（图 11-6-47）。

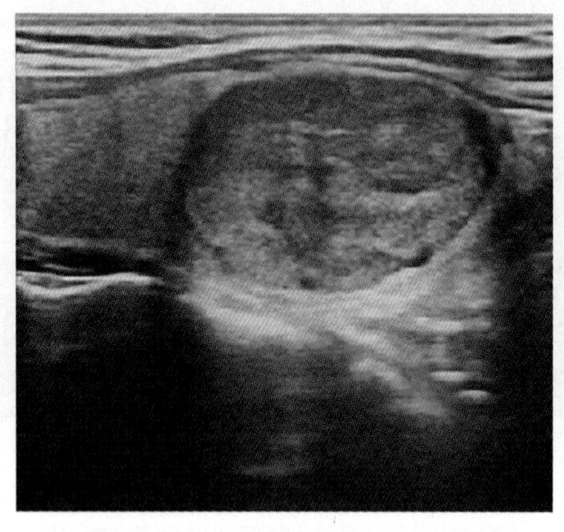

图 11-6-46　甲状腺右叶二维图像

下份实质内见一异常等回声，其纵横比＜1，边界清楚，形态规则，周围见低回声晕，内回声欠均质，后方回声轻度增强

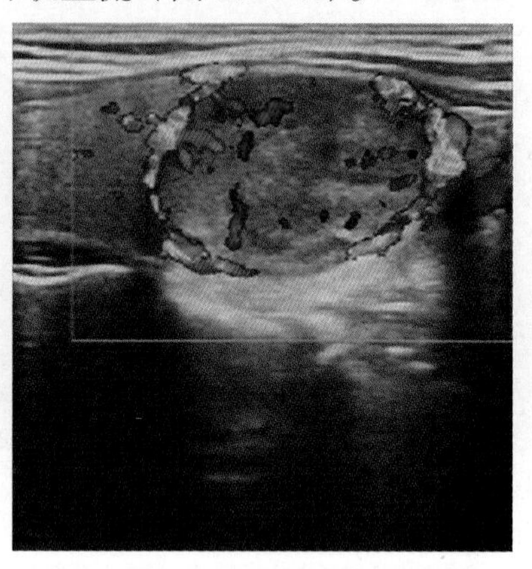

图 11-6-47　甲状腺右叶彩超图像

异常回声周边及内部见丰富血流信号，周边见环状血流

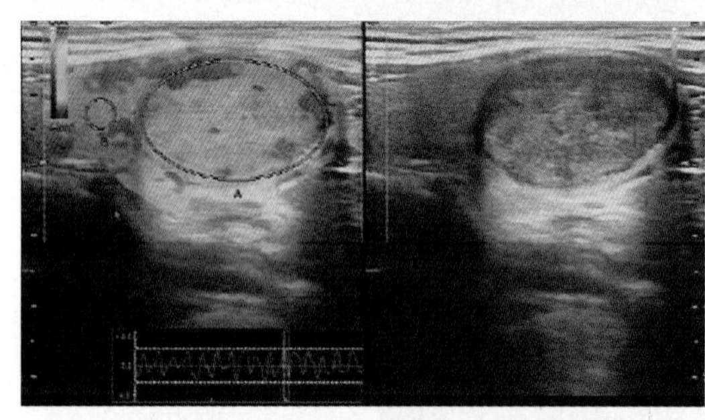

图 11-6-48　甲状腺右叶弹性图像

异常回声为蓝绿相间，以绿为主，应变率比值约 1.35

弹性成像：甲状腺右叶异常回声呈蓝绿相间，以绿为主，弹性评分 2 分，应变率比值为 1.18（图 11-6-48）。

超声造影：经肘静脉团注声诺维 2.0ml，右叶异常回声早于周围甲状腺实质增强、达峰，达峰呈均匀高增强，边界清，外形规则，周边环状增强，造影剂消退晚于周围甲状腺实质（图 11-6-49）。

超声结论：甲状腺右叶实性占位性病变，符合甲状腺腺瘤超声表现。

病理诊断：甲状腺右叶腺瘤。

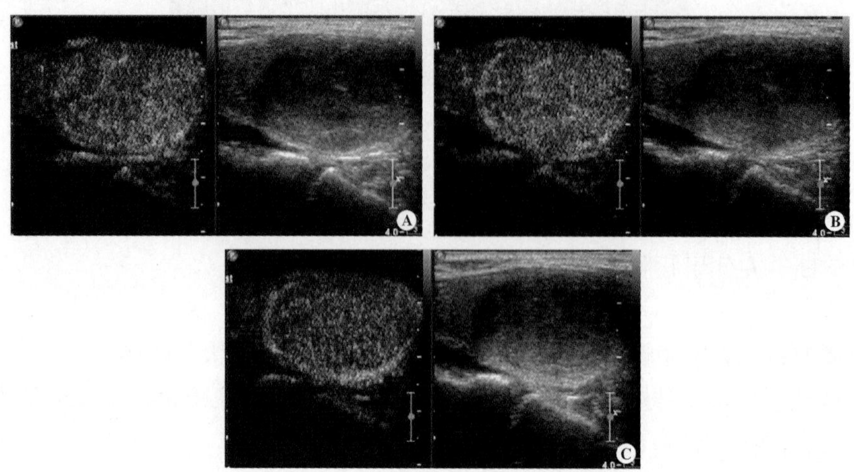

图 11-6-49　甲状腺右叶造影图像

A.12s；B.15s；C.20s

小结：甲状腺腺瘤常规超声表现较具特征性，典型者诊断不难，但部分不典型者常规超声表现与结节性甲状腺肿相似，部分边界欠清晰、内伴囊性变者甚至与甲状腺癌相似，常规超声鉴别困难，但甲状腺腺瘤的超声造影表现较具特征性，表现为病灶早于周围甲状腺实质呈弥漫性快速增强，达峰时多呈均匀高增强或等增强，病灶边界清楚，周边呈环状高增强，有助于病灶的鉴别诊断。

（五）甲状腺癌

1. 病因、病理及临床 甲状腺癌是内分泌系统最为常见的恶性肿瘤，该病在全身恶性肿瘤中仅占到 1% 甚至更低的比例。但近年来全球范围内该疾病的发病率逐年升高，发病年龄呈低龄化趋势，且女性明显多于男性。甲状腺癌病理类型有乳头状癌、滤泡状腺癌、髓样癌和未分化癌，除髓样癌来源于甲状腺 C 细胞（滤泡旁细胞）外，多数起源于滤泡上皮细胞，最常见的是甲状腺乳头状癌，占 80% 以上，而恶性程度最高的甲状腺未分化癌仅占甲状腺肿瘤的 1.3% ～ 9.8%。甲状腺癌单发多见，少数为多发或双侧发病，病灶边界不清，形态不规则，小于 1cm 者称微小癌，瘤体较大时常伴有囊性变，易被误诊。晚期可累及周围软组织或气管软骨而使肿瘤固定，呼吸困难等，若累及喉返神经可致声音沙哑。甲状腺乳头状癌较易发生颈部淋巴结转移，但恶性程度较低，预后较好。其病理特点为肿瘤组织间质有较多纤维和血管，镜下可见复杂的、分支状排列、方向无序的乳头状突起、毛玻璃样细胞核和砂粒体等。

目前甲状腺癌的病因仍不明确，可能与以下因素有关。

(1) 碘：碘缺乏导致甲状腺素合成减少，血中 TSH 升高，刺激甲状腺滤泡增生，使甲状腺癌发病率增加。有学者认为碘摄入过量也可能与甲状腺乳头状癌的发病有关。

(2) 射线：颈部射线辐照可能会增加发生甲状腺癌的风险。

(3) TSH 慢性刺激：血清 TSH 持续高水平可能会诱导甲状腺滤泡状癌的发生，临床研究表明，TSH 抑制治疗在分化型甲状腺癌术后治疗中发挥重要作用。

(4) 性激素：10 岁前甲状腺癌发生率无性别差异，10 岁后女性发病率明显高于男性，故认为性激素与甲状腺癌的发生有一定关系，但尚无定论。

(5) 家族因素。

(6) 其他甲状腺疾病与甲状腺癌。

1) 结节性甲状腺肿：甲状腺癌在结节性甲状腺肿患者中的发生率可高达 4% ～ 17%，但两者间的关系尚不清楚。

2) 甲状腺增生：可能与 TSH 长期慢性刺激有关。

3) 甲状腺腺瘤：约 10% 的甲状腺腺瘤可发生恶变。

4) 慢性淋巴细胞性甲状腺炎 (CLT)：近年来，在 CLT 中发现甲状腺癌的报道越来越多，其发病机制目前说法尚不统一，有学者认为可能是在多基因多因素协同作用下，残存的滤泡上皮发生不典型增生而癌变。

2. 超声表现 常规超声：甲状腺实质内边界不清楚、外形不规则的异常回声，纵横比＞1，无包膜，多呈低回声或极低回声（图 11-6-50），可伴点状强回声，点状强回声可散在分布，也可聚集成簇状或成团状（图 11-6-51），部分呈等回声或等回声为主的混合性回声（图 11-6-

52），后方可伴声衰减。CDFI：病灶血供程度不一，可呈星点状、短棒状或条状，血流信号丰富者分布杂乱，走行扭曲或截断（图 11-6-53），血流参数不具特征性，但若取得高阻动脉血流对诊断有一定帮助。

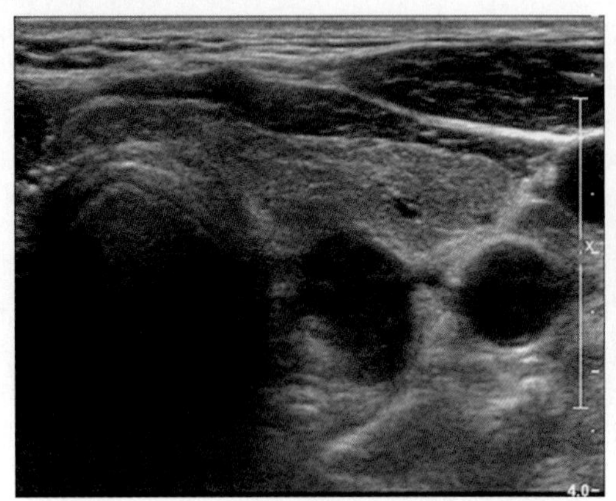

图 11-6-50　甲状腺乳头状癌二维图像

病灶纵横比＞1，呈极低回声，边界不清、外形不规则

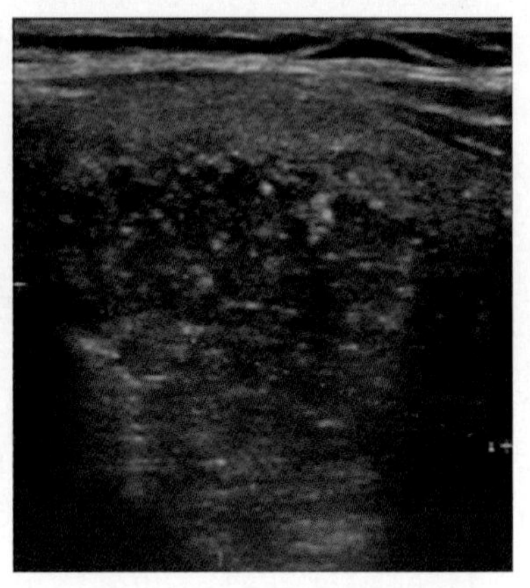

图 11-6-51　甲状腺乳头状癌二维图像

病灶呈低回声，内见较多点状强回声

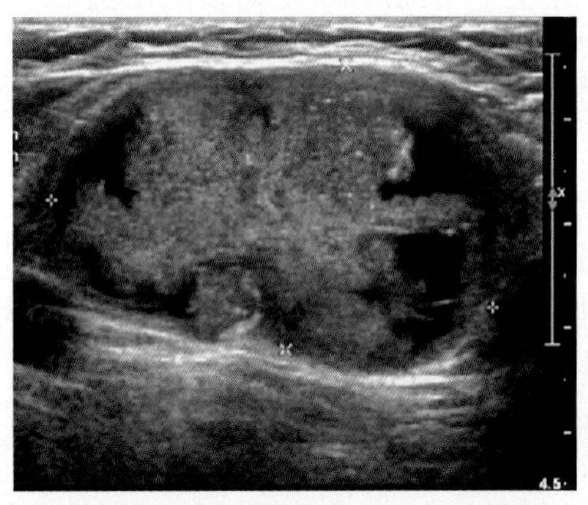

图 11-6-52　甲状腺乳头状癌二维图像

病灶呈等回声为主的混合性回声

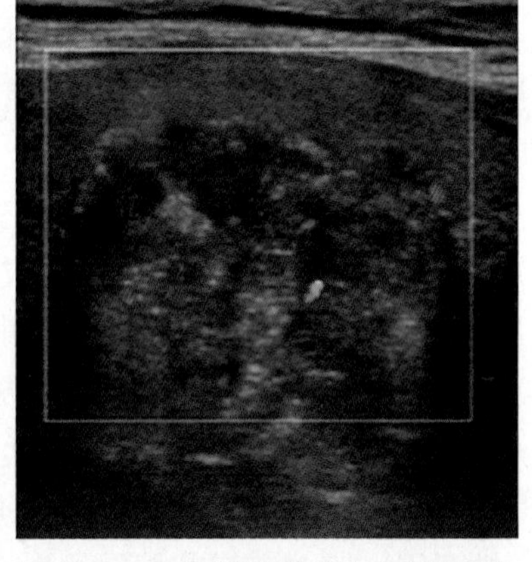

图 11-6-53　甲状腺乳头状癌彩超图像

病灶内探及较丰富血流信号

弹性成像：因恶性病灶质地较硬、弹性较差，弹性成像呈蓝色或以蓝色为主，评分较高（图 11-6-54）。

超声造影：甲状腺乳头状癌超声造影模式多样，但以向心性不均匀低增强或等增强、慢进早消退多见（图 11-6-55）。癌组织内虽存在大量新生血管，但由于恶性浸润而遭到大量破坏，使血管发生不同程度透明样变性和组织纤维化，导致病灶中血管大量坏死，加之肿瘤新生血管的低功效性和易存有癌栓等特点，引起肿瘤血管网络分布不均匀，这是造成甲状腺乳头状癌超声造影不均匀低或等增强特征的根本原因。部分甲状腺乳头状癌可表现为高增强，常提示肿瘤内滋养血管

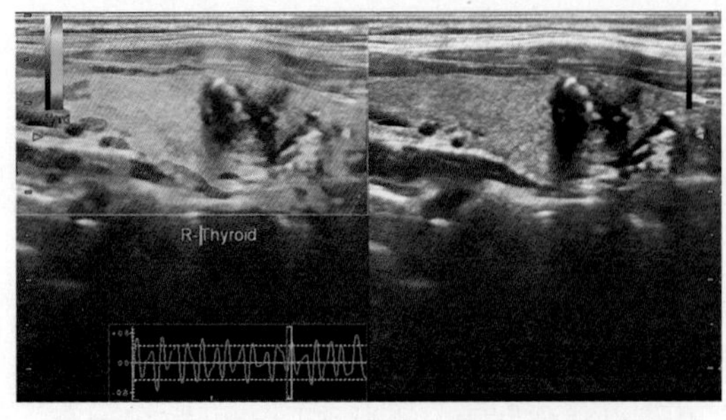

图 11-6-54　甲状腺乳头状癌弹性图像

病灶呈蓝色，弹性评分 4 分

丰富，生长活跃，侵袭性强。

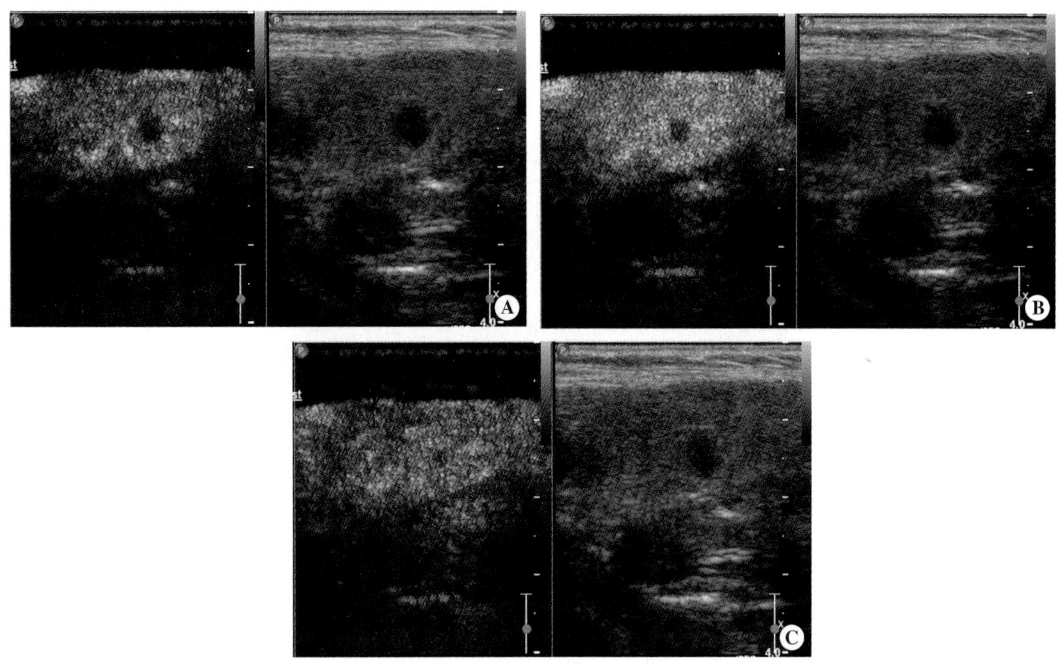

图 11-6-55　甲状腺乳头状癌造影图像

慢进快退，呈向心性充盈，达峰时呈低增强（A.9s；B.10s；C.16s）

病例 9

病史摘要：患者，男性，45 岁，因“体检发现甲状腺右叶包块 20 天”入院。

专科检查：颈软，对称，气管居中，甲状腺未见明显肿大，双侧甲状腺未扪及明显肿块，颈部未扪及明显肿大淋巴结。

常规超声：甲状腺右叶中份实质内见一异常回声，大小约 11mm× 8mm，边界较清，外形较规则，以低回声为主，间有较多点团状强回声，后方回声衰减（图 11-6-56）。CDFI：其周边及内部未探及血流信号（图 11-6-57）。

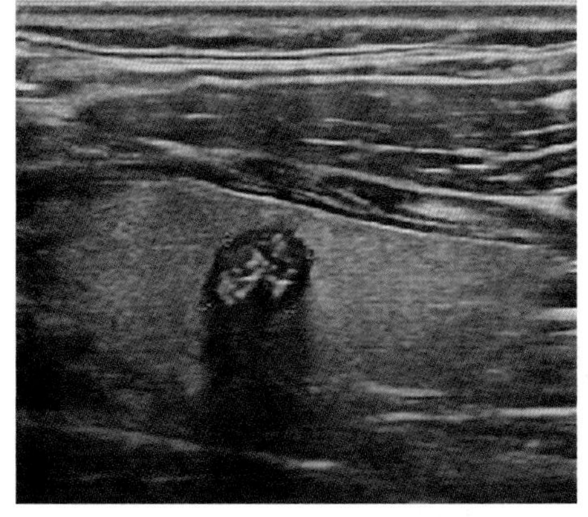

图 11-6-56　甲状腺右叶二维图像

中份实质内异常回声，边界较清，外形较规则，以低回声为主，间有较多点团状强回声，后方回声衰减

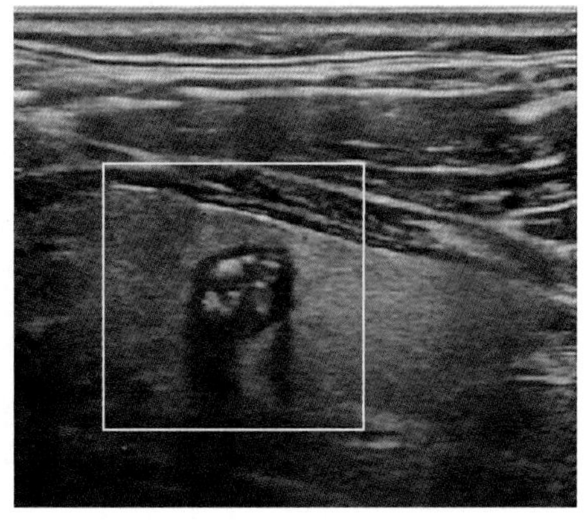

图 11-6-57　甲状腺右叶彩超图像

异常回声，周边及内部未探及血流信号

弹性成像：甲状腺右叶异常回声呈蓝色，弹性评分 4 分，应变率比值约为 9.3（图 11-6-58）。

超声造影：经肘静脉团注声诺维 2.0ml，甲状腺右叶异常回声晚于周围甲状腺实质增强，呈向心型，同步达峰，早于周围甲状腺实质消退（慢进快退），达峰时呈不均匀低增强，病灶边界不清，外形不规则（图 11-6-59）。

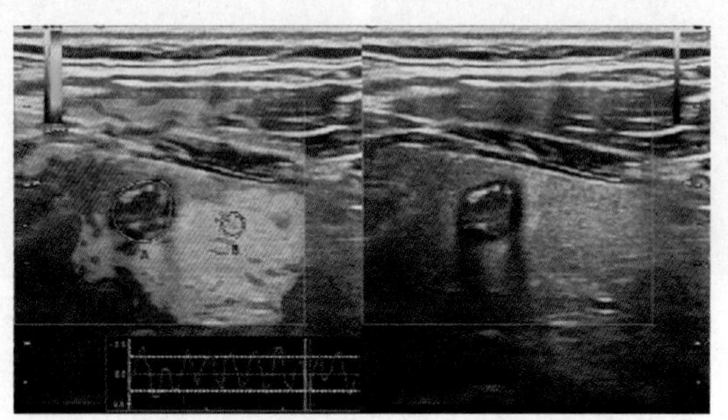

图 11-6-58　甲状腺右叶弹性图像

异常回声呈蓝色，弹性评分 4 分，应变率比值约 9.3

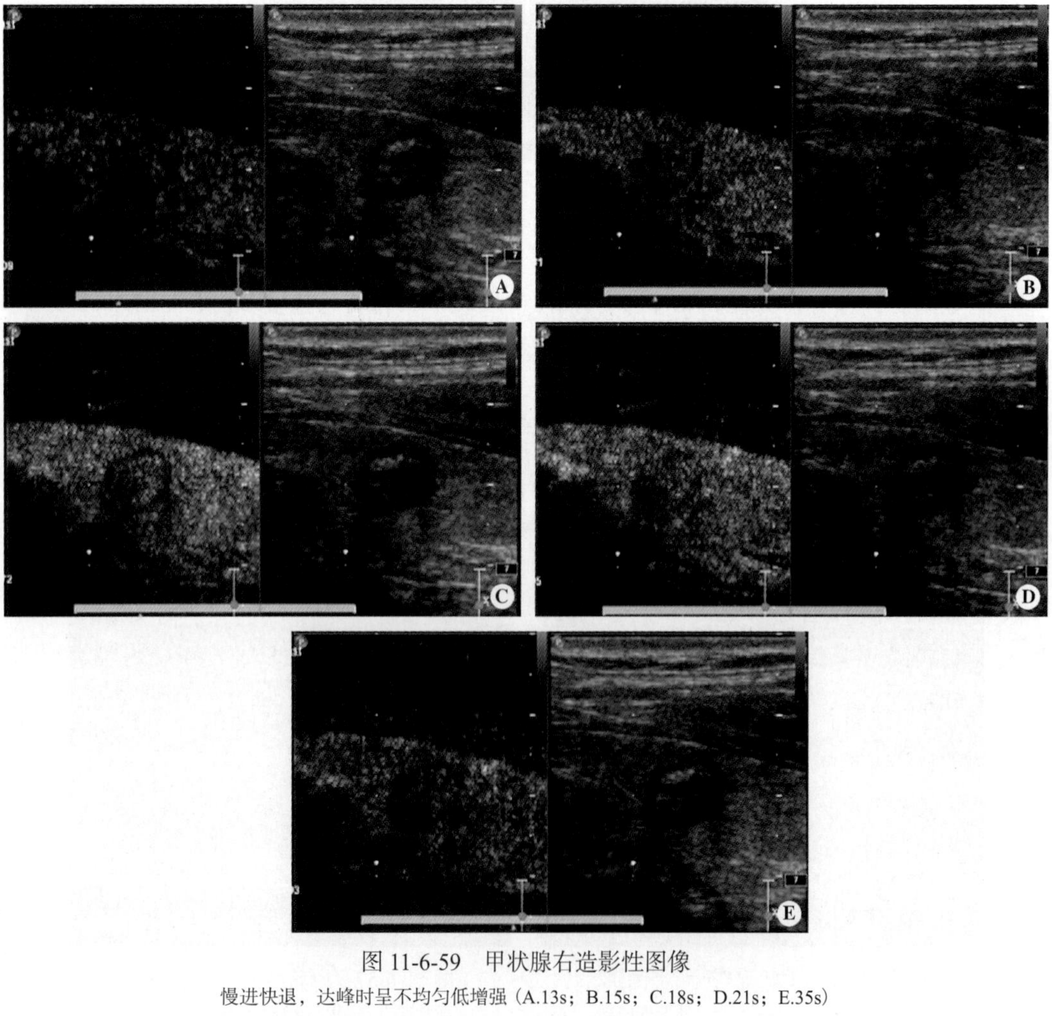

图 11-6-59　甲状腺右造影性图像

慢进快退，达峰时呈不均匀低增强（A.13s；B.15s；C.18s；D.21s；E.35s）

超声结论：甲状腺右叶实性占位性病变（考虑甲状腺癌）。

病理诊断：甲状腺右叶乳头状癌。

病例 10

病史摘要：患者，男性，43 岁，因“发现甲状腺右叶包块 1 个月”入院。

专科检查：颈软，对称，气管居中，右侧颈前区扪及大小约 15mm×10mm 肿块，边界欠清晰，质地中等，表面光滑，与周围组织无粘连，无压痛，随吞咽上下移动，双侧颈部未扪及明显肿大淋巴结。

常规超声：甲状腺右叶下份实质内见一异常回声，大小约 23mm×15mm，边界欠清晰，形态较规则，以等回声为主，不均质，偏心部见不规则片状无回声及散在分布的点状强回声伴“彗星尾征”（图 11-6-60）。CDFI：异常回声周边及内部见较丰富的彩色血流信号（图 11-6-61）。

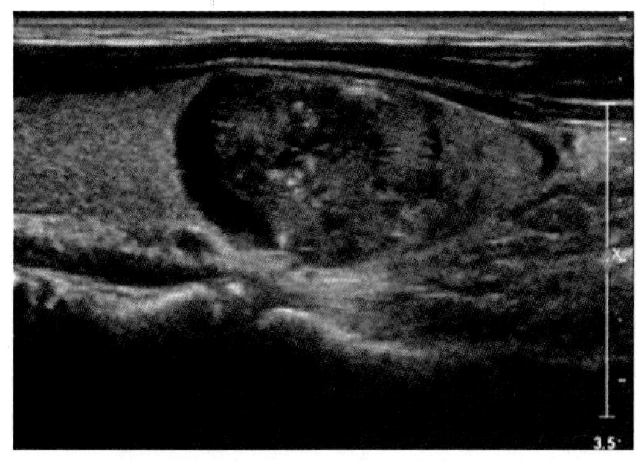

图 11-6-60　甲状腺右叶二维图像

下份实质内见一边界欠清晰，形态较规则，不均质异常回声，以等回声为主，偏心部见不规则片状无回声及散在点状强回声伴“彗星尾征”

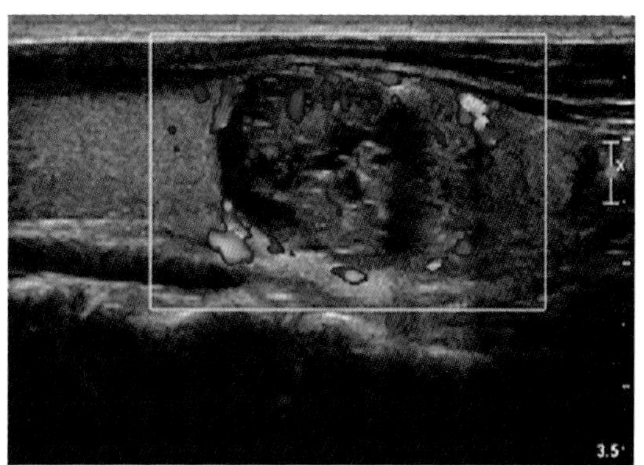

图 11-6-61　甲状腺右叶彩超图像

异常回声周边及内部见较丰富的彩色血流信号

超声造影：经肘静脉团注声诺维 2.0ml，甲状腺右叶异常回声内实性部分与周围甲状腺实质同步弥漫性增强，同步达峰，同步消退，达峰时呈不均匀等增强，间有斑状无增强区，周边无环状高增强，囊性部分全程未见造影剂充填（图 11-6-62）。

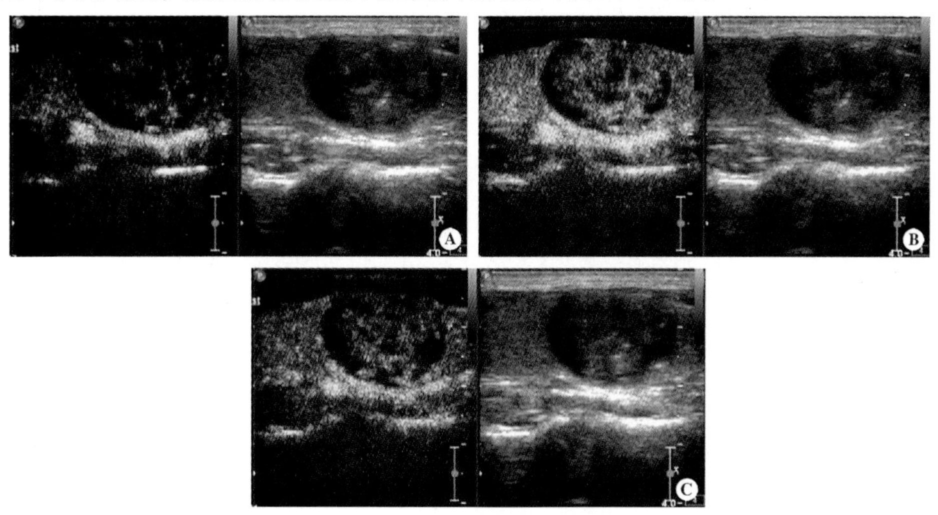

图 11-6-62　甲状腺右叶造影图像

病灶与周围实质同步达峰、同步消退，达峰时呈不均匀等增强（A.16s；B.19s；C.33 s）

超声结论：甲状腺右叶内混合性占位性病变，甲状腺癌待排。

病理诊断：甲状腺右叶乳头状癌。

病例 11

病史摘要：患者，女性，66 岁，因“发现右颈部包块 10 天”入院。

专科检查：颈软，对称，气管居中，右颈部扪及大小约 40mm×30mm 肿块，质硬，表面光滑，边界清楚，无压痛，随吞咽上下活动，甲状腺左叶未扪及肿块，双颈部未扪及明显肿大淋巴结。

常规超声：甲状腺右叶上份实质内见一异常回声，大小约为 44mm× 25mm，边界可见，外形欠规则，部分呈无回声，部分呈等回声（图 11-6-63）。CDFI：病灶实性回声内探及少许血流信号（图 11-6-64），双侧颈部未探及明显肿大淋巴结。

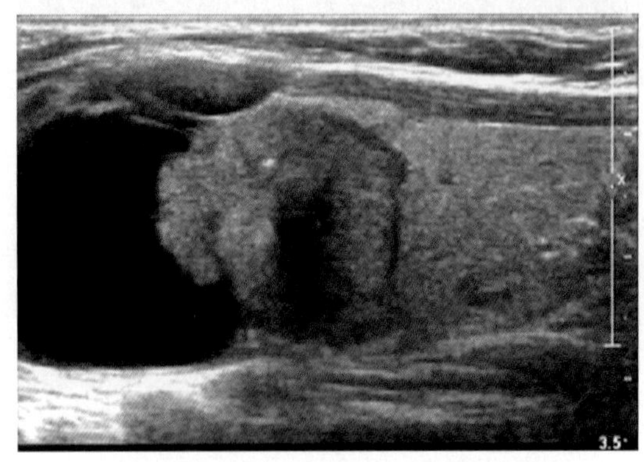

图 11-6-63　甲状腺右叶二维图像

上份实质内不规则异常回声，边界可见，部分呈无回声，部分呈等回声

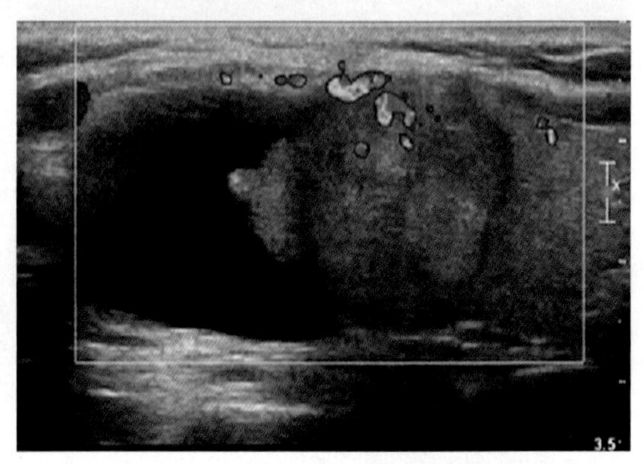

图 11-6-64　甲状腺右叶彩超图像

病灶实性回声内探及少许血流信号

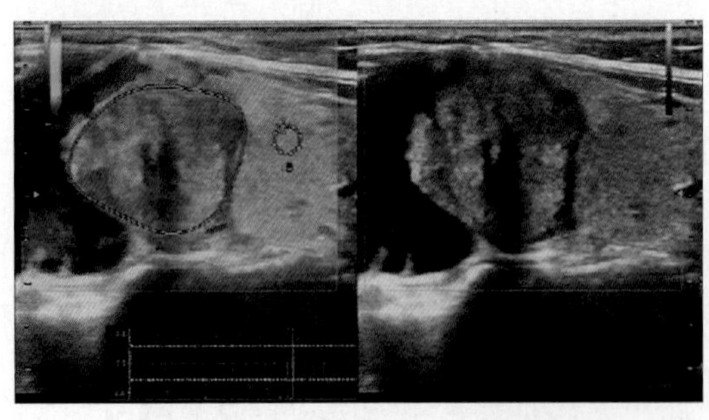

图 11-6-65　甲状腺右叶弹性图像

病灶实性部分呈蓝色，弹性评分 4 分

弹性成像：甲状腺右叶病灶实性部分呈蓝色，弹性评分 4 分（图 11-6-65）。

超声造影：经肘静脉团注声诺维 2.0ml，甲状腺右叶病灶实性部分晚于周围甲状腺实质弥漫性增强，晚达峰值，消退早于周围甲状腺实质（慢进快退），达峰时呈不均匀低增强，无高增强环及低增强晕（图 11-6-66）。

超声结论：甲状腺右叶混合性占位性病变（甲状腺癌可能性大）。

病理诊断：甲状腺右叶乳头状癌。

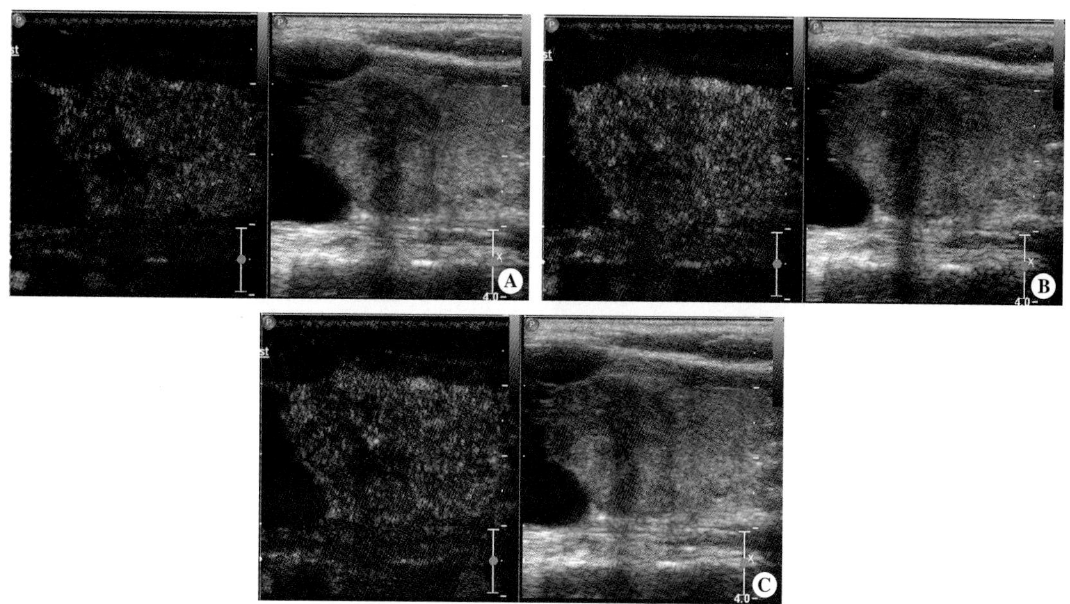

图 11-6-66　甲状腺右叶造影图像

病灶实性部分造影剂慢进快退，达峰时呈不均匀低增强（A.16s；B.21s；C.37s）

（六）甲状腺恶性淋巴瘤

1. 病因、病理及临床　原发性甲状腺恶性淋巴瘤（primary thyroid malignant lymphoma，PTML）是一种特殊类型的甲状腺恶性肿瘤，临床上少见，常发生于 50 ～ 80 岁的中老年女性，男女发病比率为 1 ∶ 3 ～ 1 ∶ 5。本病发病机制不明，可能与病毒感染、免疫缺陷等因素有关，多数学者认为桥本甲状腺炎是 PTML 的前期病变，桥本甲状腺炎患者发生 PTML 的风险是正常人群的 40 ～ 80 倍，PTML 的病理组织学特点表现为异型淋巴细胞浸润，破坏甲状腺正常结构，可浸润肌性小血管壁的全层，但不破坏血管腔处肿瘤，很少发生缺血坏死，很少见到明显的钙化，此点有助于与甲状腺癌相鉴别。PTML 绝大多数来源于 B 细胞系，为非霍奇金淋巴瘤，其中弥漫大 B 细胞淋巴瘤最为常见，极少数来源于 T 细胞系，为霍奇金病。PTML 通常表现为存在数年的颈部肿物，短时间内迅速增大或无痛的甲状腺肿块弥散性增大，可伴有声音嘶哑、呼吸和吞咽困难等伴随症状，多数患者就诊时可触及甲状腺肿块，肿块大小不等、质硬、活动度差。约 80% 的 PTML 伴有高血压（HT）病史。大部分患者甲状腺功能下降，少数病例甲状腺功能正常，该病术前诊断困难，容易误诊。

2. 超声表现

（1）二维超声：① 甲状腺不同程度弥漫性肿大，形态失常，部分为双侧叶病变，部分累及单侧叶或以单侧叶显著，呈不对称性增大。②甲状腺包膜多完整，一般不侵犯周围组织，但表面欠光滑。③ 病灶与周围甲状腺实质界限清晰，但边缘不光滑，形态不规则，多呈低回声或极低回声，欠均质，内可见短线状、条状及网状中强回声。④ 病灶后方回声多增强，该表现较具特征性，是区别于其他甲状腺恶性肿瘤的重要超声表现。⑤病

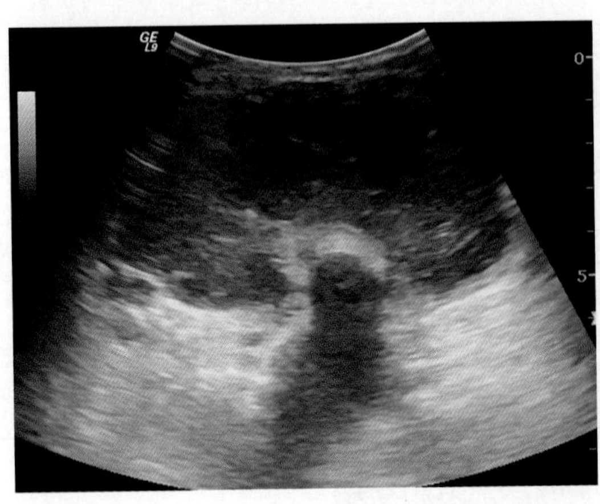

图 11-6-67 甲状腺二维图像（腹部探头）
甲状腺明显增大，包膜完整，欠光滑，实质回声明显降低，后方回声明显增强

灶周围甲状腺实质回声多增粗、降低（桥本甲状腺炎超声表现）。

(2) 多普勒超声：病灶内血供丰富，CDFI 多可探及丰富的短棒状及条状血流信号，以高速高阻动脉血流为主。

(3) 超声造影：病灶 9 ～ 12s 开始增强，14 ～ 25s 达峰，达峰时病灶呈均匀高增强，造影剂消退缓慢。

病例 12

病史摘要：患者，女性，78 岁，因“发现颈前区包块 3 个月，进行性增大 2 个月”入院，伴夜间轻度呼吸困难，无吞咽困难。

专科检查：气管居中，颈前区见大小约 100mm×40mm 包块，质硬，无压痛，边界较清楚，活动度差，随吞咽轻度上下移动，颈部未扪及肿大淋巴结。

常规超声：甲状腺明显增大，形态失常，包膜完整，欠光滑，实质回声明显降低，峡部似有一低回声区，其内见少许短线状及条状中强回声，未见钙化，肿大的甲状腺后方回声明显增强（图 11-6-67，图 11-6-68）。CDFI：甲状腺实质内探及较丰富彩色血流信号（图 11-6-69）。

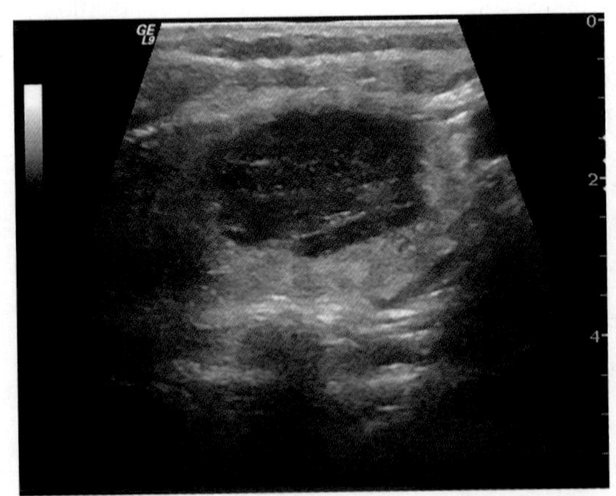

图 11-6-68 甲状腺峡部二维图像（浅表探头）
峡部实质内低回声区

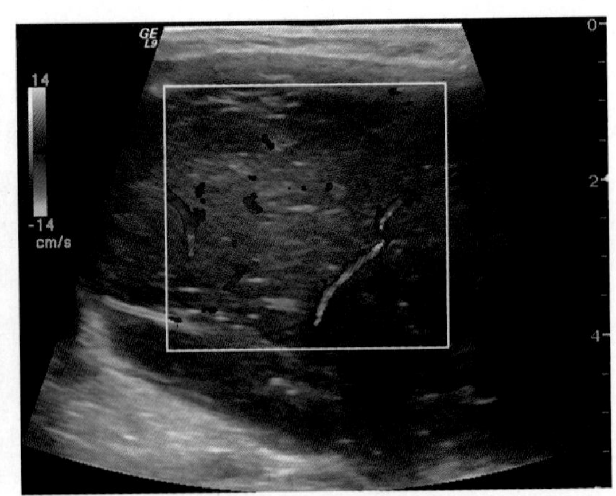

图 11-6-69 甲状腺彩超图像
实质内探及较丰富彩色血流信号

超声造影：甲状腺实质约 9s 开始弥漫性增强，14s 达峰，达峰时病灶呈均匀高增强，消退缓慢（图 11-6-70）。

超声结论：甲状腺明显增大，实质回声明显降低，符合淋巴瘤的超声表现。

病理诊断：双侧甲状腺非霍奇金淋巴瘤（弥漫大 B 细胞型）。

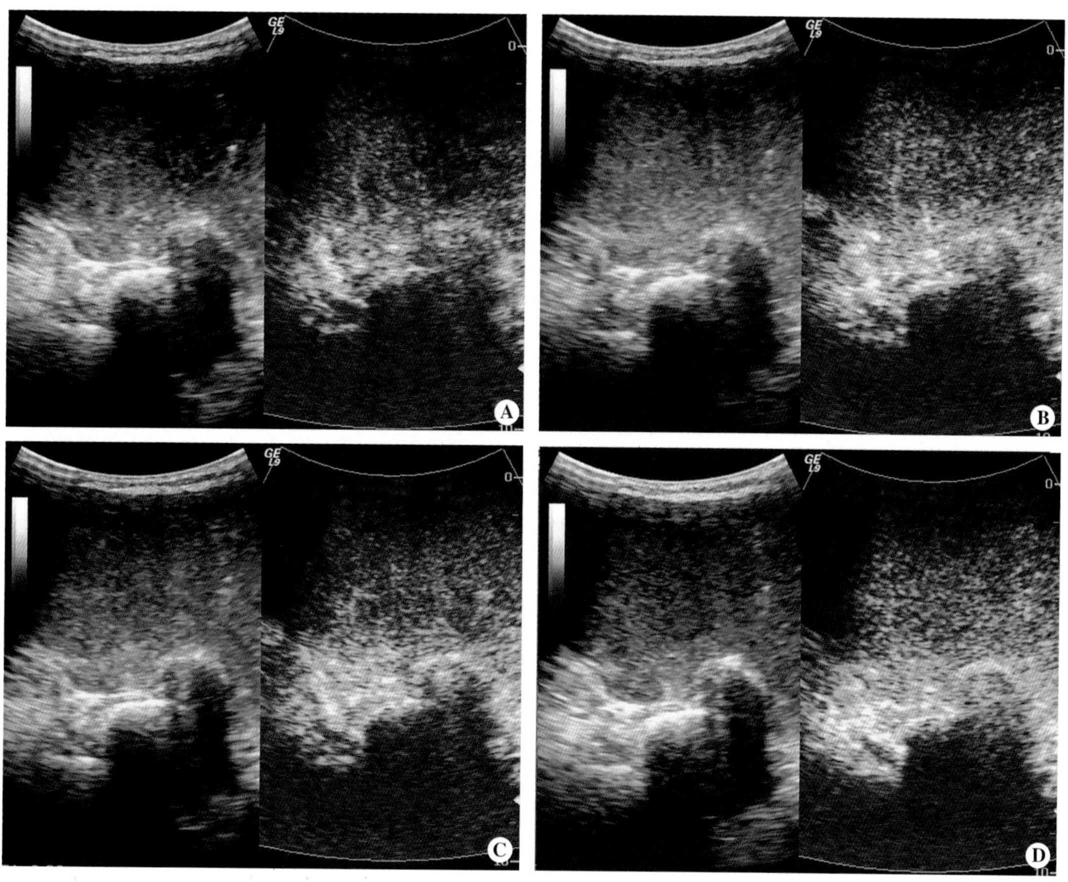

图 11-6-70　甲状腺造影图像
呈快进慢退、弥漫性均匀高增强（A.9s；B.14s；C.20s；D.72s）

小结：临床上 PTML 诊断有一定困难，近年来随着影像技术的发展及对本病认识的深入，术前诊断率有较大提高。如出现下列情况应高度怀疑本病：①老年女性，既往有桥本甲状腺炎病史多年；②颈部肿块短期内无痛性迅速增大，伴有颈部肿大淋巴结；③出现声音嘶哑、呼吸困难；④伴有发热、体重减轻；⑤甲状腺功能检查提示 TGAb、TPOAb 明显升高。常规超声检查及超声造影对诊断本病有较高价值。甲状腺对称或不对称性显著增大，但包膜完整，病灶呈极低回声，血流信号丰富，后方回声增强，特别是后方回声增强较具特征性，造影多呈快进慢退、弥漫性均匀高增强。

（黄晓玲　彭晓琼）

第七节　超声造影在介入引导治疗中的应用

一、前　　言

介入治疗需要影像学来规划治疗方案、靶向引导、术中监测及治疗疗效评估。常规的超声引导下介入治疗是在二维超声、彩色多普勒的引导下进行的，术前、术中、术后在穿刺部位、穿刺路径上血流的评估对于成功穿刺，避免并发症极其重要。但彩色多普勒超声由于显示低速血流的敏感性偏低，限制了其在介入治疗中的临床应用。超声造影剂及超声造影（contrast-enhanced ultrasound，CEUS）技术的进步提高了超声对组织血流灌注的敏感性。现在国内使用的超声造影剂（SonoVue）为直径 5 ～ 7μm 的气体微泡，其直径相当于红细胞，可进入微循环小血管，并且不会弥散到组织间隙，是真正的血池造影剂，通过超声造影剂，可以得到高空间分辨力的微循环血流灌注图，极大地提高了对组织血流的检测能力。另外，CEUS 是实时显像技术，因此在反映组织血流、肿瘤微灌注方面比间歇性断层成像方式如增强 CT（contrast-enhanced computer tomography，CECT）或增强 MRI（contrast-enhanced magnetic resonance imaging，CEMRI），更简便、更有优势。超声造影在很大程度上弥补了二维超声的不足，将其应用于介入治疗有助于准确指导术前规划、术中引导、监测及术后疗效评估，因此超声造影在介入治疗中的应用越来越广泛，也日益得到认可，本节主要描述超声造影在介入治疗应用中的操作常规及现状。

二、超声造影引导经皮穿刺技术

超声造影引导经皮穿刺技术的材料与方法如下。

（1）仪器及造影剂：超声造影引导穿刺采用与造影软件相匹配的穿刺探头，根据病变部位不同选取浅表、腹部或经直肠穿刺探头，因为造影过程短暂，为了提高穿刺准确性，建议同时配备与探头匹配的穿刺架。超声造影剂为第 2 代对比剂 SonoVue（Bracco 公司，意大利），每次剂量一般为 2.4ml，肘前静脉团注，后以 10ml 生理盐水冲洗。

（2）仪器调节：采用二维超声与超声造影双幅显示，根据病变大小及部位调整深度、聚焦、增益等条件，使病变能最清晰显示，聚焦位置根据仪器不同聚焦于病变底部或屏幕底部。

（3）超声造影引导穿刺过程：超声造影引导穿刺需要 2 次造影。

1）穿刺前超声造影，观察病变内部血供情况，根据穿刺目的选取所要穿刺的病变区域，如穿刺活检一般选取病变内部血供丰富的区域进行穿刺。所选取的病变区域对应在二维超声图像上；同时观察病变周围及内部血管情况，避开病变内部供血血管及病变周围大血管，选择安全的穿刺入路，确定穿刺角度。

2）超声造影引导穿刺：常规消毒铺巾后，二维超声确定大概的穿刺部位后进行利多卡因麻醉，准备好穿刺探头、穿刺架及穿刺针，调整穿刺角度，穿刺针置入穿刺引导槽内。超声造影仍采用双幅显示，超声造影显示并引导所要穿刺的病变区域，二维超声用来观察穿刺针尖的位置。

（4）穿刺结束后采用二维超声观察有无出血等并发症。

三、超声造影在穿刺活检中的应用

超声引导经皮细针穿刺活检是目前临床获得浅表、腹腔、盆腔等部位脏器病变的组织病理学诊断最常用的方法，也被认为是鉴别良、恶性占位病变的金标准。尽管二维超声引导经皮穿刺活检在病变诊断中具有很大优势，但由于病变大小、位置、病变内部坏死液化、脂肪变性、病变内部组织学结构的差异等原因，可导致穿刺失败、并发症增多、取材不足或假阴性率增高。文献报道超声引导穿刺活检取材不足发生率可达到 15%，必要时需二次穿刺活检。目前提高穿刺准确率，降低穿刺并发症的研究重点放在超声引导方法的改进上，超声造影引导是应用最广泛的改进方法。超声造影在引导穿刺活检中的作用体现在靶向引导上，可提高穿刺准确性，减少穿刺次数，在临床上主要应用在肝脏局灶性病变的穿刺活检、经直肠前列腺活检、浅表肿物活检以及周围型肺肿瘤活检等。

（一）超声造影引导肝脏局灶性病变穿刺活检

大部分肝脏局灶性病变，特别是肝细胞肝癌，可通过临床病史及影像学确诊，但在诊断困难或为了获得病理学诊断时仍需要经皮穿刺活检。二维超声是常用的引导方式，国内报道二维超声引导下穿刺获得的标本诊断率为 88.8%，而超声造影引导下的穿刺活检取材成功率为 98.7%，确诊率为 96.0%，明显高于二维超声引导的穿刺活检。另外，与二维超声相比，超声造影可提高对肝局灶性病变首次穿刺的准确性，减少穿刺的假阴性率，这种差异在小于 2cm 的肝脏肿瘤中更为明显。超声造影对比二维超声的优越性在于：超声造影可提供病变内组织结构的重要信息，帮助鉴别活性、变性或坏死组织；可显示囊性病变中的实性成分；可显示不典型增生结节内局部恶变区域；可通过血流灌注变化显示二维超声无法显示的病变。通过以上优势，超声造影可更准确地引导穿刺活检（图 11-7-1）。

（二）超声造影引导经直肠前列腺穿刺活检

前列腺癌是常见的男性恶性肿瘤，对于前列腺癌的筛查目前主要通过肛检、前列腺特异性抗原（prostate-specific antigen，PSA）测定和经直肠超声检查，确诊前列腺癌需要经直肠前列腺活检。前列腺活检方法多种多样，目前一般采用改良 Norberg 法，即在前列腺系统 8 针穿刺的基础上，针对可疑结节再增加 2 针重点穿刺。但由于前列腺癌和前列腺增生通常交叉并存，经直肠超声检查常不能区分前列腺小癌灶和前列腺增生。超声造影上前列腺癌具有与前列腺增生组织不同的血流灌注方式，有助于可疑前列腺癌灶的定位，文献报道应用超声造影引导对前列腺可疑部位进行经直肠穿刺活检，能明显提高诊断前列腺癌的敏感性、穿刺的单针诊断率、减少穿刺点数及穿刺后并发症。

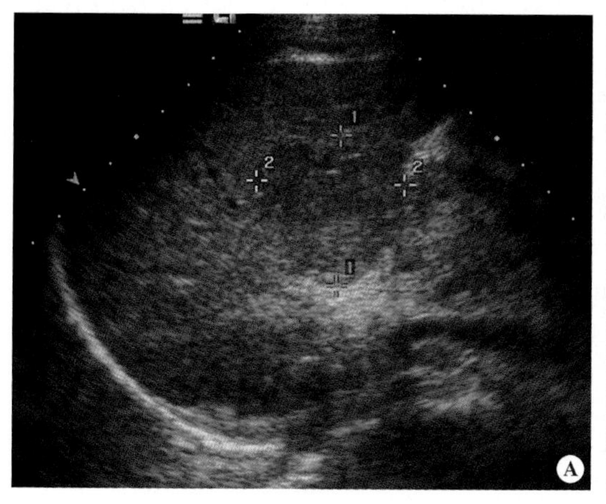

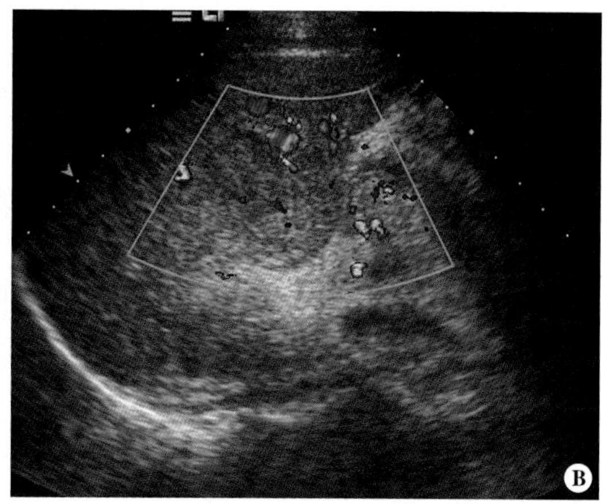

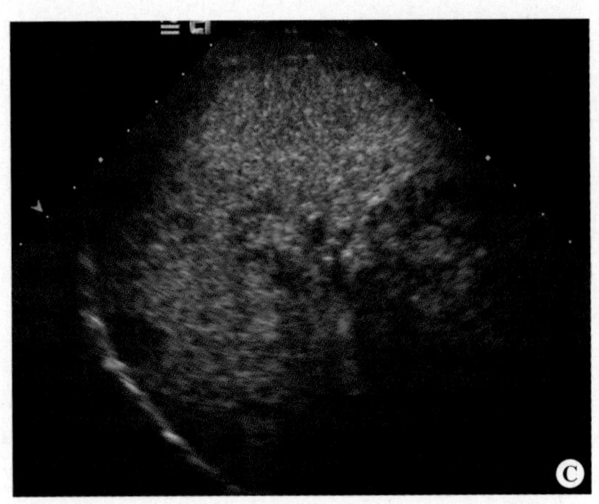

图 11-7-1　二维超声低回声病变，大小 4cm×4cm（A）；彩色多普勒血流稀少，无特殊征象（B）；超声造影不均匀增强，静脉期有局部消退（C）

（三）超声造影引导浅表肿物穿刺活检

超声引导浅表肿物穿刺活检主要应用于浅表软组织、甲状腺、乳腺肿物的诊断，常规超声可对浅表肿物正确定位引导穿刺，而超声造影可提高诊断准确率，降低假阴性率、减少并发症。文献对比常规超声和超声造影引导浅表肿物活检，结果显示造影组及常规组穿刺活检术的阳性率分别为 95.74%、83.05%，两组之间差异有统计学意义，超声造影可明显提高穿刺诊断的阳性率。超声造影引导浅表淋巴结穿刺活检，可在术前诊断乳腺癌患者是否有前哨淋巴结转移，有助于手术规划。

（四）超声造影引导周围型肺癌穿刺活检

纤维支气管镜难以获得周围型肺癌的组织标本，而周围型肺癌在超声上可显示，其组织标本可通过超声引导经皮穿刺活检获得。但常规超声难以区分周围型肺癌内部的活性区与坏死区，普通超声引导肺部肿瘤穿刺活检不易避开病灶内部的坏死区域，降低了敏感度。超声造影可通过血流灌注显示内部存活的肿瘤组织，肿瘤组织在超声造影上表现为增强显著并缓慢减退，因此超声造影可将肿瘤组织与坏死组织、不张肺组织区分开来，在其引导下进行穿刺可以明显提高穿刺的成功率和准确率，并且减少穿刺针数及降低术后出血、气胸等并发症的发生率。

四、超声造影在肝癌介入治疗前后的应用

肝癌是导致人类死亡的主要原因，这些患者能接受手术切除的比例只有 15%～30%，射频消融、微波消融、乙醇消融、经导管肝动脉化疗栓塞术（transcatheter arterial chemoembolization，TACE）等介入治疗手段广泛应用于肝癌患者。影像学用于评估肝癌介入治疗后的疗效，常规超声实时、简便可重复，是肝癌消融治疗常用的引导和术中监测方式，超声造影动态观察病变强化的整个过程，从而在评估肿瘤形态学、肿瘤局部微循环灌注及

介入治疗疗效等方面有着独特的优势。

（一）超声造影在肝癌消融治疗中的应用

1. 超声造影在肝癌消融术前的应用　超声造影在临床应用之后，大大提高了超声对肝局灶性病变的诊断能力，虽然近几年超声造影因无法鉴别部分肝细胞性肝癌与肝内胆管细胞癌，而不建议作为唯一的影像诊断检查，但超声造影由于其实时、动态和简便在欧洲和亚洲仍广泛用于肝细胞性肝癌的术前影像学检查。超声造影作为消融术前检查还可以提供肿瘤内微循环情况，描绘出肿瘤对周围微血管的浸润情况，客观地显示肿瘤大小及形状，发现周边卫星灶，另外，超声造影还可以显示二维超声无法显示的肝内其他部位小病灶，更准确地检测肿瘤数目（图 11-7-2）。

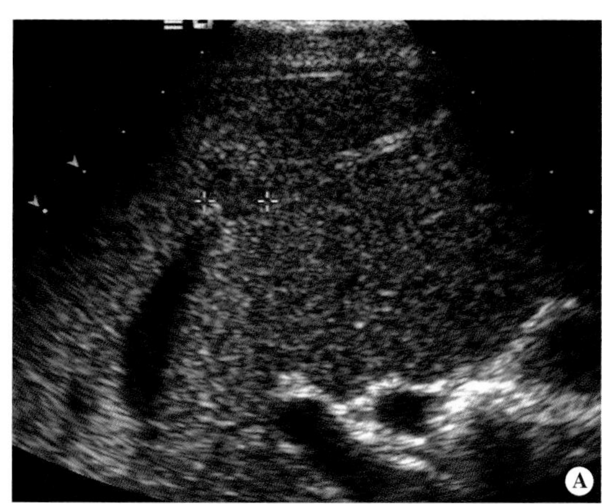
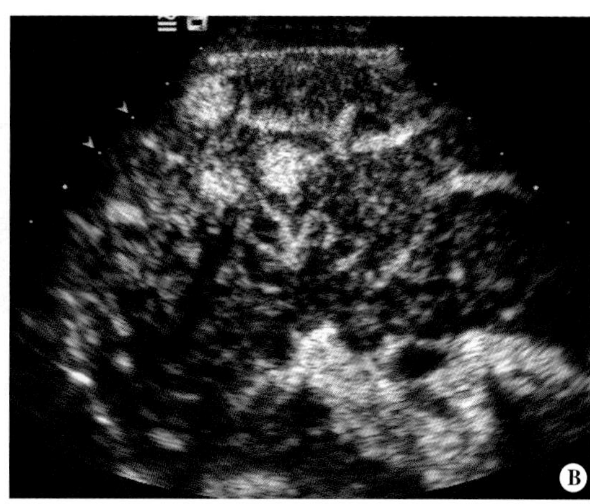

图 11-7-2　HCC，二维超声见一个大小约 1.0cm 单发结节（A）；CEUS 可见多发结节（B）

对于转移性肝癌来说，超声造影也有助于发现更多病灶，文献报道有 18.4% 的转移性肝癌患者超声造影后发现肿瘤数目较常规超声增多。另外，转移性肝癌没有包膜，呈浸润性生长，术前二维超声无法准确判断肿瘤浸润范围，容易导致消融不全或短期内复发，而使转移性肝癌消融术后转移复发的概率升高。超声造影对肿瘤浸润范围的判定较常规超声更准确，文献报道超声造影动脉期 24.5％～ 56.4% 的肿瘤较常规超声测量值增大，因此参考超声造影能更好地确定消融范围，扩大消融范围以期一次性彻底灭活肿瘤，降低了局部复发率。因此消融术前超声造影有助于判断肝癌消融适应证，为确定消融范围、制定消融方案提供理论依据。

2. 超声造影在肝癌消融术中的引导和监测

(1) 超声造影在肝癌消融的术中引导：在肝癌消融过程中，部分病灶由于与周围肝实质同等回声，而在二维超声上未能或难以显示，但恶性肿瘤的血流灌注与周围肝实质是不同的，超声造影可通过两者血流灌注的差异而将二维超声无法显示的病灶显示出来，引导穿刺消融，从而减少消融次数。研究发现对于常规超声未能或难以显示的病灶使用超声造影进行术中引导，只有 4.8% 的患者需要 2 次消融，而这个比例在常规超声术中引导组为 32.0%，超声造影还有助于引导这部分患者消融术中电极针的放置（图 11-7-3）。

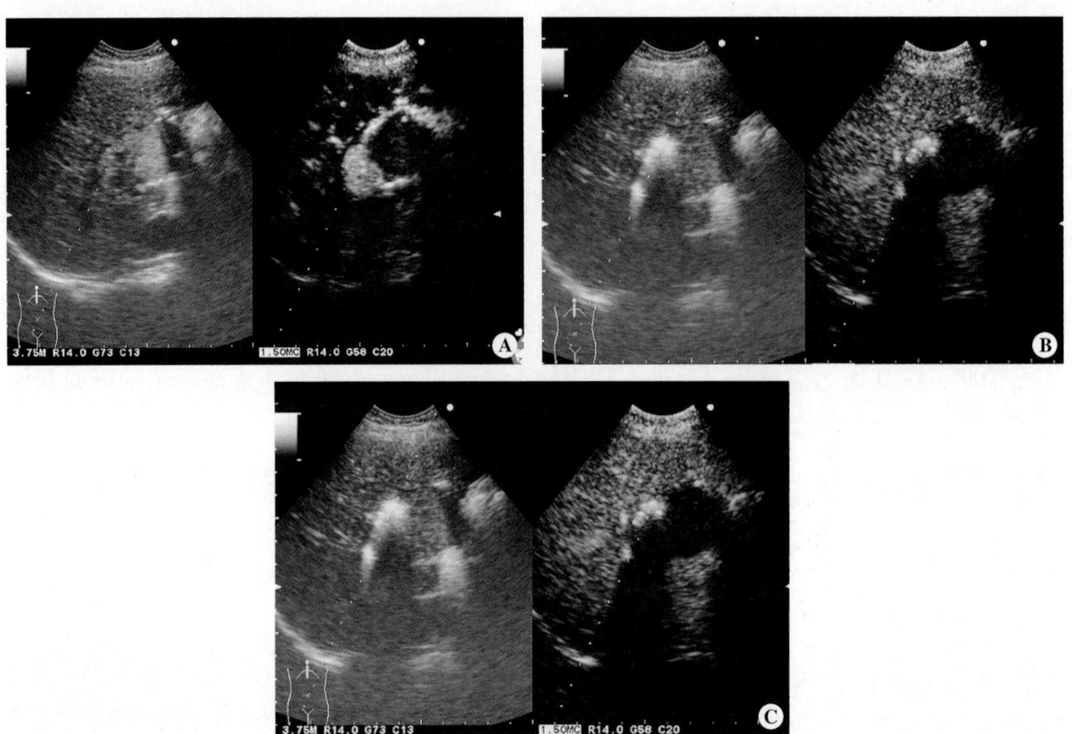

图 11-7-3　HCC 消融术后，CEUS 显示残留灶（A）；CEUS 引导下穿刺，植入消融针（B）；消融结束，残余肿瘤和周边组织被高回声气体覆盖（C）

常规超声可以观察消融术后消融灶的大致范围、回声改变及病灶内的血流情况，但无法准确识别消融术后残留及消融术后局部进展，残留与局部进展的超声造影仍表现为动脉期高增强、延迟期低增强，因此超声造影可准确定位残留与局部进展，引导再次消融。

超声造影除了前述的对于二维超声无法显示病灶的定位、引导穿刺之外，还可以引导对肿瘤供血血管的消融。术前超声造影可显示肿瘤供血血管，对肿瘤供血血管进行消融，扩大消融范围或用于消融靠近胃肠等危险部位的肿瘤。

（2）超声造影在肝癌消融的术中监测：根治性消融的关键是要全面毁损肿瘤并获得一定的安全边缘，对于无法确定是否完全消融的病灶，可行术中超声造影来明确消融范围，以决定是否还需继续消融。研究认为使用超声造影在术中监测消融疗效可在一定程度上简化消融过程。第二代超声造影剂 SonoVue 及所使用的低机械指数允许在肝脏进行连续实时扫描，因此，如果在术中发现残留肿瘤，可立刻进行评估、消融，从而避免第二次消融。文献报道在超声造影引进消融术中监测后，肿瘤不完全消融的比例由之前的 16.1% 下降至 5.1%，因此使用超声造影进行术中监测具有良好的成本效益，因为超声造影减少了再次消融的比例。

术中超声造影还可监测可能存在的并发症及并发症的严重程度。对于术中穿刺引起的出血，可通过超声造影观察出血部位、出血速度，决定出血是否需要处理并可引导对出血部位的消融止血。同时消融术中超声造影还可即刻评估消融术中可疑的肝内血管损伤，以便在术中及时调整消融治疗策略。

3. 超声造影在肝癌消融术后疗效评估的应用

(1) 超声造影评估肝癌消融局部疗效：二维超声由于不能显示组织的血流灌注，在肝癌消融术后难以评估消融局部疗效。随着近年新型超声造影剂及成像技术的应用，超声造影判断消融疗效已可与 CECT 或 CEMRI 相媲美，具有较高的敏感性和特异性，被推荐用于肝癌消融治疗的局部疗效监测。完全消融的病灶在超声造影上表现为三期无增强（图 11-7-4），残留肿瘤与肿瘤局部进展则表现为动脉期高增强，门脉期、延迟期消退为低增强。但对于病灶位置深在或靠近膈顶，超声显示困难的部位，超声造影在判断消融疗效方面存在假阴性的可能，在这种情况下，对消融疗效的判断需结合 CECT、CEMRI 及肿瘤标志物的检测。消融治疗后病灶周边的炎症反应最长可持续 1 个月，炎症反应在超声造影上也表现为动脉期高增强，门脉期、延迟期消退为低增强，与恶性肿瘤相似，因此应用超声造影评估消融疗效时应注意鉴别消融术后炎症反应与肿瘤残留，以免出现假阳性的诊断结果。消融术后炎症反应一般表现为环状增强带，而肿瘤残留则为结节状增强，同时结合治疗前后肿瘤标志物水平，对比治疗前病灶大小与治疗后消融灶覆盖范围，可将两者鉴别开。必要时可对可疑部位进行穿刺活检来判定。

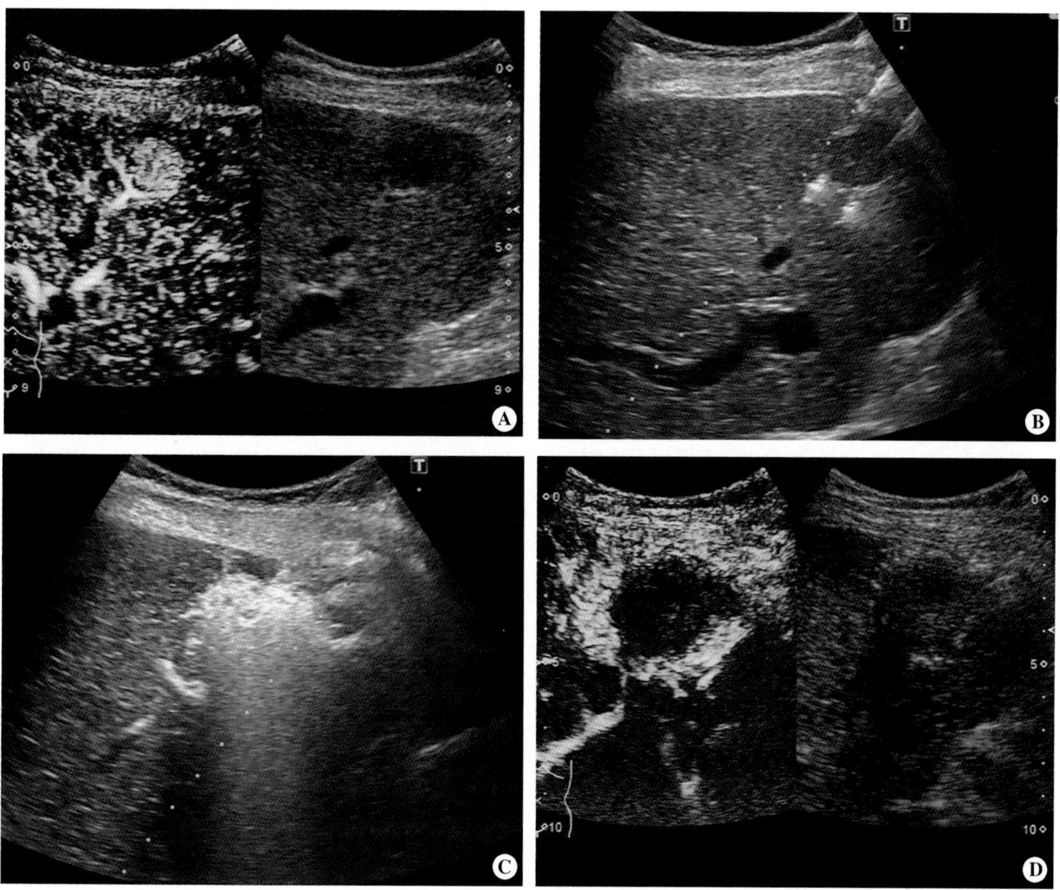

图 11-7-4 HCC 消融前 CEUS 清楚显示病灶的大小边界（A）；超声引导下射频针（B）；消融进行中产生高回声气体（C）；消融后 30minCEUS 示肿瘤内及周围无血供，消融完全（D）

肝癌消融术后一般在 1 个月进行消融疗效评估，这样可避免消融术后病灶周边炎症反应对消融疗效判断的影响。消融术后短时间内也可使用超声造影进行消融疗效评估。1999 年 Solbiati 等首先报道超声造影在介入治疗中的应用，在射频消融治疗转移性肝癌 24h 后用声学造影剂 Levovist 检查，以期早期发现未灭活肿瘤。消融术后即刻的超声造影也在临床应用于评估消融疗效，文献报道其准确性可与消融术后 24h 的超声造影或 CECT 相媲美，因此消融术后即刻超声造影可用于检测残余肿瘤并引导介入治疗，使肿瘤可在一个消融过程中得到完全灭活。

(2) 超声造影评估肝癌消融范围：肝癌消融术后病灶在二维超声的回声改变与消融灶大小及形状之间无相关性，二维超声难以准确显示消融范围。临床上认为超声造影上无增强范围代表消融灶大小，无增强范围与病理解剖上的消融灶范围具有一致性，超声造影已取代二维超声在临床上用于评估消融范围。

(3) 超声造影在肝癌消融术后随访的应用：文献报道肝癌消融术后，72%的复发病灶发生在与消融灶相同的肝段，因此虽然在超声造影过程中，检查者在动脉期无法扫查全肝，但超声造影用作肝癌患者消融术后的影像学随访手段仍是可行的。超声造影作为肝癌消融术后随访手段时，推荐在动脉期及门脉期重点观察最近一次的消融灶或其他影像学提示可疑的病灶；而在延迟期扫查全肝时，重点注意肝内有无低增强灶，若发现低增强灶可再次注入造影剂观察其在动脉期有无高增强，有高增强则该病灶为复发灶可能。研究发现超声造影在随访过程中发现复发灶的能力与 CECT 和 CEMRI 类似，可将超声造影纳入肝癌消融患者的随访检查中，在超声造影怀疑有问题时再进一步行 CECT 或 CEMRI 检查，这样可降低患者接受 CECT 和 CEMRI 检查的次数。

（二）超声造影在肝癌 TACE 治疗中的应用

1. 超声造影在肝癌 TACE 疗效评估的应用 CECT 常被用来评估肝癌 TACE 治疗后的疗效，影像学认为碘油沉积代表着肿瘤坏死，但其实病理证实碘油沉积与肿瘤坏死的相关性极差；并且由于碘油沉积在 CECT 上显示为高密度，会掩盖肝癌 TACE 术后残留病灶的高增强，而使 CECT 对肝癌 TACE 术后疗效无法准确评估。CEMRI 可用来评估肝癌 TACE 疗效，但其在临床的应用上受到其价格及繁琐程序的限制。超声造影显示的是组织的谐波信号，而沉积在病灶的碘油在超声上反射的是基波信号，因而碘油在造影模式下不会显示，因此不会掩盖病灶的增强情况。文献报道超声造影检测肝癌 TACE 术后残余肿瘤与 CECT 的灵敏度分别为 95.9%和 76.2%（$P < 0.001$），准确率分别为 96.2%和 77.7%（$P < 0.001$），对于有较多碘油沉积的病灶，超声造影对肝癌 TACE 术后疗效的评估性能优于 CECT，超声造影可以用于评估 TACE 术后疗效，是一种有价值的影像评估方法，应被推荐为评估肝癌 TACE 术后疗效的影像学方法（图 11-7-5）。但应注意的是，超声造影评估位于深部或扫查盲区的病灶时存在假阴性结果，当病灶位于这两个部位时应结合其他检查来综合评估 TACE 疗效。

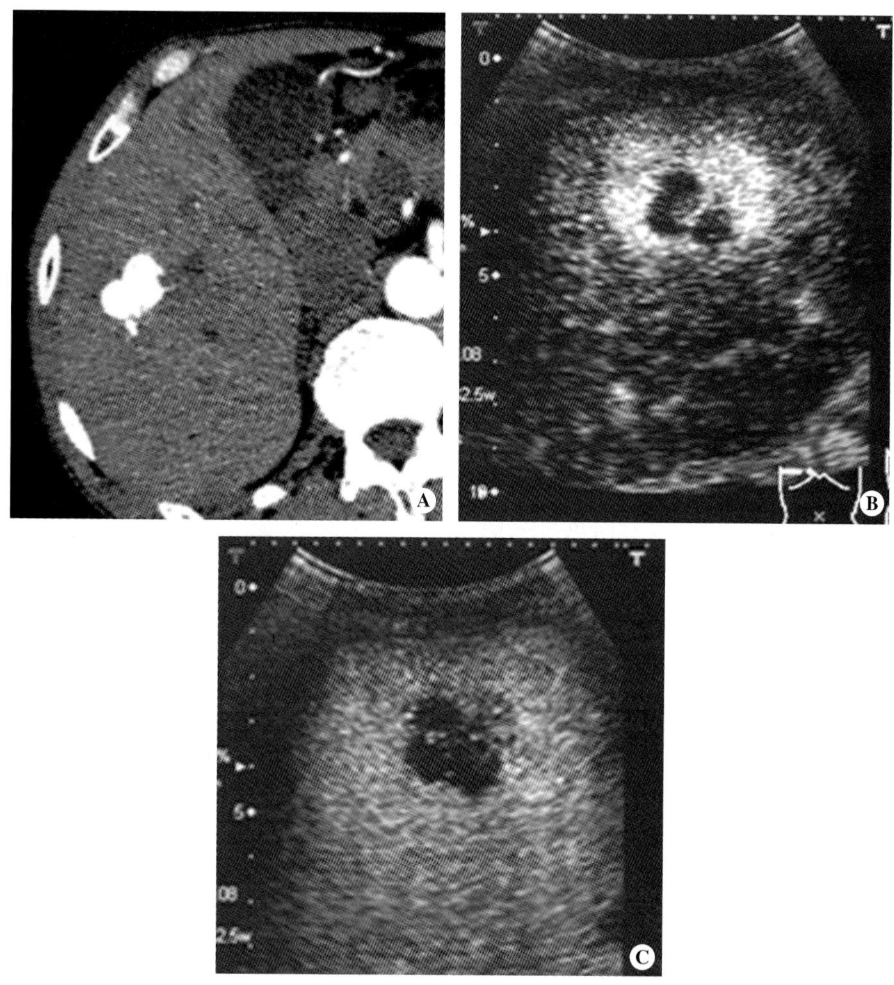

图 11-7-5　TACE 术后，CT 显示瘤内完全充填满碘油，符合治疗效果好（A）；超声造影显示相应部位仍有增强（B）；超声造影 CEUS 增强部分有消退（C）

2. 超声造影在肝癌 TACE 联合射频消融时机选择中的应用　TACE 联合射频消融治疗肝癌可改善肝癌患者预后，TACE 术后肝癌病灶内的血流灌注减少，此时进行射频消融可扩大消融范围，但 TACE 联合射频消融治疗的时间如何选择尚无定论。理论上应选择 TACE 术后肝癌病灶内血流灌注最少时进行射频消融。超声造影有优异的显示组织血流灌注的能力，应用超声造影及超声造影定量分析可客观评估 TACE 治疗前后血流灌注变化规律及变化程度，根据分析结果可帮助选择 TACE 术后进行射频消融治疗的最佳时间。

（三）超声造影定量分析在肝癌介入治疗中的应用

超声造影定量分析可提高超声造影检查的重复性，避免观察者差异，超声造影定量分析所得的时间 - 强度曲线及各项造影参数可用数据客观反映肝癌的血流灌注变化。国内研究发现肝癌消融治疗前超声造影参数中，肿瘤上升时间、肿瘤达峰时间、肿瘤峰值强度及肿瘤与肝实质峰值强度差均与肝癌患者消融后复发有关，以 2 年为界，将复发组分为近期复发组和远期复发组，发现肿瘤上升时间及肿瘤达峰时间与近期复发有关，肿瘤峰值强度及肿瘤与肝实质峰值强度差与远期复发有关；超声造影定量分析有望成为评估肝癌消融术后是否复发转移及复发转移时间的一种无创、有效的方法。

五、超声造影在其他部位肿瘤介入治疗前后的应用

超声引导下的消融技术是一种新兴的微创性肿瘤治疗方法，因疗效显著而日益受到人们的关注。这一技术在肝癌治疗中使用最为广泛，也可应用于肾脏、前列腺、子宫、肺脏、乳腺、胰腺等实质脏器肿瘤的治疗。与肝脏消融类似，超声造影在其中起着重要的作用。

肾脏是除了肝脏之外，经皮消融应用较为广泛的实质器官，超声造影上肾癌消融术完全消融表现为消融灶在各期均为无增强；消融后炎性充血表现为消融区周边的持续均匀环形增强；肿瘤残余表现为消融区周边有散在的、结节状或不规则样增强。超声造影在评价肾癌消融术后疗效方面具有灵敏、准确的应用价值。文献报道超声造影对微波消融肾癌近期疗效评价的灵敏度、特异度、准确性、阳性预测值和阴性预测值分别为100%、97.9%、98.2%、86.7%和100%，对消融区的远期疗效评价的灵敏度、特异度、准确性、阳性预测值和阴性预测值分别为85.7%、99.0%、98.2%、85.7%和99.0%，可达到与CECT/CEMRI相似的诊断效率。

随着消融技术愈发普遍地应用于前列腺疾病的治疗，超声造影也被应用于实时地监控消融治疗过程。文献报道在前列腺射频消融中，超声造影能准确评价消融灶的范围，其测量结果与病理学结果比较没有统计学差异，且超声造影能够实时观察消融灶内部及周边血流灌注的情况。通过超声造影，在经皮前列腺消融过程中，消融医师可以较准确地控制消融的范围，为前列腺癌区域消融方案的制订提供依据。

经皮消融治疗子宫肌层良性病变以安全、微创、最大限度灭活病灶、保留患者子宫、有效缓解或消除临床症状等优势已在临床推广应用，超声造影广泛应用于消融治疗的围术期。术前超声造影可确定病灶边界及血流灌注情况，术后即刻超声造影可在消融灶内出现部分无造影剂显影的线状、片状区域，应避免误认为消融不全。消融术后12～24h超声造影显示消融灶为无增强区，可较准确地判断消融疗效，测定消融坏死范围。

六、超声造影在腹部实质性脏器外伤中的应用

腹部外伤易损伤肝脏、脾脏及肾脏等实质性器官，引发外伤出血，随着对保器官治疗的认识，传统应用手术治疗腹部实质性器官出血的观念受到挑战。对腹部实质性脏器外伤出血治疗的关键点在于找到出血点。随着超声造影剂的应用，采用超声造影诊断腹部外伤出血和探测出血点的诊断率显著提高，其诊断性能与CECT有良好的相关性，并明显优于二维超声。超声造影可明确外伤部位和范围，并可明确有无活动性出血、发现断裂的微血管。超声造影对出血点的探测主要通过观察外伤部位在注射造影剂后有无造影剂外溢，有造影剂外溢则提示有活动性出血，而造影剂外溢的部位可帮助定位出血点。采用超声造影的微血管成像技术有利于提高诊断活动性出血的敏感性和发现出血部位。

超声造影显示的活动性出血和出血部位为超声造影引导微创治疗腹部实质性脏器外伤出血提供了可能。文献报道在超声造影引导下对出血部位注射凝血酶及医用黏合胶治疗活动性出血是可行的，利用该方法治疗Ⅲ～Ⅳ级严重肝、脾破裂的患者取得了确切的疗效，肝破裂治愈率可达 83.3%，脾破裂治愈率可达 100.0%（超声造影引导介入止血治疗在非手术治疗肝脾破裂中的应用）。超声造影引导介入止血治疗方法具有创伤小、操作简便、可在床旁实施、治疗失败可再次治疗等优点（图 11-7-6）。

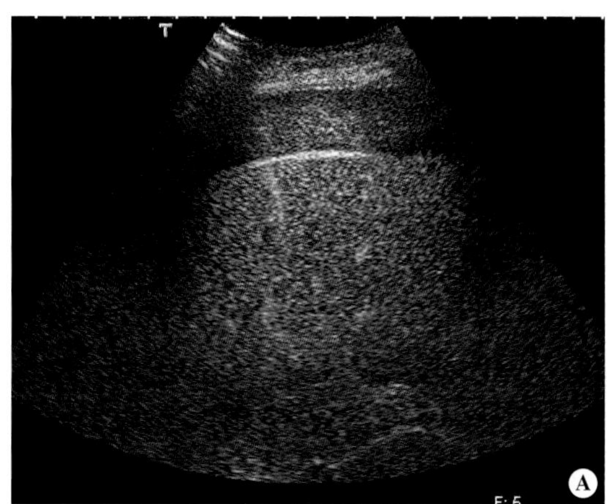

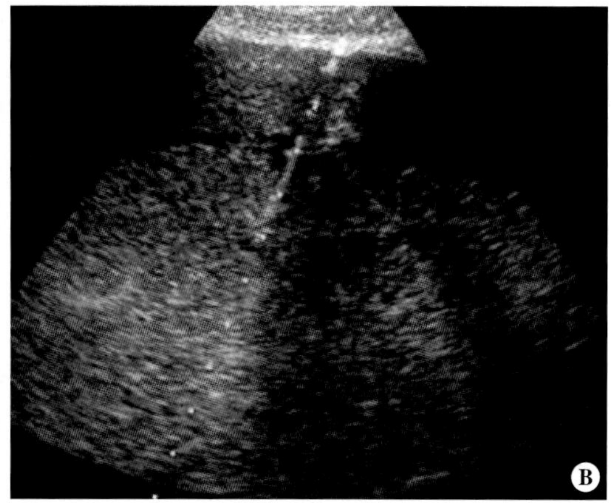

图 11-7-6　肝穿刺活检后针道出血，CEUS 见针道造影剂外溢（A）；沿造影剂外溢窦道进行射频消融后，局部肝组织无增强，针道出血停止（B）

（林满霞　谢晓燕）

参考文献

白敏，杜联芳，陈惠莉，等 . 2007. 超声造影在原发性胆囊癌的应用探讨 . 中国超声医学杂志，05：366-368.

陈静，何霞云 .2014. 甲状腺未分化癌的治疗进展 . 中国癌症杂志，24(4)：310-315.

陈敏华，董宝玮，李建国，等 . 1985. 肝脏占位病变的超声引导针吸细胞学检查 . 中华物理医学杂志，7：85-88.

费翔，唐杰，李岩密，等 . 2010. 经直肠前列腺超声造影在鉴别诊断前列腺癌与前列腺增生中的价值 . 中华超声影像学杂志，19(7)：596-599.

韩洁，吕珂，姜玉新 . 2014. 超声造影在胰腺疾病诊断中的应用现状与进展 . 中华医学超声杂志，(11) 11：866-869.

何文，成晔，张红霞，等 . 2011. 超声造影引导下周围型肺肿瘤经皮穿刺活检的临床应用 . 中华医学超声杂志，8：2299-2306.

侯雅昕，于晓玲，韩治宇，等 . 2014. 超声造影对胰腺占位病变的诊断价值 . 解放军医学院学报，35(11)：1119-1121.

胡滨，胡兵，陈磊，等 . 2010. 实时谐波灰阶超声造影评价犬前列腺射频消融灶 . 中华医学超声杂志，7：2031-2037.

华兴，李锐，张萍，等 . 2007. 实时超声造影定量分析鉴别原发性肝细胞癌与肝硬化结节 . 中华消化外科杂志，6(5)：10.

金赟杰，丁红，袁海霞，等 . 2011. 超声造影对胰腺囊实性病变的诊断及临床价值 . 中华医学超声杂志，8(7)：1408-1418.

李逢生，韩琴芳，徐荣，等 .2013. 超声造影在甲状腺乳头状癌诊断中的初步研究 . 中国超声医学杂志，29（1）：1-3.

李锐，郭燕丽，何芸，等 . 2006. 肝良性占位病变低机械指数反向脉冲谐波实时超声造影研究 . 中华超声影像学杂志，15(5)：357.

李锐，郭燕丽，何芸，等 . 2006. 脉冲反向谐波实时超声造影对肝占位病变良恶性的鉴别诊断 . 中国医学影像技术，22(2)：186.

李锐，郭燕丽，何芸，等 . 2006. 脉冲反向谐波实时超声造影与增强螺旋 CT 诊断肝占位病变的比较研究 . 中华超声影像学杂志，15(2)：99.

李锐，郭燕丽，华兴，等 . 2006. Sono Vue 实时超声造影在原位肝移植术后肝动脉血栓形成诊断中的应用研究 . 中国超声医学杂志，22(5)：366.

李锐，华兴，张萍，等 . 2007. 转移性肝癌动脉相增强的实时超声造影与增强螺旋 CT 比较研究 . 中国超声医学杂志，23（8）：602-604.

李锐，张萍，郭燕丽，等 . 2007. 反向脉冲谐波实时超声造影诊断背驮式肝移植术后肝静脉及下腔静脉并发症 . 中国医学影像技术，23(8)：1177.

李锐，张萍，郭燕丽，等 . 2007. 实时超声造影在肝移植术后门静脉并发症诊断中的应用 . 中国超声医学杂志，23(4)：281.

李锐，张晓航，张萍，等 . 2007. 低机械指数超声造影与增强螺旋 CT 诊断≤ 2cm 肝细胞癌的比较研究 . 中华超声影像学志，16(11)：963.

李锐，张晓航，张萍，等 . 2007. 低机械指数实时超声造影对增强 CT 漏诊肝细胞癌的诊断价值 . 中华消化外科杂志，6(5)：327-329.

李锐，张晓航，钟华，等 . 2010. 肝血管平滑肌脂肪瘤的超声造影与增强螺旋 CT 对比研究 . 中华超声影像学杂志，19（6）：485-488.

李鑫，梁萍，于晓玲，等 . 2014. 经皮微波消融肾细胞癌疗效的超声造影评价 . 介入放射学杂志，23：688-692.

李玉林 .2008. 病理学 . 第 7 版 . 北京：人民卫生出版社，291.

刘吉斌，王金锐 . 2010. 超声造影显像 . 北京：科学技术文献出版社 .

刘彤华 .2006. 诊断病理学 . 第 2 版 . 北京：人民卫生出版社，350-351.

刘志军，瞿长宝，王亚轩，等 . 2010. 直肠内超声引导前列腺系统穿刺法应用的临床研究 . 河北医药，32（6）：667-669.

秦威，罗葆明，文艳玲，等 . 2010. 超声造影引导浅表肿物穿刺活检术的应用 . 中国介入影像与治疗学，7：432-434.

曲鹏 . 2013. 肝细胞癌消融后复发与超声造影定量参数及血管生成相关因子表达的关系 // 中国超声医学工程学会第二届全国介入超声医学学术交流大会论文汇编 . 北京：解放军医学院 .

苏一巾，杜联芳，李凡，等 . 2010. 实时超声造影技术在胰腺癌早期诊断中的应用 . 中华临床医师杂志，4(9)：26-27.

孙丽萍，徐辉雄，刘琳娜，等 . 2013. 超声造影在胆囊息肉样病变鉴别诊断中的应用价值 . 中华医学超声杂志，12：1013-1019.

唐少珊，富崴，黄丽萍，等 . 2009. 胆囊隆起性病变超声造影增强模式的探讨 . 中国超声医学杂志，10：974-976.

王芳，张晶，韩治宇，等 . 2012. 超声造影在经皮微波消融治疗子宫肌层良性病变围手术期中的作用 . 中华医学超声杂志，9：52-56.

吴恋，于健春，康维明 .2013. 碘营养状况与甲状腺疾病 . 中国医学科学院学报，35(4)：363-368.

吴薇，陈敏华，严昆，等 . 2006. 超声造影对提高肝肿瘤穿刺活检诊断率的应用价值 . 中华医学杂志，86：116-120.

武忠弼，扬光华 .2002. 中华外科病理学卷 . 北京：人民卫生出版社，1298.

谢少伟，李凤华，夏建国，等 . 2010. 超声造影定量分析评价前列腺良恶性组织血流灌注特征的初步研究 . 中国超声医学杂志，26(9)：826-829.

谢晓燕，许尔蛟，徐辉雄，等 . 2008. 超声造影表现在胰腺实性局灶性病变鉴别诊断中的意义 . 中国医学科学院学报，30(1)：36-39.

徐本华，丁红，王文平，等 .2010. 甲状腺实性结节的实时超声造影表现和特征 . 中国超声医学杂志，26(8)：695-698.

徐辉雄，刘琳娜，郑曙光，等 . 2014. 胆囊超声造影临床应用指南（2012）解读 . 中华医学超声杂志，02：102-104.

徐辉雄，王文平，丁红，等 . 2012. 胰腺超声造影临床应用指南 . 中国医师协会超声医师分会 .

徐作峰，徐辉雄，吕明德，等 . 2007. 超声造影评估肝癌消融局部疗效价值的研究 . 中国超声医学杂志，23：284-286.

阎玉芹 .2013. 全球甲状腺结节及甲状腺癌的流行趋势及其原因分析 . 中华地方病学杂志，32(3)：239-240.

詹维伟，江珊 .2014. 甲状腺微小乳头状癌的诊治现状 . 中华医学超声杂志，11(5)：361-365.

张红丽，王华，姜珏，等 .2013. 结节性甲状腺肿的超声造影表现 . 中国超声医学杂志，2 9(6)：481-484.

张艳华，李海霞，刘莹，等 . 2014. 经直肠超声造影指导前列腺穿刺活检的临床价值 . 临床超声医学杂志，16：733-735.

周琦，张红丽，黄丽丽，等 .2014. 结节性甲状腺肿超声造影特征与病理微血管密度的相关性 . 临床超声医学杂志，16(10)：661-663.

Afaq C，Harvey Z，Aldin E，et al. 2011. Contrast-enhanced ultrasound in abdominal trauma. European Journal of Emergency Medicine，19(3)：140-145.

Ahmed R，Al-Shaikh S，Akhta. 2012. Hashimoto thyroiditis：a century later.Adv Anat Pathol，19(3)：181-186.

Ahn HS，Kim HJ，Welch HG. 2014. Korea's thyroid-cancer “epidemic”-screening and overdiagnosis. New Engl J Med，371(19)：1765-1767.

Aiken AH, Glastonbury C. 2008. Imaging Hodgkin and non-Hodgkin lymphoma in the head and neck. Radiol Clin North Am, 46(2): 363-378.

Alfadda AA, Sallam RM, Elawad GE, et al.2014. Subacute Thyroiditis: Clinical Presentation and Long Term Outcome. Int J Endocrinol, 794943.

Ascenti G, Mazziotti S, Zimbaro G, et al. 2007. Complex cystic renal masses: characterization with contrast-enhanced US. Radiology, 243(1): 158-165.

Bartototta TV, Taibbi A, Matranga D, et al. 2010. Hepatic focal nodular hyperplasia: contrastenhanced ultrasound findings with emphasis on lesion size, depth and liver echogenicity. Eur Radiol, 20: 2248-2256.

Benjaminov M, Atri M, O'Malley K, et al. 2006. Enhancing component on CT to predict malignancy in cystic renal masses and interobserver agreement of different CT features. American Journal of Roentgenology, 186(3): 665-672.

Bernatik T, Seitz K, Blank W, et al. 2010. Unclear focal liver lesions in contrast-enhanced ultrasonography-lessons to be learned from the DEGUM multicenter study for the characterization of liver tumors. Ultraschall in Med, 31: 577-581.

Bertolotto M, Martegani A, Aiani L, et al. 2008. Value of contrast-enhanced ultrasonography for detecting renal infarcts proven by contrast enhanced CT. A feasibility study. European Radiology, 18(2): 376-383.

Boozari B, Soudah B, Rifai K, et al. 2011. Grading of hypervascular hepatocel-lular carcinoma using late phase of contrast enhanced sonography-a prospective study. Dig Liver Dis, 43: 484-490.

Brannigan M, Burns PN, Wilson SR. 2004. Blood flow patterns in focal liver lesions at microbubble-enhanced US. Radiographics, 24(2): 921-935.

Caglia F, Bolondi L. 2006. The safety of Sonovue in abdominal applications: retrospective analysis of 23188 investigations. Ultrasound Med Biol, 32: 1369-1375.

Cao BS, Li XL, Li N, et al. 2010. The nodular form of hepatic tuberculosis: con-trast-enhanced ultrasonographic findings with pathologic correlation. J Ultrasound Med, 29: 881-888.

Catalano O, Izzo F, Vallone P, et al. 2015. Integrating contrast-enhanced sonography in the follow-up algorithm of hepatocellular carcinoma treated with radiofrequency ablation: single cancer center experience. Acta Radiol, 56: 133-142.

Catalano O, Sandomenico F, Raso MM, et al. 2004. Low mechanical index con-trast-enhanced sonographic findings of pyogenic hepatic abscesses. Am J Roentgenol, 182: 447-450.

Caturelli E, Biasini E, Bartolucci F, et al. 2002. Diagnosis of hepatocellular carcinoma complicating liver cirrhosis: utility of repeat ultrasound-guided biopsy after unsuccessful first sampling. Cardiovasc Intervent Radiol, 25: 295-299.

Chen LD, Xu HX, Xie XY, et al. 2010. Intrahepatic cholangiocarcinoma and hepatocellular carcinoma: differential diagnosis with contrast-enhanced ultrasound. Eur Radiol, 20: 743-775.

Chen MH, Yang W, Yan K, et al. 2007. The role of contrast-enhanced ultrasound in planning treatment protocols for hepatocellular carcinoma before radiofrequency ablation. Clin Radiol, 62: 752-760.

Chen MH, Yang W, Yan K, et al. 2004. Large liver tumors: protocol for radiofrequency ablation and its clinical application in 110 patients-mathematic model, overlapping mode, and electrode placement process. Radiology, 232: 260-271.

Choi D, Lim HK, Lee WJ, et al. 2003. Early assessment of the therapeutic response to radio frequency ablation for hepatocellular carcinoma: utili-ty of gray scale harmonic ultrasonography with a microbubble contrast agent. J Ultrasound Med, 22: 1163-1172.

Claudin M, Cosgrove D, Albrecht, et al. 2008. Guidelines and good clinical practice recommendations for contrast enhanced ultrasound(CEUS)—update 2008. Ultraschall in der Medizin, 29(4): 28-44.

Claudon M, Dietrich CF, Choi BI, et al. 2013. Guidelines and good clinical practice recommendations for contrast enhanced ultrasound(CEUS) in the liver-update 2012: a WFUMB-EFSUMB initiative in cooperation with representatives of AFSUMB, AIUM, ASUM, FLAUS and ICUS. Ultrasound in Medicine and Biology, 39(2): 11-29.

Claudon M, Dietrich CF, Choi BI, et al. 2013. Guidelines and good clinical practice recommendations for Contrast Enhanced Ultrasound(CEUS) in the liver-update 2012: A WFUMB-EFSUMB initiative in cooperation with representatives of AFSUMB, AIUM, ASUM, FLAUS and ICUS. Ultrasound Med Biol, 39(2): 187-210.

Clevert D A, Minaifar N, Weckbach S, et al. 2008. Multislice computed tomography versus contrast-enhanced ultrasound in evaluation of complex cystic renal masses using the Bosniak classification system. Clinical Hemorheology and Microcirculation, 39(1-4): 171-178.

Cokkinos DD, Antypa E, Kalogeropoulos I, et al. 2013. Contrast enhanced ultrasound performed under urgent conditions.

Indications, review of the technique, clinical examples and limitations. Insights Into Imaging, 4(2): 185-198.

Cokkinos D, Antypa E, Stefanidis K, et al. 2012. Contrast-enhanced ultrasound for imaging blunt abdominal trauma—indications, description of the technique and imaging review. Ultraschall in der Medizin, 33(1): 60-67.

Cokkinos DD, Antypa EG, Skilakaki M, et al. 2013. Contrast enhanced ultrasound of the kidneys: what is it capable of? Biomed Res Int, 2013. 595873.

Correas J M, Claudon M, Tranquart F, et al. 2006. The kidney: imaging with microbubble contrast agents. Ultrasound Quarterly, 22(1): 53-66.

Cosgrove D, Harvey C. 2009. Clinical uses of microbubbles in diagnosis and treatment. Med Biol Eng Comput, 47: 813-826.

Cosgrove D, Blomley M. 2004. Liver tumors: evaluation with contrast-enhanced ultrasound. Abdominal Imaging, 29(4): 446-454.

D' Onofrio M, Mansueto G, Falconi M, et al. 2004. Neuroendocrine pancreatic tumor: value of contrast enhanced ultrasonography. Abdom Imaging, 29(2): 246-258.

Damiola F, Byrnes G, Moissonnier M, et al. 2014. Contribution of ATM and FOXE1 (TTF2) to risk of papillary thyroid carcinoma in Belarusian children exposed to radiation. Int J Cancer, 134(7): 1659-1668.

Davies L, Welch HG. 2014. Current thyroid cancer trends in the united states. JAMA Otolaryngol Head Neck Surg, 140(4): 317-322.

Dawson P, Cosgrove D, Grainger R. 1999. Textbook of contrast media. Oxford: ISIS Medical Media.

Dietrich CF, Averkioui MA, Correas JM, et al. 2012. An EFSUMB introduction into dynamic contrast-enhanced ultrasound (DCE-US) for quantification of tumour perfusion. Ultraschall in Med, 33: 344-351.

Dietrich CF, Ignee A, Hocke M, et al. 2011. Pitfalls and artifacts using contrast enhanced ultrasound. Z Gastroenterol, 49: 350-356.

Dietrich CF, Mertens JC, Braden B, et al. 2007. Contrast-enhanced ultrasound of histologically proven liver hemangiomas. Hepatology, 45: 1139-1145.

Dietrich CF, Schuessler G, Trojan J, et al. 2005. Differentiation of focal nodular hyperplasia and hepatocellular adenoma by contrast-enhanced ultrasound. Br J Radiol, 78: 704-707.

D'Onofrio M, Biagioli E, Gerardi C, et al. 2014. Diagnostic performance of contrast-enhanced ultrasound (CEUS) and contrast-enhanced endoscopic ultrasound (ECEUS) for the differentiation of pancreatic lesions: a systematic review and meta-analysis. Ultraschall Med, 35(6): 515-521.

Dorffel Y, Wermke W. 2008. Neuroendocrine tumors: characterization with contrast-enhanced ultrasonography. Ultraschall Med, 29(5): 506-551.

Fan Z, Li Y, Yan K, et al. 2013. Application of contrast-enhanced ultrasound in the diagnosis of solid pancreatic lesions--A comparison of conventional ultrasound and contrast-enhanced CT. Eur J Radiol, 82(9): 1385-1390.

Forner A, Vilana R, Ayuso C, et al. 2008. Diagnosis of hepatic nodules 20 mm or smaller in cirrhosis: Prospective validation of the noninvasive diagnostic criteria for hepatocellular carcinoma. Hepatology, 47: 97-104.

Foschi FG, Dall' Aglio AC, Marano G, et al. 2010. Role of contrast-enhanced ul-trasonography in primary hepatic lymphoma. J Ultrasound Med, 29: 1353-1356.

Frampasa E, Lassau N, Zappa M, et al. 2013. Advanced Hepatocellular Carcinoma: Early evaluation of response to targeted therapy and prognostic value of Perfusion CT and Dynamic Contrast Enhanced-Ultrasound. Preliminary results. European Journal of Radiology, 82(5): e205-e211.

Francque SM, De Pauw FF, Van den Steen GH, et al. 2003. Biopsy of focal liver lesions: guidelines, comparison of techniques and cost-analysis. Acta Gastroenterol Belg, 66: 160-165.

Graumann S, Osther S, Osther P J. 2011. Characterization of complex renal cysts: a critical evaluation of the Bosniak classification. Scandinavian Journal of Urology and Nephrology, 45(2): 84-90.

Halpern EJ. 2006. Contrast-Enhanced Ultrasound Imaging of Prostate Cancer. Rev Urol, 8(suppl 1): s29-s37.

Health Canada, 2008. Updated safety information on definity (perflutren injectable suspension). Ontario, Canada.

Hirche TO, Ignee A, Hirche H, et al. 2007. Evaluation of hepatic steatosis by ul-trasound in patients with chronic hepatitis C virus infection. Liver Int, 27: 748-757.

Hoeffel C, Pousset M, Timsit M O, et al. 2010. Radiofrequency ablation of renal tumours: diagnostic accuracy of contrast-enhanced ultrasound for early detection of residual tumour. European Radiology, 20(8): 1812-1821.

Hong YR, Yan CX, Mo GQ, et al. 2015. Conventional US, elastography and contrast enhanced US features of papillary thyroid microcarcinoma predict central compartment lymph node metastases. Sci Rep, 5: 7748.

Hynynen K, McDannold N, Martin H, et al. 2003. The threshold for brain damage in rabbits induced by bursts of ultrasound in the presence of an ultresound contrast agent(OPTISON). Ultresound Med Biol, 29: 473-481.

Ietrich CF, Kratzer W, Strobe D, et al. 2006. Assessment of metastatic liver disease in patients with primary extrahepatic tumors by contrast-en-hanced sonography versus CT and MRI. World J Gastroenterol, 12: 1699-1705.

Ignee A, Piscaglia F, Ott M, et al. 2009. A benign tumour of the liver mimicking malignant liver disease-cholangiocellular adenoma. Scand J Gastro-enterol, 44: 633-636.

Ignee A, Straub B, Brix D, et al. 2010. The value of contrast enhanced ultrasound(CEUS) in the characterisation of patients with renal masses. Clinical Hemorheology and Microcirculation, 46(4): 275-290.

Ignee A, Straub B, Schuessler G, et al. 2010. Contrast enhanced ultrasound of renal masses. World Journal of Radiology, 2(1): 15-31.

International Collaborative Study of Severe Anaphylaxis. 2003. Risk of anaphylaxis in a hospital population in relation to the use of various drugs: an international study. Pharmacoepidemiology and Drug Safety, 12(3): 195-202.

Israel GM, Bosniak MA. 2005. How I do it: evaluating renal masses. Radiology, 236(2): 441-450.

Israel GM, Hindman N, BosniakM A. 2004. Evaluation of cystic renal masses: comparison of CT and MR imaging by using the Bosniak classification system. Radiology, 231(2): 365-371.

Jang HJ, Kim TK, Burns PN, et al. 2007. Enhancement patterns of hepatocellu-lar carcinoma at contrast-enhanced US: comparison with histologic differentiation. Radiology, 244: 898-906.

Jemal A, Siegel R, Ward E, et al. 2008. Cancer statistics, 2008. CA Cancer J Clin, 58(2): 71-96.

Jiao ZY, GOU CZ, Cao N, et al. 2005. Correlation oftissue factor expression to angiogenesis of gastric carcinom a and its clinicalsignificance.Cancer, 24(7): 880-884.

Kaygusuz G, Tulunay O, Baltaci S, et al. 2007. Microvessel density and regulators of angiogenesis in malignant and nonmalignant prostate tissue. Int Urol Nephrol, 39(3): 841-850.

Konopke R, Bunk A, Kersting S. 2008. Contrast-enhanced ultrasonography in patients with colorectal liver metastases after chemotherapy. Ultraschall in Med, 29(suppl 4): S203-S209.

Korenaga K, Korenaga M, Furukawa M, et al. 2009. Usefulness of Sonazoid contrast-enhanced ultrasonography for hepatocellular carcinoma: comparison with pathological diagnosis and superparamagnetic iron oxide magnetic resonance images. J Gastroenterol, 44: 733-741.

Kudo M, Hatanaka K, Maekawa K. 2010. Newly developed novel ultrasound technique, defect reperfusion ultrasound imaging, using sonazoid in the management of hepatocellular carcinoma. Oncology, 78(suppl 1): 40-45.

Larsen LP, Rosenkilde M, Christensen H, et al. 2007. The value of contrast enhanced ultrasonography in detection of liver metastases from colorectal cancer: a prospective double-blinded study. Eur J Radiol, 62: 302-307.

Lassau N, Koscielny S, Chami L, et al. 2010. 2Advanced Hepatocellular Carcinoma: Early Evaluation of Response to Bevacizumab Therapy at Dynamic Contrast-enhanced US with Quantification-Preliminary Results. Radiology, 258: 291 -300.

Leen E, CeccottiP, Moug SJ, et al. 2006. Potential value of contrast-enhanced intraoperative ultrasonography during partial hepatectomy for metastases: an essential investigation before resection? Ann Surg, 243: 236-240.

Li R, Guo YL, HuaX , et al. 2007. Characterization of focal liver lesions: comparison of real-time pulse-inversion harmonic contrast-enhanced ultrasonography with contrast-enhanced CT. Journal of Clinical Ultrasound, 35(3): 109-117.

Li R, Tang CL, Zhang Y, et al. 2015. Diagnosis of Hepatic Angiomyolipoma by Combination of Baseline and Contrast-Enhanced Ultrasound—A Prospective Study in Non-Cirrhotic Patients. PLoS One, 10(7): e0132290.

Li R, Yuan MX, Ma KS, et al. 2014. Detailed Analysis of Temporal Features on Contrast Enhanced Ultrasound May Help Differentiate Intrahepatic Cholangiocarcinoma from Hepatocellular Carcinoma in Cirrhosis. PLoS One, 9(5): e98612.

Li R, Zhang XH, Ma KS, et al. 2013. Dynamic Enhancing Vascular Pattern of Intrahepatic Peripheral Cholangiocarcinoma on Contrast-Enhanced Ultrasound: the Influence of Chronic Hepatitis and Cirrhosis. Abdominal Imaging, 38: 112-119.

Li R, Zhang XH, Hua X, et al. 2010. Real-time contrast-enhanced ultrasonography of resected and immunohistochemically proven hepatic angiomyolipomas. Abdominal Imaging, 35: 676-682.

Liu GJ, Lu MD, Xie XY, et al. 2008. Real-time contrast-enhanced ultrasound imaging of infected focal liver lesions. J Ultrasound

Med，27：657 -666.

Liu LN，Xu HX，Lu MD，et al. 2012. Contrast-enhanced ultrasound in the diagnosis of gallbladder diseases：a multi-center experience. PLoS One，7：e48371.

Liu M，Lin MX，Lu MD，et al. 2015. Comparison of contrast-enhanced ultrasound and contrast-enhanced computed tomography in evaluating the treatment response to transcatheter arterial chemoembolization of hepatocellular carcinoma using modified RECIST. European Radiology，25：2502-2511.

Bertolotto M，Catalano O. 2009. Contrast-enhanced ultrasound：past，present，and future. Ultrasound Clinics，4（3）：339-367.

Ma BY，Jia YP，Wang Q，et al. 2014. Ultrasound of primary thyroid non-Hodgkin's lymphoma. Clinical Imaging，38（5）：621-626.

Main ML，Goldman LH，Grayburn PA. 2007. Thinking outside the "Box" -the ultrasound contrast controversy. Journal of the American College of Cardiology，50（25）：2434-2437.

Main ML，Ryan AC，Davis TE，et al. 2008. Acute mortality in hospitalized pa-tients undergoing echocardiography with and without an ultrasound contrast agent（multicenter registry results in 4，300，966 consecutive patients）. Am J Cardiol，102：1742-1746.

Marotta V，Guerra A，Zatelli MC，et al. 2013. BRAF mutation positive papillary thyroid carcinoma is less advanced when Hashimoto's thyroiditis lymphocytic infiltration is present. Clin Endocrinol，79（5）：733-738.

Masumi Kadoya，Yasuharu Imai. 2014. Surveillance and diagnostic algorithm for hepatocellular carcinoma proposed by the Liver Cancer Study Group of Japan：2014 Update. Oncology，87（suppl 1）：7-21.

Meloni MF，Bertolotto M，Alberzoni C，et al. 2008. Follow-up after percutaneous radiofrequency ablation of renal cell carcinoma：contrast-enhanced sonography versus contrast-enhanced CT or MRI. American Journal of Roentgenology，191（4）：1233-1238.

Meloni MF，Andreano A，Franza E，et al. 2012. Contrast enhanced ultrasound：Should it play a role in immediate evaluation of liver tumors following thermal ablation? European Journal of Radiology，81：e897-e902.

Miller DL，Quddus J. 2001. Lysis and sonoporation of epidermoid and phagocytic momolayer cells diagnostic ultrasound activation of contrast agent gas bodies. Ultrasound Med Bio，27：1107-1113.

Minami Y，Kudo M，Chung H，et al. 2007. Contrast harmonic sonography-guided radiofrequency ablation therapy versus B-mode sonography in hepatocellular carcinoma：prospective randomized controlled trial. Am J Roentgenol，188：489-494.

Minami Y，Kudo M，Kawasaki T，et al. 2004. Treatment of hepatocellular carcinoma with percutaneous radiofrequency ablation：usefulness of contrast harmonic sonography for lesions poorly defined with B-mode sonography. AJR Am J Roentgenol，183：153-156.

Morin S H，Lim AK，Cobbold JF，et al. 2007. Use of second generation contrast-enhanced ultrasound in the assessment of focal liver lesions. World Journal of Gastroenterology，13（45）：5963-5970.

Nakano H，Ishida Y，Hatakeyama T，et al. 2008. Contrast-enhanced intraop-erative ultrasonography equipped with late Kupffer-phase image obtained by sonazoid in patients with colorectal liver metastases. World J Gastroenterol，14：3207-3211.

Nam M，Shin JH，Han BK，et al. 2012. Thyroid lymphoma：correlation of radiologic and pathologic features. J Ultrasound Med，31（4）：589-594.

Nicolau，Bunesch L，Sebastia C. 2011. Renal complex cysts in adults：contrast-enhanced ultrasound. Abdominal Imaging，36（6）：742-752.

Park B K，Kim B，Kim S H，et al. 2007. Assessment of cystic renal masses based on Bosniak classification：comparison of CT and contrast-enhanced US. European Journal of Radiology，61（2）：310-314.

Piscaglia F，Bolondi L，Italian Society for Ultrasound in Medicine and Biology（SIUMB）Study Group on Ultrasound Contrast Agents. 2006. The safety of Sonovue in abdominal applications：retrospective analysis of 23188 investigations. Ultrasound in Medicine and Biology，32（9）：1369-1375.

Piscaglia F，Gianstefani A，Ravaioli M，et al. 2010. Criteria for diagnosing be-nign portal vein thrombosis in the assessment of patients with cirrhosis and hepatocellular carcinoma for liver transplantation. Liver Transpl，16：658-667.

Piscaglia F，Nolsøe C，Dietrich C F，et al. 2012. The EFSUMB guidelines and recommendations on the clinical practice of contrast enhanced ultrasound（CEUS）：update 2011 on non-hepatic applications. Ultraschall in der Medizin，33（1）：33-59.

Quaia E，Bussani R，Cova M，et al. 2005. Radiologic-pathologic correlations of intratumoral tissue components in the most common solid and cystic renal tumors：pictorial review. European Radiology，15（8）：1734-1744.

Quaia E，Bertolotto M，Cioffi V，et al. 2008. Comparison of contrast-enhanced sonography with unenhanced sonography and contrast-enhanced CT in the diagnosis of malignancy in complex cystic renal masses. American Journal of Roentgenology, 191(4): 1239-1249.

Rickes S, Uhle C, Kahl S, et al. 2006. Echo enhanced ultrasound: a new valid initial imaging approach for severe acute pancreatitis. Gut, 55(1): 74-78.

Roy, Gengler L, Sauer B, et al. 2008. Role of contrast enhanced US in the evaluation of renal tumors. Journal de Radiologie, 89(11): 1735-1744.

Ruix J, Sherman M. 2011. Management of hepatocellular carcinoma: an up-date. Hepatology, 53: 1020-1022.

Sakorafas GH, Kokkoris P, Farley DR. 2010. Primary thyroid lymphoma(correction of lympoma): diagnostic and therapeutic dilemmas. Surg Oncol, 19(4): e124-e129.

Sarinah B, Hisham AN. 2010. Primary lymphoma of the thyroid: diagnostic and therapeutic considerations. Asian J Surg, 33(1): 20-24.

Sever AR, Mills P, Weeks J, et al. 2012. Preoperative needle biopsy of sentinel lymph nodes using intradermal microbubbles and contrast-enhanced ultrasound in patients with breast cancer. AJR Am J Roentgenol, 199: 465-470.

Sidhu PS, Shaw AS, Ellis SM, et al. 2004. Microbubble ultrasound contrast in the assessment of hepatic artery patency following liver transplantation: role in reducing frequency of hepatic artery arteriography. Eur Radiol, 14: 21-30.

Solbiati L, Tonolini M, Cova L. 2004. Monitoring RF ablation. Eur Radiol, 14(suppl) 8: 34-42.

Sorrentino P, D' Angelo S, Tarantino L, et al. 2009. Contrast-enhanced sonography versus biopsy for the differential diagnosis of thrombosis in hepatocellular carcinoma patients. World J Gastroenterol, 15: 2245-2251.

Strazdina A, Krumina G, Sperga M. 2011. The Value and Limitations of Contrast-enhanced Ultrasound in Detection of Prostate Cancer. Anticancer Res. 31(4): 1421-1426.

Sugimoto K, Moriyasu F, Saito K, et al. 2013. Hepatocellular carcinoma treated with sorafenib: early detection of treatment response and major adverse events by contrast-enhanced US. Liver Int, 33: 605-615.

Sun XS, Bay JO, Marcy PY, et al. 2013. Treatment of primary thyroid lymphomas. Bull Cancer, 100(10): 1031-1042.

Tamai H, Takiguchi Y, Oka M, et al. 2005. Contrast-enhanced ultrasonography in the diagnosis of solid renal tumors. Journal of Ultrasound in Medicine, 24(12): 1635-1640.

Tang J, Yang JC, Luo Y, et al. 2008. Enhancement characteristics of benign and malignant focal peripheral nodules in the peripheral zone of the prostate gland studied using contrast-enhanced transrectal ultrasound. Clin Radiol, 63: 1086-1091.

Thorelius L. 2007. Emergency real-time contrast-enhanced ultrasonography for detection of solid organ injuries. European Radiology, 17(6): F107-F112.

Torzilli G, Del Fabbro D, Palmisano A, et al. 2005. Contrast-enhanced intraop-erative ultrasonography during hepatectomies for colorectal cancer liver metastases. J Gastrointest Surg, 9: 1148-1153.

Trillaud H, Bruel JM, Valette PJ, et al. 2009. Characterization of focal liver le-sions with SonoVue-enhanced sonography: international multicenter study in comparison to CT and MRI. World J Gastroenterol, 15: 3748-3756.

U S Food and Drug Administration. 2008. Micro-Bubble Contrast Agents(Marketed as Definity(Perflutren Lipid Microsphere) Injectable Suspension and Optison(Perflutren Protein-Type sMicrospheres for Injection). US Food and Drug Administration, Silver Spring, Md, USA.

Uhlendorf V, Scholle FD, Reinhardt M. 2000. Acoustic behaviour of current ultrasound contrast agents. Ultrasonics, 38(1): 81-86.

Valentino M, Ansaloni L, Catena F, et al. 2009. Contrast-enhanced ultrasonography in blunt abdominal trauma: considerations after 5 years of experience. Radiologia Medica, 114(7): 1080-1093.

Valentino M, Serra C, Zironi G, et al. 2006. Blunt abdominal trauma: emergency contrast-enhanced sonography for detection of solid organ injuries. American Journal of Roentgenology, 186(5): 1361-1367.

Vamvakidis K, Christoforides C, Zografos GN. 2015. Management of primary thyroid lymphoma. Hell J Surg, 87(1): 67-70.

Vanderpump MP.2011. The epidemiology of thyroid disease .Br Med Bull, 99(1): 39-51.

Vilana R, Forner A, Bianchi L, et al. 2010. Intrahepatic peripheral cholangio-carcinoma in cirrhosis patients may display a vascular pattern similar to hepatocellular carcinoma on contrast-enhanced ultrasound. Hepa-tology, 51: 2020-2029.

Watanabe N, Noh JY, Narimatsu H, et al. 2011. Clinicopathological features of 171 cases of primary thyroid lymphoma: a long-term study involving 24 553 patients with Hashimoto's disease. Br J Haematol, 153(2): 236-243.

Wilson SR，Burns P N. 2010. Microbubble-enhanced US in body imaging：what role? Radiology，257（1）：24-39.

Wilson SR，Kim TK，Jang HJ，et al. 2007. Enhancement patterns of focal liver masses：discordance between contrast-enhanced sonography and contrast-enhanced CT and MRI. Am J Roentgenol，189：W7-W12.

Wu W，Chen MH，Yin SS，et al. 2006. The role of contrast-enhanced sonography of focal liver lesions before percutaneous biopsy. Am J Roentgen-ol，187：752-761.

Wu W，Chen MH，Yin SS，et al. 2006. The role of contrast-enhanced sonography of focal liver lesions before percutaneous biopsy. The role of contrast-enhanced sonography of focal liver lesions before percutaneous biopsy. AJR Am J Roentgenol，187：752-761.

Xie XH，Xu HX，Xie XY，et al. 2010. Differential diagnosis between benign and malignant gallbladder diseases with real-time contrast-enhanced ultrasound. Eur Radiol，20（1）：239-248.

Xu JM，Guo LH，Xu HX，et al. 2014. Differential diagnosis of gallbladder wall thickening：the usefulness of contrast-enhanced ultrasound. Ultrasound Med Biol，40（12）：2794-2804.

Xu M，Xie XY，Liu GJ，et al. 2011. The application value of contrast-enhanced ultrasound in the differential diagnosis of pancreatic solid-cystic lesions. Eur J Radiol，81（7）：1432-1437.

Yanagisawa K，Moriyasu F，Miyahara T，et al. 2007. Phagocytosis of ultrasound contrast agent microbubbles by Kupffer cells. Ultrasound Med Biol，33：318-325.

Yeshvanth SK，Lakshminarayana KP，Upadhyaya VS，et al. 2012. Primary thyroid lymphoma arising from hashimotos thyroiditis diagnosed by fine needle aspiration cytology.Cancer Res Ther，8（1）：159-161.

Yuan M X，Li R，Zhang XH，et al. 2015.Factors affecting enhancement patterns of intrahepatic cholangiocarcinoma on contrast-enhanced ultrasound and their pathological correlations. http：//dx. doi. org/10. 1055/s-0034-1399485.

Zhang B，Jiang YX，Liu JB，et al. 2010. Utility of contrast-enhanced ultrasound for evaluation of thyroid nodules. Thyroid，20（1）：51-57.

Zheng RQ，Mao R，Ren J，et al. 2010. Contrast-enhanced ultrasound for the evaluation of hepatic artery stenosis after liver transplantation：potential role in changing the clinical algorithm. Liver Transpl，16：729-735.

Zheng SG，Xu HX，Liu LN，et al. 2013. Contrast-enhanced ultrasound versus conventional ultrasound in the diagnosis of polypoid lesion of gallbladder：a multi-center study of dynamic microvascularization. Clin Hemorheol Micro，55（3）：359-374.

Zhou L，Kuang M，Xu Z，et al. 2015. Contrast-enhanced sonographically guided thermal ablation for treatment of solid-organ hemorrhage：preliminary clinical results. J Ultrasound Med，34（5）：907-915.

第三篇
相关仪器设备及相关研究篇

第十二章　超声分子成像设备

第一节　概　　述

近年来，影像学研究已经进入分子影像领域，在这一领域超声成像以其无创性、无电离辐射、高分辨率和实时便捷显像的优势成为极具发展潜力的分子显像技术之一。一套完善的超声分子成像设备为超声分子显像的实施和发展提供了可行性。超声分子成像设备在体内超声分子显像过程中的作用主要体现如下。①超声分子成像（定位）：靶向超声造影剂经静脉注射循环到达靶器官，在声波作用下能产生较强的2倍于发射声波频率的二次谐波，通过改变探头的接收频率，只接收微泡产生的二次谐波信号，实现靶组织超声分子成像。②超声分子治疗（触发）：一方面，载药物/基因微泡到达靶区后，采用一定能量的超声波于体外辐照，使微泡破裂在靶区释放出所携带的药物或基因，通过超声显像仪实时监测、监控，达到按需精确定位、定量控释的目的；另一方面，超声辐照微泡靶向破坏可引发“声孔效应”，能促使局部微血管和细胞膜通透性增高，促进药物或基因进入靶细胞，可以提高疗效，延长药物作用时间，减轻毒性反应，达到靶向治疗的目的。③疗效评估：最后，利用超声分子成像设备能够评价超声微泡造影剂定位递送和定量控释药物的即时及远期效果。

超声分子影像学的发展离不开超声分子成像设备性能和功能的进步。然而，目前国内外尚没有一种专门集成上述功能的应用于临床的超声分子显像及治疗的系统装置。现阶段超声分子显像所用设备通常为各部分功能独立的市售超声仪，虽可实时监控微泡在病变部位的灌注情况，实现对微泡的靶向定位，但不能实现超声辐照微泡破坏靶向释放，因为：①市售超声仪所发射的通常是高频率超声，高频率超声可以提高组织的灰阶显像，但其破坏微泡产生空化效应的能力却明显不足，因为空化效应的产生与所用超声频率大小成反比，超声频率越高，产生空化效应的阈值就越大；②诊断超声所发出的波为连续波，连续波的发射不利于靶组织内微泡的再灌注；③由于微泡成膜材料的不同，破坏微泡所需的超声能量亦有所不同，而诊断超声无法根据微泡材料特性调节超声辐照强度；④市售超声仪所发出的超声波为一个平面，不能靶向定位，超声波束接触的组织内的微泡均可能被击碎；⑤现有超声微泡控释体系无法实现对靶区微泡的量化，在超声波束下进行的药物释放基本上处于“胡乱释放”状态，不能实现精细、适形、定位、定量控释药物或基因达到药物或基因靶向治疗的目的。

要实现高效超声分子成像，需要将超声分子成像设备、超声微泡触发装置及超声分子成像监控及后处理技术有机结合，这是超声分子成像的关键性技术难点。近年来，国内外学者致力于研发集诊断、治疗、监控和效果评价于一体的超声分子显像与治疗系统。低频、脉冲、聚焦及诊疗合一超声成为发展方向。将超声诊断和治疗探头融于一体，可同时进行组织显像及超声靶向辐照载药物或基因微泡定位释放。低频、脉冲超声可提高微泡的空化作用，聚焦超声可将超声能量聚集于感兴趣区，以实现靶向定位。结合微泡定量后处理技术，可对靶区微泡及控释药物进行准确定量。完善的超声分子显像与治疗系统，有望连续系统地实现对疾病的超声分子显像、药物/基因安全、有效靶向治疗及治疗效果的评价，为超声分子成像研究提供亟需的实验工具及方法。

第二节　基本结构及工作原理

一、基本结构

超声分子成像设备通常是由监控（定位）单元、触发单元、驱动单元及定量和评价单元构成的系统。目前，各部分装置大多是独立的，超声监控单元包括各型的数字化彩色多普勒超声显像仪，触发单元多为频率、脉冲和焦域可调的低频脉冲聚焦超声，定量和评价单元理想是采用具有微泡定量功能、集成有组织定征模块及图像采集功能的电子计算机及软件，图像采集卡与定位单元相连。驱动单元包括功率控制单元、焦域控制单元和时间控制单元。超声分子成像系统基本结构模式如图 12-2-1 所示。

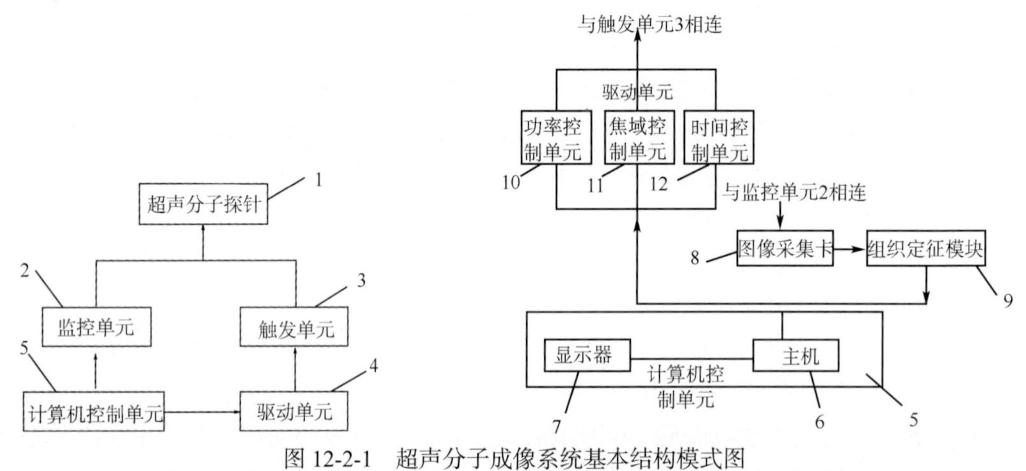

图 12-2-1　超声分子成像系统基本结构模式图

二、工作原理

（一）监控（定位）单元

1. 基本成像　近年来，随着电子技术、材料科学和计算机科学的设备不断发展，超声诊断设备的性能不断提高，功能越来越多，A、M、B、D 型等各种类型的设备不断涌现，超声医学应用的范围越来越广，为临床诊断提供了有力的工具。所有的超声成像系统都依赖于探头发射和接收声波以传递人体组织生物学信息。超声换能器是其中极其重要的组成部分之一，在声学研究领域，换能器主要是指电-声换能器，它能实现电能和声能之间的相互转换。换能器的工作原理大体是相同的，通常换能器都有一个电的储能元件和一个机械振动系统。当换能器处于发射状态时，从激励电源输出电振荡信号将引起换能器中电储能元件中电场或磁场的变化，这种电场或磁场的变化通过某种效应对换能器的机械振动系统产生一个推力，使其进入振动状态，从而推动与换能器机械振动系统相接触的介质发生振动，向介质中辐射声波；当换能器处于接收状态时，外来声波使换能器的机械振动系统发生振动，借助于某种物理效应，引起换能器储能元件中的电场或磁场发生相应的变化，从而引起换能器的电输出端产生一个相应于声信号的电压和电流，借此获取介质中的回波信息。诊断超声正是利用此原理，向人体内发射超声能量，并接收由体内组织反射的回波信号，这种成像方法也被称为超声脉冲回波成像法。将回波信号作光点亮度调制，即用光点来显示反射回波的界面，根据其所携带的有关人体组织的信息，加以检测，经过放大处理和后处理后，在超声显示器上以断面图像形式显示出来供观察和诊断（图 12-2-2）。随着电子式声波束扫描，数字扫描转换器、可变焦距聚焦、计算机图像处理等技术的应用，现在超声的横向分辨率可达到 2mm 以内，使得到的软组织图像清晰并富有层次，甚至可与解剖图像媲美。

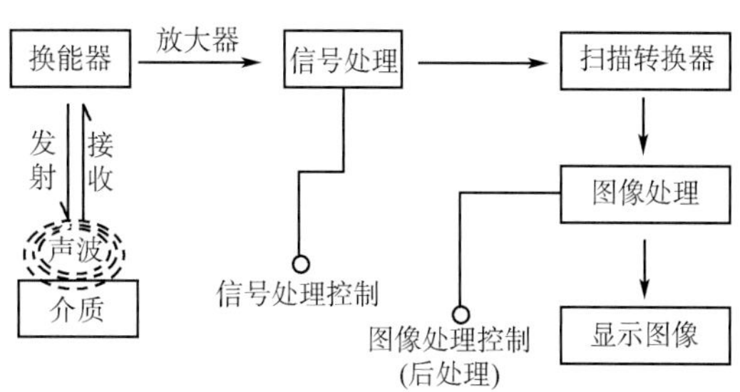

图 12-2-2　超声成像基本原理示意图

优化超声诊断仪性能的参数，一般要考虑以下几个方面。

(1) 分辨力：成像系统能分辨空间尺度的能力称为分辨力，能分辨的尺寸越细微，分辨力就越高。超声成像中的分辨力分为横向分辨力、轴向分辨力和侧向分辨力。横向分辨力是指在与声束轴线垂直的平面上，在探头短轴方向的分辨力。侧向分辨力是指在与声束轴线垂直的平面上，在探头长轴方向的分辨力，而轴向分辨力则是沿波束轴方向上的分辨力。这三种分辨力的大小相差很大，而且，垂直于波束轴的两个维上的横向分辨力，往往也不相同。

超声成像是切面图像，是一个较厚的断面信息的叠加图像，这就存在横向分辨力的问题。超声波束直径尺寸直接决定着横向分辨力，波束直径越细，能分辨的尺度越小，横向分辨力越高，图像上反映组织的切面情况越真实。超声波束直径与形状是由换能器的尺寸、频率等参数决定的，还与所探查目标的距离有关。为了提高横向分辨力，现在多采用聚焦的方法，使波束的有效直径尺寸减小。对不同的动态范围，波束有效宽度也不相同，动态范围也是影响横向分辨力的原因之一。轴向分辨力主要决定于超声脉冲的持续时间。脉冲越窄，轴向分辨力越高。轴向分辨力的优劣影响靶标在浅深方向的精细度。分辨力佳则在轴向图像点细小、清晰。在同一脉冲条件下，随着增益的不同，轴向分辨力也可以不同。声束越细、侧向分辨力越好，侧向分辨力好坏由晶片形状、发射频率、聚焦效果及距离换能器远近等因素决定。总之，不论是横向分辨力、轴向分辨力或者侧向分辨力，不仅都与成像设备的增益有关，还与探查深度及目标的动态范围有关。为了提高横向分辨力，现代超声诊断成像设备多数采用聚焦换能器。这样，在焦点深度上的分辨力有了提高，但是在焦点区域以外分辨力却变得更差。还需要注意，当通过用增大换能器孔径来提高聚焦深度处的分辨力时，景深，即能得到最佳分辨力的那个区域，会变得更短。而且，分辨力的改善只与孔径的一次方有关，而景深却随孔径的二次方缩小，也就是说，景深的损失比分辨力的得益要快得多。正因为如此，超声诊断仪中多数采用弱聚焦，或者采用变焦距，也称动态聚焦的方法来弥补。

(2) 频率：超声诊断仪的工作频率，常常根据几个方面因素来做最佳的选取。首先，从分辨力的角度考虑，提高频率，可以明显改善分辨力，波长越短，分辨力越高。其次，从穿透深度的角度考虑，频率越高，则超声衰减也成正比地增加。若要求有较大的穿透深度，就需要选择较低的频率。此外，为了获得满意的多普勒频谱记录，则应尽可能选择低频率的探头。因此，尽管提高频率是衍射限制系统提高分辨力的一个主要因素，然而，在设计中，不得不在工作深度与频率之间取合理的折中。

(3) 帧频：成像系统每秒钟可以成像的帧数称为帧频。帧频超过 20 帧以上的成像系统称为实时成像系统。在要求实时成像的系统中，帧频是一项具有重要意义的指标。超声在人体软组织中传播的平均速度为 1540m/s。声波到达 1cm 的距离再返回到发出点，需要时间 13μs。假设要求穿透深度为 *P*cm 时，则需时 13 *P*μs；再假设每幅像需要有 *N* 条线，则形成一幅像需要时间为 13 *NP* μs，所以帧频 *F* 就是每幅像所需时间的倒数，公式如下：

$$F = \frac{1}{13NP \times 10^{-6}}$$

或写成

$$PNF = 77 \times 10^{3} = c/2$$

上述公式中，*c* 为声速，说明，帧频、线数和穿透深度三者之间的乘积是一个常数。若要提高其中的一个，必须要以减小其他两项为代价。线密度在一定程度上决定了像质的好坏。在超声回波成像中，由换能器发射超声波束，然后再按换能器的视线来显示回波，像是由线形成的。线数受到穿透深度与帧频的制约。也就是说，要提高帧频，达到实时的要求，必须减少线数，这就降低了像质。一般来说，对于有较高横向分辨力的超声成像系统，应该有较高线密度来显示它的像。而高的横向分辨力主要由窄的声波束来保证，而线密度就必须与这个横向分辨力的要求相适应。

超声诊断仪要求波束窄、声脉冲持续时间短、灵敏度高的换能器。同时也要了解被检测对象及其检测和显示方式。例如，应了解被检测目标的声速、声衰减、声特性阻抗、探测深度、成像速度、分辨力、使用范围等。确定了上述的要求后，应进行综合考虑。由于许多要求都是相互矛盾的，如为了提高分辨力，必须使用宽频带窄脉冲换能器，但宽频带窄脉冲常是以降低灵敏度为代价。探测深度与成像速度也存在矛盾，使用频率与轴向分辨力、探测深度也有矛盾。因此要在各种矛盾中权衡找出折中方案，以获得最优技术参数。

2. 超声造影成像原理及技术 传统超声影像设备诊断的基本原理是利用生物组织的密度不同，从而声阻抗不同，声的传播速度也就不同。超声换能器接收到不同强度的回波信号信息，从而得到不同组织的超声图像。超声探头接收和发射频率相同的回波信号成像，称为基波成像（fundamental imaging，FI）。实际上回波信号受到人体组织的非线性调制后产生基波的二次三次等高次谐波，称为谐波成像（harmonic imaging，HI），其中二次谐波幅值最强。由于二次谐波可提高图像的侧向分辨力，且随着谐波信号的增强，反射回声的长度逐渐减小，图像的轴向分辨力随之提高，同时随谐波信号增强，旁瓣作用减弱，使图像质量得以明显提高。这也是超声微泡造影的重要成像方法之一。超声波是纵波，当向人体组织内引入超声微泡造影剂后，超声的传播不停地改变着微泡周围液体介质的液压，敏感的微泡也就随之被不断地压缩和膨胀。在较大的声压下，气泡会加速振荡，以至其膨胀、收缩的改变量不相等，收缩开始明显滞后于膨胀，这时微泡的振动出现非线性，开始发射出非线性谐波分量。

早期的超声造影研究通常直接使用超声诊断系统中的常规超声成像模式，如B模式、血流成像等，但是很难获得理想的超声造影效果，不是在有些器官的应用中无法获得增强的造影图像，就是图像中出现大量的伪影。为此，人们把精力集中在寻找更好的专门针对造影剂的成像模式上。根据造影剂的发展过程，造影成像技术可以划分为三个发展阶段：第一阶段为基于第一代造影剂的灰阶图像增强；第二阶段为基于第二代造影剂的基波成像；第三阶段为利用第三代造影剂非线性特性的谐波成像。对于最新一代的超声靶向造影剂，开展在控制释放下的超声分子成像方法研究是目前造影成像研究的重要方向。

⑴ 基波B模式成像：是一种常规的成像模式，这种成像模式是基于微泡造影剂具有增强背向散射的能力，它的散射截面要比同样大小的固体粒子大好几个数量级，使得背向散射信号大大加强。造影剂进入到全身器官的微循环血液中，由微泡产生的强背向散射信号可以增强二维灰阶图像的信息量和对比度，所以在常规的二维扫查时加用造影微泡可以得到实质及界面都更加清晰的超声图像，提高超声图像质量，增强对比分辨力。然而，在成像组织中的微小血管、微米级微血管中造影剂散射回波信号的强度往往小于组织的散射回波强度，使得含有造影剂的微血管信息淹没在强大的组织噪声的背景里，难以检测到微血管的灌注信息，随后的谐波B模式成像就是针对这个问题提出的。

⑵ 谐波B模式成像：是基于造影微泡在声发射驱动下出现非线性振荡，从而使回波产生谐波分量的原理发展而来的。在较低声压下认为微血管周围组织只产生线性基波分量，这样通过检测谐波分量便可将属于组织的基波和来自于微泡的谐波区分开来。谐波B模式成像主要是针对二次谐波分量，它是利用微泡造影剂非线性特性的第一种技术，因为微泡的二次谐波分量容易得到激发，而且强度最大，目前在临床造影中已得到广泛应用。但是实际应用中，为了提高微泡造影剂检测的灵敏度，通常需要提高发射声压，以使微泡非线性效应增强。由于周围组织并非理想的线性散射介质，当入射声压达到一定的强度后，周围组织的回波信号中也将包含谐波成分，这使得分离微泡的谐波信号变得困难。另一方面，微泡谐波的检测要求尽可能地减少频率域中基波与谐波频带的混叠和交叉，这就需要超声系统发射窄带脉冲，但由于这将导致超声图像的空间分辨率下降，因此，在检测灵敏度和空间分辨率问题上，谐波成像必须综合考虑，这也是谐波成像的不足之处。

⑶ 谐波功率多普勒成像：传统多普勒血流测量是通过追踪感兴趣区内的血液散射目标来完成的，然而在进行造影成像时，在含有造影剂的大血管壁，通常产生严重的伪影。而在微血管检测时，由于微血管中微泡的流速较低，偏离了多普勒血流测量的灵敏范围，使得灌注血流测量无法进行。功率多普勒测量和显示的是回波的谐波信号的功率，这样，基于多脉冲技术的多普勒测量容易受组织运动的影响，导致图像出现运动伪影或散斑等现象，这些都可以通过特殊的壁滤波器消除。

⑷ 脉冲逆转B模式成像：为了能更有效地利用微泡造影剂进行成像，理想的情况应该是只接收造影微泡的回波而没有周围组织的回波。脉冲逆转成像就是基于正相脉冲

及其反相脉冲作用时，如果系统的响应是线性的，那么正逆脉冲的响应也是一对形状完全相同的反相脉冲。而对于非线性系统（如微泡造影剂），则不存在此现象。通常认为人体组织为线性，当发射两个形状完全一样，而相位恰好相反的脉冲时，线性组织的回波信号进行相加其输出为零，而超声微泡回波相加后的和并不为零。于是在同一条扫描线上先后发射两个互为反向的脉冲，通过检测两者回波信号之和，从而提高探测的灵敏度及分辨率。由此可见，脉冲逆转谐波成像技术使正向和反向的基波信号叠加而抵消，而结合谐波成分产生纯净的宽频谐波信号，克服了常规谐波成像频带的局限性，提高了图像的分辨率。脉冲逆转成像目前被认为是一种相对灵敏的超声造影成像模式。

(5) 脉冲逆转功率多普勒成像：是结合脉冲逆转技术与功率多普勒技术形成的一种造影剂检测技术，是目前最成功的一种微血管灌注检测技术。它在功率多普勒处理的基础上增加了一个脉冲逆转多普勒滤波器，为了与杂波滤波器区别，称这种滤波器为造影剂检测滤波器。对于造影灌注成像，与常规的多普勒成像不同的是超声微泡的多普勒在某种程度上是可预知的。当血流和微泡的运动很慢时，常规多普勒谱主要是由微泡的破裂引起的，而脉冲逆转多普勒谱主要是由微泡破裂和非线性散射共同决定的。

（二）触发单元

1. 生物效应 超声能量用于治疗，主要是利用超声的热效应、机械效应和化学效应。一定剂量的超声波联合微泡造影剂可以导致生物体系在不同层次上各式各样的生物效应。尽管产生这些生物效应的物理机制仍不十分清楚，但它可以揭示出超声与生物体系相互作用的具体规律，了解这些生物效应对超声联合微泡的疾病分子治疗是非常重要的。众多效应中空化效应被认为是最主要的机制。Rayleigh 等的研究“液体中球形空腔崩溃时产生的压力”为近百年来声空化研究奠定了理论基础。声空化导致的生物效应会引起局部高温、高压现象，此外还伴随强大冲击波、高速微射流、自由基的产生。高强度的压力波会使细胞损伤、破裂、DNA 断裂，以及血液溶血、组织损伤、出血等。冉海涛等对大鼠肺动脉血管平滑肌细胞悬液以超声微泡联合超声辐照，在给予频率为 665kHz，声强为 $0.5W/cm^2$ 的超声波辐照 20s 后，继续培养细胞 24h 用扫描电镜观察细胞膜结构，发现超声微泡联合超声辐照组约 20% 的细胞膜表面出现了大小为 1 ～ 2μm 的小孔，24h 后再次观察细胞膜表面恢复正常，证实空化效应能使细胞膜表面出现可逆性小孔。按气泡不同的动力学行为，可分为稳态空化和瞬态空化两种。①稳态空化：当液体声场中存在有适当大小的气泡时，它们在交变声压作用下可能进入体共振状态。当声波频率接近气泡体共振的特征频率时，体脉动的幅度达到最大。这种气泡的动力学过程即称为稳态空化。这些气泡在进行体共振过程中，伴随着一系列二阶现象发生。首先是辐射力作用，其次伴随气泡脉动而发生的是微声流，它可使脉动气泡表面处存在很高的速度梯度和黏滞应力，足以对该处的细胞和生物大分子产生生物效应。②瞬态空化：在强度较高的声场中气泡的动力学过程变得更为复杂和激烈。在声场负压相，存在于液体中的空化核迅速膨胀，随即又在正压相突然收缩以至崩溃。这一过程称为瞬态空化。当气泡体积收缩到极小时，它可能延续零点几个毫微秒，气体的温度可高达数千度。气泡中的水蒸气在这样高温下分解为 · H 与 · OH 自由基，它们又迅速与其他组分相互作用而发生化学反应。这样，通过瞬态空化过程把超声波的能量集中起来，然后再在微米级微小空间内以高温高压的形式表现出来，造成一个极端的物理环境，为那些在常温常压条件下难以进行，或者根本不能进行的化学反应启通新的通道。声化学是与热化学、光化学同等重要的新的化学分支，是当前化学研究的前沿之一。此外，在空化泡崩溃时还常常有声致发光、冲击波及高速射流等现象伴随发生。因此处在空化中心附近的细胞等生物体都会受到严重的损伤乃至破坏。

因此，对一个具体的超声辐照系统而言，其中是否存在空化核将直接影响到超声辐照能否引起空化效应。但媒质中的空化核是难以控制的，因此在实验中通过某种空化效应（如物理的、化学的或生物的）来定量研究超声空化规律时，每次的测量结果往往难以重复。在这种情况下，学者们开始引入超声微泡造影剂充当空化核。康娟等将多烯紫杉醇与脂质微泡结合，充当空化核，建立兔 VX2 肝脏原位肿瘤模型，采用超声辐照载药微泡靶向爆破方法实现肝脏肿瘤局部药物释放，空化效应促使肿瘤局部微血管和细胞膜通透性增高，促进紫杉醇进入肿瘤细胞，提高疗效，延长药物作用时间，减轻毒性反应，有效抑制兔 VX2 肝肿瘤的生长。

2. 频率　不同于超声诊断仪的换能器，治疗超声将高频振荡器产生的电能转换成超声波，但并不接受回波。在其他条件相同的情况下，超声破坏微泡促药物或基因的释放技术（ultrasound targeted microbubble destruction，UTMD）与超声辐照的频率有关，频率越低空化阈越低，且超声聚焦性能也就越差。目前使用的市售超声仪所发射的是高频率超声，高频率超声可以提高组织的灰阶显像，但其破坏微泡产生空化效应的能力却明显不足，因为空化效应的产生与所用超声频率大小成反比，超声频率越高，产生空化效应的阈值就越大。频率越高，衰减系数也越大，该方法作用深度有限，同时缺乏系统定位或导航功能，对于深部肿瘤的治疗缺乏靶向性和精确性，限制了其在今后临床转化医学中的应用。目前国内外报道的超声空化设备所使用的频率大多在 1MHz 左右。但是使用超声频率低，则不具有聚焦的性能，往往会导致超声传播路径上正常组织的损伤，因此仅适用于浅表、皮下肿瘤的治疗。开发低频、低强度、聚焦超声的辐射头是超声破坏性治疗的关键性技术难点。针对上述问题，王志刚团队研发了国内首台用于药物 / 基因微泡控释的低频低强度超声辐照微泡治疗系统，已获得国家发明专利。通过技术的不断进度，目前研发的低功率超声微泡辐照治疗系统（图 12-2-3）已通过科研协作方式被国内多家单位及研究机构使用。

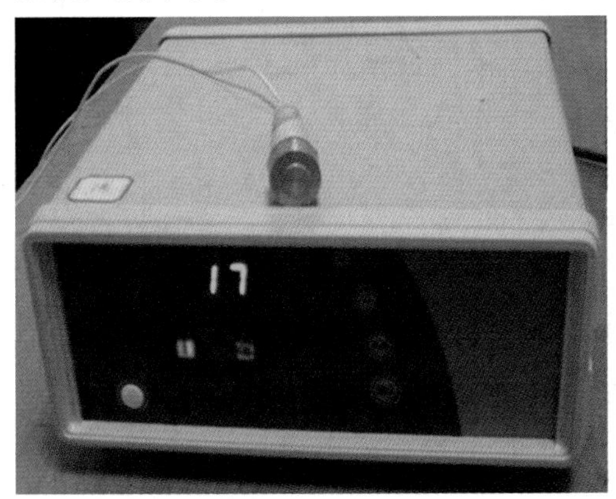

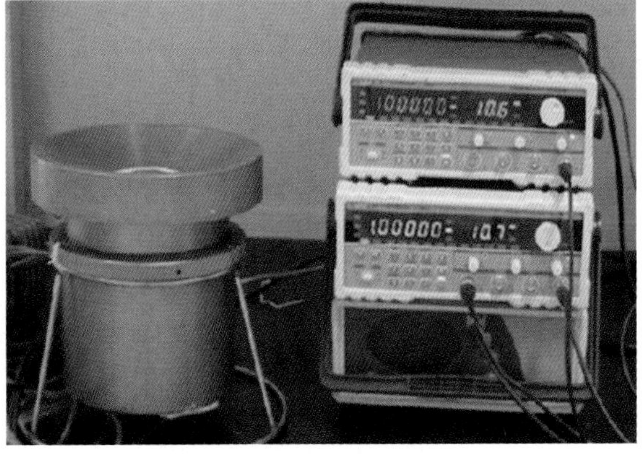

图 12-2-3　MGJC 型脉冲低功超声辐照微泡治疗系统（左）及 DJC 低功率超声辐照微泡疾病治疗及监控系统（右）

3. 焦距与焦域 焦距应保证能在一定深度范围可调。焦域大小的控制，通过改变聚焦超声的频率或应用菲涅尔换能器（环状阵列换能器），控制各个环的初始相位大小及其发射强度，或应用超声相控阵换能器（二维面状多维阵列），通过控制各个阵列单元的相位和超声发射强度来实现。保证聚焦区域能达到微泡空化所需的超声辐照参数，而焦域外不产生空化效应。

目前，实现超声诊断与治疗功能的探头通常是独立的，研发诊疗一体化超声探头成为近年研究热点。诊疗一体化超声探头基本模式：将超声监控单元与触发单元整合为一体，在触发单元的中部开一孔路，监控探头（监控单元）穿过孔路与触发单元固定一起。多自由度机械运动系统，用于治疗头与患者间体位定位，治疗头三维运动机构运动行程为上下升降，纵向左右摇摆 30°、横向摇摆 30°，实现聚焦超声换能器 X、Y、Z 三轴的直线运动。首先通过监控单元显示治疗单元作用区域和微泡灌注的位置，然后调整超声辐照参数靶向发射一定能量的超声波，观察记录触发前后超声显像情况及其声像图灰阶值。最后，定量分析、计算辐照前后靶组织微泡数量及其破裂微泡数量和释药量，并进行效果评价。整合定位、监控与触发功能的超声探头设计如图 12-2-4。

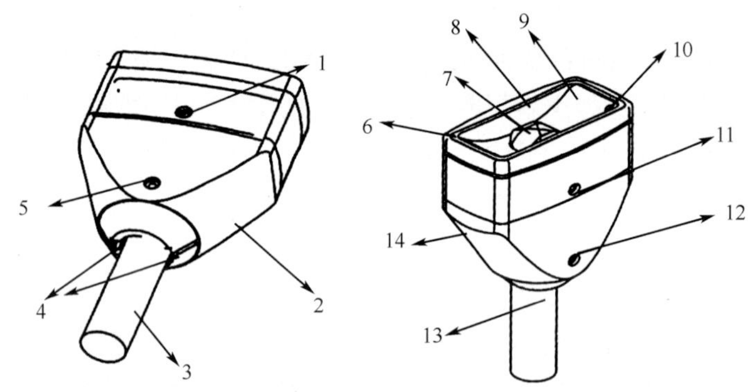

图 12-2-4　诊疗一体超声探头设计示意图

1、4、5、10、11、12：孔路；2、14：外壳；3、13：连接管；6：透声膜；7：超声监控探头；8：超声触发 / 治疗单元；9：超声触发 / 治疗探头（弧形聚焦）

（三）数字信号与图像处理技术

数字信号处理与图像处理是一项在许多领域中都得到广泛应用的先进技术，它包含对信号的检测、变换、分析、处理、识别等多个专门领域。为形成一幅超声断面图像，超声诊断成像系统中应包含三种基本数据：第一，由换能器接收的回波信号；第二，换能器的位置数据；第三，表示脉冲发射到回波接收之间时延的定时数据。换能器位置数据与定时数据是空间位置信息，用它来确定成像断面中反射回波的波源位置。通常以声的传播速度与脉冲发射至接收回波之间的时延来计算回波目标的距离。换能器将接收到的超声回波脉冲，转换成电信号的输出，加到前置放大级进行放大。为了不严重地降低输入端的信噪比，前置放大级必须是低噪声的。

现代数字化彩色超声显像诊断仪，普遍采用数字图像存储器。它一改以往 B 型超声仪中将视频信号直接显示的做法，而将它转换成数字信号存入存储器。一旦图像被存储，就可用不同的处理要求来修正这些显示，而无需对患者做重新扫描。信号在扫描转换器到显示器的转移过程中所加入的处理，称为后处理。显像时，再转换成模拟信号。在 D/A 转换之前，对这些数字信号做种种处理，以进行灰阶分配，对某些信号的动态灰阶等级加以扩展或压缩，以至抑止。此外，多普勒信息的处理，如多普勒定向检测，最大频率和平均频率提取的技术和超声多普勒血流信号的频谱分析等处理，都有很大进展。

1. 信号与图像的实时处理　数字化彩色超声显像仪系统要求在监视器上显示人体断面的实时动态图像，因此在超声诊断设备中所选择的信号与图像处理方法首先必须考虑到满足实时处理的要求。由于超声图像是在对扫描线逐条采样后形成的，因此为了保证处理的实时性，原来应该在二维平面中完成的一些图像处理工作只能经简化后转为对一维回波信号的处理，所用的处理方法一般也都不可能很复杂。只有当我们把图像冻结存储起来后做非实时处理时，更复杂的方法才可能被采纳。由此可见，选择能满足实时处理要求的有效方法及实现手段是超声诊断设备设计中要解决的一个重要的问题。

2. 信号与图像的高速处理　由于超声回波信号处理的对象是检波前的射频（radio frequency，RF）信号或者是检波后的视频（video frequency，VF）信号，频率都非常高，在这种情况下要进行实时处理，运算速度就成了一个突出的矛盾。因此，在超声诊断设备中绝大多数信号与图像处理的工作是用硬件来实现的，而且避免不了要使用一些价格昂贵的高速器件。为了降低线路的复杂性与仪器的成本，尽量优化算法，少用高速器件是设计中需要克服的技术难点。

3. 微泡定量分析　定量分析包括从微定量到完全定量的各个层次。你可以对包括靶组织在内的各部位分子成像探针进行定量和（或）将这些分子探针信号与实际感兴趣分子靶点水平建立联系。在完全定量中，我们必须进行动态成像，通过一系列图像来观察分子成像探针信号的分布变化特点并绘制时间 - 活性曲线。对于几乎所有分子成像来说，最关键的一个问题是信号水平能够与感兴趣分子靶点水平甚至是可激活探针的活度建立相关关系。在定量基础上，我们可以通过可视化手段的开发和应用使分子成像结果更直观。研究表明，微泡具有在低声压下振动，产生线性散射，而在高声压下，则会破裂、解体，导致声束和反射体之间相关性突然消失的效应，被称为触发式超声发射效应（stimulated acoustic emission，SAE）。在二维彩色多普勒超声图像中，单个微泡可产生 1 ～ 2 mm 的彩色 SAE 信号，其高敏感性是其用于造影剂定量的主要优势。但是由于常用的超声仪器空间分辨率的限制，无法定量高浓度微泡的数量。最新的研究发现，一种新型的造影剂定量技术——敏感粒子声学定量（sensitive particle acoustic quantification，SPAQ）技术可解决这一难题。SPAQ 技术是基于界定的连续重叠的超声图像而发展的新技术，可用于对体内组织中高浓度的微泡造影剂进行单个微泡的精确定量。方法是先用极低浓度的微泡造影，从而可以获得单个微泡产生的多普勒彩色信号，计算单个微泡的面积（像素和）作为“S”。然后注射大量微泡造影后，利用精密仪器控制下的超声探头在匀速移动的同时获得多普勒信号，并进行录像，然后计算感兴趣区的面积，用这个面积除以单个微泡的面积，再通过一系列的计算机算法校正，从而得到感兴趣区内的微泡数量。因为单个微泡的载药量在载药微泡制备好后就已明确，结合 SPAQ 技术即可实现对靶区微泡及控释药物进行准确定量。

第三节　应用范围

超声分子成像设备集诊断、治疗、监控及效果评价于一体，既能用于超声分子显像，又能实现精细、适形、高效的药物或基因体内定位递送、定量控释及疗效评价。

（一）超声分子成像

1. 心血管　动脉粥样硬化是一种动脉的慢性炎症性疾病，分子成像技术已经开始寻求利用成像方法监测动脉粥样硬化发病机制在活体内的变化情况。早期动脉粥样硬化的特征是血管内皮细胞表面所表达的白细胞黏附分子的增加。靶向超声微泡造影剂在显示血管炎性应答方面的突出能力，有助于早期诊断和治疗动脉粥样硬化性疾病。李馨等建立了兔动脉粥样硬化模型，分别使用普通造影剂及携 CD54 单抗白蛋白靶向造影剂行腹主动脉超声造影，以视频密度法评价两种造影剂对动脉内膜、粥样斑块的造影增强效应，并用免疫组化检测白蛋白靶向微泡在靶组织中的分布情况，结果显示携 CD54 单抗靶向造影剂对粥样硬化动脉内膜及斑块有靶向显影价值，可提高超声诊断的敏感性。

血栓与血栓栓塞性疾病是发达国家疾病发病和致死的主要原因。血栓形成与心脏病、脑卒中、周围血管病及肺栓塞等疾病密切相关。血栓可以在心脏及任何部位的动脉、静脉内形成，包括冠状动脉、主动脉、颈动脉、肺动脉、心房、心室和外周深静脉。超声造影剂靶向于纤维蛋白或血小板已经提高了超声检查心内血栓和血管血栓的准确性。Lanza 等在体外实验中，应用生物素 - 亲和素系统，将连接生物素的液态氟烷纳米粒靶向显像带有亲和素的硝基纤维膜（30 ～ 50MHz 检测），发现硝基纤维膜有明显的增强效果。同时他们又用连接生物素的液态氟碳纳米粒进行体内血栓靶向显影（7.5MHz 检测），发现血栓呈明显特异性增强。在液态氟碳纳米粒偶联组织因子抗体靶向显像猪血管成形术后发生过度拉伸的颈动脉试验中，Lanza 等发现受到过度牵拉的那段血管平滑肌显像增强，而对血管壁内皮信号无明显影响，证实了纳米级造影剂具有穿越血管内皮细胞间隙的能力。Takeuchi 等将 RGD 型肽段连接到包裹氟碳气体微泡造影剂的磷脂表面，使用这种靶向造影剂来探测犬左心耳血栓。RGD 肽段可以选择性地结合到血栓中激活的血小板表面的 GP Ⅱb/ Ⅲa 受体上，从而实现血栓特异性的增强显影。超声分子显像不仅取决于造影剂表面的化合物性质，还依赖于使用的超声的条件。Dayton 等在试验中发现，一定声强和频率的超声辐照能使氟碳纳米粒在声波传播方向上产生位移，并能延长纳米粒的停滞时间，因此可以利用超声辐照选择性定位纳米粒而更好地进行靶向显像。

2. 肿瘤　恶性肿瘤包括肿瘤细胞和为肿瘤生长、生存提供基础的肿瘤微环境。肿瘤微环境包括血管、间质细胞、细胞外基质和异常的生理环境，如缺氧和细胞外酸性 pH，肿瘤微环境影响癌症的一系列表型特征，包括侵袭性、转移性及肿瘤对治疗的反应。鉴于肿瘤细胞和肿瘤微环境的相互作用在肿瘤生长或治疗过程中会频繁改变，因此采用非侵袭性方法成像肿瘤微环境非常重要。在肿瘤细胞表达的众多受体中，研究发现叶酸受体在肿瘤表面表达程度最高，肿瘤细胞摄取叶酸的能力非常强，而正常组织中叶酸受体的表达高度保守或几乎不能被检测到。同时，叶酸受体具有显著的内在属性优点，成为研究肿瘤超声分子成像的一种理想靶标。伍星等成功制备出偶联叶酸的靶向超声微泡造影剂，该造影剂在体外对高表达叶酸受体的卵巢癌 SKOV3 细胞具有较强的特异性亲和力。

（二）超声分子治疗

实现药物 / 基因选择性地作用于病变部位，并按需精确控释以提高疗效、延长药物作用时间、提高基因转染率，在满足疗效的前提下减少投入剂量，从而减轻毒性反应，是医药界长期追求的目标。随着基因治疗学及分子生物学的迅速发展，无创性治疗基因靶向传输技术在不断进步，超声微泡除了可以广泛应用于疾病的诊断外，还被证实是一种有效的靶向释放药物和基因的载体。为了使超声技术对疾病能有更好的治疗效果，研究人员对超声造影剂不断进行深入研究，发现，超声造影剂能作为药物或基因的载体将其送入待治疗部位。超声的空化效应在治疗中发挥着必不可少的作用。超声靶向微泡破坏（UTMD）技术是增强基因转染和药物释放的有效技术之一。超声微泡经表面修饰携带药物 / 基因，随血液循环流动时，可定向聚集到靶组织内，实现靶向传输。结合体外超声辐照能促进药物、基因进入病灶组织达到治疗目的。在超声协同下携带药物的超声微泡可实现在特定组织靶向释放药物，达到减少全身药物用量、提高局部药物疗效的目的，还可以避免药物受到外部环境的破坏、延缓药物的释放、保持药物原有的代谢性质及降低外源性药物引起的毒副作用和免疫反应等。UTMD 的机械效应和空化效应可使内皮细胞的间隙增宽和细胞膜的通透性增加，同时超声微泡破裂产生的冲击波、射流可视为一种驱动力，从而提高药物或基因的释放率。选择抑制肿瘤特异性抗原抑制剂的超声造影剂阻断肿瘤新生血管的生成，促进肿瘤相关小血管的凋亡，达到靶向治疗的目的。

1. 心血管　凌智瑜等利用超声微泡造影剂介导血管内皮生长因子（vascular endothelial growth factor，VEGF）基因转染治疗大鼠心肌缺血，采用超声破坏微泡造影剂的方式将 pcD2VEGF121 基因转染大鼠心肌，辐照时间约 6min，能明显增强 VEGF 基因在大鼠心肌组织内的表达，并促进缺血心肌组织血管新生。王志刚等发现，UTMD 技术可介导 VEGF 基因与 HGF 基因在缺血心肌内的高效转染并促进血管新生，为心肌梗死的基因治疗提供新途径打下理论基础。任建丽等研究发现 Tat 蛋白转导域 / 质粒 DNA/Liposome（TDL）复合物，可作为有效的非病毒基因载体，超声靶向微泡破坏可以促进 TDL 复合物介导的基因转染，并对细胞活性无明显影响，为缺血性心脏病的基因治疗提供了实验依据。Lanza 等制备了载药靶向顺磁性液态氟碳纳米粒，并进行了血管成形术后再狭窄的抗增殖治疗研究。结果显示包含阿霉素的纳米粒显著抑制了血管平滑肌细胞的增殖并破坏了残存细胞 α- 平滑肌肌动蛋白骨架，为临床预防血管成形术后再狭窄提供了新的方法。Crowde 等也在体外进行了靶向液态氟碳纳米粒携脂溶性药物治疗的研究，发现超声辐照纳米粒可促进脂溶性药物的跨膜传递，并可以明显提高细胞内药物浓度。

血栓的准确诊断、软化及溶解，是诊断及治疗血栓栓塞性疾病的关键。目前药物溶栓、外科手术等治疗血栓的常用方法仍存在缺陷，超声溶栓术可以克服这些缺陷，为血栓疾病提供了一种新的治疗方法。超声造影剂的使用可以有效促进血栓溶解，提高溶栓效果，对临床急性血栓形成患者具有潜在的应用价值。微泡携带溶栓药物，再结合能识别纤维素或血凝块成分的配体，可实现微泡靶向结合血栓，在体表以一定条件的超声辐照，产生空化效应破坏微泡，可加速血栓软化和溶解。这比超声导管溶栓或单独使用药物溶栓效果更好，且能减少所需的溶栓药物剂量，减轻或避免不良反应。Marsh 等将靶向纳米粒用于体外溶栓，发现自制的载链激酶靶向液态氟碳纳米粒能诱导体外纤维蛋白快速溶解，这种溶栓的靶向治疗可以减少溶栓药物的并发症，因此可能对急性缺血性发作的早期再灌注有临床作用。李兴升等通过超声靶向微泡破坏介导骨骼肌血管新生的研究，证实超声靶向微泡破坏技术为基因治疗提供了一种新的有效的无创技术。超声微泡的载基因输送，可明显地提高外源基因的转染和表达，有望成为一种高效、安全、操作简便的无创治疗手段。

2. 肿瘤 董虹美等利用低频超声辐照载米托蒽醌的超声微泡造影剂可以增强药物对乳腺癌细胞的毒性作用，并将 10- 羟基喜树碱镶嵌在微泡外壳上，治疗小鼠 H-22 移植瘤模型，结果表明，超声辐照能增强抗肿瘤药物的靶向定位释放。Rapoport 等制备了载紫杉醇和阿霉素的纳米级的微球，在超声作用下治疗卵巢癌、乳腺癌及胰腺癌，均取得较好的效果，但是使用不载药微球的对照组无效，说明作用来自于超声促发药物释放治疗，而并非来源于超声本身的作用。张勇等应用超声定位辐照载血卟啉微泡介导药物靶向释放技术治疗兔 VX2 肝移植瘤，治疗前后以二维超声、CDFI 及 CEUS 观察肿瘤大小、回声及血流灌注情况，计算肿瘤体积大小及生长抑制率。结果超声辐照载血卟啉微泡组 CDFI 及超声造影显示肿瘤的滋养血管明显减少，生长抑制率高于其他各组，肝内及远处转移明显低于其他各组。

有学者利用液态氟碳声致相变（acoustic droplet vaporization，ADV）性能达到肿瘤血管栓塞治疗的目的。Kripfgans 等注射微米级的 PFP 乳液，在超声能量作用下在体内相变产生直径＞ 30μm 的气泡，使犬脑组织 34％区域的血流量减少。其后研究采用荧光染色的 PFP 微球对犬肾进行研究，通过动脉注射入左心，流式细胞术和股动脉血流定量评价血流灌注，把 ADV 作用的左肾与对照组右肾比较，发现由于血管被产生的气泡闭塞，处理区域肾组织血流减少 90％，器官血流灌注减少 70％，对侧肾血流减少 18％。而血管闭塞使得器官血流减少 60％的时间长达 1h，这足以导致细胞死亡并造成组织缺血坏死。Fabiilli 等制作了包载亲脂性化疗药苯丁酸氮芥的相变液态氟碳，用 6.3MHz 的超声作用，孵育 60min 后，84.3％肿瘤细胞生长受抑制，而无超声作用的对照组仅 46.7％的细胞生长受抑制，说明 ADV 有利于药物转运到细胞内。Fang 等用制作了磷脂包被的纳米级液态氟碳微球，在黑色素瘤和卵巢癌细胞实验中，通过 1MHz 超声能量作用微球发生相变，持续释放药物，激光共聚焦显微镜观察到部分载药微球进入细胞内，仅小剂量就能达到杀灭肿瘤细胞的效果。

3. 血脑屏障 中枢神经系统血脑屏障（the blood-brain barrier，BBB）是由紧密排列的毛细血管内皮细胞及其他一些血管周围的成分，如周细胞、星形胶质细胞和血管周围神经元组成的。因此，血脑屏障是药物转运的最主要障碍，影响了包括恶性脑肿瘤、帕金森病、阿尔茨海默症、创伤性脑损伤等颅内疾病的有效治疗。目前颅内药物的选择仍局限在少数可通过血脑屏障的高脂溶性、小分子化疗药物，虽然有一定疗效，但药物的敏感性不高，不良反应大，且多在初次应用后就产生耐药性。实际上，100% 的大分子药物及＞ 98% 的小分子药物不能通过血脑屏障。同样，血脑屏障也是分子成像试剂转运的最大障碍。现有可逆性开放血脑屏障的方法，如高渗透性、血管活性物质及具有芳香开窍作用的中药等，存在对病灶无选择性作用，开放时间短、有创、存在一定副作用、不利于长期用药等缺点；其他绕开血脑屏障的方法，如间质内局部化疗、局部对流传送等，除存在有创、操作复杂等缺点外，还存在药物渗透力有限，药物渗透不均等不足。研究新的可跨越血脑屏障实现脑部靶向给药的传输系统是当今医学研究的热点。微泡造影剂不仅是一种良好的超声显像对比剂，而且是一种重要的药物载体，超声联合微泡可以无创开放血脑屏障，为实施颅内疾病的靶向给药治疗带来了希望。杨钰楠等研究诊断超声联合超声微泡促顺铂跨体外血脑屏障模型的可行性，发现超声联合微泡使小鼠脑微血管内皮细胞间的紧密连接大量增宽，甚至模糊、消失，内皮细胞胞饮小泡增多，细胞内可见胶体金颗粒分布。说明超声联合微泡开放血脑屏障的机制中涉及改变细胞间极性连接，使得难以通过血脑屏障的负电胶体金通过。程远等在 MRI 引导下，经静脉注射超声微泡，以低功率聚焦超声照射兔大脑一侧靶点，对侧镜像点为对照组。照射后即刻、2h、4h、6h、8h、24h、1 周分别行 MRI 增强扫描测定信号强度值；荧光分光光度法检测兔脑组织伊文思蓝量（EB）。结果显示超声辐照后血脑屏障即刻开放，2h 后 MRI 信号增强值和脑组织 EB 量达到峰值，8h 后恢复正常。表明 MRI 引导下聚焦超声联合微泡能靶向可逆地开放血脑屏障，MRI 信号增强值在一定程度上可反映血脑屏障的开放情况。

（三）治疗效果评估

有学者将靶向 GP Ⅱ b/ Ⅲ a 微泡联合超声诊断，用于促进急性冠状动脉血栓的血管重塑及微血管愈合。在溶栓方面，通过血栓靶向微泡的应用证实其不仅能溶栓，亦能用于评价溶栓治疗的效果。高强度聚焦超声（high-intensity focused ultrasound，HIFU）是近几年快速发展起来的非侵入性局部消融肿瘤新技术，目前已成功应用于肝、肾、前列腺、乳腺、子宫等部位良、恶性实性肿瘤的治疗。HIFU 治疗系统由影像（US 或 MR）监控装置和聚焦超声治疗头组成。HIFU 治疗后，凝固性坏死区无或缺少血流供应，与血供丰富的周围正常组织形成鲜明对比。因此，超声造影剂还可用于评价消融后凝固性坏死范围，明确肿瘤是否残存，为后续治疗提供指导。Kennedy 等应用超声造影剂评价 HIFU 消融肝癌效果，通过对比肿瘤组织治疗前后造影剂灌注情况推算出的消融体积与组织学评估的消融体积有很好相关性。

随着超声分子影像学的迅速发展，对这种多功能超声分子显像与治疗仪器系统有较大的市场需求空间。如成功研制一套完善的低功率超声分子显像与治疗系统，有望连续系统地实现疾病的超声分子显像及药物或基因安全、有效靶向治疗及治疗效果的评价，为超声分子成像技术研究提供亟需的实验工具及方法，推动该技术研究的深入，尽早地由实验室走向临床，成为一种稳定、高效的疾病诊断与治疗系统，为疾病的超声分子诊断与治疗提供新的手段。

（孙　阳　牛诚诚）

参考文献

董虹美，王志刚 . 2010. 超声辐照载 10-HCPT 微泡在小鼠 H22 肝癌移植瘤的定位释放研究 . 中国超声医学杂志，26(7)：592-595.

冯若 . 1993. 超声诊断设备原理与设计 . 北京：中国医药科技出版社，265-266.
付赤学，谭开彬，高云华，等 . 2008. 微泡介导下诊断超声波开放人血脑屏障的可行性研究：体外微泡破坏实验 . 临床超声医学杂志，10(11)：721-724.
李馨，高云华，谭开彬，等 . 2005. 携 CD54 单抗的靶向超声造影剂增强兔腹主动脉内膜粥样硬化斑块显影的实验研究 . 中华超声影像学杂志，7(3)：229-232.
凌智瑜，王志刚，冉海涛，等 . 2002. 超声微泡造影剂介导 VEGF 基因治疗大鼠心肌缺血的实验性研究 . 中国超声医学杂志，18(7)：502-504.
冉海涛，任红，王志刚，等 . 2003. 超声波空化效应对体外培养细胞细胞膜作用的实验研究 . 中华超声影像学杂志，12(8)：499-501.
万明习，宗瑜瑾，陆明珠 . 2010. 生物医学超声实验 . 西安：西安交通大学出版社，192-193，909-910，615.
汪峰，梅杰，程远，等 . 2010. 低功率聚焦超声联合微泡对兔血脑屏障通透性影响的实验研究 . 中华神经外科杂志，26(3)：277-280.
王志刚，李兴升，李雪霖，等 . 2008. 超声微泡介导肝细胞生长因子促进大鼠梗死心肌血管新生 . 中国医学科学院学报，30(1)：5-9.
伍星，王志刚，李攀，等 . 2009. 叶酸靶向超声造影剂的制备及体外寻靶实验研究 . 中国超声医学杂志，25(3)：220-222.
杨钰楠，高云华，谭开彬，等 . 2009. 诊断超声联合微泡促顺铂跨血脑屏障转运的实验研究 . 中国医学影像技术，25(6)：938-941.
张勇，王志刚，康娟，等 . 2012. 超声定位辐照载血卟啉微泡治疗兔肝 VX2 肿瘤的实验研究 . 中国介入影像与治疗学，9(10)：757-761.
郑德连 . 1990. 医学超声原理与仪器 . 上海：上海交通大学出版社，79-90.
Dayton PA，Zhao S，Bloch SH，et al. 2006. Application of ultrasound to selectively localize nanoparticles for targeted imaging and therapy. Mol Imaging，5(3)：160-174.
Fabiilli ML，Haworth KJ，Sebastian IE，et al. 2010. Delivery of chlorambucil using an acoustically-triggered perfluoropentane emulsion. Ultrasound Med Biol，36(8)：1364-1375.
Fang JY，Hung CF，Hua SC，et al. 2009. Acoustically active perfluorocarbon nanoemulsions as drug delivery carriers for camptothecin：drug release and cytotoxicity against cancer cells. Ultrasonics，49(1)：39-46.
Growder KC，Hughes MS，Marsh JN，et al. 2005. Sonic activation of molecularly-targeted nanoparticles accelerates transmembrane through contact-mediated mechanisms：implications for enhanced local drug delivery. Ultrasound Med Biol，31(12)：1693-1700.
Kang J，Wu X，Wang Z，et al. 2010. Antitumor effect of docetaxel-loaded lipid microbubbles combined with ultrasound-targeted microbubble activation on VX2 rabbit liver tumors. J Ultrasound Med，29(1)：61-70.
Kennedy JE，Ter Haar GR，Wu F，et al. 2004. Contrast-enhanced ultrasound assessment of tissue response to high-intensity focused ultrasound. Ultrasound Med Biol，30(6)：851-854.
Kripfgans OD，Fowlkes JB，Woydt M，et al. 2002. In vivo droplet vaporization for occlusion therapy and phase aberration correction. IEEE Trans Ultrason Ferroelectr Freq Control，49(6)：726-738.
Kripfgans OD，Orifici CM，Carson PL，et al. 2005. Acoustic droplet vaporization for temporal and spatial control of tissue occlusion：a kidney study. IEEE Trans Ultrason Ferroelectr Freq Control，52(7)：1101-1110.
Lanza GM，Abendschein DR，Hail CS，et al. 2000. In vivo molecular imaging of stretch-induced tissue factor in carotid arteries with lisand-targeted nanoparticles. J AM Soc Echocardiogr，13(6)：608-614.
Lanza GM，Wallace KD，Fischer SE，et al. 1997. High-frequency ultrasonic detection of thrombi with a targeted contrast system. Ultrasound Med Bio，23(6)：863-870.
Lanza GM，Yu X，Winter M，et al. 2002. Targeted antiproliferative drug delivery to vascular smooth muscle cells with an MRI nanoparticle contrast agent：Implications for rational therapy of restenosis. Circulation，106(22)：2842-2847.
Li X，Wang Z，Ran H，et al. 2008. Experimental research on therapeutic angiogenesis induced by Hepatocyte Growth Factor directed by ultrasound-targeted microbubble destruction in rats. J Ultrasound Med，27(3)：453-460.
Marsh JN，Senpan A，Hu G，et al. 2007. Fibrin-targeted perfluorocarbon nanoparticles for targeted thrombolysis. Nanomedicine，2(4)：533-543.
Rapoport N，Christensen DA，Kennedy AM，et al. 2010. Cavitation properties of block copolymer stabilized phase-shift nanoemulsions used as drug carriers. Ultrasound Med Biol，36(3)：419-429.
Rapoport N，Gao Z，Kennedy A，et al. 2007. Multifunctional nanoparticles for combining ultrasonic tumor imaging and targeted

chemotherapy. J Natl Cancer Inst，99(14)：1095-1106.

Rapoport N，Kennedy AM，Shea JE，et al. 2009. Controlled and targeted tumor chemotherapy by ultrasound-activated nanoemulsions/microbubbles. J Control Release，138(3)：268-276.

Ren JL，Wang ZG，Zhang Y，et al. 2008. Transfection efficiency of TDL compound in HUVEC enhanced by ultrasound-targeted microbubble destruction. Ultrasound Med Biol，34(11)：1857-1867.

Takeuchi M，Ogunyankin K，Pandian NG，et al. 1999. Enhanced visualization of intravascular and left atrial appendage thrombus with the use of a thrombus-targeting ultrasonographic contrast agent（MRX-408A1）：In vivo experimental echocardiographic studies. J Am Soc Echocardiogr，12(12)：1015-1021.

Wang B，Wang L，Zhou XB，et al. 2008. Thrombolysis effect of a novel targeted microbubble with low-frequency ultrasound in vivo. Thromb Haemost，100(2)：356-361.

Wang ZG，Ling ZY，Ran HT，et al. 2004. Ultrasound-medicated microbubble destruction enhances VEGF gene delivery to the infarcted myocardium in rats. Clin Imaging，28(6)：395-398.

Xie F，Lof J，Matsunaga T，et al. 2009. Diagnostic ultrasound combined with glycoprotein Ⅱb/Ⅲa-targeted microbubbles improves microvascular recovery after acute coronary thrombotic occlusions. Circulation，119(10)：1378-1385.

Zhang Q，Wang Z，Ran H，et al. 2006. Enhanced gene delivery into skeletal muscles with ultrasound and microbubble techniques. Acad Radiol，13(3)：363-367.

第十三章　光声成像技术、设备与分子影像应用

第一节　光声成像的基本原理

光声成像是近些年迅速发展的一种生物医学成像方式，这一成像的基本原理可以简单地概括为通过探测脉冲光激发的宽带超声（光声）波进行成像。在脉冲激光（通常为纳秒脉冲）的照射下，样本中的光学吸收体吸收脉冲激光能量，并转化为热能，导致样本瞬时受热膨胀，产生高频机械压力波（也即超声波），这一超声波经过媒介传输到体表，被超声换能器等超声检测装置探测，通过计算机处理后，就可以得到一幅光声图像。采用脉冲光进行光声信号激发时，信号的产生通常需要满足两个条件，一是在激光脉冲时间范围内吸收体向外的热传输可以忽略，二是在激光脉冲时间范围内吸收体向外的压力波传输可以忽略（也即激光脉冲的脉宽要远小于吸收体的热弛豫时间和压力弛豫时间）。因此，一般采用脉宽范围在几十纳秒以内的脉冲激光进行光声激发。尽管光声效应的原理早在 1880 年就由美国发明家贝尔发现，但其在生物医学领域的研究和应用直到 20 世纪 90 年代，在激光技术、计算机断层成像技术等成熟后，才得以逐步发展。与传统生物医学光学和超声成像方法相比，光声成像分别在成像深度和分辨率及灵敏度和特异性等方面具有优势。光声成像的出现，为生物医学成像领域提供了一种新的具有颠覆价值的成像思路和方法。

相比生物医学超声成像，光声成像的对比度来自于样本中不同成分光学吸收特性的差异，因此保留了传统光学成像方法高对比度和高特异性的优点。与传统光学成像方法不同的是，光声成像采用的是声学探测，所探测的超声信号在生物组织内的散射系数比光学散射系数低 2 ～ 3 个数量级，因此光声成像能够有效克服传统光学成像对于深层组织（大于几个毫米）成像时，由于强烈光散射而导致分辨率低的缺点，在对深层组织进行成像观察时，仍具有很高的分辨率（与超声成像相当）。总体而言，光声成像的优势体现在：①光声成像突破了传统光学成像方法的光学扩散极限（optical diffusion limit），在这一极限外仍能够得到高分辨率的图像；②光声成像具备跨尺度成像能力，能够跨越细胞、组织、器官多个尺度进行高分辨或大视场成像，且保持相同的成像对比机制；③利用多光谱激发手段，光声成像还能够对组织内多种不同成分进行区分和定量；④光声成像对于组织的光学吸收特性具备 100% 的相对探测灵敏度。目前，光声成像已被用于肿瘤成像、脑部成像、眼部成像、皮肤成像、消化道成像及心血管成像等多个研究领域，展现出巨大的临床化和产业化潜力。

第二节　光声成像系统

光声成像系统具备多种不同的构建形式。根据分辨率的差异，可以分为声学分辨率和光学分辨率光声成像系统；根据后期图像重建算法的不同，可以分为光声显微成像系统（一般采用单个换能器）和光声计算断层成像系统（一般采用阵列式换能器）；此外，在现有技术条件下，由于光在生物组织内的传输深度仍具有一定局限性，光声成像在对

体内器官成像时通常采用内窥的构建形式，即光声内窥成像系统，包括心血管内窥和消化道内窥光声成像系统等。

根据组织中激发光与超声的聚焦程度差异，光声成像可以分为光学分辨率光声成像和声学分辨率光声成像两种。当光在组织中的传输路程小于光学弹道传输极限（< 1mm 深度）时，可以实现光学紧聚焦，此时，激发光能够被聚集到接近光学透镜的衍射极限范围，光学聚焦尺度一般远小于超声聚焦尺度，光声成像的横向分辨率主要取决于光学聚焦的大小（由光学与声学点扩散函数的卷积得出），因此是光学分辨率光声成像系统。反之，当光在组织中的传输路径超出光学弹道传输极限（> 1mm 深度），由于组织对光子的多次散射作用，使光学传输变的杂乱无序，失去了其原有的弹道传输特性和固有方向信息，光学紧聚焦不再成立，此时，由于超声在组织中的低散射特性，超声紧聚焦仍能够实现，超声聚焦尺度一般远小于光学聚焦尺度，光声成像的横向分辨率取决于超声聚焦大小，因此是声学分辨率光声成像系统。

根据后期图像重建算法及超声探测系统的构建（单阵元或者超声阵列），光声成像可以分为光声显微成像系统和光声计算断层成像系统。阵列式光声计算断层成像系统一般是同时采用多个阵元进行一定区域范围内的光声信号采集，并通过数学重建算法（如反投影算法等）构建出光声图像。而光声显微成像系统通常采用单个阵元的超声探头进行逐个 A-Line 信号采集，并通过机械扫描获得三维数据，它不需要复杂的数学算法进行图像恢复重建，且单阵元超声探头相比多阵元超声探测阵列，系统成本更为低廉。但是由于采用逐点机械扫描方式进行数据采集，光声显微成像系统的最大限制因素在于其成像速度一般都比较慢，在临床转化研究和应用中仍具有一定挑战。相比而言，阵列式光声计算断层成像系统在成像速度上得到大幅提高。特别是基于手持式超声探头阵列的光声成像系统，由于与现有临床超声检测设备具有非常高的兼容性，且能够提供与超声结构成像互补的功能信息，在很大程度上解决了现有超声成像仅能够观察结构信息及对比度差的缺陷，因此具备非常好的临床应用和转化前景。

图 13-2-1 分别展示了光学分辨率光声显微镜（图 13-2-1A）和声学分辨率光声显微镜（图 13-2-1B）的代表性系统示意图。两个系统均采用光声共轴设计，即光学激发（由激光在组织浅表传输路径决定）与超声检测在与样本表面垂直的同一条轴线上，因此每个扫描位点均得到沿样本深度方向的一维信息（通过探测和分辨超声到达的时间获得），配合二维机械扫描就可以获得三维数据和图像。图 13-2-1A 中，光学分辨率光声成像系统一般是采用显微镜物镜（ObjA 和 ObjB）将光聚焦为衍射极限大小的光斑，同时采用光声耦合元件对激发光和超声信号进行传输耦合，图中所示耦合元件是由两块光学棱镜（Prisms）拼装而成，棱镜之间注有硅酮油夹层（SO Layer），与棱镜产生光学折射率匹配及声学阻抗不匹配，达到激发光透射传输和光声信号反射传输的目的；此外，在四边形棱镜下方通过添加声学透镜（AL）产生超声汇聚，从而在一定程度上提高光声信号探测的灵敏度。样本中产生的光声信号进入平行四边形棱镜后，分别在棱镜两侧斜边固液界面发生反射，最终被置于平行四边形棱镜上方的高频非聚焦超声探头（UST）探测。图 13-2-1B 中，声学分辨率光声成像系统的光声耦合通过锥透镜（Conical Lens）及具有倾斜反射面的聚光镜（Mirror）实现，从光纤（Optical Fiber）出射的光经过凸透镜（ConL）准直后，通过锥透镜

产生环形光，该环形光在聚光镜侧面经反射汇聚，照射到样本表面。这种环形光设计不仅能够有效避开超声换能器（US transducer）对于激发光的遮挡，还有利于将超声探头置于与光学激发共轴的位置，且通过调节锥透镜与聚光镜的相对距离，可以实现明场与暗场照明切换。光声成像的样本深度信息通过探测光声信号到达换能器的传输时间获得，因此光学分辨率和声学分辨率光声成像系统的纵向分辨率均由超声探头的带宽决定，计算公式为 $R_A=0.88\times v_s/\Delta f$，其中 R_A 表示纵向分辨率，v_s 表示超声传播速度，Δf 表示超声换能器的带宽。横向分辨率方面，光学分辨率光声显微镜的横向分辨率计算公式可以近似表示为 $R_{L,\ OR}=0.51\times \lambda/NA$，其中 $R_{L,\ OR}$ 表示横向分辨率，λ 表示光学激发波长，NA 表示光学聚焦透镜的数值孔径；声学分辨率光声显微镜的横向分辨率计算公式可以表示为 $R_{L,\ AR}=0.71\times v_s/(NA\times f_o)$，其中 $R_{L,\ AR}$ 表示横向分辨率，v_s 表示超声传播速度，NA 表示声学聚焦的数值孔径，f_o 表示超声换能器的中心频率。

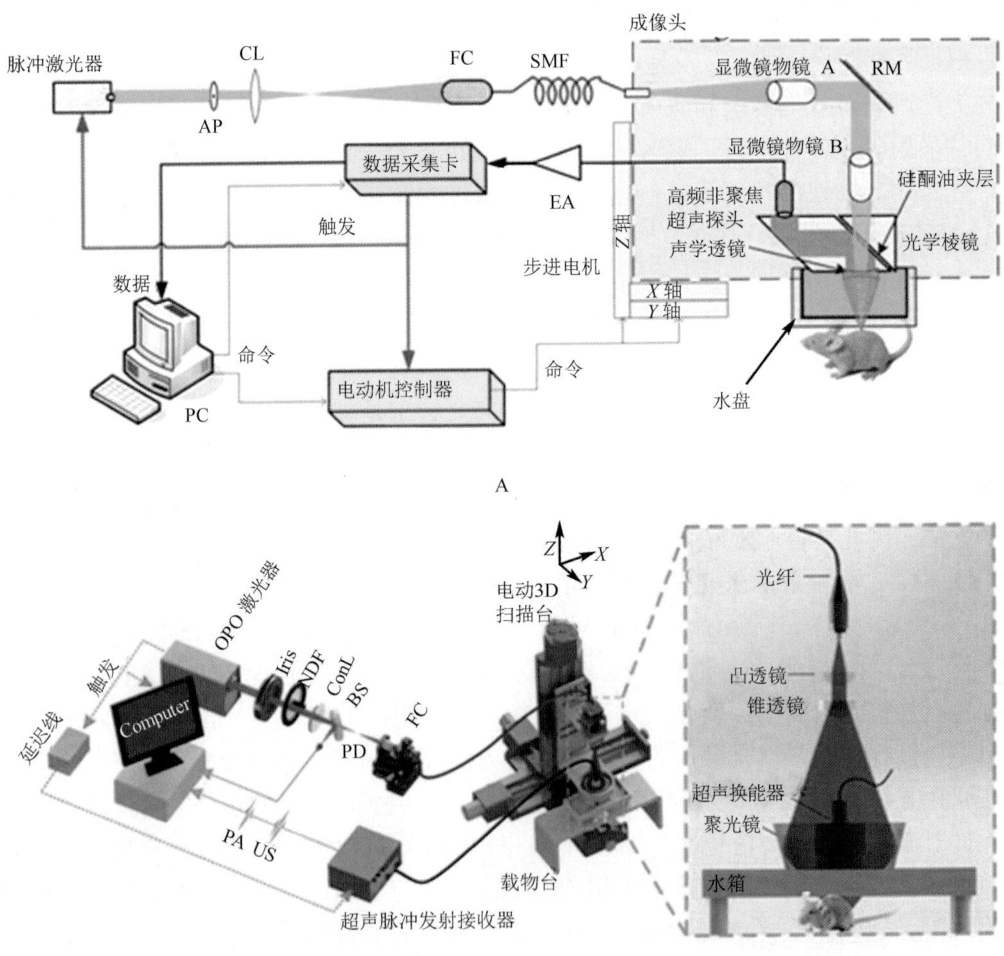

图 13-2-1　光学分辨率光声显微镜示意图（A）；声学分辨率光声显微镜示意图（B）

（引自 Chen J，Lin R，Wang H，et al. 2013 和 Wang H，Liu C，Gong X，et al. 2014）

目前已经报道的阵列式光声计算断层成像系统主要有线型阵列和环型阵列两种，分别用于观测不同形状的样本，图 13-2-2A 和图 13-2-2B 分别给出了这两种成像系统的代表性示意图。图 13-2-2A 展示的是基于线型阵列的系统图，这一设计是在临床手持线型阵列式超声探头的基础上，通过光纤束（Fiber Bundle）对激发光进行耦合传输，从超声探头（US Probe）两侧对位于超声探头探测区域正下方的样本进行激发照射，从而产生与超声探测区域相匹配的光声信号，达到光声成像的目的。图 13-2-2B 展示的是采用 360° 环型超声

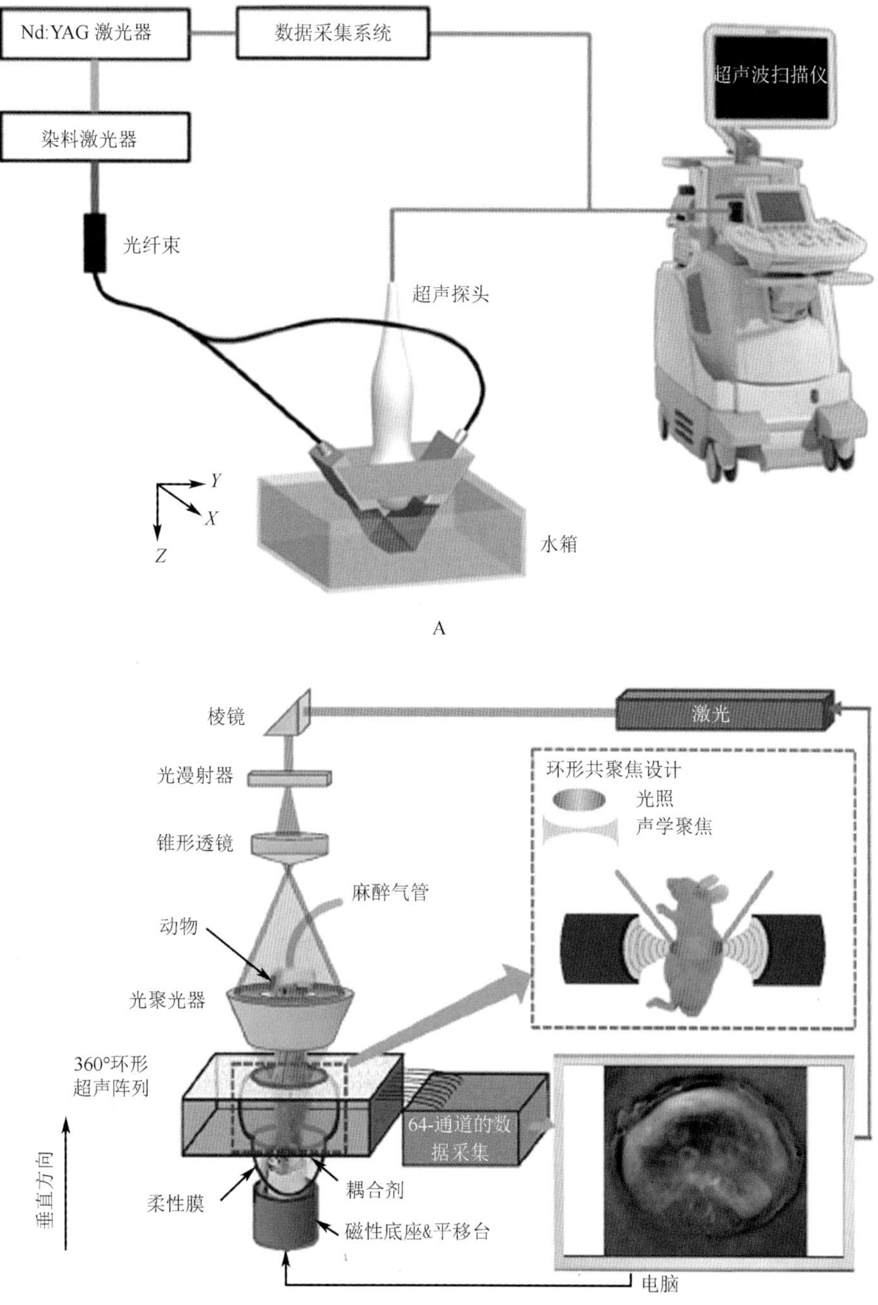

图 13-2-2 线型阵列式光声断层成像系统示意图（A）；环型阵列式光声断层成像系统示意图（B）

（引自 Wang Y，Erpelding T，Jankovic L，et al. 2012 和 Xia J，Chatni M，Maslov K，et al. 2012）

阵列（512-element array）对小鼠躯干进行断层成像的光声系统示意图，由于所采用的环型阵列探测器在 360° 范围内均能接受光声信号，用于算法重建时可以有效消除边界盲区，因此这一系统相比探测视角有限的线型阵列，所获取的图像质量一般更高，但该系统的局限在于其成像的部位必须能够深入到阵列内部，因此在临床应用时较难同时适用于不同解剖部位成像，而且其成本通常更高，也需要临床医生花费更多的学习时间来适应系统。

从应用领域角度出发，光声成像存在一种特定的形式，即光声内窥成像系统。虽然光声成像大幅度提高了传统光学成像方法的成像深度和分辨率，但在现有技术条件下，通过体外对人体内脏器官进行在体无创光学成像，仍具有很强的技术挑战性，因此有必要研究光声内窥成像方法和系统，用于心血管和消化道等器官成像。图 13-2-3 给出了一种血管内光声成像系统的示意图，其中，图 13-2-3（A）为系统的整体示意图，图 13-2-3（B）为内窥探头的转动示意图，图 13-2-3（C）为内窥探头的实物图，图 13-2-3（D）为内窥探头末端构造示意图。光声内窥成像系统的关键技术之一在于其内窥探头的设计和实现，从图 13-2-3（D）可以看出，探头末端在很小的管径空间范围内分布着一系列光学、超声和电子元器件，探头设计过程中需要考虑在有限的空间范围内对这些元器件进行合理布局，从而达到最佳的光声激发和探测耦合效率。图 13-2-3（D）所示设计中，单模光纤采用柔性不锈钢线圈包被，能够有效传输转动力矩，光纤末端与自聚焦透镜贴合，将激发光进行聚焦，并通过前端反射棱镜反射，从探头侧面出射，激发样本产生光声信号，进而被探头前端具有一定倾斜角的超声换能器接收，结合 360° 机械旋转，就可以获得一幅血管截面环状图。整个探头采用不锈钢管（STH）进行保护，管道外径为 1.1mm，内径为 0.9mm，与现有临床血管内超声内窥成像探头的尺寸相当，因此这一设计具有很大的临床转化潜力。

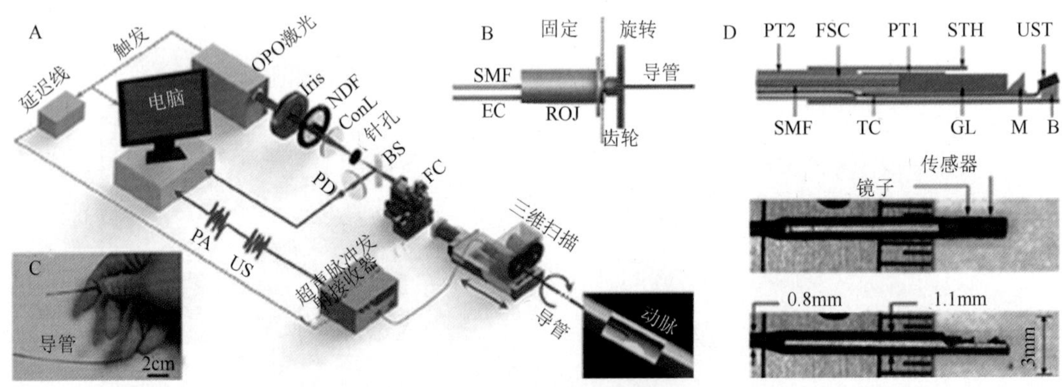

图 13-2-3　光声心血管内窥成像系统示意图（A）；内窥探头转动示意图（B）；内窥探头实物图（C）；内窥探头末端构造示意图（D）

（引自 Bai X，Gong X，Hau W，et al. 2014）

第三节　光声成像的应用

光声成像目前在脑功能成像、肿瘤成像、前哨淋巴结成像、血管内窥成像、消化道内窥成像等多个领域已经有许多应用，本章节将结合具体实例，分别进行介绍。

（1）血氧饱和度测量：生物体血液中氧气的含量能够反映新陈代谢等一系列重要生

理信息，并用于肿瘤等生理疾病检测。血氧饱和度是反映生物体血氧含量的标准参数之一，它是指血液中氧合血红蛋白含量与总血红蛋白含量的比值，其中总血红蛋白是指氧合血红蛋白与脱氧血红蛋白之和。基于氧合血红蛋白与脱氧血红蛋白光学吸收光谱存在的明显差异，采用光声光谱成像方法，测量多个吸收波长处的光声信号，并结合光谱分离（spectral unmixing）算法，就可以计算出体内氧合血红蛋白与脱氧血红蛋白的浓度比，进而得到血氧饱和度值。图 13-3-1 展示了采用光声成像和光声光谱算法得到的小鼠脑部血管脉络分布及血氧饱和度值，其中左图和中图分别为光声信号强度的最大值投影图及纵向切面图，右图为伪彩色编码的血氧饱和度最大值投影图。

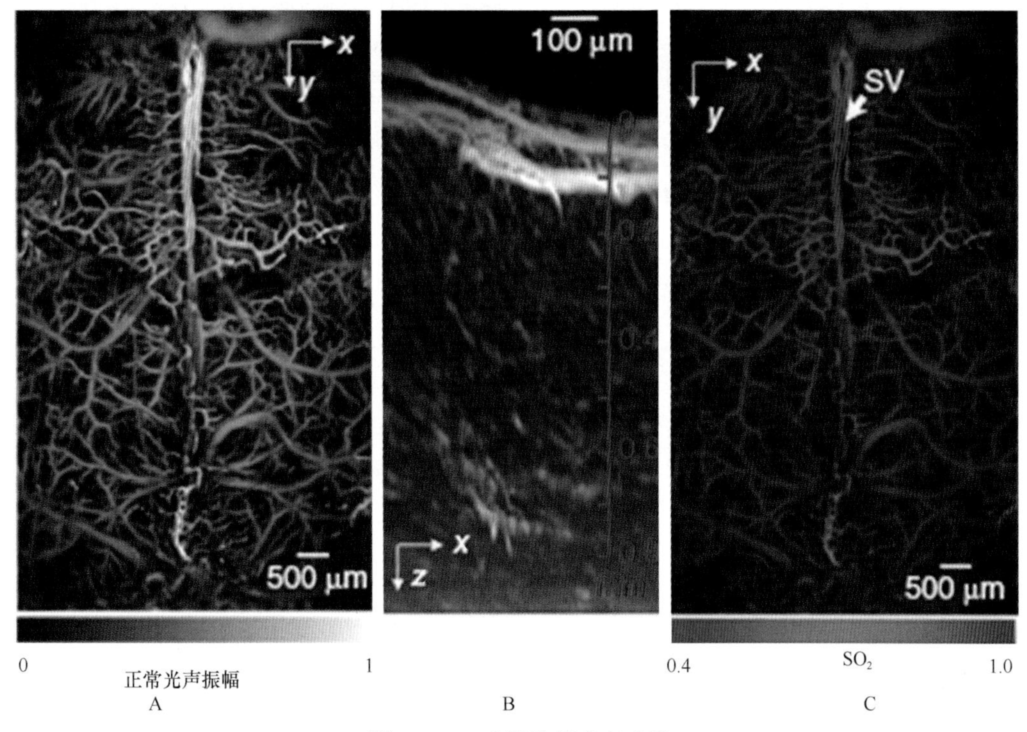

图 13-3-1　小鼠脑部光声成像

其中左侧图像（A）与中间图像（B）为常规光声强度图；C. 血液中的血氧饱和度图（引自 Yao J，Wang L，Yang J，et al. 2015）

（2）血流速度测量：与超声多普勒方法类似，光声成像也可以通过多普勒效应对流体中具有光学吸收特性的粒子流速进行测量。通过测量相邻两个脉冲激发出的运动粒子的光声信号到达超声探头的时间改变，利用多普勒原理，就可以计算出粒子的运动速度。相比其他多普勒测速方法，如光学相干层析成像多普勒技术，或者超声多普勒技术，光声多普勒方法在对血流速度进行测量时具有更高的灵敏度，因此在对低速血流进行测量时具有更高的准确性，这是因为光声多普勒效应测量血液流速是基于血液中具有光学吸收的红细胞小球，因此对光学吸收具有 100% 的对比度，相比光学相干层析多普勒或者超声多普勒依靠光学和超声散射进行速度测量，光声多普勒的灵敏度更高。图 13-3-2 展示了光声多普勒方法用于测量小鼠耳部血流速度的结果图，图 13-3-2（A）是小鼠耳部血管脉络的光声成像图；图 13-3-2（B）是血氧饱和度结果图；图 13-3-2（C）是光声多普勒方法测得的血液流速图；图 13-3-2（D）是血液流动方向测量图；图 13-3-2（E）是基于图 13-3-2（C）提取出的主干血管血液流速图；图 13-3-2（F）是基于图 13-3-2（D）提取出的主干血管血液流动方向图；图 13-3-2（G）是图 13-3-2（D）中虚线所对应位点的血液流速图。

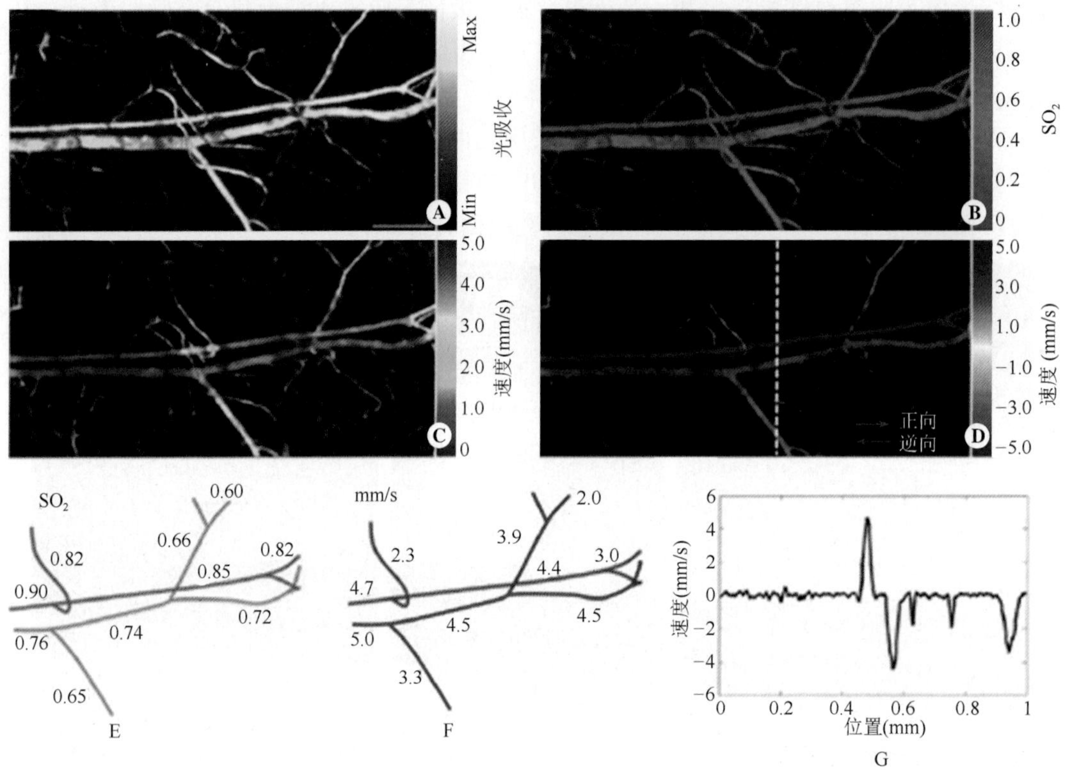

图 13-3-2　小鼠耳部血管脉络光声成像图（A）；血氧饱和度结果图（B）；光声多普勒方法测得的血液流速图（C）；血液流动方向测量图（D）；主干血管血液流速图（E）；主干血管血液流动方向图（F）；图 D 中虚线所对应位点的血液流速图（G）

（引自 Yao J，Maslov K，Shi Y，et al. 2012）

（3）循环肿瘤细胞探测：对于判定生物体内是否发生肿瘤转移等应用至关重要，传统探测方法通常是在体外进行，通过抽取部分组织外周血液进行测量，由于能够抽取的血液量非常有限，因此这一方法的灵敏度受到很大限制。光声技术用于循环肿瘤细胞探测被称为光声流式细胞术（PA flow cytometry），它是指通过光声方法对循环肿瘤细胞进行时间分辨的探测。与传统基于荧光染色或者光学散射的细胞流式技术相比，光声流式细胞术的最大优势在于其不需要将细胞抽取到体外进行分析，因此非常适用于在体长时间测量。采用光声流式细胞术手段，能够对全身所有血液进行筛检和测量，因此能够大幅提高循环肿瘤细胞探测的灵敏度。利用光声流式细胞术进行在体测量时，通常是选取皮肤表面的某一段血管，采用纳秒脉冲进行光声信号激发，并在皮肤表面放置超声探头进行光声信号探测。图 13-3-3 展示了光声流式细胞术对于血管中产生凝结的血块进行探测的示意图，由于血液中红细胞本身能够产生持续稳定的光声信号，因此光声流式细胞术所探测的目标信号可以为正值也可以为负值，当所探测的物体在特定波长比红细胞吸收更强时，即为正信号，如黑色素瘤细胞；反之，当被探测物体吸收小于红细胞时，即为负信号，如血小板或白细胞。

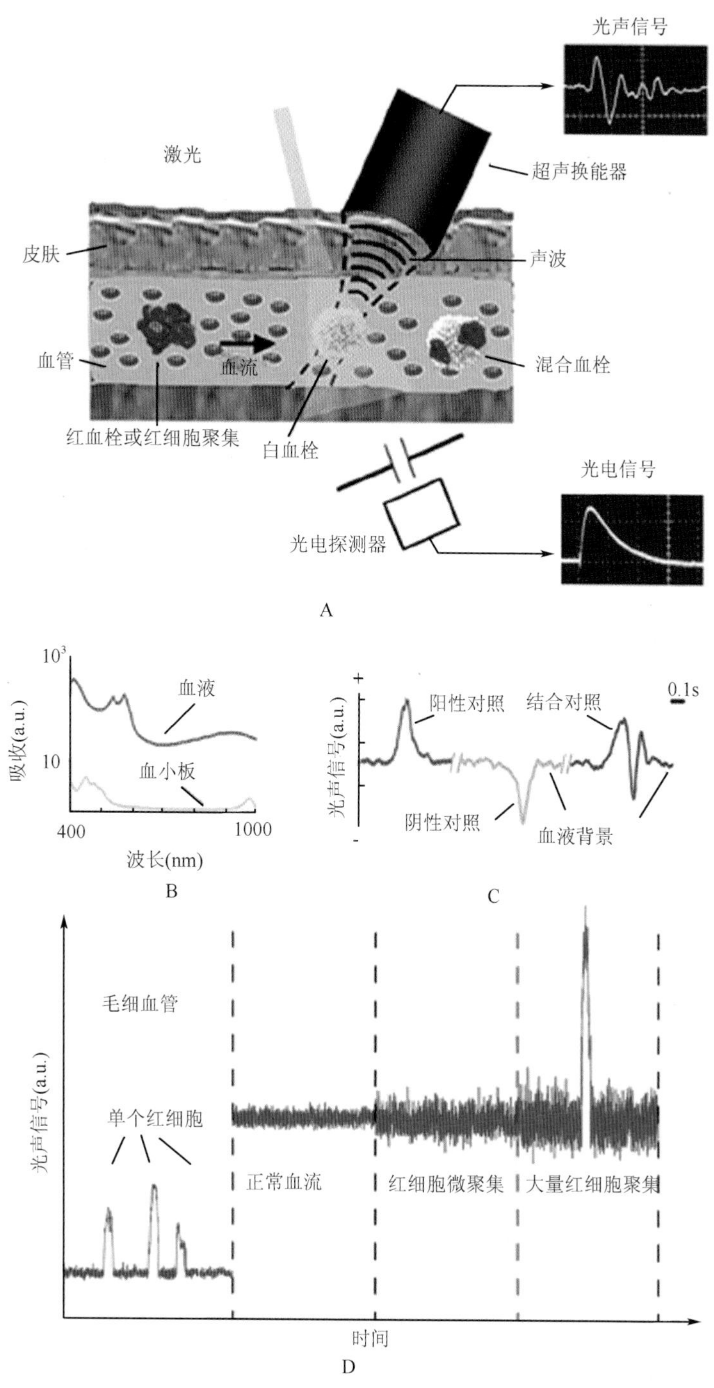

图 13-3-3　光声流式细胞术

A. 光声流式细胞术原理示意图；B. 全血（红线）及血小板（蓝线）吸收光谱；C. 光声流式细胞术探测到的正信号、负信号，以及正负复合信号示意图；D. 光声流式细胞术用于探测血液正常流动状态及发生红细胞聚集情况时的信号示意图（引自 Heijblom M，Piras D，Brinkhuis M，et al. 2015）

(4) 乳腺癌成像：乳腺癌是目前危害女性健康最严重的疾病之一，其发病率和致死率分别排在第一和第二位。如果能够早发现，早治疗，乳腺癌的治愈率将会有大幅度增高。

传统的乳腺癌检测方法一般采用 X 线钼靶术或者超声成像方法，但是，X 线钼靶术对人体具有电离辐射危害，且对于致密组织中的肿块探测缺乏有效性，而超声成像方法由于肿瘤组织的低声学对比差异，检测灵敏度非常低。光声成像的出现为乳腺癌检测提供了新的方法和手段，相比 X 线钼靶术及超声成像而言，光声成像由于探测的是肿瘤组织相比正常组织血供的差异，且能够借助光声分子影像技术，因此具备潜在的高灵敏度乳腺癌探测能力。图 13-3-4 展示了一种能够用于临床的乳腺癌光声检测系统的实物图和示意图，在进行人体乳腺光声成像时，被检测对象采用俯卧方式，将乳房垂于碗状容器中，容器底面和侧面分布有一排 64 阵元超声换能器阵列，呈弧形环绕乳房组织，对光声信号进行探测，这一系统采用面光源对乳房组织进行激发光照射，从而保证光在组织中尽可能均匀分布，提升光声图像的质量。

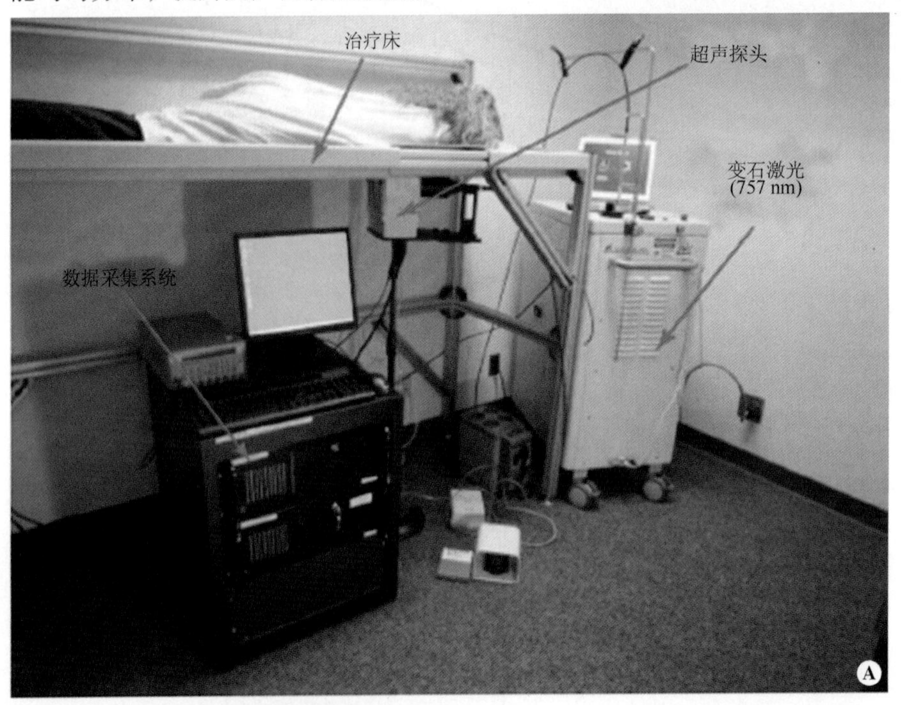

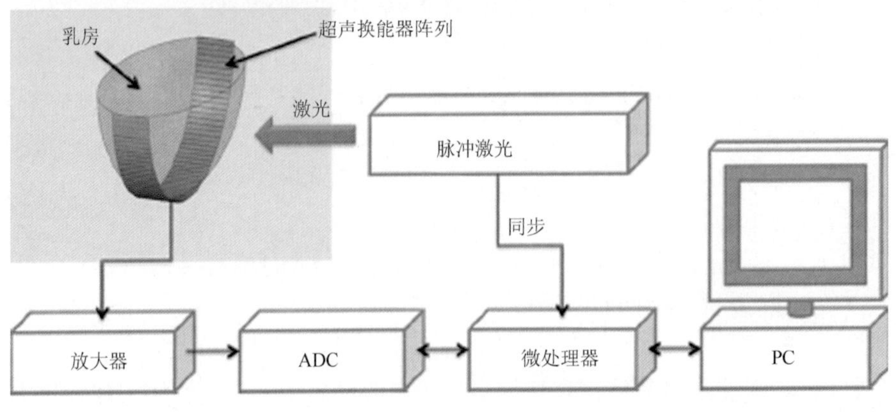

B

图 13-3-4　一种能够用于临床的乳腺癌光声检测系统实物图（A）和示意图（B）

（引自 Ermilov S，Khamapirad T，Conjusteau A，et al. 2009）

（5）脑部成像：超声成像在脑部的应用主要局限于对新生婴儿大脑进行成像，且一般仅用于囟门关闭之前，这是因为在囟门关闭后，由于头盖骨对于超声具有很强的吸收和散射衰减，造成最终成像质量的大幅下降。光声成像由于将超声的传输路径减少了一半，因此能够在很大程度上减少头盖骨对于超声的强吸收和散射影响，得到相对质量更高的大脑皮质图像。图 13-3-5 展示了采用光声成像方法对盖有人类头盖骨的犬科动物大脑进行体外成像的结果，图 13-3-5（A）为人类头盖骨光声图像；图 13-3-5（B）为盖有人类头盖骨的犬科动物大脑光声图像；图 13-3-5（C）为图 13-3-5（B）与图 13-3-5（A）的差值；图 13-3-5（D）为对图 13-3-5（C）进行高通滤波后的结果；图 13-3-5（E）为人类头盖骨实物图；图 13-3-5（F）为犬科动物大脑实物图。

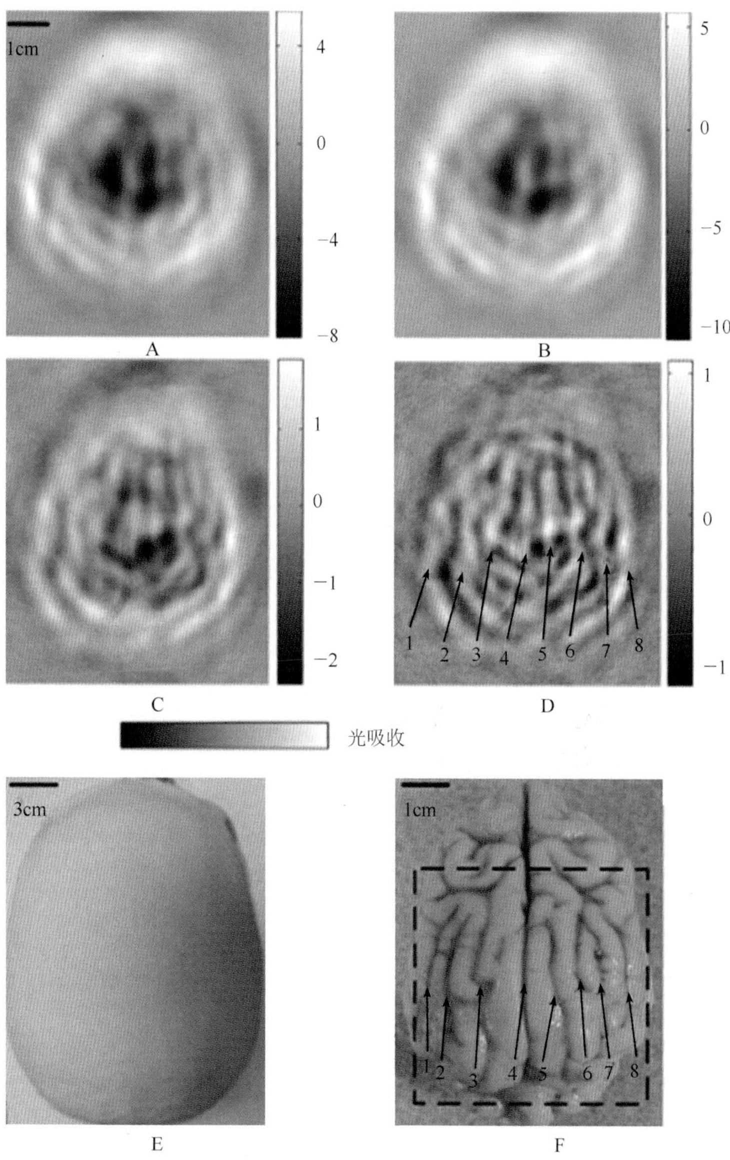

图 13-3-5　采用光声成像方法对盖有人类头盖骨的犬科动物大脑进行离体成像的结果

A. 人类头盖骨光声图像；B. 盖有人类头盖骨的犬科动物大脑光声图像；C. 图（B）与图（A）的差值；（D）对图（C）进行高通滤波的结果；E. 人类头盖骨实物图；F. 犬科动物大脑实物图（引自 Nie L，Cai X，Maslov K，et al. 2012）

(6) 血管内窥成像：心血管疾病是目前危害人类健康最严重的疾病之一，且发病率呈逐年递增趋势。现阶段，冠状动脉造影成像仍然被作为这一疾病检测的金标准，然而，这一成像方法在对动脉粥样硬化程度评估方面具有很大的局限性，这是因为冠状动脉造影成像一般只对管径宽度进行二维成像评估，不能够对粥样斑块的组分和发展程度进行定量测量和分析。以血管内超声成像和血管内光学相干层析成像为代表的血管内成像方式在很大程度上推进了临床对于冠状动脉粥样硬化疾病的认识，并且能够得到动脉粥样硬化斑块的三维图像。但到目前为止，此类成像技术仍具有很大的局限性，特别是在易损斑块的探测和区分方面，血管内超声成像技术虽然能够对血管壁的宏观结构进行很好的显示，但是其分辨率和对比度均不足以对斑块的精细结构（如斑块纤维帽厚度）进行分辨；血管内光学相干层析成像技术虽然能够对斑块的显微结构进行刻画，但是其成像深度非常有限（＜1mm）；更为重要的是，不论是血管内超声成像或者血管内光学相干层析成像，均不能够对粥样硬化斑块的成分进行探测，因此无法区分出易损斑块。光声成像因其独特的跨尺度成像能力，既能够在微观尺度对斑块的细节进行成像，也能够在宏观范围对整个斑块及血管壁的结构进行刻画，更为重要的是，由于组织内不同成分分别具有特定的光学吸收谱，因此可以通过多波长激发的方法，采用光声光谱技术对斑块成分进行区分，为斑块的易损性判定提供重要依据。图 13-3-6 为采用一个直径为 2.2mm 的探头，得到的活体兔子腹部主动脉血管内光声 / 超声成像结果。图 13-3-6(A) 为血管内光声成像结果显示的血管壁内部脂质成分；图 13-3-6(B) 为血管内超声成像结果显示的血管壁解剖结构图；图 13-3-6(C) 为血管内光声、超声融合结果，显示了脂质成分在血管壁的分布。

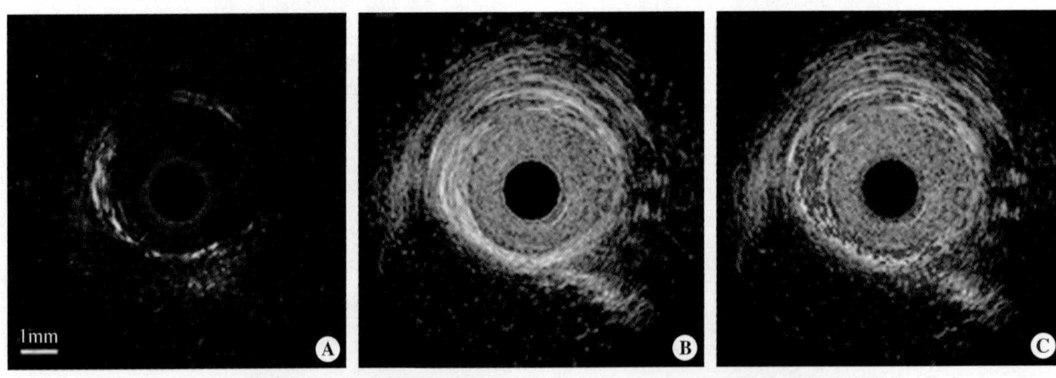

图 13-3-6　活体兔子腹部主动脉血管内光声 / 超声成像结果

A. 血管内光声成像结果显示血管壁内部脂质成分；B. 血管内超声成像结果显示血管壁解剖结构图；C. 血管内光声、超声融合结果显示脂质成分在管壁的分布（引自 Wang B，Karpiouk A，Yeager D，et al. 2012）

(7) 消化道内窥成像：光声成像向临床转化的一个非常有前景的潜在应用是消化道光声内镜。现阶段，消化道超声内镜已经在临床中得到较为普遍的应用，但是由于超声成像是基于物质的机械特性差异进行成像，无法提供如血管、淋巴管生理状态等与疾病具有密切关系的信息。近些年出现的光学内窥相干层析成像、光学内窥共聚焦成像等传统光学成像手段在成像深度方面仍具有局限性，而光声内窥成像得益于其高分辨率及大穿透尺度，在消化道内窥成像中展现出巨大的应用潜力。图 13-3-7 展示了兔子食管的光声和超声双模态成像结果，图 13-3-7(A) 是食管三维光声成像结果图；图 13-3-7(B) 是食管三维超声成像结果图；图 13-3-7(C) 是三维光声、超声融合图；图 13-3-7(D) ～图 13-3-7(F) 分别为图 13-3-7(A) 中左侧箭头所指示剖面的光声、超声及两者融合图像；图 13-3-7(G) ～ 13-3-7(H) 分别为图 13-3-7(A) 中右侧箭头所指示剖面的光声、超声图；图 13-3-7(I) 为组织切片结果图。

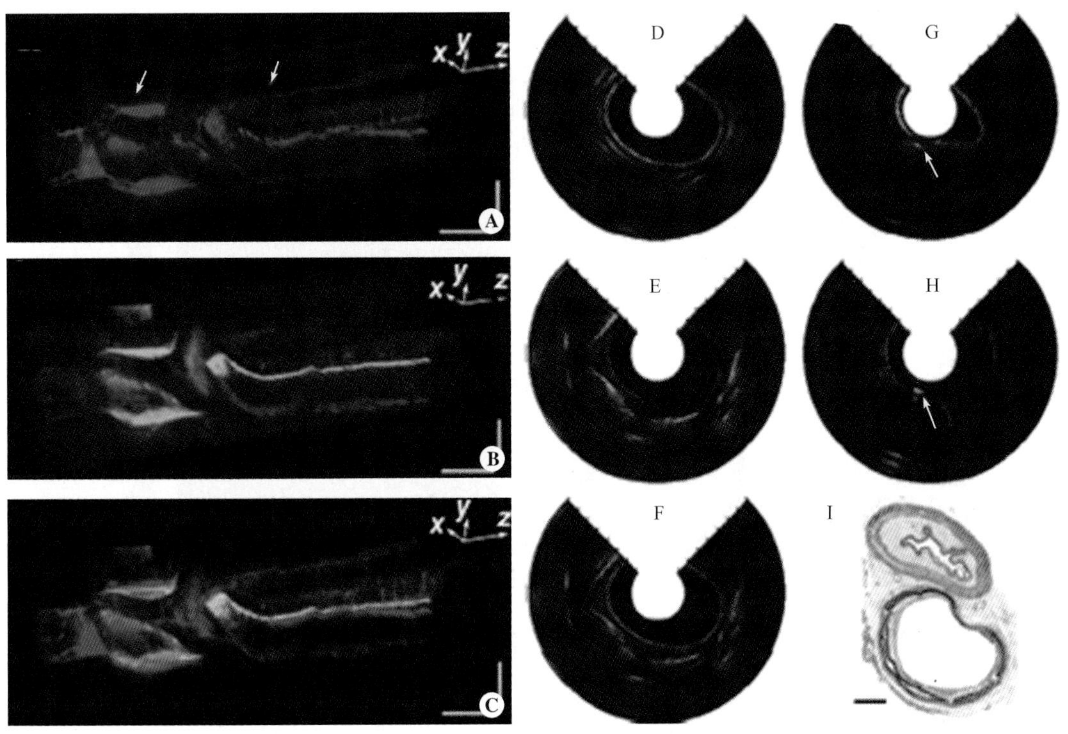

图 13-3-7　兔子食管光声和超声双模态成像结果图

A. 食管三维光声成像结果图；B. 食管三维超声成像结果图；C. 三维光声、超声融合图；D ～ F. 分别为图（A）中左侧箭头所指示剖面的光声、超声及两者融合图；G、H. 分别为图（A）中右侧箭头所指示剖面的光声、超声图；I. 组织切片结果图（引自 Yang J，Favazza C，Chen R，et al. 2012）

（8）前哨淋巴结成像：前哨淋巴结是原发性肿瘤发生转移时经过的第一批淋巴结，作为阻止肿瘤细胞从淋巴道扩散的屏障，前哨淋巴结具有非常重要的生理和临床意义。以乳腺癌为例，乳腺癌前哨淋巴结活检就是当前临床对这一肿瘤进行定级的标准手段。超声成像缺乏对前哨淋巴结进行成像的特异性和对比度，无法从体外探测前哨淋巴结，目前临床常用的乳腺癌前哨淋巴结成像方法是首先在乳房周边注射放射示踪剂并采用放射性探测方法对前哨淋巴结进行大体定位，之后手术打开乳房表皮组织，通过之前在乳房周围注射的小分子染料对前哨淋巴结进行显像，并引导穿刺活检，这在很大程度上仍具有创伤性，且所用到的放射性示踪剂探测方法对人体具有放射危害。光声成像的方法能够在很大程度上减轻这一系列危害，只需要在乳腺周围注射一定量的光声成像对比剂，就可以通过光声成像的方法从体外对前哨淋巴结进行成像，进而引导穿刺活检，因此光声前哨淋巴结成像方法能够有效减免传统方法给患者带来的放射性危害及手术痛苦。图 13-3-8 展示了通过注射 Evans Blue 进行的大鼠前哨淋巴结光声成像结果，图 13-3-8(A) 是大鼠淋巴结部位实物图，图中黑胶带（BT）主要用于定位作用，图 13-3-8(B) 和图 13-3-8(C) 分别是采用 600nm 激发光（Evans Blue 吸收峰波长）照射得到的 Evans Blue 注射前后光声成像结果图，图 13-3-8(D) 和图 13-3-8(E) 是采用 584nm（血液吸收峰波长）激发光照射得到的 Evans Blue 注射前后光声成像结果图，图 13-3-8(F) 是图 13-3-8(C) 和图 13-3-8(E) 的伪彩色编码融合图，图 13-3-8(G) 是图 13-3-8(C) 中虚线位置所对应的 B-scan 剖面图，图 13-3-8(H) 是光声成像三维立体图，图 13-3-8(I) 是最终大鼠解剖图。此外，

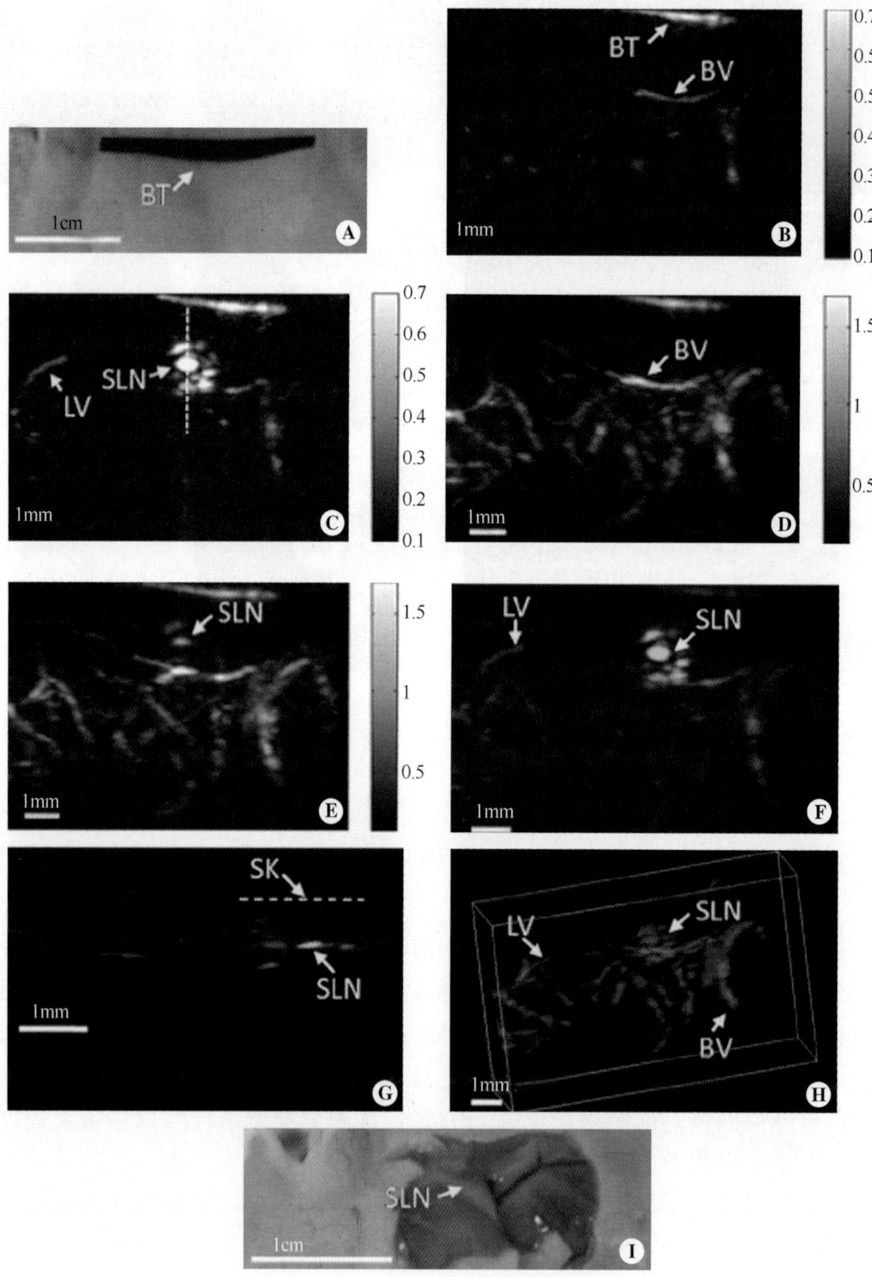

图 13-3-8　大鼠前哨淋巴结成像结果

A. 大鼠淋巴结部位实物图，图中黑胶带（BT）用于定位；B、C. 分别是采用 600nm 激发光（Evans Blue 吸收峰波长）得到的 Evans Blue 注射前后光声成像结果图；D、E. 采用 584nm 激发光（血液吸收峰波长）得到的 Evans Blue 注射前后光声成像结果图；F. 图（C）和图（E）的伪彩色编码融合图；图（G）中虚线切面位置的 B-scan 图；H. 是光声成像三维立体图；I. 是最终大鼠解剖图（BT：Black Tape，BV：Blood Vessel，LV：Lymph Vessel，SLN：Sentinel Lymph Node，SK：Skin Surface）（引自 Song L，Kim C，Maslov K，et al. 2014）

采用特异性标记的方法，光声成像还能够直接用于对转移到前哨淋巴结中的肿瘤细胞进行探测，Luke 等利用靶向纳米金颗粒在肿瘤细胞中特异性聚集产生的光谱迁移现象，采用光声光谱技术，对前哨淋巴结中的肿瘤细胞进行检测，从而判定是否存在肿瘤转移。

(9) 皮肤成像：光声成像能够在体表对人体皮肤血管脉络等进行成像，而其在皮肤科领域最具潜力的应用之一是对于黑色素瘤的诊断。当前对于皮肤黑色素瘤的诊断主要还是依靠肉眼观察判别，并通过活检等病理学手段进行确诊。由于大多数黑色素瘤细胞中都含有黑色素成分，具有很强的光学吸收特性，特别是在 750 ～ 1000nm 的组织近红外窗范围内，能够有效避免来自血液及组织内其他成分的吸收干扰，达到对黑色素瘤高灵敏度检测和成像的目的。图 13-3-9 展示了小鼠在体黑色素瘤光声成像结果，图 13-3-9(A) 是小鼠黑色素瘤实物图；图 13-3-9(B) 是黑色素瘤区域光声成像最大值投影图，其中血管图像与黑色素瘤图像分别采用不同激发波长得到，并通过伪彩色编码融合；图 13-3-9(C) 是黑色素瘤区域光声成像三维图；图 13-3-9(D) 是图 13-3-9(B) 中虚线位置的 B-scan 图；图 13-3-9(E) 是黑色素瘤 HE 染色切片图。

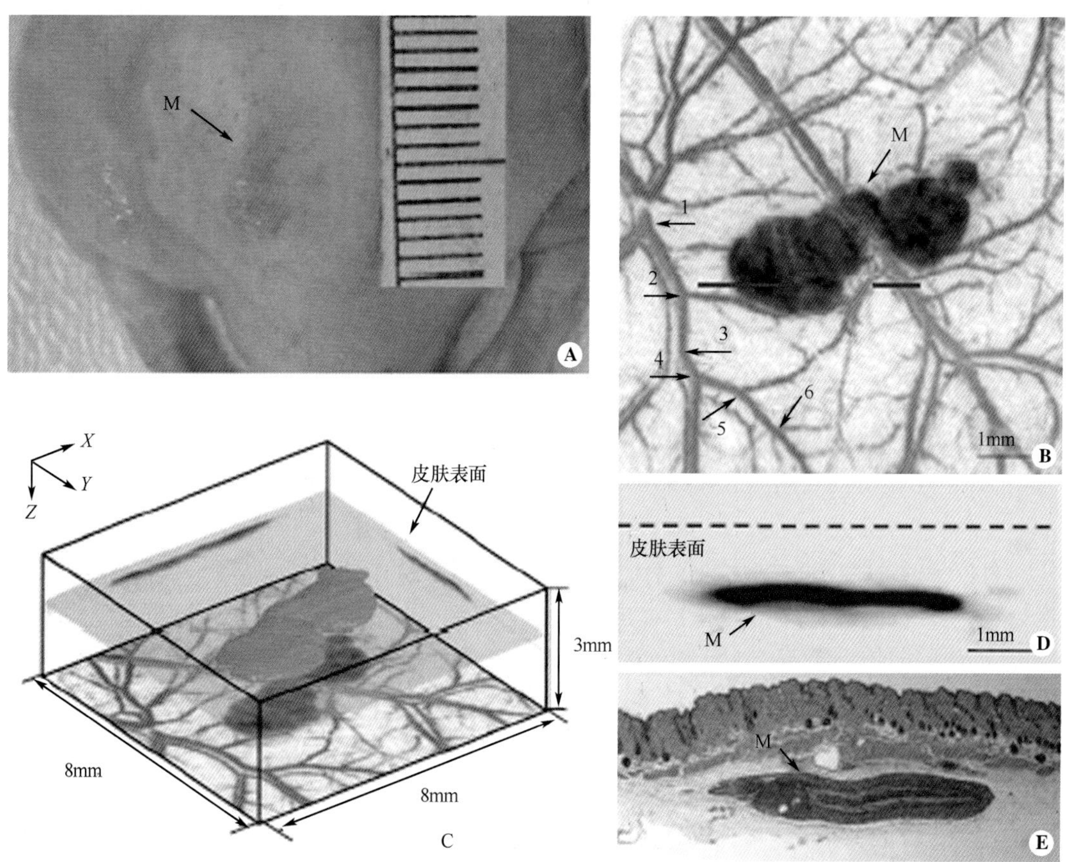

图 13-3-9 小鼠在体黑色素瘤光声成像结果

A. 小鼠黑色素瘤实物图; B. 黑色素瘤区域光声成像最大值投影图，其中血管图像与黑色素瘤图像分别采用不同激发波长得到，并通过伪彩色编码融合; C. 黑色素瘤区域光声成像三维图; D. 图 (B) 中虚线位置的 B-scan 图; E. 黑色素瘤 HE 染色切片图（引自 Zhang H，Maslov K，Stoica G，et al. 2006）

(10) 眼部成像：目前，超声成像与光学相干层析成像方法在眼科已经有很大应用，但这两种方法均主要提供的是结构信息。光声成像的对比机制是样本的特性吸收差异，因此能够互补性地提供生理功能信息。图 13-3-10 展示了光声成像用于小鼠眼部虹膜的成像结果。图 13-3-10(A) 是虹膜处血管脉络的光声成像最大值投影图；图 13-3-10(B) 是图 13-3-10(A) 中红色虚线方框内的放大图，其中黄色箭头所指为是单个红细胞；图 13-3-10(C) 是图 13-3-10(B) 中红色虚线各位点对应的光声信号强度图，描述了单个红细胞的剖面光声信号轮廓。

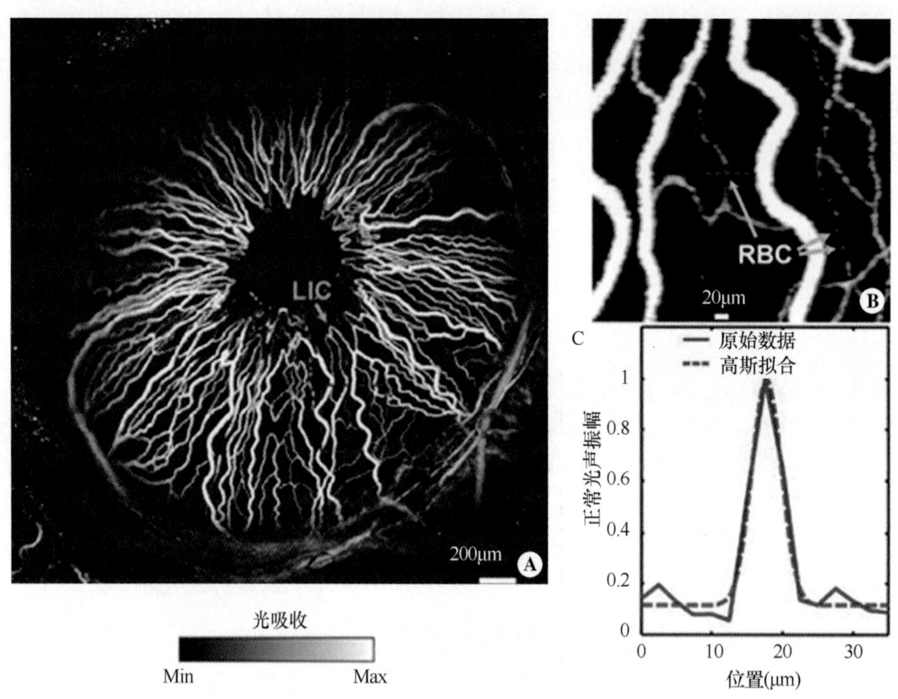

图 13-3-10　光声成像用于小鼠眼部虹膜的成像结果

A. 虹膜处血管脉络的光声成像最大值投影图；B. 图（A）中红色虚线方框范围的放大图，其中黄色箭头指示的是单个红细胞；C. 图（B）中红色虚线上各点对应的光声信号强度图，描述了单个红细胞的剖面信号轮廓（引自 Hu S，Rao B，Maslov K，et al. 2010）

（11）术中成像：光声技术在术中成像领域的应用同样具有巨大潜力。以肿瘤手术切除为例，传统的成像方法如 MRI、CT 等虽然能够用于对肿瘤区域成像，但是由于成像系统庞大及成像速度慢等限制因素，并不适用于术中成像；超声成像在术中成像中虽然有所应用，但是其对比度非常有限，很难对肿瘤边缘等特异性信息进行精确显示。光声成像的出现为肿瘤手术切除过程中边缘检测等术中成像需求提供了新的解决方案，针对手术过程可能造成的出血性干扰，还可以通过注射外源靶向对比剂，利用光声分子影像手段对肿瘤边缘进行精准刻画。图 13-3-11 展示了一种光声 - 磁共振 - 拉曼多模态成像对比剂纳米颗粒用于小鼠脑部肿瘤边缘刻画和手术导航，为肿瘤术中成像提供了新的思路。图 13-3-11(A) 是基于磁共振、光声、拉曼三种模态成像方法得到的脑部肿瘤区域二维切面图像；图 13-3-11(B) 为肿瘤区域磁共振、光声三维成像及两者的融合结果；图 13-3-11(C) 为基于纳米颗粒对比剂造影得到的核磁、光声、拉曼信号增强的定量结果分析。

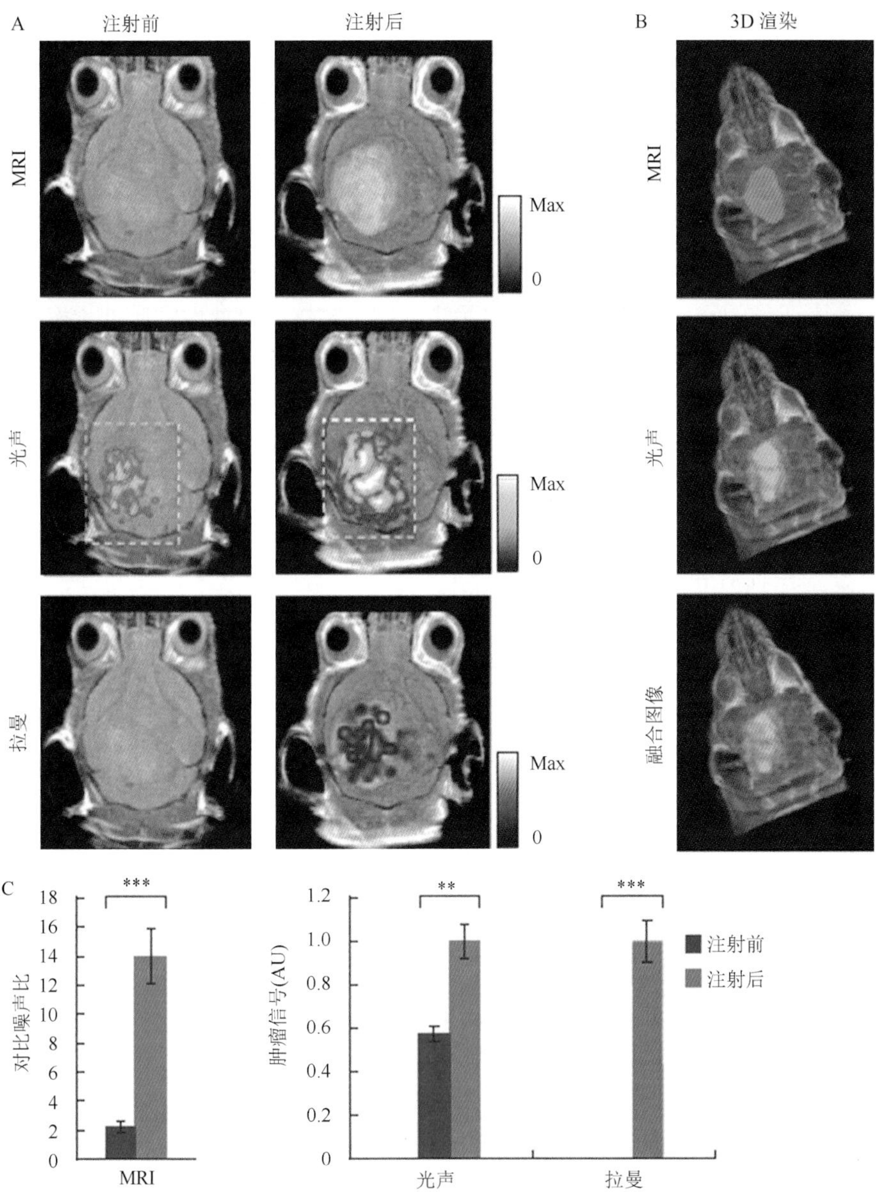

图 13-3-11　采用一种光声 - 磁共振 - 拉曼多模态成像对比剂纳米颗粒进行的小鼠脑部肿瘤边缘刻画

A. 基于磁共振、光声、拉曼三种模态成像方法得到的脑部肿瘤区域二维切面图像；B. 肿瘤区域磁共振、光声三维成像及两者的融合图像；C. 基于纳米颗粒对比剂造影得到的核磁、光声、拉曼信号增强的定量结果分析（引自 Kircher M，Zerda A，Jokerst J，et al. 2012）

第四节　光声分子影像

生物体内有许多内源性吸收物质可以产生光声信号，如血红蛋白、肌红蛋白、黑色素、脂质、水、DNA/RNA、细胞色素、类胡萝卜素等。光声成像通过对这些内源性吸收物质进行探测，能够得到一系列生理和新陈代谢信息，如血氧饱和度、血流量等。以肿瘤组织缺氧测量为例，由于肿瘤的生长过程需要消耗大量氧气，因此肿瘤组织的血氧饱和度一般低于正常组织，即所谓的肿瘤组织缺氧；光声成像通过在多个波长对组织血管脉络进行成像，并结合光声光谱算法，就可以计算出血管中的血氧饱和度值，从而对肿瘤组织的缺氧情况及肿瘤的恶性程度进行评估。黑色素瘤成像是光声技术利用内源性吸收物质进行成像的另外一个应用，由于大多数黑色素瘤细胞都表达黑色素，而黑色素具有很高的光学吸收强度，特别是在光学穿透深度较深的近红外区域，因此是一种非常优良的光声成像目标物质。

尽管很多情况下，生物体内的固有物质能够提供内源性的光声成像对比差异，但是在大多数疾病的早期，所产生的成像差异都很不明显，对于某些疾病而言，甚至不能够产生用于光声成像的物质成分差异，因此无法依靠生物体的内源性物质进行疾病的区分。幸运的是，光声成像仍可以借助外源性分子探针技术，利用光声分子影像方法，对疾病进行特定的标记、探测和区分。特别是近些年纳米技术的飞速发展，借助纳米分子探针对特定病理区域或者与疾病相关的细胞和分子过程进行标记，能够达到疾病检测的目的。基于外源对比剂的光声成像技术（一般又称为光声分子影像技术）在成像深度、成像灵敏度及成像特异性方面使得光声成像能力显著提高。以肿瘤成像为例，一方面，可以设计特异性分子探针对肿瘤分子进行靶向标记，显著提高诊断的灵敏度和特异性；而另一方面，由于外源对比剂同样具备独特的吸收光谱，因此仍可以借助光声光谱技术对它们进行区分，从而用于特定细胞和分子过程的观察，以及在体生理和功能信息的提取。

目前已经有多种不同种类的外源性光声成像对比剂被报道，并用于临床前期小动物成像，甚至是临床成像研究。对于外源性对比剂的选择，应当以应用为导向，并不存在普适性或者是最优的成像对比剂。一个好的光声成像对比剂应该具备高光学吸收系数，从而更容易获得高信噪比。除此之外，一系列其他因素仍需要被考虑，如光谱吸收范围、生物相容性、毒性、在体分布和代谢情况、在体稳定性、对比剂形状、大小、组成成分、表面化学特性、靶向性等。在进行光声成像对比剂设计时，这些因素应该得到足够的重视和仔细的考虑。例如，长时间的光学照射可能导致染料类物质光漂白，金属纳米颗粒容易发生熔融形变，这些都会导致光声信号的降低，对成像结果造成影响。一般来说，在对外源光声对比剂进行设计和制备时，需要考虑以下几个方面。

(1) 对比剂光学吸收系数应尽可能提高，以获得优良的光声信号，特别是对在体成像而言，由于所使用的激光能量密度需要控制在美国国家标准局规定的安全阈值范围之内（这一阈值具体与激光的波长、脉宽、重复频率、照射时间长度相关，一般来讲，对于光声成像采用的纳秒脉冲激光，其单脉冲能量在可见光范围要低于 $20mj/cm^2$，在近红外光范围要低于 $100mj/cm^2$，因此光声信号不能够通过增加激光能量的方法无限变大，这就需要纳米颗粒本身具备较好的光声信号转化效率。

(2) 对比剂应当具备较窄的吸收峰，以便于采用光声光谱技术对不同对比剂进行提取，以及与内源性光声吸收物质进行区分。

(3) 对比剂的毒性应当尽可能降低，这里的毒性包括短期毒性及长期潜在毒性。

(4) 对比剂应当具备足够的稳定性，确保在成像时间内不发生特性的改变；同时，还要易于体内降解及从体内排出到体外。

(5) 对比剂的光学吸收波长范围应尽可能在近红外波段，从而能够充分利用生物组织对近红外波长光的高穿透性，增加成像深度，并降低组织内源性吸收物质的背景信号干扰。

下面我们将从有机小分子染料类光声成像对比剂、无机纳米颗粒光声成像对比剂，以及基于报告基因的光声成像对比剂三个类别对外源光声成像对比剂进行介绍。

1）有机小分子染料：用于荧光成像已被广泛报道，目前同样有多种有机小分子染料被用于光声成像研究。对于光声成像而言，由于其成像原理是基于对吸收光学能量的热转换，如果荧光转换效率过高，则意味着光声转换效率的降低。因此，荧光产率较低或者无荧光发射特性的小分子染料，其光声成像效果更佳。外源性对比剂用于生物医学成像领域时，其安全性或者生物毒性是首要考虑因素，有机小分子染料得益于其优良的生物相容性及易于从体内排出，受到研究人员的青睐。但是，由于有机小分子染料一般很快从生物体血液循环中清除，难以在感兴趣的组织成像区域聚集，同时对外界环境如光照等比较敏感，容易发生变性，因此并不适合直接作为对比剂用于光声成像等生物医学光学成像领域应用。

针对小分子染料的缺点，有研究人员尝试将其包被到聚合物、脂质、二氧化硅等有机或无机纳米颗粒的壳内，或者是将其与碳纳米管等纳米材料进行链接整合，结果证明可以有效克服其不稳定性等缺点。Zerda 等发明了一种能够将一系列小分子染料装载到单壁碳纳米管的技术，合成制备出一类新型有机无机复合纳米颗粒，并开展了在体小动物光声成像实验研究（图 13-4-1）。他们的研究结果表明，小分子染料的稳定性在单壁碳纳米管装载后得到了很大程度的改善，且相比未装载任何光学染料的单壁碳纳米管而言，复合纳米材料的光声信号强度得到 100 多倍的增强。这一研究成果存在一个潜在问题，由于所采用的小分子染料载体为无机碳纳米管，其在体生物相容性仍有待论证，因此这一研究成果的临床转化潜力受到很大限制。针对这一问题，Wang 等设计和制备出一种采用 PLGA 与脂质体双层包被的 ICG 纳米颗粒，并用于小动物在体光声成像研究（图 13-4-2）。由于这一纳米颗粒中包裹 ICG 的 PLGA 是一种 FDA 批准用于临床的材料，具备很高的在体稳定性、生物相容性，且血液循

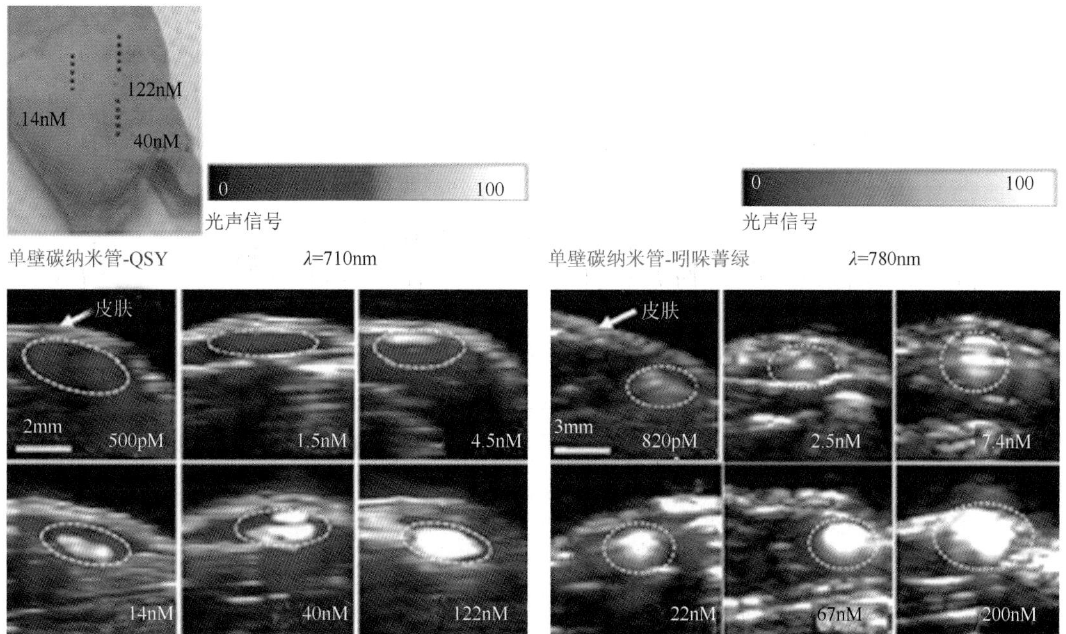

图 13-4-1　基于碳纳米管装载有机染料小分子的复合纳米颗粒用于小鼠在体光声成像结果

图中灰色图为超声成像结果，显示了肿瘤区域的结构信息及表皮位置，彩色图为光声成像结果，显示了纳米颗粒的富集（引自 Zerda Adl，Bodapati S，Teed R，et al. 2012）

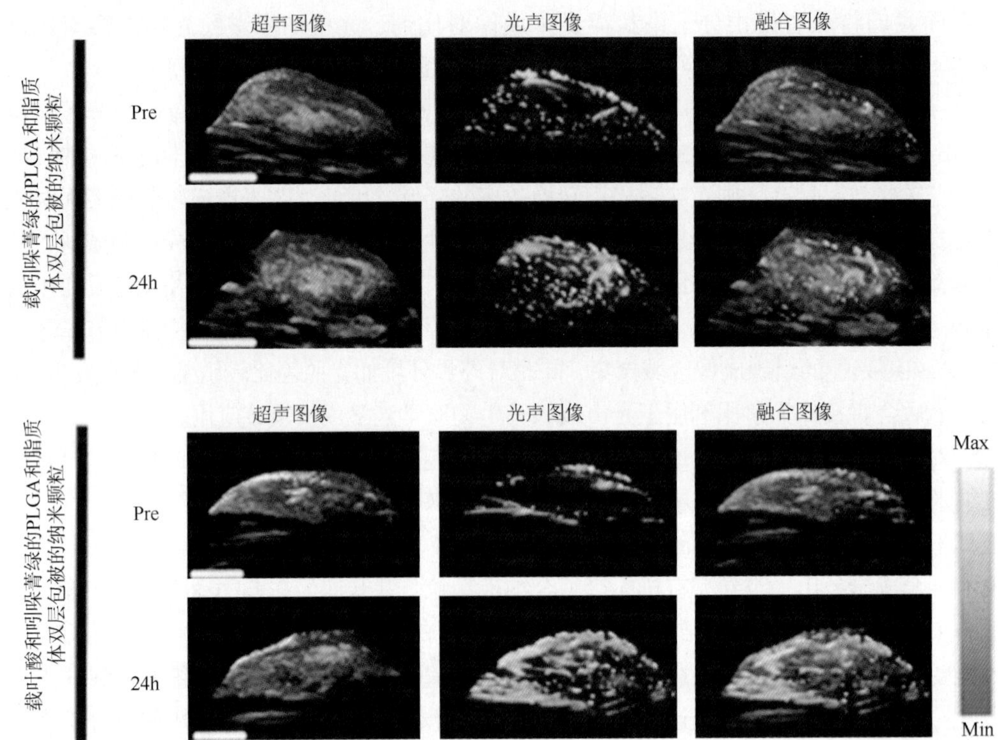

图 13-4-2 采用 PLGA 与脂质体双层包被的 ICG 纳米颗粒用于小鼠在体光声成像结果

图中显示了注射靶向（上半图）与非靶向（下半图）ICG 纳米颗粒后，肿瘤区域三维超声、光声及融合图像（引自 Wang H，Liu C，Gong X，et al. 2014）

环周期长；而脂质体同样具备良好的生物安全性及表面易于修饰等特性，被广泛用作药物载体，因此，采用这一有机包被方式得到的 ICG 纳米颗粒，具备很高的临床转化潜力。

2）无机纳米颗粒：相比小分子染料而言，虽然在生物相容性方面不具备优势，但是通常具有高光学吸收特性和良好的稳定性。目前已经报道的用于光声成像研究的无机纳米颗粒包括金属类纳米颗粒、碳纳米颗粒等。

金属类纳米颗粒得益于其表面等离子体共振作用能够产生独特的理化和光学特性，通过改变纳米颗粒的形状和大小，研究人员能够有效地对金属类纳米颗粒的光学特性进行调整。目前已经有包括纳米金球、纳米金棒、纳米金壳、纳米金笼、纳米金星、纳米金盘、纳米银盘、纳米钯盘等多种金属类纳米颗粒被用于光声成像研究。纳米金系列中，纳米金球的合成相对容易，但是球状纳米颗粒的吸收峰一般位于 520nm 左右，与血红蛋白的 β-band 吸收峰非常接近，因此用于在体光声成像时，很难将纳米金球从血液信号中进行分离。纳米金壳用作光声成像对比剂时，可以通过改变金质球壳相比非金质球核的比例厚度，对吸收峰的位置在可见和近红外波长区域进行有效调整，但纳米金壳的一个缺点在于它对光具有强散射特性，因此在很大程度上限制了其作为光声成像对比剂的应用。相比纳米金壳，具有中空多孔结构的纳米金笼能够在更小的尺寸条件下获得与纳米金壳类似的光学特性，因此近些年也被用作光声成像的对比剂。由于基于等离子体共振效应的纳米颗粒的吸收强度在很大程度上取决于其表面积与体积比，因此表面积相对较大的纳米金颗粒开始被合成出来，包括纳米金盘、纳米金星、纳米金棒等。这其中，对于纳米金棒的研究与应用最为广泛，这是因为纳米金棒合成相对容易。更为重要的是，它的光学吸收峰能够通过改变金棒尺寸被灵活地调整到近红外区域，纳米金棒通常具备两个光学吸收峰，分别对应于其横、纵截面的表面等离子体共振，其中纵截面对应的吸收峰能够通过将纳米棒拉长的方法移至近红外波段。由于这一吸收峰值通常比较高，因此纳米金棒是一种优良的光声成像对比剂。但是，高光学吸收强度也导致纳米金棒容易出现由于光热效应导致的不稳定性形变，致使其不利于长时间成像。有研究表明，在纳米金棒表面涂覆二氧化硅包层，可以有效解决这一问题。二氧化硅包层能够有效地将纳米金棒产生的热量向外界进行传输，从而避免了其内部由于热量累计导致的升温形变。研究发现，涂覆二氧化硅包层后的纳米金棒在 20mJ/cm^2 的激光能量照射下仍能够保持非常稳定的特性，并未出现由于形变导致的吸收特性的改变。此外，为降低纳米金棒在体应用的毒性，提升其在体稳定性和血液循环时间，还可以在纳米金棒表面进行 PEG 修饰。

目前已被报道用于光声成像的碳纳米颗粒主要包括碳纳米管、石墨烯、氧化石墨烯、还原氧化石墨烯等。单壁或多壁碳纳米管具有非常宽的吸收光谱，跨越紫外 - 可见 - 近红外多个波段，Zharov 等首先尝试了碳纳米管作为光声对比剂用于对循环大肠杆菌细胞进行体外和在体探测，Zerda 等采用 RGD 靶向标记的碳纳米管，进行了在体小鼠肿瘤光声成像，结果显示，相比非靶向标记的碳纳米管，采用 RGD 靶向标记的碳纳米管在肿瘤区域的富集程度明显升高，能够产生 8 倍以上的光声信号强度（图 13-4-3）增强。石墨烯是

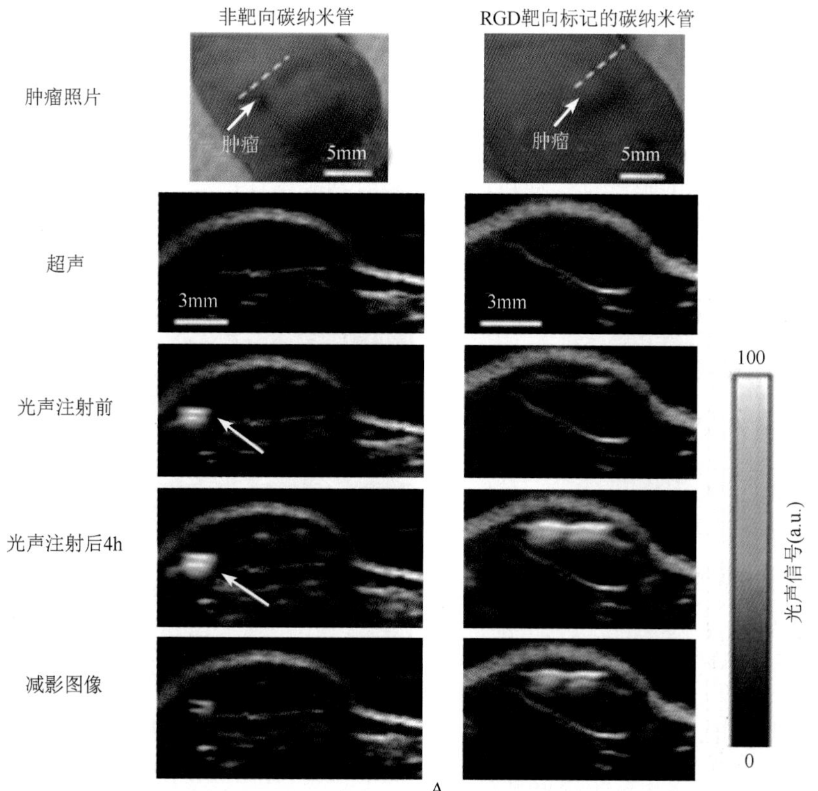

A

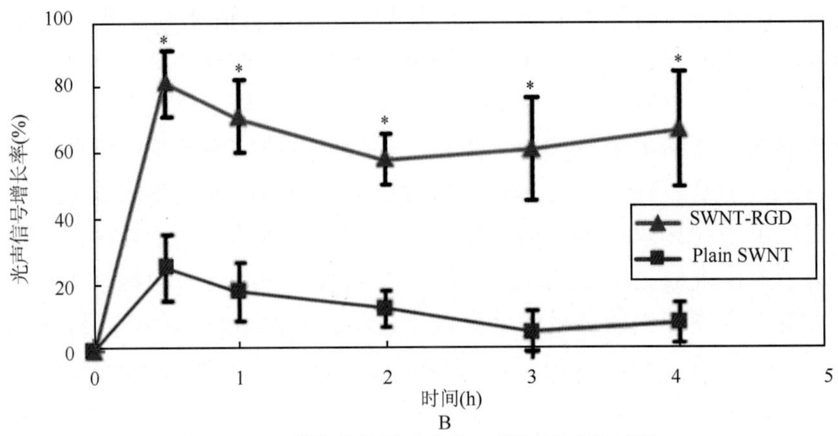

B

图 13-4-3　碳纳米管用于在体小鼠肿瘤成像结果

A. 尾静脉注射靶向和非靶向碳纳米管后，肿瘤组织纵剖面的超声（灰阶图）和光声（彩色图）图像; B. 尾静脉注射纳米材料后，不同时间点光声信号增强的定量分析（引自 Dove JD，Mountford photoacoustic，Murray TW，et al. 2014）

一种具备二维独立蜂巢式晶格结构的体系，一般成三维片状结构，组成成分为碳原子。与碳纳米管相比，石墨烯的表面积体积比更大，纵横比更低，在生物体内的单分散性通常更好。采用强氧化剂对石墨烯进行氧化作用，可以制备出具备更高生物相容性的亲水性氧化石墨烯，而在此基础上，还可以进一步通过还原作用制备出还原氧化石墨烯，其在近红外波段的吸收强度相比氧化石墨烯能够提升几倍。不论是石墨烯、还是氧化石墨烯，或者还原氧化石墨烯，都可以通过表面修饰的方法提升其在体成像特性及生物相容性。研究表明，在 755nm 波长处，浓度约为 5mg/ml 的氧化石墨烯的光学吸收强度比血液增强 5 ～ 10 倍。Sheng 等报道了一种采用蛋白辅助合成方法制备出的还原氧化石墨烯，并用于在体光声成像及光热治疗研究，结果表明，制备出的还原氧化石墨烯纳米材料具备良好的在体稳定性及低细胞毒性，通过尾静脉注射到小鼠体内后，能够在肿瘤区域明显富集（图 13-4-4)，证明所制备的还原氧化石墨烯具备良好的肿瘤被动靶向成像效果，有潜力成为一种良好的在体光声成像外源对比剂。

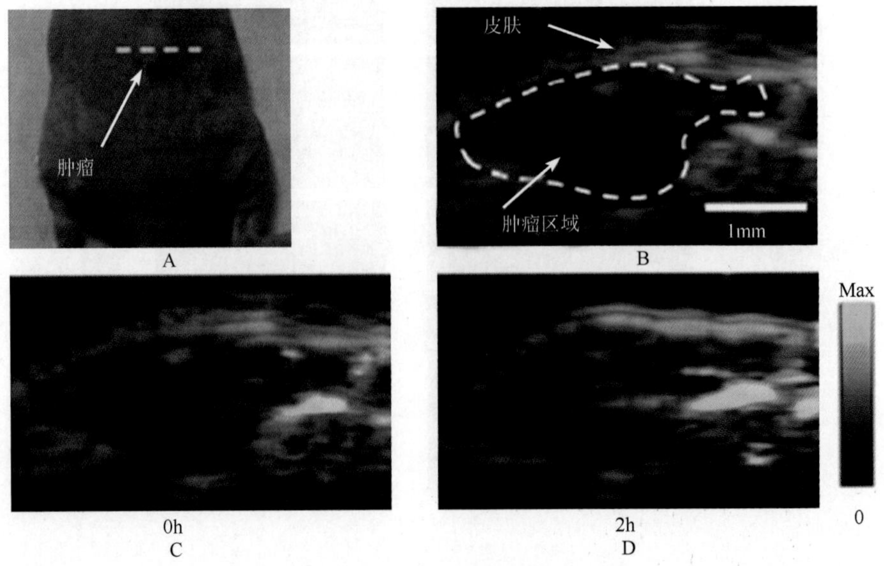

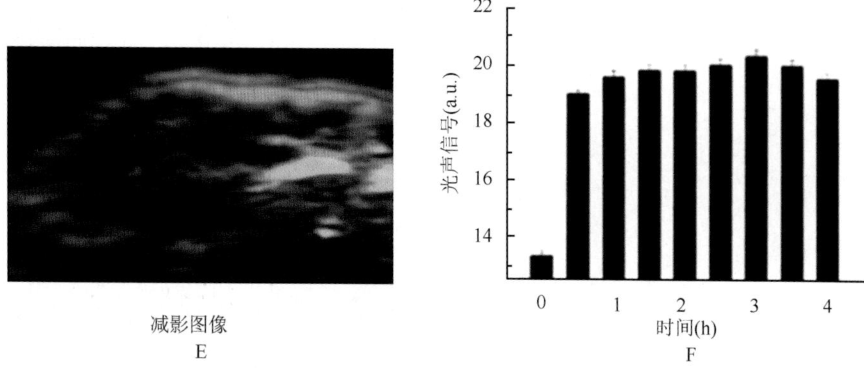

图 13-4-4　还原氧化石墨烯纳米材料用于在体小鼠肿瘤成像结果

A. 小鼠肿瘤模型实物图；B. 肿瘤区域超声成像；C ～ E. 尾静脉注射还原氧化石墨烯纳米颗粒之前与之后，肿瘤区域的超声（灰阶图）、光声（彩色图）双模成像及光声差值结果；F. 尾静脉注射纳米材料后，不同时间点光声信号强度的定量分析（引自 Sheng Z，Song L，Zheng J，et al. 2013）

3）报告基因：基于报告基因的光声分子影像是指通过基因工程技术将某一特定的基因片段插入到宿主细胞或者病毒的基因组中，并探测这一基因片段的表达产物产生的光声信号，以达到成像或者检测的目的。这对于基因的表达产物进行探测具有重要意义，可以帮助我们在疾病的早期从细胞和分子级别了解其微观机制的改变。与有机小分子染料及无机纳米颗粒相比，采用报告基因进行光声成像，由于信号只来源于经过基因转染的目标性细胞或者病毒，因此这一方法理论上具备 100% 的成像特异性，同时能够避免基于外源对比剂进行成像时面临的如何将对比剂运送到体内及如何从体内排出的问题。已经报道的能够表达特定荧光蛋白（如绿色荧光蛋白、红色荧光蛋白等）的报告基因同样可以用作光声成像，且能够克服荧光成像深度不够的局限性，由于低荧光量子产率的荧光蛋白一般具备更高的光声转化效率，因此 EGFP、DsRed 及 mCherry 等均被尝试用于光声成像。由于荧光蛋白的光学吸收截面一般都相对较小，将荧光蛋白的报告基因用于光声成像时，一般都局限于选用透明物体作为样本，如斑马鱼或者果蝇等，因此有必要寻找能够表达高光学吸收特性产物的报告基因。最近，研究人员采用能够刺激黑色素表达的报告基因，实现了基于这一技术的小鼠在体光声成像。Stritzker 等利用溶瘤病毒对肿瘤细胞的特异侵入性，将能够表达黑色素的报告基因转染到溶瘤病毒中，实现了对小鼠肿瘤的在体特异性成像。图 13-4-5 为最终成像结果，图中第一行为采用 850nm 激发波长获得的背景光声信号，第二行为采用光声光谱技术提取出的黑色素光声信号（图中彩色部分）与背景信号的叠加，第三行为组织切片结果。Jathoul 等将刺激黑色素表达的报告基因转染到小鼠肿瘤细胞中，对肿瘤的生长过程及伴生性肿瘤血管生成进行了一系列观察。

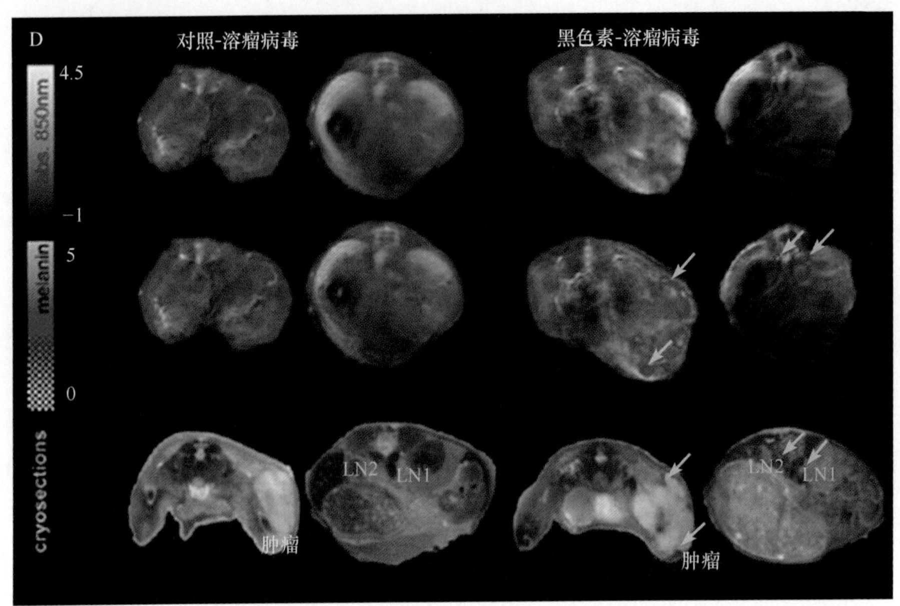

图 13-4-5　利用能够表达黑色素的报告基因进行的小鼠在体肿瘤特异性成像

图中第一行为采用 850 nm 激发波长获得的背景光声信号，第二行为采用光声光谱技术提取出的黑色素光声信号（图中彩色部分）与背景信号的叠加，第三行为组织切片结果（引自 Stritzker J，Kirscher L，Scadeng M，et al. 2013）

小　　结

作为一种极具前景的新型生物医学影像技术，光声成像经过 20 年左右的发展，目前已经在很多生命科学及临床领域取得应用。伴随大量实验室和临床研究的进一步开展，这一技术仍具有很大的上升和发展空间。在本章中，我们先后介绍了光声成像的基本原理，常见的光声成像系统，光声成像当前在不同生物医学领域的应用，基于外源对比剂特别是纳米材料的光声分子影像技术。光声成像得益于其大穿透深度、高成像分辨率和对比度而受到越来越多的关注，并在多个临床应用领域展现出光明的前景和巨大的潜力；与此同时，光声成像技术也为基础生物医学研究提供了前所未有的机遇，它具备从亚细胞、细胞到组织、器官多个不同尺度进行成像的能力，对于系统生物学研究具有重要的价值和意义。在未来，光声成像的发展方向将主要围绕光声光谱、定量光声、多模态分子影像等方面展开，这些领域和应用也将成为光声成像技术发展的主流。

基于不同物质存在的光学吸收谱线特征差异进行测量的光声光谱技术，能够对特定物质成分进行区分和定量，也是光声成像技术的一个重要发展方向。以血氧饱和度测量为例，采用光声光谱技术，能够对血液中氧合血红蛋白和脱氧血红蛋白浓度进行定量，从而计算出血液中的氧含量，或者血氧饱和度值；而通过测量血氧饱和度或者氧合血红蛋白浓度的改变还可以对组织中氧气的新陈代谢速率进行评估，这对于衡量机体新陈代谢具有重要意义，能够用于肿瘤等疾病的诊断与病理状态的评价。然而，对生物组织中物质成分通过光声光谱成像方法进行精确定量分析，目前仍存在挑战，这主要是由于光在生物组织中传输受到组织吸收和散射作用的干扰，造成组织内不同深度和位置光能流量密度存在明显差异，而现有技术一般不考虑这些差异，认为光在组织内均匀分布，造成定量分析过程出现较大误差。因此光声光谱技术需要与定量光声技术有机结合，首先对组织中光能流量分布差异进行精确模拟，有研究尝试采用扩散光学理论的方法对光在组织中的分布进行分析，取得了一定的成果，但是相关领域的研究仍有大量工作需要开展。

光声成像与其他成像方式相融合，构建多模态成像手段，也是光声成像技术的一个重点发展方向。与传统荧光成像方法相比，光声成像对深层组织进行探测时，具备更高的分辨率，且能够获得深度信息；而荧光成像在灵敏度，成像速度方面目前仍具有优势，因此将光声成像与荧光成像进行结合，能够为药物动力学等领域研究提供更为强大的影像学手段和方法。此外，光声成像与光学相干层析成像及超声成像进行融合，能够在光学相干层析成像或者超声成像获得的结构信息基础上，进一步获取功能性互补信息，这对于一系列临床研究和应用都具有重要价值和意义。

纳米技术在近些年的飞速发展在很大程度上加速了光声成像领域的向前推进，通过开发纳米尺度的外源对比剂，有助于我们在疾病的早期就能够从分子层面和活体水平对疾病的发生发展机制进行研究，结合分子靶向技术，还能够实现疾病的早期诊断，大幅提升诊断的灵敏度和准确性。基于光声成像与纳米技术结合的光声分子影像技术的出现，为肿瘤和心血管等人类当前面临的重大疾病的诊断治疗提供了前所未有的巨大机遇，未来，除了进一步研发具备高灵敏度和高特异性的新型光声分子探针之外，如何从根本上降低探针的细胞毒性，提高其在体应用的稳定性和生物相容性，将是这一技术能否最终实现大规模临床转化的关键。

（宋　亮）

参考文献

A. N. S. Institute. 2000. ANSI Orlando: Laser Institute of America// American National Standard for Safe Useof Lasers. NewYork:ANSI Z136.

Agarwal A，Huang SW，O’Donnell M，et al. 2007. Targeted gold nanorod contrast agent for prostate cancer detection by photoacoustic imaging. Journal of Applied Physics，102:064701.

Bai X，Gong X，Hau W. 2014. Intravascular optical-resolution photoacoustic tomography with a 1. 1 mm diameter catheter. PLoS One，9 :e92463.

Bayer C，Joshi P，Emelianov S. 2013. Photoacoustic imaging: a potential tool to detect early indicators of metastasis. Expert Review of Medical Devices，10:125-134.

Beard P. 2011. Biomedical photoacoustic imaging. Interface Focus，1 : 602-631.

Cai X，Li W，Kim CH. 2011. In Vivo Quantitative Evaluation of the Transport Kinetics of Gold Nanocages in a Lymphatic System by Noninvasive Photoacoustic Tomography. ACS nano，5:9658-9667.

Cavigli L，de Angelis M，Ratto F，et al. 2014. Size affects the stability of the photoacoustic conversion of gold nanorods. The Journal of Physical Chemistry C，118:16140-16146.

Chen J，Lin R，Wang H. 2013. Blind-deconvolution optical-resolution photoacoustic microscopy in vivo. Optics Express，21:7316-7327.

Chen PJ，Hu SH，Fan CT，et al. 2013. A novel multifunctional nano-platform with enhanced anti-cancer and photoacoustic imaging modalities using goldnanorod-filled silica nanobeads. Chemical communications，49:892-894.

Chen YS，Frey W，Kim S. 2011. Silica-coated gold nanorods as photoacoustic signal nanoamplifiers. Nano letters，11:348-354.

Cox B，Laufer J，Arridge S. 2012. Quantitative spectroscopic photoacoustic imaging: a review. Journal of Biomedical Optics，17 :

061202.

de la Zerda A, Liu Z, Bodapati S, et al. 2010. Ultrahigh sensitivity carbon nanotube agents for photoacoustic molecular imaging in living mice. Nano letters, 10:2168-2172.

de la Zerda A, Zavaleta C, Keren S, et al. 2008. Carbon nanotubes as photoacoustic molecular imaging agents in living mice. Nature nanotechnology, 3:557-562.

Dove JD, Mountford photoacoustic, Murray TW. 2014. Engineering optically triggered droplets for photoacoustic imaging and therapy. Biomedical optics express, 5:4417-4427.

Ermilov S, Khamapirad T, Conjusteau A. 2009. Laser optoacoustic imaging system for detection of breast cancer. Journal of Biomedical Optics, 14:024007.

Favazza C, Cornelius L, Wang L. 2011. In vivo functional photoacoustic microscopy of cutaneous microvasculature in human skin. Journal of Biomedical Optics, 16:026004.

Galanzha E, Zharov V. 2012. Photoacoustic flow cytometry. Methods, 57 :280-296.

Geoffrey PL, Ashvin B, Kimberly AH. 2013. Silica-coated gold nanoplates as stable photoacoustic contrast agents for sentinel lymph node imaging. Nanotechnology, 24:455101.

Heijblom M, Piras D, Brinkhuis M. 2015. Photoacoustic image patterns of breast carcinoma and comparisons with Magnetic Resonance Imaging and vascular stained histopathology. Scientific Reports, 5 :11778.

Homan KA, Souza M, Truby R, et al. 2011. Silver Nanoplate Contrast Agents for in Vivo Molecular Photoacoustic Imaging. ACS nano, 6:41-50.

Hu S, Rao B, Maslov K. 2010. Label-free photoacoustic ophthalmic angiography. Optics Letters, 35:1-8.

Hu S, Wang L. 2013. Optical-resolution photoacoustic microscopy: auscultation of biological systems at the cellular level. Biophysical Journal, 105:841-847.

Ito S, Wakamatsu K. 1989. melanin chemistry and melanin precursors in melanoma. The Journal of Investigative Dermatology, 92:261S-265S.

Jathoul A, Laufer J, Ogunlade O. 2015. Deep in vivo photoacoustic imaging of mammalian tissues using a tyrosinase-based genetic reporter. Nature Photonics, 9: 239-246.

Jose J, Grootendorst DJ, Vijn TW, et al. 2011. Initial results of imaging melanoma metastasis in resected human lymph nodes using photoacoustic computed tomography. Journal of biomedical optics, 16:096021.

Kim C, Cho EC, Chen J, et al. 2010. In vivo molecular photoacoustic tomography of melanomas targeted by bioconjugated gold nanocages. ACS nano, 4:45:59-64.

Kim C, Song HM, Cai X. 2011. In vivo photoacoustic mapping of lymphatic systems with plasmon-resonant nanostars. J Mater Chem, 21:2841.

Kim C, Favazza C, Wang L. 2010. In vivo photoacoustic tomography of chemicals: high-resolution functional and molecular optical imaging at new depths. Chemical Review, 110 :2756-2782.

Kim JW, Galanzha EI, Shashkov EV. 2009. Golden carbon nanotubes as multimodal photoacoustic and photothermal high-contrast molecular agents. Nat Nano, 4:688-694.

Kircher M, Zerda A, Jokerst J. 2012. A brain tumor molecular imaging strategy using a new triple-modality MRI-photoacoustic-Raman nanoparticle. Nature Medicine, 18 :829-834.

Li C, Wang L. 2009. Photoacoustic tomography and sensing in biomedicine. Physics in Medicine and Biology, 54 :59-97.

Li K, Liu B. 2014. Polymer-encapsulated organic nanoparticles for fluroescence and photoacoustic imaging. Chemical Society Review, 43:6570-6597.

Liao LD, Lin CT, Shih YY, et al. 2012. Transcranial imaging of functional cerebral hemodynamic changes in single blood vessels using in vivo photoacoustic microscopy. Journal of Cerebral Blood Flow and Metabolism, 32:938-951.

Luke GP, Yeager D, Emelianow S Y. 2012. Biomecial applications of photoacoustic imaging with exogenous contrast agents. Annals of Biomedical Engineering, 40:422-437.

Luke G, Myers J, Emelianov S. 2014. Sentinel lymph node biopsy revisited: ultrasound-guided photoacoustic detection of micrometastasis using molecularly targeted plasmonic nanosensors. Cancer Research, 74:OF1-OF12.

Luke GP, Yeager D, Emelianow SY. 2012. Biomedical applications of photoacoustic imaging with exogenous contrast agents. Annals of Biomedical Engineering, 40:422-437.

Mallidi S, Luke G, Emelianov S. 2011. Photoacoustic imaging in cancer detection, diagnosis, and treatment guidance. Trends in Biotechnology, 29:213-221.

Mao HY, Laurent S, Chen W, et al. 2013. Graphene: Promises, Facts, Opportunities, and Challenges in Nanomedicine. Chemical reviews, 113:3407-3424.

Nie L, Cai X, Maslov K. 2012. Photoacoustic tomography through a whole adult human skull with a photon recycler. Journal of Biomedical Optics, 17:110506.

Nie L, Chen M, Sun X, et al. 2014. Palladium nanosheets as highly stable and effective contrast agents for in vivo photoacoustic molecular imaging. Nanoscale, 6:127:1-6.

Pan D, Pramanik M, Wickline SA. 2011. Recent advances in colloidal gold nanobeacons for molecular photoacoustic imaging. Contrast Media Molecular Imaging, 6 :378-388.

Pan D, Kim B, Wang LV. 2013. A brief account of nanoparticle contrast agents for photoacoustic imaging. Nanomedicine and Nanobiotechnology, 5:517-543.

Patel MA, Yang H, Chiu PL, et al. 2013. Direct Production of Graphene Nanosheets for Near Infrared Photoacoustic Imaging. ACS nano, 7:8147-8157.

Razansky D, Distel M, Vinegoni C, et al. 2009. Multispectral opto-acoustic tomography of deep-seated fluorescent proteins in vivo. Nat Photon, 3:412-417.

Sheng Z, Song L, Zheng J, et al. 2013. Protein-assisted fabrication of nano-reduced graphene oxide for combined in vivo photoacoustic imaging and photothermal therapy. Biomaterials, 34:5236-5243.

Skrabalak SE, Chen J, Sun Y, et al. 2008. Gold nanocages: synthesis, properties, and applications. Accounts of Chemical Research, 41:1587-1595.

Song L, Kim C, Maslov K. 2009. High-speed dynamic 3D photoacoustic imaging of sentinel lymph node in a murine model using an ultrasound array. Medical Physics, 36 :3724-3729.

Stritzker J, Kirscher L, Scadeng M, et al. 2013. Vaccinia virus-mediated melanin production allows MR and optoacoustic deep tissue imaging and laser-induced thermotherapy of cancer. PNAS, 110:3316-3320.

Wang B, Karpiouk A, Yeager D, et al. 2012. In vivo intravascular ultrasoundguided photoacoustic imaging of lipid in plaques using an animal model of atherosclerosis. Ultrasound in Medicine and Biology, 38 :2098-2103.

Wang C, Ma X, Ye S, et al. 2012. Protamine functionalized single-walled carbon nanotubes for stem cell labeling and in vivo raman/magnetic resonance/photoacoustic triple-modal imaging. Advanced Functional Materials, 22:2363-2375.

Wang H, Liu C, Gong X. 2014. In vivo photoacoustic molecular imaging of breast carcinoma with folate receptor-targeted indocyanine green nanoprobes. Nanoscale, 6 :14270-14279.

Wang L, Gao L. 2014. Photoacoustic microscopy and computed tomography: from bench to bedside. Annual Review of Biomedical Engineering, 16 :155-185.

Wang L, Hu S. 2012. Photoacoustic tomography : in vivo imaging from organelles to organs. Science, 335 : 1458-1462.

Wang L. 2009. Multiscale photoacoustic microscopy and computed tomography, Nature Photonics, 3 :503-509.

Wang Y, Xie X, Wang X, et al. 2004. Photoacoustic tomography of a nanoshell contrast agent in the in vivo rat brain. Nano letters, 4:1689-1692.

Wang Y, Erpelding T, Jankovic L. 2012. In vivo three-dimensional photoacoustic imaging based on a clinical matrix array ultrasound probe. Journal of Biomedical Optics, 17 :061208.

Wei CW, Lombardo M, Larson-Smith K, et al. 2014. Nonlinear contrast enhancement in photoacoustic molecular imaging with gold nanosphere encapsulated nanoemulsions. Applied physics letters, 104:033701.

Weidner N, Semple JP, Welch WR. 1991. Tumor angiogenesis and metastasis-correlation in invasive breast carcinoma. N Engl J Med, 324:1-8.

Wilson KE, Wang TY, Willmann JK. 2013. Acoustic and photoacoustic molecular imaging of cancer. The Journal of Nuclear Medicine, 54 :1851-1854.

Xia J, Chatni M, Maslov K. 2012. Whole-body ring-shaped confocal photoacoustic computed tomography of small animals in vivo. Journal of Biomedical Optics, 17:050506.

Xia J, Wang L. 2014. Small-animal whole-body photoacoustic tomography: a review. IEEE Transactions on Biomedical Engineering, 61 :1380-1389.

Yang J，Favazza C，Chen R. 2012. Simultaneous functional photoacoustic and ultrasonic endoscopy of internal organs in vivo. Nature Medicine，18:1297-1302.

Yang X，Skrabalak SE，Li ZY. 2007. Photoacoustic Tomography of a Rat Cerebral Cortex in vivo with Au Nanocages as an Optical Contrast Agent. Nano letters，7:3798-3802.

Yang X，Stein EW，Ashkenazi S. 2009. Nanoparticles for photoacoustic imaging. Nanomedicine and Nanobiotechnology，1 :360-368.

Yao J，Wang L，Yang J. 2015. High-speed label-free functional photoacoustic microscopy of mouse brain in action. Nature Methods，12:407-410.

Yao J，Maslov K，Shi Y. 2010. In vivo photoacoustic imaging of transverse blood flow using Doppler broading of bandwidth. Optics Letters，35:1419-1421.

Yao J，Wang L. 2011. Photoacoustic tomography: fundamentals，advances and prospects. Contrast Media Molecular Imaging，6 :332-345.

Yao J，Wang L. 2013. Photoacoustic microscopy. Laser Photonics Reviews，7 : 758-778.

Zackrisson S，Ven S，Gambhir S. 2014. Light in and sound out: emerging translational strategies for photoacoustic imaging. Cancer Research，74 :979-1004.

Zerda A，Kim J，Galanzha EI. 2011. Advanced contrast nanoagents for photoacoustic molecular imaging，cytometry，blood test and photothermal theranostics. Contrast Media Molecular Imaging，6 :346-369.

Zerda Adl，Bodapati S，Teed R，et al. 2012. Family of enhanced photoacoustic imaging agents for high-sensitivity and multiplexing studies in living mice. ACS nano，6:4694-4701.

Zhang H，Maslov K，Stoica G. 2006. Functional photoacoustic microscopy for highresolution and noninvasive in vivo imaging. Nature Biotechnology，24 :848-851.

Zhang Z，Wang J，Nie X，et al. 2014. Near infrared laser-induced targeted cancer therapy using thermoresponsive polymer encapsulated gold nanorods. Journal of the American Chemical Society，136:7317-7326.

Zharov P，Galanzha I，Shashkov V. 2007. Photoacoustic flow cytometry: principle and applicationfor real - time detection of circulating single nanoparticles，pathogens，and contrast dyes in vivo. Journal of Biomedical Optics，12:051503.

Zheng C，Zheng M，Gong P，et al. 2012. Indocyanine green-loaded biodegradable tumor targeting nanoprobes for in vitro and in vivo imaging. Biomaterials，33:5603-5609.

第十四章　磁声成像

磁声成像技术（magneto-acoustic tomography，MAT）是一种基于磁与声相互转换的成像技术。最早于 1988 年，由 Towe 和 Islam 等率先提出此概念，并成功用于生物电流检测（bioelectric current image reconstruction from magneto-acoustic measurements）。但由于分辨率差等原因，该技术发展较缓慢。2005 年，美国明尼苏达大学 Bin He 教授等提出了一种基于 MAT 的新型成像方法——磁感应磁声成像（magneto-acoustic tomography with magnetic induction，MAT-MI），它融合了磁感应技术和超声断层扫描成像技术，兼具电阻抗成像高对比度和超声断层扫描技术高空间分辨率的优点。该方法将拟成像物体置于静磁场中，加以脉冲电磁场，所形成的涡流在静磁场作用下产生洛伦兹力，使拟成像物体发生振动而产生声信号。通过对声信号的成像，重建物体导电率的分布。该成像方法具有高灵敏度、高对比度与高分辨率等优点。2007 年，Xu 等提出了磁声电成像方法（magneto-acoustic eclectical tomography，MAET），如图 14-0-1 所示。

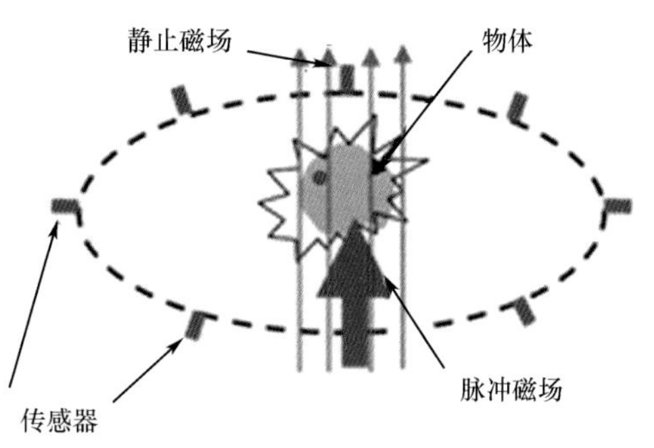

图 14-0-1　磁声成像示意图

最近，郑元义等提出了一种基于磁热转换及液 - 气相变技术的新型磁声成像方法。其原理是：具有磁响应能力的相变型探针在交变磁场的作用下产热，在热的作用下，探针内的相变材料发生液气相转变，形成微气泡，从而在超声下显像，同时还可利用磁热效应进行治疗。该方法的关键是磁响应型相变分子探针的研发。相变型探针是由性质较为稳定的液滴构成其核心成分，液滴经静脉注射后随血流到达靶区，外界能量将其激活，产生相转变，形成微泡，用于增强靶区内超声显像对比度。目前，声致相变和光致相变是最主要相变技术，它们分别采用超声能及激光能促发液滴发生相转变。并且，两者均能远程激发聚焦区域内的液滴发生相转变用于增强超声显像，以及药物递送和肿瘤血管栓塞等治疗方面的运用。最近，声致相变和光致相变经测试可作为物理方法用于治疗肿瘤，该方法利用液 - 气相转变过程中，体积瞬间膨胀这一特点，使得已吞噬相变型探针的肿瘤细胞随着探针体积膨胀被胀破，较以往的传统化疗的方式，在肿瘤治疗中更具有潜力。然而，声致相变和光致相变却因其内在的固有缺陷，使得这两种方式不能被进一步运用于早期的肿瘤显像与治疗。因为超声波不能穿透空腔脏器组织和骨组织，因此，声致相变的过程中需尽量避开肺、肠道及骨骼。而光致相变由于其有限的穿透深度又阻止了在人体深部组织如肝脏等方面的应用。更为重要的是分子显像的目的是显示在治疗早期难以被发现及定位的肿瘤，然而，无论声致相变或光致相变，其相变被激发的区域必须在激发前提前选定，这极大限制了声致相变及光致相变进一步在分子显像方面的应用潜力。这些局限性促使人们对新的促发相变模式进行研究。

无论是声致相变或者光致相变，都涉及了一个主要因素，即声或光在靶标部位的能量沉积产生的热量使相变液体达到了气化点，从而发生液气相转变形成微气泡。目前磁热治疗作为一种仅当交变磁场与磁性粒子相结合才能产热的一种方法受到了人们的广泛关注。磁性粒子产热的过程称之为磁化反转：磁性粒子在交变磁场的作用下，其在基态与激发态之间来回振荡以此方式将吸收到的电磁能转换为热能。同时，交变磁场所产生的电磁波具有很好的穿透力，不会受到其传播途径上气体及骨组织的影响，能安全有效地将电磁能传递给位于体内 15cm 深处的磁性介质而产热。更重要的是当其被暴露在交变磁场中时，磁热技术可选择性的使焦域内（磁性探针的位置）产热，这为磁热在不需要提前选择焦域的情况下而促发相转变提供了可能。

因此，利用磁热效应理论上是可以促发液气相转变的。针对这一创新性假设，郑元义等设计制备了多种具有磁感应能力的介孔磁性微纳米材料。该磁性微球在联合交变磁场后不仅能在不需要提前选择焦域的情况下，促发相转变以增强超声显像，还能自身产生足够的热能，提升微球所在区域内的局部温度用于治疗肿瘤。这使得磁致相变和该磁性微球具有更广泛的潜能被用于肿瘤的分子显像和物理性的治疗。

附　多孔磁性微球（PMMs）的制备方法

一、单分散多聚物微球的制备

首先，采用溶胀聚合法合成单分散多聚物微球。将 1g NaCl 溶于 100ml 双蒸水中，加入装有搅拌器和回流冷凝管的三颈圆底烧瓶内，再将 65g 苯乙烯加入上述溶液中，经氮气纯化 30min。待反应体系温度提升致 60℃ 后，0.7g 过硫酸钾被加入反应器内，维持 24h 的搅拌（120r/min），将获取的聚苯乙烯种子经双蒸水反复洗涤及离心（5000*g*，10min），最终将聚苯乙烯种子置入恒温干燥箱（60℃）内烘干过夜。将 6g 聚苯乙烯种子加入 77ml 双蒸水中制备成种子乳胶，待种子乳胶形成后，向其内加入 80ml 双蒸水，15ml 1- 氯十二烷和 0.3g 十二烷基硫酸钠（SDS）混合的乳液，边搅拌边加入 6ml 双蒸水和 18ml 丙酮，随后维持 40℃ 真空搅拌 12h 将丙酮蒸发移除。接着加入 240g GMA，160g EGDMA 和 1g 过氧化苯甲酰后维持 40℃ 搅拌 120min，然后升温致 80℃ 并维持此温度 12h，最后待反应容器冷却至室温，将获得的单分散多聚物微球（GMA-co-EGDMA 交联微球）用双蒸水反复洗涤，离心（3000*g*，10min）。

二、单分散多聚物微球的化学修饰

然后，2g 单分散多聚物微球（GMA-co-EGDMA 交联微球）被加入装有 50ml 双蒸水和 75ml 乙二胺的烧瓶内，维持 80℃ 均匀搅拌 12h。将表面氨基修饰后的单分散多聚物微球经双蒸水反复洗涤，离心（3000*g*，10min），再置于恒温干燥箱内（60℃）烘干过夜。

三、PMMs 的制备

最后，分两步合成 PMMs：第一步，先采用模板法以已合成的多聚物微球为模板将磁性 Fe_3O_4 颗粒整合到多聚物微球上；第二步，以二氧化硅替代多聚物微球模板，最终合成 PMMs。

第一步：模板法合成磁性多聚物微球。称取 20g 氨基修饰后的单分散多聚物微球加入盛有 200ml 双蒸水的烧瓶内，并将该烧瓶放置在持续通有氮气的水浴箱内冷却。然后，将含有 8g $FeCl_3 \cdot 6H_2O$ 和 5.4g $FeCl_2 \cdot 4H_2O$ 的 20ml 铁离子溶液加入放置在水浴箱里的烧瓶内，待溶液变为浅棕色后，移开水浴箱，并持续排空烧瓶内的空气，不断搅拌，直至混合溶液不在发泡。取出烧瓶，将其浸泡在已预热至 85℃ 的水浴箱内，并加入 25ml 氨水至反应体系转变为黑色，接着将整个反应体系维持在 85℃ 的条件持续搅拌 1h，然后将其冷却至室温，磁性四氧化三铁已被整合到多聚物微球上，用双蒸水反复洗涤该载有磁性氧化铁的多聚物微球。

第二步：制备出最终产物 PMMs。100ml 异丙醇和 20ml 双蒸水被加入到已装备有搅拌器和回流冷凝器的三颈圆底烧瓶内，开启搅拌器，对烧瓶内的液体进行强烈搅拌。待强烈搅拌 30min 后，加入 2g 上述过程中已制备好的磁性多聚物微球和 5ml 氨水。在随后的 1h 内，向烧瓶内逐滴加入 10 ml 浓度为 10% TEOS 异丙醇溶液。TEOS 经磁性多聚物微球表面 Fe_3O_4 堆积孔渗入磁性多聚物球内部发生溶胶 - 凝胶反应，转变为二氧化硅，经 24h 的持续搅拌（30℃），含二氧化硅内核的多聚物磁性微球被成功制备出，将其用乙醇和双蒸水反复洗涤后，置入恒温干燥箱内（50℃）烘干过夜。最后将获得的含二氧化硅内核的多聚物磁性微球经 600℃ 的高温煅烧 10h（加热率：10℃ /min），去除模板多聚物，最终获得棕红色的 PMMs，如图 14-0-2 所示。

四、载 PFH PMMs 制备

负压法被用于将 PFH 载入 PMMs。首先，称取 40mg 自制 PMMs 放入玻璃瓶内，密封好瓶口，排空瓶内空气，往瓶内注入 1ml PFH 浸没 PMMs 粉末将其放置在 4℃ 冰箱 24 h。然后，往瓶内注入 1ml 生理盐水经 1min 超声清洗机处理（4℃），收集分散在生理盐水内的 PMMs-PFH（40mg/ml），如图 14-0-3 所示。

五、PMMs 的表征

1. 形态学表征　采用扫描电镜和扫描透射电镜分别观察 PMMs 的表面孔及内部结构（图 14-0-4 ～图 14-0-7）。

2. 化学组成分析　采用元素分布扫描及线扫获取 PMMs 的元素分布情况如图 14-0-8、图 14-0-9 所示；通过 FTIR 光谱仪分析 PMMs 的化学组成及模板去除情况，如图 14-0-10 所示。

3. 粒径大小、稳定性分析　动态光散射仪被用于测量 PMMs 的粒径和稳定性（图 14-0-11、图 14-0-12）。

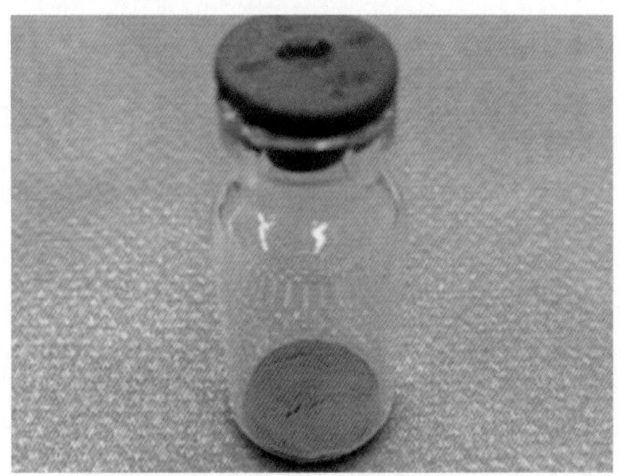

图 14-0-2 多孔磁性微球棕红色粉末

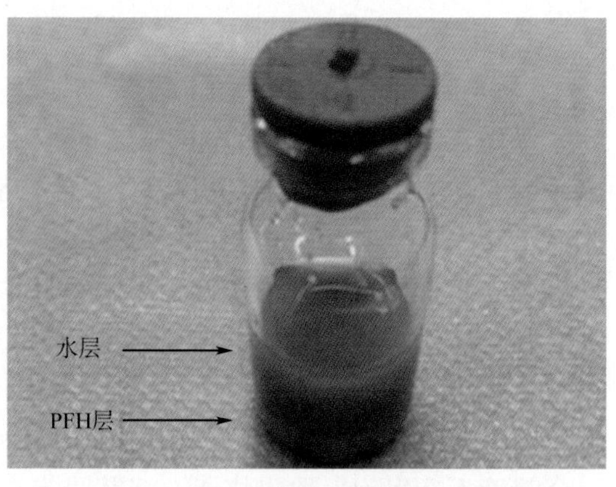

图 14-0-3 载 PFH 多孔磁性微球 PMMs-PFH
（上层：PMMs-PFH，下层：游离的 PFH）

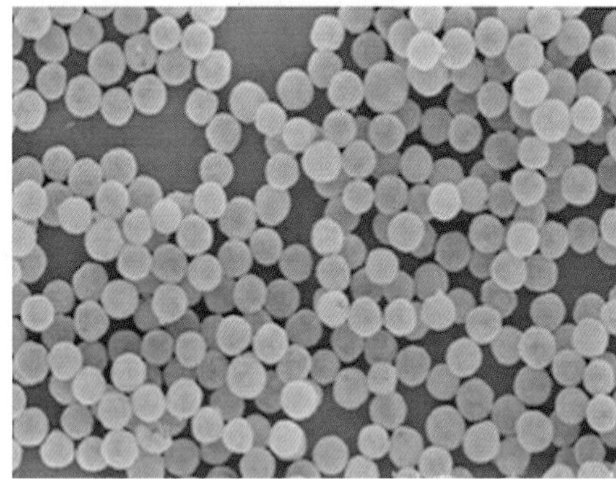

图 14-0-4 PMMs 的扫描电镜

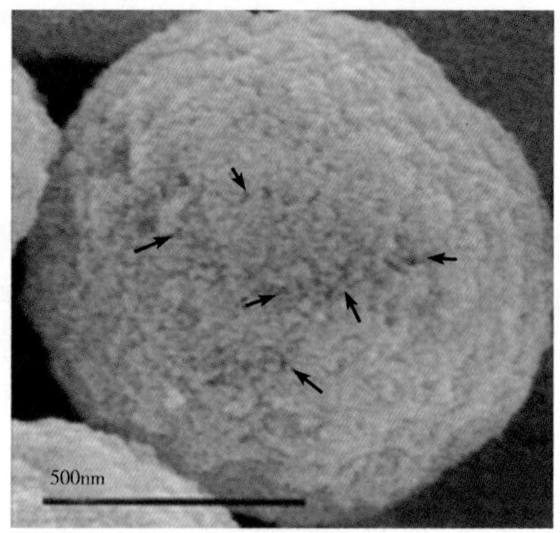

图 14-0-5 PMMs 表面孔的扫描电镜图（箭头：表面孔）

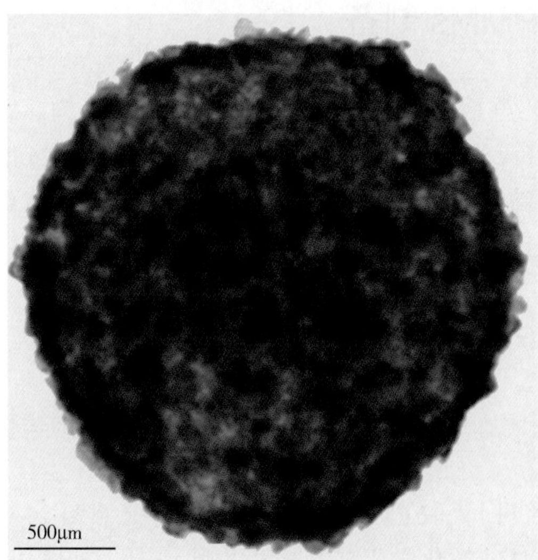

图 14-0-6 PMMs 扫描透射式电镜图

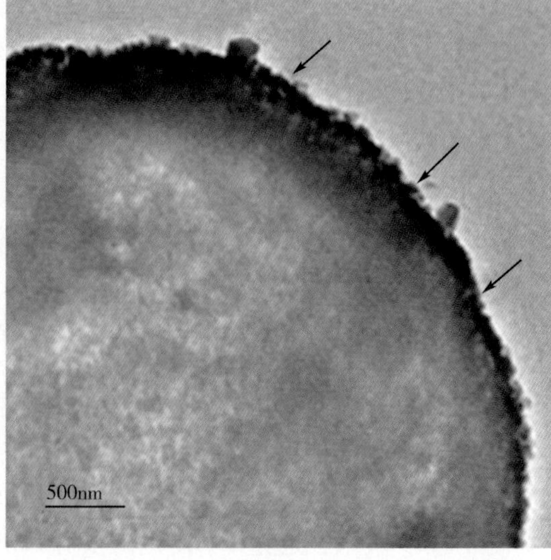

图 14-0-7 PMMs 透射电镜放大图（箭头：壳层 Fe_3O_4）

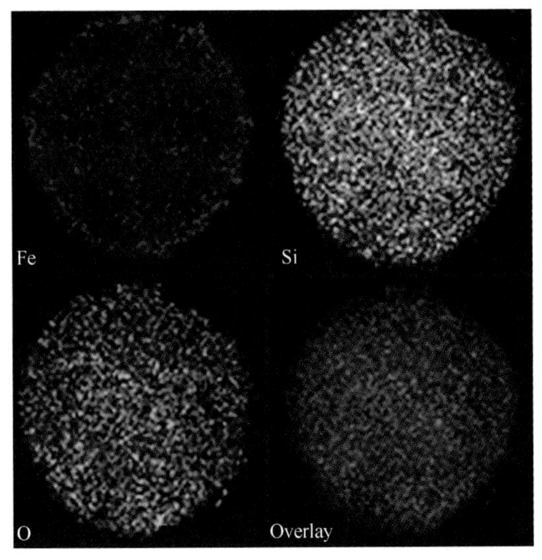

图 14-0-8　PMMs 元素分布图

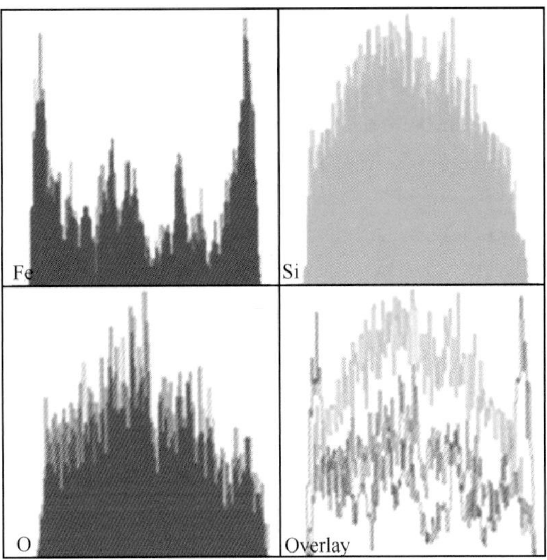

图 14-0-9　元素分布的线扫图

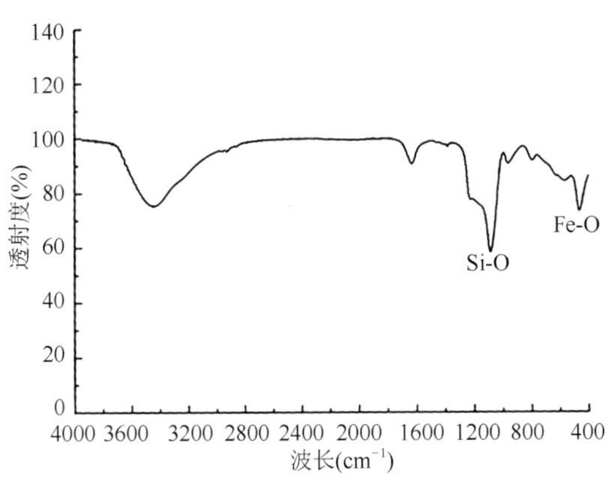

图 14-0-10　PMMs 的傅立叶转换红外光谱

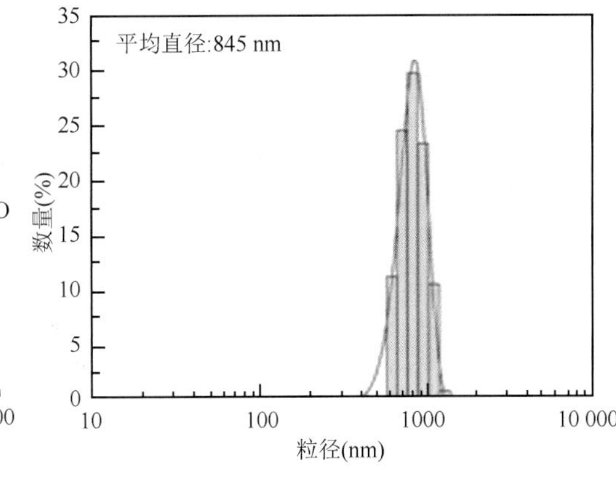

图 14-0-11　PMMs 的粒径分布

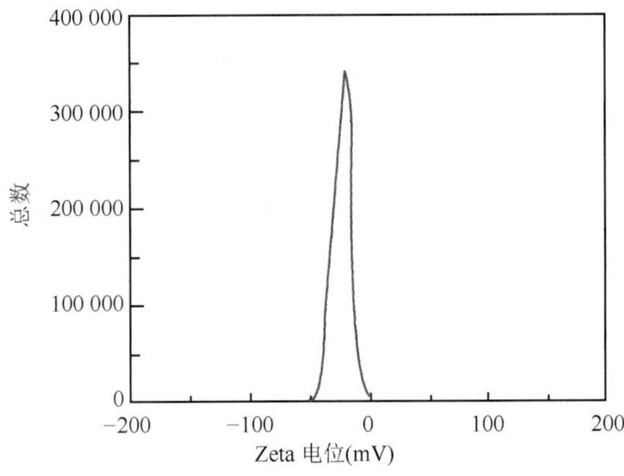

图 14-0-12　PMMs 的 Zeta 电位

（郑元义）

参考文献

Bachawal SV. 2013. Earlier detection of breast cancer with ultrasound molecular imaging in transgenic mouse mode. Cancer Res，73(6)：1689-1698.

Borden M，Sirsi S. 2014. Ultrasound imaging：Better contrast with vesicles. Nature Nanotechnology，9(4)：248-249.

Brand S，Weiss EC，Lemor RM，et al. 2008. High frequency ultrasound tissue characterization and acoustic microscopy of intracellular changes. Ultrasound Med Biol，34(9)：1396-1407.

Cavalieri F，Zhou M，Ashokkumar M. 2010. The design of multifunctional microbubbles for ultrasound image-guided cancer therapy. Current Topics in Medicinal Chemistry，10(12)：1198-1210.

Chen Y，Jiang L，Wang R，et al. 2014. Injectable smart phase-transformation implants for highly efficient in vivo magnetic-hyperthermia regression of tumors. Advanced Materials，26(44)：7468-7473.

Chu KF，Dupuy DE. 2014. Thermal ablation of tumours：biological mechanisms and advances in therapy. Nature Reviews Cancer，14(3)：199-208.

Derfus AM，von Maltzahn G，Harris TJ，et al. 2007. Remotely triggered release from magnetic nanoparticles. Advanced Materials，19(22)：3932-3936.

Fabiilli ML，Haworth KJ，Sebastian IE，et al. 2010. Delivery of chlorambucil using an acoustically-triggered perfluoropentane emulsion. Ultrasound Med Biol，36(8)：1364-1375.

Fabiilli ML，Lee JA，Kripfgans OD，et al. 2010. Delivery of water-soluble drugs using acoustically triggered perfluorocarbon double emulsions. Pharmaceutical Research，27(12)：2753-2765.

Ferrara K，Pollard R，Borden M. 2007. Ultrasound microbubble contrast agents：fundamentals and application to gene and drug delivery. Annu Rev Biomed Eng，9：415-447.

Gao Z，Kennedy AM，Christensen DA，et al. 2008. Drug-loaded nano/microbubbles for combining ultrasonography and targeted chemotherapy. Ultrasonics，48(4)：260-270.

Hergt R，Dutz S，Müller R，et al. 2006. Magnetic particle hyperthermia：nanoparticle magnetism and materials development for cancer therapy. Journal of Physics：Condensed Matter，18(38)：S2919.

Kennedy JE. 2005. High-intensity focused ultrasound in the treatment of solid tumours. Nature reviews cancer，5(4)：321-327.

Kiessling F，Fokong S，Bzyl J，et al. 2014. Recent advances in molecular，multimodal and theranostic ultrasound imaging. Adv Drug Deliv Rev，72：15-27.

Kiessling F. 2012. Ultrasound microbubbles for molecular diagnosis，therapy and theranostics. J Nucl Med，53(3)：345-348.

Krajnc P，Leber N，Štefanec D，et al. 2005. Preparation and characterisation of poly (high internal phase emulsion) methacrylate monoliths and their application as separation media. Journal of Chromatography A，1065(1)：69-73.

Lanza GM，Wickline SA. 2001. Targeted ultrasonic contrast agents for molecular imaging and therapy. Progress in cardiovascular diseases，44(1)：13-31.

Lanza GM. 2015. Theranostic agents：From micro to nano in seconds. Nature Nanotechnology，10(4)：301-302.

Li DS，Kripfgans OD，Fabiilli ML，et al. 2014. Formation of toroidal bubbles from acoustic droplet vaporization. Applied Physics Letters，104(6)：063706.

Lin CY，Pitt WG. 2013. Acoustic droplet vaporization in biology and medicine. BioMed Research International，2013：404361.

Nergiz SZ，Gandra N，Tadepalli S，et al. 2014. Multifunctional hybrid nanopatches of graphene oxide and gold nanostars for ultraefficient photothermal cancer therapy. ACS Applied Materials Interfaces，6(18)：16395-16402.

Rapoport NY，Kennedy AM，Shea JE，et al. 2009. Controlled and targeted tumor chemotherapy by ultrasound-activated nanoemulsions/microbubbles. Journal of Controlled Release，138(3)：268-276.

Schad KC，Hynynen K. 2010. In vitro characterization of perfluorocarbon droplets for focused ultrasound therapy. Physics in Medicine and Biology，55(17)：4933.

Shaw SY. 2009. Molecular imaging in cardiovascular disease：targets and opportunities. Nature Reviews Cardiology，6(9)：569-579.

Sheeran PS，Luois S，Dayton PA，et al. 2011. Formulation and acoustic studies of a new phase-shift agent for diagnostic and therapeutic ultrasound. Langmuir，27(17)：10412-10420.

Stride E，Saffari N. 2003. Microbubble ultrasound contrast agents：a review. Proceedings of the Institution of Mechanical

Engineers, Part H: Journal of Engineering in Medicine, 217(6): 429-447.

Strohm EM, Berndl ESL, Kolios MC. 2013. Probing red blood cell morphology using high-frequency photoacoustics. Biophysical Journal, 105(1): 59-67.

Sun Y, Wang Y, Niu C, et al. 2014. Laser - Activatible PLGA Microparticles for Image - Guided Cancer Therapy In Vivo. Advanced Functional Materials, 24(48): 7674-7680.

Sun Y, Zheng Y, Ran H, et al. 2012. Superparamagnetic PLGA-iron oxide microcapsules for dual-modality US/MR imaging and high intensity focused US breast cancer ablation. Biomaterials, 33(24): 5854-5864.

Taggart LR, Baddour RE, Giles A, et al. 2007. Ultrasonic characterization of whole cells and isolated nuclei. Ultrasound Med Biol, 33(3): 389-401.

Talu E, Hettiarachchi K, Zhao S, et al. 2007. Tailoring the size distribution of ultrasound contrast agents: possible method for improving sensitivity in molecular imaging. Molecular imaging, 6(6): 384.

ter Haar G. 2007. Therapeutic applications of ultrasound. Progress in Biophysics and Molecular Biology, 93(1): 111-129.

Wang CH, Kang ST, Lee YH, et al. 2012. Aptamer-conjugated and drug-loaded acoustic droplets for ultrasound theranosis. Biomaterials, 33(6): 1939-1947.

Wang X, Chen H, Chen Y, et al. 2012. Perfluorohexane - encapsulated mesoporous silica nanocapsules as enhancement agents for highly efficient High Intensity Focused Ultrasound (HIFU). Advanced Materials, 24(6): 785-791.

Wang X, Chen H, Zheng Y, et al. 2013. Au-nanoparticle coated mesoporous silica nanocapsule-based multifunctional platform for ultrasound mediated imaging, cytoclasis and tumor ablation. Biomaterials, 34(8): 2057-2068.

Wang Y, He J, Chen J, et al. 2012. Synthesis of monodisperse, hierarchically mesoporous, silica microspheres embedded with magnetic nanoparticles. ACS Applied Materials Interfaces, 4(5): 2735-2742.

Weissleder R, Mahmood U. 2001. Molecular Imaging. Radiology, 219(2): 316-333.

Wilson K, Homan K, Emelianov S. 2012. Biomedical photoacoustics beyond thermal expansion using triggered nanodroplet vaporization for contrast-enhanced imaging. Nature Communications, 3: 618.

Zhou Y, Wang Z, Chen Y, et al. 2013. Microbubbles from gas - generating perfluorohexane nanoemulsions for targeted temperature - sensitive ultrasonography and synergistic HIFU ablation of tumors. Advanced Materials, 25(30): 4123-4130.

第十五章　影像介导的癌症光热治疗

第一节　引　言

癌症（cancer），即恶性肿瘤（malignant tumor），是由于细胞分裂增殖调控失常而导致的疾病。癌症已经成为威胁人类健康的首要致死病因之一，并且其发病率保持逐年上升的趋势。世界卫生组织（WHO）公布的数据显示，癌症已经是世界范围内导致人类死亡的首要原因，在2008年由于癌症而死亡的人数为760万，约占当年总死亡人数的13%。同时WHO还预测每年癌症导致的死亡人数还会持续上升，在2030年时可能会有1310万人死于癌症。尽管越来越多的诊断和治疗手段被开发用于癌症的治疗，癌症患者的存活率也仅仅提高了10%。在我国，癌症也已经成为危害公众生命健康的罪魁祸首之一。中国疾病预防控制中心发布的《2012年中国卫生统计摘要》中显示，2011年我国城市居民主要疾病死亡率排在第一位的就是恶性肿瘤，占所有疾病死亡原因的27.79%，2011年我国农村居民主要疾病死亡率排在第一位的也是癌症，占所有疾病死因的23.62%。以上这些数据都表明，无论在中国或者整个世界范围内，癌症都成为了人类健康的头号大敌。

癌细胞除了可以无限增殖，还由于其高转移性而侵入周围正常组织，可以通过体内循环系统或淋巴系统转移而侵染身体其他部位，引起全身性机体损伤。癌细胞的特点是不受细胞信号转导系统的调控而无限增殖，其形成的原因可能是细胞中原癌基因被激活而将细胞引入到癌变状态，但主要还是因为一些与控制细胞分裂有关的蛋白质出现异常所导致。癌细胞的无限制生长繁殖会大量消耗体内营养物质，同时癌细胞在体内的转移会侵染全身各处的正常组织和器官，导致患者消瘦、贫血和其他严重的脏器功能损伤，使体内正常组织结构和功能遭到破坏，最终由于各器官功能衰竭致使患者死亡。

由于癌症的巨大危害，癌症的早期诊断和筛查就变得尤为重要。大多数癌症都是因为出现身体不适等症状，或通过其他疾病的检查而被发现。然而癌症很难在早期发病时查出，一经发现就到了发病的中晚期，往往错过了最佳治疗时机，此时若发生癌细胞的转移，则更增加了癌症治疗的难度。因此癌症的早期诊断显得尤为重要。在癌症的早期诊断中，医学成像发挥着重要的作用。随着造影剂这种医疗辅助试剂的广泛应用，医学成像技术的分辨率和对比度不断提高，这种非侵入式的影像学检查方法，能以很小的痛苦、较快的速度和较低的代价对普通公众进行大面积的癌症早期诊断和筛查。在通过影像学技术发现癌症之后，需要通过病理学进行细胞和分子水平的检验，方可确诊癌症。如果发现癌症并确诊后，则需要通过疗效显著同时副作用小的治疗手段进行治疗。传统的癌症治疗方法包括手术切除、放射线疗法（放疗）、化学疗法（化疗）等，然而由于癌症的转移性和侵染性，所以在癌症晚期，简单的通过手术已经无法使癌症得到治愈，而化疗和放疗等方法也由于对肿瘤组织的特异性较差导致治疗效果不理想及毒副作用较大。这些方法都会给患者身体带来极大的负担，同时肿瘤在出现恶性转移之后，无论何种方式都是很难彻底治愈的。因此，提高癌症治愈率及降低癌症治疗的毒副作用是癌症治疗过程中亟待解决的问题。

近年来兴起了一系列癌症治疗的新方法，包括光热治疗（photothermal therapy，PTT）、基因治疗、免疫治疗、光动力治疗等，这些方法无一例外地都属于无创性或者低创伤性治疗，可以有效减轻患者的痛苦，同时都具有一定的靶向治疗特性，可以定点杀伤癌细胞而对正常细胞带来很少的伤害。这些新的治疗方法大都处于研究阶段或者临床试验阶段，因此，通过不断的优化调整，这些新兴的癌症治疗方法都将具有很大的临床应用潜力。光热治疗是近年来发展的一种微创肿瘤治疗技术，主要是通过将光能直接照射到肿瘤部位而使其局部温度升高来杀伤肿瘤细胞，大大降低了全身系统毒性，因此光热治疗被看作是非常有潜力替代手术治疗肿瘤的技术之一。为了提高激光诱导的光热治疗的效率和肿瘤选择性，通常会将具有光吸收性能的光热治疗剂导入肿瘤部位。由于生物组织内水和蛋白质对近红外光的吸收较弱，所以近红外光对组织的穿透性最好，理想的光热治疗剂应该在近红外光区域（650 ～ 950nm）具有较强的吸收，低毒性，表面可以连接上功能基团实现肿瘤的主动靶向治疗。另外，成功的光热治疗需要依赖合适的成像技术来确定肿瘤的位置、大小及光热治疗剂在体内的分布及在肿瘤组织的富集情况；其次需要实时监测光热治疗过程中肿瘤及周围健康组织温度的变化；最后借助于成像技术来进行治疗效果的评价。因此赋予光热治疗剂合适的成像功能成为近来研究的热点。

近年来，大部分的光热治疗剂主要是基于金的一些纳米材料，包括金纳米壳、金纳米棒和金纳米笼。与金纳米结构不同的是，硫化铜纳米粒子（copper sulfide nanoparticles，CuS NPs）的近红外吸收峰来源于铜离子的 d-d 跃迁而不依赖于其形状，因此 CuS NPs 具有更好的光稳定性。无机光热治疗剂虽然有比较好的光热治疗效果，但是由于其不可生物降解的特性而导致在体内的长期存留引发了研究人员对无机光热治疗剂潜在毒性的担忧。与无机材料相比，具有良好生物相容性的有机材料，被广泛地应用于药物或者基因的运输。在这些有机材料中，无毒的吲哚菁绿（ICG）在光热治疗研究中引起了研究者广泛的兴趣。但是由于其严重的光漂白特性及非常短的血液循环时间，限制了 ICG 在光热治疗领域的进一步应用。近年来，聚苯胺纳米粒子和聚乙烯二氧噻吩：聚苯乙烯磺酸盐纳米粒子由于其在近红外光区域的吸收特征而被用于肿瘤的光热治疗，还有报道将卟啉复合脂质体用于肿瘤的成像和治疗。然而上述材料在应用过程中还存在着很多问题，如较低的光热转换效率及需要复杂的合成过程来满足其生物相容性和稳定性，限制了它们的进一步广泛应用。因此，研究人员希望开发新型有机光热治疗剂，能够同时具有高的光热转换效率、优良的光热稳定性和生物相容性及简单的制备方法。

临床实践中，癌症的诊断和治疗耗费了大量的社会医疗资源，同时对患者的身心健康都带来了巨大的危害。因此，对于生物医学研究者来说，如何充分利用多学科交叉的优势，实现高效而准确的癌症诊断与治疗，一直是研究中的热点问题。癌症的诊断和治疗是两个相对独立的过程，所以诊断用造影剂和治疗试剂也需要分别使用。两次医疗过程间隔较长，容易贻误最佳的治疗时机，同时两次注射药物所带来的副作用叠加效应也会增加患者的痛苦和风险。因此，针对癌症的诊断与治疗过程相互分离且诊治效率低下的问题，Ke 等采用了近年来兴起的一种全新的医疗处理方式——诊断治疗一体化，提出了将超声成像与光热治疗有机结合的诊疗一体化新概念，以超声造影剂为基础材料，通过纳米技术将用于近红外光热治疗的金纳米材料与超声造影剂复合于一体，再辅以其他功能性纳米材料，构建了一系列集癌症成像和光热治疗于一体的多功能超声造影剂，并初步探索其在医学研究和临床应用中的前景。Zha 等通过将无机光热治疗剂 CuS NPs 与微泡超声造影剂结合，实现了超声成像及靶向递送 CuS NPs 至肿瘤部位进行有效的光热治疗，并且通过合成可溶性的聚吡咯复合物避免了传统聚吡咯材料溶解性差的缺陷，成功制备了集超声造影增强与光热治疗功能于一体的聚吡咯微 / 纳米胶囊及聚吡咯空心微球，该材料在肿瘤的可视化光热治疗中具有非常好的应用前景。

第二节　医学成像诊断技术和造影剂

医学成像技术的发展史可以追溯到 1895 年，德国物理学家伦琴发现了 X 线并将其应用于医学诊断，这是人类在历史上第一次以非侵入性和无损伤的方式得到了人体内部组织器官的解剖学图像，由此引发了医学诊断技术的革命。

医学成像（medical imaging）也称为医学影像学，是指对人体全身或某部分以无创方式取得内部组织影像的技术与处理过程。从 20 世纪 50 年代开始，医学成像进入了快速发展的时期。各种新技术相继被应用到医学成像系统中，新的成像方法不断涌现。时至今日，几乎所有的物理方法都已或多或少地渗透到医学成像的领域，而它们所提供的人体结构或生理参数的图像也越来越精细和准确，为提高临床诊断与治疗的有效性发挥了极大的作用。医学成像技术从基本原理上来说都比较相近，均借助于某种物理能量（如 X 线、超声波等）与人体组织发生相互作用，通过探测器接收从人体组织返回的能量，其中携带着人体内部组织或器官的形态、结构及某些生理功能的信息，将这些信息通过计算模拟，最终以图像的形式显现出来。现代医学成像技术主要包括超声成像（ultrasound imaging 或 ultrasonography）、X 线计算机断层扫描（X-ray computerized tomography，CT）、磁共振成像（magnetic resonance imaging，MRI）和正电子发射计算机断层扫描（positron emission tomography，PET）等。

由于人们对医学成像技术得到的诊断图像的质量要求越来越高，造影剂（或对比剂，contrast agents）就应运而生。它是一种对比增强介质，注射入人体后可以提高医学成像的分辨率和灵敏度，从而提高图像的对比度和可读性，以辅助诊断。对应不同的成像方式可以分为超声造影剂（ultrasound contrast agents，UCAs），CT 造影剂，磁共振造影剂和 PET 造影剂等。

一、超声成像和超声造影剂

第二次世界大战后，在雷达、声纳技术的基础上，应用回声定位原理发展出了各种超声成像技术，出现了 A 型、B 型、M 型超声诊断仪。超声成像的基本原理是应用超声的良好指向性和与光相似的反射、散射、衰减及多普勒效应等物理特性，使用超声脉冲换能器产生脉冲超声波并通过多种方式发射到体内。由于正常组织和病理组织的声阻抗有一定差异，超声波在它们组成的界面会发生反射和散射，通过接收系统将此含有体内诊断信息的回声信号接收后，经过计算机分析处理，显示为波形、曲线或图像等，结合生理病理解剖知识，就可对疾病进行诊断。

超声成像是目前临床上使用最为广泛的诊断手段之一，它是一种根据组织密度及体积模量的不同来获得组织信息的医学成像手段。超声成像的突出优点是对人体无损、无创、无电离辐射，同时设备造价低廉并且体积小便于携带，而且空间分辨率较高，成像迅速，对于人体软组织有非常好的分辨效果，最重要的是它能够提供人体截面实时的动态图像。超声成像利用频率为 1 ～ 40MHz 的高频声波去穿透皮肤，收集体内器官反射回来的声波信号来重建扫描区域的图像。超声成像相对于荧光成像，具有良好的空间分辨率，能够对深部组织进行成像。因此，超声成像可广泛地用于心脏或腹部的检查。除了二维截面成像外，血流测速也是超声成像设备中的重要组成部分。超声血流测速是借助经典的多普勒原理完成的。发射入人体的超声波在遇到运动的红细胞时，其产生的反向散射信号就会出现多普勒频移。通过对多普勒回波信号的分析就能得到血流的方向与速度信息，这些信息是心脑血管疾病诊断中的重要依据。由于人体内气体和骨骼会阻碍超声波束，因此超声成像不适合含气体较多的脏器如肺、消化道及骨骼的检查。而且由于超声本身物理特性的限制，所获取的图像的质量通常很差，图像中组织边缘非常模糊，对比度很低。另外，超声成像诊断对于医师要求很高，因此诊断的准确性受到操作者经验、检查技巧的影响很大。

超声造影剂（UCAs）通过改变组织的超声特性（如背向散射系数、衰减系数、声速及非线性效应等），从而使所在部位的回声信号显著增强，可以得到更为丰富的信息以辅助诊断。超声造影剂在人体微小血管和组织血流灌注检测与成像方面具有很大优势，它的应用可以减少血流声像图中实时高帧频伪像，同时操作简便、无辐射且价格低廉，适用范围很广。

超声造影剂增强显影的基本原理是：当人为地在血液中加入声阻抗值与血液截然不同的物质即超声造影剂时，它对超声波束产生强烈的散射，表现为声像图上回声的增强，其散射的强弱与散射体的大小、形状及周围组织的声阻抗匹配程度相关，结果使得超声造影剂所在部位的图像得到增强，这就达到了提高图像清晰度和对比度的目的。

理想的超声造影剂应该具有以下特点：无毒副作用；能经外周静脉注射，且对循环系统不产生大的影响；分散性好，大小均匀，直径小于 7μm 以通过肺循环和毛细循环达到全身增强的效果；具有较强回声增强特性；在体内具有合适的半衰期，在诊断期间保持足够的稳定。

常用的超声造影剂有磷脂类物质包裹的氟碳气体微泡，非离子表面活性剂类物质包裹的氟碳气体微泡，可降解性高分子微胶囊，液态氟碳纳米胶囊等。

磷脂类和表面活性剂类微泡比较类似，都是通过超声空化法制备得到的由单层双亲性分子包裹的低弥散度气体微泡，其结构与细胞膜类似。微泡中双亲性分子的亲水头基朝向外部水相，疏水性尾部朝向内部的低弥散度气体。这类造影剂由于具有较好的弹性，使用比较低能量的超声波扫描既可以使其发生共振而产生非线性谐波信号，得到比较好的造影增强效果。同时结构上与细胞的双层膜结构比较相似，生物相容性较好。但是其缺点也非常明显，由于单分子膜处在气液界面上，而且单分子膜是靠微弱的疏水相互作用力形成的，所以微泡超声造影剂稳定性较差，很难进行表面功能化修饰，不易装载其他功能性物质。

高分子微胶囊型超声造影剂通常采用乳化 - 冷冻干燥技术制成。首先将含有易升华物质（如碳酸铵）的水相通过超声处理分散于含有易升华物质（如樟脑）的高分子有机相中形成初乳；其次将初乳分散至表面活性剂水相中形成“水包油包水”型复乳，经过离心洗涤；最后应用冷冻干燥技术将微囊中的碳酸铵和樟脑升华，留下很多微小的气体空穴，使得微胶囊在超声波扫描下可以产生对比增强信号，实现超声造影。相比较于微泡型超声造影剂，微胶囊造影剂壳层较硬，需要较大能量的超声辐照才可以产生造影效果，但是其结构稳定，抗压性较好，显影持续时间长，更重要的是，高分子微囊组分可控，同时表面易修饰，可以很容易的携载功能性物质如基因、药物、纳米粒子等，从而得到多功能造影剂。

液态氟碳纳米胶囊不同于前两种微米级造影剂，它是一种纳米级超声造影剂。由于常规超声造影剂不能穿过血管内皮间隙，只能停留在血管内实现血池显影，限制了它们对血管外病变的探测能力。要想实现从分子水平上评价病变组织及进行靶向治疗，就需要一种既能穿透血管壁、又具有较强回声特性的纳米级超声造影剂。纳米级超声造影剂由于其较小的尺寸，可以透过血管内皮和组织间隙，实现组织内造影成像，因此在肿瘤显影方面有很大优势。

全氟化碳化合物（perfluorocarben，PFC）是指烷烃化合物中所有的氢原子被氟原子取代而得到的一类化合物。全氟化碳具有高氧气溶解度、低表面张力、生物惰性、高密度、水中低弥散度等优良特性，因此被广泛应用于生物医学研究中。液态氟碳化合物（liquid PFC）是指常温下处于液体的全氟化碳化合物，它具有良好的生物相容性和高氧气携载性，可被用作人体血液替代品。在最近的研究中，液态氟碳被用作超声造影剂的开发和制备中。使用液态氟碳可以制备得到纳米级超声造影剂，它可以实现体内较长的循环时间，而且可以通过血管进入组织实现组织内造影成像。液态氟碳纳米粒子使用磷脂或者高分子材料包裹而成，而且不同于微米级的超声造影剂，它具有特殊的成像模式——聚集成像。处于分散状态下的液态氟碳纳米粒子由于超声散射横截面积较小，回声信号较弱，无法实现较好的增强效果。只有当穿透血管而聚集于组织内时，纳米粒子的聚集会增大超声散射截面而产生较强的造影增强信号，得到良好的超声造影成像效果。

已有研究通过实时的超声成像系统来监测由于热量引起的超声图像上斑点的移动，通过计算转换成温度的升高值（精确度＜ 1℃）来监测光热治疗。超声造影剂在超声波的作用下能够显著增强回声信号来提高病变组织的影像对比度，从而为疾病的精确诊断和治疗提供更多的依据。将光热治疗剂与超声造影剂结合在一起可以制备出具有超声造影增强功能的光热治疗剂，由于超声成像的实时成像特性，能够实时监测出光热治疗剂在体内的分布及靶部位的富集程度。

二、CT 成像和 CT 造影剂

X 线成像技术是最早应用于医学诊断的技术，X 线计算机断层扫描——即 CT 成像是从传统 X 线成像中发展起来的，它通过测定 X 线在人体内的衰减系数，采用一定的数学方法，经计算机处理后重新建立断层图像。CT 成像的基本实现方式是，使用 X 线照射待测物体，同时使待测物体自旋或者使 X 线源围绕物体旋转，即可得到一系列不同角度的待测物体投影像。每个投影像都是此物体各片层信息的叠加。再利用计算机数据信号处理技术将这一系列数据按照一定的算法加以分析，就可得到单一片层的数据，经过计算机图像重建即可得到此片层的图像，如果将各片层图像综合处理，经过三维重建就可得到三维化的物体模型。这样，CT 成像就解决了传统投影 X 线成像中的图像重叠和软组织分辨能力较弱的问题，它不仅减少了辐射剂量以降低辐射伤害，同时缩短了扫描和数据处理的时间，改善了图像的分辨率。

在临床上常用 CT 值来表示组织对 X 线衰减能力的强弱。X 线在通过不同物质时由于吸收和散射将发生衰减，常用 μ 来表示衰减系数。而 CT 值则是一个相对值，它以水的衰减系数为基准，表示的是 X 线穿过组织后的相对衰减程度。为了纪念 CT 的发明者之一 Hounsfield，将 CT 值单位定位为 HU（亨）。规定 μ_{water} 为水在 X 线能量为 73keV 时的线性吸收系数，即 μ_{water} = 0.19/cm。按定义计算出人体中各组织（含空气）的 CT 值范围为 –1000 ～ 1000 HU，即大约 2000 个 CT 值区间。其中几个特征值如下：水为 0 HU，空气为 –1000 HU，致密骨为 1000 HU，凝固的血液为 56 ～ 76 HU，脂肪为 –100 HU。

CT 成像的优点很多：它扫描速度较快，对组织密度的分辨能力较高，且为横断面扫描，可直接观察到脏器内部病变。此外，由于 X 线对骨骼良好的穿透性，CT 成像对颅内肿瘤诊断的准确性较高。但 CT 成像也有其局限性和缺点。首先最主要的一个问题就是 X 线对人体的电离辐射伤害，即使现代最先进的仪器已经将辐射剂量降至很低的水平，但伤害仍是不可避免的。同时，由于人体内软组织密度相差不大，它们对 X 线的衰减性能相近，所以 CT 对于软组织的分辨能力较弱，没有造影剂的帮助很难得到软组织的清晰图像。1895 年伦琴发现 X 线时，伦琴妻子手指上的金戒指可以被认为是最早的 X 线造影剂。由于较高原子序数的元素如溴（Br，35 号）、碘（I，53 号）、钡（Ba，56 号）、铋（Bi，83 号）、铅（Pb，82 号）等，对 X 线有很强的吸收和散射作用，可以有效衰减 X 线的强度，因此可被用作 X 线成像的对比增强剂。其中，碘由于较高的 X 线衰减系数和较好的化学惰性，成为临床应用最为广泛的 X 线造影剂。碘化钠其中 85% 的质量为碘元素，非常适用于 X 线造影。但是过高浓度的游离碘离子会对人体的器官和组织造成一定伤害，因此需要有机物键连得到更为稳定的碘造影剂。于是以共价结合形式的碘化合物——碘海醇（iohexol，三碘三酰胺六醇苯）成为现在临床 CT 造影诊断中常用的 CT 造影剂。它由含有三个碘原子的苯环核心和三条亲水链组成，既保证造影剂中较高的碘含量，同时共价结合的碘原子比较牢固不容易解离，而且亲水链保证了造影剂较高的水溶性和在人体内较好的生物相容性。

随着近年来纳米技术的发展，出现了很多新型 CT 造影剂，如脂质体包覆的碘剂、含碘的聚乙二醇高分子胶束及氟碳化合物全氟溴辛烷（perfluoroctyl bromide，PFOB）等。2006 年，Hainfeld 首次报道了一种新的 CT 造影剂——金纳米粒子。由于金的原子序数（Au，79 号）高于碘（53 号），所以具有更高的 X 线衰减系数，同样质量的金的衰减系数是碘的约 2.7 倍，而且金作为 CT 造影剂可以提供更为持久的血池对比增强效果。

Hainfeld 在荷瘤小鼠体内的 CT 造影实验证实，平均粒径为 1.9 nm 的金纳米粒子在尾静脉注射 2 min 后即可显示清晰的血管对比增强效果，直径 100μm 的血管可以被清晰分辨，同时从血管增多和金粒子聚集的情况也可以诊断出肿瘤的位置和大小。金纳米粒子已经被证明有比较好的生物相容性和很低的毒性，同时金可以很容易在表面进行化学基团的修饰，从而获取更多功能，因此，金的纳米材料有可能会成为一种更为安全高效的 CT 造影剂。

Bhatia 等报道了利用 PEG 修饰的金纳米棒作为 CT 成像造影剂及光热治疗剂。在近红外激光照射条件下，金纳米棒使得溶液温度迅速升高，对肿瘤细胞表现出光热毒性。经过瘤内注射金纳米棒后，能同时进行肿瘤的 CT 成像和光热治疗。进一步实验结果表明，经过尾静脉注射的金纳米棒，也能对肿瘤起到很好的光热治疗效果。

三、MRI 成像和 MRI 造影剂

美国学者 Bloch 和 Purell 在 1946 年首先发现了磁共振现象，由此产生了磁共振谱学这门学科。磁共振技术最初是应用于有机化合物的结构分析及性质研究中。1973 年 Lauterbur 利用磁共振技术首次获得了生物体断面的质子自旋密度图像，得到了二维磁共振图像。磁共振成像（MRI）携带有比 CT 更为丰富的和反映深层次生理状况的生物信息。它不仅带有质子自旋密度信息，而且磁共振弛豫时间也包含了很多体内组织的生化信息，所以 MRI 可以显示或监测发生组织病变前的功能代谢情况，已成为疾病尤其是癌症的一种有效的早期诊断方法。

由于人体内含有非常丰富的氢原子，且每一个氢原子核（即质子）都如同是一个微小的磁铁，而人体内不同物质、组织或器官彼此之间所含的氢原子核密度皆不相同，因此可以通过 MRI 成像得到不同组织或器官中氢原子核的磁共振信号强度，经计算机数字信号处理，就可得到人体断层图像。MRI 灰阶图像中，像素灰度值代表该位置上氢原子核的磁共振信号强度，它共振氢原子核的密度与两个参数即纵向弛豫时间 T_1 和横向弛豫时间 T_2 有关。

磁共振成像无创、无电离辐射，可在任意方向上进行断层扫描，且图像的分辨率比较高，可以较容易地获得人体的三维结构图像。最重要的是 MRI 可对人体组织做出形态与功能两方面的诊断评价。然而 MRI 也有一定的局限性。首先它成像不够快，不能观察器官和组织的动态图像，而且交变的射频会在人体内感应出低频毫伏级电压，有可能造成肌肉损伤，重者还会造成室颤或脑卒中。更为重要的是，体内有金属物体的患者无法进行 MRI 检查，因为交变射频场会迅速加热金属而造成伤害，而且顺磁性物质也会被线圈强大的磁场所吸引而产生严重后果。

磁共振造影剂的基本原理就是通过改变造影剂所在位置的弛豫时间来间接改变磁共振信号，以实现对比增强的效果。自从 1988 年第一个 MRI 造影剂钆 - 二乙三胺五乙酸（Gd-DTPA）投入市场以来，人们对 MRI 造影剂进行了大量的研发，希望得到显著增强 MRI 图像灵敏度和对比度的理想造影剂。按照造影剂作用机制，通常将 MRI 造影剂划分为顺磁性和超顺磁性两种。

顺磁性造影剂一般由顺磁性金属离子和配体组成，又称为 T_1 型造影剂，它通过缩短质子的 T_1 弛豫时间，而使含造影剂部分在 T_1 加权图像上的信号增高。常用的顺磁性金属离子主要有 Gd^{3+}、Dy^{3+}、Mn^{2+}、Fe^{3+}等。其中 Gd^{3+}具有 7 个不成对电子，电子自旋磁矩大，T_1 弛豫效率高，且易与水配位，是 MRI 造影剂的最佳选择。通常使用配体与 Gd^{3+}形成配合物（如 Gd-DTPA）来降低游离 Gd^{3+}离子的毒性。超顺磁性造影剂一般由纳米氧化铁晶体核与外部稳定包裹材料构成，氧化铁晶体核成分为 Fe_3O_4、γ - Fe_2O_3 和 FeOOH。超顺磁性物质可使 T_2 弛豫时间缩短，从而降低含造影剂部位在 T_2 加权磁共振图像上的信号强度，是一种阴性 MRI 造影剂。

磁共振成像具有较高的空间分辨率，可以检测到任何深度的组织结构，没有组织穿透深度的限制。有研究将氧化铁纳米粒子和吲哚菁绿染料装载于二氧化硅纳米粒子内部，并在外层修饰一层金纳米壳，制备得到同时具有磁共振成像和光热治疗功能的多功能复合粒子。结果表明，复合粒子与商品化磁共振造影剂相比，具有更好的磁共振成像效果，可实现在磁共振成像介导下的光热治疗，因此，能够更加有效地进行肿瘤的治疗。

Ma 等在硅质体复合物内部装载了氧化铁纳米粒子，并在表面修饰了金纳米壳，制备出多功能硅质体复合物，实现了磁共振成像和光热治疗的结合。结果表明，多功能硅质体复合物，由于金纳米壳的存在，可以有效地杀伤肿瘤细胞，实现有效的光热治疗。此外，与游离的氧化铁纳米粒子相比，具有更高的 T_2 加权成像效果，可以实现磁共振成像介导下的光热治疗。

四、光声成像和光声成像造影剂

光声层析成像（photoacoustic tomography，PAT）是一种基于光声效应的混合医学成像模式，它具有超声成像的高空间分辨率与光学成像的高灵敏度的优点。光声效应是指非电离的激光脉冲的一部分能量被生物组织吸收后转化成热量，然后由于瞬间的热弹性膨胀会产生宽频带的超声波。产生的超声波由于在组织内的弱衰减特性，可被样品周围的超声探头检测到。生物组织对激光能量的吸收越强，则产生的超声波压力越大，得到的该处的光声信号强度越高，所以通过检测的超声波分布数据，通过滤波反投影算法进行图像的重建，就可以得到生物组织的光吸收分布图像。

从 PAT 的原理可以得知，光声成像探测的是生物组织吸收激光能量后产生的光声信号，而光声信号的强度取决于吸收的激光能量，与光的散射引起的光子传播路径无关，大大减弱了光散射的影响。同时，由于生物组织对超声波的衰减远远小于对光的衰减，所以与传统的光学成像相比，检测超声波信号的光声成像具有显著增强的成像深度和分辨率。与传统的超声诊断手段相比，光声成像可以区分声学参数相同而光学参数不同的生物组织，提供高对比度的影像，弥补了传统超声成像的不足。

由于生物组织对近红外的吸收较弱，所以近红外激光介导的光声成像有助于对深部的组织进行成像。然而生物组织内部本身的一些发色团在近红外区域吸收较弱，所以加入具有强近红外光吸收特性的外源造影剂能够显著提高深部组织光声成像的对比度。而光声成像与光热治疗从原理上都是基于对激光能量的吸收，所以通过使用与光热治疗同样波长的激光来检测肿瘤，光声成像能够提供相对于其他成像模式而言更高的精准度。光声成像已经被报道通过测量由于温度变化引起的光声信号振幅的改变来实时监控光热治疗中温度的变化。

光热治疗剂由于其本身具有强的近红外光吸收特性，在光声信号增强方面同样具有巨大的潜力，无需对光热治疗剂进行更多的修饰就可实现光声成像监测下的光热治疗。碳纳米管作为造影剂在对肿瘤的光声成像方面，可以提供深层组织的高分辨率图像，也表现出了很好的潜力。Gambhir 等报道了与环形 Arg-Gly-Asp 多肽相结合的单层碳纳米管，实现了对肿瘤的靶向光声成像。为了进一步增强对近红外光的吸收来获得高分辨率成像和深层组织成像，Kim 等合成了抗体相结合的镀金碳纳米管作为近红外光声成像造影剂。这种与抗体相结合的镀金碳纳米管实现了靶部位的光声成像，并同时具有良好的光热消融的能力。

五、PET 成像和 PET 造影剂

正电子发射计算机断层扫描，即 PET 成像，是核医学成像的最新技术。所谓核医学成像是将放射性同位素标记的药物注射到患者体内，这种药物随着人体新陈代谢而在各组织器官中呈现不均匀分布，此时人体自身便成为了辐射源。由于放射性同位素在衰变的过程中可向体外放射 γ 射线，使用探测器在体外接收 γ 射线辐射，通过定量计算即可得知这些放射性同位素在体内的分布情况，这不仅可以得到人体内部组织器官的形态结构信息，更重要的是可以从中了解到该种药物在人体各部位的新陈代谢情况，了解各部位新陈代谢功能水平，对疾病进行诊断，这就是所谓的“功能性成像”，这是其他成像系统所不容易做到的。

发射型同位素断层扫描（emission computered tomography，ECT）是核医学成像的最新发展阶段，可分为单光子发射型断层扫描（SPECT）和正电子发射断层扫描（PET）两类。PET 是根据一类放射性同位素在衰变过程中释放正电子的物理现象来设计的。正电子与电子相互作用发生湮灭现象后，会产生两个能量为 511keV 且传播方向完全相反的光子，通过探测器接收光子并采集相应的各角度投影数据，再根据与 X 线、CT 类似的算法来进行重建而得到各断层同位素分布图像。常用的具有正电子发射失踪能力的示踪剂有：碳同位素 ^{11}C，氮同位素 ^{13}N，氧同位素 ^{15}O，氟同位素 ^{18}F，镓同位素 ^{68}Ga。

PET 成像的优点是：对特定的器官或组织，可选定特定的示踪物质，从而实现有选择性的成像，能够对人体各脏器的功能、代谢、基因等方面的异常变化进行准确定量分析。由于放射性同位索具有一定的半衰期，故可在一定的时间内进行观察，从而实现动态观测，因此核医学成像具有“选择性造影能力”及“动态功能测定能力”。尽管放射性同位素图像的空间分辨率较低（约 1cm），但由于其功能性成像的特性，仍是临床诊断中的重要工具，而且在临床中常与 CT 成像配合使用（即 PET-CT），将 CT 得到的高分辨率人体解剖图像与 PET 得到的功能性诊断图像叠加，就可以对疾病尤其是恶性转移的癌症进行更准确的诊断。但是 PET 系统价格昂贵且操作复杂，同时注射的同位素示踪剂所带来的放

射性辐射仍然是一个不安全因素，所以 PET 应用并不广泛。

PET 造影剂就是正电子发射同位素标记的示踪药物，临床上普遍使用的就是 ^{18} 氟代脱氧葡萄糖 (fludeoxyglucose ^{18}F，^{18}F-FDG)，它是 2- 脱氧葡萄糖的放射性同位素氟代衍生物。^{18}F-FDG 作为一种葡萄糖类似物，可以被葡萄糖利用率较高的细胞大量摄取，通过 PET 成像即可呈现放射性同位素在体内不同部位的分布情况，这样 ^{18}F-FDG 的体内分布情况就很好地反映了人体各部位细胞对葡萄糖摄取和磷酸化的情况，这就实现了所谓“功能性成像”。

PET 成像具有较高的灵敏度，可以进行定量成像，与磁共振成像类似，PET 成像不受成像深度的限制，可以进行全身扫描成像。Dai 课题组开发了 ^{64}Cu 修饰的单壁碳纳米管，并在表面键连了 RGD 多肽用于肿瘤的靶向 PET 成像和光热治疗。通过 PET 成像的检测，可以跟踪碳纳米管的体内分布，证明了连接 RGD 的单壁碳纳米管可以更多地富集在肿瘤组织，引导肿瘤的光热治疗。

第三节　癌症的光热治疗

一、传统治疗方法

癌症的传统治疗方法包括手术切除、化学治疗、放射线治疗等。

手术切除在理论上可以通过完全移除肿瘤细胞而将癌症治愈，但外科手术很难把所有的肿瘤组织切除干净，往往伴随着癌症的复发，并且许多肿瘤紧邻重要器官，不能通过手术的方法切除。同时手术治疗无法切除已经转移到其他部位的癌细胞，同时也无法精确切除所有癌变细胞而有可能导致癌症复发。更为重要的是，对于年老体弱的患者来说，外科手术这种创伤性极大的治疗方法有可能带来比癌症本身更大的危险。

化学治疗（化疗）使用可以杀死癌细胞的药物进行癌症的治疗。由于癌细胞相比正常细胞具有快速分裂和生长的特性，所以化疗用药的作用原理通常是借由干扰细胞分裂的机制来抑制癌细胞的生长。因此，大多数化疗药物都没有对于癌细胞的特异性，会在杀伤癌细胞的同时也影响正常细胞，具有较大的副作用。

放射线治疗（放疗）是通过放射性辐射杀死癌细胞。放疗使用放射源发出的辐射线破坏细胞的遗传物质，阻止细胞生长或分裂，以此杀死癌细胞。然而放疗的效果仅局限于辐射区域内，同时放疗也不具有选择性，会导致正常细胞和组织的损失，造成较大的副作用。

无论是手术、化疗或放疗都会给患者带来副作用，造成极大负担，并且在癌症发生恶性转移后，无论是何种方式都很难彻底治愈。所以寻找和开发癌症的新型疗法是生物医学研究中的焦点。

二、光热治疗

热疗是利用加热的方式治疗肿瘤的一种方法。与传统的癌症治疗方法相比，癌症的热疗具有诸多的优势。大多数热疗的方法都是非侵入式的，对患者损伤小，操作方法简单易行，并且适用于一些不适合手术的重要器官内部肿瘤的治疗。由于其具有高度的选择性，热疗在实体瘤的治疗方面发挥了重要的作用。热疗治疗肿瘤的机制主要是通过热量引发细胞膜上蛋白质的变性或者结构破坏，从而引发肿瘤细胞的死亡。目前，用于癌症热疗的热源主要有激光、聚焦超声及微波等。其中，以激光为热源的光热治疗能够产生很高的热量，对正常组织损伤小，并且由于激光的单色性和连续性，使得激光光束具有较窄的光束和较高的能量，因此激光介导的光热治疗被广泛地应用于肿瘤的治疗中。由于人体正常细胞和组织在体温升高的情况下，可以通过血管扩张和血流加速来进行散热，所以正常细胞和组织在体温升高甚至达到 43℃左右时，仍然损伤不大且能够修复。然而对癌细胞来说，肿瘤内新生血管是发育不全的畸形血管，形态异常且内皮细胞脆弱易破，所以肿瘤在受热后很难进行自我调节，导致散热困难而容易被热杀伤。实验证明，癌细胞在被加热到 40 ～ 42℃时，会严重受损，并可在较短的时间内死亡。因此，热疗可以实现对于癌细胞的选择性杀伤，减小对于正常细胞和组织的伤害。

光热治疗是近年来发展的一种微创肿瘤治疗技术，这种治疗方法是使用激光（多数为近红外激光）作为外界能量源，利用特殊的光热治疗剂对近红外光吸收，并将吸收的光能转化为热量，使肿瘤部位温度升高，从而诱导细胞凋亡或对细胞产生直接致死效应的一种治疗方法，由于使用近红外激光可以实现穿透皮肤和组织，因此可以在不破坏正常细胞的情况下，实现对于深层肿瘤组织的有效热杀伤。与传统手术治疗方法相比，大大降低了全身系统毒性，因此光热治疗被看做是非常有潜力替代手术治疗肿瘤的技术之一。根据照射部位温度升高的程度的不同，光热治疗通常可以分为过高热（hyperthermia）和光热消融（photothermal ablation，PTA）两种。过高热指的是组织的温度升高到 42 ～ 46℃，而不可逆的光热消融则可以导致组织的坏死，组织在 54℃的温度下 1s 中相当于在 43℃条件下 240min。

光热治疗通常是通过激光照射使肿瘤组织加热，一般照射时间为几分钟到几十分钟，使肿瘤组织温度升高。在这样的温度下，由于肿瘤细胞对热的耐受性较低，肿瘤细胞被选择性地破坏。光热治疗产生的热量，往往使肿瘤细胞发生不可逆的损伤，主要表现为线粒体膨胀、蛋白质失活、双折射性的丢失、水肿和组织坏死、细胞膜松散及膜蛋白的变性等。当温度达到 55 ～ 95℃时，数分钟之内组织就会发生明显的改变。

光热杀死肿瘤细胞的原理主要包括三个方面。①间接杀死肿瘤细胞：肿瘤组织的毛细血管在发育上和功能上都比正常血管差，肿瘤组织的毛细血管缺乏弹性，导致肿瘤组织内血流缓慢，易形成栓塞，且不容易散热，在光热治疗条件下，肿瘤组织的温度与正常组织的温差可达 5 ～ 10℃，可以利用这个温差来杀死肿瘤细胞而又不损伤正常组织的细胞。另外，肿瘤组织血流不通畅会导致肿瘤内部缺氧，加热会加剧这一过程，使得肿瘤细胞更容易被杀死。②直接杀死肿瘤细胞：加热会使肿瘤细胞细胞膜上磷脂的状态发生改变，从而引起细胞膜的流动性和通透性发生改变，导致膜蛋白发生功能的丧失，甚至导致蛋白质变性。此外，加热还会改变细胞骨架，从而改变细胞的形态，进一步改变细胞的代谢及功能。③诱导细胞凋亡：很多研究表明，加热会引起细胞内凋亡促进基因（包括野生型 p53 等）和凋亡抑制基因（Bcl-2，突变型 p53 等）的表达改变，从而引发细胞发生凋亡。例如，有研究发现，加热可诱导野生型 p53 基因的表达，通过调节作用降低了 Bcl-2 的表达，对细胞凋亡起到促进的作用。

三、光热治疗剂

通常来说，光热治疗使用的激光波长范围在可见光区域，人体中固有的光吸收剂包括水、血红蛋白、氧和血红蛋白和黑色素等。这些物质吸收光能后，会引发一定程度的组织温度升高，但是由于生物体对可见光较强的散射和吸收，使得可见光对组织的穿透深度不够，产生的热量不足以杀伤肿瘤细胞。同时，这些光吸收剂是人体本身固有的，在全身都有分布，因此，以这些物质作为光吸收剂，很难分辨出正常组织和肿瘤组织，从而引起对正常组织的热损伤。

为了提高激光诱导的光热治疗的效率和肿瘤选择性，通常会将具有光吸收性能的光热治疗剂导入肿瘤部位，使得肿瘤组织温度迅速升高，同时不会引起周围正常组织温度的明显升高。理想的光热治疗剂应该在近红外区域（650 ～ 950 nm）具有较强的吸收，较低的毒性，同时表面可以连接上功能基团实现肿瘤的主动靶向治疗。目前，主要的近红外光热治疗剂分为一些无机材料和有机材料，它们具有各自的优势，如无机材料具有较强的光热转换效率，而有机材料的生物相容性相对较好，接下来将对近年来发展的光热治疗剂进行一一介绍。

（一）金纳米结构

金纳米材料因其良好的生物相容性、优异的光学和电学特性而被广泛应用于生物医学研究。金纳米材料一个最显著的特性就是其可调的光学特性。当金属纳米粒子受到在其共振波长范围内的电磁波辐照时，其导电电子会产生相干同步振荡，最终产生光散射或者光吸收，这种现象称为表面等离子共振。通过改变金纳米材料的大小、形状及结构，就可以调节光散射与光吸收的比例，即其表面等离子共振性质，从而实现我们需要的功能。金纳米材料最主要的应用就是通过表面等离子共振，将近红外光转变为热，通过高温杀伤癌细胞，实现肿瘤的光热治疗。光热治疗中最常用的金纳米材料是金纳米棒、金纳米壳及金纳米笼。

1. 金纳米棒　通过调节金纳米颗粒的长径比就可以将其表面等离子共振调整至近红外光区域内，即得到金纳米棒（gold nanorods，GNRs）。金纳米棒具有小尺寸（长 50nm 左右，直径 10nm 左右）、很高的光吸收系数及很窄的吸收范围等特性。由于其形状为棒状，GNRs 同时具有两个特征吸收峰分别对应横向和纵向等离子共振。横向等离子共振在 520nm 左右，纵向等离子共振可通过调节长径比使其处于近红外区的不同位置。由于人体对于近红外区的光吸收最小，所以在肿瘤部位加入金纳米棒后，通过近红外激光辐照，就可以在不伤害正常组织的前提下，通过高温有效杀伤癌细胞，实现肿瘤的光热消融。

金纳米棒对近红外光也具有光热响应，随着其长径比（长度和直径的比例）的变化，它的光热效应是可调的。金纳米棒的横断面吸收峰位置在 520nm 处，其纵向吸收峰位置会随着长度的变化而发生变化。水溶性金纳米棒的合成常用方法是使用表面活性剂十六烷基三甲基溴化铵（cetyltrimethyl ammonium bromide，CTAB）模板生长法。

为了克服 CTAB 带来的毒性，人们开发出多种表面修饰的方法使得金纳米棒的稳定性、靶向性和生物相容性均有了进一步提高。Niidome 等用聚乙二醇（polyethylene glycol，PEG）修饰金纳米棒，使得其细胞毒性大大降低，并很好地维持了金纳米棒的溶液稳定性。静脉注射到小鼠体内 30min 后，PEG 修饰的金纳米棒在血液中仍有 54 % 的存留，而没有经过修饰的金纳米棒主要聚集在肝脏中。将 PEG 修饰的金纳米棒注射到肿瘤内部，经过近红外激光照射后，对皮下鳞状细胞瘤的生长抑制率达到 96% 以上。静脉注射金纳米棒样品后，肿瘤生长的抑制率为 74%。与静脉注射相比，采用瘤内注射的方式对肿瘤生长的抑制作用更强。通过静脉注射 PEG 修饰的金纳米棒，并使用 $2W/cm^2$ 和 5min 的照射条件后的 50 天内，肿瘤的生长都被成功地抑制。

关于金纳米棒的生物分布的研究发现，当 PEG 和金的摩尔比为 1.5 时，能够达到最优的体内循环时间和增强的渗透和滞留（enhanced permeability and retention，EPR）效应。当达到 19.5μg/kg 金纳米棒的注射剂量后，小鼠的肝脏、脾脏和肿瘤部位的摄取量达到饱和。接下来的研究表明，PEG 的分子质量对金纳米棒的循环稳定性也有显著影响，5kDa 和 10kDa 的 PEG 修饰的金纳米棒，与 2kDa 或者 20kDa 修饰的金纳米棒，具有更高的体内循环稳定性。例如，20nm 的金纳米棒用分子质量为 5kDa 的 PEG 修饰后，它被网状内皮细胞摄取的最少，并且体内清除速率最慢。通过静脉注射的方式将 PEG 修饰的金纳米棒注射到有结肠肿瘤模型的小鼠中，发现 44% 的小鼠存活率都达到了 60 天，而只注射金纳米棒或者只进行激光照射组中，小鼠的存活率仅为 9.5 天和 9.7 天。在注射后 30 天，发现金纳米棒在肝脏、脾脏和淋巴结部位大量聚集。

尽管光热治疗可以通过近红外光照射将大部分肿瘤细胞杀死，但是由于光的散射和吸收导致的显著的光强弱化效应，使用单一的光热治疗很难完全地去除肿瘤组织和细胞。根据文献的报道，热疗能够增加细胞内代谢及细胞膜的通透性从而更多地摄取药物，将光热治疗和化疗相结合，可以实现对肿瘤的选择性治疗，具有显著的时间和空间上的分辨率。Sailor 等将金纳米棒与装载抗癌药物的热敏脂质一起注射到小鼠体内。金纳米棒被动富集到肿瘤组织后，通过近红外光的照射，在肿瘤组织中产热，引发热敏脂质体释放大量的药物，从而对肿瘤的增长起到显著的抑制作用。

2. 金纳米壳（gold nanoshell，GNS）　是一种核 - 壳型金纳米材料，它由球形介电核心（如二氧化硅、高分子聚合物等）和表面一层纳米厚度的金壳层构成。通过控制金壳层的厚度和介电核心粒子的直径，即调节核 - 壳比例，就可以控制金纳米壳的表面等离子共振光谱，使其覆盖近红外区域，这样金纳米壳就可以作为一种有效的光吸收剂来进行光热治疗。金纳米壳可以采用金种生长法制备：即首先将粒径较小的金胶体粒子连接于球形内核表面，再通过金的原位还原得到完整覆盖内核表面的金壳层。金纳米壳已经被用于多种癌症细胞的光热杀伤研究中，包括乳腺癌、前列腺癌、脑癌和肝癌等。同时使用小鼠移植瘤模型和狗移植瘤模型也实现了肿瘤的光热消融治疗。

金纳米壳是由一层薄薄的金壳围绕在一个不导电的核（如二氧化硅）周围，通常对近红外光存在可调节性的光热效应。O’ Neal 等证明了经尾静脉注射了 20μg/L 的聚乙烯醇修饰的金纳米壳材料后，利用激光（808nm，$4\ W/cm^2$）照射 3min 后，接枝了鼠源结肠癌肿瘤的白化病雌鼠成功的转化为无肿瘤小鼠并维持了一个月时间。在接下来的相关研究中，聚乙烯醇修饰的金纳米壳（8.5μl/g）经尾静脉注射进荷有 P3 肿瘤的无胸腺小鼠体内，然后置于 4 W/cm^2 激光照射 3min。结果导致肿瘤局部温度升高到 65.4℃，并且在接下来的三周内肿瘤抑制率达到 93 %。

最近，研究人员开发了一种新型的载体系统，将相变材料（PCM）填充到金纳米壳的中空内部，如 14- 醇等，这种相变材料熔点为 38 ～ 39℃，能够在比较狭窄的温度范围内发生可逆的固 - 液相转变，将药物与 PCM 混合，然后装载到金纳米壳内部，然后利用激光照射，当温度超过 PCM 熔点时，PCM 变成液态通过扩散作用释放药物。因此，只要药物能够很好地溶解在 PCM 中，便能够很容易地将药物扩散到金纳米壳内部。可以选择一些类似表面活性剂结构的同时具有亲水性和疏水性头尾的 PCM 材料，来提高 PCM 的溶解性从而装载不同类型的药物。

在 Liu 等的研究中，以纳米二氧化硅“摇铃”（silica nanorattle）为核，首次制备了一种多功能金纳米壳用于肿瘤的热疗和化疗联合治疗。纳米“摇铃”的存在，使得载体中心具有可移动的核及介孔的表面，因此整个系统作为一种智能药物运输系统具有高的热学、化学、力学稳定性，较大的表面积，可控制的介孔及良好的生物相容性。结果表明，这种药物运输系统可以同时实现光热治疗及药物的控制释放。与游离药物相比，实现了载体中药物的缓慢释放，降低了药物的副作用，提高了肿瘤的治疗效果。

3. 金纳米笼　是一种新型的金纳米结构，由 Xia 课题组于 2002 年开发出来。它们可以通过银纳米立方体和氯金酸在溶液中的电置换合成出来，制备方法简单。

金纳米笼除了具有中空内腔和多孔外壁等特点以外，还具有诸多优良特质使其在肿瘤诊治领域中具有重大的应用前景：①它们是具有良好的机械弹性和稳定性的单晶，表面平整；②可大规模制备，能够精确控制外壁厚度为 2 ～ 10nm，并且能达到 0.5nm 的精确度；③通过调节溶液中氯金酸的量，可以精确地控制金纳米笼的表面等离子共振峰在 600 ～ 1200nm 范围内变化；④它们中空的内腔可以用来装载药物或基因等；⑤多孔的外壁可以实现控制外部条件的变化引发药物的释放；⑥它们的粒径大小在 20 ～ 500nm 范围内可调，从而可以优化其在体内的生物分布、促进粒子透过上皮组织或者增加药物装载量；⑦通过对光的吸收或者散射作用可以实现不同的成像模式；⑧通过在其外壁中掺入 Pd 和 Pt 等其他贵金属，可以改善其光学特性。正因为金纳米笼具有上述诸多优点，因此在癌症的诊断和治疗领域得到了广泛应用。

由于金纳米笼在近红外波长处具有较强的吸收，故被广泛地用于癌症的热疗。研究证实，Anti-EGFR 单克隆抗体修饰的金纳米笼对 SK-BR-3 乳腺癌细胞的体外光热治疗效果。除荧光成像外，又利用流式细胞仪对不同实验条件下光热杀伤细胞效果进行了定量分析，包括不同光照时间和不同光照强度下的光热治疗效果。最近，又利用小鼠作为模型对金纳米壳的体内光热治疗效率进行了分析。静脉注射 100μl 生理盐水的肿瘤小鼠作为对照组，静脉注射 100μl 的浓度为 15nm 的 PEG 修饰的金纳米笼作为被动靶向实验组。注射 72h 后，对每只小鼠的右侧肿瘤进行连续激光照射（808nm，0.7W/cm^2，10min）。含有金纳米笼的肿瘤部位在治疗过程中温度升高了 55℃，而作为对照的小鼠肿瘤部位没有观察到明显的温度变化。为了进一步评估治疗效果，利用 ^{18}F-FDG 标记的 PET 成像来监测治疗前后的新陈代谢活动的变化情况。在金纳米笼光热治疗 24h 后的小鼠右侧对 ^{18}F-FDG 的摄入显著减少，相反的，小鼠左侧没有进行激光照射的区域对 FDG 的摄入没有明显的变化。研究中把肿瘤对 F-FDG 的摄入进行标准化，然后绘制了不同时间点的左右两侧肿瘤组织对 F-FDG 的摄入值，数据显示治疗组的摄入量下降了 70 % 而对照组没有发生明显的变化。

有选择性的向肿瘤病变组织传递治疗药物在肿瘤的治疗中是至关重要的，因为通过这种方法将光热治疗引导到肿瘤组织，经过近红外光的照射，能够显著提高对肿瘤细胞的杀伤效果，同时将对正常组织的损害降到最低。被动靶向和主动靶向都被利用来向肿瘤部位传递纳米粒子。研究人员利用肿瘤小鼠作为模型，对 PEG 功能化修饰的金纳米笼的主动靶向作用进行了定量评估。从金纳米笼在各种器官中的分布，可以看出正常组织中只有很少的金纳米笼，注射 24h 后，肌肉和脂肪中分别为（0.95%± 0.24%）ID/g 和（0.98%± 0.45%）ID/g，然而在注射 24h 后，肿瘤部位金纳米笼的含量从注射后 1h 的（0.8%±0.1%）ID/g 提高到了（3.4%±0.9%）ID/g。

研究人员又利用黑素瘤的体内光声成像对比了金纳米笼的主动靶向和被动靶向效率。为了提供主动靶向作用，利用黑色素细胞刺激素或者美拉诺坦这些能够有选择的结合黑色素瘤表面的黑色素皮质素受体的短肽来修饰金纳米笼。这种主动靶向金纳米笼的光声信号（高达 36%）与 PEG 修饰的金纳米笼的光声信号（仅 14%）对比得到了显著增强，证实了由于靶向作用增强了肿瘤组织对金纳米笼的摄取。

由于金纳米笼具有中空的结构、多孔的外表面和近红外吸收光谱可调节等突出的优势，研究人员将金纳米笼制备成了药物载体用来装载化疗药物，使得这种载体在肿瘤光热治疗和化疗联合使用中具有巨大的潜力。在一项工作中，研究人员利用热响应聚合物对金纳米笼的表面进行了修饰，从而使得金纳米笼能够在激光照射下可控的释放药物。首先，通过 Au- 巯基键，将热响应聚合物聚异丙基丙烯酰胺［poly（N-isopropylacrylamide），pNIPAAm］修饰到了金纳米笼的表面，这种高分子长链构象能够在温度达到最低临界溶解温度（LCST）时发生改变。通过结合不同量的丙烯酰胺将这种智能聚合物的 LCST 调节为 32 ～ 50℃。利用激光照射金纳米笼时，由于金纳米笼的光热作用，光能将会被吸收并转变成热量，当温度超过 LCST 时，金纳米笼表面的高分子链会被溶解，从而打开金纳米笼的孔道，释放出包埋的药物。当停止激光照射后，温度降低，高分子链重新恢复到延展状态，终止药物的释放。

相似的研究通过能够渗透入更深层软组织的高强度聚焦超声（high intensity focused ultrasound，HIFU）来控制药物的释放。利用纳秒激光（790nm）照射高分子聚合物修饰的金纳米笼不同时间后，来释放 PEG 结合的茜素染料，随着照射时间的延长和光照强度的增加，溶液中茜素染料的浓度逐渐升高。进一步研究了金纳米笼对阿霉素化疗药物的控制释放效果，以及装载阿霉素药物的金纳米笼对乳腺癌细胞的治疗效果。激光照射后能够观察到细胞活力发生了明显的降低。对于 HIFU 药物控释系统，将荧光染料装载入金纳米笼，并且通过荧光显微镜证实了药物在 HIFU 作用的靶部位定点释放。

（二）碳纳米结构

近年来，随着肿瘤光热治疗剂的逐渐开发，基于碳纳米材料的光热治疗剂也被开发出来。碳纳米材料光热治疗剂在近红外光范围内具有广泛的吸收，主要包括碳纳米管和石墨烯两大类。

1. 碳纳米管　是圆柱形的石墨烯片层，分为单壁碳纳米管（直径为 1 ～ 3nm，长度为 5 ～ 30nm）和多壁碳纳米管（直径为 10 ～ 150nm，长度为 200nm 到几个微米）两类。由于碳纳米管具有较强的近红外吸收，故被用于肿瘤的光热治疗领域。

单壁碳纳米管在 800 ～ 1100nm 波长范围内具有较强的光吸收特性，因此被用于细胞的光热治疗。将单壁碳纳米管注射到肿瘤内部，并与近红外光照联合，在荷瘤鼠模型中，可以引发人表皮样口腔癌细胞发生热坏死。并且，在注射 6 个月后，没有观察到单壁碳纳米管对实验动物产生的毒副作用。拉曼光谱表征结果显示，在给药后 3 个月以后，单壁碳纳米管通过尿液被排出体外。在相似的研究中，人们利用较低激光能量密度（$3W/cm^2$）单次照射仅仅 30s 后，在多壁碳纳米管注射后的荷瘤鼠上也观察到了肿瘤的热消融现象。荷瘤鼠身上移植的肾部肿瘤完全消失。在皮下单次注射多壁碳纳米管后，3 个月内没有观察到肿瘤的复发。

碳纳米管也被用作有效的运输载体用于携载化疗药物到肿瘤组织。紫杉醇与单壁碳纳米管复合物粒径为 132.2nm，具有很好的分散性，通过皮下注射到小鼠的乳腺肿瘤中，肿瘤生长的抑制达到 60%，抑制效果明显高于游离药物组。更重要的是，在较低紫杉醇剂量（5mg/kg 体重）下，以每 6 天给药一次的频率，仍然观察到对肿瘤的抑制效果。紫杉醇与单壁碳纳米管复合物被运输到肝和脾后，通过碳纳米管和紫杉醇分子之间酯键的裂解发生解离，解离出来的紫杉醇分子在 30min 内从体内排出。

另有研究也对单壁碳纳米管用于载药进行了报道。将装载阿霉素的单壁碳纳米管通过尾静脉注射到荷瘤鼠体内，能明显观察到肿瘤体积的减小，但是并不能完全消除肿瘤。碳纳米管也可以运输核酸分子用于基因治疗领域。许多肿瘤细胞，在含氧量低的条件下，如胰腺癌，会表达相关转录因子，如（HIF-1α），用于调节许多抗凋亡基因以致细胞产生抗药性。瘤内注射单壁碳纳米管 -HIF-1α siRNA 复合物可以显著抑制肿瘤内 HIF-1α 的活性。氨基功能化的多壁碳纳米管会导致肿瘤生长受阻并且延长荷瘤鼠的生存时间。

为了避免对正常组织的损伤，功能化靶向配体的碳纳米管用于选择性靶向肿瘤组织。McDevitt 等将单壁碳纳米管用单克隆抗体功能化，静脉注射后，用于靶向人 B 细胞淋巴瘤。叶酸受体靶向的单壁碳纳米管，对肿瘤细胞的光热损伤增强，对正常组织几乎没有损伤。在另一项研究中，靶向整合素的单壁碳纳米管在血液中长时间循环后，聚集在肿瘤组织中，而在单核—吞噬细胞系统没有观察到明显的摄取。大部分碳纳米管被发现聚集在脾和肝。Xiang 等将 PEG 化的 RGD 多肽修饰到多壁碳纳米管表面，用来靶向过表达 $\alpha_v\beta_3$ 整合蛋白的肿瘤血管，实现了肿瘤特异性的细胞摄取。与表皮生长因子（EGF）和抗癌药物顺铂键连的单壁碳纳米管，被头颈部的鳞状肿瘤细胞所摄取。以量子点为示踪剂，将量子点解离到单壁碳纳米管上，形成单壁碳纳米管 - 量子点复合物，研究发现，没有键连 EGF 的复合物从肿瘤区域清除掉，而连有 EGF 的复合物可以聚集在肿瘤部位。在 10 天之内，单壁碳纳米管 - 顺铂 -EGF 复合物可以大大降低肿瘤的增长速率，而单壁碳纳米管 - 顺铂复合物对肿瘤的增长几乎没有抑制作用。单壁碳纳米管 - 顺铂 -EGF 复合物在 45min 时间内，在肿瘤部位迅速聚集，在肿瘤部位的含量为其他组织（脾、肺、肾、肝和心）的 2 倍。

2. 石墨烯 是 Sp^2 碳杂化材料的一种，具有二维结构。由于石墨烯具有独特的电学、光学、力学和化学性能，被人们应用于生物医药、电子器件等各个研究领域。但是直到 2008 年，人们才开始将石墨烯应用于生物医学领域。将氧化石墨烯表面修饰上 PEG 分子，这样石墨烯体系在生理环境下就能够稳定存在。

得益于近红外区域的高吸收，石墨烯具有突出的光热治疗效果，为石墨烯在生物医学领域的应用开辟了一个新方向。近期石墨烯作为光吸收剂介导的光热治疗已经成为一个可供选择的有前景的非侵入式治疗手段，它能够通过光能产热，达到杀伤病变细胞的作用。Liu 等将 PEG 修饰的纳米氧化石墨烯（NGO-PEG）外面标记上近红外荧光染料用作光热治疗。有趣的是，一些不同的小鼠移植瘤对 NGO-PEG 有着令人意外的高被动吸收，在近红外具有高吸收的 NGO-PEG 成功地被用来进行体内肿瘤热消融，在动物模型上展现了令人鼓舞的治疗效果。实验中先在小鼠肿瘤部位注射了 NGO-PEG，在激光（808nm，$2W/cm^2$）照射后，带有功能化石墨烯的肿瘤表面温度能够达到 50℃，而没有石墨烯的肿瘤细胞表面却仅仅只有 2℃的升温效果。

独特的二维形状，小尺寸（10 ～ 50nm）和生物相容的 PEG 修饰的石墨烯片层增强了 EPR 效应和肿瘤细胞的被动吸收。Markovic 等比较了聚乙烯吡咯烷酮（polyvinylpyrrolidone，PVP）功能化的 GO 和 CNTs 的体外光热抗癌特性。结果显示，尽管石墨烯的近红外吸收能力比 CNTs 弱，但光热治疗效果却比单壁碳纳米管强，实验人员也研究了石墨烯介导的光热杀伤肿瘤细胞的可能机制，其中可能涉及以 caspase 活化、DNA 解体和细胞膜损伤为特征的混合有细胞凋亡和坏死的氧化应激和线粒体膜去极化。

Dai 等报道了具有更强的近红外吸收的超小型 nano-NGO 作为高效靶向治疗剂用作肿瘤的光热杀伤。石墨烯的横向尺寸约为 20nm，它将 RGD 短肽序列连接到 nano-RGO 上用于 U87-MG 的选择性细胞摄取和体外肿瘤细胞的高效热消融。在缺乏近红外激光照射的情况下，nano-RGO 在浓度高于光热所需的剂量之上时仍然表现出低毒性。Yang 等研究了非共价 PEG 修饰的 NGO 的尺寸和表面化学性质是如何影响其光热性能的。他们成功地提高了基于石墨烯的体外光热治疗 100% 肿瘤清除率的效果。能量密度（$0.15W/cm^2$，5min）比通常用于光热治疗的其他纳米材料低一个数量级，并且经过 100 天的治疗以后，所有的小鼠均存活，没有一个死亡或者出现明显的副作用。

（三）铜基纳米晶

新型半导体硫化铜纳米粒子光热治疗剂，由于其具有制备工艺简单、成本低廉、突出的光热稳定性和良好的生物相容性等优势，成为了当今纳米医学领域研究的热点。近年来，研究人员开发出各种各样的铜纳米晶体，包括硫化铜、硒化铜等，在近红外波长范围内具有很强的吸收，因此被用于癌症的光热治疗。同时，与金元素相比，铜元素在自然界含量更加丰富，不会由于成本问题限制其大规模生产，因此这些基于铜的纳米晶体被广泛用于肿瘤的光热治疗。

Tian 等开发了一种盘状 Cu_9S_5 纳米晶，横截面直径约 70 nm，厚度约为 13 nm，由于 p 型载体的表面等离子体共振效应，这种纳米晶在 980 nm 处具有很强的近红外吸收，摩尔消光系数为 $1.2\times10^9/(M\cdot cm)$。将浓度为 40 ppm 的 Cu_9S_5 纳米晶在 $0.51W/cm^2$ 的

980 nm 激光下照射 7min，溶液温度上升了 15.1℃，光热转换效率高达 25.7 %，而在相同条件下，金纳米棒的光热转换效率为 23.7 %（980nm），$Cu_{2-x}Se$ 纳米晶为 22 %(808nm)。更重要的是，在低能量 980nm 激光照射 10min 后，通过 Cu_9S_5 纳米晶的光热效应，能有效地杀死体内肿瘤细胞。因此，Cu_9S_5 纳米晶是一种有潜力用于肿瘤治疗的光热治疗剂。

Zhou 等制备了一种掺杂放射性 ^{64}Cu 的粒径大小在 11nm 左右的 CuS 纳米粒子，他们利用聚乙二醇作为保护剂，延长了 [^{64}Cu]CuS NPs 在体内的循环时间，提高了肿瘤细胞对纳米粒子的摄取，并且进一步通过引入放射性 ^{64}Cu 作为功能性组分，使其能够同时应用于正电子发射计算机断层扫描（positron emission computed tomography，PET）和肿瘤的光热治疗，这种巧妙的掺杂方法，很好地解决了单纯在纳米粒子表面进行放射性金属螯合剂修饰所导致的放射性金属螯合剂不稳定，在体内应用时容易与纳米粒子分离的缺陷。这种同时具有粒子尺寸较小、制备过程简单、突出的光学特性和良好地成像效果等优势于一体的 [^{64}Cu]CuS 纳米粒子是一种比较理想的诊疗一体化制剂，在肿瘤的成像和治疗方面具有广阔的应用前景。

（四）其他无机光热治疗剂

除了上述几种无机光热治疗剂外，还有一些纳米粒子，如钯蓝、锗纳米晶等，也可以作为肿瘤的光热治疗剂。Zheng 等制备了一种六边形钯纳米片，它具有小于 10 个原子层的厚度，分散性好，并且近红外吸收峰是可调的，具有很好的光热稳定性和生物相容性，因此，在肿瘤光热治疗领域具有很好的应用前景。

Lambert 等开发了一种锗纳米晶，粒径为 3 ～ 5nm，用磷脂修饰其表面后水溶性增加。修饰后，锗纳米晶保持了良好的立方晶相，并且具有抗氧化的特性。锗纳米晶与细胞孵育 24h 后，细胞活力仍然维持在 98% 以上，表明它具有很好的细胞相容性。用 770nm 的近红外激光照射 5min 后，20mg/ml 的锗纳米晶溶液温度升高了 35℃。磷脂修饰的锗纳米晶在近红外激光重复照射和长时间照射条件下，显示出稳定的光热效应，因此，这种锗纳米晶可以作为有效的光热治疗剂用于肿瘤的治疗。

（五）有机近红外染料

无机光热治疗剂，如金纳米结构、碳纳米材料与铜基纳米晶等材料的不可降解特性，往往会引起人们对其在体内长期存留潜在毒性的担忧，大大限制了它们的广泛应用。因此，人们逐渐将注意力转移到开发新型生物相容的有机光热治疗剂上面来。由于有机光热治疗剂的开发目前处于起步阶段，研发出的有机光热治疗剂种类还比较少，主要包括有机近红外染料、卟啉脂质体和高分子聚合物三类。

有机近红外染料在近红外波长范围内具有较强的吸收，在最初的研究中，近红外染料直接用作光热治疗剂来引起肿瘤组织的热损伤。作为美国食品和药物管理局（Food and Drug Administration，FDA）通过的商业成像造影剂，吲哚菁绿（indocyanine green，ICG）在光热治疗过程中是非常安全的。Shafirstein 等研究了 ICG 和近红外激光热疗对肿瘤生长抑制的效果，体内结果表明相比于激光 / 生理盐水组，激光 /ICG 组肿瘤体积有明显的减少。然而由于血液中 ICG 分子的半衰期只有 3min，注射完 ICG 后必须在 1min 内照射激光，否则，ICG 分子迅速从肿瘤部位血管流失而导致其在肿瘤部位分布很少。实验中采用 433W/cm^2 高密度的激光照射虽然能够使肿瘤部位的温度达到 55℃，然而高能量密度的激光照射会引起肿瘤周围正常组织的大面积损伤，同时，注射后 1min 开始光热治疗很不容易控制，这些都对 ICG 染料介导的光热治疗的临床应用有不利影响。

尽管近红外染料具有应用于光热治疗的潜力，单纯的近红外染料仍然存在一些缺陷：首先，大多数近红外染料在水相中并不稳定，而且会呈现浓度依赖性的聚集；其次在近红外光的照射下，染料分子的光漂白效应使得其光热稳定性得不到保证；而一些染料分子在光热治疗过程中由于在肿瘤部位富集程度较低，导致肿瘤光热消融的效果大大降低。因此，开发具有合适的半衰期及足够肿瘤特异性的近红外染料能够大大提高染料分子介导的光热治疗的效率。

由于近红外染料在肿瘤光热治疗方面的巨大潜力，一些新型的药物输送技术也被用来克服单纯近红外染料的缺陷，通过将近红外染料包裹在运输载体中，可以大大延长血液循环时间，并且减弱了近红外染料的毒副作用。最大吸收峰在 780nm 的疏水性染料 IR-780 在所有医学上可接受的溶剂中都是难溶解的，这大大限制了 IR-780 染料在光热治疗中的应用。利用聚合物胶束装载 IR-780 染料形成的 IR-780 复合胶束具有肿瘤成像和成像介导的光热治疗双重功能，明显提高了 IR-780 染料分子的溶解性和稳定性。实验结果表明 IR-780 复合胶束在治疗和诊断过程中几乎没有表现出诸如游离 IR-780 染料分子引起老鼠体重减轻之类的毒性，大大提高了光热治疗效率。

近年来，越来越多包含有近红外染料的纳米粒子被研发出来用作光热治疗剂，缺乏肿瘤细胞特异性有时会降低这些粒子进入肿瘤细胞的效率，大量的纳米粒子在肿瘤细胞之外，因此会部分的限制特殊肿瘤细胞的光热治疗效率。除了被动靶向外，主动的肿瘤靶向也被用来增加纳米粒子的肿瘤特异性。加入抗体或者肿瘤细胞表面过表达的特殊肿瘤受体的靶向配体，这个过程更加可信，更加具有特异性。Yu 等通过一种静电结合将 EGFR 抗体结合到装载有 ICG 的纳米微胶囊的表面，主动靶向的纳米微胶囊能够结合到 EGFR 正表达的肿瘤细胞上，因此，装载有 ICG 的纳米微胶囊有效地利用 EPR 效应和主动靶向成功地在肿瘤组织处聚集，与 ICG 相比具有更加明显的 PTT 效果。与此类似，叶酸和整合素 $\alpha_v\beta_3$ 单克隆抗体结合到载有 ICG 的 PL-PEG 的纳米粒子上，成功介导光热治疗剂进入肿瘤细胞主动靶向的纳米粒子在光照后展现出多种抑制肿瘤生长的效果。

（六）卟啉脂质体

Zheng 等通过卟啉脂质自组装，开发了一种卟啉脂质体类似脂质体的结构和载药能力，对近红外光具有较强的吸收和良好的生物相容性。由于卟啉脂质体是有机载体，在体内可以通过酶降解作用代谢，在尾静脉注射剂量高达 1000mg/kg 时，在小鼠体内显示出较小的急性毒性。系统注射后，卟啉脂质体通过被动靶向作用聚集在肿瘤组织中，经过近红外激光照射后，能有效地杀伤肿瘤细胞。因此，作为一种新型的有机光热治疗剂，卟啉脂质体在肿瘤的光热治疗及成像领域具有很好的应用前景。

（七）高分子聚合物

Yang 等制备了一种有机聚苯胺纳米粒子作为新型的光热治疗剂用于癌症的热疗。胺纳米粒子在水溶液中显示出良好的胶体稳定性，其近红外吸收峰随着细胞内 pH 和氧化物含量的变化而发生变化。在近红外光的照射下，聚苯胺纳米粒子显示出很好的肿瘤消融效果。因此，聚苯胺纳米粒子可以作为有潜力的光热治疗剂用于癌症的治疗。然而，由于聚苯胺表面的电荷特性，使其在大多数情况下所带电荷为正电荷，会显著影响其生物相容性，这就限制了它在人体中的进一步应用。因此，具有优秀表面特性的有机纳米粒子光热治疗剂亟待开发。

Liu 等开发了一种新型基于导电聚合物 PEDOT：PSS 的有机光热治疗剂，它具有很强的近红外吸收，可以实现肿瘤的体内光热治疗。带电聚合物与 PSS 的层层自组装过程，制备得到了 PEDOT：PSS 纳米粒子，用 PEG 修饰后，在生理环境下具有高度的稳定性及很长的体内循环时间。尾静脉注射后，可以通过 EPR 效应聚集到肿瘤部位，大量纳米粒子被肿瘤细胞摄取。采用低能量的近红外激光照射后，可以实现对肿瘤的热消融。但是这种有机光热治疗剂的制备方法需要多个步骤，比较复杂，并且到目前为止，关于 PEDOT：PSS 纳米粒子是否能在体内降解及如何降解，仍然不清楚，并且它的长期排泄途径、毒理学仍然需要进行详细的研究。

四、光热治疗剂的发展趋势

目前各种各样的光热治疗剂已经被开发用来介导肿瘤的光热治疗，但是由于各自的缺陷限制了它们在临床光热治疗中的进一步应用。

尽管各种金纳米结构已经被广泛用于肿瘤的光热治疗，然而，金纳米结构的近红外光吸收特性与其形状密切相关，在长时间近红外激光照射下金纳米结构的近红外特征吸收峰会逐渐消失而失去了光热转换的性能。由于金的不可降解性、生物分布、代谢和排泄问题仍然是金纳米结构应用于临床的主要挑战，金纳米结构的稳定性和使用危险性仍然存在，同时金作为贵重金属，考虑到成本问题，很难进行大规模生产，这就限制了它的广泛应用。

碳纳米管在肿瘤的光热治疗领域有很好的应用前景，但是基于碳纳米管的复合物往往会在肝和肾聚集，这就引发了人们对其药代动力学、生物分布、毒性的担忧。研究将碳纳米管注射到小鼠腹腔，发现它们的致癌性与石棉相似。碳纳米管的细胞毒性与其粒径大小、溶解度、浓度、表面功能化及体内接触时间相关。一项大鼠体内的生物相容性研究表明，单壁碳纳米管可以从注射位点有效地分泌并转运到淋巴结，而多壁碳纳米管在体内容易形成聚集体沉积在肌肉组织中，因此，单壁碳纳米管是更适合作为载体材料用于体内肿瘤治疗。研磨获得的结构缺陷的碳纳米管，在小鼠腹腔内注射 50μg 多壁碳纳米管，经过 1 周时间的暴露后，碳纳米管会聚集在小鼠的腹膜上，研究结果表明，在碳纳米管进入临床应用之前，其毒性、稳定性、剂量及循环时间都是研究人员需要考虑的重要因素。

与碳纳米管相似，石墨烯的毒性与其表面特性密切相关。Wang 等经尾静脉注射不同剂量的氧化石墨烯进入小鼠体内测试其潜在毒性。低剂量（0.1mg，0.25mg）的氧化石墨烯并没有显示出明显的毒性，而稍高剂量（0.4mg）的氧化石墨烯则表现出了长期毒性（45 % 的小鼠死亡率）。氧化石墨烯的剂量达到 0.4mg 时会导致小鼠肾脏、肺、肝脏及脾脏部位肉芽肿的形成，而高剂量的氧化石墨烯也无法通过肾脏排出体外。Zhang 等也进行了类似的研究，实验中利用放射性示踪技术对氧化石墨烯的体内分布及生物相容性进行了研究，显示氧化石墨烯在肺部有高剂量的残留，而在血液中的循环时间较短。当氧化石墨烯的剂量为 1mg/kg 时，14 天后小鼠的器官没有发现显著的病变，而当氧化石墨烯的剂量提高到 10mg/kg 时，小鼠的器官发现了明显的病变，如炎症、细胞浸润、肺水肿，肺中形成了肉芽肿瘤等。尽管石墨烯表面的 PEG 化可以在一定程度上提高其稳定性，从而改善了石墨烯的生物相容性，但是由于石墨烯固有的不可降解性，人们常常会担心它的长期体内毒性，这就限制了石墨烯在生物医学领域的进一步应用。

与无机光热治疗剂相比，具有良好生物相容性的有机光热治疗剂引起了研究者广泛的兴趣。但是由于近红外染料严重的光漂白特性及非常短的血液循环时间，限制了近红外染料在光热治疗领域的进一步应用。近年来，聚苯胺纳米粒子和聚乙烯二氧噻吩：聚苯乙烯磺酸盐纳米粒子由于在近红外光区域的特征吸收而被用于肿瘤的光热治疗，还有报道将卟啉复合脂质体用于肿瘤的成像和治疗。然而上述材料在应用过程中还存在着很多问题，比如较低的光热转换效率及需要复杂的合成过程来满足其生物相容性和稳定性，限制了它们的进一步广泛应用。

综上所述，开发具有良好生物相容性，制备方法简单并且具有高的光热转换效率及光热稳定性的有机光热治疗剂就成为了目前光热治疗剂的发展趋势。新型光热治疗剂必须具备良好生物相容性避免其在体内存留引起的潜在毒性，而高的光热转换效率避免了高能量密度激光及高浓度光热治疗剂的使用，大大降低了对正常组织的伤害。

第四节　诊断治疗一体化及具有光热功能的多功能造影剂

随着社会经济高速发展，在给人类带来生活水平提高的同时也不可避免地带来了各种各样的负面影响，包括自然环境的破坏，人们生活工作压力过大，癌症发病的逐渐增多等等，这些都对人类的健康构成了巨大威胁，使得疾病成为人们不得不面对的话题。

从发现疾病到恢复健康，一般需要经过诊断和治疗两个阶段。

疾病的诊断是一个多种方式综合使用的复杂过程，诊断结果是否快速准确直接决定着治疗是否及时有效。一般来说，诊断方法可分为侵入性诊断（invasive diagnosis）和非侵入性诊断（non-invasive diagnosis）两大类。所谓侵入性诊断就是指在取得诊断结果的过程中，会或多或少的对人体造成一定的创伤和痛苦。例如，组织活检，就需要使用穿刺针深入人体组织或脏器内部，取出样本进行检验，在这个过程中肯定会给患者带来一定的伤痛。相对于侵入性的诊断方法，非侵入性诊断也称为无创诊断，是指在非质性的侵入人体内部的情况下得到诊断结果。这种方式对人体没有创伤，带来很少的甚至几乎没有伤害和痛苦。最古老最典型的非侵入性诊断可以追溯到我国中医的“望闻问切”四法，而现代医学中非侵入诊断主要依靠医学成像来完成。

医学成像以医学研究和临床诊断为目的，由于不同成像手段的实现原理各不相同，使得他们各自具有不同的优势和缺点，因此单一的成像诊断结果并不能全面地反映疾病的真实状况。所以在临床实践中，往往会将不同模式的诊断成像结果综合起来进行对比分析，以得到真实全面的诊断结果。这样，诊断成像手段的复合使用在促进成像仪器的多模式化的同时，也促进了多模式造影剂的设计和发展。理想的多模式造影剂可以适用于不同的成像模式，同时得到不同成像模式的诊断结果。此外，由于只进行一次注射，也避免了对人体血液循环系统的清除降解带来过多压力。由于多模式造影剂在医学研究和临床应用中的巨大潜力，近年来对它的研究也成为热点。在得到全面准确的诊断结果之后，就需要对症下药，进行有针对性的治疗。疾病的诊断和治疗在传统的临床应用中是两个相对独立的过程，所以诊断用造影剂和治疗试剂也需要分别使用。两次医疗过程间隔较长，容易贻误最佳的治疗时机，同时两次注射药物所带来的副作用的叠加效应也会增加患者的痛苦和风险。于是，一种全新的医疗处理方式——诊断治疗一体化（theranostics）逐渐发展起来。诊断治疗一体化将诊断和治疗两个过程合二为一，在得到诊断结果的同时，立即基于诊断结果进行对症治疗。它将诊断用造影剂和治疗用试剂结合为一体，得到可同时应用于医学成像诊断和治疗的多功能试剂，即诊断治疗一体化试剂（诊疗一体化试剂，theranostics agents）。由于恶性肿瘤组织的不均一性和癌细胞的自适应耐药性一直是癌症治疗中一个棘手的问题，而诊疗一体化试剂可以通过多种成像诊断技术显示肿瘤内部不同表现的亚型，然后基于诊断结果制定个性化的治疗方案，对不同表型进行对症治疗。因此，诊断治疗一体化可为癌症的个性化诊治提供新的思路和方法。

应用治疗诊断一体化试剂还可以有效的辅助影像引导的治疗（image guided therapy）。影像引导的治疗是指医生在进行治疗之前利用医学成像技术，对疾病进行多模式的成像诊断，获得组织结构与病灶的准确信息，在此基础上完成治疗规划，制定合理、量化的治疗方案；在治疗进行过程中，通过实时医学成像监测治疗过程，指导治疗进程，对患者进行影像引导下的治疗；在治疗之后，可以通过影像手段评价治疗效果，从而确定后续的治疗方案。采用影像引导的治疗方法，同时使用集诊断和治疗功能为一体的多功能试剂，就可以根据不同患者的诊断结果制定针对性的治疗方案，实现疾病的个性化诊治。

诊断治疗一体化的研究虽仅开展了数年时间，但是其发展呈快速上升趋势。通过 Web of Science 使用“theranostics”作为关键词进行检索，即可得到以“theranostics”为关键词的引文报告。从图中可以看到，从 2006 年开始，每年关于诊疗一体化的文献数目逐年递增，在 2012 年时达到近 200 篇，引用次数超过 2500 次。从检索结果中可以看到诊疗一体化多功能试剂是一个快速发展的研究领域，国内外一些课题组也在这方面进行了一些研究工作。

2008 年，韩国的研究小组通过超声乳化技术，将 MRI 造影剂超顺磁氧化铁纳米粒子 SPIOs（或用于荧光标记的量子点）和癌症治疗用化疗药物阿霉素同时包裹进高分子纳米粒子载体中，并且在纳米粒子表面偶联抗体，得到了靶向多功能诊疗一体化纳米粒子。它可以通过抗体靶向到需要给药的部位，再通过 MRI 造影成像（或荧光成像）来实现病变组织的成像诊断，同时监测和指导靶向抗癌治疗，最后评价化疗效果。

2010 年在期刊 ACS Nano 中，Kim 等报道了一种新型治疗诊断联合的纳米粒子。他们首先将具有前列腺癌特异靶向性的适配体（aptamer，一种具有特异性识别和黏附特性的寡核苷酸序列）通过与其配对的寡核苷酸序列连接到金纳米粒子表面，然后在体系里加入阿霉素，通过共轭效应连接于寡核苷酸上，即得到了这种同时具有靶向性、CT 造影诊断功能和化学治疗功能的多功能诊断治疗一体化纳米粒子。通过实验证明这种多功能粒子可以靶向黏附于前列腺癌细胞表面，通过 CT 造影成像定位，再释放所携载的阿霉素，即可实现成像监测下的靶向治疗。

来自台湾的 Cheng 等使用介孔二氧化硅纳米粒子作为载体，成功的携载了近红外荧光染料和可用于光动力治疗的卟啉，同时在表面修饰了具有肿瘤靶向性的 RGD 序列，得到了集肿瘤靶向、近红外荧光成像和光动力治疗三种功能于一体的纳米粒子。实验证明这种纳米粒子由于表面靶向分子的修饰，可以高效的黏附于癌细胞表面，同时对于非肿瘤细胞只有很低的非特异性吸附作用。之后通过荧光成像成功追踪到纳米粒子黏附的癌细胞，最后在光照条件下，所携载的卟啉释放出单线态氧，实现了癌细胞的光动力治疗。

近年来，由于纳米技术的飞速发展，纳米医药的研究和开发成为热点，尤其是对于可以同时应用于医学成像诊断和治疗的多功能纳米材料的研究更是吸引了众多研究者的目光。造影剂（contrast agents）可以显著提高医学图像的对比度和分辨率，帮助临床医师对疾病进行更为快速准确的诊断，是各种医学成像诊断中不可或缺的辅助试剂。受益于纳米技术的发展，我们现在可以有目的地设计和构建一系列具有多种功能复合于一体、靶向性较好、无毒副作用的多功能造影剂，其中研究最多的就是多模式造影剂（multi-modal contrast agents）和诊断治疗一体化试剂。

多模式造影剂通过构建具有多种成像增强功能的探针，可以将多种医学成像技术综合于一体，这样将各种成像技术进行优势互补，在多种模式成像的协同作用下得到更快更准的诊断结果。诊断治疗一体化试剂是近几年才逐渐兴起的一种疾病诊疗新概念。它通过纳米技术构建的同时具有诊断和治疗功能的纳米材料，把诊断和治疗原本两个独立的过程合二为一，可以提高诊治效率，达到事半功倍的效果。

可同时进行多种模式医学成像诊断和治疗的多功能纳米材料的研究不仅代表了纳米科技发展的尖端水平，同时具有巨大的经济价值和市场潜力。

第五节　超声造影剂介导的癌症光热治疗的研究进展

针对癌症的诊断与治疗过程相互分离且诊治效率低下的问题，北京大学工学院戴志飞教授的课题组提出了将超声成像与光热治疗有机结合的诊疗一体化新概念，以超声造影剂为基础材料，通过纳米技术将用于近红外光热治疗的纳米材料与超声造影剂复合于一体，再辅以其他功能性纳米材料，得到了一系列集癌症成像和光热治疗于一体的多功能超声造影剂。

Ke 等通过水包油包水双乳液法制备了具有超声造影增强功能的聚乳酸多孔微胶囊，通过静电吸引将 CTAB 修饰的金纳米棒吸附到具有良好生物相容性和生物可降解性的聚乳酸微胶囊的表面，成功制备了集超声成像与光热治疗功能于一体的复合光热治疗剂。金纳米棒聚乳酸微胶囊的制备过程如图 15-5-1 所示。体内外的超声实验结果表明复合微胶囊依然保持了良好的超声造影增强的能力，复合微胶囊由于其表面金纳米棒的存在表现出了良好的体外升温性能，并且能够很好地定点光热杀伤肿瘤细胞。

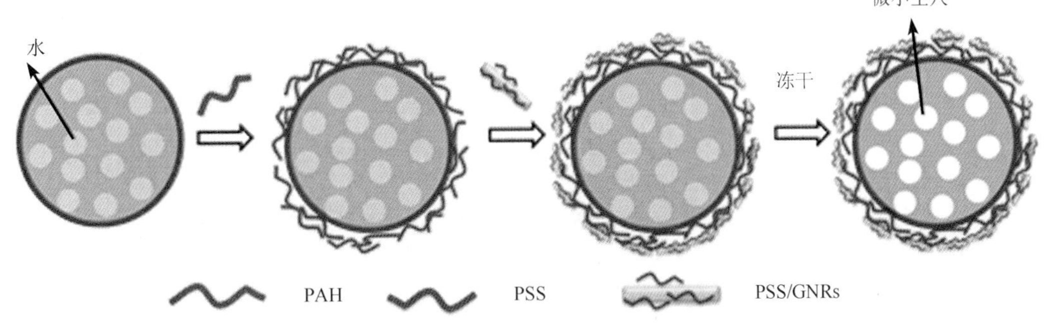

图 15-5-1　金纳米棒聚乳酸微胶囊的制备过程示意图

为了进一步提高复合微胶囊的光热升温效果，Ke 等在金纳米棒微胶囊基础上，以高分子微胶囊型超声造影剂作为内核，利用原位生长法，通过表面引晶技术在其表面构建纳米厚度的金壳层，大大提高了光热升温性能。金纳米壳微胶囊（GNS-MCs）的制备过程如图 15-5-2 所示。该方法提高了复合微胶囊中金元素的相对含量以提升光热治疗效率，得到金纳米壳微胶囊，表面包覆有金纳米壳的聚乳酸胶囊（gold-nanoshelled microcapsules，GNS-MCs）依然具有良好的体内外超声造影增强的效果，而表面近红外吸收的金纳米壳的存在则赋予了 GNS-MCs 显著的光热治疗的能力。采用了体内外超声造影成像和光热细胞杀伤实验评价其诊断与治疗功能，初步探索诊疗一体化试剂的设计、制备和表征。

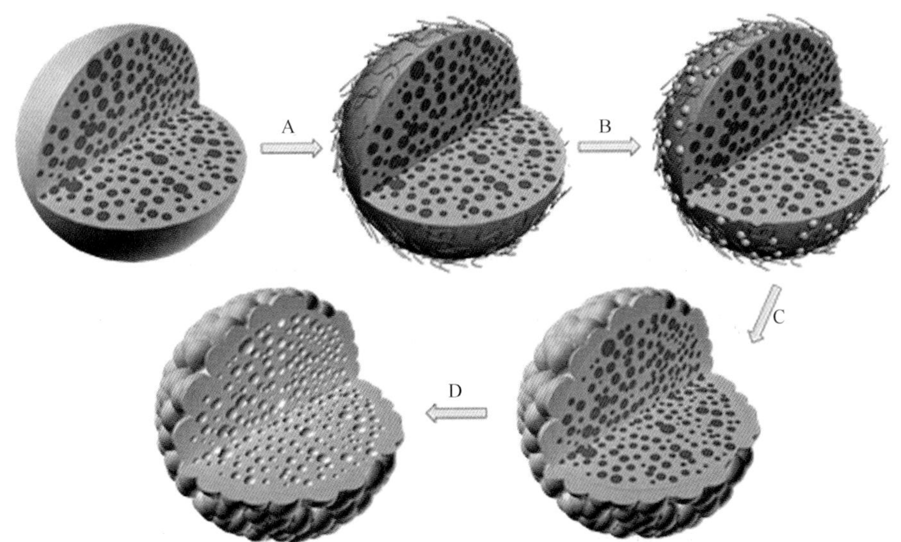

图 15-5-2　金纳米壳微胶囊制备过程示意图

A. 使用 W/O/W 双乳法制备聚乳酸微胶囊后在表面静电吸附 PAH；B. 吸附 PAH 后再吸附带负电的金纳米粒子作为金种；C. 通过表面引晶法得到金纳米壳；D. 通过冻干法得到内部充满微小空穴的金纳米壳微胶囊

（引自 Ke H，Wang J，Dai Z，et al. 2011）

Ke 等通过体内外 CT 造影成像证明了金纳米壳微胶囊的 CT 造影增强特性之后，将微米级超声造影剂升级为液态氟碳纳米级超声造影剂，金纳米壳液态氟碳纳米胶囊（PGsP NCs）的制备过程如图 15-5-3 所示，该方法解决了微米级胶囊粒子在体内循环中的团聚问题，然后在液态氟碳微胶囊表面进行金纳米壳修饰得到金纳米壳液态氟碳纳米胶囊，通过体内外实验和荷瘤裸鼠动物模型，验证了其同时具有超声 /CT 双模式成像功能和光热肿瘤消融治疗功能。

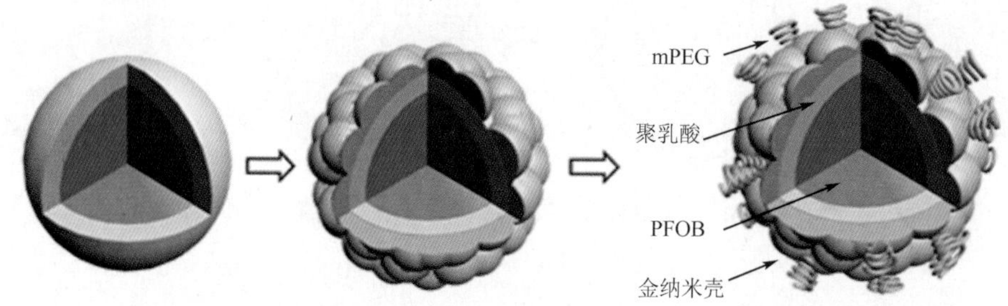

图 15-5-3　金纳米壳液态氟碳纳米胶囊（PGsP NCs）的制备过程图

为了应用 MRI 成像替代有 X 线辐射损伤的 CT 成像，在金纳米壳纳米胶囊基础上，Ke 等在其制备过程中加入超顺磁性氧化铁纳米粒子，构建金纳米壳磁性纳米胶囊。金纳米壳磁性液态氟碳纳米胶囊（PGS-SP NCs）的制备过程及进行超声 /MRI 双模式造影成像引导下肿瘤光热治疗的过程如图 15-5-4 所示。Ke 等在通过体内外成像和光热细胞杀伤实验验证其超声 /MRI 双模式成像和光热治疗功能后，成功实现了金纳米壳磁性纳米胶囊在静脉注射后于荷瘤裸鼠肿瘤区域的被动靶向聚集，并通过超声 /MRI 双模式成像引导完成了移植瘤的光热消融治疗。

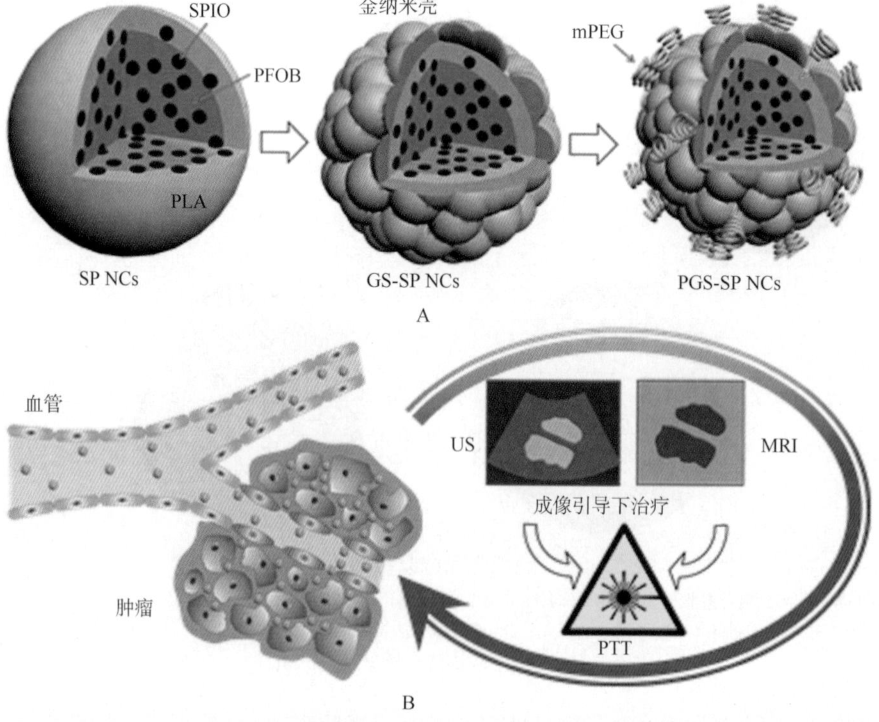

图 15-5-4　PGS-SP NCs 的制备过程示意图（A）；应用 PGS-SP NCs 进行超声 /MRI 双模式造影成像引导下肿瘤光热治疗的示意图（B）

由于金等无机材料的不可降解性及大尺寸的金壳（＜ 1μm）导致了其在体内的长期存

留，引发研究人员对其潜在毒性的担忧。Zha 等探讨了将硫化铜光热治疗剂与微泡超声造影剂结合的可能性，并深入研究结合超声诊断与超声靶向递送硫化铜光热治疗剂至肿瘤组织进行有效光热治疗的潜力。CuS-ST68 MBs 的制备过程示意图和超声成像监测下靶向释放 CuS NPs 进行肿瘤部位的光热治疗的过程如图 15-5-5 所示。

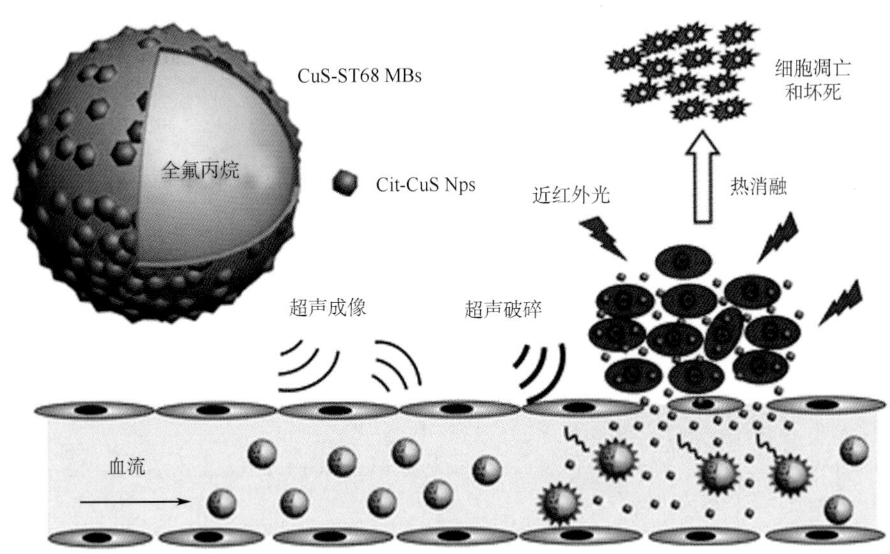

图 15-5-5　超声成像监测下靶向释放 CuS NPs 进行肿瘤部位的光热治疗示意图

（引自 Zha ZB，Wang SM，Zhang SH，et al. 2013）

另外，通过简单的模块组合法将超声诊断与光热治疗功能单元组合使得患者一次接受的药物剂量增大，增加了患者的代谢负担。而目前研究报道的超声造影剂主要是基于具有近红外光吸收的光热治疗剂，同样存在无机纳米粒子的不可降解性、有机近红外染料的光漂白及短的血液循环时间、合成方法繁琐的缺陷，使得应用于临床的光热治疗仍然受到限制。为了避免通过功能模块组合制备的多功能光热治疗剂在制备方面的缺陷和对于其增加患者治疗时使用的药物剂量，增加患者的代谢负担及潜在的全身毒副作用的顾虑，Zha 等探讨了通过可溶性聚吡咯复合物与聚乙烯吡咯烷酮高分子之间的 π-π 共轭作用来制备聚吡咯纳米胶囊的可能性，并考察其生物相容性，体内外超声显影增强能力及体内外光热治疗肿瘤细胞的潜力，取得了一定的成果。聚吡咯纳米胶囊（PPyPFOBNC）的制备方法如图 15-5-6 所示。

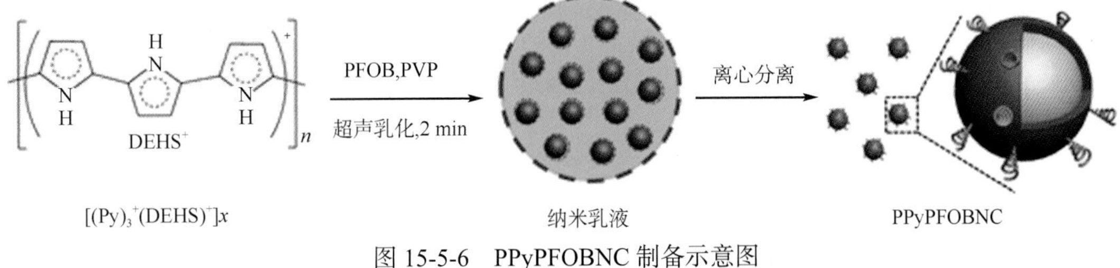

图 15-5-6　PPyPFOBNC 制备示意图

（引自 Zha Z，Wang J，Zhang S，et al. 2014）

（李小达　王金锐　戴志飞）

参 考 文 献

Akiyama Y，Mori T，Katayama Y，et al. 2009. The effects of PEG grafting level and injection dose on gold nanorodBiodistribution in the tumor-bearing Mice. Journal of Controlled Release，139(1)：81-84.

Alberts B. 2002. Molecular biology of the Cell. New York：Garland Science.

Armelao L，Camozzo D，Gross S，et al. 2006. Synthesis of copper sulphide nanoparticles in carboxylic acids as solvent. Journal of Nanoscience and Nanotechnology，6(2)：401-408.

Atala A. 2010. Long-term survival following a single treatment of kidney tumors with multiwalled carbon nanotubes and near-infrared radiation editorial comment. Journal of Urology，183(4)：1644-1644.

Au L，Zheng DS，Zhou F，et al. 2008. A quantitative study on the photothermal effect of immuno gold nanocages targeted to breast cancer cells. ACS Nano，2(8)：1645-1652.

Bardhan R，Chen WX，Perez-Torres C，et al. 2009. Nanoshells with targeted simultaneous enhancement of magnetic and optical imaging and photothermal therapeutic response. Advanced Functional Materials，19(24)：3901-3909.

Bartholomeusz G，Cherukuri P，Kingston J，et al. 2009. In vivo therapeutic silencing of hypoxia-inducible factor 1 alpha（HIF-1 alpha）using single-walled carbon nanotubes noncovalently coated with siRNA. Nano Research，2(4)：279-291.

Bernardi R，Lowery A，Thompson P，et al. 2008. Immunonanoshells for targeted photothermal ablation in medulloblastoma and glioma：an in vitro evaluation using human cell lines. Journal of Neuro-Oncology，86(2)：165-172.

Bhirde AA，Patel V，Gavard J，et al. 2009. Targeted killing of cancer cells in vivo and in vitro with EGF-directed carbon nanotube-based drug delivery. ACS Nano，3(2)：307-316.

Brix G，Semmler W，Port R，et al. 1991. Pharmacokinetic parameters in cnsGd-dtpa enhanced mr imaging. Journal of Computer Assisted Tomography，15(4)：621-628.

Castrenpersons M，Schroder T，Ramo OJ，et al. 1991. Contact nd-yag laser potentiates the tumor-cell killing effect of hyperthermia. Lasers in Surgery and Medicine，11(6)：595-600.

Chen JY，Glaus C，Laforest R，et al. 2010. Gold nanocages as photothermal transducers for cancer treatment. Small，6(7)：811-817.

Chen JY，Wang DL，Xi JF，et al. 2007. Immuno gold nanocages with tailored optical properties for targeted photothermal destruction of cancer cells. Nano Letters. 7(5)：1318-1322.

Chen JY，Yang MX，Zhang QA，et al. 2010. Gold nanocages：a novel class of multifunctional nanomaterials for theranostic applications. Advanced Functional Materials，20(21)：3684-3694.

Chen WR，Adams RL，Higgins AK，et al. 1996. Photothermal effects on murine mammary tumors using indocyanine green and an 808-nm diode laser：an in vivo efficacy study. Cancer Letters，98(2)：169-173.

Cheng L，Yang K，Chen Q，et al. 2012. Organic stealth nanoparticles for highly effective in vivo near-infrared photothermal therapy of cancer. ACS Nano，6(6)：5605-5613.

Cheng SH，Lee CH，Chen MC，et al. 2010. Tri-functionalization of mesoporous silica nanoparticles for comprehensive cancer theranostics-the trio of imaging，targeting and therapy. Journal of Materials Chemistry，20(29)：6149-6157.

de la Zerda A，Zavaleta C，Keren S，et al. 2008. Carbon nanotubes as photoacoustic molecular imaging agents in living mice. Nature Nanotechnology，3(9)：557-562.

Delogu L G，Vidili G，Venturelli E，et al. 2012. Functionalized multiwalled carbon nanotubes as ultrasound contrast agents. Proceedings of the National Academy of Sciences，109(41)：16612-16617.

Diaz-Lopez R，Tsapis N，Fattal E. 2010. Liquid perfluorocarbons as contrast agents for ultrasonography and（19）F-MRI. Pharmaceutical Research，27(1)：1-16.

Diaz-Lopez R，Tsapis N，Santin M，et al. 2010. The performance of PEGylatednanocapsules of perfluorooctyl bromide as an ultrasound contrast agent. Biomaterials，31(7)：1723-1731.

Dickerson EB，Dreaden EC，Huang XH，et al. 2008. Gold nanorod assisted near-infrared plasmonic photothermal therapy（PPTT）of squamous cell carcinoma in mice. Cancer Letters，269(1)：57-66.

Eda G，Lin YY，Mattevi C，et al. 2010. Blue photoluminescence from chemically derived graphene oxide. Advanced Materials，22(4)：505-509.

El-Sherif DM，Wheatley MA. 2003. Development of a novel method for synthesis of a polymeric ultrasound contrast agent. Journal of

Biomedical Materials Research Part A，66A(2)： 347-355.

Fiedler VU，Schwarzmaier HJ，Eickmeyer F，et al. 2001. Laser-induced interstitial thermotherapy of liver metastases in an interventional 0. 5 tesla MRI system： technique and first clinical experiences. Journal of Magnetic Resonance Imaging，13(5)：729-737.

Fraczek A，Menaszek E，Paluszkiewicz C，et al. 2008. Comparative in vivo biocompatibility study of single- and multi-wall carbon nanotubes. ActaBiomaterialia，4(6)：1593-1602.

Fruman SA，Harned RK，Marcus D，et al. 1994. Perfluoroctyl bromide as a blood pool contrast agent for computed tomographic angiography. Academic Radiology，1(2)： 151-153.

Gobin AM，Moon JJ，West JL. 2008. EphrinA I-targeted nanoshells for photothermal ablation of prostate cancer cells. International Journal of Nanomedicine，3(3)： 351-358.

Goldberg BB，Liu JB，Forsberg F. 1994. Ultrasound contrast agents-a review. Ultrasound in Medicine and Biology，20(4)： 319-333.

Goodrich GP，Bao LL，Gill-Sharp K，et al. 2010. Photothermal therapy in a murine colon cancer model using near-infrared absorbing gold nanorods. Journal of Biomedical Optics，15(1)：018001.

Hahn GM，Braun J，Har-Kedar I. 1975. Thermochemotherapy： synergism between hyperthermia (42-43 degrees) and adriamycin (of bleomycin) in mammalian cell inactivation. Proceedings of the National Academy of Sciences of the United States of America，72(3)： 937-940.

Hainfeld JF，Slatkin DN，Focella TM，et al. 2006. Gold nanoparticles： a new X-ray contrast agent. British Journal of Radiology，79(939)： 248-253.

Hasik MJ，Kim DH，Howle LE，et al. 2002. Evaluation of synthetic phospholipid ultrasound contrast agents. Ultrasonics，40(9)：973-982.

Hildebrandt B，Wust P，Ahlers O，et al. 2002. The cellular and molecular basis of hyperthermia. Critical Reviews in Oncology Hematology，43(1)：33-56.

Homan K，Kim S，Chen YS，et al. 2010. Prospects of molecular photoacoustic imaging at 1064 nm wavelength. Optics Letters，35(15)：2663-2665.

Huang XH，Jain PK，El-Sayed IH，et al. 2008. Plasmonicphotothermal therapy (PPTT) using gold nanoparticles. Lasers in Medical Science，23(3)：217-228.

Huang XQ，Tang SH，Mu XL，et al. 2011. Freestanding palladium nanosheets with plasmonic and catalytic properties. Nature Nanotechnology，6(1)：28-32.

Huang YR，He S，Cao WP，et al. 2012. Biomedical nanomaterialsfor imaging-guided cancer therapy. Nanoscale. 4(20)：6135-6149.

Hughes M，Caruthers S，Tran T，et al. 2008. Perfluorocarbon nanoparticles for molecular imaging and targeted therapeutics. Proceedings of the IEEE，96(3)： 397-415.

Ito A，Shinkai M，Honda H，et al. 2003. Heat shock protein 70 expression induces antitumor immunity during intracellular hyperthermia using magnetite nanoparticles. Cancer Immunology Immunotherapy，52(2)：80-88.

Jain PK，Huang X，El-Sayed IH，et al. 2008. Noble metals on the nanoscale： optical and photothermal properties and some applications in imaging，sensing，biology，and medicine. Accounts of Chemical Research，41(12)： 1578-1586.

Jastrzebska AM，Kurtycz P，Olszyna AR. 2012. Recent advances in graphene family materials toxicity investigations. Journal of Nanoparticle Research，14(12)：1320.

Jeong YY，Kim D，Park S，et al. 2007. Antibiofouling polymer-coated gold nanoparticles as a contrast agent for in vivo X-ray computed tomography imaging. Journal of the American Chemical Society，129(24)： 7661-7665.

Jolesz FA，Hynynen K. 2002. Magnetic resonance image-guided focused ultrasound surgery. Cancer Journal，8：S100-S112.

Kao CY，Hoffman EA，Beck K C，et al. 2003. Long-residence-time nano-scale liposomal iohexol for X-ray-based blood pool imaging. Academic Radiology，10(5)： 475-483.

Ke H，Wang J，Dai Z，et al. 2011. Gold-nanoshelled microcapsules： a theranostic agent for ultrasound contrast imaging and photothermal therapy. AngewandteChemie-International Edition，50(13)：3017-3021.

Ke HT，Yue XL，Wang JR，et al. 2014. Gold nanoshelled liquid perfluorocarbonnanocapsules for combined dual modal ultrasound/CT imaging and photothermal therapy of cancer. Small，10(6)：1220-1227.

Ke HT，Wang JR，Tong S，et al. 2014. Gold nanoshelled liquid perfluorocarbon magnetic nanocapsules： a nanotheranostic platform for bimodal ultrasound/magnetic resonance imaging guided photothermal tumor ablation. Theranostics，4(1)：12-23.

Kennedy LC，Bickford LR，Lewinski NA，et al. 2011. A new era for cancer treatment： gold-nanoparticle-mediated thermal therapies. Small，7(2)： 169-183.

Kim C，Cho EC，Chen JY，et al. 2010. In vivo molecular photoacoustic tomography of melanomas targeted by bioconjugated gold nanocages. ACS Nano，4(8)：4559-4564.

Kim JW，Galanzha EI，Shashkov EV，et al. 2009. Golden carbon nanotubes as multimodal photoacoustic and photothermal high-contrast molecular agents. Nature Nanotechnology，4(10)：688-694.

Kirchherr AK，Briel A，Mader K. 2009. Stabilization of indocyanine green by encapsulation within micellar systems. Molecular Pharmaceutics，6(2)：480-491.

Krause W. 2002. Contrast agents Ⅱ： optical，ultrasound，X-ray imaging and radiopharmaceutical imaging.（Topics in Current Chemistry），Berlin：Springer，2.

Kuo WS，Chang YT，Cho KC，et al. 2012. Gold nanomaterials conjugated with indocyanine green for dual-modality photodynamic and photothermal therapy. Biomaterials，33(11)：3270-3278.

Lambert TN，Andrews NL，Gerung H，et al. 2007. Water-soluble germanium(0) nanocrystals： cell recognition and near-infrared photothermal conversion properties. Small，3(4)：691-699.

Li M，Yang X，Ren J，et al. 2012. Using graphene oxide high near-infrared absorbance for photothermal treatment of alzheimer's disease. Advanced Materials，24(13)：1722-1728.

Lim YT，Park OO，Jung HT. 2003. Gold nanolayer-encapsulated silica particles synthesized by surface seeding and shell growing method： near infrared responsive materials. Journal of Colloid and Interface Science，263(2)： 449-453.

Liu HY，Chen D，Li LL，et al. 2011. Multifunctional gold nanoshells on silica nanorattles： a platform for the combination of photothermal therapy and chemotherapy with low systemic toxicity. AngewandteChemie-International Edition，50(4)：891-895.

Liu SY，Liang ZS，Gao F，et al. 2010. In vitrophotothermal study of gold nanoshells functionalized with small targeting peptides to liver cancer cells. Journal of Materials Science： Materials in Medicine，21(2)： 665-674.

Liu Z，Cai WB，He LN，et al. 2007. In vivo biodistribution and highly efficient tumour targeting of carbon nanotubes in mice. Nature Nanotechnology，2(1)：47-52.

Liu Z，Chen K，Davis C，et al. 2008. Drug belivery with carbon nanotubes for in vivo cancer treatment. Cancer Research，68(16)：6652-6660.

Liu Z，Fan AC，Rakhra K，et al. 2009. Supramolecular stacking of doxorubicin on carbon nanotubes for in vivo cancer therapy. AngewandteChemie-International Edition，48(41)：7668-7672.

Liu Z，Kiessling F，Gätjens J. 2010. Advanced nanomaterials in multimodal imaging： design，functionalization，and biomedical applications. Journal of Nanomaterials，2010： 894303.

Liu Z，Tabakman S，Sherlock S，et al. 2010. Multiplexed five-color molecular imaging of cancer cells and tumor tissues with carbon nanotube raman tags in the near-infrared. Nano Research，3(3)：222-233.

Loo C，Lin A，Hirsch L，et al. 2004. Nanoshell-enabled photonics-based imaging and therapy of cancer. Technology in Cancer Research and Treatment，3(1)： 33-40.

Loo C，Lowery A，Halas N，et al. 2005. Immunotargetednanoshells for integrated cancer imaging and therapy. Nano Letters，5(4)： 709-711.

Louie A. 2010. Multimodality imaging probes： design and challenges. Chemical Reviews，110(5)： 3146-3195.

Lovell JF，Jin CS，Huynh E，et al. 2011. Porphysomenanovesicles generated by porphyrin bilayers for use as multimodal biophotoniccontrast agents. Nature Materials，10(4)：324-332.

Markovic ZM，Ristic BZ，Arsikin KM，et al. 2012. Graphene quantum dots as autophagy-inducing photodynamic agents. Biomaterials，33(29)：7084-7092.

McDevitt MR，Chattopadhyay D，Kappel BJ，et al. 2007. Tumor targeting with antibody-functionalized，radiolabeled carbon nanotubes. Journal of Nuclear Medicine，48(7)：1180-1189.

Mehdipoor E，Adeli M，Bavadi M，et al. 2011. A possible anticancer drug delivery system based on carbon nanotube-dendrimer hybrid nanomaterials. Journal of Materials Chemistry，21(39)：15456-15463.

Melancon MP，Zhou M，Li C. 2011. Cancer theranostics with near-infrared light-activatable multimodal nanoparticles. Accounts of

Chemical Research，44(10)：947-956.

Moon GD，Choi SW，Cai X，et al. 2011. A new theranostic system based on gold nanocages and phase-change materials with unique features for photoacoustic imaging and controlled release. Journal of the American Chemical Society，133(13)：4762-4765.

Moon HK，Lee SH，Choi HC. 2009. In vivo near-infrared mediated tumor destruction by photothermal effect of carbon nanotubes. ACS Nano，3(11)：3707-3713.

Nasu K，Kuroki Y，Nawano S，et al. 2006. Hepatic metastases：Diffusion-weighted sensitivity-encoding versus SPIO-enhanced MR imaging. Radiology，239(1)：122-130.

Niidome T，Yamagata M，Okamoto Y，et al. 2006. PEG-modified gold nanorods with a stealth character for in vivo applications. Journal of Controlled Release，114(3)：343-347.

Nikitin SM，Khokhlova TD，Pelivanov IM. 2012. Temperature dependence of the optoacoustic transformation efficiency in ex vivo tissues for application in monitoring thermal therapies. Journal of Biomedical Optics，17(6)：061214.

Nikoobakht B，El-Sayed MA. 2003. Preparation and growth mechanism of gold nanorods (NRs) using seed-mediated growth method. Chemistry of Materials，15(10)：1957-1962.

O'Neal DP，Hirsch LR，Halas NJ，et al. 2004. Photo-thermal tumor ablation in mice using near infrared-absorbing nanoparticles. Cancer Letters，209(2)：171-176.

Park JH，von Maltzahn G，Ong LL，et al. 2010. Cooperative nanoparticles for tumor detection and photothermally triggered drug delivery. Advanced Materials，22(8)：880-885.

Park TG，Kim J，Lee JE，et al. 2008. Designed fabrication of a multifunctional polymer nanomedical platform for simultaneous cancer-targeted imaging and magnetically guided drug delivery. Advanced Materials，20(3)：478-483.

Peer D，Karp JM，Hong S，et al. 2007. Nanocarriers as an emerging platform for cancer therapy. Nature Nanotechnology，2(12)：751-760.

Peng CL，Shih YH，Lee PC，et al. 2011. Multimodal image-guided photothermal therapy mediated by re-188-labeled micelles containing a cyanine-type photosensitizer. ACS Nano，5(7)：5594-5607.

Pisani E，Tsapis N，Paris J，et al. 2006. Polymeric nano/microcapsules of liquid perfluorocarbons for ultrasonic imaging：physical characterization. Langmuir，22(9)：4397-4402.

Podesta JE，Al-Jamal KT，Herrero MA，et al. 2009. Antitumor activity and prolonged survival by carbon-nanotube-mediated therapeutic siRNASilencing in a human lung xenograft model. Small，5(10)：1176-1185.

Poland CA，Duffin R，Kinloch I，et al. 2008. Carbon nanotubes introduced into the abdominal cavity of mice show asbestos-like pathogenicity in a pilot study. Nature Nanotechnology，3(7)：423-428.

Robinson JT，Tabakman SM，Liang Y，et al. 2011. Ultrasmall reduced graphene oxide with high near-infrared absorbance for photothermal therapy. Journal of the American Chemical Society，133(17)：6825-6831.

Rong Y，Mack P. 2000. Apoptosis induced by hyperthermia in dunn osteosarcoma cell line in vitro. International Journal of Hyperthermia，16(1)：19-27.

Schwartz JA，Shetty AM，Price RE，et al. 2009. Feasibility study of particle-assisted laser ablation of brain tumors in orthotopic canine model. Cancer Research，69(4)：1659-1667.

Seki T，Wakabayashi M，Nakagawa T，et al. 1999. Percutaneous microwave coagulation therapy for patients with small hepatocellular carcinoma -comparison with percutaneous ethanol injection therapy. Cancer，85(8)：1694-1702.

Shafirstein G，Baumler W，Hennings LJ，et al. 2012. Indocyanine green enhanced near-infrared laser treatment of murine mammary carcinoma. International Journal of Cancer，130(5)：1208-1215.

Shah J，Aglyamov SR，Sokolov K，et al. 2008. Ultrasound imaging to monitor photothermal therapy-feasibility study. Optics Express，16(6)：3776-3785.

Sharifi S，Behzadi S，Laurent S，et al. 2012. Toxicity of nanomaterials. Chemical Society Reviews，41(6)：2323-2343.

Shen P，Hawksworth J，Lovato J，et al. 2004. Cytoreductive surgery and intraperitoneal hyperthermic chemotherapy with mitomycin C for peritoneal carcinomatosis from nonappendiceal colorectal carcinoma. Annals of Surgical Oncology，11(2)：178-186.

Shukla R，Bansal V，Chaudhary M，et al. 2005. Biocompatibility of gold nanoparticles and their endocytotic fate inside the cellular compartment：A microscopic overview. Langmuir，21(23)：10644-10654.

Singhal S，Moser CC，Wheatley MA. 1993. Surfactant-stabilized microbubbles as ultrasound contrast agents-stability study of span-60 and tween-80 mixtures using a langmuir trough. Langmuir，9(9)：2426-2429.

Skrabalak SE，Au L，Lu X，et al. 2007. Gold nanocages for cancer detection and treatment. Nanomedicine (Lond)，2 (5)：657-668.

Stern JM，Stanfield J，Kabbani W，et al. 2008. Selective prostate cancer thermal ablation with laser activated gold nanoshells. Journal of Urology，179 (2)：748-753.

Suetens P. 2009. Fundamentals of Medical Imaging. Cambridge：Cambridge University Press.

Sumer B，Gao JM. 2008. Theranosticnanomedicine for cancer. Nanomedicine，3 (2)： 137-140.

Sun YG，Mayers BT，Xia YN. 2002. Template-engaged replacement reaction： a one-step approach to the large-scale synthesis of metal nanostructures with hollow interiors. Nano Letters，2 (5)：481-485.

Sun YG，Xia YN. 2004. Mechanistic study on the replacement reaction between silver nanostructures and chloroauric acid in aqueous medium. Journal of the American Chemical Society，126 (12)：3892-3901.

Szeimies RM，Lorenzen T，Karrer S，et al. 2001. Photochemotherapy of cutaneous AIDS-related kaposi sarcoma with indocyanine green and laser light. Hautarzt，52 (4)：322-326.

Takagi A，Hirose A，Nishimura T，et al. 2008. Induction of mesothelioma in p53+/- mouse by intraperitoneal application of multi-wall carbon nanotube. Journal of Toxicological Sciences，33 (1)：105-116.

Tan A，Rajadas J，Seifalian AM. 2013. Exosomes as nano-theranostic delivery platforms for gene therapy. Advanced Drug Delivery Reviews，65 (3)： 357-367.

Terreno E，Uggeri F，Aime S. 2012. Image guided therapy： the advent of theranostic agents. Journal of Controlled Release，161 (2)： 328-337.

Terrones M，Grobert N，Olivares J，et al. 1997. Controlled production of aligned-nanotube bundles. Nature，388 (6637)：52-55.

Tian QW，Jiang FR，Zou RJ，et al. 2011. Hydrophilic cu9S5 nanocrystals： a photothermal agent with a 25. 7% heat conversion efficiency for photothermal ablation of cancer cells in vivo. ACS Nano，5 (12)：9761-9771.

Tong L，Wei QS，Wei A，et al. 2009. Gold nanorods as contrast agents for biological imaging： optical properties，surface conjugation and photothermal effects. Photochemistry and Photobiology，85 (1)： 21-32.

Torchilin VP. 2002. PEG-based micelles as carriers of contrast agents for different imaging modalities. Advanced Drug Delivery Reviews，54 (2)： 235-252.

von Maltzahn G，Park JH，Agrawal A，et al. 2009. Computationally guided photothermal tumor therapy using long-circulating gold nanorod antennas. Cancer Research，69 (9)：3892-3900.

Wang L，Shi JJ，Zhang HL，et al. 2013. Synergistic anticancer effect of RNAi and photothermal therapy mediated by functionalized single-walled carbon nanotubes. Biomaterials，34 (1)：262-274.

Wang Y，Li X，Zhou Y，et al. 2010. Preparation of nanobubbles for ultrasound imaging and intracelluar drug delivery. International Journal of Pharmaceutics，384 (1-2)： 148-153.

Warner S. 2004. Diagnostics plus therapy = theranostics. Scientist，18 (16)： 38-39.

Weissleder R. 2001. A clearer vision for in vivo imaging. Nature Biotechnology. 19 (4)：316-317.

Wheatley MA，Forsberg F，Oum K，et al. 2006. Comparison of in vitro and in vivo acoustic response of a novel 50 ： 50 PLGA contrast agent. Ultrasonics，44 (4)： 360-367.

Wheatley MA，Singhal S. 1995. Structural studies on stabilized microbubbles-development of a novel contrast agent for diagnostic ultrasound. Reactive Polymers，25 (2-3)： 157-166.

Xiang LZ，Yuan Y，Xing D，et al. 2009. Photoacoustic molecular imaging with antibody-functionalized single-walled carbon nanotubes for early diagnosis of tumor. Journal of Biomedical Optics，14 (2)：021008.

Yang J，Choi J，Bang D，et al. 2011. Convertible organic nanoparticles for near-infrared photothermal ablation of cancer cells. AngewandteChemie-International Edition，50 (2)：441-444.

Yang J，Lee J，Kang J，et al. 2009. Smart drug-loaded polymer gold nanoshells for systemic and localized therapy of human epithelial cancer. Advanced Materials，21 (43)： 4339-4342.

Yang K，Wan J，Zhang S，et al. 2012. The influence of surface chemistry and size of nanoscale graphene oxide on photothermal therapy of cancer using ultra-low laser power. Biomaterials，33 (7)：2206-2214.

Yang K，Zhang S，Zhang G，et al. 2010. Graphene in mice：ultrahigh in vivo tumor uptake and efficient photothermal therapy. Nano Letters； 10 (9)：3318-3323.

Yavuz MS，Cheng YY，Chen JY，et al. 2009. Gold nanocages covered by smart polymers for controlled release with near-infrared light. Nature Materials, 8(12): 935-939.

You J, Zhang GD, Li C. 2010. Exceptionally high payload of doxorubicin in hollow gold nanospheres for near-infrared light-triggered drug release. ACS Nano, 4(2): 1033-1041.

Yu J, Javier D, Yaseen MA, et al. 2010. Self-assembly synthesis, tumor cell targeting and photothermal capabilities of antibody-coated indocyanine green nanocapsules. Journal of the American Chemical Society, 132(6): 1929-1938.

Zha Z, Wang J, Zhang S, et al. 2014. Engineering of perfluorooctylbromidepolypyrrolenano-/microcapsules for simultaneous contrast enhanced ultrasound imaging and photothermal treatment of cancer. Biomaterials, 35(1): 287-293.

Zha ZB, Wang SM, Zhang SH, et al. 2013. Targeted delivery of CuS nanoparticles through ultrasound image-guided microbubble destruction for efficient photothermal therapy. Nanoscale, 5(8): 3216-3219.

Zhang C, Liu T, Su YP, et al. 2010. A near-infrared fluorescent heptamethine indocyanine dye with preferential tumor accumulation for in vivo imaging. Biomaterials, 31(25): 6612-6617.

Zhang GD, Yang Z, Lu W, et al. 2009. Influence of anchoring ligands and particle size on the colloidal stability and in vivo biodistribution of polyethylene glycol-coated gold nanoparticles in tumor-xenografted mice. Biomaterials, 30(10): 1928-1936.

Zhang XY, Yin JL, Peng C, et al. 2011. Distribution and biocompatibility studies of graphene oxide in mice after intravenous administration. Carbon, 49(3): 986-995.

Zheng XH, Xing D, Zhou FF, et al. 2011. Indocyanine green-containing nanostructure as near infrared dual-functional targeting probes for optical imaging and photothermal therapy. Molecular Pharmaceutics, 8(2): 447-456.

Zhou M, Zhang R, Huang MA, et al. 2010. A chelator-free multifunctional [Cu-64]CuS nanoparticle platform for simultaneous micro-PET/CT imaging and photothermal ablation therapy. Journal of the American Chemical Society, 132(43): 15351-15358.